U0364796

实用小儿呼吸病学

Practical Pediatric Respiratory Medicine

第 2 版

主　　编　江载芳

副主编　刘秀云

编　　委　胡仪吉　杨永弘　刘玺诚　申昆玲　刘秀云

赵顺英　徐保平　向　莉　贺建新

编　　者（按姓氏笔画排序）

马渝燕　王　昊　王　荃　王　维　邓江红　申阿东　申昆玲　史　伟

冯雪莉　朴玉蓉　向　莉　刘　军　刘　红　刘　钢　刘　辉　刘秀云

刘金荣　刘晓灵　刘玺诚　江沁波　江载芳　许　巍　许志飞　李　妍

李　峥　李　超　李士朋　李彩凤　李惠民　杨　鑫　杨永弘　杨海明

沈叙庄　沈艳华　张俊梅　张鸿燕　陈贤楠　陈诚豪　郑　伟　孟庆红

赵宇红　赵志鹏　赵顺英　胡仪吉　胡英惠　俞桑洁　饶小春　姚　瑶

姚开虎　贺建新　秦　强　钱素云　徐　慧　徐保平　徐润华　殷　菊

翁景文　高立伟　郭　丹　郭　琰　郭思远　彭　芸　董世霄　焦安夏

曾　骐　曾津津　曾健生　谢正德　靳　绯　檀晓华

人民卫生出版社

图书在版编目（CIP）数据

实用小儿呼吸病学 / 江载芳主编 . —2 版 . —北京：
人民卫生出版社，2020
ISBN 978-7-117-29425-6

Ⅰ.①实…　Ⅱ.①江…　Ⅲ.①小儿疾病 —呼吸系统疾
病 —诊疗　Ⅳ.①R725.6

中国版本图书馆 CIP 数据核字（2020）第 073555 号

人卫智网	www.ipmph.com	医学教育、学术、考试、健康， 购书智慧智能综合服务平台
人卫官网	www.pmph.com	人卫官方资讯发布平台

实用小儿呼吸病学
第 2 版

主　　编：江载芳
出版发行：人民卫生出版社（中继线 010-59780011）
地　　址：北京市朝阳区潘家园南里 19 号
邮　　编：100021
E - mail：pmph @ pmph.com
购书热线：010-59787592　010-59787584　010-65264830
印　　刷：人卫印务（北京）有限公司
经　　销：新华书店
开　　本：889×1194　1/16　印张：45　插页：2
字　　数：1331 千字
版　　次：2010 年 10 月第 1 版　　2020 年 10 月第 2 版
　　　　　2020 年 10 月第 2 版第 1 次印刷（总第 2 次印刷）
标准书号：ISBN 978-7-117-29425-6
定　　价：238.00 元
打击盗版举报电话：010-59787491　E-mail：WQ @ pmph.com
质量问题联系电话：010-59787234　E-mail：zhiliang @ pmph.com

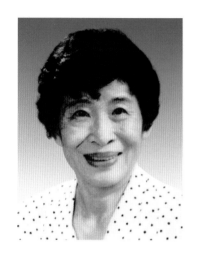

江载芳,主任医师,教授,特级专家,博士生及博士后导师。

1949年毕业于北京大学医学院,1959年获苏联莫斯科第一医院及医科院副博士学位,1980年在美国贝勒医学院附属德州儿童医院做访问学者。历任北京儿童医院住院医师、主治医师、内科副主任和主任、儿科研究所副所长和所长,结核病研究所儿科研究室主任等职务。毕业后一直从事小儿内科医疗、教学和科研工作,重点是小儿呼吸系统疾病、结核和感染免疫专业。1978年任硕士生导师,1985年任博士生导师,培养硕士生24名、博士生16名、博士后1名,其中6人已成为博士生导师。在国内外杂志发表论文200余篇。二十年来应邀会诊、讲学、学术会议交流,出访过30多个国家和地区。1989~1997年曾任中华医学会儿科学分会主任委员、《中华儿科杂志》总编辑、国家消灭脊髓灰质炎证实专家委员会委员。1992~2001年任国际儿科学会常务委员会委员,1998~2001年任国际儿科学会执行委员。

曾被评为北京市一等模范工作者、北京市及全国三八红旗手、首都五一劳动奖章获得者、北京市有突出贡献科技人员。曾获原卫生部和北京市科学技术进步奖多项。曾任原卫生部全国小儿呼吸道感染防治领导小组成员、国家小儿麻痹消灭证实委员会五成员之一。2001年作为大会主席,在北京成功举办了第23届国际儿科大会。2000年获亚洲突出贡献医师奖,2001年获国际儿科学会道格拉马奇奖。还先后获得中国医师协会呼吸医师分会、中华医学会儿科学分会授予的"终身成就奖"。

1995年获诸福棠奖,作为三主编之一编写的《诸福棠实用儿科学》(第6版)获1996年卫生部科学技术进步奖一等奖和国家科学技术进步奖二等奖,还主编了《诸福棠实用儿科学》(第8版)、《实用小儿结核病学》《实用儿童间质性肺疾病学》等权威书籍。

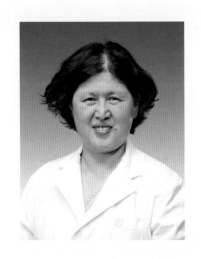

刘秀云,主任医师,硕士生导师。

1985年获学士学位,1996年获博士学位。毕业后一直在首都医科大学附属北京儿童医院从事儿科临床、科研和教学的工作。在国内小儿呼吸科率先诊治小儿间质性肺疾病等疑难病例,并在胸外科协作下开展了小儿间质性肺疾病的肺活检。自2001年任呼吸病房主任以来,诊治了大量疑难病症,如闭塞性细支气管炎、特发性间质性肺炎、结节病、特发性肺含铁血黄素沉着症、肺泡蛋白沉着症、原发性纤毛运动障碍、支气管扩张、过敏性肺炎、肺泡微石症等。现任中华医学会儿科学分会呼吸学组儿童间质性肺疾病协作组组长。

在小儿间质性肺疾病领域进行了大量的临床研究探索,发表的科研论文分别获得第十届、十二届全国呼吸学术论文一等奖、二等奖。国内早期关注并研究了儿童重症支原体肺炎及其后遗症的危险因素。以第一作者或通信作者发表论文20余篇。曾多次在全国儿科性会议进行讲座和大会发言。主编了《实用儿童间质性肺疾病学》,还参与《诸福棠实用儿科学》(第8版)及其他多部儿科专著中小儿间质性肺疾病和闭塞性细支气管炎章节的编写。已指导多名硕士研究生毕业。

第 1 版《实用小儿呼吸病学》出版已逾十载,其间,深受临床儿科医师,尤其是儿科呼吸专业医师的欢迎,几乎人手一册,成为一本儿科医师案头常用书。

随着分子生物技术的进展,无论是呼吸道感染的病原检测,还是罕见病、疑难病的基因诊断,都有突破性进展。这几年里,我们利用基因诊断技术确诊了一些囊性纤维化和原发纤毛运动障碍的病例。在过去许多原因不明的支气管扩张的患者中,找到了致病意义的基因突变,确定了病因,如原发纤毛运动障碍、囊性纤维化等。在儿童原因不明的弥漫性间质性肺疾病中,也找到了表面活性物质功能障碍的基因突变。在以弥漫性肺疾病就诊的部分病例中还找到了自身免疫炎症的基因突变。基因诊断技术,尤其是全外显子技术的应用,在原发性免疫缺陷病的诊断方面所取得的长足进步,使我们能够正确地认识这些疾病,为使这些患者得到及时科学的救治奠定了坚实的基础。我们愿意将临床新的认识和知识分享给同道,以利于儿科呼吸事业的进步和发展。

第 2 版《实用小儿呼吸病学》汇集了近年的新的认识和研究。全书共分为 22 章,在原有的章节中也充实了很多内容。如第一章总论里增加了两节新的内容,"肺泡表面活性物质代谢和功能""呼吸系统疾病与基因的关系";在原有的"小儿呼吸系统疾病分子生物学进展"和第二章"小儿呼吸系统疾病诊断措施"中也增加了不少新的知识。此外,原发性免疫缺陷病和肺淋巴管系统疾病也是新充实的内容;在原发纤毛运动障碍、囊性纤维化和儿童间质性肺疾病方面也做了不少更新。随着放射影像学技术的进步,能更好地帮助临床呼吸科医师诊断疾病,影像学章节里也增加了新的内容和图片。本书体例基本上沿袭第 1 版,图文并茂,有文献的进展,也有典型病例的呈现,希望能更好地指导儿科呼吸医师的临床工作,给大家带来更大的帮助。

在第 2 版出版之时,新型冠状病毒肺炎肆虐中华大地,吞噬了许多生命,并无情地在世界各地蔓延,儿童也有感染病例,我们深感痛心。为此在本书感染性疾病章节中又增加了新型冠状病毒肺炎内容,希望能帮助儿科同道更好地认识该病的诊治。

本书的再版,得到了各位编者的大力协作与支持,在此,向他们表示衷心的感谢!本书出版之际,恳切希望广大读者在阅读过程中不吝赐教,欢迎发送邮件至邮箱 renweifuer@pmph.com,或扫描封底二维码,关注"人卫儿科学",对我们的工作予以批评指正,以期修订再版时进一步完善,更好地为大家服务。

江载芳

2020 年 9 月

儿科呼吸道疾病是儿科最常见的疾病。WHO 统计,每年发展中国家 5 岁以下小儿死亡数为 1 400 万左右,其中死于各类呼吸道疾病的就有 320 万 ~400 万。我国多数儿科门诊中呼吸道疾病患儿占儿科门诊的 60%~70%,而住院患儿则占 1/3~1/2 之多,因此积极防治儿科呼吸道疾病对全球儿科医生来说责无旁贷。

首都医科大学附属北京儿童医院每年都诊治大量呼吸道疾病患儿,其中主要是季节或流行的呼吸道感染患儿。回顾过往,从 20 世纪 50~60 年代麻疹等传染性呼吸道疾病的流行到 50~80 年代腺病毒肺炎在全国的流行,以及 80 年代后支原体、衣原体肺炎的流行,更为刻骨铭心的是 2003 年暴发的严重急性呼吸综合征(SARS)流行。虽然细菌性呼吸道感染的广泛性正在减少,但是由于滥用抗生素导致的严重难治性耐药菌株的泛滥和侵袭性真菌性疾病的日益多见,给临床工作带来了不少难题。这些疾病的防治大大锻炼和提高了当代儿科医生的技术水平和职业信念。

每年诊治大量呼吸道感染患儿的同时,也诊治了来自全国各地的各种疑难呼吸道疾病,包括先天性呼吸道畸形,各类间质性、免疫性肺损害,各种少见的肺部寄生虫疾病,以及肿瘤和其他胸腔、纵隔等相关性疾病,从中大大拓宽了诊疗领域,积累了许多临床经验,尤其是随着科技的进步、各种诊疗技术的改进,如支气管镜、肺功能、免疫学检查,特别是影像学的突飞猛进,让我们对过去许多不认识的疾病的临床表现找到了发病原因并进而采取积极有效的治疗,使各种小儿呼吸道疾病的诊断和治疗水平大大提高。

多年来,我们一直期盼着把小儿呼吸道疾病的诊疗进展和我们的经验编写成一本书,奉献给各级儿科医生,共同交流、学习和提高,但由于临床任务太重而一再推迟。由于在儿科呼吸性疾病方面有较高造诣的齐家仪、张梓荆教授相继故去,更加激励了我们努力工作。并且在他们已出版的有关呼吸道疾病专著的激励下,完成了这本较新的、全面的总结国内外儿科呼吸界的主要经验和进展的专业书籍。以此献给儿科事业的开拓者——我们的老师诸福棠、吴瑞萍、邓金鎏教授,同时也献给勤劳战斗在儿科临床第一线的全体同仁。

本书的编著者体现了老中青年的团队精神。既有丰富临床经验的老一辈儿科医生,又有目前承上启下的新一代儿科专家、学科带头人,更有一批崭露头角的年轻博士、硕士,他们不仅接受很多新的知识和进展,而且勇于亲自参加临床实践。这是个相互学习、相互促进、不断探索、不断创新的编写过程,尽管其中也有这样或者那样的缺点和不足。我们真心地希望各地同道提出宝贵意见,以使我们不断修正、进步。

最后全书顺利完成还要衷心感谢医院领导对本书的支持、帮助和关心。

江载芳

首都医科大学附属北京儿童医院

首都医科大学临床儿科学院　教授

国际儿科学会前常务委员会执行委员

中华医学会儿科学分会前主任委员

《中华儿科杂志》前主编

2010 年 6 月于北京

目 录

第一章

总 论

第一节　小儿呼吸系统疾病概述

随着临床实践的不断深入和科学技术的不断提高,医学取得飞跃发展,对于呼吸疾病的认识和研究也跃上一个新的台阶。儿科是临床医学的缩影,小儿呼吸专业也不例外,比如支气管肺发育不良(bronchopulmonary dysplasia,BPD)、哮喘、囊性纤维化(cystic fibrosis,CF)、肺部感染、阻塞性睡眠呼吸障碍(obstructive sleep disordered breathing,OSDB)等肺部诊断和监测。下面针对这些疾病的最新研究进展进行概述。

一、早产和支气管肺发育不良的呼吸系统后遗症

过去 40 年来,早产儿的生存率得到改善,包括使用人造表面活性剂和更复杂的呼吸支持模式,使孕育胎龄低至 23 周的婴儿可以生存。这种生存率的改善使得越来越多的婴儿面临发展为支气管肺发育不良(BPD)的风险,也称为早产儿的慢性肺部疾病,并且与儿童期和青春期呼吸道症状有密切相关。英国一项对非常早产儿童 11 年的肺功能和呼吸系统症状调查发现 BPD 患儿肺功能受损和呼吸系统疾病增加持续到儿童中期[1]。219 名非常早产(EP)儿童中 129 例为先天性支气管肺发育不良,匹配 161 名同龄同学,前者胸部畸形和呼吸系统症状明显多于同龄同学,哮喘诊断是同龄同学的 2 倍(25%$vs.$13%;$P<0.01$),基线肺功能显著降低($P<0.001$),支气管扩张反应性增加,即 46%EP 儿童患有基线肺功能不全,

27% 的 EP 儿童有支气管扩张剂阳性反应。同时许多患儿可能没有得到适当的治疗。

二、雾化高渗盐水用于细支气管炎

急性细支气管炎是婴幼儿住院最常见的原因。支持性护理和给氧是治疗的基础。Cochrane 评估总结说,使用雾化的 3% 高渗盐水(HS)可显著降低住院时间。此系统评价纳入 15 项试验(n=1 922),HS 降低平均住院时间为 0.36(95%CI 0.50-0.22)天,但具有相当大的异质性[$I(2)=$ 78%],对替代分析方法的敏感性,临床严重程度评分(CSS)降低[n=516;MD-1.36,CI-1.52,-1.20]。Everard 研究表明婴儿随机分为 HS 组(n=141)和标准治疗组(n=149),两组住院时间没有差异,(中位数 76.6 $vs.$75.9 小时,危险比 0.95,95%CI 0.75-1.20)[1]。两组不良事件没有差异,平均住院费用分别为 2 595 英镑(约 22 420 元人民币)和 2 727 英镑(约 23 561 元人民币)(P=0.657)。这项研究结论是 HS 没有缩短住院时间,也没有降低成本效益治疗。因此雾化高渗盐水用于细支气管炎还在探讨之中。

三、哮喘:更新指南(2016)

近年来,哮喘在全世界的发病率和死亡率呈逐年上升趋势。据世界卫生组织和中国哮喘联盟发布的全国哮喘患病及相关危险因素调查结果显示,目前全球至少有 3 亿人以上患哮喘,而

我国有 3 000 万哮喘患者,发病率约为 1.3%。哮喘目前还不能完全治愈,但是合理诊断、积极治疗和加强管理可使哮喘儿童得到良好的临床控制。然而,目前对哮喘的诊断和治疗严重不足,对儿童个人和家庭都造成相当大的疾病负担。《中国儿童支气管哮喘诊断与防治指南》(2016年版)主要内容:

1. 按照年龄分层原则制定治疗策略,确保有效和安全用药。

2. 按照急慢分治原则,明确了短期和长期治疗目标。

3. 按照严重度分级标准,找准阶梯治疗方案的级别。

4. 依据治疗方案分级中的纵向阶梯和横向优选/其他方案之结合点,优化方案。

5. 规范了以 ICS 为优选方案的控制治疗剂量调整、疗程,以及停药原则[2]。

细菌对哮喘发展和恶化的影响:哥本哈根儿童哮喘前景研究证据表明新生儿气道细菌定植与后期哮喘风险之间的联系,即婴儿期气道细菌定植的异常与哮喘的晚期发展有关。他们分析了 292 名 6 个月龄婴儿的外周血单个核细胞的细胞因子水平,与没有哮喘的婴儿相比发现白细胞介素(IL)-5、IL-17 和 IL-10 在细胞中的产生水平显著升高的婴儿后来发展为哮喘。Kloepfer 等人也研究了细菌分离和细菌/病毒共同感染对哮喘急性发作的影响。在鼻病毒高峰期间每周做鼻拭子,使用分子检测方法,他们分析了 308 名哮喘和非哮喘儿童的鼻拭子。鼻病毒和肺炎链球菌或卡他莫拉菌共同感染增加感冒和哮喘症状。

电子监测/提醒装置对哮喘依从性和控制的作用:哮喘维持性治疗依从性差已有很多报道,并被证明与哮喘控制效果不佳有关。电子设备监测和促进依从性最近已经在临床实践中进行测试和使用。Chan 等人最近的一项研究中,220 名年龄在 6~15 岁哮喘患儿,给予吸入性皮质类固醇(ICS),随机接受了具有视听提醒功能的电子监测设备,共分为干预组和对照组。依从性的中位数在干预组(84%)和对照组(30%)差异有统计学意义,但学校缺勤时间(1.9%vs.1.7%)却没有显著差异。与对照组相比,干预组的哮喘发病率评分基线显著改善,使用缓解吸入器的天数显著降低[3]。

四、儿童肺炎和脓胸的流行病学的改变

肺炎球菌感染是疫苗可预防疾病,2000 年美国把肺炎链球菌结合疫苗纳入全国计划免疫程序。美国 CDC 监测发现 PCV7 使用前,1998~1999 年 5 岁以下儿童侵袭性肺炎链球菌感染(IPD)发病率为 80/10 万人口,疫苗使用后 2003 年发病率为 4.6/10 万人口,下降了 94%。从那时起,许多国家也将 PCV7 引入他们的儿童免疫接种程序。在接种疫苗的儿童中观察到疫苗引入后侵袭性肺炎球菌疾病(IPD)显著减少,并且在其他年龄组中观察到群体免疫效应。然而,这种效应受到非疫苗类血清型增加的阻碍。一些研究显示 PCV7 引入后抗生素耐药的非疫苗血清型的增加,例如血清型 19A,这给治疗带来挑战。阿拉斯加在 2001 年开始使用 PCV7,在 <2 岁的儿童中,PCV7 血清型 IPD 率降低 96%,非 PCV7-血清型 IPD 率增加 140%。2009~2011 年期间,PCV7 被 PCV10 或 PCV13 取代。但是一些国家观察到 PCV13 另外的作用,即分别导致 IPD 和携带组中菌株血清型多样性增加和同一地区 IPD 和携带组中菌株克隆类型发生改变。

英国儿童脓胸发病率在 20 世纪 90 年代末期和 21 世纪初期显著增加,同时学龄前儿童肺炎发病率也有所上升。由于肺炎链球菌是引起儿童肺炎和脓胸的最常见病原体,肺炎球菌结合疫苗(PCV)对这些疾病的流行病学的影响尤其重要。2006 年 9 月英国将 PCV7 引入免疫计划,2010 年 4 月被 PCV13 替代。Nath 等报道了苏格兰儿科脓胸的发病情况,发现从 PCV7 使用前到 PCV7 使用后的前 3 年期间,总体脓胸入院率增加(主要在 1~9 岁儿童增加),在 PCV13 使用 3 年后发病率下降[4]。同样,PCV7 使用后(虽然只在 5~14 岁的儿童),肺炎率也有所增加,PCV13 使用后肺炎发病率下降。发病均由 PCV7 中未包括的血清型引起。

五、阻塞性睡眠呼吸暂停的腺切除术

阻塞性睡眠呼吸暂停(OSA)是最严重的睡眠呼吸障碍疾病。它包括夜间睡眠上呼吸道阻力增加、部分或完全的上呼吸道阻塞、打鼾、间歇性低氧血症,高碳酸血症;白天嗜睡。在儿童中,OSA 发生在不同年龄,峰值在生后 2~8 年之间。这种综合征与几种不良结局相关,包括患儿认知障碍,

生长发育迟缓,心理行为异常,严重者有心肺功能不全,较低的生活质量。涉及儿童期 OSA 综合征的病理生理因素为肥胖和上呼吸道炎症的存在,腺样体肥大是与阻塞性呼吸暂停有关的最重要的解剖学因素。

阻塞性睡眠呼吸暂停综合征(OSAS)估计影响 2%~5% 的儿童,腺样体切除术是治疗原则。虽然腺样体切除术对 OSA 儿童有显著改善,手术后 20%~30% 的儿童又出现症状,其中近 50% 为腺样体肥大、复发所致。一些临床研究人员提出哮喘和 / 或过敏性鼻炎(AR)的儿童更有可能经历 OSA 复发,导致腺切除术后长期生活质量下降。

六、原发性纤毛运动障碍的诊断和表型进展

小儿原发性纤毛运动障碍(primary ciliary dyskinesia,PCD)是一种罕见的遗传性肺部疾病,影响纤毛运动,使得纤毛清除黏液受损,其表现为慢性化脓性肺病,鼻窦炎,听力损伤,大约 50% 的病例中发现器官转位。诊断依赖于临床病史,鼻腔一氧化氮,通过光学显微镜分析纤毛节拍模式和频率,也可通过透射电子显微镜(EM)进行纤毛超微结构分析。PCD 相关基因突变的知识扩展正在进一步提高诊断能力。迄今为止,已经鉴定了 30 多种与疾病相关的基因突变,其编码涉及纤毛合成,结构和功能的蛋白质,并且估计占已知 PCD 病例的 60%~65%。发现 PCD 相关突变的速度是快速的,最近发现与"经典"PCD 相比,RSPH1 基因的双重缺失功能突变具有更温和的疾病表型。Davis 等对 118 例儿童 PCD 患儿的不同超微结构和遗传缺陷的表型特征进行了前瞻性研究,发现新生儿呼吸窘迫(82%),慢性咳嗽(99%)和慢性鼻充血(97%)为突出的临床特征。基因型和超微结构缺陷分析显示肺部疾病显著异质性,与内部动力蛋白臂缺陷 / 中央管缺陷 / 微管紊乱相关的 CCDC39 和 CCDC40 两个等位基因的突变与更严重的疾病相关[5]。过去 PCD 诊断困难,需要一定技术和条件如电子显微镜和视频显微镜。基因检测技术不仅利于确定诊断,而且有助于判断预后。

七、儿童间质性肺病

间质性肺疾病(interstitial lung disease,ILD)是以影像学弥漫性渗出和气体交换障碍为特点的慢性肺疾病,由于疾病过程可能不局限于间质细胞,也称为弥漫性肺实质性疾病(diffuse parenchymal lung diseases,DPLD)或"弥漫性肺部疾病"。此组为一异质性疾病,有 200 多种类型。儿童间质性肺疾病与成人的不尽相同。在排除更常见的疾病如反复性感染,BPD,囊性纤维化,吸入性肺部疾病,免疫缺陷状态,PCD 和先天性心脏病,纳入了一系列与 ILD 成人模式大不相同的稀有疾病实体。对 187 名 2 岁以下患有弥漫性肺部疾病的儿童进行多中心检查,确定了多种疾病,可根据临床,遗传和组织病理学特征进行广泛分类。ILD 的已知遗传原因包括表面活性蛋白基因(SFPB 和 SFPC)的突变,以及涉及转录后表面活性物质处理的 ATP 结合盒转运蛋白 A3(ABCA3)和甲状腺转录因子 1(TTF1)中的突变。最近由 Wambach 等人描述了 ABCA3 突变中的基因型 - 表型相关性,研究发现不同 ABCA3 突变患儿显示疾病的临床表现和严重程度不一,与基因型有关[6]。国内儿科呼吸系统间质性疾病研究进展很快,报道了一些与表面活性蛋白基因突变有关的病例,以及其与单基因疾病的研究[7],并已有相关全国协作网络进行多中心合作研究。在本书的相关章节有相应介绍。

八、囊性纤维化

囊性纤维化(cystic fibrosis,CF)是白人中最常见的致寿命缩短的遗传性疾病,美国的发病率约为 1/3 300 白种人婴儿,1/15 300 黑种人婴儿,1/32 000 亚裔美国人;30% 的患者是成人。CF 是一种侵犯多脏器的遗传性疾病。主要表现为外分泌腺的功能紊乱,黏液腺增生,分泌液黏稠,汗液氯化钠含量增高。临床上由肺脏、气道、胰腺、肠道、胆道、输精管、子宫颈等的腺管被黏稠分泌物堵塞所引起一系列症状,而以呼吸系统损害最为突出。

在欧美等国 CF 的新生儿筛查是在出生时用脚跟部获得的血斑进行免疫反应性胰蛋白酶原(IRT)的检测。如果 IRT 水平升高,实验室将进行连续的第 2 次 IRT 检测(IRT/IRT)或进行囊性纤维化跨膜传导调节因子(CFTR)基因突变测序(IRT/DNA)。迄今为止,已经发现超过 1 000 种可以导致囊性纤维化的 CFTR 基因突变,这体现了基因突变具有不定向性的特点。目前,CF 治疗的重点是从症状治疗转向开发靶向 CFTR 介导的氯化物转运基本缺陷的疗法[8]。美国食品和药物管

理局(FDA)分别于 2012 年和 2015 年批准了两种治疗方法,ivacaftor 和组合 lumacaftor/ivacaftor 的药物。

(杨永弘 俞桑洁)

参考文献

1. Everard ML, Hind D, Ugonna K, et al.Saline in acute bronchiolitis RCT and economic evaluation:hypertonic saline in acute bronchiolitis-randomised controlled trial and systematic review.Health Technol Assess,2015,19 (66):1-130.
2. 中华医学会儿科学分会呼吸学组,中华儿科杂志编辑委员会.儿童支气管哮喘诊断与防治指南(2016 年版).中华儿科杂志,2016,54(3):167-181.
3. Chan AHY,Stewart AW,Harrison J,et al.The effect of an electronic monitoring device with audiovisual reminder function on adherence to inhaled corticosteroids and school attendance in children with asthma:a randomised controlled trial.Lancet Respir Med,2015,3:210-219.
4. Nath S,Thomas M,Spencer D,et al.Has the incidence of empyema in Scottish children continued to increase beyond 2005?Arch Dis Child,2015,100(3):255-258.
5. Davis SD,Ferkol TW,Rosenfeld M,et al.Clinical features of childhood primary ciliary dyskinesia by genotype and ultrastructural phenotype.Am J Respir Crit Care Med, 2015,191(3):316-324.
6. Kroner C,Wittmann T,Reu S,et al.Lung disease caused by ABCA3 mutation.Thorax,2017,72(3):213-220.
7. 王俊芳,刘秀云,殷菊,等.儿童间质性肺疾病表面活性物质功能障碍的基因突变研究.中华实用儿科临床杂志,2018,33(4):300-305.
8. Paranjape SM,Mogayzel Jr PJ.Cystic fibrosis in the era of precision medicine.Paediatr Respir Rev,2018,25:64-72.

第二节 小儿呼吸道的应用解剖及病理生理特点

一、小儿上呼吸道的应用解剖及病理生理特点

小儿的上呼吸道是气体进出的通道,有气体的滤过、加温、加湿功能,也有保护下呼吸道的作用。

(一) 鼻[1,2]

鼻可分为外鼻(external nose),鼻腔(nasal cavity)和鼻旁窦(paranasal sinuses)三部分。可弯曲支气管镜临床应用较多的是前两部分,既外鼻和鼻腔。

外鼻为颜面中央隆起的器官。由鼻骨、各种鼻软骨、鼻肌和外鼻皮肤构成,形如倒置的锥体,上端较细为鼻根,往下为鼻梁,远端为鼻尖。

新生儿期,鼻的发育与面部相适应。面下部在发育上相对落后,外鼻支架骨和软骨发育较差或不发育。因此,新生儿的鼻较成人鼻短、扁,而且相对较宽,鼻根低,鼻梁不明显,鼻尖分不清楚,鼻孔为斜卵圆形。

幼儿 2 岁时,鼻软骨迅速发育,鼻梁、鼻背和鼻翼可进一步分辨。但鼻骨仍是软骨状,鼻根仍呈扁塌状。儿童 7~8 岁时,鼻的外形接近成人。

到青春期时过渡到成人状态,外鼻和面部迅速发展。

鼻腔分鼻前庭(nasal vestibule)和固有鼻(nasal cavity proper)两部分。鼻腔始于鼻前庭,前起前鼻孔,向后经鼻内孔(choanae,posterior nasal apertures)与鼻咽部相通(图 1-2-1)。

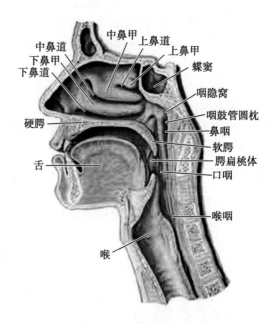

图 1-2-1 鼻部及咽喉

小儿鼻前庭的黏膜无鼻毛，富于皮脂腺及汗腺，是疖肿的好发部位之一。由于此处缺乏皮下组织，皮肤直接与软骨膜紧密相贴，发生疖肿时，疼痛较为剧烈。若插管、进镜不按鼻道曲度走行时，患儿也会喊疼痛。小儿鼻腔的高度、长度和宽度的发育有一定的周期性，并与相邻器官的发育密切相关。一般来说，从出生到成人，鼻的发育有三起两落，即：出生到1岁发育迅速，后渐缓。至学龄前再迅速发育，几乎达出生时的2倍，再缓慢。青春期后又出现一个高峰为出生时的近3倍。鼻前庭皮肤与固有鼻交界处为鼻内孔，为阻力最大处。其外侧壁有弧形隆起，是鼻前庭最狭窄处。

鼻腔被鼻中隔分为左右两侧，每侧鼻腔包括鼻前庭和固有鼻腔（nasal cavity proper），鼻中隔是鼻腔的隔障。新生儿的鼻中隔很低，居正中线者较少，往往偏向一侧，尤以偏向右侧者居多，使两个鼻孔不等大。随年龄的增长，鼻中隔偏移率增高。据统计，在头半年为23%，半岁后为37.5%，2~5岁为44%，6~10岁为75%，11岁后为100%。鼻中隔的轻度弯曲属正常状态，有利于病人一侧鼻部损伤阻塞而经鼻呼吸和经鼻给药，使插管手术者易于操作和插入。显著的弯曲则属病理情况，鼻中隔严重弯曲时可出现鼻出血、鼻塞及头痛。

鼻中隔外侧由小至大有上、中、下三个穹窿结构突入鼻腔称作鼻甲，同时形成上、中、下三个鼻道，每一个鼻甲的下面有鼻旁窦开口。上鼻甲位于鼻中隔外侧壁的后上方，其位置最高最小。中鼻甲在筛骨外侧。下鼻甲为卷曲状的独立骨片。上中下鼻甲的存在增加了鼻黏膜和毛细血管的面积，有利于吸入气体的迅速加温，使吸入气体通过时呈湍流（turbulent flow）。这些结构使≥5μm的颗粒及异物被阻挡而不能进入气道内。鼻黏膜丰富的毛细血管网，使吸入空气很快被湿化和加温，但当感染或过敏源刺激时也易引起鼻部毛细血管网充血。特别是小婴儿，很容易鼻塞而影响呼吸。临床上称为"Little区"（Little's area）的部位，是在鼻中隔的下部。该区也称"易出血区"，该处毛细血管轻微损伤极易鼻出血。

乳儿的鼻道不很清晰，呼吸时一般只能利用总鼻道，气体在鼻中隔与鼻甲之间的间隙通行。下鼻道在3岁时对呼吸略有帮助，中鼻道在4岁时被完全利用，到7岁时整个鼻道完全利用。平对两侧下鼻甲，各有一个三角形的漏斗样开口，称咽鼓管咽口（pharyngeal opening of auditory tube），

下鼻甲肥大可妨碍咽鼓管通气引流而致耳鸣听力下降等症状。

鼻道内有鼻旁窦（paranasal sinuses）及鼻泪管开口。鼻旁窦为鼻腔周围含有空气与鼻腔相通的骨腔，共有四对，呈左右对称排列，依其所在骨的部位分别称额窦（frontal sinus）、筛窦（ethmoidal sinus）、蝶窦（sphenoidal sinus）和上颌窦（maxillary sinus）。各鼻旁窦被大小不同的骨隔或黏膜皱襞隔成2个到数个小房。其中筛窦分前、中、后小房。筛窦的前中小房、额窦及上颌窦开口于中鼻道，筛窦的后小房开口于上鼻道，蝶窦开口于蝶筛隐窝。

（二）咽

咽（pharynx）分为鼻咽（nasopharynx）、口咽（oropharynx）和喉咽（laryngopharynx）三部分。咽向前与鼻腔、口腔和喉相通，向后与第1、2颈椎相邻，咽顶部是颅底，咽底端在环状软骨水平与食管口连接。咽腔的最宽部位是鼻部，最窄部位是喉部与食管相移行处。鼻咽、口咽和喉咽三部分相互交接处也为缩窄部。咽腔（cavity pharynx）是呼吸道中连接鼻腔与喉腔之间的要道，也是消化道从口腔到食管之间的必经之路。因此，咽腔是呼吸道与消化道共用的一段管腔（图1-2-1）。

上咽部（也称鼻咽）：上起自颅底，下止于软腭游离缘，其前方经后鼻孔通向鼻腔，下方通向口咽。上咽顶的后壁有腺样体。在鼻咽的两侧各有一个咽鼓管开口也称["欧氏管"（Eustachian tube）]，该管与鼓室相通。咽鼓管的作用是维持内耳气压与大气相通，以保证听觉清晰。乳儿的耳咽管宽，直且短，呈水平位。外耳道也短，故易患中耳炎。4岁前小儿，平均每人患中耳炎约1.6次。

咽鼓管开口的后方有一隆起，称作咽鼓隆枕，也就是咽鼓管隆突。咽隐窝（pharyngeal recess）是隆突后上方的一个凹陷，是成人鼻咽癌的好发部位。由于咽隐窝邻近破裂孔，因此，鼻咽部的恶性肿瘤可经此入颅。

小儿的鼻咽部的特点是淋巴组织（也称腺样体）丰富，在儿童期增生明显。易患反复上感的病儿可明显增大，腺样体过度肿大，可引起阻塞性呼吸困难、睡眠障碍等。儿童在经鼻插管或用支气管镜时易碰到该腺体引起出血或阻塞。腺样体一般在青春期以后即可萎缩变小。

咽部（也称口咽部）：上起自软腭游离缘，连接鼻咽，下达会厌上缘，通向喉咽至喉。软腭后部与舌根之间的腔称为咽门（fauces）。由悬雍垂、软腭

游离缘、舌背、腭舌弓及腭咽弓形成咽颊。悬雍垂悬于软腭,是气道中央的标记,以悬雍垂为准有助于直接喉镜或气管镜的顺利插入。腭咽弓沿口咽腔的侧壁下行,逐渐消失于咽侧壁。腭咽弓与前方腭舌弓之间构成扁桃体窝,容纳腭扁桃体。腭扁桃体在6个月以后开始发育,2岁以前患儿很少患化脓性扁桃体炎。

咽后壁黏膜下有散在的淋巴滤泡。口咽部慢性淋巴结肿大,可以导致慢性气道阻塞,夜眠鼾声,右心衰竭。

喉咽部:起自第四颈椎止于第六颈椎,位于喉部后方,向前通喉腔,上连口咽,下接食管,是由软骨及韧带肌肉等组成的肌肉组织管,上宽下窄形似漏斗。甲状软骨在喉咽部前,环状软骨在喉咽部后。

环状软骨上缘连接食管处是咽部最狭窄处,加上声带的阻挡,在做支气管插管或镜检通过此部位时很容易损伤黏膜或声带,造成声带麻痹或会厌狭窄。应小心不要损及黏膜,以免引起纤维增生和进一步狭窄。

环状甲状骨膜(cricothyroid membranes)的软组织很少,腔径也较窄,但可通过小号导管进入,有利于急性缺氧病人插管给氧。当需要气管切开时,在此部位施行较颈部气管为好,因气管较深且周围血管组织多易出血。

在咽门下方,喉上部介于舌根至会厌前面有舌会厌正中襞,舌会厌外侧襞,以及在皱襞之间形成的空隙,称会厌谷。咽喉两侧为梨状窝(piriform recess),是异物停留的常见部位。两侧梨状窝之间环状软骨板的后方称为环状后隙。咽、喉的主要生理功能是保证呼吸通气,防卫性咳嗽和喉痉挛以防止吞咽食物进入气道和排除之。

(三) 喉

喉(larynx)为咽的下段,包括会厌(epiglottis)、喉腔、声襞(vocal fold)、前庭襞(vestibular fold)以及喉室(ventriculus laryngis),喉上连口咽,下接食管,并与气管相通,是呼吸道的门户。喉由不成对的甲状软骨(thyroid cartilage)、环状软骨(cricoid cartilage)、会厌软骨(epiglottic cartilage)和成对的杓状软骨(arytenoid cartilage)、小角软骨(corniculate cartilage)及楔状软骨(cuneiform cartilage)共9块喉软骨和喉肌构成。喉软骨借关节、韧带和纤维膜连接,构成支架,防止塌陷,以利气流通过。

喉的上口叫喉口(aditus larynges),由会厌软骨上缘,杓状会厌襞和杓状软骨间切迹围成。出生时两个小角结节多互相接触,使杓状软骨间切迹呈闭合的裂隙,两个小角结节至乳儿期以后才逐渐离开。楔状结节肥大而明显突出,且左右两个很靠近,与会厌之间形成一闭合袋。乳儿期该闭合袋已开放,以后逐渐退缩成为扁平的隐窝,两个楔状结节也渐渐地相互离开,突起不再那么明显,并且逐渐向后移,使喉口也渐向下开放。

由于会厌向后倾,故其入口平面与声带平面构成一个向后开放的锐角(在成人则为直角)。1岁时喉口因会厌的竖起而增高,主要特点是会厌缘卷曲。10岁时会厌缘完全不卷曲。

喉口的下方称作喉腔(laryngeal cavity)。喉腔是呼吸道最狭窄的部位,在小儿尤为明显。喉腔借前庭裂和声门裂分为上部的喉前庭,下部的喉下腔及中间部的喉中间腔。喉中间腔向两侧突出的间隙称为喉室。喉室内有声带,是发音器官。声带之间的裂隙称作声门,声门裂发育过程中,声带部和软骨间部二者的发育是不平衡的,出生时声门裂长约6.5mm,其膜间部和软骨间部分别为3.0mm和3.5mm;当1岁时,声带发育至8mm,膜间部仍为3mm。以后膜间部增长较快而声带发育相对慢。声门裂在3岁时长约10mm,成人达24mm左右。声门是呼吸道的最狭窄处(图1-2-2)。

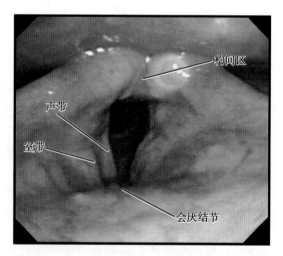

图1-2-2　声门

喉腔声门入口处形似三角。小儿的喉腔呈漏斗形,幼儿声门高度约为底部横径的2倍。声门以下至环状软骨以上是小儿呼吸道最狭窄处[3]。喉腔的位置随年龄的增长而下移:新生儿喉口的位置较高,声门相当于颈椎3~4水平。婴儿喉的位置相当于第1、2胸椎交界处至第4颈椎下缘平面之间。6岁时，声门降至第5颈椎水平，仍较成人为高。喉腔的最狭窄部位在咽与食管相移行部的咽腔，咽腔约位于颈前正中，会厌软骨至环状软骨下缘之间。

正常人呼吸时，喉向下，会厌向前，声带外展扩大腔径，会厌声门开放；使吸入气道阻力减低。吞咽、咳嗽和屏气时，会厌关闭喉顶，声门会关闭，使食物不会误吸入气管。

小儿喉部组织娇嫩，软骨柔弱，黏膜及黏膜下组织松弛，含有丰富的血管和淋巴组织，轻微的炎症或刺激极易引起喉部黏膜下组织肿胀。当小儿喉腔内黏膜肿胀1mm时，其声门入口因黏膜肿胀时，其通气面积就会减少到原面积的35%，导致喉梗阻。小儿喉部神经敏感，受刺激易发生喉痉挛。此外，在甲状软骨与环状软骨中间有环甲膜，是穿刺部位。

二、小儿下呼吸道的应用解剖及病理生理特点

下呼吸道从环状软骨以下气管开始，依次为气管、隆突，向下分支为左、右总支气管，肺叶支气管，肺段支气管，亚段支气管等，各支越分越细，总共经过23级分支。从总气管分支至毛细支气管如同一棵树，称之为支气管树（tracheobronchial tree），这些支气管树是气体进出肺脏的通路，也被称之为气道（图1-2-3）。

根据支气管树的生理功能，临床上将其分为：传导性气道（0~16级气管、支气管）和呼吸性细支气管。传导性气道是指从总气管到终末细支气管（14~16级细支气管）的气管、支气管树分支。

呼吸性细支气管是指17级以下细支气管。从呼吸性细支气管继续分支到毛细支气管，也称为呼吸性毛细支气管、肺泡管、肺泡囊及肺泡，数目可达3亿支左右。呼吸性细支气管最终止于肺泡，完成气管分支。

呼吸性细支气管除了与肺泡相通外，细支气管之间有侧管（lambert canal）相通。每个呼吸性细支气管有4~11个侧通管，侧通管的直径为1~30μm。侧通管在维持肺的呼吸功能上具有重要作用：当呼吸性细支气管由于炎症或其他因素被阻塞时，侧通管起到代偿作用，执行其功能。因此，这些毛细支气管既是气体通道，也具有气体交换的功能，与肺泡同为换气的部分。

小儿气管、支气管的特点是：①管腔窄；②气管软骨柔弱；③气管黏膜血管多；④管腔弹性组织发育差和纤毛功能相对弱。因此，小儿容易发生呼吸道感染是由解剖和生理特点所决定的。

在儿科疾病中，相当一部分有呼吸道解剖畸形，发育不良，呼吸道感染性病变占绝大多数，气管、支气管异物，甚至为Ⅲ、Ⅳ级以下支气管异物等，都是影响儿童生活质量的重要障碍，这些呼吸系统的异常，都是可弯曲支气管镜诊治的适应证。

可弯曲支气管镜可以直接检查患儿的上下呼吸道部位，直观地了解病变情况。因此，了解和熟悉小儿上、下气道的解剖和生理特点，特别是掌握不同年龄组儿童呼吸道的解剖和生理特点，是选择适宜的可弯曲支气管镜和保证安全掌握使用可弯曲支气管镜的必要的先决条件。

（一）气管（0级气管）

气管（trachea）是一个上起自环状软骨下缘，紧接喉下段的软骨膜性管。气管上接喉，下至胸骨角平面分叉。体表位置相当于第六颈椎水平至胸椎上缘。气管由16~20个C型软骨环，以及平滑肌和结缔组织构成。气管的C型软骨缺口向后，软骨环起支撑作用，约占气管周径的2/3，软骨环之间由结缔组织和平滑肌连接，构成气管膜部（membranous wall）。平滑肌控制气管管径的舒缩。

气管基本处于正中线与胸骨柄相对。气管以胸骨柄上缘平面为界，分颈段（cervical portion of trachea）和胸段（thoracic portion of trachea）两部分。成人的气管位于颈部与胸内各占一半。气管的颈段比较粗，位置表浅。在颈前正中线处的喉部下行至颈下部位置渐深。气管的胸段完全位于上纵隔，前有胸腺、左头臂静脉、主动脉弓，后有食管。气管的下段略向右侧偏移，在小儿主要因右肺有较大的牵引力所牵拉，在成人多被主动脉弓略推向右侧。

气管与周围组织的关系较疏松，结构固定不牢。因此，气管两端均有一定的活动范围。当肺、淋巴结、胸膜腔病变时，可牵拉或压迫气管，导致气管易位。当头后仰时，气管的位置上升。沿气管正中线可扪到气管环、环状软骨、喉结和舌骨。做气管切开手术时，要保证使气管固定于正中矢状位，不至于因气管活动度大而影响手术操作。因此，需要将病人的头后仰，保证下颌、喉结及颈静脉切迹处于一条直线上。儿童气管较细软，头稍有转动，气管即不易扪到，因此固定头位更重要。

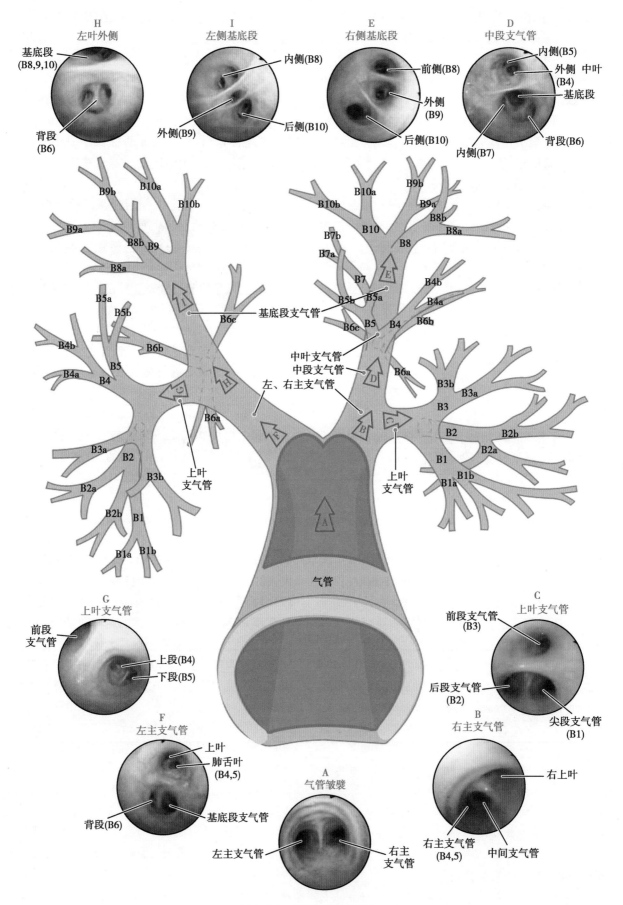

图 1-2-3 气管镜下解剖图

气管具有舒缩性,使得气管在吸气时伸长且变粗,呼气时复原。气管的舒缩性也有利于食管的扩张和食团的顺利入胃。

气管的长度和口径因年龄、性别和呼吸状态的不同而异。成人的气管长约 10~12cm,由切牙至分叉处则长约 27cm。气管左右直径约 2~2.5cm(横径比矢径大 25%),前后直径为 1.5~2cm。

小儿气管的长度依年龄、身高而不同。1965年,郝文学测量 50 具新生儿尸体气管长度:最长 6.0cm,最短 2.1cm。足月儿 78% 气管长度在 3.5~5cm 之间。气管长度在活体较尸体为长,主要与呼吸的深浅、膈肌上下的活动有关。18 个月内小儿气管的长度见表 1-2-1,气管与支气管的直径见表 1-2-2。

气管横径在 2 岁以前为 0.5~0.9cm,2~10 岁为 0.7~1.5cm。从新生儿到成人,气管的长度增加 3 倍,直径增加 4 倍。见表 1-2-3。

表 1-2-1 18 个月内小儿气管的长度

年龄 / 月	长度范围 /cm	平均长度 /cm
新生儿 ~3	5.0~7.5	5.7
3~6	5.5~8.0	6.7
6~12	6.0~9.0	7.2
12~18	7.0~9.0	8.1

表 1-2-2 气管与支气管的直径

项目	儿童 /cm	婴儿 /cm
气管	0.8~1.1	0.6~0.7
右支气管	0.7~0.9	0.5~0.6
左支气管	0.6~0.8	0.4~0.5
声门	0.8~1.0	0.5~0.6

表 1-2-3 活体测量 8 岁以下小儿气管长度 /cm

项目	<7 个月	7 个月 ~1 岁	1~2 岁	2~3 岁	3~4 岁	4~5 岁	5~6 岁	6~7 岁	7~8 岁
男	6.6 ± 0.3	6.8 ± 1.1	7.1 ± 1.1	7.3 ± 1.2	7.6 ± 1.2	8.5 ± 0.3	8.5 ± 0.6	9.1 ± 0.8	9.4 ± 0.2
女	6.4 ± 0.4	6.2 ± 1.2	7.1 ± 0.9	7.2 ± 0.7	7.6 ± 0.3	8.3 ± 0.3	8.6 ± 0.6	9.0 ± 0.3	9.1 ± 0.3
均长	6.5 ± 0.4	6.5 ± 1.2	7.1 ± 1	7.3 ± 1	7.6 ± 1.3	8.4 ± 0.3	8.6 ± 0.6	9.1 ± 0.5	9.3 ± 0.3

(摘自:江载芳,申昆玲,沈颖.诸福棠实用儿科学.8 版.北京:人民卫生出版社,2015:1233.)

气管、支气管随年龄的增长而逐渐成长。儿童支气管的生长在出生后第一年最快,右支气管比左支气管生长更快,以后变慢,但在 14~16 岁时又增长加快。

小儿气管的横径也随年龄和个体的不同而有差异,在不同的解剖平面也有区别。气管的横径大于前后径,这两个径在成长过程中保持 1∶0.7的比例,均衡的增大。1~5 岁小儿气管前后径、左右径及从上切牙至隆凸的距离见表 1-2-4。

表 1-2-4 1~5 岁小儿气管前后、左右径及从上切牙至隆凸的距离

年龄 / 岁	前后径 /cm	左右径 /cm	上切牙至隆凸 /cm
<1	0.51	0.60	12.7
1	0.57	0.66	13.3
2	0.64	0.71	14.0
3	0.70	0.75	15.0
4	0.72	0.81	15.7
5	0.79	0.84	16.0

气管的位置及长度受人的体位变化和运动的影响。如头部前屈时,环状软骨只能超出胸骨柄上凹 1cm,而头后仰则可超过 7cm。吞咽时气管的颈段可上移 3cm,而隆突只上升 1cm。仰卧位呼气时,总气管的分叉部位于第 5 胸椎水平上端,而俯卧时隆突可前移 2cm。吸气时,隆突除下移一个脊椎水平外,还从脊椎向前移 3cm。

(二)主支气管(1 级支气管也称左、右主支气管)

主支气管(principal bronchus)是位于气管杈(tracheal bifurcation)与肺门之间的管道。管壁的构造与气管相同,有马蹄状软骨环作为支架结构,只是软骨环相对较小,而膜壁相对较大,其远端软骨变稀疏和不规则。

主支气管左右各一,在第五胸椎平面分成 65~80 度角,称气管杈交角,其大小与胸廓的形状有关,胸廓宽短则夹角较大,反之则小。

右主支气管(right principal bronchus)有 3~4 个软骨环,较粗壮,自气管杈向右下延行,恰似气

管的直接延续。该支与气管中线构成25°~30°，比较陡直，异物易于落入其中。同时，支气管镜或气管插管时易置入右支气管。右支气管也有分裂现象，位置也可不规律。右主支气管约在第五胸椎处经右肺门入肺，分为上、中、下叶支气管（二级支气管）（图1-2-4）。

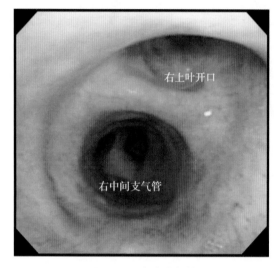

图1-2-4　右主支气管

左总支气管比较细长，与气管中线构成50°角，略成水平趋向，左总支气管自气管的侧方分出。左主支气管（left principal bronchus）有7~8个软骨环，较右支气管细长，左主支气管由气管杈起始向左下外方约在第六胸椎处经左肺门入左肺，与气管中轴延长线的夹角为40°~50°，分为上、下叶支气管。主动脉弓绕过左主支气管中段的上方，在气管镜检查时，可见主动脉弓的搏动。

（三）肺叶支气管（2级支气管）

左右主支气管在肺门处以肺叶分级的支气管叫肺叶支气管（lobar bronchi）。右肺分为三叶，即上、中、下叶，左肺有二叶，上叶及下叶。左肺虽无中叶，左肺上叶前下部称为舌叶，相当于右肺中叶。

左主支气管进入肺门后，由前外侧壁发出左上叶支气管（left superior lobar bronchus）。左主支气管发出上叶支气管后继续下行进入下叶，称为下叶支气管（left inferior lobar bronchus）。由于上、下叶2支均位于左肺动脉下方，故又称动脉下支气管支。

左上叶支气管开口于左主支气管下段前外侧壁，呈弧形弯曲向前外方经过继续分支，分为左上叶上支气管又称升支和左上叶下支气管又称降

支。左上叶上支气管较短，为左肺上叶的固有支，分布于左肺上叶的上部，范围与右肺上叶相当。左上叶下支气管起自左上叶支气管的前下部，与左主支气管并行向前下外侧方，下支分布于左肺小舌，故又称舌支气管。左上叶支气管与左主支气管之间构成约110°，其分布范围相当于右肺的上叶及中叶。由于左主支气管位于肺动脉下方，故左肺上叶支气管比右肺上叶支气管长，其开口部位也较右肺上叶支气管低。左上叶支气管常可见的变异有：左上叶的上支和舌支各自单独由左主支气管分出；由于前支的移位，使左上叶支气管形成三分支；由于前支分裂或尖支分裂，使上支分裂成三支型等。

左下叶支气管（left inferior lobar bronchus）：为左主支气管的延续，进入左肺下叶。

右上叶支气管（right superior lobar bronchus）：右主支气管进入右肺门后，由右外后侧壁发出短的右肺上叶支气管，于肺动脉右支的上方进入上叶，开口部可能与隆突等高，其长轴与右主支气管之间约成直角，向外上方行进，入右肺上叶后多数分为三支。

右肺中叶支气管（right middle lobar bronchus）：右主支气管发出上叶支气管后继续下行，延续成为叶间干进入斜裂。上叶支气管至中叶支气管起点之间的主干称为叶间干，右中叶支气管为起自叶间干前壁的支气管。右中叶支气管短而细，其起点周围有三组淋巴结，分别位于它的前、外、内三面。当慢性病发生淋巴结肿大时，可从前、外、内三面压迫中叶支气管，使其逐渐闭塞，严重时发生右肺中叶膨胀不全（图1-2-5）。

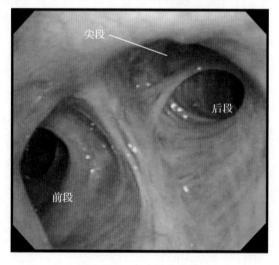

图1-2-5　右中叶支气管

右下叶支气管(right inferior lobar bronchus):为右主支气管的延长部分,叶间干前壁发出右肺中叶支气管后行向前下外方进入右肺下叶,成为右肺下叶支气管。右下叶支气管开口于中叶支气管后下方,与中叶支气管开口对侧略低。

(四) 肺段支气管(3级支气管)

肺段支气管的分支型式和有关动静脉的分支型式,可有多达20种或更多的变异。这是由于在早期胚胎发生时,段支气管或亚段支气管常可有异常的起源,围绕支气管的动脉丛也常可发生异常支或副支所引起。

每一叶支气管经肺门入肺后,再分为称为3级的肺段支气管(segmental bronchi)。左侧肺由于段支气管往往出现共干,例如尖段与后段,内基底段与前基底段,常由一个共干的段支气管分布,故左肺也分为8个肺段或10个肺段支气管[4]。

左上叶上支气管发出后,分为两支,既尖后段(apicoposterior segmental bronchus)(简称B Ⅰ+Ⅱ)支气管与尖前段(anterior segmental bronchus)(简称B Ⅲ)支气管。也有分为三支:尖段(B Ⅰ)、后段(B Ⅱ)和前段(B Ⅲ)支气管(图1-2-6)。

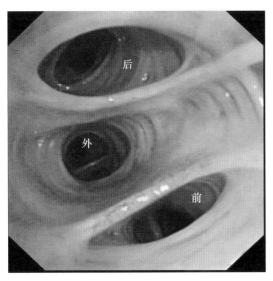

图 1-2-6　左肺上叶

左上叶下支气管又称舌支气管。分布于左肺上叶的前下部(左肺小舌尖部),相当于右肺中叶的范围。舌支气管绝大多数分成2支支气管,分别称为上舌段支气管(靠外)和下舌段支气管(靠内下)。

上舌段支气管(superior lingular bronchus),简称B Ⅳ,分布于左肺小舌根部的肋面和内侧面及斜裂面的中部。

下舌段支气管(inferior lingular bronchus),简称B Ⅴ,分布于左肺小舌尖部。

左下叶段支气管来自于左主支气管的延续,左主支气管进入左下叶后,继续向后外侧分出上段支气管(superior segmental bronchus)也称下叶背支(下叶尖支)气管,简称B Ⅵ,此支多分为2支或3支(亚段)支气管。分布于左肺下叶的尖端部分,面积大小不一,可占左肺下叶的1/2或1/3或2/3不等。

在左肺下叶上段支气管起点的下方,发自于基底干支气管一小的额外支为亚上段支气管,分布于上段和基底段间的肋面。此支有的只出现于一侧,有的两下叶肺都有或均无(图1-2-7)。

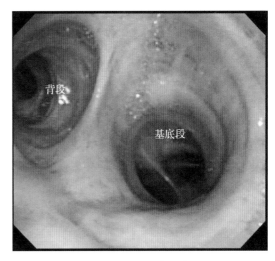

图 1-2-7　左肺下叶

左主支气管下行分出下叶上段支气管后再发出的各分支,称基底段支气管(basal segmental bronchus)。基底段支气管由内逆时针方向再分出内基底段、前基底段、外基底段及后基底段支气管。

内基底段支气管(medial basal segmental bronchus)又称心段支气管,简称B Ⅶ,多与前基底段支气管共干,分布于左肺下叶肋面的前下部和膈面,其内侧有肺韧带为与后基底段的分界线。

前基底段支气管(anterior basal segmental bronchus)简称B Ⅷ,起自于基底干的前外侧面,向前下方行进,分布于左肺下叶前面的下部和邻近肋面。前基底段与内基底段支气管共干占绝大多数,故前内基底段(B Ⅶ+Ⅷ)支气管为左下叶支气管的正常分支类型。

11

外基底段支气管（lateral basal segmental bronchus），简称 B Ⅸ，起自于基底干的末端，向前外下行进，继续分出亚段支气管分布于肋面的中下部及邻近的膈面。

后基底段支气管（posterior basal segmental bronchus），简称 B Ⅹ，也起自于基底干的末端，比较恒定和粗大，好似基底干的直接连续，向后外侧行进，分布于下叶后部的 2/3，即肋面和膈面的后部及内侧面的下部。后基底段与外基底段支气管共干占 64%。

右肺的肺段比较恒定，分为 10 个段支气管[5]，即上叶分成 3 段，中叶分成 2 段，下叶分成 5 段。

尖段支气管（apical segmental bronchus），简称 B Ⅰ，来自于右肺上叶支气管三个开口之一的内侧支，斜向外上方弯曲，分布于肺尖。此处通气较其他部位差，常为肺结核的好发部位，又由于此处引流通畅，不易形成肺空洞。

后段支气管（posterior segmental bronchus），简称 B Ⅱ，来自于右肺上叶支气管三个开口之一的后侧支，向后外并稍偏向上方，分布于右肺上叶的下部，为肺脓肿的好发部位。

前段支气管（anterior segmental bronchus），简称 B Ⅲ，来自于右肺上叶支气管三个开口之一的前侧支，行向前下方，分布于右肺上叶的前下部。

右中叶支气管进入中叶后大多数分为内外 2 支，分别称为外侧段支气管和内侧段支气管（图 1-2-8）。少数为上下位开口，如同左肺上叶的舌叶。

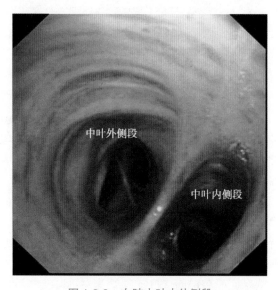

图 1-2-8 右肺中叶内外侧段

外侧段支气管（lateral segmental bronchus），简称 B Ⅳ，伸向外侧，分布于中叶的外侧部。

内侧段支气管（medial segmental bronchus），简称 B Ⅴ，伸向前下方，分布于中叶的内侧部。

右肺下叶支气管进入肺叶后首先由右下叶支气管的后外侧后壁发出上段支气管（superior segmental bronchus）也称下叶背段（下叶尖支）支气管，简称 B Ⅵ，是下叶支气管分支中的大支。其起始部与右中叶支气管起始部相对峙，先作水平而进，再向后上方弯曲，分布于左肺下叶的上部（图 1-2-9）。

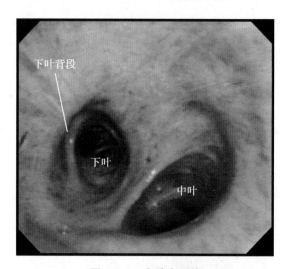

图 1-2-9 右肺中下叶

亚上段支气管，为右肺下叶基底段支气管分出的额外支。由右肺下叶基底段支气管的后壁或内侧底段支气管起始部的稍下方发出。为分布于上段与外基底段和后基底段之间的区域。此支的出现率为 38% 或 48%，可不存在，如存在多为一支。

右肺下叶主干继续向后下外侧行进再发出的支气管，总称基底段（basal segmental bronchus）或基底干支气管（图 1-2-10）。基底段支气管顺时针方向分别称为内基底段、前基底段、外基底段及后基底段支气管。右下基底段支气管在临床上为异物容易坠入的部位，也是炎症和支气管扩张症的好发部位（图 1-2-11）。

内基底段支气管（medial basal segmental bronchus），又称心段支气管，简称 B Ⅶ，起始于基底干的内前壁，向下内方而进，分布于右肺下叶的内侧部肺门以下的部位。

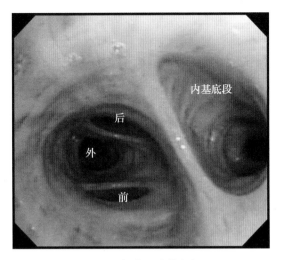

图 1-2-10 右肺下叶基底段开口

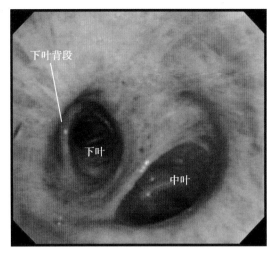

图 1-2-12 右肺下叶前外后段开口

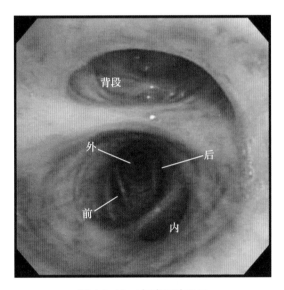

图 1-2-11 右肺下叶开口

前基底段支气管(anterior basal segmental bronchus),简称 B Ⅷ,多数直接起自于基底干的前外侧面,向前下方行进,分布于右肺下叶前面的下外侧部和邻近膈面及肋面的下部。

外基底段支气管(lateral basal segmental bronchus),简称 B Ⅸ,为基底干支气管的两个终末支之一,向外下行进,分布于肋面的后外侧部和邻近的膈面。

后基底段支气管(posterior basal segmental bronchus),简称 B Ⅹ,为基底干支气管的另一终末支,比较恒定和粗大,好似基底干的直接连续,此段支气管大多数与外基底段支气管共干,向下后方行进,分布于肋面的后下叶部和相邻的膈面及椎旁面(图 1-2-12)。

(五)亚段支气管(4 级支气管)

支气管树的基本分支方式为非对称性双分支形式,除左右下叶尖(背)段支气管各分出 3 个亚段支气管外,其余各段支气管均又分出 2 个亚段支气管。

左下前基底段支气管发出后再分为 2 支,即内亚段支气管和前亚段支气管。

左下外基底段支气管向前外侧下行后再分为外侧支、基底支和后支,6 级支气管为终末细支气管再分为两根呼吸性细支气管,其管壁上皮由单层柱状逐渐移行于单层扁平上皮,无纤毛,固有膜很薄,含有弹性纤维,网状纤维和平滑肌。

上皮中没有杯状细胞。细支气管仍是气体传导部分。

(六)肺

肺(lungs)是呼吸系统中最重要的器官,位于胸腔内,纵隔两侧,分为左肺和右肺。肺在胸腔的负压环境中呈膨胀状态。胸膜腔若受到损伤,由于大气的压力作用,可使肺回缩至原体积的 1/3 左右。肺内含有空气,能浮于水面,而未曾呼吸过的胎儿和新生儿肺内不含空气,质坚实,会沉至水底。肺是有弹性的海绵状器官,其重量多因个体差异、性别、年龄和肺内所含血液及浆液的多少而不同,其重量与其大小和容积也不相称,左肺轻于右肺。一般成人肺的重量约是其体重的 1/50,胎儿肺约为体重的 1/70。胎儿肺约占胸腔体积的一半,生后可增大至占胸腔体积的 2/3。出生前 3 个月肺的生长最快,8 岁时为出生时的 8 倍,至成人时为出生时的 20 倍。

人体有左肺两叶和右肺三叶,每个肺叶含

50~80 个肺小叶,各肺小叶之间有由结缔组织形成的小叶间隔,其中含有血管、淋巴管和神经纤维等。

肺内支气管分支直径在 1mm 以下称为细支气管(bronchiole)。也有称 8 级以下支气管为细支气管,其特点是软骨支架变成许多软骨片,纤维膜中平滑肌相对增加,平滑肌收缩管壁内产生皱褶,杯状细胞逐渐减少,管壁更薄。细支气管反复分支管径在 0.35~0.5mm(20 级以下)时,为终末细支气管(terminal bronchiole),特点是黏膜上皮变为单层柱状纤毛上皮,杯状细胞减少至完全消失,基膜不易分清,平滑肌形成一完整的膜。终末细支气管在生理上有控制进入肺泡内气体流量的作用。此管继续分支后,管壁出现肺泡,开始有呼吸功能,称为呼吸性细支气管(respiratory bronchiole)。呼吸性细支气管再分支称为肺泡管(alveolar duct)。肺泡管末端膨大,称为肺泡囊(alveolar sac),在肺泡囊上出现更多的肺泡(alveolus)。

在肺的解剖和功能结构上,肺分导气和呼吸两部分。肺的细支气管和终末细支气管的上皮有两种细胞,即纤毛细胞和无纤毛细胞。无纤毛细胞大部分属 Clara 细胞,该细胞有分泌功能,分泌物较稀薄,分布于细支气管的管腔面或肺泡表面,对纤毛的运动和清洁呼吸管道具有一定的作用。

肺泡(pulmonary alveolus)是气体交换的场所。人肺泡直径约为 0.1~0.2mm,平均 0.15mm。成人肺泡约有 3 亿 ~4 亿个。肺泡含有上皮细胞(pulmonary epithelial cell)和肺巨噬细胞(alveolar phagocyte)两种细胞。

肺泡上皮细胞由肺泡 I 型细胞(又称扁平细胞)和肺泡 II 细胞(又称分泌细胞)(secretory cell)共同构成。肺泡腔内的气体与毛细血管血流内的气体进行交换时,必须经过肺泡上皮、上皮基膜、毛细血管内皮细胞的基膜和内皮。有些基膜的两层间,可有狭窄的间隙,有些则两层基膜靠在一起。这就是生理学所说的血液 - 空气屏障,是气体交换所必须透过的薄膜层。肺泡 II 细胞的分泌物涂布于肺泡表面,形成一层很薄的液膜,具有表面活性剂的作用,有利于降低肺泡表面张力,也可维持肺泡壁的稳定性,在呼气末时肺泡不致完全塌陷。

肺泡巨噬细胞具有明显的吞噬功能。它可以穿过肺泡上皮进入肺泡腔,在肺泡内吞噬吸入的灰尘颗粒和异物,再经过肺内各级细支气管,进入支气管。在支气管内借助纤毛的颤动,向咽部推动,最后随痰排出体外。

三、小儿呼吸系统的淋巴分布

外鼻下部的淋巴管多伴随面静脉下行,注入下颌下淋巴结。外鼻上部的淋巴管向外侧,经上下眼睑注入腮腺淋巴结。鼻腔黏膜下的淋巴管非常丰富,构成淋巴丛。嗅区和呼吸区的淋巴汇流方向不同,而且有一定的独立性。嗅区的淋巴管丰富而稠密,其淋巴引流向上可经嗅神经周围淋巴间隙入硬膜下和蛛网膜下间隙,向后借 2 条或 2 条以上淋巴管与咽淋巴管相交通后入咽后淋巴结。呼吸区的淋巴管网较稀疏,前部的淋巴管与鼻前庭的淋巴管吻合,然后与面部的淋巴管相交通,入下颌下淋巴结,其后部和上部的淋巴管入咽后淋巴结,中部和下部淋巴管入颈深上淋巴结。额窦及前、中筛窦和上颌窦的淋巴入下颌下淋巴结,后筛窦和蝶窦的淋巴入咽后淋巴结。

腭扁桃体(palatine tonsil)又称"扁桃体",为一对扁卵圆形的淋巴上皮器官,位于舌腭弓与咽腭弓之间。扁桃体在生后 6~12 个月开始发育,至 4~10 岁最为发达,14~15 岁以后其形体又逐渐缩小。

咽扁桃体(pharyngeal tonsil)位于咽穹后部,常扩展到咽后壁上缘。形成扁桃体小窝(tonsillar fossulae),小窝上皮继续内陷,构成有较少分支的扁桃体隐窝(tonsillar crypts)。咽扁桃体在胚胎第 4 个月时发生,6~7 周岁时开始萎缩,约 10 岁以后完全退化。有时婴儿咽扁桃体异常增大,称为增殖腺(adenoids),增殖腺过度增大,就会有碍呼吸,熟睡时打呼噜或张口呼吸。

咽鼓管扁桃体(tubal tonsil)位于咽鼓管咽口周围至软腭之间,由许多小颗粒状的淋巴组织组成。一般为咽扁桃体的延续,但远不如咽扁桃体发达。

围绕在咽腔各壁的淋巴组织,如腭扁桃体、咽扁桃体、咽鼓管扁桃体和舌扁桃体等,在呼吸道和消化道入咽腔处,共同形成一淋巴组织环具有防御作用。

喉的淋巴管极为丰富,喉前庭黏膜层的毛细淋巴管注入黏膜下层的淋巴网,其淋巴管多数向后外方斜行或横行,在杓状会厌襞处合成 3~5 条输出管,向后外方穿过甲状舌骨膜。喉中间腔内的毛细淋巴管更为密集,淋巴管向后横行汇合成1~2条输出管。声带的毛细淋巴管和淋巴管最少,故癌转移率低。喉中间腔至声带以上的淋巴管最终注入颈外侧深淋巴结。

声门下腔黏膜内的毛细淋巴管并不丰富,多向下斜行,每侧汇合成2~4条输出管,注入喉前淋巴结或气管旁淋巴结,可直接或间接回流至颈外侧深淋巴结,也可通过喉前淋巴结和气管前淋巴结进入颈深部及纵隔淋巴结。

气管的淋巴管丰富,分为两组:一组位于黏膜内,在气管杈处与动脉周围和支气管周围的淋巴管吻合。另一组位于黏膜下层。淋巴管汇集后进入气管支气管淋巴结、气管前淋巴结、气管旁淋巴结等。因而气管的炎症可以沿淋巴管传播到肺。

气管、支气管周围的淋巴结肿大或伴癌性转移时,常可压迫管腔,造成狭窄或变形,并影响气管、支气管的动力学变化。现将日本肺癌协会定型的肺部淋巴结命名法介绍如下:

1. 纵隔上淋巴结 位于胸腔内气管上 1/3 处的纵隔最上淋巴结。

2. 气管旁淋巴结 位于气管两侧的淋巴结,即纵隔上淋巴结和气管、支气管淋巴结之间的淋巴结。

3. 气管前淋巴结 指纵隔上淋巴结以下位于气管前壁的淋巴结,右侧的气管前淋巴结前达上腔静脉后壁,左侧的气管前淋巴结达无名静脉后壁。

(1)纵隔前淋巴结:右侧的位于上腔静脉前壁之前,左侧的位于无名静脉前壁之前。

(2)气管前淋巴结:指位于气管后壁的淋巴结。

4. 气管支气管淋巴结 位于气管支气管构成钝角处的淋巴结。右侧的位于奇静脉内侧,左侧被主动脉弓内侧壁所包围,位于主动脉或动脉韧带淋巴结附近。

5. 主动脉下淋巴结 位于主动脉弓下缘和左肺动脉上缘之间,亦称动脉导管或动脉韧带淋巴结。

6. 主动脉旁淋巴结 位于升主动脉和主动脉弓外侧壁的淋巴结。

7. 气管叉下淋巴结 位于气管分叉部的淋巴结。

8. 食管旁淋巴结 位于气管分叉以下,邻接食管的淋巴结。

9. 肺韧带淋巴结 位于肺韧带内的淋巴结,位于肺下静脉后壁和下缘之间淋巴结亦包括在内。

10. 主支气管周围淋巴结 位于主支气管周围的淋巴结。

11. 肺叶间淋巴结 位于肺叶支气管间的淋巴结,右侧根据需要可分为肺上中叶间淋巴结肺叶间淋巴结上,和中下叶间淋巴结肺叶间淋巴结下。

12. 肺叶周围淋巴结 位于肺叶周围的淋巴结。

13. 肺段淋巴结 位于肺段周围的淋巴结。

14. 肺段下周围淋巴结 位于肺段下支气管周围或包括末梢支气管周围在内的淋巴结。

1~9 称为纵隔淋巴结;10~12 称为肺门淋巴结;13 和 14 称为肺内淋巴结。

肺的淋巴管极为丰富,分浅、深两组。浅组淋巴管在脏层胸膜,于肺门处与深组集合管合并或单独注入肺门淋巴结。深组淋巴管是在肺内围绕肺小叶的毛细淋巴网和围绕终末细支气管及呼吸性细支气管黏膜下层和外层的毛细淋巴网,分别汇成小叶间淋巴管和小叶内淋巴管,经支气管、肺动静脉周围的淋巴丛,在肺实质内走向肺门。肺的浅、深两组淋巴结,在胸膜下、肺组织内和肺门有较广泛的交通。

四、小儿呼吸系统的血管分布

(一)鼻的血管

外鼻有眼动脉、面动脉及上颌动脉分布。其伴行的静脉通过内眦静脉相吻合,再由眼静脉注入海绵窦。鼻中隔及鼻腔有上颌动脉、面动脉分布,其分支在黏膜内和黏膜下形成血管网和血管丛,在鼻中隔前部黏膜的浅部形成丰富的吻合,是鼻出血的好发部位。其伴行的静脉经内眦静脉、筛静脉、蝶腭静脉、面静脉汇入颈内、外静脉。

(二)喉的血管

营养喉的动脉有甲状腺上、下动脉。静脉在喉内形成静脉丛,伴同名动脉,静脉离喉后,喉上静脉注入颈内静脉,喉下静脉汇入头臂静脉或喉静脉经甲状腺中静脉直接入颈内静脉。

(三)气管的血管

气管上部由甲状腺下动脉营养,并与甲状腺上动脉的气管支和支气管动脉吻合。其邻近组织包括:左头臂静脉由左上向右下斜行,左颈总动脉紧邻上胸段前方。气管下部前邻升主动脉和主动脉弓,稍偏右有上腔静脉,当这些大动脉发生血管瘤时易压迫气管。

气管下部前面有胸廓内动脉的纵隔前动脉供养,后面由胸主动脉的气管支营养。胸主动脉的气管支向上与甲状腺下动脉的分支吻合。气管右面紧邻头臂动脉终端,借蜂窝组织和淋巴组织与右纵隔分隔,右迷走神经穿过其间;上邻上腔静脉,下邻奇静脉弓。气管左面有左颈总动脉、主动脉弓下部和左锁骨下动脉相邻,胸导管、左侧膈神经、迷走神经、喉返神经都位于气管左侧蜂窝组织中。

气管静脉在气管周围形成静脉丛,多汇集成一支管径较粗的静脉,汇入甲状腺下静脉或甲状腺奇静脉丛。

(四)肺的血管

肺由肺循环的动、静脉和体循环的支气管动、静脉两套血管供应。肺循环血管完成气体交换作用,是肺的功能血管。体循环的支气管动、静脉,供应肺组织,包括肺血管的营养,是肺的营养血管。

肺动脉(pulmonary artery)由右心室动脉圆锥发出后在主动脉弓下方分为左右肺动脉,分别进入左、右肺。左、右肺动脉在肺门处先于支气管前方,然后转向后方。在肺内的分支多与支气管的分支相伴行,一般位于肺段支气管的后外侧,最后终于肺泡的毛细血管网。

肺泡的毛细血管网位于肺泡隔内,紧贴肺泡上皮并包绕肺泡,相互间吻合成单层密集的网。毛细血管的网眼大小往往小于毛细血管本身的直径。肺泡孔是经毛细血管的网眼而沟通两肺泡的。肺泡毛细血管进行气体交换后,由动脉毛细血管变成静脉毛细血管,逐渐汇集成小静脉、较大的静脉,与动脉和支气管相伴行,最后每侧肺汇集成两条肺静脉出肺门,经肺根最后注入左心房。肺叶静脉一般位于肺叶支气管的前内侧。肺静脉除回流动脉血外,也收集肺胸膜和支气管等处的毛细血管网的血液。肺静脉没有瓣膜。肺内静脉多不与支气管分支分为段内静脉和段间静脉。段间静脉在段与段之间,收集邻近两肺段的静脉血,因此,各静脉支所在之处,也不与支气管支的分布范围相一致。

支气管动脉的支数和起源常有变异。绝大多数左支气管动脉起自左胸主动脉和主动脉弓[5]。左支气管动脉发出后,沿左主支气管后壁

或上壁经肺门入肺。右支气管动脉 50% 以上起自第 3~5 肋间动脉,沿右主支气管后壁或下壁经肺门入肺。支气管动脉在肺门处形成广泛的交通网。入肺后的支气管动脉分支至各肺叶,为肺叶支气管动脉。各肺叶支气管动脉伴随肺叶支气管分支,分为肺段支气管动脉。入肺后还分布于肺动、静脉壁、肺淋巴结、小叶间隔和肺胸膜。支气管动脉随支气管弯曲走行,常在支气管分叉部的前方或后方多以 2 支呈对向排列,沿支气管的分布分支,在支气管的外膜和黏膜下层分别形成动脉网。支气管动脉还在肺门处发出分支,分布于纵隔胸膜、心包、淋巴结和迷走神经。支气管动脉和肺动脉在肺内的吻合支对调节肺循环具有重要的生理意义:在呼气时,随肺动脉压下降,血液由支气管动脉经吻合支注入肺动脉。当肺有慢性感染等疾病时,支气管动脉内的氧合血,可经毛细血管前吻合支至肺动脉,以代偿供应通气差或膨胀不全的肺区。

肺胸膜动脉分别来自支气管动脉和肺动脉的末支延伸至肺胸膜,并相互连接成网以及肺门外支气管动脉,行走于肺胸膜深面,呈强度弯曲,分布到肺胸膜的纵隔面及肺叶的毗邻面,并与肺内来的支气管动脉吻合成较大的血管网。

支气管静脉分深浅两种:深支气管静脉有许多支,起自肺内细支气管的血管网,并同肺静脉吻合,最后形成 1 支注入肺静脉或左心房。浅支气管静脉引流肺外支气管肺胸膜和肺门淋巴结的静脉血也与肺静脉吻合右侧汇入奇静脉左侧汇入副半奇静脉。来自支气管动脉的血液一部分经由肺循环的肺静脉血汇入左心房另一部分经由支气管静脉汇入体循环的静脉,入右心房。

肺脏血管之间常有潜在性的交通管道,能时相调节或相互补偿。主要右支气管动脉与肺动脉交通支,支气管静脉与肺静脉交通支,肺动脉与肺静脉交通支。

五、小儿呼吸系统的神经分布

(一)鼻的神经

面神经分支支配鼻外部各小肌,滑车上神经和滑车下神经的鼻外支配鼻根、鼻背及鼻外侧面上部的皮肤,眶下神经分布鼻外侧面下半的皮肤,筛前神经的鼻外支分布鼻翼和鼻尖的皮肤。

鼻中隔由来自筛前神经的鼻内支和来自翼腭神经的鼻后支分布。鼻腔外侧壁由嗅神经一般感

觉神经和自主神经支配。鼻旁窦由筛神经、蝶腭神经和三叉神经第二支支配。

（二）喉的神经

喉的神经主要来自迷走神经的喉上神经和喉返神经以及交感神经。喉上神经受损时，喉黏膜感觉丧失，环甲肌瘫痪，声带松弛，音调降低。喉返神经与甲状腺下动脉关系密切，甲状腺手术时易损坏喉返神经[6]。单侧损伤后出现短期声音嘶哑，双侧损伤则常有严重呼吸困难，需行气管切开。

（三）支气管及肺的神经

主支气管由迷走神经的分支，喉返神经，支气管前、后支，交感神经分布到平滑肌和腺体。

迷走神经的副交感纤维和第2~4胸段脊髓的交感神经纤维以及感觉神经纤维，在肺根的前、后方组成肺前神经丛和肺后前神经丛支配肺，以后分支支配支气管及动脉周围丛。迷走神经纤维在支气管神经周围换元后结后纤维分布于支气管平滑肌。交感神经结后纤维支配动脉壁平滑肌。肺内感觉纤维分布于支气管壁的平滑肌、呼吸上皮细胞之间、肺间质细胞周围直至肺泡。迷走神经的作用是使支气管收缩和血管扩张，交感神经则相反。此外有人提出自主神经系统的存在，即非肾上腺素能（non-adrenergic，NA），非胆碱能（non-cholinergic，NC）神经。NA、NC是人类气道平滑肌的主要抑制性神经途径，调节支气管扩张，气道黏液的分泌和肺血管扩张。终末细支气管上的Clara细胞受副交感神经支配。在各级支气管、细支气管、呼吸性细支气管及肺泡上皮中的神经上皮小体被是神经感受器。由气管一直分支至呼吸细支气管，管腔内覆以假复层柱状纤毛上皮细胞，其下由内至外分别有：黏膜下层，纤维软骨层，纤维和肌肉层。支气管平滑肌和上皮层随支气管分支越细越薄，致气体交换部分则变得非常薄。黏膜和黏膜下层含有黏液腺和杯状细胞分泌黏液，使纤毛的表面和纤毛之间浸以黏液。黏液分底层[液胶层（sol layer）]和上层[为凝胶层（gel layer）]。纤毛几乎完全在液胶层内，液胶层黏度小，不含弹力纤维。纤毛之顶与凝胶层相接，含有黏度大的弹力纤维。纤毛向前推动凝胶层，使沉于其上的异物、微生物颗粒等向喉部移动而通过咳嗽被排出体外，即纤毛黏液毯功能。许多因素可损害纤毛而引发呼吸道疾病。

（刘玺诚）

参考文献

1. Adewale L.Anatomy and assessment of the pediatric airway.Paediatr Anaesth,2009,19（suppl 1）:1-8.
2. Zalzal H G,O'Brien DC,Zalzal GH.Pediatric Anatomy: Nose and Sinus.Oper Tech Otolaryngol Head Neck Surg, 2018,29（2）:44-50.
3. Holzki J,Brown K A,Carroll R G,et al.The anatomy of the pediatric airway:Has our knowledge changed in 120 years?A review of historic and recent investigations of the anatomy of the pediatric larynx.Paediatr Anaesth,2018, 28（1）:13-22.
4. Chassagnon G,Morel B,Carpentier E,et al.Tracheobronchial Branching Abnormalities:Lobe-based Classification Scheme.Radiographics,2016,36（2）:358-373.
5. 孙厚长,王镇章,魏培英.320排CT容积扫描对支气管动脉的解剖学研究价值.解剖学杂志,2015,（3）:319-322.
6. 钟源,孙善全,龚睿,等.喉上神经外支和甲状腺上动脉的应用解剖.中国临床解剖学杂志,2016,34（3）:241-244.

第三节 呼吸系统疾病与环境因素

呼吸系统是机体与环境持续接触表面积最大的器官系统，因此，呼吸器官易遭受环境空气中微生物、粒子等有害因子的侵袭，这些外源性物质可影响肺功能，引起各种呼吸系统疾病。小儿呼吸系统处在发育成熟期，发育中的肺脏非常容易受到环境毒物的损害，特别是呼吸系统成熟较晚，从宫内胎儿期的发育一直要持续到青春期。肺脏的发育包括气管分杈的形成、细胞分化和增殖、肺泡形成、肺脏免疫系统、脉管系统和神经系统的成熟。因此，环境污染物在出生前和出生后肺发育的关键时期可以影响肺脏形成和成熟的过程，根据暴露的时间和组织的病理生理反应，环境污染物对呼吸系统的影响可以是长期的，从而导致儿童期甚至成人期呼吸系统结构和功能的受损。

一、环境空气污染与呼吸道疾病

空气污染是全球重要的公共卫生问题,有证据表明,这加剧了公共卫生不公平现象[1]。这就要求世界各国政府和卫生组织制定有效的战略和有针对性的干预措施。通过减少空气污染水平,可以减轻脑卒中、心脏病、肺癌以及慢性和急性呼吸道疾病的疾病负担,包括哮喘。世卫组织估计,2012年空气污染与全球高达370万人过早死亡有关,其中亚洲地区的死亡人数占相当大的比例(主要在中国和印度)[2]。空气污染对于儿童的危害比成人更严重。儿童呼吸系统的防御机制还不健全,更易受到空气污染的影响。按照体重计算,儿童比成人需要吸入相对更多的气体量,通气量是成人的两倍,在进行足球等较大强度运动时会增加20%~50%的通气量;同时儿童对于空气污染缺乏相关知识,缺乏自我保护的意识,即使在空气污染很严重的时候也不知道避开,户外活动的时间较长,并且活动量较大;儿童倾向于经口呼吸,减少了鼻腔的过滤作用;儿童身高低于成人,吸入比空气重的污染物的机会更大;儿童呼吸道相对狭窄,呼吸道口径很小的改变就可以对通气产生较大的影响,当吸入刺激物,即使少量的气道分泌物和轻微的支气管痉挛也可以出现明显的气道阻塞症状;小儿呼吸系统处在发育成熟期,80%的肺泡是在出生后形成的,肺的发育一直要持续到青春期,空气污染对处于生长发育期的儿童危害更大。大气中PM10(大气颗粒物)浓度每上升$10\mu g/m^3$,呼吸系统疾病发病率就会上升3%~4%。"世卫组织空气质量指南"估计,将年平均颗粒物(PM10)浓度从$70\mu g/m^3$降低到$20\mu g/m^3$的世界卫生组织准则水平,可以减少空气污染相关死亡约15%[2]。婴儿和儿童早期的死亡率与环境微粒浓度有关,其中新生儿呼吸系统疾病死亡率与空气污染的关系最密切。母亲怀孕期间处于高度污染的环境里,胎儿也同样会受到空气污染的伤害。对于较大的学龄期儿童,空气污染可以引发呼吸系统症状,导致医院就诊率的上升、肺功能减低和哮喘药物使用增加。

室内空气污染主要来源于日用固体矿物燃料和环境烟草烟雾(ETS),还包括宠物的皮毛、分泌物以及家庭装修中的挥发性化学物质。居室处于交通要道附近以及家庭成员中有慢性呼吸系统疾病也是室内空气污染的因素。

室内空气污染可以增加儿童呼吸道感染的机会。WHO的调查显示儿童急性呼吸道感染的死亡人数占到5岁以下儿童死亡的19%。发展中国家贫困家庭的室内空气污染是引起急性呼吸道感染的主要原因,煤炭燃烧是室内空气污染的主要来源,在中国有相当多的家庭还是以煤炭作为日常做饭和取暖的燃料。对重庆、广州、兰州和武汉四城市儿童的调查显示煤烟增加了咳嗽、咳痰以及喘鸣的发生。室内空气污染还与儿童反复呼吸道感染有关,儿童免疫功能不健全,接触病原体的机会也较多,加之社会和环境因素在不同程度上的促进作用,导致呼吸道感染反复发生,这些因素包括入托、家庭成员较多、空气污染、父母吸烟、家里潮湿以及室内化学残留物的释放。

室内污染物中真菌的污染也应受到关注。对成人的调查发现,近期以及儿童期接触过真菌都可以导致慢性咳嗽和喘鸣。美国一所小学校发现真菌(包括曲霉菌、青霉菌和葡萄状穗霉菌)污染,学生中出现咳嗽伴有或不伴喘鸣的人数增加了1~2倍。而空气中真菌污染对于婴儿的肺损伤要严重得多,婴儿吸入真菌孢子可引起急性肺出血,特别是葡萄穗霉菌属和木霉菌,这些霉菌很容易在长期受水浸泡的房屋生长繁殖,其中有些急性肺出血的患儿治愈回家,再次接触霉菌后很快又会发生肺出血。婴儿出生后的最初几个月是肺脏生长发育的关键期,非常容易受到有害因素的损伤,并且损伤程度也较重。

室外空气污染物主要来自自然源(风沙等)和人为源(燃料燃烧产物和汽车尾气等)。包括大气颗粒物(airborne particulates matters,PM)、总的悬浮颗粒(total suspended particals)、臭氧、二氧化硫(SO_2)和氮氧化物。可吸入颗粒物对人体危害较大,分为粗粒和细粒。PM10(粒径在$10\mu m$以下)的化学成分比较复杂,无机成分可有氧化硅、石棉或金属细粒及其化合物,还有燃烧不完全的炭粒,PM10上还可吸附病原微生物。PM2.5(粒径在$2.5\mu m$以下)因为其粒径小,表面积相对大,更易富集空气中有毒重金属、酸性氧化物、有机污染物、细菌和病毒,并能使毒性物质有很高的反应和溶解速度,且能较长时间停留在空气中,对呼吸系统影响较严重。空气中90%的氧化剂污染物是臭氧,机动车排放的NO_2和碳氢化合物在紫外线照射下,发生光化学反应产生臭氧。亚洲空气中臭氧和煤烟的污染是世界平均水平的2倍。对内蒙古、太原、兰州、北京、武汉、广州、重庆等空气污染较重地区的调查显示儿童呼吸道症状,包括咳嗽、咳痰、急性刺激症状和上呼吸道感染,随空气污染程度的加重而增加,其中可吸入颗粒 PM10 的影响最明显。空气污染还可以导致儿童肺功能的损伤,表现为呼气峰流速(PEFR)的下降,但这种肺功能的改变只在部分儿童中发现,可能与儿童对污染物敏感性的个体差异有关。

空气污染物与肺损伤:可吸入颗粒进入肺部后,肺巨噬细胞将颗粒物吞噬,并释放一系列的细胞因子和前炎因子如 TNFα、NF-κB(核转录因子),使各类炎细胞聚集,导致炎症的发生,核转录因子又可以启动一系列炎症相关基因的表达,产生细胞因子级联瀑布放大效应,从而引起广泛弥漫的炎症。而大量的细颗粒物超过了巨噬细胞的吞噬能力,导致对支气管上皮细胞的持续作用,刺激炎症因子和氧自由基的释放。NO_2 可以影响肺泡巨噬细胞和 NK 细胞的功能,使其对病毒和细菌的清除能力下降。臭氧(O_3)是强力氧化剂,当接触到呼吸道表面,引起脂质臭氧化和过氧化以及活性氧簇和脂质臭氧化产物的形成,导致肺组织的损伤和炎症反应的发生。臭氧与氧气一样可以溶解在呼吸道表面的液体中,因此它可以渗透到气体交换膜、肺泡以及肺的深部,它的损伤部位主要在终末气道和肺泡近端的连接处,可以造成肺泡壁增厚,巨噬细胞增多,肺泡 I 型细胞受损从而减少,产生肺泡活性物质的 II 型细胞增生、替代,纤毛上皮超微结构改变,持续的损伤还可以加速肺脏的老化。正常生理状态下,这些上皮细胞在肺泡形成和肺的形态发育过程中要经历相当大的变化,因此婴儿和儿童对于臭氧的毒性作用更加易感。

二、儿童被动吸烟与呼吸道疾病

吸烟被认为是世界可预防死亡的主要原因,因为它增加了心血管疾病、癌症、慢性呼吸道疾病、糖尿病和过早死亡的风险。总的来说,每年约有 600 万人死亡,其中 60 万人死于二手烟;其中 17 万人发生在儿童。

二手烟被定义为烟草制品如香烟、雪茄、烟斗或水烟等,通过吸烟者在封闭空间内每天/定期传播给非吸烟者。来自烟草制品的烟雾是一种动态和复杂的混合物,混合超过 4 000 种化学试剂,形成蒸汽和颗粒状态,被称为环境烟草烟雾(environmental tobacco smoke,ETS)。许多这些化学物质是已知的致癌物质和有毒物质。ETS 在环境中均匀扩散,平均含有三倍以上的尼古丁和一氧化碳,比吸烟者吸入的烟气多出多达 50 倍的致癌物质。

二手烟给儿童的健康带来风险[3]。特别是在生命的早期,在 ETS 中儿童是脆弱的。原因包括他们的免疫系统不成熟,狭窄和短的气道,以及他们长期逗留在封闭的家庭等。二手烟是一个公共卫生问题,对儿童的发病率和死亡率以及卫生服务管理产生影响。

美国 4 岁以上的儿童大约 91% 可以检测到可替宁(cotinine),它是尼古丁的代谢产物之一,通常作为暴露在吸烟环境中的监测指标。环境烟草烟雾由主流烟雾和侧流烟雾构成。被动吸烟者吸入的是侧流烟雾。吸烟在中国是很普遍的,尤其是男性,吸烟率持续上升,目前三分之二的中国人暴露在 ETS 中。环境烟草烟雾影响胎儿的肺发育和儿童的肺功能[4,5]。

(一)出生前后环境烟草烟雾对肺功能的影响

胎儿期孕母暴露在烟尘中,可以导致新生儿期肺功能减低、气道阻塞以及气道高反应性。对出生 3 日之内的新生儿肺功能检测,显示 tPTEF/tE(peak tidal expiratory flow,呼气峰流速时间/呼气时间)在母亲吸烟的婴儿较低,且与吸烟量有依赖关系。tPTEF/tE 与气道阻塞和发展为喘息性下气道疾病相关。VmaxFRC(功能残气位最大呼气流速)作为评价气道阻塞的指标,发现母亲吸烟的婴儿其 VmaxFRC 较正常下降一半。母亲吸烟的早产儿其 tPTEF/tE 和 VmaxFRC 都较正常减少 14% 和 18%。新生儿还存在气道高反应性,表现出哮喘倾向。动物实验表明暴露在烟尘中的孕鼠,它们的胎鼠肺容量、张开的肺泡以及弹性组织均减少,间质密度增加,弹性蛋白和胶原发育不良,Clara 细胞分泌蛋白增加。ETS 可以影响胎儿的肺发育,母亲被动吸烟,同样对胎儿肺的发育有影响。

尽管吸烟与早产有关,但同时还可以提高羊水中 L/S 的比值,使肺脏成熟提早 1 周。增高的 L/S 比值与羊水中的可替宁浓度相关,同时游离和结合的皮质醇以及总皮质醇的浓度增高。这也是吸烟母亲的早产儿发生呼吸窘迫综合征(RDS)风险较小的原因。

出生后被动吸烟同样对肺功能存在近期和远期的影响，咳嗽和喘鸣是生长在吸烟家庭中儿童的主要症状[6]。被动吸烟的高暴露率与儿童的哮喘发生概率增加有关[7]。不但近期接触 ETS 与咳嗽和喘鸣有关，以前的接触也会引起肺部症状，对不吸烟的新加坡华人后裔调查发现，儿童期暴露于 ETS 与成人的慢性咳嗽有关。

较大儿童的研究显示用力呼气流量（FEF25-75）和一秒用力呼气量（FEV_1）与肺活量的比值均有轻微减少。即使临床上没有发生哮喘，暴露在烟尘中的儿童气道反应性也是增高的，气道管径缩小。目前还不清楚 ETS 的影响是否存在性别差异。

（二）出生前和出生后 ETS 与婴儿猝死综合征和阻塞性呼吸暂停

对于婴儿猝死综合征来说，ETS 是可以避免的主要病因之一。母亲在妊娠期间吸烟其婴儿发生猝死的危险性增加 3 倍，吸烟量越大，危险性越高。婴儿出生后母亲吸烟，发生猝死的危险性增加 1.4 倍。可能的机制是 ETS 使气道狭窄和出现阻塞性呼吸暂停。解剖发现猝死综合征的婴儿气道内壁增厚，导致气道缩窄。

多导睡眠记录仪显示母亲妊娠期间每日吸烟 10 支以上的婴儿发生阻塞性呼吸暂停的危险性增加 1.76 倍，在此基础上如果父亲也吸烟，危险性会更高。提示 ETS 的影响主要是在胎儿期。环境烟草烟雾还可以增加小儿喉痉挛的危险性。在一项回顾性调查中发现，给予氟烷麻醉的 310 名儿童，家庭中有吸烟的小儿近 1/10 发生了喉痉挛，而家中没有吸烟的小儿发生率只有不到 1%。挥发性麻醉剂刺激了辣椒碱敏感的喉神经元，而测流烟雾增强了 C 类神经纤维的辣椒碱活性（capsaicin-stimulated activity），从而更易引发喉痉挛。

总之，由于当前的社会环境因素，很多儿童出生前后暴露在环境烟草烟雾中。胎儿期来自母亲的主流烟雾以及侧流烟雾通过母亲到达子宫均可以影响胎儿肺发育，出生后不久就会表现出气道阻塞、气道高反应性以及肺成熟异常[8]。儿童出生后暴露在环境烟草烟雾，主要症状表现为咳嗽、喘鸣和呼吸系统疾病，肺功能轻度下降，气道反应性增加。烟雾暴露还与婴儿猝死综合征、阻塞性呼吸暂停和麻醉剂诱导的喉痉挛有关[9]。这些影响一般在婴儿和儿童早期最明显。实际上这些影响因素是完全可以避免的，最重要的就是母亲在妊娠期和孩子 1 岁之前必须戒烟。

三、气候变化与呼吸道疾病

气候变化是对全球健康的巨大威胁，影响到国家的粮食供应，空气和水质量。空气污染与气候变化密切相关。在过去的 50 年中，全球地球的气温明显上升。二氧化碳是最重要的人为温室气体，其大气浓度从工业化前的 280 万吨增加到了 2005 年的 379 万吨[10]。温度升高有助于臭氧浓度升高和颗粒物质沉降到地面。

关于气候变化对呼吸道过敏的影响研究仍然不足，目前的知识是通过流行病学和实验研究提供的关于哮喘与环境因素之间的关系是正相关。

研究已经证明臭氧对呼吸系统症状的影响，肺功能急剧下降，气道反应性增加，气道损伤和炎症和全身氧化应激[11,12]。Gent 等人发现增加 1 小时 50（ppb）的臭氧可能增加 35% 哮喘和 47% 胸闷。高水平的臭氧与呼吸急促和救援药物使用增加有关。

四、环境空气污染物对神经系统的影响

神经炎症假说认为大脑中细胞因子和活性氧的升高介导了城市空气污染对中枢神经系统（CNS）的有害影响。人类和动物研究的研究报告称神经炎症发生在几种吸入性污染物的反应中。小胶质细胞是大脑中细胞因子和活性氧物质的主要来源，涉及多种神经变性疾病中的进行性神经元损伤，并通过直接和间接途径被城市空气污染的吸入组分激活。MAC1-NOX_2 途径已被确定为小胶质细胞对不同形式的空气污染做出反应的机制，提示潜在的常见有害途径。空气污染暴露与加剧的认知功能障碍和阿尔茨海默病（AD）和帕金森病（PD）的神经变性过程的进展加剧有关。出前后细颗粒污染物、氮氧化物的暴露对儿童神经心理有不良影响[13]。在中枢神经系统发育和衰老过程，儿科和老年人口容易受到伤害。

空气污染物，包括变应原、二手烟（SHS）和臭氧等刺激肺部和气道的感觉传入神经纤维，包括 C 类神经纤维和快反应受体（RARs）。传入信息从肺部的感觉神经末梢通过迷走神经到达脑干的 NTS（nucleus tractus solitarius）。在 NTS，C 类神经纤维和 RARs 与二级神经元形成突触，于是传入兴奋被 NTS 神经元和来自更高级中枢的下

行纤维修饰。二级神经元传送兴奋到脑干中枢。传出兴奋导致咳嗽是产生正常呼气和吸气肌肉的增强运动。传出兴奋导致喘鸣是由于走行在迷走神经的副交感神经纤维与呼吸道神经中枢形成突触,产生支气管收缩和黏液分泌。另外,C类神经元通过释放神经激肽(P物质和神经激肽A)在气道局部导致支气管缩窄、黏液分泌和微血管渗漏。

动物实验显示幼年期暴露在SHS中,导致咳嗽、支气管收缩和呼吸暂停是由于外周神经活性和NTS二级神经元活性的增强。P物质增加了RARs的活性;C类神经纤维的反应增强;NTS二级神经元作用持续时间延长(从正常的15秒增加到40秒);刺激产生的呼吸暂停延长。提示SHS改变了呼吸模式。NTS的作用可能是通过P物质刺激NK-1受体实现的。臭氧可以使NTS的二级神经元静息电位去极化,使得这些二级神经元更容易兴奋。另外,臭氧、变应原和二者的联合都能增强动作电位的数目,增加NTS二级神经元原有的兴奋性。这些动物实验有助于揭示ETS引起儿童和成人咳嗽、喘鸣的机制。婴儿期和儿童期接触空气污染物可以导致以后较大年龄时的咳嗽和喘鸣,表明这种影响是个长期的过程,提示污染物可能影响神经系统的可塑性。

五、环境与哮喘关系

如卫生学说,见第十四章"支气管哮喘"。

（俞桑洁　杨永弘）

参考文献

1. Wang L, Zhong B, Vardoulakis S, et al.Air Quality Strategies on Public Health and Health Equity in Europe-A Systematic Review.Int J Environ Res Public Health,2016,13(12).pii:E1196.
2. World Health Organization(WHO)Ambient(Outdoor)Air Quality and Health.2016.3.28.
3. Merianos AL,Odar SC,Nabors LA,et al.Tobacco Smoke Exposure and Health-Care Utilization Among Children in the United States.Am J Health Promot,2018,32(1):123-130.
4. Gibbs K,Collaco JM,Mcgrath-Morrow SA.Impact of Tobacco Smoke and Nicotine Exposure on Lung Development.Chest,2016,149(2):552-561.
5. Farber HJ,Batsell RR,Silveira EA,et al.The Impact of Tobacco Smoke Exposure on Childhood Asthma in a Medicaid Managed Care Plan.Chest,2016,149(3):721-728.
6. 杜向阳.父母居室内吸烟对儿童呼吸系统疾病和症状的影响研究.环境与健康杂志,2015,32(6):501-504.
7. Zhang X,Johnson N,Carrillo G,et al.Decreasing trend in passive tobacco smoke exposure and association with asthma in U.S.children.Environ Res,2018,166:35-41.
8. Dekker HTD,Jongste JCD,Reiss IK,et al.Tobacco Smoke Exposure,Airway Resistance,and Asthma in School-age Children:The Generation R Study.Chest,2015,148(3):607-617.
9. Jara SM,Benke JR,Lin SY,et al.The Association Between Secondhand Smoke and Sleep-Disordered Breathing in Children:A Systematic Review.Laryngoscope,2015,125(1):241-247.
10. D'Amato G,Vitale C,Rosario N,et al.Climate change,allergy and asthma,and the role of tropical forests.World Allergy Organ J,2017,10(1):11.
11. 晋乐飞,冯斐斐,段丽菊,等.臭氧对呼吸系统影响研究进展.中国公共卫生,2015,31(5):685-689.
12. 段丽菊,徐顺清.臭氧诱发哮喘机制及其敏感期的研究进展.环境与职业医学,2016(12):1194-1197.
13. Suadesgonzález E,Gascon M,Guxens M,et al.Air Pollution and Neuropsychological Development:A Review of the Latest Evidence.Endocrinology,2015,156(10):3473-3482.

第四节　小儿呼吸系统疾病分子生物学进展

一、呼吸系统疾病

呼吸系统感染性疾病及支气管哮喘等非感染性疾病对儿童身心健康影响严重。此外,感染性因素或非感染性因素引起的急性肺损伤,也是严重威胁儿童生命的肺疾病,越来越受到研究人员的重视。

(一)感染性疾病的分子学发病机制

1. 细菌感染疾病　由结核分枝杆菌(*Mycobacterium tuberculosis*,MTB)感染引起的结核病(tuberculosis,TB)仍然是当今世界上最普遍的人类传染病之一,被认为是仅次于艾滋病的第二大疾病"杀手"[1]。结核病的发病是一个多因素综合作用的结果,它的发生、发展和临床结局,不仅受病原体的毒力和环境因素的控制,而且受到机体遗传基因及其多态性的影响。随着人类基因组学的发展以及对于结核病相关遗传因素研究的不断深入,研究人员采用候选基因策略以及全基因组关联分析研究发现了越来越多与结核病易感相关的免疫基因,分别参与宿主对于结核病的固有免疫应答和适应性免疫应答。固有免疫相关的宿主易感基因研究主要包括 Toll 样受体(Toll-like receptor,TLR)受体家族、溶质载体家族 11 成员 1(solute carrier family 11 member 1,SLC11A1)以及锚蛋白重复 PH 结构域 1(Ankyrin repeat and PH domain 1,ASAP1),而适应性免疫相关的宿主易感基因研究主要包括白介素 12(interleukin,IL-12)、干扰素 -γ(interferon-γ,IFN-γ),以及细胞因子诱导含 SH2 结构域蛋白(cytokine-inducible Src homology 2 domain protein,CISH)。

TLR 家族是一类重要的模式识别受体,共有 11 个成员,通过识别并结合结核分枝杆菌抗原,募集接头蛋白经不同信号转导途径进行信号转导,激活核转录因子(nuclear factor-kappaB,NF-κB),NF-κB 游离并移位到细胞核中,结合到靶向的 DNA,与其他转录因子一起协同诱导 IL-1、IL-12、IFN-γ 的表达。其中,TLR2 可识别 MTB 对蛋白酶抵抗的可溶性成分和 MTB 胞壁成分(ManLAM),而 TLR4 可识别 MTB 对热敏感的膜相关成分。研究表明,TLR2 基因 Arg753Gln(rs5743708)和 Arg677Trp(rs6265786)以及 TLR4 基因 Asp299Gly(rs49867900)和 Thr399Ile(rs4986791)与结核病易感相关。

SLC11A1 蛋白位于静息巨噬细胞晚期细胞腔内,当巨噬细胞吞噬病原体后,转移到吞噬体膜上,并通过改变吞噬溶酶体的内环境(促进吞噬体内的 Mn^{2+} 和 Fe^{2+} 外排),使细菌无法合成防御酶系,最终限制病原体在胞内的繁殖。有研究表明,SLC11A1 基因靠近 5' 的(CA)n 微卫星区的改变、第 4 内含子单个核苷酸的改变、第 543 密码子的天冬氨酸变为天冬酰胺以及 3' 非翻译区的 TGTG 缺失等多态性与结核病易感相关。2017 年,来自中国的研究者利用目前最新的 Cas9 基因编辑系统诱导了低脱靶效应的 SLC11A1 基因敲入奶牛,获得了具有更好的抗结核病能力的转基因奶牛[2]。

在炎症反应中,细胞因子通过酪氨酸激酶 - 信号传导和转录激活因子(JAK-STAT)通路将刺激信号传达到细胞内部,诱导包括 CISH 在内的多种基因转录。CISH 由 STAT5 诱导产生,并且通过负向调节 STAT5 活化,抑制炎症反应以及免疫反应。在 MTB 感染中,CISH 对于 T 细胞分化和活化发挥了重要的调节作用。研究表明,CISH 多个位点与菌血症、疟疾和结核病易感相关(-639、-292、-163、+1 320 和 +3 415,其中 -292(rs414171)起了关键作用),并且携带 rs414171 的 TT 基因型以及 rs809451 的 GC 基因型的儿童患结核病的风险明显升高(分别为野生纯合子的 1.78 和 1.86 倍)。

ASAP1 可以诱导三磷酸鸟苷(guanosine triphosphate,GTP)与腺苷二磷酸核糖基化因子(ADP ribosylation factor,Arf)家族 GTP 结合蛋白结合,调节细胞骨架以及膜重构。研究者通过 GWAS 研究发现 ASAP1 的 rs4733781 和 rs10956514 与结核病易感相关,并且发现当下调该基因表达时,树突状细胞的迁移以及基质降解受损。因此,rs10956514 可能通过影响 ASAP1 基因表达水平,而减弱 DC 细胞迁移,进而影响宿主抗 MTB 的固有免疫应答[3]。

2. 病毒感染疾病

(1)流感病毒:流感病毒是人类感染最常见的病毒之一。干扰素(interferon,IFN)为人类重要的抗感染因子,IFN 对病毒的防御反应主要是通过其与 IFN 受体的结合介导信号通路的激活,导致一系列受 IFN 调控的基因的表达,生成多种抗病毒蛋白如黏病毒抗性蛋白(myxovirus,Mx),阻断病毒基因的复制,从而保护机体免受感染。人类发挥抗流感病毒重要作用的是 MxA 型。有研究显示,流感病毒的复制可抑制 IFN 诱导的 MxA 蛋白的表达;经 IFN-α 处理的灵长类细胞,产生的 MxA 蛋白可有效地控制细胞中流感病毒的复制。由此可见,MxA 蛋白是抗感染因子 IFN 下游重要的抗病毒效应蛋白。有研究表明,不同个体的遗传因素可通过影响 MxA 基因的表达和转录功能,从而对病毒感染性疾病的发病、IFN 的治疗效果及预后产生重要影响。但目前,MxA 作用的分子机制比如 MxA 是以蛋白单体还是多聚体的形式发挥抗病毒作用的,尚待阐明。有学者发现,只有二聚体型 MxA 才能与甲型流感病毒的核蛋白形成稳定的复合物,从而阻止病毒在初级转录阶段的复制[4]。

另外，唾液酸（sialic acid，SA）受体是介导人／禽流感病毒感染机体的重要受体，通常以糖苷键形式连接在糖蛋白、糖脂和其他多糖的末端。该受体结合于流感病毒表面血凝素（hemagglutinin，HA）的结构是决定流感病毒宿主特异性的主要因素，结合后经胞饮作用，病毒被吞入宿主细胞内，而后经合成病毒蛋白、组装病毒、出芽等一系列过程导致宿主感染、发病。唾液酸受体末端有两种构象形式——唾液酸 α-2,6 半乳糖（SA2,6GAL）和唾液酸 α-2,3 半乳糖（SA2,3GAL），分别主要识别人流感病毒和禽流感病毒。有研究发现，流感病毒 HA 蛋白第 190 位置的突变可以增强该蛋白与人型 SA 受体的结合力，从而增强小鼠体内 H9N2 禽流感病毒的复制[5]。另外，学者们还进行了抗流感新药方面的开发研究。比如，有研究发现，新刺孢曲霉素 A、五环三萜类化合物及其衍生物可通过竞争性结合 HA 蛋白中的 SA 结合位点，有望成为新型抗病毒入侵抑制剂[6,7]。另外，以 per-O- 甲基 -β- 环糊精为支架所设计的多价化合物可以破坏流感病毒 HA 蛋白与宿主 SA 受体蛋白的相互作用，从而阻断流感病毒进入宿主细胞[8]。

（2）呼吸道合胞病毒：呼吸道合胞病毒（respiratory syncytial virus，RSV）是婴幼儿呼吸道感染最常见的病原。感染 RSV 后多数患儿仅表现为上呼吸道感染，而少数则出现严重毛细支气管炎（毛支）和肺炎，并可进一步诱发支气管哮喘。近年来研究发现，多种细胞因子与 RSV 疾病的易感性或病情的严重程度相关联。

IL-8 主要由单核巨噬细胞产生，在炎症反应中能够招募中性粒细胞，增强其浸润。有研究发现，IL-8 133C/G 位点的多态性与 RSV 疾病的严重程度相关联。另外，IL-1β、IL1-RA、IL-7、表皮生长因子和肝细胞生长因子等炎症标志物的水平也被发现与 RSV 疾病的严重程度相关。研究发现严重 RSV 患儿机体产生 TNF-α 和 IL-8 的能力下降、且与疾病的严重程度相关；另外，气道中 IFN-γ 和肺表面活性物质（pulmonary surfactant，PS）的减少与婴幼儿 RSV 毛细支气管炎的严重程度相关。SP 中的 SP-A 与宿主的天然免疫有关，可直接清除病原。有研究发现，SP-A2 基因和 SP-B 基因的多态性与 RSV 感染的疾病严重程度相关。其他被发现的与 RSV 疾病的易感性相关的多态

性还有 CD14（159C/T）、维生素 D 受体（vitamin D receptor，VDR）（Thr1Meth；rs10735810）等。但是，也有研究并未发现某些基因的多态性与 RSV 疾病的易感性或病情的严重程度相关联，学者们认为单核苷酸多态性（single nucleotide polymorphism，SNP）对 RSV 感染临床转归的影响甚微。

（二）非感染性疾病的分子学发病机制

支气管哮喘（简称哮喘）是儿童时期最常见的慢性气道疾病，在全球范围内严重威胁儿童的健康。20 年来我国儿童哮喘的患病率呈明显上升趋势。哮喘因其症状反复，给患儿及家长都带来了较沉重的心理负担。同时儿童哮喘在近年来有趋向于婴幼儿起病的趋势，所以针对其发病机制的研究已成为热点。以下介绍目前普遍认为的可能导致哮喘的分子学发病机制。

1. 黏蛋白和肺泡表面活性物质 黏蛋白（mucoprotein，MUC）是呼吸道上皮表面黏液中的主要成分。在正常生理条件下黏蛋白起到维持着黏液的黏弹性和协助纤毛的清除作用。然而在病理条件下过度分泌的黏蛋白致使气道梗阻，是导致哮喘的主要的原因。研究表明在急性哮喘患者中 8% 有支气管黏液溢。而对导致气道黏液高分泌的原因主要认为有以下几方面：首先是气道原发性损伤导致呼吸道黏液高分泌，随后黏液的增多会导致炎症细胞浸润，炎症介质释放，同时又会引发黏液细胞的增生，如此循环。在此过程中，环境因素导致气道原发性损伤，炎性细胞和炎性因子促进 MUC 合成增加。另外，有研究表明除上述因素外细胞因子也可诱导 MUC 分泌：IL-4 能诱导 MUC 基因表达增强；IL-9，IL-13 可直接诱导 MUC 基因的表达；最近又有作者报道，IL6、IL17 可引起原代培养气道上皮细胞 MUC5B、MUC5AC 基因表达，IL-9、IL-13 却无作用。

肺表面活性物质（PS）为一种磷脂蛋白复合物，其作用有维持气道通畅，防止黏液栓阻塞而降低气道阻力，从而起到减缓哮喘症状和防止哮喘发生的作用。肺泡 Ⅱ 型上皮细胞（alveolar type Ⅱ cell，AT-Ⅱ）是合成和分泌 PS 的细胞，同时在哮喘的疾病过程中 AT-Ⅱ 也是受累细胞之一。研究表明：哮喘患者体内肺泡 Ⅱ 型上皮细胞发生了结构的改变，并伴有 AT-Ⅱ 细胞凋亡数量增加，同时在哮喘患者体内检测到了可能诱导 AT-Ⅱ 细胞凋亡的因素，而这些都会导致 PS 分

泌不足,从而使气道反应性增高,继而诱发哮喘。目前有研究试图采用外援 PS 弥补哮喘病人 PS 分泌不足的问题,从而起到缓解哮喘症状从而治疗哮喘的作用。

2. **白细胞三烯**　白细胞三烯(leukotrienes, LTs)是哮喘发病机制中重要的炎性介质。其作用有加速炎性细胞在呼吸道内聚集,增加黏液分泌;引起呼吸道平滑肌收缩和促进呼吸道相关细胞增殖等作用。其在哮喘的疾病过程中参与了诸多反应,有研究表明 LTs 中主要的活性物质是半胱氨酰白三烯 C4、D4 和 E4(LTC4、LTD4 和 LTE4)等,在哮喘患者检测 LTs 的水平发现其高于健康人群,提示在疾病过程中通过抑制 LTs 分泌的上调可作为控制哮喘病情从而治疗哮喘的靶标,同时 LTs 也可作为诊断哮喘的标记物。目前以用于治疗的 LTs 受体拮抗剂 - 孟鲁司特,正是通过与人体呼吸道中 LTs 受体结合,从而阻断 LTs 的病理作用,继而达到治疗疾病的目的。由于其在哮喘治疗中的突出效果《全球哮喘防治创议》计划已将 LTs 受体拮抗剂作为包括 5 岁以下幼儿轻度以上持续哮喘患儿的可选择药物之一。

3. **哮喘相关基因**　目前诸多研究都指向支气管哮喘是一种具有遗传倾向的变态反应性疾病。而与哮喘相关的基因研究也是热点。哮喘是一种多基因相关疾病,加之环境因素在其中交互作用,致使哮喘呈现发病机制复杂、症状类型多样且维持时间长短不一。考虑到基因的多效性和环境因素的作用,目前研究将与哮喘相关的基因分为以下四类:

(1)与免疫调节相关的基因:包括 Toll 样受体(Toll-like receptor,TLR)基因等;

(2)与 Th2 细胞分化相关的基因:包括 IL-13 和程序性细胞死亡 4(programmed cell death 4, PDCD4)等;

(3)与呼吸道上皮细胞生物功能和黏膜免疫相关的基因:包括:Th1 细胞型趋化因子 CCL5 等;

(4)与肺功能、呼吸道重塑和疾病严重性相关的基因:包括瞬时受体电位(transient receptor potential,TRP)通道和大脑衍生神经生长因子(brain derived neurotrophic factor,BDNF)。

(三)急性肺损伤

感染性因素和非感染性因素均可引起的急性肺损伤(acute lung injury,ALI),其病理改变是以广泛性的肺泡上皮细胞和肺微血管内皮细胞的损伤,细胞因子和氧自由基的释放,中性粒细胞在肺微血管内的滞留和激活,以及微血栓的形成等为特征。重症的 ALI 即是急性呼吸窘迫综合征(acute respiratory distress syndrome, ARDS),ALI 还包括其他综合征,如新生儿或婴儿呼吸窘迫综合征(idiopathic respiratory distress syndrome,IRDS),严重急性呼吸综合征(severe acute respiratory syndrome,SARS)。

1. **肺泡表面活性蛋白**　ALI 肺泡 - 毛细管膜的损伤破坏了内皮屏障,造成了肺渗透压的升高、进行性炎症反应和非心源性肺水肿,使肺部气体交换和肺顺应性下降,伴随着肺泡渗出液的形成,造成了肺表面活性物质尤其是肺表面活性物质相关蛋白(pulmonary surfactant-associated protein,SFTP)的失活或缺失。肺表面活性物质(PS)减少和成分改变也是严重肺损伤的一个典型病理特征。研究证实,ALI 体内存在内源性 SP-A 代谢异常,支气管肺泡灌洗液中 SP-A 异常低下的病人均发展为 ARDS,SP-A 可作为患者肺损伤程度的指标,并参与 ALI 和 ARDS 病理过程的发生与发展。SFTPB 的缺乏也可引起婴儿和成人的呼吸窘迫综合征。*Sftpb* 基因敲除的小鼠(Sftpb−/−)出生后立刻出现呼吸衰竭,而保留了一个 *Sftpb* 等位基因的小鼠(Sftpb+/−)由于还可表达 50% 的 Sftpb 而存活。同时,ALI 是新生儿呼吸系统常见危重急症,研究显示,肺表面活性剂可以治疗多种新生儿肺损伤,可作为主要的肺保护制剂使用。

2. **急性肺损伤相关基因**　ALI/ARDS 的病情发展过程,治疗效果以及预后都存在着明显的个体差异,随着对 ALI/ARDS 的认识不断改善,尤其近年来高通量测序及大规模基因组分析包括快速高通量基因表达、基因定位等生物技术的应用。越来越多的研究显示,基因的多态性与 ALI 易感性和严重程度有关。涉及的基因包括肿瘤坏死因子(TNF-α)、白细胞介素(IL)、人表面活性蛋白、血管紧张素转换酶(angiotensin converting enzyme, ACE)基因、血管内皮细胞生长因子(vascular endothelial growth factor,VGEF)、胞质球蛋白激酶轻链基因(myosin light chain kinase,MLCK)、Clara 细胞分泌蛋白 16(Clara cells secretory protein 16, CCl6)等,但是,基因多态性等位基因在不同人种的频率存在差异,而这种差异也显示了不同人种 ALI/ARDS 易感性的不同。每种基因可能存在多种多态性,但并非都与疾病有相关性,而且在不同群体中及不同的人种其意义并不相同。因此,目前每一种基因多态性均需要更多的样本量或群体水平去证实,以及更为深入的分子水平的研究以揭示疾病的本质。

3. 微小 RNA 与急性肺损伤 微小 RNA(microRNA,miRNA)是一类长约 21~25 个核苷酸的内源性非编码的单链小分子 RNA,是由具有发夹结构的约 70~90 个碱基大小的单链 RNA 前体经过 RNA 酶Ⅲ的加工生成,参与基因表达的调控。研究显示,凋亡与 ALI 密切相关,最新的关于 miRNA 与Ⅱ型肺泡上皮细胞(type Ⅱ alveolar epithelial cell,AEC Ⅱ)凋亡相关的研究,应用高氧诱导大鼠 ALI,在不同的时间点观察细胞凋亡率,应用基因芯片技术和 PCR 技术来筛选和证实与 AEC Ⅱ凋亡相关的 miRNA,与 H_2O_2 损伤前比较,在 24 小时内有一个显著变化的 miRNA 表达谱,与凋亡相关的 miRNA 包括 miR-449A-5P、miR-34b/c-5p、miR-200a/c-3p、miR-146A-5P、miR-141-3P 等,且基因芯片技术和 PCR 技术所得结果具有高度一致性。

二、呼吸系统疾病诊断学技术

(一)病原体分离培养技术

1. 细菌培养法 细菌培养法是诊断细菌感染性疾病的金标准,由于标本采集困难,培养方法复杂等条件限制,使得细菌阳性培养率低,无法满足目前临床诊断的需要。肺炎链球菌是导致儿童社区获得行肺炎第一大病原菌,据国内研究报道呼吸道感染儿童中肺炎链球菌的分离率为 5.1%~40.5%,该菌为苛养菌,培养要求高,需要在含有血液或血清的培养基上生长,再加上抗生素的使用以及标本留取不规范等原因,严重影响了肺炎链球菌的培养阳性率。此外,结核分枝杆菌感染也是导致儿童死亡的重要病原之一,我国有统计显示儿童痰细菌学检查阳性的肺结核患病率仅为 12.3/10 万,传统培养方法为固体罗氏培养法,耗时长,需 4~6 周;近几年来快速液体培养系统逐渐应用于结核分枝杆菌的临床检测,1~3 周即可获得检测结果,缩短了检测时间并提高了检测敏感性,同时还可以对耐药性进行检测,WHO 推荐在有条件的地区逐步启用液体培养,包括低收入国家。

2. 肺炎支原体分离培养技术 肺炎支原体肺炎约占儿童社区获得性肺炎的 10%~40%,近几年来发病率呈逐年上升趋势[9]。培养标本来源主要有咽拭子、痰液和支气管灌洗液等。传统的体外培养方法耗时长,培养率低,难以在临床检测中开展。肺炎支原体快速液体培养法 24 小时后便可根据培养基颜色的变化判断结果,适用于儿童肺炎支原体感染的早期诊断。

3. 病毒分离培养技术 病毒分离培养技术是通过病毒感染敏感的组织细胞,并将其分离鉴定出来的一种方法,是诊断病毒感染如流感病毒、呼吸道合胞病毒感染最可靠的证据。但由于病毒分离一般需要 1~2 周,且阳性率低,约为 50%~60%,成本高,因此只能做回顾性诊断,同样不适合临床早期诊断的需要。

(二)免疫学检测技术

1. 免疫荧光检测技术(immunofluorescence assay,IFA) 免疫荧光检测技术是用荧光素标记的抗体和相应的抗原形成免疫复合物,借助荧光显微镜观察细胞内相应病毒抗原及其存在的位置。IFA 分为直接法和间接法,其敏感性波动在 40%~100%,特异性在 86%~99%,可用于各种病毒的检测。目前,免疫荧光检测技术已经是应用最为广泛的呼吸道合胞病毒快速检测技术,已被 WHO 推荐为快速诊断呼吸道合胞病毒的首选方法。基于间接 IFA 法推出的商品化免疫荧光检测试剂 Chemicon 能同时检测 RSV、流感病毒 A 和 B、副流感病毒Ⅰ~Ⅲ型和腺病毒,该方法是一种简单、稳定、敏感、特异的检测病毒感染的方法,但是荧光显微镜特殊仪器限制了其在临床上的应用。

2. 酶免疫测定(enzyme immunoassay,EIA) 酶免疫测定是将酶催化作用的高效性与抗原抗体反应的特异性相结合的一种微量分析技术。

酶联免疫吸附试验(enzyme linked immuno-sorbent assay,ELISA)是目前应用较为广泛的诊断细菌和病毒感染的方法之一,具有较高的特异性和敏感性。肺炎链球菌的感染,可通过 PLY-ELISA 检测尿样中完整形式的肺炎球菌溶血素分子(pneumolysin,PLY),或通过 PsaA-ELISA 检测血清标本中抗肺炎球菌表面黏附素 A(pneumococcal surface adhesion A,PsaA)IgG,这两种方法敏感性和特异性都比较好,可作为肺炎球菌性肺炎流行病调查的理想方法。ELISA 还广泛应用于肺炎支原体的检测,可分开检测

IgM、IgG,其敏感性和特异性均可达到较高水平[10]。另外,ELISA可应用于病毒如流感病毒、RSV感染后对病毒结构蛋白或患者血清抗体的检测。支气管哮喘患者也可采用ELISA对血清中的常见环境变应原特异性IgE抗体进行定性检测。

EIA还可应用于结核分枝杆菌感染的检测,近年来快速发展的γ干扰素释放试验(interferon gamma release assay,IGRAs)采用酶联免疫斑点技术,以结核分枝杆菌特异性抗原早期分泌靶蛋白(early secretory antigenic target,ESAT-6)和培养滤液蛋白(culture filtrate protein-10,CFP-10)刺激外周血分离的单个核细胞,检测分泌IFN-γ的T淋巴细胞数量;或者采用酶联免疫吸附试验,以ESAT-6、CFP-10、TB7.7抗原刺激全血中致敏T细胞,测定全血中特异性T细胞所释放的IFN-γ水平。IGRAs在确诊结核病患儿中的敏感度可达80%,特异度可达98%。但IGRAs诊断方法的不足是不能区分活动性和潜伏性结核病,也不能区分是近期感染还是既往感染。IGRAs不能作为活动性结核病的确诊依据,只可作为一种辅助诊断方法。

3. 其他免疫学检测技术 如光学免疫分析法、免疫层析法及快速测流免疫检测技术等方法也被应用于儿童呼吸系统疾病诊断的各个领域。

(三)分子生物学检测技术

1. 核酸分子杂交技术 核酸分子杂交技术的原理是利用特异的探针能与互补的核苷酸序列特异结合,通过测定探针上标记的信号来达到检测目的基因的目的。探针的标记物有放射性核素和非放射性标记物,如地高辛和荧光素等。常用的核酸分子杂交技术主要有Southern杂交、Northern杂交、原位杂交(in situ hybridization,ISH)、荧光原位杂交(fluorescence in situ hybridization,FISH)以及芯片杂交。在诊断学方面,核酸分子杂交技术可用于直接检测细菌如肺炎链球菌,病毒如流感病毒、呼吸道合胞病毒等的核酸,并可同时做出分型,且其阳性率与IFA大致相同,敏感性也有较好的相关性,是分子生物学中常用的传统基本技术。

2. PCR技术 聚合酶链式反应(polymerase chain reaction,PCR)技术是在核酸模板、引物和4种脱氧核糖核苷酸存在的条件下依赖于DNA聚合酶的酶促合成反应,该技术可在数小时内对仅有几个拷贝的基因放大百万倍,以其敏感性高、特异性好、检测效率高而迅速发展。常用的方法有实时定量PCR(real time quantitative-PCR,RQ-PCR)、反转录PCR(reverse transcription-PCR,RT-PCR)和巢式PCR(nested PCR,NPCR)等,对呼吸道常见致病菌和病毒检测的特异性和敏感性较高,并且可以区分亚型。近年来,随着自动化设备的研发,全自动一体化PCR检测方法在微生物检测领域开始得到应用,节省了人力并展现出更好的稳定性。例如,Genexpert®系统是基于PCR方法的全自动一体化核酸检测系统,依托该系统的结核分枝杆菌核酸及耐药基因全自动半巢式PCR(Xpert MTB/RIF)扩增检测,已获得欧盟CE认证和我国CFDA认证,并在几十个国家上市销售,帮助快速诊断结核/耐药结核患者,有较高的检出灵敏度和特异性[11]。

3. 恒温扩增技术 核酸恒温扩增技术与PCR类似,其优势在于对仪器的要求较低,在某一恒定温度下实现目标核酸序列的扩增,反应时间进一步缩短,更为"快速简便",具有较好的发展潜力和应用前景。目前呼吸领域常用的恒温扩增技术包括DNA环介导恒温扩增(loop-mediated isothermal amplification,LAMP)和实时荧光恒温扩增(simultaneous amplification and testing,SAT)等[11]。例如,针对结核分枝杆菌复合群gyrB和IS6110基因的全自动LAMP扩增技术通过将恒温扩增、实时荧光检测相结合用于结核分枝杆菌复合群快速半定量性检测,具有很好的灵敏性和特异性。

4. 候选基因突变的筛查方法

(1)通过分子构象进行筛查:早先的基因突变筛查主要包括基于单链DNA构象差别来检测点突变的单链构象多态性检测(single strand conformation polymorphism,SSCP)、基于异源双链DNA片段与同源双链DNA片段的差异来检测基因突变的异源双链分析(heteroduplex analysis,HA)和用于检测较大片段基因突变情况化学错配裂解法(chemical mismatch cleavage,CMC)等。

(2)测序技术:伴随高通量技术和人工智能的发展,DNA序列测序成以其直接、准确、成本合理逐渐成为基因突变检测的主流方法。通过进行DNA的序列测定即读取DNA的核酸序列,不仅可以确定突变的部位,还可以确定突变的性质。第一代测序技术为末端终止法测序技术,由

Sanger 在 20 世纪 70 年代中期发明;第二代测序技术又被通称为高通量测序技术,推进了基因组相关研究的进展;目前测序技术已经发展到第三代单细胞测序和第四代纳米孔测序,测序在基因突变检测中扮演了越来越重要的角色[12]。

5. 其他技术 如近些年来新近发展起来的基因芯片技术、DNA 指纹技术等,已被广泛应用于基因突变的检测、耐药的监测的各个领域。这些方法准确、快速、特异性高,信息量大,临床应用前景广阔。

(申阿东)

参考文献

1. Global tuberculosis report 2016.World Health Organization, 2016.

2. Gao Y,Wu H,Wang Y,et al.Single Cas 9 nickase induced generation of NRAMP1 knockin cattle with reduced off-target effects.Genome Biol,2017,18 :13.

3. Curtis J,Luo Y,Zenner HL,et al.Susceptibility to tuberculosis is associated with variants in the ASAP1 gene encoding a regulator of dendritic cell migration.Nat Genet,2015,47(5):523-527.

4. Nigg PE,Pavlovic J.Oligomerization and GTP-binding Requirements of MxA for Viral Target Recognition and Antiviral Activity against Influenza A Virus.J Biol Chem.2015,290(50):29893-29906.

5. Teng Q,Xu D,Shen W,et al.A Single Mutation at Position 190 in Hemagglutinin Enhances Binding Affinity for Human Type Sialic Acid Receptor and Replication of H9N2 Avian Influenza Virus in Mice.J Virol,2016,90 (21):9806-9825.

6. Chen X,Si L,Liu D,et al.Neoechinulin B and its analogues as potential entry inhibitors of influenza viruses,targeting viral hemagglutinin.Eur J Med Chem, 2015,93 :182-195.

7. Wang H,Xu R,Shi Y,et al.Design,synthesis and biological evaluation of novel L-ascorbic acid-conjugated pentacyclic triterpene derivatives as potential influenza virus entry inhibitors.Eur J Med Chem,2016,110 :376-388.

8. Tian Z,Si L,Meng K,et al.Inhibition of influenza virus infection by multivalent pentacyclic triterpene-functionalized per-O-methylated cyclodextrin conjugates. Eur J Med Chem,2017,134 :133-139.

9. Jain S,Williams DJ,Arnold SR,et al.Community-acquired pneumonia requiring hospitalization among U.S.children.N Engl J Med,2015,372(9):835-845.

10. 王良玉,辛德莉 .肺炎支原体感染实验室诊断的研究进展 .传染病信息,2017,30(1):51-55.

11. Yan L,Xiao H,Zhang Q.Systematic review:Comparison of Xpert MTB/RIF,LAMP and SAT methods for the diagnosis of pulmonary tuberculosis.Tuberculosis (Edinb),2016,96 :75-86.

12. Feng Y,Zhang Y,Ying C,et al.Nanopore-based fourth-generation DNA sequencing technology.Genomics Proteomics Bioinformatics,2015,13(1):4-16.

第五节 呼吸道的防御功能

肺组织最基本的功能是气体交换以支持组织新陈代谢。每日肺需要进出大约 10 000L 气体以完成气体交换。吸入空气中的颗粒物质和微生物是呼吸过程中不可避免的,精准的宿主防御功能在微生物复制和侵袭宿主之前已具有清除吸入的微生物能力。微生物清除过程也能损伤细软的呼吸器,因此,这些反应必须通过平衡有效的气体交换和宿主抵抗力来调解。肺部免疫功能分布于整个呼吸道,细胞之间或细胞与可溶性因子相互作用的协调,是肺部抵抗力最主要的部分。肺部的防御功能可分为四个部分:结构上的防御功能、先天性免疫、炎症反应和特异性免疫反应。

一、结构上的防御功能(structural defenses)

1. 鼻咽气道(nasopharyngeal airways) 鼻腔几乎可以完整捕捉直径 >10mm 的颗粒,并且有效滤过直径 >5mm 的颗粒。鼻咽还可以吸收可溶性和反应性气体。可溶性气体二氧化硫可以通过正常呼吸状态被鼻腔完全吸收。在鼻咽前部快速改变气流方向有助于大颗粒惯性沉积,随气流冲进的颗粒通过打喷嚏、咳嗽或吞咽被清除出鼻咽气道。

2. 通气气道(conducting airway)
(1)气道上皮(airway epithelium):气道上皮细

胞形成一个连续的气道内衬。直径 >2mm 的颗粒进入通气气道,被黏液捕捉。黏膜纤毛运动清除和咳嗽是从通气气道清除颗粒物质和微生物的主要方式。覆盖在大气道黏液层中吸入的微生物清

除取决于纤毛协调拍打运动。单独咳嗽不能有效清除黏液(图 1-5-1)。气道上皮的传统观点是调节水和离子运输的结构性屏障,并有助于通过黏膜纤毛清除来清除吸入物质。

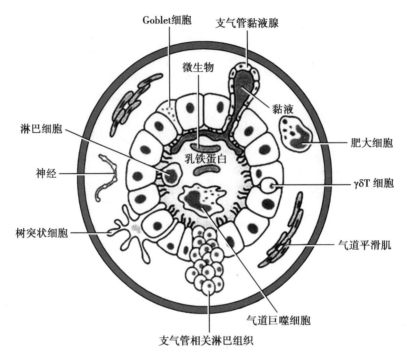

图 1-5-1 通气气道的防御功能

通气气道的分泌物包含两层,上层的黏液层由上皮细胞合成的糖基化蛋白质(黏蛋白)组成;而下层是浆液层,提供极小的抵抗物以构成纤毛拍打运动的基础。纤毛拍打运动只是接触到较厚的凝胶层底部边缘,推进黏液向前运动,而黏蛋白可捕捉颗粒物质,并为特异性相互作用提供碳水化合物受体。流感嗜血杆菌、肺炎链球菌和金黄色葡萄球菌可逃避与黏蛋白结合。在正常黏液纤毛清除作用下细菌与黏蛋白结合可能增加细菌清除率。

黏液由覆盖在呼吸道的纤毛上皮细胞推动。每个纤毛细胞大约具有 200 根纤毛,每根纤毛拍打的频率为每秒钟 12~14 次,并可用 15 分钟从大气管清除微生物,30 分钟从远端气管清除微生物。

最近的研究表明,气道上皮是高度动态的,并显示与炎症、免疫、宿主防御和组织重塑相关的广泛活动。上皮的先天免疫功能包括分泌各种抗微生物物质、介导白细胞募集,调节适应性免疫和组织修复和重塑的细胞因子和生长因子。越来越多的研究表明,其中在哮喘,COPD 和囊性纤维化中

这些功能的几种发生改变或减少。目前发现气道上皮功能失调的新机制,包括 miRNA,内质网应激和综合应激反应。miRNAs 和其他表观遗传机制对上皮细胞的发育和功能有重要影响[1]。

各种气道上皮细胞包括基底细胞,杯状细胞,纤毛细胞和球细胞,通过模式识别受体(pattern recognition receptor,PRR)监测微生物存在。PRR 包括四个家族的种系编码的受体:Toll 样受体(Toll-like receptor,TLR)、C 型凝集素受体(C-type lectin receptor,CLR)、细胞质蛋白视黄酸诱导基因(RIG)-1 样受体[cytoplasmic proteins retinoic acid-inducible gene(RIG)-I-like receptor,RLR]和 NOD 样受体(NOD-like receptor,NLR)。此识别过程中还涉及其他机制,包括内质网应激(endoplasmic reticulum stress,ERS)和综合应激反应(integrated stress response,ISR)。产生抗微生物效应机制包括上皮的屏障功能,黏液纤毛清除功能和黏液的抗菌活性,抗微生物肽,活性氧(ROS)和活性氮物种(RNS),抗病毒干扰素(Ⅰ型和Ⅲ型干扰素)和自噬的抗微生物活性。此外,细胞因子,趋化因子和其他介质的产生导致可能有助于宿主防御的适

应性和先天性免疫系统的细胞的募集。

(2)气道分泌物(airway secretion):气道上皮细胞分泌各种参与重要免疫反应的非黏蛋白成分,包括铁结合蛋白、抗氧化物和抗蛋白酶。

大多数微生物存活需要铁。铁在正常情况下被分隔在细胞内或固定在转移蛋白复合物上。微生物与转移蛋白竞争铁。由浆液性细胞释放的乳铁蛋白可逃避与铁结合。这一特性既可用于抑制黏膜表面铁依赖细菌生长,又可用于防止氢氧基诱导的组织损伤。

溶菌酶是人气道分泌量较大的酶,每日产量为10~20mg,可在气道抵抗细菌和真菌感染,抗感染的机制是催化大多数细菌细胞壁成分中的水解键。溶解肺炎链球菌的溶菌酶能通过抑制中性粒细胞趋化降低炎症对组织损伤的作用,并通过刺激中性粒细胞产生有毒的氧原子基。

白细胞和细菌是人气道分泌物中蛋白酶的主要来源。中性粒细胞的弹力蛋白酶能降解各种细胞外基质成分,包括弹力蛋白、粘连蛋白、纤维结合蛋白和胶原蛋白。铜绿假单胞菌、金黄色葡萄球菌、流感嗜血杆菌和肺炎链球菌都产生细菌蛋白酶,这些蛋白酶可降解弹力蛋白、免疫球蛋白(Ig)、溶菌酶基础膜和补体成分。为了抗衡这些蛋白酶的破坏作用,气道分泌物包括血清衍生蛋白酶(抗胰蛋白酶-α1、抗胰凝乳蛋白酶-α2和抗巨球蛋白-α2)和气道上皮细胞衍生蛋白酶(分泌性白细胞蛋白酶抑制因子、elafin)保护通气气道免受降解。

二、先天性免疫(innate immunity)

免疫系统分为先天性和适应性两个部分。所有多重细胞的有机体具有先天性免疫反应。两个系统间的根本差别是它们对微生物的识别方式不同。先天性免疫识别由干细胞系编码的受体介导,每个受体通过天然选择产生识别特异性感染的微生物。

1. 先天性免疫识别(innate immunity recognition) 微生物的识别问题,因为微生物经常存在突变和异质性。先天免疫反应可以识别存在于大量微生物种群上的少量高度保守结构,这是受体识别分子模式而非特殊结构,因此被称为病原体识别受体(pathogen recognition receptors)。先天性免疫系统使用上百个受体完成免疫反应。由病原体识别受体识别模式称之为病原体相关的分子模式(PAMPs)。特征性PAMPs包括分别共享革兰氏阴性菌和革兰氏阳性菌上的脂多糖(LPSs)、磷壁酸(teichoic acids)、甘露聚糖(酵母菌细胞壁保守成分)和未甲基化的CpG序列(特征性细菌有而哺乳动物没有的DNA)。尽管PAMPs具有化学上的差别,但是有共同的特征。PAMPs只能由微生物产生,是微生物存活或微生物致病性的基本条件,是病原菌分类所有的不变结构。

耐受先天性免疫或干细胞系编码病原体识别受体的细胞包括巨噬细胞、树突状细胞(DCs)、肥大细胞、中性粒细胞、嗜酸性粒细胞和天然杀伤细胞(NK细胞)。模式识别受体主要功能包括调理作用、激活补体和凝固连锁效应、吞噬作用、炎症因子和凋亡诱导作用。模式识别受体激活这些效应细胞以便立即执行效应功能。

(1)模式识别受体(pattern recognition receptor,PRR):根据功能分为三大类:分泌性PRR、细胞内PRR和信号传递PRR。在感染急性反应期甘露聚糖结合植物血凝素(MBL)、血清淀粉样蛋白(SAP)和C反应蛋白(CRP)在肝脏产生PRR分泌。CRP和SAP都是五聚环蛋白家族成员,两者作为调理素随后与细菌表面的磷酰胆碱结合。CRP和SAP也与C1q结合,并激活经典补体通路。MBL是凝集素家族成员,其也包括肺表面活性蛋白A和D(SP-A,SP-D)。MBL与许多细菌表面存在的大量甘露聚糖残基结合。MBL也与MBL相关血清蛋白酶(MASPs)有关,并激活MASPs,其通过裂解补体C2和C4蛋白启动补体植物血凝素通路。

PRR也介导细菌的吞噬作用。巨噬细胞甘露糖受体(MMR)是C型植物血凝素家族成员。MMR与各种各样的革兰氏阴性菌、革兰氏阳性菌和真菌等病原体相互作用,介导吞噬作用,传递病原微生物进入溶酶体空泡内,在溶酶体微生物被溶酶体酶降解。巨噬细胞除垢剂受体(MSR)是另外一种吞噬细胞的PRR。MSR属于除垢剂受体A型家族,并对各种配体有广泛的特异性,这些配体包括双链RNA、脂多糖和脂磷壁酸(lipoteichoic acid)。MSR通过除去脂多糖而防止内毒素休克。MSR缺乏的小鼠对单核李斯特菌、单纯疱疹病毒和疟原虫感染的敏感性增加。MSR的作用是通过结合使脂质稳态和细胞内乙酰化低密度脂蛋白使脂质稳态。

(2)Toll样受体(Toll-like receptor,TLR):信

号传递 PRR 识别病原体相关的分子模式，并且激活信号传导通路，通路诱导各种炎症因子和共同刺激分子表达。Toll 样受体（TLR）是信号传递 PRR。

在人类和小鼠中已发现 10 种 TLR。TLR 是 I 型转膜蛋白，是昆虫与人类进化之间的保守蛋白。TLR 在配体特异性、表达型别和可能诱导靶基因方面与其他受体不同。TLR2/TLR1 和 TLR2/TLR6 识别细胞膜 LPS 和脂磷壁酸；TLR3 识别核内体中的双链 RNA；TLR4 识别细胞膜 LPS 和细菌因子[如肺炎链球菌溶菌素（Ply）；TLR5 识别鞭毛素，其是细菌鞭毛的主要结构成分；TLR7/TLR8 识别核内体中的单链 RNA；TLR9 识别细菌核内体 DNA 的未甲基化 CpG 序列，这种识别的理由是大多数哺乳动物基因组被甲基化，然而，细菌缺乏 CpG 甲基化酶。

TLR 激活诱导各种各样的炎症和免疫反应基因转录。由 TLR 激活诱导的分子包括炎症介导因子，如 TNF-α、IL-1、IL-6、IFN-α、IFN-β 等细胞因子和趋化因子；T 细胞激活共同刺激分子，如 CD80 和 CD86；调解淋巴细胞分化的信号，如 IL-4、IL-5、IL-10、IL-12、TGF-β 和 IFN-γ 等细胞因子[2]。TLR 激活也造成杀菌机制的上调。TLR 信号传递诱导可诱导的一氧化氮合成酶（iNOS）mRNA 和一氧化氮（NO）产生。尽管 TLR2 刺激激活 NO 产生，但是 NO 抑制不阻断 TLR2 刺激的细胞间微生物的杀灭，这就提示 TLR2 也激活其他重要的杀菌机制。

2. 肺泡巨噬细胞（alveolar macrophage）肺部巨噬细胞的定居为抵抗肺泡表面微生物的第一道防线。肺部巨噬细胞定居出现在间质内、肺泡内衬、气道管腔和上皮细胞内衬里。这些巨噬细胞有两个来源：肺和肺泡。肺部巨噬细胞由血液循环进入肺的单核细胞分化而来。肺泡巨噬细胞也可以从肺间质中巨噬细胞前体繁殖和分化而来，其杀菌功能取决于 4 个关键步骤：信号识别、对刺激反应的移动、微生物摄取和消化、介质因子的分泌。巨噬细胞通过表面受体（PRR）在其微环境中识别信号。巨噬细胞也对补体第三种成分（先天免疫主要可溶性蛋白效应因子）表达 2 种不同受体。补体受体 1（CR1）优先与 C3b 结合，也与 C3bi 和 C4b 结合。补体受体 3（包括 CR3，CD11b/18，MAC-1，Mo-1）是 β₂ 整合家族成员，也是 C3bi 受体，但也识别脂多糖和纤维蛋白原。荚

膜组织胞浆菌直接与 CR3 结合。微生物直接与 CR3 结合是特异性免疫开始之前微生物的一个重要识别机制。有 CD18 复合物基因缺陷患者经常患反复致命性感染，即 CR3 在抗宿主感染中起关键的作用。

识别微生物后吞噬作用出现。颗粒吞饮作用需要受体 - 配体相互作用，这提示巨噬细胞伪足从最初位点延伸与周围环境接触（zipper 假说）。因此，吞噬作用需要特异性受体的接触和跨膜信号的产生。

定居肺泡的巨噬细胞不完全激活杀菌作用，其激活刺激来源于以下 4 个方面：①微生物本身；②巨噬细胞的反应；③其他先天免疫细胞分泌的产物；④血浆蛋白质。随着吞噬作用的出现，微生物最初包含在吞噬体内，然后吞噬体与一个或多个溶酶体融合。

脂多糖是细菌细胞壁上成分，是重要的巨噬细胞激活信号。巨噬细胞与脂多糖相互作用能出现在微生物吞饮作用期间或通过细胞间杀菌和 / 或消化释放脂多糖后。巨噬细胞激活刺激由巨噬细胞本身产生。由脂多糖诱导 IFN-α 和 / 或 IFN-β 释放提供初级信号激发巨噬细胞杀菌活性。同样，粒细胞 - 巨噬细胞克隆刺激因子（GM-CSF）也是巨噬细胞激活重要刺激因子。除巨噬细胞外的其他类型细胞也提供重要刺激因子。微生物之间的相互作用导致 NK 细胞产生 IFN-γ 非免疫产物。

氧化和非氧化程序通常出现于肺泡巨噬细胞杀死摄入的微生物。一般认为定居的巨噬细胞抗菌活性低于单核细胞。呼吸暴发等级降低和颗粒过氧化物缺失是抗菌活性降低的原因，因为定居的肺泡巨噬细胞含有极少量髓过氧化物酶（MPO），其 MPO-H₂-O₂- 卤化物系统缺陷。

微生物也能通过巨噬细胞依赖非氧化机制被杀死。防御素是细胞毒多肽的多重家族成员，这种多肽可杀死多种革兰氏阳性菌（如金黄色葡萄球菌）和革兰氏阴性菌（如大肠埃希菌、肺炎克雷伯菌、铜绿假单胞菌）。防御素也可以杀死真菌，并灭活某些病毒。

3. 天然杀伤细胞（natural killer cells, NK 细胞） 肺含有 NK 细胞。巨噬细胞与 NK 细胞相互作用在先天免疫反应期间可能是激活巨噬细胞的关键。巨噬细胞与微生物相互作用产生 IL-12，IL-12 与 TNF-α 因子共同诱导 NK 细胞产生

干扰素 -γ(IFN-γ)。早期 IFN-γ 激活巨噬细胞并增加其杀菌活性。

4. 补体(complement) 补体是先天免疫的重要可溶性蛋白效应因子,当替代通路与缺乏唾液酸的碳水化合物颗粒相互作用时或通过凝集素与某些碳水化合物结合启动经典通路时补体被激活。正常肺泡灌洗液含有功能的补体替代通路,补体激活产生 C3b,C3b 是一个促进受体介导巨噬细胞吞噬微生物的调理素。补体激活也产生 C5a,C5a 是一个重要的多形核粒细胞趋化因子。完整的补体通路的激活导致 C5b-C9 复合物在细菌表面装配,随后发生细菌溶解和死亡。

5. 肺表面活性物质(pulmonary surfactant) 肺表面活性物质对于生命来说至关重要,因为其平铺肺泡以降低表面张力,从而防止呼吸过程中的肺不张。表面活性物质由 90% 的脂质和 10% 的蛋白质组成。前者主要包含磷脂,特别是二棕榈酰磷脂酰胆碱,其负责表面活性物质的生理功能。后者包括四种相关蛋白,表面活性蛋白 SP-A 和 SP-D 是亲水性的,是一种天然免疫蛋白家族的成员,称为凝集素,在宿主防御和免疫调节中起重要作用;而 SP-B 和 SP-C 是疏水性的,主要参与调节生理性质。肺表面活性物质的主要功能:①降低空气 - 液体界面处的表面张力,从而防止呼气终末时的肺泡塌陷;②与病原体的相互作用和随后进行杀伤或阻止其传播;③调节免疫应答[3]。

三、炎症反应(inflammatory responses)

呼吸道的主要任务是通过由 Ⅰ 型和 Ⅱ 型肺泡上皮细胞形成的薄而大的表面积确保吸入的大气氧和血液携带的二氧化碳之间的交换。上呼吸道和上呼吸道上皮都分别被称为气道表面液体(airway surface liquid,ASL)和肺泡内衬液(alveolar lining fluid,AFL)的薄(0.2μm)水层排列。这种流体组分与表面活性物质,黏液和纤毛摆动起共同作用,减少肺泡表面张力以防止肺不张以及抵御病原体的入侵。为了保持 ASL 和 AFL 的组成,并防止肺泡液体增多,肺泡内液体平衡受离子通道和泵活性表达的严格控制。这些通道和泵在气腔和间质之间建立渗透梯度,驱动细胞旁通道或水通道蛋白(AQP3,4 和 5)介导的穿过呼吸道上皮的液体流动。其中,顶端的阿米洛利敏感的上皮钠通道(epithelial sodium channel,ENaC)和阿米洛利不敏感环核苷酸门控阳离子通道(cyclic

Nucleotide-Gated cation channel,CNG)与基底部位置的 Na,K-ATP 酶(Na,K-ATPase,NKA)一起作用促进跨细胞钠转运,伴随在肺泡上皮中,通过从顶端囊性纤维化膜电导调节器(cystic fibrosis membrane conductance regulator,CFTR)的氯化物摄取。然而,在气道中,CFTR 促进氯化物分泌以调节黏液密度。此外,Ca^{2+} 活化的离子通道(Ca^{2+}-activatedion channels,CaCC)促进顶端氯化物分泌,接着由 $Na^+/K^+/2Cl^-$ 共转运体(NKCC)以及钾离子通道如 Kv7.1 的基底外侧氯摄取的支持,有助于细胞膜电位形成、顶端氯化物分泌所需的电化学梯度的建立。影响流体稳态的其他因素是紧密连接蛋白建立的上皮渗透性和内皮完整性限制毛细管静水压力变化驱动的血管液体外渗。

肺部感染通常干扰到体内平衡,导致 ASL、AFL 异常变化,肺泡水肿形成。病毒和细菌病原体是急性肺损伤(ALI)和急性呼吸窘迫综合征(ARDS)的常见致病因子,其特征在于肺内广泛的炎症,肺泡空间充满富含蛋白质的渗出液,气体交换受损,导致呼吸衰竭,死亡率达 40%~58%。另外,由于其他部位原发性感染引起的败血症通常在菌血症发作期间发生严重的肺损伤使病情复杂化,引起肺功能衰竭,占所有 ARDS 病例的一半。虽然据报道肺损伤过程中一些病原体衍生的离子转运效应直接由病原体-宿主细胞相互作用引起,但有证据表明局部和/或全身炎症反应的自身和旁路分泌介质在病原体识别、复制诱导、及其他病理生理变化中损伤离子转运和肺泡液清除(AFC),导致水肿形成和持续性。重要的是,ARDS 患者的死亡率一再被发现与肺泡水肿的持续存在相关。

肺部感染的介质释放及其对离子内稳态的影响(图 1-5-2)。肺上皮细胞的离子转运由各种离子通道和泵介导。钠通过顶端环核苷酸门控阳离子通道(CNG)或上皮钠通道(ENaC)进入上皮细胞,其可以通过活性氧和氮物质(RONS)、ATP、转化生长因子 β(TGF-β)下调或白细胞介素 -1β(IL-1β)在肺炎链球菌和甲型流感病毒(IAV)感染。钠通过 Na,K-ATP 酶(NKA)分泌,其在脂多糖(LPS)诱导的肺损伤以及肺炎支原体、IAV、冠状病毒(CoV)或腺病毒攻击中被调节。RONS,干扰素 -α(IFN-α)和 TNF 相关凋亡诱导配体(TRAIL)导致 NKA 丰度或活性降低。同时,通过囊性纤维化膜电导调节剂(CFTR)吸收氯化物或分泌(气道),并通过由基底外侧钾通道(未显示)和 Na⁺ 支持的顶端 Ca²⁺ 活化的离子通道(CaCC)分泌 Na⁺/K⁺/2Cl⁻ 共转运体(NKCC)。虽然细胞外 ATP 通过 CaCC 增强氯素 -8(IL-8)减少 CFTR 作用[4]。

化物分泌,但是通过在 CoV,IAV,呼吸道合胞病毒(RSV)或肺炎支原体感染中的 IFN-γ 和白细胞介素 -8(IL-8)减少 CFTR 作用[4]。

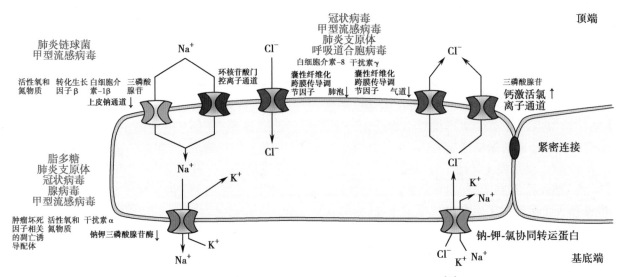

图 1-5-2 肺部感染介质释放及其对离子内稳态的影响[4]

近年的研究,证实细胞膜的水通道与炎症有关,在细胞膜水平调节机体固有免疫防御。水通道参与吞噬功能,以及特异免疫细胞的激活和迁移[5]。

四、特异性免疫反应(specific immune responses)

特异性免疫反应从功能上由两个主要效应系统组成:抗体和细胞介导的免疫系统,两者分别由 B 和 T 淋巴细胞产生。使用 *RAG1* 和 *RAG2* 基因产物,B 和 T 淋巴细胞重组,其 Ig 和 T 细胞受体(TCR)基因产生大约 1011 表达不同抗原受体的不同 B 和 T 淋巴细胞克隆。B 淋巴细胞受体识别裸抗原,裸抗原可能由简单的化学成分(碳水化合物或蛋白质)组成。T 淋巴细胞受体只识别蛋白抗原衍生的多肽,多肽抗原与主要组织相容性复合物(MHC)- Ⅰ类和 - Ⅱ类的细胞表面蛋白结合。具有足够亲和力受体的淋巴细胞克隆通过抗原呈递细胞(APC)激发而繁殖并发展成效应细胞。感染消除后,抗原特异性克隆保留为"记忆"淋巴细胞,当抗原第二次入侵时,其可提供更快速的反应。

1. 特异性免疫反应抗原的选择(selection of antigens for specific immune responses) T 辅助淋巴细胞(TH 细胞)通过巨噬细胞、B 淋巴

细胞产生的抗体和细胞毒 T 淋巴细胞的克隆变化促进细胞间杀菌作用而表现特异性免疫反应。呈递于 APC 表面 MHC-Ⅱ类与相关的膜蛋白的抗原多肽与 T 细胞的 TCR 之间相互作用激发细胞免疫活性。多肽产生于外源抗原(如细菌、真菌和分枝杆菌),抗原通过吞噬作用和胞饮作用被摄入,蛋白质被消化分解为 10~20 个氨基酸大小的多肽片段。含有免疫显性表位的多肽与 MHC 糖蛋白复合物的抗原结合位点结合,并被传递到 APC 表面。MHC- 抗原 -TCR 相互作用提供 T 淋巴细胞激活特异性。第二个共同刺激信号需要激活 T 淋巴细胞产生细胞因子。CD28 传递共同刺激信号,CD28 是 TH 细胞的膜蛋白,并与 TCR 一起共同刺激编码 IL-2 基因的转录和稳定 IL-2 的 mRNA。APC 上的 CD28 配体,即 B7.1(CD80)和 B7.2(CD86)表达提供第二个信号。T 淋巴细胞上的淋巴细胞功能相关抗原(LFA)分子与 APC 上的细胞间黏附分子(ICAMs)相互作用促进细胞与细胞接触和跨膜信号传递。当 CD2 与 LFA-3 相互作用,CD4 与 MHC-Ⅱ类分子相互作用时,通过 APC 胞饮作用选择蛋白的过程激发 B7.1 或 B7.2 或黏附分子的表达,也决定抗原激活 TH 细胞。

2. 树突状细胞的成熟和分化(dendritic cell maturation and differentiation) APC 提供先天性免疫和适应性免疫之间基本联系。对于 T 细

胞来讲,树突状细胞是最主要的 APC。树突状细胞位于哺乳动物宿主上皮细胞周围,识别病原体和微环境组织损伤,并将"危险"信号呈递到适应性免疫细胞,树突状细胞捕捉抗原,移动到引流淋巴样器官,成熟过程完成后,选择抗原特异性淋巴细胞,树突状细胞呈递抗原到淋巴细胞,这一过程是最初的适应免疫反应。不同成熟阶段的树突状细胞可有不同的表型、功能和定居位置。至少有3个成熟阶段:包括血液和淋巴管中树突状细胞前体、组织定居未成熟树突状细胞和存在于次级淋巴样器官中成熟树突状细胞。

树突状细胞祖先细胞在骨髓和末梢血中是 $CD34^+$ 造血祖先细胞的一小部分。GM-CSF 和 TNF-α 因子刺激树突状细胞祖先细胞生长和分化为树突状细胞前体细胞。这一过程由多重细胞因子介导,包括 c-KIT 配体、Flt-3 配体、IL-3、TGF-β、IL-4 和 IL-13。髓样树突状细胞与单核细胞密切相关,当与 GM-CSF 和 IL-4 一起培养时单核细胞产生髓样树突状细胞。相反,当与 GM-CSF 一起培养时未成熟髓样树突状细胞分化成巨噬细胞表型。

3. 树突状细胞的移动(dendritic cell migration) 趋化因子和趋化因子受体所起的重要作用是指示对的细胞到对的地方。未成熟树突状细胞和单核细胞表达多种多样的炎症趋化因子受体,如 CCR1(PANTES 受体)、CCR2(共同享有 MCP-1~MCP-4 受体)、CCR3(eotaxin 受体)、CCR5(MIP-1α、MIP-1β、PANTES 受体)和 CCR6(MIP-3α 受体)。作为这些受体 - 配体相互作用的结果,未成熟树突状细胞和单核细胞快速募集到炎症反应器官。到达感染部位后,树突状细胞捕捉抗原。经过巨大吞饮作用内部消化的蛋白质被降解并变成多肽,伴随新的 MHC- II 类分子合成,形成膜表达的复合物。

4. 树突状细胞的成熟(dendritic cell maturation) 树突状细胞的成熟出现在炎症部位。肺部树突状细胞成熟可能经过接触抗原后出现两种不同的途径。第一,微生物产物,如脂多糖,可能与上皮细胞、巨噬细胞和树突状细胞上的 TLR 结合,上皮细胞和巨噬细胞 TLR 配体相互作用导致细胞因子释放。TLR 也可诱导细胞因子表达和 APC 表面的 CD80 和 CD86 分子表达。由于 PAMPs 只出现在病原体上,因此 TLR 只在感染存在时诱导 CD80 和 CD86 分子。T 细胞至少需要 2 种信号而被激活,一个是多肽与 MHC 分子的复合物,另一个是 APC 表面的 CD80 和 CD86 分子介导的共同刺激信号。第二,如果 T 细胞受体与诱导 CD80 和 CD86 分子表达的病原体衍生而来的多肽结合,T 细胞只需要接受上述 2 种信号而激活。这个机制证实通常情况下只有病原体特异性 T 细胞被激活。在 CD80 和 CD86 分子缺失时抗原识别导致 T 细胞永久灭活或凋亡。也就是说,树突细胞(DC)是专业抗原呈递细胞(APC),作为先天性和适应性免疫应答的关键调节剂,处于免疫系统的中心,并且能够与 B 细胞和 T 细胞相互作用,从而操纵体液和细胞免疫应答。

成熟过程也导致向次级淋巴样器官移动。成熟树突状细胞下调 CCR1、CCR5 和 CCR6,相反,成熟树突状细胞上调趋化因子受体、CCR4、CCR7 和 CXCR4。CCR7 可能在成熟树突状细胞进入淋巴管运动中起重要作用,因为次级淋巴样组织趋化因子(SLC)的配体由淋巴管内皮细胞产生。树突状细胞进入淋巴管病引流到淋巴结,最终定居在淋巴结 T 细胞区域可能由其他 CCR7 配体控制,这配体包括 ELC,其由定居的成熟树突状细胞和 MIP-3β 产生。

5. 巨噬细胞抗原呈递(macrophage antigen presentation) 肺泡巨噬细胞对裸 T 淋巴细胞或休眠记忆细胞是无效应的 APC,但能重新刺激最近激活过的 T 淋巴细胞。肺泡巨噬细胞不能有效地激活 $CD4^+$ T 淋巴细胞,因为很少与休眠 T 淋巴细胞结合,并且不表达 B7 共同刺激细胞表面分子。

定居的肺泡巨噬细胞主动抑制 T 淋巴细胞激活和抗原诱导的繁殖。肺泡巨噬细胞删除急剧增加实验动物免疫反应的能力。在肺部这样下调稳定状态控制机制的潜在的价值是不言而喻的,因为肺经常被暴露于抗原。在肺实质内免疫反应必须被抑制和下调,因为免疫反应不可避免地导致气体交换表面明显损伤。另外,肺泡巨噬细胞抑制活性能被颠倒。GM-CSF 和 TNF-α 因子明显降低肺泡巨噬细胞抑制活性,增加树突状细胞成熟。通过巨噬细胞和 / 或肺泡和气道上皮细胞诱导的 GM-CSF 和巨噬细胞产生的 TNF,微生物刺激(如脂多糖)降低肺泡巨噬细胞下调状态,并增加树突状细胞免疫刺激活性。总之,在面对微生物挑战,APC 上的脂多糖诱导改变使局部 T 细胞激活。

一些实验性哮喘动物研究也表明 TNF-α 具

有多种致病作用,如促进 AHR、黏液生成或各种炎症细胞募集和活化[6]。在致敏期的抗 TNF-α 单克隆抗体治疗可显著降低气道嗜酸性粒细胞增多,TNF-α 通过增强 IL-23/Th17 和 Th2 免疫应答在气道炎症的发生发展中起重要作用[6]。

6. 免疫反应类型的选择(selection of the type immune responses) 不同微生物的清除需要不同类型的免疫反应。Ⅰ型反应最初由激活的巨噬细胞介导,并参与吞噬作用和细胞间杀菌作用。Ⅱ型反应由非细胞毒抗体、肥大细胞和嗜酸性粒细胞介导。Ⅰ型免疫反应由 TH1 细胞介导,其分泌 IL-2、IFN-γ、TNF-α 和 GM-CSF 因子。Ⅱ型免疫反应由 TH2 细胞介导,其产生 IL-4、IL-5、IL-6 和 IL-10 因子(图 1-5-3)。TH2 细胞产生的细胞因子还有 IL-13 和 IL-25,与气道炎症有关,TH2 细胞通过产生 IL-4 调节 B 细胞产生 IgE。

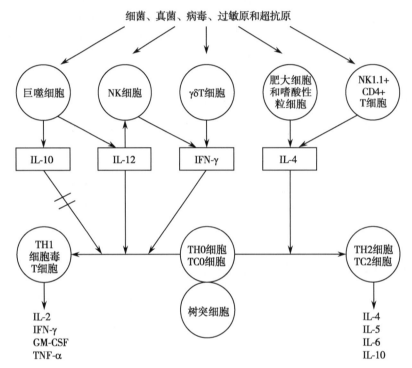

图 1-5-3 先天细胞和细胞因子在 T 细胞分化中的作用

IL-2:白细胞介素 -2;IL-4:白细胞介素 -4;IL-5:白细胞介素 -5;IL-6:白细胞介素 -6;IL-10:白细胞介素 -10;IL-12:白细胞介素 -12;IFN-γ:干扰素 -γ;GM-CSF:粒细胞和巨噬细胞集落刺激因子;TNF-α:肿瘤坏死因子 -α

TH1 和 TH2 细胞是对从先天免疫系统衍生的信号反应发展而来。通过细胞表面碳水化合物模式受体或与脂多糖、CD4 结合,组织巨噬细胞的激活引起 IL-12 和 TNF-α 因子分泌。裸 TH 细胞分化为 TH1 表型,由 IL-12 诱导,IL-12 具有减少 T 细胞产生 IFN-γ 和 IL-4 因子的能力。脂多糖引起巨噬细胞产生 IFN-γ 诱导因子。IFN-γ 和 IL-12 因子含有自动正向反馈系统,因为巨噬细胞激活放大 IFN-γ 水平,NK 和 TH1 细胞繁殖和激活放大 IL-12 水平。

在裸 T 细胞早期 TH2 细胞发生发展需要 IL-4。与某些抗原接触后嗜碱性粒细胞和肥大细胞产生 IL-4。TH1 细胞产生的 IFN-γ 抑制 TH2 细胞发生发展,TH2 细胞产生的 IL-10 和 IL-4 抑制 TH1 细胞发生发展。

7. 调节性 T 细胞(regulatory T cells) T 细胞激活最初通过 APC 与裸 T 细胞相互作用启动。T 细胞激活也受调节性 T 细胞调节。调节性 T 细胞亚类标记物是 CD4+/CD25+。这类细胞在裸鼠末梢血 CD4+T 细胞中占 5%~10%。调节性 T 细胞是下调免疫反应的可溶性介质的主要来源。CD4+/CD25+T 细胞可以抑制 Th2 对过敏原的反应,过敏个体患者的 CD4+/CD25+T 细胞抑制作用减弱。CD4+/CD25+T 细胞在调节气道嗜酸性粒细胞炎症中起关键作用。Foxp3+ Treg/Th17 细胞失衡在哮喘的发病中起重要作用[7]。

（1）T 细胞介导的下呼吸道免疫反应（lower respiratory tract immune responses mediated by T cells）：T 细胞介导的免疫出现对宿主抵抗真菌、分枝杆菌和病毒尤为重要。宿主抵抗新型隐球菌取决于 $CD4^+$、$CD8^+$ T 细胞。$CD4^+$ T 细胞删除的小鼠出现较早的肺部新型隐球菌播散，并且存活率减低。$CD8^+$ T 细胞删除的小鼠存活率和损伤肺清除率均减低。$CD4^+$ 和 $CD8^+$ 细胞删除的小鼠出现巨噬细胞向肺组织募集明显减低，并出现感染和完全丧失肺清除率。从感染分枝杆菌的小鼠中分离出的抗原特异性 $CD4^+$ T 细胞产生 IL-2、IFN-γ 和小量的 IL-4。TH1、TH2 和 / 或 TH0 联合参与肺抵抗分枝杆菌的反应。Ⅰ类限制性 $CD8^+$ T 细胞也参与分枝杆菌的免疫反应，$CD8^+$ 细胞出现在许多肉芽肿缺损的外膜中。抗原特异性 $CD8^+$ 细胞毒 T 细胞是肺抵抗病毒感染的关键。特异性 $CD8^+$ 细胞毒 T 细胞在肺病毒感染后的一周内出现在肺实质。$CD8^+$ T 细胞反应的诱导被认为参与感染上皮细胞胞液中病毒颗粒复制，参与感染细胞表面的病毒抗原与 MHC-Ⅰ类分子结合的呈递，参与成熟 $CD8^+$ 细胞毒淋巴细胞的最终产生。

（2）B 细胞介导的下呼吸道免疫反应（lower respiratory tract immune responses mediated by B cells）：Ig 产生是 B 细胞介导免疫反应的标志。抗原进入下呼吸道诱导肺部抗体产生。一个剂量足以压倒非特异清除机制和诱导肺部炎症的抗原需要抗体反应诱导。抗原从肺部转移到引流淋巴结，淋巴结是肺叶间抗原诱导抗体反应的初级场所。抗体形成细胞（AFCs）在肺门淋巴结产生并释放到输出淋巴管和血液中，通过这个过程 AFCs 到达肺实质，肺部炎症促进 AFCs 向肺部募集。

（3）B 细胞激活、分化和免疫球蛋白独特型转换（B cells activation，differentiation，and immunoglobulin isotype switching）：B 细胞由特异性抗原通过作为抗原受体的细胞表面免疫球蛋白而激活。大多数抗原需要 T 细胞的帮助以产生抗体反应。这种依赖性需要 B 细胞和 T 细胞直接相互作用使淋巴细胞分化成为 Ig 分泌型 B 细胞，随后成为记忆性 B 细胞或浆细胞。抗原特异性 B 细胞激活的第一步发生在 B 细胞与裸抗原结合并接受 DCs 激活 T 细胞提供辅助信号时。DCs 和 T 细胞之间的 CD40/CD40L 和 B7/CD28 相互作用介导 T 细

胞。同族的特异性多肽与 TCR 之间的相互作用也一并出现，多肽与 B 细胞上 MHC-Ⅱ分子结合，而 TCR 在 CD4 T 细胞上。B 细胞激活、分化和免疫球蛋白独特型转换需要这些相互作用。

在抗体介导免疫反应中，单个的 B 细胞转换 Ig 独特型表达。产生 IgM 的细胞转换为产生 IgE 或 IgG 或 IgM 一种亚类。独特型转换受 T 细胞调节，T 细胞通过细胞表面的 CD40 B 细胞与 CD40 T 细胞相互作用和细胞因子分泌影响独特型转换。

8. 呼吸道免疫球蛋白（respiratory immunoglobulins）Ig 是正常呼吸道分泌物的主要蛋白成分。支气管肺泡灌洗液蛋白中的 20% 由 IgG、IgM 和 IgA 组成。肺通过刺激定居的抗原特异性记忆 B 细胞对某些致病菌产生快速反应。抗原特异性 IgG 和 IgA 的产生有助于清除入侵的致病菌，并减少致病菌在呼吸道上皮细胞的定居。

（俞桑洁 杨永弘）

参考文献

1. Pieter S.Hiemstra，Paul B.McCray，Jr.，Robert Bals. The innate immune function of airway epithelial cells in inflammatory lung disease.Eur Respir J，2015，45（4）：1150-1162.

2. Czerkies M，Kwiatkowska K.Toll-Like Receptors and their Contribution to Innate Immunity：Focus on TLR4 Activation by Lipopolysaccharide.Advances in Cell Biology，2014，4（1）：1-23.

3. Han S H，Mallampalli R K.The Role of Surfactant in Lung Disease and Host Defense against Pulmonary Infections.Annals of the American Thoracic Society，2015，12（5）：765-772.

4. Peteranderl C，Sznajder J I，Herold S，et al.Inflammatory Responses Regulating Alveolar Ion Transport during Pulmonary Infections.Front Immunol，2017，8（Suppl 1039.9）：446.

5. Meli R，Pirozzi C，Pelagalli A.New Perspectives on the Potential Role of Aquaporins（AQPs）in the Physiology of Inflammation.Front Physiol，2018，9：101.

6. Lee HS，Park HW，Song WJ，et al.TNF-α enhance Th2 and Th17 immune responses regulating by IL23 during sensitization in asthma model.Cytokine，2016，79：23-30.

7. Jiang H，Wu X，Zhu H，et al.FOXP3（+）Treg/Th17 cell imbalance in lung tissues of mice with asthma.Inter J Clin Expert Med，2015，8（3）：4158-4163.

第六节 肺泡表面活性物质代谢和功能

肺泡表面活性物质功能异常在间质性肺疾病发病过程中发挥了重要作用[1]。肺泡表面活性物质代谢异常、肺泡发育异常，引起肺泡表面活性物质功能异常，如肺泡表面活性物质分泌减少、结构、组装、转运、回收和降解异常等，累积肺间质。肺泡表面活性物质功能异常相关基因突变的发现对诊断及治疗肺间质病变有积极作用。

一、肺泡表面活性物质代谢

肺表面活性物质是由肺泡Ⅱ型上皮细胞合成的复杂的磷脂蛋白复合物，它的结构在不同种属间非常类似，包括70%~80%磷脂、10%蛋白质和约10%中性脂质，磷脂的主要成分是磷脂酰胆碱，其中二饱和酯酰卵磷脂占大约40%，是最重要的表面活性磷脂，此外还有其他的磷脂形式，如磷脂酰甘油、磷脂酰肌酐、磷脂酰乙醇胺、磷脂酰丝氨酸和鞘磷脂磷酸二酯酶等一些小分子磷脂和中性脂质。肺泡表面活性物质在成熟的Ⅱ型肺泡上皮细胞内合成，其主要活性成分磷脂酰胆碱在内质网合成，其中磷脂物质通过ATP结合盒转运蛋白A3（ATP binding cassette subfamily A member 3，ABCA3）转运，经某种机制转移到高尔基体，转化为板层小体（lamellar body，LB），表面活性蛋白B（surfactant protein B，SP-B）和表面活性蛋白C（surfactant protein C，SP-C）合成后通过多泡小体转运至LB，最后在LB内卵磷脂与表面活性蛋白结合成双分子层后以胞外分泌形式分泌到肺泡腔中，形成一定规律的管状结构分布于气-液交界面，维持肺泡形态的稳定。经胞吐转移到肺泡表面形成薄膜，降低肺泡气液界面的表面张力，维持肺的顺应性，保持肺泡上皮正常的通透性（图1-6-1）。肺泡内表面活性物质有2种形式，一种是具有生物活性的高密度脂蛋白的大聚合体，包括板层体、管髓体和多层脂囊；另一种是无生物活性的低密度脂蛋白的小聚合体，由代谢终产物单层脂囊构成。正常情况下，大聚合体和小聚合体有稳定的比例，处于动态平衡。肺泡表面活性物质的降解可通过两种方式，一是通过入胞作用被肺泡Ⅱ型上皮细胞重摄取，重新运送至板层体贮存以备再利用，也有研究认为表面活性物质被摄取后成为多囊泡体，部分囊泡体与初级溶酶体融合，降解为胆碱、脂肪酸等，然后进入内质网重新合成表面活性物质。二是被肺泡内巨噬细胞吞噬降解。肺泡表面活性物质代谢过程包括合成、加工处理、转运、分泌、降解和回收再利用及清除等环节。

目前发现的肺表面活性蛋白有4种，根据发现的顺序命名为表面活性蛋A（surfactant protein A，SP-A）、表面活性蛋白B（surfactant protein B，SP-B）、表面活性蛋白C（surfactant protein C，SP-C）和表面活性蛋白D（surfactant protein D，SP-D）。其中SP-A、SP-B、SP-D来源于肺泡Ⅱ型上皮细胞和支气管非纤毛上皮细胞，SP-C来源于肺泡Ⅱ型上皮细胞。大分子亲水SP（SP-A、SP-D）和小分子疏水性SP（SP-B、SP-C）。SP-B和SP-C在内质网中合成，通过高尔基体转运至多泡小体，随后多泡小体与板层小体融合，通过加工和包装成为具有活性的表面磷脂膜蛋白，其中SP-B结合在磷脂双层，可以使细胞膜破裂或融合，促进磷脂的吸附，在板层小体中对表面活性物质磷脂膜进行组织和包装，加速肺泡气-液界面上肺表面活性物质薄膜的形成。SP-C是疏水性多肽，主要成α螺旋，嵌在磷脂双层中，通过共价键与两个棕榈酰基结合，来维持肺泡表面活性物质的单层形态。研究表明，肺表面活性物质能降低肺泡表面张力，从而降低呼吸做功、防止呼气时肺泡萎陷，这种功能主要依赖于磷脂、中性脂质和表面蛋白B和C的相互作用。近来研究表明，SP-C在对病原体局部免疫反应（包括直接和间接）中有重要调节作用。成熟SP-C和脂多糖的直接作用表明SP-C参与肺部防御。SP-B缺乏可引起SP-C合成受阻。此外，发现 *SP-C* 基因敲除的小鼠和缺乏SP-C患间质性肺疾病的病人中有持续的炎症反应和进行性肺泡结构改变也印证了这一论点。

SP-A和SP-D在免疫调节中起重要作用。

SP-A 占 SP 总量的 50%,是钙离子依赖性糖结合蛋白,在肺泡中的结构是由 6 个三聚体组成的 18 个单位的花束状结构,其分子结构由 N- 端、胶原样区、颈区和糖基识别区 4 个区域组成,在颈区和糖基识别区间有脂质结合位点,可以同二棕榈酰磷脂酰胆碱等表面活性磷脂结合,起到维持表面活性物质结构的作用,并促进脂质重吸收,在一定条件下抑制肺泡Ⅱ型上皮细胞分泌表面活性物质。在 Ca^{2+} 存在下,SP-A 可与脂质结合并促进囊泡状脂质聚集,SP-A 的胶原样螺旋结构与其免疫防御功能相关。SP-D 大部分存在于肺泡液中,因其不能与磷脂酰胆碱结合,故其在表面活性中的意义不大,但在免疫调解中起主要作用。SP-D 能识别病原体如细菌、病毒、真菌表面的糖基结构并与之结合,也能与肺泡巨噬细胞以及嗜酸性细胞结合,共同调理吞噬作用。另外,在补体实验中,发现 SP-D 有抗氧化作用,在 SP-D 缺乏的大鼠体内,活性氧的危害明显增加。SP-D 同时具有调节免疫和抑制炎症的作用:SP-D 能与免疫系统的其他成分一起调节由感染原或过敏原引起的二级免疫反应,能够快速消除凋亡细胞,避免炎症反应的进一步发,SP-D 缺乏可增加内毒素血症时肺损伤。

肺泡表面活性物质代谢磷脂的转运受到磷脂转膜蛋白基因 *ABCA3* 的调节。ABCA3 蛋白是 ABC 转运子家族中 ABCA3 亚家族的成员,是水解 ATP 的跨膜转运蛋白,在肺泡Ⅱ型细胞中高度表达,定位于 LB 中,参与脂类运输。*ABCA3* 对于 LB 小体的形成以及磷脂(磷脂酰胆碱和磷脂酰甘油)向 LB 转运以及肺表面活性物质组装起到很重要的作用。

甲状腺转录因子 1(Thyroid transcription factor 1,TTF1)也被称为 *NKX2-1*,是转录因子同源盒基因家族的一个成员,对 *SP-A*,*SP-B* 和 *SP-C*,*ABCA3* 的表达起到调节作用。

肺泡表面活性物质通过巨噬细胞吞噬降解。粒细胞 - 巨噬细胞集落刺激因子(granulocyte-macrophage colony stimulating factor,GM-CSF)通过分布在巨噬细胞,中性粒细胞和 2 型肺泡上皮细胞的受体介导起作用。GM-CSF 受体由 α、β 链组成,分别由 *CSF2RA* 和 *CSF2RB* 基因编码。正常肺泡表面活性物质部分再吸收进入 2 型肺泡上皮细胞,部分被肺巨噬细胞所分解。GM-CSF 与其表面受体结合信号促使肺巨噬细胞成熟。成熟的肺巨噬细胞才能将肺泡表面活性物质的清除(图 1-6-1)。

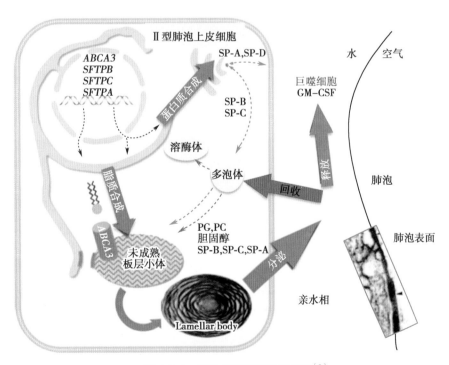

图 1-6-1 肺泡表面活性物质代谢[2]

二、肺泡表面活性物质功能障碍相关疾病

SP-B、*SP-C* 和 *ABCA3* 基因的突变导致其编码蛋白质异常,引起肺泡表面活性物质功能障碍,或者巨噬细胞功能异常,影响肺泡表面活性物质蛋白和脂质的分解和吸收,最终可引起间质性肺疾病。*TTF1/NKX2-1*,在 *SP-B*、*SP-C* 和 *ABCA3* 基因表达过程中起到非常重要的作用,该基因的缺失或完全丧失功能的突变也能导致严重的间质性肺疾病,因为影响了整个肺泡表面活性物质代谢的过程,所以临床表型往往非常严重,而且 *NKX2-1* 基因在甲状腺、中枢神经系统表达,患者也可能出现这些器官系统相关的症状[2]。SP-A 和 SP-D 主要发挥肺免疫防御作用。对家族性特发性肺间质纤维化的家系筛查发现候选基因定位于 *SP-A2*,也有 *SP-A1* 突变的家系报道。

肺泡表面活性物质代谢过程中任何一个环节出现问题均可引起合成肺表面蛋白前体 B、C(proSP-B、proSP-C)在Ⅱ型肺泡上皮细胞大量聚集,干扰从多泡小体到板层小体的运输,导致大量肺泡表面活性蛋白堆积,引起间质性肺疾病。先天性肺泡表面活性物质代谢异常相关疾病是由编码肺表面活性物质的基因或调节肺泡表面活性物质代谢相关基因突变造成的一类疾病。临床表现可为新生儿呼吸窘迫,也可表现为儿童期或成人间质性肺疾病。

三、遗传学特征

SP-C 基因位于人类 8 号染色体短臂上,有 6 个外显子和 5 个内含子,*SP-C* 突变引起的先天性肺泡表面活性物质代谢异常性疾病 2 型,属于常染色体显性遗传病。*SP-C* 基因突变导致 proSP-C 产生异常。proSP-C 含有四个结构域,分别为短 N 末端、跨膜区域、连接器和 BRICHOS 区域,分别与 proSP-C 复杂的翻译过程、转运以及分泌相关。p.Ile73Thr(或 c.218T > C)是 SP-C 最常见的突变位点,位于连接器,大约占已报道病例的 1/2。大多数其他已知的 *SP-C* 突变位于 ProSP-C 的 BRICHOS 区域,其功能之一防止 SP-C 的聚合,同时协助其插入细胞膜。突变导致产生错误折叠的 proSP-C,导致野生型 proSP-C 以显性负性机制降解,并且引起炎症和肺泡Ⅱ型上皮细胞凋亡。最终可导致间质性肺疾病。如基因突变发生在邻近 *SP-C* 基因的

BRICHOS 结构域部位,含 *SP-C* 突变体的多囊小泡或被转运至细胞膜进而融合、释放出的 *SP-C* 突变体会抑制细胞膜的再吸收循环功能,或经高尔基体转运至细胞内包涵体后被逐渐降解,这种突变不会影响 BRICHOS 结构域,这时,SP-C 的合成仅轻度减少,肺组织损伤相对较轻。

SP-B 基因位于 2 号染色体上,包括 11 个外显子和 10 个内含子。*SP-B* 基因突变导致成熟 SP-B 蛋白完全缺失,可引起致命性新生儿呼吸窘迫综合征,以常染色体隐性方式遗传。另外 *SP-B* 基因多态性与早产儿呼吸窘迫综合征密切相关。由于 *SP-B* 缺陷导致 proSP-C 的不完全加工,影响成熟 SP-C 蛋白的生成,可以进一步增强 SP-B 缺乏症的表面活性物质功能缺失,使肺泡表面活性物质的功能丧失,所以 *SP-B* 基因突变病例的临床表型严重。*SP-B* 最常见的突变是第 4 号外显子上的移码突变(121ins2),迄今发现大约有 40 种突变位点,其中 121ins2 占 70% 左右。121ins2 可出现提前终止密码子,导致翻译终止,或出现不稳定的转录物。其他突变位点可能与 *SP-B* 部分功能缺陷有关,表现为慢性间质性肺疾病。

ABCA3 为 ATP 结合蛋白亚家族成员 3,*ABCA3* 基因位于 16p13.3,含有 33 个外显子。ATP-结合结构域编码在外显子 14-17(核苷酸结合结构域 1,NBD1)和外显子 27-30(NBD2)中。ABCA3 由 1 704 个氨基酸的多肽组成,具有两个同源重复序列,每个重复序列包含六个推定的跨膜螺旋和一个 ATP 结合盒基序。*ABCA3* 基因突变导致 ABCA3 蛋白功能缺失或部分失活,异常的 ABCA3 蛋白通过影响板层小体的正常结构形态,而影响磷脂转运、肺泡表面活性物质的分泌合成。该病以常染色体隐性方式遗传。根据 ABCA3 蛋白功能异常引起 ATP 酶活性改变,或脂质转运受损,突变可以分为 2 类,细胞内定位异常,如 L101P、L982P、L153P、Q1591P 突变;或为细胞定位正常,但 ATP 水解活性异常,如 E292V、R295C、N568D、T1114M、R288K、R1474W、G1221S、L1580P 和 E690K 突变。2004 年,*ABCA3* 突变在一组足月儿生后不久出现呼吸窘迫的患儿中首次报道[3]。目前文献有超过 200 种不同的突变,E292V(c.875A>T)、p.R28K(c.863G>A)和 p.R1474W(c.420C>T)是常见的引起儿童 ILD 的突变[4],但突变热点可能与不同人种、人群分布而不同。ABCA3 功能缺失具有多种效应。在表达含 *ABCA3* 突变的培养细胞中,观察

到磷脂摄取受损。在 ABCA3 突变患者的中,也观察到成熟 SP-C 的数量减少和 proSP-B 至 SP-B 的加工过程改变。ABCA3 突变基因型决定临床表型的严重程度[4]。当患儿为纯合无义突变时,出生时出现呼吸衰竭,导致患儿在 1 岁前死亡,若两个等位基因均为其他突变类型,如错义突变,病情相对较轻,起病年龄在 1 岁以后。但是,亦有报道 ABCA3 基因型相同的兄弟姐妹临床表型不同。研究发现,ABCA3 突变位点 p.Glu292Val 在较大年龄儿童间质性肺疾病中相对多发,与其他突变类型相比其脂类转运能力受损的程度轻。但是也有文章表明这一突变类型也可表现为婴儿呼吸窘迫综合征。ABCA3 基因突变和 SP-C 缺陷同时存在时,病情往往非常严重。

SP-A 与 SP-D 参与肺泡免疫防御、调节肺内细胞免疫。SP-A 基因位于 10 号染色体上,由两个功能基因组成,即 SP-A1、SP-A2 和假基因(SP-A3)。SP-A1 和 SP-A2 基因含有 4 个外显子,长约4.6kb。迄今为止,研究发现 SP-A2 基因杂合突变和家族性肺纤维化有关。利用单核苷酸多态性在一大家族的肺纤维化个体进行超过 6 000 标记面板全基因组连锁分析。分析确定染色体 10q22为受累部位。位于这一染色体区域的编码表面活性蛋白 A1,A2,和 D 的基因,被确定为候选基因。测序鉴定这些基因的错义突变预测表面活性蛋白 A2 的 G231V 突变[5]。随后在家族性特发性肺纤维化家系中发现 SP-A2 第二种错义的突变(F198V)[6]。也有报道间质性肺疾病家系中存在SP-A1 突变,其肺间质病变的表型各不相同,也包括一例婴儿期起病的间质性肺疾病患儿。

GM-CSF 受体的基因突变破坏肺泡巨噬细胞的功能,从而导致肺肺泡蛋白沉积症。GM-CSF受体由 α、β 2 条链组成,通过激活 JAK/STAT5信号转导途径增强巨噬细胞的分化与功能,GM-CSF 受体缺陷会影响到巨噬细胞的分化与功能,导致表面活性物质降解障碍,从而导致表面活性物质脂质和蛋白在肺内沉积,表现为肺泡蛋白沉积症。有报道 1 例先天性肺泡蛋白沉积症的患儿,存在来自母源的大片段缺失其包含 CSF2RA基因,父源 CSF2RA 基因点突变(g196r),致 α 链相对分子质量降低,糖基化异常,致使与 GM-CSF结合降低和 STAT5 活化受损[7]。其他对先天性肺泡蛋白沉积症基因诊断研究报道了 CSF2RA 纯合的缺失、错义、无义及移码突变[7]。CSF2RB 突变在儿童报道较少。

TTF1/NKX2-1 是转录因子同源盒基因家族的一个成员,该基因位于 14 号染色体长臂(14q13.3),由 3 个外显子和 2 个内含子组成。自 1998 年首次报道了 NKX2-1 功能障碍引起的肺部疾病[8]。迄今为止,已经描述了超过 50 种突变。遗传模式是常染色体显性,大约一半的突变是新生突变。可因外显率不全而表现出不同严重程度[9]。NKX2-1 单倍剂量不足其功能只有正常水平的50%,不足以维持细胞正常的生理功能。

四、病理表现及超微结构

不同肺泡表面活性物质代谢基因缺陷引起的病理学改变可能相同。利用肺组织病理学特点不能将遗传学病因加以区别。常见的特征性表现包括:间质增宽、肺泡腔内存在泡沫状肺泡巨噬细胞、肺泡 II 型上皮细胞增生、肺泡腔内可能存在大量的蛋白。先天性肺泡蛋白沉积症是 SP-B 缺陷的主要病理类型。其肺泡内 PAS 染色阳性嗜酸性物质沉积、上皮细胞脱屑、含板状小体的肺泡巨噬细胞增大,大量的 SP-A 聚集。SP-C 缺陷的病理类型变异度非常大,常与发病年龄和疾病严重程度有关,可见到大量的慢性肺组织重塑、间质纤维化和慢性炎症,可表现为内生性脂质肺炎,可出现泡沫细胞聚集,胆固醇结晶和异物巨大细胞;在大年龄患儿或成人,则多表现为非特异性间质性肺炎、普通型间质性肺炎、脱屑性肺炎,部分病例可出现肺泡蛋白沉积症。一项对肺活检标本多中心回顾性研究显示,2 岁以下 SP-C 突变的儿童中,最常见的病理类型是婴儿慢性肺炎。

ABCA3 突变的组织学可表现为不同的类型,包括肺泡蛋白沉积症(pulmonary alveolar proteinosis,PAP)脱屑性间质性肺炎(desquamative pneumonia,DIP),非特异性间质性肺炎(non-specific interstitial pneumonia,NSIP)以及婴儿慢性肺炎。电镜下可见板层小体中有圆形电子致密物,或板层小体体积变小,数量减少或缺乏。在新生儿 ABCA3 突变与 SP-B 突变相似。DIP 是ABCA3 突变引起年长儿 ILD 的常见病理类型[10]。

TTF-1 在甲状腺、脑和肺表达,肺病理学表现包括肺泡化缺陷、间隔纤维化、肺囊肿,光镜下可见大量板层小体。

GM-CSF 受体 α 链基因 CSF2RA 和 β 链基因 CSF2RB 突变引起病理表现为 PAP。

(姚 瑶 刘秀云)

参考文献

1. Nogee LM，Trapnell BC.Lung Diseases Associated With Disruption of Pulmonary Surfactant Homeostasis//Kendig's Disorders of the Respiratory Tract in Children，Philadelphia，WB Saunders，9ed，2019，836-849.

2. Whitsett JA，Wert SE，Weaver TE.Diseases of pulmonary surfactant homeostasis.Annu Rev Pathol，2015，10：371-393.

3. Wambach JA，Yang P，Wegner DJ，et al.Functional characterization of ABCA3 mutations from infants with respiratory distress syndrome.Am J Respir Cell Mol Biol，2016，55（5）：716-721.

4. Kroner C，Wittmann T，Reu S，et al.Lung disease caused by ABCA3 mutations.Thorax，2017，72（3）：213-220.

5. Moorsel CHMV，Liesbeth TK，Oosterhout MFMV，et al.SFTPA2 Mutations in Familial and Sporadic Idiopathic Interstitial Pneumonia.AmJ Respir CritCare Med，2015，192（10）：1249-1252.

6. Nathan N，Giraud V，Picard C，et al.Germline SFTPA1 mutation in familial idiopathic interstitial pneumonia and lung cancer.Hum Mol Genet，2016，25（8）：1457-1467.

7. Suzuki T，Trapnell BC.Pulmonary Alveolar Proteinosis Syndrome.Clin Chest Med，2016，37（3）：431-440.

8. Nattes E，Lejeune S，Carsin A，et al.Heterogeneity of lung disease associated with NK-2 homeobox 1 mutations.Respir Med，2017，129：16-23.

9. Fan LL，Dishop MK，Galambos C，et al.Children's Interstitial and Diffuse Lung Disease Research Network（chILDRN）.Diffuse Lung Disease in Biopsied Children 2 to 18 Years of Age.Application of the chILD Classification Scheme.Ann Am Thorac Soc，2015，12（10）：1498-1505.

10. Attarian SJ，Leibel SL，Yang P，et al.Mutations in the thyroid transcription factor gene NKX2-1 result in decreased expression of SFTPB and SFTPC.Pediatr Res，2018，84（3）：419-425.

第七节　呼吸系统疾病与基因的关系

一、呼吸系统疾病的遗传学研究概况

从遗传的角度上，呼吸系统疾病既包含了由多种遗传基因变异和环境因素共同参与及相互作用引起的多基因病，也包含了由单个遗传基因突变引起的单基因病。单基因病在遗传病中所占病种最多，累积范围最广。单基因病又被称为孟德尔遗传病，是由明确的单个基因突变而出现的临床表现和体征，突变可以发生在一对同源染色体的其中一条染色体上，也可以发生在两条染色体上，实际上就是由一对等位基因所控制。呼吸系统单基因病，如囊性纤维化（cystic Fibrosis，CF）、α1-抗胰蛋白酶缺乏症等，依照"孟德尔式"遗传方式，将隐性或显性基因形式的遗传代代相传。呼吸系统单基因病的研究方面，基因连锁分析联合克隆定位出囊性纤维化的致病基因；随着分子生物学技术的进步，通过全外显子测序，发现更多的原发纤毛运动障碍的致病基因。呼吸系统多基因病，如哮喘、支气管肺发育不良等，基因和环境都在疾病易感性中起主要作用，研究的热点在于寻找易感基因，其作为生物标记能够对疾病进行风险评估、早期诊断、病情监控以及个性化用药。呼吸系统疾病是从自限性的呼吸道感染到哮喘，再到支气管扩张、间质性肺疾病等一系列疾病，其病种复杂多样，但是就诊时临床表现却缺乏特异性，因此临床医师对呼吸系统遗传性疾病关注较少。在儿童疾病诊断中，尤其是针对少见病和疑难病，遗传因素至关重要。近年来随着精准医学的发展和基因测序技术的更新，遗传病诊断水平日益提高，疾病的基因学研究得到了飞速发展。疾病致病基因和基因易感性可作为疾病筛查、个性化用药的检测基础。

二、呼吸系统单基因病

呼吸系统单基因病目前可以简单分类为：①原发于肺的单基因病，其中又可根据部位分为：气道性疾病，如囊性纤维化、原发纤毛运动障碍等；肺间实质性疾病，如先天性肺泡表面活性物质代谢障碍、α1抗胰蛋白酶缺乏、家族性肺纤维化、肺间质糖原累积症等；肺血管及淋巴管相关疾病，如先天性肺血管病变如遗传性毛细血管扩张症、肺泡毛细血管发育不良、先天性淋巴管扩张症、淋巴管肌瘤病等；②累及呼吸系统而出现相应表型的综合征或全身系统疾病，如马方综合征、神经肌肉病、原发免疫缺陷病、甲基丙二酸血症联合同型半胱氨酸血症等[1]。本章节将对上述部分疾病进行概况。

1. 囊性纤维化（cystic fibrosis，CF） CF是一种常染色体隐性遗传疾病，由第7号染色体上的囊性纤维化跨膜传导调节因子（CFTR）基因突变引起。CFTR蛋白是调节气道上皮细胞以及胰腺，肝脏，肠道和皮肤中氯离子转运的离子通道。CF在高加索人种的发生率最高，亚洲人群少见，但随着分子诊断水平的逐步提高，越来越多的亚洲人种病例被报道。到目前为止，已经在CFTR中发现了超过2 000个与CF有关的突变，在欧美国家，ΔF508是最常见的突变类型。CF的临床表现为胰功能不全、肺部反复感染、不孕不育等。CF的诊断在其治疗、预后中有至关重要的作用，及时的诊断可以使CF患者在脏器没有发生严重损伤前就可以得到良好的治疗，其诊断主要依赖于临床证据，并且通过两个等位基因中的CFTR突变所证实。基因检测对临床表现不典型的病例起到了良好的诊断作用。CF的基因治疗是CFTR调节剂和增效剂，旨在通过修饰CFTR蛋白的功能来纠正导致CFTR基因缺陷的药物。由于CFTR调节剂的治疗效果基于个体蛋白质缺陷，第一个上市的CF基因治疗药物是2012年1月获得美国食品和药物管理局批准使用的Ivacaftor，其针对CFTR的G551D突变位点，以改善肺功能并减少呼吸道症状，而对ΔF508无效，随后被发现的Lumacaftor是一种小分子调节剂，可用于ΔF508突变。目前CF的基因治疗药物Ivacaftor与Lumacaftor联合可以显著提高CF的治疗作用。在未来CF基因治疗是要以个人的特定等位基因为基础，实现有针对性的精准治疗，而不是单纯针对某一个位点的突变。

2. 原发性纤毛运动障碍（primary ciliary dyskinesia，PCD） PCD是一种遗传性异质性常染色体隐性遗传疾病，由纤毛不同部位的功能丧失引起，这些纤毛排列在气道黏膜的上皮细胞上，并负责清除分泌物和异物。患有PCD的患者经常发生上下呼吸道感染，常导致支气管扩张，气道异常扩大。基因检测在该病的诊断中起着重要作用。目前报道有31个基因与PCD相关，其中最常见的是DNAH5，DNAI1，DNAAF1，CCDC39，CCDC40，DNAH11和LRRC6[2]。

3. α1-抗胰蛋白酶缺乏症（α1-antitrypsin deficiency） α1-抗胰蛋白酶是蛋白酶抑制剂，主要在肝脏中产生，其保护肺免受中性粒细胞弹性蛋白酶的蛋白水解损伤。α1-抗胰蛋白酶缺乏症是一种常染色体隐性遗传疾病，由SERPINA1基因突变引起，使异常的α1-抗胰蛋白酶在肝脏过度合成，血清中正常α1-抗胰蛋白酶的水平非常低，最严重的突变类型为"Z"突变（Glu342Lys）纯合子的患者。由于蛋白酶-抗蛋白酶失衡造成肺泡隔膜破坏，最终导致严重的早发性肺气肿。α1-抗胰蛋白酶缺乏肺部表型最常见的是呼吸急促，另外其他症状包括慢性咳嗽、喘息以及反复呼吸道感染。肺部影像学表现为肺气肿。α1-抗胰蛋白酶缺乏症在北欧等国家的白种人高发，亚洲关注少。α1-抗胰蛋白酶缺乏症与COPD、肺气肿的发生密切相关，有1%~2%的COPD患者存在α1-抗胰蛋白酶缺乏症[3]。

4. 先天性肺泡蛋白沉积症（congenital alveolar proteinosis，CAP） CAP是一组以肺泡和终末呼吸细支气管填充大量的磷脂、蛋白质样物质为特征的先天性疾病，肺组织活检可见过碘酸希夫染色（periodic acid-Schiff stain，PAS）阳性。该病的临床表现异质性大，患者可出现呼吸窘迫，呼吸短促，或无症状。胸部CT常显示间实质浸润。先天性肺泡蛋白沉积症有五种亚型。肺表面活性物质代谢功能障碍1型（pulmonary surfactant metabolism dysfunction-1，SMDP1）以常染色体隐性方式遗传，并且由染色体2p12-p11.2上的表面活性蛋白B基因（SFTPB）突变引起，患有SFTPB突变的患儿往往有严重的病程，在出生后仅仅能存活几个月。SMDP2是一种常染色体显性疾病，由位于染色体8p21.3上的表面活性蛋白C基因（SFTPC）突变引起的。SFTPC突变引起的临床表型特征异质性大，可从新生儿的严重呼吸窘迫综合征到成人特发性肺纤维化。SMDP3属于常染色体隐性方式遗传，由ATP结合盒，亚家族A，成员3（ABCA3）突变引起。SMDP4和SMDP5分别是由于在染色体Xp22.32和22q12.3上的集落刺激因子2受体α（CSF2RA）基因突变和粒细胞-巨噬细胞集落刺激因子2受体β（CSF2RB）基因突变导致肺泡巨噬细胞发育受损，巨噬细胞无法正常分解表面活性物质引起的疾病。其中SMDP4是一种X连锁隐性疾病。SMDP5以常染色体隐性方式遗传。

5. 其他呼吸系统单基因疾病 包括全身系

统性疾病或综合征累及肺部。同型半胱氨酸血症、甲基丙二酸血症等引起的肺血管炎症，临床中可见肺动脉高压、肺间质病变。甲基丙二酸血症联合同型半胱氨酸血症是一组常染色体隐性，或X连锁的遗传病，引起多系统受累，可导致肺动脉高压和肺血栓栓塞，弥漫性肺疾病[4]，其分子机制是由甲基钴胺素（methylcobalamine，MeCbl）合成途径中不同的基因突变引起的，包括 *MMADHC*，*LMBRD1*，*ABCD4* 和 *HCFC1* 等 Loeys-Dietz 综合征、马方综合征、Ehler-Danlos 综合征、Birt-Hogg-Dube 综合征等引起结缔组织发育异常表现为气胸、肺大疱以及肺气肿等。Hermansky-Pudlak 综合征患者可存在肺间质病变。另外以肺部感染为早期常见表现的原发免疫缺陷病（primary immunodeficiency disease，PID）在呼吸系统单基因病中也占很大比例，相对常见的 PID 如慢性肉芽肿病的 *CYBB* 基因的突变使个体出现反复呼吸道感染、肺部严重感染等（详见相关章节）。原发免疫缺陷病的疾病谱广泛，推测达数千种，未知致病基因众多，随着全外显子测序的应用，将会有越来越多的候选基因被挖掘出来。

三、呼吸系统单基因病的遗传特点

1. **临床异质性** 临床异质性是指同一个基因突变可以导致临床表型的不同。例如，肺泡表面活性物质代谢异常中 *SFTPC* 基因突变引起的相关临床表现多样，如婴儿肺泡蛋白沉积症、细胞性间质性肺炎、小细胞肺癌等。*SFTPC* 的作用机制尚不完全明确，临床表型复杂，不断有新发表型被报道。单基因病临床表型的多样性示可能存在其他机制，如基因修饰、环境影响或是甲基化等。基因型和临床表型的关系越固定，单基因病的诊断越简单，临床医生需要累积临床表型的特点，为能更好地开展分子诊断奠定基础。

2. **基因异质性** 病例的临床表型相似，可由不同基因突变引起，且遗传方式不同，这被称为基因异质性。例如，常染色体隐性遗传疾病 PCD，目前报道有 31 个基因可能与之相关。基因检测在该病的诊断中起着重要作用。随着高通量测序技术的发展，可以进一步挖掘潜在新发致病基因，提高了单基因病的诊断水平，为进行疾病的遗传性研究奠定基础。

3. **基因突变的异质性** 基因突变的异质性表现为不同类型的基因突变与临床表型多样性

有相关性。例如肺泡表面活性物质代谢异常中 *ABCA3* 基因不同突变类型可引起不同临床表型，纯合无义突变时，患者临床表型重，常于出生后夭折，若两个等位基因均为其他突变类型时病情相对较轻，起病年龄在 1 岁以后[5]。另外 X 连锁慢性肉芽肿，大约有 60% 的患儿由 *CYBB* 基因突变所致，不足 1% 的患者可由 X 染色体连续缺失所致，该类患儿的临床表型相对重，同时伴有 Kx 抗原缺失所致的棘状红细胞增多、Duchenne 型肌营养不良、色素视网膜炎等[6]。

四、呼吸系统多基因病

呼吸系统疾病复杂多变，与多基因遗传有关的呼吸系统疾病的数量则更多。此处以哮喘和支气管肺发育不良为例。

1. **哮喘** 哮喘是一种临床综合征，其病理生理学特征复杂，是由多种炎症细胞、细胞因子参与形成气道高反应性和慢性气道炎症的过程，涉及基因众多。利用候选基因和全基因组关联分析发现许多基因与哮喘或哮喘相关的特征如过敏和血清中 IgE 升高有关联。其中部分基因参与固有免疫反应过程中的各种环节，包括模式识别受体，免疫调节细胞因子和涉及抗原呈递的分子等；也可以是 Th2 细胞分化和效应功能的关键因素，如 *IL13*，*IL10*，*IL4R*，*STAT6*，*FCER1A* 和 *HLA-DRB1* 等。利用连锁分析发现了几个在气道上皮细胞和/或平滑肌细胞中表达的哮喘易感基因，这些基因的功能可能与维持上皮屏障的完整性有关，如 *ADAM33*，*DPP10* 等。关于哮喘的首次全基因组关联研究显示在位于染色体 17q21 的 *ORMDL3* 和 *GSDMB* 与儿童期哮喘密切相关[7]。

哮喘的临床表型因个体化差异而不同，从临床表现上，大部分患者发作期时会出现呼吸困难、咳嗽和/或喘息，但也有患者没有症状，或者可能存在慢性呼吸困难，或表现为轻度至中度劳累，亦可能仅仅发生夜间觉醒；从肺功能上，部分哮喘患者肺功能检测正常；另外部分哮喘患儿对常规治疗效果欠佳，成为难治性哮喘，上述这些可能都存在遗传因素，哮喘的遗传学研究至关重要，为其个体化管理奠定基础，寻找相关基因最为生物标志，可以检测病情变化，预测发作并指导用药。在药物遗传学方面，对糖皮质激素疗效的判定，目前已经鉴定出部分基因的多个单核苷酸多态性对吸入糖皮质激素的临床反应，如 *TBX21*、*FCER2*、

CRHR1 以及 *GLCCI1* 等数个基因直接或间接影响哮喘发生的炎症机制通路[8]。

2. 支气管肺发育不良(bronchopulmonary dysplasia,BPD) BPD 是在遗传易感性的基础上,由于外界因素,如氧疗、炎症反应等对发育不成熟的肺造成损伤,损伤后的肺异常修复,最终导致肺结构和功能异常。目前研究认为遗传易感性在支气管肺发育不良扮演重要的角色。易感基因是支气管肺发育不良的研究热点。研究 BPD 相关的遗传畸变的研究方法,包括候选基因研究,全基因组关联研究,外显子组测序,整合组学分析和通路分析等。针对双胞胎的研究显示遗传因素对 BPD 具有较强的影响;候选基因研究确定了许多潜在参与 BPD 形成的基因,如表面活性蛋白 B 基因(*SFTPB*),编码血管内皮生长因子(VEGF),肌营养不良蛋白聚糖(dystroglycan),基质金属蛋白酶(MMPs),巨噬细胞迁移抑制因子(MIF),白介素,肿瘤坏死因子(TNF)以及 Toll 样受体(TLR)等,但每个基因的病因学贡献并不大。目前没有报道拷贝数变异(copy number variation,CNV)与 BPD 有显著相关。目前研究报道,通过外显子组测序技术新发现的 BPD 相关基因与肺发育相关。

3. 呼吸系统感染性疾病与基因 遗传因素可能增加呼吸道感染的风险,包括急性支气管炎和肺炎。模式识别受体遗传多态性可增加特定微生物感染的风险,以及引起微生物感染严重程度的不同[9]。识别鞭毛蛋白的 Toll 样受体 5(Toll-like receptor 5,TLR5)的缺陷增加了军团菌感染。凝集素补体途径中基因的多态性增加了 CF 患者早期出现铜绿假单胞菌定植的风险。

五、呼吸系统疾病分子诊断的现状及展望

呼吸系统疾病的临床表型不特异,容易忽略对呼吸系统遗传性疾病的诊断。然而在临床中我们发现有不少遗传病以肺部疾病起病或是存在呼吸系统症状,呼吸科常作为首诊科室,因此对呼吸系统疾病进行分子诊断势在必行。基因检测在呼吸系统疾病中的应用包括筛查、诊断、预后判断以及药物优化等,如新生儿 CF 筛查、PCD 等呼吸系统疑难少见病的诊断,哮喘的用药指导等。近几年随着基因检测技术的发展,全外显子测序的广泛应用,呼吸系统疑难少见病的诊断水平明显提高,更多的新致病基因被发现,为研究呼吸系统疾

病的机制奠定基础,同时也揭示了新的治疗靶点。

要获取准确、优质的分子诊断结果需要基于基因型与表型的关联研究分析。分子诊断要基于临床表型的挖掘,但是表型表述不统一,临床水平层次差异,以及表型本身的特点包括异质性、时间渐进性、表型重叠性等,导致临床表型较难有客观的描述。需要在临床中积极开展表型标准化研究项目。另外,分子诊断需要一个医疗团队的共同力量,包括临床医生、临床遗传专家、生物信息人士等,要建立专业的临床分子诊断医疗团队。临床医师作为始动因子,而临床遗传专家需要贯穿整个诊断过程。

六、基因治疗

过去的三十年,基因治疗一直被用做创新工具。从理论上讲,它通过使用正常基因表达替代突变基因的功能障碍对单基因疾病的治疗带来显著影响。1990 年,美国食品和药物管理局批准了世界上第一例基因疗法的临床试验,是治疗一名因腺苷脱氨酶缺陷导致严重联合免疫缺陷病的 4 岁女孩。但是近 10 年来基因治疗发展缓慢,直到细胞分子生物学的迅速发展,基因治疗终于迎来了曙光。在 2017 年,更多的基因治疗临床试验开展起来,美国 FDA 首次批准了针对血液病的 CAR-T 细胞免疫法和眼科遗传病的疗法 Luxtuma[10]。基因载体、基因编辑在基因治疗过程中发挥着关键作用。基因载体可分为病毒载体和非病毒载体,目前最有临床前景的病毒载体是反转录病毒(retrovirus)和腺相关病毒(AAV),AAV 介导的基因治疗研究在全世界最广泛。但是由于很多人携带了针对病毒的免疫记忆细胞,就可能出现相关免疫反应,因此开发非病毒载体的基因治疗意义重大。麻省理工学院(MIT)的科学家开发出了一种非病毒运输 Cas9 的载体:纳米颗粒[11]。基因编辑可以精确地修改基因组,有助于了解单基因疾病的发病机制,探索基因功能,从而实现基因治疗。基因编辑包括锌指核酸酶(ZFN),转录激活物样效应核酸酶(TALEN)和聚簇调节间隔短回文重复相关的 RNA 引导 Cas9(CRISPR-Cas9)核酸酶主要用于 CF、Duchenne 型肌营养不良,以及某些 PID 的基因治疗已在临床试验或动物模型中成功实施。在未来,更多的基因治疗将从实验室走向临床。

(姚 瑶 申昆玲)

参考文献

1. 申昆玲,姚瑶.关注儿童呼吸系统单基因病.中华实用儿科临床杂志,2018,33(4):247-249.

2. Takeuchi K,Kitano M,Ishinaga H,et al.Recent advances in primary ciliary dyskinesia.Auris Nasus Larynx,2016,43(3):229-236.

3. Lomas DA,Hurst JR,Gooptu B.Update on alpha-1 antitrypsin deficiency:New therapies.J Hepatol,2016,65(2):413-424.

4. Jinrong Liu,Yun Peng,Nan Zhou,et al.Combined methylmalonic acidemia and homocysteinemia presenting predominantly with late-onset diffuse lung disease:a case series of four patients.Orphanet J Rare Dis,2017,12(1):58.

5. Kroner C,Wittmann T,Reu S,et al.Lung disease caused by ABCA3 mutations.Thorax,2017,72(3):213-220.

6. 贺建新,郭雅洁,冯雪莉.X 染色体连续缺失致慢性肉芽肿病和 Mcleod 综合征 2 例报告并文献复习.临床儿科杂志,2016,34(8):614-617.

7. Duong-Thi-Ly H,Nguyen-Thi-Thu H,Nguyen-Hoang L.Effects of genetic factors to inhaled corticosteroid response in children with asthma:a literature review.J Int Med Res,2017,45(6):1818-1830.

8. Keskin O,Uluca Ü,Birben E.Genetic associations of the response to inhaled corticosteroids in children during an asthma exacerbation.Pediatr Allergy Immunol,2016,27(5):507-513.

9. Alvarez AE,Marson FAL,Bertuzzo CS,et al.Association between single nucleotide polymorphisms in TLR4,TLR2,TLR9,VDR,NOS2 and CCL5 genes with acute viral bronchiolitis.Gene,2018,645:7-17.

10. Dunbar CE,High KA,Joung JK,et al.Gene therapy comes of age.Science,2018,12:359(6372).

11. Yin H,Song CQ,Suresh S,et al.Structure-guided chemical modification of guide RNA enables potent non-viral in vivo genome editing.Nat Biotechnol,2017,35(12):1179-1187.

第二章

小儿呼吸系统疾病诊断措施

第一节　呼吸系统疾病常见症状的鉴别诊断

呼吸系统疾病是儿童最常见的疾病,掌握呼吸系统常见的各种症状与体征的发生机制、临床表现特点和鉴别方法,对疾病的诊断和鉴别诊断至关重要。

一、咳嗽

咳嗽是机体将呼吸道内的分泌物或异物排出体外的一种保护性生理反射,也是呼吸系统疾病最常见的症状之一。

【发生机制】

当呼吸道黏膜受到刺激(包括物理性、炎症性、心因性刺激)时,其神经冲动通过迷走神经、舌咽神经以及三叉神经感觉纤维传入至延髓咳嗽中心,然后再通过舌下神经、膈神经和脊髓神经的传出神经,将信息传到声门、膈肌和其他呼吸肌,引起咳嗽动作。另外大脑皮层也能影响咳嗽的发生,人们可以随意产生和控制咳嗽。

【鉴别诊断】

引起咳嗽的原因很多,咳嗽的性质、伴随症状、咳嗽时间的长短等对鉴别诊断均有很重要的意义。根据咳嗽发生的机制,引起咳嗽的病因可分为气道疾病、肺实质和胸膜疾病以及其他系统疾病或全身性疾病累及肺脏。

(一)鉴别诊断需注意的问题

1. 咳嗽的性质　根据咳嗽是否有痰分为干咳(或刺激性咳嗽)和有痰的咳嗽两类。

干咳常常是上、下呼吸道感染最初的表现。

吸入刺激性的气体或异物亦可引起持续性的干咳;气管或支气管外的压迫也可引起刺激性的干咳。临床上常见的原因有咽喉炎、急性支气管炎早期、咳嗽变异性哮喘、鼻窦炎等引起的上气道咳嗽综合征(鼻后滴漏综合征)、纵隔肿物、肺结核、胸膜炎、各种原因所致的肺纤维化,有些药物如血管紧张素转换酶抑制剂、胃食管反流也可引起干咳。另外,心因性咳嗽常常表现为干咳,是因为患者精神紧张而引起的反复咳嗽,在注意力分散或紧张解除后咳嗽可以明显减轻或消失。

伴有痰液的咳嗽也称为湿性咳嗽。在诊断时应注意痰液的性状和痰量的多少。黏液脓性痰常常是气管、支气管和肺部感染的标志[1,2]。铁锈色痰见于肺炎链球菌肺炎;砖红色胶冻样痰见于肺炎克雷伯菌感染;带有臭味的脓性痰常常是厌氧菌感染。在支气管扩张、肺脓肿时痰液较多,留置后可出现分层,上层为泡沫,中层为半透明的黏液,下层为坏死性物质。咳大量粉红色泡沫痰见于急性左心衰竭。总之,一般黏液性痰对诊断帮助不大,任何原因所致的长期支气管刺激都可以产生黏液性痰。但如果痰液转为脓性或颜色发生改变,则提示继发了细菌感染。

2. 咳嗽的时间与规律　根据咳嗽持续的时间可分为急性咳嗽和慢性咳嗽。急性咳嗽持续时间少于 4 周。多见于上呼吸道感染、急性气管和/或支气管炎、异物吸入、哮喘、肺炎等。气管、支气管旁肿大淋巴结或肿物的突然破溃或刺激亦可引起突然的咳嗽。慢性咳嗽可见于慢性咽喉炎、慢性支气管炎、支气管扩张、肺结核、间质性肺疾病、咳嗽变异性哮喘、上气道咳嗽综合征和胃食管反流性疾病等。

成人慢性咳嗽的定义为咳嗽持续 8 周以上，儿童一般慢性咳嗽定义为咳嗽持续大于 4 周[3,4]。要注意了解咳嗽是否有规律性，是持续性、间歇性还是阵发性；咳嗽出现的时间是晨起还是夜晚，与体位是否有关；是否有发作的诱因等。间歇性咳嗽，晨起咳痰加剧见于慢性支气管炎、支气管扩张、慢性肺脓肿、空洞性肺结核等。咳嗽变异性哮喘、肺淤血、上气道咳嗽综合征、胃食管反流常在夜间平卧时发生或加剧。接触冷空气或运动时出现咳嗽往往提示哮喘。阵发性干咳常见于刺激性气体或异物的吸入、支气管哮喘或气管、支气管被肿瘤或淋巴结压迫。

3. **咳嗽的音色**　主要是指咳嗽的声音。阵发性痉挛性咳嗽多见于支气管哮喘、百日咳、异物吸入、支气管内膜结核等。犬吠样咳嗽多见于喉头疾患、声带肿胀、气管异物。带金属样音调咳嗽多是气管、纵隔肿瘤或气管受压所致。嘶哑性咳嗽多见于声带炎症或纵隔肿瘤压迫喉返神经所致声带麻痹。短促的轻咳或咳而不爽者多见于胸膜炎、胸腹部创伤或术后。

4. **咳嗽伴随症状**　咳嗽时伴有其他症状具有重要鉴别诊断意义。咳嗽伴有发热常提示呼吸道或肺部有感染；咳嗽伴有胸痛说明呼吸道或肺部病变累及胸膜；咳嗽伴有呼吸困难多见于喉水肿、喉肿瘤、支气管哮喘、重症肺炎、肺结核、大量胸腔积液、气胸、肺淤血、肺水肿、气管及支气管异物等。咳嗽伴有咯血可见于肺结核、支气管扩张、弥漫性肺泡出血综合征、肺栓塞、先天性肺血管畸形等。支气管哮喘、喘息性支气管炎、异物时咳嗽可伴有哮鸣音。长期慢性呼吸系疾患引起的咳嗽造成慢性缺氧，临床上可见杵状指（趾）。

（二）常见疾病的鉴别诊断

1. **感染性疾病**　是儿科咳嗽最常见的原因，其病原体可为细菌和病毒，其他可有支原体、衣原体、真菌及寄生虫等。

（1）上呼吸道疾病：常见鼻炎或鼻窦炎、扁桃体炎、急慢性咽炎、急慢性喉炎、急性会厌炎、喉结核等。

（2）气管、支气管疾病：急性及慢性支气管炎、支气管内膜结核、支气管扩张症等。

（3）肺和胸膜疾病：常见各种感染所致肺炎；先天畸形合并感染，如先天性肺囊肿、隔离肺合并感染；肺真菌病、肺脓肿、肺结核、胸膜炎等。

（4）传染病、寄生虫病：儿童是易感人群，应注意鉴别各种传染病引起的咳嗽，如百日咳、白喉、麻疹、流感等。对于来自疫区的患者应想到肺部的寄生虫病，如肺吸虫病、肺棘球蚴病、肺阿米巴病等。

2. **物理因素**　任何阻塞、压迫或牵拉等物理因素致使呼吸道管壁受刺激或管腔被扭曲、狭窄的病变均可引起咳嗽。

（1）呼吸道阻塞：气管或支气管异物、呼吸道分泌物黏稠阻塞、支气管内膜结核、支气管肿瘤、肺不张、肺脓肿、肺气肿、肺泡蛋白沉积症、肺泡微结石症、肺水肿等。

（2）呼吸道受压或被牵引：肺门或支气管淋巴结结核、纵隔淋巴结肿大、胸骨后甲状腺肿大、弥漫性间质性肺纤维化、肺囊肿、结节病、气胸、胸腔积液、心包积液及纵隔、食管、肺、胸膜的肿瘤等。

3. **化学因素**　呼吸道吸入一切有毒、有害刺激性气体均刺激呼吸道引起咳嗽。但值得一提的是由于儿童特别是新生儿呼吸道管腔相对短窄，呼吸系统和神经系统发育不完善，常缺乏有效的咳嗽反射，误吸入一些液体物质如奶液、呕吐物、鱼肝油、造影剂、胃酸（胃食管反流）等，可以不表现咳嗽等症状，即可引起气道的阻塞；有些化学因素的刺激，有时可以不表现咳嗽等症状，在诊断时应引起注意。

4. **过敏因素**　可有过敏性鼻炎、支气管哮喘、过敏性肺炎、棉尘肺、热带嗜酸性粒细胞增多症、花粉症等。

5. **先天畸形和营养缺乏**　先天畸形如气管或支气管软化症、气管食管瘘、消化道重复畸形、肺隔离症、横膈疝等。维生素 A 缺乏使呼吸道黏膜细胞增殖、退化，脱落的上皮细胞阻塞管腔引起咳嗽。佝偻病时由于胸廓的畸形，易并发感染而出现咳嗽。

6. **其他原因**　心血管系统疾病如左心衰竭所致的肺淤血、肺水肿及心包炎、心包积液、肺栓塞等亦可引起咳嗽；腹部疾病如膈下脓肿、肝脓肿刺激膈肌或腹膜引起咳嗽；弥漫性肺间质疾病如特发性肺纤维化、肺泡蛋白质沉积症等常有慢性咳嗽；Wegener 肉芽肿病、特发性肺含铁血黄色沉着症、肿瘤、结缔组织和其他系统疾病等所致肺浸润时均可出现咳嗽。

心因性咳嗽在儿科患者也有表现,见于学龄期儿童,常因紧张的学习生活和压力过重的作业,导致学生厌学情绪而发生;也有与家庭缺乏和谐气氛或家长不正确的教育方法包括家庭暴力等有关,值得引起全社会的注意。其他神经性疾病如多动症等也有以咳嗽为主诉的症状。

二、咯血

咯血是指喉以下呼吸道或肺组织出血,经口腔咯出称为咯血。咯出的血液可经吞咽由消化道排出,亦可从鼻腔涌出。咯血量可从痰中带血到大口咯出鲜血。咯血量大小并不一定与疾病的严重程度、病变范围的大小完全一致,与病因、呼吸道破裂血管的大小或病变性质有关。

成人一般以每次咯血量 <100ml 为小量出血,100~300ml 为中等量出血,每次咯血量 >300ml 或 24 小时内咯血量 >600ml 为大咯血。但儿科由于患儿年龄体重的差别,没有具体量化标准,可参考血红蛋白下降来判断。一般儿童以 24 小时内咯血 >8ml/kg 或 200ml 为大咯血[5]。由于肺部的血液由肺循环和体循环双重供应,其出血机会和出血量的多少也不同,一般来讲,肺循环中肺动脉血流量多,血管床丰富,出血的机会较多;但肺动脉的平均压仅为体循环的 1/6~1/5,故出血量较少。而支气管循环虽出血机会较少,由于支气管动脉起源于主动脉,压力高,一旦破裂可引起大出血。因此对咯血症状的出现,无论咯血量大小,均应引起重视。

【发生机制】

咯血的发生可源于呼吸系统疾病,也可是其他系统病变引起。

1. **支气管及肺的血管通透性增加** 可以是呼吸道疾病,也可以是肺外疾病损伤肺毛细血管引起咯血。炎症造成支气管黏膜下毛细血管及肺泡毛细血管充血、水肿、渗透性增高引起出血。流行性出血热、钩端螺旋体病、自身免疫性疾病引起广泛肺泡毛细血管损伤而导致咯血。

2. **血管壁侵蚀、破裂出血** 支气管及肺组织的疾病破坏支气管动脉或肺动脉管壁可以引起出血,如肺脓肿、空洞性肺结核、支气管扩张等。也可因血管本身或先天性疾病使肺动脉内压升高,血管壁薄弱破裂而出血,如原发性肺动脉高压、先天性肺动-静脉瘘、Wegener 肉芽肿病、白塞病、肺

栓塞等。

3. **肺血管内压力增高** 主要是心血管病变,常见各种左向右分流的先天性心脏病、充血性心力衰竭、原发性肺动脉高压、先天性肺动-静脉瘘、心包积液等,造成肺动脉高压导致咯血。

4. **出凝血机制障碍** 其造成的咯血可以是血液系统疾病临床表现的一部分,也可以是全身性疾病多器官衰竭的一种表现。如新生儿出血症、白血病、各类血液病、弥散性血管内凝血、慢性肾衰竭、结缔组织疾病等。

5. **机械性损伤** 如外伤或肺结核钙化灶、支气管结石对血管的机械性损伤引起咯血。

【鉴别诊断】

对于咯血的鉴别,应注意咯血的诱因、量、颜色、夹杂物及伴随症状。

(一)鉴别诊断需注意的问题

1. **是否为咯血** 经口腔吐出的血液并非都为咯血。首先要注意除外口腔、咽和鼻出血。口腔内出血一般不伴随咳嗽,在闭口吸吮时吐出血液,常与唾液相混合。口腔和咽部的出血易观察到出血的部位。鼻腔的出血特别是血液自后鼻孔沿咽壁下流被吸入呼吸道后再咳出来,易被误诊为咯血,用鼻咽镜检查鼻腔发现病变和出血点,即可确诊。此外大量咯血还需与消化道出血表现的呕血相鉴别。呕血前常有上腹部不适及恶心,呕出物可混有食物和胃液,血液无泡沫,呈暗红色或咖啡色,呕血后常有黑便或柏油便。患儿常有胃病、肝脏病史。

2. **咯血伴随的症状** 咯血前较大儿童可自述有咽喉痒,了解咯血时是否伴有发热、胸痛、咳嗽、咳痰等症状,有助于鉴别诊断。如咯血伴有发热可见于肺炎、肺结核、流行性出血热等肺部感染性疾病;咯血伴胸痛多见于肺梗死、肺炎链球菌肺炎、肺结核等;支气管肺癌、支原体肺炎咯血时可伴呛咳;咳脓血痰见于肺脓肿、支气管扩张、空洞性肺结核。当咯血伴有皮肤黏膜出血时需注意血液病、弥散性血管内凝血、流行性出血热等。

(二)常见疾病鉴别诊断

咯血是临床常见症状,很多疾病均可引起咯血,主要是呼吸系统疾病。按其病因分为:

1. **呼吸系统炎症性疾病导致咯血** 常见气管、支气管炎、各种原因的肺炎、肺结核、支气管内膜结核、支气管扩张、肺脓肿、肺部寄生虫感染等[6,7]。

2. 呼吸系统非感染性疾病　吸入异物、肺隔离症、特发性肺含铁血黄色沉着症、肺囊肿、肺部囊性纤维化、肺部肿瘤包括原发于肺部和转移到肺部的肿瘤均可有咯血表现。

3. 心血管病变引起咯血　各种原因导致二尖瓣狭窄，引起充血性心力衰竭常见咯血，可见于风湿热、左房黏液瘤、黏多糖病Ⅰ型和先天性二尖瓣狭窄。其他有肺栓塞、左向右分流的各型先天性心脏病、先天性支气管动脉-肺动脉瘘、肺静脉闭塞、心包积液等。

4. 结缔组织病或自身免疫性血管炎引起咯血　如 Goodpasture 综合征（肺出血肾炎综合征）、系统性红斑狼疮、结节性多动脉炎、白塞病（Behcet）等。

5. 伴有全身出血倾向的疾病　新生儿出血症、维生素 C 缺乏症、血小板减少性紫癜、白血病、再生障碍性贫血等血液病；慢性肾衰竭、弥散性血管内凝血等有凝血障碍的疾病；另外有些传染病亦可有咯血，如流行性出血热、钩端螺旋体病出血性肺炎等。

6. 外伤　儿童常见的意外伤害可有咯血表现，可见于肺挫伤、胸壁穿透伤、胸钝伤等。

7. 其他　某些医源性原因也可导致咯血，如抗凝治疗、经肺和经支气管活检、经气管吸引及肺、血管手术等。此外，子宫内膜异位症如病变在肺内，也可于月经来潮时伴有咯血。

三、呼吸困难

呼吸困难是指患儿主观感觉空气不足、气短或呼吸费力，客观表现为呼吸肌和辅助呼吸肌均参与呼吸运动，呼吸增快，呼吸节律、深度发生改变。呼吸困难既是临床常见症状，又是客观体征。

【发生机制】

任何原因导致肺通气和肺换气障碍，引起缺氧和 CO_2 潴留，即可表现为呼吸困难。引起肺通气和肺换气障碍的常是呼吸系统疾病，其次是心血管系统疾病、神经病变、肌肉病变、中毒等。

1. 肺源性呼吸困难　由于呼吸系器官的病变，使呼吸系统功能异常，即肺通气和肺换气功能障碍，导致缺氧、CO_2 浓度升高。可分为：

（1）吸气性呼吸困难：由于呼吸道的炎症、水肿、异物或外部病变的压迫引起上呼吸道梗阻，表现为吸气相延长；鼻腔或咽喉梗阻可表现为张口呼吸及鼾声；气道梗阻严重时会出现“三凹征”。

（2）呼气性呼吸困难：由于肺泡弹性减弱或小支气管狭窄或痉挛所致。表现为呼气费力，呼气相延长，伴有喘鸣音。

（3）混合性呼吸困难：由于肺呼吸面积减少或胸廓运动受限引起。主要为支气管、肺泡疾患及肺外受挤压所致。表现为呼吸频率加快，吸气和呼气均较费力。

2. 心源性呼吸困难　由心血管系统疾病造成肺淤血，肺毛细血管气体交换障碍；缺氧和血压的改变刺激肺牵张感受器和呼吸中枢，使呼吸加快。

3. 神经、精神性及肌病性呼吸困难　颅脑损伤或颅脑疾病直接引起中枢性呼吸困难；颅内压升高直接或间接刺激呼吸中枢出现呼吸困难。中枢性呼吸困难表现为呼吸暂停或呼吸急促、节律不整、深浅不一，患儿同时伴有昏迷、反复惊厥或发绀等。神经呼吸肌病变（如吉兰-巴雷综合征、脊髓灰质炎、急性脊髓炎、重症肌无力等）或代谢异常（如一氧化碳中毒、有机磷中毒、肉毒中毒、各种原因导致的酸碱平衡失调等）使呼吸肌麻痹导致的呼吸困难，可表现为呼吸急促、浅表、矛盾呼吸或腹式呼吸消失等。某些精神因素亦可引起呼吸困难。

4. 代谢异常　各种病因引起的重度代谢性酸中毒，可因机体代偿性排出 CO_2 而使呼吸急促、深长。严重低钾血症可致呼吸肌麻痹而引起呼吸困难。

5. 中毒引起的呼吸困难　毒气、毒物或药物中毒直接刺激或抑制呼吸中枢或使呼吸肌麻痹；也可以是毒物、药物导致细胞内呼吸功能障碍。

6. 血源性呼吸困难　大出血、严重贫血使红细胞携氧量减少，刺激呼吸中枢兴奋，使呼吸频率加快。

【鉴别诊断】

（一）鉴别诊断需注意的问题

1. 确定有无呼吸困难　正常呼吸频率：新生儿 40 次/min，婴幼儿 30 次/min，儿童 20 次/min。当呼吸频率加快或减慢，呼吸节律不整，深大或浅表、费力时，应考虑存在呼吸困难。

2. 呼吸困难的程度　呼吸困难可分为轻、中、重三度：轻度仅表现为呼吸增快或节律稍有不整，哭闹、活动后可出现轻度发绀；中度呼吸困难除呼吸频率增快外，表现为“三凹征”、点头呼吸等代偿性辅助呼吸肌运动，患儿常烦躁不安，发绀,吸氧后症状有所缓解;重度呼吸困难时,上述症状加重,吸氧仍不能使发绀缓解。轻度呼吸困难时氧分压和二氧化碳分压可在正常范围内。

3. 呼吸困难与体位、运动的关系 充血性心力衰竭引起呼吸困难的患儿表现端坐呼吸;一侧大量胸腔积液患儿喜欢患侧卧位;一侧大量气胸时则喜欢患侧向上卧位。运动量的大小有助于判断呼吸困难的程度。

4. 年龄、性别及起病的急缓 年龄越小越应注意有无先天性疾病;突然、急性起病多见于呼吸道异物、急性感染、急性肺水肿、迅速增多的大量胸腔积液、高压性自发性气胸、大块肺梗死、急性呼吸窘迫综合征等。缓慢起病多见于心、肺慢性疾病。癔症性呼吸困难多见于女性。

5. 呼吸时限 吸气性呼吸困难多见于上呼吸道不全阻塞(如异物、白喉、喉头水肿)或肺顺应性降低疾病(如肺间质纤维化、广泛炎症、肺水肿等)。呼气性呼吸困难多见于毛细支气管炎、支气管哮喘、支气管异物、百日咳、支气管淋巴结核等。呼吸、循环等各方面原因引起的均可有混合性呼吸困难的表现。

6. 呼吸困难伴随的症状 伴有发热多见于感染性病变;伴有咳嗽见于肺炎、慢性肺疾患等;伴有咯血见于支气管扩张、肺结核、心功能不全、先天性心血管疾病等;伴有胸痛可见于胸膜炎、气胸、肺栓塞等;如伴有昏迷则应注意有无中枢神经系统病变、头颅外伤、代谢性疾病、中毒等原因。

(二)常见疾病鉴别诊断

1. 呼吸系统疾病

(1)上呼吸道疾病:包括先天性上气道发育异常和后天性疾病。以吸气性呼吸困难多见。有鼻后孔闭锁、小下颌舌后坠(Pierre-Robin 综合征)、喉蹼、喉软骨软化及气管软化、狭窄或外部受压,鼻炎、鼻甲肥大、重度扁桃体肥大、急性喉炎、咽后壁脓肿、会厌炎及喉、气管异物等。

(2)下呼吸道疾病:可有新生儿期的湿肺、吸入综合征、肺出血、肺透明膜病;可有各种先天性的肺、支气管发育畸形,如肺隔离症、支气管肺发育不良、膈疝等。多见于多种病因的支气管炎和肺炎、肺不张、肺大疱、肺气肿、支气管扩张、哮喘、肺栓塞、支气管淋巴结核、粟粒型肺结核、呼吸窘迫综合征等。另外还可见于特发性肺含铁血黄素沉着症、朗格汉斯组织细胞增生症、肺泡蛋白沉积症及肺部肿瘤、风湿性疾病、结节病、弥漫性间质性肺纤维化等。

(3)胸腔及胸廓疾病:各种原因引起的气胸、大量胸腔积液、严重胸膜粘连增厚、胸膜间皮瘤、胸廓畸形、胸壁炎症、结核、外伤、肋骨骨折、胸壁呼吸肌麻痹、硬皮病、重症肌无力、过度肥胖症、纵隔炎症、气肿、肿瘤、腹压增高使膈肌运动受限等。

2. 心血管疾病 新生儿持续胎儿循环、肺动静脉瘘、原发性肺动脉高压、先天性心脏病、风湿性心脏病、心肌炎、心肌病、心内膜弹力纤维增生症、心律不齐等各种原因并发严重左/右心功能不全均可有呼吸困难的表现;心包积液、缩窄性心包炎等心包疾病亦可有呼吸困难。

3. 神经及肌肉疾病 中枢神经系统病变可使呼吸中枢过度兴奋,呼吸深快,常见脑炎、脑膜炎、中毒性脑病、颅内出血、缺血缺氧脑病、颅脑损伤、睡眠呼吸暂停综合征等,最终这些病变导致脑水肿、颅内压增高及脑疝,引起呼吸衰竭。

末梢神经和肌肉病变可导致呼吸肌麻痹,引起呼吸困难,如急性感染性多发性神经根炎、脊髓灰质炎、急性脊髓炎、重症肌无力等。

4. 中毒、药物或代谢异常 主要引起细胞内呼吸功能障碍,临床表现为呼吸困难。如有机磷中毒、肉毒中毒、严重低钾血症可导致呼吸肌麻痹;一氧化碳、苦杏仁等含氰苷的果仁中毒、亚硝酸盐及某些药物如硝基苯等引起高铁血红蛋白血症;水杨酸盐和氨茶碱中毒、麻醉和镇静剂过量使呼吸中枢兴奋或抑制。肾衰竭、糖尿病酮症酸中毒等疾病所致的严重代谢性酸中毒。

5. 血源性呼吸困难 常见疾病有重度贫血、输血反应、高铁血红蛋白症、白血病等。

6. 精神因素 如癔症,多见于女性青少年,突然发生呼吸困难,表现呼吸快速浅表。

四、发绀

发绀又称紫绀,是指由于血液中还原血红蛋白增多或出现异常血红蛋白,使皮肤、黏膜呈现紫色的一种临床表现。通常以皮肤较薄、色素较少和毛细血管较丰富的口唇、甲床、鼻尖、颊部及耳垂等处明显。

【发生机制】

1. 血液中还原血红蛋白含量增多 发绀与否取决于血液中还原血红蛋白的绝对含量,任何原因使毛细血管中还原血红蛋白 $\geq 50g/L$ 时,就可出现发绀。

正常人的动脉血氧饱和度为 94%~97%,氧含量约为 19 容积 / 分升,氧未饱和量小于 1 容积 / 分升,还原血红蛋白小于 10g/L。静脉血氧饱和度为 72%~75%,氧含量为 14~15 容积 / 分升,约含还原血红蛋白 40g/L,氧未饱和量为 5~6 容积 / 分升。周围毛细血管血氧饱和度是动脉和静脉的平均数,其氧未饱和量为 3 容积 / 分升。当毛细血管血氧饱和度下降到动脉血的 85% 以下、氧未饱和量达 6.5 容积 / 分升以上、还原血红蛋白 ≥ 45g/L 时,即出现皮肤黏膜发绀。因此,呼吸、循环系统病变及各种原因的氧分压过低,使动脉氧饱和度降低;或血流缓慢、停滞,虽然动脉血氧饱和度正常,但组织耗氧量增加,使毛细血管血氧未饱和度增加,均可出现发绀。

还原血红蛋白增加的原因有三种:①由于动脉氧饱和度和氧分压减低,使动脉血中还原血红蛋白含量增加,即中枢性发绀;②周围毛细血管中过量的血红蛋白被还原,为周围性发绀;③血红蛋白总量增加见于各种红细胞增多症,虽然血液中氧未饱和量不高,但只要毛细血管中还原血红蛋白量超过 50g/L 时,即出现发绀。

2. **异常血红蛋白血症** 如高铁血红蛋白和硫化血红蛋白增多。这些蛋白中的二价铁离子被三价铁离子取代,失去携氧能力,使氧离曲线左移,引起组织缺氧,同时这些异常血红蛋白呈现特殊的蓝褐色。当血液中的高铁血红蛋白大于 30g/L 或硫化血红蛋白大于 5g/L 时,也会出现发绀,可称为化学性发绀。

【鉴别诊断】

(一)鉴别诊断需注意的问题

1. **判断是真性发绀还是假性发绀** 真性发绀是由于血液中的还原血红蛋白含量增加或含有异常血红蛋白所致;假性发绀则是由于皮肤黏膜的异常色素沉着或异物沉着所致。如金质或银质的沉着一般仅限于皮肤,而不沉着于黏膜。先天性肾上腺皮质增生症引起的色素沉着虽为全身性,但以皮肤易摩擦处、掌纹、乳晕或瘢痕等处明显。

2. **发绀出现的时间** 出生或自幼即有的发绀多见于先天性心脏病或先天性高铁血红蛋白血症。伴有左向右分流的先天性心脏病患儿,再并发肺动脉高压时也可出现发绀,但出现较晚。呼吸系统疾病导致的肺性发绀发生慢。急性中毒(药物、食物或化学性)、急性心功能不全、休克等为急

性发绀。

3. **发绀的部位** 中心性发绀常呈普遍性分布,累及全身皮肤和黏膜,主要见于肺和心血管疾病。周围性发绀常仅出现在血液循环障碍的区域,是由于血流缓慢,组织从血中摄取氧过多所致,因此多见于肢体末端与下垂部位。如痉挛性血管病变一般呈双侧对称性分布,双手指、足趾表现发绀;血管闭塞性疾病为非对称性分布的发绀,主要是受累的肢体。有些疾病引起的发绀呈特殊的分布形式,如二尖瓣狭窄时常以口唇和双颊部发绀明显;完全型大动脉转位伴有动脉导管未闭合并肺动脉高压时,上肢及头面部发绀较下肢明显。

4. **发绀伴随的症状和疾病** 是否伴有杵状指 / 趾、红细胞增多、意识障碍、呼吸困难等,有无肺部或心血管系统疾病。有无特殊食物、药物或化学品的接触史。

(二)常见疾病鉴别诊断

1. **中心性发绀**[8]

(1)心源性发绀:主要指部分静脉血未经肺脏的氧和作用分流入体循环动脉中引起的发绀,多见于右向左分流的先天性心脏病,如法洛四联症、大血管错位、三尖瓣闭锁、肺动脉闭锁、单心房、单心室、艾森曼格综合征、肺动静脉瘘等。此种发绀不能为吸氧所缓解。

(2)肺源性发绀:各种原因的呼吸系统疾病使血液流经肺脏时不能充分地与氧结合,即肺换气不足而使体循环毛细血管中还原血红蛋白增多引起发绀。包括呼吸道梗阻、肺部及胸腔疾病和神经、肌肉麻痹引起呼吸困难、换气不足导致临床表现为发绀。气道梗阻可见于先天性鼻后孔闭锁、急性喉炎、异物、支气管哮喘、喉痉挛等;肺部和胸腔疾病包括各种原因的肺炎、肺纤维化、肺结核、胸腔积液、脓胸、气胸等;中枢神经系统的病变抑制呼吸中枢而导致通气障碍而引起发绀;在感染性多发性神经根炎、脊髓灰质炎等时呼吸肌麻痹亦可导致发绀。吸氧可使肺性发绀减轻或消失。

2. **周围性发绀**

(1)淤血性周围性发绀:由于体循环静脉淤血,血流缓慢,氧在组织中消耗过多所致。可见于各种心脏病引起的充血性心力衰竭,如心肌炎、心肌病、先天性心脏病、风湿性心脏瓣膜病、心内膜弹力纤维增生症、缩窄性心包炎等。

(2)缺血性周围性发绀:周围血管收缩、组织缺氧,皮肤出现发绀。如严重休克、新生儿低血糖、

雷诺病、血栓闭塞性血管炎等。健康人暴露于冷空气或冷水中时间过久也可出现发绀。

3. 混合性发绀 为中心性发绀和周围性发绀共存。临床上许多疾病引起的发绀往往是多种原因造成的混合性发绀；如心功能不全既有肺循环淤血，肺内氧合不足，又有体循环淤血，还原血红蛋白增多，因此在临床上应综合判断。

4. 化学性发绀 即血液中异常血红蛋白增多，见于某些药物或化学品中毒和先天性高铁血红蛋白血症。

五、胸痛

胸痛是临床上常见的症状，胸痛的部位、严重程度和病变的程度不成比例。胸痛多数由胸部疾病引起，少数由其他部位的疾病反射性所致。

【发生机制】

胸痛是胸部的感觉神经受各种因素刺激产生冲动，经肋间神经、迷走神经、膈神经传至大脑皮质痛觉中枢而引起。有时由于内脏与体表某一部位受同一脊神经后根的支配，内脏的痛觉冲动可反射性地出现在体表的相应部位，发生放射性痛。

【鉴别诊断】

(一)鉴别诊断需注意的问题

1. 胸痛的性质 儿童往往不能叙述清楚，对年龄较大患儿可询问是否为刺痛、烧灼痛或隐痛等。带状疱疹多为烧灼痛或刺痛；肋间神经痛常呈阵发性疼痛；肺和胸膜疾病多为刺痛或隐痛。

2. 胸痛的部位 胸壁疾病引起的疼痛常有固定的部位，局部常有固定压痛，如非化脓性肋软骨炎、肋间神经痛；胸膜炎所致的胸痛位于胸廓呼吸扩张度较大的部位，如胸侧部较明显。胸骨后痛多为食管及纵隔内的病变。

3. 胸痛的伴随症状 用力屏气、剧烈咳嗽或剧烈运动后突发性胸痛常见于自发性气胸；咳嗽或深呼吸后胸痛加重，停止呼吸胸痛缓解多为胸膜病变；胸痛伴咳嗽、咳痰、咯血多提示有呼吸道疾病；与吞咽有关的胸骨后疼痛提示有消化系统病变。

(二)常见疾病鉴别诊断

1. 胸壁疾病 胸壁病变所引起的胸痛是各类胸痛中最常见的一种。胸壁的外伤、细菌感染、病毒感染、肿瘤等引起局部皮肤、皮下组织、肌肉、骨骼及神经病变。常见皮炎、皮下蜂窝织炎、带状疱疹、肌炎及皮肌炎、胸椎结核、强直性脊柱炎、肋

软骨炎、骨肿瘤、肋间神经炎、神经根炎、急性白血病等。胸壁病变疼痛的特点是：①疼痛的部位固定于病变处，且局部有明显压痛；②咳嗽、举臂、弯腰等胸廓活动增加时，疼痛明显加剧，深呼吸对胸壁疼痛影响不大。

2. 肺及胸膜病变 肺和脏层胸膜对疼痛觉不敏感，当病变累及壁层胸膜而发生胸痛时，可见于肺炎、肺结核、肺脓肿、肺癌、肺栓塞、胸膜炎、胸腔积液、自发性气胸等。此种胸痛多伴咳嗽或咳痰；常因咳嗽、深呼吸而使胸痛加重，但其他胸壁活动并不引起疼痛；胸壁局部无压痛；同时常伴有原发疾病的临床表现。

3. 心血管系统疾病 见于心绞痛、心肌梗死、主动脉瓣疾病、心肌炎及心肌病等，其引起的胸痛是由于心肌缺血所致，表现为放射性疼痛(或称牵扯痛)，出现在胸骨后或心前区，少数在剑突下，可向左肩放射。心包炎时病变可累及第5肋水平以下的心包壁层和邻近胸膜而出现胸痛。急性胸痛可以是暴发性心肌炎首发表现，多表现为心前区压榨样疼痛，常放射到左手臂和/或颈部。

4. 纵隔和消化系统疾病 食管炎、食管癌、食管裂孔疝、急性纵隔炎、纵隔肿瘤、纵隔气肿等[9]。其疼痛位于胸骨后，呈持续进行性隐痛或钻痛，并放射至其他部位，常伴有吞咽困难或吞咽时疼痛加剧。肝胀肿、肝癌、胆道疾患及膈下脓肿等亦可引起胸廓及胸骨下部疼痛；膈肌中央部受刺激时，疼痛可放射至肩部及颈部。

(刘晓灵 刘秀云)

参考文献

1. Chang AB，Weinberger MM，Rubin BK，et al. Management of Children With Chronic Wet Cough and Protracted Bacterial Bronchitis：CHEST Guideline and Expert Panel Report.Chest，2017，151(4)：884-890.

2. Gilchrist FJ.An approach to the child with a wet cough. Paediatr Respir Rev，2019，31：75-81.

3. Kantar A.Phenotypic presentation of chronic cough in children. J Thorac Dis，2017；9(4)：907-913.

4. 中华医学会呼吸病学分会哮喘学组.咳嗽的诊断与治疗指南(2015).中华结核和呼吸杂志，2016，39(5)：323-354.

5. 中华医学会儿科学分会呼吸学组.儿童咯血诊断与治疗专家共识.中华实用儿科临床杂志，2016，31(20)：1525-1530.

6. 段效军，陈艳萍. 儿童咯血的病因及程序性诊断方法探讨. 中国小儿急救医学，2016，23（3）：172-177.
7. 杨康康，董琳，丁洁，等. 以咯血为主要症状的106例患儿病因及诊治分析. 中华儿科杂志，2016，54（2）：137-140.
8. 江载芳，申昆玲，沈颖. 诸福棠实用儿科学. 8版. 北京：人民卫生出版社，2015：290-291.
9. 林飞克，姜翔，张建华. 急性食管源性胸痛42例误诊为冠心病分析. 心脑血管病防治，2015（5）：391-392.

第二节　肺功能检测在儿科临床的应用

一、肺功能概述

肺有多种功能，包括呼吸、内分泌、免疫和代谢等。其中呼吸的主要功能是给身体细胞提供氧气和从身体细胞排除多余的二氧化碳。由两个系统来共同完成：

（1）呼吸系统：这是一个系统供应空气中的空气泵，把 O_2 输入血液，而把血液中多余的 CO_2 带走。在鱼，血液流过鳃的血管时，就从血管周围的流水中提取 O_2。在人，呼吸器——肺的表面是在体内折叠起来的，以保护这些薄膜免于干燥；当饱和水蒸气的空气被吸入后，就同经过肺毛细血管的血流紧密地接触，于是进行气体交换。

（2）血液循环系统：是一个血泵，以推动心脏的全部输出量，使其通过肺泡周围的细小而薄壁的血管（毛细血管），供应血液。它携带任何必需的物质进出组织细胞，借助于血红蛋白，可以运输大量的 O_2 和 CO_2。这两个系统相互合作形成气体交换器，以供组织的需要，最终作用是完成空气同所有组织细胞之间的气体交换。

呼吸系统常被简化为两个主要部分：①传送气道，在这气道中，实际上是不进行交换的；②肺泡，在这里，大量的 O_2 和 CO_2 迅速地进行交换。但真实的呼吸系统乃是一个非常复杂的分配系统。这个系统在开始处是两条鼻道（有时第三条通路，即口，也被利用），然后合成一条，即气管。气管分为两条主支，即右侧和左侧支气管，每一支气管再分为两条，然后每一条又再分为二。总起来，共经过20~23次再分。简单的计算表明，这种形式的20次再分，可以产生大约一百万条末梢细管。每一条末梢细管的末端有一个盲囊，即肺泡；气体交换就在这里进行。成人的两侧肺共有3亿个肺泡，肺泡的直径在 75~300μm[1]。有些肺泡很靠近肺的中心（肺门），有些则位于肺尖或基底部，距离肺门达 20~30cm。要把适量的新鲜空气几乎同时地通过一百万条不同长度和直径的细管分配到三亿个不同大小的肺泡中去，确实需要一个奇异的工程设计。不仅如此，由于空气在传送管道中是不参与气体交换的，因而这些管道的内径一定要小（尽量减小无用的空气容积），但又不能太小，以免呼吸泵在推动空气在管中流动时必须耗费过多的功来克服阻力。

人在休息时，每分钟需要转移氧气200~250ml，但在进行最大运动时，他所需要的氧气量可以比这超过20倍——即达5 500ml。

供应血液的系统和呼吸系统是同样奇异和复杂的。它提供一个面积极大而厚度极薄的表面，以便于在空气和血液之间转移气体。血泵——右心室推动静脉血进入一条大管道，即肺动脉主干。这主干分支又分支，直至最后血液流过肺泡周围的数百万条短而薄壁的毛细血管。这里毛细血管床的表面积约为 $70m^2$，约40倍于人体的表面积，每条毛细血管壁的厚度不到 0.1μm，其直径约为 10~14μm。血流通过全部血管床的阻力非常低，在不到 10mmHg 的压力推动之下，每分钟即有 5~10L 的血液能流过全部血管床。这一血泵的推动力有很大的变动范围，人在休息时，它每分钟能推动 4L 的血液通过毛细血管，而在最大运动时，能每分钟推动 30~40L。

空气泵和血泵的结构是大有差异的。血液是被一个由肌肉构成的泵，即右心室，朝着一个方向推动；三尖瓣阻止血液在心室收缩期倒流入右心房，肺动脉瓣则阻止血液在心室舒张期倒流入右心室。血液流过一个传送系统（肺动脉）而至气体交换系统（毛细血管）和集合系统（肺静脉），然后进入第二个血泵（左心室），而分布于身体细胞。空气泵的不同在于它没有活瓣，空气进入和排出（如同潮水的涨落）是通过同一套管道进行的。这些管道既传送新鲜空气进入肺泡，也从肺泡中收集肺泡气。在这些管道中，极少或者不进行气体交换,所以称它们是"死腔"(也称无效腔)。空气泵中的这个死腔,从一方面看来是个不利因素,因为需要有较多的通气和需要泵做较大的功。但从另一方面看,又有其有利之处,因为不需要有另一套集合管以传送呼出的气体,这就使得肺里有较多的空间以供气体弥散。空气泵不同于血泵之处在于它主要是一种"负压"(低于大气压)泵而不是正压泵。负压泵机制是主动地扩大胸腔,使肺泡中的压力降到大气压以下,于是处于大气压水平的空气就流进肺内;然后负压泵被动地回缩到它原先休息时的位置,以驱使空气出肺。必要时可启动正压呼吸,主动收缩胸腔,压迫肺脏,驱使肺泡气从胸内排出,当胸外压力解除时,新鲜空气随即进入。

为适合组织细胞变动的需要,心和肺必须是可变的泵。理想地说,这些泵也应精巧准确地调节着,使它们得以最小的能量代价来适合每一需要。还有,这两个泵所产生的空气的供应和血液供应,必须不仅在总量上相配合,而且在肺的每一部位上也要相配合。这就需要有相应的呼吸循环神经中枢,以及中枢对效应器官的调控。

呼吸调节要包括的当然不只是保持气体交换所需的空气供应。例如,呼出的空气被用来说话、唱歌、吹笛、咳嗽;呼吸肌参与叹息、打呵欠、发笑、哭泣、呜咽、打嗝、吮吸、鼻吸、大喊和呕吐等活动。在某些动物,呼出空气是散热的一种重要手段。还有一些特殊的调节机制以保护肺免遭固体物、液体和刺激性气体的侵入(如打喷嚏等)。

肺的气体交换系统在肺部完成的气体交换称为"外呼吸"。为了适合各种器官、组织和细胞的需要,组织中细胞利用 O_2 和排除 CO_2 时的过程称为"内呼吸"或"组织呼吸"。

肺功能检测包括:空气和肺泡之间、肺泡和肺毛细血管血液之间、组织毛细血管和组织细胞之间,以及组织空隙和血液之间的气体交换功能的测定。临床所指的肺功能测定主要是指肺的通气功能和换气功能。但肺的呼吸功能知识内容涉及广泛,我们在临床分析和应用肺功能测定时应予充分的考虑。

儿童呼吸系统解剖及病理生理特点与成人差异迥然,尤其是婴幼儿,其肺功能的各方面在不同年龄段都存在很大差异。另外,在测定大多数肺功能参数时,均需要受试者按照指定的呼吸方

式密切与操作者配合,才能获得稳定可靠的结果。学龄期小儿经配合训练后,可采取目前临床常规应用的肺功能检查方法,做较全面的肺功能检查。6岁以下学龄前小儿和3岁以下婴幼儿肺功能检查由于不能很好配合,多采用该年龄段适用的特殊方法。如选用胸腔气体容量(TGV)和功能残气量(FRC)等无需主动配合的检测项目,应用潮气呼吸替代最大呼气测定流速容量曲线,快速胸腹挤压法产生被动呼气流速 - 容量曲线以及应用不需主动配合的声阻抗检测方法等,所用分析指标亦颇为不同。

二、肺容量

(一)肺容量概念

在呼吸运动过程中,胸廓和肺发生不同程度的扩张和回缩,肺内容纳的气量相应随之改变,据此可分为四种基础肺容积和四种基础肺容量(图 2-2-1)。

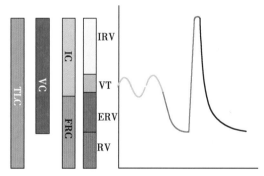

注:TLC:肺总量(total lung capacity);RV:残气容积(residual volume);VC:肺活量(vital capacity);IRV:补吸气容积(inspiratory reserve volume);VT:潮气容积(tidal volume);ERV:补呼气容积(expiratory reserve volume)

图 2-2-1　基础肺容积和肺容量的构成

1. 基础肺容积　是在安静状态下一次呼吸所出现的呼吸气量变化,彼此互不重叠,包括以下4项[2]:

(1)潮气容积(tidal volume,VT):平静呼吸时每次吸入或呼出的气量。

(2)补吸气容积(inspiratory reserve volume,IRV):平静吸气后能继续吸入的最大气量。

(3)补呼气容积(expiratory reserve volume,ERV):平静呼气后能继续呼出的最大气量。

(4)残气容积(residual volume,RV):补呼气后,肺内不能呼出的残留气量。

2. 肺容量　是由两个或两个以上的基础肺

容积组成,包括以下 4 项:

(1)深吸气量(inspiratory capacity,IC):平静呼气后能吸入的最大气量,由 VT+IRV 组成。

(2)肺活量(vital capacity):最大吸气后能呼出的最大气量,由 IC+ERV 组成。

(3)功能残气量(functional residual capacity,FRC):平静呼气后肺内所含有的气量,由 ERV+RV 组成。

(4)肺总量(total lung capacity,TLC):深吸气后肺内所含有的总气量,由 VC+RV 组成。

(二)肺容量测定方法

早在 1718 年 James Junri 用气囊收集呼吸气进行肺活量的测定。随后的 300 年随着科学技术的发展,测定肺容量的仪器不断发展。基于不同肺功能组合可实现不同方式的肺功能测定见图 2-2-2,根据流量传感器的不同,目前多分为压差式、热敏式、涡流式及超声式肺功能仪。其测定原理不尽相同,压差式流量传感器是利用管道中气体的压力降与流速的依从关系进行流量测定的,热敏式传感器是利用热传导原理进行设计的,涡流式传感器通过计算气体推动涡轮转动的次数来测定气体流量,而超声传感器则通过测量超声波脉冲顺流和逆流传播时间差来反映流体速度。

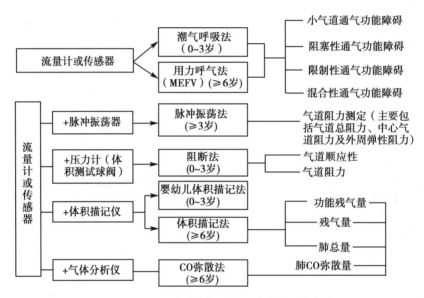

图 2-2-2　不同肺功能仪配件及肺功能测定方法

各种肺功能仪通常都预置了一些有代表性的预计值公式,根据被输入的受试者性别、年龄、身高、体重等参数,自动计算出预计值以及实测值占预计值的百分比。在测定之前,要对仪器进行环境校准(温度、湿度、大气压)和流速容积校准。

现代肺功能仪可直接测定的肺容量包括 VT、IRV、ERV、IC、VC 共五种,可称为直接测定的肺容量;RV、FRC、TLC 必须通过间接法测得,属间接测定的肺容量,通常首先测定 FRC,再借助直接测定的肺容量换算得出其他指标。

FRC 的测定方法主要包括气体分析法和人体体积描记法。以下介绍常用的 FRC 测定方法:

1. 气体分析法

(1)密闭式氦稀释法——重复呼吸法:以氦气作为外加的指示气体,测定时,令受试者于 FRC 位时经一密闭系统重复呼吸某一固定容积(V_1)的容器内含有特定浓度(C_1)氦气(一般为 10%)的混合气体。在重复呼吸过程中,氦气逐渐分布入肺泡气中,最终肺泡内与容器内的氦浓度达到平衡,平衡浓度为 C_2,此时氦气的分布容积为 V_2,FRC 则为 V_2-V_1。由于氦气最终在肺内均匀分布,并且不参与肺内气体交换和气体代谢,因此测定前后密闭系统中氦气总含量恒定不变,公式 $V_1C_1=V_2C_2$ 成立,据此计算出 V_2,FRC=V_2-V_1

(2)密闭式氦稀释法——一口气法:通常用于弥散功能一次呼吸法测定过程中肺总量的副检测。以 10% 氦气,0.3%CO 与空气混合气为指示气体,令受试者在用力呼气末(即 RV 位置)快速吸气至 TLC 位,屏气 10 秒,由呼出肺泡气中氦浓度计算获得 TLC 和 RV。由于一口气法允许气体分布和平衡的时间太短,仅适合于正常人、轻中度限制性通气功能障碍和轻中度阻塞性通气功能障碍的患者。在严重阻塞的患者,由于气体来不及进入所有肺泡,或不能均匀分布在所有肺泡,测定值会显著低于实际值,必须改用重复呼吸法测定。在肺活量太小的限制性通气功能障碍的患者(或肺活量太小的正常人),由于连接管路死腔相对较大,氮气也不能真正进入所有气泡,测定差异也较大,必须改用重复呼吸法测定。

(3)密闭式氮稀释法——重复呼吸法:受试者测定前肺内的氮气浓度恒定($C_1=79.1$),令受试者在平静呼气末(即 FRC 位)时经密闭的肺量计重复呼吸,吸入固定体积(一般为 5L)的纯氧,重复呼吸的时间通常为 7min,肺内的氮与肺量计中的氮浓度达到平衡。测出肺量计中氮浓度,经由以下公式可计算出 FRC。

测定前肺内的氮浓度为 FRC×79.1%,死腔含氮量为 d×79.1%,肺量计中氧量为 a,氮量为 e,所以测定前肺内和肺量计中总的含氮量为 FRC×79.1%+ d×79.1%+e;测定后平衡气中氮浓度为 y,在 FRC 位时的含氮量为 FRC×y,死腔含氮量 d×y,肺量计含氮量(a–b)y,其中 b 为重复呼吸 7 分钟机体耗氧量,另外由于毛细血管与肺泡气氮分压差所致从血液排入肺泡的氮量为 c(Christie 计算法为 80ml),因此:

FRC×79.1%+d×79.1%+e=FRC×y+d×y+(a–b)y–c

经上式,即:FRC={ [(a–b) y–(c+e)100]/(79.1–y)}–d

其中,a = 充入肺量计中的氧量(ml)

e = 充入肺量计的氧气中的含氮量

b = 重复呼吸 7 分钟机体的耗氧量

y = 重复呼吸 7 分钟后肺与肺量计中气体平衡后的氮浓度

c = 重复呼吸 7 分钟后机体排出的氮量,Christie1 计算法为 80ml

d = 肺量计及其通路的死腔容量(ml)

2. 人体体积描记法(body plethysmograph)[3] 此法须应用人体体积描记仪,简称体描法。受试者被置于体描仪的密闭箱内,经口呼吸,压力传感器分别记录口腔内压和密闭箱内压的变化。受试者呼吸时,胸内气体相应地被压缩和扩张引起胸廓内气量(Vtg)的变化,从箱内压的改变推导测定胸廓内容积。在受试者平静呼气末(即 FRC 位时)关闭阀门,阻断呼吸气流,并令受试者作轻轻喘息的呼吸动作。在气道中没有气流的情况下,口腔内压的变化等于肺泡压的变化($\triangle Pmo= \triangle Palv$),箱内压出现相应改变与口腔压的改变成线性反比关系。用 Boyel 定律可推算 Vtg。(Boyel 定律,即:在等温情况下,气体在密闭容器内被压缩,容量减低,压力增加,此瞬间压力和容量的关系为 $P_1V_1=P_2V_2$)

$P_1V_1=P_2V_2$

$P_1V_1=(P_1- \triangle P) (V_1+ \triangle V_L)$

$P_1V_1=P_1V_1- \triangle PV_1+(P_1- \triangle P) \triangle V_L$

$V_1= \triangle V_L (P_1- \triangle P)/ \triangle P$

$\triangle P$ 值与 P_1 相比甚小,可略去,故公式简化为:

$V_1= \triangle V_L P_1/ \triangle P$

上式中 P_1 为大气压,V_1 为在切断气流时(即 FRC 位)的胸廓内气量(Vtg,此时的 Vtg 即为 FRC),$\triangle P$ 为肺内压(即口腔压的变化),$\triangle V_L$ 为肺容量的改变,由于 $\triangle P$ 和 $\triangle V_L$ 均可被测出,故由上式可换算出 FRC。

在正常肺和限制性通气患者,体描法所测得的 Vtg 与用氮稀释法所测得的 FRC 结果基本相同。但在阻塞性通气功能障碍,由于肺内存在通气不良区域,吸入的氮气不易进入这些区域,其分布容积小,所以氮稀释法所测得的 FRC 小于体描法。

(三)肺容量的影响因素

1. **年龄** 处于生长发育阶段的儿童,肺容积随年龄增长逐渐增大,在青春发育期(男孩 13~14 岁,女孩 11~14 岁)肺容量增长最大,在 20 岁左右达高峰并稳定一段时间,其后随年龄增大,肺活量逐渐下降,功能残气量和残气量增加,肺总量变化不大。

2. **身高** 肺容量与身高呈正相关关系,身高是肺容量最主要的影响因素之一。注意在无法直立的儿童或脊柱畸形的儿童,通常以指间距代替身高值。

3. **体重** 由于体重与身高密切相关,在考虑身高的前提下,体重对肺容量的影响甚小。

4. **性别** 相同年龄、身高的男性的肺容量高于女性。

5. **其他** 除人体学因素外,早产、低出生体重、母乳喂养、二手烟暴露等因素亦会影响肺功能。

三、肺通气功能

通气功能包括静息通气量和用力通气量,测定方法上应用最多为最大呼气流量 - 容积曲线(maximal expiratory flow-volume,MEFV)法,它是在深吸气末做最大用力呼气过程中,呼出气体流量随肺容量变化的关系曲线。MEFV 是动态肺容量的测定,它所描记的是用力肺活量测定时的时间肺容量,即在高肺容量(TLC 位)用力呼气,呼气流速的大小取决于肺泡的驱动压和气道的通畅情况,而气道的通畅情况又取决于气道和肺组织的结构、肺容积和气道内外的压力。MEFV 曲线的形状和各参数值反映了用力呼气过程中呼气力量、胸肺弹力、肺容积、气道阻力对呼气流速的综合影响。因此,在受试者达到对测试操作理解和配合最佳的情况下,MEFV 应能很好地反映呼气气流受阻的情况。以下对 MEFV 方式测定通气功能的主要参数的概念和临床应用意义分别介绍[2]。

(一)第 1 秒用力呼气容积(FEV$_1$)、用力肺活量(FVC)和 1 秒率(FEV$_1$/FVC)

受试者在深吸气末(即 TLC 位),作最快速度和最大力量的呼气动作,所呼出气量为用力肺活量(FVC);在呼气的第 1 秒钟内呼出的气体容积为 FEV$_1$,单位为升(L),FEV$_1$ 占 FVC 的百分比为 1 秒率。FEV$_1$ 测定的重复性好,正常人变异系数为 3%~5%,它是敏感反映较大气道阻力的重要参数,在实际应用中,通常以 FEV$_1$ 实测值占预计值百分比 FEV$_1$% 来比较,正常范围是80%~120%。

FEV$_1$ 是目前临床判断哮喘急性发作期和慢性持续期严重程度的基本指标。但对于早期或轻度气流阻塞的病例,1 秒率 FEV$_1$/FVC 比 FEV$_1$ 更敏感,因此部分轻度哮喘患者,可出现 FEV$_1$ 正常但 FEV$_1$/FVC 降低的情况。对于儿童哮喘而言,在使用 FEV$_1$ 指标判定哮喘严重程度时要尤为注意。有研究者认为,在稳定期(或缓解期)哮喘儿童,绝大多数 FEV$_1$ 位于正常范围,若单以此指标判定病情严重度,可能会低估病情。因此应结合其他肺功能指标如 FEV$_1$/FVC、吸入速效 β$_2$ 受体激动剂前后 FEV$_1$ 变化率(或气道对 β$_2$ 受体激动剂的可逆性)、气道阻力(例如应用脉冲振荡方法)等和哮喘症状发生频度、缓解药物应用频度等临床指标来综合分析判定哮喘严重度。

(二)呼气峰流量(PEF)或呼气峰流速率(PEFR)

MEFV 测定过程中,用力呼气瞬间最大流速,单位为升 /min(L/min)或升 /s(L/s)。PEF 发生于 FVC 最初的 0.1 秒时限内,与呼气用力程度密切相关,但不要求延长呼吸,因此除了在肺功能仪上测定 MEFV 时获得此参数,也可应用简易便携的峰流速仪测出。PEF 在呼气曲线上出现早,反映大气道通畅情况,为用力依赖的指标,虽与 FEV$_1$ 相关性好,但由于正常值范围大,重复性较差,不能单独用于哮喘诊断。由于个体差异较大,在确定正常参考值时,通常应用个人最佳值作为参考。PEF 实测值 ≥ 80% 预计值或个人最佳值为正常。

在哮喘的病情监测和自我管理计划中,PEF 的日间变异率是普遍应用的指标。PEF 日间变异率 =(日内最高 PEF– 日内最低 PEF)/1/2(日内最高 PEF+ 日内最低 PEF)× 100%,正常值应低于 13%,若变异率 20%~30%,则为中度持续哮喘,变异率大于 30% 为重度持续哮喘。

(三)最大呼气中期流量(MMEF)和流量容积曲线

最大呼气流量容积(MEFV)曲线:从 TLC 位一次用力呼气至 RV 位过程中,描绘出肺容量及相应气流速度的曲线,以肺活量的 75%(MEF$_{75}$ 或 FEF$_{25}$)、50%(MEF$_{50}$ 或 FEF$_{50}$)、25%(MEF$_{25}$ 或 FEF$_{75}$)时的流量为定量指标。

如果 FEV$_1$、PEF、FEF$_{25}$ 正常,FEF$_{50}$、FEF$_{75}$ 降低可用于对小气道阻塞性疾患的早期诊断,正常 FEF$_{50}$、FEF$_{75}$ 应占各指标预计值 65% 以上。

(四)小气道功能

小气道通常指直径 2mm 以下的气道。与大、中气道相比,它有如下特点:管壁菲薄、管腔纤细、纤毛减少或消失、软骨缺如、平滑肌相对较丰富、总横截面积非常大,可使气道阻力减小,小气道阻力仅占整个气道阻力的 20% 以下。小气道结构主要通过肺组织的弹力纤维维持,弹力纤维的破坏将导致小气道内径的缩小,甚至陷闭。小气道病变和 / 或肺组织弹性功能减退均导致小气道功能减退。

最大呼气流量容积曲线是最常用的测定小气道功能的方法,小气道功能下降在 MEFV 曲线主要表现为两个方面,一是在数值表现为在 Vmax、FEF$_{25}$ 基本正常的情况下,FEF$_{50}$、FEF$_{75}$ 的下降,时间肺活量和最大通气量正常;二是指在 MEFV 曲线上表现为高容积图形基本正常,但低容积出现凹陷性改变。实际上在小气道或肺组织的轻微或轻度改变时,仅有 FEF_{50}、FEF_{75} 的下降,Vmax 和 FEF_{25} 无明显变化,此时 FEF_{50}、FEF_{75} 反映小气道功能,在严重小气道病变或肺组织弹性减退时,不仅有 FEF_{50}、FEF_{75} 显著下降,也有 Vmax 和 FEF_{25} 的显著下降。因此在 Vmax、FEF_{25} 基本正常的情况下,FEF_{50}、FEF_{75} 的下降反映下气道功能的早期改变。

最大中期呼气流速(maximal midexpiratory flow,MMEF,MMF)曾作为反映小气道功能的重要指标。MMEF 是指在 FVC 曲线上,用力呼出气量在 25%~75% 之间的平均流量。即把 FVC 四等分,呼气初始 1/4 与用力关系太密切,流速快不予考虑;呼气末端的 1/4,因肺组织弹性减退,支气管内径缩小,呼气流速非常低,也不予考虑;最后剩下中间 1/2 即为 MMEF,其大小等于中间 1/2 的容积除以中间 1/2 的时间。可较好反映小气道阻力的变化。MMEF 主要取决于 FVC 非用力依赖部分,即呼气流量最用力程度达到一定限度后,尽管继续用力流量固定不变。MMEF 与低肺容量位的流量相似,主要受小气道直径影响,流量下降反映小气道的气流阻塞。

近年来随着脉冲振荡肺功能测定技术的发展,应用该法反映小气道功能亦逐渐用于临床,详细介绍可参见本章"脉冲振荡技术"相关内容。

四、弥散功能

肺内气体弥散主要包括氧气和二氧化碳的弥散。肺内气体通过气相弥散、膜相弥散和血相弥散这三个连续不断的步骤完成气体交换,其中膜相弥散时影响弥散量的主要因素。弥散量的概念是:当肺泡膜两侧某气体分压差为 1mmHg 时,在单位时间内(1 分钟)由肺泡经呼吸膜到达红细胞的气体量(ml)为该气体的弥散量(DL)。由于二氧化碳的弥散率为氧的 20 倍,因此临床所言的弥散功能主要指氧的弥散量。但临床检测反映呼吸膜弥散功能时,常用 CO 弥散量检测法来反映呼吸膜的扩散特性,用 CO 弥散量反映呼吸膜的特性较 O_2 更精确[4]。这是由于相比于 O_2 而言,CO 与血红蛋白的亲和力极大,CO 通过扩散膜进入红细胞后,与血红蛋白紧密结合,从

而使得血浆中的 PCO 基本不升高,到血液离开肺毛细血管时(0.75 秒后),血液中 PCO 仍几乎为零,因此扩散膜两侧的分压差可被视为一个衡量(等于肺泡内的压力),血液流经肺血管的整个过程中,扩散速率得以维持。因此,CO 扩散速率与肺血流量无直接关联,仅受到扩散膜的限制,故 CO 被称为扩散限制(diffusion limitation)性气体。常用测定 CO 弥散量的方法包括一口气法和重复呼吸法。

1. 一口气法　受试者呼气至残气位,继之吸入含有 0.3%CO、10%He、20%O_2,以及 N_2 的混合气体,待受试者吸气至肺总量位,屏气 10 秒后呼气。在呼气过程中,气体中水蒸气被吸收,连续测定 CO 及 He 浓度,然后通过公式计算出屏气阶段的 CO 弥散量。

2. 重复呼吸法　受试者呼气至残气位后,自储存袋内重复呼吸含有 0.3%CO、10%He、20%O_2,以及 N_2 平衡的混合气体,共 30~60 秒,储存袋内气体量调节至与受试者肺泡气量相等,呼吸频率 30 次/min,以保证储存袋内气体能与肺泡气体充分混合。呼吸深度与肺活量相等,故每次吸气时均能将袋内气体全部吸入。在不同时间测定储存袋内 CO 浓度,最终根据公示计算出 DLCO。

正常弥散功能应占预计值 80%~120%。弥散功能减低见于:弥散面积减少(肺气肿、肺切除、肺部感染、肺水肿、慢性肺阻性充血、气胸、脊柱侧弯);肺泡毛细血管阻滞(肺间质纤维化、结节病、石棉肺、硬皮病);其他(贫血、碳氧血红蛋白血症)。弥散功能增加见于:红细胞增多症、肺动脉高压等。

五、儿童肺容量及通气功能和弥散功能正常预计值

正常人肺容量值的个体差异较大,变化超过预计值 20% 视为异常。肺容量及通气功能正常预计值公式因种族、地区差异而不同,应选择适合本地区的预计值公式作为正常预计值的参考标准。北京儿童医院应用 Chest-25F 肺功能仪对 235 名健康儿童和青少年(年龄范围 7~18 岁)进行肺功能测定,以年龄、身高、体重三项为自变量,各肺功能指标为应变量进行多元回归分析,得出如表 2-2-1 所示肺功能参数的回归方程作为正常预计值公式:

表 2-2-1　学龄儿童肺功能正常预计值公式

项目	性别	正常预计值公式
VC(L)	男	Y=0.082 0A+0.025 6H+0.026 4W−2.923 1
	女	Y=0.065 9A+0.018 9H+0.018 1W−1.768 5
RV(L)	男	Y=0.048 9A+0.017 3H−0.007 6W−2.039 6
	女	Y=0.016 4A+0.015 9H−0.000 6W−1.577 6
TLC(L)	男	Y=0.150 9A+0.040 2H+0.014 7W−4.643 3
	女	Y=0.108 8A+0.040 3H+0.002 6W−4.030 3
FRC(L)	男	Y=0.092 3A+0.032 9H−0.006 2W−3.888 8
	女	Y=0.091 1A+0.033 2H−0.019 0W−3.575 8
MVV(L/min)	男	Y=4.547 1A+0.214 4H+0.706 4W−29.739
	女	Y=1.325 3A+0.815 8H−0.030 5W−65.294
FEV_1	男	Y=0.065 8A+0.021 7H+0.023 9W−2.329 0
	女	Y=0.056 2A+0.023 4H+0.009 2W−2.119 0
D_LCO [ml/(mmHg·min)]	男	Y=0.658 8A+0.083 9H+0.127 8W−8.187 5
	女	Y=0.501 7A+0.014 4H+0.073 8W+3.970 9

注:A:年龄,H:身高,W:体重

六、肺通气功能障碍的类型

肺容量测定结果通常与肺通气功能测定结果结合分析,判断肺功能异常的类型。一般用肺容量参数(主要是 VC)和时间肺活量参数(主要是 FEV_1%、FEV_1)结合判断,如表 2-2-2 所示。图 2-2-3 所示为不同类型肺通气功能障碍在流量 - 容积曲线上的表现。

七、支气管舒张试验

支气管舒张试验或称气道可逆试验,用于测定气流阻塞的可逆程度,方法为:在吸入支气管舒张剂前和吸入后 15 分钟分别测定肺通气功能,计算 FEV_1 的改善率。吸入支气管舒张剂后 FEV_1 改善率 ≥ 12% 为阳性(图 2-2-4 为 1 例支气管哮喘患儿的阳性支气管舒张试验结果)[5]。

表 2-2-2　肺通气功能障碍不同类型

类型	VC	FEV_1	FEV_1/FVC	RV	TLC
阻塞型	减低或正常	减低	减低	增高	增高或正常
限制型	减低	减低或正常	增高或正常	减低或正常	减低
混合型	减低	显著减低	减低	变化不定	变化不定

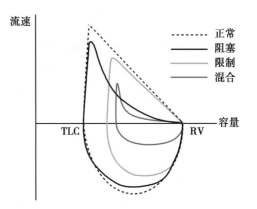

图 2-2-3　不同类型肺通气功能障碍的流量 - 容积曲线

近年来随着脉冲振荡肺功能测定技术的发展,将脉冲振荡肺功能测定技术用于评价气流阻塞可逆性也逐渐报道,详细介绍可参见本章"脉冲振荡技术"相关内容。

八、支气管激发试验

气管和支气管树对各种物理、化学、药物以及变应原等刺激引起气道阻力变化的反应被称为气道反应性(airway responsiveness)。正常人的气道对含量较低的这些刺激物并不发生收缩反应或仅有微弱的反应,而某些人的气道则可发生过度收缩反应,引起气道管腔狭窄和气道阻力明显增高,被称为气道高反应性(airway hyperresponsiveness)。气道高反应性是支气管哮

		预计值	前次	前/预	后次	后/预	改善率
日期			2019-11-7		2019-11-7		
时间			8:23:39上午		9:35:46上午		
FVC	[L]	2.21	2.73	123.8	2.77	125.5	1.4
FEV$_1$	[L]	1.89	1.64	86.3	2.10	110.8	28.3
FEV$_1$% FVC	[%]	84.81	59.84	70.6	75.72	89.3	26.5
FEV$_1$% VC MAX	[%]	84.81	59.08	69.7	75.72	89.3	28.2
PEF	[L/s]	4.51	3.56	79.0	4.48	99.2	25.6
FEF$_{25}$	[L/s]	4.04	1.94	48.1	3.49	86.4	79.7
FEF$_{50}$	[L/s]	2.85	1.08	37.9	1.90	66.7	75.9
FEF$_{75}$	[L/s]	1.46	0.44	29.8	0.92	62.9	110.8
MMEF$_{75/25}$	[L/s]	2.50	0.92	36.7	1.73	69.2	88.7
MIF	[L/s]		0.31				
MEF	[L/s]		0.31				

FVC:用力肺活量
FEV$_1$:第一秒用力呼气容积
FEV$_1$%FVC:1秒率
FEV$_1$%VC MAX:1秒量占最大肺活量的百分比
PEF:最大呼气流量
FEF$_{25}$:用力呼出25%肺活量时的瞬间流量
FEF$_{50}$:用力呼出50%肺活量时的瞬间流量
FEF$_{75}$:用力呼出75%肺活量时的瞬间流量
MMEF$_{75/25}$:最大呼气中期流量

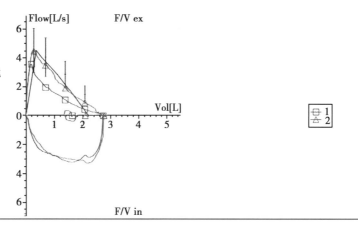

图 2-2-4　1 例支气管哮喘患儿的阳性支气管舒张试验结果

喘的主要病理生理特征,临床上通过支气管激发试验来测定气道高反应性[6]。

根据激发试验所用刺激物可以分为非特异性药物激发试验(临床常用为乙酰甲胆碱、组胺等)、非药物激发试验(如运动、冷空气、高渗盐水等)、特异性激发试验(如吸入性变应原)。根据应用仪器分类有肺功能仪测定法和 Astograph 测定法。根据判断指标,有测定第一秒用力呼气容积(FEV$_1$)、气道阻力(Raw)、气道传导率(sGaw)等。目前临床常用为肺功能仪测定法和 Astograph 测定法。

支气管激发试验前对受试者有如下要求:无喘息及呼吸困难症状,FEV$_1$ ≥ 80% 预计值,无甲状腺功能亢进及心脏病病史,试验前停用影响结果的药物(试验前 12 小时停用吸入糖皮质激素,试验前 12~48 小时停用口服茶碱类药物,试验前 24 小时停用口服 β$_2$ 受体激动剂、抗胆碱能药物、白三烯受体拮抗剂,试验前 48 小时停用长效的 β$_2$ 激动剂),试验当天避免剧烈运动和吸入冷空气;避免进食咖啡、茶、可乐饮料、巧克力及其他含咖啡因的食物。

1. 肺功能仪测定法　以 Jaeger Masterscreen 肺功能仪的 APS 给药法为例,以 FEV$_1$ 为测定指标,在逐次由低至高吸入每一要求剂量的乙酰甲胆碱后 2 分钟测定肺功能,直至 FEV$_1$ 下降至参照值的 20% 时停止吸入激发药物,并给予支气管舒张剂吸入缓解支气管收缩效应,使其肺功能恢复或接近至激发试验前水平。在激发试验过程中密切观察受试者的反应。判定指标 PD$_{20}$-FEV$_1$ 意义为导致 FEV$_1$ 下降至参照值的 20% 时所吸入的乙酰甲胆碱的累计剂量,PD$_{20}$-FEV$_1$<12.8μmol/L 判断为激发试验阳性或气道反应性增高。表 2-2-3 所示为 Masterscreen 肺功能仪支气管激发试验的 APS 给药规程。

表 2-2-3　Masterscreen 肺功能仪支气管激发试验的 APS 给药规程

步骤	药物	浓度	剂量	吸入次数	累计剂量 /μmol
R1	—				
R2	NaCl	0.9%	0.072mg	5	2
P3	Mch	3.125mg/ml	9.75μg	1	0.05
P4	Mch	3.125mg/ml	9.75μg	1	0.1
P5	Mch	6.25mg/ml	19.5μg	1	0.2
P6	Mch	6.25mg/ml	39μg	2	0.4
P7	Mch	25mg/ml	78μg	1	0.8
P8	Mch	25mg/ml	156μg	2	1.6
P9	Mch	25mg/ml	312μg	4	3.2
P10	Mch	50mg/ml	624μg	4	6.4
P11	Mch	50mg/ml	1 248μg	8	12.8
D12	沙丁胺醇	5mg/ml	5mg	1	

2. Astograph 法　采用 Astograph 气道高反应性测定仪,其原理是通过强迫振荡法,在受试者的口腔侧施加一正弦波形的振荡压力,连续测定呼吸阻力,儿童测试时选择振荡频率 7Hz。测试从吸入生理盐水开始,记录好稳定的基础呼吸阻力(Rrs cont)水平后转入乙酰甲胆碱吸入,乙酰甲胆碱浓度逐渐递增,依次为 49μg/ml、98μg/ml、195μg/ml、391μg/ml、781μg/ml、1 563μg/ml、3 125μg/ml、6 250μg/ml、12 500μg/ml、2 500μg/ml。每一浓度乙酰甲胆碱吸入 1 分钟,仪器将自动切换为下一浓度,连续测定呼吸阻力直至 Rrs 升高到基础水平的 2 倍左右停止吸入激发剂,转为吸入支气管舒张剂沙丁胺醇。如 Rrs 无明显升高,则最高浓度激发剂吸完后终止,并给予支气管舒张剂吸入。该方法操作简单,受试者平静呼吸,在连续吸入激发剂同时连续描记出剂量-反应曲线,灵敏度高,能及时通过同步显示的气道阻力发现气道痉挛的发生,安全性较高。

测试结果提供剂量反应曲线及如下主要技术指标:

(1)基础呼吸阻力(Rrs cont)或其倒数:指在吸入生理盐水时的呼吸阻力,单位是 cmH₂O/(L·s);

(2)基础传导率(Grs cont):基础呼吸阻力(Rrs cont)的倒数,单位是 L/(s·cmH₂O);

(3)传导率下降斜率(sGrs):为单位时间内 Grs 的变化,代表气道反应性,单位是 L/(s·cmH₂O·min);

(4)最小诱发累积剂量或反应阈值(Dmin):指呼吸阻力开始呈线性上升时的药物累积量,用 1mg/ml 的乙酰甲胆碱每吸入 1 分钟为 1 单位来表示,代表气道敏感性,阈值越低,气道越敏感。

(5)PD35:使 Rrs 升高到基础水平 135% 所需乙酰甲胆碱累积剂量,反映气道敏感性。

支气管激发试验在小儿主要用于不典型哮喘症状患儿的诊断,咳嗽变异型哮喘(cough variant asthma,CVA)诊断以及评估慢性哮喘持续性气道炎症状态。国内外研究者报道支气管激发试验阳性对 CVA 诊断的敏感性分别为 88% 和 83%,结果阴性基本可以除外 CVA。Koh 等对 29 例 7~15 岁 CVA 儿童随访 4 年,最终有 16 例(55%)进展为典型哮喘,这组患者的气道高反应性比研究初期增加了 2 倍,但致喘阈值并无改变。提示长期对 CVA 患者进行气道高反应性监测可以较早发现进展为典型哮喘的情况。北京儿童医院等对 39 例缓解期哮喘患儿测定气道反应性和小气道功能发现,72% 的哮喘缓解期患儿支气管激发试验阳性,38% 的患儿存在小气道通气功能障碍,提示缓解期哮喘患儿的仍持续存在气道炎症。即使是在症状缓解时间超过 1 年者,支气管激发试验阳性率较症状缓解时间少于 1 年者无显著减低(图 2-2-5 为 1 例哮喘缓解期患儿支气管激发试验阳性表现)。

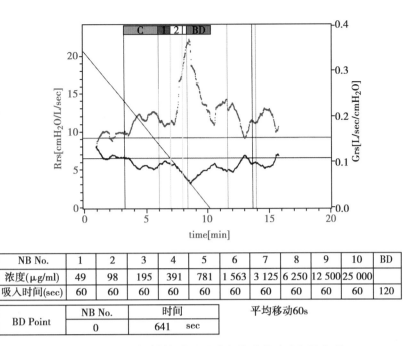

NB No.	1	2	3	4	5	6	7	8	9	10	BD
浓度(µg/ml)	49	98	195	391	781	1 563	3 125	6 250	12 500	25 000	
吸入时间(sec)	60	60	60	60	60	60	60	60	60	60	120

BD Point	NB No.	时间	平均移动60s
	0	641 sec	

图 2-2-5   1 例哮喘缓解期患儿支气管激发试验阳性表现

九、脉冲振荡肺功能测定

(一) 基本原理

脉冲振荡(impulse oscillometry,IOS)肺功能测定方法的基本原理是由外部发生器产生矩形电磁脉冲,通过扬声器转换成包含各种频率的机械声波,然后施加在受试者的静息呼吸上,连续记录自主呼吸时通过气道的压力与流速,经过计算得出各种振荡频率下的测定值。IOS 测定内容为呼吸阻抗,根据呼吸阻抗中黏性阻力、弹性阻力和惯性阻力的不同物理特性,将其区分开来,从而判断气道阻力和肺顺应性的正常与否。相对于常规肺功能检查而言,IOS 需要病人配合较少,对 3 岁以上的病人可进行检查。对于发现外周呼吸气道(小气道)的阻塞、显示支气管系统的不稳定性(气体陷闭)以及检测和鉴别胸外受阻较为敏感。图 2-2-6 所示为 IOS 基本原理。

(二) 主要参数

1. Zrs 呼吸总阻抗。通常认为是黏性阻力、弹性阻力和惯性阻力之和。理论上弹性阻力和惯性阻力方向相反,相互抵消,故正常情况下 Zrs 主要反映黏性阻力的大小,其单位是 $kPa/(L \cdot s)$。

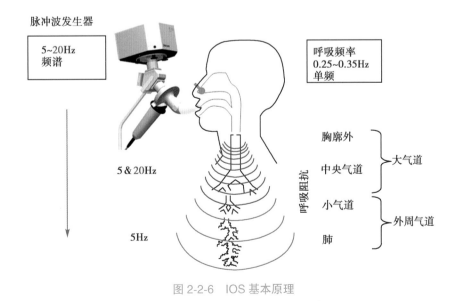

图 2-2-6   IOS 基本原理

2. R 阻抗或阻力,代表黏性阻力。其中 R_5 通常认为代表在 5Hz 时的总气道阻力,R_{20} 代表在 20Hz 时的中心气道阻力,其单位是 kPa/(L·s)。

3. X 电抗,反映弹性阻力和惯性阻力,低频率时反映弹性阻力,高频率时反映惯性阻力。其中 X_5 通常认为代表在 5Hz 时的周围电抗,其单位是 kPa/(L·s)。

4. Fres 共振频率,在该频率,动态的"弹性阻力和惯性阻力"相同,故反映黏性阻力的大小,其单位是 Hz。

5. 中心部位(C 或 Z)和周边部位(P) 并不是单纯的解剖概念,在 IOS 的概念中,一般中心部位包括大气道和胸廓,如中心阻力(R_Z 或 Rc)是大气道和胸廓的黏性阻力;而周边部位则包括小气道和肺组织。

图 2-2-7~图 2-2-11 所示为气道阻力构成及中央和外周气道阻塞在 IOS 阻抗/电抗频谱图上的典型表现。

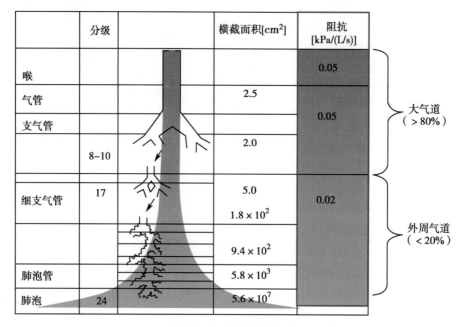

	分级		横截面积[cm²]	阻抗[kPa/(L/s)]
喉				0.05
气管			2.5	0.05
支气管			2.0	
	8~10			
细支气管	17		5.0	0.02
			1.8×10^2	
			9.4×10^2	
肺泡管			5.8×10^3	
肺泡	24		5.6×10^7	

大气道（>80%）
外周气道（<20%）

图 2-2-7 气道阻力构成

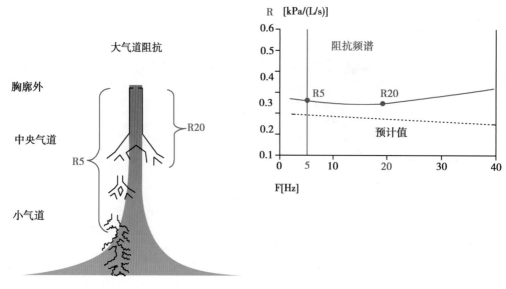

图 2-2-8 阻抗频谱图

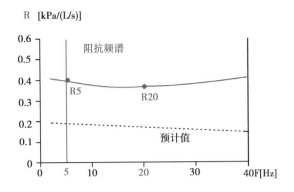

图 2-2-9　中央气道阻塞的阻抗频谱图

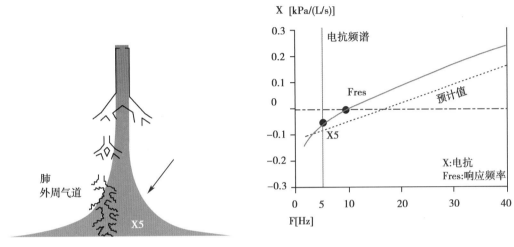

图 2-2-10　电抗频谱图

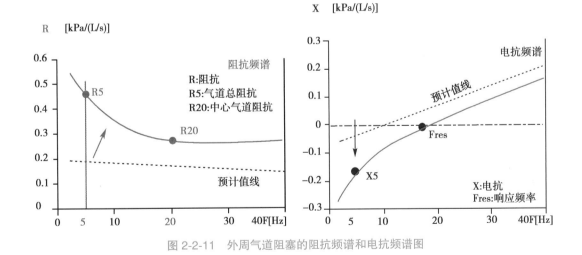

图 2-2-11　外周气道阻塞的阻抗频谱和电抗频谱图

（三）小儿 IOS 参数正常值

表 2-2-4 为广州呼吸疾病研究所对 382 名学龄儿童 IOS 肺功能测定各参数正常预计值公式，显示呼吸总阻抗（Zrs）、不同振荡频率（5~35Hz）的黏性阻抗（Rrs）与儿童生长（身高及年龄）呈负相关；而电抗（Xrs）则与儿童生长呈正相关，且变异减少；振荡频率 5Hz 与 20Hz 下的气道阻力之差（R_5-R_{20}）与儿童身高呈负相关；多数 IOS 参数与身高的关系最为密切，年龄次之，体重的影响现对较少；随儿童年龄和身高的增长呼吸阻抗减少、黏性阻力及其频率依赖性减少、电抗增加但其变异减少。

表 2-2-4 6~14 岁儿童 IOS 正常预计值方程式

参数	单位		预计方程式
Vt	L	男	$-5.065+2.599 \times log\text{H}$
		女	$0.106+2.614 \times 10^{-4} \times \text{H} \times \text{A}-8.844 \times 10^{-8} \times e^{\text{A}}$
Fres	Hz	男	$24.699-6.385 \times 10^{-3} \times \text{H} \times \text{A}+9.105 \times 10^{-39} \times e^{\text{w}}$
		女	$41.139-0.586 \times \text{A}-0.186 \times \text{H}+0.143 \times \text{W}$
Zrs	kPa/(L·s)	男	$9.511-4.171 \times log\text{H}-1.010 \times 10^{-7} \times e^{\text{A}}+1.852 \times \text{H} \times \text{W}$
		女	$7.063-2.741 \times log\text{H}-0.574 \times log\text{A}$
Rc	kPa/(L·s)	男	$0.507-3.917 \times 10^{-4} \times \text{H} \times \text{A}+4.189 \times 10^{-2} \times \text{A}$
		女	$4.758-0.053 \times log\text{H}$
Rp	kPa/(L·s)	男	$25.206-13.659 \times log\text{H}+3.235 \times 10^{-2} \times \text{H}$
		女	$7.770-3.401 \times log\text{H}$
Cl	L/kPa	男	$5.578-2.361 \times log\text{H}$
		女	$1.511-1.070 \times log\text{A}$
Cb	L/kPa	男	$2.557 \times 10^{-2}+2.032 \times 10^{-4} \times \text{A}^2$
		女	$1.723 \times 10^{-2}+2.391 \times 10^{-5} \times \text{H} \times \text{A}$
Cm	L/kPa	男	$2.161 \times 10^{-4}+3.011 \times 10^{-9} \times e^{\text{A}}$
		女	$1.794 \times 10^{-4}+6.941 \times 10^{-10} \times e^{\text{A}}$
R_5	kPa/(L·s)	男	$8.981-3.937 \times log\text{H}-1.019 \times 10^{-7} \times e^{\text{A}}+1.814 \times 10^{-5} \times \text{H} \times \text{W}$
		女	$6.744-2.621 \times log\text{H}-0.541 \times log\text{A}$
R_{10}	kPa/(L·s)	男	$7.090-3.093 \times log\text{H}-9.228 \times 10^{-8} \times e^{\text{A}}+2.313 \times 10^{-3} \times \text{W}$
		女	$5.254-2.121 \times log\text{H}-2.051 \times 10^{-2} \times \text{A}$
R_{15}	kPa/(L·s)	男	$5.353-2.258 \times log\text{H}-7.338 \times 10^{-8} \times e^{\text{A}}$
		女	$4.938-1.999 \times log\text{H}-1.672 \times 10^{-2} \times \text{A}$
R_{20}	kPa/(L·s)	男	$4.592-1.918 \times log\text{H}-6.027 \times 10^{-8} \times e^{\text{A}}$
		女	$13.653-6.606 \times log\text{H}+5.263 \times 10^{-5} \times \text{H}^2-6.028 \times 10^{-4} \times \text{A}^2$
R_{25}	kPa/(L·s)	男	$1.190-5.182 \times 10^{-3} \times \text{H}-4.751 \times 10^{-8} \times e^{\text{A}}$
		女	$13.768-6.715 \times log\text{H}+5.817 \times 10^{-5} \times \text{H}^2-1.757 \times 10^{-4} \times \text{A} \times \text{W}$
R_{35}	kPa/(L·s)	男	$1.334-6.048 \times 10^{-3} \times \text{H}$
		女	$13.483-6.561 \times log\text{H}+5.817 \times 10^{-5} \times \text{H}^2-2.094 \times 10^{-4} \times \text{A} \times \text{W}$
X_5	kPa/(L·s)	男	$1.530+1.550 \times 10^{-2} \times \text{H}-4 \times 10^{-5} \times \text{H}^2$
		女	$-2.214+0.872 \times log\text{H}+0.160 \times log\text{H}$
X_{10}	kPa/(L·s)	男	$-0.437+9.296 \times 10^{-3} \times \text{A}+2.371 \times 10^{-3} \times \text{H}-1.468 \times 10^{-3} \times \text{W}$
		女	$-2.109+1.009 \times log\text{H}-0.165 \times log\text{W}+0.146 \times log\text{A}$
X_{15}	kPa/(L·s)	男	$-0.177+1.648 \times 10^{-2} \times \text{A}-1.344 \times 10^{-40} \times e^{\text{w}}$
		女	$-0.350+7.918 \times 10^{-3} \times \text{A}+2.504 \times 10^{-3} \times \text{H}-2.101 \times 10^{-3} \times \text{W}$
X_{20}	kPa/(L·s)	男	$-2.364 \times 10^{-2}+5.980 \times 10^{-4} \times \text{A}^2-9.307 \times 10^{-41} \times e^{\text{w}}$
		女	$-3.898 \times 10^{-2}+1.054 \times 10^{-4} \times \text{A} \times \text{H}-1.456 \times 10^{-4} \times \text{A} \times \text{W}$
X_{25}	kPa/(L·s)	男	$7.530 \times 10^{-2}+5.790 \times 10^{-4} \times \text{A}^2-8.025 \times 10^{-5} \times \text{A} \times \text{W}$
		女	$-1.175+0.724 \times log\text{H}-0.169 \times log\text{W}$
X_{35}	kPa/(L·s)	男	$0.361-6.812 \times 10^{-6} \times \text{H}^2$
		女	$0.280-1.187 \times 10^{-4} \times \text{A} \times \text{W}$

注:Log:以 10 为底的常用对数;e:为自然对数底数,$\approx 2.718\,28$;Vt:潮气量;Fres:响应频率;Zrs:呼吸总阻抗;Rc:中心气道阻抗;Rp:外周气道阻抗;Cl:肺顺应性;Cb:支气管顺应性;Cm:口腔顺应性;R_5、R_{10}、R_{15}、R_{20}、R_{25}、R_{35} 分别为振荡频率在 5Hz、10Hz、15Hz、20Hz、25Hz 和 35Hz 下的黏性阻力;X_5、X_{10}、X_{15}、X_{20}、X_{25}、X_{35} 分别为振荡频率在 5Hz、10Hz、15Hz、20Hz、25Hz 和 35Hz 下的弹性阻力;A:年龄;H:身高;W:体重

天津儿童医院对 1 220 名 3~14 岁健康儿童进行 IOS 测定,显示随年龄、身高、体重的增加,气道阻力(R)逐渐减低,代表肺顺应性的 Fres 逐渐减低,X 逐渐增加,这些特点与成人相比截然不同。成人参数相对恒定,无频率依赖性,较易评估正常与异常的界限。而儿童存在着明显的频率依赖性,评估时必须考虑动态变化的因素。共振频率 Fres 对评估肺功能很敏感,临床上很重视。成人正常值在 10Hz 左右,儿童则波动在很大范围,3 岁时高达 24Hz,14 岁时下降为 12Hz,趋向于成人的 10Hz 左右,显示 Fres 是随年龄递增而动态递减,很难用均值来表示。图 2-2-12,图 2-2-13 所示为不同年龄儿童的阻力曲线和 Fres 曲线。

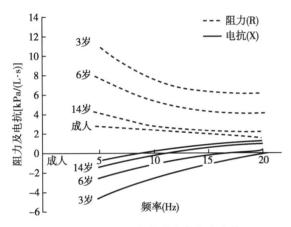

图 2-2-12　不同年龄儿童的阻力曲线

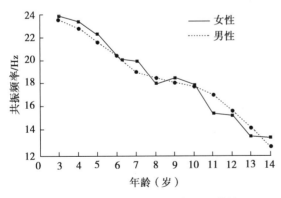

图 2-2-13　不同年龄儿童的 Fres 曲线

(四)临床应用

IOS 是一种新型的肺功能测定技术,相对于传统肺功能测定技术而言,其操作较为简便易行,对于不能配合传统肺功能测定的幼儿,有较为明显的优势。近年来在 3 岁以上幼儿的应用逐渐增多。但有研究者认为振荡波的特性在气道 - 肺组织内可能受到较大的限制,如中、下肺气道的走行

比较顺畅,振荡波的传导和反射就比较完全,获得的信息也相应较多,在上肺和中肺的气道则可能受限较多,获得的信息可能较少;不同频率的振荡波可以同时传导至气道和肺的中央部分,获得的信息多,而高频振荡波则不能传导至周边部分,获得的信息少,因此 IOS 诊断中央病变的敏感性高,而对周边部分的敏感性低。另外临床应用时还发现,常规肺功能显示严重周边阻塞的患者的 R 值有时偏低,这可能与病变导致的振荡波被大量吸收,不能获得更多的信息有关。IOS 与传统肺功能各有特点,可以相互补充。IOS 临床应用尚处于逐渐完善和发展的过程中。

北京儿童医院对 88 例哮喘患儿同时用 MEFV 和 IOS 方法测定肺功能发现,除中心阻力结构参数(Rc)和响应频率(Fres)外,其他 IOS 指标,包括呼吸总阻抗(Zrs)、5Hz 时黏性阻力(R_5)、20Hz 时黏性阻力(R_{20})、5Hz 时电抗值(X_5)、周边阻力结构参数(Rp)与 MEFV 各通气功能指标间由显著直线负相关关系。X_5 和 Rp 与 MEFV 各通气指标间各通气指标间有着最强的负相关关系。提示以 IOS 方法检测哮喘患儿肺功能时。主要表现为周边弹性阻力增高,指标 X_5 和 Rp 较为敏感。

首都儿科研究所报道 4~7 岁哮喘患儿 IOS 异常与正常值的分界点,以呼吸总阻抗 Zr5 ≥ 115% 正常预计值最为肺功能异常时,其对哮喘诊断的敏感度和特异度均为 0.68;以总呼吸道黏性阻力(R_5)≥ 115% 正常预计值作为异常时,其敏感度和特异度分别为 0.61 和 0.63;而以电抗(X_5)≥ 110% 正常预计值作为异常时,其敏感度和特异度分别为 0.84 和 0.81。因此对 4~7 岁哮喘患儿进行 IOS 测试时,应将 Zrs、R_5 ≥ 115% 正常预计值,X_5 ≥ 110% 正常预计值作为判断异常指标。

另外首都儿科研究所用 IOS 进行支气管舒张试验,以 FEV_1 改善率 ≥ 15% 作为支气管舒张试验阳性标准时,IOS 参数以 Zrs、R_5 下降 ≥ 20%,X_5 下降 ≥ 30% 作为支气管舒张试验阳性有较高的敏感度和特异度。提示用 IOS 进行支气管舒张试验,只有在 Zrs,R_5 下降 ≥ 20%,X_5 下降 ≥ 30%,才考虑作为试验阳性。

十、婴幼儿肺功能检测

由于婴幼儿(包括新生儿)时期气道管腔较狭窄,易于阻塞,肺脏及胸廓容量较小,肺泡对周

围气道的牵拉力弱等特有的解剖生理特点,其肺功能与较大儿童和成人有所不同。婴幼儿不会主动配合,增加了肺功能检查的难度,检查一般在药物睡眠状态下进行,药物选用水合氯醛,该药对肺牵张反射及呼吸功基本无影响,且比较安全。目前有多种检测方法,分别从流速-容量曲线、顺应性、阻力,以及功能残气量等方面反映了肺功能情况。

应用 2600 肺功能仪或婴幼儿体描仪检测婴幼儿潮气呼吸,是一项无创技术,操作简便,测值准确,重复性好,已用于临床。要求流速精度高,死腔容积小。每次开机测试前一定要做校正。测定时小儿取仰卧位、颈部稍向后伸展,将面罩用适当力量罩在小儿口鼻上,通过呼吸流速仪测定呼吸过程中压力和流速变化,由计算机计算测出值。

(一) 流速 - 容量曲线

1. 潮气呼吸流速 - 容量(TBFV)环　是指在一次潮气呼吸过程中,呼吸流速仪感受呼吸过程中压力、流速变化,以流速为纵轴,容量为横轴描绘出的流速 - 容量曲线。环的下半部代表吸气相,上半部代表呼气相。气体流速与气道阻力成反比,与驱动压力呈正比。正常婴幼儿潮气呼吸过程中气道阻力有三种变化形式:在整个呼吸过程中气道阻力恒定;在呼吸中段气道阻力增高;随潮气量增加气道阻力逐渐增大。而在潮气呼吸过程中驱动压力近似正弦波。因此正常婴幼儿流速 - 时间曲线应近似正弦波,TBFV 环应呈近似圆形或椭圆形。呼吸道疾病的婴幼儿,气道阻力、肺容量有改变,TBFV 环的形状改变。阻塞性病人,TBFV 环呼气降支凹陷,阻塞越重,向内凹陷越明显。上气道阻塞,TBFV 环呼气支或吸气支出现平台。限制性病人,TBFV 环变窄[7]。

应用 2600 肺功能仪测得主要参数有呼吸频率(RR)、潮气呼吸吸气量(Vi)、每公斤体重吸气量(Vi/kg)、潮气呼吸呼气量(Ve)、吸气时间(Ti)、呼气时间(Te)、吸气时间 / 总呼吸时间(Ti/Ttot)、潮气呼气峰流速(PTEF)、潮气呼吸峰流速 / 潮气量(PF/Ve)、到达潮气呼气峰流速时呼出的气量 / 潮气量(%V-PF)、呼出 75% 潮气量时的呼气流速 / 潮气呼气峰流速(25/PF)、潮气呼气中期流速 / 潮气吸气中期流速(ME/MI)。

应用婴幼儿体描仪测得主要参数有呼吸频率(RR)、潮气量(VT)、每公斤体重潮气量(VT/kg)、吸气时间(Ti)、呼气时间(Te)、吸呼气时间比(Ti/Te)、达峰时间(tPTEF)、达峰时间比(tPTEF/tE)、达峰容积(VPTEF)、达峰容积比(VPTEF/VE)、潮气呼气中期流速 / 潮气吸气中期流速(TEF50/TIF50)。

呼吸频率为每分钟呼吸的次数。小儿因受胸廓解剖特点的限制,为满足代谢需要,采取浅快呼吸作为消耗能量最少的方式,故年龄越小,呼吸频率越快。

潮气量指平静呼吸时每次吸入或呼出的气量。为了校正体重的影响,一般用每公斤体重潮气量来表示。婴幼儿潮气量一般为 6~10ml/kg,年龄越小,潮气量越小。影响潮气量的主要因素是吸气肌功能,尤其是膈肌的活动。

吸气时间受呼吸中枢的调节,反映呼吸中枢的驱动。吸气负荷,不管是黏性阻力还是弹性阻力,会减小吸气容量,延长吸气时间。呼气是被动的,影响因素多,气道阻力增加可导致呼气时间的改变。吸呼气时间比正常为 1:1 到 1:1.5。周围气道阻塞病人呼气时间延长,Ti/Te 可至 1:2,甚至更长;吸气性呼吸困难患儿,如先天性喉喘鸣,其吸气时间明显延长,而限制性通气障碍病人肺容量减少,故呼气时间缩短,这两种病人 Ti/Te 可大于 1。

2600 肺功能仪测得参数 %V-PF 指到达潮气呼气峰流速时呼出的气量与潮气量之比,25/PF 指呼出 75% 潮气量时的呼气流速与潮气呼气峰流速之比。婴幼儿体描仪测得参数 tPTEF/tE 指到达呼气峰流速的时间与呼气时间之比,VPTEF/VE 指到达呼气峰流速的容积与呼气容积之比。它们是反映气道阻塞(主要是小气道阻塞)的重要指标。在阻塞性病人,其比值下降。阻塞越重,比值越低。

ME/MI,TEF50/TIF50 指潮气呼气中期流速与吸气中期流速之比,简称中期流速比,是反映气道阻塞(主要是大气道、上气道阻塞)的重要指标。与 TBFV 环结合起来,可区分胸内外上气道阻塞情况。中期流速比小于 0.6,TBFV 环呼气支出现平台,提示胸内上气道阻塞;中期流速比大于 1.5,TBFV 环吸气支出现平台,提示胸外上气道阻塞。

北京儿童医院应用 2600 肺功能仪对 120 名足月新生儿和 20 名早产儿进行肺功能测定,得出肺功能参数如表 2-2-5、表 2-2-6 所示:

表 2-2-5 足月新生儿各日龄组功能测定值（$\bar{x}\pm s$）

组别	RR	TV*	TVkg*	MV*	MVm*	Ti/Ttot	TPF	VPF	PF$_{25}$	PTEF*	PTEF/TV
~1天	43±5	0.019±0.003	0.005 8±0.000 8	0.82±0.15	3.8±0.6	0.46±0.03	0.25±0.07	0.32±0.07	0.69±0.06	0.037±0.010	2.01±0.35
~3天	42±6	0.021±0.004	0.006 3±0.001 2	0.87±0.20	4.0±0.8	0.47±0.03	0.25±0.05	0.30±0.06	0.71±0.06	0.039±0.004	1.94±0.28
~7天	46±7	0.022±0.004	0.006 6±0.001 1	0.99±0.21	4.6±0.9	0.46±0.03	0.24±0.04	0.30±0.04	0.70±0.07	0.045±0.010	2.07±0.37
~14天	45±6	0.023±0.003	0.007 2±0.000 8	1.04±0.18	4.9±0.8	0.46±0.03	0.25±0.06	0.30±0.06	0.72±0.06	0.048±0.009	1.93±0.32
~21天	43±4	0.026±0.005	0.007 3±0.000 9	1.11±0.17	4.9±0.6	0.46±0.02	0.23±0.04	0.28±0.04	0.71±0.06	0.050±0.008	1.89±0.21
~28天	43±5	0.029±0.004	0.007 6±0.001 2	1.22±0.17	5.2±0.7	0.46±0.03	0.23±0.06	0.29±0.05	0.69±0.06	0.059±0.007	2.01±0.24

组别	ME/MI	FRC*	FRCkg	FRCcm	Crskg	Crscm	Crs*	Rrs	sRrs	Trs*
~1天	0.92±0.09	0.064 8±0.008 5	0.019 3±0.002 1	0.001 3±0.000 02	0.014±0.002	0.091±0.015	0.046±0.007	5.1±0.9	79±20	0.26±0.04
~3天	0.91±0.09	0.064 8±0.007 7	0.019 7±0.001 6	0.001 3±0.000 1	0.015±0.002	0.098±0.013	0.048±0.006	5.1±1.0	79±18	0.27±0.04
~7天	0.92±0.10	0.065 4±0.008 8	0.019 6±0.001 9	0.001 3±0.000 2	0.014±0.002	0.097±0.017	0.048±0.009	5.1±0.8	79±22	0.28±0.04
~14天	0.92±0.10	0.065 7±0.006 2	0.019 6±0.001 8	0.001 3±0.000 1	0.015±0.002	0.098±0.012	0.050±0.006	5.2±0.8	79±14	0.29±0.05
~21天	0.89±0.09	0.067 9±0.006 8	0.019 3±0.002 0	0.001 3±0.000 1	0.015±0.002	0.099±0.011	0.052±0.006	5.2±0.7	77±16	0.30±0.03
~28天	0.91±0.09	0.073 0±0.006 6	0.019 1±0.000 1	0.001 4±0.000 1	0.015±0.002	0.104±0.015	0.056±0.007	5.1±0.8	71±13	0.32±0.05

注：每组20例。* 非相邻年龄组组间差异有显著意义（$P<0.05\sim0.001$）

RR=呼吸频率（次/min），TV=潮气量（L），TVkg=每公斤体重潮气量（L/kg），MV=每分钟气量（L/min），MVm=单位体表面积每分通气量[L/(min·m²)]，Ti/Ttot=吸气时间/总呼吸时间，TPF=到达潮气呼气峰流速时的时间/呼气时间，VPF=到达潮气呼气峰流速时的呼出气量（L），FRC=功能残气量（L），FRCkg=每公斤体重，FRCcm=每公分身长功能残气量（L/cm），Crs=呼吸系统静态顺应性（L/kPa），Crskg，Crscm=呼吸系统静态顺应性[L/(kPa·kg），L/(kPa·cm·kg)]，sCrs=比呼吸系统静态顺应性[L/(kPa·kg)]，Rrs=呼吸系统阻力[kPa/(L·s·kg)]，sRrs=比呼吸系统阻力[L/(kPa·L)]，Trs=被动呼气时间常数（s）。PF$_{25}$=呼出75%潮气量时的呼气流速，PTEF=潮气呼气峰流速（L/s），ME/MI=潮气呼气中期流速/潮气吸气中期流速

表 2-2-6 足月新生儿组和早产儿组肺功能测定值（$\bar{x}\pm s$）

组别	RR	TV*	TVkg	MV*	MVm*	Ti/Ttot	TPF	VPF	PF$_{25}$	PTEF*	PTEF/TV
早产儿组	45±6	0.013±0.003	0.007±0.002	0.591±0.149	3.6±0.9	0.46±0.03	0.24±0.07	0.30±0.07	0.69±0.08	0.029±0.007	2.83±0.27
足月儿组	44±7	0.023±0.005	0.007±0.001	1.007±0.222	4.6±0.9	0.46±0.03	0.24±0.05	0.30±0.06	0.70±0.06	0.046±0.011	1.98±0.30

组别	ME/MI	FRC*	FRCkg	FRCcm	Crskg	Crscm	Crs*	Rrs	sRrs	Trs*
早产儿组	0.90±0.10	0.040±0.007	0.021±0.003	0.000 9±0.000 7	0.015±0.002	0.065±0.011	0.028±0.005	6.7±1.1	173±50	0.20±0.03
足月儿组	0.90±0.09	0.067±0.008	0.019±0.002	0.001 3±0.000 1	0.014±0.002	0.098±0.014	0.050±0.008	5.1±0.8	77±17	0.28±0.05

注：早产儿组20例，足月儿组120例；* 两组间差异有显著意义（$P<0.05\sim0.001$）

2. 用力呼气流速 - 容量曲线　测定婴幼儿用力呼气流速的主要方法是快速胸腹挤压法。检查时,受检者穿上一件与压力充气囊相连的可充气膨胀的胸腹马甲,在潮气吸气末迅速加压,从而产生用力呼气流速。通过一个与面罩相连的呼吸流速仪测得在功能残气量下面的部分呼气流速 - 容量(PEFV)曲线。Turner 等在此基础上发展了增高肺容量胸腹挤压法,测定时先用泵设置一定压力,使肺快速充气,肺容量很快增加,再同快速胸腹挤压法一样使胸腹马甲快速充气,迅速加压,从而获得用力呼气流速 - 容量曲线。

(二) 呼吸系统顺应性、阻力

顺应性指单位压力改变时所引起的肺容积改变(ml/cmH$_2$O)。呼吸系统顺应性反映了呼吸系统的弹性特征。分为静态顺应性和动态顺应性两种。其中,静态顺应性是指在呼吸周期中,气流暂时阻断,呼吸肌松弛时测得的顺应性,代表了肺组织的弹力。小儿呼吸系统顺应性较成人差,约为 1~2ml/(kg·cmH$_2$O)。顺应性下降见于 RDS,肺纤维化,肺萎陷和肺限制性疾病等。在肺气肿(除大疱性肺气肿),婴幼儿哮喘等引起肺总量增加时,顺应性增大。

阻力用维持单位时间内流速改变所需的压力差[cmH$_2$O/(ml·s)]来表示。按阻力的存在部位不同,可分为气道阻力、肺组织阻力及胸廓阻力。按阻力的物理性质不同,可分为弹性阻力、黏性阻力和惯性阻力。通常所说的阻力是指气流产生的黏性阻力。

有多种方法可测定婴幼儿呼吸系统顺应性和阻力。其中,阻断法是应用气道阻断技术,在吸气末阻断气道,通过诱发黑 - 伯反射,使吸气抑制转为呼气,吸气肌与呼气肌均完全松弛而得出被动呼气流速 - 容量曲线,将曲线降支中后段线性部分分别延至流速和容量轴得出最大被动呼气流速及总被动呼气容量,从而计算出呼吸系统静态顺应性及阻力。

(三) 功能残气量(FRC)

功能残气量指平静呼气末肺内含气量。在生理上起缓冲肺泡气氧分压和二氧化碳分压过度变化的作用,减少通气间歇对肺泡内气体交换的影响。FRC 减少或增加,均可使换气效率降低。肺泡发育异常、肺不张、肺顺应性降低或胸壁顺应性增高时 FRC 可降低;FRC 增加也可由肺泡发育异常引起,但更常与气道阻塞气体潴留有关。常用

测量方法有体积描记法及气体稀释法,后者又分为氮气稀释法和氮气洗出法。

体积描记法是根据波义耳定律,即在气体温度和质量均恒定时,气体的容积和压力如果发生变化,则变化前的压力和容积的乘积等于变化后的压力和容积的乘积。实际测定时,将受检者置于密闭仓即体积描记仪中,通过测出仓内压力、容量的变化计算出胸腔气体容量,从而评估功能残气量[3]。

气体稀释法,例如开放式氮气洗出法,是采用恒定流速氧气开放冲洗,用两个已知容积建立定标曲线,再实际测定婴幼儿,计算机通过定标曲线及冲洗出的肺泡氮的浓度积分计算出功能残气量。

(四) 临床应用举例

1. 正常 TBFV 环(图 2-2-14)　为正常 TBFV 环,男孩,15 个月,VT:10.1ml/kg,VPTEF/VE%pred:32.3%,tPTEF/tE:30.4%,比值下降。TEF50/TIF50:68.8%。

2. 小气道阻塞性通气功能障碍(图 2-2-15)　女孩,16 个月,哮喘。TBFV 环呼气降支凹陷。Ti/Te:0.51, 呼气时间延长。tPTEF/tE:13.0%,VPTEF/VE:18.4%, 比值下降。TEF50/TIF50:71.3%。VT:7.8ml/kg。FRC:26.1ml/kg。主要提示小气道阻塞。

3. 阻塞性通气功能障碍(图 2-2-16)　女孩,8 个月,喉中痰鸣,喘息原因待查。TBFV 环呼气降支凹陷。Ti/Te:0.54,呼气时间延长。tPTEF/tE:10.9%,VPTEF/VE:15.3%,比值下降。TEF50/TIF50:48.8%。VT:21.8ml/kg。FRC:25.5ml/kg。主要提示阻塞性通气功能障碍。

4. 限制性通气功能障碍(图 2-2-17)　女孩,11 个月,肺炎。TBFV 环变窄。VT:4.5ml/kg,FRC:15.5ml/kg,减少。Ti/Te:0.95。tPTEF/tE:41.1%,VPTEF/VE:39.2%。TEF50/TIF50:91.9%。提示限制性通气功能障碍。

5. 混合性通气功能障碍 1(图 2-2-18)　女孩,5 个月,肺炎,右上肺不张。TBFV 环变窄,呼气降支凹陷。Ti/Te:0.53。tPTEF/tE:7.0%,VPTEF/VE:12.2%,比值下降。TEF50/TIF50:45.2%,比值下降。VT:3.5ml/kg,FRC:14.9ml/kg,减少。提示混合性通气功能障碍。

6. 混合性通气功能障碍 2(图 2-2-19)　女孩,11 个月,肺炎,喉软骨软化。TBFV 环变窄,

呼气降支凹陷,吸气支出现平台。Ti/Te:1.36。tPTEF/tE:18.1%,VPTEF/VE:22.0%,比值下降。TEF50/TIF50:215.8%,大于150%。VT:3.8ml/kg,FRC:13.4ml/kg,减少。提示混合性通气功能障碍。

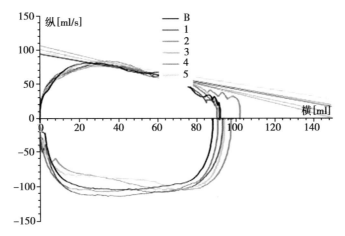

图 2-2-14　正常 TBFV 环

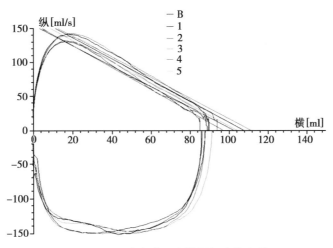

图 2-2-15　小气道阻塞性通气功能障碍

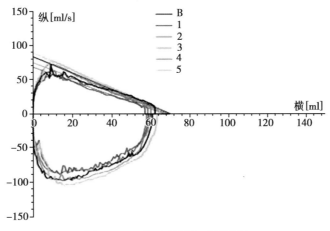

图 2-2-16　阻塞性通气功能障碍

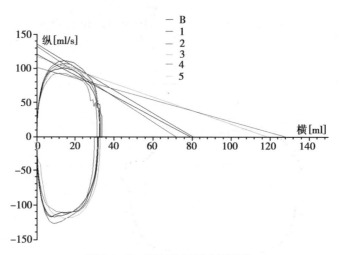

图 2-2-17　限制性通气功能障碍

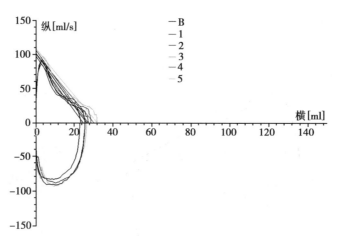

图 2-2-18　混合性通气功能障碍 1

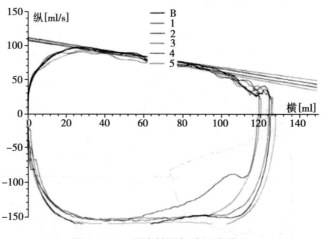

图 2-2-19　混合性通气功能障碍 2

十一、儿童运动心肺功能测定

运动心肺功能测定(cardiopulmonary exercise testing,CPET)是指伴有代谢测定的心肺运动测

验。通过监测 O_2 在体内输送和利用的过程来反映肺、心脏、血液、血管和肌肉等系统的功能[8]。

(一) CPET 的适应证、禁忌证

CPET 是在运动中对受试者进行心肺功能的

检测,主要用于评价运动受限的病理生理、功能损害的严重程度,呼吸困难的鉴别诊断(心、肺、肺血管等),评定心血管和肺疾患治疗方式的效果,评估外科大手术的危险性及预后,评估器官移植生存潜能(心脏移植、肺移植等),康复医学运动处方个体化制定,运动医学、运动计划、训练方案的制订及劳动力评估等方面。

主要禁忌证有急性心肌梗死、不稳定型心绞痛、严重心律失常、急性心包炎、心内膜炎、严重主动脉瓣狭窄、严重左心功能受损、急性肺动脉栓塞或肺梗死、急性或严重的非心源性疾病、严重肢体功能障碍等。

(二) CPET 的常用指标

反映运动耐量以及心功能的指标,如最大耗氧量、公斤耗氧量、无氧阈、代谢当量、氧脉搏、最大心率储备、呼吸商、气体交换率以及耗氧量与运动负荷之间的关系等;反映通气功能的指标,如呼吸储备、最大通气量、潮气量、呼吸频率以及潮气量与深吸气量的比值等;反映气体交换的指标,如动脉氧分压、肺泡与动脉氧分压差、动脉二氧化碳分压、潮气末二氧化碳分压、动脉 - 潮气末二氧化碳分压差、氧当量、二氧化碳当量、死腔和潮气量的关系等。

(三) CPET 的方法

常用的运动工具有运动平板和功率自行车。根据试验的条件和目的的不同,可有多种运动试验方案,如按照运动功率改变方式的递增功率运动和恒定功率运动,以运动量分类的极量运动方案和次极量运动方案,按照运动时相分类有连续运动和间歇运动。

(向　莉　刘玺诚　饶小春)

参考文献

1. 江载芳,申昆玲,沈颖.诸福棠实用儿科学.8 版.北京:人民卫生出版社,2015:1140-1152.
2. 中华医学会儿科学分会呼吸学组肺功能协作组,《中华实用儿科临床杂志》编辑委员会.儿童肺功能系列指南(二):肺容积和通气功能.中华实用儿科临床杂志,2016,31(21):744-750.
3. 中华医学会呼吸病学分会肺功能专业组.肺功能检查指南——体积描记法肺容量和气道阻力检查.中华结核和呼吸杂志,2015,38(5):342-347.
4. 中华医学会呼吸病学分会肺功能专业组.肺功能检查指南——肺弥散功能检查.中华结核和呼吸杂志,2015,38(3):164-169.
5. 中华医学会儿科学分会呼吸学组肺功能协作组,《中华实用儿科临床杂志》编辑委员会.儿童肺功能系列指南(五):支气管舒张试验.中华实用儿科临床杂志,2017,32(1):17-21.
6. 中华医学会儿科学分会呼吸学组肺功能协作组,《中华实用儿科临床杂志》编辑委员会.儿童肺功能系列指南(六):支气管激发试验.中华实用儿科临床杂志,2017,32(4):263-269.
7. 中华医学会儿科学分会呼吸学组肺功能协作组,《中华实用儿科临床杂志》编辑委员会.儿童肺功能系列指南(四):潮气呼吸肺功能.中华实用儿科临床杂志,2016,31(21):1617-1621.
8. 王岩,崔婷捷,王思远,等.最大摄氧量的两步台阶试验与运动心肺功能试验的比较.中日友好医院学报,2016,30(1):38-39.

第三节　血气和酸碱平衡分析

血气和酸碱分析是了解人体内环境的重要方法之一,通过测定血液中进行气体交换的氧和二氧化碳,以及有关酸碱平衡的指标,对分析判断危重病人肺的通气与换气功能,以及各种酸碱失衡的状况都有实际的应用价值。

一、血气分析的基础理论[1,2]

(一) 体液的 pH

pH 的定义是氢离子浓度的负对数。正常血液的 pH 为 7.35~7.45,平均为 7.40。血液 pH 小于 7.35,称酸血症;pH 大于 7.45,称碱血症。当 pH 小于 6.8 或大于 7.8 时,生命活动即可能停止。

血液酸碱度是人体重要的内环境之一。机体的组织、细胞必须处于具有适宜酸碱度的体液环境中,才能进行正常的生命活动。机体在代谢过程中不断产生大量的酸性物质,可以将其分为挥发性酸和非挥发性酸(固定酸)。挥发性酸可转化为 CO_2 由肺排出,非挥发性酸由肾排出。碱性物质主要来源于食物。

保持机体内环境的稳定主要依靠血液缓冲体

系即碳酸氢盐与碳酸系统、磷酸氢二盐与磷酸二氢盐系统以及蛋白质系统。在血浆缓冲体系中，碳酸氢盐和碳酸系统最重要，是决定血浆氢离子浓度的主要缓冲对。

碳酸氢盐、碳酸和pH是酸碱平衡的三个重要指标。Henderson-Hasselbalch公式，又称肺肾相关公式表示三者之间的关系。

$$pH = pK + \log \frac{\left[HCO_3^- \right]}{\left[HCO_3 \right]}$$

pK为6.1，是一解离常数，血浆碳酸氢根离子浓度为22~27mmol/L（平均24mmol/L），碳酸由二氧化碳溶解量而定，可用α（溶解度0.03mmol/L）×PCO_2表示。所以：

$$血液 pH = 6.1 + \log \frac{24}{0.03 \times 40} = 6.1 + \log \frac{20}{1}$$
$$= 7.40$$

温度对pH有很大影响。体温升高，机体代谢功能旺盛，酸性产物增加，可使pH下降。所以应根据体温变化校正所测得的pH，其校正公式如下：

校正pH= 测定pH+0.014 7×（37℃ – 病人体温）

（二）血氧

血液中氧分压、氧含量及氧饱和度测定对了解气体交换和组织代谢具有重要的意义。

1. 血氧分压（PO_2）　PO_2是指血浆中物理溶解的氧分子所产生的压力。动脉血PO_2（PaO_2）正常值为80~100mmHg，其正常值随着年龄增加而下降，老年人大于70mmHg即为正常。预计PaO_2值（mmHg）=102-0.33×年龄（岁）±10.0。静脉血PO_2（PvO_2）正常值40mmHg，PvO_2不仅受呼吸功能影响而且可受循环功能影响。呼吸功能正常的病人，在休克（微循环障碍）时，由于血液在毛细血管停留时间延长、组织利用氧增加，可出现PaO_2正常，而PvO_2明显降低。从动静脉血氧分压差的大小可反映组织利用氧的情况。应用PaO_2和$PaCO_2$可判断呼吸衰竭，即Ⅰ型呼吸衰竭时PaO_2<60mmHg，而$PaCO_2$正常或下降；Ⅱ型呼吸衰竭时PaO_2<60mmHg，$PaCO_2$>50mmHg。但必须强调是在海平面平静呼吸空气所测得的$PaCO_2$和PaO_2值。

高压氧舱治疗一些缺氧性脑病是利用血液中溶解的氧随氧分压的升高而增多，当吸入气体中的氧增加到2~3个大气压时，溶解在血浆中的氧即可满足机体的需要。

动脉血氧分压与动脉血氧饱和度的关系主要用血红蛋白氧解离曲线表达。

2. 血氧饱和度（SO_2）　每1g血红蛋白如完全与氧结合，则可结合1.34ml的氧，按血红蛋白150g/L计算，每100ml血液可携带20.1ml氧，血氧饱和度是指血红蛋白实际结合的氧量被全部血红蛋白能够结合的氧除得的百分率。血氧饱和度的计算公式为：$SO_2 = \frac{氧合血红蛋白}{全部血红蛋白} \times 100\%$，动脉血氧饱和度以$SaO_2$表示。此公式表明，血氧饱和度和血红蛋白多少无直接关系，而与血红蛋白与氧结合的能力（或称氧亲和力）有关。如Hb值不变，则氧饱和度与氧含量呈正比。此外，血氧饱和度尚与氧分压有关，并受温度、二氧化碳张力、pH以及红细胞中有机磷酸代谢的影响。由于不是全部血红蛋白均发生氧合，更由于存在高铁血红蛋白、碳氧血红蛋白等异常血红蛋白配体，所以血红蛋白携氧很难达到百分之百的程度，正常动脉血氧饱和度为95%~98%，静脉血氧饱和度为75%。

3. 氧含量（O_2CT）　O_2CT又称氧总量。是指血液中所含氧量的总和，包括溶解在血浆中的氧量及与血红蛋白相结合的氧量。血红蛋白实际结合的氧量可通过血氧仪测量。所以：

氧总量 = 与血红蛋白结合氧量 +PO_2溶解的量，即 $O_2CT = 1.34 \times Hb \times \frac{SaO_2}{100} + 0.003\,15 PO_2$

0.003 15为氧的溶解常数，但是此公式并未充分估计到红细胞内2,3-二磷酸甘油酸的状态与作用，因此在考虑氧饱和度时要考虑pH的影响。所以，实际测出氧含量与上述公式计算出来的氧含量相比较，其差数即反映红细胞内2,3-二磷酸甘油酸的状态。

血氧饱和度大于95%时温度也可影响氧的溶解度及氧分压。如体温每上升1℃则动脉血氧分压上升1.5mmHg。

4. 血红蛋白氧解离曲线　血氧饱和度与氧分压的关系，可由血红蛋白氧解离曲线（ODC）来表明（图2-3-1）。

此曲线提示，氧分压低时，血氧饱和度亦低；当氧分压高时，血氧饱和度亦高。但其相关性并不呈直线关系，而呈现上段平坦、中下段陡直的"S"形，这有其重要的生理意义。

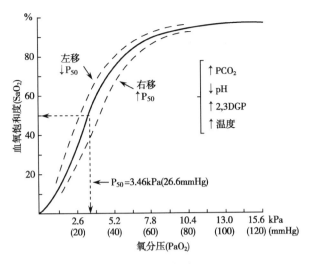

图 2-3-1　氧解离曲线和 P50

（1）曲线上段：相当于 PO₂ 100~60mmHg，SO₂ 97%→90%，保证了机体对低氧的巨大潜力。大气 O₂ 分压即使低至 60mmHg（高原），患慢性呼吸系统疾病也不致影响 Hb 在肺与氧的结合。

（2）曲线中段：相当于 PO₂ 60~40mmHg 保证组织供氧的需要。组织中氧分压稍降低，可显著加强 HbO₂ 解离（降低 SO₂%）释放更多的氧，氧疗效果好。

（3）曲线下段：相当于 PO₂ 40mmHg 以下，最陡的一段，机体发挥最大储备功能。PO₂ 最低可降到 15mmHg。每 100ml 动脉血供给组织 15ml 氧。达到安静状态下供氧量的三倍。

该曲线的缺点为可能掩盖早期缺氧现象。即当通气不足、肺泡氧气分压逐渐下降时，在一定限度内并不影响血氧饱和度；而当氧分压进一步下降至 60mmHg 以下，如曲线陡直部分所示，氧饱和度才开始急剧下降，而此时已出现较明显的缺氧。

P₅₀ 指 SO₂ 50% 时的氧分压。在正常情况下，当 pH=7.40，PCO₂=40mmHg 时，在氧解离曲线上可查到 P₅₀ 为 26.6mmHg 的氧分压。P₅₀ 反映血液传送氧的能力以及血红蛋白对氧的亲和力，亦即反映血红蛋白氧解离曲线的移动。当 P₅₀ 增加，说明氧解离曲线右移；反之，P₅₀ 减少，说明氧解离曲线左移。凡能影响氧与血红蛋白结合的因素均可影响 P₅₀，其意义同氧解离曲线。P₅₀ 的测定可根据 Weiskopf 方程式计算，并取决于动脉血氧分压、动脉血氧饱和度，pH 的测定值，其公式如下：

$$P_{50}=26.6 \times PO_2C/PO_2S$$

校正氧分压（PO₂C），是 pH=7.40、温度 37℃

条件下所校正的氧分压值。

标准氧分压（PO₂S），即根据标准氧解离曲线上的动脉血氧饱和度求得的氧分压值。

血红蛋白氧解离曲线可受血 pH、二氧化碳分压、温度及 2,3- 二磷酸甘油酸的影响，如体温升高、酸中毒及二氧化碳潴留、2,3- 二磷酸甘油酸增高时，氧解离曲线右移，此时在相同氧分压条件下，血红蛋白与氧结合的能力下降；但另一方面，组织中接受血红蛋白释放氧较易，有利于组织供氧；反之，低温、碱中毒、过度通气时，则氧解离曲线左移，在相同氧分压条件下，氧气自血红蛋白内释放减少，使组织缺氧。

5. 肺泡 - 动脉血氧差（A-aDO₂）　肺泡 - 动脉血氧差即肺泡气与动脉血中氧分压的差，是判断肺换气功能的重要指标。

A-aDO₂=P_AO₂−PaO₂。增大时说明肺内混杂血增多，肺内氧转移减少，换气功能差。理论上 A-aDO₂ 应接近于"0"，实际由于气血屏障，A-aDO₂<15mmHg 为正常。一般超过 4.0kPa（30mmHg）为异常，超过 6.7kPa（50mmHg）则考虑有肺换气功能障碍。临床上常用肺泡 - 动脉血氧差作为诊断 ARDS 的重要指标，因为肺泡气内氧分压与动脉血内氧分压差越大，说明肺泡病变越严重，氧弥散能力受到的影响也越重。

6. 氧合指数（index of oxygenation，O₂index）　O₂index 为 PaO₂ 和吸入氧浓度（FiO₂）之比，即 O₂index=PaO₂/FiO₂，正常值为 400~500mmHg。反映氧在肺内氧合和机体的缺氧状态，是临床判定各种原因所致肺损伤的重要参考指标。O₂index<300mmHg，提示肺损伤；O₂index<200mmHg，为急性呼吸窘迫综合征（ARDS）。

（三）血二氧化碳

血浆内二氧化碳存在的形式有三种，一种是结合形式，即碳酸氢盐，占大多数（95%）；另一种是溶解形式，即碳酸（H₂CO₃），只占少数（5%）；还有极少部分与血红蛋白结合成碳酸血红蛋白。

1. 动脉二氧化碳分压（PaCO₂）　动脉血浆中物理溶解的二氧化碳分子所产生的压力称为 PaCO₂。由于二氧化碳很容易通过肺泡 - 毛细血管屏障（比氧气弥散能力大 20 倍），故可认为肺泡内二氧化碳分压等于动脉血二氧化碳分压，这种血液内的和肺泡内的压力平衡关系，可直接反映肺泡通气功能。因此，动脉二氧化碳分压是反映肺泡通气的最佳指标，不受弥散的影响。正

常值为 $PaCO_2$ 35~45mmHg。当 $PaCO_2$>45mmHg 时,为通气不足,提示体内 CO_2 潴留,表现为呼吸性酸中毒或代谢性碱中毒的呼吸代偿;当 $PaCO_2$<35mmHg 时,为通气过度,提示 CO_2 排出过多,表现为呼吸性碱中毒或代谢性酸中毒的呼吸代偿。

2. **总二氧化碳量(TCO_2)** 它是反映化学结合二氧化碳量和物理溶解的二氧化碳量。正常值=24+1.2=25.2mmol/L。

血中 CO_2 含量和 PCO_2 成函数关系,这就是 CO_2 解离曲线。在生理范围内,CO_2 解离曲线基本上呈直线,含量的多少与其分压的大小呈正比,CO_2 解离曲线呈直线具有重要的生理意义。根据 Haldane 效应:当氧合血红蛋白在组织里脱氧时,CO_2 解离曲线右移,CO_2 与 Hb 亲和力增强,有利于血液自组织内摄取 CO_2;当脱氧血红蛋白在肺里氧合时,CO_2 解离曲线左移,CO_2 与 Hb 亲和力减弱,有利于 CO_2 自血中释放。

3. **碳酸氢根离子(HCO_3^-)** 动脉血气中显示的 HCO_3^- 有两种,即标准(standard bicarbonate,SB)和实际 HCO_3^-(acute bicarbonate,AB)。前者是在标准条件下(PCO_2 40mmHg、SaO_2 100%、37℃)测得的 HCO_3^- 值,不受呼吸的影响。后者是指隔绝空气的血液标本在实验条件下所测的血浆 HCO_3^- 值。

AB 与 SB 是反映酸碱平衡代谢因素的指标。在正常人,AB = SB,正常值为 22~27mmol/L。AB↑>SB↑见于代谢性碱中毒或呼吸性酸中毒代偿;AB↓<SB↓见于代酸或呼碱代偿。

4. **碱剩余(base excess,BE)** BE 为血浆碱储量增加或减少的量。正常范围为 ±3mmol/L。BE>3mmol/L 时,即正值增大,为代谢性碱中毒;BE<-3mmol/L 时,负值增大,为代谢性酸中毒。

(四)阴离子间隙[3]

阴离子隙(anion gap,AG)其含义反映了未测定阳离子(uC)和未测定阴离子(uA)之差,但二者在实际检测中难以确定。由于血浆中的阴离子总浓度与阳离子总浓度均等,因此实际应用时,AG 的大小可以通过公式 $AG=Na^+-(HCO_3^-+Cl^-)$ 计算所得。

在正常状态下,血浆中 AG=145-(103+24)=12mmol/L。AG 正常范围为 8~16mmol/L,凡是 AG>16mmol/L,应考虑高 AG 代酸存在。AG 升高的最常见原因是体内存在过多的 uA,即乳酸

根、丙酮酸根、磷酸根及硫酸根等。这些未测定阴离子在体内堆积,必定要取代 HCO_3^-,使 HCO_3^- 下降,称之为高 AG 代酸。因此根据电中和原理:①高 AG 代酸:△HCO_3^-↓ = △AG↑;②高 Cl^- 性代酸:△HCO_3^-↓ = △Cl^-↑,呼碱引起的代偿性 HCO_3^- 下降也符合此规律;③代碱:△HCO_3^-↑ = △Cl^-↓,呼酸引起的代偿性 HCO_3^- 增高也符合此规律。

AG 在临床上实际应用时,必须注意以下四点:

(1)计算 AG 时强调同步测定动脉血气和血电解质。

(2)排除实验误差引起的假性 AG 升高:因为 AG 是根据 Na^+、Cl^-、HCO_3^- 三项参数计算所得,因此三项参数中任何一项的测定误差均可引起 AG 假性升高。

(3)要结合临床综合判断。

一旦 △HCO_3^-↓ ≠ △AG↑、△HCO_3^-↓ ≠ △Cl^-↑或△HCO_3^-↑ ≠ △Cl^-↓,均应考虑混合性酸碱失衡的可能。如混合性代酸时,△HCO_3^-↓ = △Cl^-↑ + △AG↑。

(4)在某些代谢性紊乱疾病,应测定 SO_4^{2-}、HPO_4^{2-} 以及其他有机酸如乳酸、酮体酸等来自行推算。

(五)潜在 HCO_3^-

潜在 HCO_3^-(potential base,PB)是 20 世纪 80 年代提出的新概念,是指排除并存在高 AG 代酸对 HCO_3^- 掩盖作用之后的 HCO_3^-,此时潜在 HCO_3^- 在非高氯性代谢性酸中毒时(即高 AG 性代谢性酸中毒),血浆中 HCO_3^- 的减少是由于增加了未测定阴离子的原因。用公式表示为潜在 HCO_3^-= 实测 HCO_3^- + △AG。其意义可揭示代碱 + 高 AG 代酸和三重酸碱失衡中的代碱存在。若忽视计算 AG、潜在 HCO_3^-,常可延误混合型酸碱紊乱中的代碱的判断。切记:

高 Cl^- 性代酸:△HCO_3^-↓ = △Cl^-↑,△AG 不变;

高 AG 代酸:△HCO_3^-↓ = △AG↑,Cl^- 不变;

代碱和呼酸时 HCO_3^- 代偿性升高,符合:△HCO_3^-↑ = △Cl^-↓,AG 不变;

呼碱时 △HCO_3^- 代偿下降,符合:△HCO_3^-↓ = △Cl^-↑,AG 不变。

举例:pH 7.40,$PaCO_2$ 40mmHg、HCO_3^- 23mmol/L、K^+ 4mmol/L、Na^+ 142mmol/L、Cl^- 91mmol/L。分

析:AG=142-(23+91)=142-114=28>16mmol/L,示高AG代酸;△AG=28-16=12mmol/L,潜在HCO₃⁻=实测HCO₃⁻+△AG=23+12=35>27mmol/L,代碱;诊断:代碱并高AG代酸。如果不计算潜在HCO₃⁻及AG,将误诊为不存在酸碱失衡。

二、血气分析的临床应用

(一)血气分析的测定原理与方法

血气分析仪的结构包括pH电极、甘汞参比电极、PCO₂电极、PO₂电极、恒温器、气体混合器、放大器、数字显示器和打印机等。由血气分析仪测出pH、PCO₂、PO₂等3项参数,再通过计算即可得到血氧饱和度和其他酸碱参数。

如病情许可,最好在停止吸氧30分钟再采血,否则应注明吸氧浓度。避免病人采血前哭闹,否则将导致PCO₂下降。一般取动脉血,常选择桡动脉和股动脉,用肝素化的注射器,取动脉血1ml,立即与空气隔绝,转动注射器充分抗凝后,立即检测。

血气分析的结果可受多种因素影响。如:①技术因素,包括取血方法、部位、温度、患儿哭闹;②仪器因素,包括仪器性能、预热、调试、电极状态以及质量控制系统,比较先进的仪器如ABL型机器能自动指示误差的原因和仪器故障的部位;③测试时间,要求取血后,将血样放在冰盒中,在1小时内测定,放置时间过长,血细胞本身的代谢将影响血气结果;④其他因素,如年龄、地区,尤其是病情改变等。因此,分析血气结果时,应考虑到各种影响因素。

(二)血气分析的正常值

1. 正常动静脉血气比较 正常动静脉血气比较,见表2-3-1。

表2-3-1 正常动静脉血气比较

项目	动脉血	静脉血
pH	7.35~7.45	↓0.01~0.03
PCO₂(mmHg)	35~45	46
HCO₃⁻(mmol/L)	22~27	22~27
BE(mmol/L)	±3	↓2~2.5
PO₂(mmHg)	80~100	40
SO₂(%)	95~98	75
O₂CT(ml%)	19~22	15~16

2. 小儿血液气体的正常值 见表2-3-2。

表2-3-2 小儿血液气体的正常值

项目	新生儿	>28天~2岁	2岁~成人	成人
pH	7.30~7.40	7.30~7.40	7.35~7.45	7.35~7.45
PaCO₂(mmHg)	30~35	30~35	35~45	35~45
SB(HCO₃)(mmol/L)	20~22	20~22	22~24	22~27
BE(mmol/L)	-6~2	-6~2	-4~2	±3
PaO₂(mmHg)	60~90	80~100	80~100	80~100
SaO₂(%)	90.0~96.5	95.0~97.7	95.0~97.7	95.0~97.7

小儿血液气体的正常值,2岁以上者可以认为与成人标准相同,但2岁以下小儿与成人相比有以下特点:①小儿由于肾脏保碱排氢的功能发育不全,所以表现为相对性代谢性酸中毒,pH及标准碳酸氢盐、剩余碱都相对较低;②小儿呼吸比成人快,可表现为过度通气,其二氧化碳分压值亦相对较低;③新生儿由于肺内液体尚未完全排尽,部分肺泡还未完全充气,因此显示有低氧血症和氧饱和度偏低。临床应根据年龄考虑上述特点。随着年龄的增长及肺、肾发育日趋成熟,小儿血气正常值则逐渐接近成人水平。

(三)单纯性酸碱失衡的类型与调节

1. 单纯性酸碱失衡的类型 有四种基本类型:即代谢性酸中毒,代谢性碱中毒,呼吸性酸中毒,呼吸性碱中毒。人体在代谢性酸碱失衡时,若碳酸氢根离子减少,pH降低,称为代谢性酸中毒;反之,碳酸氢根离子增加,pH升高,称为代谢性碱中毒。人体在呼吸性酸碱失衡时,若动脉二氧化碳分压升高,pH降低,称为呼吸性酸中毒;反之,动脉二氧化碳分压下降,pH升高,称为呼吸性碱中毒。

2. 酸碱平衡的调节 机体通过缓冲、离子交换、通气调节和肾脏代偿调节等机制对体液的pH进行调节,保持内环境恒定的功能。其中缓冲系统调节已经在前面介绍。

(1)肺脏代偿:肺脏通过增加或减少通气来控制CO₂的排出量,使血浆中HCO₃⁻/H₂CO₃的比例维持在20:1的水平。从而实现其调节体内酸碱平衡的作用。当体内酸生成增多时,血中[H⁺]升高,肺泡代偿性过度通气,CO_2 的排出增加;当体内碱增多时,血中 [H^+] 下降,呼吸变浅变慢,CO_2 的排出减少。肺脏代偿调节的特点是发生快。当机体出现酸碱平衡紊乱时,肺脏的代偿在数分钟内即可发生,但其代偿调节范围很有限。

(2) 肾脏代偿:肾脏对酸碱平衡的代偿调节作用主要是通过改变其排酸量和保碱量来维持 pH 在正常范围。包括:①近曲小管对 HCO_3^- 重吸收;②近曲和远曲小管通过 H^+-Na^+ 交换机制,排出 H^+ 离子;③远曲小管泌氨与 NH_4^+ 生成,即 NH_3+H^+=NH_4^+。与肺脏相比,肾脏代偿的特点是起效缓慢而完全,在酸碱紊乱数小时后开始,3~7 天逐步代偿完全。

(3) 离子交换:当机体发生酸碱平衡紊乱时,K^+、Na^+、H^+ 等阳离子在细胞内外之间的交换也发挥着一定的调节作用。酸中毒时交换可能分为两种情况:①细胞外液的 2 个 Na^+ 离子和 1 个 H^+ 离子进入细胞内,同时 3 个 K^+ 离子自细胞内到细胞外;②细胞外液的 3 个 H^+ 离子进入细胞内,同时 2 个 Na^+ 离子和 1 个 K^+ 离子自细胞内到细胞外。

碱中毒时,细胞内液的 3 个 H^+ 离子自细胞内到细胞外,同时 2 个 Na^+ 离子和 1 个 K^+ 离子转入细胞内。

由于机体存在缓冲、离子交换、通气调节和肾脏代偿调节等机制,因此,碳酸氢盐与碳酸任何一项发生原发性变化时,均会引起另一项的代偿性变化,使碳酸氢盐和碳酸的比例力争维持到原有的 20:1 比例。原发性变化与代偿性变化的规律为:①碳酸氢盐和碳酸的任何一项原发性变化均引起另一项的同向代偿性变化。若两者呈反向变化,应考虑复合性酸碱失衡存在。②原发性失衡变化大于代偿性变化。原发性酸碱失衡决定了 pH 是偏酸或偏碱。③酸碱失衡的代偿性变化有一定限度,当代偿性变化超出酸碱失衡预计代偿公式计算的范围,应考虑合并另一种酸碱失衡。

3. 酸碱失衡预计代偿公式的应用　酸碱失衡预计代偿公式的应用使酸碱失衡判断由定性进入定量判断。判断方法简便、精确,临床实用价值大。目前常用酸碱失衡预计代偿公式见表 2-3-3。

表 2-3-3　常用酸碱失衡预计代偿公式

原发失衡	原发化学变化	代偿反应	预计代偿公式	代偿极限
代酸	HCO_3^- ↓	$PaCO_2$ ↓	$PaCO_2=1.5 \times HCO_3^-+8 \pm 2$	10mmHg
代碱	HCO_3^- ↑	$PaCO_2$ ↑	$\triangle PaCO_2=0.9 \times \triangle HCO_3^- \pm 5$	55mmHg
呼酸	$PaCO_2$ ↑	HCO_3^- ↑	急性:代偿引起 HCO_3^- 升高 3~4mmHg(0.4~0.53kPa) 慢性:$\triangle HCO_3^-= \triangle PaCO_2 \pm 5.58$	30mmol/L 42~45mmol/L
呼碱	$PaCO_2$ ↓	HCO_3^- ↓	急性:$\triangle HCO_3^-=0.2 \times \triangle PaCO_2 \pm 2.5$ 慢性:$\triangle HCO_3^-=0.49 \times \triangle PaCO_2 \pm 1.72$	18mmol/L 12~15mmol/L

注:①代偿极限:指单纯性酸碱失衡代偿所能达到的最大值或最小值;②有"△"者为变化值;无"△"者为绝对值

在临床使用酸碱失衡预计代偿公式时,一定要考虑到酸碱失衡的代偿程度及代偿极限。反映酸碱失衡代偿程度的定量指标是酸碱失衡预计代偿公式。目前,临床上所用的酸碱失衡预计代偿公式均是根据严格选择的单纯性酸碱失衡病人的酸碱参数,经统计学处理所推算出的直线回归方程。代谢性酸碱失衡主要经肺脏代偿,时间快,无急慢性之分。呼吸性酸碱失衡病人主要经肾脏代偿,因肾脏最大代偿能力发挥需 3~5 天,因此在临床上对呼吸性酸碱失衡按时间 <3 天或 >3 天,分成急慢性呼酸和呼碱。另外,也必须考虑到代偿

极限。所谓代偿极限,即为机体发挥最大代偿能力所能达到的代偿值。各型酸碱失衡预计代偿公式均有代偿极限。若超过此极限,不管 pH 正常与否,均应判断为混合性酸碱失衡。

正确使用预计代偿公式的步骤:①必须首先通过 pH、$PaCO_2$、HCO_3^- 三个参数,并结合临床确定原发失衡;②根据原发失衡选用公式;③将公式计算所得结果与实测 HCO_3^- 或 $PaCO_2$ 相比做出判断。

举例:pH 7.38、$PaCO_2$ 80mmHg(10.67kPa)、HCO_3^- 46mmol/L。判断:$PaCO_2$ 80>40mmHg、HCO_3^-

46>24mmol/L、pH 7.38<7.40,示原发失衡为呼酸,根据病程属于慢性呼酸。因慢性呼酸代偿极限为 HCO_3^-<45mmol/L,实测 HCO_3^- 46>45mmol/L,示代碱,结论:呼酸并代碱。

酸碱失衡基本类型举例及代偿情况见表 2-3-4。

表 2-3-4 酸碱失衡的类型举例及代偿

类型	pH	PaCO₂	HCO₃⁻	BE	举例
代谢性酸中毒					
（失）	↓	±	↓	↓	心脏复苏、休克、腹泻
（代）	±	↓	↓	↓	慢性肾炎、糖尿病
代谢性碱中毒					
（失）	↑	±	↑	↑	幽门狭窄、剧烈呕吐
（代）	±	↑	↑	↑	长期低钾、营养不良
呼吸性酸中毒					
（失）	↓	↑	±~↑	±	小儿肺炎、窒息
（代）	±	↑	↑	↑	慢性肺心病
呼吸性碱中毒					
（失）	↑	↓	±~↓	±	多种通气过度、心力衰竭
（代）	±	↓	↓	↓	慢性气管炎

注:↓下降,↑上升,± 正常范围

（四）混合型酸碱紊乱[4,5]

混合型酸碱紊乱,是指在一个病人身上同时出现两型或两型以上的酸碱失衡。混合型酸碱紊乱可分为二重紊乱或三重紊乱。

1. 二重紊乱 是指病人血中碳酸氢根离子和动脉二氧化碳分压改变超出代偿范围,同时存在两种类型的酸碱失衡。

（1）呼酸并代酸:常发生于心跳呼吸骤停、窒息、严重肺水肿患者。呼吸性酸中毒的特点为动脉二氧化碳分压升高,碳酸氢根离子浓度升高,pH 下降;代酸的特点为碳酸氢根离子浓度下降,动脉二氧化碳分压下降,pH 下降;两者混合的特点是碳酸氢根离子浓度下降,动脉二氧化碳分压升高,pH 下降。举例:pH 7.22,$PaCO_2$ 60mmHg,HCO_3^- 20mmol/L,K^+ 5.4mmol/L,Na^+ 140mmol/L,Cl^- 110mmol/L。判断方法:$PaCO_2$ 60mmHg>40mmHg,可能为呼酸;HCO_3^- 20mmol/L<24mmol/L,可能为代酸;根据代偿规律:$PaCO_2$ 升高同时伴有 HCO_3^- 下降,结论:呼酸并代酸。此 例 中 $AG=Na^+-(HCO_3^-+Cl^-)=140-(20+110)=10mmol/L<16mmol/L$,属于混合型酸碱失衡中代酸为高 Cl^- 性代酸。

（2）呼酸并代碱:其原因有肺气肿、肺心病伴呕吐或用大量利尿剂等。呼吸性酸中毒者动脉二氧化碳分压升高,碳酸氢根离子浓度升高,pH 下降;代谢性碱中毒者血碳酸氢根离子浓度升高,动脉二氧化碳分压升高,pH 上升;两者共存时的结果是碳酸氢根离子浓度与动脉二氧化碳分压都显著增高,而 pH 正常或接近正常,这是酸碱中和的结果。举例:pH 7.30,$PaCO_2$ 80mmHg,HCO_3^- 38mmol/L,K^+ 5.3mmol/L,Na^+ 140mmol/L,Cl^- 94mmol/L。判断方法:① $PaCO_2$ 80mmHg>40mmHg,可能为呼酸;HCO_3^- 38mmol/L>24mmol/L,可能为代碱;但 pH 7.30<7.40,提示:可能为呼酸。②结合病史考虑为急性呼酸,HCO_3^- 38mmol/L>30mmol/L,示代碱。结论:急性呼酸并代碱。

（3）呼碱并代酸:其原因有肺炎合并腹泻、尿毒症、糖尿病、休克伴高热和通气过度、水杨酸中毒等。呼吸性碱中毒的特点为动脉二氧化碳分压下降,碳酸氢根离子浓度下降,pH 上升;代谢性酸中毒的特点为碳酸氢根离子浓度下降,动脉二氧化碳分压下降,pH 下降;两者共同结果为碳酸氢根离子浓度及动脉二氧化碳分压显著降低,而 pH 变化不大或接近正常。举例:pH 7.48,$PaCO_2$ 22mmHg,HCO_3^- 15mmol/L,K^+ 3.5mmol/L,Na^+ 140mmol/L,Cl^- 107mmol/L。判断方法:① $PaCO_2$ 22mmHg<40mmHg,可能为呼碱;

HCO_3^- 15mmol/L<24mmol/L,可能为代酸;但 pH 7.48>7.40,提示:可能为呼碱。②结合病史属急性呼碱,HCO_3^- 15mmol/L 小于急性呼碱代偿极限(18mmol/L),提示代酸存在。结论:急性呼碱并代酸。

(4)呼碱并代碱:其原因有肝功能衰竭、败血症及创伤等,慢性呼吸衰竭患儿应用人工通气也可出现混合性碱中毒。呼吸性碱中毒的特点为碳酸氢根离子浓度下降,动脉二氧化碳分压下降,pH 升高;代谢性碱中毒则为碳酸氢根离子浓度升高,动脉二氧化碳分压升高,pH 升高;两者混合结果是碳酸氢根离子浓度升高,动脉二氧化碳分压下降,pH 升高。严重的碱中毒者血管收缩、神经肌肉应激性增强、手足搐搦、氧解离曲线左移,易造成器质性脑干损伤。举例:pH 7.62,$PaCO_2$ 30mmHg,HCO_3^- 30mmol/L,K^+ 3.0mmol/L,Na^+ 140mmol/L,Cl^- 98mmol/L。判断方法:$PaCO_2$ 30mmHg<40mmHg,HCO_3^- 30mmol/L>24mmol/L,符合 $PaCO_2$ 下降同时伴有 HCO_3^- 升高,结论:呼碱并代碱。

2. 三重紊乱(TABD)　三重酸碱失衡是指同时混合存在三种原发失衡,即一种呼吸性酸碱失衡＋代碱＋高 AG 代酸。因并发的呼吸性酸碱失衡不同,分为呼酸型 TABD 和呼碱型 TABD 两型,目前在临床上还只能对并发高 AG 代酸的 TABD 作出诊断;而对并有高氯性代酸的 TABD 尚缺乏有效的诊断手段。AG 及潜在 HCO_3^- 是诊断 TABD 的重要指标。

(1)呼酸型 TABD:呼酸＋代碱＋高 AG 代酸。多见于严重肺心病呼吸衰竭伴肾衰竭时。其动脉血气和血电解质特点为:① pH 下降、正常均可,少见升高,其 pH 取决于三种失衡相对的严重程度。② $PaCO_2$ 升高。③ HCO_3^- 升高或正常。④ AG 升高,$\triangle AG \neq \triangle HCO_3^-$。⑤ 潜在 HCO_3^-＝实测 HCO_3^-＋$\triangle AG$＞正常 HCO_3^-(24)＋0.35×$\triangle PCO_2$＋5.58。⑥血 K^+ 正常或升高;⑦血 Na^+ 正常或下降。⑧血 Cl^- 正常或下降。⑨ PaO_2 下降,常低于 60mmHg。

举例:pH 7.30,$PaCO_2$ 70mmHg,HCO_3^- 36mmol/L,Na^+ 140mmol/L、Cl^- 80mmol/L。判断方法:① $PaCO_2$ 70mmHg>40mmHg、HCO_3^- 36mmol/L>24mmol/L,pH 7.30<7.40,示呼酸。按呼酸预计代偿公式计算:$\triangle HCO_3^-$＝0.35×(70－40)＋5.58＝10.5±5.58,预计 HCO_3^-＝24＋10.5±5.58＝34.5±5.58＝28.92~40.08mmol/L;② AG＝140－(80＋36)＝

24>16(mmol/L).示高 AG 代酸;③ 潜在 HCO_3^-＝实测 HCO_3^-＋$\triangle AG$＝36＋(24－16)＝36＋8＝44mmol/L>40.08mmol/L,示代碱。结论:呼酸＋代碱＋高 AG 代酸(呼酸型 TABD)。不计算潜在 HCO_3^- 和 AG 将误诊为单纯性呼酸。

(2)呼碱型 TABD:呼碱＋代碱＋高 AG 代酸。可见于呼碱并代碱的基础上,再合并高 AG 代酸;也可见于呼碱并高 AG 代酸的基础上,再合并代碱。其动脉血气和血电解质特点为:① pH 升高、正常,少见下降,其 pH 关键取决于三种失衡的相对严重程度,由于此型失衡是两种碱化过程和一种酸化过程叠加,因此,pH 多见升高。② $PaCO_2$ 下降。③ HCO_3^- 下降或正常。④ AG 升高,$\triangle AG \neq \triangle HCO_3^-$。⑤ 潜在 HCO_3^-＝实测 HCO_3^-＋$\triangle AG$＞正常 HCO_3^-(24)＋0.49×$\triangle PaCO_2$＋1.72。⑥血 K^+ 正常或下降。⑦血 Na^+ 正常或下降。⑧血 Cl^- 升高、正常、下降均可。⑨ PaO_2 下降,常低于 8kPa。

举例:pH 7.61、$PaCO_2$ 30mmHg(4kPa)、HCO_3^- 29mmol/L、K^+ 3mmol/L、Na^+ 140mmol/L、Cl^- 90mmol/L。判断方法:① $PaCO_2$ 30mmHg<40mmHg,而 HCO_3^- 29mmol/L>24mmol/L,符合 $PaCO_2$ 下降同时伴有 HCO_3^- 升高,提示呼碱并代碱;② AG＝140－(29＋90)＝21mmol/L,AG 升高,提示高 AG 代酸。结论:呼碱＋代碱＋高 AG 代酸(呼碱型 TABD)。此种类型的呼碱型 TABD 的判断较为容易,不使用潜在 HCO_3^-,仅用实测 HCO_3^- 即可检出 TABD 中代碱存在。

三、低氧血症与氧疗

(一)低氧血症

低氧血症是指动脉血氧分压小于 80mmHg。根据血气中氧分压、氧饱和度、氧含量及临床发绀的情况,可将缺氧分为以下类型(表 2-3-5):

临床上根据 PaO_2 的高低可将低氧血症分为轻、中、重三型:

● 轻型 80~60mmHg,位于氧解离曲线的平坦部;

● 中型 60~40mmHg,位于氧解离曲线的肩部;

● 重型 <40mmHg,位于氧解离曲线的陡峭部。

PaO_2 除个别情况外不会 <20mmHg,因为这是维持生命的最低限。

表 2-3-5 不同类型的缺氧

病因	动脉血			PVO_2	发绀	临床举例
	PO_2	SO_2	O_2CT			
呼吸性(低氧性)	↓	↓	↓	↓	有	肺炎、支气管哮喘
循环型(淤血性)	±	±	±	↓↓	有	休克、心力衰竭
贫血性 量变	±	±	↓	↓↓	有/无	贫血、CO 中毒
质变	±~↓	↓				
组织性	±	±	±	↑	无	氰化物中毒

注:↑上升,↓下降,± 正常

(二)氧疗

1. **目的** 氧疗是低氧血症的主要治疗方法。目的是:①提高 P_AO_2 从而提高 PaO_2;②降低呼吸功和心肌功。原则只要病人缺氧就应该给氧,使 $SaO_2>90\%$,$PaO_2>60mmHg$。

2. **方法** 鼻导管、面罩、和面罩加贮气袋等。给氧浓度先以 <50% 为宜,以免失去低氧对呼吸中枢的刺激,造成二氧化碳的潴留。吸纯氧可能会造成或加重肺不张。

3. **氧中毒** $FiO_2>60\%$,给氧时间超过 24 小时就增加了氧中毒的危险性。FiO_2 接近 100%,应用 6 小时以上,就有可能引起肺水肿、V/Q 比例失常和分流恶化。氧中毒时发生肺组织损伤的机制可能是:①酶失活,尤其是含有巯基的酶,导致糖、蛋白质代谢障碍;②损伤 DNA,使其立体构象发生改变;③生物膜脂质过氧化。影响细胞表面活性物质的活性,肺泡闭陷,顺应性降低,病人出现咳嗽、胸闷、头晕、乏力等症状,甚至引起 ARDS。目前尚无特殊治疗措施,常使用自由基清除剂和肾上腺皮质激素。

总之,在分析动脉血气时,应结合临床进行以下几个方面的分析:①机体缺氧的类型、程度;②酸碱失衡的类型;③酸碱失衡的代偿;④是否存在混合性酸碱失衡。严格来讲,血气变化只反映体内一瞬间的情况,但是它又对临床有很大帮助,只要临床医生认真分析病史,仔细观察病人,进行连续的血气分析,给予个性化的治疗,对抢救和监测危重病人有重大意义。

(胡英惠 胡仪吉)

参考文献

1. 陈雪融.简明临床血气分析.北京:人民卫生出版社.2016.
2. 钱桂生.实用血气分析和酸碱紊乱治疗学.郑州:郑州大学出版社,2014.
3. 芦志英.阴离子间隙在诊断混合型酸碱平衡紊乱中的作用.临床急诊杂志,2013(6):266-268.
4. Kamel KS,Halperin ML.chapter 9-Sodium and Water Physiology.Fluid,Electrolyte and Acid-Base Physiology(Fifth Edition),2017:215-263.
5. 赵祥文.儿科急诊医学.4 版.北京:人民卫生出版社,2015.

第四节 支气管镜术在儿科临床的应用

一、简介

近十年来,支气管镜诊疗技术的迅猛发展,儿科可弯曲支气管镜在临床诊疗中引领性的重要作用日益彰显。儿科同道开拓性应用热消融:电凝、氩气刀、激光刀;冷冻治疗;球囊扩张、气管支架治疗气道阻塞,进行气道重建。在防污染采样毛刷,经气管镜肺活检术,TBNA 内科胸腔镜方面进行了大量探索性临床应用研究。内科胸腔镜、硬质支气管镜进一步充实了"儿科介入肺脏病学"。适用于儿童的气道支架、球囊;肺内局部用药的基础研究等也在进行中。新介入技术的应用无论在儿科呼吸系统感染,变态反应,间质性肺疾病等的诊断治疗,还是在气道肿瘤、结核、外伤、外压,以及先天发育不良造成的气道狭窄的诊断治疗方面都起到了革命性的进展。

二、儿科支气管镜检查术的实施

(一)支气管镜的选择

选择合适外径的可弯曲支气管镜尺寸非常重要,目前的支气管镜可满足不同年龄的患者,即使在最小的婴儿也是可实施的。儿童常用的可弯曲支气管镜外径为 2.8~4.0mm,吸引/工作孔道直径分别为 1.2~2.2mm。此外,"超细"支气管镜(外径 2.2mm)虽不具有吸引/工作孔道,但在评价早产儿和足月的婴儿远端小气道方面发挥了重要作用。大直径的支气管镜(≥ 4.9mm)适用于学龄儿童和青少年患者。有不同型号的活检钳可适用于 2~2.2mm,以及 1.2mm 工作孔道[1]。

支气管镜的选择取决于检查术的目的和患儿的大小。小儿的气道直径可以通过以下计算公式来估计:

$$气道直径(mm)=4+ 年龄(岁)/4$$

因支气管镜会部分阻塞管腔,如果经气管插管实施支气管镜检查(ETT),支气管镜外径的选择尤为重要。支气管镜进入气管插管后阻塞的面积比例可以从以下公式计算:

$$1-(支气管镜半径^2/ETT 半径^2)\times 100$$

由此可知,将 2.8mm 支气管镜插入 4.0mm 气管插管将堵塞 84% 的管腔直径。为保证术中足够的通气,气管插管的外径至少要比支气管镜外径增粗 1mm。如果超过 50% 的管腔通气受阻或者患儿持续存在明显的通气功能障碍,检查过程中往往需要实施辅助通气。

总之,小儿出生时气管内径约 4.0~5.0mm,并随年龄增长。不同年龄选用合适型号的支气管镜是成功、安全地进行检查的前提。直径小于 3.0mm 的支气管镜可用于各年龄组,直径 4.0~4.9mm 的支气管镜适用于 1 岁以上各年龄组。1.2mm 的工作孔道可进行吸引、给氧、灌洗、活检、刷检、球囊扩张和激光等诊疗。2.0mm 的工作孔道还可以进行电凝、冷冻、球扩金属支架置入、TBNA 和 TBLB 等各种操作。

(二)术前准备

术前准备室区域的设置,可以通过转移注意力、采取如提前开放静脉通路等减少痛苦的措施来尽量减少支气管镜检查前的焦虑。对于烦躁及不合作的儿童可酌情使用镇静剂或抗焦虑药,如口服咪达唑仑。

1. **术前评估**　由于镇静和麻醉药物等在不同程度上对呼吸和心血管系统的抑制作用,以及患儿本身呼吸系统疾病的原因,均可能造成患儿在支气管镜术中出现呼吸抑制和低氧血症;喉、气管、支气管痉挛;血压下降及心律失常等并发症。因此,术前应做好对患儿手术时机和麻醉方法的选择,以及手术耐受程度评估,并做好应急预案。

2. **签署知情同意书**　无论采取局部麻醉(简称局麻)或全身麻醉(简称全麻),手术医生应对所有接受检查的患儿,以医师法和医学伦理学为指导原则,向家长或其监护人(年长儿需要同时向患儿本人)说明支气管镜术的目的、有否可替代的检查、操作检查中及麻醉的可能并发症,并签署知情同意书。全麻的患儿还应由麻醉医师另签署麻醉同意书。询问有无对麻醉药物过敏病史。术前的思想准备对于患者父母和孩子均非常重要,使他们感到焦虑的不只是支气管镜检查术本身,还有支气管镜术中可能会发现某些潜在的疾患的思想准备。此外,患儿往往因为陌生的环境、饥饿感到烦躁和焦虑。特别是对于 3 岁以上的儿童,应配合进行心理护理,尽量消除其紧张和焦虑情绪,取得患儿的配合。

3. **术前检查**

(1)常规检查:血常规、凝血功能、乙型肝炎和丙型肝炎血清学指标、HIV、梅毒、胸部 X 线片或胸部 CT、心电图等。

(2)必要时检查:血型、肝肾功能、肺功能、超声等。

4. **术前禁饮食**　根据食物在胃内被排空的时间长短,制定不同的禁食时间。包括:轻饮料 2 小时;母乳 4 小时;牛奶、配方奶、淀粉类固体食物 6 小时;脂肪类固体食物 8 小时。婴儿及新生儿因糖原储备少,禁食 2 小时后可在病房内静脉输注含糖液体,以防止发生低血糖和脱水。

5. **常规药物与急救物品准备**

(1)常规药品:37℃生理盐水、2% 利多卡因、内镜润滑剂等。

(2)急救药品:4℃生理盐水、肾上腺素、支气管舒张剂、止血药物(凝血酶、血凝酶、垂体后叶素等)、糖皮质激素(静脉与雾化应用)及利尿剂等。

(3)急救设备:氧气、吸引器、复苏气囊、不同型号的气管插管、脉搏血氧监护仪、除颤仪等。建议配备麻醉机或呼吸机等。

6. 介入设备和电脑工作站准备

（1）不同型号的支气管镜。

（2）常规器械：灌洗液留置瓶、鼻导管、活检钳等。

（3）专用器械：激光机、冷冻机、电工作站、不同型号的球囊与支架等。

（4）电脑工作站处于正常工作状态。

7. 其他　病人信息腕带标识、开通至少一条有效静脉通路。

（三）支气管镜术过程

1. 支气管镜术麻醉与监护

（1）镇静与麻醉：儿童支气管镜检查过程中的麻醉及镇静是具有挑战性的。选择合适的麻醉方法对于支气管镜检查的顺利实施至关重要。麻醉方法的选择需要考虑以下因素：术中安全性，术前、术中及术后的舒适性；减少患儿和家庭不必要的焦虑；评估适当的镇静方法。支气管镜检查术的镇静主要由局部应用利多卡因联合静脉注射镇静剂或吸入麻醉剂来实现。镇静的深度及镇静药物将取决于支气管镜检查的目的。气道的动态特性在深度镇静或麻醉下，伴随着气道内呼吸肌的节律及呼吸频率的不同而变化。

1）边麻边进复合清醒镇静：刘玺诚教授最先采取"边麻边进"的利多卡因气管内局部黏膜表面麻醉一直沿用至今，并随着医学发展不断得到修改和完善。具体方法为：术前用 2% 利多卡因雾化吸入，入室后给予咪达唑仑 0.1~0.3mg/kg，总量 ≤ 10mg。适量应用阿托品 0.03mg/kg 能防止小婴儿的迷走神经相关的心动过缓及减少分泌物。

支气管镜插入到声门前、喉部、气管、左右主支气管分别喷洒 1%~2% 利多卡因 1~2ml（6 月龄以下婴儿给予 1%），必要时局部可重复给药，总量 ≤ 7mg/kg。伴随利多卡因喷洒，可应用 1:10 000 肾上腺素，可有效收缩黏膜血管治疗黏膜肿胀和出血，并有舒张支气管平滑肌，增强心肌收缩力和抗过敏作用。

患儿镇静后开始操作，若患儿因个体差异镇静效果不佳体动或呛咳明显，可加用丙泊酚 0.5~1mg/kg，可重复多次使用。丙泊酚用于支气管镜检查治疗，在常规用药情况下是非常安全的[2]。

2）全身麻醉：根据通气方式的不同又分为静脉复合全麻、气管插管全麻、喉罩通气全麻和高频通气全麻。一般由麻醉医生执行，合理选择镇静药、镇痛药，必要时使用肌松药，以达到适当的麻醉深度，使患儿能够平稳的耐受手术并保持生命体征的稳定。最常用的是喉罩通气全麻，适用于喉部及以下部位的支气管镜诊疗操作，对于气管狭窄、尤其是上段狭窄的患儿，喉罩通气可能是目前唯一能有效控制气道的方法；喉罩：喉罩比面罩、鼻导管能够更好地进行气道的管理。在行电子支气管镜检查过程中，喉罩能够帮助气体交换异常的患儿保持气道通畅。置入和维持喉罩要求比面罩下更深的镇静及麻醉，麻醉的深度需减低喉罩置入时喉痉挛及支气管痉挛的风险。喉罩的不同型号可适用于不同年龄组的儿童，甚至刚出生的小婴儿也同样有适用的型号（表 2-4-1）。电子支气管镜检查前将喉罩的栅栏剪掉以利于电子支气管镜的插入。

表 2-4-1　喉罩（LMA）型号

喉罩型号	儿童体重 /kg
1	<5
1.5	5~10
2	10~20
2.5	20~30
3	30~50
4	50~70

喉罩的缺点为它的置入可能会使上气道的解剖结构发生扭曲。喉罩的栅栏覆盖于会厌的上方，能够部分阻塞支气管镜的通道，术前要将其剪除。另外，喉罩置入时需要的麻醉深度可能会改变气道的动力学和声带的运动。

气管插管全麻主要适用于较大儿童长时间的气管远端与支气管内诊疗操作；在不需要评估上气道或者在检查过程中存在明显风险的患儿，经气管插管能够方便地到达下气道进行肺泡灌洗和其他的诊疗，同时可以研究气道正压对下气道的动力学的影响。使用气管插管的主要缺点是上气道和近端气道不能显示，此外，气管插管及麻醉深度往往掩盖气道动态学的异常变化。

高频通气全麻适用于时间较短的支气管镜检查及诊疗操作。

儿童，特别是婴幼儿气道纤细、黏膜娇嫩，支气管镜诊疗操作易引起黏膜水肿并加重气道狭窄，加之镇静或麻醉药物对呼吸的抑制作用，极易出现缺氧和呼吸困难。因此，无呼吸支持患儿的支气管镜操作时,应该通过鼻咽导管(流量 0.5~2L/min)或面罩(流量 2~4L/min),或必要时经工作孔道(流量 0.5~1L/min)监控胸内压下间歇给氧,以保障患儿对氧的需求。

吸入性的麻醉药物应用于诱导全身麻醉,适用于一部分人,尤其对一些不需要评估气道动力学改变的患者,吸入性麻醉药也可应用在放置喉罩或气管插管,以及静脉穿刺给药前。

(2)监护:术中常规监测项目包括:心电图、呼吸、无创血压和脉搏血氧饱和度、有条件者可监测呼气末二氧化碳。理想的血氧饱和度应达到 95% 以上,如出现血氧饱和度 <90%、心率减慢、心律失常等情况,应暂停操作,对症治疗,视患儿恢复情况决定是否继续。支气管镜操作结束后,继续心电监护直至患儿意识完全恢复。必要时给予吸氧、雾化吸入等治疗,密切观察患儿,预防术后并发症。

2. **支气管镜术的操作**　术前医生、护士和麻醉医师共同核对患儿身份。患儿多采取仰卧位,肩部略垫高,头部摆正。支气管镜多经鼻孔轻柔送入,注意观察鼻腔、咽部有无异常(经口腔进入者观察口腔、舌)、扁桃体、会厌及声门时,观察会厌有无塌陷、声带运动是否良好及对称;进入气管后观察气管位置、形态、黏膜色泽、软骨环的清晰度、隆突的位置等。观察两侧主支气管和自上而下依次检查各叶、段支气管。一般先查健侧再查患侧,发现病变可吸引留取分泌物、毛刷涂片、钳夹活检及留取灌洗液。病灶不明确时先查右侧后查左侧。检查过程中注意观察各叶、段支气管黏膜外观,有无充血、水肿、坏死及溃疡;有无出血及分泌物;管腔及开口是否通畅、有无变形;是否有狭窄、异物及新生物等。检查时尽量保持视野位于气管、支气管腔中央,避免触碰管壁,刺激管壁引起咳嗽、支气管痉挛及损伤黏膜。操作技术应熟练、准确、快捷,尽量缩短操作时间。

(四)支气管镜术后管理

1. 做好沟通与交接。
2. 监测生命体征及防治并发症。
3. 术后禁饮食 2~3 小时。

三、儿童肺脏疾病的诊断及治疗

(一)形态与动力学检查

1. **气管、支气管壁异常**　黏膜改变(充血、水肿、粗糙不平、肥厚、萎缩、环形皱褶、纵形皱襞、溃疡、坏死脱落、瘢痕、结节)、肉芽、肿瘤、瘘管、憩室、血管扩张或伴纡曲、黏液腺孔扩大、色素沉着、钙化物质、支气管残端、气管支气管膜部增宽、完全性气管环、囊性变等。

2. **气管、支气管管腔异常**　阻塞、狭窄、扩张、闭锁、气管和支气管异常分支。

3. **气管支气管管腔异常物质**

(1)分泌物:浆液性、黏液性、脓性及血性、牛奶样。

(2)出血:鲜血或陈旧性血凝块。

(3)异物:分为外源性和内源性。

(4)干酪样物。

4. **动力学改变**

(1)声带麻痹:双侧或单侧。

(2)隆突波动消失。

(3)气管舒缩运动障碍:如完全性气管软骨环、气管骨化症等。

(4)支气管痉挛。

(5)软化:气管、支气管在呼气相时管腔内陷,管腔直径缩窄不足 1/2 为轻度,1/2~3/4 为中度,3/4 以上管腔缩窄近闭合为重度。可原发或继发于血管、心脏、肿物等的压迫。

(二)诊断方法

1. **防污染毛刷诊断方法**　支气管镜进入气管、支气管及肺段后刷检涂片、染色及培养,主要用于细胞学及病原学检测。

2. **活检诊断方法**

(1)细胞学、组织活检:①毛刷活检。②活检钳活检:黏膜活检及经气管壁肺组织活检(TBLB),可以借助电子导航、电磁导航、环形超声、EBUS 等技术提高活检阳性率。③经支气管针吸活检术(TBNA)、经支气管超声引导针吸活检术(EBUS-TBNA):取气管、支气管周围淋巴结,提高诊断的阳性率。④支气管镜下冷冻活检:分冷冻黏膜活检和冷冻肺活检。

(2)支气管肺泡灌洗活检

1)操作方法:弥散性病变多选用右中叶和左舌叶,局灶性病变在病灶处留取灌洗液。液体为 37℃生理盐水 1ml/(kg·次),≤ 20ml/ 次,总量 ≤ 5~10ml/kg,反复 3~4 次,首次灌洗液多用于病原学检查,第 2~3 次灌洗液用于细胞学等其他检查,吸引器压力 100mmHg,回收率通常应 ≥ 40%。

2)支气管肺泡灌洗术:支气管肺泡灌洗技术在成人和儿童是相似的。支气管镜的先端部楔入段或亚段的支气管,注入定量的生理盐水,然后吸引回收完成灌洗,最佳灌洗量尚不清楚。通常,生理盐水 1ml/kg 分次灌洗的最大量为 5ml/kg。然而,研究表明,根据孩子的年龄调节生理盐水灌洗的总量可能是更适合的方法。通常情况下,灌注的生理盐水中近 30%~60% 被回收,在随后的灌洗中回收的液体量倾向于逐渐增加。肺泡灌洗液的细胞成分比值正常范围可做参考,细胞成分正常值(比值):淋巴细胞 <15%,粒细胞 <3%,嗜酸性粒细胞 <0.5%,巨噬细胞 80%~95%。在肺部疾病时细胞成分会出现改变[3]。支气管肺泡灌洗术被广泛应用于评价炎症介质的研究[4]。治疗性的灌洗可以通过清除阻塞的气道黏稠分泌物治疗肺不张,也可用于治疗肺泡蛋白沉积症[5]。

3. **快速现场诊断技术(ROSE)** 在呼吸系统疾病的诊治中,ROSE 是一种伴随于诊断性介入操作的快速细胞学和病原学判读技术,可通过判读细胞及病原学的形态、分类、计数、构成比、排列、相互关系、背景及外来物进行分析。可协助呼吸系统感染性疾病和肿瘤性疾病的快速现场初步诊断。

(三)支气管镜下治疗技术

支气管镜下各种介入技术可以综合应用。

1. **基本治疗技术**

(1)支气管肺泡灌洗术:是通过支气管镜孔道向支气管肺段内注入生理盐水或药物,并随即抽吸清除呼吸道和/或肺泡中滞留的物质,用以缓解气道阻塞,改善呼吸功能,控制感染的治疗方法。分为全肺灌洗和支气管肺段灌洗术。支气管肺段灌洗术主要用于肺部感染性疾病、肺不张、支气管扩张症、迁延性细菌性支气管炎、过敏性肺泡炎、少量咯血或痰中带血等的治疗。全肺灌洗术主要用于肺泡蛋白沉着症等疾病的治疗。

(2)局部注药、给药术:分为喷洒及注射药物。用于止血、稀释分泌物、抗感染等。

(3)毛刷刷取术:刷除分泌物、拖拽内生性异物等以畅通气道。

(4)钳取术:应用与内镜工作孔道相匹配的钳子钳除气道管腔内、外源性异物、增生组织及坏死物等。网篮多用于难于以普通异物钳钳取的异物取出。

2. **介入治疗技术**

(1)球囊扩张气道成型术:用于气道狭窄的治疗,协助特殊异物的取出。

(2)冷热消融术

1)热消融术:包括激光、氩等离子体凝固术以及电凝、电切等治疗术,主要应用于气道腔内肉芽、肿块、占位、囊肿等增生性病变的消融。电凝、电切术尤其适用于体积较大病变,电圈套器适用于带蒂增生物的切割治疗;氩等离子凝固术对弥漫性、浅表性增生病变更为适用,对浅表性气道出血有优势;激光光纤纤细,可通过 1.2mm 的工作孔道,可精准治疗喉部、声门及亚段支气管病变。

2)冷消融术:包括冻融和冻切技术。冻融术可应用于气道内良恶性肿物、良恶性气道狭窄的治疗,可抑制肉芽增生,临床多与热消融术配合使用;冻切技术可应用于肺活检、清理气道内血栓或支气管塑型物。可用冷冻方式协助冻取异物。

(3)支架置入术:适用于气管、支气管软化及气道软骨薄弱处的支撑;气管支气管狭窄的气道重建;气管-食管瘘的姑息治疗。儿童气道支架种类包含球囊扩张金属支架、覆膜支架、硅酮支架等,支架的选择应综合考虑气道病变的部位、类型、患儿病情、内镜中心的设备及操作人员技术能力。

(4)协助困难气管插管、胃管置入术。

四、儿科支气管镜检查主要的适应证、禁忌证

儿童支气管镜检查最常见的适应证为排除解剖学异常或异物吸入。诊断信息的得出取决于支气管镜检查的目的。

(一)适应证

1. 喉鸣。

2. 反复或持续性喘息。

3. 局限性喘鸣。

4. 不明原因的慢性咳嗽。

5. 反复呼吸道感染。

6. 可疑异物吸入。

7. 咯血。

8. 撤离呼吸机困难。

9. 胸部影像学异常。

(1)气管、支气管肺发育不良和/或畸形;

(2)肺不张;

(3)肺气肿;

(4)肺部团块状病变;

(5)肺部弥漫性疾病;

(6)纵隔气肿;

(7)气道、纵隔占位;

(8)血管、淋巴管、食管发育异常;

(9)胸膜腔病变需鉴别诊断者。

10. 肺部感染性疾病的病原学诊断及治疗。

11. 胸部外伤、怀疑有气管支气管裂伤或断裂者。

12. 需经支气管镜行各种介入治疗者。

13. 心胸外科围手术期患儿的气道评估和管理。

14. 引导气管插管、胃管置入。

15. 其他,如不明原因的生长发育迟缓、睡眠障碍等需鉴别诊断者。

(二) 禁忌证

儿科支气管镜术没有绝对禁忌证,是否是禁忌证取决于术者的技术水平和必要的设备条件。其相对禁忌证为:

1. 严重心肺功能减退者。

2. 严重心律失常。心房、心室颤动及扑动,三度及以上房室传导阻滞者。

3. 高热患者。持续高热而又亟须行支气管镜术者,可将其体温降至 38.5℃以下再行手术,以防高热惊厥。

4. 活动性大咯血者;严重的出血性疾病、凝血功能严重障碍、严重的肺动脉高压以及可能诱发大咯血者等。

5. 严重营养不良,身体状况明显衰弱者。

五、临床常见鉴别诊断

1. 喘鸣　喉软骨软化症(图 2-4-1)是迄今为止婴幼儿喉鸣最常见的病因,也可见于其他功能性病变,如声带麻痹(S)。声门上或声门下区的结构异常同样可能导致喘鸣,包括声门上型囊肿(图 2-4-2)和声门下狭窄(图 2-4-3)。某些病变如喉裂需要硬质支气管镜检查来显示。

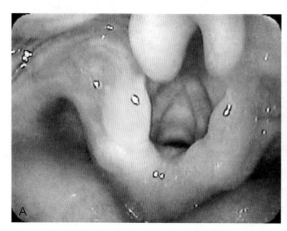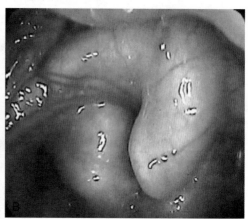

图 2-4-1　喉软骨软化症

5 月龄男孩,喉鸣;A:喉软骨呼气相;B:吸气相气道塌陷

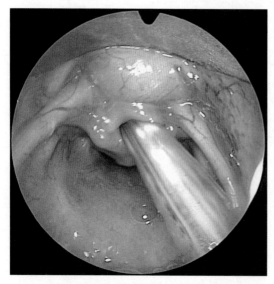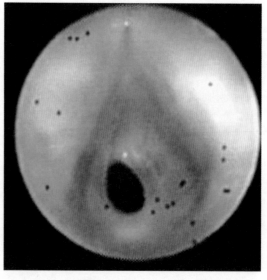

图 2-4-2　声门上区囊肿

4 月龄女婴,咳嗽、喉鸣,不伴声音嘶哑

图 2-4-3　声门下区狭窄

2 月龄男孩,呼吸衰竭

2. **持续喘息**　Wood 在 1 000 例回顾分析中发现,在喘息的患儿中 70% 支气管镜检查可见相关异常。在评估持续或反复喘息患儿时,支气管镜检查结合其他资料如 CT、透视或胃食管反流(GER)检测可提高检出率[6]。有多种气道解剖异常可表现为持续喘息。气道动力学的改变,如支气管软化症在呼气相气流通过受限(图 2-4-4),可通过支

气管镜检查诊断。其他原发病变如完全性气管环相对少见。由囊肿、血管瘤等包块导致的气道阻塞,也可表现为喘息或持续肺不张(图 2-4-5)。气道内肿瘤在儿童非常罕见,支气管镜可明确诊断(图 2-4-6)。伴有搏动感的气道外压提示血管环的存在。先天性心脏病的患儿,常因异常的血管结构或心脏增大致气道明显软化、压迫症状。

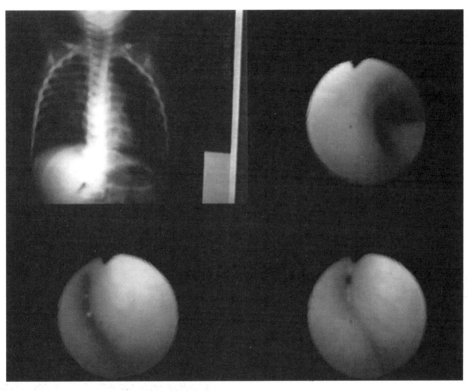

图 2-4-4　支气管软化症
5 月男孩,持续喘息

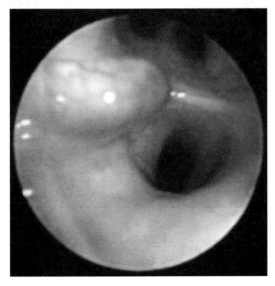

图 2-4-5　支气管血管瘤
12 岁男孩,慢性咳嗽、咯血 2 年

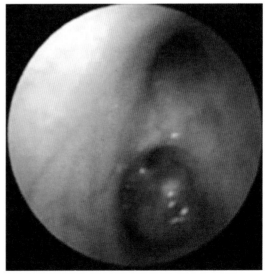

图 2-4-6　右支气管中间段肿瘤
4 岁男孩,反复咳嗽、肺炎

异物吸入也可导致持续喘息,在这部分患儿体格检查中可能阳性提示,或体格检查未见异常。图 2-4-7 显示了因吸入的花生残块产生的炎症反应。异物取出术通常由硬镜来完成,但在儿童,应用可弯曲支气管镜亦有成功取出异物经验。如果有异物的可能性,首先选择行可弯曲支气管镜检查是一种有效的鉴别方法。

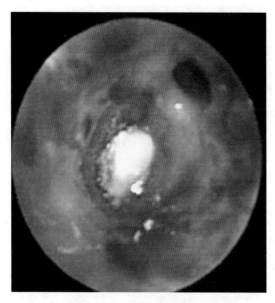

图 2-4-7　下叶亚段内的花生碎片
1.5 岁男孩,反复咳嗽、肺炎

吞咽功能失调相关的慢性吸入是引起婴幼儿喘息的一种常见病因,这往往会导致下气道黏膜水肿。上气道的红斑和水肿提示胃食管反流症的存在。然而,不能仅通过支气管镜检查来诊断慢性吸入,在肺泡灌洗液中找到富含脂质的巨噬细胞(LLM)往往提示存在慢性吸入。但很多证据表明 LLM 并不是特异表现[7]。在肺泡灌洗液中找到 LLM 必须与患儿的吞咽功能评估、GER 程度及肺部疾病的严重程度相结合。在婴幼儿观察停止口饲喂养的反应往往是诊断慢性吸入的最佳方法。因气管食管瘘为慢性吸入的病因之一,可通过支气管镜检查做出鉴别。

3. 慢性咳嗽　支气管镜检查常应用于儿童慢性咳嗽的病因学诊断。有研究发现在慢性咳嗽患儿的评估中,55% 存在相关异常。也有研究发现,在 5~26 月龄慢性咳嗽的 19 例婴儿中,有 12 例(63%)存在下气道畸形。病毒和细菌是常被检出的病原。在大多数"湿性咳嗽"的病人中,迁延性细支气管炎为常见的病因之一,而迁延

性细支气管炎的诊断需要支气管镜获取支气管肺泡灌洗液的细菌培养获得诊断[8]。在婴幼儿组,与喘息相类似,慢性吸入同样为咳嗽的常见原因。

4. 肺不张　肺不张的最常见原因是气道内堵塞黏液栓。因此,治疗性灌洗、清除分泌物为治疗肺不张的有效疗法[9]。其他的常见病因还有异物、气道狭窄、支气管软化和气道外压迫。

5. 肺炎及可疑的感染　因为儿童咳痰困难,支气管镜在诊断感染病原方面起到重要的作用,包括正常及免疫功能低下的儿童。例如,在骨髓移植后合并肺炎的患儿,BAL 微生物检出率为 29%~52%。在经验性应用广谱抗感染药物之前进行支气管镜检查,可增加病原检出率。应用可弯曲支气管镜可为呼吸机相关性肺炎提供治疗信息,这是气管吸出物不能比拟的。

支气管内感染如结核,可以通过支气管镜很容易被识别(图 2-4-8)。肺部铜绿假单胞菌感染对儿童囊性肺纤维化患儿有显著的影响,囊性纤维化患儿常规进行口咽分泌物培养,然而,这些培养可能不能提供一个完整的下气道的微生物病原[10]。出于这个原因,一些囊性纤维化中心应用支气管镜进行诊断和定期随访。近来,对常规进行支气管镜检查的价值存在争议。

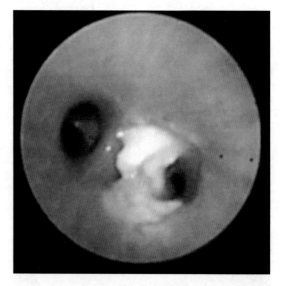

图 2-4-8　支气管结核
1 岁男孩,伴肺门淋巴结肿大

6. 气道管理　可弯曲支气管镜在手术室、ICU 可以应用于辅助困难气道的气管插管。美国

胸科协会推荐,对气管切开的患者每6~12个月常规进行气管检查"评估潜在的气道病理学,监测和治疗并发症,评估套管的尺寸和位置"。在年幼儿,气道支架的应用存在争议。然而,在正确选择适应证的患者,应用可弯曲支气管镜放置支架可成功治疗重度气道梗阻。

六、支气管镜术常见并发症及处理

支气管镜术并发症发生的常见原因:支气管镜操作者的技术及经验不足、术前未充分评估患儿病情(基础疾病)、支气管镜的型号选择与患者不匹配、麻醉镇静方法不妥当、应用供氧的方式(低流量、高流量、高频或辅助通气)、感染的防控、围手术期的雾化药物治疗、建立有效静脉通道等。常见并发症如下:

【药物过敏】

支气管镜术围手术期用药都有可能引起过敏反应。如抗感染、镇静以及麻醉药物等。表现为皮疹、皮肤瘙痒、胸闷、脉速而弱、面色苍白、血压降低甚至呼吸困难过敏性休克等表现。

1. 处理 轻者停止用药后过敏反应可逐渐好转,重者加用抗过敏药物,有喉头水肿、过敏性休克时就地抢救。对心跳呼吸骤停者,立即行人工心肺复苏。

2. 预防 术前应询问患儿药物过敏史,对有药物过敏史者,应高度重视,做好过敏的应急预案。既往有相关药物过敏者,应避免使用。

【缺氧或血氧饱和度下降、窒息】

轻者口唇微绀、末梢血氧饱和度轻度降低;重者口唇、颜面发绀甚至青灰,末梢血氧饱和度明显降低。

1. 处理 积极查找并解除引起低氧的原因,必要时拔出支气管镜,提高氧流量,加压吸氧。待末梢血氧饱和度恢复正常再继续进行支气管镜操作。

2. 预防 支气管镜术并发症常见原因的把控可降低该并发症的发生率。

【心律失常】

轻者术中出现心动过速或过缓;严重者术中、术后可出现明显的二联律、三联律,甚至心搏骤停。

1. 处理 轻者停止支气管镜诊疗可以自行缓解;严重者按心律失常处理,心跳停止者立即行人工心肺复苏。

2. 预防 支气管镜诊疗需动作轻柔,及时解除缺氧的原因(见支气管镜术并发症发生的常见原因)。

【喉痉挛或支气管痉挛】

喉痉挛时咽喉部肌肉、真假声带发生痉挛性收缩,使声门和呼吸道部分或完全紧闭与梗阻,患儿呼吸困难,血氧饱和度进行性下降,很快呈发绀状态,稍有贻误可危及生命,须紧急处理。支气管痉挛时双肺广泛的哮鸣音,呼吸困难,正压通气时气道阻力急剧增高,潮气量减少,血氧饱和度下降,呼气末二氧化碳升高,严重时可窒息死亡。

1. 喉痉挛的处理 立即祛除喉痉挛的可能诱因,如声门和会厌附近的分泌物等;用100%氧气进行正压通气;应用静脉或吸入麻醉药加深麻醉;上述处理无效时,可应用短效肌肉松弛药来改善氧合或进行气管插管。

2. 支气管痉挛的处理 停止支气管镜操作,100%氧气吸入,加深麻醉,气管内应用β_2受体激动剂及糖皮质激素,必要时气管插管呼吸机辅助通气。

3. 预防 对于有气道痉挛的高风险患儿术前给予β_2受体激动剂及糖皮质激素雾化吸入;术中充分的表面麻醉;及时清除呼吸道分泌物和血液;避免浅麻醉下行口腔、咽喉和气道内操作。

【出血】

轻者气道少量出血,重者大咯血。

1. 处理 少量出血不用处理,凝血功能正常者可以自行止血;出血不止时,局部给予4℃生理盐水、1:10 000肾上腺素或凝血酶等。大量出血时,在局部和静脉使用止血药物、垂体后叶素的同时,立即将患儿患侧卧位,必要时气管插管保持气道通畅。出血部位在鼻咽部应避免血液倒灌到咽喉部,局部给止血药物和油纱布加压止血等。出血部位在下呼吸道时,将支气管镜放置在出血部位持续吸引,清除患侧血液,必要时球囊导管置入患侧局部压迫止血、DSA栓塞止血或行紧急开胸肺叶切除术。

2. 预防 平素鼻黏膜易出血者,支气管镜可以经口送入;对气道容易出血的疾病,术前与患儿家长进行沟通,做好预案,如备血、支气管镜术在手术室进行、胸外科手术及时跟进。

【感染、发热】

较常见,可发生于大约15%的患者,特别是在大量盥洗、抗感染治疗不利、上气道病原带入下气道、免疫功能低下/不全的患者发生率更高。可能与细胞因子释放或局部病原的播散有关。

1. 治疗　依据发热的原因进行相应的处理。

2. 预防　严格消毒流程、加强防护管理是减少感染发生的根本措施。支气管镜术前相关操作者需要洗手、戴无菌手套。术前清理患儿上气道分泌物并用75%酒精棉棒鼻道擦拭。支气管镜进入下呼吸道前不要通过工作孔道进行吸引,以免上气道的病原带入下呼吸道。常规支气管镜检查避免大量灌洗。围手术期有效抗感染治疗非常必要,尤其是对于免疫功能异常、内分泌及遗传代谢性疾病病史的患儿尤为重要。支气管结核患儿术前应有效抗结核药物治疗2周。

【气胸、纵隔及皮下气肿】

少量气胸、纵隔及皮下气肿可自行吸收,吸氧有利于漏气的吸收。大量气胸、纵隔或皮下气肿导致呼吸困难时需进行紧急排气。

1. 处理　气胸一般选择锁骨中线第二肋间或气肿最明显处穿刺排气,纵隔、皮下气肿可选择气管前筋膜或气肿最明显处切开或穿刺针抽吸排气。对于张力性气胸需进行持续闭式引流,必要时持续负压引流。支气管镜术前存在明显气漏者,先引流再行支气管镜术。

2. 预防　选择与患者的气道相匹配的支气管镜型号。选择合理的给氧方式。支气管镜操作避免粗暴。支气管镜的介入治疗技术需要培训。

（刘玺诚　焦安夏）

参考文献

1. Faro A,Wood RE,Schechter MS,et al.Official American Thoracic Society technical standards:flexible airway endoscopy in children.Am J Respir Crit Care Med,2015,191(9):1066-1080.

2. Gunathilaka PKG,Jat KR,Sankar J,et al.Propofol versus Fentanyl for Sedation in Pediatric Bronchoscopy:A Randomized Controlled Trial.Indian Pediatr,2019,56(12):1011-1016.

3. Gharsalli H,Mlika M,Sahnoun I,et al.The utility of bronchoalveolar lavage in the evaluation of interstitial lung diseases:A clinicopathological perspective.Semin Diagn Pathol,2018,35(5):280-287.

4. Gut G,Armoni Domany K,Sadot E,et al.Eosinophil cell count in bronchoalveolar lavage fluid in early childhood wheezing:is it predictive of future asthma?.J Asthma,2020,57(4):366-372.

5. Rodrigo D,Rathnapala A,Senaratne W.Therapeutic limited bronchoalveolar lavage with fiberoptic bronchoscopy as a bridging procedure prior to total lung lavage in a patient with pulmonary alveolar proteinosis:a case report.J Med Case Rep,2015,9:93.

6. 王丽萍,陈守平,黄玉瑛,等.软式支气管镜在儿童呼吸系统疾病中的应用.中国当代儿科杂志,2017,19(11):1174-1179.

7. Sacco O,Silvestri M,Ghezzi M,et al.Airway inflammation and injury in children with prevalent weakly acidic gastroesophageal refluxes.Respir Med,2018,143:42-47.

8. Verhulst S,Boel L,Van Hoorenbeeck K,et al.Protracted bacterial bronchitis:bronchial aspirate versus bronchoalveolar lavage findings:a single-centre retrospective study.BMJ Paediatr Open,2019,3(1):e000507.

9. 杨敏,杨德华,杨昕,等.支气管肺泡灌洗治疗肺炎支原体肺炎合并肺不张的效果及其影响因素.中华儿科杂志,2018,56(5):347-352.

10. Paul L.Is bronchoscopy an obsolete tool in cystic fibrosis?The role of bronchoscopy in cystic fibrosis and its clinical use.J Thorac Dis,2017,9(Suppl 10):S1139-S1145.

第五节　呼吸道疾病病毒病原学诊断

一、概述

病毒感染的诊断方法有多种,包括病毒分离(动物实验、鸡胚培养和细胞培养等)、病毒血清学诊断方法、免疫学方法检测病毒抗体/抗原、分子生物学技术和电子显微镜技术等,所有这些方法均可用来进行呼吸道病毒感染的诊断。具体选择何种方法应根据患儿的病程、所采集的样本类型来确定。

二、诊断方法的选择

1. **病毒分离** 动物接种曾是唯一一种病毒病的诊断方法和发现新病毒的实验技术。细胞培养技术的发展使病毒分离技术有了巨大的进步。近年来,随着一些新的快速诊断方法的建立,而且一些新发现的病毒极难分离培养,病毒分离因耗时费力,已逐渐少用,但分离到病毒株,对其致病机制的研究和诊治策略的制定均有重要价值。

2. **病毒血清学方法** 病毒血清学方法一般指中和试验、补体结合试验和红细胞凝集试验等,可同时用于病毒和病毒抗体的检测、分离病毒的鉴定等,中和试验仍是目前病毒分离鉴定的重要方法之一。

3. **病毒免疫学诊断方法** 免疫学技术的发展使病毒的免疫学诊断方法发展迅速。目前应用较广的有免疫荧光技术、酶联免疫吸附技术(enzyme linked immunosorbent assay,ELISA)、化学发光法(chemiLuminescence,CL)和免疫层析法等。ELISA 和 CL 因其操作简单、快速、敏感、特异性强且无放射性污染,对设备要求不高,被广泛应用于病毒感染的诊断。免疫荧光法和胶体金免疫层析法,是常用的呼吸道病毒感染快速诊断方法。

4. **分子生物学方法** 在病毒病诊断中应用较广的分子生物学方法主要有核酸杂交和聚合酶链反应(polymerase chain reaction,PCR)。PCR 方法有很高的特异性,可以检测到 1 个拷贝的病毒核酸,与核酸杂交结合使用可以极大地提高检测的敏感性和特异性。目前临床实践中已较广泛的应用分子生物学方法检测病毒核酸,是病毒感染诊断的主要方法。

三、标本的采集和处理

1. **血标本** 血标本可以分离血清 / 血浆用于检测病毒核酸、病毒抗原和特异性抗体。用于病毒特异性 IgM 抗体检测,可采集单份急性期血清;特异性 IgG 抗体检测应采集急性期和恢复期双份血清,急性期标本采集越早越好,恢复期标本应在发病后 2 周或更迟一些。

2. **鼻咽吸取物** 用于病毒的分离、抗原和核酸检测。婴幼儿适于采集鼻咽吸取物。通过商品化的黏液抽吸器(如 Pennine 6 型黏液抽吸器)从双侧鼻孔中抽吸获得,导管在鼻尖到外耳道中间的位置连接,不停地转动导管,采用负压 100mmHg 持续 15 秒的间歇性抽吸后慢慢退出。另一鼻孔重复上述操作。粘在导管腔内的分泌物用无菌采集容器收集,另一管通过 1ml VTM 冲洗转移到黏液收集管中。

3. **鼻咽拭子** 用于病毒的分离、抗原和核酸检测。用干鼻咽拭子准确地擦拭患者的鼻咽部,立即浸入含 2~3ml 病毒培养液的灭菌试管中。

4. **肺组织活检和尸检标本** 用于病毒分离或直接检出。用带盖无菌玻璃瓶留取,用于电镜切片用的标本应切成 1mm 的小块,直接浸于 2% 戊二醛固定液中。尸检标本应尽早采集,最迟不超过死后 24 小时,用于病毒分离时应在死后 3~6 小时采集。

四、病毒的分离鉴定

1. **标本** 呼吸道感染的病毒分离主要采集鼻咽分泌物、鼻咽拭子、肺泡灌洗液和肺组织标本。

2. **动物实验** 较少用于呼吸道病毒的分离等。

3. **鸡胚培养** 是较早用于病毒分离培养的技术之一。细胞培养技术的发展,大大代替了鸡胚培养,但鸡胚培养在黏液病毒和痘类病毒等研究中仍起重要作用。

4. **组织培养** 包括组织块培养和细胞培养,目前一般指细胞培养。用于病毒分离的主要是单层细胞培养,是病毒分离的重要技术(图 2-5-1)。

(1)细胞培养的分类:根据细胞来源和染色体特性可分为下列四类。

1)原代细胞培养:由新鲜组织制备的单层细胞,分离病毒最为敏感,但制作和保存不便,一般只能传 2~3 代。

2)传代细胞系:由原代细胞连续传代或由肿瘤细胞培养而来,可以无限传代,应用保存方便。应用于呼吸道病毒分离的传代细胞系主要有 Hep-2(人喉上皮癌细胞)、Vero(传代非洲绿猴肾细胞)等。

3)二倍体细胞株:细胞在传代中保持二倍体特性,染色体总数为 46 条,属正常细胞,一般只能传 40~50 代。如人胚肺细胞,对呼吸道病毒较为敏感。

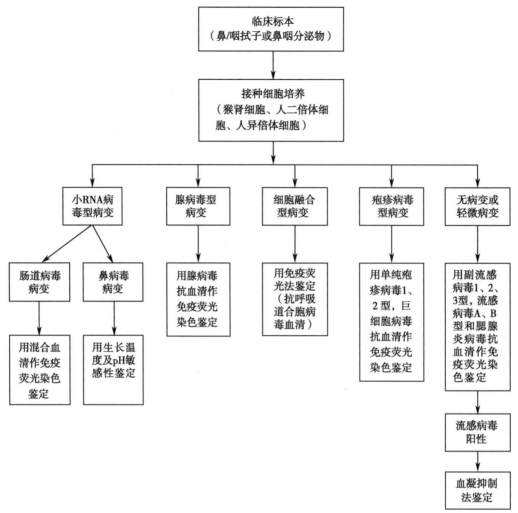

图 2-5-1　呼吸道感染标本中病毒分离鉴定流式图

（摘自：闻玉梅．现代医学微生物学．上海：上海医科大学出版社，1999.）

4）病毒基因转染细胞系：由传代细胞系经病毒基因转染后建立的带有某种病毒全部或部分基因组的细胞系。

（2）组织培养的基本条件

1）培养基：现在普遍应用人工合成培养基，如DMEM、RPMI1640 等。培养基主要含各种氨基酸、葡萄糖、维生素、无机盐和其他成分。培养基的选择应根据细胞的特性而定，原代细胞和上皮样传代细胞多选用 Eagles 培养基，而成纤维细胞用 RPMI1640。

2）血清：常用的是胎牛血清和小牛血清。病毒分离的血清需 56℃ 30 分钟灭活，以除去对病毒的干扰。一般生长液加 10%~20% 的血清，而维持液加 2%~5% 的血清。

3）酸碱度：细胞生长的最适 pH 为 7.0~7.4，最大耐受范围为 pH 6.6~7.8。在适当 pH 范围，偏酸的环境易于细胞贴壁。

4）温度：一般 37~38℃ 作为细胞培养的生长温度，32~35℃ 为维持温度。细胞对高温的耐受较差，超出生长最适温度 2~3℃，细胞在 24 小时内即死亡，而低温对细胞的影响较小，25~35℃ 均可作为细胞的维持温度。

5）其他条件：细胞培养用水的纯度越高越好，最低是双蒸水，最好的是蒸馏水再经交换树脂处理，电阻率 ≥ 10MΩ·cm。培养条件要求绝对无菌。培养器皿常用玻璃和塑料制品，要求对细胞无毒性，所用橡皮需经酸、碱处理。

（3）培养方法：细胞培养的方法有静置培养、悬浮培养、旋转培养、混合培养等，在原代和传代细胞培养中常用静置培养，但旋转培养可以增加病毒分离的敏感性，如呼吸道合胞病毒培养。

1）传代细胞培养

a. 将生长较密的单层细胞经 0.25% 的胰酶或0.1% 的 EDTA 消化。一般室温 10~30 分钟可见细胞固缩,细胞间出现间隙。

　　b.弃消化液,加少量生长液,用吸管吹打细胞,使之脱落、形成单个细胞。

　　c.按原体积2~4倍的比例稀释后分瓶培养,视细胞生长速度,一般3~5天形成单层细胞。

　　2)细胞的冻存:先将细胞按传代细胞程序消化、分散,800~1 000r/min离心5~10分钟,每瓶细胞用含10%二甲基亚砜的生长液稀释至0.5~1.0ml,分装细胞冻存管,于-60℃冻存1~2小时,置液氮中保存、登记。

　　3)冻存细胞的复苏:从液氮中取出细胞管置40℃温水中,并不断搅拌使其快速解冻,800~1 000r/min离心5~10分钟后弃冻存液,用生长液按原冻存量或1倍稀释,分瓶培养。

　　(4)病毒的接种及鉴定

　　1)病毒的接种:首先选择生长良好的单层敏感细胞,弃培养液,用Hanks液或生理盐水洗涤后,接种原培养液1/10的接种物,摇匀后置37℃吸附30~90分钟,然后弃接种液,加新鲜维持液,于33~35℃培养。

　　2)观察细胞病变:大多数病毒增殖均会引起细胞病变(图2-5-2、图2-5-3),称为致细胞病变作用(CPE)。腺病毒引起细胞聚合,副黏病毒等引起细胞融合,鼻病毒致细胞固缩,正黏病毒等引起细胞轻微病变。

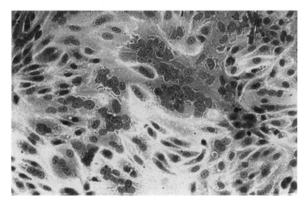

图2-5-2　呼吸道和胞病毒引起的细胞融合病变

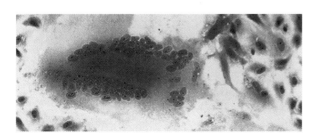

图2-5-3　麻疹病毒引起的细胞融合病变

　　3)病毒的鉴定:①核酸扩增:应用特异性引物扩增获得序列,根据基因序列比对确定病毒,主要用于型或亚型的鉴定。②中和试验:是鉴定病毒最可靠的方法之一,需要用已知的特异性免疫血清,而且需配合观察CPE或细胞吸附试验。方法是先滴定免疫血清和病毒的滴度,一般病毒用100~1 000ID50量。将病毒与血清混匀,37℃作用1小时后接种细胞单层,培养、观察结果。③荧光染色:该方法能在出现CPE前检出病毒和不产生CPE的病毒。方法是将接种病毒的细胞消化、涂片、晾干后丙酮固定,用荧光素标记的特异性多克隆抗体或单克隆抗体染色,如有病毒生长,在荧光显微镜下可见病毒生长部位显荧光。④其他:电镜观察、补体结合试验、红细胞吸附试验等,应用较少。

五、病毒的血清学诊断

　　血清学诊断方法是诊断病毒感染和鉴定病毒的重要手段。经典的血清学诊断技术包括中和试验、补体结合试验、红细胞凝集试验和红细胞凝集抑制试验、红细胞吸附试验等。近几年发展的免疫荧光技术、ELISA和CL等也属血清学范畴,但一般称为现代免疫学技术。

　　血清学抗体检测包括特异性IgG和IgM检测。血清抗体检测在呼吸道病毒感染方面主要用于回顾性诊断,当病人恢复期血清较急性期血清特异性抗体滴度有4倍或4倍以上升高时具有诊断价值,测定单份血清中的特异性IgM抗体检测在呼吸道病毒感染的诊断中价值不大。

　　1.中和试验

　　(1)原理:中和试验是病毒型特异性反应,其原理是特异性的中和抗体与相应的病毒结合后,使病毒不能吸附于敏感细胞,失去感染的能力。用中和试验测定的体液抗体水平在一定程度上反映出机体抗病毒感染的能力。但中和试验操作较复杂。

　　(2)用途:①鉴定病毒;②分析病毒抗原的性质;③测定免疫血清的抗体效价和疫苗接种后的效果;④测定患者血清中的抗体,用于诊断病毒。

　　2.补体结合试验

　　(1)原理:补体结合试验是属(或组、族)特异性反应,其原理是特异性病毒抗原和相应的补体结合形成免疫复合物时能结合补体。因此,加入定量的补体于抗原抗体的反应系统中,补体被结合,不再以游离的形式存在,此时若再加入到另一抗原抗体的反应系统中(羊红细胞和溶血素),则后者因缺乏游离的补体参与溶血反应,结果不溶血,称为阳性反应,反之,称为阴性反应。

(2)用途:①流行病学调查;②病毒病的诊断;③疫苗使用后人群抗体调查;④鉴定病毒。

3. 红细胞凝集和凝集抑制试验

(1)原理:红细胞凝集和凝集抑制试验也为型特异性反应。其原理是病毒或病毒血凝素能选择性地引起个别种类的哺乳动物的红细胞发生凝集,当加入相应的特异性抗体,这种凝集现象即被抑制。如下所示:

病毒 + 红细胞→凝集

病毒 + 抗体 + 红细胞→凝集抑制(不凝集)

(2)用途:①鉴定病毒;②诊断病毒病;③病毒分族(组),如根据腺病毒对猴和大白鼠红细胞凝集力的差异可分为 5 个族;④免疫机体后抗体效价的测定;⑤浓缩病毒;⑥病毒抗原分析;⑦病毒株变异相的测定,如流感病毒"O"相与"D"相的测定。"O"相是对人致病的病毒,对豚鼠红细胞凝集效价高,对鸡红细胞凝集效价低;"D"相是适应鸡胚尿囊中繁殖已发生变异的病毒,对豚鼠和鸡红细胞都有相似效价的凝集力。

六、现代免疫学诊断方法

1. 免疫荧光法(IFA) IFA 可分为直接法和间接法。IFA 可以检测病毒抗原和抗体。在临床中应用 IFA 检测鼻咽分泌物中脱落上皮细胞内的病毒抗原,可以在 2~3 小时内出结果,达到快速诊断的目的。目前市售商业化试剂盒已在临床广泛应用,取得较好的效果。

(1)直接法:将荧光素标记在病毒特异性 IgG 抗体上,标记抗体直接与固定在载玻片上的细胞内病毒抗原结合,然后在荧光显微镜下观察结果。直接法简便,特异性高,但敏感性稍低。一种标记的荧光抗体,只能检测一种病毒抗原。

(2)间接法(图 2-5-4):间接法有两对抗原抗体系统,第一对为病毒抗原与相应的抗体;第二对为抗体及相应的荧光素标记的抗人或动物的抗球蛋白抗体。由于夹层免疫球蛋白分子有多个抗原决定簇,能结合多个荧光素标记的抗体分子,故间接法比直接法敏感 5~10 倍。间接法的缺点是参与反应的因素多,易出现非特异性荧光,操作和判断结果应注意。

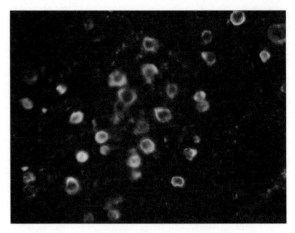

图 2-5-4 间接免疫荧光法检测呼吸道分泌物中的 RSV 抗原

2. 酶免疫学方法 该方法的原理是基于抗原抗体反应的高度特异性和酶促反应的敏感性。某些酶标记于抗体或抗原形成的酶标记物,既具有抗体或抗原的免疫反应活性,又保留了酶的酶促反应活性。试验中待测标本中的抗体或抗原与已知的固相抗原或抗体结合,然后与相应的酶标记物结合形成免疫复合物,加入底物后在酶的作用下产生颜色反应,通过肉眼观察或仪器测定酶促反应的强弱即可定性或定量检测待测抗原或抗体。

目前常用的酶免疫方法有免疫酶标试验、酶联免疫吸附试验、免疫印迹和胶体金免疫层析法等。

(1)酶联免疫吸附试验(ELISA):ELISA 有多种方法,目前应用较广泛的有以下几种:

1)ELISA 的种类:①间接法 ELISA:原理类似间接法 IFA,用于检测特异性病毒抗体。方法是将纯化的病毒抗原包被在固相载体表面,加入待测血清后,如待测血清中含有相应抗体,与固相载体表面的抗原特异性结合,形成抗原抗体复合物,洗涤后加入酶标记抗人免疫球蛋白,与固相载体表面的抗原抗体复合物特异性结合,洗涤后加入底物显色,测 OD 值,OD 值的大小与待检血清中抗体含量呈正比。②双抗体夹心法:用于检测病毒抗原。将特异性抗体包被在固相载体表面,加入待检标本,待测抗原与固相载体表面的抗体形成抗原抗体复合物,洗涤后加入酶标记的特异性抗体,温育反应使之抗原结合,洗涤后加入底物显色,测 OD 值,OD 值的大小与待检血清中病毒抗原含量呈正比。③双抗原夹心法:将双抗体夹心法 ELISA 中的包被物和标记物改为病毒抗原,用于检测病毒特异性抗体,称为双抗原夹心法。④捕获法:将抗人 IgM(μ 链特异性)或抗人 IgA 抗体吸附于固相表面,捕获待检标本中的 IgM 或 IgA 抗体,然后加入已知的特异性抗原进行反应,再加入酶标记的特异性抗体,形成大的免疫复合物,加入底物显色后,测得的 OD 值的大小与待检血清中特异性 IgM 或 IgA 抗体含量呈正比。

2)ELISA 的结果判断:① S/N 值法:S 为待测定孔的 OD 值,N 为阴性对照平均 OD 值,以 S/N 值 ≥ 2.1 为阳性;1.5<S/N 值 <2.1 为可疑;S/N 值 <1.5 为阴性。可疑标本应重复测定,仍为可疑判为阴性。②临界值法:一般以阴性平均 OD 值加 2~3 个标准差为临界值,大于临界值为阳性,反之为阴性。

3)ELISA 的影响因素:ELISA 具有特异性强、敏感性高的优点,但也易受 pH、温度、反应时间、抗原和酶标记浓度和载体等因素影响。

(2)免疫酶标试验:其原理同免疫荧光试验,检测步骤也相同,只是由于标记物不同,IFA 可以在荧光显微镜下直接观察结果,而免疫酶标需底物显色。免疫酶标试验可分为直接法和间接法,以间接法较为常用。

免疫酶标试验的优点是可以用普通显微镜观察,染色标本能长期保存,是一种较特异、快速和简便的方法。其缺点是易产生非特异性反应。该方法主要用于细胞培养或活检、尸检标本的病毒抗原检测和血清等体液标本中特异性抗体的检测。

(3)免疫印迹技术:该方法是将蛋白电泳和酶免疫技术结合使用的一种方法,用于病毒抗原和特异性抗体的检测。其原理是将已知抗原经聚丙烯酰胺(或琼脂糖)电泳后,转印于硝酸纤维膜(NC 膜)作为固相抗原,再进行类似 ELISA 的酶免疫反应。该法的特异性优于 ELISA 法,但由于制备复杂、成本较高,而且操作不如 ELISA 方便,仅应用于少数病毒(如 HIV)感染的确诊和实验室研究。

(4)免疫胶体金标记技术:该法的原理基于特异性的抗原抗体反应,用胶体金作标记物,可以用肉眼直接观察结果。该法敏感性不如 ELISA 法,但由于操作简单,不需要特殊设备,正逐渐被人们重视[1]。

七、分子生物学诊断方法

1. 分子杂交技术　杂交是利用放射性核素或非放射性核素标记的已知特异性核酸片段作为探针,检测标本中与探针有互补序列的目的核酸,包括斑点杂交、转印杂交和原位杂交等,但分子杂交技术由于操作繁杂,在呼吸道病毒感染诊断中应用较少。

2. 聚合酶链反应(PCR)技术　已广泛应用于呼吸道病毒病的诊断,是目前呼吸道病毒感染诊断的主要方法[2,3]。

(1)原理:靶 DNA 分子变性后解链,两条单链 DNA 分别经复性与两条引物互补结合,在 4 种 dNTP 存在和合适的条件下,由 DNA 聚合酶催化引物由 5′→3′ 扩增延长,每经过变性、复性和延伸一个循环,模板 DNA 增加 1 倍,新合成的 DNA 链又可作为下一循环的模板,经过 30~50 个循环,可使原 DNA 量增加 106~109 倍。PCR 具有特异、敏感等优点,特别适用于难以分离培养和其他方法不易检测的病毒的诊断。

(2)步骤:PCR 的每一循环包括变性、复性和延伸 3 个步骤。

1)变性:一般选用 95℃左右温度,时间为 1 分钟。为使模板变性彻底,第一循环变性时间可增加至 3~5 分钟。

2)复性:引物在此过程与单链模板 DNA 互补结合。复性的温度非常重要,过高会降低敏感性,过低会增加非特异性。复性温度取决于引物的 G+C 含量、浓度和长度。复性温度应低于引物 Tm 值 5℃左右,Tm=4(G+C)+2(A+T)。复性时间一般为 30~90 秒。

3)延伸:延伸温度一般为 72℃,较复性温度高 10~15℃。延伸温度不合适会影响扩增产物的特异性和产量。2kb 以内的目的产物于 72℃延伸 1 分钟即可,低浓度底物时延伸时间应稍长。

4)循环数:PCR 的循环数应根据最初模板浓度而定,循环数太多会增加非特异性,太少则影响产物量。在初始靶序列为 105、104、103 和 50 拷贝时,其循环数可分别为 25~30、30~35、35~40 和 40~45。

5)热启动:热启动可以克服引物模板发生非特异复性引起的非特异延伸和扩增,提高扩增特异性和产量。

(3)常用 PCR 技术

1)反转录 PCR(reverse transcriptase PCR,RT-PCR):在 PCR 前增加了一步从 RNA 到 cDNA 的反转录过程。用于 RNA 病毒的检测。由于呼吸

道病毒多为 RNA 病毒,所以 RT-PCR 在呼吸道病毒感染的诊断中应用较多。

2)多重 PCR:用于多型别病毒的分型检测或同时检测几种病毒,可以是普通 PCR 或巢式 PCR。试验中同时使用数对不同病毒引物,因此,对引物设计较普通 PCR 有更高的要求。各对引物的 Tm 不能相差太大。现在已有商业化的检测呼吸道常见病毒的多重 PCR 试剂盒,可以同时检测呼吸道合胞病毒、流感/副流感、人腺病毒、人冠状病毒、鼻病毒、肠道病毒和人偏肺病毒等多种病毒[4]。多重、自动化和快速是呼吸道病毒检测的趋势。目前已有集核酸提取、扩增和分析为一体的全自动快速核酸检测技术和平台,1 小时左右即可检测 10 余种呼吸道病毒,该类检测技术很快会广泛应用于临床呼吸道病毒感染的诊断[5]。

3)定量 PCR:定量 PCR 是在普通定性 PCR 的过程中,通过加入参照物等方法对 PCR 产物定量,从而得出初始模板量。由于没有产物分析的电泳步骤,定量 PCR 比普通 PCR 减少了产物污染的机会。定量 PCR 的定量方法有以下几种:①竞争定量 PCR:其原理是在普通 PCR 系统中加入一内参照竞争模板,此模板浓度可以人为控制,其序列与目的片段相同,两者扩增效率相同或近似,扩增后对两种产物定量分析,根据公式即可求出原始模板浓度的[模板含量=(目的产物含量×竞争产物含量)/竞争模板含量]。②荧光递减定量 PCR:是以荧光标记分析为基础的定量 PCR。当

两条互补引物链分别标记上供体和受体荧光团(荧光信号试剂)时,荧光团间的荧光能量转移产生荧光,当碱基互补打破失去能量转移则荧光消失。反应分两步进行:首先在系统中加入一条过量引物和一条限量引物,当不对称 PCR 进行到对数期后,其中一条靶 DNA 大大超过另一条链;然后加入和过量 DNA 链互补的标记探针,与过量引物共同起始半巢式 PCR 反应;反应中探针双螺旋解链,两条分别标记的荧光供体和受体分离,荧光消失。实际测量系统中的荧光强度,即可计算出产物的含量,荧光强度的减少与扩增呈正比。③荧光实时定量 PCR:该方法与荧光递减定量 PCR 相反,它测定的是荧光强度的增加。该方法是在常规 PCR 中加入一个特异性寡核苷酸荧光探针,该探针带有一个荧光发光基团和一个荧光淬灭基团。完整的探针在激光激发下,发光基团所产生的荧光被淬灭基团全部吸收,不发出荧光。在 PCR 过程中,Taq 酶在链延伸过程中自身的 5′-3′ 的核酸外切酶活性降解与模板结合的特异性荧光探针,荧光发光基团被从探针上切割下来后与淬灭基团分开,在激光的激发下产生特定波长的荧光,荧光的强度与 PCR 的产物量呈正比。通过动态测定荧光强度可以得到样品实际 PCR 扩增曲线,找到其 PCR 扩增的对数期,通过与标准品的对数期比较,得到样品中特定模板的起始拷贝数。

多重 PCR 和实时荧光定量 PCR 联合应用可以充分结合各自的优点,临床应用前景广阔[6](图 2-5-5)。

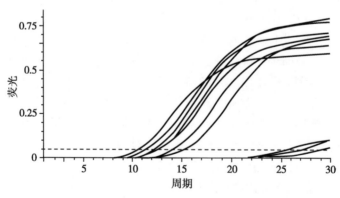

图 2-5-5　RSV 的实时荧光定量 PCR 检测

4)RNA 捕获 PCR:该方法最初应用于 HCV-RNA 的检测,其原理是合成一段与 HCV-RNA 3′ 段互补的寡核苷酸并生物素化,再与亲和素化的磁性颗粒结合,加入裂解液裂解的血清

捕获 HCV-RNA,再进行反转录 PCR。该方法省去了 RNA 提取,减少了污染机会,提高了反应的特异性。

5)免疫 PCR:是一种用于检测病毒抗原的

PCR 技术。原理是利用亲和素和生物素的特异性结合特性,以生物素和亲和素分别标记已知的 DNA 和与待测抗原相应的单克隆抗体,亲和素与生物素的结合使两者形成单抗 /DNA 嵌合体,再与固相化的待测抗原结合后,用标记引物扩增已知的 DNA,通过检测扩增产物达到检测抗原的目的。由于 PCR 的高度放大作用,可使检测灵敏度达到 580 个抗原分子,比 ELISA 灵敏 105 倍,是目前最敏感的抗原检测方法。

八、电子显微镜技术

在某些病毒感染早期的标本中,可以直接检出病毒颗粒,而且可以从形态学上鉴别病毒的种类,特别是目前尚难分离培养的病毒,用电子显微镜技术可以直接检出,为临床提供可靠的诊断依据。

1. 电镜在病毒研究中的主要作用

(1)发现和鉴定新病毒。

(2)研究病毒引起的组织和细胞病理改变,以及病毒在细胞内的繁殖动态和形态发生。

(3)研究病毒的超微结构。

(4)结合临床和生物学研究,确定某些疾病的病毒病因(图 2-5-6,图 2-5-7)。

2. 常用电镜技术

(1)超薄切片标本电镜观察。

(2)负染标本电镜观察。

(3)免疫电镜技术。

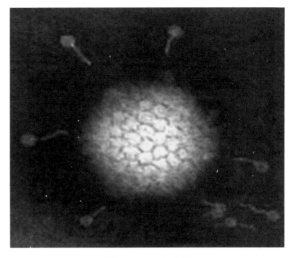

图 2-5-7　腺病毒

（谢正德　申昆玲）

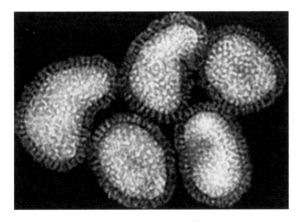

图 2-5-6　流感病毒

参考文献

1. 伊洁,肖艳,刘亚昆,等.胶体金免疫层析法对呼吸道合胞病毒抗原快速检测结果分析.中国感染与化疗杂志,2015,1:24-27.

2. To KK,Lu L,Yip CC,et al.Additional molecular testing of saliva specimens improves the detection of respiratory viruses.Emerg Microbes Infect,2017,6(6):e49.

3. Munywoki PK,Koech DC,Agoti CN,et al.Continuous Invasion by Respiratory Viruses Observed in Rural Households During a Respiratory Syncytial Virus Seasonal Outbreak in Coastal Kenya.Clin Infect Dis,2018,67(10):1559-1567.

4. Lee CK,Lee HK,Ng CW,et al.Comparison of Luminex NxTAG Respiratory Pathogen Panel and xTAG Respiratory Viral Panel FAST Version 2 for the Detection of Respiratory Viruses.Ann Lab Med,2017,37(3):267-271.

5. Huang HS,Tsai CL,Chang J,et al.Multiplex PCR System for the Rapid Diagnosis of Respiratory Virus Infection:A Systematic Review and Meta-analysis.Clin Microbiol Infect,2017,pii:S1198-743X(17)30649-3.

6. Essaidi-Laziosi M,Lyon M,Mamin A,et al.A new real-time RT-qPCR assay for the detection,subtyping and quantification of human respiratory syncytial viruses positive-and negative-sense RNAs.J Virol Methods,2016,235;9-14.

第六节 呼吸道疾病细菌病原学诊断

呼吸道感染是儿童最常见的感染性疾病之一,其中肺炎是儿童时期的第一位死因。其病原体包括细菌、病毒、真菌、支原体、衣原体等,细菌感染在儿童呼吸道疾病相当多见。细菌病原学诊断是呼吸道疾病防治中的关键环节。快速准确的细菌病原学诊断不仅对提高临床诊断水平、合理应用抗生素、遏制与延缓耐药细菌病原体的产生具有重要意义,同时也为研究呼吸道疾病病原的致病机制和流行病学特点、指导有效预防提供依据。

呼吸道疾病的细菌病原学具有地域和时间特点,可因季节和年龄而异。目前,常见呼吸道疾病的致病菌的威胁不但没有消除,且出现了严重的耐药问题,给临床治疗带来更大困难。严峻的现实向病原微生物检验和诊断提出了更高的要求。为了更准确、更快速地检出与监测病原体,现代生物科学技术逐步应用于细菌病原的诊断与检测。

一、儿童呼吸道疾病的病原学诊断现状

传统的病原学诊断方法包括涂片革兰氏染色和培养,但革兰氏染色阳性率较低,病原菌分离培养和鉴定至少需要 48 小时才能报道结果,而且培养阳性率会受到之前经验性治疗的影响。由于肺炎链球菌、流感嗜血杆菌、卡他莫拉菌等易培养菌可作为共生菌存在于上呼吸道,故采用传统的分离培养技术进行诊断时要求标本为血液等无菌体液或通过侵入性方法(如肺穿刺、经纤维支气管镜等)获得的呼吸道标本,存在血培养阳性率低、侵入性方法易造成严重并发症等诸多问题。免疫学检测技术目前主要用于诊断病毒、支原体、衣原体等难培养病原体导致的下呼吸道感染,多采用酶链免疫吸附试验、免疫荧光抗体试验、对流免疫电泳等方法检测血、痰等标本中的病原体抗原或血清特异性抗体。由于缺乏统一的参考标准,免疫学检测方法的敏感性和特异性在不同实验室间差异较大,影响了其在下呼吸道感染中的诊断效用。基因诊断技术如今已在下呼吸道感染的快速病原学诊断中发挥越来越重要的作用。若以传统的血培养方法作为诊断金标准,用 PCR 技术

对血和痰标本肺炎链球菌的检测敏感性分别可达 57%~100% 和 68%~100%[1,2]。在儿童肺炎支原体、肺炎衣原体所致下呼吸道感染的诊断中,核酸扩增技术亦显示出传统培养法和血清免疫学检测方法无法比拟的优势。可以预言,一旦核酸扩增技术的现存问题得以解决,它必将成为儿童下呼吸道感染病原学诊断的最有效手段。

因此,传统的细菌分离、培养及生化反应等病原微生物的诊断方法,已远远不能满足临床和流行病学的研究需要。随着现代科学技术的不断发展,特别是免疫学、生物化学、分子生物学及计算机技术的不断发展,新的微生物诊断技术和方法已广泛被应用。近年来国内外学者不断努力,已创建不少快速、简便、特异、敏感、低耗且适用的微生物诊断方法,尤其是 DNA 探针和以 PCR 为代表的分子生物学技术的发展及自动化仪器的应用已明显加快了微生物检验的速度,显著提高了微生物的诊断水平。

二、儿童呼吸道疾病细菌病原标本的采集

儿童呼吸道疾病的细菌病原学鉴定与诊断的关键是标本采取。呼吸道标本的采集方法多样,常用方法有:

1. **痰标本、咽拭子、鼻咽拭子等标本培养** 儿童咽部正常就有带菌,来自上呼吸道的分泌物培养不能真实反映肺部感染,只能协助呼吸道疾病的细菌病原学诊断。

2. **血培养** 在呼吸道疾病的细菌病原学检测中常应用血培养方法,但呼吸道疾病的细菌常仅有短时的病毒血症或菌血症过程,因此血培养分离细菌病原的阳性率极低,一般不足 10%[3,4]。尤其是近年来抗生素的早期广泛应用,使得绝大多数呼吸道疾病的细菌血培养阴性,例如巴西的一项 3 431 例儿童社区获得性肺炎研究显示,65.5% 的患儿血培养,肺炎链球菌阳性率仅为 0.8%。也有在 6 个月 ~18 岁儿童和青少年的社区获得性肺炎中仅 0.4% 的血培养阳性率[5]。当合并有胸腔积液时血培养的阳性率增高,可达 10%~35%。

3. **肺穿刺**　肺穿刺方法是目前公认的呼吸道疾病的细菌病原学检查的"金标准"，透视下肺病变部位的穿刺能够真正反映肺炎病原学情况。但这种方法对操作人员技术要求高，在儿童不能很好配合的情况下，可出现较严重的并发症，如气胸、肺出血等，患儿及家长不易接受。

4. **使用经气管抽吸采取分泌物方法**　可避免上呼吸道携带病原污染。实践证明这种方法可较好地减少携带菌，提高呼吸道疾病的细菌病原诊断的阳性率。但它需要负压吸引设备，吸管经咽喉部进入气管，易造成患儿刺激性咳嗽、气道短暂梗阻、呕吐等。

5. **经纤维支气管镜采取标本**　此方法是近年来迅速发展的一种诊疗技术，它可在直视下观察肺内各部位支气管的病理变化、采取标本、给药、灌洗和取出异物等。有报道纤维支气管镜灌洗液培养分离病原较以往的气管抽吸分泌物培养方法阳性率高，准确性更好。然而这一技术也有危险性，需要一定的设备条件，技术要求高，在多数基层医院不易广泛开展。

呼吸道疾病的病原学诊断，通常是通过痰培养和显微镜检查方法获得。咽喉部定植的复杂微生物菌群浓度高达 10^6CFU/ml 以上，容易污染从下呼吸道排出的分泌物，而难以鉴别感染菌与定植菌。尽管用细胞学方法筛选痰标本、或行痰液洗涤及定量培养等方法可以在一定程度上减少污染，但结果仍不尽人意，且操作烦琐而影响其推广。环甲膜穿刺吸引下呼吸道分泌物虽可减少上呼吸道的污染，但并发症多，目前已较少应用。为克服上述障碍，近年来发展通过保护型毛刷经纤维支气管镜（FOB）采集下呼吸道分泌物的诊断技术能正确获得医院感染肺炎的病原学诊断。然而医院感染肺炎患者常因基础疾病病情严重，使 FOB 检查在操作时间和检查项目上受到限制。经 FOB 直接吸引并做细菌定性定量培养，操作简单，对肺部特殊感染具较高的诊断价值。直接涂片染色可快速检测结核、卡氏肺孢菌等，但对肺部细菌性感染的诊断特异性差，仅 20%~30%。经 FOB 进行支气管肺泡灌洗，可以获得较大面积肺泡及支气管分泌物的样本，是诊断下呼吸道感染的一种敏感工具。

三、呼吸道疾病细菌病原学诊断方法

（一）形态学检测技术

1. **光镜检查**　对呼吸道分泌物等标本制成的涂片，进行革兰氏或特殊染色后置普通光学显微镜下直接观察，是确定很多呼吸道疾病病原体的最基本、快速的方法。

2. **电镜检查**　主要用于观察细菌的超微结构，在电镜下根据不同细菌的特征性的超微结构进行诊断，对细菌感染具有快速诊断价值。

3. **分离培养**　分离培养是确定细菌病原最常用方法，要求标本应采集自感染肺组织。有研究表明，肺穿刺标本细菌培养阳性率在非洲儿童肺炎患者达 79%。但常规穿刺显然不切临床实际，更不适合肺炎初始治疗的患儿。直接取痰或用 3%~5% 高渗盐水诱导获取痰液或经气管负压抽取痰液标本送培养和涂片染色（可以发现胞内菌），所得结果在一定程度上对临床有指导意义。鼻咽分泌物培养有细菌生长并不能确立该细菌就是肺炎致病菌。当怀疑有特殊病原体或耐药菌感染致肺炎或经验治疗无效时，应尽可能采集合格痰标本（可结合痰液细胞学涂片判断：中性粒细胞 ≥ 25 个 / 低倍视野，上皮细胞 < 10 个 / 低倍视野为合格标本）以明确病原。疑有侵袭性感染的肺炎住院患儿，尤其是婴幼儿，应及时送检血培养。一项对 840 例 0~12 岁小儿肺炎的研究表明，胸腔积液培养阳性率为 17.7%，因此对胸腔积液者应做胸腔穿刺以获取积液或脓液标本培养，对明确肺炎病原学有一定价值。

对病原体的分离培养不仅能使呼吸道疾病病原得以确诊，而且建立在此基础上的药敏试验可指导临床合理用药。但是某些病原体目前还无法进行体外培养，或培养步骤繁复而无法在小型实验室常规开展。更重要的是许多儿科感染常见病原体的培养结果无法及时获取以指导临床治疗，这些缺点大大限制了分离培养技术在病原学诊断中的应用。

（二）免疫学检测技术

免疫学检测技术的基本原理是抗原抗体反应，可利用单克隆抗体检测病原体的特异性抗原，也可利用病原体抗原检测患者体内的特异性抗体。免疫学检测在难培养的细菌和支原体、衣原体、立克次体等病原体的诊断中具有很大的实用价值。应用单克隆抗体结合各种形式的放射免疫分析（RIA）、酶免疫分析（EIA）、荧光免疫分析（FIA）、时间分辨荧光免疫分析（TrFIA）、化学发光免疫分析（CIA）、生物发光免疫分析（BIA），以及免疫层析法等[6]，足以检出临床标本中痕量的

(10^{18}~10^{21})微生物抗原,免去细菌培养过程,直接完成微生物感染的快速诊断。

1. 抗血清凝集技术　早在1933年,就成功地用多价血清对链球菌进行了血清分型。随着抗体制备技术的进一步完善,尤其是单克隆抗体的制备,明显提高了细菌凝集实验的特异性。今天已广泛用于细菌的分型和鉴定,如沙门氏菌、霍乱弧菌等。

当然,血清抗体检测还是受到一些限制,如检测血抗肺炎链球菌、流感嗜血杆菌荚膜多糖抗体水平,或检测血清肺炎链球菌抗原抗体复合物。迄今尚无一种检测方法可独立用于诊断肺炎并有足够高的敏感性和特异性,对年幼儿价值更差。

2. 应用不同载体的快速凝集试剂检查与鉴定微生物　实验室所用的载体有聚苯乙烯粒子(Latex)、明胶粒子、炭末、含蛋白A的金黄色葡萄球菌、胶体金、胶体硒等。商品试剂将白色、红色、黄色、蓝色的Latex粒子分别结合不同的单抗,可快速将细菌分群。如沙门氏菌或链球菌与此种复合的Latex试剂做凝集反应,可在1~2分钟内以出现的凝集粒子的颜色判定出A、B、C、D等群,快速检查葡萄球菌的凝固酶或DNA。

3. 免疫荧光技术(immunofluorescent assay,IFA)　IFA是用荧光素标记抗体分子,借助荧光显微镜检测相应抗原,该方法可清楚地观察病原体抗原并定位,具有简单、敏感、特异等优点,已广泛应用于感染性疾病的诊断。但IFA易产生非特异性染色,所以必须有严格的对照和排除试验,才能得出准确结果。

用于快速检测细菌的荧光抗体技术主要有直接法和间接法。直接法是在检测样本上直接滴加已知特异性荧光标记的抗血清,经洗涤后在荧光显微镜下观察结果。间接法是在待检测样本上滴加已知的细菌特异性抗体,待作用后经洗涤,再加入荧光标记的第二抗体,如抗沙门氏菌荧光抗体。

4. 间接凝集反应　包括正向间接凝集反应和反向间接凝集反应。正向间接凝集反应是以抗原致敏载体检测标本中的相应抗体;反向间接凝集反应是以抗体致敏载体检测标本中的相应抗原。由于其操作简便、反应快速,因而常用于流行病学调查和筛选阳性标本。在标本中直接检出细菌抗原,有利于呼吸道疾病的早期诊断。比常规法节省时间,而且具有较高的特异性和敏感性。

5. 酶免疫技术(enzyme immunoassay,EIA)　是20世纪60年代末建立并开始用于感染性疾病的诊断。随着反应体系的不断改进,单克隆抗体、基因表达抗原及人工多肽的广泛应用,其技术水平日趋成熟。EIA具有高度的特异性和敏感性,几乎所有可溶性抗原抗体反应系统均可检测,最小可测值可达纳克甚至皮克水平,与IFA比较具有操作简便、结果易判定、重现性好等优点。常用的EIA有免疫酶标试验、酶联免疫吸附试验、免疫印迹技术及免疫胶体金标记技术。酶联免疫技术的应用,大大提高了检测的敏感性和特异性,现已广泛地应用在病原微生物的检验中。

6. 应用变态反应检查病原微生物或其抗体　变态反应是机体对某些抗原物质发生的一种可导致生理功能紊乱或组织损伤的异常免疫反应,常表现为免疫反应性增高,多发生于再次接触同种抗原的时候。变态反应亦称过敏反应(anaphylaxis)或超敏感性(hypersensitivity),引起变态反应的物质称为变应原(allergen)或过敏原(anaphylactogen),包括完全抗原、半抗原或小分子的化学物质等,如细菌、寄生虫(原虫、蠕虫)、异种血清等。这些变应原可通过呼吸道进入体内,使其致敏和激发变态反应。可利用变应原来检测病原的感染。

(三)分子生物学技术

随着分子微生物学和分子化学的飞速发展,对病原微生物的鉴定已不再局限于其外部形态结构及生理特性等一般检验,而是从分子生物学水平研究生物大分子,特别是核酸结构及其组成部分。在此基础上建立的众多检测技术中,核酸探针(nucleic acid probe)和聚合酶链反应(polymerase chain reaction)以其敏感特异、简便、快速的特点成为世人瞩目的生物技术革命的新产物,已逐步应用于微生物的检测。

1. 核酸杂交技术　核酸杂交技术是利用放射性核素或非放射性核素标记已知特异性核酸片段作为探针,将已知核苷酸序列或DNA片段用放射性核素或其他方法标记,加入已变性的被检DNA样品中,在一定条件下即可与该样品中有同源序列的DNA片段形成杂交双链,检测标本中具有相同序列的目的核酸,借助放射自显影或其他方法示踪,其灵敏度可达5×10^8pg/L水平。这种能识别特异性核苷酸序列有标记的单链称为DNA分子核酸探针或基因探针。根据核酸探针中核苷酸成分的不同,可将其分成 DNA 探针或 RNA 探针,一般大多选用 DNA 探针。根据选用基因的不同 DNA 探针分成两种,一种探针能同微生物中全部 DNA 分子中的一部分发生反应,它对某些菌属、菌种、菌株有特异性。另一种探针只能限制性同微生物中某一基因组 DNA 发生杂交反应,如编码致病性的基因组,它对某种微生物中的一种菌株或仅对微生物中某一菌属有特异性。

核酸探针的应用:

(1)用于检测无法培养,不能用做生化鉴定、不可观察的微生物产物以及缺乏诊断抗原等方面的检测,如肠毒素。

(2)用于流行病学调查研究,区分有毒和无毒菌株。

(3)检测细菌内抗药基因。

(4)细菌分型,包括 rRNA 分型。

常用方法有斑点杂交、Southern 印迹、Northern 印迹、原位杂交等。核酸杂交技术的特异性比免疫学检测更高,但存在耗时长、技术要求高等缺点,因此尚未能常规用于感染性疾病的病原学诊断。

2. 聚合酶链反应技术(polymerase chain reaction,PCR)　PCR 技术自 1985 年建立以来,发展迅速、应用广泛,表明其具有强大的生命力。近些年来基于 PCR 的基本原理,对 PCR 技术进行研究和改进,使 PCR 技术得到了进一步的完善,并在此基础上派生出了许多新的用途。如:原位 PCR 技术、连接酶链反应(ligase chain reaction,LCR)、依赖核酸序列的扩增(nucleic acid sequence-based amplification,NASBA)、转录依赖的扩增系统(transcript-based amplification system,TAS)、Qβ 复制酶(Q-beta replicase)系统扩增法、标记 PCR(labelled primers,LP-PCR)、彩色 PCR(color complementation assay PCR,CCAPCR)、反向 PCR(reverse PCR)、不对称 PCR(asymmetric PCR)、重组 PCR(recombinant PCR)、多重 PCR(multiplex PCR)和免疫-PCR(immuno-PCR)等。

采用荧光多重 PCR 检测细菌特异基因,如肺炎链球菌编码溶血素(ply)基因、流感嗜血杆菌编码细菌荚膜多糖(bex)基因。也有选择稳定、广范围的细菌拓扑异构酶基因(gyr B/par E)序列,如利用寡核苷酸阵列结合 PCR 扩增技术诊断 9 种呼吸道感染常见细菌病原等。

PCR 可用于多种病原微生物的同时检测或鉴定,它是在同一 PCR 反应管中同时加上多种病原微生物的特异性引物,进行 PCR 扩增。可用于同时检测多种病原体或鉴定出是哪一型病原体感染[7,8]。PCR 也可用于病原微生物的分型鉴定,如多重 PCR 可提高其检出率并同时鉴定其型别等。PCR 技术在敏感性、特异性、检测速度等方面的强大优势使其越来越广泛地被应用于各种感染的病原学诊断。同时,PCR 技术也存在标本易污染、检测费用高、需专业设备和人员等缺点,自动化和标准化是其目前急需解决的问题。

3. 基因定量诊断与基因芯片技术　基因定量诊断技术是在基因定性诊断技术基础上发展起来的新技术,包括核酸杂交定量技术和 PCR 定量技术。实时荧光定量 PCR 法为目前应用最广的基因定量诊断技术,根据 PCR 反应液的荧光强度即可计算出初始模板的数量,具有自动化程度高、动态监测、防止污染等优点,也有无假阳性和假阴性。基因定量诊断可用于病情评估、疗效预测、预后判断等,在感染性疾病诊断中具有重要的临床应用价值。

基因芯片技术是近年来分子生物学及医学诊断技术的重要进展,它的突出特点在于其高度的并行性、多样化、微型化和自动化。该技术是通过把巨大数量的寡核苷酸,肽核苷酸或 DNA 固定在一块面积很小的硅片、玻片或尼龙膜上而构成基因芯片,它主要是基于近年来的一种全新的 DNA 测序方法之一杂交测序法应运而生的。由于该技术同时将大量的探针固定于支持物上,所以可以一次性对大量序列进行检测和基因分析,解决了传统的核酸印迹杂交操作复杂、操作序列数量少等缺点。因此可在短时间内对诊断不明的感染性疾病做出判断。基因芯片还可用于细菌变异株、基因分型、耐药基因等检测。随着该技术的日趋成熟必将在感染性疾病的病原学诊断中发挥巨大作用。液态芯片是近年来新出现的一种可用于多指标同步分析的新型芯片技术,它将细胞大小的微球作为探针的载体,为生物分子相互作用提供充分反应的液态环境。该技术既具有以往生物芯片高通量的特性,又具有优于过去芯片的操作简便、重复性好、灵敏度高的特点。

固定在玻片等支持物上的 DNA 序列往往是根据特异性 PCR 扩增得到的片段(500~5 000bp)、细菌基因组的随机片段或者是人工合成的代表不同基因的单链核酸序列(20~70bp)。该方法的主要优点是可以同时鉴定多种细菌的混合污染。

现在这种技术主要用来检测致病菌的基因表达水平,同时也可以快速鉴定致病菌基因。常规的PCR检测方法只能够检测一种基因,而只是通过一个基因进行菌种鉴定的检测方法在特异性方面存在一定的不足。如大肠埃希菌O157∶H7的 *slt-I* 和 *slt-II* 基因、*eae* 基因、*rfbE* 基因和 *fliC* 基因,只有同时检测到这些基因才能够鉴定为大肠杆菌O157∶H7。现在应用较多的是复合PCR这种方法,此种方法也有一定的缺点,如同一个PCR反应中由于引物间的相互作用而使检测基因的数量有一定的限制,还会因非特异性扩增和扩增片段的大小相近而不易区分。DNA基因芯片技术由于利用的是DNA-DNA杂交而克服了上述缺点,PCR扩增的产物必须能够和相应的基因序列杂交才能确定为阳性,而不是仅仅依靠扩增片段的大小进行确定,而且可以利用随机六聚体引物(hexamers)对全基因组序列进行扩增。这既解决了非特异性扩增的问题,又解决了通过DNA片段大小进行确定的问题。

基因芯片(microarray)分析作为一种新兴的技术,在过去的10年中,已经有37种微生物的基因组序列被获得,还有128种微生物的序列正在测序中。随之而来的是快速筛选技术,如DNA基因芯片技术,这种技术利用从细菌中扩增到的序列标记荧光作为探针,与固定在玻片上成千上万的DNA序列进行杂交,结果可以通过直接的荧光扫描或酶学方法进行测定。基因芯片技术可以利用相关细菌的特异性基因(如毒力基因、抗生素耐受基因)和基因库中的rDNA序列设计玻片上的片段。这种方法可以快速、准确地检测和鉴定呼吸道疾病的病原菌。通过复合PCR扩增产物和芯片进行杂交,明显地增强了反应的特异性和敏感度。如利用细菌的16S rDNA序列设计芯片对细菌进行检测,以及利用细菌基因组的随机片段设计芯片进行杂交对细菌进行鉴定,可以同时鉴定多种细菌,并且可以形成杂交图谱进行交流和为以后的研究打下基础。

与传统方法相比,生物芯片在疾病检测诊断方面具有独特的优势,它可以在一张芯片同时对多个患者进行多种疾病的检测。仅用极小量的样品,在短时间内,即可为医务人员提供大量的疾病诊断信息。这些信息有助于医生在短时间内采取正确的治疗措施。例如对肿瘤、糖尿病和传染疾病等常见病和多发病的临床检验及健康人群检查,均可以应用生物芯片技术。

有些实验室难题在高通量的检测中可以得到解决,如呼吸道、消化道致病菌检测,结核的培养困难,耐药很难检测(可以测耐药基因)等,国内也有人在研究致病菌分析用芯片。在临床基因诊断中,基因芯片也逐渐得以应用。可以预见,基因技术在细菌病原学的检测中将会发挥越来越重要的作用。

(四)流式细胞术

流式细胞术(flow cytometry,FCM)是用流式细胞仪对单细胞悬液进行自动快速定量分析和分选的新技术,它综合了荧光标记、激光、单抗和计算机技术,具有速度快、精确度高、计数细胞量大及多参数分析等特点。FCM因能快速、多参数分析细胞特征,显示细胞的DNA、RNA水平和体积大小,近年来在临床上已逐步用于多种细菌的检测、计数及鉴定。

(五)检查某些细菌的专有酶及代谢产物进行快速鉴定

快速酶触反应是根据细菌在其生长繁殖过程中可合成和释放某些特异性的酶,按酶的特性,选用相应的底物和指示剂,将它们配制在相关的培养基中。根据细菌反应后出现的明显的颜色变化,确定待分离的可疑菌株,反应的测定结果有助于细菌的快速诊断。这种技术将传统的细菌分离与生化反应有机地结合起来,并使得检测结果直观,正成为今后微生物检测发展的一个主要方向。Rosa等将样本直接接种于Granda培养基,经18小时培养后,B群链球菌呈红色菌落且可抑制其他菌的生长。Deliae等新合成一种羟基吲哚-β-D葡萄糖甘酸(IBDG),在β-D葡萄糖甘酶的作用下,生成不溶性的蓝色物质。将一定量的IBDG加入到麦康基(MAC)琼脂中制成MAC-IBDG平板,35℃培养18小时,出现深蓝色菌落者为大肠埃希阳性菌株。其色彩独特,且靛蓝不易扩散,易与其他菌株区别。

已发现某些具有特征性的酶,应用适当的底物可迅速完成细菌鉴定。如沙门氏菌具有辛酸醋酶,以4MU-辛酸酯酶为底物经沙门氏菌酶解,在紫外线下观察游离4MU的荧光,国内已有应用。β-萘酚辛酯酶为底物,经沙门氏菌酶解,释出β-萘酚与固蓝作用出现紫色,反应在纸片上进行,只需5分钟即可完成沙门氏菌的鉴定。卡他莫拉菌具有丁酸醋酶,可用丁酸酯色原底物快速鉴定。大肠埃希菌具 β- 葡萄糖醛酸酶,故 β- 葡萄糖醛酸酶已成为初步筛查大肠埃希菌的重要特征。白色念珠菌具脯氨酸肽酶及 N- 乙酰 β-D 半乳糖苷酶,分别以适当物检测,试验只需 20 分钟,两酶均阳性即为白色念珠菌。难辨梭菌是医院内感染的重要厌氧菌,细菌培养需 3~7 日,且该菌培养困难,诊断主要检测其产生的 A 或 B 毒素。近来发现该菌具谷氨酸脱氢酶(GDH),如应用此酶的 IgG 抗体包被固相检测卡,应用双抗体夹心法检查粪便中的 GDH。试验只需 5 分钟,已有商品的检测卡供应。

(六)细菌毒素的快速检测

自临床标本中直接检出细菌的毒素,常比细菌培养更可靠。如难辨梭菌在正常肠道中也可出现,故对抗生素相关肠炎的诊断,检出其毒素比细菌培养更有意义。已应用此类毒素的单抗以快速凝集或 EIA 法自粪便标本中直接检出毒素 A 或 B 进行诊断。产毒素埃希菌(ETEC)感染的诊断主要依靠检查细菌的 LT(热敏毒素)与 ST(耐热毒素),可应用其单抗以多种免疫学手段检出。肠出血性大肠埃希菌(EHEC)的重要特征是产生 Vero 细胞毒素(VT)或称志贺样毒素(SLT)。由于 EHEC 的血清型繁多,生化反应也可不典型,故检查该菌的毒素极具诊断价值。英国 Unipaih 公司已研制出 VTEC 的 PRLA 乳胶凝集试剂分别检查 VT-1 与 VT-2,试验时以多黏菌素裂解菌体,释出 VT,与乳胶试剂在 U 形板中温育 24 小时,肉眼判定有无凝集。金黄色葡萄球菌产生的多种肠毒素也用单抗的协同凝集试验迅速检出,是诊断该菌致病的可靠手段。

(七)细菌对抗菌药物的敏感性试验的快速检测

目前,检测细菌对抗菌药物的敏感性试验需用 CLSI 推荐的方法与标准。新的检测手段,如分子生物学手段检测细菌的耐药基因,自动化的药敏试验仪器,E-test 法等可提高准确性与效率,但也难以实现快速。快速纸片法检查 β 内酰胺酶,对革兰氏阳性球菌、淋病奈瑟菌、流感嗜血杆菌、卡他莫拉菌有重要意义。快速鉴定 MRSA 和 MRCNS 的快速乳胶凝集试验可检出变异的青霉素结合蛋白(PBP2a),经与 mecA 基因检测比较,其敏感性为 98.5%,特异性达 100%。快速结核分枝杆菌药敏试验:BBL 公司的 MGIT(Mcobacterium growth inhibitor tube)于结核分枝

杆菌 TH9 培养基中加入异烟肼、利福平等药物及荧光指示剂,荧光在有氧时淬灭,如细菌存活进行代谢而耗氧又复发荧光,在 365nm 的紫外线灯下观察有无荧光而判定敏感或耐药,试验仅需 4~5 小时。Jacobs 等将萤虫素酶的基因导入结核分枝杆菌的噬菌体。噬菌体只侵入活的结核分枝杆菌而发出荧光。菌体与一定浓度药物作用后,如菌体存活则感染噬菌体,可在荧光显微镜下观察到荧光,即为耐药;无荧光者为敏感菌。

另外,应用氧化还原指示剂,可指示存活细菌的代谢活动,其颜色的改变可由敏感的光度计测定,使检测时间明显缩短。最新的敏感指示剂是 Alamar blue,现已应用于革兰氏阴性杆菌、阳性球菌、酵母样菌、丝状真菌以及结核分枝杆菌的 MIC 测定,对多数细菌 4~6 小时即可判读结果。细菌对抗菌药物的敏感性反映一定的耐药机制,对正确鉴定细菌也有重要价值。

(八)病原微生物的自动化系统

近年来,随着计算机技术的不断发展,对病原微生物的鉴定技术朝着微量化、系列化、自动化的方向发展,开辟了微生物检测与鉴定的新领域。最有代表性的是 AMS 微生物自动分析系统。AMS 为美国 VITEK 厂产品,属于自动化程度高的仪器,由 7 个部件组成,应用一系列小的多孔的聚苯乙烯卡片进行测试,卡片含有干燥的抗菌药物和生化基质,可用于不同的用途,卡片用后可弃去。操作时,先制备一定浓度的欲鉴定菌株的菌悬液,然后将菌悬液接种到各种细菌的小卡上,将其放入具有读数功能的孵箱内,每隔一定时间,仪器会自动检测培养基的发酵情况,并换算成能被计算机所接受的生物编码。最后由计算机判定,打印出鉴定结果。该套系统检测卡片为 14 种,每一种鉴定卡片要含有 25 种以上的生化反应指标,基本同常规检测鉴定,检测所需时间 4~8 小时,最长不超过 20 小时。用自动化/半自动化系统进行的鉴定和敏感性检测可以在 92%~99% 的败血症病例中鉴定革兰氏阴性病原体,而在 43%~75% 的病例中鉴定出革兰氏阳性。这些系统的优点是常规微生物中最常见的病原体可以在 4~16 小时内鉴定。敏感性结果显示与常规方法 95% 的相关性。

MALDI-TOF MS(基质辅助激光解吸电离飞行时间质谱法):大多数实验室可以使用 MALDI-TOF MS 来鉴定培养的细菌和真菌。由于该方

法基于保守的微生物核糖体和其他蛋白质的质谱测量,结果是精确的,大部分等同于 DNA 测序。由于可以从非常小的样品量($10^4 \sim 10^6$ CFU/ml)进行测试,因此通常可以在短时间内进行几乎不可见的分离菌落的测试,并将物种鉴定结果及时传达给医生。应该强调的是,MALDI-TOF MS 可用于直接从血液培养瓶中鉴定病原体[9]。可以鉴定到物种水平,鉴别致病菌和污染菌[10]。不同的分离和裂解方案可用于从培养基中除去人源蛋白质,并将样品中的细菌浓缩至合适的量,得到 80%~96% 的正确鉴定结果(与常规培养和鉴定方法相比)。然而,该方法并不适用所有的标本(例如含有活性炭的 BC 培养基,多微生物感染)。

(杨永弘　沈叙庄)

参考文献

1. Clancy E,Higgins O,Forrest MS,et al.Development of a rapid recombinase polymerase amplification assay for the detection of Streptococcus pneumoniae in whole blood. Bmc Infectious Diseases,2015,15 :481.

2. rvonen JJ,Seiskari T,Harju I,et al.Use of an automated PCR assay,the GenomEra S.pneumoniae,for rapid detection of Streptococcus pneumoniae in blood cultures. InfectDis,2015,47(11):796.

3. Neuman MI,Hall M,Lipsett SC,et al.Utility of Blood Culture Among Children Hospitalized With Community-Acquired Pneumonia.Pediatrics,2017,140 (3):e20171013.

4. Iroh Tam PY,Bernstein E,Ma X,et al.Blood Culture in Evaluation of Pediatric Community-Acquired Pneumonia:A Systematic Review and Meta-analysis. Hosp Pediatr,2015,5(6):324-336.

5. Kwon JH,Kim JH,Lee JY,et al.Low utility of blood culture in pediatric community-acquired pneumonia: An observational study on 2705 patients admitted to the emergency department.Medicine,2017,96(22):e7028.

6. 刘美蓉,陈哲.尿抗原检测肺炎链球菌对社区获得性肺炎临床价值研究.中国实用内科杂志,2016,36(8):690-691.

7. Gadsby NJ,McHugh MP,Forbes C et al.Comparison of Unyvero P55 Pneumonia Cartridge,in-house PCR and culture for the identification of respiratory pathogens and antibiotic resistance in bronchoalveolar lavage fluids in the critical care setting.Eur J Clin Microbiol Infect Dis,2019,38(6):1171-1178.

8. Gadsby NJ,Russell CD,Mchugh MP,et al.Comprehensive Molecular Testing for Respiratory Pathogens in Community-Acquired Pneumonia.Clinical Infectious Diseases An Official Publication of the Infectious Diseases Society of America,2016,62(7):817-823.

9. Katalin K,Júlia P.Interpretation of Blood Microbiology Results-Function of the Clinical Microbiologist.Ejifcc,2016,27(2):147-155.

10. Peel TN,Cole NC,Dylla BL,et al.Matrix-assisted laser desorption ionization time of flight mass spectrometry and diagnostic testing for prosthetic joint infection in the clinical microbiology laboratory.Diagnostic Microbiology and Infectious Disease,2015,81(3):163-168.

第七节　胸腔镜及肺活检

胸腔镜外科手术全称电视辅助胸腔镜手术(video assisted thoracic surgery,VATS),借助胸腔镜及现代电视摄像技术和微创手术器械的辅助,只需切开数个微小的切口即可完成过去开胸大伤口才能完成的手术[1]。胸腔镜手术已成为胸部微创外科的代表性手术,是 20 世纪末胸外科重大进展之一,同时胸腔镜手术的出现改变了一些胸外科疾病的诊断和治疗概念。1971 年,Klim Covick 首次报道 43 例小儿肺疾病的胸腔镜诊断,1976 年,Rodgers 首次应用胸腔镜进行儿童肺、胸膜活检,90 年代随着电子技术、手术器械的发展,以及麻醉和手术经验的积累,小儿胸腔镜外科也飞速发展起来。1994 年,北京儿童医院开展了第 1 例胸腔镜下肺活检。目前,在小儿肺部疾病中,胸腔镜手术不仅可以进行肺活检术,还可以进行肺叶切除术、肺段切除术、肺叶楔形切除术、肺部转移灶切除术、肺大疱切除术等手术操作。

一、术前准备

胸腔镜手术的术前准备,包括人员、设备和患者的准备。其中手术设备包括观察手术野和手术操作所用器械设备。观察手术野所用的仪器设备包括胸腔镜、光源、摄像系统、监视器、图像存储设备和气腹机。胸腔镜包括光学胸腔镜和电子胸腔镜,它们又分别分为硬质内视镜和软质内视镜。软质镜和电子镜较易损坏而且价格昂贵,因此目前通常使用的是硬质光学胸腔镜。它根据不同的光学视角分为 0° 镜、30° 镜和 45° 镜;根据镜体直径又分为 2~10mm 多种不同规格。不同规格型号的内视镜,其软硬度、易损性、光亮程度也有所不同。由于儿童狭窄的肋间隙限制胸腔镜的活动,我们通常采用直径 3~5mm 的 30° 内视镜,30° 镜的优点在于通过旋转镜体可使观察范围更广。由于儿童气道解剖的特点,单肺通气麻醉技术在一些小年龄患儿中难于实现,在儿童胸腔镜手术中,常需要气腹机往胸腔内注入 CO_2 以建立人工气胸而便于手术操作。手术操作所用器械设备包括:气腹针、戳卡、肺叶钳、冲洗吸引器、分离钳、剪刀、活检钳、电钩、持针器、标本袋、圈套器等。也有一些特殊的器械设备,比如内镜下切割缝合器、超声刀、电工作站、内镜下血管闭合夹等。胸壁与腹壁最大的不同是有肋骨的限制,以往常规开胸手术中均需应用开胸器牵开肋间隙暴露术野,在胸腔镜手术前,传统开胸手术器械仍须准备,以备不时之需。

1. 手术人员的准备 通常需要手术医生 2~3 人,分别负责胸腔镜暴露手术视野以及手术操作。麻醉医生 1~2 人,器械与巡回护士各 1 人。

2. 患者的准备 手术前患者准备除传统开胸手术需要的肝功能、肾功能、出凝血及输血前检查外,特别要注意的是:术前病史中特别要询问有关胸部手术、肺部感染、胸膜结核、脓胸外伤等有可能引起胸腔粘连的病史。因为术中需要单肺通气或人工气胸,所以术前要求对心肺功能有一个全面、细致的评估。小儿胸科手术患者或多或少存在呼吸道问题,如呼吸道感染、肺炎、呼吸困难等,必要时术前需应用抗生素及雾化吸入改善呼吸道情况。对肿瘤患者术前适当进行对症治疗,缓解症状。术前应详细向家长交代病情、手术方案、手术风险及术后可能出现的并发症,尤其要交代中转开胸的必要性和可能性。

二、胸腔镜手术的麻醉

电视胸腔镜手术的麻醉分为局部麻醉和全身麻醉。由于儿童的生理、心理特点对胸腔镜手术的麻醉要求很高,很少采用局麻,几乎都需要全身麻醉。良好的麻醉状态有助于手术视野的清晰显露,便于手术操作,提高手术安全性,缩短手术时间。儿童电视胸腔镜手术的全身麻醉通常采用气管插管全麻,主要分为双肺通气、健侧单肺通气和混合通气三种。

1. 双肺通气 常规单腔管气管插管,双肺通气主要通过控制呼吸,减小潮气量,依靠组织本身重力、手术器械的牵拉来达到暴露病灶的目的。儿童由于肺顺应性较好,小潮气量通气,结合器械牵拉肺组织或重力调整就可获得足够的手术视野。主要适用于年龄较小或其他不能耐受单肺通气的患儿。如脓胸或血胸,患侧肺原本是萎陷状态,用单腔管插管进行电视胸腔镜手术更有利。此法在气管插管与麻醉管理方面均比较方便。但此法视野不如单肺通气清楚,不易完成非常复杂精细的操作。

2. 健侧单肺通气 健侧单肺通气目前在儿童主要有四种方法[2]。

(1) 双腔管插管全麻单肺通气:在成人患者中,使用双腔气管插管实现单肺通气相对容易,而在婴儿或小孩的过程中较困难,目前可获得的最小型号的左支气管双腔管为 28-F,管径相当于单腔气管插管 7#,一般只能应用于 9~10 岁以上的患儿。双腔管插管方法与成人没有区别。其优点是分肺效果理想,安全易用,不易导致呼吸道的损伤,并能够在手术中对手术侧支气管进行吸痰操作,需要时也可同时进行患侧肺通气。

(2) 单腔支气管插管:是将常用的气管内导管,插入健侧主支气管,使术侧肺萎陷。经常要用纤维支气管镜辅助,来确定合适的位置。优点是无需特殊的设备、简单易用。缺点是不能提供理想支气管阻塞,由此导致手术侧肺塌陷不理想,尤其婴幼儿支气管较短,体位变动后,更易引起气管插管移动而出现患侧肺充气。在右支气管插管时常容易阻塞右上肺叶支气管开口从而导致低氧血症发生,而且采取侧卧位体位后如出现漏气或低血氧,调整插管比较困难。

(3) 支气管阻塞:单腔管气管插管中加一小气囊导管堵塞术侧支气管,气囊尖端在纤维支气管镜的引导下进入术侧支气管并充气。此法的优点是:术侧肺组织萎陷较好,视野清晰;缺点是小儿肺的功能残气量较小,术中往往难维持长时间的单肺通气而发生低血氧,此时再调整气管插管比较困难。而且小气囊导管堵塞还有可能影响支气管内分泌物排出。

（4）Univent 导管：Univent 导管是较粗的气管内导管，包绕着一个小管腔以容纳支气管阻塞物。该导管按常规方法插入气管并向术侧旋转。气管套囊充气后，在纤维支气管镜的引导下将支气管阻塞物送入术侧主支气管并将气囊充气。它也是阻塞法的一种。Univent 导管的优势是相对于其他阻塞而言支气管阻塞物定位后不易改变。开放性内套管可做术中吸引、吸氧，最突出的优点是可进行高频通气，改善单肺通气时的低氧血症。但也可存在内套管阻塞不全、价格较贵、管腔内径小的缺点，一般适用于 20kg 以上的儿童。

3. 混合通气　单腔双肺通气加人工气胸造成术侧部分肺萎陷或阶段性单肺萎陷。常规单腔管气管插管，双肺通气，术侧胸腔内充二氧化碳（CO_2）做人工气胸。有两种方法：一是控制压力，压力不超过 10mmHg，一般为 4~6mmHg；二是控制流量，使肺萎陷至可暴露病变，能进行操作即可。文献报道此法的缺点：小儿肺的功能残气量较小，术中往往难维持长时间的单肺通气而发生低血氧和高碳酸血症，较长时间单肺通气，有可能产生复张性肺水肿、气体栓塞等并发症。此法的优点：麻醉简单，不需要特殊的设备，术侧肺组织萎陷较好，视野清晰。首都医科大学附属北京儿童医院自 1998 年 4 月至 2005 年 12 月行电视胸腔镜手术 485 例，其中麻醉：双腔单肺通气 4 例，单腔单肺通气 16 例，单腔双肺通气控制呼吸 46 例，人工气胸控制流量混合通气 419 例。均未出现上述并发症，笔者认为关键是做好术中监护，麻醉医生和手术医生密切配合，发现血氧下降时麻醉医生及时通知外科医生暂停手术，加压膨肺，待情况好转后重新行术侧肺萎陷。

三、胸腔镜胸膜疾病的活组织检查

胸腔镜在小儿最早应用于对胸膜腔的观察和对病变组织进行活检诊断。尽管目前临床上仍经常采用在 X 线、CT 或 B 超引导下进行胸膜穿刺以获取组织标本，但因穿刺部位不精确，取得的组织量小，不易获得确切的病理学诊断。胸腔镜较穿刺切片能取到较多的组织，并能直视病变本身，比较传统开胸方式，不但伤口较小，而且可以观察胸腔内的全貌，所以胸腔镜在此方面应用十分广泛，它的优点是侵袭性小（2~3 个 0.7cm 切口）、危险性低、组织采样足、胸腔视野广、手术时间短

（15~30 分钟）、患者恢复快等优点。

1. 适应证

（1）不明原因的胸腔积液，经胸腔穿刺仍不能确诊者。

（2）胸膜病变位于纵隔、膈肌或表面，不宜行胸穿活检者。

（3）局限性或弥漫性胸膜病变，经胸膜穿刺活检不能确诊者。

2. 禁忌证

（1）既往有患侧胸部手术史或胸膜腔感染史，胸膜肥厚粘连严重。

（2）心肺功能严重损害、恶病质，不能耐受手术和麻醉者。

（3）胸部皮肤广泛感染者。

3. 手术方法　全身麻醉，健侧卧位，行 2~3 个 0.7cm 切口，呈扇形或倒三角形分布。如有胸腔积液或积血，可直接置入套管针及胸腔镜；无液气胸者，行健侧单肺通气后，置入套管针及胸腔镜。第二个切口活检钳咬取病变。第三个切口辅助暴露病变及止血。如有胸膜粘连的需要 2 个操作口，钝锐交替分离粘连后暴露病变，取活检。如有出血，可先压迫止血，吸引器吸净出血后电凝止血或内镜下血管夹夹闭止血，也可采用缝扎止血。如仍不能止血应立即中转开胸。术毕根据胸腔情况决定是否放置胸腔闭式引流管。

四、胸腔镜肺组织活检

由各种病因造成的弥漫性肺间质病变和周围型肺结节病变，在临床上诊断和定性十分困难，尤其是弥漫性肺间质病变。这组肺疾病在临床表现、影像学征象和肺组织学方面有许多相似处，给临床和放射科医生诊断带来困难。因此，肺组织学活检在确定诊断中至关重要。电视胸腔镜手术是目前肺活检病理诊断的最理想方法之一[3]。

1. 手术适应证

（1）常见原因不明的肺间质性疾病：特发性肺纤维化、结节病、嗜酸性肉芽肿、结缔组织疾病的肺间质病变、嗜酸细胞性肺炎、遗传性疾病的肺间质病变、感染性和相关肺间质疾病（病毒、真菌感染、卡氏肺囊虫）。

（2）外源性肺间质疾病：外源性过敏性肺泡炎、吸入性肺病、药物性肺疾病、放射性肺病。

（3）肿瘤性肺间质疾病：卡波西肉瘤、淋巴瘤、肺癌等。

（4）经其他方法不能确诊的周围型肺结节。

2. 手术禁忌证

（1）既往同侧开胸或严重感染史,估计胸腔严重粘连者。

（2）严重的心、肺功能不全,不能耐受麻醉或手术者。

3. 手术方法 气管插管全身麻醉,患儿取健侧卧位。在腋中线第 7~8 肋间做 0.7cm 胸腔镜切口,探查胸腔,确定病变部位和需要活检部位。在腋前线第 4~6 肋间、腋后线第 7~8 肋间行 0.7cm 第二和第三个切口,插入抓钳及圈套器。于圈套内提起要活检部位,打紧圈套器。切取圈套器上的肺组织,取出。术后放置胸腔闭式引流管,缝合切口。对胸壁较薄的儿童,也可以在确定病变部位和要取活检部位后,于邻近活检部位的胸壁上切长约 1.5~2.0cm 切口,分离胸壁肌层进入胸腔,提出需要活检部位的肺组织,切除并缝合。较大的周围型肺结节,一般要用 Endo-GIA 切割缝合器对肺组织进行活检,在选定的肺活检部位,用抓钳夹住并提起肺组织,用 Endo-GIA 夹住适当大小的肺组织,切割缝合后,取出标本送病理检查。电视胸腔镜辅助肺活检,可以切取较多的肺组织标本,满足包括免疫组化、电镜检查等在内的特殊检查,确诊率高。如果是双侧肺实质弥漫性病变活检,左右两侧均可施行手术时,通常选取右侧,因右侧有 3 个肺叶,有更多的肺组织边缘可供选择,容易做楔形切除。

五、胸腔镜肺楔形切除术

对有间质性肺疾病肺活检,直径小于 3cm,位于肺外带的肺内结节病变要采取肺的楔形切除。全身麻醉,侧卧位。在腋中线第 7~8 肋间做 0.7cm 胸腔镜切口,术毕留做胸腔闭式引流管切口。腋后线 7~8 肋间行 0.7cm 操作切口,插入抓钳。探查胸腔,分离粘连,确定病变部位。在腋前线第 4~6 肋间,或靠近病变附近行 1~3cm 操作切口,分离肌层进入胸腔。V 形钳夹带病变的肺组织,电切取出病变后,褥式或锁边缝合剩余肺组织。较大的周围型肺结节或囊肿,一般要用 Endo-GIA 切割缝合肺,用持物钳夹住提起带病变的肺组织,V 形 Endo-GIA 钳夹住并切割缝合带病变的肺组织,取出标本送病理。也可在病变周围、较浅表部位、无大血管和支气管区,将肺组织用电刀电凝切开,在病变的基底部形成一个"蒂",用线结扎,缝

扎后切断,或将其用 Endo-GIA 切割缝合。当病灶较大,楔形切除时远处需要切除的组织太厚,就需要用多个 Endo-GIA 从病灶周围进行不规则切除。有小支气管残端漏气时,应仔细缝扎。肺创面漏气严重时可以用 4-0 吸收线连续或间断缝合,要带上创面周围的脏层胸膜缝合,以加速创面愈合,缩短术后肺漏气的时间。肺楔形切除时,一般病灶越小,定位越困难;病灶越大,切除越困难。如术中病灶定位困难可用消毒的阴道超声波探头或食管超声波探头,术中伸入胸腔,在萎陷的肺表面探查病灶;如术前估计术中定位困难,可术前在透视或 CT 下定位,注入不透 X 线的碘油或其他造影剂,也可用前端带有倒钩的金属丝定位。

六、胸腔镜纵隔疾病的活组织检查

临床上纵隔疾病有创诊断方法有细针穿刺活检术（FNA）、纵隔镜、胸腔镜、开胸术等,电视胸腔镜手术不但可以获取足量的组织标本、创伤小、视野清晰,而且可同时对胸膜、心包和肺等多个部位进行活检,以明确是否有种植或转移,是临床上对纵隔疾病活检最常用的方法之一。

1. 适应证

（1）纵隔不明原因占位的诊断。如淋巴瘤、结核等。

（2）恶性肿瘤,预计手术不能完整切除,需要病理诊断的。

（3）有胸膜或其他部位转移的肿瘤。

（4）引起血性胸腔积液的肿瘤。

2. 禁忌证

（1）有患侧胸部手术史或胸膜腔感染史,胸膜肥厚粘连严重。

（2）心肺功能严重损害、恶病质,不能耐受手术和麻醉者。

（3）血管瘤、动脉瘤。

3. 手术方法 全身麻醉,健侧卧位,腋中线第 7~8 肋间行 0.7cm 切口放置胸腔镜,探查胸腔。如有胸腔积液或积血,可直接置入戳卡及胸腔镜,无液气胸者,行健侧单肺通气后,置入戳卡及胸腔镜。第二、第三个切口呈扇形或倒三角形分布。第二个切口活检钳咬取病变组织,第三个切口辅助暴露病变组织并止血。如暴露清楚,第二个切口活检钳咬取病变组织后电凝止血,可不行第三个切口。如有转移,最好转移灶也取活检。如有出血,可先压迫,吸引器吸净出血后电凝止血或缝

扎止血。如仍不能止血应立即在出血部位附近小切口辅助或中转开胸。术毕缝合伤口,常规放置胸腔闭式引流管,一般术后24~48小时可拔除。术后3~5日即可出院。

七、胸腔镜手术并发症及处理

胸腔镜手术并发症包括手术中及手术后并发症:低血氧、低血压、高碳酸血症、出血、漏气、肺炎、伤口感染、复张性肺水肿、器械损伤、肿瘤细胞的种植等。

1. **低血氧、低血压、高碳酸血症**　此类并发症常见于胸腔内 CO_2 做人工气胸及长时间单肺通气的患者。为预防此类并发症,应注意不要一味追求单侧绝对的肺萎陷,只要能暴露病变组织进行操作即可。注气的压力不要过大,以免压迫纵隔,引起纵隔移位,影响血压。也可采取术侧间断通气或高频通气等方法,以避免并发症的发生。术中要监测血压、中心静脉压、血氧饱和度、呼气终末 CO_2 浓度等。及时发现情况,排气减压,予以对症处理。

2. **术后呼吸衰竭**　因此类患者多为慢性弥漫性肺疾病,久治不愈,肺功能差,术后呼吸衰竭发生率较高。应做好宣教,及早进行肺活检,减少呼吸衰竭的发生率。

3. **置入戳卡的损伤**　是较常见的并发症,可造成肋间血管、神经及肺的损伤;也可造成膈肌、肝、脾的损伤。预防此类并发症发生应注意选择合适小儿的戳卡,避免肋间血管、神经的损伤;可先注气或逐层进入胸腔后再放戳卡,防止肺损伤;第一个套管可以选择较高肋间的操作口,避免膈及腹腔脏器的损伤。如有损伤应及时发现,迅速处理,必要时开胸或开腹。

4. **术中出血和漏气**　小儿肺组织娇嫩,为预防此类并发症的发生,应注意术中操作应轻柔、快捷、准确,避免过多钳夹或牵拉肺组织,以免造成肺组织挫裂伤。因为胸腔内为负压,故发现出血尤其是小渗血,一定要及时处理。一般用电凝止血。小的漏气放胸腔闭式引流,漏气处一般均可自行愈合;大的漏气要及时修补,可用 prolene 线"8"字缝合修补。肺活检手术时如采用的是圈套器,术中应注意打紧圈套器,尤其是自制圈套器应多打一个结,以防止圈套器结松开或滑脱。

5. **电损伤**　胸腔镜的设备中有许多都与电有关,尤其操作用的设备,如电刀、电工作站、超声刀、氩气刀等。手术前一定要对设备进行检查,尤其是单极电刀,可能对人造成损伤。

6. **复张性肺水肿**　合并大量胸腔积液患者在活检术中因肺快速复张,易产生复张性肺水肿。预防此类并发症应注意,术中放胸腔内液体时速度要慢,使肺缓慢复张,术中人工气胸时间不要太长。如发生复张性肺水肿,给予正压通气,控制液量,多能很快缓解。

7. **切口种植**　胸腔镜术后切口种植的发生率较低,多因肿瘤取出时使胸壁污染所致。预防此类并发症应注意,取小块标本时不要把标本与套管同时取出;取较大块标本时一定要用标本袋,减少切口种植的发生。

目前,电视胸腔镜手术已成为一种可供选择的胸部疾病诊断和治疗的重要手段。在许多良性疾病的诊治及恶性疾病的诊断方面,胸腔镜手术无疑是一个相当好的处理方式,它使一些肺功能较差,不能耐受常规开胸手术的患者经胸腔镜获得了手术诊断和治疗的机会,从而进一步扩大了胸外科手术适应证。在患者术后疼痛、术后恢复及伤口美观等方面均优于普通开胸手术,只要适应证选择正确,效果与开胸手术相当。随着手术器械的改进、手术经验的积累,以及手术方法和治疗原则的规范化,电视胸腔镜手术逐渐成为胸外科微创手术的标准术式,目前已在儿童先天性肺气道畸形、隔离肺等肺叶切除手术中广泛应用[4-6]。

(曾　骐　陈诚豪)

参考文献

1. 王俊.胸腔镜外科学.北京:人民卫生出版社,2017.
2. Templeton TW,Downard MG,Simpson CR,et al.Bending the rules:a novel approach to placement and retrospective experience with the 5 French Arndt endobronchial blocker in children <2 years.Paediatr Anaesth,2016,26:512-520.
3. Ahmed S,El Hindawi A,Mashhour S.Spectrum of diffuse parenchymal lung diseases using medical thoracoscopic lung biopsy:An experience with 55 patients during 2013-2015.Egy J Chest Dis Tubercul,2016,65:717-722.
4. Desai H,Natt B,Kim S,et al.Decreased In-Hospital mortality after lobectomy using Video-assisted thoracoscopic surgery compared with open thoracotomy. Annals of the American Thoracic Society,2017,14(2):262-266.

5. Girolamo M, Luca Pio, Massimo DN, et al.Congenital lung malformations: shifting from open to thoracoscopic surgery.Pediatr Neonatol, 2016, 57 (6): 463-466.

6. Rothenberg SS, Middlesworth W, Kadennhe-Chiweshe A, et al.Two decades of experience with thoracoscopic lobectomy in infants and children: standardizing techniques for advanced thoracoscopic surgery.J Laparoendosc Adv Surg Tech A, 2015, 25 (5): 423-428.

第三章

呼吸系统疾病的影像学

第一节　呼吸器官的胚胎发育

支气管肺的生长发育,经历胚胎发生、器官形态生成、分化与生长 4 个过程。按组织学形态,大致分为以下几期:

1. 胚胎期(26 日~6 周)　胚胎早期,自前肠腹侧隆起形成肺芽,此后不断分支至肺亚段支气管。

2. 假性腺样期(6~16 周)　在此期间终末细支气管分支形成,内衬纤毛柱状上皮细胞。

3. 管状期(16~28 周)　与假性腺样期可有 4 周的重叠。主要变化包括支气管的管形化,呼吸性细支气管形成,上皮细胞变薄,并出现终末气囊(腺泡框架),毛细血管由间胚叶组织发出,后期增生旺盛,接近气道。

4. 终末气囊期(26~36 周)　原始肺气囊壁向腔内突出形成嵴,增大了气体交换面积,毛细血管向囊内突出,形成网状,终末气囊已增至足够数量,胎儿娩出后已能换气。

5. 肺泡形成期(36 周~足月)　肺泡管发出肺泡,上皮细胞继续变薄。毛细血管增多,围绕终末气腔增生。约 85% 肺泡于生后生长发育,直至 8 岁。

6. 微血管成熟期(出生~2 岁)。

7. 生长期(2~8 岁)　在此期间,肺泡扩大,肺容积增加,重量增加相对少,气/重增加,肺泡数 8 岁时已达成人水平。

肺泡上皮含有 I 型和 II 型两种细胞。于妊娠 24~32 周开始,II 型细胞的板层小体形成肺泡表面活性物质,覆盖于肺泡表面,起到降低肺泡表面张力的作用。

胎儿在宫内有微弱的呼吸运动,肺泡内充满了由 I 型肺泡上皮细胞分泌的肺泡液,并有少量羊水存在于胎儿呼吸道内。正常足月儿建立呼吸后 5~15 分钟,周围肺泡内虽有少量肺液残存,但 X 线检查肺已完全充气。无症状的剖宫产儿,一般于 4 小时内,肺液可基本清除。新生儿肺脏由充满液体的"静止"的器官,转变为有节律呼吸运动的充气器官,且接受全部右心搏出血量(出生前仅含搏出量的 10%),肺血管明显充盈,有利于氧和 CO_2 的交换。从出生到儿童期的整个阶段,肺形态功能和代谢方面仍在不断发育、成熟,8~10 岁达成人水平。肺腺泡直径出生时为 1.5~2.0mm,1 岁时为 2.5mm,2 岁时为 3.0mm,4 岁时为 2.5~3.5mm,14 岁时为 6.0mm。次级小叶 3 个月以下为 2~3mm,4 岁时为 5~9mm,14 岁时为 1~2cm[1]。

(曾津津)

参考文献

1. 徐赛英,孙国强,曾津津,等.实用儿科放射诊断学.2 版.北京:人民军医出版社,2011.

第二节 呼吸系统影像学检查和应用

一、普通 X 线检查

由于含气的肺组织具有良好的自然对比,故呼吸系统疾患,包括肺、胸膜、横膈病变,仍首选传统 X 线检查,辅以其他影像学检查。

1. **胸片及透视** 一般胸部疾患,常规摄正位片,根据病情可加侧位片。婴幼儿照片常采取仰卧位,平静吸气末曝光。胸片要求脊柱显露,能观察到心影后肺纹理,无偏斜或旋转。仰卧或侧卧位水平投照,有利于显示液、气胸、肺气肿等。3 岁以上小儿应摄立位片,以扩大肺野范围,观察病变。透视主要用于观察肺、心脏、横膈、肋骨的呼吸运动状态,通过多轴位观察发现气道梗阻、肺内被骨骼、纵隔、横膈遮蔽的病灶,区别肺内病灶、胸膜病变或胸膜外病变等,弥补胸片不足。由于透视接受放射线量较照片明显增多,因而有规定,在儿科一般常规检查应采用胸片检查。

2. **支气管造影** 支气管造影可用于慢性呼吸道感染、咯血、肺部不能解释的阴影,明确支气管扩张的分布、范围及程度和性质,了解支气管阻塞的原因以及某些先天性支气管发育异常。随着多层螺旋 CT 的普及,现已很少应用。

3. **食管造影** 食管吞钡可用于婴幼儿难治肺炎的病因了解,如胃食管反流,观察支气管肺前肠畸形的交通,以及发现疑似肺内病变的食管异常,如食管裂孔疝、异物等。

4. **心血管造影** 血管造影及 DSA(数字减影血管造影)主要用于介入治疗前后。单纯诊断心血管病变,如心脏及大血管畸形、动脉瘤、肺动静脉瘘、隔离肺等可通过增强 CT 及重建明确诊断。

二、CT 检查

(一)CT 成像和后处理技术

20 世纪 70 年代发展起来的 CT 成像技术,给医学影像学带来深刻的影响和革命性的进展。常规 CT 扫描是用 X 线对人体检查部位逐层进行横断层扫描,经检测器将人体不同组织吸收 X 线系数的差异,通过信号转换和计算机处理,重建图像后,由显像器显示为二维图像。从最初的非螺旋 CT,到单层、多层螺旋 CT(multi-slice spiral CT,MSCT),直至目前的 320 层螺旋 CT,已实现了真正意义上的容积数据采集,在无创性影像诊断学中开创了一个全新领域。MSCT 不仅可实现各脏器任意角度的三维重建成像,更实现了临床实用的 CT 冠状动脉、全身大血管成像以及空腔脏器仿真腔内成像等,其优越性已逐渐体现在临床应用的诸多方面。

MSCT 扫描速度快,可减少呼吸运动引起的伪影,有利于不合作小儿和危重患者。增强 CT 扫描时,可任意选择不同时期,行双期或多期扫描。分析所采集到对比剂的高峰期数据,有助于病灶的检出和定性。在一次屏气(不能配合小儿也可在平静呼吸下进行)扫描完成原始数据采集后,可进行任意位置和层厚的高质量图像重建和三维成像。应用支气管的仿真内镜三维成像,对气道内病变的检诊能力已接近内镜;通过各种重建技术可充分显示病变的解剖细节和血供、病变与周围组织器官和血管的关系,进一步提高定性定位诊断的正确性。

MSCT 无间断地大量采集数据,可准确地追踪对比剂的流程。造影剂追踪技术使 MSCT 能在造影剂到达病灶后,自动进行扫描,从而可减少对比剂用量,降低辐射量并可提高 CT 血管成像的质量。

螺旋 CT 血管成像(spiral CT angiography CTA,SCTA)是经周围静脉注射对比剂强化靶血管的螺旋 CT 扫描,其操作简单、安全、无创,能有效地显示局部血管,根据临床需要可做动脉成像或静脉成像。能显示管径在 1mm 以上的血管分支,在某种程度上替代了 DSA 血管造影,主要用于血管性疾病,观察肿瘤与毗邻血管的关系等方面[1]。

MSCT 的图像后处理方式包括:

1. **多层面重建**(multiplanar reformation,MPR) 是将扫描范围内所有的轴位图像叠加起来,对某些标线指定的组织进行不同方位、角度及曲面的图像重组,能从冠状面、矢状面或不同斜位三个空间方位上显示病变及其与周围结构的关系,既可以观察病变及其内部较细微的结构,也能显示病变的轮廓、边缘,有助于病变起源的判断,适用于全身各部位(图 3-2-1)。

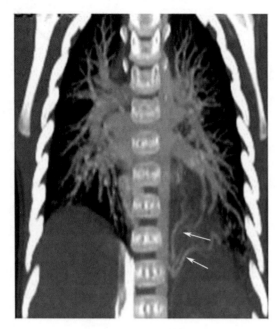

图 3-2-1　多层面重建

箭头显示左下隔离肺由来自腹主动脉的异常分支供血

2. 三维表面重建(3D surface reconstruction)　又称表面遮盖法(shadow surface display SSD,3D)。是采用像素 CT 阈值对器官组织的表面轮廓进行重建。重建出的三维图像能显示被检器官或病变的外表面的形态及轮廓,可用于单器官或多器官重建,使病变与周围结构的空间关系更直观,作为轴位图像的补充(图 3-2-2)。

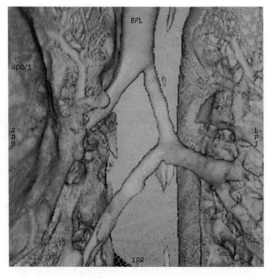

图 3-2-2　三维表面重建(SSD)显示气管
发育异常 - 桥支气管畸形

3. 最大密度投影(maximum intensity projection,MIP)　是以预先选定的角度,对容积扫描数据中每条射线上最高密度值进行编码并投射成像,MIP 灰阶反映相关的 X 线衰减值,可以显示微小的密度差,如区别动脉壁钙化斑和腔内造影剂。在胸部 MIP 可用于气道连续性的显示,经血管成像(CTA)进行动脉期、静脉期成像可用于显示血管病变。

4. 容积重建(volume rendering,VR)　是利用螺旋扫描获得的全部体积数据进行三维重建。可根据组织不同的 CT 值,自动显示色阶,对兴趣区组织选择相关阈值,构成直观的立体图像。较表面重建更真实(图 3-2-3)。

5. CT 仿真内镜成像(virtual endoscopy,VE)　是将螺旋 CT 容积扫描获得的图像数据,利用计算机软件功能重建出空腔器官内表面的立体图像,类似纤维内镜所见,它能从不同角度或阻塞的远端观察病灶[2]。用于气管、支气管、大血管、结肠等多种空腔器官和管道,通过改变透明度,可透过管腔壁观察腔外情况。

6. 曲面重建(curved multiplanar reformation,CPR/CMPR)　是指在容积数据的基础上计算指定曲面所有像素 CT 值,以二维的图像形式显示,对弯曲结构有帮助。

MSCT 保证了复杂扫描程序的稳定性和可行性,快速大范围的扫描方案可进一步减少造影剂用量,提高动脉期增强效果,减少静脉影重叠,提高血管成像质量。由于上述硬、软件条件的改进,MSCT 临床应用范围及诊断效果明显提高。如肺小结节的检诊、间质纤维化病变分析、肺血管和支气管树成像、对肺栓塞和肺先天畸形的诊断等。另外,低剂量 MSCT 已引起广泛关注并开始应用于临床,对某些疾病如肺癌等的人群普查。近年来,国内外对儿童 CT 扫描的低剂量成为焦点,所以在对儿童进行 MSCT 检查时,在严格控制儿童 CT 检查适应证的前提下,应尽量避免不必要的大范围、多脏器扫描,以减少 X 线辐射对人体的影响[1]。

(二) 儿童胸部 CT 扫描技术和方法

儿童胸部 CT 检查主要包括两部分:①病变的检出和形态学的分析,这主要取决于空间分辨率。肺部良好的高对比特点和合适的数学算法均提供了较好的空间分辨率,理论上降低一定的剂量不会明显影响到有效的空间分辨率。②组织密度的分析,也即对比分辨率,以 CT 值作为表达方式。CT 值为 X 线的衰减值,它和曝光量直接相关。在适当降低曝光量时并不会造成密度测定的显著性改变。

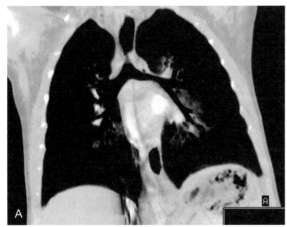
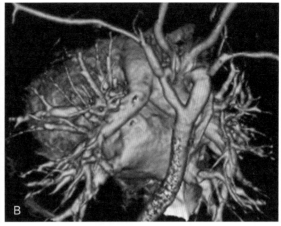
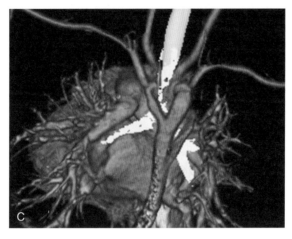

图 3-2-3　多种重建及融合,双主动脉弓
A. MIP 重建显示隆突上气管、局部食管狭窄;B. VR 重建显示双主动脉弓畸形;
C.将气管与血管环融合显影,显示气管狭窄位于血管环处

儿童 CT 扫描前准备和注意事项:

(1)检查前应充分了解有关临床资料、实验室检查和以往影像学检查结果。

(2)凡需行增强扫描者,检查前宜禁食 4~8 小时。

(3)碘过敏试验(静脉法),有过敏者不宜增强扫描。

(4)不合作小儿(小于 5 岁),应口服或注射镇静剂,入睡后开始扫描。

(5)对能合作的儿童应于 CT 检查前告知 CT 检查经过并训练其呼吸和屏气。

(6)对怀疑小气道病变的患儿应训练呼气末屏气,争取做呼气末扫描,以便显示空气潴留。

(7)螺旋 CT 增强扫描必须使用高压注射器,精确决定用药量和药流率,按照注药时间、被检查的靶器官、年龄大小、扫描范围和屏气时间决定其他技术参数。技术参数的应用直接影响到三维重

建成像结果。

1. 常规平扫　患儿一般取仰卧位。较小患儿及不能合作者扫描前口服 10% 水合氯醛 0.5ml/kg 镇静,也可肛门灌注(剂量为 0.4~0.5ml/kg,总量不超过 10ml)。少数镇静不成功者,可采用氯胺酮麻醉,需有麻醉科医生在场,并应用经皮血氧饱和度仪监测血氧和心率等。扫描前要对能合作的患儿进行屏气训练,以免因轻微的活动而造成伪影,影响图像质量。扫描范围从胸锁关节到横膈面做连续或间断扫描,怀疑上气道病变患儿,可自颅底水平开始扫描。根据患儿大小,一般选用 5~10mm 层厚、5~10mm 层距扫描,对于肺间质病变或寻找小病灶宜用高分辨 CT 扫描(high resolution CT,HRCT)。或在普通扫描基础上的感兴趣区加扫 HRCT,薄层扫描层厚 0.625~3mm 不等,一般儿童以 1.25mm 最为常用。观察胸壁病变和胸廓畸形等时,应加骨窗,观察骨骼情况。窗宽、窗位的

合理设置,可清晰显示病灶。窗位应选择被检查组织吸收系数近似值,窗宽代表 CT 值范围。常规观察肺部病变的肺窗(窗宽 1 000~2 000Hu,窗位 -700~-600Hu),纵隔窗(窗宽 400~500Hu,窗位 30~50Hu);需观察骨骼病变时,加骨窗(窗宽 1 000~2 000Hu,窗位 200~400Hu)。

2. 增强扫描 是经血管注入水溶性有机碘剂后再行扫描的方法。目的是增加体内不同体素之间对射线的吸收差别,提高病变组织与正常组织间的密度差,以显示平扫上未被显示或显示不清的病变。适用于显示肺部炎症,尤其是并发症和复杂性感染性病变、先天发育异常、肺血管病变、纵隔占位和纵隔肺门淋巴结,以及大血管和心脏心包病变。扫描范围从胸锁关节到横膈面。层厚可为 5mm 做连续扫描,扫描时间不宜 >2 秒,薄层扫描层厚 1~2mm。目前儿童 CT 使用的对比剂均为经肾脏排泄的水溶性含碘对比剂,常规选用化学毒性小、副作用少的非离子型造影剂。常用静脉给予造影剂的方法为团注法(bolus),即一次或分次大剂量快速度地从静脉内注入对比剂的方法。儿童可根据实际需要,选用注射器快速手推,或高压注射器快速注药,速度 0.8~4.5ml/s。总量 1.5~2.5ml/kg。

强化的质量取决于造影剂量、注射速率和合适的扫描延迟时间、注射速率和儿童静脉情况、套管针等相关因素。由于儿童个体和循环的差异较大,成像时间范围和延迟时间均与成人有很大的不同;胸部增强成像在注射造影剂后开始扫描的时间先后分为:肺动脉成像(6~8 秒)、主动脉成像(12~20 秒)、肺实质成像(40~60 秒)。

3. 高分辨 CT 扫描(high resolution CT,HRCT) 是指在较短的时间内,取得良好空间分辨力 CT 图像的扫描技术,用骨算法进行重建。这种技术可提高 CT 图像的空间分辨率,是常规 CT 检查的一种补充。主要用于显示肺内细微结构,如肺小叶气道、血管、小叶间隔、肺间质,并能观察到小病灶、病灶内和周围的轻微变化。

三、MR 检查

胸部磁共振检查对于胸壁、脊柱和脊柱旁区域、纵隔和心血管结构、区别肺门淋巴结和血管结构,显示膈肌、胸壁异常等方面,具有一定优势。对碘过敏小儿尤为适宜。MRI 在功能评估方面优于 CT[3]。

四、超声检查

既往超声检查主要用于胸膜病变,可区别胸膜增厚或少量积液、包裹性积液,并可于超声引导下穿刺。用于区别肺内囊性或实性,血管或非血管性肿物,协助针刺活检。利用多轴向扫描,可检查横膈解剖、运动功能以及邻近横膈的病变。随着超声设备的进展特别是多普勒超声,已用于检查肺实质病变。由于其无射线辐射、无需增强即可了解血管结构、可多次重复检查等优势,在儿科有广泛应用前景。可以根据胸片显示的病变通过肋间、胸骨上、脊柱旁或上腹部经肝脏或脾脏进行检查。适用于肺囊性病变、隔离肺族(肺囊肿、肺囊性腺瘤样畸形、隔离肺、大叶性肺气肿等)、肺实变、外压性上气道梗阻、肺及胸膜或纵隔心脏病变、胸腔肿瘤等的鉴别。特别有助于一侧胸腔致密的快速诊断。

五、核素扫描

近年来核素灌注扫描可用于诊断由于先天性或获得性肺动脉狭窄,并可用于肺动脉分支狭窄的随访。利用通气技术可评估支气管梗阻性病变。肺通气灌注可以评估肺功能状况,了解肺血流灌注与通气功能,但空间分辨力有限。PET 及 PET/CT 提高了空间分辨率,可以用于鉴别各种肺内病变,鉴别良恶性肺肿瘤。

六、影像检查的合理应用

传统胸片可用于诊断大多数肺部疾病初步检查,但不能明确显示肺间质病变,特别是显示肺转移病变、弥漫性肺病、胸膜肌胸壁等病变,用 CT 特别是多层螺旋 CT 及重建技术显示上述病变有明显优势。超声检查主要用于胸膜、膈肌病变,MR 主要显示纵隔、胸膜、膈肌、胸壁及胸椎、胸段脊髓相关病变。核素扫描有助于了解肺实质血流灌注及通气功能[4]。

（曾津津 彭 芸）

参考文献

1. 彭芸.儿童 CT 低剂量扫描方案与临床应用.北京:人民军医出版社,2014.
2. Semple T,Young C,Oslen O,et al.Diagnostic Imaging of the Respiratory Tract.Wilmott RW,Deterding RR,

et al.Kendig's Disorders of the Respiratory Tract in Children.Philadelphia，WB Saunders，9th ed，2019.

3. 徐赛英，孙国强，曾津津，等 . 实用儿科放射诊断学 .2

版 . 北京：人民军医出版社，2011.

4. Webb WR，Higgins CB.Thoracic Imaging：Pulmonary and Cardiovascular Radiology.Third Edition.2017.

第三节　呼吸系统正常影像表现

一、胸廓（胸壁）

胸壁是由胸廓骨骼及其周围的软组织构成，两侧对称。胸廓形态与肺充气状态、胸壁软组织和骨骼的发育以及呼吸功能有关。早产婴、肺充气不足、肌力软弱的小儿胸廓呈钟形，肋骨倾斜度大，胸廓中部狭小而基底部宽大。正常足月儿，肋骨呈水平走向，胸廓前后径与横径相仿呈圆柱形。随年龄增长，肋前端下降，1 岁以后胸廓逐渐形成圆锥形。成人正常胸壁软组织的胸内投影亦可见于儿童期，如胸、锁骨上窝、胸大肌、腋窝前缘、第 1、2 后肋下缘胸膜反折线、锁骨上伴随软组织影等。锁骨下动脉阴影，以左侧多见，为宽 1~2mm、与第 2 后肋下缘平行的弧形带状阴影，其密度浅淡，境界不清。胸后壁肋下肌等肌束于斜位照片中，自第 3 肋向下构成逐渐变薄的软组织密度阴影，应注意与胸腔积液区别。小儿还常见新生儿期乳腺增大、乳腺炎、青春期女孩的乳房影所致的肺中下野透光度下降，无清楚边界，尤其双侧不对称或投照体位偏斜时易与肺内病变混淆。新生儿和瘦弱儿的皮肤皱褶构成的与胸壁平行或斜行之致密带需注意与气胸区别，前者常延伸至胸廓外，并无肺组织受压萎陷征象，肺纹理延续正常。由于颈肋筋膜发育差，婴幼儿有时肺尖向上突出至胸廓入口第 1 肋以上，个别甚至达 C_6~C_7 水平，形成肺尖疝。胸骨柄于体位偏斜时投影于纵隔旁似淋巴结肿大，小婴儿胸骨骨骺可投影于肺内类似结节影，复查时多消失。此外如纽扣、发辫、体表涂敷的药物等也可在肺部造成人工伪影，值得注意（图 3-3-1，佝偻病胸廓畸形；图 3-3-2，肺尖疝）。

二、肺、肺野、肺门、肺纹理、肺小叶

1. **肺组织**　肺组织位于纵隔两旁的胸廓内，右肺 3 叶，左肺 2 叶，分别包含 10 个和 9 个肺段。肺组织由无数肺泡、大小不等的支气管和血管组成。终末细支气管以下的支气管和肺组织形成次级小叶，为肺的基本解剖单位。呼吸性毛细支气管以下细支气管、肺泡管、肺泡等形成腺泡，为呼吸单位。

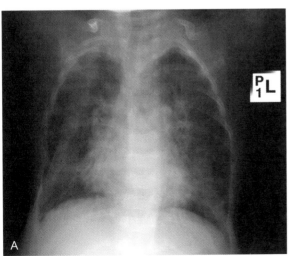
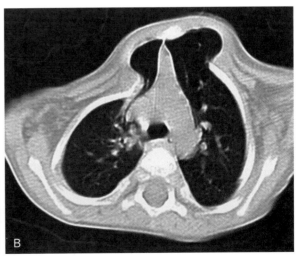

图 3-3-1　代谢性佝偻病胸廓畸形导致呼吸障碍
A. 平片形似气胸；B. CT 显示前胸壁肺疝

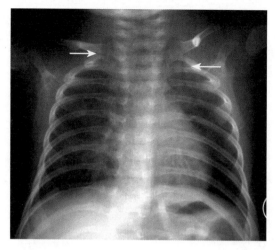

图 3-3-2　双侧肺尖上疝(肺尖疝)(箭头)

2. **肺野**　肺野为含气肺组织在胸片所显示的透光区域,是由充气的肺泡、二级以下支气管、肺血管、淋巴管和肺泡周围结缔组织所构成。为描述病变位置方便,通常将一侧肺野人为的分为上、中、下三区和内、中、外三带。即第二前肋端下缘水平线以上为上肺区,第四前肋端下缘水平线以下为下肺区,中间为中肺区;自肺门向外将肺野纵行平均三等分,由内向外依次为内带、中带和外带。

3. **肺门**　解剖学肺门包含肺动脉、肺静脉、支气管、神经、淋巴及间质等组织,而 X 线的肺门结构主要为肺动脉与伴行的支气管及肺静脉的投影。正位胸片上,双肺门位第 3~5 肋骨之间,其外上角至中线的距离两侧相等。右肺门分上下两部,上部由叶支气管、上肺动脉和上肺静脉组成,上叶后静脉的尖及后支构成其外缘。下部 2/3 则由右叶间动脉及下叶动脉主干构成。上下肺门间夹角称肺门角。左肺门上部是由左肺动脉弓及其分支构成,左肺门下部由左下肺动脉分支构成,左下肺动脉走行和长度变化较大。侧位肺门阴影主要为左肺动脉弓,右上肺静脉干及右上肺动脉的投影,其下方可见两下肺血管。正常新生儿和幼婴正位照片上,双肺门阴影大部被中部阴影遮蔽,右侧下肺动脉干的宽径一般为 3~5mm,儿童期增宽至 7~10mm。与气管内径相差约 2mm。

4. **肺纹理**　胸片所显示的肺纹理主要由肺血管构成,自肺门向外伸展,逐渐分支变细。肺内带可见肺门阴影及粗大的肺纹理,肺纹理的轴向投影呈圆形、椭圆形或星芒状。肺野中 1/3 带纹理,多为肺段血管,边缘光滑,行径规则。外带纹理较

细、少。1~4 日内的新生儿,由于肺液吸收过程,动脉导管间断分流等因素,肺纹理常较粗而模糊,正常上肺野的肺血管断面直径约 1mm,对判断肺血多少有一定参考价值。

5. **肺小叶**　肺小叶为肺的基本解剖单位。10~25mm 大小,呈圆锥形。小叶支气管及伴随的小叶动脉从小叶中心进入,小叶之间有小叶间隔,主要是疏松结缔组织,内有小叶静脉和淋巴管。小叶支气管继续分支为终末细支气管、呼吸性支气管、肺泡管。呼吸性支气管、肺泡管及肺泡等形成腺泡,为肺的功能单位。腺泡在新生儿为 1.5mm,7 岁小儿为 4mm,成人为 6~8mm。

正常胎儿,肺泡内含 80~110ml 肺液以维持肺泡的曲率半径,在生产过程中或生后不久被清除。一般足月儿生后 4 小时肺泡充气扩张,肺液已消除。早产婴因肺发育差,肺泡表面活性物质不足,肺泡液清除、运转功能低下,两肺充气尚不均匀,有时见两下肺内暗影。此外,小儿侧支通气包括 Kohn 肺泡孔、Lambert 管和直接气道间的吻合发育不全易致通气障碍[1]。正常充气的肺段,肺叶无明显界限,可根据其在胸内位置和有关的血管、支气管判断。

三、横膈

横膈的位置、形态与体位、呼吸状态及年龄等因素有关。正常横膈呈边缘光滑锐利的穹窿状。6 个月以内婴儿经常采取卧位,腹部充气多,故膈位置较高(第 8 后肋)且左膈较右膈高。6 个月至 1 岁小儿双膈同高,以后随着年龄增长,心尖下坠,90% 正常儿左膈低于右膈,一般相差不超过 1 个肋间。年幼儿的膈穹窿较平坦,肋膈窦浅。正常膈运动幅度两侧基本对称或左膈运动幅度稍大,两侧相差一般不超过 1cm。值得注意的是,双膈运动有时不同步或出现矛盾现象,膈穹窿顶部运动与其余部分不一致,多数为一过性,勿误为病理现象。侧卧位时,卧侧半膈上升,运动幅度加大,肺气肿时该征象消失。B 超可以观察了解膈肌解剖与功能,比较双侧运动速度和幅度,有助于发现膈肌周围病变。

四、正常胸部 CT 解剖

(一)肺叶、肺门的解剖定位

肺叶通常根据其在胸内位置,支气管、肺血管的位置和肺裂来定位。肺段的解剖定位比较

困难,需要根据其与肺动脉及其伴行的段支气管的关系来进行判断。两侧肺依肺裂(胸膜裂)而分成不同的肺叶,肺裂包括斜裂和水平裂,左右肺均有斜裂,水平裂仅存在于右叶;叶间裂CT表现为高密度的线状或带状阴影。斜裂为弧形结构,其上部外侧段较内侧段靠后,呈"八"字形,其下部呈倒"八"字,而中部叶间裂呈水平走向。水平裂呈三角形或椭圆形无血管的密度减低区见于右侧中间段支气管平面。沿叶间裂的血管呈平头状作线形排列。在连续扫描中,左肺斜裂在主动脉弓或以上层面先出现,并且斜裂的位置和形态在不同高度的扫描层面中表现不同,但无论肺裂的表现或位置如何,它均为乏血管带的表现。肺野的密度,于吸气状态下扫描时较呼气相时的平均CT值低。呼气相时肺后部因重力关系血管较粗,前后的密度差增加。

　　肺门是肺与纵隔之间的通道,即肺支气管、血管、淋巴和神经进出的地方。正常肺门可见肺动脉主干及其分支、上肺静脉、气管支气管和淋巴结。CT横断面上一般把右肺门分为上中下三部分,左肺门分为上下两部分。肺门的主要结构虽为肺动、静脉,但支气管在肺门中的解剖比较清楚,变异少,故常据此分析肺门。

(二) 气管和支气管

　　胸段气管位于中线或偏右侧,位于食管前方或稍右。左右主支气管在肺门处分成肺叶支气管,肺叶支气管入肺后反复分支形如树状,称为支气管树。支气管是CT上确定肺段和亚段的主要依据。肺段支气管以下分支,依次排列是肺亚段支气管及其各级分支,肺小叶细支气管,终末细支气管,呼吸性细支气管,肺泡管(肺囊泡、肺泡)。新生儿气管的分叉位置于 $T_3 \sim T_4$ 水平,到10岁降至 T_5 水平。婴幼儿气管于CT上呈圆形,10岁以后为椭圆形或马鞍形。

　　气管是薄壁含气结构,在隆突处分为左右支气管后斜向走出纵隔。叶和段支气管多数能显示,气管支气管CT图像一般包括5~6层面。

　　1. **气管隆嵴部平面**　相当于两侧肺门上部水平。两侧主支气管起始部紧靠于中线部位,呈卵圆形环状影,其外侧见右上叶段(左尖后段)支气管的环形横断面。左、右上叶肺动脉在尖段支气管之前和前内侧,右上叶肺静脉在其外后侧,左上肺静脉则在其更前内侧。

　　2. **右上叶支气管和左主支气管近端平面**　在此平面可见右上叶支气管自主支气管分出,其前面为右肺动脉之前干支,后壁邻接肺。右上肺静脉位右上叶前段与后段支气管夹角处。左侧可见上叶尖后段支气管的横断面。其前面为左上肺静脉,后面为左上肺动脉。

　　3. **右侧中间段支气管平面**　相当于左侧主支气管中段平面。此时左主支气管行径接近水平方向,后壁紧邻肺,后外壁与左下肺动脉邻接处见弧形压迹。其外侧见左上叶前分支和尖后段的断面。右中间段支气管近端呈圆形或椭圆形环。其后方为奇静脉食管窝。小儿可较平坦或轻凸。前外侧为右下肺动脉干,呈凸弧形,动脉干前为上叶的尖前静脉,向后外为后段静脉。

　　4. **左上叶和舌叶支气管平面**　此层面上右侧仍为中间段支气管,其前外侧仍为右下肺动脉干,后面为上肺静脉之下后干。左主支气管外端呈杈状分支为舌叶及上叶支气管。其后方为左下肺动脉与降主动脉。

　　5. **右中叶支气管平面**　在此平面,右中叶气管由中间段支气管向前方发出内外支。右下叶背段分支位其后方或稍后下方,右肺下动脉位于中、下叶支气管夹角内。其前外侧为椭圆形的舌叶支气管。

　　6. **下肺门区肺静脉层面**　自肺门向下连续扫描,可见下叶基底段,至下叶基底支时,可见双侧肺静脉进入左房的图像。右侧前内基底支共同起源,同时可见外及后基底支,左侧见前、外、后基底支的起始部。

(三) 肺血管

　　肺的血液供应系统由功能性肺循环(肺动脉和肺静脉)和营养性体循环的支气管动脉和支气管静脉构成。肺内肺动脉分支紧密伴行于同名支气管,并有相一致的分布区域,而肺静脉与支气管的关系不太密切,分支分布与支气管多不一致。正确了解肺动脉、静脉和支气管三者之间的位置关系对于影像诊断较为重要。支气管动脉由胸主动脉或肋间动脉发出,与支气管伴行,营养肺内支气管壁、肺动静脉壁和脏层胸膜。肺内血管的CT表现主要取决于肺血管的管径大小和走行方向,增强CT可以明确区分肺动静脉和肺血管的形态和病变。选择合适的增强扫描时机,可显示支气管动脉扩张畸形等病变。

（四）肺间质的高分辨 CT 解剖

肺间质一般是指构成肺的支架，包括支气管、血管、淋巴管周围的间质间隙，其充满疏松结缔组织及伸向周围的细支气管；位于脏层胸膜下的疏松结缔组织为胸膜下间质间隙；介于肺泡上皮和毛细血管基膜之间的弹性胶原纤维（实质的间质间隙）。可分为中心性（或轴位）间质（即围绕支气管血管束的分隔）和外围性（或隔）间质（包括小叶间隔和胸膜下间质）。HRCT 上可见的最小肺单位为肺小叶。肺小叶在 HRCT 上呈多边形或锥体形，底位于肺表面，尖向肺门。它是肺的最基本解剖单位。每一终末细支气管的结构范围称为腺泡（初级小叶，6mm 大小）。每 3~5 个腺泡组成一个肺小叶（次级小叶，1~1.5cm 大小）。小叶之间的间隔称小叶间隔；小叶间隔表现为纤细均匀长 1~2.5cm 的线状影。相当于胸片上左心衰竭和间质水肿的 Kerley B 线。小叶间隔正常情况看不见，仅 0.1mm 厚。当垂直于平面时可见 0.2~0.3mm 点状影。每个小叶中央是支气管和肺动脉，肺静脉走在小叶间隔，淋巴在小叶间隔和围绕支气管血管束的中心或轴位间质。每个小叶的肺动脉直径约 1mm；小叶内肺泡动脉直径约 0.5mm，在 HRCT 上可见；小支气管在壁增厚时可见。1mm 的支气管壁厚约 0.15mm[2]。

（五）纵隔结构

纵隔位于两侧胸膜内侧面之间，胸骨之后，脊柱之前，上起自胸廓入口下止于横膈。纵隔包含呼吸、心血管、消化、神经、淋巴、胸腺等多个系统的组织器官。为了便于纵隔病变的定位、定性诊断分析，临床上把纵隔分五个区：以胸骨柄下缘与第 4 胸椎间隙连线为界，把纵隔分为上下两区。上纵隔以气管后缘为界，分为前后纵隔，下纵隔以心包为中心，分为前、中、后三部。Kirks 则将纵隔分为前、中、后三区，脊柱前缘连线之后为后纵隔，自胸骨柄近端画一与脊柱前缘平行的线，将脊柱前区分为前、中纵隔区。

儿童纵隔 CT 轴位扫描，在各层面图像中的主要解剖标志与成人基本相同。但小儿体积较小，脂肪少，CT 平扫解剖结构的分辨不如成人清楚。

1. 胸骨切迹层面 位于中线的气管呈长圆形或圆形低密度环，其后侧稍偏左为食管，于气管两旁可见双侧颈总动脉，双锁骨下动脉位其外后侧，紧邻纵隔胸膜。头臂静脉位于颈总动脉的外前方。婴幼儿血管间隙窄且缺乏脂肪，平扫时区分个别血管较困难。

2. 胸锁关节层面 气管位于中线，其前方较大的血管为无名动脉，偏外侧为左右头臂静脉。气管的左及左后外侧分别为左颈总和左锁骨下动脉。稍低层面有时可见左头臂静脉跨越主动脉前方与右头臂静脉汇合成上腔静脉。

3. 主动脉弓层面 于此层面仅见两个大血管影，主动脉弓沿气管之前外侧壁向左后方走行，气管之右前方为上腔静脉，气管位置正中或稍偏右。在此层面尚可见：①血管前间隙，位上腔静脉、主动脉弓前方，其内可见胸腺；②气管前腔静脉后间隙；③胸骨后间隙。

4. 主 - 肺动脉窗层面 靠近气管隆嵴，气管呈横置卵圆形，有时见上叶尖后段支气管。主动脉分为升、降段分别位气管右前方和食管之左后方，其中间隙即为主 - 肺动脉窗，其内侧为气管，外侧以纵隔胸膜为界，与腔静脉后间隙以及血管前间隙相连。奇静脉自食管右侧向前绕过气管右侧壁，进入上腔静脉，形成奇静脉弓。

5. 左肺动脉层面 除上腔静脉和升、降主动脉外，左侧出现左肺动脉，自前向后外侧走行，此外，可见两侧主支气管和右上叶支气管前后分支，右侧上腔静脉后见上肺静脉右肺动脉前干支，稍低层面见左上叶支气管分支。

6. 右肺动脉层面 右肺动脉自升主动脉左前方的主 - 肺动脉发出后向右后方伸展，行经上腔静脉后方中间段支气管之前方，左下叶肺动脉段位左主支气管之后方，右侧中间段支气管后壁紧贴奇静脉食管窝内肺组织，而左侧有时见上叶和下叶支气管分支。左肺后方居下叶肺动脉和降主动脉间之切迹处。

7. 左心房层面 左右心房、主动脉及主 - 肺动脉根部见于此层面，主 - 肺动脉位主动脉之左前方，肺静脉进入左心房，食管紧邻左房后壁。中叶支气管分为内外分支，其夹角内为中叶肺动脉，中叶支气管和下叶尖段支气管形成之夹角内为下肺动脉。中叶肺动脉和纵隔之间的血管为肺静脉。左侧下叶尖段支气管和舌叶支气管的夹角内为下肺动脉，尖段支气管后侧为肺静脉。

8. 心室层面 此层面前方为心脏阴影所占，心室间沟将左右心室分隔，心影前及外侧有心包及心包脂肪,此时,两侧支气管表现基本相同,为下叶基底段支气管支,与相应的基底肺动脉关系不定。

9. **膈脚后间隙层面**　膈脚后间隙前、外侧以左右膈脚为界,脊柱位后方,其中包含脂肪、主动脉、奇静脉、半奇静脉、胸导管及伴随的淋巴结(成人淋巴结 >6mm 为异常,小儿正常看不到),有时见到充气肺组织。

(六) 食管

食管前壁与气管后壁、左主支气管及左心房相邻,远段位于降主动脉的右侧和奇静脉的左侧。不含气时不易分辨。

(七) 胸腺

胸腺在 CT 上为软组织密度,起于左头臂静脉,下至右肺动脉水平各层面之胸骨后,血管前间隙内。10 岁以下小儿胸腺通常为四边形,侧边稍稍隆起或呈微波形,10 岁以后胸腺呈三角形或箭头状,两缘平直或微内凹。胸腺左叶常较右叶大。因胸腺占据胸骨后间隙,正常情况下,小儿常看不到前连合线。胸腺密度等于或稍高于肌肉,轻度增强。青春期前胸腺密度均匀一致,此后由于脂肪浸润,密度变得不匀。正常胸腺柔软,不推移压迫邻近结构。胸腺宽厚度,前后径、上下径和横径,依年龄而异。仅上下径随年龄增长,宽度及横、前后各径变化不大。而胸腺厚度随年龄减少,0~10 岁平均厚 1.5cm(±0.46SD),10~20 岁厚 1.0cm(±0.36SD),正常不超过 2cm。胸腺厚度是评估胸腺病变的重要指标之一。

(八) 纵隔淋巴结

儿童淋巴结表现为结节状圆形或椭圆形,儿童期淋巴结的大小尚无统一定量标准,一般情况下,年长儿纵隔淋巴结直径 <1cm。CT 扫描 10 岁以下小儿前纵隔出现淋巴结为异常表现。观察淋巴结情况一般需要增强 CT 扫描,对比增强前后淋巴结的密度变化和内部特征,确定淋巴结的位置、侵犯程度和与周围纵隔结构的关系,有助于进行肿瘤性或感染性病变的鉴别。

纵隔淋巴结分以下几组:①气管旁淋巴结,包括气管两旁、上腔静脉后之奇静脉窝淋巴结;②大血管前淋巴结或前纵隔淋巴结,位上腔静脉、主动脉弓左肺动脉前方;③气管支气管淋巴结,包括主动脉窗淋巴结,以及主动脉弓以下,气管隆突以上层面之上腔静脉和升主动脉后方,气管和右主支气管前方的淋巴结;④支气管肺淋巴结,包括上叶尖段支气管平面下至基底段支气管平面之肺门区淋巴结;⑤隆突下区淋巴结,常常侵犯奇食窝,位左右支气管间的空隙,前方为肺动脉,后方为食管下至左房;⑥其他,内乳动脉淋巴结,心周淋巴结以及后纵隔淋巴结。

也有学者把纵隔淋巴结分为前组淋巴结、气管支气管淋巴结与后组淋巴结;内乳淋巴结、血管前淋巴结和心旁淋巴结称为前组淋巴结;增大多见于淋巴瘤、转移瘤和肉芽肿性疾病。气管支气管淋巴结由气管旁淋巴结、主肺动脉窗淋巴结、支气管周围淋巴结和隆突下淋巴结构成,多由于肺部疾病,如感染、结核、结节病、真菌病等累及所致增大。后组淋巴结包括食管旁和下肺韧带淋巴结。

(九) 心脏

刚出生的新生儿血液循环由胎儿循环过渡到成人循环。生后 1~3 日内心脏生理性增大,与动脉导管关闭有关,心胸比率以 0.60 为正常上限。以后逐渐缩小。新生儿心脏多为球形,右心较左心大,至 2 岁时心胸比率为 0.50。初生新生儿于 T_3~T_4 水平纵隔左旁,有时可见密度增高结节影,边缘光滑,为动脉导管功能性关闭后在主动脉端呈局限性膨凸所致。透视下见搏动为导管结(ductus bump),几日后缩小或消失,为生理现象(图 3-3-3)。在增强 CT 上可以清晰的观察到动脉导管逐渐闭合的情况,如动脉导管持续至新生儿期以后或反增大为病理表现。闭合后的动脉导管形成导管韧带,部分可见点状或短条状钙化影,需注意与淋巴结钙化鉴别。

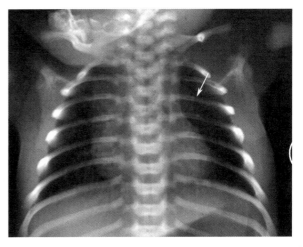

图 3-3-3　左上纵隔旁软组织块影——导管结

(十) 胸膜

胸膜可分为脏层胸膜和壁层胸膜,两者之间

为胸膜腔。壁层胸膜相互转折处的小间隙为胸膜窦,其内包括肋膈窦、膈纵窦和肋纵窦。壁层胸膜有肋间神经和膈神经的分支分布,脏层胸膜向肺实质内伸入形成叶间胸膜。壁层和脏层胸膜在肺根处相互移行,移行部的胸膜紧贴肺根并下延成肺韧带。

(曾津津　彭　芸)

参考文献

1. Webb WR, Higgins CB. Thoracic Imaging: Pulmonary and Cardiovascular Radiology. Third Edition, 2017.
2. 徐赛英,孙国强,曾津津,等. 实用儿科放射诊断学. 2版. 北京:人民军医出版社,2011.

第四节　常见呼吸道疾病的影像表现

一、常见肺部病变的 X 线表现

(一) 肺通气障碍

小儿呼吸道细、窄、柔软,容易发生肺通气障碍,出现各种充气过度或不足,当气道完全性阻塞时,因小儿侧支通气功能不良,易造成吸气性阻塞导致肺不张。部分阻塞时产生呼气性梗阻导致阻塞性肺过度充气。

1. 肺不张(atelectasis) 系肺泡部分或完全性萎陷,不能正常膨胀、充气,失去呼吸作用。根据范围不同分为小叶性、亚段、肺段或大叶性,甚至整侧肺不张。其发病机制有四种:

(1) 阻塞性肺不张:多见于异物、炎症、支气管肉芽肿、淋巴结核、肿物或血管畸形导致支气管阻塞,进入肺泡内气体减少,不能维持肺正常容积,最后完全萎陷呈现软组织密度,通常无支气管充气相。

(2) 黏着性不张:气道通畅,由于肺泡表面活性物质减少,使肺泡表面张力增加而萎陷,见于IRDS 及术后。支气管充气相常见。

(3) 压迫性肺不张:指肺组织受外力压迫发生萎陷。多见于液气胸、肿物压迫。

(4) 瘢痕性不张:是由于局灶性或普遍性肺纤维化引起,常伴支气管扩张。

X 线表现:肺不张共同征象为患肺透光度减低,容积缩小,其内纹理聚拢。不张完全时则成为均匀较高密度阴影,伴或不伴支气管充气相。相邻肺野则呈现代偿性肺气肿,可伴叶间裂,肺门纵隔向患侧移位,横膈上升。面积较大时可使胸廓狭窄。右上叶不张较完全时常向肺尖和纵隔靠拢呈薄片状,具锐利的斜或垂直的边缘(叶间裂)。

左上叶不张时,肺组织向前上移,在后前位表现为肺门周围致密暗影逐渐向外围散开、变淡薄,部分心缘模糊,不向纵隔靠拢,侧位片可见锐利的界面。

右中叶因支气管干较长,周围有三组淋巴结围绕,因此中叶不张较多见。在未查明病因之前,凡合并慢性感染者,曾笼统称之为"中叶综合征"。X 线表现,正位见右心缘旁尖端向外的三角形阴影,上、下边缘可清楚或模糊,密度均匀或不均匀,少数无密度改变(透明性肺不张)。心膈角及膈面清楚。前弓位呈典型的边缘锐利的三角形阴影。侧位上典型肺不张表现为尖端指向肺门的楔形密影。部分呈带状或梭形,不张肺叶的位置可偏上、偏下或居中间,少数则向前、后方收缩。常需与中叶炎症、右下叶不张、叶间膜积液、叶间膜增厚鉴别。

下叶不张时,在下肺脊柱旁形成尖端位肺门区的三角形阴影,外缘在移位的斜裂与 X 线成切线位时比较锐利。膈面内侧部常较模糊,不同于中叶不张。侧位于后方见三角形阴影,前缘以后移的叶间裂为界。左下叶不张位于心影内不易发现,可见左上叶代偿性气肿,左肺纹理稀少,肺门下移等间接征象提示,进而可通过 CT 明确诊断。

一侧肺不张可导致一侧肺不含气,同侧胸廓体积减小。多见于异物、肿瘤、毁损肺,左肺不张尚需考虑心脏疾患,如心内膜弹力纤维增生症、动脉导管未闭或气管插管过深。年幼儿常需与一侧肺不发育鉴别。分泌物阻塞的肺不张变化快,部位多变,可为节段或亚段性。盘状肺不张,主要由于膈运动减弱,影响肺底部呼吸,分泌物阻塞小支气管形成扁盘状或条形亚段性肺不张,常发生于一侧或双侧肺底部，多见于肾病、SLE 等病例。小叶性肺不张可呈颗粒、斑片状与肺内出血、感染、栓塞、肺炎病灶类同，但其病程短而易变（图 3-4-1）。

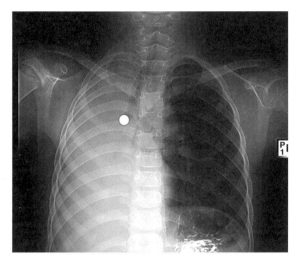

图 3-4-1　右侧主支气管阳性异物导致右侧肺完全不张

2. **肺气肿**（hyperinflation emphysema）指肺泡过度充气扩张，可伴有或无肺泡壁破坏。从发病机制可分为代偿性和阻塞性肺气肿。代偿性肺气肿见于肺炎、肺不张、脓气胸等。因病肺组织损伤、萎陷、失去换气功能，相邻肺组织潮气量增加，肺泡膨胀扩大所致。阻塞性肺气肿见于气管支气管腔内、外炎症、异物、黏液、肿瘤、血管环等引起的呼气性活瓣性阻塞[1]；分流量较大的先心病，即使没有气道受压，由于充血使肺顺应性减低，肺动脉压力增加，以及支气管周围水肿浸润，增加肺气道阻力等因素均可致肺内气体潴留。随着肺泡内压力增加，肺泡壁破坏、断裂。较多的肺泡破坏、融合引起肺大疱（直径 >1cm，壁 <1mm）和巨大肺气瘤等。当气体逸至肺间质内时，引起肺间质积气等肺外积气。临床症状取决于原发病和肺气肿的程度、范围。阻塞性肺气肿多有呼吸窘迫、咳嗽、患区呼吸音减低，异常呼吸音。

X 线表现：肺气肿 X 线表现取决于气肿原因、范围大小和程度。局部肺泡过度充气、扩张致肺透光度增加，容积增大。阻塞性肺气肿严重病例，肺泡内残余气增加，压力增高，致肺周围血管减少、变细，中心性肺纹理相应增粗。多见于全小叶性阻塞性肺气肿。纵隔肺疝、肺肋间膨出征、泡性气肿、纵隔移位、摆动多见于阻塞性肺气肿，并可伴有患侧胸廓膨隆、肋间隙增宽。双侧阻塞性肺

气肿不论阻塞部位发生在气管还是末梢支气管，均可使心影缩小，呈垂直位，并引起"心脏反常大小"征。阻塞性肺气肿常能发现阻塞病因如并发肺部感染或胎粪吸入等，其余肺野内也可有病灶与肺气肿混杂存在。代偿性肺气肿肺内伴随原发病变，局部肺纹理无减少，视代偿程度可有不同程度肺纹理疏散移位。

泡性肺气肿（肺大疱、胸膜下积气、肺气瘤）多见于感染或其他原因引起的小支气管阻塞，使肺充气不均。局部肺泡扩大，肺泡壁变薄，血供障碍加上并存的感染，使肺泡壁破坏断裂，多个肺泡互相融合形成大小不等的空腔，X 线呈散在或聚集的小圆形透亮区，当境界不清楚时，难与病灶间的正常含气的肺泡区分。较大的空腔，直径大于 1cm 者称肺大疱。X 线表现为单或多发，散发或成簇群集的圆形或椭圆形透亮区外围有压迫肺组织的薄壁，具一定张力，周围肺常有肺气肿。短期内可有明显大小变化和消失，少数病例可持续数月之久。肺大疱并发感染时，腔内出现气液平面。肺泡破裂，气体外逸于脏层胸膜下时，引起胸膜下大泡，位于肺的表面，形态多为长圆形或圆形，又称为胸膜下间质积气。巨型肺大疱又称肺气瘤，可占肺野三分之一以上，对邻近组织器官产生明显的压移，腔内可有分隔。

间质性肺气肿指气体由肺泡外泄逸至支气管、血管周围等肺间质或淋巴管内。易诱发肺外其他部位积气。胸片显示在肺野内呈现为自内向外散射的网条状或小囊状过度透亮的阴影，无规则的分支，且以中内带肺野多见，中上肺野较显著，不同于支气管充气征。

3. **单侧透明肺**　特发性单侧透明肺（unilateral hyperlucent lung）又称 Swyer James Macleod 综合征，是一种临床病理 X 线综合征。约 60% 于婴幼儿期开始有明显反复呼吸道感染史。病理表现为患肺小支气管闭塞，肺泡数减少，气肿性肺泡，肺动脉发育不良及毛细血管减少。其病理机制与闭塞性细支气管炎，毛细血管减少，影响肺的发育有关，多见于 8 岁前肺发育期。小儿临床表现轻重不一，可无症状或咳喘，伴缺氧和肺功能低下。

X 线表现：患侧肺或肺叶（段）过度透亮，肺容积和明暗度随呼吸改变不显著。呼气时显示气体潴留征较明显。肺容积可正常或不同程度缩小，严重时可导致叶间裂、心脏、纵隔向患侧肺移位、深吸气时纵隔向患侧摆动，双侧胸廓不对称，膈

位置正常或轻度升高,运动受限。病肺血管纤细(＜正常 1/2),稀疏且短缩,是导致肺透过度增高的主要原因。部分病例纹理结构紊乱,显示有纤维性变。同侧整个或部分肺门阴影较对侧窄小。相邻肺可有慢性炎症,偶见肺不张(图 3-4-2)。

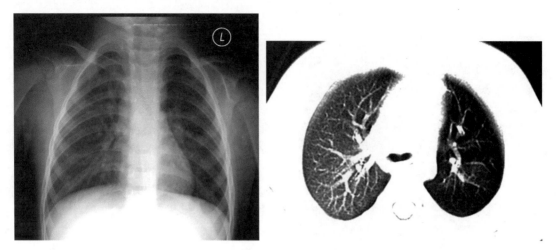

图 3-4-2 左侧透明肺

左侧肺透光略增强,肺纹理细少,CT 显示左肺体积小,血管细、少

(二) 肺循环障碍

1. 肺水肿 为肺血管与肺间质间通过毛细血管壁的液体交换失去动态平衡,液体过多地进入血管外间隙,使肺间质和泡腔内液量蓄积引起的病理征象。小儿常见的肺水肿的病因及发病机制为:①毛细血管内静水压升高,以心和肾源性肺水肿最常见,其次为短期内输液过量。②毛细血管壁通透性增高,使过多的水和大分子蛋白质漏出到间质内引起肺水肿,如成人型呼吸窘迫综合征、溺水肺、药物过敏中毒、急性肾小球肾炎、氮质血症、吸入有毒气体。③淋巴管阻塞,使淋巴回流障碍导致肺水肿,如纵隔淋巴肉瘤。④其他,如复张后肺水肿、颅内压升高、大面积烧伤、上气道梗阻、哮喘、严重低蛋白血症等。有时一种疾病可有一种以上病理生理基础[2]。

按照液体主要潴留部位分为间质性肺水肿和肺泡性肺水肿。两者可单独、先后发生或同时存在。

(1)间质性肺水肿:间质性肺水肿指液体主要贮积于肺泡壁、小叶间隔、支气管血管周围及胸膜下结缔组织等肺间质内。X 线表现如下:

1)肺血管支气管纹理改变:肺纹理普遍增多、模糊,肺门阴影显著、结构不清楚。支气管增厚(>1mm)并模糊。其轴位投影呈厚壁环形即支气管袖口征。上述所见提示肺支气管血管周围结缔组织和支气管壁水肿。

2)间隔线阴影:如 Kerley A、B、C 线,其中以 B 线最常见,位于肺周缘部,下肺野之前部多见。B 线短直,长 1~2cm,垂直于胸膜并与之相连,系小叶间隔水肿增厚的阴影。C 线位于两肺下野,呈网状,为 B 线的重叠影像。A 线比较少见,位于两肺上野,自内向外,直线或浅弧形走行,长 2~4cm,厚约 1mm,是肺深部静脉、淋巴管周围积液所致。

3)胸膜下积液:叶间胸膜及肋胸膜的轻微增厚。

(2)肺泡性肺水肿:肺泡性肺水肿指过多液体积聚在终末气腔内,经 Kohn 孔和 Lanbert 管迅速蔓延扩大。X 线表现具有肺泡实变的特点,可为结节状或大片状融合。大片融合前密度一般较低,按病变分布不同分为如下几点。

1)中央型肺水肿:此型肺水肿最常见,肺实变阴影主要发生在肺门周围和肺脏后部,正位片上肺内病变投影于两肺中内带,向外阴影渐淡薄减少,外带可正常。蝶翼征虽为急性肺泡性肺水肿的典型表现,但不常见,其特征为片状阴影对称性分布于中内带,而肺野外带、水平叶间裂附近或大血管旁病变轻微或正常。

2)弥漫型肺水肿:肺内病变扩展至内、中、外三带,甚至全肺野呈白肺样改变。部分病例则呈弥漫无规律分布的团絮状境界模糊影与片状病灶。多见于输液过量患儿。

3)单侧或不对称性肺水肿:比较少见,病变迁徙,与患儿体位有关。

肺泡性肺水肿变化快,常于短期内消退,心肾疾病患儿肺水肿随心肾功能改善、肾性水肿消退而吸收。输液过量所致的肺水肿所表现的弥漫性散在分布的团絮影,可于数小时内迅速吸收。如未及时发现,则肺野透光度普遍减低或呈现片块状不均匀暗影,同时肺血管增粗,心脏中度增大易误以为心脏病。此种情况多见于小婴儿。

2. 急性呼吸困难综合征(acute respiratory distress syndrome,ARDS)　ARDS为继发于多种原因所致的肺微循环障碍的急性呼吸衰竭。主要病理改变为肺毛细血管内皮细胞和肺泡上皮细胞损伤所引起的肺间质和肺泡水肿。表现为出血、肺泡萎陷,以及透明膜形成,肺毛细血管有纤维性栓塞,临床可见于各年龄组,以进行性呼吸困难和难以纠正的低氧血症为特征。

X线表现:临床不同病期与相应的X线表现如下:

(1)早期:临床出现呼吸窘迫后12~24小时。X线正常或两肺纹理增多、模糊,可伴有散在小斑片影。

(2)中期:即发病后24~48小时。两肺透光度减低呈磨玻璃样改变,显示弥漫型肺间质水肿。病变主要分布在中下肺野和肺门附近,也可表现中外带更致密。

(3)晚期:发病48~72小时以后。病变继续进展,肺泡腔内出现大量高纤维蛋白的水肿液、出血和透明膜,构成大片密度不均匀的融合病灶,其中可见支气管充气征而血管纹理被淹没,显示肺泡性实变。同时,肺间质水肿也加重。病变多为双侧性,波及两肺大部或呈现白肺(图3-4-3)。一般无胸腔积液,此期内可合并革兰氏阴性杆菌及真菌感染,出现团块状或假性肺叶实变,甚至出现空洞和脓胸。

(4)恢复期:通常发病7日以后,上述阴影逐渐消失,部分患儿出现肺纤维性改变。

急性呼吸窘迫综合征的X线征象无特异性,但综合临床和X线所见常提示本症的可能。如ARDS的初期,已有呼吸频数、动脉血氧分压下降,而X线无异常或仅示轻度间质改变或小斑片。这种早期X线"阴性"所见可为本病诊断的重要线索,应警惕ARDS的可能。X线示肺泡性水肿而临床无相应表现,按肺水肿治疗无迅速好转者要考虑ARDS的可能。小儿先心病直视术后并

发急性呼吸窘迫综合征者,尤多见于法洛四联症。其X线征可于手术当日或术后3日出现。X线肺泡病变持续6~7日者占50%,1/4以上病例病程达3周以上,似有其特殊性。新生儿ARDS诊断较困难,可表现为白肺,需与肺出血、湿肺、IRDA等相鉴别。本症的预后差,早期诊断、及时治疗,1~2日内可有明显吸收。

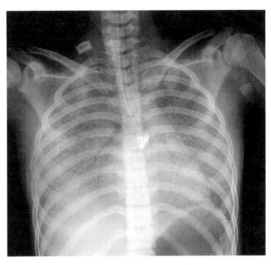

图3-4-3　ARDS
双侧肺野透光度减低,可见支气管充气相,
心缘及膈面模糊

因本病X线无特异性,需密切结合临床与肺水肿、肺出血、误吸、卡氏肺囊虫肺炎、重症肺炎、纤维性肺泡炎、CMV感染等相鉴别诊断。

3. 肺栓塞及肺梗死　在儿科不如在成人多见,仅有26%的病例被诊断。可能引起肺栓塞或肺梗死的高危因素包括中心导管、高凝状态(如炎症性肠病、肾病、恶性肿瘤、创伤或近期手术等)及心、血管疾患(如亚急性细菌性心内膜炎),川崎病患儿也可发生。

因为肺栓塞的症状和体征都是非特异性的,胸片诊断也很困难,但如存在高危因素时,有些征象可以提示诊断。当只有栓塞而无梗死或在梗死早期时,胸片可以为正常表现或显示局部肺纹理变细、变少,肺透光略强,随病变进展可出现典型肺栓塞表现,即尖端指向肺门、基底指向胸膜侧的锥状实变阴影,可伴有少量胸腔渗出及同侧膈肌轻度抬高。增强CT可显示病变内少或无血管影,多层螺旋CT(multi-slice spiral CT,MSCT)增强及重建可直接显示肺动脉内的充盈缺损及外周血管细、少。核素扫描可显示局部通气存在而灌注

缺失,高度提示肺栓塞或梗死的可能。

4. 肺出血　儿科肺出血多见于新生儿硬肿症、感染、先天性心脏病、肺透明膜病、肺外伤、弥散性血管内凝血、特发性肺含铁血黄素沉着症、肺肾综合征、血小板减少性紫癜和系统性红斑狼疮、白血病等。X线表现与出血程度、年龄和原发病有关。病变可为局限性(如肺外伤、肺肾综合征、感染、新生儿硬肿症)或弥漫性(如DIC、肺透明膜病、血小板减少性紫癜、白血病、系统性红斑狼疮、水痘肺炎)。病灶可为结节状、斑片状或大片融合,甚至白肺表现。病灶分布有时为对称中心性或周围性分布,少数不规则分布,部分小斑片影沿纹理弥漫分布。病变较肺水肿密度增高或呈磨玻璃状,出血较重病例常伴心脏轻度至中度增大,但无肺淤血表现。血小板减少性紫癜可同时有胸腺、心包内出血。如在原发病基础上于短时间内肺内病变骤然发生或突然增多、扩大,病情突然恶化,肺

内啰音骤增,不少患儿呈濒死状态,将有助于肺出血诊断。如及时诊断治疗,病灶可于2~3日内明显吸收[3]。

二、肺部病变的高分辨CT(HRCT)表现和病理基础

1. 磨玻璃征(ground-glass opacity)　为斑片状模糊的肺密度增高区,其内可见支气管和血管纹理。原因是肺泡壁增厚或肺泡内渗出、间质增厚或毛细血管容积升高。可分为弥漫型、斑片型、局灶型、"晕征"、支气管血管型和小叶中心型等。磨玻璃征可由于气腔或间质病变所致,出现在肺炎、水肿、出血或间质病变时。当磨玻璃征环绕结节病变时被称为"晕征";与空气潴留并存时构成"马赛克灌注征",代表正常肺的呼气状态;磨玻璃征是非特异性表现,但可提示病变存在活动性和可治性(图3-4-4)。

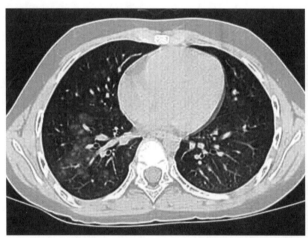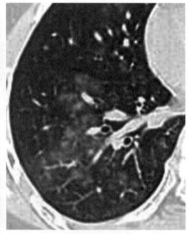

图 3-4-4　磨玻璃征
肺内磨玻璃状密度增高影和片絮状影,右下肺较明显,提示急性期出血

2. 实变(consolidation)　为肺实质密度增高,支气管和血管影消失,是由于肺泡腔被细胞、液体或组织填充。肺实变内可见支气管充气相有助于和肺不张鉴别。儿童较常见于各种原因的肺炎、结核、肺梗死、肺水肿或出血(图3-4-5)。

3. 结节(pulmonary nodule)　为肺内不同大小、边界清晰或模糊的圆形影,可位于气腔或间质,依大小和分布可分为:

(1)微小结节(直径<5mm):可为小叶中心型、淋巴间质型或随机分布型。小叶中心型结节位于小叶中心支气管动脉区域,距胸膜表面或小叶间隔5~10mm,在儿童常继发于支气管病变;见于支

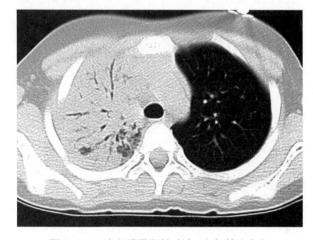

图 3-4-5　肺实质浸润性病变,支气管充气相

气管扩张、纤毛不动综合征、感染性支气管炎，支气管源性肺结核、哮喘、过敏性肺炎或闭塞性细支气管炎（bronchicolitis obliterans，BO）（图 3-4-6A）。淋巴间质结节沿小叶间隔、叶间裂、胸膜和支气管血管束分布，见于结节病或淋巴肉瘤。随机分布的小结节可见于次级小叶内、近胸膜表面或小叶间隔，常见于血行播散型肺结核、血源转移性病变、真菌感染和朗格汉斯细胞组织细胞增生症（Langerhans cell histiocytosis，LCH）（图 3-4-6B）。

（2）结节（>5mm）：见于结核、真菌感染、转移瘤、淋巴增殖紊乱病、LCH、脓栓、血管炎或脂肪类肉芽肿。

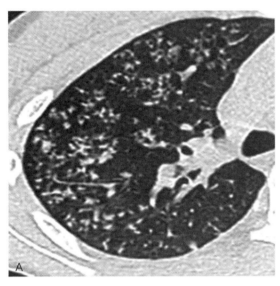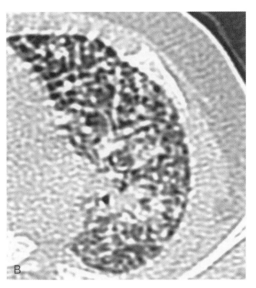

图 3-4-6　结节
A. 肺内小叶中心结节；B 肺内随机分布小结节

（3）肿块：直径大于 3cm 的单个圆形或卵圆形肺实质性病变称为肿块。多见于错构瘤等多种良性肿瘤，较大的包块见于胸膜肺母细胞瘤、转移瘤、肺淋巴瘤、肺结核瘤、隔离肺和肺血肿等（图 3-4-7）。

如果细支气管内被黏液或脓充填时，可表现为小结节、小管状或分支状影（树芽征）。"树芽征"代表支气管扩张和被黏液，脓或炎性物质堵塞。在支气管完全被堵的断面表现为小结节。树芽征可见于任何病因的支气管病变。如囊性纤维化、肺曲霉菌病、纤毛不动综合征、BO、泛细支气管炎、哮喘或支气管内膜结核（图 3-4-8）。

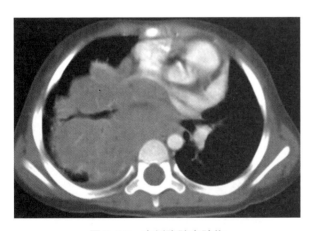

图 3-4-7　右侧胸腔内肿物

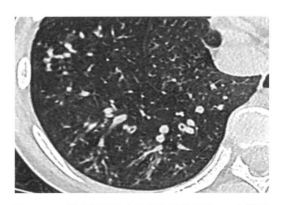

图 3-4-8　细支气管腔内扩张和黏液阻塞——树芽征

4. 细支气管病和树芽征（bronchiolar disease and tree-in-bud）　细支气管病的直接征象是细支气管壁增厚、细支气管扩张和黏液栓。当在肺外 1/3 带看到支气管结构时可视为增厚；

5. 空气潴留征（air trapping）　是由于气道完全或不完全堵塞时导致的肺组织因过度充气而密度减低，呼气相 CT 扫描显示更清晰。在儿童空气潴留征常见于闭塞性细支气管炎、囊性纤维化和哮喘，也可见于支气管滤泡增生和婴儿内分泌细胞增生症[4]。

6. 小叶间隔增厚（septal thickening）　为长 1~2cm 的线状影，垂直和接近胸膜表面或位于肺中心部位。代表小叶间隔增厚。见于肺淋巴管扩张、肺水肿、支气管肺发育不良、感染、肺纤维化、尼曼匹克病、Gaucher 病、血管炎性病变、结节病、结核或肿瘤淋巴管播散（图 3-4-9）。

7. 实质带（parenchymal bands）　为长 2~5cm 的长条密度增高影，代表数个相连的小叶间隔增厚，支气管血管周围间质纤维化和肺不张或二者均有。实质带可达胸膜表面，引起胸膜牵拉，表现为以胸膜为基底的三角形影，常见于支气管肺发育不良，也可见于间质性肺炎。

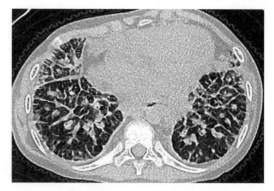

图 3-4-9　小叶间隔增厚

8. 蜂窝肺征（honeycombing）　为一簇直径 1~3mm 的厚壁囊肿改变，在呼气相上无改变，是肺结构破坏、纤维化和囊变的征象。常见于外周肺野。见于任何慢性间质肺病变和肺纤维化（图 3-4-10）。

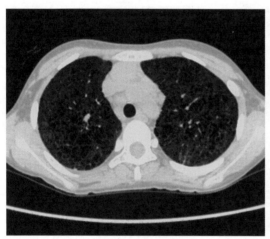
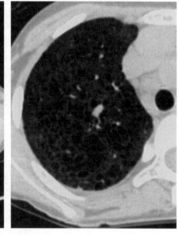

图 3-4-10　蜂窝肺

9. 马赛克灌注征（mosaic attenuation pattern，MP）　为肺实质内片状高或低密度透光区相嵌并存。当血流降低时或小气道梗阻时局部肺透光度增高，常见于小气道病变或早期肺动脉栓塞时。透亮区的血管细小，而相邻区域代偿性血流灌注略增加，形成黑白相间的征象。马赛克灌注征在大多数病理情况下表示的是血流减少。呼气相 CT 扫描对于诊断气道病变的 MP 有价值。马赛克灌注征见于哮喘、BO、囊性纤维化、支气管肺发育不良及其他病因引起的间质或气腔浸润、血栓或肺高压（图 3-4-11）。

10. 结构扭曲征（architectural distoetion）　肺内的支气管、血管和叶间裂异常分布。支气管和血管丧失其分支影，此征可见于肺发育不良，

在小气道梗阻病变中也很常见，多见于吸气相扫描中。

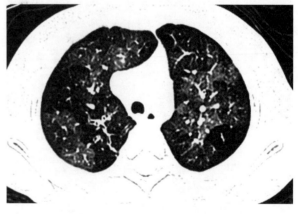

图 3-4-11　马赛克灌注征

11. **肺气囊性病变(肺大疱、肺囊泡、囊肿)(air-filled cystic lung lesions:bullae,peumoceles,and cysts)** 为肺内具有不同壁结构的异常气体积聚。其病理和发病机制不同,则影像学表现也常常不尽相同,有时难以详细鉴别,临床表现和影像学随访有助于最后的诊断。

肺气囊:为支气管源性肺囊肿性等先天性异常所致。为薄壁的囊腔。多为非炎症性改变,继发感染时壁可增厚,随访中会变薄但持续存在(图3-4-12,图3-4-13)。

肺大疱:肺内有细线状薄壁或无壁的肺内低密度区。常位于肺尖部或胸膜下,可一个或多个,有学者认为为脏层胸膜内的空气聚集,破裂后可形成气胸。

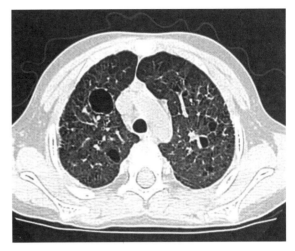

图 3-4-12 双侧肺内多发空腔性病变

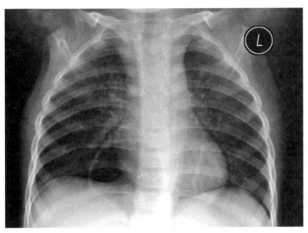

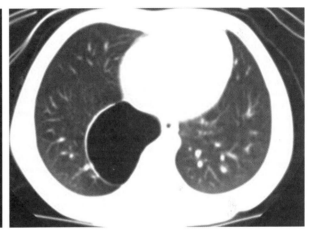

图 3-4-13 右下肺囊肿病变

12. **反通气征(reversed ventilator pattern)** 通常在重力作用下,病人做仰卧位CT扫描时,背部的透光度减低,翻转体位后透光度会恢复正常。如果仰卧时背侧肺野透光度增高则称为反通气征,提示存在气道病变。如滤泡性支气管炎、婴儿型神经内分泌细胞增生症、囊性纤维化、BO等[4](图3-4-14)。

13. **肺气肿(emphysema)** 是肺内无壁的局限性肺透光度增高区,由异常和持续的肺气腔壁破坏而增大。可为小叶中央型、全小叶型、间隔旁型和瘢痕旁型或不规则型肺气肿,并且通常合并气体滞留征。小叶中央型:直径大于1cm的周围肺密度正常的低密度区,肺血管纹理稀疏,多为局灶性,常位于肺的非外周部,病变部位在次级小叶中心部位的呼吸性细支气管。HRCT特点为散

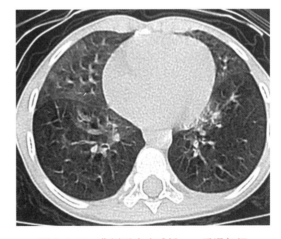

图 3-4-14 背侧透光度减低——反通气征

在或广泛的小叶中心低密度区,以上肺多见。全小叶型:病变累及整个腺泡。HRCT特点为

肺小叶的一致性破坏导致较大范围的异常低密度区,病变区内血管纹理变形、稀疏,仅留下血管、小叶间隔和支气管等肺支架结构,分布较广泛且以下肺多见。间隔旁型:次级肺小叶的远端部分(肺泡管和肺泡囊)受累为特征,HRCT表现为在肺周围部局限性低密度区,常可见薄壁;多发生在胸膜下、小叶间隔旁以及血管和支气管周围。位于胸膜下直径大于1~2cm的局限性肺气肿通常也被称为肺大疱。瘢痕旁型或不规则型:在儿童多见于结缔组织病的弥漫性肺纤维化或机化性肺炎的局灶性瘢痕附近,常为限局性病变,有时和小叶中央性肺气肿难以鉴别。

14. 晕征(halo sign) 磨玻璃密度病变环绕结节或肿块。多见于侵袭性肺曲真菌病、淋巴增殖性病、Wegener 肉芽肿、肺出血和转移(图 3-4-15)。

15. 反晕征(reversed halo sign) 是指肺内有实性病变环绕磨玻璃征象的病变,曾被认为是机化性肺炎的特异性征象,但现已发现也可见于结节病、韦格纳肉芽肿、真菌感染等[4](图3-4-16)。

16. 印戒征(signet ring sign) 是由厚壁扩张的支气管(囊性表现)紧贴一肺动脉的圆形影构成,此征代表支气管扩张(图 3-4-17)。支气管扩张分为三型。

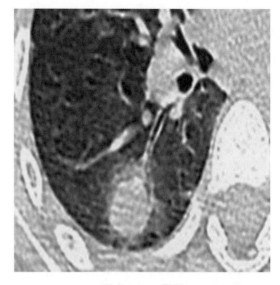

图 3-4-15 晕征

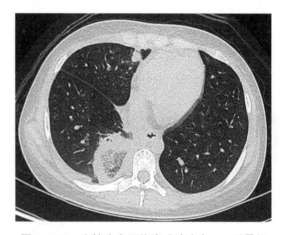

图 3-4-16 实性病变环绕磨玻璃病变——反晕征

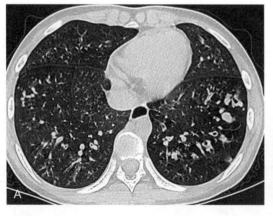
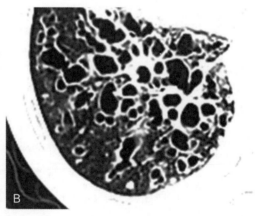

图 3-4-17 印戒征及支气管扩张
A.轻度支气管扩张、印戒征;B.囊状支气管扩张

(1)柱状支气管扩张:支气管直径轻度增大,边缘平整,扩张远端呈方形并突然中断。

(2)静脉曲张状支气管扩张:扩张较柱形大,

存在局部狭窄处,外缘呈不规则的静脉曲张状。扩张远端呈球形并远侧支气管闭塞,程度较柱状支气管扩张为重。

（3）囊状支气管扩张：CT 表现为一组或一束大小不一、多发的含气囊腔，可呈葡萄状或串珠样改变，严重表现为蜂窝状。囊内气液平面为特征性改变。

17. 卵石征（crazy-paving pattern） 是在 HRCT 上呈地图状分布的，重叠有网状的光滑细线影的磨玻璃影，即磨玻璃征合并间隔增厚征。见于肺泡蛋白沉积症、ARDS、急性间质性肺炎和肺出血（图 3-4-18）。

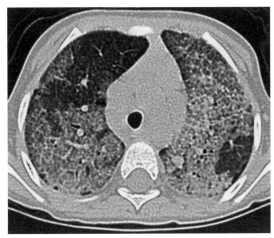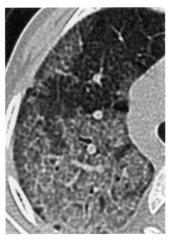

图 3-4-18　CT 显示弥漫性磨玻璃状浸润，自肺门向外弥漫到肺周边，磨玻璃影内重叠有网状间隔影——"卵石征"

三、多层螺旋 CT 检查在儿童胸部的临床应用

CT 检查由于它的特殊诊断价值，已广泛应用于临床。随着 CT 技术的不断进步，扫描速度不断提高，层厚不断变薄，使儿科 CT 检查得到不断改进和完善，为临床提供了更多的诊断信息。多层螺旋 CT（MSCT）的优势在于可以在一定程度上消除呼吸气运动的影响而获取更多的诊断信息，尤其是微小病变的显示，可以通过重建提高病变的显示率。另外增强扫描、多层面重建和三维重建技术的使用可以对了解复杂病变的解剖关系（尤其是先天性病变，如肺动静脉畸形和肺隔离征）、区分结节病变和胸膜或横膈的关系等有重要价值[2]。

（一）肺部疾病

肺部螺旋 CT 常规扫描采用 1.375∶1.0 的螺距，5mm 层厚，55mm/rot 进床距离，为了显示微小病变或间质病变，可行高分辨 CT（high resolution CT，HRCT）扫描。HRCT 提高了对肺部微细结构的观察[5]。

1. 可显示 1~2mm 的小结节，尤其位于肺尖、胸膜下、后肋膈角的病灶。

2. 区别病变的囊性、实性、血管性，进一步明确肺发育畸形，如隔离肺族（肺囊肿、肺囊性腺瘤样畸形、隔离肺、大叶性肺气肿等）、肺动脉畸形等。

3. 对肺和胸膜的病变进行鉴别，对肺部间质和弥漫性肺部病变的诊断和鉴别诊断提出重要意见，可以明确早期肺转移。

4. 评估肺结节，螺旋 CT 可以观察到 10mm 以下的肺部小结节，对肺结节的检出率较常规 CT 扫描高出 10% 以上，尤其是对小结节的探测率明显优于常规扫描；多平面重建可以进一步观察到膈面周围和胸膜下小结节。

（二）气管支气管

虽然 CT 横轴位图像可以显示大多数的中央气道疾病，但在对斜行走行的气道病变显示上却具有局限性。螺旋 CT 的多层面、三维重建及仿真内镜技术可显示气管支气管树的外形及内腔，观察到支气管管腔外的气体，确定支气管狭窄部位、长度以及支气管周围病变。特别是气管及左、右主支气管的疾患，可利用虚拟现实技术（virtual reality techndogy，VRT）或仿真内镜方法进行准确定位，如气管异物、气管内新生物、各种病因引起的气道狭窄等；此外，对肺内占位是否导致气道狭窄目前也可以利用曲面重建及多平面重建的方法进行观察，有助于明确病变的良恶性。增强 CT 虽然不是评估气道病变的常规检查，但是在怀疑气道外异常或病变，如血管环、肺动脉起源异常和

纵隔肿瘤等病变导致的气道梗阻时是必不可少的检查方法。

(三)纵隔疾病

纵隔疾病的CT检查常规需要进行增强扫描，协助显示病变部位、大小、形态、与气管及血管的关系、与周围组织器官的界面、密度、CT值，可以观察到纵隔肿瘤、淋巴结、血管畸形等情况，尤其对纵隔肿瘤的定位、定性和对周围器官的侵犯、对血管的侵犯包埋乃至肿瘤的分期等都有重要意义。

(四)心脏和胸部大血管

增强CT轴位扫描能显示心脏和胸部大血管及其周围结构的横断面解剖，多层螺旋CT及心电门控技术的应用，消除了心脏搏动和呼吸运动的伪影，可从任意角度和任意平面显示其立体解剖结构，进一步提高了空间分辨率。MSCT可以显示心脏大血管及周围组织器官整体的横断面及任意角度、断面的结构，在先天性心脏病和心肌病等心脏疾患的诊断中具有很高的价值，尤其对显示外周大血管的畸形、侧支循环的情况发挥了越来越重要的诊断作用。在肺动静脉畸形，肺动静脉瘘和肺静脉异常回流方面几乎可以替代血管造影。CT血管成像(computed tomography angiography，CTA)二维和三维重建技术可以清晰显示主动脉、腔静脉、肺动静脉及其分支的解剖和畸形情况，有助于评估血管对气道的压迫、推移等情况及肺循环血管成像。目前已公认为肺动脉栓塞的首选检查方法。MSCT可在一定程度上很好地显示侧支血管和支气管动脉的情况，对于慢性肺动脉栓塞有重要意义；同时CT血管成像(CTA)也被认为是无创性评价肺动静脉畸形的最佳检查方法。通过各种重建技术，可以清晰观察血管结构，分析动脉、静脉的走行，观察肿瘤的供血动脉和引流静脉，以及肺动脉高压和血管瘤等病变。在评估儿童，尤其是婴幼儿先天畸形，如隔离肺的诊断中，可以发现来自体循环的异常血管，从而为诊断和治疗提供重要价值。可利用多期、多层面重建等方法对心肌壁结构进行观察和显示。MSCT的高扫描速度、门控技术及多种重建算法可应用于冠状动脉狭窄、闭塞、管壁斑块的显示和分析；支架、搭桥术后评价支架或搭桥血管情况。目前已开发出的心脏应用软件还可用于心功能分析，如计算射血分数等。在儿童川崎病所致冠状动脉各种病变及先天性冠状动脉畸形等方面发挥重要作用。

(五)动态CT检查

胸部动态CT检查包括吸气和呼气扫描，或在数个层面动态电影扫描评估呼吸状态，尤其是用于观察肺部含气不均匀如气体滞留征等小气道或气管软化等病变。已有报道，在短时间内用CPAP控制患儿呼吸可进行呼吸时相的分期扫描。

(六)高分辨CT(HRCT)

HRCT可用于诊断间质性肺疾病。间质性肺疾病(ILD)是一组以弥漫性肺实质、肺泡炎症和间质纤维化基本病变的异质性非肿瘤和非感染性肺部疾病的总称，现又称为弥漫性实质性肺病(DPLD)[6]。其病变不仅发生于肺泡间隔、支气管、血管及末梢气腔隙周围的肺间质，也可涉及肺泡腔和细支气管腔内。有文献指出单纯的儿科间质性病变很难与实质病变区分，所以儿科所谓的间质病变一般应包括实质，故被统称为儿童弥漫性实质性肺病[7]。儿童弥漫性实质性肺病在胸部X线片或CT表现为双肺弥漫性病变，对称或非对称分布，这是放射学诊断的难点。

儿童弥漫性实质性肺病在胸部平片可表现为正常或无法做特异性诊断。HRCT是诊断儿童许多肺部病变的重要手段[8]。HRCT可评估大、小气道病变或气腔的病变。严重感染的肺损伤常为小气道的病变如闭塞性细支气管炎的原因。HRCT也可评估弥漫性肺间质病变如特发性肺间质性肺炎、结节病LCH等。一些典型的病变如先天性肺淋巴管扩张征等HRCT可以结合临床明确诊断，其他大多数病变HRCT可以提出诊断参考意见和确切的活检位置。大多数的病理学家需要结合HRCT的影像学表现来做活检组织的病理诊断。

HRCT依据病变的位置和形态大致可以分为气道病变、间质病变、肺泡病变三种；因某些疾病HRCT具有一些特殊征象，故可以根据HRCT的病变形态、密度、分布以及动态观察，为临床提出诊断的依据和下一步治疗的建议。

HRCT显示的病变可以分为小气道病变、间质性病变和肺泡病变。

1. **小气道病变** HRCT气道病变表现为支气管壁增厚、支气管扩张、小叶中心结节和空气滞留征。在儿童常见于支气管扩张、囊性纤维化、哮喘和闭塞性毛细支气管炎(气道畸形除外)。HRCT可用于评估目前表现、病情进展和预后。

支气管壁增厚和支气管腔扩张是支气管壁病变的CT征象。HRCT当支气管壁在肺野的2/3

或 1/3 可见不连续的支气管结构时可以提示支气管壁增厚，当支气管腔横断面大于其伴行动脉时可以诊断支气管扩张。支气管扩张多见于大儿童或之前有病毒或结核感染或一些有持续的哮喘、纤毛不动综合征或免疫缺陷病（HIV 感染和原发性免疫缺陷病）的儿童。同时伴肺实变或黏液堵塞时鉴别比较困难。

小叶中心结节反映的是支气管周围炎症或纤维化。典型表现见于囊性纤维化和支气管播散结核。异常的细支气管被液体、黏液或脓填充表现为小叶中心管状、分支或结节状结构。

小气道病变患者的肺透光度增高见于病变区域的空气潴留和肺血管灌注减低，显示肺血管的细、少。吸气和呼气 CT 图像对比有利于鉴别气道或肺血管病变。血管病变在呼气相上没有空气滞留征（图 3-4-19）。

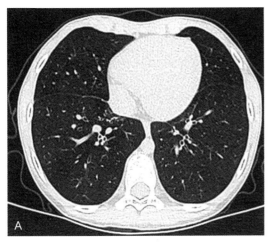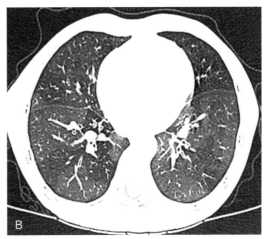

图 3-4-19　A（吸气相 CT）与 B（呼气相 CT）对比，显示小气道梗阻导致的空气潴留——马赛克灌注征

支气管扩张的 HRCT 表现为支气管壁增厚和支气管腔扩张，支气管较伴行的血管管径大（印戒征）或距胸膜 1cm 处可见支气管结构。

2. 间质性病变　儿童肺间质病变相对少见，且病理基础与成人不同。一般分为两类：一类原因明确，如支气管肺发育不良；另一类原因不明，如特发性肺间质纤维化和肺含铁血黄素沉积症等。有学者认为儿童肺间质性病变是一组混合性的肺间质炎症性病变，可伴有不同程度的肺泡结构纤维化。最常见的特征是弥漫性间质浸润，限制性功能障碍和气体交换紊乱。临床表现不典型，可以轻微和无特异性，尚没有统一的临床诊断标准。尽管有时 HRCT 的征象是非特异性的，但可以结合临床提示诊断，如肺含铁血黄素沉着症、闭塞性细支气管炎和肺 LCH 等，在间质性肺炎（非特异性间质肺炎、脱屑性间质性肺炎和淋巴细胞间质性肺炎）和滤泡性支气管炎的诊断上特异性较低。

儿童最常见的肺间质病变是支气管肺发育不良、转移、肺水肿、肉芽肿性炎症、外源性过敏性肺炎和特发性肺间质肺炎。基于形态和分布特点 HRCT 可表现为网结影、间质结节、磨玻璃影和囊性病变。

网结影反映的是间质结构在水肿、肿瘤浸润、炎症或纤维化时的增厚，表现为支气管壁增厚、小叶中心结节、光滑或不规则的间隔增厚和叶间裂增厚。肺水肿时，间隔增厚比较光滑，肿瘤的淋巴播散可光滑或呈结节样，纤维化时呈不规则改变。间隔增厚长达数厘米时，超过一个叶段称肺实质带，多见于支气管肺发育不良。间质性的结节边界锐利，为 1~2mm 大小的粟粒结节，可见于转移、LCH、高敏感性肺炎、肉芽肿性炎症，例如结节病或结核，以及淋巴细胞间质性肺炎。结节的分布和位置有助于鉴别诊断。磨玻璃征反映的是肺泡细小间质的增厚，肺泡壁增厚或肺泡内渗出。尽管为非特异性表现，但代表尚属疾病早期或其可治疗性。小结节合并磨玻璃多见于过敏性肺炎、结节病、肺水肿和活动性特发性肺间质纤维化。

肺纤维化可为间质或实质病变，HRCT 表现包括实质带、蜂窝肺、牵拉性支气管扩张和胸膜下或肺基底部的肺囊性变。肺囊性病变见于特发性肺间质纤维化、支气管肺发育不良和 LCH，原因是肺结构破坏，气体滞留。

3. 肺泡病变　急性弥漫性肺泡疾病的病因包括肺水肿、肺出血、肺感染、肺泡损害等。HRCT 表现为气腔结节、磨玻璃征和实变。气腔结节是边界模糊的结节，直径从数毫米到 1cm 不等，并分布在小叶中央。见于大叶性肺炎、TB 支气管播散和肺水肿。在早期阶段容易发现，多在实变的周围。弥漫性肺病合并气腔内实变见于特发性肺含铁血黄素沉着症（idiopathic pulmonary hemosiderosis，IPH）、隐源性机化性肺炎（cryptogenic organizing pneumonia，COP）和慢性嗜酸细胞性肺炎。

免疫缺损患者可有正常或模棱两可的胸片表现，HRCT 可早期发现炎性病变。典型的卡氏肺囊虫肺炎表现为肺门旁的气腔实变或磨玻璃征。而结核和淋巴细胞间质性肺炎更常见于弥漫性结节和淋巴结肿大。

儿童肺部病变常可表现为弥漫性混合性病变，即肺泡病变和间质病变混合存在。关键要先分辨是以哪种病变为主，同时要注意肺部以外的其他部位，如肺门或纵隔淋巴结肿大可提示结核病、淋巴瘤、真菌感染。心脏增大提示心力衰竭。骨骼改变提示嗜酸性肉芽肿、恶性肿瘤。

（曾津津　彭　芸）

参考文献

1. 黄敏，彭湘粤，赵斯君，等 . 儿童呼吸道异物早晚期诊断与异物类型、部位及并发症的关系研究 . 临床小儿外科杂志，2017，16（2）：174-177.
2. Webb WR，Higgins CB.Thoracic Imaging：Pulmonary and Cardiovascular Radiology.Third Edition，2017.
3. 徐赛英，孙国强，曾津津，等 . 实用儿科放射诊断学 .2 版 . 北京：人民军医出版社，2011.
4. Garcia-Pena P，Guillerman RP.Pediatric Chest Imaging.Third Edition，Springer Berlin Heidelberg，2014.
5. 彭芸 . 儿童 CT 低剂量扫描方案与临床应用 . 北京：人民军医出版社，2014.
6. 李慧萍，蔡后荣，张湘燕 . 实用间质性肺疾病 .2 版 . 北京：人民卫生出版社，2016.
7. 刘秀云，江载芳 . 实用儿童间质性肺疾病学 . 北京：人民卫生出版社，2016：50-55.
8. Semple T，Young C，Oslen O，et al.Diagnostic Imaging of the Respiratory Tract.Wilmott RW，Deterding RR，et al.Kendig's Disorders of the Respiratory Tract in Children.Philadelphia，WB Saunders，9th ed，2019.

第四章

小儿呼吸系统疾病基础治疗

第一节 细菌耐药和合理应用抗生素

呼吸道感染是儿童期最常见的感染性疾病，发病率和死亡率均较高。引起儿童呼吸道感染的病原包括细菌、病毒、支原体、衣原体等，发达国家以病毒为主，发展中国家则主要为细菌。随着抗生素的广泛使用，由单纯细菌感染引起的呼吸道感染性疾病的检出率有所下降，但细菌病原仍是社区和医院获得性肺炎的主要病原。肺炎链球菌、流感嗜血杆菌、卡他莫拉菌、金黄色葡萄球菌等为儿童社区获得性肺炎（community acquired pneumonia，CAP）的常见病原菌，医院获得性肺炎（hospital acquired pneumonia，HAP）的主要病原菌包括大肠埃希菌、肺炎克雷伯菌、铜绿假单胞菌等[1]。

使用敏感的抗生素是治疗细菌性感染的有效措施，抗生素的临床应用使得细菌性肺炎的发生率和病死率大大降低。但是，抗生素的大量和不合理使用使得细菌耐药问题日益严重。细菌耐药性增加与抗生素的不断更新如影随形，对临床感染性疾病的治疗提出很大的挑战。不同环境和细菌的耐药特征、合理使用抗生素以减缓耐药形成或阻止耐药流行等已经成为全球卫生领域关注的热点问题。

一、儿童呼吸道常见病原菌及其耐药

（一）肺炎链球菌

肺炎链球菌（*Streptococcus pneumoniae*）常定植于鼻咽部，是引起儿童肺炎的首位致病菌。自1967 年首例青霉素耐药肺炎链球菌（penicillin-resistant *Streptococcus pneumoniae*，PRSP）报道以来，世界各地先后报道了肺炎链球菌对 β- 内酰胺类、大环内酯类、氟喹诺酮类等抗生素的耐药，肺炎链球菌耐药问题日趋严重，由耐药肺炎链球菌导致的感染日益增多，临床可使用的有效抗生素越来越少。

国内细菌耐药性监测或临床检测中使用的抗生素敏感性判定标准是美国临床实验室标准委员会（Clinical and Laboratory Standards Institute，CLSI）制定的界值。现行 CLSI 判定肺炎链球菌对青霉素的敏感性时，最低抑菌浓度（minimum inhibition concentration，MIC）界值按药物使用途径和疾病种类分为 3 种不同的情况：胃肠外青霉素（非脑膜炎）时敏感 ≤ 2μg/ml，中介 4μg/ml，耐药 ≥ 8μg/ml；胃肠外青霉素（脑膜炎）时敏感 ≤ 0.06μg/ml，耐药 ≥ 0.12μg/ml（没有中介）；使用口服青霉素时敏感 ≤ 0.06μg/ml，中介 0.12~1μg/ml，耐药 ≥ 2μg/ml[2]。而 2008 年以前在判断敏感性时的界值与现行口服青霉素的界值一样。在耐药分析和比较中，要注意使用的界值，界值不同，分析结果和可比性也不一样。

肺炎链球菌对常用抗菌药物的耐药已成为全球性问题。目前东亚和东南亚是肺炎链球菌耐药最严重的地区。2008~2009 年，亚洲耐药性病原监测网（Asian Network for Surveillance of Resistant Pathogens，ANSORP）在 11 个亚洲国家 60 家医院进行了一项前瞻性研究，共收集到肺

炎链球菌 2 184 株。依据现行 CLSI 药敏判定标准,青霉素耐药率为 0.7%。如果使用口服青霉素敏感性判定标准将此次结果(青霉素不敏感率为 63.7%)与 ANSORP 1996~1997 年、1998~1999 年及 2000~2001 年的监测数据(青霉素不敏感率分别为 41.0%、35.8%、52.4%)比较,肺炎链球菌青霉素不敏感率呈持续增长。ANSORP 2008~2009 年的研究中,菌株对头孢曲松的耐药率为 3.7%,头孢呋辛耐药率为 53.9%。菌株对大环内酯类药物的耐药率均较高,对红霉素、阿奇霉素、克拉霉素的耐药率分别为 72.7%、69.7 和 68.9%。与之前 ANSORP 的监测数据(53.4%)比较,红霉素耐药率明显升高。我国为红霉素耐药最严重的国家,耐药率为 96.4%。菌株的总体多重耐药率(对 3 种或 3 种以上抗生素同时耐药)为 59.3%,我国的多重耐药率最高,达 83.3%。比较而言,欧美等发达国家和地区肺炎链球菌耐药状况相对较轻。2011 年 7 月~2012 年 6 月,美国 63 家医学中心从住院患儿收集到肺炎链球菌菌株 1 190 株,检测细菌对阿莫西林 - 克拉维酸和头孢曲松的不敏感率分别为 14.8% 和 8.7%;对红霉素的耐药率为 40.4%;依据胃肠外青霉素的药敏判定标准,菌株对青霉素的不敏感率为 10.0%,但是如果应用口服青霉素的标准,菌株对青霉素的不敏感率达 42.7%。与 2008~2009 年及 2010~2011 年报道的数据相比,青霉素不敏感率(分别为 38.0% 和 39.0%)保持相对稳定。

1983~1985 年北京分离的肺炎链球菌菌株中,青霉素不敏感肺炎链球菌(penicillin-nonsusceptible *Streptococcus pneumoniae*,PNSP)的检出率仅为 6%,且均为中介水平;1995~1997 年增至 21%;2002~2005 年为 21%~32%;2006 年达到 76.2%,其中 47.6% 为耐药。2010 年北京地区上呼吸道感染儿童中分离到的肺炎链球菌菌株依据现行标准未发现青霉素耐药株,但青霉素 MIC50 值为 0.25μg/ml,与 2000~2001 年的 0.047μg/ml 相比,MIC 50 值明显升高。2013~2014 年北京儿童医院门诊就诊的上呼吸道感染儿童鼻咽拭子中分离到的肺炎链球菌对青霉素的不敏感率为 67%,MIC50 和 MIC90 分别达到 0.5μg/ml 和 2μg/ml。北京儿童医院的连续性监测表明,肺炎链球菌对红霉素的耐药率在过去二十多年迅速上升,1983~1985 年红霉素耐药率仅为 2%,1995~1997 年达 79%,2006 年的肺炎链球菌分离株 100% 对红霉素耐药,2013~2014 年门诊和住院患儿分离株对红霉素的耐药率分别为 97.0% (97/100)和 99.4%(165/1 666)。2005~2006 年,8 个城市 9 家医院对 5 岁以下患儿收集到的 451 株肺炎链球菌临床分离株中检测到的红霉素耐药率为 95.1%,MIC50>256μg/ml。五地监测显示红霉素耐药率为 99.7%,且几乎都是高水平耐药(MIC>256μg/ml)。国内分离的耐药肺炎链球菌还常常表现为多重耐药,不同地区监测到的肺炎链球菌多重耐药率从 43.2% 到 93.5% 不等,尤其对青霉素和 / 或红霉素耐药的菌株,多重耐药率高[3]。

肺炎链球菌对常用抗生素的耐药机制见表 4-1-1。

表 4-1-1　肺炎链球菌抗生素耐药机制

抗生素类别	抗生素名称	作用靶位	耐药机制
β- 内酰胺类	青霉素、头孢菌素	青霉素结合蛋白(PBPs)	靶位变异
大环内酯类	红霉素	23S 核糖体 RNA	靶位变异、反泵作用
氟喹诺酮类	环丙沙星	DNA 解旋酶或拓扑异构酶 IV	靶位变异、反泵作用
磺胺类	新诺明	二氢蝶酸合成酶(DHPS)	靶位变异
氯霉素	氯霉素	50S 核糖体亚单位	抗生素酶修饰
四环素	四环素	30S 核糖体亚单位	靶位变异

目前,国内市场上有两类肺炎链球菌疫苗:荚膜多糖疫苗(pneumococcal polysaccharide vaccine,PPV)和蛋白结合疫苗(pneumococcal conjugate vaccine,PCV)。7 价肺炎球菌结合疫苗(7-valent pneumococcal polysaccharide vaccine,PCV7)覆盖了 7 种常见血清型(4、6B、9V、14、18C、19F 和 23F 型),10 价肺炎球菌结合疫苗(10-valent pneumococcal polysaccharide vaccine,PCV10)在

PCV7 基础上增加了 1、5、7F 型，13 价肺炎球菌结合疫苗（13-valent pneumococcal polysaccharide vaccine，PCV13）进一步增加了 3、6A、19A 型[4]。PCV7 于 2008 年在我国上市，2014 年停产，由于该疫苗费用较高，我国儿童接种率极低。PCV13 于 2016 年 11 月在我国上市，目前接种人数有限。因此，疫苗使用对我国儿童肺炎发病率及肺炎链球菌菌株的抗生素敏感性的影响尚无报告。国外多项研究显示实施 PCV 免疫规划后，肺炎链球菌引起的疾病发病率降低，同时该菌的耐药状况也得到了有效控制，这主要与常见的耐药血清型多属于 PCV 覆盖或其相关血清型有关。疫苗的使用可以减少群体抗生素的使用，也可通过群体免疫效应减少非免疫人群中耐药肺炎链球菌的流行。我国是肺炎链球菌感染的高负担国家，应根据我国儿童中肺炎链球菌的流行情况研发使用适合我国国情的疫苗，通过主动预防来降低肺炎链球菌感染的发生率，减少抗生素的使用，防止肺炎链球菌耐药性加重和耐药菌的传播流行。

（二）流感嗜血杆菌

流感嗜血杆菌（*Haemophilus influenzae*，Hi）是引起儿童社区获得性呼吸道感染的重要病原菌，可致中耳炎、上颌窦炎、急性会厌炎和肺炎，还可引起化脓性脑膜炎等。该菌根据荚膜多糖抗原的不同可分为 a、b、c、d、e、f 6 个血清型和不能分型流感嗜血杆菌（nontypable *Haemophilus influenzae*，NTHi），其中 b 型流感嗜血杆菌（*Haemophilus influenzae* type b，Hib）致病性最强。Hib 结合疫苗应用之前，Hib 是 2 岁以下儿童侵袭性肺炎和化脓性脑膜炎的常见病原。随着 Hib 疫苗在全球的广泛接种，使得 Hib 感染显著下降，随后其他各型尤其是 NTHi 的感染率逐渐上升，甚至还有 NTHi 引起院内感染暴发流行的报告。

20 世纪 70 年代出现氨苄西林耐药 Hi，近 40 年来，Hi 对抗生素的耐药日趋严重，产 β- 内酰胺酶分离株逐渐流行，耐氨苄西林 Hi 菌株增多。Hi 对抗生素的耐药性增加是儿童 Hi 感染面临的一个问题，尤其是对 β- 内酰胺酶阴性的氨苄西林耐药（β-lactamase-negative ampicillin resistant，BLNAR）及 β- 内酰胺酶阳性的氨苄西林 / 克拉维酸耐药（β-lactamase-positive amoxicillin/clavulate resistant，BLPACR）菌株的出现，使儿童 Hi 感染控制面临更为严峻的挑战[5]。

我国儿童 Hi 分离株中 β- 内酰胺酶阳性比率呈增加趋势，北京儿童医院 2000~2002 年门诊 5 岁以下上呼吸道感染儿童分离 Hi 菌株中 β- 内酰胺酶阳性比率为 8.5%，2010~2012 年则上升至 29.1%，与此同时，Hi 对氨苄西林的敏感率从 2000 年的 96% 下降到 2010 年的 63%。我国一项单中心回顾性研究表明，2011 年至 2013 年儿童呼吸道分离 Hi 菌株中 BLNAR 和 BLPACR 比率分别从 12% 和 13% 增加至 21% 和 19%。值得关注的是，BLPACR 菌株对阿莫西林 / 克拉维酸耐药及其他常用口服抗生素具有更高的耐药性，儿童 Hi 感染中 BLPACR 菌株比率增加使得经验性抗生素治疗的难度增大[6]。

目前，世界范围内 Hi 对头孢曲松等三代头孢菌素类抗生素仍保持高度敏感性，对四环素、磺胺类、氯霉素的耐药性呈现较大的地区和时间差异，Hi 对红霉素、阿奇霉素等大环内酯类抗生素固有耐药，对喹诺酮类敏感性很高，但因其可能的毒性作用极少用于儿童。有限的喹诺酮在儿童群体应用研究表明，喹诺酮类的使用可能容易筛选出 Hi 耐药。

Hi 耐药机制复杂。对青霉素、头孢菌素等 β- 内酰胺类抗生素耐药主要是产生 β- 内酰胺酶及青霉素结合蛋白改变；对四环素类抗生素耐药主要与 Hi 表面外排泵有关；对大环内酯类抗生素耐药可由先天或获得性外排泵、核糖体甲基化及核糖体蛋白和 RNA 的变异引起。Hi 对氯霉素耐药与产生氯霉素乙酰转移酶（chloramphenicol acetyltransferase，CAT）有关，编码 cat 的基因在质粒上，但这种质粒可整合到 Hi 染色体中。Hi 对磺胺类抗菌药耐药很普遍，主要原因是 Hi 可诱导二氢叶酸还原酶产生增加，因而与甲基苄氧嘧啶的结合减少。目前喹诺酮类抗生素耐药 Hi 相对少见，编码 DNA 解旋酶和拓扑异构酶Ⅳ基因改变时可表现为喹诺酮耐药。常见 Hi 耐药基因及其产物见表 4-1-2。

（三）卡他莫拉菌

卡他莫拉菌（*Moraxella catarrhalis*，MC）常位于肺炎链球菌和流感嗜血杆菌之后，是儿童社区获得性呼吸道感染细菌病原中第 3 位致病菌。随着肺炎链球菌和 Hib 结合疫苗的推广普及，卡他莫拉菌可能成为一个重要的呼吸道感染病原。

表 4-1-2　常见流感嗜血杆菌耐药基因及其产物

耐药基因名称	基因产物
blaTEM	TEMβ- 内酰胺酶
BlaROM-1	ROM-1β- 内酰胺酶
ftsI	青霉素结合蛋白 3（PBP3）
dacA	青霉素结合蛋白 5（PBP5）
dacB	青霉素结合蛋白 4（PBP4）
acrA/acrB	AcrAB 外排泵
acrR	AcrR（抑制 AcrAB 外排泵）
tet（B）	Tet（B）四环素外排蛋白
tet（M），tet（K）	Tet（M）及 Tet（K）核糖体保护蛋白（只见于 NTHi）
Cat	氯霉素乙酰转移酶

卡他莫拉菌抗生素敏感性研究常使用到 3 种判定标准：CLSI 标准、欧洲抗菌药物敏感性判定标准（European Committee on Antimicrobial Susceptibility Testing，EUCAST，）和英国抗微生物化疗学会（British Society for Antimicrobial Chemotherapy，BSAC）标准，国内临床实验室在报告细菌耐药性时常参照 CLSI 标准。由于不同研究中使用的检测方法、判定标准不统一，不同地区报道的药敏数据差异较大。综合来看，该菌对第三代和第四代头孢菌素（如头孢曲松、头孢他啶）及阿莫西林 / 克拉维酸敏感性较好，敏感率几乎 100%。菌株对红霉素的敏感性较差，卡他莫拉菌 23S rRNA 基因 A2330T 和 A2058T 的突变可能是导致该菌对大环内酯类抗生素耐药的主要原因[7]。

卡他莫拉菌对氨苄西林耐药的主要原因是菌株产生质粒介导的 β- 内酰胺酶，通过水解 β- 内酰胺环而使抗生素失活，另一种机制是菌株表面的青霉素结合蛋白（PBP）发生改变，导致氨苄西林与这类菌株的结合显著减少，失去对抗生素的敏感性。近年来研究发现该菌 β- 内酰胺酶阳性率升高，超过 90% 的分离株产 β- 内酰胺酶，提示该菌抗生素耐药状况非常严重。

（四）金黄色葡萄球菌

金黄色葡萄球菌（Staphylococcus aureus）是儿童医院和社区获得性感染的常见致病菌之一，可引起一系列化脓性感染，包括皮肤软组织感染、肺炎等，甚至引起菌血症、中毒性休克综合征等严重危及生命的疾病。青霉素的使用和耐酶的半合成青霉素甲氧西林的临床应用，成功控制了金黄色葡萄球菌和耐酶金黄色葡萄球菌的感染流行。但随后出现的耐甲氧西林金黄色葡萄球菌（methicillin-resistant Staphylococcus aureus，MRSA）不仅对甲氧西林耐药，对其他多种抗生素也表现出耐药性。

自 1961 年英国首次报道 MRSA 以来，国内外 MRSA 的感染率不断攀升。国内上海地区 1977~1979 年 MRSA 占 5%，1985~1986 年占 24%，1990 年综合型大医院增至 50%，而 1993 年则上升至 60%。重庆地区 1983~1985 年为 8.3%，1989~1992 年上升至 18.7%；1995 年北京 5 家教学医院 MRSA 分离率平均为 47.0%。2014 年中国细菌耐药性监测（CHINET）数据显示金黄色葡萄球菌中 MRSA 的平均检出率为 44.6%[8]。

MRSA 除对甲氧西林耐药外，对其他与甲氧西林结构相同或相似的 β- 内酰胺类抗菌药物皆可产生耐药。MRSA 还能通过产生修饰酶、改变抗菌药物的作用靶点、降低膜通透性等不同机制对氨基糖苷类、氟喹诺酮类、大环内酯类、磺胺类、四环素类、利福平产生耐药。治疗 MRSA 引起的感染临床首选万古霉素等糖肽类抗菌药物，但在 1997 年日本报道了第 1 例中度耐万古霉素的金黄色葡萄球菌（vancomycin-intermediate Staphylococcus aureus，VISA），2002 年美国疾病预防控制中心（CDC）报道了耐万古霉素的金黄色葡萄球菌（vancomycin-resistant Staphylococcus aureus，VRSA）。随着 VRSA 的出现以及万古霉素明显的不良反应，限制了其临床应用。近年相继研发了一些新型抗 MRSA 的药物：利奈唑胺、达托霉素、替加环素、奎奴普丁 / 达福普汀等。目前已发现对这些新型抗生素耐药的 MRSA。临床可用于治疗 MRSA 感染的抗菌药物越来越少，使 MRSA 成为临床最关注的一类耐药菌。

（五）大肠埃希菌、肺炎克雷伯菌和铜绿假单胞菌

大肠埃希菌、肺炎克雷伯菌和铜绿假单胞菌均为革兰氏阴性杆菌，是三种常见的儿童院内感染病原菌，其所致肺炎常发生于免疫功能低下的患儿，如患有各种慢性基础疾病、危重病患者、气管插管、长期使用激素及其他免疫抑制药治疗者、长期使用抗生素而致菌群失调者，以及各种免疫球蛋白缺陷患者等。

头孢菌素或广谱青霉素联合氨基糖苷类抗生

素是治疗大肠埃希菌肺炎的常用治疗方案。头孢菌素国内曾以第一代的头孢唑林、头孢拉定及第二代的头孢呋辛应用较多,但近年来耐药比例迅速增加。第三代头孢菌素如头孢噻肟、头孢哌酮、头孢他啶等作为经验性治疗对重症感染、难治性感染等颇有价值,可单用或与其他药物合用。青霉素中的氨苄西林临床应用较早,但目前大肠埃希菌对此药耐药率很高,治疗效果不理想。新一代的广谱青霉素如哌拉西林以及与酶抑制剂混合的复合制剂如氨苄西林舒巴坦钠等对大肠埃希菌有较好的杀菌作用,值得临床应用。对院内获得性难治性感染亦可采用亚胺培南及氨曲南。喹诺酮类药物中环丙沙星、氧氟沙星等对大肠埃希菌有强大的抗菌作用,对医院内获得性或耐药菌引起的大肠埃希菌肺炎治疗效果比较明显,但近年来耐药比例有所增加。

近一半自重症监护病房(intensive care units,ICU)分离到的肺炎克雷伯菌对第三代头孢菌素不敏感。质粒编码的超广谱 β- 内酰胺酶(extended-spectrum β-lactamases,ESBLs)的流行是该菌耐药的重要机制,ESBLs 可水解广谱及超广谱头孢菌素、单环 β- 内酰胺类和青霉素类抗生素,携带 ESBLs 基因的质粒通常还同时携带其他耐药基因,表现为对多种抗生素耐药,使得该菌引起的院内感染尤其是重症患者感染的治疗更加困难。

临床分离的对多种抗生素耐药的铜绿假单胞菌在世界范围普遍存在,这些耐药菌株大多分离自 ICU 的呼吸机相关肺炎患者。铜绿假单胞菌的耐药机制非常复杂,主要与以下因素有关:①细菌产生抗菌活性酶,如 β- 内酰胺酶、氨基糖苷钝化酶等;②细菌改变抗菌药物作用的靶位,如青霉素结合蛋白(PBPs)、DNA 旋转酶等,从而逃避抗菌药物的作用;③外膜通透性降低;④生物膜形成;⑤主动泵出系统等。其中主动泵出系统在铜绿假单胞菌多重耐药机制中起着主导作用。实验证明,治疗铜绿假单胞菌的感染,以复合青霉素类、三代或四代头孢菌素、三代或四代喹诺酮类等药物为好。但临床抗感染的经验证明,单一抗生素治疗因很快出现耐药株,对该菌感染的效果并不理想。因此,对于临床铜绿假单胞菌的感染,主张结合药物敏感性检测结果联合用药。

儿童呼吸道感染常见致病菌的药物作用靶位及敏感性特征见表 4-1-3。

表 4-1-3　儿童呼吸道感染致病菌常见耐药基因及其产物

病原菌	作用靶位	通常敏感的抗生素	通常耐药的抗生素
肺炎链球菌	细胞壁复制	青霉素 [a]、万古霉素	青霉素 [a]
	翻译	红霉素	氨基糖苷类
甲氧西林敏感金黄色葡萄球菌(MSSA)	细胞壁复制 [b]	头孢菌素、阿莫西林 / 克拉维酸	大部分青霉素类
	翻译	克林霉素	
	转录	利福平	
耐甲氧西林金黄色葡萄球菌(MRSA)	细胞壁复制	万古霉素	所有 β- 内酰胺类
	翻译 [c]	达福普汀、利奈唑胺	氨基糖苷类
	细胞膜	达托霉素	
大肠埃希菌	细胞壁复制	广谱青霉素、二代和三代头孢菌素、复方磺胺甲噁唑	青霉素、万古霉素
	DNA 复制	环丙沙星	
	翻译	庆大霉素、替加环素	甲硝唑
克雷伯菌	细胞壁复制	广谱青霉素、二代和三代头孢菌素、复方磺胺甲噁唑	青霉素、万古霉素
	翻译	庆大霉素	甲硝唑
	DNA 复制	环丙沙星	

续表

病原菌	作用靶位	通常敏感的抗生素	通常耐药的抗生素
假单胞菌	细胞壁复制	广谱青霉素、头孢他啶、头孢吡肟、美罗培南	青霉素,一代至三代头孢菌素
	翻译	庆大霉素	复方磺胺甲噁唑
	DNA复制	环丙沙星	

注:[a] 在欧洲,肺炎链球菌对青霉素的不敏感率波动在 5%~50% 之间。青霉素结合蛋白的改变导致对 β- 内酰胺类抗生素的敏感性降低,增加 β- 内酰胺类抗生素的剂量可以治愈中介菌株感染;

[b] 尽管 MSSA 对万古霉素敏感,但只有在怀疑 MRSA 感染时才选择万古霉素以避免过度使用,同时,万古霉素对金黄色葡萄球菌的杀菌活性不如 β- 内酰胺类抗生素;

[c] 根据 MRSA 菌株的流行病学及其起源资料,MRSA 菌株通常对以下几种抗生素敏感:环丙沙星、四环素、克林霉素、复方新诺明

二、抗生素的合理应用

抗生素是儿科临床应用最广泛的药物之一,在治疗儿童呼吸道感染性疾病方面发挥了重要作用。20世纪40年代,抗生素治疗感染性疾病成为这一时代的里程碑。20世纪50年代和60年代,新的更广谱的抗生素进一步发展,β- 内酰胺类抗生素得到改进和更新。到20世纪70~80年代,患者和医生均非常依赖抗生素,以致出现了抗生素的不合理使用甚至滥用。随着抗生素种类不断丰富、应用范围扩大及不规范使用的增多,细菌在抗生素选择性压力下产生了耐药性。细菌耐药性增强与抗生素的不断更新如影随形,各类抗生素耐药已成为一个全球性问题。耐药菌的广泛流行与抗生素的广泛使用密切相关,合理使用抗生素可以延缓和防止细菌出现耐药,是控制细菌耐药性流行的重要措施。临床医生应重视细菌耐药带来的不良后果,合理使用抗生素,防止发生新的耐药现象,并阻止既存细菌耐药问题的进一步恶化。

小儿在体格和器官功能等各方面都处于不断发育的时期,不同年龄段在解剖及生理上都有一系列迅速和连续的变化,新陈代谢旺盛,循环时间相对较短,一般对药物排泄较快,但肝、肾功能不成熟,抗生素应用不当可致不良反应或中毒。新生儿时期,特别是早产儿,某些酶系统尚未成熟,对一些在肝内转化的药物特别敏感。因此,小儿应尽量减少抗生素的使用,用药时间也不宜过长[1]。

(一)抗生素选用原则

临床合理使用抗生素应遵循以下原则[9]:

1. 严格掌握适应证,全面考虑临床诊断、病原学检查结果、抗生素的抗菌作用及可能的副作用和异常反应以及患儿的全身情况。

2. 严格控制预防性使用抗生素。对一般病毒感染或发热原因不明者,不可随便使用抗生素。

3. 抗生素的选择要有针对性,即所选抗生素的抗菌谱应与所感染的病原菌相适应。

4. 遵循抗生素药效学和药代动力学特征,考虑抗生素的吸收、分布特点,确定抗生素使用剂量、给药途径。治疗各种细菌性感染时,必须选择能在病变部位达到有效浓度的抗生素。

5. 使用抗生素剂量要适当,疗程要足够,避免无指征频繁更换抗生素,避免细菌产生耐药或感染复发。

6. 严格掌握抗生素联合应用指征。一种抗生素能够控制的感染,不必加用其他抗生素。在单一抗生素不能控制的严重感染或混合感染,为避免长期应用抗生素而产生耐药菌株,以及所用抗生素不能渗入感染灶等情况下可联合应用抗菌药物。联合使用抗生素时,应充分考虑药物之间相互作用,合理选用不同作用机制的药物,避免产生拮抗作用。

7. 注意抗生素的免疫调节与免疫重建,避免采用不利于儿童健康的药物。新生儿及肾功能受损时,慎用氨基糖苷类和多肽类抗生素;肝功能受损时,慎用大环内酯类抗生素、利福平、两性霉素及氯霉素。

(二)儿科呼吸道感染常用抗生素

1. β- 内酰胺类抗生素　通过破坏细菌细胞壁的合成,在细菌繁殖期发挥杀菌作用。其结构中具有相同的 β- 内酰胺环,能被 β- 内酰胺酶破坏。是目前临床应用最广、进展最快、品类最多的一种抗生素。包括青霉素类、头孢菌素类、β- 内酰胺酶抑制剂、碳青霉烯及青霉烯类、单环菌素类抗生素。

2. 大环内酯类抗生素　是抑制细菌蛋白合

成的快效抑菌剂,对需氧革兰氏阳性菌有强大抗菌活性,对机体的非特异性免疫系统具有调节作用。细菌对不同产品有不完全的交叉耐药。毒性轻微,有胃肠反应及过敏反应,亦有肝毒性。主要用于对青霉素耐药的革兰氏阳性球菌、军团菌、支原体、衣原体及百日咳鲍特菌所致感染。新型大环内酯类抗生素具有抗菌谱广、口服吸收好、组织浓度高、半衰期长等优点,在儿童呼吸道病原感染治疗中应用越来越多。这类药物包括罗红霉素、阿奇霉素、克拉霉素等。其抗菌谱进一步拓宽,抗菌活性增强,不仅对化脓性链球菌、肺炎链球菌等革兰氏阳性球菌有效,对流感嗜血杆菌、卡他莫拉菌和淋病奈瑟菌等部分革兰氏阴性菌也有效。由于其在感染组织和细胞局部药物浓度高,并有排泄延迟效果,减少了给药次数,提高了儿童的顺应性。

3. 其他 包括氨基糖苷类、四环素类、林可霉素类、多肽类、喹诺酮类和磺胺类抗生素等。由于这些抗生素不同的毒副作用,在普通儿科呼吸道感染治疗中应用较少。鉴于呼吸道病原耐药性增加,万古霉素、环丙沙星等抗生素也应用于MRSA、铜绿假单胞菌等引起的院内危重感染和其他难治性感染。

(三)抗生素使用注意事项

1. 药物的毒副作用

(1)氨基糖苷类抗生素:该类药物有明显肾毒性,小儿患者应尽量避免使用。临床有明确应用指征且又无其他毒性低的抗菌药物可供选用时,方可选用此类药物,治疗过程中需严密观察不良反应。有条件者应进行血药浓度监测,根据监测结果个体化给药。

(2)万古霉素和去甲万古霉素:该类药物有一定的肾、耳毒性,患儿仅在有明确指征时方可选用。在治疗过程中应严密观察不良反应,并进行血药浓度监测,个体化给药。

(3)四环素类抗生素:可导致牙齿黄染及牙釉质发育不良,禁用于 8 岁以下儿童。

(4)喹诺酮类抗菌药物:由于该类抗生素对骨骼发育可能产生的不良影响,避免用于 18 岁以下患儿。

2. 新生儿患者抗生素的使用

新生儿期一些重要脏器尚未完全发育成熟,在此期间其生长发育随日龄增加而迅速变化,因此新生儿感染使用抗菌药物时需注意以下事项。

(1)新生儿期肝、肾均未发育成熟,肝酶的分泌不足或缺乏,肾清除功能较差,因此新生儿感染时应避免使用毒性大的抗菌药物,包括主要经肾排泄的氨基糖苷类、万古霉素、去甲万古霉素等,以及主要经肝代谢的氯霉素。确有应用指征时,必须进行血药浓度监测,根据监测结果调整给药方案,个体化给药,以确保治疗安全有效。

(2)新生儿期避免应用或禁用可能发生严重不良反应的抗菌药物(表 4-1-4)。禁用可影响新生儿生长发育的四环素类、喹诺酮类药物,避免使用可导致脑性核黄疸及溶血性贫血的磺胺类药和呋喃类药物。

表 4-1-4 新生儿应用抗生素后可能发生的不良反应

抗生素	不良反应	发生机制
氯霉素	灰婴综合征	肝酶不足,氯霉素与其结合减少,肾排泄功能差,使血游离氯霉素浓度升高
磺胺类	脑性核黄疸	磺胺药替代胆红素与蛋白的结合位置
喹诺酮类	软骨损害	不明
四环素类	牙齿及骨骼发育不良,牙齿黄染	药物与钙络合沉积在牙齿和骨骼中
氨基糖苷类	肾、耳毒性	肾清除能力差,药物浓度个体差异大,血药浓度升高
万古霉素	肾、耳毒性	同氨基糖苷类
磺胺类;呋喃类	溶血性贫血	新生儿红细胞中缺乏葡萄糖 -6- 磷酸脱氢酶

(3)新生儿期由于肾功能尚不完善,主要经肾排出的青霉素类、头孢菌素类等 β- 内酰胺类药物需减量应用,以防止药物在体内蓄积导致严重中枢神经系统毒性反应的发生。

(4)新生儿的体重和组织器官日益成熟,抗菌药物在新生儿的药代动力学亦随日龄增长而变化,因此使用抗菌药物时应按日龄和体重调整给药方案。

3. 肾功能减退患儿抗生素的使用

(1)基本原则:尽量避免使用具有肾毒性的抗生素;确有应用指征时,须根据感染的严重程度、病原菌种类及药物敏感试验结果等选用肾毒性低的药物;根据患者肾功能减退程度,以及抗菌药物在人体内排出途径调整给药剂量及方法。

(2)抗菌药物的选用及给药方案调整:根据抗菌药物在体内代谢过程特点及其肾脏毒性,肾功能减退时抗菌药物的选用有以下几种情况:主要由肝胆系统排泄或由肝脏代谢,或经肾脏和肝胆系统同时排出的抗菌药物用于肾功能减退者,维持原治疗量或剂量略减;主要经肾排泄,药物本身并无肾毒性,或仅有轻度肾毒性的抗菌药物,肾功能减退者可应用,但剂量需适当调整;肾毒性抗菌药物避免用于肾功能减退者,如确有指征使用该类药物时,需进行血药浓度监测,根据监测结果调整给药方案,达到个体化给药;也可按照肾功能减退程度(以内生肌酐清除率为准)减量给药,疗程中需严密监测患者肾功能。

4. 肝功能减退患儿抗生素的使用

(1)基本原则:肝功能减退时抗菌药物的选用及剂量调整需要考虑肝功能减退对该类药物在体内代谢过程的影响程度,以及肝功能减退时该类药物及其代谢物发生毒性反应的可能性。

(2)主要由肝脏清除的药物,肝功能减退时清除明显减少,但并无明显毒性反应发生,肝病时仍可正常应用,但需谨慎,必要时减量给药,治疗过程中需严密监测肝功能;药物主要经肝脏或有相当量经肝脏清除或代谢,肝功能减退时清除减少,并可导致毒性反应的发生,肝功能减退患者应避免使用此类药物;药物经肝、肾两途径清除,肝功能减退者药物清除减少,血药浓度升高,同时有肾功能减退的患者血药浓度升高尤为明显,但药物本身的毒性不大,严重肝病者,尤其肝、肾功能同时减退的患者在使用此类药物时需减量应用;药物主要由肾排泄,肝功能减退者不需调整剂量。

(四)抗生素治疗的临床评估

合理使用抗生素包括抗生素的选择、给药剂量、给药途径以及用药间隔时间等,同时要密切观察抗生素的不良反应和毒副作用。无论经验性给药或针对病原的治疗,在初选抗生素治疗48小时左右应对病情和疗效进行评估。有效者表现体温趋降、全身症状及呼吸道症状改善,而升高的外周血白细胞和C反应蛋白的下降常常滞后,胸片肺部病灶的吸收更需时日,因此不能作为更换抗生素的主要依据。初始治疗72小时症状无改善或一度改善复又恶化均应视为无效。无效时应即重新评估肺炎等临床诊断,如仍确诊,初始治疗无效可能是初选抗生素未能覆盖致病菌或抗生素浓度处于有效浓度之下或细菌耐药;也要考虑特殊病原体感染的可能性,如真菌、病毒、卡氏肺孢子虫等,以及患儿存在免疫缺陷的可能;最后要警惕有无医源性感染灶存在于体内,如长期气管插管、机械通气、长期静脉置管、长期留置导尿管等,此时要审慎调整抗菌药物,强调因人而异,有条件者应做抗菌药物血药浓度监测并重复病原学检查,必要时采用纤维支气管镜、肺穿刺等侵入性检查技术明确病原及其对抗生素敏感性而调整治疗方案。

(史 伟 姚开虎)

参考文献

1. 胡亚美,江载芳,申昆玲,等.诸福棠实用儿科学.8版.北京:人民卫生出版社,2015.

2. Clinical and Laboratory Standards Institute(CLSI). Performance Standards for antimicrobial susceptibility testing.In:Twenty-sixth Informational Supplement. Wayne,PA:Clinical and Laboratory Standards Institute, 2016:M100-S26.

3. 姚开虎,史伟.儿童肺炎链球菌耐药现状.中华实用儿科临床杂志,2016,31(4):252-256.

4. Lyu S,Hu HL,Yang YH,et al.A systematic review about *Streptococcus pneumoniae* serotype distribution in children in mainland of China before the PCV13 was licensed.Expert Rev Vaccines,2017,16(10):997-1006.

5. 王爱华.流感嗜血杆菌与耐药.中华实用儿科临床杂志,2016,31(4):256-258.

6. Zhu H,Wang A,Tong J,et al.Nasopharyngeal carriage and antimicrobial susceptibility of *Haemophilus influenzae* among children younger than 5 years of age in Beijing,China.BMC Microbiol,2015,15(1):6.

7. 唐萍,史伟,曾海玲,等.1 082例呼吸道感染住院患儿鼻咽部携带卡他莫拉菌状况及其耐药性分析.中国当代儿科杂志,2016,18(8):707-712.

8. 马香,孙静.耐甲氧西林金黄色葡萄球菌的耐药性.中华实用儿科临床杂志,2016,31(4):259-263.

9. 抗菌药物临床应用指导原则修订工作组.抗菌药物临床应用指导原则(2015年版).北京:人民卫生出版社,2015.

第二节　氧疗

氧气疗法简称氧疗,是指利用器械设备给机体输送一定浓度和流量的氧气,提高动脉血氧含量,改善组织缺氧的治疗措施。氧气应视为一种药物,治疗疾病的同时也有可能带来副作用,氧疗应有合理的处方。

【适应证】

各种原因引起的组织缺氧均是氧疗的适应证。氧疗也用于减少机体为代偿缺氧而增加的呼吸或心脏做功。

引起组织缺氧的常见原因:

1. **通气障碍**　见于各种原因所致的中枢性呼吸抑制或周围神经肌肉病变所致呼吸肌无力、麻痹;胸廓畸形、液气胸等通气限制性疾病;闭塞性细支气管炎等慢性阻塞性气道疾病。

2. **换气障碍**　主要为气体弥散障碍和通气/血流灌注比例失调造成。这类疾病包括:肺泡和肺间质病变,如肺炎、肺水肿、急性呼吸窘迫综合征等;肺血管病变;解剖畸形所致分流,包括各种动静脉瘘。

3. **非低氧血症引起的组织缺氧**　包括组织利用氧的能力降低,如各种原因引起的外周循环衰竭;血红蛋白数量的减少或与氧结合的特性发生改变所致的血氧结合量下降,如严重贫血、一氧化碳中毒、高铁血红蛋白血症等;细胞内氧的利用障碍,如氰化物中毒。

4. **消耗增加性缺氧**　高热、甲亢等机体对氧需要量增加时也可导致缺氧。

5. **吸入气体氧分压低**　多见于在高原地区吸入稀薄的空气[1]。

【氧合的目标】

为了既能达到治疗效果又能减少氧疗的副作用,应设定合理的氧合目标。

足月儿和健康的早产儿出生后 10 分钟内未吸氧下动脉血氧饱和度(SaO_2)能够达到 80% 以上是正常的。新生儿 SaO_2 在 85%~95% 之间通常对应动脉血氧分压(PaO_2)在 40~55mmHg。新生儿 PaO_2 维持在 50~80mmHg 及早产儿 PaO_2 维持在 40~50mmHg 可满足代谢需要。早产儿氧疗通常建议 SaO_2 维持在 90%~95%[1]。对于足月和

日龄较大的婴儿,SaO_2 目标可适当提高。新生儿胎儿血红蛋白比例较高,氧离曲线左偏,对心肺功能不稳定的新生儿应定期监测动脉血气分析来调节氧疗。如有先天性心脏病、支气管肺发育不良、肺动脉高压等疾病,氧疗目标要根据疾病调整。

对于年长儿和成人,通常认为在海平面水平静息状态下 $SaO_2 \leqslant 95\%$ 或活动后 SaO_2 下降 $\geqslant 5\%$ 为异常。但由于各种疾病的病理生理差异,对于不同疾病的氧疗的目标值是不同的。普通的肺部疾病氧疗目标 SaO_2 通常维持在 92%~97%。慢性阻塞性肺疾病合并有高碳酸血症的病人 SaO_2 应维持在 88%~92%,SaO_2>92% 可能加重高碳酸血症。儿童严重的急性呼吸窘迫综合征氧疗目标维持在 SaO_2 88%~92% 即可[2]。

【常用氧疗方法】

1. **鼻导管(nasal cannula)**　通常为一根一端封闭的软塑料管,中部有两个突起的小管,长 1~1.2cm,可插入两侧鼻孔,借头带固定于头部,有适合成人和婴幼儿的不同型号。由于小管插入婴幼儿鼻腔易引起患儿不适及鼻黏膜损伤,故婴幼儿可采用改良鼻导管法,将带有侧孔的橡胶管横置于双鼻孔下约1cm处。该方法简便实用,不影响进食、服药,患儿较易接受,但吸入氧浓度不恒定,张口呼吸时效果受影响。纯氧通过加湿装置进入鼻导管,流速设置在 1~4L/min。患儿吸入的氧浓度从 25% 到 40% 不等,浓度取决于氧流量、患儿的潮气量、呼吸频率等。实际吸入的氧浓度变化较大,理论计算公式是:吸入氧浓度 =(21+4× 氧流量)×100%。常用氧流量儿童 1~2L/min,婴幼儿 0.5~1L/min,新生儿 0.3~0.5L/min[3]。流速过高时,由于氧气未经加温、湿化不足,刺激鼻腔引起不适,导致鼻腔干燥,长时间吸入可造成鼻黏膜损伤。不推荐新生儿和婴儿常规使用超过 2L/min 的流量,对它们而言相对较高的流速可产生气道正压。

2. **鼻咽管(nasopharynx cannula)**　将细塑料氧管从一侧鼻孔送入,使尖端达到软腭或更深处,利用鼻咽腔作为储气囊。气流对黏膜有刺激作用,导管易被分泌物阻塞。该方法氧气流量不能过大,温湿化不充分的气体不适合长期使用。

新生儿及婴儿通常不适宜使用,但在非气管插管下经口鼻腔行内镜或其他治疗时,可临时应用该方法维持氧合。

3. 面罩(mask) 简单的面罩(simple mask):一般为塑料或橡胶制成,氧气从面罩底部输入,面罩两侧有呼气孔用于排出 CO_2,面罩通过头带固定罩住患儿口鼻。面罩有不同的型号适应儿童及成人。成人面罩氧流量 6~10L/min,FiO_2 可达 35%~55%。面罩氧流量过低时有明显的重复呼吸产生,可能导致二氧化碳潴留。小儿面罩给氧流量可在 1~5L/min。进食和吸痰不便为其缺点。

文丘里面罩(Venturi-type mixing mask):根据 Ventrui 原理制成的。氧气通过狭窄的孔道进入面罩时,高速喷射的气流周围产生负压将空气从管道侧孔吸入。氧气管与面罩连接处有带侧孔的调节装置,通过调节侧壁窗孔的大小和相应的氧气流量(小儿一般需要 3~15L/min)可获得特定(24%~50%)的吸入氧浓度。

部分重复呼吸面罩(partial rebreathing mask):面罩和氧气管连接处安装储气囊成为部分重复呼吸面罩。氧气持续进入储气囊维持气囊膨胀,呼气时部分二氧化碳进入储气囊与氧气混合,通过气囊重吸入的二氧化碳极少,吸入氧浓度(FiO_2)可达 60%。

无重复呼吸面罩(nonrebreather mask):在部分重复呼吸面罩的两侧呼气孔和面罩与储气囊连接处安装单向活瓣,呼出气体不能进入储气囊,只能从面罩侧孔排出,而吸气时面罩侧孔不进气,吸入气体全部来自储气囊。氧流量维持储气囊膨胀时,FiO_2 可达 80%~95%。

新生儿及小婴儿不宜使用部分重复呼吸面罩和无重复呼吸面罩。

4. 头罩(oxygen hood) 将患儿头部置于透明罩内给氧,罩不完全密闭,氧流量通常需要 3~5L/min 或更高,FiO_2 可通过氧流量调节,通常适用于新生儿及小婴儿。当氧流量达到 10~15L/min 时,头罩内氧浓度可达 80%~90%。这种方法可提供较高氧浓度,无气道正压作用,现已经不常用。

5. 氧帐(oxygen tent) 将患儿的上半身或全身罩于帐中,高流速氧气给帐中供氧,适用于婴幼儿,气体的温度和湿度可控制,帐内氧浓度最高可达 50%~60%,但耗氧量较大。

6. 经鼻高流量氧疗(high flow nasal cannula oxygen therapy,HFNC) HFNC 通过空氧混合装置提供精确氧浓度(21%~100%)的高流量气体,气体经加温加湿后温度可达 37℃、相对湿度可达 100%。经过加温湿化的气体通过鼻导管输给患儿,气体流量高于患儿自身的吸气流量,可改善患儿氧合。

HFNC 介于普通氧疗和无创通气之间,相对于经鼻持续气道正压通气来说患者的耐受性可能更好,更易护理。HFNC 可改善呼吸做功,产生呼吸末正压效应,操作简单,安全性较高。HFNC 目前已经广泛用于新生儿相关的呼吸支持治疗,婴幼儿、儿童和成人的应用研究也已广泛开展。HFNC 可能适合用于多种呼吸道疾病,例如婴儿毛细支气管炎、肺炎、急性呼吸窘迫综合征以及拔管后呼吸支持治疗等[4]。

其他无创通气、有创机械通气和体外膜肺等呼吸支持技术将在其他章节介绍。

【副作用】

1. 加重高碳酸血症 对于 CO_2 潴留的病人,吸入高浓度氧后 PaO_2 升高,由于 PaO_2 升高可减低呼吸中枢兴奋性和可能改变肺内通气/血流灌注比例等机制,可导致动脉血二氧化碳分压($PaCO_2$)的进一步升高。

2. 吸入性肺不张 吸入高浓度氧气使得肺泡内混合的氮气比例减少,肺泡内氧气被血流迅速吸收,如气道阻力增高导致吸入气体中的氧气不能及时补充,肺泡内氮气体积减少可导致肺泡萎陷。

3. 氧中毒 成人在吸入纯氧 24 小时内(最快 6 小时)可出现胸痛、咳嗽和呼吸困难等症状,如继续吸高浓度氧可造成肺功能进行性下降甚至发展为呼吸衰竭。氧的毒性机制主要以自由基学说来解释。氧中毒的病理表现为早期肺组织毛细血管通透性增加、间质水肿,随后出现肺泡细胞破坏,表面活性物质失活和生成减少,肺顺应性下降,之后肺泡内充盈蛋白样物质,肺泡内壁有透明膜形成,发生肺泡萎陷、肺不张,最终发展为呼吸窘迫综合征[5]。

4. 支气管肺发育不良 早产儿肺发育不成熟,有多种因素可引起肺损伤及损伤后肺组织的异常修复,导致支气管肺发育不良,吸氧是造成支气管肺发育不良的因素之一。

5. 早产儿视网膜病 早产儿视网膜血管对氧极为敏感,高浓度氧可使视网膜血管收缩,引起视网膜缺氧,诱导产生血管生长因子,导致新生血管形成,新生血管均伴有纤维组织增殖,增殖的纤维组织引起视网膜病变。

【注意事项】

1. 氧疗时应明确缺氧原因,密切监测病情变化,并监测动脉血气、氧饱和度、血红蛋白、心功能指标等不断调整氧疗和呼吸支持的方法。

2. 氧疗存在较多副作用,故应尽可能选择较低的 FiO_2 且尽量减少吸氧时间。气道内吸纯氧的时间尽量不超过 6 小时,吸 60% 浓度氧的时间尽量不超过 24 小时,FiO_2 在 60% 以下副作用发生相对较少。

3. 氧气应做好湿化及酌情加温,尽可能防止干燥分泌物阻塞小气道。

4. 尽量选择使患儿感到舒适和易于配合的方式进行氧疗。

5. 氧气管路及制氧装置应远离火源。

(李 峥)

参考文献

1. Cummings JJ, Polin RA.Noninvasive Respiratory Support.Pediatrics,2016,137(1):1-11.
2. Pediatric Acute Lung Injury Consensus Conference Group.Pediatric acute respiratory distress syndrome: consensus recommendations from the Pediatric Acute Lung Injury Consensus Conference.Pediatr Crit Care Med,2015,16(5):428-439.
3. 江载芳,申昆玲,沈颖.诸福棠实用儿科学.8 版.北京:人民卫生出版社,2015:2715-2716.
4. Mikalsen IB,Davis P,Oymar K.High flow nasal cannula in children:a literature review.Scand J Trauma Resusc Emerg Med,2016,24:93.
5. Thomson L,Paton J.Oxygen toxicity.Paediatr Respir Rev,2014,15(2):120-123.

第三节 胸部物理治疗

【定义】

胸部物理治疗(chest physiotherapy,CPT)是指用雾化吸入、胸部叩拍、体位引流、吸痰等物理方法和借助机械干预来帮助治疗急性和慢性呼吸道疾病[1,2]。

从临床来看,儿科 CPT 在很多方面与成人不同,就儿科领域来讲,新生儿、婴幼儿和儿童时期CPT 的要求和措施也是不同的。

在儿科,CPT 的主要目的是帮助清除气道分泌物,减轻气道梗阻,改善通气和气体交换。尤其对于婴幼儿,由于其发育特点:气管、支气管较短、狭窄,软骨柔软,黏膜柔嫩,血管丰富,纤毛运动较差,清除能力薄弱,毛细支气管平滑肌在 3 岁以后才明显发育,故易发生呼吸道梗阻,主要是黏膜肿胀和分泌物堵塞引起,故而 CPT 的治疗意义尤为重要。随着医疗技术的发展和新型设备的发明,CPT 由主要靠医务人员及家长通过雾化、拍背、吸痰的传统方法进而逐渐扩增新技术、新仪器,并且由训练有素的呼吸治疗师及相应的器械参与辅助治疗。

【原理】

由于 CPT 主要用来预防和治疗气道内积聚的感染性和其他吸入的物理、化学或生物类的物质。这些物质(在大部分病例是分泌物)可增加气流的阻力和呼吸功,有的病例可导致肺过度通气和肺不张、通气分布不均和通气-血流灌注障碍,而分泌物的积聚和造成的并发症,又可加重感染,感染造成宿主自身介导的炎症反应可以释放蛋白水解酶,进而损伤气道上皮和气道壁,导致黏液纤毛系统受损和出现咳嗽等症状,造成恶性循环。因此,CPT 不仅能减少梗阻,而且也能预防和减轻呼吸道组织损伤,对有些患者还可有进一步的治疗作用,即在清除气道分泌物后,使吸入药物可以比较容易到达呼吸道黏膜表面并渗透到气道上皮。

【方法】

CPT 因其简单易行,无创伤,效果好,无需较大的经济负担,可操作性强,易于被患儿及家长接受,在国内外广泛应用于各种肺部疾病。如长期治疗必须首先教会患者及其家长或照顾者,在操作这些方法时,要关注患儿的健康和舒适。在实际使用中,还要考虑所采取措施的性-价比等多方面因素,从作者的临床经验来看,采用合理和有针对性的胸部拍背、吸痰(或咳痰),这类在胸外单纯依靠机械振动的方法不但安全有效而且经济。

传统的 CPT 是指最简单和容易操作的方法,

它最早可追溯至 1934 年在 Brompton 医院所规定的治疗常规中有描述。这些方法是一种治疗措施，由医务人员、专业的呼吸治疗师或者经过训练的父母或照顾者来完成。当然对年长儿，有些措施也可教会患儿自己完成。

治疗方法根据原理大致可分为两类，一类是引起胸廓或吸入气体振动从而起到松动痰液、降低其黏稠度、促进移动的作用；另一类则是作用于咳嗽的四个基本环节，从而模仿／加强咳嗽过程，将已经移动至中心气道的分泌物咳出。第一类如体位引流、胸部叩击、高频胸壁振动、呼气末正压、气道内拍击等；第二类如指导性咳嗽、用力呼气技术、主动呼吸周期、自发引流、机械性吸 - 呼气等，但是第二类方法多数需要患者主动配合，对于婴幼儿及危重患者并不适用。

（一）主要方法介绍

1. 体位引流（postural drainage） 其原理是基于重力作用来移动及转移气道分泌物。根据不同的肺段，患者采取不同的体位，这些体位建立在实践中和对支气管树解剖部位的认识上，对年长儿和成人可采用支架，倾斜桌子或枕头来完成；在婴儿则需要靠父母或护理者将婴儿放在膝上，用不同体位来完成。如果一个能完全合作的患者还可以通过胸部扩张运动和控制性呼吸来增加体位引流的效果；对婴幼儿，胸部拍打、摇动和挤压方式可在体位引流时同时使用。需注意头低脚高位不适用于有胃食管反流、循环不稳定、颅内压增高的患儿[3]。

2. 胸部扩张运动（thoracic expansion exercise） 一般在 CPT 时先深呼吸 3 秒钟，然后屏住，最后快速呼出，但连续 4 次后应该终止，避免低碳酸血症。治疗者可用手法帮助早产儿和引产儿采取不同部位以扩张胸廓来达到治疗目的，大声笑和哭闹在婴儿和儿童也可达到有效胸部扩张。

3. 手法过度膨胀运动（manual hyperinflation） 在机械通气患儿，可通过手法促使肺过度膨胀增加气体容量，可采用气囊来控制吸氧压力，也可用呼气末正压通气（positive end-expiratory pressure，PEEP）方法来增加肺内气体容量，扩张支气管以利分泌物排出来达到 CPT 目的。

4. 呼吸控制（breathing control） 这种方法又称膈肌呼吸和腹式呼吸，靠患者一段时间深呼吸来完成，但是长期腹式呼吸会增加患者能量消耗，使呼吸肌疲劳。

5. 胸部叩击疗法（chest percussion） 可有助于移动分泌物，治疗者半握拳，形成空心状，叩击动作主要通过腕部来完成，有节奏的叩拍治疗部位，叩拍频率 2~5 次 /s，时间 3~5 分钟，单手或双手交替叩拍，沿着支气管走向由外周向中央叩拍。对新生儿和小婴儿治疗者亦可用手指轻轻拍击胸部来代替半握拳。这种方法亦可以教会年长儿或其父母，如采用在胸外采用机械振动等方式，也可教会患者及家庭成员正确使用。

6. 胸部摇动（chest vibration） 胸部摇动也可有助于痰的移动，可让护理者用手双侧握住患儿胸部，伴随其呼气摇动其胸廓，这个方式也可配合其他方式进行。

7. 胸部压缩运动（chest compression） 随着患者呼气运动，护理者可帮助压迫其胸腔进而增加胸内压，来促使分泌物的移动。在年长儿，也可压迫其胸骨或俯卧位时压迫其后背下肋骨部位。在婴儿只需通过一只手或双手在呼气时帮助压迫，随着一次挤压后再吸气时可促使胸腔扩张。

8. 辅助咳嗽（assisted coughing） 为了改善黏液纤毛清除功能，咳嗽对移动气道分泌物是自身完善的代偿机制。但对有些患者，由于病情或腹部手术需要，可由护理者帮助来增加咳嗽时用力部位的压力或保护伤口，通过这些辅助措施，帮助痰咳出，但在辅助咳嗽时，要避免咳嗽时痰未完全咳出，使痰由下呼吸道的一个部位转移到另一部位。

9. 吸引（suction） 在人工辅助呼吸患者，气道分泌物经常通过将导管插入气管或气管切开吸出。当然，一方面吸引气道分泌物也可同时往气道内注入药物，这样可降低活跃的咳嗽反射。一般导管插入的深度要超过气管内插管长度 1cm，在吸引时，要慢慢转动导管，慢慢边吸边往外撤。正确操作应最小限度减少不良反应，有时在吸引前，要先给予吸氧治疗或往气管内注入少许盐水以稀释痰液。依据不同年龄患儿气管内径和直径长度来选择导管的不同大小。在放置导管前还要检查导管的质量、侧孔是否通畅、吸引气负压的大小，总之，在对插管患者进行吸引时，要严格按照危重患者气道管理常规进行。在一些小婴儿，如肺发育还不成熟和咳嗽反射不充分时，通过深部喉镜吸引也能有效清除气管分泌物。

10. 振动排痰机（rock sputum ejection machine）[4,5] 可以保持一定的频率和深度，

有利于呼吸道深部的痰液排出,并且不受体位限制,配合支气管引流可以得到更佳的效果。总之,上述胸部物理治疗的目的是通过拍打、振荡,压迫胸腔和诱导咳嗽或通过吸引来达到减轻气管内分泌物积聚,进而改善通气和换气功能,但是这些措施应根据病情、患者个体差异选择应用。对肺脓肿、支气管扩张、肺囊肿、严重感染及呼吸功能不全等者,均可采用体外引流和胸部拍击等 CPT 方法来进行。但如病情严重、中毒症状重、肺大疱或脓胸、支气管瘘等患者,应禁用此类 CPT,或在有效气管内插管、机械通气后采用气管内吸引方法为佳。

(二) 其他物理疗法

随着现代科技的发展,许多新的物理治疗方法问世。目前在康复科常用的非手法治疗方法有以下几种,详细操作规程应参阅康复医学有关章节,或请康复科医生会诊。

1. **超短波疗法**　是应用高频透热电流作用人体的治疗方法,对消炎、镇痛、提高免疫力、促进血液循环均有一定效果,主要用于急慢性呼吸道感染。

2. **激光疗法**　是一种高频电疗法,通过激光,促进周围血液循环提高机体应激水平,增强吞噬功能,抑制细胞介质释放,激光的热效应和作用深度比其他理疗方法显著。亦有医院开展激光针治疗,对上呼吸道感染、扁桃体炎及慢性支气管炎有效。

3. **电磁波治疗**　简称"TDP",最早又称为"神灯"。通过电磁波辐射器发射出电磁波,具有无放射性、无毒、无副作用的优点。根据其热效应可起到消炎、镇痛、促进血液循环、伤口愈合、提高免疫功能,调整新陈代谢。有时 TDP 与针灸配合使用效果更佳。

4. **紫外线疗法**　利用紫外线发射管,发出紫外线,对机体有杀菌作用。促使皮肤合成维生素 D,引起皮肤红斑反应。调节机体内环境,达到治疗和预防疾病的目的。紫外线治疗有全身和局部照射两种,小儿呼吸系统疾病多采用前胸、后背,剂量为治疗红斑量,照射时必须注意保护眼睛,对体弱儿和佝偻病患儿尤其有利。

5. **红外线疗法**　局部红外线疗法,可使局部血管扩张、血流加快、增强新陈代谢,还能加强机体细胞吞噬功能,减轻炎症反应,常用于各种慢性呼吸道疾病,也可配合电针应用。

6. **氦氖激光疗法**　一般用氦氖激光束作用在经络穴位的治疗方法,利用激光和热效应、压力效应、光学效应、电磁效应的原理而起到消炎止痛、促使组织增生,穴位治疗还有中医辨证论治功能,因其体积小、操作方便、穴位照射准确、无痛无菌、罕见副作用而受到患者欢迎。

7. **直流电离子导入方法**　利用直流电将所需要药物离子导入人体,兼有直流电和药物作用,常用于轻、中症肺炎患者或肺部啰音迟迟不愈者,对其他肺部疾病亦有一定疗效。

8. **常用中医中药辅助疗法**

(1) **芥末敷胸疗法**:通过芥末对末梢神经感受器的刺激,经神经反射提高机体调节作用。常用于急慢性支气管炎,肺炎患儿,肺啰音迟迟不愈者。方法可用芥子泥或特制药膏涂于纱布上烘暖后放在前胸、后背或啰音密集处。每日换药一次,因小儿皮肤娇嫩,要注意可能引起的过敏或烫伤,敷贴时要经常翻看。

(2) **拔火罐疗法**:又称吸筒疗法,通过高温气体及气压,使局部皮肤产生机械刺激和温热刺激,使局部组织充血,血液循环加快,帮助炎症吸收,但用后局部常有瘀斑,应预先向家长告知。

这些物理治疗,属于康复科范围,采用前要详细了解每一种疗法的适应证和禁忌证,有时要请康复科医师会诊并指导,对年幼儿,由于患儿合作程度差,以及皮肤和全身条件限制,要注意灼伤或暴露时间过长而继发感冒,个别患儿甚至可出现高热等异常反应。操作时除有康复科或理疗科医护人员指导外,亦应有住院部医护人员陪护,并事先向家长告知。当然,这些方法要严格关注患儿病情及个体差异来选择使用。切记:任何理疗方法都是一种辅助治疗,它不能代替最基本最简单最适合患儿的手法胸部物理方法。

(郭　琰　胡仪吉)

参考文献

1. 古婷婷. 胸部物理排痰法的临床应用及研究进展. 实用临床护理学电子杂志,2016,1(8):182-183.

2. 李磊,李静,喻鹏铭,等. 胸科物理治疗技术及临床研究进展. 中国康复,2015(1):49-53.

3. 刘婷. 胸部物理治疗在婴幼儿肺炎中的应用进展. 全科护理,2015,13(8):685-687.

4. Lee AL,Button BM,Tannenbaum EL.Airway-Clearance

Techniques in Children and Adolescents with Chronic Suppurative Lung Disease and Bronchiectasis.Fron Pediatr,2017,5(Suppl 44):2.

5. Chatwin M,Toussaint M,Gonçalves MR,et al.Airway clearance techniques in neuromuscular disorders:A state of the art review.Respir Med,2018,136:98-110.

第四节 小儿呼吸系统疾病护理与康复

由于人的呼吸系统与外界相通,有害物质可直接侵入造成病害。呼吸系统疾病的发病率很高,大多数与感染、变态反应、理化因素及全身性的疾病有关,其中以感染最为常见。小儿尤以上呼吸道感染、支气管炎、支气管肺炎发病率为高,因此对小儿呼吸系统疾病的护理力求实效,做好小儿呼吸道疾病的护理,促进康复主要是做好呼吸道管理。保持呼吸道通畅,合理给氧,补充水分及营养是小儿呼吸道疾病护理,促进康复的关键所在。

【雾化吸入】

雾化吸入疗法是利用气体射流原理,将水滴撞击成微小雾粒悬浮于气体中,形成气雾而输入呼吸道,进行呼吸道湿化及药物吸入的治疗方法[1]。

根据患儿病情选择不同的雾化装置,使液体和药物直接作用于呼吸道,对呼吸道有湿化和温化的作用。在药物的作用下,缓解支气管平滑肌痉挛,减少气道的阻力;溶解分泌物、稀化痰液,促进排痰,保持呼吸道通畅。进行雾化吸入要在患儿配合安静状态下进行(哭闹会影响治疗效果),年长儿尽量采用坐位;婴幼儿抱入怀中,取坐位或半坐位,此体位有利于吸入药液沉积到终末细支气管和肺泡;患儿如取仰卧位,由于潮气量减少,不利于吸入治疗。对危重患儿可抬高床头,雾化后及时吸痰,鼓励年长儿自己咳嗽,并教会患儿有效的咳嗽方法。做超声雾化时雾流量应由小到大,雾化面罩由远到近,给患儿一个适应的过程,避免呛咳发憋。雾化吸入完毕后,用毛巾擦净患儿口鼻周围雾水,若吸入的是糖皮质激素类药物,给予清水漱口,防止药物残留在口腔内引起真菌性口腔炎[2]。

【吸痰】

呼吸道吸痰法是为了吸出呼吸道分泌物或误吸的呕吐物,保持呼吸道通畅,改善机体供氧,保证有效的通气,促进患儿康复。

婴幼儿气管支气管的管腔均相对狭窄,软骨柔软,缺乏弹力组织,黏膜血管丰富,黏液腺分泌不足,黏液纤毛运动差,易导致痰液黏稠阻塞大气道,造成呼吸困难。

(一)吸痰的适应证

口鼻有奶块或呕吐物聚积,肺部或喉部听诊有痰鸣音者、胸部物理治疗或雾化后、有气管插管和气管切开者。

(二)操作步骤

1. 吸引前先检查吸引器效能是否良好。

2. 核对床号、姓名、手腕带,清醒患儿给予解释,调整患儿适宜体位。

3. 连接吸引器,调节负压儿童吸痰为20~40kPa。

4. 患儿头转向操作者,昏迷患儿可使用压舌板等。

5. 戴无菌手套持吸痰管试吸生理盐水,检查管道是否通畅。

(1)吸上呼吸道分泌物:将吸痰管插入口腔或鼻腔,吸出口腔及咽部分泌物。

(2)吸下呼吸道分泌物:另换吸痰管,折叠导管末端,插入气管内适宜深度,放开导管末端,轻柔、灵活、迅速地左右旋转上提吸痰管吸痰。

(3)使用呼吸机时行气管内吸痰方法:①吸入高浓度氧气1~2分钟;②如痰液过黏稠不易吸出时,可注入无菌生理盐水5~10ml;③将一次性吸痰管与吸引器连接,打开吸引器;④分离与呼吸机连接的管道,返折吸痰管插入气管插管,当遇到阻力时,上提0.5~1.0cm,打开返折的吸痰管,旋转提吸;⑤吸痰毕迅速连接呼吸机,吸入高浓度氧气1~2分钟。

6. 每次抽吸时间不超过15秒,如痰未吸尽,休息2~3分钟再吸。

7. 拔出吸痰管后吸入生理盐水冲洗吸痰管。

8. 脱手套,洗手,记录。

9. 用后物品处置符合消毒技术规范。

(三)护理注意事项

1. 鼻咽部吸引操作注意点 ①操作前洗手,

戴手套,患儿取侧卧位或头转向一侧。②选用合适的吸引器,调节好吸引器的压力,一般新生儿压力 <100mmHg(13.3kPa),以能够吸出分泌物的负压为合适,不宜过高,以免损伤黏膜。③先吸引口腔,换管后再吸引鼻腔,以免患儿在喘息和哭叫时,将分泌物吸入肺部。④吸引时不要将吸引管的端孔或侧孔贴于口腔黏膜或舌面上,不要将吸引管强行插入鼻孔,待吸引管放置在正确位置后方可开始吸引。每次将吸引管放入、吸引至退出鼻或口腔的总时间 <15 秒。⑤吸引时应观察患儿有无发憋喘息、呼吸暂停、心率减慢和发绀等。如发生上述情况应立即停止吸引,给予吸氧等处理。⑥观察吸引出分泌物的颜色、量、黏稠度及吸引时发生的病情变化,并记录在护理记录单上。

2. 气管插管内吸引操作注意点　①以两人协同操作为宜,一人专管吸引,一人专管吸引前后的加压操作及病情观察。操作前洗手,戴无菌手套及口罩,严格无菌操作,以减少呼吸道感染机会。②应用 6Fr 或 6.5Fr 的吸痰管,调节好吸引器的压力,负压 8~13.3kPa(60~100mmHg),备好复苏囊。③吸引前,先以纯氧提高患儿的氧分压,预防吸痰时低氧血症发生,再脱开呼吸机接口,于患儿吸气的同时在气管内滴入 0.5~1ml 的生理盐水,然后接复苏囊,纯氧通气 5~8 次。④插入吸引管至人工导管头,退出 0.5~1cm 开始边吸引边左右旋转,向上提拉以吸尽痰液,时间不超过 15 秒。吸引后再接复苏囊加压供氧 5~8 个呼吸周期,并根据病情决定是否需要重复吸引。⑤吸痰过程中必须密切观察心电监护,如有面色呼吸心律改变及发绀等,立即停止操作,给予复苏囊加压供氧或接回机械通气,并严密观察和积极处理。⑥更换吸痰管,吸引口、鼻咽部分泌物。⑦有条件者可以使用密闭式吸痰系统,吸痰过程中不需中断机械通气,且在操作中不会污染吸痰管,保证整个吸痰系统处于无菌状态。⑧在护理记录单上记录分泌物的颜色、量、黏稠度及操作时的病情变化。

3. 痰液黏稠　可配合拍击胸背,适用于肺膨胀不全、肺炎、气管插管及拔管后的患儿。但心力衰竭、颅内出血及无炎症者不主张进行。其目的是通过胸壁的震动,促进肺循环,并使小呼吸道内的分泌物松动,易于进入较大的呼吸道,有利于排痰。方法:使用拍击器或半握空拳法,从外周向肺门轮流反复拍击,使胸部产生相应的震动。拍击的速度与强弱应视患儿具体情况而定,一般新生

儿拍击速度为 100 次 /min。

【振动排痰机】

使用振动排痰机,改变以往护士手工叩背力度不合适、频率不均、护士易疲劳的不足。振动排痰机设计合理、操作简单、移动灵活、具有独特的低频振动、深穿透性、叩震结合等特点,可快速有效地排除患者细小支气管中的痰液,再结合其解痉及促进浆细胞分泌的作用,对保持呼吸道通畅较其他方法有明显的优势[3]。它的无创性和柔和的叩震作用给患者带来显著的疗效及舒适感,适用于多种类型的患者且在治疗中不受体位限制。

正确使用振动排痰机有助于患儿胸壁肌肉松弛,刺激局部的血液循环,缓解平滑肌的痉挛,促进浆细胞的分泌,把肺组织深部的痰液及分泌物引流出来,是保持呼吸道通畅的有效措施之一。

操作前应详细了解患儿情况,通过 X 线片了解病变部位,根据患儿的年龄确定使用叩击头的尺寸、频率和时间,对年长儿首先告诉患儿操作的目的、方法和治疗时间,以便取得患儿的配合,对婴幼儿的家长也要介绍该项治疗的意义。

治疗前 20 分钟常规雾化吸入,湿润气道。治疗时患儿最好采取侧卧位,护士一手轻握叩击头手柄,指示箭头朝上,一手引导叩击头,轻加压力,观察患儿反应。将叩击头放在患儿肺部下叶处,持续 30 秒左右,提起叩击头向上移动,放在另一部位进行叩击,治疗时要缓慢有次序的移动,从下向上、从外向里移动,至布整个肺部。不可快速、随意的移动,以免影响治疗效果给患儿造成不适。在肺部炎症感染重的部位,可延长叩击时间,同时加大一些压力,使蓄积的黏液从毛细支气管振落,流向大的支气管,由于在大的支气管中痰液积聚刺激咳嗽中枢,从而排出痰液。对婴幼儿要注意观察病情变化及耐受程度,及时将口、鼻、咽中的分泌物及痰液吸出。

【靶向治疗】

靶向治疗是集药疗、电疗、磁疗、灸疗为一身的治疗方法。在治疗护理过程中,得到越来越多临床医生的认同。其原理是根据中医经络学说,使药物在治疗仪的作用下,透过皮肤及相应组织到达病变部位。减轻肺部淤血,促进渗出物吸收和啰音消失。

操作流程:

1. 接通电源,打开开关,检测仪器是否处于良好状态。

2. 插好输出治疗线(带圆形电极板),将温度调节到同室温或中温挡。

3. 根据年龄和个体差异选择治疗时间和治疗剂量(表4-4-1)。

4. 将理疗贴片上的吸纳垫均匀滴满药液。

5. 患儿取坐位或俯卧位,将带有药液的理疗贴片固定在两侧肺腧穴上,开始治疗。

6. 治疗完毕后仪器自动报警停机。

表4-4-1　建议治疗时间和治疗剂量

年龄	时间/min	剂量(靶向量)
1岁以内	20	15
1~2岁	25	18
2~5岁	30	18~22
5岁以上	30	25

在理疗过程中由于个体差异,偶可出现局部红、痒现象。涂络合碘或安尔碘即可。

【小儿肺炎的护理】

肺炎是指由各种不同病原体或其他因素(如吸入、过敏)所引起的肺部炎症。以发热、气促、呼吸困难和肺部固定啰音为其共同临床表现。根据患儿年龄及致病因素的差异,其病理特点和临床表现也有所不同。肺炎是小儿时期的主要常见病、多发病,常见于婴幼儿。

(一)肺炎的分类

目前儿童肺炎的分类方法有4种,各类肺炎可单独存在,也可两种同时存在。①按病理分类:可分为支气管肺炎、大叶性肺炎、间质性肺炎等。②按病因分类:可分为感染性肺炎如病毒性肺炎、细菌性肺炎、支原体肺炎、衣原体肺炎、真菌性肺炎、原虫性肺炎;非感染性肺炎如吸入性肺炎、坠积性肺炎等。③按病程分类:可分为急性肺炎(病程<1个月)、迁延性肺炎(病程1~3个月)、慢性肺炎(病程>3个月)。④按病情分类:可分为轻症肺炎(主要为呼吸系统表现)、重症肺炎(除呼吸系统严重受累外,其他系统也受累,且全身中毒症状明显)。

(二)护理评估

1. 健康史　询问发病情况,既往有无反复呼吸道感染病史。了解患儿生长发育情况,以及发病前有无原发疾病,如麻疹、百日咳等。询问出生时是否足月顺产,有无窒息史。生后是否按时接种疫苗,家庭成员是否有过敏史、呼吸道疾病病史。

2. 身体状况评估　患儿有无发热、咳嗽、咳痰,评估体温增高的程度、热型、排痰的能力及痰液的性质。有无呼吸增快、心率增快、肺部啰音。有无气促,端坐呼吸、鼻翼扇动、三凹征及唇周发绀等症状和体征。有无循环、神经、消化系统受累的临床表现。

3. 辅助检查　了解胸部X线检查、病原学及外周血常规检查结果。

4. 心理社会状况评估　患儿是否有因发热、缺氧等不适及环境陌生产生的焦虑和恐惧,是否有哭闹、易激惹等表现。患儿家长是否有因患儿住院时间长、知识缺乏等产生的焦虑不安、抱怨的情绪。评估患儿家长对疾病的病因和预防知识的了解程度,评估患儿家庭环境及家庭经济情况。

(三)治疗原则

主要应采取综合措施,积极控制感染,改善肺的通气功能,防止并发症。

1. 根据不同病原体选用敏感药物积极控制感染,重症宜早期、联合、足量、足疗程、静脉给药。病毒感染尚无特效药物,宜采用对症治疗、中药治疗、支持治疗等综合措施。

2. 若中毒症状明显、严重喘憋、脑水肿、感染性休克、呼吸衰竭等可应用肾上腺皮质激素。

3. 注意纠正酸碱平衡紊乱,改善低氧血症。

4. 防治并发症。

(四)常见护理问题

1. 气体交换受损。

2. 清理呼吸道无效。

3. 体温过高。

4. 潜在并发症:心力衰竭、中毒性脑病、中毒性肠麻痹。

(五)护理措施[4]

1. 一般护理　病室定期紫外线消毒,保持病室安静、整洁、阳光充足、通风(避免对流风),根据天气情况每天开窗2~3次,每次10~30分钟;室温保持在18~22℃;因儿童呼吸道黏液腺分泌不足,再加上肺炎患儿呼吸次数增多,呼吸道黏膜比较干燥,所以相对湿度应保持在50%~60%。不同病原体肺炎患儿应分室居住,以防交叉感染。尽量使患儿安静,以减少氧的消耗。对重症患儿应精确记录24小时出入水量。严格控制静脉点滴速度,最好使用输液泵,保持液体均匀滴入,以免发生心力衰竭。

2. 饮食护理　儿童生长发育旺盛,应给予高热量、高维生素、易消化的清淡饮食,鼓励患儿进米汤、果汁等,以补充热量和呼吸道水分的丧失。

注意多饮水,摄入足够的水分可保证呼吸道黏膜的湿润与黏膜病变的修复,并增加纤毛运动能力,防止分泌物干结,以利痰液排出,同时可以防止发热导致的脱水。但要适量,避免加重心肺负担。同时酌情补充维生素 C、维生素 A、维生素 D 等,以供给足够的营养,利于疾病的恢复。宜少量多餐,避免给油炸食品及易产气的食物,以免造成腹胀,妨碍呼吸。婴儿喂养时应耐心,每次喂食必须将头部抬高或抱起,以免呛入气管发生窒息。进食确有困难的患儿,可静脉补充营养。

3. 症状护理

(1)发热:发热可使机体代谢加快,耗氧量增加,使机体缺氧加重,故应监测体温,警惕高热惊厥的发生。一般 4 小时测量体温 1 次,如高热或其他特殊情况需 1~2 小时测量 1 次,降温处理后 30 分钟至 1 小时需复测 1 次,以观察降温效果。当体温发热 ≤ 38.5℃时,可选用宽衣松被解包(尤其适用于新生儿、小婴儿),降低环境温度,头部冰袋降温、温水浴降温毯等物理降温方法,如患儿有高热惊厥史则应遵医嘱给予药物降温。当体温 ≥ 38.5℃时遵医嘱给予药物降温,并监测体温及病情变化,如遇不能用药情况应给予物理降温。

(2)咳嗽:指导患儿有效咳嗽,当患儿咳嗽剧烈时遵医嘱给予雾化吸入。对于咳嗽无力的患儿给予患儿经常变换体位,可将五指并拢,手向内合掌,由下向上,由外向内拍背部,边拍边鼓励患儿咳嗽,以促使呼吸道分泌物借助重力和震动排出。拍背时要避开脊柱,力度适中。

(3)呼吸困难:①患儿出现喘憋、口唇发绀、面色灰白等低氧血症的情况时应立即给氧。根据血气情况婴幼儿可用面罩法,年长儿可用鼻导管法。若出现呼吸衰竭,则行呼吸支持,如 CPAP、气管插管的机械辅助通气。②保持呼吸道通畅,根据病情采取相应的体位,以利于肺的扩张及呼吸道分泌物的排除。指导患儿进行有效的咳嗽,排痰前协助转换体位,帮助清除呼吸道分泌物。病情许可的情况下,可进行体位引流。体位引流的方法是:根据病灶的部位取不同的体位,并由下向上、由外向内的拍击背部,边拍边鼓励患儿咳嗽,促使肺泡及呼吸道的分泌物借助重力和震动作用排出。必要时,可使用雾化吸入使痰液变稀薄利于咳出。用上述方法不能有效咳出痰液者,可用吸痰器吸出痰液。但吸痰不能过频,否则可刺激黏液产生过多。密切监测生命体征和呼吸窘迫程

度以帮助了解疾病的发展情况。

(4)心力衰竭:当患儿出现烦躁不安、面色苍白、呼吸加快 >60 次 /min,且心率 >160~180 次 /min、心音低钝、奔马律、肝脏在短时间内急剧增大时是心力衰竭的表现,应及时报告医师,并减慢输液速度,准备强心药、利尿药,做好抢救的准备。若患儿咳粉红色泡沫样痰则为肺水肿的表现,可给患儿吸入经 20%~30% 乙醇湿化的氧气,但每次吸入不宜超过 20 分钟。

(5)颅内高压:密切观察意识、瞳孔及肌张力等变化,若有烦躁或嗜睡、惊厥、昏迷、呼吸不规则、肌张力增高等颅内高压表现时,应立即报告医师,并共同抢救。

(6)中毒性肠麻痹:观察有无腹胀、肠鸣音是否减弱或消失、呕吐的性质、是否有便血等,以便及时发现中毒性肠麻痹及胃肠道出血。如发生立即禁食、胃肠减压。

4. 用药护理　使用解热药后注意多饮水,以免出汗引起虚脱。口服止咳糖浆后不要立即饮水,以使药物更好地发挥疗效。给予抗生素治疗,注意观察药物疗效及不良反应。

5. 心理护理　告知家长肺炎是儿科常见病,多发病,病情发展迅速,如果治疗护理及时,则患儿多痊愈快、预后好。解除其心理负担,争取患儿家长对治疗和护理的支持与配合。

(六)出院指导

(1)向患儿家长讲解疾病的有关知识及护理要点,指导家长合理喂养。

(2)开展户外活动,进行体格锻炼,增强体质。尤其加强呼吸运动锻炼,改善呼吸功能。

(3)易患呼吸道感染的患儿,在寒冷季节或气候骤变外出时,应注意保暖,避免着凉,避免去人多、拥挤及通风不良的场所。

(4)教会家长处理呼吸道感染的方法,使患儿在疾病早期能得到及时控制。

(5)定期健康检查,按时预防接种。有营养不良、佝偻病、贫血及先天性心脏病的患儿应积极治疗,增强抵抗力,减少呼吸道感染的发生。

【支气管哮喘的护理】

支气管哮喘(asthma)简称哮喘,是由嗜酸性粒细胞、肥大细胞和 T 淋巴细胞等多种炎性细胞参与的呼吸道慢性变态反应性炎症,使易感者对各种激发因子具有呼吸道高反应性,可引起呼吸道狭窄,是当今世界威胁公共健康最常见的慢性

肺部疾病。支气管哮喘可在婴幼儿起病,并以儿童多发,其临床表现为反复发作性咳嗽和带有哮鸣音的呼气性呼吸困难,常在夜间或清晨发作、加剧,可自行缓解或治疗后缓解。

(一)护理评估

1. 健康史询问　患儿哮喘的病程有多久,既往发作的情况,用药史。此次发作时的症状,诱发或缓解因素,了解患儿有无变应原接触史。有无家族史。

2. 身体状况评估　患儿的意识、生命体征。注意观察口唇、面颊、耳郭等处皮肤有无发绀,注意呼吸频率、节律、深浅度的改变,有无端坐呼吸、三凹征等。评估痰液的颜色、性状、量及咳嗽的有效性。听诊肺部哮鸣音、呼吸音的改变。

3. 辅助检查　了解患儿肺功能检查、动脉血气分析、胸部X线检查、血液检查、痰液检查、特异性变应原的检测及呼吸道反应性测定的结果。

4. 心理社会状况评估　患儿及家长的情绪,是否有烦躁、焦虑、恐惧等。评估家长对疾病知识的了解程度,对患儿关心程度。评估家庭居住环境、家庭经济情况和社区卫生保健状况。

(二)治疗原则

去除病因、控制发作、预防复发。坚持长期、持续、规范、个体化的原则。可使用糖皮质激素、支气管扩张药、抗生素等解痉和抗感染治疗,达到控制哮喘发作的目的。吸入治疗是首选的药物治疗方法。应根据病情轻重、病程阶段因人而异地选择适当的防治方案。

(三)常见护理问题

①低效性呼吸形态。②清理呼吸道无效。③潜在并发症:呼吸衰竭。④焦虑。⑤知识缺乏。

(四)护理措施

1. 一般护理　患儿多采取半卧位或坐位,减少活动。为患儿提供一个安静、空气清新、舒适的环境,保持室内空气清新,温湿度适宜,多通风,少开空调。避免有害气体及强光的刺激,以保证患儿的休息。必要时遵医嘱给予镇静药。室内物品应简单、不铺地毯、不放花草、不养宠物。避免使用陈旧被褥及羽绒、丝织品、绒毛玩具等。湿式扫除,最好使用吸尘器,以减少对支气管黏膜的刺激,利于排痰。

2. 饮食护理　给予富含维生素易消化的食物,应尽量避免食用诱发哮喘的食品,如鱼、虾、蛋、奶等含蛋白质丰富的食物。应少食多餐。保证营养均衡搭配,以利病情康复,家长要经常细心观察患儿的饮食,不难找到对哮喘致敏的食品。随着患儿年龄的增长,病情的好转,尤其是机体免疫功能逐渐增强,食物过敏的种类也就随之减少。因此,也要不断地解除某些限吃的食品。保证患儿摄入足够的水分,以降低分泌物的黏稠度,防止痰栓形成。

3. 症状护理

(1)咳嗽:详见肺炎护理相关内容。

(2)呼吸困难:①协助患儿取坐位或半卧位,以利于呼吸。②给予鼻导管或面罩吸氧,氧浓度以40%为宜,定时进行血气分析,及时调整氧流量,保持PaO_2在9.3~12.0kPa(70~90mmHg)。③遵医嘱给予支气管扩张药和糖皮质激素,并评价其效果和不良反应。若有感染,遵医嘱给予抗生素。④给予雾化吸入、胸部叩击或震荡,以促进分泌物的排出。对痰液多而无力咳出者,及时吸痰。⑤教会并鼓励患儿做深而慢的呼吸运动。⑥监测生命体征,注意呼吸困难的表现及病情变化。若出现意识障碍、呼吸衰竭等及时给予机械通气。⑦若患儿出现发绀、大汗淋漓、心率增快、血压下降、呼吸音减弱等表现,应及时报告医师并共同抢救。

4. 用药护理　使用支气管解痉药和肾上腺皮质激素时,应评价其效果和不良反应。给予抗生素治疗,注意观察药物疗效,并观察有无过敏反应的发生。

5. 心理护理　帮助患儿保持愉快的心情,比如给年幼的患儿讲故事、玩玩具、听音乐分散其注意力,对年长儿要根据其理解能力讲解疾病相关知识,争取患儿的配合,以达到最佳治疗状态。如身体状况许可鼓励患儿在户外活动,加强体育锻炼,增强抗病能力。特别对首次哮喘发作的患儿应耐心解释,通过护理干预缓解患儿的紧张心理。向患儿家长讲解哮喘的诱因、治疗过程及预后,指导他们以正确的态度对待患儿,避免对患儿厌烦与歧视,但也不能过分宠爱,以免产生依赖心理,充分调动患儿的主观能动性,使其学会自我护理,预防复发。精神紧张是诱发儿童哮喘的因素之一,所以心理护理是儿童支气管哮喘护理中不可忽视的内容之一。

6. 出院指导

(1)加强锻炼:增强机体抗病能力,坚持户外锻炼,如跑步、跳绳等运动,增加肺活量,对预防哮喘的发作具有积极的作用。

(2)指导饮食:部分哮喘患儿可因不适当的饮食而激发或加重哮喘,因此,护理人员应指导患儿找出与哮喘发作有关的食物。饮食要清淡、易于消化。不食具有刺激性的食物及饮料。

(3)指导呼吸运动:以加强呼吸肌的功能在执行呼吸运动前,应先清除患儿鼻通道的分泌物。①腹部呼吸运动方法:平躺,双手平放在身体两侧,膝弯曲,脚平放地板;用鼻连续吸气并放松上腹部,但胸部不扩张;缩紧双唇,慢慢吐气直到吐完;重复以上动作10次。②向前弯曲运动方法:坐在椅上,背伸直,双手放在膝上,头向前向下低至膝部,使腹肌收缩;慢慢上升躯干并由鼻吸气,扩张上腹部;胸部保持直立不动,由口将气慢慢吹出。③侧扩张运动方法:坐在椅上,将手掌放在左右两侧的最下肋骨;吸气,扩张下肋骨,然后由口吐气,收缩上胸部和下胸部;用手掌下压肋骨,可将肺底部的空气排出;重复以上动作10次。

(4)指导患儿及家长识别哮喘发作先兆:如接触变应原后有无鼻痒、打喷嚏、流鼻涕、干咳等症状,运动后有无咳嗽、气促,夜间和晨起有无胸闷等,一旦出现先兆应及时按照自我管理方案用药。必要时及时到医院就诊。

(5)指导患儿及家长了解目前使用的药物:如药物的主要作用、用药时间和使用方法。

(6)指导患儿及家长正确掌握吸药技术:指导掌握吸入技术保证吸入药物的正确应用,鼓励并指导患儿在家中坚持每天定时测量峰流速(PEF),监测病情变化,并记录哮喘日记。

(7)定期复诊,2~3个月监测肺功能,以保持病情稳定。

【小儿纤维支气管镜检查术术前护理】

(一)目的

通过纤维支气管镜经鼻、咽、喉到达气管、支气管深部,直视气管、肺内局部病变情况,不仅可以对支气管、肺先天性发育不良、局部阻塞性疾病、肺不张、急慢性肺部感染性疾病、咯血、哮喘、弥漫性肺实质病变等进行局部介入治疗,并且有助于胸外科手术方法的选择及范围的确定,有效地提高肺部疾病的诊治水平。

(二)适应证

1. 性质不明的弥散性肺病变。浸润性、肺不张、肿物等。

2. 急、慢性肺部感染性疾病。反复发作性肺炎、慢性、难治性肺炎。

3. 难以解释的咯血、长期干咳、局限性哮鸣。

4. 支气管肺部阻塞性疾病。管外压迫、肿物、深部异物及分泌物阻塞等。

5. 需行肺灌洗术、肺活检术获取标本以供病原菌培养、细胞分析和病理检查等。

6. 气管插管困难者行纤支镜引导插管。

7. 胸外科手术前明确病变位置,决定手术切除范围。

8. 对气管、支气管异物、肿物进行术前诊断和定位。

9. 气管手术、肺切除术后,观察切口愈合情况,有无肉芽增生或狭窄。

(三)禁忌证

1. 大咯血及严重出血性疾病患儿。

2. 高热不退者。

3. 肺功能严重减退者。

4. 心、肾、肝功能严重衰竭者。

5. 一般情况太弱不能承受检查者。

(四)术前护理[5]

1. 及时协助完成术前的各项检查,如:肝功能、乙肝表面抗原、乙肝五项、血小板计数、出凝血时间、血气、肺功能等。严格掌握手术的适应证及禁忌证,了解有无麻醉药过敏史。

2. 做好患儿心理护理,介绍纤支镜检查的过程,鼓励他们增加战胜疾病的信心,减轻患儿对检查的恐惧心理,从而获取患儿积极的配合,在最短时间内完成诊治工作。

3. 术前禁食水6~8小时,避免术中因呕吐造成窒息。

4. 准备心电监护仪,氧气设备,吸痰用物,简易呼吸器以及急救药物,使抢救物品处于完好备用状态。

5. 术前15~30分钟肌内注射阿托品(0.01~0.03mg/kg),肌注阿托品能起到减少唾液分泌的作用,可降低术中唾液误吸入气道的风险,还可以防止迷走神经兴奋和减弱咳嗽反射。减少地西泮抑制心率的副作用。由于婴幼儿对阿托品的毒性反应极敏感,特别是痉挛性麻痹与脑损伤的小儿,反应更强,环境温度较高时,因闭汗有体温急骤升高的危险,应用时要严密观察儿童脑部对本品的敏感性,尤其发热时,易引起中枢障碍。咪达唑仑注射液(0.1mg/kg)用于检查前病人镇静,静脉给药时用0.9%生理盐水稀释,注射速度宜慢。

6. 用2%的利多卡因间断喷鼻咽部3次,进行上气道的表面麻醉。

7. 患儿采取仰卧位,用被单约束四肢,松紧适度。

8. 术中给予鼻导管低流量氧气吸入,心电监护,防止操作过程中发生低氧血证,密切监测生命体征。

(五)术后护理

1. 术后休息需观察10分钟,由医师陪伴送回病房,以免途中发生意外,并与护士交接手术过程。

2. 术后禁食、禁水、吸氧、心电监护4小时,密切观察患儿体温、脉搏、呼吸变化,做到及时对症处理。密切观察是否有皮肤出血点、发热、咯血、气胸、喉痉挛等并发症的发生,详细记录生命指征。

3. 咯血及做活检患儿,遵医嘱静点止血药,应注意观察咳痰情况,确定是否有活动性出血。

(六)电子纤维支气管镜患儿的心理护理

患儿产生恐惧的主要原因:

1. 年长儿不同于婴幼儿,他们已初步形成了自己对事物的认识,可以说在某种程度上已经达到了理性的水平,对事物有一定的辨别能力。但是,他们的所谓思想又相对片面,在环境、家长嘱咐、周围患儿的影响下很容易走向抵触,不能正确对待检查以及自己本身。如果说产生恐惧是正常的,那么,孩子们所缺乏的是对这种有创检查的正确认识。

2. 孩子们会产生恐惧的主要原因来源于家长。每位家长都不希望自己的孩子有痛苦、有危险,爱子心切是无可厚非的。家长本身的恐惧会不经意地影响孩子,使孩子笼罩在恐惧的氛围中。

3. 直接的原因来源于孩子本身的视听感受。他们用自己的眼睛看到了雪白的墙壁、整洁肃穆的操作台以及冷冰冰的手术器械,他们用自己的耳朵倾听来自其他小朋友关于手术疼痛和害怕的诉说,他们就会用自己的大脑思考,将以上这些视听感受整合;并且检查时家长只能在手术室外等候,无论怎样也不会是愉快舒适的画面。

基于以上几点,我们或许可以认为对纤维支气管镜检查的恐惧是不可避免的,而作为护士的职责,通过努力、专业的心理护理,可以将这种恐惧降至最低限。

(1)学会倾听:首先我们要把孩子看做是具有独立人格的人,学会和他们平等交谈。期间,学会倾听是最主要的,听孩子讲他们的恐惧,听他们说对检查的看法,听他们诉说对可能面临的疼痛和痛苦的感受。在此之后,我们就可以有针对性的对其进行必要的有效疏导。

(2)教孩子勇敢:勇敢两个字不是干瘪的字眼,所以,我们也不能对其泛泛而谈。首先,我们要用最通俗易懂的孩子的言语告诉孩子,这项检查有多么重要,就像每日饭前饭后要洗手一样,如果不洗或洗得不好,就会生病。在强调重要性的同时,要让他们明白此项检查的不可选择性,是经过家长同意、没有讨价还价余地的,所以,此时的语气和态度要不容置疑,以此博得孩子们最大限度的信赖和接受。

(3)在最痛苦时伸出你的双手:一旦检查开始,孩子也就进入了最后的应对状态,此时是他们心理最脆弱的时候。而且,由于家长不在身边,孩子此时更需要他人的关怀和鼓励。如果护理人员能在整个过程中陪伴在孩子身边,那么,护理人员将成为孩子此时最需要依靠和信赖的人,这种信赖是孩子勇敢渡过难关的最好良药。

(4)术后鼓励不能忽视:当孩子顺利进行完检查,以胜利者的姿态回到病室,你要及时夸奖这个小英雄,让他觉得自己的确非常了不起,适时的表扬不但可以让他很快忘掉检查时的痛苦,而且会对其他的患儿起到很好的榜样效应。

(5)耐心于家长的解释工作:正如前面所提到的,相对于孩子的恐惧,家长的恐惧要十倍百倍于孩子。为了让家长心态平和,给孩子一个宽松的迎接检查的环境,我们应该对家长给出必要的解释工作,言语不必太多,让家长正视检查、信任医院和医护人员,配合医护人员做好患儿的思想工作是最终目的。

(张鸿燕 徐润华 郑 伟)

参考文献

1. 熊振芳,李春卉,陈丽.基础护理学.武汉:华中科技大学出版社,2016.
2. 苏夏莉.小儿雾化吸入的护理.饮食保健,2016,9:192.
3. 古婷婷.胸部物理排痰法的临床应用及研究进展.实用临床护理学电子杂志,2016,1(8):182-183.
4. 张琳琪.护理技能实训教材(儿科护理分册).北京:科学出版社,2018.
5. 商建萍.舒适护理对小儿纤维支气管镜检查术应用效果、心理状态及舒适度的影响.中外医学研究,2018,16(31):82-84.

第五章

重症呼吸系统疾病抢救和监护

第一节 儿科呼吸支持

一、无创通气

无创通气（noninvasive ventilation，NIV）是指不经人工气道（气管插管或气管切开）进行的机械通气。其无需建立有创人工气道，因而能减轻患儿痛苦，减少有创通气的并发症，目前已经成为临床上常用的辅助通气技术。

【设备装置】

无创通气设备主要包括提供气流的通气装置和与患者的连接方式——连接界面。

（一）通气装置

1. 气泡式CPAP系统（bubble CPAP system）为最简单的CPAP装置（图5-1-1），由中心供氧供气、空氧混合器、加温湿化器、高顺应性管道、水封瓶组成。气道内压力通过呼气管道插入水平面以下的深度来调节，通过观察水封瓶内气泡情况调节管道内气流大小。小婴儿以鼻塞连接为宜，儿童可酌情选用鼻罩或鼻塞。较大婴儿还可在吸气管道加用储气囊，吸气时按需要提供气流，在呼气时提供储存气源的空间，使吸气相、呼气相压力更趋平衡。

2. 儿科专用无创通气装置 根据小婴儿呼吸生理特点设计。目前我国市场上已可获得多种不同规格和档次的无创通气装置。如由美国 EME（Electro Medical Equipment）Ltd 公司生产、专为新生儿设计的 CPAP 装置（Infant Flow™ system），它通过根据流体力学独特设计的压力发

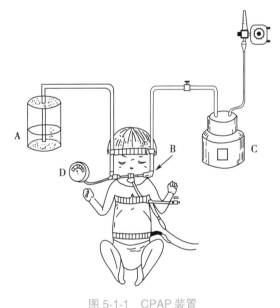

图 5-1-1　CPAP 装置
A. 水封瓶；B. 鼻塞；C. 加温湿化器；D. 压力计

生器产生压力，系统压力稳定，阻力低，可有效地减少呼吸功，并有气道压力监测和氧浓度报警系统；德国某公司生产的 CPAP 装置（Stephen CPAP system）采用双回路系统，通过呼气阀控制气道内压力，配有手动按钮可增加气道压力，起复张肺部增加通气的作用。某公司生产的婴儿流量 SiPAP 系统（Infant flow SiPAP system），具有 CPAP、双水平正压通气（时间触发）及同步双水平正压通气（患者触发）3 种通气模式，可用于有自主呼吸患者的辅助呼吸支持，同时配有呼吸频率监测和警报装置，能更好地保证患者安全。

3. 无创通气呼吸机(noninvasive ventilators) 多数无创通气呼吸机均为成人设计，多采用涡轮机提供持久、稳定而可靠的通气压力，对漏气补偿能力比较好，即使存在较大漏气时仍能正常工作。通气管路多为单回路系统，没有专门的呼气阀，只在面罩与管路之间连接一个漏气装置实现呼气，运行时通过调节回路内气流大小来控制通气压力变化。多数简单的无创通气呼吸机无安全报警装置，但操作方便。可提供的通气方式为压力支持和CPAP。一些较先进的无创通气呼吸机增加氧气模块调节氧浓度，能调节通气压力上升速度，配有图形监测界面，能对患者的潮气量、呼吸频率、漏气量等进行持续监测，并有多种安全报警装置。

4. 多功能呼吸机 ICU内使用的多功能呼吸机是为气管插管患者行有创通气而设计的，属于高压力低流量系统，通常无漏气或漏气量很少，对漏气的补偿能力较差。它在密封不漏气的条件下工作比较理想，而漏气量多时可触发呼吸机，造成假触发，引起人机不协调。但随着无创通气的广泛应用，某些新一代多功能呼吸机具备无创通气模式。多功能呼吸机上的无创通气模式本质上是压力控制间歇指令通气，只是呼吸机能够自动调节漏气补偿。

(二)连接界面

儿科无创通气的连接方式主要有三种：鼻塞、鼻罩和面罩。选择鼻塞或鼻/面罩时应注意式样和规格，要保证它们适合患者鼻腔大小和脸形。鼻塞和鼻罩可因经口漏气而使压力不易维持，面罩则影响说话和进食，且颜面部畸形时影响使用。面罩和鼻罩适合较大儿童，在婴幼儿的使用受到一定限制。鼻塞容易固定且耐受性好，婴幼儿较常用，也比较容易护理，患儿可以说话、进食。近年国外报道使用头罩行NIV取得成功。由于头罩通过颈部/肩部密封而实现，不受面部畸形影响，有一定优点，但气体湿化困难，且不宜用于幽闭恐惧症(claustrophobia)和四肢麻痹患儿。

【无创通气模式】

儿科常用无创正压通气模式为持续气道正压通气(continuous positive airway pressure，CPAP)和双水平气道正压通气(bi-level positive airway pressure，BiPAP)[1,2]。

1. 持续气道正压通气 是在自主呼吸条件下，经鼻塞或面罩等方式提供一定的压力水平，使整个呼吸周期内气道均保持正压的通气方式。CPAP可保持呼吸道正压，使已经或将要萎陷的肺泡扩张，增加功能残气量，改善通气血流比例失调；改善肺部氧合，降低肺泡-动脉血氧分压差，纠正低氧血症。维持上气道开放，防止或逆转小气道闭合，降低气道阻力，改善肺部通气；稳定胸廓减轻塌陷回缩，降低内源性呼气末正压，增加肺顺应性，降低呼吸功；增加胸腔内压，降低跨心肌压，增加心输出量，改善心脏功能。CPAP仅提供一定恒定的压力支持，不提供额外通气功能，患者的呼吸形态包括呼吸频率、呼吸幅度、呼吸流速和潮气量等完全自行控制。

2. 双水平气道正压通气 是在呼吸周期内提供吸气相和呼气相2个不同压力水平支持的通气方式。当患者吸气时，呼吸机送出吸气相正压(inspiratory positive airway pressure，IPAP)，帮助患者克服气道阻力，改善通气，减少氧消耗；当患者呼气时，呼吸机将压力降至呼气相正压(expiratory positive airway pressure，EPAP)，可防止气道塌陷，减轻气道梗阻，气体易于呼出，同时增加功能残气量，改善氧合。在BiPAP通气模式下，潮气量受多种因素影响，如患者自主呼吸努力程度、支持压力大小、气道阻力和肺顺应性等。与CPAP时的自主呼吸比较，BiPAP通过呼吸道压力变化实现额外的肺泡通气，减少膈肌和辅助呼吸肌做功，从而减少氧消耗，降低呼吸频率。

通气模式选择与所要达到的通气目的有关。若为增加功能残气量、保持气道通畅，可选用CPAP；若需要增加潮气量，改善肺通气，可选用BiPAP。

【应用指征和禁忌证】

1. 应用指征 目前尚无儿童使用NIV的统一指征。凡应用NIV者，其呼吸中枢的驱动功能必须正常，患者应具有较好的自主呼吸能力。对于有明确有创通气指征者，不宜应用NIV替代气管插管机械通气。临床上出现以下情况时可考虑使用：

(1)轻至中度的呼吸困难，表现为呼吸急促，出现三凹征及鼻翼扇动，皮肤发绀。

(2)动脉血气异常：pH <7.35，动脉血二氧化碳分压(PaCO$_2$)> 45mmHg(1mmHg=0.133kPa)或动脉血氧分压/吸入氧浓度(P/F)<250mmHg。

2. 禁忌证 ①心跳或呼吸停止;②自主呼吸微弱,频繁呼吸暂停;③气道分泌物多,咳嗽无力,气道保护能力差,误吸危险性高;④失代偿性休克;⑤大量上消化道出血;⑥频繁呕吐;⑦鼻咽腔永久性的解剖异常;⑧颈面部创伤、烧伤及畸形;⑨近期面部、颈部、口腔、咽腔、食管及胃部手术后;⑩先天性膈疝。

【适应证】

儿科尚缺乏使用 NIV 的统一指征,适应证的选择国内外都在探索中。目前认为对以下几种情况无创通气可以发挥疗效。

1. 儿童急性呼吸衰竭 儿童急性呼吸衰竭可由多种原因引起,如肺炎、急性呼吸窘迫综合征、肺水肿、哮喘和毛细支气管炎等[3,4]。虽然其病理生理机制不同,但均导致肺部通气氧合障碍和呼吸功增加。对该类患者使用 NIV 强调正确掌握应用时机和及时评估治疗效果。呼吸衰竭程度过重或治疗效果不好需及时气管插管行有创机械通气,防止延误病情。

2. 儿童慢性呼吸衰竭 对慢性神经肌肉疾病(进行性肌营养不良、脊肌萎缩症和重症肌无力)、肥胖相关的通气障碍和中枢性低通气综合征等导致的慢性呼吸衰竭,由于肺泡通气不足出现 CO_2 潴留,并且常因咳嗽乏力导致呼吸道分泌物清除能力下降,反复发生呼吸道感染和慢性肺不张。经常出现端坐呼吸、疲劳、夜间睡眠障碍和白天嗜睡等症状。NIV 已经成为该类患者的首选呼吸支持方法,可以延长生命,提高生存质量,降低病死率[5]。

3. 阻塞性睡眠呼吸暂停综合征(obstructive sleep apnea syndrome,OSAS) 是指以呼吸暂停或低通气为特征的睡眠呼吸疾病,是以睡眠中间断性上呼吸道部分或完全梗阻为特点的睡眠性呼吸紊乱。手术切除腺样体、扁桃体是治疗儿童 OSAS 的主要方法。一些不适宜手术治疗和部分术后仍有呼吸暂停表现的患儿,需要进一步应用 NIV 缓解呼吸暂停症状。常用的通气方式为 CPAP。使用中应加强对患者本人及家属的依从性教育,使其坚持长期应用[5]。

4. 有创通气过程中辅助撤机 有创通气患者早日撤机拔管,对减少人工气道和呼吸机相关并发症具有重要意义[3]。常规撤机过程是从有创通气过渡到单纯鼻导管或普通面罩吸氧。撤机拔管后如出现呼吸衰竭而再次进行气管插管明显加重病情,增加病死率。NIV 作为过渡性或降低强度的辅助通气方法,可帮助实现提早撤机拔管并减少撤机失败率。

【临床实施】

正确掌握适应证和操作方法是 NIV 成功应用的基础。对负责实施 NIV 的医护人员应进行适当培训,掌握使用的适应证、操作程序、监测指标、疗效判断及不良反应防治等,才能达到理想的治疗效果。

1. 患者选择 选择标准主要基于临床综合判断,包括呼吸衰竭原因、呼吸困难程度、血流动力学状态、有无吞咽障碍、患儿配合程度及依从性、治疗目的、胸片和血气结果等。对一些难以判断的患者,在准备气管插管的情况下,可试验性使用 NIV,但需严密监护,一旦病情无好转应及时气管插管行有创通气。此外,还需注意应用时机的选择,一旦患儿有轻度呼吸困难需呼吸支持时即可尽早使用 NIV,以阻止病情加重,避免发展为危及生命的呼吸衰竭。

2. 保持气道通畅 注意患儿体位及头颈位置。小婴儿可使颈部适度伸展,较大儿童可取半卧位,头抬高 30° 以上,保持上气道通畅。及时清除口鼻腔分泌物。

3. 选择连接方式 根据患儿大小、脸型和配合程度选择合适的连接方式,如鼻塞、鼻罩或面罩。连接方式是否合适,对减少漏气、保证通气效果极其重要。

4. 通气参数调节 通气参数需根据患者具体情况、病理生理变化和不同模式特点,结合治疗目的调节,原则是由低到高逐步改变。CPAP 时主要设置的参数为压力、流量和吸入氧浓度。初始压力为 $4\sim6cmH_2O$,可逐渐增高,但一般不要超过 $10cmH_2O$。理论上 CPAP 的气流量应为每分通气量的 4 倍,但由于鼻塞或口腔漏气,常需更大的气流量。婴儿常需 $6\sim12L/min$,儿童则为 $8\sim20L/min$。初始氧浓度可较高,然后根据氧合情况逐渐下调。持续吸入氧浓度以 <50% 为宜。对 BiPAP 模式,常用通气参数为 IPAP $10\sim25cmH_2O$,EPAP $4\sim5cmH_2O$,呼吸频率 $15\sim40$ 次/min,吸气时间 $0.7\sim1.2$ 秒,吸气压力上升时间 $0.05\sim0.1$ 秒。由于一开始就用较高压力会使患儿感觉不适,影响患儿依从性,因此一般先预设 IPAP $8\sim10cmH_2O$。再根据患儿自主呼吸情况,以每次 $2\sim3cmH_2O$ 的幅度逐渐增加,在 $5\sim20$ 分

钟内逐步增加至合适水平,使潮气量达 6~10ml/kg,最终达到缓解气促、减慢呼吸频率和改善动脉血气的目标[1,2]。

5. 监测 ①主要观察意识状态、呼吸频率、心率、血压变化情况。呼吸困难症状是否缓解,呼吸频率是否减慢。鼻塞、口 / 鼻面罩与患者接触部位的漏气量,及时调整鼻塞、面罩及固定带。②人 - 机同步性:观察胸廓运动是否与呼吸机送气相协调,以及患者呼吸动作是否与呼气装置的呼气 / 吸气相漏气声音在时间上一致。③是否可见较明显的胸廓起伏,听诊是否可闻清晰的双肺呼吸音。④经皮氧饱和度和血气分析是否改善。一般在施行 NIV 1~2 小时后应复查血气以了解治疗效果。根据以上指标综合判断治疗效果,确定参数水平。临床研究显示,应用 NIV 1~2 小时后,患者病情无好转,继续使用成功可能性很小,应及时换用其他通气方式。

6. 护理 患者突然从自然呼吸过渡到正压通气,多数会有不同程度的不适感和恐惧心理,做好解释安抚工作非常重要。及时清除口鼻腔分泌物。注意气体的加温湿化。

7. 撤机 通过临床评估判断 NIV 的治疗效果,如病情无改善或继续加重,达到气管插管指征时应立即插管行有创通气。如果临床症状逐渐好转,气促改善、呼吸困难减轻、氧饱和度增加及心率改善、血气分析(PaCO$_2$、pH 和 PaO$_2$)改善,同时原发病好转或稳定,可考虑逐渐以 1~2cmH$_2$O 的幅度逐渐降低压力支持水平和吸入氧浓度。如果发生呼吸窘迫或疲劳,调回原参数。目前尚无统一的撤机标准和方法,一般认为当 CPAP 的压力降至 4cmH$_2$O 和 FiO$_2$ ≤ 0.30~0.35,或 BiPAP 的 IPAP 降低至 8cmH$_2$O、EPAP 降低至 4cmH$_2$O、频率降至正常的 50% 和 FiO$_2$ ≤ 0.30~0.35,患者无明显呼吸困难,能维持较好的血气指标,可试停 NIV。若出现呼吸困难可重新连接行 NIV。也可以结合逐渐缩短 NIV 的时间以达到撤机目的。

二、常规有创通气

有创通气是临床最常用的通气方式。需行气管插管或气管切开建立人工气道,用呼吸机进行正压通气。由于建立了人工气道,利于气道分泌物引流,保持呼吸道通畅,使肺部通气得到保障。使用呼吸机行有创通气的目的是通过增加肺通气量,维持肺泡通气,改善通气功能;使萎陷的肺泡重新张开,改善肺部通气 / 血流比值,改善肺部换气功能。提供压力支持,减轻呼吸肌做功,减少机体的氧消耗,缓解呼吸窘迫。对需要抑制或完全消除自主呼吸的患者,呼吸机可为使用镇静剂和肌松剂提供通气保障。

【适应证】

1. 严重通气不足 由肺内原因(婴儿肺炎最常见)或中枢性原因(中枢神经系统感染或严重脑水肿)或呼吸肌麻痹引起的通气不足均可应用呼吸机,但其效果视原发病预后可有很大不同。

2. 严重换气障碍 如 ARDS 引起的严重低氧血症。单纯换气功能障碍可通过提高吸入氧浓度解决,严重者可应用呼吸机如急性肺水肿。

3. 心脏外科手术后或严重胸部损伤 为预防呼吸衰竭的发生和加重,保护心脏功能,可应用呼吸机帮助患儿渡过手术后或创伤后呼吸负担加重的阶段。

应用呼吸机的标准:因疾病种类和患者具体情况而异,要综合考虑患者全面情况。咳嗽、排痰能力不足或消失;对保守治疗反应不好;呼吸衰竭对全身影响较大(如已经昏迷,循环情况不佳),均宜尽早应用呼吸机。动脉血气分析,尤其 PaCO$_2$ 对决定应用呼吸机时机有重要参考价值。急性呼吸衰竭 PaCO$_2$ 在 8.0~9.3kPa(60~70mmHg)以上,慢性呼吸衰竭 PaCO$_2$ 在 9.3~10.6kPa(70~80mmHg)以上,pH 低于 7.20~7.25;吸入 60% 氧 PaO$_2$ 低于 6.7kPa(50mmHg),可考虑应用呼吸机。但血气变化受许多因素影响,呼吸机应用主要须根据患者临床表现决定。

【禁忌证】

主要包括由于对呼吸道施加正压可使病情加重的疾患,如肺大疱,未经引流的张力性气胸等,大量胸腔积液在穿刺引流前亦不宜应用。

【常用通气模式】

1. 控制通气(control ventilation,CV) 这是最基本的通气模式,呼吸机以预设频率通气,定时触发吸气并定时切换为呼气,输送预定的潮气量或按预定压力通气。吸气时气体被压入肺内,气道内为正压,呼气时依赖呼吸系统弹性回缩,气体由肺内排出。CV 分为两大类,即容量控制通气(volume control ventilation,VCV)和压力控制通气(pressure control ventilation,PCV)。VCV 是以潮气量为目标控制气流,而 PCV 是以压力为目标控制气流。CV 时呼吸机完全代替患者的自主呼吸,应用于严重呼吸抑制或呼吸暂停,如中枢神经系统功能障碍、麻醉或药物过量等。

2. 辅助/控制通气(assist/control ventilation, A/C 通气)　在 CV 模式中配备同步装置,允许患者触发呼吸机启动吸气,达到人机同步效果,即为 A/C 通气模式。应用时需设定触发敏感度(压力、流速、腹部运动或胸部阻抗信号),如患儿吸气能力达到设定的阈值,每次吸气都将得到呼吸机的辅助;若患儿无自主呼吸,呼吸机则按预置频率自动送气。现代呼吸机多用此模式取代单纯控制通气模式。

3. 压力支持通气(pressure supported ventilation,PSV)　是一种由患者吸气努力触发、以预设压力水平给予支持并通过流速切换的辅助通气方式。应用 PSV 时,患者必须具备稳定可靠地自主呼吸,当自主呼吸努力达到设定的触发敏感度时,呼吸机给予一高速吸气流量,使气道压力迅速上升到预设压力值,并通过伺服调节机制降低吸气流速以维持气道压力于设定水平,当吸气流速降低到设定的临界值时,呼吸机停止送气,患者开始呼气。不同呼吸机上呼气流速临界值设定不一样,有的设定一具体的流速值,如 2~6L/min,有的设定为吸气峰流速的 10%~40%。PSV 时呼吸频率和吸呼比均由患者决定,但潮气量由设定的 PS 水平、患者吸气努力和呼吸系统力学特性共同决定。因此应根据患者情况设定合适的 PS 水平,一般为 0.5~3.0kPa(5~30cmH_2O)。随着患者病情好转和呼吸机疲劳的恢复,应及时降低 PS 水平,以便让呼吸肌得到锻炼。但应注意:PSV 的吸气靠患者触发,没有触发呼吸机就不提供支持,因此,呼吸中枢驱动受抑制或不稳定的患者应避免应用 PSV。

4. 间歇指令性通气(intermittent mandatory ventilation,IMV)　呼吸机按预设频率输送固定的潮气量或压力发挥通气作用,其压力变化相当于 CV,两次指令通气之间是不受呼吸机控制的自主呼吸,此时呼吸机只提供气流。

IMV 时由于机器送气常与患者自主呼吸不同步,易出现人机对抗,增加呼吸机相关性肺损伤危险。为增强人机同步性,在 IMV 的呼吸周期内设定触发窗,这就是同步间歇指令性通气(synchronized intermittent mandatory ventilation,

SIMV)。如在触发窗内患者自主吸气努力达到所设定的触发灵敏度,呼吸机给予一次强制通气;如果触发窗结束时,呼吸机仍没有感知患者的自主呼吸,呼吸机也给予一次强制通气。如果患者自主呼吸出现在触发窗之外,呼吸机不被触发,呼吸过程由患者控制。SIMV 时自主呼吸易与呼吸机协调,增加患者舒适感,减少镇静剂和肌肉松弛剂的使用;适当调节 SIMV 频率,使患者呼吸肌功能得到维持和锻炼,避免呼吸肌萎缩,有利于适时撤机。

目前一些呼吸机将 SIMV 与 PSV 联合应用,即 SIMV+PSV 模式,在设定的指令性通气之间的自主呼吸均可得到一定的压力支持。通过适当调节 SIMV 频率和 PSV 压力支持水平,使撤机过程更加安全舒适。

【呼吸机参数调节】

应用呼吸机的目的是合理地改善肺功能,尽可能少地给患者带来不良影响。为此要根据患者不同病情和呼吸生理改变特点,选择适当的呼吸机参数,并在临床应用过程中不断根据病情变化及时调整。少数严重肺损伤病例,要考虑肺保护通气策略的应用。

1. 呼吸频率　根据每分通气量(VE)=潮气量(VT)× 呼吸频率(f),影响呼吸机通气量的重要因素是呼吸频率和潮气量。对呼吸机频率有两种不同意见,多数意见是采用较低的呼吸频率(成人每分钟 20 次以下,婴儿每分钟 40 次以下),尤其是应用 IMV,患者可自主呼吸,更倾向于应用较低呼吸频率。但应注意,当频率过慢时,吸/呼(I/E)比要适当调整,勿使吸气时间过长。也有人认为婴儿每分钟 60 次或更高的频率有好处,因可减低通气压力,使气压伤减少。频率快时要注意留有适当呼气时间,防止气体滞留,同时还要有足够的流速,否则因吸气时间短可能肺泡充气不足。肺病变不重的患儿,通常用近于正常的呼吸频率。

2. 潮气量　它是影响通气量的基本因素之一。由于机械死腔、漏气和肺病变的影响,呼吸机输给病人的潮气量明显大于正常数值,约在 8~10ml/kg 体重,潮气量过小,易出现通气不足,潮气量过大,除过度通气外,可造成气体分布不均匀,呼吸死腔增加,甚至气胸。由于容量性肺损伤日益受重视,目前多不主张用过大潮气量。

3. 吸气峰压　应用吸气峰压的大小与肺病变程度有关,肺病变轻者需 15~20cmH_2O

压力,中度者需 20~25cmH$_2$O 压力,重度则需 25~30cmH$_2$O 压力。定量型呼吸机峰压取决于潮气量、流速、气道阻力和肺部顺应性等因素。婴儿呼吸机峰压大小受限压阀的控制,通常高限在 25~30cmH$_2$O。在限压范围内,峰压大小受肺顺应性、呼吸道阻力、流速和 I/E 比的影响。吸气压力在达到峰值后维持一段时间,称平台压。以定压型方型压力波送气,流速曲线为渐降型,与定容型比较,在相同平均气道压时峰压较低。原则上采用能维持满意通气的最低压力,个别情况压力超过 30cmH$_2$O,但不宜超过常规压力的 1 倍,而且病情改善后压力应立即下降。压力过高可使静脉回流受阻,而且增加气压伤的机会,压力过低可使 CO$_2$ 潴留,易于肺不张。

4. 呼气末正压(positive end expiratory pressure,PEEP) 2~3cmH$_2$O 为生理水平 PEEP,4~7cmH$_2$O 为中度水平 PEEP,8~15cmH$_2$O 在婴儿为高水平 PEEP。PEEP 的高低决定于肺的损伤程度和顺应性,严重肺损伤病例,为保持肺泡开放,可用较高 PEEP。增加 PEEP 而不增加吸气峰压,使压差缩小,通气量下降,CO$_2$ 潴留。过高的 PEEP 可造成肺泡过度扩张,静脉回流受阻,增加肺血管阻力。

5. 吸/呼时间比(I/E) I/E 通常在 1:2 到 2:1,个别病例可达 1:3 或 3:1。常规应用呼吸机可用 1:1.5 或 1:1(婴儿)。吸气时间偏长对扩张肺泡有利,可使萎陷肺泡扩张,气体分布均匀,通气改善。支气管梗阻患者(如哮喘)要注意留有较长的呼气时间,防止气体滞留。

6. 流速 若不考虑压力的限制,通常流速越大,峰压越高,潮气量也越大。婴儿呼吸机持续气流的流速,至少是每分通气量的 2 倍,一般 4~10L/min。用高流速时,压力开始即可达到限压水平,压力曲线为方形波。此时平均气道压偏高;对改善血氧有利,但短时间肺泡充盈易使肺泡过度扩张,气体分布不均匀。低流速时为正弦波,其优点是平均压低,气压伤少,气体分布均匀。但低流速时若频率较快,可能达不到预调的峰压,不能保证足够进气量。

7. 触发灵敏度调节 触发灵敏度是指患者自主呼吸努力需要达到的能够触发呼吸机送气的触发水平。目前常用的有压力触发和流量触发。压力触发一般设定为低于 PEEP 1~2cmH$_2$O,流量触发一般设定 0.5~2L/min。触发灵敏度应该在没

有自动触发风险的情况下,尽量灵敏。

8. 吸入氧浓度(FiO$_2$) 吸入肺内气体中氧气所占的百分比,其设定决定于肺部病变程度、动脉氧分压的目标水平、平均气道压力和血流动力学状态。增加 FiO$_2$ 是提高肺泡氧分压最简单而直接的方法。除了肺内分流增大所致低氧血症效果不好外,不论通气或换气障碍患者,提高吸入氧分压对改善低氧血症都有明显效果。吸入氧浓度通常不宜超过 60%,最好在 50% 以下,应用 70% 以上高浓度氧的时间不宜超过 24 小时,以防氧中毒,但不能因担心氧中毒而让患者死于缺氧。

【肺保护通气策略】

肺保护通气策略是根据急性呼吸窘迫综合征(acute respiratory distress syndrome,ARDS)发病机制而提出的应用呼吸机的新观点[6]。ARDS 早期改变以肺部渗出为特征,但肺部病变并非均匀一致,部分实变重的肺部在吸气时不能张开,丧失气体交换功能,只有部分肺泡仍保持功能,因此可用于气体交换和机械通气的充气肺容积明显减少,由此形成了"婴儿肺(baby lung)"概念的理论基础[7]。对 ARDS 患者进行呼吸支持时既要利用尚有气体交换功能的"婴儿肺",同时又要采用一些策略保护它,以避免对其造成进一步损伤。另外,部分肺泡在呼气时萎陷,再次吸气时要用较大压力才能使肺泡扩张,多次重复这样的"扩张-闭合-再扩张",易于产生剪切力肺损伤[8]。为减少呼吸机相关肺损伤发生,机械通气时需使用小潮气量避免残存通气肺组织过度膨胀同时限制通气压力,使用较高 PEEP 阻止肺泡在呼气末闭合,维持肺泡处于稳定张开状态,避免肺泡反复张开闭合产生剪切力。这就是所谓的肺保护性通气策略。自从著名的 ARDSnet 研究证实以小潮气量(6ml/kg 预计体重)可显著降低 ARDS 病死率以来,肺保护性通气策略已成为临床 ARDS 的标准呼吸支持措施。小潮气量通气是肺保护性通气策略的核心,控制通气压力可更好地实现对肺泡过度膨胀的预防,合适的 PEEP 能减少小气道陷闭,促进持续性肺复张,改善肺均一性及增加可用于通气的肺容积[6,9]。

三、高频振荡通气

【概念】

高频通气是指通气频率至少在正常呼吸

频率的 4 倍以上、潮气量小于或等于解剖死腔时的机械通气方法。由于不同年龄小儿正常时的呼吸频率不同,具体的高频通气频率尚无统一标准。一般以新生儿、儿童和成人划分年龄组的高频标准分别为:120 次 /min、60~90 次 /min 和 60 次 /min。高频通气主要有 4 种形式:即高频正压通气(high frequency positive ventilation,HFPV)、高频喷射通气(high frequency jet ventilation,HFJV)、高频气流阻断(high frequency flow interrupter,HFF)和高频振荡通气(high frequency oscillation ventilation,HFOV)。HFOV 是临床最常用的高频通气方式。

HFOV 是在一密闭的系统中,用小于解剖死腔的潮气量,以较高频率的振荡产生双相的压力变化,从而实现有效气体交换的机械通气方法。此时气体振荡是由活塞泵或扬声器隔膜产生。吸气时,气体被驱入气道,而在呼气时,气体被主动吸出。氧气提供与二氧化碳排出均由偏置气流(bias flow)完成。活塞或隔膜振荡所产生的压力变化称为振荡压力幅度(ΔP),它是叠加于平均气道压之上的。每次振荡时活塞或膜运动所引起的容积变化称为振荡容量(oscillatory volume 或 stroke volume)。与其他高频通气相比,HFOV 的基本特征是双相压力波形所导致的主动呼气,这可以减少肺内气体滞留。

临床上 HFOV 最早用于治疗新生儿呼吸窘迫综合征,荟萃分析显示,与常规机械通气(conventional mechanical ventilation,CMV)对比,HFOV 使早产儿慢性肺疾病的发病率稍有下降,但增加发生急性气漏的危险性;对病死率无显著影响[10]。从新生儿使用 HFOV 中所获得的经验教训对以后在儿童及成人中的使用起到重要作用。但是成人研究显示,与 CMV 相比,HFOV 并不改善成人急性呼吸窘迫综合征(acute respiratory distress syndrome,ARDS)的生存率[11]。目前对 HFOV 在临床应用尤其是对 ARDS 的疗效还存在很多争议[12]。

【适应证】

1. 急性呼吸窘迫综合征　主要是用于常频机械通气难以维持肺部通气和氧合的患者。

2. 严重的气漏综合征　如间质肺气肿、纵隔气肿、皮下气肿和气胸等。

3. 肺出血　HFOV 时可通过使用较高的平均气道压以压迫止血,同时又保证有效的肺泡通气,有利于治疗该种疾病。

4. 新生儿期疾病　如新生儿呼吸窘迫综合征、先天性膈疝、新生儿持续肺动脉高压和胎粪吸入综合征等。

5. 支气管镜检查。

【禁忌证】

1. 严重气道阻塞。

2. 难以纠正的低血压。

3. 严重颅内压升高。

【通气参数调节】

不同类型高频呼吸机工作方式不同,很难定出统一调节标准。每个患儿所需呼吸机条件需在实践中根据临床表现和血气调整。HFOV 时影响氧合的因素包括平均气道压(MAP)和吸入氧浓度(FiO_2)。MAP 决定肺容量,对肺部氧合有重要影响。影响 CO_2 排出的因素包括振荡压力幅度(ΔP)、振荡频率(f)、吸气时间(Ti)和偏置气流(F)。ΔP 和 f 起主要作用。HFOV 时潮气量大小与 f 成反比。f 增加,潮气量减小,$PaCO_2$ 升高,这与常频通气不同。

HFOV 时应根据不同肺疾患采用不同的通气调节策略。对弥漫性肺泡疾病如急性呼吸窘迫综合征,应采用肺复张策略。即应用较高的 MAP 使萎陷的肺泡重新张开,再用合适的 MAP 保持肺泡张开,使压力振荡通气在最佳肺容量状态下进行,从而改善肺部通气和氧合,减少肺损伤。临床实践中,呼吸机初始参数可设置为:吸入氧浓度(FiO_2)1.0;平均气道压较常频通气时高 2~5cmH_2O;偏置气流 20~30L/min;吸气时间 33%;振荡频率小婴儿和新生儿 10~15 赫兹(Hz),儿童 8~10Hz;青少年 5~8Hz。ΔP <10kg 20~30cmH_2O;11~30kg 30~40cmH_2O;>30kg 40~60cmH_2O。高频呼吸机管道与患儿连接,注意观察胸廓振荡幅度及各项监测指标以调节各参数。根据经皮氧饱和度不断调节 MAP。若血氧水平不满意,按每次 1~2cmH_2O 的幅度提高 MAP,直到经皮氧饱和度 ≥ 90%,但要注意气压伤和对循环的影响。还可通过摄胸片观察横膈位置判断肺容量是否合适。达到充分氧合后应优先降低 FiO_2,以防氧中毒。根据胸壁振动幅度调节 ΔP 及振荡频率。ΔP 的调节以产生可以看见的胸壁振动为限。振动过强说明肺内振荡压力过高,应适当升高振荡频率或降低 ΔP。

对于气漏综合征如肺间质气肿、纵隔气肿和

气胸等,初始参数设置与弥漫性肺泡病变一样,但在达到充分的氧合后应优先降低 MAP,而不是 FiO_2,待气漏痊愈后再优先降低 FiO_2。同时应用允许性低氧血症和允许性高碳酸血症通气策略。

对阻塞性肺疾患如胎粪吸入综合征、哮喘和毛细支气管炎所致呼吸衰竭,需应用足够高的 MAP 保持气道开放——打开气道策略(an open airway strategy),使用较低振荡频率以减少振荡压力衰减,延长呼气时间。必要时使用肌松剂减少自主呼吸。

若患儿病情好转,可由 HFOV 向常规机械通气转换。逐渐降低 HFOV 的条件,当达到以下标准仍能维持肺部通气氧合时,可考虑向常规机械通气转换:平均气道压,年长儿 18cmH₂O,小婴儿 15cmH₂O;$FiO_2<0.4$;$\varDelta P$ 逐渐降低,能耐受气管内吸痰,无发绀。如果转为常规机械通气,$FiO_2<0.5$,频率 <30 次 /min,吸气峰压 $\leq 30cmH_2O$,能维持肺部通气与氧合,则认为转换成功。

【注意事项】

1. **掌握时机**　有适应证时及早应用,而不是在应用常频通气出现氧中毒、气压伤或多器官功能不全时才想到应用 HFOV。尤其是新生儿和小婴儿,更应适当放宽应用 HFOV 指征。

2. **充分温化湿化**　完善的加温湿化和适宜的气道管理是高频振荡通气成功的基本条件。在肺部病变和呼吸机参数无变化的情况下,出现经皮氧饱和度下降或自主呼吸困难等,常提示气道不通畅或插管位置偏移。

3. **呼吸道管理**　注意保持气管导管位置,观察导管是否通畅,主要观察病人胸壁振荡情况和经皮氧饱和度数值,如以上 2 种情况均良好可不吸痰。但必须注意勿造成痰堵,一旦出现自主呼吸增强,病人烦躁,经皮氧饱和度下降,肺痰鸣音增多,气管可见明显痰液,则提示痰堵的可能性大,需及时吸痰。每次脱机吸痰后会使已经张开的肺泡重新萎缩。因此,吸痰后应行肺复张。

4. 重症呼吸窘迫综合征时,单纯的 HFOV 难以达到可接受的肺氧合水平,此时应采取联合呼吸支持方式:如 NO 吸入、肺表面活性物质应用和气管内肺通气、可允许性低通气等呼吸支持方法和策略。

(曾健生)

参考文献

1. 中华医学会儿科学分会急救学组,中华医学会急诊医学分会儿科学组,中国医师协会儿童重症医师分会.儿童无创持续气道正压通气临床应用专家共识.中华儿科杂志,2016,54:649-652.

2. 中华医学会儿科学分会急救学组,中华医学会急诊医学分会儿科学组,中国医师协会儿童重症医师分会.儿童双水平气道正压通气临床应用专家共识.中华儿科杂志,2017,55:324-328.

3. Korang SK,Feinberg J,Wetterslev J,et al.Non-invasive positive pressure ventilation for acute asthma in children.Cochrane Database Syst Rev,2016,9:CD012067.

4. Essouri S,Carroll C.Pediatric Acute Lung Injury Consensus Conference Group.Noninvasive support and ventilation for pediatric acute respiratory distress syndrome:proceedings from the Pediatric Acute Lung Injury Consensus Conference.Pediatr Crit Care Med,2015,16(5 Suppl 1):S102-110.

5. Amaddeo A,Frapin A,Fauroux B.Long-term non-invasive ventilation in children.Lancet Respir Med,2016,4:999-1008.

6. Heidemann SM,Nair A,Bulut Y,et al.Pathophysiology and management of acute respiratory distress syndrome in children.Pediatr Clin North Am,2017,64:1017-1037.

7. Gattinoni L,Marini JJ,Pesenti A.The "baby lung" became an adult.Intensive Care Med,2016,42:663-673.

8. Beitler JR,Malhotra A,Thompson BT.Ventilator-induced Lung Injury.Clin Chest Med,2016,37:633-646.

9. Nieman GF,Gatto LA,Habashi NM.Impact of mechanical ventilation on the pathophysiology of progressive acute lung injury.J Appl Physiol(1985),2015,119:1245-1261.

10. Cools F,Offringa M,Askie LM.Elective high frequency oscillatory ventilation versus conventional ventilation for acute pulmonary dysfunction in preterm infants.Cochrane Database Syst Rev,2015,3:CD000104.

11. Sud S,Sud M,Friedrich JO,et al.High-frequency oscillatory ventilation versus conventional ventilation for acute respiratory distress syndrome.Cochrane Database Syst Rev,2016,4:CD004085.

12. Diaz F,Kalra Y,Tofil NM,et al.High frequency oscillatory ventilation in children.What do we know so far?.Minerva Pediatr,2015,67:123-140.

第二节　体外膜氧合器

体外膜氧合器(extracorporeal membrane oxygenation,ECMO)也称为体外生命支持(extracorporeal life support,ECLS),是将静脉血从体内引流到体外,经膜式氧合器(膜肺)氧合后再用驱动泵将血液灌入体内,进行长时间心肺支持。ECMO治疗期间,驱动泵使血液在机体内流动,膜肺可有效摄取氧和排除二氧化碳,全身氧供和血流动力学处于相对稳定状态,使心脏和肺得到充分休息,为肺功能和心功能的恢复赢得时间。

【体外膜氧合器历史】

ECMO由体外循环技术发展而来,并且首先在成人开展。1972年Hill等首先报道用ECMO治疗成人呼吸衰竭患者的成功经验。随后多家医院采用同样的方法治疗严重心肺功能不全患者。但1979年和1994年2次成人前瞻性对照研究均显示ECMO治疗并没有提高存活率,反而增加并发症发生率。虽然现在认识到出现这种结果与当时的治疗时机选择、使用设备、治疗技术和理念等有关,这的确对ECMO在成人应用推广起了很大的阻碍作用。但仍有部分研究人员坚持对该技术进行探索。1989年体外循环生命支持组织(Extracorporeal Life Support Organization,ELSO)成立,并对开展ECMO的医院进行注册,对施行ECMO的患者进行网上登记。目前注册医院300多家。2005年ELSO颁布有关ECMO人员、培训和设备方面指南,以控制ECMO治疗费用和人力成本。直到2008年左右,在H1N1流行期间,英国和澳大利亚的几个前瞻性研究,采用新设备、新理念和管理流程,证明ECMO可降低成人ARDS的病死率,改善预后,缩短机械通气时间,减少血液用量和治疗费用[1]。至此,ECMO在成人的治疗效果得到承认并迅速推广,接受ECMO治疗的患者大幅增加(图5-2-1)[2]。

年中心数

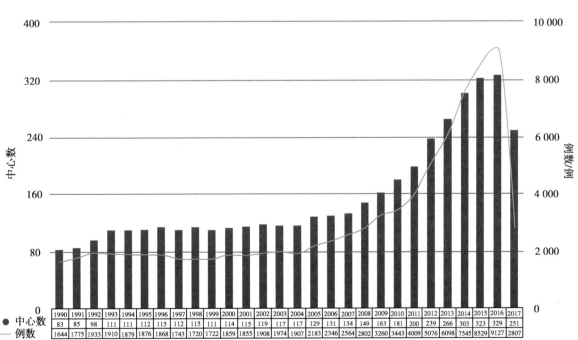

	1990	1991	1992	1993	1994	1995	1996	1997	1998	1999	2000	2001	2002	2003	2004	2005	2006	2007	2008	2009	2010	2011	2012	2013	2014	2015	2016	2017
● 中心数	83	85	98	111	111	112	115	112	115	111	114	115	119	117	117	129	131	134	149	163	181	200	239	266	303	323	329	251
— 例数	1644	1775	1933	1910	1879	1876	1868	1743	1720	1722	1859	1855	1908	1974	1907	2183	2346	2564	2802	3260	3443	4009	5076	6098	7545	8529	9127	2807

图 5-2-1　ELSO 2017NIAN 6 月公布的 ECMO 注册医院和病例数

1975年Barllet等用ECMO治疗新生儿持续肺动脉高压取得成功。随后多个前瞻性对照研究显示ECMO可以改善新生儿预后,因此该技术在新生儿重症救治中得到推广。ECMO治疗新生儿呼吸衰竭于 20 世纪 90 年代达高峰,以后由于其他治疗技术进步如肺表面活性物质、高频振荡通气和一氧化氮吸入,ECMO 应用逐渐减少。随着在新生儿应用经验的增多,ECMO 逐渐应用到新生儿以外的儿童患者[3]。目前关于 ECMO 有效性和安全性的信息主要来自 ELSO 国际注册网,截止到 2017 年 7 月,在 ELSO 登记注册的 8 万多例患者中,有 8 287 例患儿因呼吸衰竭行 ECMO 治疗,因循环衰竭而行 ECMO 治疗的有 9 593 例（表 5-2-1）[2]。

国内儿科大约在 10 年前开始使用 ECMO,到 2015 年有 6 家医院的 PICU 能独立开展非开胸 ECMO 技术。但最近 2 年发展很快,能独立开展 ECMO 技术的医院明显增多[4,5]。由于技术进步如膜氧合器的改进、表面涂层管路的使用、双腔静脉导管的发明、设备小型化、移动化和管理策略精炼化,使 ECMO 的应用再次得到推广。

表 5-2-1　ELSO 2017 年 6 月公布的 ECMO 总例数、分类例数和结果

患者分类	治疗方法	例数 / 例	脱机		出院	
			例数 / 例	百分比	例数 / 例	百分比
新生儿	呼吸支持	26 719	22 394	83%	19 252	72%
	循环支持	7 266	4 727	65%	2 987	41%
	急诊抢救	1 613	1 086	67%	666	41%
儿童	呼吸支持	8 287	5 608	67%	4 812	58%
	循环支持	9 593	6 620	69%	4 941	51%
	急诊抢救	3 615	2 078	57%	1 508	41%
成人	呼吸支持	13 712	9 174	66%	8 040	58%
	循环支持	12 566	7 181	57%	5 222	41%
	急诊抢救	3 995	1 572	39%	1 144	28%
总数		87 366	60 443	69%	48 572	55%

【体外膜氧合器组成】

ECMO 组成包括以下几部分[3]:

1. 驱动泵　有滚压泵和离心泵两类,各有优缺点。滚压泵通过滚轮压轴对泵管外壁的滚动挤压,推动管内的血液向滚动方向流动。当滚压泵推动血液向前时,其后方产生的负压可将血液从血囊吸入泵管。滚压泵必须有压力控制装置调节泵流量,以免压力过大造成爆管,或过度负压而产生小气泡。滚压泵对血液破坏较大。离心泵利用泵头内转子高速旋转所产生的离心力推动血压流动。泵头的圆心和周边各开一孔,当内转子转动时,圆心中央部为负压,可将血液吸入泵头,而周围部为正压,可将血液甩出。离心泵不会产生过大的负压和正压,安全性更好,对血液破坏性小。

2. 氧合器　有排除二氧化碳、氧气交换与调节血液温度功能,根据制造材质可分为硅胶膜氧合器和中空纤维氧合器。决定氧合器氧气交换的因素包括:氧合器类型和氧气弥散特征、膜面积、血液黏稠度、血流速度和吸入氧浓度(fractional inspired oxygen,FiO_2)。硅胶膜氧合器气体交换功能很好,但血液通过阻力大。中空纤维氧合器阻力极小,可减少红细胞破坏,易于预充,且纤维表面可以涂层以减少血液接触异物产生活化。目前国内常用的为中空纤维氧合器。应根据患儿情况选择合适大小的氧合器。

3. 动静脉导管和管路　动静脉导管大小是决定 ECMO 血流量的主要因素。应根据患者年龄、体重、临床情况和施行 ECMO 类型等选择动静脉导管。在保证患者安全前提下,管路应尽量短,以减少血液与异物表面接触面积、减少预冲液体总量和热量损失。导管及管路均有表面涂层,可降低血栓形成危险,减少凝血因子和血小板消耗,降低全身抗凝水平。

4. 变温水箱　血液在管路中流动时接触的表面积很大,很多热量在体外循环时丢失。需要变温水箱提供足够的水流量,经氧合器内的热交换器将血液加温。

5. 空氧混合调节器　调节进入氧合器的氧浓度及流量。

6. 监测系统　ECMO 的附加设备包括各种监测器和安全装置,如血流量、温度、压力、血氧饱和度、血红蛋白和活化凝血时间监测。

【体外膜氧合器类型】

ECMO 是将患者静脉血引流至体外,经氧合器气体交换后,再送回到患者体内的心肺辅助技术。根据血液引流和氧合血回输体内的血管类型,ECMO 有两种基本类型:血液从静脉引出动脉注入为静脉 - 动脉 ECMO(VA-ECMO);血液从静脉引出又注入静脉为静脉 - 静脉 ECMO(VV-ECMO)[3]。

1. VA-ECMO　由于 ECMO 是由体外循环技术发展而成,早期使用 ECMO 的类型为 VA-ECMO。最常用的方法是血液经颈内静脉导管从右心房引出并经颈动脉插管注入主动脉弓内,绕过了心室和肺部,心脏和肺脏功能均得到支持。该类型可维持最好的动脉血氧饱和度,但是当右心房引流不完全并有肺氧合功能严重障碍时,从左心室排出的氧合不全的血直接进入冠状动脉,导致冠状动脉血氧饱和度降低,不利心肌功能恢复。肺循环的血流骤然减少,使流经肺脏的血液淤滞,增加肺部炎症和血栓形成危险。由于血液直接注入主动脉,会导致左心室后负荷加重,有可能使本就收缩乏力的左心室不能产生足够压力来打开主动脉瓣,这会导致左房压增高和肺水肿甚至肺出血。当心脏完全停止跳动,心脏及肺内血液滞留,容易产生血栓而导致不可逆损害。这需要额外对左心进行引流,以减少心肺血液滞留。另外需要结扎一侧的颈动脉,对脑的发育有一定影响。

2. VV-ECMO　仅仅支持肺脏功能,用于严重呼吸衰竭患儿。通常血液经由股静脉置管到达下腔静脉的导管引出,经氧合器氧合后从颈内静脉导管回到右心房。由于可以经皮穿刺放置静脉导管,避免结扎血管,中枢神经系统的并发症较少。由于进入肺动脉的血液氧饱和度增高,可降低因低氧导致的肺血管痉挛,降低肺血管阻力。来自管路系统的微血栓也被截留在肺内,从而避免发生动脉系统栓塞。该类型 ECMO 虽然没有直接支持心脏功能,但是通过提高冠状动脉内血氧饱和度和降低胸腔内压,也可以改善心肌功能。近年设计生产的适合于 10kg 体重以上患儿的双腔静脉导管使得置管更加简单,只需一次性经颈内静脉穿刺置管即可。

3. 静脉 - 静脉 - 动脉 ECMO(VVA-ECMO)这是近年发展的混合模式,联合了 VV-ECMO 对肺脏的支持及 VA-ECMO 对心脏的支持,并且可以经皮穿刺置管。典型的回路组成是血液经股静脉导管引出,氧合后经两根导管回输,一根位于颈内静脉,一根位于股动脉。通过限制颈内静脉导管的血流速度,维持回输至动脉的血流量约占总血流量 30%。VVA-ECMO 适用于除需要呼吸支持外心脏也需要部分支持的年龄比较大的患儿。

【体外膜氧合器适应证和禁忌证】[3]

随着 ECMO 技术不断进步,治疗理念改变应用经验增多,其适应证范围正逐渐扩大。

1. 急性严重呼吸功能衰竭　如胎粪吸入综合征、先天性膈疝、急性呼吸窘迫综合征、哮喘持续状态等,经传统专业治疗无效,如高频振荡通气、吸入一氧化氮和肺表面活性物质等,且病因具有逆转可能。

2. 急性严重心功能衰竭　如各种原因的暴发性心肌炎、心肌病、急性心肌梗死和心脏外科手术后心力衰竭不能撤除体外循环等[6]。

3. 各种原因引起的心跳呼吸骤停　持续复苏 5 分钟无反应或心肺复苏后心功能不稳定可考虑行 ECMO。

4. 其他　一些重症感染如感染性休克及重症肠道病毒 71 型感染,经容量复苏和血管活性药物治疗仍然低血压、尿少和代谢性酸中毒严重可考虑行 ECMO[7]。

禁忌证:不可控制的出血或禁用抗凝剂的活动性出血,慢性病终末期,中枢神经系统严重损伤。

国际 ELSO 根据 ECMO 的治疗定位,将一些病死率高于 80% 的,经 ECMO 以外全力救治无效的,并有潜在恢复可能的心肺衰竭病例列入救治适应证,并在指南中提供了各种疾病的 ECMO 适应证标准。ELSO 还对 ECMO 治疗列出了一些治疗禁忌证或相对禁忌证(表 5-2-2)[3],其原因为禁忌证中所列出的病症或病情至今尚无证据证明能够通过 ECMO 来提高存活率,或能使患者最终存活。

表 5-2-2 体外膜氧合器适应证和禁忌证

指征	相对禁忌证	禁忌证
• $PaO_2/FiO_2<60\sim80mmHg$ • OI>40 • 高平均气道压(cmH₂O) 　■ 常频通气:>20~25 　■ 高频振荡通气:>30 • 有医源性压力性肺损伤证据 • 急性持续性高碳酸血症或低氧性呼吸衰竭 • 气漏综合征 • 纵隔肿物 • 肺栓塞 • 严重心力衰竭 • 心搏骤停	• 机械通气时间 >14 天 • 7 天内神经外科手术或颅内出血 • 严重凝血障碍或血小板减少 • 慢性疾病终末期 • 受者异体骨髓移植后肺病 • 实体瘤患者	• 致死性染色体病(如 13 三体综合征或 18 三体综合征) • 晚期恶性肿瘤 • 严重脑功能衰竭(如Ⅱ级以上颅内出血)

注:PaO₂:血氧分压;FiO₂:吸入氧浓度;OI= 平均气道压(cmH₂O)× FiO₂(%)× 100 ÷ PaO₂(mmHg)

【体外膜氧合器建立】

1. 置管方式　建立并维持良好的血流进出通路是 ECMO 的关键。这需要选择合理的置管方式并具备良好的置管技术。

V-A ECMO 的置管方式有:颈内静脉、颈总动脉置管;股动静脉置管;中心置管,即右心房、升主动脉置管。婴幼儿血管细小,置管尤其困难。体重小于 10kg 的患儿,因股动脉太细,因此经颈动脉、颈静脉置管最常用。体重大于 20kg 者,通常经股动脉、股静脉置管。至于体重 10~20kg 之间,则视情况而定。一般情况下,选择周边血管(股部、颈部)时,最好手术切开置管,这有利于选择适当尺寸的导管,也可提高置管成功率,同时减少经皮穿刺置管造成的血管损伤及其他并发症。置管前首次给予肝素 100IU/kg。有研究显示经颈部血管置管时,心脏超声检查比胸片能更准确判断导管位置。

ECMO 血流量大小主要取决于静脉导管的粗细。导管内径和长度对血流阻力影响大,理论上应选择内径尽量大,长度尽量短的导管。但由于 ECMO 常只部分取代心肺功能,不能为了使用粗的导管而把血管(特别是动脉)完全堵死,而妨碍末端动脉血流。静脉弹性较好,可尽量选择较粗的静脉导管,动脉导管则依病人血管大小决定。V-A ECMO 导管选择见表 5-2-3。

表 5-2-3 V-A ECMO 导管选择

体重	<2kg	2~5kg	5~10kg	10~20kg	20~35kg	35~70kg	70⁺kg
导管(Fr)	8~10	8~14	16~20	17~21	17~21	19~21	21
	8~10	10~16	12~17	17~19	21~23	23	23
氧合器	0.4m²	0.8m²	1.5m²	2.5m²	3.5m²	4.5m²	4.5m²

2. 管道预充　预充液包括晶体液(生理盐水)、胶体液(贺斯、万汶)、血浆、白蛋白和红细胞悬液等。小儿一般采用血液预充,尤其是体重小于 10kg 的婴幼儿,需准备 2~4 单位红细胞悬液、200~400ml 新鲜冰冻血浆、10~20g 白蛋白。预充用的生理盐水加入肝素(2IU/ml)以防血栓形成,加入 CaCl₂(1mmol/L)以防急性稀释性低钙血症。

将管道与动力泵和膜肺连接,并连接动静脉血氧饱和度接头。首先用肝素生理盐水按顺序将管道、离心泵、膜肺等预充排净空气。然后将红细胞悬液、新鲜冰冻血浆或白蛋白冲入管道。将预充好的管道安装到动力泵上试运行,观察泵运转是否正常,检查管道各接口和膜肺有无渗漏,管道内有无气体,检查流量计安装方向等。

3. ECMO 启动　动静脉置管与动静脉管道连接完成后,认真检查动静脉管道,确保无误,启动动力泵,ECMO 开始运转。注意观察血流方向和流量读数,再打开气体流量计(1~3L/min,FiO$_2$ 80%~100%),观察动脉血颜色,检查动静脉氧饱和度是否正常。观察患者动脉血压、中心静脉压、经皮氧饱和度等。

【体外膜氧合器参数调整】[3]

1. 流量　ECMO 的初始流量一般较高,婴幼儿和儿童需要达到 100~150ml/(kg·min),目的是尽快改善循环,增加组织器官氧供,使心肺得到休息。维持正常的平均动脉压、中心静脉压 5~12mmHg 和静脉血氧饱和度大于 75%。此后根据心率、血压、中心静脉压等调节到适当的流量。随着患者生命体征的逐渐稳定,流量逐渐下调。当流量小于正常血流量的 10%~25% 时可考虑脱离 ECMO。

2. 气体　当 ECMO 开始运行后,先将 FiO$_2$ 调至 70%~80%,气体流量:血流量 =(0.8~1):1,必要时使用纯氧和高气体流量,观察 ECMO 动静脉氧饱和度,动脉氧饱和度应达 98% 以上,静脉氧饱和度 65% 以上。通过调节 FiO$_2$ 及气流量可调节氧合器的气体交换功能,以 FiO$_2$ 调节 PaO$_2$,以通气量控制 PaCO$_2$。

【体外膜氧合器管理】[3,8]

ECMO 的管理是一项复杂的工作,需要医生、护士和其他相关人员的密切配合。

1. ECMO 系统监测管理　静脉管路的负压监测反映血液引流是否通畅,要注意及时监测。注意监测氧合器前后压力,当跨膜压差显著增高时,应怀疑血栓形成可能。氧合器发生血浆渗漏可导致氧合功能下降,血浆渗漏量大时,可造成低蛋白血症而增加肺水肿可能。股动脉置管时常不同程度影响下肢血流,应定期检查下肢脉搏,测量下肢周长。

2. 抗凝管理　维持合适抗凝状态是 ECMO 期间的管理难点,抗凝不足,有血栓形成风险;抗凝过度又可引起出血并发症。肝素是 ECMO 时最常用抗凝药,一般输注速度为 20~50IU/(kg·h),维持活化凝血时间(ACT)180~220 秒,并视临床情况相应调整。早期 ACT 每间隔 1 小时测 1 次,ACT 稳定后可间隔 3~6 小时测 1 次。对肝素过敏和有肝素诱导的血小板减少症患者禁用肝素,可换用阿加曲班(argatroban)持续输注,速度为 0.5~10µg/(kg·min)。

3. 呼吸机管理　ECMO 应用过程中,仍可使用机械通气维持呼吸。总的原则是使用低呼吸频率、长吸气时间、低吸入氧浓度和平台压低于 25cmH$_2$O 让肺得到"休息",同时使用较高的呼气末正压(PEEP)并定期行肺复张,防止肺泡萎陷发生肺不张。呼吸机参数常为:FiO$_2$ 30%~40%,R 5~15 次 /min,PEEP 10~15cmH$_2$O,PIP 25~30cmH$_2$O。如需要高于 15cmH$_2$O 的 PEEP,可考虑应用高频振荡通气,维持较高的平均气道压。目前也有选择"清醒"ECMO 的趋势,即施行 ECMO 时拔除气管插管,让患者自主呼吸,这有利于减少呼吸机相关性肺损伤,减少镇静剂使用。研究显示患儿接受 ECMO 期间可成功拔除气管插管,未见任何副作用,即使是呼吸衰竭(ARDS)患者,肺也可以自行复张。

4. 温度管理　大量血液连续流经体外管路时,会有大量热量散失,因此管路上配有变温装置。ECMO 期间温度过高,机体耗氧增加;温度太低,易发生凝血机制和血流动力学紊乱。应根据患者具体情况维持合适的温度,一般维持 36~37℃。为防止 ECMO 期间体温下降,可利用管路中的变温装置保持体温,也可同时在病床上放置变温毯。

5. 镇静管理　为防止患者体内各种导管移位或脱出,防止机械通气期间的人机对抗,缓解疼痛、解除焦虑,降低氧耗,ECMO 期间应镇静,但又要避免镇静过深对心血管和呼吸系统产生严重抑制,因此应调整药物剂量,维持合适的镇静深度。常用药物有咪达唑仑、芬太尼和吗啡。

6. 液体管理　液体超载增加危重患者病死率。由于需要输注多种药物、多合并肾功能异常和毛细血管渗漏等多种原因,ECMO 患者常常存在液体超载。因此应严密监测患者液体平衡状况。有液体超载时首先进行利尿处理,效果不好应及时行持续血液透析滤过治疗。

【体外膜氧合器效果评估】

ECMO 开始运行后,体内氧合血增多,PaO$_2$ 升高,PaCO$_2$ 降低,即使降低呼吸机参数也能维持较好的氧供,表明 ECMO 呼吸支持有效。动脉血压能够维持,减少正性肌力药物用量,而平均动脉压无明显降低,患者四肢逐渐温暖,末梢循环改善,皮肤发花消失,尿量增加,血乳酸下降,表明循环支持有效。需要注意容量负荷,如果辅助流量提高困难,动脉血压不升,静脉管道抖动明显,静脉端负压升高,提示可能存在容量不足,可以适当补充容量,观察动脉血压和中心静脉压。

超声心动图可以实时观察左右室收缩和舒张情况,监测心脏射血分数(EF)、心室收缩指数(FS)等代表心功能的指标,房室壁厚度,室间隔运动,心内血栓形成,畸形矫治情况。动态观察更加有意义,可以反映心功能恢复趋势,判断 ECMO 预后。

【体外膜氧合器更换】

临床出现以下情况时,必须更换 ECMO。

1. 机械性溶血　可直接测量血中的游离血红蛋白或临床发现血红蛋白尿。

2. 氧合器出现严重的血浆渗漏,甚至已影响其气体交换功能。

3. 氧合器气体交换功能变差。

4. ECMO 系统内,可见到血栓形成。

【体外膜氧合器撤离】[3]

一旦患者心肺功能好转,血流动力学平稳,肺顺应性增加,胸片示肺部病变好转。当呼吸机参数达到 $FiO_2<50\%$,$PIP<30cmH_2O$,$PEEP<8cmH_2O$,血气指标满意,超声心动图证实心脏具有足够的射血功能,可逐渐降低 ECMO 流量并逐渐降低膜肺氧浓度,观察患儿生命体征。当流量降至正常血流量的 10%~25% 后,仍能维持血流动力学稳定,血气指标满意,可考虑停机。对 VV-ECMO 只需要逐渐降低氧合器气体流量和氧浓度,直至停止,如果患者血气正常,说明患者肺部通气氧合功能正常,可考虑停机。

下列情况应终止 ECMO:①不可逆严重脑损伤;②其他重要器官严重衰竭;③顽固性出血;④肺部出现不可逆损伤。一般在 ECMO 7~10 天后有上述情况应终止 ECMO。

【并发症及处理方法】

1. 出血　是应用 ECMO 最常见的并发症。常由于全身肝素化、凝血因子缺乏和血小板减少所致,有时也因为置管或手术部位止血不彻底。表现为置管部位和手术切口渗血,或其他部位的出血。在应用 ECMO 治疗过程中要尽量避免或者减少一些非紧急的侵入性操作,以免发生难以控制的大出血。血小板低于 $50\times10^9/L$ 时,应输注血小板。应用肝素涂层的 ECMO 管道可减少肝素用量,降低出血发生率。

2. 感染　ECMO 期间发生感染主要与手术创伤过大及置管时间过长有关。感染与患者成活率成负相关。防治 ECMO 支持期间感染的发生,应执行严格的无菌操作,合理使用有效抗生素,尽早恢复肠内营养,缩短 ECMO 的时间。

3. 溶血　是 ECMO 常见并发症之一,可能与静脉引流不良、负压过大,造成红细胞的机械性破坏相关。应常规检测血浆游离血红蛋白,当溶血较严重,出现血红蛋白尿时应适当碱化尿液,促进血红蛋白排出,保护肾功能。如出现严重血红蛋白尿,需行血浆置换。

4. 栓塞　ECMO 所致凝血功能紊乱、激活凝血系统、活化血小板以及抗凝不充分等因素可引起血栓形成,导致不同部位的栓塞。应调整肝素用量、适当增加血流量。应用肝素涂层管道,可减少血液成分激活。血栓严重时需更换 ECMO 系统。

(曾健生　钱素云)

参考文献

1. Cavarocchi NC.Introduction to Extracorporeal Membrane Oxygenation.Crit Care Clin,2017,33:763-766.

2. Extracorporeal Life Support Organization(ELSO).ECLS Registry Report:International Summary,2017-11-17.

3. Jenks CL,Raman L,Dalton HJ.Pediatric Extracorporeal Membrane Oxygenation.Crit Care Clin,2017,33:825-841.

4. 庄士心,张晨美,闫钢风,等.体外膜氧合器在儿童呼吸衰竭中应用的多中心调查.中国小儿急救医学,2017,24:523-527.

5. 闫钢风,张晨美,洪小杨,等.体外膜肺在中国大陆儿科重症监护病房应用现状的多中心调查.中华儿科杂志,2016,54:653-657.

6. Brunetti MA,Gaynor JW,Retzloff LB,et al.Characteristics,Risk Factors,and Outcomes of Extracorporeal Membrane Oxygenation Use in Pediatric Cardiac ICUs:A Report From the Pediatric Cardiac Critical Care Consortium Registry.Pediatr Crit Care Med,2018,19(6):544-552.

7. Solé A,Jordan I,Bobillo S,et al.Venoarterial extracorporeal membrane oxygenation support for neonatal and pediatric refractory septic shock:more than 15 years of learning.Eur J Pediatr,2018,177(8):1191-1200.

8. Jones-Akhtarekhavari J,Tribble TA,Zwischenberger JB.Developing an extracorporeal membrane oxygenation program.Crit Care Clin,2017,33:767-775.

第三节　急性呼吸窘迫综合征

急性呼吸窘迫综合征(acute respiratory distress syndrome,ARDS)是指在严重感染、休克、创伤及烧伤等非心源性疾病过程中,肺毛细血管内皮细胞和肺泡上皮细胞损伤造成弥漫性肺间质和肺泡水肿,导致的急性低氧性呼吸功能不全或衰竭[1]。

【病因】

可导致 ARDS 的原因有多种,一般分为直接肺损伤因素和间接肺损伤因素(表 5-3-1)。前者直接损伤肺部,所导致的 ARDS 称为肺源性 ARDS;后者指肺外疾病或损伤通过激活全身炎症反应造成的肺损伤,所导致的 ARDS 称为肺外源性 ARDS。儿童肺部感染导致的 ARDS 较成人更为常见,尤其是肺部病毒感染。

表 5-3-1　急性呼吸窘迫综合征病因

直接因素	间接因素
肺炎(病毒、细菌、支原体、真菌等)	严重感染及感染性休克
	严重非肺部创伤
胃食管反流性肺炎	心肺分流术后
溺水	大量输血
吸入中毒(烟雾、氧气)	药物中毒
肺部创伤、肺挫伤	急性重型胰腺炎
肺脂肪栓塞	大面积烧伤
机械通气	弥散性血管内凝血

【发病机制】

ARDS 的发病机制尚不完全清楚。尽管有些致病因素可以对肺泡膜造成直接损伤,但 ARDS 的本质是多种炎症细胞及其释放的炎症介质和细胞因子间接介导的肺脏炎症反应。ARDS 是系统性炎症反应的肺部表现,是机体自身失控的炎症瀑布反应结果。

【病理生理】

ARDS 病理生理特征是肺泡-毛细血管膜通透性增高,形成间质及肺泡水肿,肺表面活性物质减少,导致小气道陷闭和肺泡萎陷不张,进而导致肺容积减少、功能残气量降低、肺顺应性降低、继而通气/血流比例失调,引起肺部氧合障碍,出现顽固性低氧血症和呼吸窘迫。由于呼吸代偿,$PaCO_2$ 最初可以正常或降低,重症患者由于呼吸肌疲劳导致肺通气量减少,发生高碳酸血症。

【临床表现】

呼吸频率增快及呼吸窘迫是 ARDS 的主要表现之一。通常在 ARDS 起病 1~2 天内出现呼吸增快,并进行性加重,出现呼吸困难和呼吸窘迫。吸气时锁骨上窝及胸骨上窝凹陷。由于缺氧逐渐加重,患者表现为烦躁不安、心率增快、唇及指甲发绀。用鼻导管或面罩吸氧的常规氧疗方法无法缓解缺氧症状。合并肺部感染时可出现咳嗽、咳痰、发热等。部分患者两肺可闻及干湿性啰音、哮鸣音;肺部实变时呼吸音减低。由于 ARDS 病因复杂,有时临床表现隐匿或不典型,必须提高警惕。

【影像学和血气】

1. X 线胸片　ARDS 病程早期可仅见两肺纹理增多、模糊,伴有小斑片影;继而出现两肺透光度减低呈磨玻璃样改变,显示弥漫性肺间质水肿;随着病变继续进展,两肺出现大片密度不均匀的融合病灶,其中可见支气管充气征,肺间质水肿也加重,甚至呈白肺。恢复期上述阴影逐渐消失,部分患者出现肺纤维化改变。

2. 胸部 CT　CT 扫描能更准确地反映病变肺区域大小,对早期诊断有帮助。在病变早期胸片改变不明显时,胸部 CT 可见肺间质有渗出阴影。典型 ARDS 肺部 CT 表现为肺内病变不均匀,呈现重力依赖现象,上部肺组织正常或相对正常,中部呈磨玻璃样改变,下垂部位呈实变影。

3. 血气分析　是评估肺部通气换气功能的重要方法。ARDS 早期多为不同程度的低氧血症和呼吸性碱中毒,肺泡-动脉氧分压差升高。随着病情加重,PaO_2/FiO_2 进行性下降。由于 ARDS 晚期无效腔通气增加,出现 CO_2 潴留,表现为呼吸性酸中毒。

【诊断标准】

自 1967 年 ARDS 概念首次提出以来,曾制定过多个诊断标准。1992 年欧美联席会议制定的标准曾被广泛应用,2012 年对其修订后制定出 ARDS 柏林标准[2]。这些标准主要针对成人,未充分考虑儿童患者的特殊性。2012 年儿科急性肺损伤委员会联合多个国家的重症医学会,针对儿童 ARDS 的危险因素、病因及病理生理等特点,于 2015 年发布了儿童 ARDS 诊断标准(表 5-3-2)。该诊断标准不但使用 PaO_2/FiO_2(PF)比值和氧合指数(oxygenation index,OI)([$FiO_2 \times Paw \times 100$]/PaO_2)评估肺部氧合,对未能测定动脉血氧分压的患儿,还使用 SpO_2/FiO_2(SF)比值和氧饱和度指数(oxygen saturation index,OSI)([$FiO_2 \times Paw \times 100$]/SpO_2)来评价儿童肺部氧合[3]。

使用该诊断标注时应注意,如果测定了 PaO_2 就使用 PF 比值和 OI,如果未测定 PaO_2,应逐渐降低 FiO_2 使 $SpO_2 \leqslant 97\%$,再计算 SF 比值或 OSI。基于 OI 或 OSI 的 ARDS 程度分度标准不适用于接受机械通气慢性肺疾病或有发绀型先天性心脏病的患儿。

【鉴别诊断】

ARDS 的诊断标准缺乏特异性指标,故需与大面积肺不张、弥漫性肺泡出血和心源性肺水肿等鉴别。ARDS 与心源性肺水肿的临床表现有一些相似之处,但治疗措施相差甚远。ARDS 与心源性肺水肿的鉴别诊断见表 5-3-3。

表 5-3-2　儿童急性呼吸窘迫综合征诊断标准

年龄	排除围产期相关肺疾病			
时间	7 天内明确的临床损害过程			
水肿原因	不能完全用心功能衰竭或液量超载来解释的呼吸衰竭			
胸部影像	胸部影像显示肺部有新浸润的急性实质性病变			
肺部氧合	无创机械通气	有创机械通气		
	儿童呼吸窘迫综合征(无危重程度分级)	轻度	中度	重度
	面罩双水平正压通气或持续气道正压 $\geqslant 5cmH_2O$ 　PF 比值 $\leqslant 300$ 　SF 比值 $\leqslant 264$	$4 \leqslant OI < 8$ $5 \leqslant OSI < 7.5$	$8 \leqslant OI < 16$ $7.5 \leqslant OSI < 12.3$	$OI \geqslant 16$ $OSI \geqslant 12.3$
	特殊人群			
发绀型心脏病	符合上述年龄、时间、水肿原因和胸部影像标准,出现不能用原有心脏疾病解释的肺部氧合急剧恶化			
慢性肺疾病	符合上述年龄、时间、水肿原因标准,胸部影像出现新的浸润病灶,肺部氧合从基础状态急剧恶化并符合上述标准			
左心功能不全	符合上述年龄、时间、水肿原因标准,胸部影像出现新的浸润病灶,肺部氧合急剧恶化符合上述标准并不能用左心功能不全解释			

表 5-3-3　ARDS 与心源性肺水肿的鉴别诊断

项目	ARDS	心源性肺水肿
发病机制	肺实质细胞损伤、肺毛细血管通透性增加	肺毛细血管静水压增加
起病	较缓	急
病史	感染、创伤、休克、误吸等	心血管疾病
痰的性质	非泡沫状稀血样痰	粉红色泡沫痰
体位	能平躺	端坐呼吸
胸部听诊	早期可无啰音,后期湿啰音广泛分布,不局限于下肺	湿啰音主要分布于双肺下部
X 线检查		
心脏大小	正常	常增大
血流分布	正常或对称分布	逆向分布

续表

项目	ARDS	心源性肺水肿
叶间裂	少见	多见
支气管血管袖	少见	多见
胸膜渗出	少见	多见
支气管相	多见	少见
水肿液分布	斑片状，周边区多见	肺门周围多见
治疗反应		
强心利尿	无效	有效
提高吸入氧浓度	难以纠正低氧血症	低氧血症可改善

【治疗】

针对 ARDS 目前尚无特效治疗方法，主要采取综合性治疗措施，包括积极治疗原发病，呼吸和循环功能支持，防治并发症。

1. 原发病治疗　全身感染、创伤、休克、烧伤和急性胰腺炎是导致 ARDS 的常见原因。控制原发病、遏止其诱导的全身失控的炎症反应，是预防和治疗 ARDS 的必要措施。感染可导致 ARDS，而 ARDS 又易并发感染，因此针对性抗感染治疗是常用治疗措施。

2. 呼吸支持　呼吸支持是治疗 ARDS 的重要方法，可以改善通气氧合，但也可能加重甚至诱发肺损伤。ARDS 患儿常低氧血症严重，常规氧疗难以奏效，需要机械通气以提高氧疗效果。

(1) 无创正压通气(noninvasive positive pressure ventilation，NPPV)：NPPV 指不经人工气道(气管插管或气管切开)进行呼吸支持，可有效降低有创通气的合并症。理论上，NPPV 通过提供压力支持利于维持气道通畅，改善肺部顺应性，增加通气量，有效降低呼吸功和改善氧合，缓解呼吸肌疲劳。但是关于应用无创通气治疗 ARDS 的研究资料很少。有研究显示 NPPV 可改善肺部氧合、增加潮气量、降低神经肌肉驱动力和呼吸做功，缓解呼吸窘迫，并且可降低有创通气并发症如呼吸机相关性肺炎的发生率。尤其是免疫功能受损合并 ARDS 患者，早期首先试用 NPPV，可以减少气管插管和病死率。但是 NPPV 对 ARDS 的治疗作用尚存在很多争议。有研究显示 ARDS 是 NPPV 治疗急性低氧性呼吸衰竭失败的独立影响因素。对成人研究荟萃分析发现，NPPV 治疗 ARDS 的失败率大约为 50%，因此使用时应特别小心。临床实践中应注意患者选择，尽量在 ARDS 早期没有发生严重缺氧时使用，注意患者没有重要脏器功能衰竭如肾衰竭需要透析，血流动力学稳定，没有心律失常，意识清楚，能维持气道通畅。

儿科常用的 NPPV 通气模式为持续气道正压通气(continuous positive airway pressure，CPAP)和双水平气道内正压(bi-level positive airway pressure，BiPAP)通气。病情危重程度是决定无创通气治疗能否成功的主要因素。经 NPPV 治疗 1~2 小时后患者病情无改善或有恶化趋势如呼吸频率增快、呼吸功增加、气体交换变差和意识水平降低，应及时气管插管行有创通气[4]。

(2) 有创机械通气：ARDS 机械通气指征尚无统一标准，但经吸高浓度氧不能改善低氧血症时，应尽早进行机械通气。机械通气的目的是维持有效的通气氧合，支持脏器功能。由于 ARDS 的肺部病变为非均一性，部分肺泡病变严重，出现水肿和不张，顺应性下降，不能参与气体交换，只有肺泡病变较轻或无明显病变的肺泡才可以进行气体交换，有效肺容积明显下降，因而称 ARDS 患者的肺被称为"婴儿肺"(baby lung)，实际上是"小肺(small lung)"。因此 ARDS 机械通气时既要使萎陷的肺泡复张并维持开放，以增加肺容积，改善氧合；又要限制肺泡过度扩张和反复关闭所造成的损伤。这就是目前所主张采用的肺保护性通气策略，主要包括小潮气量以限制气道压、肺复张和合适水平的 PEEP[5]。

(3) 高频振荡通气(high-frequency oscillatory ventilation，HFOV)：HFOV 时采用肺复张策略使萎陷的肺泡重新张开，用合适的平均气道压保持肺泡张开，使振荡通气在最佳肺容量状态下进行。由于产生潮气量较小，肺内压力变化小，减少肺泡因闭合张开产生的剪切力。理论上，该通气方法比较符合 ARDS 的肺保护性通气策略,但临床研究结果很不一致。有些研究显示可以改善肺部氧合,降低病死率,但有些研究得出相反的结果。

目前对于常频通气时平台压超过 $28cmH_2O$ 的中 - 重度 ARDS 推荐使用 HFOV。由常频通气转换 HFOV 时,预设平均气道压一般较常频通气时高 $2\sim6cmH_2O$,然后根据经皮氧饱和度情况,逐步调节平均气道压,维持合适的肺容量以保证肺部氧合,同时监测血流动力学状态。振荡压力及振荡频率应根据胸壁振动幅度进行调节。

3. 俯卧位通气　ARDS 患者肺部表现为弥漫性肺间质水肿,但是肺内的病变并不是均匀一致的。以重力依赖区(在仰卧位时靠近背部的肺区)最重,通气功能极差,而在非重力依赖区(仰卧位时靠近胸部的肺区)的肺泡通气功能基本正常,介于两者之间的部分通气相对正常。基于以上病理特点,俯卧位通气改善氧合的可能机制主要为:①背侧通气改善,肺内通气重分布,通气血流灌注比值(V/Q)更加匹配;②血流及水肿的重分布;③功能残气量增加;④减少心脏的压迫。

尽管有很多研究显示严重低氧血症患者采用俯卧位显著改善了氧合功能,但前瞻性对照研究显示俯卧位通气并没有提高 ARDS 患者存活率,也没有缩短机械通气天数和肺部恢复时间。严重低血压、休克、室性或室上性心律失常、颜面部创伤、近期有过腹部手术、有未处理的不稳定骨折和脊柱损伤等为俯卧位通气的相对禁忌证。另外,体位改变过程中可能发生气管导管、中心静脉导管和各种引流管意外脱落,应注意预防。

4. 一氧化氮吸入　吸入外源性一氧化氮(nitric oxide,NO)治疗 ARDS 的机制与 NO 特性及 ARDS 病理生理特点有关。NO 吸入后,进入肺内通气良好的区域,弥散入肺循环,产生扩张气道和肺循环的作用,从而降低肺血管阻力和肺动脉压,增加该肺区血流,改善通气较好的肺泡的通气 / 血流比例,同时减轻右心后负荷,改善右心功能。而通气较差的肺泡几乎无 NO 进入,因而无血流量增加,其结果是重新分配经肺部的血流量。原通气较差的肺泡的血流量被窃血至通气较好的肺泡周围,整个肺部的通气 / 血流比例趋于合理,氧合效率提高,从而降低所需吸入氧气浓度,提高动脉血氧分压,逆转低氧血症,达到治疗 ARDS 的目的。吸入 NO 由肺泡弥散进入体循环后,立即与红细胞内血红蛋白结合,形成亚硝酸基血红蛋白而失活。亚硝酸基血红蛋白在有氧条件下,被氧化成高铁血红蛋白,后者最终转化为硝酸盐排出体外。因此,NO 无全身血管扩张作用,是一种选择性肺血管扩张剂。

有研究发现,NO 浓度为 $1\sim20ppm$ 时肺部氧合改善,而高于 20ppm 时肺部氧合反而下降。随后进行的多个前瞻性、对照研究以观察 NO 吸入对 ARDS 预后的影响,结果均令人失望。多个荟萃分析显示 NO 吸入并没有降低 ARDS 的 28 天病死率和总病死率,也没有缩短机械通气时间。NO 吸入改善氧合的时间维持很短,通常在使用后的 24 小时内,并且 NO 吸入增加肾衰竭的危险。目前并不推荐常规使用 NO 吸入治疗 ARDS,但是对于伴有明确肺动脉高压或严重右心功能不全者可考虑使用。也可用于重度 ARDS 的抢救性治疗或作为体外膜氧合治疗的过度。一旦使用应密切评估其疗效,并监测其副作用。

5. 肺表面活性物质　ARDS 发病过程中内源性肺表面活性物质(pulmonary surfactant,PS)含量降低和组分改变是导致难以纠正的低氧血症的重要原因之一。外源性 PS 替代治疗对新生儿呼吸窘迫综合征有效已经得到肯定,但其用于儿童和成人 ARDS 患者的疗效尚有争议。鉴于研究结果的不一致,目前不推荐将 PS 作为 ARDS 的常规治疗方法。但由于多数研究显示 PS 可以改善肺部氧合,有一些研究也显示可改善预后,因此有必要对 PS 的适应证、剂量和给药方法等问题进一步研究。

6. 体外膜氧合技术　体外膜氧合器是将静脉血从体内引流到体外,经膜式氧合器(膜肺)氧合后再用驱动泵将血液灌入体内,进行长时间心肺支持的技术[6]。

ECMO 适用于治疗肺部病变可逆的重度 ARDS 或者是准备行肺移植的患者,但是很难确定遴选患儿的统一标准。一般在常规保护性通气策略不能维持有效气体交换时即可考虑使用。但应注意,ECMO 仅仅是一种非常复杂的支持治疗措施,并伴有很多额外风险,因此需要结合患儿病史、病情变化趋势、其他脏器功能、可能生存质量、家庭经济能力等情况进行动态系统评估,以确定施行 ECMO 的必要性。合并不可控制的出血或禁用抗凝剂的活动性出血、慢性病终末期和中枢神经系统严重损伤的患者不适合施行 ECMO。

7. **液体管理**　ARDS 患者的液体管理目标是必须保证液体入量以维持足够血容量、器官组织灌注和氧输送,同时减少血管外肺水和减轻肺水肿。多项临床研究显示,液体正平衡导致急性肺损伤患者机械通气时间延长、氧合下降、住 ICU 时间延长及病死率增加。液体正平衡是影响 ARDS 患者预后的独立因素;通过限制性液体管理策略减少液体输入以及用呋塞米利尿,使液体呈平衡或负平衡,有助于减轻肺水肿严重程度、缩短机械通气时间和降低病死率。但对于存在血流动力学不稳定的 ARDS 患者,早期应行积极液体复苏;当血流动力学稳定后,应评估监测患者的液体平衡状况,实行目标指导的限制性液体策略,保持液体平衡或负平衡,防止体内液体过多。

8. **镇静肌松**　适宜的镇痛镇静治疗可减少患儿的痛苦和躁动,有利于改善人机同步性、改善氧合,减少氧耗,减轻应激反应,减少呼吸机相关性肺损伤发生,从而改善患儿预后。机械通气患者的镇静目标是维持患者安静但对疼痛刺激有反应。有些 ARDS 患者即使在深度镇静时仍然存在明显的人机不同步,此时可使用肌松剂提高人机同步性,降低呼吸肌氧耗,减少呼吸机相关性肺损伤。但应注意,使用肌松剂后有可能延长机械通气时间,导致肺泡萎陷和增加呼吸机相关肺炎的发生。应密切监测并在病情好转后及时减量停药。

9. **营养支持**　良好的营养支持对促进 ARDS 患者恢复、减少并发症非常重要。需根据患者的胃肠功能情况,决定营养途径。如果胃肠能耐受,首选肠内营养,不但可提供比较全面的营养,而且利于维持肠黏膜的完整性和功能。若肠内营养不能满足机体需要,应考虑补充性肠外营养。

(曾健生　钱素云)

参考文献

1. Pediatric Acute Lung Injury Consensus Conference Group.Pediatric acute respiratory distress syndrome: consensus recommendations from the PediatricAcute Lung Injury Consensus Conference.Pediatr Crit Care Med,2015,16:428-439.
2. ARDS Definition Task Force,Ranieri VM,Rubenfeld GD,et al.Acute respiratory distress syndrome:the Berlin Definition.JAMA,2012,307:2526-2533.
3. Khemani RG,Smith LS,Zimmerman JJ,et al.Pediatric acute respiratory distress syndrome:definition,incidence,and epidemiology:proceedings from the pediatric acute lung injury consensus conference.Pediatr Crit Care Med,2015,16(5 Suppl 1):S23-40.
4. 中华医学会儿科学分会急救学组,中华医学会急诊医学分会儿科学组,中国医师协会儿童重症医师分会.儿童双水平气道正压通气临床应用专家共识.中华儿科杂志,2017,55:324-328.
5. Rimensberger PC,Cheifetz IM,Pediatric Acute Lung Injury Consensus Conference Group.Ventilatory support in children with pediatric acute respiratory distress syndrome:proceedings from the pediatric acute lung injury consensus conference. Pediatr Crit Care Med,2015,16(5 Suppl 1):S51-60.
6. Jenks CL,Raman L,Dalton HJ.Pediatric extracorporeal membrane oxygenation.Crit Care Clin,2017,33:825-841.

第四节　儿童呼吸衰竭

呼吸衰竭(respiratory failure)是儿科最常见急重症,指由于各种原因引起的呼吸功能异常,不能满足机体代谢需要,造成动脉血氧下降和/或二氧化碳潴留的一种病理生理过程或临床综合征;简言之,机体的氧供给和二氧化碳排出不能满足代谢需要时,即为呼吸衰竭。很多疾病均可导致呼吸衰竭,呼吸衰竭可以是很多疾病的终末状态。

完整的呼吸过程是指机体从外界吸入氧气,运输至各器官系统参与细胞代谢,并排出 CO_2 的过程,包括外呼吸、内呼吸和气体运输三部分。外呼吸包括呼吸循环系统共同完成的通、换气过程。通气是指体内代谢产生的 CO_2 经呼吸动作气体对流排出体外的过程;换气是指氧气在肺泡中与肺泡外血液交换过程。呼吸衰竭有明确的病理生理含义,除了相应的临床症状外,尚需结合动脉血气分析做出诊断。正常人动脉氧分压(PaO_2)为 11.3~14.0kPa(85~105mmHg),二氧化碳分压（$PaCO_2$）为 4.7~6.0kPa（35~45mmHg），pH 值 7.35~7.45。若 PaO_2 低于 10.6kPa（80mmHg），$PaCO_2$ 高于 6.0kPa（45mmHg），视为呼吸功能不全；如 PaO_2 低于 8.0kPa（60mmHg），$PaCO_2$ 高于 6.7kPa（50mmHg），则考虑呼吸衰竭。但由于婴幼儿 PaO_2 及 $PaCO_2$ 均较年长儿低，因此其诊断标准也应有所不同。但上述标准并不适于所有情况，如给予氧疗的呼吸衰竭患儿其 PaO_2 可不减低，应具体情况具体分析。

小儿呼吸衰竭多见于婴幼儿和新生儿，它是新生儿和婴幼儿的第一位死亡原因，也是新生儿和儿童重症监护病房的常见住院原因。随着对小儿呼吸生理的深入了解和医学诊疗技术的发展，小儿呼吸衰竭诊治水平明显提高，预后明显改善，同时小儿呼吸衰竭的疾病谱也在发生改变。

【病因】

近年来，儿童呼吸衰竭的疾病谱发生了很大改变，单纯因为呼吸系统疾病引起的呼吸衰竭占比逐渐减少，而神经肌肉病、先天性遗传代谢病等所致呼吸衰竭所占比重呈上升趋势。总的来说，呼吸衰竭的病因可大致分为以下三类：

1. **呼吸系统疾病**

（1）上呼吸道梗阻：在婴幼儿较多见，多数以吸气性呼吸困难为主。声门下及喉部是儿童呼吸道的狭部，也是梗阻发生的主要部位，如急性喉气管支气管炎或会厌炎、咽后壁脓肿、扁桃体周围脓肿、扁桃体和/或腺样体肥大、异物吸入、严重喉软骨软化、喉痉挛、各种理化因素导致的声门下狭窄、烧烫伤或过敏所致喉部水肿、舌根囊肿、局部淋巴管瘤或血管瘤、颅面部发育畸形等均可引起上呼吸道梗阻导致呼吸衰竭的发生。

（2）下呼吸道梗阻：多数以呼气性呼吸困难为主要表现，严重时也可有吸气性呼吸困难，常见的有哮喘急性发作、毛细支气管炎、阻塞性细支气管炎、慢性肺疾病、气管支气管软化或狭窄、血管环压迫、溺水等，重症肺部感染时的分泌物和坏死物也可阻塞细支气管，造成下呼吸道梗阻。此外如 Steven-Johnson 综合征、中毒性表皮坏死松解症等可导致呼吸道黏膜脱落堵塞后引起呼吸衰竭。

（3）肺部疾病：包括各种肺部间实质病变，如肺炎、肺水肿、肺出血、肺栓塞、肺挫伤、过敏性肺泡炎、新生儿呼吸窘迫综合征（RDS）、急性呼吸窘迫综合征（ARDS）等。

2. **呼吸泵异常**　指从呼吸中枢、脊髓到呼吸肌和胸廓各部位的病变，主要引起通气不足，可因咳嗽排痰无力而导致肺不张、感染加重。

（1）神经和/或肌肉病变：如 Guillain-Barré 综合征、重症肌无力、线粒体脑肌病或其他代谢性肌病、膈肌麻痹、膈疝、脊肌萎缩、肉毒中毒等。

（2）胸廓外伤或畸形：严重的脊柱侧弯、外伤后导致的连枷胸、肋骨骨折、窒息性胸廓发育不良等，胸部大手术后所致呼吸衰竭也归于此类。

（3）胸腔积液、气胸或液气胸。

（4）脑、脊髓病变：如各种原因引起的脑水肿和颅高压、早产儿呼吸中枢发育不全、癫痫持续状态、药物过量导致呼吸中枢受抑制、脊髓损伤或脊髓炎、各种原因引起的低通气综合征等。

3. **组织缺氧**：包括机体运输、释放和组织利用氧障碍。

（1）休克：如低血容量性休克、脓毒性休克等。

（2）心功能不全或衰竭：如暴发性心肌炎、心律失常、心包炎、心包压塞、心肌梗死等。

（3）代谢紊乱和中毒：如氰化物中毒、亚硝酸盐中毒等。

（4）严重贫血：各种原因导致的严重贫血。

【分型、分类】

儿科呼吸衰竭可分为急性呼吸衰竭、慢性呼吸衰竭和慢性呼吸功能不全急性加重。根据动脉血气，可将呼吸衰竭分为Ⅰ型呼吸衰竭、Ⅱ型呼吸衰竭。

（一）根据病程和进展速度分类

急、慢性呼吸衰竭是人为制定的，二者并没有严格明确的时间界限，但对临床而言，该分型却十分重要。通常，急性呼吸衰竭是在数分钟、数小时或数日内发生，病情进展快，严重时可出现心肺衰竭或心搏骤停，需尽快抢救。慢性呼吸衰竭则通常在慢性疾病的基础上出现呼吸泵或肺功能受损，由于其进展慢，机体可通过肾脏增加碳酸氢盐（HCO_3^-）的方式进行代偿的一种病理生理过程。

（二）根据动脉血气分型

动脉血气分析是诊断呼吸衰竭的重要依据。

1. **Ⅰ型呼吸衰竭**　又称低氧血症型呼吸衰竭。血气特点为低氧血症、二氧化碳分压正常或降低。一般来说，肺顺应性下降，换气功能障碍是主要病理生理改变。引起肺部病变后导致 V/Q 比值下降的疾病多为Ⅰ型呼吸衰竭。Ⅰ型呼吸衰竭患儿在疾病早期常有过度通气，使得 $PaCO_2$ 降低或正常。若合并气道梗阻或疾病后期，$PaCO_2$也会升高。

2. **Ⅱ型呼吸衰竭**　又称通气功能衰竭。由于通气不足，导致高碳酸血症，伴或不伴低氧血症。当肺内原因（气道梗阻，生理无效腔增大）或肺外原因（呼吸中枢、呼吸肌或胸廓异常）使呼吸系统负荷明显超过其所能完成的呼吸功时，就会引起Ⅱ型呼吸衰竭，此时的低氧血症与高碳酸血症常是成比例的。引起上气道梗阻和呼吸泵病变的疾病均可导致呼吸功和呼吸负荷之间失衡，发生Ⅱ型呼吸衰竭。患儿如果仅单纯通气不足，无肺内病变，这时的低氧血症容易纠正；值得注意的是，通气不足导致的$PaCO_2$增高可以致命。

（三）其他

1. **低氧性呼吸衰竭**（hypoxic respiratory failure，HRF）　由于肺泡通气/血流（V/Q）不匹配所致，常伴有不同程度肺内分流，动脉血气存在明显的低氧血症，$PaCO_2$正常或降低，一般将其划为Ⅰ型呼吸衰竭。常见于急性呼吸窘迫综合征（ARDS）、肺水肿、肺出血、重症肺炎等。

2. **高碳酸-低氧性呼吸衰竭**（hypercapnic-hypoxic respiratory failure，HHRF）　指呼吸泵衰竭、气道梗阻等使有效肺泡通气不足而引起的呼吸衰竭，血气表现为低氧血症和$PaCO_2$升高，常将其划为Ⅱ型呼吸衰竭。常见于慢性神经肌肉病、梗阻性肺疾病等。

3. **潜在呼吸衰竭**（potential respiratory failure）　是一种临界状态，又称临界性呼吸衰竭（impending respiratory failure），指由于呼吸肌麻痹、假性延髓性麻痹或气道分泌物多、呼吸肌疲劳等导致重症患儿出现的临界呼吸衰竭状态。如果给予适宜的体位、保持气道通畅和合理氧疗的情况下，患儿可能无明显呼吸困难，血气值也可基本正常。一旦气道分泌物潴留或进行一些治疗操作时，如穿刺、影像学检查、体位改变等，可能发生完全呼吸衰竭（frank respiratory failure），严重者可引起呼吸心搏骤停。

【病理生理】

缺氧和二氧化碳潴留是呼吸衰竭的基本病理生理改变。儿童和成人在呼吸生理上的差异可以解释为什么小婴儿更容易罹患呼吸衰竭、且更为严重。新生儿和小婴儿在2~6个月以前主要是鼻呼吸，鼻塞时容易引起呼吸困难；婴幼儿舌体相对较大，容易堵塞口咽部，且喉部位置较高，会厌较

大且呈水平位置；声门下狭窄明显，一旦水肿很容易发生气道梗阻、呼吸窘迫；部分学龄前和学龄儿童因腺样体肥大或扁桃体肥大，容易引起上气道梗阻；一些先天性解剖异常如腭裂Pierre-Robin序列征等也可致气道梗阻。小儿呼吸肌发育不全，慢收缩抗疲劳肌纤维发育不完善，缺氧时其代偿呼吸量最多不超过2.5倍，而成人可达10倍；小婴儿膈肌呼吸储备能力差，易于疲劳，在呼吸负荷增加时难以满足通气量增加的要求，更容易呼吸衰竭。婴儿的基础代谢率较成人高2~3倍，平静状态下婴儿的呼吸频率较快，当病情严重时婴儿代谢贮备不足。小婴儿呼吸中枢发育不完善，更容易出现呼吸衰竭。小儿气道较窄，气道的软骨支持组织发育不健全，喉部、气管和支气管较成人软，更容易变形、受压变窄。当出现上气道梗阻时，患儿用力吸气可进一步加重梗阻。肋骨呈水平位，且具有高顺应性、容易变形，肋间肌发育不全，故新生儿和小婴儿的胸壁对增加潮气量的作用有限；膈肌与胸廓之间相互作用面积小，限制了垂直方向的位移量。婴幼儿肺泡数量较成人少，气体交换面积相对较小；新生儿和小婴儿肺泡小，由于缺乏相对较大的肺泡，气道弹性支撑组织较少，容易塌陷。早产儿慢性肺疾病或支气管肺发育不良等导致残余肺泡受损，使肺顺应性降低。

气体交换主要经过4个环节：氧气经气道进入肺泡；氧气通过肺泡-毛细血管膜弥散入血液；氧气经肺毛细血管运输至组织（取决于心输出量和血红蛋白含量）；二氧化碳从血液进入肺泡并呼出体外。以下各方面异常均可引起呼吸衰竭的发生：通气/血流比值（V/Q）异常、肺内分流、低通气、气体弥散障碍、吸入氧浓度降低。通气不足主要引起$PaCO_2$升高，可伴不同程度低氧血症；换气障碍主要引起PaO_2下降，$PaCO_2$视病情轻重可降低、正常或增高。低氧血症有别于高碳酸血症，但二者可独立存在或共存，如中枢性神经系统病变患儿可因咳嗽及吞咽反射消失，导致肺炎；重症肺炎也可出现中枢性呼吸衰竭，通气障碍。

（一）通气障碍

肺泡与外界气体交换不足时发生通气障碍，常见原因为气道阻力增加或肺扩张受限。$PaCO_2$是反映肺泡通气量的重要指标，通气不足既可导致高碳酸血症，也可引起低氧血症。

1. **限制性通气障碍**　指由于神经、肌肉、胸廓、胸膜的病变和/或肺间质炎性改变或纤维化

而引起的胸廓、肺的顺应性降低,其扩张和回缩均受限,引起肺容量和通气量减少。神经肌肉病、各种原因引起的呼吸中枢受抑制、脊柱侧弯、大量液气胸、胸廓发育畸形、大量腹水、肺纤维化、肥胖等均可出现呼吸动度减弱、肺顺应性降低、扩张受限等,导致肺容量和肺活量均显著下降,发生限制性通气障碍。

2. **阻塞性通气功能障碍** 由于气道狭窄或阻塞导致气道阻力增加,引起肺泡通气不足;肺和胸廓的顺应性变化不大,但气道阻力增加。气道外受压(如肺动脉吊带、先天性心脏病)、气道内堵塞(如黏液、渗出物、异物或肿瘤)、气道痉挛、黏膜肿胀或纤维化等均可使气道内径狭窄或不规则,气流阻力增加,导致阻塞性通气障碍。

(二)换气障碍

肺泡内气体与血液内气体进行交换的过程发生障碍即换气障碍,包括 V/Q 比值异常、肺内分流和弥散障碍。换气障碍的显著特点是低氧血症,$PaCO_2$ 正常或降低,肺内分流引起的缺氧最严重,合并先天性心脏病则 PaO_2 下降更低。

1. **V/Q 比值失调和肺内分流** V/Q 比值决定了肺部气体交换是否充分,当肺泡通气与血流相匹配时,CO_2 可被迅速清除且氧合充分;V/Q 比值降低是低氧血症的常见原因,此时毛细血管氧合不足,出现动静脉血混合,即出现肺内分流。V/Q 越低,要求吸入氧浓度越高。极端情况下 V/Q 可以为 0,意味着肺血流无气体交换,形成真正的肺内病理性分流。在正常人,肺内分流的比例低于 10%;当肺内分流超过 30% 时,即产生低氧血症,分流越多,PaO_2 越低;由于分流的血液无法接触肺泡中的氧,因此这种缺氧不能通过供氧改善;需通过正压实现肺复张和肺容积增大。肺内分流超过 50% 时,$PaCO_2$ 才会改变。低氧时,肺泡血管收缩,这是一种保护性反射,以提高肺血管阻力为代价,通过提高氧分压来部分纠正局部 V/Q 比值失衡。

V/Q 增大,提示死腔增加。低血压、肺栓塞、机械通气时肺泡过度扩张等均可导致肺灌注下降;正常时,死腔约占肺总通气量的 30%,死腔增加可导致低氧血症和高 CO_2。

2. **弥散障碍** 肺泡 - 毛细血管膜也称弥散膜,由肺泡表面液层、肺泡上皮、基底膜、间质、毛细血管内皮组成。成人的血液与肺泡总接触时间约 0.75 秒,完成气体弥散过程约需 0.25 秒,所以机体有足够时间使气体在血液和肺泡间达到平衡。弥散功能的贮备空间较大,因此不是低氧血症的主要原因。但是年龄越小,血液与肺泡总接触时间越短,弥散时间占接触时间的比例越大,贮备能力越差。弥散障碍包括弥散面积减小——如肺实质病变、肺不张、肺气肿等;肺泡 - 毛细血管膜增厚——如肺水肿、肺纤维化、肺泡和间质间的炎症等,导致气体弥散距离增加,速度减慢;以上两种情况均可影响气体弥散,其中弥散面积减小是主要因素。正常情况下,CO_2 的弥散速度是 O_2 的 20 倍,因此弥散功能障碍时主要引起低氧血症,$PaCO_2$ 较少升高。

(三)其他

呼吸衰竭时的低氧血症和二氧化碳潴留可对全身各重要脏器、系统产生不良影响。低氧血症、高碳酸血症可引起脑水肿、颅高压、呼吸中枢受抑制,出现通气量降低,反过来又加重呼吸性酸中毒和缺氧,形成恶性循环。缺氧时脑细胞膜通透性改变,$PaO_2<20mmHg$ 时,脑细胞可直接死亡。二氧化碳潴留时,脑血管扩张,血流量增多,形成颅高压;$PaCO_2>90mmHg$ 时,可出现昏迷和呼吸抑制。早期低氧和二氧化碳潴留均可使心率增快、心排血量增加、血压升高;严重缺氧和呼吸性酸中毒时,可直接损害心肌,缺氧可使肺小动脉收缩,引起肺动脉高压,右心负荷增加。缺氧可引起肾血管收缩,肾组织缺血缺氧,严重时出现肾小管损伤坏死,肾衰竭;也可导致胃肠道、肝脏损害。二氧化碳潴留和缺氧还可导致水电解质及酸碱失衡,对机体产生严重影响。低氧血症和 / 或高碳酸血症最终可使血 pH 下降,严重影响体内各种蛋白质和酶的正常活性,重要脏器或系统功能障碍,并可致死。

【临床表现】[1]

急性呼吸衰竭的临床表现包括原发病的表现,低氧血症和高碳酸血症对全身多系统的影响等。临床严重程度与发生缺氧和二氧化碳潴留的速度密切相关,缺氧和二氧化碳潴留往往同时存在。

1. **原发病表现** 根据原发病不同而异。

2. **呼吸系统表现** 周围性呼吸衰竭常表现为不同程度的呼吸困难,呼吸做功增加,可见三凹征、鼻翼扇动等。早期呼吸频率多增快,晚期呼吸减慢无力,呼吸道保护机制多减弱,可出现呼吸肌疲劳或肌力异常表现,多为呼吸功能失代偿、呼吸停止的前兆。上气道梗阻时以吸气性呼吸困难为主,而下气道阻塞时以呼气困难为主。中枢性呼吸衰竭主要为呼吸节律改变,可呈呼吸浅慢,严重时可出现周期性呼吸,常见潮式呼吸、抽泣样呼吸、叹息样呼吸、呼吸暂停和下颌呼吸等。严重周围性呼吸衰竭也可伴中枢性呼吸衰竭。神经肌肉病可表现为呼吸动度减弱甚至消失,尤其是受累肌群更为明显。值得注意的是,儿童呼吸衰竭可能在单纯呼吸方面的表现并不典型;出现呼吸困难表现时,可能并非系呼吸系统的问题所致,如严重代谢性酸中毒也可导致呼吸困难。因此,单从临床表现难以对呼吸衰竭的诊断及其程度做出准确判断。

3. **心血管系统表现** 缺氧和二氧化碳潴留早期都可引起交感-肾上腺髓质系统兴奋,出现心率增快,血压升高等。严重时出现血压下降,可有心律不齐或心率减慢。缺氧可导致肺小动脉收缩,肺动脉高压,右心负荷增加,严重时可致右心功能不全。一般 PaO_2<50mmHg 或 SaO_2<85% 时,唇和甲床出现发绀,贫血时发绀可不明显。

4. **神经系统表现** 缺氧早期可出现烦躁不安,年长儿可有头痛症状。二氧化碳潴留也可引起头痛、头晕、烦躁不安等神经系统改变。随缺氧和二氧化碳潴留的加重,患儿意识障碍程度逐渐加深,可出现定向障碍、球结膜和视盘水肿、抽搐、昏睡甚至昏迷,症状的轻重与呼吸衰竭的发生速度有关。

5. **消化系统表现** 如消化道黏膜糜烂或溃疡出血、肠麻痹、肝脏损害等。

6. **泌尿系统表现** 可出现蛋白尿、血尿、少尿甚至无尿,尿中还可出现管型、白细胞;严重时肾衰竭。

7. **水电解质平衡** 血清钾和钠水平均可异常,如高钾血症和低钠血症,也可出现水潴留。饥饿、摄入减少、药物因素等可引起低钾血症和低血钠。

【诊断】

血气分析是诊断呼吸衰竭的重要手段,但尚需结合患儿的病因、临床表现等综合判断。

(一)有引起呼吸衰竭的病因

这是诊断呼吸衰竭的前提条件。详细了解病史、明确病因,有助于了解呼吸衰竭发生的基础,给予针对性的治疗。病史询问方面应注意以下内容:

1. 现患何种疾病,有无感染、创伤或大手术;有无遗传代谢病、肾衰竭或糖尿病酸中毒等,其呼吸系统表现可类似呼吸衰竭,应予鉴别。

2. 有无突然引起呼吸困难的意外发生,如误吸或气道异物;有无溺水或烧伤、烫伤后喉头水肿;是否误服了可抑制呼吸中枢的药物或其他毒物。

3. 患儿是否接受特殊治疗,如镇静剂等。

4. 既往有何病史,如有无哮喘、神经肌肉病、先天性心脏病、慢性肺疾病等肺、心、神经系统病史;有无皮肤或呼吸道过敏史。

5. 新生儿要注意围产期病史,如母亲用药情况,分娩是否顺利,有无早产、窒息,有无引起呼吸窘迫的先天畸形(如横膈疝、食管闭锁)。

(二)符合呼吸衰竭的呼吸系统临床表现

周围性呼吸衰竭时多表现呼吸做功增加,如呼吸频率增快,呼吸费力,可见吸气性三凹征、鼻翼扇动,伴/不伴发绀,患儿力图通过增加做功维持通气量;但出现以上情况并不表明一定发生了呼吸衰竭,且呼吸衰竭患儿也不一定都出现上述典型表现。中枢性呼吸衰竭时,患儿可表现出呼吸节律不规整。呼吸肌受累时,可出现呼吸动度减弱或消失。呼吸衰竭时呼吸频率变化不一,周围性呼吸衰竭早期多呼吸急促,晚期则出现呼吸浅慢。

小婴儿可因分泌物堵塞和炎症水肿造成细支气管广泛阻塞,呼吸费力并逐步出现呼吸肌疲劳,通气功能障碍;因此在缺氧同时合并较重的呼吸性酸中毒,可致脑水肿,从而出现中枢性呼吸衰竭,表现为呼吸节律改变或呼吸暂停。一些以肺部病变为主的小婴儿,虽然也可合并严重呼吸道梗阻,但缺氧比二氧化碳潴留更为突出。

(三)血气分析

血气分析是诊断呼吸衰竭的重要依据。正常与病理血气数值界限(以儿童正常值为准)见表5-4-1。

1. **Ⅰ型呼吸衰竭** PaO_2<60mmHg,$PaCO_2$ 正常或降低。

2. **Ⅱ型呼吸衰竭** PaO_2<60mmHg,$PaCO_2$>50mmHg。$PaCO_2$ 增加的速度较 $PaCO_2$ 的测定值意义更大。

以上血气指标是在水平面、安静、不吸氧状态下测得结果的分型标准。如果患儿病情过重,不能停止氧疗去测血气,此时测得的 PaO_2 只反映氧疗效果,动态监测动脉血气,有助于早期发现、判断病情并评估疗效。血气指标正常,不代表没有呼吸功能不全或呼吸衰竭。

表 5-4-1　正常与病理血气数值界线

项目	正常范围	影响临床	病情危重
pH	7.35~7.45	7.3~7.5 以外	7.15 以下
$PaCO_2$（mmHg）	35~45	30~50 以外	急性 60 以上;慢性 80 以上
PaO_2（mmHg）	80~100	60 以下	40 以下
BE（mmol/L）	±3	-6 以下	-15 以下

需要注意以下事项:婴幼儿时期 PaO_2、$PaCO_2$ 和剩余碱（BE）的数值均较儿童低,诊断时应考虑年龄因素。一般情况下,$PaCO_2$ 反映通气功能,PaO_2 反映换气功能。如 PaO_2 下降而 $PaCO_2$ 不增高提示存在单纯换气障碍;$PaCO_2$ 增高提示通气障碍,可伴随一定程度的 PaO_2 下降。中枢性通气障碍常表现呼吸节律改变,或呼吸减慢。外周性通气障碍,多有气道阻塞,气体分布不均匀或呼吸幅度受限制等,常可见呼吸困难。对于换气障碍型呼吸衰竭,可根据吸入不同浓度氧后 PaO_2 的改变来判断其性质和程度。吸入低浓度(30%)氧时,因弥散功能障碍引起的 PaO_2 下降可明显改善;因 V/Q 比例异常所致呼吸衰竭。患儿是否缺氧取决于组织氧供应能否满足代谢需要,不能只看 PaO_2。要动态观察患儿的病情演变过程来判断病情和指导治疗。急性呼吸衰竭的代偿约需 5~7 天,若患儿发病已数日,要注意患儿既往呼吸和血气改变,才能对目前病情做出准确判断。

【治疗】

呼吸衰竭治疗目的是改善通换气功能,纠正低氧血症和高碳酸血症以满足机体代谢所需,保护重要脏器功能,减少呼吸衰竭并发症,更好地对原发病进行治疗。

（一）病因治疗

是呼吸衰竭治疗的根本。如肺炎患儿合理抗感染治疗,张力性气胸者尽快穿刺排气,颅高压者应积极降颅压等。需要注意的是对严重濒危者而言,不能因寻找病因而延误救治,应先行抢救,争取时间再明确病因予针对性治疗。

（二）加强气道管理,保持气道通畅

对不同原因引起的气道梗阻进行针对性治疗以保持呼吸道通畅,有利于改善通气。如痰液堵塞时应保持气道开放的体位,予雾化并做好温湿化,翻身拍背吸痰;也可口服或静脉注射化痰药物;对支气管痉挛者可予沙丁胺醇、异丙托溴铵、特布他林雾化;对于气道黏膜肿胀,如急性喉炎等可予布地奈德雾化减轻水肿。

胸部物理治疗包括体位引流,勤翻身,拍击胸背,吸痰等内容。翻身、拍背对防止肺不张,促进肺循环,改善肺功能有重要作用,方法简单有效,但常被忽视。重症患儿活动少,通常 3~4 小时一次。湿化呼吸道应与胸部物理治疗密切配合,以保持气道通畅。

（三）氧疗

氧疗的目的是纠正低氧血症,满足机体代谢所需。可经鼻导管、面罩或头罩给氧,也可经持续气道正压通气给氧。需在维持患儿适当氧合的前提下,予以最低的吸入氧浓度。

1. 氧疗指征　发绀和呼吸困难是给氧的临床指征。心率、呼吸增快和烦躁不安是早期缺氧的表现,在排除缺氧以外的其他原因后,可作为给氧的指征。

2. 氧疗方法　不论任何方法给氧,都要对吸入氧进行充分湿化。

（1）鼻导管给氧:氧流量儿童 1~2L/min,婴幼儿 0.5~1L/min,新生儿 0.3~0.5L/min,吸入氧浓度约 25%~40%。FiO_2 与氧流量等有关,FiO_2=21+4× 氧流量（L/ 分）。

（2）简易面罩给氧:氧流量在儿童 3~5L/min,婴幼儿 2~4L/min,新生儿 1~2L/min,氧浓度 40%~60% 左右。

（3）文丘里面罩:为高流量给氧方式,其侧孔可调节进入的氧气以控制氧浓度;氧气与室内空气相混合,孔径大小决定空气的量。在不同氧流量的情况下,可调节较为精确的氧浓度。

（4）其他面罩:如部分重复面罩,由一个简单的面罩和储气囊组成,氧气与部分呼出气在颌下的储气囊中混合后再被吸入,FiO_2 可达 50%~60%;如保证持续恒定地供氧,且氧流量超过患儿的分钟通气量时,患儿吸气时储气囊不会塌陷,CO_2 几乎不会被重复吸入;通常氧流量需 10~12L/min。另还有非重复面罩,该面罩在呼气孔处设有活瓣,以防吸入空气;储气囊和面罩间也配有单向活瓣,防止呼出气进入储气囊,避免重复呼吸;如密闭性良好、佩戴合适,氧流量达 10~12L/min 时,可提供接近 100% 的氧。

(5)持续气道正压给氧:持续气道正压(continuous positive airway pressure,CPAP)是无创机械通气方式,可使患儿在吸气、呼气相均保持气道内有一定正压的、经过加温加湿的新鲜气流。其设备简单,操作容易,氧浓度可根据需要进行调节,对患儿损伤小,增加患儿舒适度,效果明显优于普通给氧方法;早期应用 CPAP,可及时稳定病情,降低气管插管率,减少有创通气的使用,使医源性感染如呼吸机相关肺炎、气胸等合并症减少;CPAP 还可作为撤离呼吸机时向自主呼吸过渡的序贯治疗手段,缩短气管插管时间;可减少镇静剂的使用、花费较少,适合在基层医院加以推广。CPAP 在减少呼吸功、改善通气、增加功能残气量、防止肺不张、降低内源性呼气末正压(PEEP)、保持上气道通畅、减轻肺水肿等方面具有明显功效[2]。包括鼻塞、鼻罩和面罩方式的 CPAP,新生儿和小婴儿最常用的是经鼻 CPAP;而面罩和鼻罩更适合年长儿童。CPAP 适应证包括急性呼吸衰竭、下呼吸道梗阻、有创通气撤机过程中、慢性肌肉病所致肺功能不全、阻塞性睡眠呼吸暂停、免疫功能低下。一般情况下,如果 FiO_2>30% 才能维持 PaO_2 大于 60mmHg 时,可考虑使用 CPAP。及时的无创通气可使 70% 的儿童急性呼吸衰竭避免有创通气,减少并发症,减少住 ICU,减少死亡[3]。但有研究显示,CPAP 在治疗轻中度呼吸衰竭的作用比较明显,而对中重度呼吸衰竭的作用有限。正确应用 CPAP 多无明显并发症,发生的不良影响主要与持续气道正压有关,压力过高可致气胸等气压伤,但经鼻 CPAP 由于口腔经常开放,故气压伤较少。

3. 氧疗的危险　给氧可减弱低氧刺激,引起呼吸中枢驱动力下降、通气量下降和严重高碳酸血症,甚至发生意识丧失和呼吸停止;因此氧疗过程中需严密监测患儿神志和精神反应,以防病情恶化。长期氧疗的患儿要警惕氧中毒。新生儿尤其是早产儿对高浓度氧十分敏感,吸入 FiO_2>60% 超过 24 小时肺内即有渗出、充血、水肿等改变。时间进一步延长对于正压通气患儿,其肺部含气量逐渐减少,可出现增生性改变,严重者表现为广泛的间质性纤维化和肺组织破坏,即所谓"支气管肺发育不良"(bronchopulmonary dysplasia)。新生儿,特别是早产儿长时间吸入高浓度氧,可导

致早产儿视网膜病,严重时可致盲。早产儿视网膜病与用氧时间长短和出生体重密切相关,吸入氧浓度也是一个重要因素。在小婴儿应用 CPAP 时氧浓度尽量不超过 60%,应用过高的吸入氧浓度不应超过 24 小时。

(四)药物治疗

1. 纠正酸碱失衡,维持内环境稳定　呼吸衰竭时的酸中毒以呼吸性酸中毒为主,主要依赖于通气功能的改善。因此强调呼吸衰竭纠酸时应保证足够的通气。

2. 其他药物　如适当镇痛镇静,颅高压时应使用降颅压脱水药,有循环灌注不良时酌情使用血管活性药,有心功能不全时使用强心药物等。

(五)营养支持

呼吸衰竭患儿常存在能量和 / 或蛋白质供应充分性不足,营养支持是否恰当对呼吸衰竭患儿的病程及预后有重要作用。合理的营养支持可增强机体免疫能力、对抗感染,有利于肺组织修复,减少呼吸肌疲劳;合理的营养成分可减轻机体排出 CO_2 的呼吸负担。

(六)呼吸机的应用

见本章第一节。

(七)肺泡表面活性物质(pulmonary surfactant,PS)

PS 是肺泡 Ⅱ 型细胞分泌的磷脂蛋白复合物,可降低肺泡气液界面表面张力,改善肺的力学特性;可以保持低肺容量时肺泡的稳定,防止肺萎陷,有利于减少呼吸功、改善气体交换并防止肺水肿;还可以形成非特异性屏障,防止微生物的入侵;可以维持小气道稳定,不被液体堵塞;可防止气管黏膜上皮的纤毛黏附于黏液,有助于黏液的流动和纤毛摆动的清除等[4]。PS 目前广泛用于早产儿 RDS。自 20 世纪 80 年代以来应用于 ARDS 和肺部感染的治疗,大部分临床研究取得了改善血气和肺功能的效果,但功效并不持久;虽然 PS 治疗安全,未见有过敏或其他不良反应,但未能显著降低病死率。给药方法分为:气管内滴入、通过支气管镜给药、雾化吸入。早期给药优于晚期给药。

总之,呼吸衰竭为婴幼儿最常见的急危重症之一,病情变化快,进展迅速,临床医师必须密切观察病情,采取综合措施,尽早纠正通气和 / 或换气功能障碍,改善预后。

(王　荃)

参考文献

1. Hammer J.Acute respiratory failure in children.Pediatr Respir Rev,2013,13(2):64-69.
2. 刘珺,王荃,钱素云,等.经鼻持续气道正压通气治疗 5 岁以儿童社区获得性肺炎:多中心临床研究.中华儿科 杂志,2017,55(5):329-333.
3. Bakalli I,Celaj E,Kola E,et al.Time for noninvasive ventilation in children with acute respiratory failure. Pediatr Polska,2016,91(5):430-435.
4. Orgeig S,Morrison J L,Daniels C B.Evolution, Development,and Function of the Pulmonary Surfactant System in Normal and Perturbed Environments. Comprehensive Physiology,2016,6(1):363-422.

第五节 肺水肿

肺水肿(pulmonary edema)是一种肺血管外液体增多的病理状态,肺血管内液体渗出或漏出,超过淋巴引流能力,多余的液体即进入肺间质或肺泡腔即称为肺水肿。肺水肿可缓慢发生,如慢性肾衰竭时,也可迅速发生,如急性左心功能衰竭时。严重病例可因急性呼吸衰竭危及生命,属内科急症。

【肺内液体转运机制】

肺内正常的解剖和生理机制保持肺间质水分恒定和肺泡处于理想的湿润状态,以利于肺脏完成各种生理功能。肺泡表面为上皮细胞,肺泡表面积约 90% 被扁平Ⅰ型肺泡细胞覆盖,其余为Ⅱ型肺泡细胞。细胞间紧密连接,正常情况下液体不能透过。肺毛细血管的内皮细胞薄而扁平,它们之间的连接较为疏松,允许少量液体和某些蛋白颗粒通过。正常情况下血管床和间质之间持续有液体、胶体和溶质的交换。成人在正常生理情况下,肺循环滤出量约为肺血流量的 0.01%,约每小时 10~20ml。

控制肺内液体交换的主要因素可以用 Starling 公式表示:$J_v=L_pS[(P_c-P_i)-\sigma_d(\pi_c-\pi_i)]$。$J_v$ 是微血管屏障的净滤过率(容量速度);L_p 是微血管屏障对滤过液体的通透性,用来衡量液体通过这个屏障的难易程度;S 是屏障的表面积;P_c 是肺毛细血管内静水压[正常值约为 1.3kPa (10mmHg)];P_i 是肺间质液静水压[正常值约为 −1.3kPa(−10mmHg)];π_c 是肺毛细血管内胶体渗透压[正常值约为 3.3kPa(25mmHg)];π_i 是间质液胶体渗透压[约为血浆胶体渗透压的 1/2];σ_d 是该屏障的平均渗透反射系数,用来衡量该屏障阻止溶质通过的能力。如果屏障完全阻止产生渗透压的溶质通过,σ_d 值为 1.0;相反,如果对溶质通过没有阻力,σ_d 值为 0。肺血管内皮的 σ_d 值为 0.9,肺泡上皮的 σ_d 为 1.0。因此,在某种程度上内皮较肺泡上皮容易滤出液体,导致间质水肿发生在肺泡水肿前。影响肺液移动的各种因素关系见图 5-5-1。

根据 Starling 公式,液体滤过主要取决于两方面因素:一方面是由透壁静水压差(P_c−P_i)与透壁胶体渗透压差 π_c−π_i 相互作用所提供的液体滤过驱动力,另一方面是由滤过屏障的完整性与反射系数(σ_d)决定的通透性。Starling 公式可预测两种发病机制不同的肺水肿:一种是高压性肺水肿,发生在驱动压升高时,液体通过屏障的速度超过淋巴回流速度,微血管屏障正常,水肿的形成本质上是一种受血管内外压力控制的机械过程;另一种是高通透性肺水肿,液体滤过屏障受损,使其对肺内液体和蛋白质的传导性增加,水肿的本质是一种炎症过程。此外,还有第三种类型的肺水肿,是由淋巴系统回收肺内滤过液的能力受损所致[1,2]。

肺水肿形成过程中,存在多种机制清除肺内漏出液体以防止肺水肿发生。正常情况下肺内淋巴系统能迅速引流由血管漏出的液体和蛋白。肺水肿尤其在微血管受损时,引流量可成倍增加。肺泡毛细血管漏出的液体和蛋白,可顺压力梯度沿毛细血管周围间隙进入血管 - 支气管周围间隙的疏松结缔组织,因此水肿液离开肺泡向中心移动并可达纵隔。实际上,血管 - 支气管周围间隙压力较低,起负压泵作用。并且血管 - 支气管周围间隙与叶间隔和脏层胸膜相连续,如间隙压力大于胸腔内压,液体经脏层胸膜进入胸腔。液体进入胸腔后对肺功能影响相对较小,胸腔内液体可经壁层胸膜淋巴管有效吸收,且胸腔内液体即使蓄积,也不会回流入肺脏。

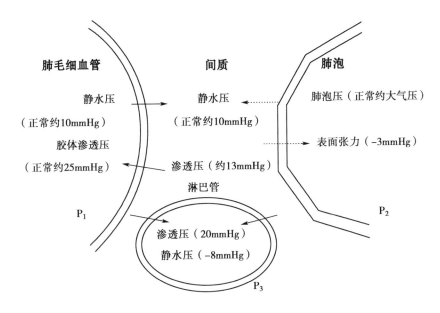

图 5-5-1 影响肺液移动的各种因素
P₁、P₂、P₃ 分别代表毛细血管、肺泡及淋巴管膜之通透性

由于血管内皮细胞对蛋白质的通透性很低，当血管内静水压增高使驱动压增加时，经血管漏出的液体要多于蛋白，这稀释了间质内蛋白浓度，降低间质胶体渗透压，而血管内血浆蛋白浓度仍较高，从而使血管内外的渗透压平衡点升高以对抗高的静水压。而一旦血管内皮细胞屏障完整性及其功能受损，屏障通透性增加而渗透反射系数降低，则此种机制的作用降低甚至完全失效。另外，间质间隙顺应性也有助于防止肺水肿发生，间质容量增加一般只导致间质压力轻度升高，使跨肺泡屏障的静水驱动压维持在较低水平。由于肺泡屏障对溶质通透性极低，屏障两侧所形成的渗透压差促使水分从肺泡腔内被重吸收而非渗出至肺泡腔。肺泡腔内的液体也可经肺泡上皮细胞内离子泵主动吸收。

【病因和发病机制】

1. 毛细血管静水压升高 多由心脏疾病引起，包括各种影响左心房、室充盈或排空及左室心肌功能疾病，如主动脉缩窄、左室流出道梗阻、二尖瓣狭窄、心肌炎、心肌缺血等[3]。临床最常见的肺水肿发生在左心衰竭患者，即"心源性肺水肿"。毛细血管压力增高也可因肺静脉梗阻性病变所致，如各种原因导致肺纤维化、纵隔肿瘤压迫等，使肺静脉回流受阻。慢性肾衰竭导致容量负荷过大，也可引起肺毛细血管压力增加。短期内输液过快是新生儿、小婴儿和先天性心脏病患儿发生肺水肿的重要原因。

另外，高海拔地区缺氧和严重神经系统损伤是诱发肺水肿的两个不常见原因，它们的发生机制也与微血管静水压升高有关。高原性肺水肿可由严重肺动脉高压引起，随着海拔升高，吸入气氧分压下降，易患个体发生缺氧性血管收缩，并且肺血管收缩是异质的且不均匀分布，造成肺血管床不均匀阻塞，致使血管内压升高，诱发肺水肿。高原肺水肿患者的肺动脉压力较高，且肺动脉高压先于肺水肿发生。另外，高海拔缺氧条件下肺泡液体重吸收能力减弱，也是导致高原肺水肿的病理生理机制。

神经源性肺水肿也与肺血管压力升高有关[4]。中枢神经系疾患引起突然颅内压增高时，可造成视丘下部和延髓孤束核功能紊乱，机体的应激反应导致交感神经兴奋，血中儿茶酚胺(肾上腺素、去甲肾上腺素等)含量显著增高，进而全身血管收缩，血流动力学急剧变化，动脉血压急剧增高，体循环内大量血液进入肺循环内。一方面使肺毛细血管床有效滤过压急剧增高，大量体液潴留在肺组织间隙，从而导致肺水肿；另一方面血流冲击造成血管内皮细胞损伤，同时体内血管活性物质(如组织胺和缓激肽等)大量释放，使血管通透性增加，大量血浆蛋白外渗导致急性肺水肿进一步加重。与神经源性肺水肿形成有关的因素还包括：血浆 ET-1 含量大大增高，炎性介质损坏血气屏障结构，氧自由基、兴奋性氨基酸等过量释放均可能与神经源性肺水肿的发生和发展有关，这些物质可能是造成继发性脑损伤的重要因素，并可加重脑水肿和肺水肿。

2. 血浆胶体渗透压降低 血浆胶体渗透压取决于血浆蛋白水平。各种原因如肾病、肝病、营养性疾病等导致的低蛋白血症,使血浆渗透压降低,渗透压梯度对抗静水压梯度差的能力也降低,导致发生肺水肿的危险。但一些动物实验研究发现低蛋白血症并不会增加肺微血管的液体滤过。虽然液体流动会暂时增加,但在达到新的平衡后会恢复到正常水平,除非静水压或屏障通透性也发生了改变。

3. 间质负压增加 如果微血管旁静水压降低,总滤出驱动力就会增加,从而造成肺微血管对液体和蛋白质的滤过增加。此类肺水肿常由气道阻塞所致,如喉痉挛、气管插管阻塞、吸入异物、会厌炎、喉炎、急性重症哮喘、肿瘤引起的气道压迫等。由于气道阻塞时患者需要更加用力吸气,产生很大的胸腔负压,这个负压传到肺间质后可导致微血管旁静水压降低,促使液体滤入肺泡[5]。胸腔压力的变化对心血管系统的作用也参与了肺水肿的发生。胸腔内负压过大导致心脏前后负荷及肺循环血流量增加,使肺微血管压力升高。临床上为了治疗气胸或胸腔积液,快速抽去胸腔内气体或液体,由于萎陷的肺迅速复张使间质负压增大可引发肺水肿,即发生所谓的复张性肺水肿,此类肺水肿常为单侧。复张性肺水肿也可能是缺血-再灌注损伤的一种形式,此时肺微血管通透性增加与肺血管重建、氧自由基形成、促炎症介质释放以及中性粒细胞激活等因素有关。再灌注时,肺血管阻力更多地转移到毛细血管后小静脉,这使肺微血管内压力升高,加重受损处肺水肿形成。另外,肺泡表面张力增高传导到间质,也会使间质静水压下降,进而增加跨血管屏障的液体滤过。

4. 淋巴管功能不全 淋巴引流的重要作用是维持肺内液体平衡。当淋巴引流障碍时,如肺淋巴管炎、淋巴管梗阻及肺移植均可能发生肺水肿。

5. 肺泡-毛细血管通透性增加 多种原因可损伤血管内皮细胞和肺泡上皮细胞,导致毛细血管和肺泡上皮细胞通透性改变,最终发生肺水肿。其基本特征是微血管和肺泡屏障的完整性受损。高通透性肺水肿又称非心源性或原发性肺水肿,尽管基础病因不同,但一旦出现肺泡-毛细血管弥漫性损伤时,其病理生理及临床过程类似,导致的临床综合征统称为急性肺损伤或急性呼吸窘迫综合征(ARDS)[6]。常见原因有细菌、病毒和真菌等引起的感染性肺炎、感染性休克、急性坏死

性胰腺炎、有机磷中毒、弥散性血管内凝血、变态反应性肺炎,吸入淡水(溺水)或碳氢化合物如煤油、汽油和干洗液等,高温如大火或爆炸引起的肺实质烧伤,长时间吸入高浓度氧,吸入酸性胃内容物等。感染损害肺脏的机制尚不完全清楚,除与感染微生物直接破坏有关外,还可能与中性粒细胞和肿瘤坏死因子介导的炎症反应有关。

【病理变化】

肺水肿时肺表面苍白,含水量增多,切面有大量液体渗出。显微镜下观察,可将其分为间质期、肺泡壁期和肺泡期。

1. 间质期 为肺水肿的最早表现,液体局限于肺泡外血管和气道周围的疏松结缔组织中,支气管、血管周围间隙和叶间隔增宽,小支气管和肺小动脉周围淋巴管扩张成套状。而肺泡间隔的间质虽有液体蓄积,但只在电镜下才见。临床无症状和体征。

2. 肺泡壁期 液体进一步增多时,肺泡壁进行性增厚,肺泡间隔水肿加剧,液体开始进入肺泡,并在毗邻肺泡间隔夹角处蓄积呈新月状。此时气体交换尚不受影响。

3. 肺泡积液 可见充满液体的肺泡壁丧失了环形结构,出现褶皱。此时肺泡气体交换障碍,呈肺内动静脉分流。肺泡内液体继续增多则泛入气道,使气道充满泡沫,因有红细胞进入肺泡致使泡沫染成粉红色。此时气体交换严重障碍,有死亡危险。

【病理生理】

肺水肿影响肺顺应性、弥散、通气/血流比值及呼吸类型。其程度与上述病理改变程度有关,间质期最轻,肺泡期最重。肺含水量增加和表面活性物质破坏,可降低肺顺应性,增加呼吸功。间质和肺泡壁液体潴留可增加弥散距离。肺泡内部分或全部充满液体可导致弥散面积减少和通气/血流比值降低,使肺泡动脉血氧分压差增加,引起低氧血症。区域性肺顺应性差异使吸入气体进入顺应性好的肺泡,增加通气/血流比值。同时由于肺间质积液刺激J感受器,呼吸浅速,增加每分钟死腔通气量,降低呼吸效率,增加呼吸功耗。当呼吸肌疲劳不能代偿增加通气,保证肺泡通气量时即出现PCO_2升高和呼吸性酸中毒。肺水肿还可影响血流动力学,表现为间质静水压增高压迫肺毛细血管,使肺动脉平均压升高,右心负担增加,引起右心功能不全。

【临床表现】

肺水肿的临床表现依其发生机制及严重程度不同而有所差异,取决于潜在的病理生理改变和水分在肺内积聚的程度。由于肺间质及肺泡水肿,肺表面活性物质产生减少,肺顺应性降低,潮气量减小。患者需增加呼吸力量和呼吸频率以维持每分通气量。早期症状有呼吸困难、呼吸费力和急促。由于肺泡内出现液体积聚,可咳出泡沫样的水肿液,严重时为粉红色泡沫痰。胸部可以听到捻发音和干啰音,有时有哮鸣音。如果肺水肿严重影响了气体交换,患者出现发绀。重者可发生休克,表现为血压下降、脉搏细速、皮肤苍白、冷汗淋漓和意识模糊等。

高压性肺水肿通常由心力衰竭引起,因此多有心脏病病史,包括各种原因引起的急慢性充血性心力衰竭的症状和体征,如颈静脉压力升高、心脏扩大、奔马律、心脏杂音、心律不齐、肝脏增大、周围型水肿等。

高通透性肺水肿如急性肺损伤和 ARDS,其临床表现取决于原发病和受累器官的数目与类型。呼吸窘迫最常见,呼吸困难、呼吸加快是该综合征最早、最客观的表现。咳嗽、咳痰、烦躁和神志变化也较常见。病情越严重上述改变越明显,查体可见吸气时鼻翼扇动,肋间隙、锁骨上窝和胸骨上窝凹陷等呼吸困难体征以及发绀等缺氧征。

复张性肺水肿的典型表现为胸腔放液、抽气时或穿刺引流后突然出现剧烈咳嗽、呼吸急促、胸痛、烦躁不安、眩晕及心悸等,继之咳出大量白色或粉红色泡沫样痰液。体检可发现患儿呼吸频率加快,心动过速,病侧肺野满布湿性啰音,并伴有不同程度的低氧血症。

神经源性肺水肿有中枢神经病变引起的神经系统表现如神经系统定位体征、颅内压增高等。发生肺水肿前心、肺功能多正常;一旦发生肺水肿则进展迅速,表现为进行性呼吸困难,呼吸频率进行性加快,出现发绀及咳粉红色或白色泡沫痰,双肺听诊闻及广泛湿性啰音[4]。一般吸氧等处理无效。

高原性肺水肿可出现在初入高海拔后的几个小时或几天之中,而且多数会出现在夜间睡眠中。早期症状包括气短,劳力性呼吸困难、疲劳、咳嗽、头痛、胸痛或胸闷感、运动耐量的突然减少和体温突然升高,但通常一般不超过 38.5℃。随着肺水肿的进展,即使在休息时仍能感觉咳嗽加重及呼吸困难,严重者咳粉红色泡沫痰,临床有发绀表现。严重者会进一步发展为急性脑水肿,如共济失调、意识障碍等。

【影像学检查】

1. 胸片 肺水肿的症状和体征无特异性,高危患者出现上述表现时应立即进行胸部 X 线检查以协助诊断。胸部 X 线平片是诊断急性肺水肿最实用的检查项目。急性肺水肿倾向于发生在肺中央和下垂部。典型间质期肺水肿的 X 线表现为肺血管纹理模糊、增多,肺门阴影不清,肺透亮度降低。小叶间隔积液时可见 Kerley B 线或 A 线。肺泡水肿期可见小斑片状阴影,病程进展则阴影多融合在肺门附近及肺底部,形成典型的蝴蝶状阴影或双侧弥漫性絮状阴影,致心影模糊不清,可伴叶间及胸腔积液(图 5-5-2)。

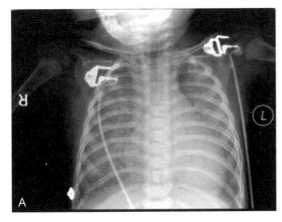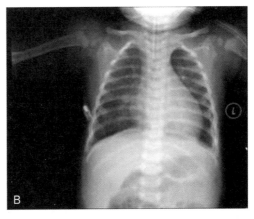

图 5-5-2 急性肺水肿

A. 两肺纹理增多,模糊毛糙,肺内散在斑片状影,两肺透光度明显减低,心影增大,右膈模糊;

B. 两肺纹理增多,模糊毛糙,肺内散在斑片状影,范围较前减小,两下肺外带可见线状致密影,心影仍大,左膈模糊,双膈角变钝

2. **肺部超声** 传统认为超声不能用于含气脏器的诊断,所以一直以为肺部是超声诊断的盲区,但近年研究显示超声可用于气胸、肺水肿、肺不张、肺实变等的诊断。肺水肿时肺组织中气体和水的比例发生明显变化,小叶间隔内充满液体,与肺泡内的气体形成高声阻抗的气液界面,声波在此界面内不断地重复反射,产生一种特殊的伪像:彗尾征,也称 B 线。肺部超声 B 线检查不能区分心力衰竭性肺水肿及渗出性肺水肿[7]。

3. **CT** 心源性肺水肿患者 CT 通常表现为小叶间隔光滑性增厚和磨玻璃影。叶间胸膜增厚常见,部分患者可见肺门旁血管支气管周围间质模糊增厚及小叶中心圆淡影。另一特点是病灶主要分布在肺门周围及下后部。

非心源性肺水肿的 CT 表现与前者相似,但主要表现为肺内磨玻璃影或肺实变影,弥漫分布或灶性分布,有融合倾向;另一特点是小叶间隔增厚不明显;肺内阴影常呈外周性分布。

【实验室检查】

1. **血气分析** 动脉血中的 PO_2、PCO_2 和 pH 尽管不是诊断肺水肿的特异性指标,但也是反映肺水肿患者整体肺功能状况较有意义的实验室指标。动脉血气分析对诊断早期肺水肿并不敏感,因为血管压力的增加可以把血液更多地分配到通气较好的肺组织中去,所以在高压性肺水肿,早期动脉血 PO_2 反而可以升高。除了通气 - 血流比例失调引起轻微的低氧血症外,间质性肺水肿通常并不影响肺内气体交换。然而,肺泡水肿会严重影响气体交换,通气 - 血流比例失调也加重低氧血症。在呼吸窘迫综合征时表现为难以纠正的低氧血症。在肺水肿的早期,当呼吸困难引起肺泡过度通气时,患者经常表现为动脉血 PCO_2 降低,而严重的肺水肿患者肺泡通气不足引起 PCO_2 升高。

2. **肺功能检查** 传统肺功能检查在诊断肺水肿时并不常用,因为肺水肿时肺功能监测既不敏感又不特异。且不能提供鉴别两种肺水肿的有效信息,危重患者也很难耐受检查。

3. **血管外肺水监测** 血管外肺水由细胞内液、肺间质内液和肺泡内液组成。通常情况下,细胞内液变化较小,而肺间质内液和肺泡内液却能随着肺水肿的发展发生明显的变化,与肺水肿的严重程度密切相关。因此,动态监测血管外肺水的变化可了解肺水肿的病情变化,为临床防止和治疗肺水肿提供客观依据,也为危重患者液体管理提供依据[8]。目前临床常用单指示剂热稀释法来监测血管外肺水。

【诊断及鉴别诊断】

根据病史、症状、体征和胸部 X 线表现常可对肺水肿做出明确诊断。

病史与体格检查在鉴别高压性肺水肿与高通透性肺水肿时很有帮助,对诊断急性肺损伤可能的病因也很有价值。高通透性肺水肿患者往往没有心脏病的症状和体征。急性肺损伤的病因可从患者的暴露史(如有毒气体或化学物质、溺水、服用药物、创伤)、临床发病(如败血症、肺炎、呕吐、癫痫发作、胰腺炎、烧伤、高海拔)或身体状况(如胸部外伤、长骨骨折、昏迷、休克)中获得提示。因为感染和败血症是急性肺损伤的主要原因,应当仔细寻找感染的症状和体征。肺和腹腔是感染最常发生的部位,所有患者均应仔细检查。无论有无感染的临床表现,大部分急性肺损伤患者都有发热。复张性肺水肿多发生在气胸、胸腔积液患者短时间内大量抽气、抽液时或胸腔负压引流后。

【治疗】

理解肺内液体和溶质转运的基本原理是合理有效治疗的基础。治疗原则是保持气道通畅、保证通气维持氧合、降低心脏前后负荷、减少肺内液体蓄积和去除病因。有肺泡水肿的患儿常出现急性呼吸衰竭而需要紧急处理,应按照高级生命支持方法快速评价患者的气道是否通畅、呼吸是否有效和循环是否稳定,迅速采取相应处理措施。患儿应建立静脉通道以备用药。

1. **体位** 患儿应半卧位,双腿下垂。复张性肺水肿多为单侧,应使患儿患侧卧位,防止大量分泌物吸入健侧肺内。对心源性肺水肿患儿可用加压止血带轮流绑扎四肢以减少血液回流,减少肺血流量,进而降低肺动脉灌注压。用止血带时,膨胀袖带的压力应小于动脉收缩压。每次绑 3 个肢体,每 15 分钟轮换 1 次。目的是减少静脉回流但不完全阻断四肢血流。应特别注意,任何一个肢体血流阻断时间不应超过 45 分钟。此方法禁用于休克患者。

2. **维持呼吸道通畅和氧合** 首先抽吸痰液保持气道通畅,对轻度肺水肿缺氧不严重者可给鼻导管或面罩吸氧。湿化器内置 75%~95% 酒精有助于消除泡沫。如吸高浓度氧仍有低氧血症和/

或二氧化碳潴留，应行正压通气。可先采用无创正压通气如持续气道正压（continuous positive airway pressure，CPAP）和双水平气道内正压通气（bi-level positive airway pressure，BiPAP）[9]。呼气末正压初调一般为 3~6cmH$_2$O（1cmH$_2$O = 0.098kPa），调节吸入氧浓度，使经皮氧饱和度维持在 95% 左右。呼气末正压可使水肿塌陷的肺泡重新张开，可增加功能残气量和改善气体交换，减少呼吸功，减轻左心室负荷。也可提高平均肺泡压，使肺毛细血管跨壁压力差减小，减轻肺水肿形成。如患者仍有缺氧、出现明显呼吸肌疲劳、呼吸节律异常或意识状态改变应立即行气管插管机械通气。

3. 镇静 吗啡 0.1mg/kg 皮下或静脉注射，可控制烦躁，减少焦虑；减慢呼吸，减少氧耗；扩张血管，降低肺毛细血管压力，减轻心脏前负荷。

4. 利尿剂 主要通过增加肾对钠、水的排泄，使肺血流量减少，心脏前负荷降低，肺水肿减轻。急性心衰肺水肿患者应选择作用迅速的强效利尿剂，如呋塞米（速尿），首剂 1~2mg/kg 静脉注射，6~12 小时可重复使用。静脉注射呋塞米在产生利尿效果前即可增加肺静脉容量，降低肺毛细血管静水压。其他髓袢利尿剂如布美他尼和托塞米具有相似效果。但这些药物能导致水、钠、钾和氯离子大量排泄，使用后可造成严重低钾血症、低氯性代谢性碱中毒，并有发生心律失常的危险。通常需口服或静脉补钾。对有血容量增多伴肾衰竭患者，呋塞米作用差，可紧急行持续静 - 静脉血液滤过以减少血容量。对血压不稳定患者应加强监护，必要时用血管活性药物维持血压。

5. 血管扩张剂 通过扩张静脉容量血管和动脉阻力血管，促进血液向外周分布，降低心脏前后负荷，减少肺循环血流量和微血管静水压，减轻肺水肿。常用硝普钠，其特点是起效迅速，作用强，半衰期短。对急性左心衰竭肺水肿效果显著，剂量为 0.5~8μg/（kg·min）持续静脉输注，从小剂量开始，逐渐递增。本药有降低血压作用，应密切监测血压，原有低血压者禁用。硝普钠代谢过程产生氰化物，在肝内转化为硫氰酸盐，经肾排泄。长期大量使用或肾功能障碍者可发生氰中毒。硝普钠溶液受光降解，使用及保存均应避光。

6. 正性肌力药物 对于心排血量和血压较低的肺水肿患者可使用正性肌力药物治疗。通过改善心肌收缩力，增加心排血量，降低肺内驱动液

体渗出的压力。临床实践中，儿茶酚胺类药物多巴胺和多巴酚丁胺最常用。小剂量多巴胺[2~5μg/（kg·min）]增加心肌收缩力，改善心输出量而不引起明显心率或心肌耗氧量改变。通过刺激多巴胺能受体直接增加肾血流量，从而增加尿量。多巴胺尤其适用于低血压合并肺水肿时。剂量大于 10~15μg/（kg·min）时，α- 肾上腺素能作用占优势，肾血流量减少，周围血管阻力增高。

7. 肾上腺皮质激素 可抑制炎症介质对血管上皮的损伤，减轻炎症反应，降低毛细血管通透性，促进肺表面活性物质合成，解除肺小动脉痉挛，稳定溶酶体膜。对毛细血管通透性增加所致的非心源性肺水肿如吸入化学气体、呼吸窘迫综合征有效。可用氢化可的松 5~10mg/（kg·d）或甲泼尼龙 2~4mg/（kg·d）静脉点滴。病情好转后及早停用。

8. 病因治疗 纠正缺氧，降低肺毛细血管通透性，消除肺水肿液，对各种肺水肿是共同的。病因治疗对改善肺水肿预后很重要。输液过多过快者应立即停止或减慢输液速度；由感染引起的肺水肿及早使用抗感染药物；休克患者应积极治疗休克；中毒者应立即脱离中毒现场，并予特效解毒剂；胸腔引流过程中若患儿突然持续咳嗽、呼吸急促，提示可能发生复张性肺水肿，应立即终止引流。

（曾健生 钱素云）

参考文献

1. 江载芳，申昆玲，沈颖．诸福棠实用儿科学．8 版．北京：人民卫生出版社，2015.

2. Broaddus.Murray & Nadel's Textbook of Respiratory Medicine.6th ed.Saunders，2016.

3. Heidemann SM，Nair A，Bulut Y，et al.Pathophysiology and management of acute respiratory distress syndrome in children.Pediatr Clin North Am，2017，64（5）：1017-1037.

4. Busl KM，Bleck TP.Neurogenic Pulmonary Edema.Crit Care Med，2015，43：1710-1715.

5. Bhattacharya M，Kallet RH，Ware LB，et al.Negative-Pressure Pulmonary Edema.Chest，2016，150：927-933.

6. Sapru A，Flori H，Quasney MW，et al.Pathobiology of acute respiratory distress syndrome.Pediatr Crit Care Med，2015，16（5 Suppl 1）：S6-22.

7. Blanco PA，Cianciulli TF.Pulmonary edema assessed by ultrasound：impact in cardiology and intensive care practice.Echocardiography，2016，33：778-787.

8. JozwiakM,TeboulJL,MonnetX.Extravascular lung water in critical care:recent advances and clinical applications. Ann Intensive Care,2015,5:38.

9. Aliberti S,Rosti VD,Travierso C,et al.A real life evaluation of non invasive ventilation in acute cardiogenic pulmonary edema:a multicenter,perspective, observational study for the ACPE SIMEU study group. BMC Emerg Med,2018,29,18(1):61.

第六章

新生儿呼吸系统疾病

第一节　新生儿肺出血

新生儿肺出血（pulmonary hemorrhage）为新生儿期的一种严重并发症，由于出血程度的不同，可表现为气管插管导管内粉红色血性分泌物，严重时亦可出现危及生命的出血，甚至引起低血容量性休克。可发生在多种疾病的危重状态，如围产期窒息缺氧、重症感染、寒冷损伤、先天性心脏病合并急性充血性心力衰竭、全身出凝血异常性疾病等，早产儿和宫内发育迟缓婴儿为高危儿。发生率较难统计，因为单纯依据临床有时较难诊断，病理检查的检出率较临床更高一些。临床发生率占活产婴儿的 1‰~12‰，早产儿和发育迟缓婴儿的发生率可达活产婴儿的 50‰。有统计显示入住新生儿重症监护病房，经历过心肺复苏并且于 1 周内死亡的患儿中，近 68% 的患儿发生肺出血。在极低出生体重儿中肺出血的发病率约 5.7%[1,2]，死亡率高。近年来，由于严重窒息、重症感染和重度硬肿症的发病逐渐减少，本病的发病率也明显下降。在应用呼吸机正压通气之前，肺出血的病死率很高，患儿几乎很难存活。目前，经机械通气治疗，大多数患儿可被救治成功。

【病因和发病机制】

肺出血的病因和发病机制并不十分明确，肺出血的成分与全血并不完全一致，红细胞数目较全血少，因此，大多数情况下，肺出血实际上是出血性肺水肿。可能与下列因素有关[3-6]。

1. **早产儿**　早产儿肺发育不成熟，肺泡少，肺血管丰富，肺毛细血管的通透性高，并且肺表面活性物质生成减少，肺泡趋于萎陷，肺泡毛细血管渗出增加，血浆成分以及红细胞等渗入肺间质及肺泡；同时，早产儿由于肝脏功能不成熟，凝血机制存在缺陷，易有出血倾向。早产儿呼吸窘迫综合征（RDS）治疗过程中，若发生了动脉导管重新开放，导致肺动脉充血，更易引起肺出血。

2. **围产期缺氧**　围产期窒息、缺氧和酸中毒是肺出血的高危因素，尤其是早产儿和低出生体重儿窒息缺氧后更易在早期发生肺出血。严重缺氧使各脏器受到损害：肺毛细血管损伤和渗透性增高，渗出增加；心肌损害，心脏功能抑制，心搏出量减少，静脉回流受阻，引起肺淤血；肝脏缺氧性损害，引起凝血因子合成障碍，可加重出血；若缺氧和酸中毒不能及时纠正，发生持续肺动脉高压，出现右向左分流，组织缺氧更严重，形成恶性循环。

3. **重症感染**　重症感染引起的全身炎症反应，可以直接损伤肺组织，或通过抗原抗体复合物沉着在肺毛细血管基底膜，引起免疫反应，破坏了肺泡上皮细胞和肺毛细血管内皮细胞的完整性，细胞通透性增加；肺炎的肺部病变可影响气体交换，导致低氧血症和酸中毒，使各脏器功能受损，或严重的肺部感染，使肺血管损伤、破溃，导致较严重的出血。

4. **低体温**　低体温时新陈代谢率升高，氧消耗量增加，组织相对缺氧，无氧代谢增加，产生大量乳酸，引起酸中毒，血管痉挛，血流速度减慢，血液黏滞度升高，加重组织缺氧；同时红细胞易于凝集,发生血管内凝血或血栓形成,而致阻塞后出血;血管内凝血又消耗了大量凝血因子和血小板,使出血难以停止;硬肿症时皮下脂肪凝固硬化,皮肤血液灌注减少,肺循环灌注增加,引起肺淤血和出血。低体温引起的肺出血,经常发生在复温、扩容、抗休克的过程中,与体温升高后血流速度加快、输液使血容量增加、低体温严重损害心肺功能、肺充血和/或淤血加重有关。

5. 充血性心力衰竭 新生儿期出现症状的先天性心脏病常是较严重或复杂型的,如大血管转位、肺静脉异位引流、较大的室间隔缺损和动脉导管未闭等,急性充血性心力衰竭可以是首发症状,导致严重肺充血或肺淤血,继而发生肺出血,以足月儿多见。

6. 其他 血液黏稠症如新生儿红细胞增多症、过量或快速输液、机械通气时的压力或容量伤等均可通过上述某种或多种机制导致肺出血。当患儿存在全身出凝血异常性疾病时,肺出血也可以是全身出血表现的一部分。

由此可见,肺出血的发生机制较为复杂,一种病因可能启动多种途径、不同病因也可能通过同一机制引起肺出血的发生。

【临床表现】

1. 肺出血的临床表现十分明显[5],患儿可表现为低血容量性休克、发绀、频繁呼吸暂停。同时口腔或气管插管导管内出现粉红色血性分泌物,甚至短时间内转变为大量出血。

2. **肺出血的症状和体征** 在原发病基础上出现更加严重的呼吸功能障碍,如呼吸困难、呻吟发绀甚至频繁呼吸暂停等,体征可见鼻翼扇动、三凹征,肺部听诊可闻及细湿啰音或捻发音,尤其在背部下肺部更明显。40%~50% 的患儿出现口腔、鼻腔流出咖啡色或血性液体,有些于气管插管后吸出血性液体;有些极危重患儿可突然口、鼻喷血,或在心肺复苏时突然涌出大量血性液体。

3. **全身症状和体征** 皮肤苍白、发绀或发花,四肢厥冷,意识障碍,心音低钝,呈休克状态;部分患儿可见皮肤出血点或出血斑,穿刺部位出血不止;可伴有惊厥发作。严重者可迅速死亡。

【X线表现】

胸部 X 线无特异性征象,尤其是肺部有原发疾病时,如 RDS、吸入综合征或肺炎等,主要结合临床表现及时诊断[7]。

肺出血的 X 线表现:两肺较弥漫的斑片状阴影,密度较均匀,一般涉及两个肺叶以上,严重者胸片呈"白肺"。可伴有支气管充气征,但若肺出血量大,支气管内也充有血性液体时,支气管充气征则不明显。

因患儿常存在心功能障碍,胸片显示心影轻~中度增大,肺门血管影增宽,肺纹理粗乱等(图 6-1-1)。

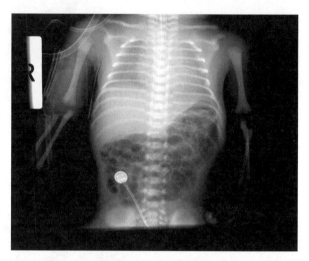

图 6-1-1 肺出血
双肺透光减低,中外带可见支气管充气像,
心缘膈面稍模糊,呈"白肺"

【实验室检查】

由于肺出血常是许多严重疾病的晚期或终末期并发症,因此,机体内环境紊乱明显,可表现多种实验室检查指标的异常。

1. **血尿便常规** 出血量大的可表现贫血,白细胞可增高、降低或正常,血小板计数可低于正常;尿检可见红细胞、蛋白尿等;大便潜血可阳性,甚至出现血便。

2. **出凝血功能** 合并 DIC 或全身出凝血功能异常患者,可表现出、凝血时间延长,凝血酶原时间及部分凝血活酶时间延长,纤维蛋白原降低等。

3. **血生化及肝肾功能** 高血钾、高或低血钠,肝酶和/或心肌酶升高,尿素氮和血肌酐升高,血乳酸增高等。

4. **血气分析** PaO_2 下降,$PaCO_2$ 升高,可有代谢性酸中毒或混合性酸中毒。

5. **其他** 与原发病有关的检查,如血培养、脑脊液检查等。

【诊断】

1. 具有上述高危因素的患儿应警惕肺出血,当患儿病情突然加重,尤其出现呼吸困难、呼吸暂停时,应认真听诊肺部,有时可在口鼻出血之前诊断而得到及时救治。

2. 症状和体征 原发病与肺出血的症状和体征。

3. 胸部 X 线检查。

【治疗】

1. 常规治疗和监护 保暖,尤其低体温需要复温的,应在暖箱内逐渐将体温恢复正常;监测生命体征、血气及经皮血氧饱和度;维持内环境稳定,血糖、血电解质等维持正常范围,纠正代谢性酸中毒;适当控制液体摄入,尤其早期,80~100ml/(kg·d),输液速度为 3~4ml/(kg·h),避免加重肺水肿。

2. 治疗原发病 是防治肺出血的关键。严重感染的患儿在积极控制感染的同时,监测循环功能;硬肿症患儿复温和纠正休克时,注意液体平衡和尿量,监测凝血功能等;有心血管功能衰竭者,给予抗心力衰竭、抗休克和多巴胺、多巴酚丁胺等血管活性药治疗;所有危重症,均应严密观察患儿的呼吸状况,重视呼吸支持的作用,及时应用 CPAP,对于改善缺氧和酸中毒、改善心肺功能、预防和治疗早期或轻症肺出血是有效的。

3. 止血和抗凝血障碍 可给酚磺乙胺、维生素 K$_1$、巴曲酶(立止血)等,有些止血药如巴曲酶、肾上腺素(稀释为 1:10 000)等也可通过气管插管内给药;病情严重或合并 DIC 者,可根据情况给予肝素,必要时输注血、血小板、新鲜冰冻血浆、凝血酶原复合物等。

4. 正压通气 在明显肺出血,即口腔、鼻腔已有血液涌出时,必须立即气管插管,应用呼吸机正压通气。

(1)呼吸机设置:由于肺出血的病理改变为肺毛细血管渗透性增加引起的出血性肺水肿、肺泡换气功能障碍、氧合障碍,因此,初期需要的呼吸机参数如吸入氧浓度(FiO$_2$)、吸气峰压(PIP)和呼气末正压(PEEP)等可能较高:FiO$_2$ 0.6~0.8,PIP 25~35cmH$_2$O,PEEP 5~8cmH$_2$O,呼吸频率 40 次/min,吸:呼(I:E)为 1:1~1.2。另外采用高频震荡机械通气,起初应用较高的平均气道压(MAP)对肺出血和维持氧合功能也有很好的效果。以后根据临床、胸片和血气等调节呼吸机参数。

(2)呼吸道管理:早期出血较多,应减少吸痰,否则反复抽吸不利于止血;后期应勤吸引,以免血性分泌物凝固后阻塞气管导管。在有新鲜出血时,不宜快速降低呼吸机压力,但由于患儿气道阻力无明显增加,易发生 PaCO$_2$ 降低,当 PaCO$_2$ 过低(<30mmHg)时,可减少脑血流,尤其在早产儿,可增加发生脑室周围白质软化的危险,此时,应减少呼吸频率或加用气管导管延长管(延长无效腔),避免发生低碳酸血症。

(3)撤离呼吸机:当吸痰无新鲜血性分泌物时,可逐渐降低呼吸机 PIP 和 PEEP;原发病得到控制,胸片显示病变好转,同时患儿全身状况稳定,可考虑撤机,撤离呼吸机后,应继续应用 CPAP 支持,以防病情反复。

5. 对于危及生命的大量肺出血,由于可能存在大量出血导致的表面活性物质失活,可以尝试应用表面活性物质治疗。

【预防】

1. 预防早产,加强对早产儿的护理,避免低体温和寒冷损伤。

2. 早产儿,特别是极低或超低出生体重儿,对于有血流动力学改变的动脉导管未闭(PDA),应早期采取措施减少肺出血风险。

3. 做好产前检查,及时处理高危妊娠,加强高危分娩的监护,正确处理围产期窒息缺氧的婴儿,尽快复苏,减少进一步损害,并对高危儿进行监护。

4. 预防感染。对有感染危险的婴儿严密观察,及时诊断和治疗,以免延误,使病情加重,否则发生 DIC 和肺出血的危险增加。

(董世霄 刘 红)

参考文献

1. 江载芳,申昆玲,沈颖.诸福棠实用儿科学.8 版.北京:人民卫生出版社,2015:453-456.

2. 邵肖梅,叶鸿瑁,丘小汕.实用新生儿学.5 版.北京:人民卫生出版社,2019:588-590.

3. 张家骧,魏克伦,薛辛东.新生儿急救学.北京:人民卫生出版社,2006:406.

4. Richard J,Martin,Amitai Kohn.Neonatology:A Practical Approach to Neonatal Diseases:Springer,2019.

5. Donn S, Sinha S. (eds).Manual of Neonatal Respiratory Care.Springer, 2017, 679-686.
6. 范洁, 黑明燕, 黄西林, 等. 一所地市级医院 NICU 中新生儿肺出血的高危因素分析. 中国当代儿科杂志,

2017, 19(3): 346-349.
7. Behrman RE, Kliegman RM, Jenson HB.Nelson Textbook of Pediatrics.20th ed.Philadelphia: W.B.Saunders Company, 2015.

第二节 新生儿呼吸窘迫综合征

新生儿呼吸窘迫综合征(neonatal respiratory distress syndrome, NRDS)是生后 24 小时内出现呼吸窘迫的临床综合征,其病理特征为肺泡壁有嗜伊红透明膜形成和弥漫性肺不张,因此,又称新生儿肺透明膜病(hyaline membrane disease, HMD)[1]。NRDS 对肺表面活性物质和肺复张治疗反应良好[2,3]。

本病主要见于早产儿,属新生儿科危重症,是重点监护和救治的疾病之一。近三四十年来,对本病的研究比较深入,从预防到治疗均取得了明显的进展,使本病的发病率和病死率显著降低。

【发病机制】

20 世纪 50 年代末提出本病是由肺表面活性物质(pulmonary surfactant, PS)缺乏引起。

肺表面活性物质由 Ⅱ 型肺泡上皮细胞产生,由多种磷脂物质(占 PS 的 80%~90%)及表面活性蛋白(约占 10%)组成。在胎龄 22~24 周时肺内出现少量 Ⅱ 型细胞,产生极少量 PS,胎龄 34~36 周时 Ⅱ 型细胞数量明显增加,PS 也明显增加,并迅速进入肺泡表面,因此,本病发生率与胎龄成反比[4]。

胎儿在宫内时,肺泡是不含气的,只含有一些液体,没有气体交换的功能。胎儿出生后,开始呼吸,肺泡扩张,液体逐渐吸收,在肺泡不断扩张的过程中,肺表面活性物质迅速分布到各个肺泡的表面,起到减低表面张力的作用,使肺泡保持一种稳定状态,维持肺泡功能残气量(functional residual capacity, FRC),防止呼气末肺泡萎陷,还可以保持肺泡上皮通透性的完整,对预防细菌感染、排出黏液、减少肺泡渗出也有一定作用。在建立了正常的肺通气和换气功能后,肺表面活性物质不断被消耗,又不断再产生,半衰期为 10~14 小时。

当肺表面活性物质缺乏时,肺泡壁与空气交界面的表面张力增加,肺泡不易扩张并趋于萎陷,表现为进行性呼气性肺泡不张,进而小叶不张,最终发展为弥漫性肺不张。因此,任何可以导致肺表面活性物质缺乏的因素,最后均可引发本病。

【病理改变】

大体病理可见肺外观颜色深红,质地较硬韧似肝脏,置水中下沉,镜下所见主要是弥漫性肺不张、肺毛细血管淤血和渗出,气道上皮细胞水肿、坏死、脱落和断裂。由于大量含蛋白质的液体漏入肺泡内,形成透明膜,但在生后 6~8 小时之内死亡的婴儿很少见特征性的透明膜形成。此外,随着病情进展,还可见肺泡间质炎性细胞浸润及肺泡上皮细胞的坏死和修复,使用过呼气末正压的婴儿还可见肺间质气肿[4]。

由于以上病理改变,导致一系列相应临床病生理改变[5]。

1. 肺顺应性(单位压力改变所产生的体积变化)降低,即肺变得僵硬,需要较高的压力才能达到所需要的潮气量,因此,患儿临床出现进行性加重的呼吸困难以及吸气性三凹征。

2. 肺泡功能残气量减少和肺总容量减少,为了多保留功能残气量,防止肺泡萎陷,患儿代偿性的在呼气末关闭声门,则临床表现呼气性呻吟。

3. 通气/血流(V/Q 正常为 4:5 即 0.8)比例失调(由于广泛肺不张,肺内有血流而无通气),形成真性肺内右向左分流(动静脉短路),临床出现发绀,并且普通吸氧难以缓解。

4. 呼吸功增加数倍。

5. 继发性病理改变,由于严重的肺换气功能障碍,引起缺氧、代谢性酸中毒及高碳酸血症,进一步加重肺损害及全身各脏器功能损害,形成恶性循环。

(1)肺小动脉痉挛,肺血流阻力增大,右心压力增高,动脉导管再度开放或通过卵圆孔的右向

左分流,导致持续胎儿循环。

(2)肺血管痉挛缺血,肺泡及肺毛细血管壁渗透性增加,血浆内容物外渗,导致肺水肿及透明膜形成。

(3)病情继续恶化,形成恶性循环,造成多脏器功能障碍。

【高危因素】

1. 早产儿 PS 合成不足　早产儿胎龄越小,发病率越高,胎龄 <28 周发病率 60%~80%,30~32 周发病率 40%~55%,33~35 周发病率 10%~15%,36 周发病率 1%~5%。近年来,由于产科对有早产危险的孕妇给予皮质激素预防,使早产儿发病率明显降低。

2. 糖尿病母亲的婴儿肺发育不成熟　糖尿病母亲的婴儿,因母亲血糖高,胎儿血糖也随之升高,则胎儿常有代偿性胰岛细胞增生,产生高胰岛素血症,胰岛素有拮抗肾上腺皮质激素对卵磷脂的合成作用,抑制胎儿肺的成熟。其发病率可增加 5~6 倍。

3. 宫内窘迫和出生窒息影响 PS 合成　缺氧、酸中毒时,肺灌注不足,循环障碍,影响肺发育,并抑制 PS 的产生和释放。

4. 剖宫产儿(未发动宫缩的)　因为正常宫缩可使儿茶酚胺和肾上腺皮质激素分泌增加,促使肺表面活性物质增加和分泌,促使肺成熟。而未发动宫缩的剖宫产儿缺乏这一机制,即使是孕足月,其发病率较自然分娩者增高。

5. 家族倾向　曾生育过 HMD 婴儿的孕妇,以后再分娩患有本病婴儿的机会高达 90%~95%,而未娩有 HMD 者以后分娩的早产儿(若无急性缺氧的情况)则发生本病的机会仅 5%。这一现象可能与 SP-A 基因变异有关。

6. 人种与性别因素　白种人男性早产婴发病率高,与其肺表面活性物质脱辅基蛋白的基因多态性有关。

【临床表现】

早产儿多见,尤其是胎龄 <35 周,出生体重 <1 800g 的婴儿。刚出生时可以正常,但有些患儿可能出生后很快发病(如孕周 <30 周或生后有窒息的)。6~12 小时(最早可能生后 2~4 小时)以内出现进行性加重的呼吸困难,伴有呼气性呻吟。呼吸困难出现在 12 小时之后的,一般不考虑本病。生后 24~48 小时病情最重,由于缺氧而表现面部及全身发绀或苍灰,随着病情进展,患儿可出

现呼吸衰竭,由呼吸急促变为呼吸浅慢、不规则、呼吸暂停,甚至死亡。

体征有鼻翼扇动、三凹征,后期因广泛肺不张而胸廓塌陷,双肺呼吸音减低,如果出现其他并发症如肺水肿、肺出血、心力衰竭等,则出现肺部啰音、肝大等相应体征。

本病为自限性疾病,因早产儿出生后肺仍继续发育,生后 72~96 小时内产生的 PS 一般能够维持正常呼吸,4~5 日时可达正常新生儿水平。因此,治疗的关键在生后头几日。经抢救治疗,3~4 日后肺表面活性物质增加,肺逐渐成熟,患儿可逐渐恢复好转。

有些患儿临床症状较轻,病情(包括 X 线表现)至 I ~ II 期不再进展,给予一般的氧疗和呼吸支持后,3~5 日即可缓解。

由于本病患儿绝大多数为早产儿,在整个治疗过程中,可出现各种早产儿易发生的并发症,如持续肺动脉高压、动脉导管开放、肺出血、脑室管膜下 - 脑室内出血、呼吸机相关肺炎、气压伤、支气管肺发育不良(broncho-pulmonary dysplasia,BPD)、早产儿视网膜病(retinopathy of prematurity,ROP)等,可导致病程延长、脱机困难、离氧治疗困难等,甚至留有后遗症。

【X 线表现】

X 线征象一般在生后 3~4 小时内出现,很少超过 12 小时,其表现与临床症状轻重一致,一般可分为四期。

I 期:两肺野普遍透过度降低,肺内广泛均匀细颗粒影和网状阴影(图 6-2-1)。

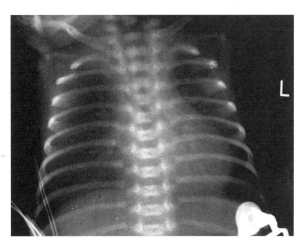

图 6-2-1　两肺广泛细颗粒影图

II 期:两肺野透光度减低,呈毛玻璃样,均匀

分布网点影,出现支气管充气征。

Ⅲ期:肺野透光度明显减低,支气管充气征更广泛,心脏和横膈边界模糊不清(图6-2-2)。

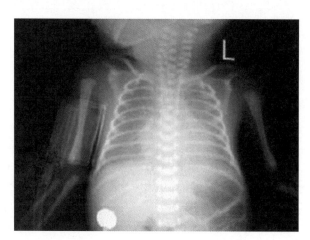

图6-2-2　肺野透光度明显减低,颗粒影增大,
心脏和横膈边界模糊不清

Ⅳ期:肺野完全呈白色,心影及横膈均看不清,支气管充气征更明显(图6-2-3)。

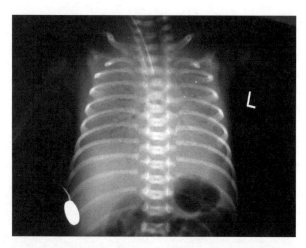

图6-2-3　"白肺"改变,支气管充气征明显

【B 超表现】

肺部 B 超检查同样有相应改变,主要为:①胸膜线异常,包括胸膜线模糊、增粗 >0.5mm;②胸膜滑移征消失;③肺实变,起始于胸膜线下广泛的低回声或等回声区,形态规则,伴有支气管征,表现为分布密集的线性、点状强回声;④出现肺泡间质综合征。以上述表现对新生儿 RDS 进行分级,具体表现在肺实变累及肺组织范围及 B 线的数量[6]。而且肺脏 B 超分级可以评估病情轻重和治疗疗效[7,8]。

【实验室检查】

主要的检验异常为血气改变,早期主要表现为低氧血症,随着病情进展和缺氧持续加重,可出现代谢性酸中毒和二氧化碳潴留。

【诊断】

1. 高危新生儿　早产儿、母亲有糖尿病、未发动宫缩的剖宫产儿、有宫内或产时缺氧窒息等。

2. 临床表现。

3. 胸部 X 线表现。

4. 实验室检查(肺成熟度监测)

(1)薄层层析法:在胎龄 34~36 周时可以抽取羊水检查,如查羊水中卵磷脂 / 鞘磷脂(L/S)比值。L/S ≥ 2∶1,表示肺成熟,本病发病率为 0.5%;比值为 1.5~2 时可疑,本病发病率约 17%;<1.5 时表示肺未成熟,发病率为 58%。

还可以测查羊水中的磷脂成分如磷脂酰甘油(PG)或饱和磷脂二棕榈卵磷脂(DPPC)的含量,来判断肺的成熟度。

(2)泡沫法:取羊水或生后 30 分钟抽取胃液(或支气管分泌物)0.5~1ml,加等量 95% 乙醇(乙醇为消泡剂,形成泡沫愈多愈稳定,示羊水中有足够量的 PS)置于玻璃试管内,用力震荡 15 秒钟,然后直立静置 15 分钟后观察:无泡沫为(-),表示 PS 缺乏;≤ 1/3 试管周边有小泡沫为(+),>1/3 试管周至整个试管周有一层小泡沫为(++),(+) 或 (++) 为可疑;试管上部泡沫成层,有双层或部分多层时为(+++),表示 PS 多,肺已成熟。

【鉴别诊断】

1. B 族 β 溶血性链球菌感染(宫内或产时感染)　早产儿感染 B 族 β 溶血性链球菌肺炎或败血症时,其胸片和临床表现与 HMD 不易区别。应注意有无羊膜早破及母亲产前、产时感染征象,以及患儿全身感染中毒症状。做血培养、胃液涂片找菌、母亲分泌物培养等,同时监测血象、血小板、CRP 等协助诊断。临床高度怀疑而病原菌未明确之前,应用青霉素抗感染治疗。

2. 新生儿暂时性呼吸困难(transient tachypnea of newborn, TTN)　又称湿肺(wet lung)。多见于足月剖宫产儿,主要表现为呼吸增快,有些患儿有轻度缺氧症状,大多数给予吸氧 24~48 小时后很快缓解,病情较重者给予持续气道正压通气(continuous positive airway pressure, CPAP)可明显改善症状。胸片表现为两肺纹理增粗,不规则云雾状斑片影,常可在右肺见叶间胸膜影和少量胸腔积液(图 6-2-4)。

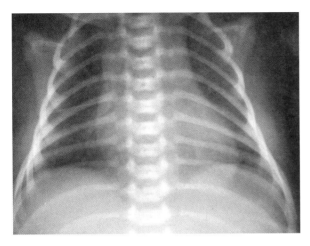

图 6-2-4 湿肺症,可见右侧叶间胸膜影

3. 吸入综合征(羊水吸入或胎粪吸入) 多见于足月或过期产儿,有宫内窘迫或出生窒息史,羊水可能有胎粪污染,复苏后很快出现呼吸困难。如果为羊水吸入,胸片表现为密度较淡的斑片状阴影,分布以两肺内侧带为主,若为胎粪吸入,胸片则表现两肺不均匀粗颗粒阴影、节段性或小叶性肺不张,有些伴有肺气肿,甚至纵隔气肿、气胸等(图 6-2-5)。

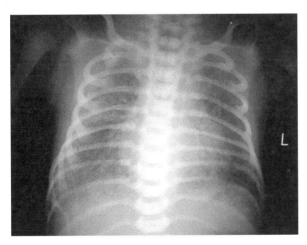

图 6-2-5 胎粪吸入综合征,可见粗颗粒、
小斑片影及局限性肺气肿

4. 急性呼吸窘迫综合征(ARDS) 本病主要继发于严重窒息、重症胎粪吸入综合征及感染,常在原发病后 1~3 天出现呼吸急促、青紫、呼吸循环衰竭,胸片以肺气肿、浸润改变为主,严重者融合成大片实变,肺泡萎陷不明显。新生儿 ARDS 诊断适用年龄为:妊娠 40 周以内(包括早产儿)出

生的新生儿,其计算时间为从出生到胎龄 44 周;对于妊娠 40 周以后出生的新生儿则是从出生到出生后 4 周[2,3]。

5. 肺泡蛋白沉积症(pulmonary alveolar proteinosis,PAP) 少见的肺部疾病,可见于足月新生儿,临床表现为严重呼吸衰竭。机械通气、PS 替代治疗、皮质激素、体外膜肺等治疗均对其无明显疗效。可能与 PS 成分中的疏水蛋白 SP-B 缺乏有关,是 SP-B 基因突变所致的遗传性疾病,肺移植、基因治疗等新方法可能延长存活时间。

【治疗】
本病为自限性疾病,早期保证通气和换气功能,待 3~4 日后,肺逐渐成熟,肺表面活性物质增加,病情可自然缓解。

1. 产房内处理
(1)尽可能延迟结扎脐带 60 秒,或通过挤压脐带血的方法,促进胎盘-胎儿输血。
(2)产房内使用空氧混合仪控制复苏时的 FiO_2,胎龄 <28 周者起始 FiO_2 为 0.3,胎龄 28~31 周者起始 FiO_2 为 0.21~0.3。根据右手腕脉搏氧饱和度监测仪显示的心率及氧饱和度调整 FiO_2。
(3)对存在自主呼吸的患儿可尽早使用面罩或鼻塞 CPAP,压力至少 $6cmH_2O$。T 组合复苏装置比自动充气气囊更好。如果持续呼吸暂停或心动过缓需使用 $20~25cmH_2O$ 吸气峰压进行温和的气道正压进行肺膨胀。
(4)气管插管仅用于经面罩正压通气无效者。

2. 一般治疗和护理
(1)保温:为减少低体温的影响,应将胎龄 <28 周的早产儿包裹在塑料薄膜中或将患儿放置于辐射式抢救台或伺服式暖箱内,体温保持在 36.5~37.5℃,湿度 60%~80%。
(2)监测:生命体征(呼吸、心率、血压、氧饱和度等);保持内环境稳定,输糖速度 4~6mg/(kg·min),维持血糖水平 2.8~5.6mmol/L;纠正酸中毒。
(3)供给足够的营养和液量:起始静脉补液量 70~80ml/(kg·d),然后根据液体平衡、体重变化和血电解质水平进行个体化调整。尤其应用气管插管机械通气时,经呼吸道的不显性失水减少。限制液体摄入比开放液体摄入方案可以减少 PDA、NEC 和 BPD 的发生。在血流动力学稳定后尽早开始母乳微量肠内喂养。早期不能经胃肠营养者,应给予静脉营养,逐渐增加热量达

70~90kcal/（kg·d）。

（4）严格无菌操作，遵守"手卫生"制度，避免医院内感染。

3. 呼吸支持和人工通气

（1）持续气道正压（continuous positive airway pressure，CPAP）呼吸：鼻塞或面罩法，压力 6~8cmH$_2$O，保持 SpO$_2$ 90%~94%。一般适用于病情较轻如胸部 X 线表现为 Ⅰ～Ⅱ 期，且没有进行性加重的患儿。一旦病情进展，胎龄 <26 周吸入氧浓度（FiO$_2$）>0.3，胎龄 >26 周 FiO$_2$>0.4，PaO$_2$ 仍 <50mmHg，应及时改为机械通气并尽早给予 PS 治疗。此外，对拔管撤离呼吸机的患儿，继续应用一段时间 CPAP、经鼻间歇正压通气（nasal intermittent positive pressure ventilation，NIPPV）或加温湿化高流量鼻导管通气（high flow nasal cannulae，HFNC）可减少再次插管的机会。与 NCPAP 相比，NIPPV 治疗降低了 RDS 早产儿和足月婴儿气管内通气的需要，并增加了良好的预后。

（2）CAPA 治疗失败时首先采用 INSURE 技术（即插管—PS—拔管—CPAP），这样可以减少气漏或最大限度减少机械通气。避免机械通气导致的肺损伤。

（3）机械通气：入院时病情严重或经上述治疗仍缺氧不缓解、出现呼吸衰竭者应及时气管插管，应用呼吸机。在常频机械通气中，应使用目标潮气量（5ml/kg），根据血气和胸片情况调节呼吸机参数，并尽可能缩短机械通气时间，减少支气管肺发育不良（BPD）的发生。此外，在机械通气治疗的过程中，应避免低碳酸血症，因其增加早产儿脑室周围白质软化（periventricular lucency，PVL）的风险。高频振荡通气，因其对肺泡和气道的损伤小，可减少气压伤和慢性肺疾病的发生[9]。

4. 肺表面活性物质（PS）替代疗法

（1）PS 治疗已成为 HMD 的常规治疗。PS 有从猪肺或牛肺中提取的天然 PS，也有人工合成的 PS。天然 PS 在治疗效果、减少并发症以及降低病死率等方面均优于合成制剂[10]，见图 6-2-6、图 6-2-7。

（2）早期治疗性应用 PS 是 RDS 标准治疗，但亦存在需在产房内应用 PS 的情况，如：母亲产前未完成激素治疗或需气管插管来维持稳定的极度早产儿，出生后 15~30 分钟内给 PS 以预防 RDS 发生。

（3）推荐疾病早期尽早接受治疗性 PS：如胎龄 >26 周 FiO$_2$>0.4，或胎龄 <26 周 FiO$_2$>0.3。

（4）治疗 RDS：PS 首剂 200mg/kg，如果 RDS

进展，不能离氧及持续需要机械通气，应使用第 2 剂甚至第 3 剂 PS，剂量为 100~120mg/kg。

（5）咖啡因有助于撤机，故机械通气的患儿应给予咖啡因。负荷量 20mg/kg，维持量 5~10mg/kg，每日 1 次。

（6）对于 1~2 周后仍不能撤离呼吸机的患儿可考虑使用逐渐减量的短疗程或极短疗程的地塞米松治疗。

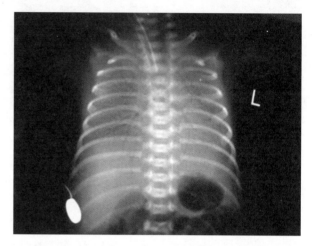

图 6-2-6　用 PS 之前，胸片表现"白肺"

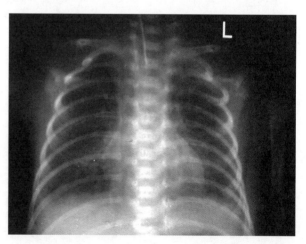

图 6-2-7　同一患儿用 PS 之后 2 小时胸片，病变明显吸收

5. 治疗并发症

（1）动脉导管未闭（patent ductus arteriosus，PDA）：早产儿动脉导管平滑肌发育不成熟，再加上 RDS 导致的低氧血症和酸中毒，使动脉导管不易收缩关闭。尤其是在 RDS 好转、肺血管阻力下降时，导管处可发生左向右分流，肺血增多，心脏负荷加重，出现肺水肿和急性心力衰竭，影响肺部病变恢复及撤离呼吸机。因此，发现 PDA，可用吲哚美

辛或布洛芬关闭导管,同时注意控制液量,监测药物相关副作用,必要时可手术结扎动脉导管。

(2)持续肺动脉高压(persistent pulmonary hypertension of the newborn,PPHN):重症 RDS 患儿,由于弥漫性肺不张、缺氧酸中毒等,肺血管痉挛,压力增高,一旦发生卵圆孔和/或导管水平的右向左分流,则缺氧症状难以缓解,病情更加严重。吸入一氧化氮(NO)治疗早产儿 RDS 并无益处,但并发 PPHN 时,可吸入一氧化氮(NO)或药物等降低肺动脉压力。药物治疗时,应注意维持体循环血压。

(3)肺出血:RDS 合并肺出血多与 PDA 和急性心力衰竭有关,注意及时关闭动脉导管和控制心力衰竭。PS 治疗可改善肺出血后的氧合情况,但并无长期益处。

(4)气压伤:气胸常发生在应用了 PS 之后或病情缓解期,由于未及时降低呼吸机压力或患儿有人机对抗现象所致。因此,在治疗过程中,根据病情及时调整呼吸机参数,适当镇静是非常必要的。在应用机械通气时发生了气胸,往往需要行胸腔闭式引流。

(5)呼吸机相关肺炎:机械通气超过 1 周,呼吸机相关肺炎的发生率明显增高。在整个机械通气治疗过程中,感染的监测是重要的,发现呼吸道分泌物增多、黏稠发黄、撤机困难、C 反应蛋白升高等感染迹象,及时做呼吸道分泌物培养等,及时应用抗生素。

(6)支气管肺发育不良(BPD):患儿发生 BPD 与早期应用呼吸机、用氧、液量管理、PDA、感染等有关。其预防和治疗见 BPD 章。

【预防】

产前预防　对胎龄 23~34 周有早产高危因素(包括胎膜早破、产前出血或任何可能的早产)的所有孕妇给予单疗程类固醇激素治疗。孕 <33 周、第一疗程产前激素应用已超过 2~3 周且出现另一个产科指征时,可给予第二个疗程产前激素治疗。足月选择性剖宫产前可以考虑应用产前激素治疗。

激素的作用在于刺激胎儿肺 II 型细胞合成表面活性物质,并能降低肺毛细血管的渗透性,减少渗出和肺水肿,因此能降低 RDS 的发生率,即使发病,症状也较轻,可明显降低病死率。国内常用地塞米松,近年研究发现,倍他米松可降低早产儿脑室周围白质软化的危险性,故推荐应用。

预防用法和剂量:倍他米松或地塞米松 12mg,分 2 次肌注,间隔 24 小时。妊娠 28~32 周时预防效果最好。

【预后】

由于 PS 应用和机械通气技术的改进,大多数 RDS 患儿预后良好。但有些孕周和体重过小的超低出生体重儿,可能发生感染、PDA、气压伤、颅内出血、BPD 等并发症,则影响预后。

对于病愈的 RDS 患儿,应随访肺功能、神经系统发育以及 ROP 筛查,及时发现问题,及时干预和康复治疗。

(翁景文　刘　红)

参考文献

1. 江载芳,申昆玲,沈颖.诸福棠实用儿科学.8 版.北京:人民卫生出版社,2015:453-456.
2. 中国医师协会新生儿科医师分会."新生儿急性呼吸窘迫综合征"蒙特勒标准(2017 年版).中华实用儿科临床杂志,2017,32(19):1456-1458.
3. 郭静雨,陈龙,史源.2017 年新生儿急性呼吸窘迫综合征蒙特勒诊断标准解读.中华儿科杂志,2018,56(8):571-574.
4. 邵肖梅,叶鸿瑁,丘小汕.实用新生儿学.5 版.北京:人民卫生出版社,2019:575-577.
5. Behrman RE,Kliegman RM,Jenson HB.Nelson Textbook of Pediatrics.20th ed.Philadelphia:W.B.Saunders Company,2015.
6. 郭晓容,房晓祎.肺部 B 超在新生儿肺部疾病中的应用.中华新生儿科杂志,2018,33(4):316-318.
7. Pang H,Zhang B,Shi J,et al.Diagnostic value of lung ultrasound in evaluating the severity of neonatal respiratory distress syndrome.Eur J Radiol,2019,116:186-191.
8. 游泳,任雪云,牛峰海,等.床旁肺脏超声评估肺表面活性物质治疗新生儿呼吸窘迫综合征疗效的价值.中华新生儿科杂志,2019,34(1):34-37.
9. 岳冬梅,佟雅洁.不同通气方式联合肺表面活性物质治疗新生儿呼吸窘迫综合征的疗效比较.中国小儿急救医学,2018,25(4):297-300.
10. Sakonidou S,Dhaliwal J.The management of neonatal respiratory distress syndrome in preterm infants(European Consensus Guidelines-2013 update).Arch Dis Child Educ Pract Ed,2015,100(5):257-259.

第三节　胎粪吸入综合征

胎粪吸入综合征(meconium aspiration syndrome，MAS)是由于急性或慢性胎儿宫内窘迫,胎粪排出污染羊水,胎儿在出生前或出生时吸入被胎粪污染的羊水,发生一系列病理生理改变和肺部损伤,导致通气和换气功能障碍,临床可出现较严重的呼吸困难[1]。

【发病机制】

在所有活产婴儿中,胎粪污染羊水(meconium staining of amniotic fluid，MSAF)的发生率为9%~15%,有文献报道可达26%,并且与孕周有密切关系,孕周<37周,发生MSAF的危险性<2%,而孕周>42周,MASF的危险性>30%。因为<37周胎儿肠道内的胎粪尚未达到直肠,排出的可能性很小,而孕周>42周,常有胎盘老化,胎盘功能减退,胎儿出现慢性或亚急性缺氧,胎粪排出的发生率增加[2]。

胎儿在宫内排出胎粪和发生胎粪吸入的确切原因尚不十分明确,可能与胎儿宫内窘迫有关。宫内缺氧可刺激胎儿胃肠道蠕动增加,肛门括约肌松弛,胎便排出,同时缺氧还可刺激胎儿产生喘息,将被胎粪污染的羊水吸入气道。当有胎粪污染羊水的情况时,婴儿出生后,出现呼吸道症状和胸片改变,即MAS。发生率国内外报道不同,1.6%~9.2%。近10年来发病率更是明显下降。发病率减低的原因与分娩时的处理有密切关系。如果在分娩过程中,胎头娩出而肩尚未娩出时,就进行口鼻、咽喉的充分吸引,以及在胎儿娩出后,对那些所谓"无活力"儿,即:呼吸抑制、肌张力低下或心率<100次/min的新生儿在建立第一次呼吸前,立即气管插管,直接吸引气管内的胎粪,可以减少MAS的发生[3]。

【病理改变】

胎粪颗粒吸入呼吸道,主要引起小气道梗阻和化学性炎症反应。

1. 气道机械性梗阻　若气道被胎粪完全阻塞,气体无法进入,可发生肺不张;若气道部分阻塞,形成活瓣样梗阻,气体可进而呼出困难,则引起局部肺气肿,重者进一步引起气漏。

2. 化学性肺损伤　胎粪和羊水内含有的胆红素、脂类物质以及胎儿肠道的脱落细胞、毳毛等可抑制肺表面活性物质(pulmonary surfactant，PS)的活性,使肺泡趋于萎陷,同时这些物质还可发生化学性炎症反应,严重损害肺泡上皮细胞和肺毛细血管内皮细胞,引起肺间质水肿、渗出,肺泡水肿、蛋白漏出、透明膜形成。

3. 通气/血流比例失调　MAS的肺部病变极不均匀,有些部位肺不张,肺泡通气不足;有些部位肺气肿,过度充气;有些由于炎症反应,出现实变等,均可造成严重通气/血流比例失调,加重缺氧。

4. 继发肺部感染　在肺损伤的基础上,同时气管插管、机械通气等,均使感染的机会大大增加。

5. 继发性病理改变　严重缺氧、高碳酸血症和代谢性酸中毒,可导致肺小动脉痉挛,形成肺动脉高压,右向左分流,进一步加重缺氧和酸中毒,最终造成多脏器功能障碍和衰竭。

6. 远期肺功能损害　由于吸入胎粪对肺的损害,化学性炎症刺激,炎性介质释放,炎性细胞浸润,肺组织反复破坏、修复,再加机械通气和氧疗的潜在副作用,可严重影响肺功能,甚至发展为慢性肺疾病(chronic lung disease，CLD)。

【临床表现】

发生MAS的高危因素为:过期产儿、母亲高血压、先兆子痫、慢性心肺疾病、宫内营养不良、胎儿宫内窘迫、生后窒息等。

羊水被胎粪污染是重要病史,若羊水为黄色,说明胎粪排出时间较早,发生严重MAS的可能性较小;若羊水为绿色,尤其是含有黏稠胎粪颗粒,婴儿脐带、皮肤、甲床等也可被粪染,则表明胎儿在出生前或出生时存在急性宫内窘迫,出生后常有新生儿窒息,需要复苏。

新生儿出生后,经过正确的抽吸胎粪和复苏处理,绝大多数可不发生MAS;但部分患儿仍可能将胎粪吸入下气道,复苏后很快出现呼吸困难、发绀,胸廓饱满,肺部听诊可闻及粗湿啰音,严重患儿可发生气漏、持续肺动脉高压(persistent hypertension of the newborn，PPHN)、呼吸衰竭等,普通氧疗或呼吸支持不能维持生命,需要机械通气甚至体外膜氧合(ECMO)救治。

MAS病程根据病情轻重而不同,轻症经治疗1~2周逐渐恢复,重症尤其有并发症者,病程可持续1个月以上,部分患儿有肺功能异常,包括肺泡功能残气量增加、气道高反应以及易发生肺部感染。

【并发症】

1. 气漏(air leak) 气胸和纵隔气肿的发病率可达10%~20%,在机械通气的患儿,气漏的发生率还要高。在治疗过程中,患儿突然缺氧和呼吸困难加重,调节呼吸机或球囊加压给氧不能缓解,应考虑发生了气胸和/或纵隔气肿,应通过肺部叩诊或胸片及时诊断。

2. 持续肺动脉高压(PPHN) 重症MAS患儿中约1/3可并发PPHN,患儿表现持续性全身严重青紫,吸100%氧气亦不缓解,心脏听诊常无明显杂音;若在动脉导管处有右向左分流,则可表现差异性青紫,即右上肢和左下肢血氧饱和度差值>10%或动脉血氧分压差值>15~20mmHg,但若是心脏水平(即卵圆孔)的右向左分流,则差异性青紫不明显。应通过心脏彩超检查确诊并了解分流量大小及肺动脉高压程度。

3. 急性呼吸窘迫综合征(acute respiratory distress syndrome,ARDS) 在MAS病程的数小时或1~2日后,患儿病情进行性加重,需提高呼吸机压力和吸入氧浓度,甚至用常规机械通气不能维持通气和换气功能,胸片肺部病变明显加重,甚至变为"白肺",提示发生了ARDS。这是由于胎粪可直接引起急性肺损伤和抑制肺表面活性物质活性,导致肺间质和肺泡腔渗出性水肿、血浆蛋白渗出、炎性细胞浸润等,引起肺泡萎陷、肺不张或肺实变。

4. 多脏器功能障碍 由于发生MAS与围产期缺氧有密切关系,因此,MAS常伴有其他脏器缺氧性损害,如缺氧缺血性脑病(HIE)、急性心功能衰竭、急性肾功能障碍、坏死性小肠结肠炎(NEC)等。

5. 慢性肺疾病(CLD) 少数严重MAS患儿,病情重,病程长,较长时间应用高压力通气及高浓度氧气吸入,进一步对肺组织造成破坏,形成CLD病理改变,患儿表现呼吸机或氧气依赖。

【X线表现】

胸部X线表现与临床表现一样,也有轻重不同。轻症患儿胸片可无特殊征象,只表现肺纹理多;大多数临床有症状的患儿胸片表现为双肺不均匀病变,可见较广泛粗颗粒或斑片状阴影,有过度充气现象,膈肌位置较低,有的伴节段性肺不张或局限性肺气肿,有的发生气漏,即气胸或纵隔气肿;病程2~3日后,肺部颗粒影或斑片影可出现融合,病变范围扩大,应考虑发生了化学性炎症反应或合并感染,有的可继续进展为ARDS,胸片表现大片肺不张或肺实变,即所谓"白肺"(图6-3-1~图6-3-3)。

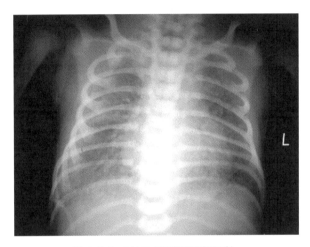

图6-3-1 MAS,双肺可见粗颗粒、
小斑片影及局限性肺气肿

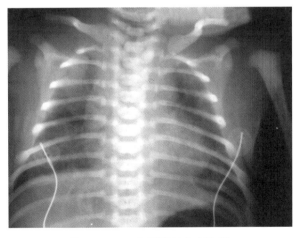

图6-3-2 MAS,两肺较大斑片影,
合并局部肺气肿

【实验室检查】

1. 血气分析 轻症可有轻度CO_2潴留和低氧血症;重症则出现呼吸衰竭时的血气改变,表现为$PaO_2<50mmHg$,$PaCO_2>50mmHg$,同时可因缺氧,引起代谢性酸中毒。

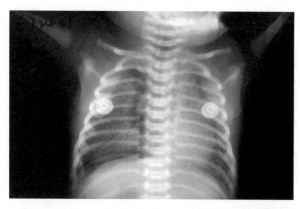

图 6-3-3　MAS 合并右侧气胸及少量纵隔积气

2. PaO_2/FiO_2　比值 <300mmHg，考虑有急性肺损伤（acute lung injury，ALI），若比值 <200mmHg，结合临床和胸片变化，应注意发生 ARDS 的可能[4]。

3. 其他　结合其他脏器的缺氧缺血性损害，必要时应监测肝肾功能、血生化、血糖，行神经系统检查，如脑 B 超、脑 CT、脑电图等。

【诊断】

1. 围产期病史　有宫内窒迫史，羊水有胎粪污染，注意羊水颜色及是否有黏稠胎粪颗粒，患儿皮肤、脐带和甲床是否被染成黄褐色，出生时也往往有窒息，Apgar 评分低，在复苏时，可从气管内吸出胎粪样物质。

2. 临床症状和体征　出生后很快出现呼吸困难、青紫、烦躁；查体胸廓饱满，三凹征（+），肺部可闻粗湿啰音；合并气胸者，患侧胸廓膨隆，叩诊鼓音；合并 PPHN 时，则青紫更加明显，吸氧甚至正压通气亦不能缓解。

3. 辅助检查　胸部 X 线表现、血气分析等，可协助诊断病情轻重。

【鉴别诊断】

1. 大量羊水吸入　大量羊水吸入可见于患儿有围产期窒息史，在出生后表现呼吸困难，但羊水是清亮的，患儿皮肤等无胎粪污染现象，胸片为密度较淡的片状影，分布以双肺内带和两下肺多见，并发症较少见。

2. 感染性肺炎　尤其是产前或产时感染，常发病较早，有时临床呼吸系统症状和胸部 X 线片与 MAS 相似，有些 MAS 患儿可同时合并感染。应注意母亲在分娩前后有无发热，血象明显升高等感染征象，检查胎盘、脐带有无感染病变，患儿有无感染表现，如体温变化，皮肤硬肿发暗，监测血象和 C 反应蛋白，必要时做呼吸道分泌物培养、血培养等。

【预防】

MAS 是可以预防的。美国心脏协会（American Heart Association，AHA）2015 年颁布了《2015 美国心脏协会心肺复苏与心血管急救指南更新》修正了羊水被胎粪污染时清理气道的原则，不建议对无活力新生儿常规行气管插管胎粪吸引。根据我国国情和实践经验，中国新生儿复苏指南（2016 年北京修订）做了如下推荐，当羊水胎粪污染时，应首先评估新生儿有无活力，新生儿有活力时，继续初步复苏；无活力时，应在 20 秒内完成气管插管及用胎粪吸引管吸引胎粪。如果不具备气管插管条件，而新生儿无活力时，应快速清理口鼻后立即开始正压通气。经如此处理，MAS 尤其是严重 MAS 的发生率可下降，并可提高复苏的成功率。

【治疗】

1. 常规治疗和监护　对于高危儿应进行严密监护，注意呼吸状况，及时拍胸片了解肺部情况，监测血气或经皮血氧饱和度；同时，观察缺氧对全身各器官系统的影响，如：烦躁、惊厥、心功能衰竭、血压下降、少尿等，及时对症处理；维持内环境稳定，血糖、血电解质等维持正常范围，纠正代谢性酸中毒；适当控制液体摄入，避免加重脑水肿和肺水肿。

2. 氧疗　轻症患儿可给予普通吸氧（鼻导管或头罩）；若吸入氧浓度（FiO_2）>0.40，患儿 PaO_2 仍 <50mmHg，应进行持续气道正压（CPAP）辅助呼吸，因 MAS 常存在 CO_2 潴留，建议采用较大的气体流量，8~10L/min，压力不宜过高，4~5cmH_2O 即可，利于排出 CO_2。若病情继续加重，出现持续高碳酸血症和低氧血症（$PaCO_2$>60mmHg，PaO_2<50mmHg），需要进行机械通气。

3. 机械通气　由于 MAS 肺部病变不均匀，有些以肺实变或肺不张为主，有些以肺气肿为主，呼吸机参数应依据患儿体重、肺部病变及血气情况调节，如胸片以肺不张或大片实变（炎症反应）为主，肺动力学改变主要是肺顺应性降低，换气功能障碍，设置呼吸机压力应稍高，一般吸气峰压（peak inspiratory pressures，PIP）25~30cmH_2O，呼气末正压（positive end-expiratory pressures，PEEP）4~5cmH_2O，呼吸频率 40~60 次/min，吸气时间（TI）0.4~0.5 秒。

有些严重的 MAS，可能伴有气胸、急性肺损伤（ALI）或急性呼吸窘迫综合征（ARDS），应用常规机械通气不能维持正常的通气换气功能,可使用高频通气(high-frequency ventilation,HFV),高频通气的压力相对较均衡,变化范围较小,利于改善氧合功能,同时对肺的损伤较小,对一些常规机械通气失败的患儿可能取得较好的治疗效果。新生儿监护病房(NICU)应用高频振荡通气(high-frequency oscillatory ventilation,HFOV)治疗严重MAS患儿15例,其中合并持续肺动脉高压8例、气胸4例,除1例死亡、1例因合并复杂先天性心脏病、住院24小时内放弃治疗外,13例患儿在48小时后氧合状况明显改善,平均气道压和吸入氧浓度明显降低,全部治愈出院。

4. 药物治疗

(1)肺表面活性物质(PS):由于胎粪可以抑制内源性肺表面活性物质的活性,给予PS治疗可能改善氧合,减少肺部疾病的严重性[5],减少肺部合并症。为取得较好疗效,应在生后6小时内给予,每次200mg/kg,间隔6小时,可重复使用。我国16家儿童医院进行的PS治疗MAS多中心随机对照临床试验结果表明:200mg/kg PS后有较多的病例6小时及24小时血氧合状态显著提高。亦有学者提出应用稀释的PS进行肺泡灌洗来治疗MAS,可利于清除被吸入的胎粪和改善肺功能。Gianluca L等对8例由于严重MAS导致ARDS需要机械通气的足月新生儿,在生后1~8(平均3.5)小时内,应用PS稀释后进行支气管肺泡灌洗,所有患儿的氧合状况和胸片在治疗后6小时都得到了有效的改善。

(2)抗生素:关于MAS是否应用抗生素,有不同意见。由于有时感染性肺炎和MAS在临床过程和胸部X线表现上难以鉴别,又有少数MAS可以合并感染,因此,在胸片显示有浸润性病灶时,可选用抗生素治疗,同时,应积极查找母婴感染的依据,做血培养、呼吸道分泌物培养等,明确病原菌,有针对性地使用有效抗生素。Sriparna B.等研究了144例MAS患儿(已除外败血症的可能性),随机分为2组,研究组在生后24~36小时开始给予氨苄西林和庆大霉素7日,对照组不给药,其他支持治疗两组相同。结果显示:两组患儿在住院期间发生败血症(血培养阳性)例数(研究组3例,对照组2例)、氧疗天数、胸片恢复天数、住院天数等均无明显差异,因此,有学者认为不需要常规给予MAS患儿抗生素治疗[6]。

(3)肾上腺糖皮质激素:虽然有研究表明

MAS病理过程中存在炎性反应,但大多数学者不主张应用肾上腺糖皮质激素,没有证据表明应用激素对MAS治疗是有效的。

5. 治疗并发症

(1)气漏:MAS是极易发生气胸或纵隔气肿的,尤其是出生时进行了心肺复苏和应用机械通气的,并且常常是张力性气胸,一旦诊断,应立即行胸腔闭式引流。纵隔积气一般量较少,且穿刺有伤及心包的危险,可不予处理,但应注意纵隔积气对心功能的影响。

(2)PPHN:是MAS的严重并发症之一,除机械通气维持呼吸功能外,可应用一氧化氮吸入或药物扩张肺动脉,降低肺血管压力,同时应积极纠正酸中毒,应用血管活性药维持体循环血压。

(3)ARDS:常发生在病程的1~2日后,需要升高呼吸机的通气压力和吸入氧浓度,有时仍不能维持呼吸功能,可能需改为高频通气治疗。

【预后】

大多数MAS经积极治疗,可以治愈。临床预后不良、使病死率增加的相关因素有胎龄>42周、羊水明显被胎粪污染、合并PPHN或气漏等严重并发症等[6];少数重度MAS患儿,虽然存活,但由于病情严重,使用呼吸机和氧疗时间较长,可能发展为慢性肺疾病(CLD),肺功能受到一定影响,需要较长时间的治疗和恢复。

(靳　绯　刘　红)

参考文献

1. 江载芳,申昆玲,沈颖.诸福棠实用儿科学.8版.北京:人民卫生出版社,2015:456-457.

2. 邵肖梅,叶鸿瑁,丘小汕.实用新生儿学.5版.北京:人民卫生出版社,2019:578-581.

3. 中国新生儿复苏项目专家组.中国新生儿复苏指南(2016年北京修订),2016.

4. 常明,卢红艳,相虹,等.不同机械通气方式联合肺表面活性物质对新生儿急性肺损伤/急性呼吸窘迫综合征疗效比较.中国当代儿科杂志,2016,18(11):1069-1074.

5. 郑秦,邓春.胎粪吸入综合征治疗进展.儿科药学杂志,2016,5:58-61.

6. Natarajan CK,Sankar MJ,Jain K,et al.Surfactant therapy and antibiotics in neonates with meconium aspiration syndrome:A systematic review and meta-analysis.J Perinatol,2016,36(Suppl 1):S49-S54.

第四节　新生儿湿肺症

新生儿湿肺症（wet lung of the newborn）又称新生儿暂时性呼吸困难（transient tachypnea of the newborn，TTN）。是一种自限性疾病，多见于足月或接近足月的新生儿，临床特点多为轻度呼吸窘迫、轻度发绀、三凹征等，给予低浓度（$FiO_2<0.40$）吸氧即可缓解病情。但是，近年来重症 TTN 较前多见，有些病例呼吸困难比较严重、持续时间比较长，常合并气漏、持续性肺动脉高压，甚至发生 RDS 等，表现为严重低氧血症，需要无创呼吸支持或机械通气，应高度重视。

【发病机制】

本病是由于胎儿肺液清除延迟导致的暂时性肺水肿。胎儿在子宫内肺泡是充有液体的，在经产道分娩时，约 1/3 的肺泡液由于骨产道对胎儿胸廓的挤压，通过气管、口鼻排出；新生儿出生后，建立自主呼吸，肺泡充气，同时余下的肺泡液进入肺间质，主要由肺淋巴系统转运。因此，湿肺发病的高危因素包括未开始分娩的剖宫产和急产，胎儿没有经过产道对胸廓的挤压，使部分肺泡液未能从气道排出；早产儿体重小、胸廓小，分娩时受挤压程度小，再加早产儿血浆蛋白低、胶体渗透压低，不利于肺液吸收，临床常见早产儿发生湿肺，而且由于早产儿本身肺发育不成熟，若肺液吸收缓慢，进一步影响肺表面活性物质（pulmonary surfactant，PS）的生成和活性，可使病情进展加重[1]；此外，延迟结扎脐带或挤压脐带，引起胎盘 - 胎儿间输血，导致婴儿中心静脉压升高，可影响淋巴系统对间质液体的吸收和转运，增加发生湿肺的可能；其他危险因素还有母亲过多使用镇静剂、围产期缺氧、糖尿病母亲婴儿、多胎妊娠等[2]。

液体潴留在支气管肺泡和肺间质，使肺顺应性减低，影响通气和换气功能，临床出现呼吸急促、缺氧等，同时，患儿呼吸功增加[3]。

【临床表现】

足月儿多见，尤其是未发动宫缩的剖宫产儿，出生后很快（<6 小时）出现呼吸困难。轻症只表现呼吸频率增快，缺氧征不明显，哭声响亮，吸吮有力；较重者呼吸急促，频率可 >80 次 /min，伴有轻到中度发绀、鼻翼扇动、三凹征等，此外，患儿反应低下，喂养困难，吃奶时青紫加重，甚至呼吸暂停；听诊肺部呼吸音减低，有时可闻湿啰音或捻发音；早产儿往往病情严重，可发生呼吸衰竭，需要呼吸支持。

本病为自限性疾病，临床症状大多在 12~24 小时缓解，有些较重患儿症状可持续 48~72 小时，治愈后肺部不留任何后遗损害。

【X 线表现】

两肺纹理粗多，呈网条状阴影或云雾状斑片影；较重患儿胸片可呈磨玻璃样改变，甚至"白肺"；心影轻度增大；病程 12~24 小时后，由于肺泡液逐渐吸收转移，胸片可见叶间胸膜积液影（见于右肺上、中叶间）和少量胸腔积液。有些还可见过度充气表现（图 6-4-1，图 6-4-2）。

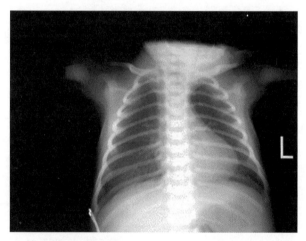

图 6-4-1　新生儿湿肺症生后 6 小时胸片

两肺纹理多，云雾状斑片影

以上 X 线表现多在 48~72 小时吸收，与临床缓解过程一致。

【实验室检查】

血气分析：轻症患儿血气可以正常，或由于呼吸频率快而表现轻度 CO_2 降低；重症可出现低氧血症、高碳酸血症和代谢性酸中毒。

【诊断】

患儿为剖宫产，尤其是选择性剖宫产，出生后很快出现呼吸急促，伴有轻度缺氧征，有胸部 X 线表现等，最重要的是病程短，临床和 X 线改

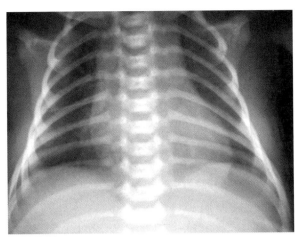

图 6-4-2　新生儿湿肺症生后 16 小时胸片右侧叶间胸膜影,膈位置较低平,有过度充气现象

变可在 24~48 小时恢复。患儿一般情况好,很少出现其他并发症。近年报道使用超声检查诊断 TTN,正常肺泡含大量气体,而超声波遇到气体难以穿透,几乎全被反射,TTN 患儿由于肺泡积液,超声检查可见肺泡积液征象。双肺点影(double lung point)是湿肺的特异性超声征象,其特异性可达 100%[4]。肺水肿、肺泡间质综合征、胸膜线异常、A 线消失也是 TTN 的超声特点[5]。

【鉴别诊断】

1. 新生儿呼吸窘迫综合征(neonatal respiratory distress syndrome,NRDS)　早产儿湿肺常较重,临床与轻型 RDS 不易区别,除注意胸片鉴别外,主要根据病程,RDS 病程长,需氧和呼吸支持时间也较长,即使是 I ~ II 期 RDS,病情需 1 周以上才能缓解。肺部超声检查也有助于 TTN 与 RDS 的鉴别,对 X 线检查双肺呈白肺病例,X 线无法区别是 RDS 与 TTN,但超声检查可以发现肺泡积液或实变,如果是肺泡积液,可以诊断为湿肺,如果是肺泡实变,可能是 RDS[6]。

2. 新生儿感染　宫内或产时感染,如肺炎或败血症,早期可能只表现呼吸窘迫(全身炎症反应表现),应注意孕产史中有无感染的高危因素,监测全身感染中毒症状和实验室依据(血象、C 反应蛋白、血培养等),如存在高危因素或实验室检查有可疑,或呼吸窘迫在 4~6 小时内无改善,应考虑使用抗生素。

3. 中枢性过度通气(central hyperventilation)　多见于有围产期窒息的足月儿,由于中枢神经系统缺氧后的脑水肿或存在较严重的代谢性酸中毒,引起呼吸增快,胸片常是正常的,血气

常表现呼吸性碱中毒或混合性酸碱失衡。

4. 吸入综合征　患儿有围产期窒息史,有的羊水被胎粪污染,出生时常需要复苏,复苏后很快表现呼吸困难,胸片主要显示斑片影(羊水吸入)或粗颗粒影(胎粪吸入),可伴有肺不张或肺气肿,临床病情也较湿肺更重,病程更长,胸片病变吸收较湿肺慢。

【治疗】

本病有自限性。轻症不需特殊治疗,有缺氧症状者,可给予低流量吸氧,保持内环境稳定,注意热量摄入,适当控制液量。监测血糖、电解质和血气,24~48 小时复查胸片,了解肺液吸收情况。

病情较重,尤其低体重患儿应加强临床管理:

1. 监测生命体征,定期复查血气和胸片,严密观察病情进展,有些患儿胸片可在数小时内进展为"白肺"。

2. 呼吸支持　呼吸困难明显,可行鼻塞持续气道正压通气,压力 3~4cmH$_2$O,注意给氧浓度,保持 SaO$_2$ 90%~95% 即可。大多数患儿经 NCPAP 治疗,病情可很快稳定,并逐渐好转,但少数有围产期窒息或低体重儿,可能情况无改善,当胸片显示"白肺"或吸入氧浓度(FiO$_2$)>0.6,压力 >6cmH$_2$O,PaO$_2$ 仍 <50mmHg,或低体重儿出现呼吸不规则、呼吸暂停等,应及时气管插管,机械通气。湿肺患儿若无其他并发症,一般用呼吸机 2~4 日。应用呼吸机时,注意呼吸道管理,防止感染。

3. 护理

(1)保温:尤其是早产儿,应置于暖箱或辐射式暖台,体温保持在 36~37℃。

(2)供给液量和营养:由于患儿呼吸急促,经呼吸道不显性失水增多(气管插管除外),应注意补充液量;当呼吸频率 60~80 次 /min,可经鼻(或口)饲管喂养,呼吸困难明显,呼吸 >80 次 /min 时,应暂禁食,静脉输液维持需要量。注意监测血糖和电解质。

(3)监测和预防感染:因有些宫内感染早期表现呼吸窘迫,当有可疑孕产史时,应监测血常规、C 反应蛋白,必要时做呼吸道分泌物和 / 或血培养,及时诊断和治疗。一般患儿不必用抗生素预防感染,但在住院治疗期间,应注意消毒隔离,医护人员护理操作前应严格洗手,避免发生医院感染。

(4)并发症处理:湿肺很少发生并发症,但应

警惕那些胸片有过度充气现象的情况,患儿若应用 NCPAP 治疗,气漏的发生率会增加,一旦发现病情突然加重,应考虑发生气胸,需及时复查胸片和穿刺引流。

【预防】

1. 延迟选择剖宫产时间　有研究显示,随着胎龄逐渐增大,TTN 的发病率明显下降,2002 年美国妇产科医师学会提倡择期剖宫产应在胎龄 39 周后或宫缩开始后进行;Tita 等在一项多中心研究中发现,与胎龄 39 周出生婴儿比较,胎龄越小发生呼吸系统疾病的危险度越高,胎龄 37 周(OR=2.1,95%CI 1.7-2.5,P<0.001)、胎龄 38 周(OR=1.5,95%CI 1.3-1.7,P<0.001)。目前大部分研究均显示胎龄大于 39 周 TTN 等发病率维持在一个较低水平,过早的择期剖宫产导致重症 TTN 发生率升高,并发症增多,故国内外学者目前普遍推荐将择期剖宫产时间延迟至胎龄 39 周以后,以减少剖宫产相关疾病发生率。

2. 产前使用糖皮质激素　研究表明对胎龄 35~38 周择期剖宫产产妇,产前使用糖皮质激素,能显著减低新生儿 RDS 及湿肺的发生率及严重程度。但由于糖皮质激素有一定不良反应,其安全性仍存在争议。

【预后】

绝大多数患儿预后良好,住院约 1 周可出院;低体重儿可因其他问题延长住院时间。2016 年在 NICU 住院诊断湿肺患儿 49 人,足月儿或接近足月儿 20 例,体重 <2 500g 的早产儿 29 例,全部治愈出院。

(沈艳华　刘　红)

参考文献

1. 邵肖梅,叶鸿瑁,丘小汕.实用新生儿学.5 版.北京:人民卫生出版社,2019.
2. Kliegman,Behrman,Jenson,Stanton.Nelson Textbook of Pediatrics,20th ed.Philadelphia,2015.
3. Mcgillick EV,Lee K,Yamaoka S,et al.Elevated airway liquid volumes at birth:A potential cause of transient tachypnea of the newborn.J Appl Physiol,2017,123(5):1204-1213.
4. Ibrahim M,Omran A,AbdAllah NB,et al.Lung ultrasound in early diagnosis of neonatal transient tachypnea and its differentiation from other causes of neonatal respiratory distress.J Neonatal Perinatal Med,2018,11(3):281-287.
5. 安晓玲,郝荣,苏海砾.超声在新生儿呼吸窘迫综合征及新生儿湿肺诊断中的价值.中国超声医学杂志,2017,33(3):30-33.
6. 中华医学会儿科学分会围产医学专业委员会,中国医师协会新生儿科医师分会超声专业委员会,中国医药教育协会超声医学专业委员会重症超声学组.新生儿肺脏疾病超声诊断指南.中华实用儿科临床杂志,2018,33(14):1057-1064.

第五节　新生儿支气管肺发育不良

新生儿支气管肺发育不良(bronchopulmonary dysplasia,BPD),是早产儿最常见的并发症之一,曾称慢性肺部疾病(chronic lung disease,CLD),可影响患儿的近远期预后,与早产儿在儿童期的健康状况、神经发育和生活质量密切相关。

1967 年 Northway 等首次报道的 BPD(经典BPD)都是早产儿,但胎龄和出生体重相对较大(平均胎龄 34 周、平均出生体重 2.2kg);主要见于患有严重的新生儿呼吸窘迫综合征(RDS);有长期接受高浓度氧、高气道压、无呼气末正压的机械通气史;因呼吸困难、低氧、高碳酸血症持续辅助用氧超过 28 天;胸部 X 线片显示局部纤维化改变、高密度区域和过度充气的区域并存[1,2]。随着产科技术、新生儿重症监护技术和辅助通气策略的提高以及出生前糖皮质激素和出生后肺表面活性物质的使用,经典 BPD 逐渐被以肺泡发育和微循环发育阻滞为病理特征的"新型 BPD"替代。其特点为:①通常是出生体重 <1 000g、胎龄 <26 周的极不成熟早产儿;②出生时仅有轻度或无肺部疾病;③不需给予或仅需低浓度氧;④患儿在住院期间逐渐出现氧依赖,并且持续时间超过纠正胎龄 36 周。也有学者认为,这种"新型 BPD"就是以前的 Wilson-Mikity 综合征。BPD 和 CLD 都曾被用于描述肺部后遗症,但在美国国立儿童健康和人类发育研究院(NICHD)2000 年 6 月举行的研讨会上,与会者一致通过仅用 BPD 一词来描述

RDS 及早产儿的肺部后遗症,以区别发生在婴儿期的其他慢性肺部疾病;同时重新定义 BPD 并根据病情严重性进行分度。

根据新定义,BPD 是指任何氧依赖($FiO_2 > 21\%$)超过 28 天的新生儿。如胎龄 <32 周,根据纠正胎龄 36 周或出院时需 FiO_2 分为:①轻度:未用氧;②中度 $FiO_2 < 30\%$;③重度:$FiO_2 \geq 30\%$ 和 / 或正压通气[3];如胎龄 ≥ 32 周,根据生后 56 天或出院时需 FiO_2 分为上述轻、中、重度。Walsh 等根据纠正胎龄(36±1)周婴儿的限时空气试验结果,提出了 BPD 的"生理学"定义,患儿需要机械通气或 $FiO_2 > 30\%$ 定义为 BPD;在评估时需要正压支持或 $FiO_2 > 30\%$ 的新生儿可能发展为 BPD,$FiO_2 < 30\%$ 的患儿,在持续氧饱和度监测下,可逐渐过渡至停氧。

美国 Vermont Oxford 新生儿协作网 2010 年的统计显示,<32 周早产儿 BPD 的发生率为 12%~32%。我国尚无确切的 BPD 发病率。2006~2008 年以华中科技大学附属同济医院为首的 10 家医院对我国部分城市进行了 BPD 发病率及高危因素的调查,其中胎龄 <28 周、28 周 ≤ 胎龄 <30 周、30 周 ≤ 胎龄 <32 周、32 周 ≤ 胎龄 <34 周、34 周 ≤ 胎龄 <37 周的 BPD 发病率分别为 19.3%、13.11%、5.62%、0.95% 和 0.09%。但样本量较小,且与国外资料比较,小胎龄早产儿较少。

【发病机制】

1. **早产儿肺发育不成熟** 多项研究表明 BPD 的发生率和胎龄之间呈负相关。新生儿各个器官发育不成熟,尤其是肺发育不成熟是引起或诱发 BPD 发生的重要因素[4]。胎龄 <28 周的早产儿的肺处于小管期,尚未进入囊泡期,由于肺表面活性物质(PS)合成分泌不足,抗氧化酶活性及抗氧化水平低,使肺间质和肺泡分化不全,肺弹力纤维和结缔组织发育不良,诱发肺部过度炎症反应,肺泡减少,末端肺泡结构简单化,毛细血管减少。生后肺泡化过程受阻,暴露于高浓度氧、正压机械通气、感染等危险因素的机会增加,进一步触发炎性因子瀑布反应,加重气道、肺血管及间质损伤,最终造成肺纤维化,导致 BPD。宫内发育迟缓导致肺组织结构和细胞功能障碍,也成为 BPD 发病的危险因素之一。Grisaru-Granovsky 等研究表明小于胎龄早产儿发生 BPD 的风险更高。如果合并宫内发育迟缓的早产儿 BPD 发生率比相应适于胎龄儿高 2 倍。

2. **个体和基因易感性** BPD 的发病与遗传因素密切相关[5,6]。研究表明,BPD 与人类白细胞抗原 -A_2(HLA-A_2)基因多态性有关。极低出生体重儿双胞胎患儿的患病关联因素显示基因遗传变异是环境因素作用下 BPD 发病的基础。通过对表面活性物质蛋白 -A(SP-A)缺陷小鼠的研究证实 SP-A 在肺部起重要的免疫预防作用,调节急慢性肺部疾病炎症反应。基质金属蛋白酶(MMP)在肺发育和修复过程中起重要作用。金属蛋白酶组织抑制剂(TIMP)调节 MMP 的活性,MMP-9 和 TIMP-1 的失衡参与 BPD 的病理生理改变。研究表明,一些慢性肺疾病都相同地表达一种或几种 MMP,并且损伤程度与表达水平呈正相关。血管内皮生长因子(VEGF)、转化生长因子 -β(TGF-β)、结缔组织生长因子(CTGF)、血小板来源生长因子 -BB、表皮生长因子域 7(7EGFL7)等基因多态性增加了早产儿 BPD 的发生。

3. **氧中毒** 高浓度氧是导致早产儿 BPD 的最主要原因和危险因素。研究表明,肺水肿是高浓度氧致 BPD 早期重要的病理改变。高浓度氧可直接损伤肺泡上皮细胞和肺毛细血管内皮细胞,引起肺泡毛细血管通透性增高,渗出增多,蛋白沉积等。同时高浓度氧在体内形成各种高活性的氧自由基,可干扰细胞代谢,破坏细胞结构,而早产儿抗氧化酶系统发育不成熟,不能清除过多的氧自由基,从而引发严重氧化应激反应、肺泡减少、末端肺泡结构简单化、毛细血管减少、间质重构、肺纤维化,最终导致 BPD 的发生。因此,早产儿尤其是极低出生体重儿对氧极度敏感,即使低浓度、低流量给氧亦可能造成肺损伤。

4. **机械通气** 机械通气引起肺损伤的因素通常包括:容量伤、气压伤、塌陷伤、化学伤及流量伤等。高吸气峰压或高潮气量可直接破坏气管支气管结构,损伤肺细支气管上皮细胞;通气压力的高低变化,使缺乏肺表面活性物质、已经比较僵硬的肺泡被动膨胀和关闭,再加早产儿肺间质和肺泡结构未发育完善,极易使肺泡破裂、肺间质气肿,重者发生囊泡样病变或肺气肿,即经典 BPD 的肺部改变。另外上述各因素相互作用、相互影响可致肺部慢性炎症渗出和水肿,致使 PS 部分失活,延长呼吸机使用时间或使呼吸机参数上调诱发或加重 BPD 的发生。

5. **感染和炎性损伤** 是 BPD 发病中的关键环节。宫内感染(如 TORCH 感染)可触发早产,也使胎儿肺受到炎性因子的破坏和损伤,导致肺发育受阻。除感染外,研究发现,机械通气引起的肺损伤以及氧中毒也是通过肺泡上皮细胞和血管内皮细胞损伤后,炎性细胞活化,释放大量细胞因子、炎性介质,如中性粒细胞、肺泡巨噬细胞、肿瘤坏死因子-α、白细胞介素-8(IL-8)、IL-6、白三烯B4、血小板活化因子等在BPD患儿的支气管肺泡灌洗液中的水平较未发生BPD的患儿显著增高,持续时间长。另有研究提出,血清CC16(Clara cell16,CC16)在发病72小时时可达10.54μg/L(敏感性85.7%,特异性82.6%)可作为生物标志物有助BPD的早期诊断。这些炎性细胞和炎性介质具有较强的生物活性,相互介导,相互激活,进一步破坏支气管肺泡上皮细胞和血管内皮细胞,形成恶性循环,后期成纤维细胞增殖,纤维蛋白沉积,修复和损伤交互出现,导致肺纤维化。

6. 其他　输液不当所致肺间质水肿、营养不良、维生素A、维生素E缺乏、动脉导管未闭(PDA)及胃-食管反流等因素也与BPD的发生有关。

【病理改变】

在表面活性物质应用前时代,大多为经典BPD,病理改变可分为4期:急性肺损伤期、渗出期、增殖期和纤维增生毛细支气管炎期。急性肺损伤期和渗出期为早期病理改变,包括肺泡上皮细胞和毛细血管内皮细胞坏死、脱落,肺间质水肿,炎性细胞浸润,后期出现小气道黏膜上皮细胞增生,平滑肌肥厚,肺间质纤维组织增生,毛细支气管炎性阻塞,肺泡数量减少,可见局灶性肺不张和肺气肿。严重患儿可出现肺血管受累,小动脉内膜增厚,血管迂曲变形,发生肺动脉高压、右心室肥大等。而在表面活性物质应用后时代,上述病理改变仅见于少数具有严重疾病、需长期高浓度氧、高气道压机械通气患儿,大部分新型BPD病理上主要以肺泡和肺微血管发育不良为主要特征,表现为肺泡数目减少、体积增大、肺泡结构简单化,而肺泡和气道损伤较轻、纤维化较轻。

【临床表现】

本病主要见于早产儿,尤其是胎龄<28周,出生体重<1 000g者。临床症状和体征随疾病的严重性而明显不同,早期症状与原发疾病难以区别。通常在机械通气过程中出现呼吸机依赖或停氧困难>2周,结合胸片和血气改变,应考虑发生BPD的可能性。有些早产儿出生后即有呼吸困难,但胸部X线检查不符合RDS征象,而表现为弥漫性肺间质病变伴小囊泡样改变,应考虑宫内感染所致BPD改变;有些早产儿则无明显呼吸系统疾病或相应病史,在数日或数周后逐渐出现呼吸困难、缺氧、血气异常等呼吸功能不全表现,这些早产儿发病原因较为隐匿和复杂,常多见于极低或超低出生体重儿,可能与某种隐性感染、胎龄过小肺发育极度不成熟、内环境紊乱甚至医源性因素有关;本病也可见于重症肺炎、严重胎粪吸入综合征(MAS)等应用正压通气的足月儿和过期产儿。

病程根据病情轻重而不同。轻症患儿经适当治疗可在数日或数周后停氧,血气恢复正常,有些患儿出院时可能还存在呼吸频率较快或轻度三凹征,2~3个月后可逐渐恢复正常。重度BPD患儿可反复发生呼吸道感染,呼吸衰竭难以纠正,无法撤离呼吸机或其他辅助呼吸方式,甚至出现肺动脉高压、肺心病等,病死率较高。由于慢性缺氧,常影响患儿生长发育。

【影像学检查】

1. 胸部X线是诊断经典BPD的重要依据,并且可判断病变程度、了解治疗效果和预后。根据Northway分期法,胸部X线改变分为4期(图6-5-1~图6-5-4):

Ⅰ期:双肺呈毛玻璃状,与肺透明膜病(HMD)的征象一致;

Ⅱ期:肺野透光度更低,可见支气管充气像,并伴有间质病变;

Ⅲ期:肺部出现囊泡样改变,以及区域性的过度充气和肺不张;

Ⅳ期:出现广泛的肺纤维化、局限性实变和肺气肿。

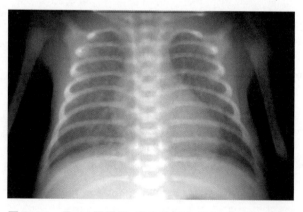

图6-5-1　孕29周男婴,出生体重1 000g,因RDS用呼吸机20多天后,仍有呼吸困难,胸片表现广泛肺实质及间质病变,伴局限性肺气肿

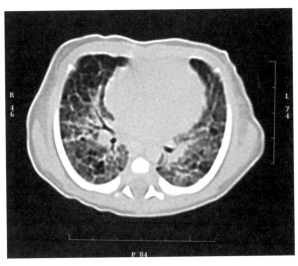

图 6-5-2　同一患儿(图 6-5-1)肺 CT 显示广泛肺间、实质病变,并有囊泡状改变(符合 BPD Ⅲ期)

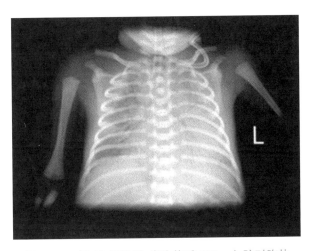

图 6-5-3　孕 28 周男婴,出生体重 900g,入院时胸片诊断 RDS,机械通气 1 周

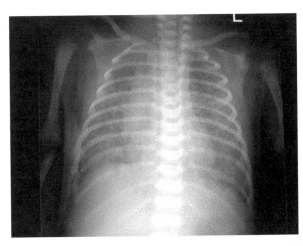

图 6-5-4　同一患儿(图 6-5-3)20 天后仍有呼吸困难、呼吸暂停等,胸片显示双肺广泛间、实质病变,伴有轻度肺气肿(符合 BPD Ⅱ~Ⅲ期)

不是所有患儿都逐步进展至第Ⅳ期,一些可直接由第Ⅰ期到第Ⅲ期。放射学异常可持续至幼儿期。

2. 肺部 CT 检查分辨率高,有些早期轻症病变普通胸片常无明显改变,但肺 CT 可清楚显示各种肺间质性病变,有助及时诊断并及时治疗。主要特征为:双肺野呈磨玻璃状改变、多灶充气过度,如小囊状影(薄壁)或网格状影(壁厚),纹理增粗、紊乱,条状密度增高影和胸膜增厚等。病变多发生在两下肺,常呈对称性。

【实验室检查】

1. 血气分析　根据疾病不同阶段和病情轻重程度,可表现为轻度低氧血症(PaO_2 50~60mmHg)和 CO_2 潴留($PaCO_2$ 45~55mmHg),重者则有严重缺氧及呼吸性酸中毒,一般吸氧和辅助呼吸不能纠正,需要机械通气才可维持正常通气和换气功能。

2. 肺功能检查　重度 BPD 患儿,尤其是胸部 X 线片显示有明显肺气肿的,表示肺部存在较严重的器质性损害,肺功能可表现为肺顺应性减低、小气道阻力增加、功能残气量增加等通气、换气功能障碍。

【诊断】

1. 高危儿　早产儿尤其是极低出生体重儿,生后曾诊断 RDS,使用过呼吸机和／或吸高浓度氧;有宫内感染征象,如早破水、母亲孕期患阴道炎、绒毛膜炎、TORCH 感染;有胎盘早剥、胎儿生长受限、产前未用糖皮质激素、低 Apgar 评分等病史。少数患有如 MAS、先天性心肺疾病、败血症、膈疝等严重疾病的足月儿。

2. 症状和体征　有原发病的患儿在其好转的情况下,又出现逐渐加重的呼吸困难、阵发性青紫、对氧和呼吸机依赖,有些患儿表现呼吸暂停、喂养困难、心率增快等;有些无原发病,在住院过程中出现呼吸功能不全。主要体征是鼻翼扇动和三凹征。

3. 血气异常和较典型的肺部 X 线改变。

【鉴别诊断】

1. 根据病史、胸片和疾病发生、发展过程,对判断预后有一定帮助,由宫内感染所致、胸片有广泛间质病变伴肺气肿的提示预后不良。

2. 新生儿肺炎　主要是指病毒、衣原体、支原体等感染,临床表现有呼吸系统症状和体征,胸片也显示肺间质病变,但可发生在任何胎龄和体重的婴儿,大多数患儿给予抗生素(抗病毒或大环内酯类)治疗可治愈。个别严重者亦可发展为BPD。

【并发症】

1. 上气道梗阻 较长时间或反复的气管插管及吸痰操作,常可引起鼻中隔、咽喉、气管或支气管损伤,包括:喉气管支气管发育不良、肉芽肿、声带麻痹、水肿、溃疡、声门下狭窄等。

2. 肺源性心脏病和高血压 慢性缺氧可导致血管收缩、肺动脉高压,最终发生右心室肥厚和衰竭。左室功能也可受到影响。一些长期接受氧疗、伴有左室肥厚的BPD患儿,可发生高血压。

3. 感染 慢性病和营养不良婴儿感染的危险性增加。通过革兰氏染色监测支气管炎和肺炎患儿的气道分泌物,协助确定气道内的病原菌;发热或肺炎加重时应考虑病毒和真菌感染。

4. 听力损失 耳毒性药物(呋塞米、氨基糖苷类等)和中枢神经系统缺血缺氧性损害增加了发生神经性耳聋的可能性。应进行脑干听力诱发电位的检查。

5. 早产儿视网膜病(retinopathy of prematurity,ROP) 极低出生体重伴有BPD的患儿发生ROP的危险性极高。

6. 骨质疏松症(佝偻病) 由于早产、钙磷摄入不足、长时间不活动等,使用呋塞米也可能是钙流失的原因之一。给予维生素D、钙和磷是必要的。

7. 其他 包括神经系统异常、早期生长障碍、胃食管反流等。

【治疗与护理】

在新生儿重症监护病房期间的治疗目标是:尽量减少进一步的肺损伤(包括气压伤、容量伤、氧中毒和炎症);改善营养状况和减少氧耗。

1. 呼吸管理和氧疗 尽量减少使用呼吸机和缩短用机时间。近年来认为,肺保护性策略应该是生后早期甚至在产房就开始应用经鼻持续正压通气(NCPAP)。为尽可能避免气管插管所致的肺损伤和BPD的发生,现较普遍采用INSURE技术,即:气管插管应用表面活性物质后即拔除插管,应用CPAP。尽量避免已知的对肺造成损伤的因素,减少气压或容量损伤,减少发生氧中毒,机械通气的原则是以最低的吸气峰压和吸入氧浓度,维持PaO_2 55~70mmHg、$PaCO_2$ 45~55mmHg(允许性高碳酸血症)、SaO_2 90%~95%。还可采用短吸气时间(0.3~0.5秒)、快频率、低潮气量(3~

5ml/kg)的常规辅助通气,或高频震荡通气等方式减少肺损伤,当患儿病情好转时,应逐渐减停机械通气,改为CPAP辅助呼吸,再逐渐过渡到低流量吸氧、间断吸氧直至停氧。正压通气和辅助呼吸时,应注意呼吸道管理,胸部物理治疗及气道分泌物引流是必要的。BPD的呼吸支持和氧疗可能需要持续数周甚至数月,还可能出现反复撤机、上机的情况。因此,预防发生BPD更为重要。

2. 营养支持和限制液体 BPD患儿能量和氧消耗增加,营养状况较差,应提供充足的营养物质和蛋白质,每日热量140~160kcal/kg,不能完全经口喂养的,可采用部分胃肠外营养;经口喂养时,应考虑到患儿存在呼吸困难,吸吮和吞咽协调能力差,容易引起呛咳、误吸或胃食管反流,建议对体重较小、病情较重者采取鼻(或口)饲管重力喂养;注意补充维生素A、E、C、D及钙、磷、微量元素等;必要时输血和/或应用促红素,保持血细胞比容 >40%。

输液量不当是BPD的发病因素之一。因此,控制液量,尤其是出生的第一二周限制液量对预防BPD是重要的,一般每日液体控制在80~100ml/kg。小早产儿常有轻度低钠血症且可耐受,不需处理,当血清钠 ≤ 125mmol/L时,除限制液体摄入外,可适当补充钠盐。当出现呼吸机依赖、胸片表现透光度减低、肺纹理模糊等BPD早期表现或心率增快、心功能不全时,应用利尿剂,可减轻肺间质水肿、增加肺顺应性、降低肺血管阻力和气道阻力,心肺功能都能有所改善。首选呋塞米(速尿),每次0.5~1mg/kg,静脉注射,1~2次/日,以后可改为口服利尿剂(双氢克尿噻＋螺内酯),直至能够停氧,用药期间注意水电解质平衡和药物副作用。有些轻症患儿只用利尿剂即可缓解症状,不必再加用糖皮质激素。

3. 预防和控制感染 由于BPD患儿存在气道和肺组织损伤,防御功能差;有些患儿需较长时间使用气管插管和呼吸机,再加营养不良、免疫功能低下等,均增加了合并感染的危险性。应严格洗手、无菌操作,加强消毒隔离,并随时进行感染的相关监测,定期做呼吸道分泌物培养,及时发现,及时治疗。

4. 肾上腺糖皮质激素 可促进肺抗氧化酶及表面活性物质的生成,稳定细胞膜,抑制炎症反应,减轻支气管及肺水肿,改善肺功能,可缩短用氧和机械通气时间,有助于拔管和撤离呼吸机。

但随着糖皮质激素的普遍使用,大量的临床研究观察发现应用激素会增加死亡率,抑制头围生长、神经系统发育以及肺组织成熟,尤其在新生儿早期或早中期应用激素发生脑瘫的危险性增加,以及出现较严重的副作用,如高血糖、高血压、感染、消化道出血等。因此,目前主张慎用地塞米松:生后 7 日之内不用;极低出生体重儿使用地塞米松应采取谨慎态度,不应常规作为预防或治疗 BPD 的药物,只有病情严重等特殊的临床情况下才应考虑使用该药,如:$FiO_2>0.5$,平均气道压(MAP)$>12\sim14cmH_2O$,机械通气持续已超过 7 天以上,反复肺水肿、利尿剂无效,出现支气管高反应症状,如喘鸣等;应正式告知家长可能出现的近期或远期不良反应;尽量采用小剂量、短疗程;监测激素的副作用;随访神经系统发育情况。

目前不同文献提出应用地塞米松的不同方法:

(1)地塞米松 0.15mg/(kg·d)、q.12h.×3 天,0.1mg/(kg·d)、q.12h.×3 天,0.05mg/(kg·d)、q.12h.×2 天,0.02mg/(kg·d)、q.12h.×2 天,静脉注射。

(2)地塞米松 0.15mg/(kg·d)、q.12h.×3 天,0.1mg/(kg·d)、q.12h.×3 天,0.05mg/(kg·d)、q.12h.×3 天,静脉注射。

以上方法均可重复应用,但必须关注长期应用激素的副作用。有关更低剂量地塞米松是否有效的研究仍在进行。

5. 吸入激素　虽然吸入激素的全身副作用明显较少,有临床研究表明吸入激素可以改善 BPD 患儿出院后至校正胎龄 6 个月的临床症状,改善氧和,缩短院外吸氧时间[7],也有在极低体重儿严重 RDS 新生儿的气管内滴入布地耐德和表面活性物质与仅滴入表面活性物质相比,同时气管内滴入布地耐德可以显著减少 BPD 和死亡的发生[8]。

6. 支气管扩张剂　严重 BPD 患儿往往伴有气道平滑肌肥厚和气道高反应性,因此全身性和吸入性支气管扩张剂已被用于 BPD 的治疗。治疗 BPD 的支气管扩张剂包括 β 受体激动剂和抗胆碱能药物,可单独或联合应用。对生后早期应用呼吸机的早产儿和已发展为明显 BPD 但不需呼吸机支持的新生儿的肺功能都有短期的改善作用。但至今还没有关于支气管扩张剂对预防和治疗 BPD 的长期作用的证据。

7. 枸橼酸咖啡因　咖啡因能明显缩短机械通气时间,使需要药物或外科治疗的动脉导管未闭(PDA)发生率明显降低,显著减少超低出生体重儿的 BPD 发病率,且患儿存活率增加,脑瘫和认知功能障碍发生率明显减少,坏死性小肠结肠炎(NEC)发生率却并不增加,因此建议作为出生体重 ≤ 1 250g 早产儿的常规治疗。首次负荷量为 20mg/(kg·d),之后改为 5mg/(kg·d)维持,可酌情持续使用至校正胎龄 34~35 周或更长时间。但在 BPD 预防中的作用仍然需要进一步研究。

8. 吸入性一氧化氮(iNO)　NO 选择性降低肺动脉压力,减少高浓度氧暴露,还可促进未成熟肺上皮细胞和血管生长,并具有抗炎症作用,从而可能具有降低 BPD 发生的作用。目前尚无证据支持 <34 周、需要机械通气的早产儿常规早期吸入 NO,或常规吸入 NO 用于早期或后期治疗。

9. 大环内酯类药物　大环内酯类抗生素具有抗感染作用和自由基清除剂的作用,此外可直接抑制中性粒细胞趋化作用和超氧化物产生。有研究显示解脲脲原体定植的早产儿发生 BPD 风险增加,但给予红霉素、阿奇霉素治疗并不能降低 BPD 发生率。一项应用克拉霉素的随机对照研究显示,研究组 BPD 发生率 2.9%,明显低于安慰剂组 36.4%。但尚需要进一步研究,以明确疗效。

10. 出院和家庭护理　当患儿 SaO_2 可维持 >94%,并且在进食和睡眠时无血氧饱和度降低现象、体重增长满意、呼吸状况稳定,可考虑撤氧,准备出院。

然而,有的患儿需要长期用氧才可能保证正常生长发育,可采取家庭氧疗,但要求父母必须学会一定的相关知识和技能,如有关设备使用、用药方法、合理营养等,掌握识别早期心肺衰竭的表现和心肺复苏技术。

出院前应做一些基本检查,如生命体征、体重、头围、血气分析、血细胞比容、电解质、胸片、心电图等,还应做眼底检查和听力筛查,这些资料对于继续随访患儿、指导康复是非常重要的。

出院后,有些患儿需要继续氧疗和用药,注意监测 SaO_2 和电解质(应用利尿剂时),患儿病情稳定后,可减停利尿剂、支气管扩张剂等;接种肺炎链球菌和流感杆菌疫苗,以增强免疫力;加强营养,体重增长是病情控制的敏感指标,应密切关注。

【预后与预防】

1. 预后　根据国外资料，重度 BPD 死亡率为 25%，第一年死亡率约为 10%。主要死于严重感染和心肺功能衰竭。大多数患儿经综合治疗，可以逐渐恢复，部分患儿需要家庭长期治疗。长期并发症有高反应性气道疾病、反复下呼吸道感染、喂养困难、生长发育迟缓。存活者 1~2 年内易患反复下呼吸道感染，随着年龄增长，呼吸系统感染减少，胸片和肺功能可逐渐恢复。

2. 预防　防止早产；产前短期使用单疗程糖皮质激素，可促进胎儿肺成熟和 PS 生成，预防早产儿出生后发生 RDS，减少机械通气和吸高浓度氧；生后应用 PS 治疗 RDS，可缩短病程；尽早使用无创呼吸支持，严格掌握气管插管及机械通气的指征，需要机械通气的，应采用小潮气量、低通气压力、短吸气时间或高频通气方式，避免压力伤、容量伤、氧中毒等肺损伤因素；此外，注意预防医源性感染、早期控制液量、关闭有症状性 PDA、补充维生素 A 等，对于降低 BPD 发病率和 BPD 的严重程度是有效的。

（郭　丹　刘　红）

参考文献

1. 江载芳，申昆玲，沈颖.诸福棠实用儿科学.8 版.北京，人民卫生出版社，2015：460-463.
2. 邵肖梅，叶鸿瑁，丘小汕.实用新生儿学.5 版.北京：人民卫生出版社，2019.
3. Higgins RD，Jobe AH，Koso-Thomas M，et al. Bronchopulmonary Dysplasia：Executive Summary of a Workshop.J Pediatr，2018，197：300-308.
4. 梁穗新，王一飞，何少茹.早产儿生理性支气管肺发育不良研究进展.中华实用儿科临床杂志，2016，31（2）：158-160.
5. 马兰兰，汪苗苗，俞秀.支气管肺发育不良的遗传分析研究进展.中华儿科杂志，2016，54（3）：231-233.
6. 赵堃，农绍汉.早产儿支气管肺发育不良易感基因研究进展.中华实用儿科临床杂志，2015，30（6）：476-478.
7. 伊丽丽，韩晓华，刘立云等.新生儿支气管肺发育不良出院后雾化布地奈德疗效观察.国际儿科学杂志，2018，45（6）：456-459.
8. Yeh TF，Chen CM，Wu SY，et al.Intra-tracheal Administration of Budesonide/Surfactant to Prevent Bronchopulmonary Dysplasia.Am J Respir Crit Care Med，2015，193（1）：86-95.

第七章

感染性疾病

第一节 儿童呼吸系统感染总论

急性呼吸道感染(acute respiratory tract infection, ARI)是儿童常见的感染性疾病。小儿呼吸道的解剖生理特点以及机体免疫特点致使该人群呼吸系统感染性疾病的发病率高,其临床症状可以从不显性感染到威胁生命的重症感染,尤其是急性下呼吸道感染(acute lower respiratory tract infection, ALRTI)是威胁儿童健康的重要疾病之一。

世界卫生组织对2000~2015年5岁以下儿童死亡原因的统计数据显示,16%死于肺炎,是引起5岁以下儿童死亡的主要病因之一[1]。发达国家儿童肺炎的发病率为0.05次/(人·年),而发展中国家儿童肺炎的发病率是发达国家的近6倍,达到0.29次/(人·年),相当于每年全球有15 600万新发肺炎病例,其中95%即1.5亿病例是在发展中国家(印度4 300万、中国2 100万)。其中7%~13%属重症病例,需要住院治疗。每年约造成240万儿童死亡,其中200万为5岁以下小儿。总之,多种病原引起的肺炎目前仍是影响人类健康的主要疾病,也是儿童期重要的常见疾病。在我国,肺炎始终居小儿患病率、病死率的第一位。

病毒是引起儿童ARI的重要病原微生物之一,2岁以下儿童ALRTI中80%~90%由病毒引起,随着年龄的增长,病毒感染在下呼吸道感染中的比例逐渐减少,在5岁以上儿童中病毒感染占37%[2]。常见的引起呼吸道感染的病毒包括呼吸道合胞病毒、流感病毒、副流感病毒、鼻病毒、腺病

毒、肠道病毒等。尽管聚合酶链反应等更加敏感的检测方法不断被应用于呼吸道感染病原体的检测,仍然有相当一部分病原不能明确。近年来,随着分子生物学和生物信息学的不断进步,在呼吸道感染患者的呼吸道分泌物中相继发现了一些新的病毒,如SARS冠状病毒、人偏肺病毒、人博卡病毒等。2012年美国的一项2 222名儿童肺炎研究中[3],73%的儿童检测到病毒病原体,最常见的是呼吸道合胞病毒RSV(28%),人类鼻病毒(27%),偏肺病毒HMPV(13%),腺病毒(11%),副流感病毒(7%),流感病毒(7%),冠状病毒(5%)。2007年3月至2008年2月北京儿童医院内科急救室就诊及住院的临床诊断为病毒性ALRTI的患儿共572例,每名患儿在就诊当日或次日采集鼻咽吸取物一份,采用(RT)PCR方法进行常见呼吸道病毒核酸检测,包括呼吸道合胞病毒(RSV)、鼻病毒(RV)、副流感病毒(PIV)Ⅰ~Ⅳ型、甲型及乙型流感病毒(IFA、IFB)、腺病毒(AdV)、肠道病毒(EV)、冠状病毒(HCoV)、偏肺病毒(hMPV)及博卡病毒(HBoV)。572例患儿标本中,444例检出至少一种病毒,总检出率77.6%。各种病毒中,RSV阳性率最高,占48.3%,其次是RV(27.1%)和PIV(13.3%)。不同年龄组病毒的总检出率有显著性差异,<3岁组阳性率较高,≥5岁组病毒检出率明显降低。不同年龄组ALRTI病原谱有所不同,<5岁各组主要是RSV、RV、PIV,而≥5岁组则主要为RV、IFV、RSV。美国的数据与此结果类

似[3]。572 例病例中,158(27.6%) 例检出两种或两种以上病毒,<1 岁小婴儿混合感染率最高,为 40.2%,随年龄增长混合感染率逐渐下降,≥ 5 岁儿童混合感染率仅为 14.0%,来自美国的研究也显示年长儿的病毒的混合感染率较 2 岁以下儿童为低[3]。

细菌性病原是小儿肺炎的重要病原,2007 年芬兰的一项 101 例小儿肺炎的病原研究,34% 为细菌感染,11% 病毒,混合感染为 54%;日本 2001~2002 年 157 例 1 个月至 13 岁住院社区感染性肺炎患儿病原调查显示,46 例(26.8%) 为细菌感染,28 例(17.8%) 为病毒合并细菌感染,其中肺炎链球菌是最常见的细菌性病原,病毒感染及支原体感染分别为 28 例(17.8%) 和 27 例(17.2%);2004 年芬兰 154 例 2 个月至 17 岁儿童社区下呼吸道感染病原研究,79% 为一种病原感染,其中近 60% 为呼吸道细菌性病原,肺炎链球菌居首位,其次为肺炎支原体和肺炎衣原体;而且学龄前与学龄期儿童细菌性病原种类和分布并无差异。印度、巴西、埃及、智利等 13 个发展中国家 1 029 例小儿肺活检结果表明,细菌病原占 62%,以流感嗜血杆菌和肺炎链球菌为主,各占所有分离细菌的 27%;金黄色葡萄球菌占 17%。白喉、麻疹、百日咳等病原引起的小儿肺炎在我国已经得到有效控制,但细菌性肺炎对儿童健康造成的危害仍十分严重,而且常见病原常表现出地区差异。如北京儿童医院应用对流免疫电泳(CIE)法检测细菌抗原,结合细菌培养,对 100 例住院下呼吸道感染患儿进行病原学研究,结果显示,高达 41% 的小儿肺炎与 b 型流感嗜血杆菌和肺炎链球菌有关。2012 年广东中山市在 1 560 例确诊 CAP 的患儿中,痰培养出细菌的有 552 例(35.38%),共检出细菌 579 株,检出前 5 位的细菌分别是流感嗜血杆菌(7.50%)、肺炎链球菌(6.73%)、金黄色葡萄球菌(6.35%)、大肠埃希菌(3.46%)。细菌性肺炎的病原体因宿主年龄、伴随疾病与免疫功能状态、获得方式(社区获得性肺炎或医院内肺炎)而有较大差异。世界范围内,肺炎链球菌和流感嗜血杆菌是儿童社区获得性肺炎最主要的细菌性病原[4,5],其他常见病原包括金黄色葡萄球菌、化脓性链球菌、军团菌、厌氧菌等,值得注意的是,耐甲氧西林金葡菌(MRSA)及其他耐药菌亦可引起儿童社区肺炎。医院内肺炎中则以铜绿假单胞菌与其他假单胞菌、肺炎杆菌、大肠埃希菌、阴沟肠杆菌、变形杆菌、MRSA 等常见。吸入性肺炎大多数为厌氧菌感染。

病原学诊断对临床及时选用敏感抗生素治疗具有重要指导意义,同时也是判断其常见并发症和预后的重要因素之一。小儿肺炎的病原学诊断是一个世界性的难题,季节、地理环境、患儿年龄、肺炎纳入标准、病原检测方法、检测病原种类选择等多种因素均可影响研究结果。不同研究中,小儿肺炎病原检出率和病原种类分布差异较大,42%~85% 小儿肺炎病例能够明确病原,总体来讲,世界范围内小儿肺炎确切的病原学资料依然缺乏。这种情况在我国尤为突出。1998 年北京儿童医院 102 例下呼吸道感染患儿进行血培养、鼻咽分泌物的抗原和抗体检测,52% 的病例可明确病原学诊断,其中病毒感染为 24%,细菌 21%(肺炎链球菌 12%,流感嗜血杆菌 9%),非典型病原如支原体、衣原体感染 6%,两种以上病原混合感染占 11%。这项研究是国内较早涉及细菌的小儿肺炎病原学研究。该研究也表明,近 40% 小儿肺炎不能明确病原,可能与标本种类、留取标本时间、病原学检测项目和方法有关。肺炎病原的不明确导致相应治疗的盲目性、主要表现为抗生素的滥用,由此产生的细菌耐药也日趋严重。

衣原体是呼吸道感染的重要病原,包括肺炎衣原体(CP)和沙眼衣原体(CT)。沙眼衣原体是当今世界性传播疾病中居首位的病原体。50%~70% 经有 CT 感染母亲产道分娩的婴儿可感染 CT,其中 20%~50% 发生结膜炎,10%~20% 可发生肺炎。据估计,CT 感染发病率为 0.28%[2]。除 CT 结膜炎外,1/4 的 6 个月以内因下呼吸道疾病住院婴儿和 3/4 婴儿无热肺炎系由 CT 引起,新生儿沙眼衣原体感染主要为通过产道时获得。剖宫产时由于胎膜早破亦可有上行感染。其通常在生后 2~4 周发病,一般起病缓慢,症状较轻,情况较好。约 50% 有结膜炎史,对青霉素、头孢菌素类及氨基糖苷类治疗无效[6]。

肺炎支原体(MP)是儿童和青少年呼吸道感染常见的病原体,其导致的肺炎及肺外并发症对儿童健康危害严重,MP 是 5 岁以上儿童和 35 岁以下成人肺部和呼吸道其他部位感染的常见病原体[3,7]。全年散发,秋冬季为高峰,每 2~6 年可以引发流行(也有认为隔 4~5 年流行的)。近年婴幼儿 MP 感染增加,在临床上可表现为肺炎,也可表现为毛细支气管炎。2015 年美国对 18 岁以下儿

206

童进行社区获得性肺炎研究发现肺炎支原体随年龄增长的比例增加（<2 岁：2%；2~4 岁：5%；5~9 岁：16%；10~17 岁：23%）[3]。

随着广谱抗菌药物、免疫抑制剂和抗肿瘤药物的广泛应用、各种导管的留置，以及呼吸机的普及，加之对免疫缺陷病和真菌感染诊断水平的提高，儿童侵袭性真菌感染呈上升趋势。肺部是侵袭性真菌感染最常见的部位，侵袭性肺部真菌感染（invasive pulmonary fungal infections，IPFIs）指真菌侵入气管支气管及肺组织引起的感染，肺部真菌感染患者的病原菌种类在儿科缺乏系统研究。回顾性分析 2002~2006 年北京协和医院诊断的 152 例成人肺部真菌感染病例，在确诊的 38 例患者中，病原菌依次为曲霉菌（39.5%）、隐球菌（34.2%）、毛霉属（10.5%），而念珠菌仅 2 例（5.3%）。在临床诊断的患者中，致病菌以曲霉菌和曲霉菌 + 念珠菌占第一位，而在拟诊和定植患者中以单纯念珠菌占首位。对肺部真菌感染有重要影响的宿主和 / 或环境（危险）因素包括：①早产儿、新生儿、营养不良儿及虚弱患儿；②慢性消耗性疾病如恶性肿瘤；③血液系统疾病化疗后：如白血病、粒细胞缺乏症、再生障碍性贫血等化疗后；④代谢紊乱性疾病如糖尿病及肾衰竭；⑤长期使用肾上腺皮质激素及其他免疫抑制剂，引起机体免疫功能低下；⑥原发性免疫功能缺陷；⑦长期使用广谱抗生素；⑧长期应用静脉高营养患儿；⑨医院内因污染的器械（如较长期留置的各种导管）而感染；⑩获得性免疫缺陷病（艾滋病，AIDS）。

呼吸道感染的病原学诊断大致分为三种：首先，病原的培养分离仍是肺炎诊断的"金标准（golden standard）"，是感染性疾病最可靠的病原学诊断依据和必不可少的诊断手段，特异性病原体的直接检出或分离培养的阳性结果，可以结合临床直接确定诊断。其缺点在于需要时间较长，不利于早期诊断和早期治疗，而且细菌的培养、分离和鉴定受多种因素影响，早期抗生素使用是影响细菌培养阳性率的重要原因。

其次，应用免疫学方法检测病原体的特殊抗原或抗体则可提供重要依据，并可用于早期诊断。免疫学方法在对培养条件要求较高的细菌性病原体诊断中具有很大的实用价值，其基本原理是抗原抗体反应，可利用单克隆抗体检测病原体的特异性抗原，也可利用病原体抗原检测患者体内的特异性抗体。目前，多种免疫学检测方法已逐步

应用于临床，如应用单克隆抗体结合各种形式抗原的放射免疫分析（RIA）、酶免疫分析（EIA）、荧光免疫分析（FIA）、时间分辨荧光免疫分析（TrFIA）、化学发光免疫分析（CIA）、生物发光免疫分析（BIA）等，足以检出临床标本中痕量的（10^{-21}~10^{-18}）微生物抗原，免去细菌培养过程，直接完成微生物感染的快速诊断。

另外，随着分子微生物和分子化学研究进展，对病原微生物的鉴定已不再局限于对其外部形态结构及生理特性等一般检验上，而是从分子生物学水平上研究生物大分子，特别是核酸结构及其组成部分。在此基础上建立的众多检测技术中，核酸探针（nuclear acid probe）和聚合酶链反应（polymerase chain reaction）以其敏感、特异、简便、快速的特点成为令人瞩目的生物技术革命的新产物，已逐步应用于微生物的检测。

目前已有一些非特异性血清学指标在临床诊断上，用以判断是否存在细菌感染。主要包括 C 反应蛋白（CRP）、前白蛋白（PA）、转铁蛋白（TRF）及时相特异性蛋白。血浆降钙素原（PCT）变化在感染性疾病也具有一定意义。

对于真菌有临床诊断意义的微生物学证据：①合格痰标本直接镜检发现菌丝，且培养连续 2 次以上分离到同种真菌；②支气管肺泡灌洗液经直接镜检发现菌丝，真菌培养阳性；③合格痰液或支气管肺泡灌洗液直接镜检或培养发现新生隐球菌；④血液标本曲霉菌半乳甘露聚糖抗原（GM）检测（ELISA）连续 2 次吸光度值（A）>0.8 或单次 A>1.5；⑤血液标本真菌细胞壁成分 1,3-β-D 葡聚糖抗原（G 试验）连续 2 次阳性；⑥血液或支气管肺泡灌洗液隐球菌抗原阳性。

（申昆玲）

参考文献

1. Liu L，Oza S，Hogan D，et al.Global，regional，and national causes of under-5 mortality in 2000-15：an updated systematic analysis with implications for the Sustainable Development Goals.The Lancet，2016，388（10063）：3027-3035.

2. 江载芳，申昆玲，沈颖．诸福棠实用儿科学．8 版．北京：人民卫生出版社，2015.

3. Jain S，Williams DJ，Arnold SR，et al.Community-acquired pneumonia requiring hospitalization among US children.New Engl J Med，2015，372（9）：835-845.

4. Butler DF,Myers AL..Changing epidemiology of Haemophilus in fluenzae in children.Infect Dis Clin North Am.2018,32(1):119-128.

5. Wahl B,O'Brien KL,Greenbaum A,et al.Burden of Streptococcus pneumoniae and Haemophilus influenzae type b disease in children in the era of conjugate vaccines:global,regional,and national estimates for 2000-15.Lancet Global Health,2018,6(7):e744-e757.

6.《抗菌药物临床应用指导原则》修订工作组.抗菌药物临床应用指导原则:2015年版.北京:人民卫生出版社,2015.

7. Arnold FW,Summersgill JT,Ramirez JA.Role of Atypical Pathogens in the Etiology of Community-Acquired Pneumonia.semin respi crit care med,2016,37(6):819-828.

第二节 上呼吸道感染

急性呼吸道感染通常分为急性上呼吸道感染（acute upper respiratory infections）和急性下呼吸道感染（acute lower respiratory infections）。

急性上呼吸道感染是指喉部以上，上部呼吸道的鼻和咽部的急性感染。亦常用"急性鼻咽炎""急性咽炎""急性扁桃体炎"等名词诊断，统称为上呼吸道感染，简称"上感"，是小儿最常见的疾病。

【流行病学】

急性上呼吸道感染，全年都可发生，冬春较多。在幼儿期发病最多，5岁以下小儿平均每人每年发生4~6次；学龄儿童逐渐减少。致病病原一般通过飞沫传播，也可以接触传播，偶尔通过肠道。可以流行或散发。传染期在轻症只限于最初几日，重症则较长，继发细菌感染后则更延长。人体对上述病毒的免疫力一般较短，仅1~2个月或稍长，但也有长达数年者。

【病原学】

上呼吸道感染以病毒为主，可占原发感染的80%以上。支原体和细菌较少见。病毒感染后，上呼吸道黏膜失去抵抗力，细菌可乘虚而入，并发混合感染。

1. 常见病毒

（1）鼻病毒（rhinovirus）：属小RNA病毒科，有100余种不同血清型，是普通感冒最常见的病原体[1]。

（2）冠状病毒（coronavirus）：分离需特殊方法。普通感冒常见两大病原体鼻病毒和冠状病毒，其感染症状局限于上呼吸道，多在鼻部。

（3）柯萨基病毒（coxsackie）及埃可（enterocyto-pathogenic human orphan virus,ECHO virus）病毒：此类病毒均微小，属于微小病毒（picornavirus），常引起鼻咽部炎症。

（4）流感病毒（influenza virus）：分甲、乙、丙三种血清型。在感染人类的三种流感病毒中，甲型流感病毒有着极强的变异性，乙型次之，而丙型流感病毒的抗原性较稳定。甲型可因其抗原结构发生较剧烈的变异而导致大流行，估计每隔10~15年一次。乙型流行规模较小且局限。丙型一般只造成散发流行，病情较轻。以上三型在小儿呼吸道疾病中主要引起上感，也可以引起喉炎、气管炎、支气管炎、毛细支气管炎和肺炎。

（5）副流感病毒（parainfluenza virus）：分四种血清型，其中Ⅰ型和Ⅲ型属于呼吸道病毒属，Ⅱ型和Ⅳ型属于腮腺炎病毒属，Ⅰ型、Ⅱ型及Ⅲ型是引起婴儿、儿童、免疫缺陷患儿下呼吸道感染的主要病原；Ⅳ型又分A、B两个亚型，较少见，可在儿童及成人中发生上呼吸道感染。

（6）呼吸道合胞病毒（respiratory syncytial virus）：存在A、B两个亚型，对婴幼儿呼吸道有强致病力，可引起小流行。1岁以内婴儿75%左右发生过毛细支气管炎，30%左右致喉炎、气管炎、支气管炎及肺炎等。2岁以后毛细支气管炎发病减少。5岁以后，仅表现为轻型上感，下呼吸道感染明显减少。

以上所述后三种病毒均属于黏液病毒。在急性上呼吸道感染中以副流感病毒、呼吸道合胞病毒及冠状病毒较为多见。

（7）腺病毒（adenovirus）：为DNA病毒，属腺病毒科，能感染人类的有51种不同血清型，是儿童上呼吸道感染的重要病原[2]，可以引起鼻咽炎、咽炎、咽结合膜炎、滤泡性结膜炎，也可引起肺炎流行。其中，3、7型是引起腺病毒肺炎的主要病原。近年也有55血清型引起上呼吸道感染和肺炎的报道[3,4]。

2. 肺炎支原体（mycoplasma pneumoniae） 又名肺炎原浆菌或胸膜肺炎样微生物（PPLO），不但引起肺炎，也可引起上呼吸道感染，肺炎多见于 5~14 岁小儿。

3. 常见细菌　仅为原发性上呼吸道感染的 10%。上呼吸道的继发性细菌感染大多属于 B 族溶血性链球菌 A 组、肺炎链球菌、嗜血流感杆菌及葡萄球菌，其中链球菌往往引起原发性咽炎。卡他奈瑟球菌，是鼻咽部常见菌群之一，有时在呼吸道可发展为致病菌感染，且有增多趋势，次于肺炎链球菌和流感杆菌感染。

【诱因】

1. 某些左向右分流型的先天性心脏病　如室间隔缺损、房间隔缺损、动脉导管未闭等，因肺血多，可经常出现呼吸道感染。

2. 某些胃食管的先天性异常　如食管裂孔疝，膈膨升等，因胃肠管压迫肺组织，患儿易出现反复的呼吸道感染。

3. 免疫功能异常　这是引起患儿反复发生呼吸道感染的重要因素。婴幼儿时期，特异性免疫功能和非特异性免疫功能均不成熟，某些患儿存在着免疫功能缺陷，其缺陷的原因可为原发性，也可继发于某些疾病如肾病综合征或使用某些免疫抑制剂等。

4. 气管、支气管异物　某些幼儿吸入异物史不清，在度过了剧咳的急性期后，肺内异物可经常招致肺感染，经抗生素治疗后有效，但易复发。

5. 营养性疾病　如营养不良、贫血、维生素 A 缺乏、佝偻病以及小儿腹泻等。

6. 卫生习惯及生活条件不良　如住处拥挤、通风不良、阴暗潮湿、阳光不足、家长吸烟、护理不周等。

7. 交叉感染　在入托和入所的婴幼儿，由于集体托幼相互密切接触而致。

【病理改变】

早期仅有上呼吸道黏膜下水肿，主要是血管扩张和单核细胞浸润，以后转成中性粒细胞浸润。上皮细胞受损后剥脱，到恢复期重新增生修复至痊愈。

【临床表现】

病情轻重程度相差很大，一般年长儿较轻，婴幼儿时期则重症较多。

1. 潜伏期　多为 2~3 日或更久。

2. 轻症　只有鼻部症状，如流清鼻涕、鼻塞、喷嚏等，也可有流泪、轻咳或咽部不适，可在 3~4 日内自然痊愈。如感染涉及鼻咽部，常有发热、咽痛、扁桃体炎及咽后壁淋巴组织充血和增生，有时淋巴结可轻度肿大。发热可持续 2~3 日至一周左右。在婴儿常易引起呕吐和腹泻。

3. 重症　体温可达 39~40℃ 或更高，伴有寒战、头痛，全身无力、食欲减退、睡眠不安等，可因为鼻咽部分泌物引起较频繁的咳嗽。有时红肿明显波及扁桃体，出现滤泡性脓性渗出物，咽痛和全身症状加重，鼻咽部分泌物从稀薄变到稠厚。颌下淋巴结显著肿大，压痛明显。如果炎症波及鼻窦、中耳或气管，则发生相应症状，全身症状也比较严重。急性上呼吸道感染所致高热惊厥多见于婴幼儿。于起病后 1~2 日内发生，很少反复发生。急性腹痛有时很剧烈，多在脐部周围；无压痛，早期出现，多为暂时性，可能与肠蠕动亢进有关；也可持续存在，多因并发急性肠系膜淋巴结炎所致。

4. 病程　轻型病例发热时间 1~2 日至 5~6 日，但较重者高热可达 1~2 周，偶有长期低热达数周者，由于病灶未清除，需较长时间才能痊愈。

【并发症】

急性上呼吸道感染如不及时治疗，可引起很多并发症，特别在婴幼儿时期更多见。并发症分三大类：①感染自鼻咽部蔓延至附近器官，较为常见的有急性结膜炎、鼻窦炎、口腔炎、喉炎、中耳炎和颈淋巴结炎，其他如咽后壁脓肿、扁桃体周围脓肿、上颌骨骨髓炎、支气管炎和肺炎亦不少见。②病原通过血液循环播散到全身，细菌感染并发败血症时，可导致化脓性病灶，如皮下脓肿、脓胸、心包炎、腹膜炎、关节炎、骨髓炎、脑膜炎、脑脓肿和泌尿系感染等。③由于感染和变态反应对机体的影响，可发生风湿热、肾小球肾炎等。

【实验室检查】

末梢血象检查病毒感染一般白细胞偏低或在正常范围，但在早期白细胞和中性粒细胞百分比可较高；细菌感染时白细胞总数多增高，严重病例也可减低，但中性粒细胞百分数仍增高。在使用抗菌药物前行咽拭子培养可发现致病菌。病毒分离和血清学检查可明确病原，近年来免疫荧光、免疫酶及分子生物学技术可做出早期诊断。链球菌引起者于感染 2~3 周后 ASO 滴度可增高。末梢血涂片找异常淋巴细胞可与传染性单核细胞增多症鉴别。

【诊断及鉴别诊断】

根据临床表现一般可做出诊断,但需与以下疾病鉴别,特别是一些重症患者或出现其他系统症状时。

1. **流行性感冒** 由流感病毒、副流感病毒引起。有明显的流行病史,局部症状较轻,全身症状较重。常有高热、头痛、四肢肌肉酸痛等,病程较长。

2. **急性传染病早期** 上感常为各种传染病的前驱症状,如麻疹、流行性脑脊髓膜炎、百日咳、猩红热等,应结合流行病史、临床表现及实验室资料等综合分析,并观察病情演变加以鉴别。

3. **传染性单核细胞增多症** 为EB病毒感染,病初多表现为扁桃腺的炎性病变及渗出,病程后期出现颈淋巴结炎及轻度肝脾的肿大,疾病恢复过程较长,末梢血涂片找异常淋巴细胞,EB病毒抗体可协助诊断。

4. **急性阑尾炎** 伴腹痛者应注意与急性阑尾炎鉴别。本病腹痛常先于发热,腹痛部位以右下腹为主,呈持续性,有固定压痛点、反跳痛及腹肌紧张、腰大肌试验阳性等体征,白细胞及中性粒细胞增高。

5. **有高热惊厥者须与中枢性神经系统感染鉴别** 上呼吸道感染发生惊厥者,发作后神志清醒,一般只发作1~2次,多发生于高热的第1日,随体温下降,惊厥亦停止,缺乏神经系统体征,全身情况较佳,必要时可做腰椎穿刺,进行脑脊液检查以资区别。

6. **有消化道症状者须与胃肠疾病作鉴别** 婴幼儿上呼吸道感染,往往有消化道症状如呕吐、腹痛、腹泻等往往误诊为"原发性胃肠病",须详细了解病史及查体以便进行适当治疗。

7. **与过敏性鼻炎鉴别** 有些"上呼吸道感染"患儿全身症状不重,常有喷嚏、流清水鼻涕、鼻黏膜苍白,病程较长且反复发作,应考虑过敏性鼻炎,鼻拭子涂片如嗜伊红细胞增多,可助诊断,此病多见于学龄前及学龄儿童。

在排除上述疾病后,尚应对上呼吸道感染的病因进行鉴别:病毒性或细菌性感染,以便指导治疗。

【预后】

上呼吸道感染多为自限性疾病。全身症状如精神、食欲等,常较体温和白细胞更为重要。如饮食、精神如常者多预后好;精神委靡、多睡或烦躁不安、面色苍白者,应加以警惕。

【预防】

增强机体抵抗力,防止病原体入侵是预防上呼吸道感染的关键。主要措施包括:平日注意锻炼身体,合理安排户外活动,以适应环境和气候的变化;衣着适宜,随气候变化及时增减,防止受凉或过热;合理喂养,积极防治营养不良、贫血及佝偻病等;讲卫生,避免交叉感染,接触患者后洗手;避免去人多拥挤及通风不良的场所。

【治疗】

以充分休息、预防并发症为主,并重视一般护理和支持疗法。

1. **一般治疗及护理**

(1)居住环境要注意清洁、安静、光线充足,室温、湿度适宜;高热时卧床休息;供给足够水分;注意口腔、鼻及眼的局部清洁;注意呼吸道隔离,加强呼吸道管理,减少继发细菌感染的机会。

(2)对症治疗

1)高热可用冷敷、温湿敷或乙醇擦浴降温,口服对乙酰氨基酚或布洛芬,亦可用肌注或静注解热镇痛药,如阿司匹林类。

2)高热惊厥者可予以镇静、止惊等处理:①地西泮:每次0.3mg/kg静注,20~30分钟后可重复注射。②苯巴比妥钠:每次5~8mg/kg肌注。③10%水合氯醛:每次0.5ml/kg灌肠。

3)鼻塞:先清除鼻腔分泌物,用0.5%呋喃西林麻黄碱合剂于睡前或喂奶前10~15分钟滴鼻,1~2滴/次。

4)咽痛:大部分可自行缓解,多饮水、口服对乙酰氨基酚或布洛芬退热、止痛有利于缓解局部症状,国外学者提出阿司匹林在儿童应慎用,它有引发瑞氏综合征的可能,这多见于疱疹类病毒的感染。

5)咳嗽:婴幼儿一般不用镇咳药,常用祛痰止咳药物。

2. **抗感染治疗**

(1)抗病毒药物:大多数上呼吸道感染由病毒引起,可试用利巴韦林(病毒唑,virazole),10~15mg/(kg·d)静脉点滴,3~5日为一疗程。甲型乙型流感均可选用神经氨酸酶抑制剂奥司他韦、帕拉米韦。奥司他韦可应用于1岁以上儿童,剂量为≤15kg 30mg,每日2次;>15~23kg 45mg,每日2次;>23~40kg 60mg,每日2次;>40kg 75mg,每日2次。连续用5天[5]。帕拉米韦剂量为:帕拉米韦氯化钠注射液每日1次,每次10mg/kg,30

分钟以上单次静脉滴注[6,7]。

（2）抗生素：细菌性上呼吸道感染或病毒性上呼吸道感染继发细菌感染者可选用抗生素治疗，咽拭子培养阳性结果有助于指导抗菌治疗。对年龄较小、全身感染中毒症状重者，或已出现中耳炎并发症者，其他如糖尿病患儿、免疫缺陷患儿，均是抗生素应用的指征。常选用青霉素类及大环内酯类抗生素，青霉素V为首选，头孢类抗生素亦较常用，有青霉素过敏史患儿可选用红霉素或其他大环内酯类药物，疗程多为1周。若证实为链球菌感染，或既往有风湿热、肾炎病史者，青霉素疗程应为10~14日。

3. **其他** 如适量补充锌剂及维生素C，肌注干扰素等方法，均有一定作用。

（徐　慧　申昆玲）

参考文献

1. 韩光跃,李岩,刘艳芳,等.河北省2013—2015年急性上呼吸道感染病毒病原学构成研究.中华疾病控制杂志,2017,21(9):891-894.
2. 郭敏,陈翙,肖密丝,等.2013—2014年广州地区住院儿童急性呼吸道感染病毒病原学及临床特点分析.中华生物医学工程杂志,2016,22(6):476-481.
3. 朱小娟,郭喜玲,赵康辰.腺病毒55型感染肺炎患者的病原学鉴定及全基因序列分析.中国病原生物学杂志,2017,3:209-213.
4. 徐友富,李景刚,柯跃华.我军呼吸道腺病毒感染流行病学特征分析与防控策略探讨.解放军预防医学杂志,2019,37(3):1-3.
5. 何春卉,刘纯义,林广裕,等.多中心、随机、开放性评价磷酸奥司他韦颗粒剂治疗儿童流感疑似病例的有效性及安全性.中华儿科杂志,2017,55(6):462-467.
6. 李晓光,胥婕,李璐,等.帕拉米韦氯化钠注射液治疗无并发症的急性单纯性流行性感冒的临床疗效及安全性评价.中国临床药理学杂志,2016,32(5):387-389.
7. 王丽燕,刘田田.帕拉米韦氯化钠注射液治疗儿童流感病毒感染的临床疗效和安全性对比.中国医院药学杂志,2018,38(12):1307-1310.

第三节　急性和慢性支气管炎

一、急性支气管炎

急性支气管炎（acute bronchitis）或急性气管支气管炎（acute tracheobronchitis）在婴幼儿时期发病较多、较重，常并发或继发于呼吸道其他部位的感染，并为麻疹、百日咳、伤寒和其他急性传染病的一种临床表现。发生支气管炎时，气管大多同时发炎，如果涉及毛细支气管，则其病理与症状均与肺炎相仿。

【病因】

主要感染病原是病毒[1]、肺炎支原体或细菌，或为其混合感染。病毒感染中，以流感、腺病毒、副流感病毒及呼吸道合胞病毒等占多数，肺炎支原体亦不少见。凡可引起上呼吸道感染的病毒都可成为支气管炎的病原体，在病毒感染的基础上，致病性细菌可引起继发感染。较常见的细菌是肺炎链球菌、β溶血性链球菌A族、葡萄球菌及嗜血流感杆菌，有时为百日咳杆菌、沙门氏菌属或白喉杆菌。环境污染、空气污浊或经常接触有毒气体亦可刺激支气管黏膜引发炎症。免疫功能低下或特异素质，如营养不良、佝偻病、变态反应，以及慢性鼻炎、咽炎等皆可为本病的诱因[1]。

【临床表现】

急性支气管炎常见症状是咳嗽[2]。通常先有上呼吸道感染症状，典型的表现是在上呼吸道感染3~4日后开始相对缓慢的发病，频繁剧烈的无痰干咳，以后渐有支气管分泌物，胸骨下较低部位的不适或胸痛是经常出现的症状。在胸部可闻干、湿啰音，以不固定的中等水泡音为主，偶尔可限于一侧。婴幼儿不会咳痰，多经咽部咽下。症状轻者无明显病容，重者发热38~39℃，偶尔达40℃，多2~3天退热。感觉疲劳、影响睡眠食欲，甚至发生呕吐、腹泻、腹痛等消化道症状。年长儿可诉头痛及胸痛。咳嗽一般延续7~10天，有时迁延2~3周，或反复发作。如不经适当治疗可引起肺炎如继发肺炎链球菌肺炎、流感嗜血杆菌肺炎等。

身体健壮的小儿少见并发症，但在营养不良、免疫功能低下、先天呼吸道畸形、慢性鼻咽炎、佝偻病等患儿中,易并发肺炎、中耳炎、喉炎、鼻旁窦炎等。一般白细胞正常或稍低,升高者可能有继发性细菌感染。

【X线检查】

胸片显示双肺纹理粗、多。

【诊断和鉴别诊断】

根据呼吸道症状、体征,结合辅助检查一般可诊断。重症支气管炎与肺炎早期难以鉴别,如呼吸频率明显增快:2个月以下小儿≥60次/min、2~12个月小儿≥50次/min、1~5岁以下≥40次/min,听到细湿啰音或捻发音,咳嗽后啰音无明显减少应考虑肺炎。可行胸部X线检查以确诊。并应注意与支气管异物、肿物压迫等疾病相鉴别。

【治疗】

1. 一般治疗 关于休息、饮食、室内温度、湿度的调整等详见"上呼吸道感染"。婴儿须经常调换体位,使呼吸道分泌物易于排除。因咳嗽频繁妨碍休息时,可给祛痰药物。应避免给予中枢性镇咳药物,以免抑制分泌物的排出。当急性支气管炎发生痉挛时可给予支气管扩张药物。

2. 其他治疗 目前常用的化痰药有愈创木酚甘油醚为恶心祛痰药。儿童用法:每次0.025~0.1g,每天3次口服。氨溴索为黏液溶解剂,可降低痰液的黏稠度,儿童用量:每次0.15~0.3mg/kg,每天2次口服。乙酰半胱氨酸可使痰液的黏蛋白的双硫键断裂,降低痰液的黏稠度,儿童剂量:每次0.1g,依照年龄大小每天2~4次。羧甲司坦(carbocistein):作用与乙酰半胱氨酸相似,儿童每天30mg/kg。每天2~3次。并发细菌感染时,可选用适当抗生素。

二、慢性支气管炎

慢性支气管炎(chronic bronchitis)指反复多次的支气管感染,病程超过2年,每年发作时间超过3月,有咳、喘、炎、痰四大症状,X线胸片显示间质性慢性支气管炎、肺气肿等改变。慢性支气管炎的认识来源于成人,在儿童其作为一独立的疾病存在是有争议的[3]。

【病因】

在小儿,单纯性慢性支气管炎很少见,一般与慢性鼻窦炎、增殖体炎、原发性或继发性呼吸道纤毛功能异常等有关联。可继发于重症腺病毒肺炎、麻疹肺炎、毛细支气管炎和肺炎支原体感染之后,也可由于长期吸入有害尘烟、削弱了呼吸道防御功能而发生。病毒与细菌可为本病的主要病原体。慢性支气管炎的病例应注意基础疾病的存在。

【病理生理】

慢性支气管炎的早期病变位于小气道。由于该区的纤毛上皮由少到无,管壁无软骨,仅有一层薄的肌层,其总体横断面积大,气流速度到此大为减慢,故细菌、病毒及有害物质容易沉着,发生病理改变。造成不同程度的纤维增生或黏膜溃疡,导致气道狭窄和阻塞以及细支气管周围炎。此后支气管也有相似的炎症改变,黏液腺分泌增多,纤毛上皮遭到不同程度的损伤或破坏,使痰液排出困难,潴留于支气管内,影响通气。病变进一步发展时,支气管壁溃疡破坏,形成肉芽组织和机化,用力呼气时,胸腔和支气管周围的肺泡内压力增高,小支气管容易塌陷,造成阻塞性肺气肿等病理生理改变。

【临床表现】

约有半数患儿生长发育落后于同龄儿,体力较差。多在冬季发病,早晚加重,尤以夜间为甚。常在感冒后产生持久性咳嗽,多日不愈,或伴轻度至中度喘息,痰量或多或少,咳出后才舒服。患儿常感胸痛。如不积极治疗,则频发和加重,病程拖延,体质更弱,甚至夏季亦可发病。最终因支气管或肺间质破坏,可并发肺不张、肺气肿、支气管扩张等不可逆性损伤。

【诊断和鉴别诊断】

结合病史、临床表现及X线胸片检查,可以肯定诊断。但应与慢性鼻窦炎、增殖体肥大、睡眠呼吸暂停综合征、肺结核、变异性哮喘、支气管扩张症、原发性纤毛运动障碍以及胃食管反流等慢性呼吸道疾病相鉴别。

还应与慢性化脓性肺疾病鉴别:慢性化脓性肺疾病用来描述一组具有这些慢性支气管扩张的临床特点。具有咳嗽、咳痰,但影像学缺乏支气管扩张的证据的肺部疾病[4]。可能是支气管扩张的前兆。

【预防及治疗】

1. 一般措施 必须注意营养,加强户外活动和体格锻炼。对有关病因如鼻窦炎、增殖体炎等应及时根治。要重视季节性变化和避免可能存在的过敏原以减少发作次数。痰多的患者可以用愈创木酚甘油醚和氨溴索,还有稀化黏素(桃金娘油),为黏液溶解性祛痰药,还具有增加黏膜纤毛运动,有助于痰液排出。用于4岁以上,120mg/粒。

每次 1 粒,2 次 /d 口服。

2. **抗生素治疗**　慢性支气管炎急性发作大多是由细菌感染引起,故采用有关抗菌药物治疗。

(冯雪莉　刘　军)

参考文献

1. Chang AB,Bronchitis.Wilmott RW,Deterding RR,et al.Kendig's disorders of the respiratory tract in children.9th ed.WB Saunders Co.Philadelphia,2019.

2. Koehler U,Hildebrandt O,Fischer P,et al.Time course of nocturnal cough and wheezing in children with acute bronchitis monitored by lung sound analysis.Eur J Pediatr,2019,178(9):1385-1394.

3. Goodman DM,Bronchitis.Behrman RE:Nelson textbook of pediatrics.20ed./w.b.Saunders Company,2015.

4. Goyal V,Grimwood K,Marchant JM,et al.Paediatric chronic suppurative lung disease:clinical characteristics and outcomes.Eur J Pediatr,2016,175(8):1077-1084.

第四节　毛细支气管炎

毛细支气管炎(bronchiolitis)在广义上为一病理学描述,主要累及直径 75~300μm 的细支气管,其特征为小气道上皮细胞的急性炎症、黏膜水肿和坏死,黏液产生增多,导致细支气管狭窄以及支气管痉挛等。而狭义的毛细支气管炎是临床诊断,即感染性细支气管炎,主要发生于 2 岁以下的婴幼儿,以流涕、咳嗽起病,逐渐发展为气促、喘息、三凹征、呼气相延长、可闻及哮鸣音及细湿啰音[1]。

【流行病学】[2,3]

毛细支气管炎具有季节性,受纬度和气象条件(如风速和露点温度等)的影响。在北半球温带气候,多在 10 月末出现,高峰季节是 1 月份和 2 月份,4 月份结束。而中国南方包括中国香港地区的高峰季节则在春季或夏季。赤道以北的热带和亚热带地区发病高峰季为雨季,而南美和南非地区,流行发生在旱季。

毛细支气管炎主要见于 2 岁以下的婴幼儿,发病高峰年龄是 2~6 个月龄。美国和欧洲地区 1 岁以下儿童因毛细支气管炎住院者约为 3%。严重毛细支气管炎的高危因素有:年龄小于 12 周、早产婴儿、低出生体重、慢性肺疾病、囊性纤维化、先天性气道畸形、咽喉功能不协调、先天性心脏病、神经系统疾病、免疫缺陷或唐氏综合征患儿等。其中,最常见的是早产,其次为先天性心脏病。

【病因】[2]

毛细支气管炎通常指感染性细支气管炎,是儿童时期常见的疾病。由易感染支气管上皮细胞的病毒引起,最常见的是呼吸道合胞病毒(respiratory syncytial virus,RSV),它可引起 50%~90% 的毛细支气管炎,此外,流感病毒 A 和 B、副流感病毒(parainfluenza viruses,PIVs)、腺病毒及鼻病毒等均可以引起毛细支气管炎等下呼吸道感染。但是,对于病毒性的呼吸道感染,只有 40% 能明确病原。随着分子生物学技术的发展,一些新的病毒得到认识,包括人偏肺病毒(human metapneu-movirus,hMPV)、人冠状病毒(human coronavirus,HcoV)NL63 和 HKU1、人博卡病毒(human Boca virus,HBoV)、新型肠道病毒、双埃可病毒(parechovirus,HpeV)、多瘤病毒(polyomavirus,PyV)等,受到医学界的广泛关注,其流行病学与临床特征也得到较为深入的研究。除病毒外,肺炎支原体(mycoplasma pneumoniae,MP)、肺炎衣原体(chlamydia pneumonia,CP)感染也可引起毛细支气管炎。

病毒混合感染在毛细支气管炎中并不少见。住院的毛细支气管炎患儿,10%~40% 可有病毒混合感染,最常见的是 RSV 与鼻病毒混合感染。

【发病机制】[4]

RSV 是毛细支气管炎最常见的病原,RSV 感染机制复杂,也是研究最多的病毒之一。下面以 RSV 为例,简述毛细支气管炎的发病机制。

(一)RSV 的分子生物学特点

呼吸道合胞病毒是副黏病毒科肺病毒属成员,中等大小(120~300nm),有包膜,为非节段性单股负链 RNA 病毒,有 15 222 个核苷酸,转录成 10 个编码不同蛋白的基因,其中 3 个蛋白为跨膜蛋白,即 G、F 和 SH;2 个为非糖基化的基质蛋白 M

和M2(22K);3个与病毒RNA相结合并形成核衣壳的蛋白N、P和L;另外两个主要存在于感染细胞,而在病毒颗粒内含量很少的非结构蛋白NS1和NS2。RSV存在A、B两个亚型。在我国主要流行A亚型。F与G蛋白为引起免疫反应的主要抗原,都可使机体产生中和抗体,疫苗及单克隆抗体的标靶多选择在这两个蛋白。F蛋白可引起体液免疫和细胞免疫。G蛋白更倾向于引起TH2类反应。

(二)RSV感染的免疫学机制

1. **天然免疫** 为RSV感染提供第一道防线。呼吸道分泌物的一些成分能抑制RSV感染,特别是黏液分泌物中的成分,包括集合素、乳铁蛋白和Clara细胞分泌蛋白。这些天然成分与RSV表达的糖蛋白结合,通过聚集或活化白细胞而清除病毒。另一种参与RSV感染反应的重要物质是种系编码的型识别受体(pattern recognition receptor,PRR),识别病毒的组分,并与巨噬细胞作用诱导对病毒颗粒的调理作用,在宿主防御和肺脏炎症过程中发挥整合作用。

RSV感染呼吸道上皮可诱导一系列的化学因子和细胞因子表达,也是RSV感染先天免疫的重要组成,影响病毒清除和致病之间的平衡。RSV感染肺泡上皮细胞后,诱导CC(I-309、Exodus-1、TARC、RANTES、MCP-1、MDC、MIP-1αβ)、CXC(GRO-αβγ、ENA-78、IL8、I-TAC)、CX3C(fractalkine)等化学因子的表达。婴儿严重RSV毛细支气管炎时CC趋化因子中RANTES和巨噬细胞炎症蛋白-1α(macrophage inflammatory protein 1α,MIP-1α)显著升高。另外,大量的细胞因子如IL-4、IL-6、IL-11及TNF-α等,在RSV感染后也有表达增高。这些细胞因子和化学因子作用于巨噬细胞、嗜酸性粒细胞、B淋巴细胞、中性粒细胞和NK细胞,对控制感染非常重要,但是在反应失衡时,则加重炎症反应。白三烯是由活化的炎症细胞释放的一类小分子介质,参与炎症反应的调节,婴儿RSV感染和动物模型均证实在鼻咽分泌物和气管支气管分泌物中含有白三烯。RSV感染后可以诱导支气管上皮细胞表达5-脂氧酶,可使LTs升高1.5倍。

2. **神经免疫** RSV感染与气道神经源性炎症放大有关。神经激肽1(NK1)受体介导P物质的炎症和免疫调节作用,RSV感染可上调编码NK1受体亚型基因的表达,从而增强神经介导的气道炎症水肿。神经生长因子(nerve growth factor,NGF)在神经免疫中发挥重要作用。NGF来源于气道上皮,能够增加P物质合成,并上调其受体。选择性NGF阻滞剂可抑制RSV感染时神经介导的炎症反应。

3. **获得性免疫** 研究发现,婴儿经胎盘获得高滴度的抗体后,不易发生严重的毛细支气管炎,而且,静脉应用RSV特异的免疫球蛋白(IVIG)及单克隆抗体(palivizumab)可成功地预防RSV感染,这些结果提示RSV特异性免疫球蛋白具有保护作用。RSV中和抗体的存在,比血清中抗F蛋白和/或抗G蛋白的绝对滴度更为重要。

(三)宿主因素

近年来,随着对遗传研究的不断深入,人们逐渐认识到遗传机制的差异是许多疾病发生、发展的内因。较多的研究发现,白细胞介素-8、4、6、10、CCR5(RANTES和MIP-1α的受体)、TLR4、IFN-γ、和表面活性蛋白等均存在基因多态性,且可能与RSV毛细支气管炎的疾病易感性、病情严重程度等相关。有报道,严重RSV感染者与SP-D编码第11个氨基酸蛋氨酸的等位基因频率显著增加,CCR5的变异(-2459G和-2554T)、IL-4基因启动区域的一种多态性(C-590T)或IL-4受体α链(IL-4 receptor α chain,IL-4Rα)基因的2种多态性(150V和Q551R)等有关。

总之,RSV感染发病机制复杂,是个体特性和环境因素相互作用的结果[4]。

【临床表现】[1]

1. **症状和体征**

毛细支气管炎早期表现为鼻塞,伴/不伴流涕、咳嗽,低至中度发热(>39℃高热不常见);1~3日后,出现阵发性咳嗽,3~4天后出现喘息、呼吸急促和呼吸困难,严重时可有发绀;5~7天达疾病高峰。其他常见症状还有:呕吐、烦躁、易激惹、纳奶量下降。小于3个月的小婴儿可出现呼吸暂停。体征包括呼吸频率增快,听诊可闻及哮鸣音及细湿啰音,呼气相延长。严重时可出现鼻翼扇动、三凹征或胸凹陷、心动过速、发绀及脱水征等。50%左右的婴儿体温可达38.5℃或更高。呼吸暂停多见于小婴儿、早产儿或低出生体重儿,呼吸暂停缓解后可出现严重的呼吸困难。

2. 病情严重度分级（见表 7-4-1）

表 7-4-1 病情严重度分级

项目	轻度	中度	重度
喂养量	正常	下降至正常一半	下降至正常一半以上或拒食
呼吸频率	正常或稍增快	>60 次 /min	>70 次 /min
胸壁吸气性三凹征	轻度(无)	中度(肋间隙凹陷较明显)	重度(肋间隙凹陷极明显)
鼻翼扇动或呻吟	无	无	有
血氧饱和度	>92%	88%~92%	<88%
精神状况	正常	轻微或间断烦躁、易激惹	极度烦躁不安、嗜睡、昏迷

注：中 - 重度毛细支气管判断标准为存在其中任何 1 项即可判定

3. 毛细支气管炎的肺外表现

1）心血管系统 1972 年报道了第一例儿童患 RSV 毛细支气管炎期间出现了临床症状性心肌炎，并在其心肌组织中检测到 RSV。其他的早期报道有二度房室传导阻滞、RSV 相关的多灶性房性心动过速以及其他类型的室上性心动过速。一些危及生命的心律失常也有报道，如伴有心源性休克的房扑、室速、室颤等。另有因心包积液导致心脏压塞的报道。

心血管系统受累也可表现为不伴有心律失常的低血压，心肌损害以及肌钙蛋白 I 和肌钙蛋白 T 升高，甚至休克。

2）中枢神经系统表现 RSV 感染最常见的神经系统并发症为中枢性呼吸暂停，多见于 2 个月以下的婴儿，其他神经系统受累包括抽搐、嗜睡、喂养或吞咽困难、肌张力异常或斜视、脑脊液或脑电图异常。国外有报道，入住普通病房的 RSV 毛细支气管炎患儿神经系统并发症的发生率为 1.2%（除外单纯性高热惊厥）。也有报道，可在 RSV 毛细支气管炎患儿脑脊液中检测到 RSV 特异性抗体，提示 RSV 可直接侵袭进入中枢神经系统。引起 RSV 毛细支气管炎患儿抽搐的另一原因与低钠血症有关。

3）内分泌作用 有报道，ICU 中住院的 RSV 毛细支气管炎患儿有 1/3 合并低钠血症，ADH 分泌增加。低钠血症和低钠惊厥与应用低张液体补液有关。

4）消化系统 RSV 可直接侵犯免疫功能正常儿童的肝脏，毛细支气管炎患儿可有转氨酶增高。

5）其他肺外表现 RSV 毛细支气管炎其他的肺外表现包括低体温、皮疹、血小板减少及结膜炎。16%~50% 以上的毛细支气管炎儿童可发生中耳炎。

【实验室检查】[5-7]

1. 病毒分离 病毒分离培养是将待测标本接种于培养细胞上培养。例如 RSV，阳性标本可以使细胞融合成大的合胞体。病毒分离为检测呼吸道病毒的金标准，但是病毒分离一般需要 1~2 周，因而只能做回顾性诊断；其阳性率也较低，检出率为 50%~60%，且成本高，不能分型，因而，不适合临床早期诊断和病情应急诊断的需要。

2. 免疫学检测技术

（1）免疫荧光检测技术：免疫荧光技术（immuno fluorescence assay，IFA）是目前应用最为广泛的呼吸道病毒快速检测技术，由于敏感性及特异性较高，已被 WHO 推荐为快速诊断 RSV 的首选方法。IFA 分为直接法和间接法，间接法比直接法敏感性强 10~20 倍。基于间接 IFA 法推出的商品化免疫荧光检测试剂 Chemicon 能同时检测 RSV、流感病毒 A、流感病毒 B、副流感病毒 Ⅰ~Ⅲ 和腺病毒。该方法具有简单、稳定、敏感、特异性强的特点，采集标本后一般 2~3 小时内可出结果。

（2）酶免疫法：包括酶联免疫吸附试验、桥联酶标技术（辣根过氧化物酶抗辣根过氧化物酶桥联酶标法和碱性磷酸酶抗碱性磷酸酶桥联酶标法）、免疫印迹技术等。其中，碱性磷酸酶抗碱性磷酸酶桥联酶标法（alkaline phosphotase anti-alkaline phosphotase，APAAP）使用设备简单，检测过程快捷，整个操作过程只需 3~4 小时，日益被基层单位采用。2002 年美国 FDA 批准了两种快速检测 RSV 抗原的方法——美国 Binax 公司 NOW RSV 试验和 BD Directigen EZ 试验。这两种方法均较直接 IFA 快捷，缺点在于前者只能分析鼻洗液标本，结果分析有时间限制，而后者无此缺点，但其敏感性和特异性稍低。

（3）其他免疫学检测技术：包括光学免疫分析法、快速侧流免疫检测技术和碳凝集试验。

3. 分子生物学检测技术

（1）核酸分子杂交技术：该技术能够直接检测病毒核酸，同时做出分型。分子杂交技术与 IFA

阳性率大致相同,两种方法的敏感性有较好的相关性,但操作复杂。

（2）PCR 技术

1）RT-PCR 技术（反转录 PCR）：与病毒分离和 IFA 相比,RT-PCR 的结果不受标本病毒失活的影响,也不需要完整的受感染细胞。但是由于 RSV 核酸为 RNA,易降解,对其敏感性可造成一定影响,同时操作繁琐,操作过程易污染。

2）NPCR 技术（巢式 PCR）：能够快速特异地检测临床标本中的 RSV,同时又能分型,快速简易,成本低。一般需要 2 日,比常规的病毒分离所需时间有明显缩短。但是 NPCR 需要两次 PCR 反应,极易造成标本之间的污染。

3）RQ-PCR 技术（定量实时 PCR）：该方法基于 Taq Man 探针技术,将传统的 RT-PCR 技术和荧光检测技术结合起来,具有更高敏感性和特异性,不仅可以检测 RSV 的 A、B 型,还可以检测亚型。该方法操作简便、快速、高效,具有很高的敏感性和特异性,而且在封闭的体系中完成扩增并进行实时测定,大大减少了污染的可能。

【影像学特点】[5-7]

胸片可表现为过度通气和小片肺不张影等非特异征象。"毛细支气管炎"和"肺炎"常用于描述包括 RSV 感染的病毒性下呼吸道感染,在美国和欧洲一些国家,如存在局限的啰音及胸片上的实变影,即可诊断为"RSV 肺炎"。

【诊断】[1,6,9]

毛细支气管炎是医生根据患者的病史和体格检查得出的临床诊断。多在 RSV 高发的冬春季节发病。常见的症状为喘息样呼吸困难伴有卡他症状,少数婴儿,特别是早产儿,在出现特征性的咳嗽、呼吸急促、辅助呼吸肌应用前可表现为呼吸暂停。

应当根据病史和体格检查诊断毛细支气管炎并评估其严重程度。是否有发生重症毛细支气管炎的危险因素等。

【鉴别诊断】

毛细支气管炎的鉴别诊断包括:吸入性肺炎、细菌或其他病毒性肺炎、心力衰竭、囊性纤维化、原发纤毛运动障碍、气道软化、支气管肺发育不良、异物吸入以及气胸等。

【治疗】[1,7-10]

RSV 感染的治疗基本上是支持治疗。住院指征主要是肺脏听诊有啰音及氧饱和度降低,其他需要考虑的有呼吸暂停、有基础心肺疾病、年龄小于 6 周、小于 32 周的早产儿和／或慢性肺疾病、严重的呼吸窘迫、严重脱水、低氧血症等。对住院治疗的病儿应密切监测病情,保持气道通畅(体位、吸痰等),给予足够的液体。呼吸道管理非常重要,必须在喂养之前、每次吸入治疗之前及必要时给患儿吸痰,以保持呼吸道通畅。

1. 氧疗　呼吸空气条件下,睡眠时血氧饱和度持续低于 88%,或清醒时血氧饱和度持续低于 90% 者有吸氧指征。给氧前宜先吸痰清理气道、摆正体位,以保证气道通畅。

2. 补液　由于毛细支气管炎患儿呼吸急促,从气道丢失水分增加,以及进食进水减少,故机体的液体需要量较多,同时为了减少吸入的可能,所以医生应当评估患儿是否有脱水表现,给予口服、鼻饲或静脉补液。

3. 支气管舒张剂及胆碱能受体拮抗剂　可以试验性雾化吸入 β_2 受体激动剂或联合应用 M 受体阻滞剂,尤其是当有过敏性疾病,如哮喘、过敏性鼻炎等疾病家族史时。

4. CPAP 或机械通气等呼吸支持指征　①进行性加重的三凹征、鼻翼扇动及呻吟;②进行性的呼吸急促,鼻导管吸氧下不能维持正常的血氧饱和度;③呼吸暂停,特别是频繁的呼吸暂停。对喘憋严重并出现呼吸困难者使用经鼻持续气道正压通气（continuous positive airway pressure,CPAP）,能降低有创气管插管率,有效改善呼吸窘迫,减少呼吸做功,改善氧合。

5. 高流量鼻导管吸氧(high nasal cannula,HFNC)　可作为毛细支气管炎患儿给氧的方式,其优势在于可更好的湿化气道,并提供一定气道压力,改善通气血流比例。与常规吸氧方式比较,未入住重症监护病房（ICU）的毛细支气管炎患儿通过 HFNC 可减少治疗升级的风险。但与常规吸氧方式相比,并不能缩短吸氧时间、住院天数。

6. 抗生素　不常规使用,在合并细菌感染时或胸片提示有大片状阴影时,可以考虑应用。

7. 糖皮质激素　不推荐常规使用全身性糖皮质激素治疗,可选用雾化吸入糖皮质激素治疗。

8. 3% 高渗盐水雾化吸入　最新的研究并未完全明确 3% 高渗盐水雾化吸入治疗毛细支气

管炎的有效性。住院患儿在严密监测下试用3%高渗盐水雾化吸入时,使用前可雾化吸入支气管舒张剂;使用中若患儿咳喘加重需立即停用,并注意吸痰、保持气道通畅。

9. 利巴韦林　为广谱的抗病毒药物,并不常规用于RSV毛细支气管炎。

10. 干扰素　建议毛细支气管炎早期使用IFN-α1b注射液进行抗病毒治疗,雾化吸入:2~4μg/(kg·次),2次/d,疗程5~7天;或肌内注射:1μg/(kg·次),1次/d,疗程3~5天。

11. 免疫球蛋白　重症RSV毛细支气管炎高危患儿每月注射1次RSV免疫球蛋白,每次750mg/kg,可明显降低RSV感染率、早产儿及支气管肺发育不良儿的住院率,但不能缩短住院时间及减少临床症状,也不能减少机械通气的使用,疗效不确定,作为预防用药仍有争论。

12. 白三烯受体调节剂　由于已经确定白三烯在RSV感染中发挥作用,因此,白三烯调节剂可作为发作性病毒诱发喘息的治疗选择。国外的研究显示:RSV毛细支气管炎婴儿服用孟鲁司特治疗后,咳嗽症状明显减少,关于孟鲁司特组患儿无症状天数较对照组显著增多,喘息再次发生延迟约2个月。国外有报道,年龄6个月以上,剂量为每日4mg,疗程为2周~1个月。

13. 其他　重组人类脱氧核糖核酸酶,是一种能裂解DNA的分子,在RSV感染史,DNA可使肺内分泌物黏稠度增加,加重肺部病变,重组的脱氧核糖核酸酶能分解DNA,使稠厚的黏液栓子溶解而促进肺内病变恢复。用法为每日雾化吸入2.5mg。双嘧达莫,是一种嘧啶衍生物,具有广泛的抗病毒作用,研究显示,双嘧达莫3~5mg/(kg·d)分次口服,连用5日,能明显改善临床症状,缩短病程并改善患儿的免疫功能。是治疗RSV感染的新药。

毛细支气管炎的病情轻重评估和治疗策略见图7-4-1。

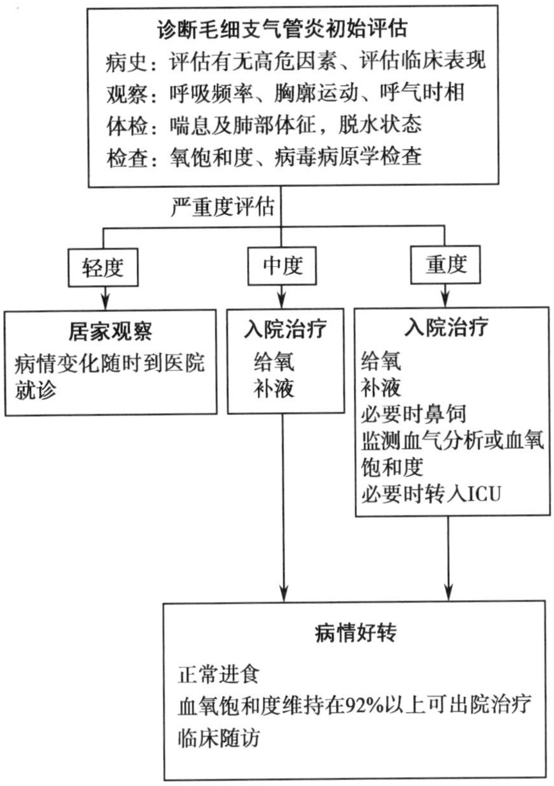

【预防】[11]

1. 被动免疫　帕利珠单抗(palivizumab)为直接针对RSV表面糖蛋白的人类重组单克隆抗体,抗病毒活性较RSV免疫球蛋白高20~30倍。可以在RSV流行季节每月注射一次。每次15mg/kg,连用5次,可以降低病毒效价、降低感染率、住院率及高危婴儿ICU的住院率,减少中到重度感染持续的天数,安全有效。

图7-4-1　毛细支气管炎的病情轻重评估和治疗策略

RSV-IGIV(respigam)为从成人血清提取出的一种抗体,可用于每月注射,可减少住院率,缺点为静脉用药,价格昂贵,效果远不及帕利珠单抗。且注射次数等无循征医学材料。

2. 主动免疫　目前还没有用于临床的有效的RSV疫苗。

【预后】[3,11]

绝大多数毛细支气管炎患儿可以痊愈,住院患儿中3%~7%需要机械通气,部分病例可能会留有闭塞性细支气管炎等后遗症,约有34%~50%毛细支气管炎患儿日后会继发气道高反应性疾病。研究显示,大约62%的毛细支气管炎患儿会在病后的1年内再次发生喘息,45%的毛细支气管炎可发展为哮喘。影响毛细支气管炎的因素包括:环境因素、母乳喂养情况、哮喘家族史、患儿性别、年龄、基础疾病情况、特应性体质、维生素D缺乏、疾病严重程度等。大量临床研究证实RSV毛细支气管炎后,喘息发作频繁,哮喘患病率增高。另一项研究对未住院治疗的轻~严重RSV感染婴儿进行前瞻性研究,在6、8、11、13岁时对家长进行问卷调查。结果显示,6岁时,感染过RSV的儿童发生反复喘息的情况比非RSV感染儿童高4.3倍。但是这种差异到13岁时则不再具有统计学意义。

在一项规模较小、回顾性研究中,与未干预组儿童比较,应用 RSV 免疫球蛋白预防严重 RSV 感染高危儿童,7~10 年后肺功能得到改善、过敏较少、哮喘的症状较少,提示严重 RSV 感染者可能易患过敏和哮喘。但是,这需要大规模、前瞻性的随机双盲对照研究来证实两者的关系。

毛细支气管炎在既往健康儿童中引起的死亡较少。英国对 11 个冬季的流行病学研究显示,1~12 月龄儿童中 RSV 引起的死亡率平均为 2.9/100 000。西班牙 2 岁以下儿童 RSV 毛细支气管炎病死率为 3.4/100 000。而存在基础疾病,如慢性肺疾病、先天性心脏病等情况时,病死率显著增高,可达 2.0%~37.0%。死亡的危险因素为:低出生体重、产次高、5 分钟 Apgar 评分低、母亲年龄过于年轻、未婚母亲以及孕期吸烟。

(冯雪莉 殷 菊)

参考文献

1.《中华儿科杂志》编辑委员会,中华医学会儿科学分会呼吸学组.毛细支气管炎诊断、治疗与预防专家共识(2014 年版),2015,53(3):168-171.

2. 刘军,谢正德.毛细支气管炎的病原学及临床流行病学特征.中国实用儿科杂志,2019,34(9):729-732.

3. Gil-Prieto R,Gonzalez-Escalada A,Marín-García P,et al.Respiratory syncytial virus bronchiolitis in children up to 5 years of age in spain:Epidemiology and comorbidities:An observational study.Medicine (Baltimore),2015,94(21):e831.

4. 张拓慧,邓洁,钱渊,等.毛细支气管炎患儿呼吸道合胞病毒分子生物学及临床特征分析.中华儿科杂志,2017,55(08):586-592.

5. Caffrey Osvald E,Clarke JR.NICE clinical guideline. Bronchiolitis in children.Arch Dis Child Educ Pract Ed,2016,101(1):46-48.

6. Winningham PJ,Martínez-Jiménez S,Rosado-De-Christenson ML,et al.Bronchiolitis:A Practical Approach for the General,Radiologist.RadioGraphics,2017:37(3):777-794.

7. O'Brien S,Borland ML,Cotterell E,et al.Australasian bronchiolitis guideline.J Paediatr Child Health,2019,55(1):42-53.

8. Sinha IP,Mcbride AKS,Smith R,et al.CPAP and high-flow nasal cannula oxygen in bronchiolitis.Chest,2015,148(3):810-823.

9. 史瑞明,刁敏,李成尧.毛细支气管炎治疗新观点.中国实用儿科杂志,2019,34(9):749-752.

10. 申昆玲,张国成,尚云晓,等.重组人干扰素 α-1b 在儿科的应用的专家共识.中华实用儿科临床杂志,2015,30(16):1214-1219.

11. 杨男,尚云.毛细支气管炎与哮喘的关系.中国实用儿科杂志,2019,34(9):737-742.

第五节 细菌性肺炎

一、肺炎链球菌肺炎

肺炎链球菌(streptococcus pneumoniae,Spn)肺炎是由肺炎链球菌所引起,占社区感染肺炎中的半数以上。肺段或肺叶呈急性炎性实变,患者有寒战、高热、胸痛、咳嗽和血痰等症状。近年来由于抗菌药物的广泛应用,临床上症状轻或不典型病变较为多见。肺炎链球菌是儿童社区获得性肺炎最常见的致病菌,可导致重症肺炎、坏死性肺炎,而且肺炎链球菌混合病毒的感染较为常见,可加重患儿病情。据估计,2000 年全球约 1 400 万名儿童患 Spn 相关疾病,无 HIV 感染儿童死于肺炎链球菌感染者约 73.5 万,其中 1 个月 ~6 岁儿童约 60 万,至 2015 年分别降至 890 万、39 万和 29.4 万,无 HIV 感染儿童肺炎链球菌相关疾病死因中,Spn 肺炎占 81%,死亡主要分布于非洲和亚洲。

【病因】

肺炎链球菌作为成人和儿童呼吸道最重要的细菌病原体已被认识一百多年。1881 年,肺炎链球菌分别由美国军队医师乔治斯滕伯格和法国化学家路易巴斯德同时首先发现,当时取名为巴斯德微球菌,由于主要引起大叶性肺炎,故又名为肺炎球菌。1926 年被命名为肺炎双球菌,因为其在革兰氏染色痰液中呈双球状。1974 年改名为肺炎链球菌,因为其在液体培养基中呈链状生长。

肺炎链球菌(Spn)是人类上呼吸道寄居的正常菌群,大约 40% 的正常儿童鼻咽部携带此菌。感染是人与人之间通过空气飞沫传播。其通过多种机制紧紧黏附在鼻咽部上皮细胞,当机体抵抗力降低或大量细菌侵入时,其进入组织和血液并导致感染发生。Spn 可引起许多类型的感染,包括:急性鼻窦炎,中耳炎,脑膜炎,骨髓炎,化脓性关节炎,心内膜炎,腹膜炎,心包炎,蜂窝组织炎,脑脓肿。

肺炎链球菌呈矛头状,有单个存在,或成双或短链状排列,属链球菌。直径为 0.5~1.25μm,无芽胞,无鞭毛,大部分有荚膜,革兰氏染色阳性。兼性厌氧,营养要求高,在含有血液或血清的培养基中才能生长。其在血琼脂平板上生长时菌落周围产生草绿色溶菌环(α 溶菌),可产生自溶酶,24 小时后菌体自溶形成脐状菌落,如果放置一个 optochin 纸片就会在纸片周围产生一个抑菌环。另外,胆盐溶解试验也能鉴定肺炎链球菌。像其他链球菌一样,其过氧化氢和触酶为阴性。肺炎链球菌抵抗力较弱,对一般消毒剂敏感,荚膜菌株在干痰中可存活 1~2 个月。

肺炎链球菌根据细菌外壁荚膜多糖成分不同可分为 46 个血清组和 90 多个血清型,但是只有少数的血清型引起侵袭性和非侵袭性感染。我国曾在 20 世纪 80 年代进行全国范围致病菌型调查,从血、脑脊液和中耳分泌物分离的菌株以 5 型最多,其次为 6、1、19、2、14、23、3 型等。2017 年报道国内 17 个城市 23 家教学医院收集的 881 株肺炎链球菌(219 株来自于儿童,662 株来自于成人)中,最常见血清型分别为 19F(25.7%),19A(14.0%),15(6.8%),6B(3.6%),6A(3.0%) 和 17(2.8%),肺炎链球菌结合疫苗(PCV)7 和 PCV13 的血清型覆盖率分别为 37.5% 和 58.3%[1]。2013 年 3 月 ~ 2017 年 12 月从北京儿童医院住院的 751 例患儿临床标本分离出的肺炎链球菌菌株最常见血清型为 19F、19A、23F、14、6A 和 6B,PCV10、PCV13 和 PPV23 的覆盖率分别为 61.4%、84.3% 和 82.6%。肺炎链球菌由咳嗽、打喷嚏产生的飞沫传染,或经接触遭受飞沫污染的物品传播。气候骤变时机体抵抗力降低,发病较多,冬、春季多见。

肺炎链球菌可在儿童鼻咽部定居数周到数月,携带率随年龄、居住条件(例如拥挤、室内空气污染)和呼吸道感染而有所不同,研究显示我国健康儿童鼻咽部肺炎链球菌的携带率为 21.4%[2]。鼻咽部携带的肺炎链球菌可沿呼吸道下行进入肺组织引起肺炎,也可直接进入血液引起侵袭性感染,侵袭性感染中 80%~90% 为菌血症性肺炎,

5%~10% 是脑膜炎,胸膜炎和关节炎不足 5%。

【发病机制】[3]

肺炎链球菌致病机制一部分取决于细菌细胞壁上的荚膜多糖和细菌表面的毒力因子,另外一部分取决于宿主对细菌各种成分的免疫反应。两部分产生四个关键效应:黏附、侵袭、炎症和可能存在的休克。肺炎链球菌根据荚膜多糖成分不同可分为 90 多种血清型,不同血清型可以逃避以前感染或免疫接种产生的抗体免疫反应。同时肺炎链球菌可不断产生变异菌株,可躲过免疫反应。肺炎链球菌首先寄居在鼻咽部,主要存在于上呼吸道上皮表面的黏液层,然后下行到下呼吸道,通过菌毛结构和黏附素黏附在支气管上皮细胞和肺泡上皮细胞上,借助荚膜多糖、肺炎链球菌相关蛋白及蛋白酶逃避黏液包裹、纤毛清除和肺泡巨噬细胞的吞噬、干扰中性粒细胞募集、消耗补体,破坏黏膜免疫,并引起细胞因子释放。细菌侵入肺泡后大量繁殖,可产生毒素,如 H_2O_2 杀伤巨噬细胞,通过毒力因子诱导内吞作用、破坏上皮屏障,使肺炎球菌穿过内皮进入血流。这些毒力因子主要是蛋白质和酶,包括肺炎链球菌溶血素、透明质酸、神经氨酸酶、自溶酶、肺炎链球菌表面蛋白 A、肺炎链球菌表面蛋白 C、肺炎链球菌表面黏附素 A、纤维蛋白黏附素和 IgA1 蛋白酶等。同时中性粒细胞等炎细胞受趋化进入肺组织,在肺部发生先天性免疫、特异性免疫和炎症反应,在病理上出现肺组织损伤和肺水肿等。细菌和毒素可进入血流,在临床上产生菌血症和脓毒血症,引起休克,甚至死亡。肺炎链球菌诱发的免疫反应属于 T 细胞非依赖免疫反应,此免疫反应在 2 岁以下儿童中发展不完全,因此该年龄组中肺炎链球菌感染发病率是很高的。

【病理改变】

病变以肺泡炎为主,很少涉及肺泡壁或支气管壁的间质。一般为单侧肺,以左肺下叶多见,典型病变可分为四期。

1. 充血水肿期(病变早期) 镜下见肺泡壁毛细血管充血,肺泡腔内有大量浆液、少量红细胞和中性粒细胞。肉眼可见病变肺叶肿大,呈暗红色。临床患者可有高热、咳嗽等症状。听诊时因肺泡内有渗出液而出现捻发音和湿啰音,X 线检查病变处呈淡薄而均匀的阴影。

2. 红色肝样变期(1~2 日后) 镜下可见肺泡壁毛细血管显著扩张充血,肺泡腔内充满纤维

素、红细胞和少量中性粒细胞,致使肺组织实变。肉眼可见病变肺叶肿大,质实如肝,暗红色,故称红色肝样变。临床上,由于肺泡腔内的红细胞破坏、崩解,形成变性的血红蛋白而使痰呈铁锈色,病变波及胸膜可有胸痛。因病变肺叶实变,故肺部叩诊呈浊音,听诊可闻及支气管呼吸音,X线检查可见大片致密阴影。

3. 灰色肝样变期(3~4日后) 镜下见肺泡腔内渗出物继续增加,充满中性粒细胞和纤维素,肺泡壁毛细血管受压,肺组织呈贫血状。肉眼见病变肺叶仍肿胀,呈灰白色,质实如肝,故称灰色肝样变。临床上叩诊、听诊及X线检查基本同红色肝样变期。

4. 溶解消散期(经过5~10日) 肺泡腔内变性坏死的中性粒细胞释放出蛋白溶解酶将纤维素溶解,经淋巴管吸收;或被巨噬细胞吞噬,也可部分咳出,炎症逐渐消退。临床上,由于渗出物液化,肺部听诊可闻及湿性啰音。X线检查病变区阴影密度逐渐减低,透亮度增加。

【临床表现】

临床症状和体征:在年长儿童多致大叶性肺炎,学龄前儿童可致节段性肺炎,婴幼儿则引起支气管肺炎。起病多急骤,可有寒战,高热可达40℃,咳嗽有痰,典型病例为咳铁锈色痰。近年来由于抗生素药物的广泛应用,临床上症状轻或不典型病例较为多见。胸痛,呼吸困难或急促,胸部出现三凹征,呼吸频率在2~12个月年龄组大于50次/min,在1~5岁年龄组大于40次/min。肺实变时呼吸音减弱、叩诊呈浊音、触觉语颤增强并可闻及管状呼吸音。消散期可闻及湿啰音。严重感染时可伴发休克、急性呼吸窘迫综合征及神经精神症状,表现为神志模糊、烦躁、嗜睡、谵妄、昏迷等。累及脑膜时有颈抵抗及病理性反射。

【实验室检查】

1. 一般性感染指标检测 红细胞沉降率(ESR)加快,C反应蛋白(CRP)增加,白细胞总数及中性粒细胞均升高,降钙素原(PCT)增加。

2. 病原学检查 诊断肺炎链球菌肺炎一定要有病原学依据,只要X线确定的肺炎提倡做血培养,最好在使用抗生素之前进行。①细菌培养:血和胸腔积液标本中可见肺炎链球菌生长,这是黄金诊断标准。合格的痰标本培养阳性也可作为诊断参考。②检测抗原:免疫学和分子生物学方法有对流免疫电泳(CIE)、乳胶凝集试验(LA)、点状酶联吸附试验(dot-ELISA)和PCR/RT-PCR等。

3. 特异性抗体检测 除特异性IgG1、IgG2、IgG3和IgG4外,还包括肺炎链球菌溶血素(pneumolysin,Ply)、c-多糖、荚膜多糖和肺炎链球菌表面蛋白A抗体等。只是在疾病恢复期做回顾性诊断。

4. 肺炎链球菌核酸检测 是快速病原诊断的有效手段,主要检测肺炎链球菌16SrDNA,对抗菌药物应用后的脓毒症患者PCR有一定优势。

5. 抗生素药物敏感试验 可以指导临床医生合理应用抗生素。①琼脂微量稀释法;②肉汤微量稀释法;③E-试验;④K-B纸片扩散法。前两种方法为"黄金标准";第三种方法操作简便,但价格昂贵;最后一种方法价格便宜,但不能直接反映最小抑菌浓度(MIC)。

6. 血清分型 肺炎链球菌分型系统主要根据细菌荚膜多糖,已有98种有抗原性荚膜多糖被发现,其可引起抗体反应,并与其他肺炎链球菌荚膜多糖很少有交叉反应。丹麦血清研究所出售成套抗血清用于分型。还有一种简单血清分型试剂盒(pneumotest-latex),可以检测常见的23种血清型/群。

7. 毒力因子检测 肺炎链球菌细胞膜主要由三种成分组成,荚膜、细胞壁和表面蛋白。其中表面蛋白包括脂蛋白、细胞壁蛋白和胆碱结合蛋白。细胞壁蛋白包括青霉素结合蛋白、神经氨酸酶和蛋白酶;而胆碱结合蛋白包括肺炎链球菌表面蛋白A、肺炎链球菌表面蛋白C和肺炎链球菌自溶酶。①荚膜多糖(capsular polysaccharide,CPS):最基本的毒力因子,具有抗吞噬作用,本身没有毒性。当细菌侵袭到黏膜表面时,有荚膜细菌的毒力是无荚膜细菌的100 000倍;C型特异性荚膜多糖抗体是肺炎链球菌保护性抗体;②肺炎链球菌表面蛋白A/肺炎链球菌表面蛋白C(pneumococcal surface protein A/C,PspA/PspC):在肺泡上皮细胞表面与碳水化合物相互作用,并能抑制补体介导的肺炎链球菌调理作用的黏附因子;③肺炎链球菌自溶酶(autolysin,Lyt):分为LytA、LytB、LytC。此蛋白激活后溶解细菌,释放其内部的物质(如肺炎链球菌溶血素);④肺炎链球菌溶血素(pneumolysin,Ply):一个53kDa蛋白,是胆固醇依赖的细胞溶素,可导致宿主细胞溶解、激活补体,破坏肺组织屏障;⑤纤维蛋白黏附素(pneumococcal adherence and virulence protein,

PavA）：为定位于细胞表面的多肽，通过与纤维蛋白结合，调节肺炎链球菌在宿主细胞表面黏附，并直接影响毒力。⑥肺炎链球菌表面黏附素 A（pneumococcal surface adhesin A，PsaA）：荚膜表面的一种 ATP 结合型转运脂蛋白，参与肺炎链球菌黏附于呼吸道表面，具有免疫原性的细胞表面蛋白，影响呼吸道对氧化损伤的敏感性。⑦神经氨酸酶（neuraminidase，NanA-C）：位于细胞壁，可分解黏液，有助于肺炎链球菌定植、繁殖、播散和生物被膜的形成。⑧ IgA1 蛋白酶：位于细胞膜表面的一种 Zn 金属蛋白酶，可裂解免疫球蛋白 A 的 IgA1 亚型，阻碍抗体的杀菌作用。

8. 胸部 X 线 早期仅见肺纹理增粗或受累的肺段、肺叶稍模糊。随着病情进展，肺泡内充满炎性渗出物，表现为一个节段或全叶大片阴影均匀而致密，少数患者出现肺大疱或胸腔积液，支气管肺炎则呈现斑片状阴影。在消散期，X 线显示炎性浸润逐渐吸收，可有片状区域吸收较快，多数病例在起病 3~4 周后才完全消散。

【诊断】

1. 临床高危因素[4] 肺炎链球菌疾病主要发生于 5 岁以下儿童，尤其是 2 岁以下婴幼儿。与健康儿童相比，脑脊髓膜漏、先天性心脏病、肺部疾病、肾病及肾功能不全、糖尿病、人类免疫缺陷病毒（human immunodeficiency virus，HIV）感染、原发性免疫缺陷、免疫抑制剂治疗或放疗相关疾病、吞噬细胞功能障碍、镰状红细胞贫血（sickle cell disease，SCD）、先天性或获得性无脾症、脾功能障碍、实质器官移植、外科手术（先天性心脏病手术、头部外伤手术、内耳植入及脑积水置管引流术）的儿童易感染肺炎链球菌疾病，尤其是严重肺炎链球菌疾病的风险增高。暴露于吸烟环境及多子女的家庭是健康儿童 IPD 的危险因素。

2. 临床症状和体征 突然寒战、高热、咳嗽、胸痛、咳铁锈色痰，呼吸窘迫（例如：呼吸急促、咳嗽、鼻塞、呼吸音降低、三凹征等）。

3. 胸部 X 线 大叶性肺炎或多叶实变，节段性浸润或斑片状浸润，可有胸腔积液。婴幼儿肺炎球菌肺炎，往往为散在的实变和支气管肺炎。如果胸部 X 线不清楚，还可做 CT 扫描或磁共振。

4. 实验室检查 全血计数，红细胞沉降率（ESR），C 反应蛋白（CRP），革兰氏染色和细菌培养，快速抗原检测，血清学检测。血培养和胸腔积液培养阳性、感染期和恢复期双份血清 4 倍以上

升高对肺炎链球菌肺炎具有诊断意义。

【鉴别诊断】

鉴别儿童肺炎的病因是非常困难的，但是根据患者的年龄可以大致判断引起感染的病原微生物的可能性（表 7-5-1）。其中支原体肺炎和腺病毒肺炎在临床上经常需要与肺炎链球菌肺炎进行鉴别诊断。

表 7-5-1　儿童不同年龄阶段的社区获得性
肺炎的微生物病因[5]

出生~生后 20 天	3 周~3 个月	3 个月~ 5 岁	5~15 岁
B 族链球菌 革兰氏阴性 肠道细菌 巨细胞病毒 莫氏厌氧菌	• 沙眼衣原体 • 呼吸道合胞病毒 • 副流感病毒 1、2、3 型 • 肺炎链球菌 • 百日咳博德特菌属 • 金黄色葡萄球菌属	• 呼吸道合胞病毒 • 副流感病毒 • 流感病毒 • 腺病毒 • 鼻病毒 • 肺炎链球菌 • 流感嗜血杆菌属 • 肺炎支原体	肺炎支原体 肺炎衣原体 肺炎链球菌

【治疗】

1. 一般治疗 室内空气流通，保持适当的室温和湿度，避免交叉感染，提供足够的营养和水分，保持呼吸道通畅。

2. 对症治疗 高热可物理降温或给退热药；咳喘给止咳化痰平喘药，正确给氧或雾化吸入；烦躁不安可适当给予镇静剂。

3. 并发症治疗 包括心力衰竭、呼吸衰竭、中毒性脑病、脓胸、脓气胸、中毒性肠麻痹等。

4. 增加机体免疫力 转移因子、胸腺素、维生素 E、维生素 C 等。

5. 抗生素治疗 许多研究表明高活性的 β-内酰胺抗生素，如青霉素、阿莫西林、广谱头孢菌素（头孢噻肟或头孢曲松）、碳青霉烯类（美洛培南，亚胺培南），均对治疗肺炎链球菌性肺炎有很好的临床活性。目前没有发现肺炎链球菌对万古霉素耐药，万古霉素应该被用于重度青霉素耐药肺炎的联合治疗中。大环内酯类已明确规定可用于联合治疗，因为欧美国家在治疗肺炎链球菌性肺炎时发现联合应用 β- 内酰胺酶类和大环内酯

类抗生素可明显提高治疗效果,同时可减轻肺和全身的炎症过程,还可降低死亡率。但在我国多不主张两者联合应用,因为我国儿科分离的肺炎链球菌对大环内酯类耐药很高[6],红霉素耐药达95.4%~96.8%,以 *erm* 基因介导,可同时对大环内酯类 - 林可霉素 - 链阳菌素 B 高度耐药。由于全球对大环内酯类耐药增加,因此不主张用于单独经验治疗。恰当的治疗取决于抗生素可靠的杀菌能力和环境中常见的耐药菌株。

青霉素敏感者首选青霉素 G 或阿莫西林;青霉素低度耐药者仍可首选青霉素 G,但剂量要加大,也可选用第一代或第二代头孢菌素,备选头孢曲松或头孢噻肟;青霉素高度耐药或存在危险因素者首选万古霉素或利奈唑胺。青霉素 G 常用剂量为 5 万 ~10 万 U/(kg·d),或每日给 60 万 ~100 万 U 或更多,一般分 3 次静脉给药。头孢曲松每次 50mg/kg,静脉滴注,每日 1 次。头孢噻肟每次 50mg/kg,静脉滴注,每日 3 次。万古霉素每次 20~40mg/kg,静脉滴注,每日 2 次。利奈唑胺每次 10mg/kg,静脉滴注或口服,每日 3 次。

【并发症】

未经适当治疗的患者可发生胸腔积液、脓胸、肺脓肿、肺不张、心肌炎、心包炎等和败血症。近年来,肺炎链球菌脓胸呈逐年增多趋势。北京儿童医院 2009 年有 45 例脓胸患儿住院治疗,其中 10 例为耐青霉素肺炎链球菌。

【预防】

尽管有抗生素可使用,还有 23 价荚膜多糖疫苗和 3 种结合疫苗(PCV7、PCV10、PCV13)可使用,但是肺炎链球菌感染仍可有较高的发病率和死亡率,原因之一是肺炎链球菌获得多重抗生素耐药基因,原因之二是疫苗本身存在缺点,包括售价较高、血清型特异性保护和覆盖率有限、继发非疫苗血清型感染增加等。1967 年报道了首例青霉素耐药肺炎链球菌(PRSP),耐药主要是青霉素结合蛋白(PBPs)突变引起,其发生与抗生素消费相关,长期低剂量青霉素使用促进耐药出现。耐药菌株能快速地在社区内和社区间传播。多重耐药在青霉素耐药菌株中明显高于在青霉素敏感菌株中[8]。由于美国临床实验室标准委员会(CLSI)青霉素敏感性判定标准的变化,非脑膜炎患者的分离株对青霉素的不敏感率大幅度降低。2014~2017 年我国细菌耐药监测报告数据显示[7],儿童非脑脊髓液分离肺炎链球菌耐药率由 5.1% 降至 2.7%,而红霉素耐药率从 95.4% 升至 96.8%,仍缓慢上升。2012~2017 年侵袭性肺炎链球菌感染(IPD)的多中心临床研究显示[8],脑膜炎菌株对青霉素耐药率从 48.3% 上升至 78.4%,非脑膜炎菌株对青霉素的耐药率基本持平,从 21.4% 到 19.2%,对红霉素、克林霉素及四环素均有较高的耐药率,分别为 97.2%,95.6%,86.3%。减少抗菌药物耐药性的发展是预防和治疗的一个关键因素。

接种疫苗是降低肺炎链球菌耐药率的有效手段之一,故儿童肺炎链球菌疫苗的研发受到高度重视。WHO 推荐将 PCV 纳入免疫规划,尤其是那些 5 岁以下儿童死亡率超过 50/1 000 活产婴儿的国家。目前有两种肺炎球菌疫苗:肺炎球菌多糖疫苗(PPV)和肺炎球菌结合疫苗(PCVs)。23 价肺炎链球菌多糖疫苗(PPV23)(包括的血清型:1、2、3、4、5、6B、7F、8、9N、9V、10A、11A、12F、14、15B、17F、18C、19A、19F、20、22F、23F 和 33F)已经使用多年,可提供对 23 种血清型侵袭性感染的保护作用,由于 PPV 为非 T 细胞依赖性抗原,在 < 2 岁婴幼儿体内难以产生有效的保护性抗体,仅用于 2 岁以上儿童和老年人。PCV 将肺炎链球菌荚膜多糖与蛋白质共价结合,使其由非 T 细胞依赖性抗原转变为 T 细胞依赖性抗原,使婴幼儿在免疫后能产生良好的抗体应答,且能产生记忆应答,免疫作用持续时间较长。2000 年 7 价肺炎链球菌结合疫苗(PCV7)(包括血清:4、6B、9V、14、18C、19F 和 23F)在美国上市,首次为 2 岁以下的高危人群提供了免疫保护,当年即被纳入美国儿童免疫规划。由于大多数耐药肺炎球菌属于 PCV 的血清型,因此降低了多重耐药菌的疫苗血清型(vaccine-type,VT)所致的侵袭性肺炎链球菌疾病发生率。然而,由此引发的血清型替代也导致非疫苗型(non-vaccine-type,NVT)侵袭性肺炎链球菌疾病发生率增加。随后加入了新型荚膜多糖抗原血清型的 PCV10(包括的血清型:在 PCV7 的基础上增加了血清型 1,5 和 7F)、PCV13(包括的血清型:在 PCV10 的基础上增加了血清型:3,6A 和 19A)分别于 2009 年、2010 年上市。这些疫苗在欧美国家应用逾十年,全球各地开展的临床试验及回顾性研究证实了 PCVs 控制侵袭性肺炎链球菌疾病发病率的有效性和安全性[9]。我国分别于 2008 年和 2016 年批准 PCV7 和 PCV13

上市,被纳入儿童扩大免疫规划(EPI)中,2017年 PCV7 被 PCV13 取代。我国接种 PCV13 和 PPV23 的建议为:PCV13 适用于 6 周龄-15 月龄婴幼儿。PPV23 适用于 2 岁以上易感染肺炎链球菌者和患肺炎链球菌疾病风险增加的人群。

二、流感嗜血杆菌肺炎

流感嗜血杆菌肺炎是由流感嗜血杆菌(haemophilus influenzae,Hi)引起的肺部炎症,婴儿多见,可为原发感染,也常继发于病毒感染之后。Hi 肺炎大多数为非侵袭性感染,少部分为菌血症性肺炎,临床及 X 线所见有时似肺炎链球菌肺炎。小婴儿 Hi 肺炎后有时并发脓胸、脑膜炎及化脓性关节炎,可后遗支气管扩张症[5]。WHO 数据显示世界范围内,b 型 Hi(Hib)是引起细菌性肺炎的第二大病原,仅次于肺炎链球菌。据估计,2000~2015 年全球患 Hib 疾病儿童由 810 万降至 150 万,无 HIV 感染儿童死于 Hib 疾病者由 36.3 万降至 3 万,其中 76% 死于 Hib 肺炎,51% 死亡分布于非洲和亚洲,我国儿童 Hib 肺炎死亡数估计约 3 400 人/年。近 30 年欧美国家广泛使用疫苗预防,Hi 相关疾病的发病率大幅下降,但在欧洲复现上升趋势,特别是在 1 月龄以下儿童及 60 岁以上老年人。目前无荚膜的不定型(nontypeable haemophilus influenzae,NTHi)已成为全球 Hi 疾病最常见的病原。一项囊括我国 14 省 15 783 名儿童的数据分析[10]显示,我国健康儿童 Hib 携带率为 27.3%,Hib 在急性下呼吸道感染(ALRI)病因构成比明显下降。我国儿童 ALRI 的 Hi 株主要为 NTHi。

【病因】

Hi 俗称流感杆菌,为革兰氏阴性短小杆菌,(0.8~1.5)μm×(0.3~0.4)μm,两端钝圆。在培养物中呈多形性,有长杆状或丝状体。本菌无芽孢,多数有菌毛,黏液型菌株有荚膜,毒力较强,其所含的荚膜多糖抗原具有型特异性,能刺激机体产生保护性抗体。按荚膜多糖抗原性不同分为 a,b,c,d,e,f 六个血清型,疫苗广泛应用前,以 Hib 致病性最强,且最多见,在 Hi 感染性疾病中占 97.8%。随着疫苗的广泛应用,NTHi 及其他血清型在 Hi 感染性疾病,尤其在侵袭性 Hi 疾病中所占的比例越来越高[11],提示疫苗应用引发了致病 Hi 血清型的替代。

Hi 为需氧菌,培养较困难,由于该菌氧化还原酶系统不完善,生长时需要"X"和"V"两种生长辅助因子,在普通培养基上不生长。适宜的培养基为巧克力琼脂平皿。在巧克力琼脂平皿上培养,菌落微小,无色,透明似露珠,48 小时后形成灰白色较大的菌落、圆形、透明。根据特殊化、菌落特点、X/V 因子试验和抗血清对此菌鉴定。

Hi 的外膜含有几种蛋白质,这些蛋白质能够使其附着上皮细胞并促进其定植在人类呼吸道中。在不同国家和地区、季节、种族及不同年龄组,携带率有较大差异,文献报道儿童鼻咽部携带率 2.3%~52.4%,中耳炎患儿的 Hib 鼻咽携带率高于健康儿童。由 Hib 感染引起的疾病一般只发生在人类,尤其是婴儿或 5 岁以下儿童。Hib 能引起菌血症和脑膜炎,偶尔会引起急性会厌炎(epiglottitis,国人少见)、蜂窝组织炎、骨髓炎和关节炎。NTHi 能引起中耳炎、鼻窦炎,在婴儿及成人中也可以引起呼吸道感染,如肺炎。多项研究已证实,在发展中国家,肺炎链球菌、Hib 和金黄色葡萄球菌是严重肺炎的重要致病菌。有研究结果显示,我国死于肺炎的患儿中 Hib 感染的比例为 17%,表明 Hib 是我国儿童严重细菌性肺炎的重要病原和致死原因。

【发病机制】

Hi 入侵细胞时至少有 3 条途径:①以血小板激活因子(PAF)受体调节途径:磷酸胆碱是 LOS 黏附素上的一个结构,同时也是 PAF 的一种活性成分。PAF 为一种甘油磷酸酯,可与人体细胞上普遍存在的 PAF 受体结合,激活 G 蛋白复合体,启动细胞内的信号事件,产生大量炎症分子。②吞饮作用途径:吞饮作用途径中,Hi 先黏附、定植于宿主呼吸道的非纤毛上皮细胞表面,诱导细胞骨架重排,从而使细胞微囊毛和伪足延伸包绕细菌,将其和一些空泡吞饮至胞内。③β-葡聚糖受体途径:Hi 通过缠绕表达于单核细胞或巨噬细胞表面的 β-葡聚糖受体,激活 NF-κB,继而表达 IL-mRNA,β-葡聚糖内化将 Hi 菌包围,卷入胞内。Hi 以甘露糖受体方式进入细胞内可避开巨噬细胞内的杀菌效应而存活。

Hi 的致病力包括:①侵袭力:黏液型 Hi 的荚膜是细菌表面的多聚糖结构,可抵御特异性抗体与细胞壁抗原的补体结合反应的杀伤,抵制巨噬细胞的吞噬,协助细菌附着到宿主细胞上。有荚膜 Hi 在侵袭过程中更具侵袭性。细菌侵袭力与荚膜的结构有关,b 型流感嗜血杆菌含有核糖-核糖醇-磷酸的多聚结构(PRP),毒力最大。②黏附素:黏附素在失去荚膜后的侵袭过程中发挥关键作用,也是NTHi在鼻咽部黏附及抵抗纤毛清除的重要机制。菌毛是一种主要黏附素,系直径约5nm、长约450nm的聚合螺旋蛋白结构,可黏附呼吸道黏膜,使血细胞发生凝集反应。菌毛表面具有强抗原结构,可刺激机体产生抗体。菌毛只黏附具有某些特殊受体的细胞,如支气管细胞。菌毛的表达受基因调控,当Hi的菌毛基因不表达时,人体免疫系统就不能产生相应的菌毛抗体将其杀灭。细菌表面的其他黏附结构,有自动转运蛋白家族的Hap、HWM1/HWM2(Hig-molecular-weight)蛋白和Hia/Hsf蛋白、D蛋白、外膜蛋白(outer membrane protein,OMP2/OMP5)和脂寡糖(LOS)。③毒素:脂多糖(LPS)是革兰氏阴性菌表面的主要成分,具有黏附、抵制固有免疫功能的内毒素,也有引起人体强烈抗体反应的功能。Hi的LPS缺少特异性O侧链,中性粒细胞释放的防御素恰好可与其结合,协助Hi黏附呼吸道纤毛细胞。④外膜蛋白(OMP):OMP在维持细菌结构,进行内、外物质交换方面起着重要作用,它也是细菌表面重要的抗原成分,参与决定宿主免疫应答的特异性。无论Hi或NTHi,均含IgA蛋白酶,能通过裂解IgA1使其失活,提升黏膜附着力。

【病理改变】

可为局限分布(节段性或大叶性肺炎)也可为弥散分布(支气管肺炎)。病理上肺部可见多形核白细胞浸润的炎性区域,支气管或细支气管上皮细胞遭到破坏,间质水肿常呈出血性。

【临床表现】

Hi肺炎起病较缓,病程为亚急性,在临床上与其他细菌性肺炎较难区别,常有发热、咳嗽、胸痛、气促或呼吸困难,胸部出现三凹征,可闻及湿啰音。出现胸腔积液时叩诊呈浊音、触觉语颤减低,呼吸音减弱。累及脑膜时有颈抵抗及病理性反射。以下特点值得注意:①有时有痉挛性咳嗽,颇似百日咳,有时像毛细支气管炎;②全身症状重,中毒症状明显,可表现为高热或体温不升、甚至面色苍灰、神志模糊、烦躁、嗜睡、谵妄、昏迷等;③外周血白细胞增高明显,可达$(20\sim70)\times10^9$/L,有时伴有淋巴细胞的相对或绝对升高;④X线胸片也可呈线状渗出、过度通气及斑片状实变;⑤小婴儿可并发脓胸及侵袭性感染如心包炎、败血症、脑膜炎及化脓性关节炎;⑥可后遗支气管扩张症。

【实验室检查】

1. 细菌培养和生化鉴定 细菌培养是诊断Hi感染性疾病最重要的手段。肺穿刺细菌学检查是最可靠且被认为是"金标准"的检查,但却很难被医师、患儿及家属接受;咽培养结果一般不能反映下呼吸道病情;呼吸道深部痰培养,以及通过纤维支气管镜检取标本培养亦较为可靠,但有技术问题,也易引起污染。细菌性肺炎菌血症在临床上常为一过性,加之国内存在抗生素滥用和细菌培养方法上的一些问题尚待解决,血培养结果阳性率较低,国外也只有5%~10%的阳性结果。所分离的菌株可以用X、V因子进行鉴定,或用API-NH生化方法鉴定。

2. 抗原检测 细菌抗原检测用于小儿肺炎病原学诊断近年来发展较快,可检测脑脊液、血、尿和胸腔积液等标本。血和尿抗原阳性虽然不能肯定病原菌来自肺部,但可表示体内有相应细菌感染。应用免疫学方法检测临床标本中荚膜多糖抗原,适用于已经给予抗生素治疗的患者,如应用对流免疫电泳或乳胶凝集法检测。另外,应用Hi外膜蛋白(OMP)单克隆抗体P2~P18可识别所有的Hi菌株表面蛋白,包括NTHi。有研究认为鉴于我国目前各大小医院门诊滥用抗生素现象相当严重,给细菌培养带来很大困难,建议取尿做抗原检测,方法简便,又不受所应用抗生素的影响,值得推广,但必须有高效价的抗血清。如能同时进行特异抗体的检测,可明确病原学诊断。

3. 特异性基因鉴定 用编码荚膜多糖的基因bexA做引物,用PCR的方法在肺炎患者的临床标本中检测Hib,有较高的敏感性、特异性和准确性。通过对保守区进行检测证实标本中的细菌存在,通过对特异区的检测而将不同病原菌区分开来。应用PCR技术可以鉴别Hib和非b型Hi。

4. 抗体检测 往往是回顾性的,且有个体差异。血清中恢复期抗体为急性期的3倍或3倍以上,提示近期感染过Hi。

【诊断】

1. 临床症状和体征 一般有发热、咳嗽、胸痛、呼吸短促,胸部出现三凹征,肺部听到细湿啰音等。

2. 胸部X线 胸片可出现粟粒状或线状阴影,或支气管肺炎改变,可有胸腔积液。如果胸部X线不清楚,可考虑做CT扫描。

3. **实验室检查** 外周血白细胞计数增高、红细胞沉降率(ESR)增快、急性相蛋白如 C 反应蛋白(CRP)、前降钙素(PCT)增高,提示有炎症反应,多为细菌感染。及早可做血液或呼吸道深部痰液细菌培养,采集血、尿或胸腔积液做抗原检测,采集血清做抗体检测,有条件者可进行特异性基因检测。血培养或胸腔积液培养阳性、感染期和恢复期双份血清抗体 3 倍以上升高、抗原检测阳性对诊断 Hi 肺炎具有重要意义。

【鉴别诊断】

Hi 肺炎应注意与以下疾病相鉴别。

1. **肺炎链球菌肺炎** 突然寒战、高热、咳嗽、胸痛、咳铁锈色痰,呼吸窘迫。胸部 X 线:大叶性肺炎或多叶实变,节段性浸润或斑片状浸润,可有胸腔积液。婴幼儿肺炎链球菌肺炎,往往为散在的实变和支气管肺炎。细菌培养:血、痰和胸腔积液等标本中可见肺炎链球菌生长。快速抗原检测阳性、感染期和恢复期双份血清抗体 3~4 倍以上升高对肺炎链球菌肺炎具有诊断意义。

2. **金黄色葡萄球菌肺炎** 起病急、病情严重、进展快、全身中毒症状明显。发热多呈弛张热,但早产儿和体弱儿可无发热或仅有低热;患者面色苍白、烦躁不安;咳嗽、呻吟,呼吸浅快和发绀;可发生休克;可引起败血症和其他器官的迁徙性化脓灶,或在皮肤可找到原发化脓性感染病灶。胸部 X 线可由小片状影迅速发展,可出现肺脓肿、脓胸、脓气胸、肺大疱、皮下气肿、纵隔气肿等。外周血白细胞计数多明显增高,中性粒细胞增高伴核左移和出现中毒颗粒。血培养或呼吸道深部痰细菌培养阳性有诊断意义。

3. **气管异物** 有异物吸入史,突然出现呛咳,可有肺不张和肺气肿。有时病程迁延,有继发感染可合并肺炎。必要时需要进行支气管镜探查。

4. **肺结核** 一般有结核接触史,结核菌素试验阳性,X 线示肺部有结核病灶。粟粒型肺结核可有气急和发绀,与肺炎相似,但肺部啰音不明显。

5. **百日咳** 由百日咳杆菌引起,长期阵发性痉挛性咳嗽为显著特点。若无继发感染,一般体温正常,肺部无阳性体征,或有不固定的啰音。新生儿及 6 个月以内婴儿多无痉挛性咳嗽及特殊吼声,而是阵发屏气、发绀,易惊厥、窒息而死亡。支气管肺炎是常见的并发症,多发生在痉挛性咳嗽期。还可并发百日咳脑病,患者意识障碍、惊厥,

但脑脊液无变化。根据接触史及症状可做出临床诊断,而病原学诊断有待于及时做鼻咽拭子特殊细菌培养。特异性血清学检查也有助于确诊。

【治疗】

1. **一般治疗** 室内空气流通,避免交叉感染,保持室温 18~20℃,湿度 60% 左右,提供足够的营养和水分,保持呼吸道通畅。

2. **对症治疗** 高热可物理降温或给退热药;咳喘给止咳化痰平喘药,缺氧时给吸氧;烦躁不安可适当给予镇静剂。

3. **并发症治疗** 包括心力衰竭、呼吸衰竭、中毒性脑病、脓胸、脓气胸、中毒性肠麻痹等相应治疗。

4. **支持治疗** 目的是增加机体抵抗力和免疫力,可根据具体情况选择转移因子、胸腺素、维生素 E、维生素 C、血浆、免疫球蛋白等。

5. **抗生素治疗** 及时查明病原菌和做药物敏感试验对有效的抗生素治疗帮助很大。治疗药物主要有氨苄西林、阿莫西林/克拉维酸、新诺明、第二代及第三代头孢菌素、阿奇霉素、泰利霉素等。氨苄西林作为治疗流感嗜血杆菌感染的首选药曾经取得了良好的疗效。1974 年在临床分离株中首次发现了产生 β-内酰胺酶的氨苄西林耐药株,此后耐药株流行报道不断增多。国内研究显示流感嗜血杆菌多数对环丙沙星、复方新诺明、氨苄西林及氯霉素有较高的耐药率,但对第三代头孢菌素、头孢呋辛、阿莫西林/克拉维酸敏感性仍较高。β-内酰胺酶阴性且对氨苄西林耐药(beta-lactamase-negative, ampicillin-resistant, BLNAR)的流感嗜血杆菌在日本(约 60%)、欧洲各地均有报道,且上升趋势明显,可能与以下因素有关:一些地区 Hib 疫苗接种不足、头孢菌素的应用日益频繁及口服氨苄西林的剂量不足。目前已出现对三代头孢菌素耐药的报道,均为 NThi[12]。

【并发症】

并发症在小婴儿中较常见,包括菌血症、心包炎、蜂窝织炎、脓胸、脑膜炎和关节积脓。有研究表明 15% 的低龄患儿可发生脑膜炎。当诊断 Hib 肺炎时,有指征时应做腰穿查脑脊液。

【预防】

预防 Hib 感染的最重要方法是对儿童进行免疫接种。在常规接种疫苗之前,5 岁以下儿童中侵袭性 Hib 疾病的年发病率为 67/10 万至 130/10 万,而 Hib 脑膜炎的年发病率为 40/10 万至 69/10

万。然而，婴儿广泛接种 Hib 结合型疫苗使得侵袭性 Hib 疾病在儿童中大幅减少，发病率下降至1/10 万甚至更低。患 Hib 疾病的危险在 5 岁以后急剧降低，因此对年龄 >5 岁的健康儿童一般不再接种 Hib 疫苗。有研究显示 Hib 结合疫苗除了能降低 Hib 引起的侵袭性疾病外，还能降低健康儿童中 Hib 的携带率，形成的人群免疫屏障使未接种疫苗的儿童也受到了保护。

Hib 蛋白结合疫苗对婴幼儿是有效和安全的。由于使用了 Hib 疫苗，在美国和其他发达国家，Hib 感染已近消失，随之而来的 NThi 相关疾病尤其是侵袭性疾病为 Hi 疫苗提出了新的挑战。WHO 希望所有国家将 Hib 结合疫苗纳入扩大的免疫规划（EPI）中，目前全球有 184 多个国家在使用 Hib 结合疫苗。我国于 1996 年引进 Hib 疫苗，但还未纳入 EPI 中。目前应用的 Hib 结合疫苗主要有三种：①Hib 寡糖 -CRM197 结合疫苗（HbOC）；②Hib 荚膜多糖 - 奈瑟脑膜炎双球菌表面蛋白结合疫苗（PRP-OMP）；③Hib 荚膜多糖 -破伤风类毒素结合疫苗（PRP-T）。

接种 Hib 疫苗要根据儿童开始接种的年龄选用不同的程序：婴儿从 2~3 个月龄开始接种，间隔1~2 个月 1 次，共 3 次，1 岁半加强 1 次；6~12 个月龄开始接种的婴儿需注射 2 次，每次间隔 1~2 个月；1~5 岁开始接种的儿童只需注射 1 次。Hib 肺炎、脑膜炎在低龄组发病率更高，症状及并发症更严重，故应及早接种疫苗。接种 Hib 疫苗后，极少数儿童的接种部位会出现轻微红肿、疼痛或低热，一般 2~3 日内消失，只需休息或对症处理即可。婴幼儿在患急性发热性疾病或严重慢性疾病发病时，均应暂缓接种。对破伤风类毒素过敏者或曾对 Hib 疫苗过敏者应避免接种。

三、金黄色葡萄球菌肺炎

金黄色葡萄球菌肺炎（简称金葡菌肺炎）是金黄色葡萄球菌引起的急性肺部感染，其病情重，病死率高。多见于婴幼儿及新生儿。占社区获得性肺炎的 5% 以下；院内获得性肺炎的 10%~30%，仅次于铜绿假单胞菌，特别是有气管插管和机械通气以及近期胸腹部手术患者。

【病因及发病机制】

金黄色葡萄球菌（简称金葡菌）是定植在人皮肤表面的革兰氏阳性菌，存在于 25%~30% 健康人群的鼻前庭。作为条件致病菌，金葡菌可以引起广泛的感染，从轻微的皮肤感染到术后伤口感染、严重的肺炎和败血症等。金葡菌含有血浆凝固酶，它是致病性的重要标志。该酶使血浆中纤维蛋白沉积于菌体表面，阻碍机体吞噬细胞的吞噬，即使被吞噬后细菌也不易被杀死，并有利于感染性血栓形成。金葡菌常寄居于正常人的鼻前庭和皮肤等处，在寄居部位营共生生活。有研究显示鼻咽部存在时间可长达 42 个月之久，病原菌通过携带者进行传播。经吸入或血行途径分别引起原发性支气管源性金葡肺炎和血源性金葡肺炎。支气管源性金葡肺炎炎症开始于支气管、向下蔓延到毛细支气管周围的腺泡形成按肺段分布的实变，4 天左右液化成脓肿，由于细支气管壁破坏引起活瓣作用，可发展而形成肺大疱。胸膜下小囊肿破裂则诱发脓气胸。血源性金葡肺炎经常由静脉系统感染性血栓或三尖瓣感染性心内膜炎赘生物脱落引起肺部感染性栓塞以后形成多发性小脓肿而致。金葡菌致病特点之一是引起化脓，造成组织坏死和脓肿。因此，无论是吸入或血行性金葡肺炎均可并发肺脓肿和脓胸。

青霉素应用以前，金葡菌感染死亡率超过80%。20 世纪 40 年代初青霉素应用不久就出现了对其耐药的金葡菌，自 1961 年 Jevons 首先分离到耐甲氧西林金葡菌（MRSA），随后 MRSA 逐渐成为医院感染的主要病原菌（hospital-associated，HA-MRSA）。20 世纪 80 年代社区相关 MRSA（community-associated，CA-MRSA）感染病例开始增加，家庭成员之间以及其在不同场所（包括学校和日托机构）的相互接触成为主要传播途径。其中部分患者虽然是在社区获得的感染，但这些患者都存在长期使用医疗设备、慢性疾病多次接受医疗服务的情况，因此应该界定为医疗相关 MRSA（health-care associated，HCA-MRSA）感染。而近十几年 CA-MRSA 在没有易感因素的健康人群出现，儿童可能是 MRSA 传播的宿主，感染比例甚至超过院内感染[5,13]。1997 年日本首先分离到中介度耐万古霉素的 MRSA（VISA），2002年美国 CDC 报道了耐万古霉素的 MRSA（VRSA）。短短几十年，金葡菌在强大的抗生素选择压力下却迅速进化并广泛流行。2015 年 CHINET 细菌耐药性监测结果显示其中 2 所儿童医院 MRSA的检出率分别为 24.8% 和 43.2%[14]。

儿童 MRSA 感染分离株的主要流行克隆

间部分毒力基因携带有差异,CA-MRSA 高表达 *hla*、*psma*、*RNA* Ⅲ,尤其是 ST59 型,该型菌株可能有较强的致病性。菌株高表达 *hla* 可能与侵袭性感染有关。与 HA-MRSA 相比,CA-MRSA 的感染更具侵袭性,所致炎性指标(如 CRP)更高;两者杀白细胞素(PVL)毒力基因检出率均较高。研究证明 PVL 能够引起坏死性筋膜炎、败血症、中毒性休克综合征等多种进行性、坏死性疾病,严重者甚至死亡[15]。

【临床表现】

社区获得性金葡菌肺炎因感染途径而异主要为吸入性和血源性,院内获得性金葡菌肺炎与气管插管或呼吸机辅助呼吸相关。金葡菌肺炎多见于婴幼儿及新生儿,在出现上呼吸道感染后1~2 天,突然寒战、高热、咳嗽、伴黏稠黄脓痰或脓血痰、呼吸困难、胸痛和发绀等。有时可有猩红热样皮疹及消化道症状,呕吐、腹泻、腹胀等明显感染中毒症状甚至休克。肺部体征出现早,有散在湿性啰音,并发脓胸或脓气胸时,呼吸音减弱或消失。感染性栓子脱落引起肺栓塞可伴胸痛和咯血。由心内膜炎引起者体检可有三尖瓣区收缩期杂音、皮肤瘀点、脾肿大。

北京儿童医院 PICU 收治 1 例危重病儿:13岁、男、既往体健;因"发热、咳嗽 2 天"住院经积极治疗,体外膜肺等抢救无效于住院第 8 日死亡,死亡诊断:坏死性肺炎,脓毒性休克,ARDS,双侧脓气胸、血胸(图 7-5-1A,B)。其胸腔积液培养、血培养均为 MSSA。

【实验室检查】

周围血白细胞计数明显增高,可达(15~30)× 10^9/L,中性粒细胞增加,白细胞内可见中毒颗粒。白细胞总数减低甚至 <1.0 × 10^9/L 提示预后严重。血沉增快,前降钙素原、C 反应蛋白增高。合格痰涂片行革兰氏染色可见大量成堆的革兰氏阳性球菌和脓细胞。痰、胸腔穿刺液、支气管镜灌洗液培养,或血培养可获金黄色葡萄球菌而确诊。细菌的药物敏感试验可以协助 MRSA 的诊断。

【影像学表现】

胸部 X 线及 CT 表现:支气管源性初期同一般支气管肺炎,迅速融合成片,一叶或多叶,发展成脓肿甚至仅需数小时。与支气管相通后,出现气液面或呈厚壁环状阴影。病程 5~10 天,由于末梢支气管堵塞可形成肺大疱。早期出现胸膜病变

是金葡菌肺炎的特点,病灶侧肺野透光均匀一致减低,迅速发展多个分房形成包裹性脓气胸。严重者可见纵隔气肿、皮下积气等。经远期随访金葡脓胸所致的胸廓狭窄、脊柱侧弯、胸膜增厚大多能恢复正常。血源性金葡菌肺炎胸片显示多发性肺部浸润灶(图 7-5-2,图 7-5-3),以两下肺野为著,经常有空洞形成(图 7-5-4)。吸入或血行金葡菌肺炎均可并发脓胸。

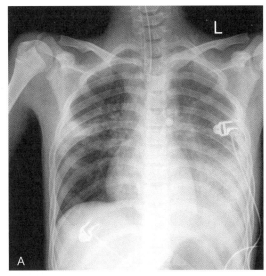

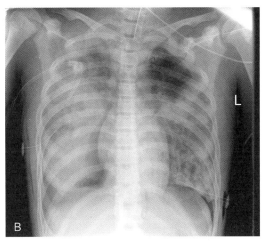

图 7-5-1 金黄色葡萄球菌肺炎

患儿男,13 岁(前述住 PICU 的患儿),双肺多发实质浸润,右上肺外带、左中肺野可见片状阴影,左侧肋膈角消失(A);一天后,病灶明显进展,双侧血气胸、心包气肿(双侧闭式引流)(B)

【诊断】

根据临床症状、体征和 X 线胸片或 CT 扫描检查可确立肺炎诊断。当肺炎进展迅速,很快出现肺大疱、肺脓肿和脓胸有助于诊断。积极进行各种途径的病原学检测十分重要。

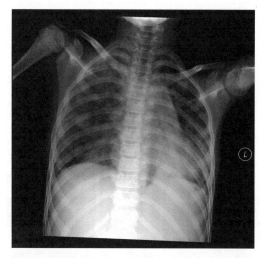

图 7-5-2　金黄色葡萄球菌肺炎

12 岁，男，双肺可见弥漫云絮状、斑片状大小不等结节影。

血培养：MRSA

诊断：肺炎、脓毒症、骨髓炎、关节炎，左股静脉血栓

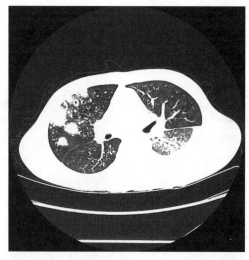

图 7-5-3　金黄色葡萄球菌肺炎

双肺多发实质浸润，部分呈圆形病灶，左侧胸腔积液

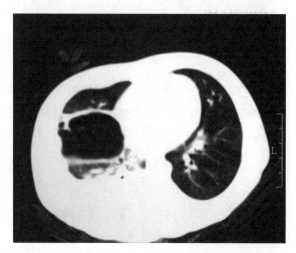

图 7-5-4　金黄色葡萄球菌肺炎肺脓肿右下肺
见厚壁空腔阴影，其内有液平

【鉴别诊断】

应与其他细菌性肺炎如肺炎链球菌、流感嗜血杆菌，以及原发肺结核并空洞形成、干酪性肺炎，气管异物继发肺脓肿等相鉴别。

【治疗】

约 90% 的金葡菌株产 β- 内酰胺酶，对甲氧西林敏感的金葡菌（MSSA）治疗首选耐酶青霉素如苯唑西林，无并发症者疗程为 2~3 周，有肺脓肿或脓胸并发症者治疗 4~6 周，继发心内膜炎者疗程为 6 周或以上。对耐甲氧西林金葡菌（MRSA）肺炎，首选糖肽类抗生素如万古霉素或去甲万古霉素治疗，前者 10mg/kg，6 小时静滴一次，或 20mg/kg，每 12 小时一次。后者剂量为 16~32mg/kg，分 2 次静滴。糖肽类抗生素存在潜在性耳肾毒性，据文献报道万古霉素引起的肾毒性的发生率在 5%~25%，故疗程中应监测血药浓度，定期复查血肌酐、肌酐清除率，并注意平衡功能和听力监测。重症 MRSA 肺炎合并肾功损害者，应根据肾功能调整糖肽类剂量。尽管万古霉素对 MRSA 仍在敏感范围之内，但其最小抑菌浓度（MIC）逐年上升，形成 "MIC 漂移" 现象。万古霉素治疗失败的独立危险因素包括治疗初始万古霉素谷浓度 <15mg/L 以及万古霉素的 MIC >1mg/L；提倡一旦发现万古霉素的 MIC >1mg/L 时，应尽快考虑换药。

目前已有对万古霉素敏感性下降的 MRSA（即 VISA）分离菌株的报道。利奈唑胺（linezolid）为噁唑烷酮类抗革兰氏阳性球菌的新型合成抗菌药，对耐药球菌包括 MRSA 有良好抗菌活性，CA-MRSA 肺炎也可选用利奈唑胺，值得注意的是临床也出现了利奈唑胺耐药金黄色葡萄球菌（LRSA）的报道[16]。替考拉宁对多重耐药的革兰氏阳性球菌也具有显著的抗菌活性，严重不良反应罕见。有 Meta 分析结果表明，利奈唑胺在治疗 MRSA 感染所致肺炎的细菌清除率略优于替考拉宁，其差异有统计学意义，提示临床上可以考虑优先使用利奈唑胺治疗耐甲氧西林金黄色葡萄球菌肺炎的患者。

其他治疗根据病情而异，止咳化痰、拍背排痰以保持呼吸道通畅，吸氧和对症支持治疗等。金葡菌肺炎应识别其潜在病因和合并症，积极治疗并发症，有脓胸合并症者应行胸腔穿刺，多数病例需胸腔闭式引流。部分需胸腔镜行胸膜剥脱。

【预后】

并发肺脓肿、脓气胸者预后较好，经 3~6 月可基本治愈。社区获得性致死性坏死性肺炎病情凶险，尤其是 PVL 基因阳性者。

四、百日咳

百日咳（pertussis，whooping cough）是由百日咳鲍特菌（Bordetella pertussis）所致的急性呼吸道传染病，如未及时治疗，病程可长达 2~3 个月，故称"百日咳"，在某些地区和领域也称为"顿咳""顿嗽""疫咳""鹭鸶咳""鸡咳""天哮呛"等。通常认为百日咳主要发生于婴幼儿，当前大量流行病学调查显示大年龄儿童、青少年和成人感染百日咳，成为公共健康威胁。

【病原学】

百日咳鲍特菌为革兰氏阴性的短小卵圆形杆菌，大小为 (0.2~0.5)μm × (0.5~2.0)μm，无芽胞，无鞭毛，为严格需氧菌，营养要求高。百日咳鲍特菌可因环境条件改变而发生表型变化，毒力因子的表达也可不同。鲍特菌产生的毒力因子包括毒素及黏附素，毒素有百日咳毒素（PT）、腺苷酸环化酶毒素（ACT）、皮肤坏死毒素（DT）、气管细胞毒素（TCT）和百日咳鲍特菌内毒素（LOS），黏附素包括丝状血凝素（FHA）、百日咳黏着素（PRN）、菌毛（FIM）2 型、3 型等。该菌对外界的抵抗力差，离开人体后很快死亡，不能耐受干燥，加热 60℃、15 分钟即死亡，对紫外线和常用的消毒剂也十分敏感。

从疫苗预防角度看，百日咳鲍特菌是引起百日咳的唯一病原菌。鲍特菌属的其他种，如副百日咳鲍特菌（B.parapertussis）、支气管败血鲍特菌（B.bronchiseptica）和霍氏鲍特菌（B.holmesii），以及腺病毒等其他病原也可以引起痉挛性咳嗽等临床表现，这些病原感染不能通过接种现有疫苗进行预防，临床上有把这些病原不明的百日咳样疾病诊断为类百日咳综合征或百日咳样综合征的习惯。

【发病机制】

至今为止，引起百日咳咳嗽表现的病理机制仍不清楚。百日咳鲍特菌通过呼吸道入宿主体内后，细菌产生的丝状血凝素等黏附分子作用于呼吸系统的纤毛细胞上，使细菌黏附于细胞表面，百日咳感染极少发生系统性扩散，即使扩散发生，一般仅是从上呼吸道扩散至下呼吸道。因此，百日咳的局部及系统病理改变可能由毒力因子导致。

尽管大量研究揭示了百日咳鲍特菌毒力因子的分子信息，但到底是哪种毒力因子如何导致"咳嗽"的发生尚不清楚。有学者认为 PT 与 ACT 诱导的免疫抑制与免疫调节作用在百日咳致病过程中至关重要。研究该问题的最大障碍是缺少人类百日咳感染的动物模型，常用的实验动物感染后并不发生咳嗽。新建立的狒狒百日咳模型将为致病机制的研究提供重要基础。

【流行病学】

人类是百日咳鲍特菌的唯一宿主。目前认为患百日咳的年长儿和成人是主要传染源，与他们症状不典型及医生对此重视不够，导致诊治延误有关。从潜伏期末 1~2 天，至发病后 6 周内都有传染性，以病初 1~3 周（相当于病程的卡他期和痉咳早期）为最强。病原菌主要通过患者咳嗽时产生的飞沫进行传播。自然人群对百日咳普遍易感，因从胎盘得不到保护性抗体，新生儿也不例外。百日咳自然感染者和免疫接种者都不能获得终生免疫力，均可能再次感染。

1974 年全球开始实施扩大免疫规划，婴儿普遍接种白百破联合疫苗（diphtheria，tetanus and pertussis combined vaccine，DTP），使世界范围内百日咳的发病得到了有效控制，发病率和死亡率大幅度下降。但目前全球每年仍有约 5 000 万百日咳病例，约 30 万例患者死亡，在发展中国家婴儿的病死率可达 4%[17]。

百日咳发病一般无季节性，流行周期为 2~5 年。美国等国家的监测数据显示，即使在应用百日咳疫苗期间，流行高峰仍周期性出现。近二十年，疫苗接种率很高的国家和地区报告了百日咳发病率升高，自 1982 年起，美国百日咳年发病率波动于 1.0/10 万 ~4.0/10 万，2005 年和 2010 年各有 1 次大流行，约 8.8/10 万，2012 年暴发更是达到 15.2/10 万，而且明显伴有青少年和成人百日咳发病率升高的流行病学特征。美国疫苗使用前，主要发病年龄段为 1~9 岁，占 87.1%；1978~1981 年 <1 岁者占 53.5%，1~4 岁占 26.5%；而 2010 年百日咳病例的年龄组成为 <1 岁占 15%，1~6 岁占 22%，7~9 岁占 18%，10~19 岁占 20%，≥ 20 岁占 25%。在加拿大、法国、澳大利亚和我国台湾省也观察到相似的流行病学变化。在疫苗前时代，普遍认为百日咳是儿童期疾病，具有阵发性咳嗽、咳嗽后呕吐、吸气性回声，且病程可持续长达 3 个月的疾病。而这种典型病例因为疫苗计划免疫现

已少见。实际上,百日咳感染后,临床表现可以很轻,在疫苗接种率很高的国家,青少年和成人百日咳主要表现为无回声、病程缩短的咳嗽。甚至一些具有较强免疫力的儿童和成人可呈无症状的携带,这些病例常常被忽视。

国内百日咳流行病学情况有所不同。20世纪60~70年代我国百日咳年发病率为100/10万~200/10万,流行周期3~5年。随着儿童计划免疫的实施,发病率大幅下降,降至1/10万以下,流行周期不再明显。但近年来也出现了百日咳发病率反弹的情况,新疆维吾尔自治区1997~2006年年均发病率为1.84/10万,其中最高的2004年发病率为3.44/10万;天津2009年发病率为0.18/10万,2010年达到1.03/10万,未到免疫接种年龄或未完成全程接种的婴幼儿是高发人群;2013~2015年全国报告的百日咳病例数分别为1 709、3 365和6 819例,其中2010年百日咳病例中年龄组成中<1岁婴幼儿占62.2%[17]。近期流行病学评估显示亚洲地区对成人百日咳的认识明显不足。因为疫苗使用后,长期处于低水平发病,典型病例减少,缺少实验室诊断条件等原因,国内临床很少诊断百日咳,对青少年和成人百日咳的认识更少,不典型患者很难获得及时诊断,因此我国百日咳的发病率可能被严重低估,年长儿和成人百日咳也并不少见。

【临床表现】

百日咳潜伏期2~21天,一般为7~14天。百日咳的病程较长,通常持续6~8周,典型的临床表现可分为三期:卡他期、痉咳期、恢复期。年龄和免疫状态不同可引起患者临床表现的差异。

1. 卡他期　又称前驱期,持续约1~2周,主要表现为上呼吸道感染征象,症状与其他病原引起的上呼吸道感染类似,包括低热、流涕、结膜充血、流泪及轻咳等。小于3个月的小婴儿此期症状不明显。该期细菌数达到高峰,可通过咳嗽或者喷嚏飞沫传播,由于不能早期识别,该阶段容易发生病原播散。

2. 痉咳期　以出现明显的阵发、痉挛性咳嗽为特点,持续2~6周或更长。典型咳嗽表现为成串出现(一次呼气的过程中咳嗽连续爆发),每次咳数声至数十声,接连不断的咳嗽后,伴一次急骤深长吸气,因较大量的空气急促通过狭窄的声门而发出一种特殊的(吸气相)高音调鸡鸣样回声(亦称吸气性"吼声"、鸡啼样吸气声),俗称"回勾"。

痉咳反复发作,直至咳出黏稠痰或将胃内容物吐出为止。阵咳昼轻夜重,且日益严重。痉咳发作时,患儿面红唇绀、流涕流泪、舌外伸、表情紧张焦急、颈静脉怒张、躯体屈曲、大小便失禁。长时间痉咳可致面部、眼睑水肿,眼结膜下出血、鼻出血、舌系带溃疡(已出切齿的小儿)。病程长者,饮水、进食、哭闹、烟尘刺激、鼻咽部检查等刺激均易诱发痉咳。本期若无并发症,体温多正常。咳嗽发作间期,患儿精神、活动可如常。

3. 恢复期　约持续2~3周,咳嗽发作次数减少,鸡鸣样回声消失,直至咳嗽停止。有并发症者,病程迁延可达数月之久。

非典型百日咳发生于婴儿、已免疫的儿童和成人,较少出现严重发作性咳嗽。已免疫儿童主要表现为三期症状都缩短,成人症状无明显的阶段性,可仅表现为持续咳嗽。3岁以上的女童发作较同龄男童更严重,原因不明。一般说来,年龄越小,发作时症状越重,但是,婴儿可能根本没有阵发咳嗽,发作时可能只有呼吸暂停、发绀,并常以呼吸暂停为最初表现。由于声门狭窄和痉挛,部分小婴儿咳后(或无咳嗽)可因声门完全关闭,加以黏稠分泌物的堵塞而发生窒息、发绀,脑组织缺氧可引发抽搐,称为窒息性发作。发作常于夜间发生,不利于及时抢救,以致死亡。

【并发症】

1. 肺部疾病　患百日咳的婴儿继发细菌性肺炎危险性很大,这也是百日咳死亡的主要原因。肺炎常在痉咳期发生,百日咳肺部病变以间质性肺炎为主,继发其他细菌感染时,除发热外,尚有呼吸困难、肺部细湿啰音。百日咳时黏稠分泌物可以导致肺不张、肺气肿,剧烈咳嗽也可能导致肺泡破裂,引起气胸、纵隔和皮下气肿。有研究表明,百日咳后患支气管扩张的危险性增加。

2. 百日咳脑病　剧烈咳嗽、痉咳不止可导致脑组织缺氧、充血、水肿或出血,细菌毒素作用也在脑病的发生中起着一定作用。

3. 其他　长时间剧烈咳嗽致饮食摄入困难,可引起急性脱水和营养不良;剧烈咳嗽,腹内压增加,可引起和加重脐疝、腹股沟疝和直肠脱出等。

【实验室检查】

1. 血常规　卡他晚期和痉咳期可见周围血象中白细胞总数增高,淋巴细胞增多,且以正常小淋巴细胞为主,而病毒感染是以大的非典型淋巴细胞为主。严重的小婴儿病例通常具有明显的白细胞增多,总数达 30 000~60 000/μl。已经免疫接种的病例白细胞总数及淋巴细胞往往正常。有文献报道外周血涂片有时可见特异性的裂隙淋巴细胞[18],其诊断价值及意义还需进一步研究。

2. 病原学检测

(1)细菌培养:百日咳鲍特菌难以培养,培养周期长,可能需要 7~12 天,培养的敏感度仅约15%,并且会受到标本种类、标本质量、转运培养基的类型和转运时间等的影响,假阴性率高,但影响百日咳实验室诊断最为重要的是从发病到采样的时间间隔。一般来说,咳嗽出现 3 周内是进行细菌分离培养的最佳时间。如果没有使用抗生素,典型儿童病例在咳嗽出现 2 周内采样进行细菌培养,阳性率可达 80%。研究表明鼻咽拭子优于咽拭子或鼻腔拭子,细菌检出率也高于传统的咳碟法。采集时应将鼻咽拭子在鼻咽部停留数秒才取出,应争取床旁接种。鼻咽吸取物具有更高的阳性检出率,而且标本可以分作更多其他检测。以往使用的博 - 金(Bordet-Gengou,BG)培养基常被Regan-Lowe 碳琼脂培养基取代,添加剂有甘油、蛋白胨和马血。在培养基中加入头孢氨苄可抑制杂菌的生长,但注意它也可能抑制霍氏鲍特菌的生长。最佳培养温度为 35~36℃,要有足够的湿度,培养不需加二氧化碳。该菌生长缓慢,孵育3~5 天后平板上可生长出典型菌落,使用百日咳鲍特菌及副百日咳鲍特菌抗血清进行鉴定;抗血清试验有明确结果时,不需附加其他试验进行鉴定。如结果不确定,则需采用质谱等其他的鉴定方法。阴性结果通常要孵育 7 天,但有报道延长孵育时间至 12 天能增加分离率。

(2)分子生物学方法:采用聚合酶链反应(PCR)检测百日咳鲍特菌的特异基因序列,该方法较灵敏,且耗时短。PCR 分析灵敏度可达94%,特异度97%。美国疾病控制与预防中心(CDC)推荐诊断百日咳时应早期进行鼻咽部标本细菌培养和 PCR 检测。最好在发病 3 周内采集标本,但即使超过 4 周,也可能获得准确结果。传统的 PCR 现已逐渐被 RT-PCR 分析所取代,RT-PCR 可在数小时内完成诊断,且因其扩增和结果分析在封闭系统内完成,降低了污染风险。需要注意的是,PCR 阳性的结果并非总是与临床表现相关,因为 PCR 不能区分有无活的细菌生长。有资料证实抗生素有效治疗 21 天后仍可检出百日咳鲍特菌 DNA[19]。

(3)免疫学方法:鼻咽分泌物直接荧光抗体(DFA)试验是一种快速诊断方法,但其敏感度受检测者等多因素的影响,往往需要培养、PCR 或者血清学检查支持诊断。一般不推荐实验室采用 DFA 检测百日咳鲍特菌感染。部分患者就诊时,培养和 RT-PCR 检查的时间窗已经过了,而此时抗体水平常已升高,应该考虑血清学诊断方法。PT 是目前已知的百日咳鲍特菌唯一特异的抗原,大量研究表明,酶联免疫吸附检测技术(enzyme-linked immunosorbent assay,ELISA)检测抗 PT-IgG 是百日咳血清学检查中最为敏感的方法[19]。双份血清抗体检测提示抗体滴度 4 倍升高诊断百日咳的假阳性率低,但实际工作中采集双份血清较为困难。1 年内无疫苗接种史者,其浓度界值100IU/ml 用于诊断百日咳都是可靠的。

【诊断】

全球范围内尚无统一的百日咳诊断标准。我国原卫计委"百日咳诊断标准"(WS 274-2007)依据临床表现、流行病学、实验室检查来诊断百日咳:

1. 临床表现

(1)典型病例阵发性、痉挛性咳嗽,持续咳嗽≥ 2 周者。

(2)不典型病例婴儿有反复发作的呼吸暂停、窒息、青紫和心动过缓症状,或有间歇的阵发性咳嗽;青少年和成人具有不典型较轻症状,卡他期、痉咳期、恢复期三期症状都缩短或无明显的阶段性,而只表现持续两周以上的长期咳嗽。

2. 流行病学史 四季均有发病,春夏季多发,该地区有百日咳流行,有与百日咳患者的密切接触史,无预防接种史。

3. 实验室检查

(1)外周血白细胞计数及淋巴细胞明显增高。

(2)从痰、鼻咽部分泌物分离到百日咳鲍特菌。

(3)恢复期血清特异度抗体比急性期呈≥ 4倍增长。

诊断分类包括:①疑似病例:符合临床表现任何一项的规定,或伴有第 2 项的规定。②临床诊断病例:疑似病例同时符合实验室检查第 1 项的规定。③确诊病例:临床诊断病例同时符合实验室检查中后两项中的任何一项的规定。临床医生应注意该诊断标准主要为疾病监测服务,在临床实践过程中,还需要通过详细询问现病史、疫苗接种史和流行病学史等细节,加强可疑者等筛查。

2011 年全球百日咳行动(GPI)圆桌会议拟定了一份新的百日咳诊断建议,希望拟定标准比现有标准在诊断百日咳时更加特异和/或敏感,能适用于发达和不发达的国家或地区,鼓励和促进实验室确诊方法的推广,从而增加百日咳上报的敏感度和特异度。GPI 按 3 个不同年龄段(0~3 月龄、4 月龄至 9 岁、≥ 10 岁)给出了百日咳临床诊断标准和实验室检测方法的建议。2017 年中华医学会儿科学分会感染学组等近期发布了"中国儿童百日咳诊断及治疗建议"[20]。但这个诊断标准建议目前主要基于专家经验,还需要开展针对性的临床研究。

【鉴别诊断】

需要与百日咳进行鉴别的疾病包括:

1. 百日咳综合征(pertussis syndrome) 或称类百日咳综合征(pertussis-like syndrome),仅凭临床表现难与百日咳鉴别,患儿的年龄、预防接种史、流行病学史可能提供辅助鉴别的信息。有研究表明百日咳综合征患者鼻咽分泌物可分离到 1、2、3、5、12 或 19 型腺病毒,但多数病例可同时检出百日咳鲍特菌。有学者认为,多数(甚至全部)百日咳综合征实际上就是百日咳,腺病毒只是合并感染。其他可引起长期咳嗽或阵发性咳嗽的病原包括副百日咳杆菌、支气管败血性鲍特菌、肺炎衣原体、肺炎支原体、呼吸道合胞病毒、人副流感病毒、流感病毒 A 和 B、鼻病毒、人偏肺病毒等。分离和确认病原是鉴别手段。

2. 支气管淋巴结结核 肿大的淋巴结压迫支气管,或侵蚀支气管壁,可引起痉挛性咳嗽,但无鸡鸣样回声,患儿常有结核感染中毒症状,如发热、盗汗、疲倦消瘦、纳呆等。询问病史,多有结核接触史,做结核菌素试验、胸部 X 线检查等,可资鉴别。

3. 气管支气管异物 有异物吸入史,阵发性咳嗽突然发生,无前驱类似感冒症状,白细胞不增高,X 线可见节段性肺不张,行支气管镜检查可发现异物。

【治疗】

不论检测结果,临床诊断和疑诊患者都应考虑治疗[20]。

1. 一般治疗 疑诊或诊断百日咳时应按照呼吸道传染病进行隔离治疗。呼吸道隔离至有效抗生素治疗 5 天,若没有进行抗生素治疗,呼吸道隔离至起病后 40 天。保持室内空气新鲜,保证充足的液体和营养供给,对危重病人加强护理及支持疗法,做好对症处理。应尽量减少对患儿的刺激,避免咳嗽发作。咳嗽发作剧烈、频繁者可考虑给予镇静剂,如异丙嗪每次 1mg/kg,或苯巴比妥等。小婴儿百日咳病例应该有专人守护,及时吸痰、吸氧等,以免发生窒息。

2. 抗生素 卡他期开始使用抗生可以减轻病情,甚至不发生痉咳。进入痉咳期后才使用抗生素,则不能缩短百日咳的临床过程,但可以缩短排菌期和防止继发细菌感染。百日咳鲍特菌对红霉素敏感,使用效果最好,每日 40~50mg/kg(最大量 2g),分 4 次口服或静脉滴注,推荐标准疗程为 14 天。红霉素可能导致胃肠道副作用,也可能增加 2 月龄以下婴儿患幽门狭窄的危险。新型的大环内酯类药物有相似的治疗效果,并且副作用少,易于坚持治疗。阿奇霉素:≤ 5 月龄患儿(新生儿仅推荐阿奇霉素),每日 10mg/kg(最大量 500mg),用 5 天;>5 月龄者,第 1 天 10mg/kg(最大量 500mg),第 2~5 天用 5mg/kg(最大量 250mg)。克拉霉素每日 15mg/kg(最大量 1g),分 2 次口服,用 7 天。复方新诺明(磺胺甲噁唑/甲氧苄啶,SMZ/TMP)可以用于对红霉素过敏或耐红霉素菌株感染的患者,每日 SMZ/TMP 40/8mg/kg(最大量 1 600/320mg),分 2 次,用 14 天。

3. 合并症的治疗 合并肺炎时可合理给予抗生素治疗,单纯肺不张可采取体位引流、吸痰、肺部理疗等,必要时可采用纤维支气管镜排除局部分泌物。合并脑病可用复方异丙嗪或苯巴比妥抗惊厥,合并脑水肿可用20%甘露醇,每次 1g/kg,静脉注射,必要时可给予地塞米松。百日咳脑病时积极进行脱水治疗等,以免发生脑疝。

4. 中医治疗 应按照中医原则进行辨证施治。

【预防】

对患者进行隔离治疗,切断传播途径是防止百日咳传播的关键,隔离自发病之日起 40 天,或痉咳出现后 30 天。阳性暴露史的易感患儿隔离检疫时间为 21 天。

1. 疫苗预防接种 已用于预防接种的百日咳疫苗有两种:全细胞疫苗(whole cell pertussis vaccine,wP)和无细胞疫苗(acellular pertussis vaccine,aP),分别为 DTP 联合疫苗和 DTaP 联合疫苗(diphtheria,tetanus and acellular pertussis combined vaccine)的组成成分。wP 除了具有较强的免疫原性外,还有

较强的反应原性,可引起局部红肿、疼痛及注射部位形成硬结等,还可引起一些全身反应:如发热、烦躁、持续性哭闹和嗜睡等,极个别人注射后48小时内出现休克,特别是接种后是否会引起脑病令人关注。aP 具有 1~5 种不同的百日咳鲍特菌成分,wP 与 aP 之间的大量比较研究提示,两者具有相似的免疫原性,但后者反应原性较弱,人群接受度高。2007 年 DTaP 起进入我国计划免疫与 DPT 一起使用,2010 年以后 DPT 逐渐停用。百日咳疫苗免疫接种程序为 3、4 和 5 月龄时各注射 1 剂,1.5~2 岁时加强注射一次。研究表明 DTaP 的免疫效应减弱和细胞免疫诱导缺陷是造成百日咳再现的重要因素之一。优化疫苗并制定相应技术规范和建立以实验室为基础的监测系统是当前我国控制百日咳的重要措施。

2. 药物预防　主要应用对象为与百日咳病人有密切接触者,尤其是没有完成免疫接种的儿童和与易感儿童有密切接触的成人。推荐使用药物及其剂量与治疗方案相同。

【预后】

百日咳的预后与患者年龄相关,年长儿和成人的预后良好,但婴儿有死亡和发生脑病的可能,婴儿病死率为 1%~4%。长期随访研究表明,百日咳患病期间呼吸暂停和抽搐可能损伤智力。没有证据表明百日咳会导致长期的呼吸功能受损。

五、军团菌肺炎

军团菌肺炎是由军团杆菌引起一种以肺炎为主要表现,常伴多系统损害的急性传染病。病程进展快,病死率高,易暴发流行,其中与人类关系最为密切的是嗜肺军团菌(legionella pneumophila,Lp)。军团菌肺炎 1976 年在美国费城首次发现并报道,我国 1983 年发现军团菌肺炎。近年来,随着对本病的研究和大量资料显示,在世界范围内,军团菌肺炎是社区获得性肺炎中最常见的非典型肺炎之一,也是常见的医院内获得性肺炎。近年发现军团菌也可以导致新生儿和儿童的肺炎[21]。

【病原学及流行病学】

军团菌为无菌膜、不产气、需氧革兰氏阴性杆菌,可运动。电子显微镜下的超微结构:有内外两层膜,外膜由磷脂、脂多糖和一些特异性蛋白质组成。军团菌依 DNA 同源性、抗原性、代谢的不同分为不同种,根据细菌不同的表面标志又可分为不同的血清型和亚型。迄今为止,已报道 48 个种、70 个血清型,其中 20 种已经证明对人类有致病性。约 90% 的军团菌感染是由嗜肺军团菌(Lp)所致,已发现其有 15 个血清型,以 Lp-1 血清型最常见,Lp-6 次之。最近的基因水平研究表明,某些军团菌含有的巨噬细胞感染增强基因(mip)可调控 24~27kD 外膜蛋白的形成,这种蛋白可使正常人患病。

军团菌广泛分布于水生环境中,从自然界到人工管道供水系统都能分离到。军团菌对热有较强的抵抗力,许多菌株可以在 40~60℃ 的条件下繁殖。因此,静止的水源或沉积物浓度较高的人工管道水,如贮水池、淋浴喷头、温泉游泳池、冷却塔(空调系统)、超声雾化器械、携带水、冷热供水系统或下水道污水,如处理不当或不常使用,则为 Lp 生长繁殖提供了一个理想环境,并可能传播感染人群。

军团菌生长需要特殊的营养,在一般培养基上不能生长,需要 L-半胱氨酸、铁离子和活性炭等的特殊培养基(BCYE 培养基),需氧,生长缓慢,约 7 日才能形成菌落。

军团菌病传染途径主要有两种:Lp 随气雾和气溶胶经呼吸道吸入,以及直接吸入或饮入被污染的水。

Lp 可引起暴发、散发和医院流行,其流行高峰季节在夏秋季,散发病例全年均有。据报道军团菌肺炎在欧美占社区获得性肺炎的 2%~15%,亚洲约为 6.6%。我国自 1982 年南京首次报道军团菌感染病例后,各地时有暴发和散发病例的报道。1994 年首都儿科研究所对 84 例肺炎住院儿童进行回顾性分析,军团菌感染患儿阳性率为 14.3%。2003 年上海地区儿童军团菌感染情况监测报道,当年 178 例疑似军团菌肺炎患儿军团菌抗体阳性检出率为 10.67%,肺部感染住院的 96 位患儿军团菌抗体阳性率为 3.12%,与 10 年前相比有明显下降,城市居住环境和生活水平的迅速提高是其重要原因。国内有些地区儿童患病调查与此相近。

军团菌感染的人群特征是成人高于儿童,儿童随年龄的增长军团菌感染增加。儿童患者有增加趋势,易发生于 1 岁以内、接受激素治疗的患者、均为免疫抑制患者和院内获得肺炎。而且儿童感染军团菌的危险因素包括吸烟、被动吸烟、慢性疾病及应用免疫抑制剂[22],另外,儿童与泥土、冷却水、塔顶水的密切接触也是危险因素。新生儿的危险因素有早产、先天性心脏病、支气管肺发育不良和接受激素治疗。

【发病机制及病理】

军团菌为胞内寄生菌,其对人的致病性主要取决于该菌与宿主吞噬细胞的相互作用。带有Lp的直径小于5μm颗粒气溶胶直接穿入呼吸性细支气管和肺泡而引起感染。Lp的损害作用可分为间接损害作用和直接损害作用。间接损害作用是从Lp对肺泡巨噬细胞的作用开始的。Lp被肺泡巨噬细胞吞噬后,抑制吞噬体和溶酶体融合,并能调节人单核吞噬细胞内的pH,以适宜其生长和繁殖。被感染细胞最后裂解释放出大量细菌,使肺泡、肺泡上皮和内皮发生急性损害,并伴有水肿液和纤维素的渗出。同时,军团菌亦可通过诱导细胞凋亡并释放自身的毒素产生损害作用。直接损害作用主要是军团菌产生的溶血素、细胞毒素和酶类等的作用。肺部感染后细菌释放的毒素、酶可逆行经支气管、淋巴管及血行播散到其他部位。少数细胞免疫低下者可发生菌血症。军团菌肺炎肺外多系统损伤主要由菌血症引起。军团菌感染时菌血症的发生率高达40%。Lp产生的多种酶和毒素亦是患者死亡的主要原因。

军团菌肺炎的主要病理特征为广泛分布的多灶性纤维素性化脓性炎症。肺急性期病变分为两型:Ⅰ型为急性纤维素性化脓性肺炎(占95%),以大量纤维素渗出、中性粒细胞崩解、细胞碎片和巨噬细胞为主;Ⅱ型为急性弥漫性肺泡损伤(占5%),可见肺泡上皮增生、脱屑和透明膜形成。直接免疫荧光检查或Dieterle镀银染色在吞噬细胞内可见Lp。急性后期为机化性肺炎。胸膜病变为浆液性、浆液纤维素性或化脓性胸膜炎。

【临床表现】

军团菌肺炎的潜伏期为2~10日,平均7日。为急性或亚急性起病,典型患者前驱期可有发热、乏力、肌痛、头痛、咽痛、流涕等症状,1~2日后症状加重,体温可高达40℃,呈弛张热型,伴有寒战、干咳、胸部刺痛,并随呼吸与咳嗽加剧,可有少量黏痰或痰中带血,一半以上的患者可有呼吸困难。双肺听诊可有干、湿性啰音,可闻胸膜摩擦音及胸腔积液体征,后期出现肺实变体征。1岁以内婴儿和新生儿的军团菌肺炎常为致死性严重感染[23]。

军团菌肺炎常出现肺外脏器损害的症状,可涉及全身各器官系统,其中以神经、消化和泌尿系统最为多见。肺外表现有时可先于肺炎或掩盖呼吸道症状。

1. 神经系统 表现为嗜睡、头痛、呕吐、抽搐、定向力障碍、意识障碍及肢体运动障碍或脑神经瘫。可有病理反射和脑膜刺激征。大多数头颅CT和脑脊液检查正常,偶有白细胞和蛋白轻度增高。

2. 消化系统 可以腹泻为首发症状,常伴有腹痛、恶心及呕吐,大便为糊状或水样便,无脓血和黏液。可有肝功能异常。部分患者有肝脾大。腹腔脓肿罕见。

3. 肾脏 可有镜下血尿和蛋白尿,病情严重时可发生急性肾衰竭。

4. 心血管系统 其受损突出表现是与高热不相称的相对缓脉,还可引起心内膜炎、心肌炎,并可引起低血压、休克,严重者出现弥散性血管内凝血(DIC)。

5. 电解质紊乱 低钠血症是军团菌肺炎的常见症状,对该病的诊断及鉴别诊断有重要的提示意义。其次还可有低磷血症、低钾血症。

6. 其他 免疫系统受损时可有纤维化脓性肌炎、肌溶解、肌酶升高。皮肤改变可有多形性红斑等。

【实验室检查】

1. 常规检查 大部分患者外周血白细胞增多,中性粒细胞增多并伴核左移,严重者可有白细胞和血小板减少。血沉增快。低血钠、低血磷多见。可有肝功能和肾功能的异常。部分患者可有蛋白尿、血尿。

2. 病原学检查

(1)细菌培养:从呼吸道分泌物中分离出军团菌是诊断的金指标。军团菌培养需特殊培养基,常接种于含铁和半胱氨酸的M-H琼脂、F-G琼脂或活性酵母浸液或缓冲活性炭酵母浸液(BCYE)琼脂培养基,这些培养基价格较昂贵,使用不普遍。病原菌可从痰液、支气管吸出物、支气管肺泡灌洗液、肺活检组织、胸腔积液或血液中发现。细菌生长缓慢,多数一周左右才能见到菌落。应用含军团菌抗体的琼脂培养基及免疫放射自显影技术或克隆杂交技术,可更好地检测和计数军团菌菌落。

(2)呼吸道分泌物涂片染色检查:军团菌革

兰氏染色常不着色,为革兰氏阴性细小杆菌。Giemsa 染色可见到细胞内或外淡紫色细长细菌。

(3)直接免疫荧光检查:是一项早期诊断的方法。用于痰、支气管肺泡灌洗液、纤支镜活检标本、胸腔积液等的军团菌检测。采用荧光素标记的 Lp 抗体直接与标本作用,每张涂膜发现 5 条以上染色鲜明、形态典型的细菌即可报告阳性。特异性可达 99%,敏感性为 50% 左右。

(4)尿抗原测定:采用放射免疫法或酶联免疫法测定 Lp-1 抗原,特异性 100%,敏感性 70%~100%。除检测尿液外,还可检测痰液、胸腔积液,以尿液阳性率高。在发病 3 日即可检验阳性,使用抗生素后,仍可获得阳性结果,并可持续数周。文献报道 82% 的军团菌肺炎为尿抗原阳性诊断。可作为早期快速诊断的有效方法[24]。

(5)血清学检查:军团菌感染后,约 1 周可检出特异性 IgM,IgG 在 2 周开始上升,1 个月左右达高峰。目前常用也是 WHO 推荐的方法是间接免疫荧光法(IFA),包括双份血清测定和单份血清测定。双份血清测定为急性期和恢复期血清两次的 Lp 抗体效价增长 ≥ 4 倍,效价 ≥ 1∶128,可作为军团菌肺炎诊断依据。单份血清 Lp 抗体效价 ≥ 1∶256,提示军团菌感染。该方法敏感性 70%~80%,特异性 95%~99%。其缺点:不能作为早期诊断指标;与有些细菌抗原有交叉抗原反应,可出现假阳性,如铜绿假单胞菌、金葡菌、结核分枝杆菌、大肠埃希菌等,但抗体效价不高;免疫低下者抗体效价达不到规定水平。因此,目前强调检测双份血清的抗体滴度变化,以提高其特异性。

其他血清学检测方法还有试管凝集法(TAT)、间接血凝法(PHA)、微量凝集法(MAT)、酶联免疫吸附试验(ELISA)、放射免疫法(RIA)等。

(6)DNA 检测:目前认为军团菌具有诊断意义的特定区域为 16s 和 5srRNA 基因,及巨噬细胞抑制强化因子(mip)。检测标本可以是痰、呼吸道分泌物、尿和血清。可使用常规 PCR 方法,但为提高其特异性和敏感性,现发展有套式 -PCR 与双重 -PCR 方法,特别适用于军团菌含量低的标本。另外,使用双重 PCR 检测支气管肺泡灌洗液中军团菌,在早期诊断方面有一定的价值。有报道,在临床实践中使用军团菌特异实时 PCR 方法检测细菌 DNA,可监测细菌接种量的变化,从而

判断对治疗的反应。系统回顾的研究发现 PCR 较尿抗原检测具有优势,其诊断军团菌的敏感性和特异性分别为 97.4% 和 98.6%,可以使额外的 18%~30% 患者通过 PCR 得到诊断[25]。

【影像学表现】

军团菌肺炎的胸部 X 线特征主要在于肺部病变的形态、分布以及病变的动态变化过程有别于其他类型的肺炎。肺部病变表现有多形性、多样性特征,缺乏特异性,可有斑片状、大片状阴影、条索状、网状或蜂窝状阴影,也可弥漫性肺浸润、空洞、胸腔积液、心包积液,多种病变形态共存。病变分布较为广泛,呈多叶多段分布,甚至呈弥漫性分布。肺部病变的变化与临床表现及预后往往不一致,即病灶吸收较一般肺炎缓慢,经治疗后病变 1~2 个月才完全吸收,少数可延至数月,残留纤维条索状或网格状、蜂窝状改变。胸腔积液较一般的结核性胸膜炎吸收迅速,胸膜肥厚亦能恢复正常。少数有空洞形成者有空洞形成快、闭合慢的特点。

【诊断】

临床诊断军团菌肺炎使用 1992 年中华医学会呼吸病学分会制订的诊断标准:

1. 临床表现　发热、寒战、咳嗽、胸痛等呼吸道感染症状。

2. X 线胸片具有炎性阴影。

3. 呼吸道分泌物、痰、血或胸腔积液在活性炭酵母浸液琼脂培养基(BCYE)或其他特殊培养基有军团菌生长。

4. 呼吸道分泌物直接荧光法(DFA)检查阳性。

5. 血清学检查　血间接荧光法(IFA)检查前后 2 次抗体滴度呈 4 倍或 4 倍以上增高,达 1∶128 或以上;血凝集实验(TAT)检查前后 2 次抗体滴度呈 4 倍或 4 倍以上增高,达 1∶160 或以上;血微量凝集实验(MAA)检查前后 2 次抗体滴度呈 4 倍或 4 倍以上增高,达 1∶64 或以上。

6. 尿 Lp-1 抗原测定阳性。

凡具有以上 1、2 项,同时具有 3~6 项中任何一项,即可诊断军团菌肺炎。对于 IFA 或 TAT 效价仅一次增高(IFA 1∶256 或 TAT 1∶320),同时有临床及 X 线胸片炎症表现,可考虑为可疑军团菌肺炎。

应该强调,当肺炎患者特别是白血病、肿瘤化疗后合并骨髓抑制,或其他免疫功能低下者,出现

胃、肠、肝、肾和神经系统等肺外系统异常，或伴有水、电解质改变，常见低钠、低磷血症，而应用β-内酰胺类、氨基糖苷类治疗无效时；肺部阴影表现呈多发性、多形性、多变性，分布广泛，进展快、消散慢，X线改变迟于临床，或与临床表现严重程度不完全相符者时，应考虑 Lp 感染的可能，尽早做相关检查和治疗。

当成人诊断军团菌肺炎，出现下列情况中 2 项时，应考虑是严重的军团菌肺炎：①呼吸频率 >30 次 /min；②X 线表现两肺浸润或多个肺叶浸润；③出现休克；④动脉血氧分压 <60mmHg，动脉氧饱和度 <92%。儿科尚无相应诊断标准。

【鉴别诊断】

军团菌肺炎在临床上缺乏特异性的表现，在诊断过程中应注意鉴别诊断，而其他肺部疾病临床表现不典型，或治疗过程不顺利时，也应考虑军团菌肺炎的可能。

1. 非军团菌细菌性肺炎　常见肺炎链球菌肺炎、嗜血流感杆菌肺炎，在免疫低下或住院患者可有铜绿假单胞菌、肠杆菌属等引起的肺炎。其中肺炎链球菌肺炎病变易累及整个肺叶，咳铁锈色痰，军团菌检测阴性。而军团菌肺炎咳痰少，虽有咳血丝痰，但胸片除侵及肺大叶外，还常伴有其他肺叶小片状浸润性病变。嗜血流感杆菌肺炎多见于婴幼儿，起病急，全身中毒症状明显，常见脓胸、肺大疱；铜绿假单胞菌、肠杆菌属等引起的肺炎常发生在使用呼吸机或免疫功能低下的患儿。虽军团菌肺炎亦多见于同样患者，但以上细菌性肺炎应用β-内酰胺类、三代头孢类抗生素治疗有效，呼吸道分泌物、胸腔积液或血培养可培养出相应细菌，而军团菌培养阴性及军团菌相应抗原抗体检查阴性。

2. 支原体肺炎　可有散发或暴发流行，好发季节为冬春季，其临床表现与军团菌肺炎相似，可有肺外其他系统的异常，β-内酰胺类抗生素治疗无效，肺内病变吸收缓慢，支原体抗体阳性有助于鉴别诊断。但在支原体抗体阴性时，不易与军团菌肺炎相鉴别。好在两者在治疗上均以大环内酯类抗生素为首选，特别是现在临床应用此类抗生素较广泛，治疗有效时，医生不再追究其病原。但也应该注意到支原体肺炎寒战、相对缓脉少见，肺炎治疗好转后支原体抗体滴度仍不高或阴性时，应考虑军团菌肺炎，做相应检查，

特别是现代城市儿童在空调环境中生活时间较多，明确的诊断在有小范围群发病例时，有利于流行病学的调查。

3. 肺结核和结核性胸膜炎　其胸片表现与军团菌肺炎伴有胸膜炎很相似。但肺结核和结核性胸膜炎多为慢性起病，部分患者可为急性起病，有高热或午后低热、盗汗、消瘦等结核中毒症状，呼吸道症状不明显，PPD 试验阳性，结核菌培养阳性可确诊。抗结核治疗有效。

4. 真菌性肺炎　多见于大量广谱抗生素治疗、消耗性疾病、使用免疫抑制剂或免疫功能低下的患者。常见念珠菌肺炎、肺曲霉菌病、隐球菌肺炎等。起病可急可缓，病程相对较长，痰液或呼吸道分泌物培养出真菌可确诊。抗真菌治疗有效。

5. 衣原体肺炎　其中肺炎衣原体肺炎和鹦鹉热衣原体肺炎与军团菌肺炎发病年龄和临床表现相似，少见胸痛、寒战、相对缓脉和溶血。治疗亦首选大环内酯类抗生素。确诊需依赖于病原学检查。

6. 病毒性肺炎　发病年龄以婴幼儿为主，多见于冬春季，常见病毒有呼吸道合胞病毒、流感病毒、副流感病毒、腺病毒等。发病前常先有上呼吸道症状，多伴有喘息，抗生素治疗无效。咽拭子病毒分离和鉴定、血清学病毒抗体检测有助于诊断。

7. 其他系统疾病　当军团菌肺炎以腹泻、中枢神经系统症状、心脏症状和血尿等为首发或主要表现时，需与其他病原引起的腹泻、病毒性脑炎、心肌炎、肾炎等病相鉴别。

【治疗】

1. 药物治疗　首选大环内酯类抗生素。红霉素 30~50mg/（kg·d），急性期应静脉用药，疗程 3 周。由于红霉素的副作用较多，每日需 3~4 次给药，目前临床更多选用新一代大环内酯类抗生素，即阿奇霉素、克拉霉素、罗红霉素等，其具有更好的微生物学及药物动力学效应。口服效果优于红霉素。阿奇霉素 10mg/（kg·d），每日一次给药，疗程 3~5 日，可连续应用 2~3 个疗程。在重症、严重免疫抑制患者或单独应用红霉素、阿奇霉素治疗无效的患者，可联用利福平，一般仅 3~5 日。也有应用亚胺培南、复方新诺明和克林霉素治疗成功的病例。成人报道单独使用氟喹诺酮类抗生素亦可有效，疗程 2~3 周。喹诺酮类药物不影响排斥

反应抑制剂的疗效,故在器官移植后的军团菌患者可作为首选药;病情严重、院内感染及免疫功能缺陷的患者亦应首选喹诺酮类抗生素。红霉素治疗失败的患者此类药物仍可有较好疗效。但儿童应用此类药物受限。

2. 对症治疗及支持治疗 严重军团菌肺炎应该呼吸支持,对新生儿的致死性军团菌肺炎采用体外膜肺可提高存活率[23]。

3. 防治并发症 军团菌肺炎常常累及多器官和系统,因此并发症的治疗尤其重要,如救治低钠血症、休克、呼吸衰竭、DIC 等,胸腔积液量较多时,可穿刺引流。急性肾衰竭,可做血液透析治疗。

【预后】

本病如未及时治疗,死亡率为 15% 左右。在成人重症军团菌肺炎的死亡率为 30%~33%,儿童为死亡率为 23%~41%,新生儿死亡率为 55%。预后不良的因素有:血钠 ≤ 136mEq/L;出现低血压并需要使用正性肌力药物;经药物治疗肺炎无吸收;白细胞总数偏低;延误特异性治疗及出现呼吸衰竭。近年由于对本病的认识及有效的抗生素治疗,其病死率明显下降,因此,早期、有效和足疗程治疗,预后较好。

六、铜绿假单胞菌肺炎

铜绿假单胞菌(*Pseudomonas aeruginosa*,P.aeruginosa,PA)是革兰氏阴性杆菌,广泛存在自然界,几乎在任何有水的环境中均可生长,包括土壤、水的表面、植物、食物等,也可广泛定植于人体消化道、呼吸道、皮肤及泌尿道等部位;还可存在于被污染的医疗器械等,从而导致医源性感染。PA 通过黏附和定植于宿主细胞,局部侵入及全身扩散而感染机体。其感染途径为皮肤、消化道、呼吸道、泌尿生殖道、骨关节、各种医疗器械等。铜绿假单胞菌引起的下呼吸道感染病死率高,治疗难度大。

【病原学特点】

铜绿假单胞菌为需氧菌,属非发酵革兰氏阴性杆菌,呈球杆状或长丝状,宽约 0.5~1.0μm,长约 1.5~3.0μm,无芽胞,菌体一端单毛或多毛,有动力,能产生蓝绿色水溶性色素而形成绿色脓液。铜绿假单胞菌具有易定植、易变异和多耐药的特点,是常见的条件致病菌,尤其是医院感染的主要病原之一。

【易感因素】

由于铜绿假单胞菌是人体的正常菌群之一,很少引起健康人的感染,而多发生于有基础疾病的患儿,包括严重心肺疾病、早产儿、烧伤、中性粒细胞缺乏、原发性或继发性免疫缺陷病、支气管扩张症、囊性纤维化、恶性肿瘤等。接受免疫抑制和长期(至少 7 日以上)广谱抗菌药物治疗、留置中心静脉导管或胃管、外科手术和机械通气后的儿童患铜绿假单胞菌肺炎(pseudomonas aeruginosa pneumonia)的概率增加。

【流行状况】

2005~2012 年 CHINET 细菌耐药监测提示:从 2005 年至 2012 年铜绿假单胞菌的分离率分别占革兰氏阴性菌的第 2~5 位,2012 年为 14.0%,2015 年为 12% 左右。2009 年和 2011 年有 13 家教学医院参与的中国医院内感染抗生素耐药监测计划(CARES)中,PA 在所有分离细菌中居第 4 位,分离率为 10.8% 和 12.7%。铜绿假单胞菌是院内获得性感染的重要病原菌。最近的研究表明在院内获得性肺炎中铜绿假单胞菌占 21%,是继金黄色葡萄球菌之后的第二位常见病原菌。沙特阿拉伯在 PICU 的一项研究表明,呼吸机相关肺炎中铜绿假单胞菌感染占 56.8%。虽然铜绿假单胞菌是院内获得性感染的常见病原菌,但 1.5%~5% 社区获得性肺炎是铜绿假单胞菌感染引起的。最近的研究也显示呼吸机相关的肺炎主要为革兰氏阴性杆菌,占 96%,其中最常见的铜绿假单胞菌达 32%[26]。

【发病机制】

铜绿假单胞菌的主要致病物质为铜绿假单胞菌外毒素 A(pseudomonas exotoxin A,PEA)及内毒素,后者包括脂多糖及原内毒素蛋白(original endotoxin protein,OEP),OEP 具有神经毒作用。PEA 对巨噬细胞吞噬功能有抑制作用。铜绿假单胞菌肺炎的发病机制较复杂,引起感染的原因包括微生物及宿主两方面。而宿主的局部和全身免疫功能低下为主要因素。当人体细胞损伤或出现病毒感染时有利于铜绿假单胞菌的黏附。感染的严重程度依赖于细菌致病因子和宿主的反应。铜绿假单胞菌可以仅仅是定植,存在于碳水化合物的生物被膜中,偶尔有少数具有免疫刺激作用的基因表达。但也可以出现侵袭性感染,附着并损害上皮细胞,注射毒素,快速触发编程性细胞死亡和破坏上皮细胞的完整性。上皮细胞在防御铜绿假单胞菌感染中起重要作用,中性粒细胞是清除细菌的主要吞噬细胞,肺泡巨噬细胞通过激活细胞表面受体产生细胞因子而参与宿主的炎症应答。许多细胞因子在铜绿假单胞菌感染宿主的免疫应答中起重要作用,包括 TNF-α、IL-4 和 IL-10。

由于抗菌药物的广泛应用可以引起铜绿假单胞菌定植,而机械通气、肿瘤、前驱病毒感染,使患儿气道受损,引起定植在气道的铜绿假单胞菌感染,出现肺炎、脓毒症甚至死亡。囊性纤维化(cystic fibrosis,CF)患者存在气道上皮和黏液下腺跨膜传导调节蛋白功能缺陷,因此 CF 患者对铜绿假单胞菌易感,而且可以引起逐渐加重的肺部疾病。美国对 CF 患者的研究数据表明 58.7% 患者存在铜绿假单胞菌感染。反复铜绿假单胞菌感染引起的慢性气道炎症是 CF 患者死亡的主要原因。在一项对儿童 CF 患者的队列研究中表明,到 3 岁时 97%CF 儿童气道存在铜绿假单胞菌定植[27]。接受免疫抑制剂治疗、中性粒细胞缺乏和 HIV 患者,由于丧失黏膜屏障、减少细菌的清除而感染。

当健康人暴露于严重污染的烟雾、水源时也可以感染,引起重症社区获得性肺炎。

【病理】

一些动物实验的研究表明,铜绿假单胞菌感染后肺部早期病理改变为出血、渗出、中性粒细胞浸润、肺小脓肿形成等急性炎症反应。随着细菌反复吸入,逐渐出现较多的慢性炎症及在慢性炎症基础上急性发作的病理改变,如细支气管纤毛倒伏、部分脱落,管腔有脓栓形成,肺泡间隔增宽,炎症细胞浸润以淋巴细胞为主。当停止吸入菌液后,这种慢性炎症改变持续存在,长时间不消失[28](图 7-5-5)。

【临床表现】

铜绿假单胞菌肺炎是一种坏死性支气管肺炎。表现为寒战、中等度发热,体温早晨比下午高,感染中毒症状重、咳嗽、胸痛、呼吸困难和发绀;咯出大量绿色脓痰,可有咯血;脉搏与体温相对缓慢;肺部无明显大片实变的体征,有弥漫性细湿啰音及喘鸣音;如合并胸腔积液可出现病变侧肺部叩浊音,呼吸音减低或出现胸膜摩擦音;可有低血压、意识障碍、多系统损害表现,出现坏疽性深脓疱病、败血症、感染中毒性休克、DIC。一半患者有吸入病史。

在北京儿童医院收治的铜绿假单胞菌肺炎

患儿中部分是社区获得性感染,往往为败血症的一部分。部分患儿存在基础疾病。是否存在感染性休克与肺出血对预测铜绿假单胞菌感染的预后至关重要。根据北京儿童医院对 8 例社区获得性铜绿假单胞菌败血症的研究发现,5 例死亡患儿均死于感染性休克,或合并肺出血。

AA43

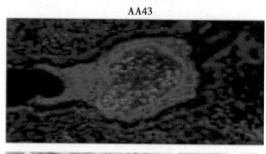

C-2d
AA43

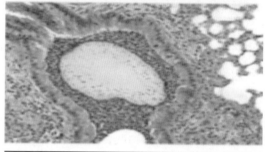

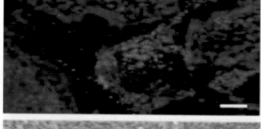

C-90d

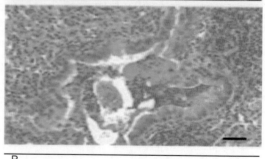

B

图 7-5-5　小鼠模型病理图
（AA:免疫荧光,C:HE 染色）[28]

A.铜绿假单胞菌感染肺部第 2 天,肺泡腔内大量出血、渗出、中性粒细胞浸润,免疫荧光下可见大量的菌落;B.铜绿假单胞菌感染第 90 天,肺泡间隔增厚,淋巴细胞浸润,免疫荧光下仍可见大量的菌落存在

【实验室检查】

多数患儿白细胞轻～中度增高,但 1/3 白细胞可减少,并可见贫血、血小板减少及黄疸。根据北京儿童医院临床观察,铜绿假单胞菌感染患儿外周血白细胞最高可达 $71.9 \times 10^9/L$,最低 $1.0 \times 10^9/L$,血小板最低 $24 \times 10^9/L$。CRP 显著增高,大部分患儿大于 100mg/L;痰或胸腔积液中可找到大量革兰氏阴性杆菌,培养阳性。部分患儿血培养阳性。

【影像学表现】

胸部 X 线片和 CT:可见结节状浸润阴影及许多细小脓肿,后可融合成大脓肿;病变位于一侧或双侧,但以双侧或多叶病变多见,多伴有胸腔积液或脓胸。

有学者对呼吸机相关铜绿假单胞菌肺炎的影像学研究显示:83% 有肺内局限性透光度降低,多为多部位或双侧弥漫性病变;89.7% 有胸腔积液,其中约 1/4 为脓胸;10.3% 出现肺气肿;23% 患者出现空洞,可单发或多发,可以是薄壁空洞或厚壁空洞,以大空洞(直径 >3cm)多见。Shah 等对铜绿假单胞菌肺炎的胸部 CT 研究显示:肺内实变见于所有患者,82% 为多叶病变或上叶病变;50% 为结节状病变,32% 呈小叶中心芽胞状分布,18% 为随机分布的大结节。31% 可见磨玻璃样改变,57% 为支气管周围渗出病变,46% 双侧、18% 单侧胸腔积液,29% 为坏死病变(图 7-5-6~ 图 7-5-8)。

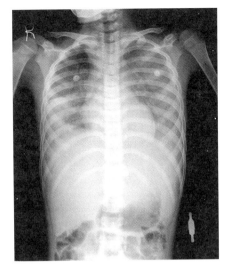

图 7-5-6 胸部 X 线片——双侧实变伴胸腔积液

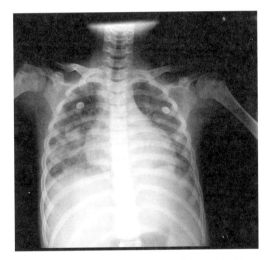

图 7-5-7 胸部 X 线片——双肺多发小脓肿

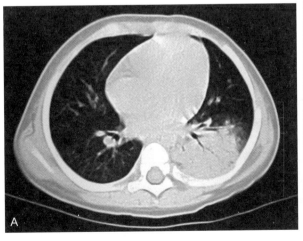
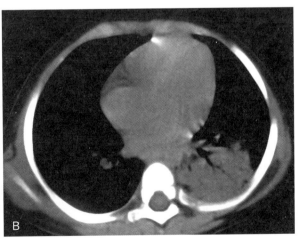

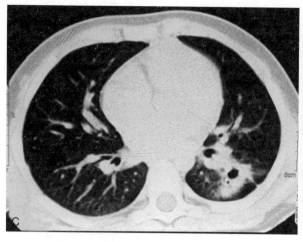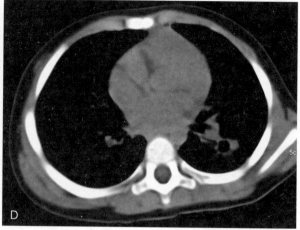

图 7-5-8　患儿女，1 岁 4 个月，主因"发热、咳嗽 9 天"入院，开始体温 38℃左右，以后 39~40.3℃，查体精神反应弱，肺内闻及细湿啰音，血常规 WBC 16.3×10⁹/L，N 56.1%，L 34.2%，Hb 124g/L，PLT 204×10⁹/L，CRP 18mg/L，双肺痰培养铜绿假单胞菌阳性。住院前 1 个月患两次"支气管炎"，住院 3 周。胸部 CT，左下肺内实变（A、B），治疗 2 个月后复查左下肺实变缩小，出现空洞（C、D）

【鉴别诊断】

1. **其他细菌性肺炎**　临床和影像学表现与其他细菌性肺炎相似。但如果在高危人群中出现上述表现，应考虑到铜绿假单胞菌肺炎，确诊需要依靠痰、胸腔积液或血培养。

2. **小叶性干酪性肺炎**　见干酪性肺炎章节。

【治疗】

铜绿假单胞菌肺炎的治疗原则包括以下几点：选择有抗铜绿假单胞菌活性的抗菌药物（通常需联合治疗），根据 PK/PD 理论选择正确的给药剂量和用药方式，充足的疗程、去除危险因素，重视抗感染外的综合治疗。提倡早期、及时应用敏感抗菌药物联合治疗，保护重要脏器功能和加强支持治疗。一旦决定针对 PA 进行治疗后，应在 72 小时内评价疗效，判定是否继续原治疗方案。

我国关于铜绿假单胞菌下呼吸道感染诊治专家共识中指出合理选择抗菌药物的重要性，建议：对于分离菌为非多重耐药铜绿假单胞菌的较轻感染者，没有明显基础疾病，可以采用具有抗假单胞菌活性的抗菌药物单药治疗，如 β- 内酰胺类抗菌药物哌拉西林 / 他唑巴坦、头孢哌酮 / 舒巴坦、头孢他啶、头孢吡肟和美罗培南、亚胺培南等。对于分离菌为非多重耐药铜绿假单胞菌但有基础疾病，或存在 PA 感染危险因素的较重下呼吸道感染者，或分离菌为耐药铜绿假单胞菌感染者的初始治疗应采用联合治疗。与单药治疗比较，多药联合治疗可使病死率降低

10%~20%。目前随着抗菌药物使用频率的增加，铜绿假单胞菌耐药菌株有逐年增多趋势，存在较严重的交叉耐药现象，因此常给治疗带来困难。有研究表明静脉使用多黏菌素 E 治疗多重耐药铜绿假单胞菌感染效果良好（有效率 61%）。对铜绿假单胞菌无抗菌活性的罗红霉素与 β- 内酰胺类药物联合治疗后疗效明显增强。阿奇霉素也可以在治疗铜绿假单胞菌生物被膜中对抗菌药物起到协同作用。

在成人患者中有雾化吸入妥布霉素和多黏菌素 E 预防和治疗多重耐药铜绿假单胞菌感染的研究，但缺乏儿童中安全性和有效性的研究。

对铜绿假单胞菌感染的免疫治疗越来越被重视，静脉注射丙种球蛋白可提高重症患者的治愈率。

关于抗菌药物的疗程，铜绿假单胞菌下呼吸道感染诊治专家共识建议：对于铜绿假单胞菌感染的临床诊断不确定，且临床症状在 3 天内稳定者，推荐 8 天疗程。如果分离的铜绿假单胞菌为多重耐药或全耐药菌株，或者为重症铜绿假单胞菌院内获得性肺炎，则推荐 10~14 天疗程，特殊情况下可以适当延长。欧美指南中通常推荐 2 周疗程。值得注意的是，在有结构性肺病变等慢性气道疾病或长期机械通气的患者中，可根据病情适当延长疗程，但治疗的目标应该是临床表现好转，而不应将铜绿假单胞菌的清除作为停用抗菌药物的指征。

【预后】

本病的预后与机体的免疫状态、是否存在基础疾病、细菌量、对抗菌药物的敏感性及是否早期使用有效抗菌药物治疗有关。社区获得性铜绿假单胞菌肺炎病死率相对较低,约8%,院内获得性感染死亡率较高,铜绿假单胞菌引起的呼吸机相关肺炎的病死率高达50%~70%。免疫缺陷患者中铜绿假单胞菌肺炎的死亡率高达40%。

七、其他革兰氏阴性杆菌肺炎

(一)克雷伯菌肺炎

克雷伯菌肺炎是肺炎克雷伯菌(*Klebsiellar pneumoniae*)引起的急性肺部炎症。肺炎克雷伯菌,亦称肺炎杆菌或Friedlander杆菌,是革兰氏阴性杆菌肺炎的常见致病菌。该菌引发的肺炎起病急,病情严重,肺部出现广泛出血性、坏死性肺实变。可发生于任何年龄,从早产儿到儿童,但多见于新生儿和免疫力低下的患儿。可继发于慢性支气管扩张、流感或结核患儿,亦可继发于近期使用抗生素之后;原发感染仅偶见于婴幼儿。临床以寒战、高热、胸膜炎样胸痛、咳嗽及咳砖红色胶冻样痰为特征。其引起的败血症后果较严重,死亡率较高。

【病因及流行病学】

肺炎克雷伯菌属于革兰氏染色阴性肠杆菌科克雷伯菌属,可分为肺炎亚种、臭鼻亚种和鼻硬结亚种。肺炎亚种是临床标本中常见的细菌,可定植在人类黏膜表面,包括胃肠道、口咽部和泌尿生殖道等。该菌在正常人口咽部的带菌率为1%~6%,在住院病人中可高达20%。该菌无鞭毛和芽胞,常具有荚膜,兼性厌氧,营养要求低,在普通培养基上迅速生长,可形成较大、凸起灰白色黏液型的菌落,以接种环挑之易拉成丝,此特征有助于鉴别。荚膜、脂多糖、菌毛及铁载体是肺炎克雷伯菌较为重要且研究较为深入的四种毒力因子。其环境适应能力强,易产生耐药。

肺炎克雷伯菌为条件致病菌,可引起社区和医院获得性感染。我国儿童肺炎克雷伯菌占社区获得性肺炎全部病原体的12.5%~28.65%。病人及慢性病菌携带者是主要的传染源。大多数肺炎克雷伯杆菌肺炎是内源性感染,主要由于吸入口咽部带菌分泌物所致,也可因直接吸入带菌气溶胶而诱发肺炎;粪便、感染的泌尿道、口咽部等均为肺炎克雷伯菌的重要场所和产生交叉传播的来源,医护人员、家庭护理人员及其他相关人员的手部传播是常见传播途径;引起胃酸下降的疾病或医疗措施所导致的胃内环境变化,也可导致胃内菌落定植,胃内细菌的逆向转移成为咽部肺炎克雷伯菌定植的重要来源,也是肺炎克雷伯菌肺炎的重要发病机制;此外,肺炎克雷伯菌也可因奶瓶及雾化器、呼吸机、气管插管、鼻饲管等医疗器械污染而发生交叉感染,甚至造成小流行。既往该菌主要在免疫力低下的患者中引起重症感染,但近期随着高毒力菌株的出现和播散,致使免疫功能正常的健康人也成为易感人群。

近年来,肺炎克雷伯菌与其他细菌、真菌的混合感染逐渐增多,且由于广谱抗菌药物的广泛应用,耐药形势严峻,导致临床抗菌药物治疗失败和病程迁延。据2005~2014年CHINET呼吸道分离菌耐药性监测显示,儿童患者肺炎克雷伯菌的分离率为13.7%,超广谱β-内酰胺酶(ESBL)检出率为46.7%,对碳青霉烯类抗生素仍保持较高的敏感性,但耐药率逐年增高,如对亚胺培南、美罗培南耐药率分别从2005年3.1%、2.5%上升至2014年10.3%、14.2%[29]。国外有研究显示,碳青霉烯类耐药菌株感染者的死亡率(42.14%)显著高于碳青霉烯类敏感菌株感染者(21.16%)。

【病理变化】

原发性肺炎常呈大叶性分布,常见于肺上叶,尤其是右上叶,也可为小叶性或两者兼有。继发性肺炎多为小叶性分布,为双肺斑片样支气管肺炎样表现。总体病理与肺炎球菌肺炎相似,但发展较快,无明显肺炎的阶段性变化。肺炎克雷伯菌在肺泡内生长繁殖时,有肺泡壁破坏和纤维组织增生改变,肺泡组织坏死后可引起肺泡壁塌陷、肺泡通气量减少;肺部较大血管腔内血栓形成、周围组织坏死、空洞、单个或多发性脓腔形成,有大量黏液蛋白渗出物。病变累及胸膜、心包时,可引起渗出性或脓性积液,脓胸发生率约占25%,经治疗后肺泡炎症消散常不完全,可引起纤维增生、残余性化脓病灶或支气管扩张、肺气肿等[5]。

【临床表现】

常起病急骤,部分患者病前可有上呼吸道感染症状,寒战、高热、咳嗽、咳痰,痰液无臭,黏稠,痰量中等。由血液和黏液混合成砖红色胶冻状痰具有特征性,出血量大时可发生咯血,但临床上婴幼儿少见,可见于年长儿。80%病人有胸痛,主要为炎症侵犯壁层胸膜所致。部分病人有消化道症状,如恶心、呕吐、腹泻、黄疸等。极少数病人表现为慢性病程,也可由急性病程迁延而来,表现为低热、咳嗽、体重减轻。

患者呈急性病容,常有呼吸困难、发绀,病情发展迅速,严重者可发生黄疸、休克、全身衰竭。大叶性肺炎实变期,肺部检查可有实变体征,初期可闻及湿啰音。偶呈现慢性肺炎临床过程。

【并发症】

常见的并发症为肺脓肿,可呈多房性蜂窝状,可在克雷伯菌感染数天至数周后发生。肺炎克雷伯菌肺炎可伴发于肺炎链球菌肺炎,如遇肺脓肿抗肺炎链球菌治疗无效时,应该考虑可能同时存在肺炎克雷伯菌感染。发病一周后可出现胸腔积液。

少部分肺炎患者在恢复期可出现纤维化、胸膜增厚粘连、未闭合空洞和肺容积缩小,偶见肺炎后肺气肿,肺功能可永久受损。还可发生脓胸、气胸、心包炎、脑膜炎及多发性关节炎等合并症,但较为少见。

【实验室检查】

1. 血常规　大多数病人血白细胞和中性粒细胞增多,有中毒颗粒及核左移现象,部分病人的白细胞总数正常或减少,白细胞减少者往往预后不良。白细胞增多持续存在提示肺脓肿形成,病人常合并有贫血。

2. 病原学检查　痰标本的革兰氏染色对诊断有帮助,痰液为脓性,含有大量的革兰氏染色阴性杆菌,但不能明确区分克雷伯菌与其他肠道菌群。病原的鉴别依赖于细菌培养,包括呼吸道标本培养、血培养、胸腔积液培养等。由于人群口咽部可有较高的肺炎克雷伯菌携带,病理情况下口咽部定植率更高,易形成口咽部的标本污染,对单纯痰培养阳性的诊断价值须持保留态度。有报道表明 25% 的血培养可分离出肺炎克雷伯菌,较其他肺炎并发菌血症机会为多。如存在胸腔积液,应尽可能行诊断性胸腔穿刺术。

3. X 线检查　胸片表现呈现多样性,包括大叶实变、小叶浸润和脓肿形成。典型的大叶实变好发于右上叶,双肺下叶、上叶后段亦可见到,可迅速发展到邻近的肺段。量多而黏稠的炎性分泌物可使叶间裂呈弧形下坠,呈现突出的弧形影。在免疫功能抑制和慢性肺部疾病患者 X 线表现多为支气管肺炎的小叶浸润,病变可累及多个肺叶。也可见胸腔积液、脓胸、脓肿形成和胸膜增厚粘连,偶见肺炎后肺气肿。16%~50% 伴有肺

脓肿形成,如有空洞形成,特别是存在单侧坏死性肺炎的情况下,应高度怀疑克雷伯菌感染的可能性。慢性患者还可见支气管扩张和肺实质瘢痕组织改变。

【诊断】

长期住院儿童、有慢性肺部疾病及长期应用抗生素病史,或应用人工气道机械通气的患者,出现发热、咳嗽、砖红色胶冻样痰、呼吸困难及肺部湿啰音,血中性粒细胞增加,结合 X 线表现肺部炎性浸润、叶间裂弧形下坠表现时,均应考虑阴性杆菌肺炎的可能。连续两次痰分离肺炎克雷伯菌,或定量培养分离的肺炎杆菌浓度 ≥ 10^7CFU/ml 有利于诊断。胸腔积液、血培养阳性者即可确诊。

【鉴别诊断】

临床表现与其他坏死性肺炎相似,包括葡萄球菌、假单胞菌和大肠杆菌等,需通过病原学明确鉴别。

【治疗】

治疗包括抗感染治疗和支持治疗,某些情况可外科治疗。

1. 抗生素治疗　及早使用有效抗生素是治愈的关键。由于肺炎杆菌耐药率较高,应进行分离菌株的药敏试验,选择针对性药物。在取得药敏试验结果前,可首选头孢曲松或头孢噻肟,在能够进行血药浓度监测的前提下,可单用或联合应用阿米卡星,备选有(替卡西林 + 克拉维酸)或氨曲南或庆大霉素。对产生 ESBLs 的耐药菌株,应首选亚胺培南或美罗培南。总治疗疗程 3~4 周,但近年已有产碳青霉烯酶的菌株出现,注意参照药敏结果[30]。

2. 支持治疗　积极引流痰液,保证通气,给予充分的营养支持,改善免疫功能,必要时可用免疫球蛋白。

3. 外科手术治疗　早期发现可手术治疗的病变,如肺坏疽、脓肿、脓胸、呼吸道阻塞等,对患者疾病的严重程度和总体情况进行评估后进行相应的手术治疗。

【预后】

白细胞减少或血培养阳性者预后一般欠佳,常出现肺脓肿、呼吸衰竭或中毒性休克,存活者日后可残留肺部损害。血培养阳性的患儿,病死率可达到 13%~36%[31]。

(二) 大肠埃希菌肺炎

大肠埃希菌肺炎是由大肠埃希菌(*Escherichia*

coli)引起的肺部炎症,多系间质性肺炎,肺间质有多种细胞浸润,以迅速发展的融合性肺实变、坏死、空洞形成为其特点,常引起脓胸,但肺脓肿少见。多见于以下几种情况:

1. 新生儿或小婴儿,常为大肠埃希菌败血症的一部分。

2. 可继发于腺病毒肺炎、麻疹或其他疾病。

3. 长期大剂量使用皮质激素或免疫抑制剂者。

4. 长期使用广谱抗生素者,易于发生二重感染。

5. 患有慢性疾病,如糖尿病、肾盂肾炎。

6. 胸腹部大手术、全身麻醉、意识障碍者等。

其临床特点是全身症状重,脉搏增快常与发热不成比例,新生儿体温低于正常,合并出现大肠埃希菌败血症者,易见循环衰竭;常伴胃肠道症状,如恶心、呕吐、腹痛、腹泻。X线多呈双侧支气管肺炎、间质性肺炎,常伴有脓胸,较少伴有肺脓肿。

临床表现结合病原学检查才能确立诊断,对有肺炎症状的患儿,原有慢性病史或免疫抑制剂使用史,病情进展迅速且伴有脓胸,应考虑本病。痰涂片意义不大,痰培养2次以上大肠埃希菌纯培养阳性方有诊断价值,胸腔积液、血培养阳性可确诊。

治疗首选头孢曲松或头孢噻肟,单用或联合应用阿米卡星,备选有(替卡西林+克拉维酸)或氨曲南或亚胺培南,或第4代头孢菌素如头孢吡肟等或庆大霉素。大肠埃希菌易产生超广谱β-内酰胺酶,儿童患者分离的大肠埃希菌平均产ESBL率可达68.4%,对产酶菌株,应首选亚胺培南或美罗培南。此病预后欠佳,死亡率可高达50%左右。

(三)鲍曼不动杆菌肺炎

鲍曼不动杆菌(*Acinetobacter baumannii*)广泛分布于水及土壤中,既往认为其致病力不强,是条件致病菌,但近年来鲍曼不动杆菌因易定植、具有强大的耐药性和克隆传播能力等特点已经成为医院内获得性肺炎的主要致病菌,并容易在重症监护病房流行。据2005~2014年CHINET对儿童患者分离革兰氏阴性菌耐药性监测显示,在2005~2008年、2009~2011年和2012~2014年3个时段,鲍曼不动杆菌对亚胺培南和美岁培南耐药率分别为14.2%、44.4%、54.0%和18.7%、48.6%、58.4%;广泛耐药鲍曼不动杆菌的检出率

为0.9%~24.6%。

鲍曼不动杆菌肺炎多发生在住院时间长或病情重入住ICU的患者,往往有长期应用激素、免疫抑制剂的病史,一些患者在手术、器官移植或接受介入治疗后出现机体抵抗力明显低下,同时加上长期输液、注射、抽血、插管等侵入性操作以及抗生素的广泛应用等综合因素最终造成了多重耐药鲍曼不动杆菌的感染扩散和传播。

鲍曼不动杆菌肺炎临床表现、实验室检查和胸片等均缺乏特异性,需反复进行病原学检查明确。合格呼吸道标本培养阳性,若患者一般情况良好,无危险因素,多考虑为污染或定植,可暂不做抗感染处理;若患者存在高危因素或已有发热、咳脓痰等下呼吸道感染的临床表现,影像学也出现持续的或加重的新的肺部渗出、浸润、实变等,应高度警惕肺炎克雷伯菌感染的可能。

由于鲍曼不动杆菌极易产生耐药性,对常用抗菌药物耐药率上升趋势较为明显,应根据患者情况、药敏结果综合考虑,选择用药。鲍曼不动杆菌主要是由于产生了质粒或染色体编码的β-内酰胺酶,因而对β-内酰胺类抗生素耐药,对有酶抑制剂的药物耐药性明显下降;亚胺培南因可与多种青霉素结合蛋白结合,抑制细菌细胞壁合成,导致细菌细胞溶解和死亡,且对β-内酰胺酶稳定,临床上鲍曼不动杆菌肺炎可选择含有酶抑制剂三代头孢,如头孢哌酮-舒巴坦,青霉素加酶抑制剂、亚胺培南等。头孢哌酮钠舒巴坦钠对鲍曼不动杆菌敏感率相对较高,但随着头孢头孢哌酮-舒巴坦的大量应用,鲍曼不动杆菌对其耐药性也呈现大幅上升趋势。由于耐药的产生,抗菌药物单药治疗效果往往不佳,临床建议抗菌药物联合应用以提高疗效和延缓耐药产生[32]。研究显示,对于药敏试验中度敏感者,可将碳青霉烯类药物联合其他抗菌药物治疗。临床对于多重耐药和泛耐药鲍曼不动杆菌感染的治疗方案尚未统一明确。多重耐药鲍曼不动杆菌对多粘菌素和米诺环素的敏感率高,可用于其抗感染治疗。对于泛耐药鲍曼不动杆菌感染一般需联合用药,可使用舒巴坦或含舒巴坦复合制剂联合米诺环素(或多西环素)、多黏菌素E、氨基苷类或碳青霉烯类等;也可使用多黏菌素E联合含舒巴坦的复合制剂(或舒巴坦)或碳青霉烯类等。

(俞桑洁 杨永弘 沈叙庄 刘秀云 胡英惠 徐保平 刘晓灵 姚开虎 孟庆红)

参考文献

1. Zhao C, Li Z, Zhang F, et al.Serotype distribution and antibiotic resistance of *Streptococcus pneumoniae* isolates from 17 Chinese cities from 2011 to 2016.BMC Infect Dis, 2017, 17 (1): 804.

2. Wang L, Fu J, Liang Z, et al.Prevalence and serotype distribution of nasopharyngeal carriage of *Streptococcus pneumoniae* in China: a meta-analysis.BMC infect dis, 2017, 17 (1): 714-765.

3. Weiser JN, Ferreira DM, Paton JC.*Streptococcus pneumoniae*: transmission, colonization and invasion. Nature reviews.Microbiology, 2018, 16 (6): 355-367.

4. 王彩云, 陈英虎, 陈学军, 等. 儿童侵袭性肺炎链球菌疾病的临床特征及药物敏感性多中心研究. 中国当代儿科杂志, 2019, 21 (07): 644-649.

5. 江载芳, 申昆玲, 沈颖. 诸福棠实用儿科学. 8 版. 北京: 人民卫生出版社, 2015.

6. 全国细菌耐药监测网.2014 至 2017 年中国儿童及新生儿患者细菌耐药监测研究. 中华医学杂志, 2018, 98 (40): 3279-3287.

7. Wang CY, Fang C.Antibiotic resistance profiles and multidrug resistance patterns of Streptococcus pneumoniae in pediatrics: A multicenter retrospective study in mainland China.Medicine (Baltimore), 2019, 98 (24): e15942.

8. 朱亮, 李文辉, 王新红, 等.2012 至 2017 年 1 138 例儿童侵袭性肺炎链球菌病多中心临床研究. 中华儿科杂志, 2018, 56 (12): 915-922.

9. Lyu S, Yao KH, Dong F, et al.Vaccine serotypes of *Streptococcus pneumoniae* with high-level antibiotic resistance isolated more frequently seven years after the licensure of PCV7 in Beijing.Pediatr Infect Dis J, 2016, 35 (3): 316-321.

10. Yang Y, Pan X, Cheng W, et al.*Haemophilus influenzae* type b carriage and burden of its related diseases in Chinese children: Systematic review and meta-analysis. Vaccine, 2017, 35 (46): 6275-6282.

11. Whittaker R, Economopoulou A, Dias JG, et al.Epidemiology of invasive *Haemophilus influenzae* Disease, Europe, 2007-2014.Emerg Infect Dis, 2017, 23 (3): 396-404.

12. Deghmane AE, Hong E, Chehboub S, et al.High diversity of invasive *Haemophilus influenzae* isolates in France and the emergence of resistance to third generation cephalosporins by alteration of ftsI gene.J Infect, 2019, 79 (1): 7-14.

13. Wong JW, Ip M, Tang A, et al.Prevalence and risk factors of community-associated methicillin-resistant *Staphylococcus aureus* carriage in Asia-Pacific region from 2000 to 2016: a systematic review and meta-analysis.Clin Epidemiol, 2018, 10: 1489-1501.

14. 胡付品, 朱德妹, 汪复, 等.2015 年 CHINET 细菌耐药性监测. 中国感染与化疗杂志, 2016, 16 (6): 685-694.

15. Darboe S, Dobreniecki S, Jarju S, et al.Prevalence of Panton-Valentine Leukocidin (PVL) and Antimicrobial resistance in community-acquired clinical Staphylococcus aureus in an Urban Gambian Hospital: A 11-year period retrospective pilot study.Front Cell Infect Microbiol, 2019, 9: 170.

16. Yu D, Stach LM, Newland JG.Linezolid-resistant Staphylococcus aureus in children with cystic fibrosis.J Pediatr Infect Dis Soc, 2015, 4 (4): e163-e165.

17. Chen ZY, Zhang J, Cao LN, et al.Seroprevalence of pertussis among adults in china where whole cell vaccines have been used for 50 years.J Infect, 2016, 73 (1): 38-44.

18. Zhang RM, Wang HM and Deng JK.A 4-year-old girl with progressive cough and abnormal blood smear.Clin Infect Dis, 2017, 64: 1629.

19. van der Zee A, Schellekens JF, Mooi FR.Laboratory diagnosis of pertussis.Clin Microbiol Rev, 2015, 28 (4): 1005-1026.

20. 中华医学会儿科学分会感染学组, 《中华儿科杂志》编辑委员会. 中国儿童百日咳诊断及治疗建议. 中华儿科杂志, 2017, 55 (8): 568-572.

21. Moscatelli A, Buratti S, Castagnola E, et al.Severe neonatal Legionella pneumonia: Full recovery after extracorporeal life support.Pediatrics, 2015, 136 (4): 1043-1046.

22. Shachor-Meyouhas Y, Ravid S, Hanna S, et al.Legionella pneumophila pneumonia in two infants treated with adrenocorticotropic hormone.J Pediatr, 2017, 186: 186-188.

23. Moscatelli A, Buratti S, Castagnola E, et al.Severe neonatal legionella pneumonia: Full recovery after extracorporeal life support.Pediatrics, 2015, 136 (4): 1043-1046.

24. Levcovich A, Lazarovitch T, Morangilad J, et al.Complex clinical and microbiological effects on Legionnaires' disease outcone: A retrospective cohort study.Bmc Infectious Diseases, 2016, 16 (1): 75.

25. Avni T, Bieber A, Green H, et al.Diagnostic Accuracy of PCR alone and compared to urinary antigen testing for detection of Legionella spp.: a Systematic review.J Clin Microbiol, 2016, 54 (2): 401-411.

26. Ergul AB, Cetin S, Altintop YA, et al.Evaluation of microorganisms causing ventilator-Associated pneumonia in a pediatric intensive care unit.Eurasian J Med, 2017, 49 (2): 87-91.

27. Bopaka RG, El KW, Janah H, et al.Bronchiectasis：a bacteriological profile.Pan Afr Med J, 2015, 22：378.

28. Cigana C, Lorè NI, Riva C, et al.Tracking the immuno-pathological response to Pseudomonas aeruginosa during respiratory infections.Sci Rep.2016.6：21465.

29. 祝俊英, 王春, 张泓, 等 .2005—2014 年 CHINET 儿童患者分离革兰阴性菌耐药性监测 . 中国感染与化疗杂志, 2016, 16（4）:437-448.

30. Xu L, Sun X, Ma X.Systematic review and meta-analysis of mortality of patients of infected with carbapenem-resistant Klebsiella pneumoniae.Ann Clin Microbiol Antimicrob, 2017, 16（1）:18.

31. Buys H, Muloiwa R, Bamford C, et al.Klebsiella pneumoniae bloodstream infections at a South African children's hospital 2006—2011, a cross-sectional study. BMC infect dis, 2016, 16（1）:570.

32. 曹江, 杨德清, 梁蓓蓓, 等 . 头孢哌酮舒巴坦对鲍曼不动杆菌抗菌活性作用的文献计量分析 . 中国临床药理学杂志, 2016, 32（19）:1803-1807.

第六节 肺部真菌病

随着广谱抗菌药物、免疫抑制剂和抗肿瘤药物的广泛应用,各种导管的留置以及呼吸机的普及,加之对免疫缺陷病和真菌感染诊断水平的提高,临床上儿童侵袭性真菌感染的患病率呈上升趋势。肺部是侵袭性真菌感染最常见的部位,侵袭性肺部真菌感染(invasive pulmonary fungal infections, IPFIs)指真菌侵入气管支气管及肺组织引起的感染,不包括真菌寄生和过敏引起的肺部病变。

IPFIs 的诊断采用分级诊断模式,诊断依据由宿主(危险)因素、临床证据、微生物学证据和组织病理学 4 部分组成,分为确诊、临床诊断和拟诊三个级别[1]。

【诊断依据】

1. 宿主和 / 或环境(危险)因素

(1)基础疾病:早产儿、低出生体重儿和先天发育异常、慢性疾病、重度营养不良等。

(2)原发性免疫缺陷病:各类原发性免疫缺陷病,尤其是联合免疫缺陷病、细胞免疫缺陷病和慢性肉芽肿病(CGD)等。

(3)继发性免疫功能低下:抗肿瘤药物导致外周血中性粒细胞减少;长期应用广谱抗菌药物、糖皮质激素以及其他免疫抑制剂;骨髓移植和器官移植后以及 HIV 感染和其他严重病毒感染等。

(4)侵入性操作:包括血管内留置导管、留置导尿管、气管插管或气管切开、机械通气、腹膜透析、血液净化和胃肠外营养等。

(5)环境危险因素:免疫功能基本正常的儿童,由于吸入大量真菌孢子,如空调污染、密切接触鸽类以及接触有真菌存在的环境等,超过机体抵抗力而发病,多见于肺隐球菌病,其次是侵袭性肺曲霉菌病。

2. 临床证据

(1)发热、咳嗽和肺部体征经抗菌药物治疗无好转或好转后再次出现发热、咳嗽和肺部体征。

(2)影像学提示肺部病变经抗菌药物治疗无好转或肺部出现新的非原发病的浸润影。

3. 微生物学证据 有临床诊断意义的微生物学证据:

(1)合格痰标本直接镜检发现菌丝,且培养连续 2 次以上分离到同种真菌。

(2)支气管肺泡灌洗液经直接镜检发现菌丝,真菌培养阳性。

(3)合格痰液或支气管肺泡灌洗液直接镜检或培养发现新生隐球菌。

(4)血液标本曲霉半乳甘露聚糖抗原(GM)检测(ELISA)连续 2 次吸光度值(I)>0.8 或单次 I>1.5。

(5)血液标本真菌细胞壁成分 1,3-β-D 葡聚糖抗原(G 试验)连续 2 次阳性。

(6)血液或支气管肺泡灌洗液隐球菌抗原阳性。

有确诊意义的微生物学证据:

(1)肺组织真菌培养阳性。

(2)胸腔积液真菌培养阳性。

(3)血液真菌培养阳性(曲霉和除马尼菲青霉以外的青霉需除外污染)。

(4)合格痰液或支气管肺泡灌洗液发现肺孢子菌包囊、滋养体或囊内小体。

(5)胸腔积液和血液直接镜检发现新生隐

球菌。

4. 组织病理学证据 肺组织标本进行组织病理学检查发现真菌感染的病理改变以及菌丝或孢子等真菌成分。

【诊断标准】

1. 确诊(proven) 宿主因素 + 临床证据 + 肺组织病理学和/或有确诊意义的微生物学证据。

2. 临床诊断(probable) 宿主因素 + 临床证据 + 有临床诊断意义的微生物学证据。

3. 拟诊(possible) 宿主因素 + 临床证据。

【治疗】

1. 一般预防 包括医院感染控制技术措施和抗真菌药物预防。目前儿科公认的抗真菌药物预防适应证为:粒细胞减少的血液系统患儿、造血干细胞移植以及慢性肉芽肿患儿。抗真菌药物的耐药问题已引起国内外重视,应避免滥用抗真菌药物预防真菌感染。

2. 靶向预防 在高危患者预防某种特定的真菌感染,如在血液肿瘤和 AIDS 患者应用甲氧苄啶 - 磺胺甲噁唑(TMP-SMZ)预防肺孢子菌肺炎。

3. 拟诊治疗 即经验性治疗,由于侵袭性真菌感染死亡率高,延误治疗则常导致死亡。为此,经验性抗真菌治疗尤为重要。高危真菌感染患儿,临床和影像学表现提示真菌感染(拟诊)时,在积极寻找病因同时,应开始经验性抗真菌治疗。常用药物为氟康唑、伏立康唑、伊曲康唑、卡泊芬净。

4. 临床诊断治疗 即先发治疗,患儿符合临床诊断,其抗真菌治疗已有较强的选择性用药指征,应依据真菌种类、药敏结果、病情轻重以及患儿的耐受性选择用药。

5. 确诊治疗 即靶向治疗,针对确诊患儿,应依据真菌种类、药敏结果、病情轻重以及患儿的耐受性选择用药。

【儿科应用抗真菌药物的种类和剂量】[2,3]

氟康唑:适应证为隐球菌和假丝酵母菌(除外光滑假丝酵母菌、克柔假丝酵母菌)感染,对曲霉菌感染无效。用法及用量:4 周龄以上患儿 6~12mg/(kg·d),每日 1 次,静脉输注;出生后 3~4 周龄患儿 6mg/(kg·次),每 48 小时给药 1 次;出生后不足 2 周龄患儿 6mg/(kg·次),每 72 小时给药 1 次。根据病情可改为氟康唑口服序贯治疗,直至临床感染症状和体征均消失后再继续使用 14 日。最大量每日 600mg。

伊曲康唑:适应证为曲霉菌、假丝酵母菌、隐球菌和组织胞浆菌感染,对镰刀霉菌活性低,对毛霉菌无效。用法及用量:2.5mg/(kg·次),每日 2 次,连用 2 天,静脉输注,此后改为每日 1 次,静脉用药不超过 14 天;口服液用于轻度深部真菌病的治疗或其他抗真菌药物的序贯治疗,或免疫缺陷患儿的长期预防治疗,推荐剂量 2.5mg/(kg·次),每日 2 次,口服,6 个月以上,2 岁以下患儿,可增加 2 倍剂量。最大量每日 200mg。

伏立康唑:适应证为曲霉菌、假丝酵母菌及镰刀霉菌感染,对接合菌无活性。用法及用量:仅用于 2 岁以上患儿。2~12 岁:7mg/(kg·次),每日 2 次,静脉输注;若不能耐受上述剂量,可由 7mg/(kg·次)减量至 4mg/(kg·次),每日 2 次。12 岁以上患儿:6mg/(kg·次),每日 2 次,开始用药 24 小时后改为 4mg/(kg·次),每日 2 次;若不耐受,可减至 3mg/(kg·次),每日 2 次。口服剂量:小于 40kg,100mg/次,每日 2 次;大于 40kg,200mg/次,每日 2 次。

卡泊芬净:棘白霉素类抗真菌药物,适应证为假丝酵母菌和曲霉菌感染,对隐球菌、镰刀霉菌属以及毛霉菌属无活性。用法及用量:仅用于 1 月龄以上儿童,1 小时缓慢静脉输注。1~3 月龄患儿:25mg/(m²·次),每日 1 次。3 月龄~1 岁患儿:50mg/(m²·次),每日 1 次。1 岁以上患儿:第 1 天给予负荷量 70mg/m²,此后给予 50mg/(m²·次),每日 1 次;若日剂量 50mg/m² 不能获得满意临床翻译,且患儿耐受好,可将日剂量增加至 70mg/m²。最大量每日 70mg。

米卡芬净:适应证为假丝酵母菌、曲霉菌。用法及用量:仅用于 4 月龄以上患儿,2mg/(kg·次),每日 1 次,静脉输注,给药剂量为 75mg 或以下时静脉输注时间不少于 30 分钟,剂量为 75mg 以上时静脉输注时间不少于 1 小时。最大量每日 100mg。

两性霉素 B:适应证为曲霉菌、假丝酵母菌、隐球菌和组织胞浆菌感染,对接合菌有效。用法及用量:①注射用两性霉素 B:避光静脉缓慢输注,一次输注时间需 6 小时以上,用 5% 葡萄糖注射液稀释(不可用 0.9% 氯化钠注射液,因可产生沉淀),输注液药物浓度不超过 10mg/100ml。新生儿:初始剂量 0.1mg/(kg·次),每日 1 次,此后逐渐增加至 1mg/(kg·次),每日 1 次,7 天后可减量至 1mg/(kg·次),隔日 1 次。1 月龄~18 岁:初始剂量 0.1mg/（kg·次），每日 1 次，此后逐渐增加至 0.25mg/（kg·次），每日 1 次（周期应超过 2~4 天），可耐受则继续加量至 1mg/（kg·次），每日 1 次；严重感染可加量至 1.5mg/（kg·次），每日 1 次，或 1.5mg/（kg·次），隔日 1 次。②两性霉素 B 脂质体：静脉输注，起始剂量 0.1mg/（kg·次），每日 1 次，此后 1mg/（kg·次），每日 1 次，逐日递增至 3mg/（kg·次），每日 1 次；严重感染可增加至 5mg/（kg·次），每日 1 次。

泊沙康唑：适应证为假丝酵母菌、曲霉菌。用法及用量：仅用于 13 岁及 13 岁以上患儿，口服给药。①混悬液：200mg/ 次，每日 3 次。②迟释片：第 1 日给予负荷剂量 300mg/ 次，每日 2 次；第 2 日开始给予维持剂量 300mg/ 次，每日 1 次。

抗真菌治疗的时间长短，因病情和免疫功能状态而异，一般治疗至临床征候消失，影像学示病变基本吸收。总之，要对病情进行综合分析，要追踪观察，治疗应个体化。

一、肺假丝酵母菌病

【病原体】

假丝酵母菌属于隐球酵母科假丝酵母菌属，是侵犯人类的主要病原菌，以白假丝酵母菌（*Candida albicans*）、热带假丝酵母菌（*C.tropicalis*）最为常见，致病力也最强。其他少见者尚有克柔假丝酵母菌（*C.krusei*）、近平滑假丝酵母菌（*C.parapsilosis*）、伪热假丝酵母菌（*C.pseudotropicalis*）、高里假丝酵母菌（*C.guillerondii*）等。在免疫功能低下者的假丝酵母菌感染中，白假丝酵母菌的比例减少，而非白假丝酵母菌有增加。依照细胞壁甘露聚糖蛋白的主要抗原成分将假丝酵母菌分为血清 A、B 两型。

【发病机制】

假丝酵母菌为双相真菌，有芽生酵母（假菌丝 - 芽伸长不分隔）和菌丝，入侵组织后转化为菌丝相后致病力增强，表现为对宿主上皮黏附和入侵。细胞壁含有甘露聚糖、β- 葡聚糖 / 几丁质；β- 葡聚糖 / 蛋白纤维素等，三者是假丝酵母菌吸附和抗吞噬的毒力基础。假丝酵母菌尚有补体受体，可结合中性粒白细胞使之失去吞噬力。

假丝酵母菌致病性决定于：

（1）黏附：黏附于宿主上皮的能力是其在宿主中形成集落和入侵的第一步，也是致病力的标志。细胞壁的甘露聚糖等是黏附的基础。假丝酵母菌体内的转换系统，使孢子转化为菌丝，可促进黏附。

（2）入侵：是假丝酵母菌致病的第二步，菌丝可直接插入上皮细胞膜，待菌继续生长出芽后再进一步侵入细胞质，是菌产生抗药性和使感染持续或再感染的基础。

（3）激发炎症：假丝酵母菌入侵后，激发机体的炎症反应以及活化补体系统，使机体释放一系列炎症因子。

（4）假丝酵母菌的产物抑制机体正常的免疫反应：菌丝抑制中性粒细胞的趋化、吸附和吞噬作用。假丝酵母菌还抑制 T 细胞对假丝酵母菌抗原的特异免疫反应，而 B 细胞功能继发紊乱从而同时产生了多种自身抗体，如抗卵巢、抗内分泌器官等自身抗体，使机体出现某些内分泌系统功能紊乱及自身过敏症状，甘露聚糖抗原尚可降低巨噬细胞分泌炎症因子，减少抗真菌作用。

（5）假丝酵母菌毒素、蛋白酶是促进菌黏附、入侵、炎症坏死和血管通透性增强的重要物质，其他分泌物如磷酸酯酶、卵磷酸酯酶等均可加速组织的损伤。

假丝酵母菌为人类的正常菌群之一，可在胃肠道、阴道和口腔黏膜中寄居，人体免疫力下降是假丝酵母菌病发生的主要原因，主要危险因素包括各种原因使皮肤黏膜屏障破坏（胃肠手术、各种导管植入等）、长期使用广谱抗生素、使用免疫抑制剂、原发性免疫缺陷病和获得性免疫缺陷病、早产儿、新生儿、营养不良以及慢性消耗性疾病[3]。

【病理改变】

呼吸道黏膜假丝酵母菌感染：病变表面呈天鹅绒样，由坏死组织、纤维素和大量菌丝等构成莫膜，可向深层侵犯，可见坏死和黏膜溃疡病变。

肺假丝酵母菌病（pulmonary candidiasis）：假丝酵母菌大量繁殖并侵入肺组织，对细胞产生毒性和炎症反应。急性期表现为化脓性炎症，可呈多发性脓肿，有时肉眼观察与粟粒性结核难于区别，HE 染色在脓细胞间散布有浅色酵母样菌体，PAS 染色可见薄壁的卵圆形的孢子，有假菌丝。慢性期为肉芽肿性炎症，主要是含有真菌孢子和菌丝的多核巨细胞和上皮样细胞所形成的结节。严重病例的急性播散性病变可无细胞反应，表现为出血性凝固性坏死，常有多发性灰白色微小脓肿形成，其境界清晰，中心有干酪性坏死。在病灶中以及周围可见酵母样孢子和典型假丝酵母菌菌丝。

【临床表现】

通常根据病变部位和病情发展,分为支气管炎型和肺炎型。

1. 气管支气管炎型　病变主要累及气管支气管及其周围组织,而未侵犯肺实质,主要表现为发热,咳嗽、咳痰,气短。体格检查可见呼吸困难并可闻及散在干啰音。

2. 肺炎型　感染多来自口腔或支气管蔓延至肺泡,引起肺实质急性、亚急性或慢性炎症性病变。按感染途径分为:①原发(吸入)性假丝酵母菌肺炎:指发生并局限于肺部的侵袭性假丝酵母菌感染;②继发性假丝酵母菌肺炎:指假丝酵母菌血源性播散引起的肺部病变。临床症状取决于发病过程、宿主状态和肺炎的范围等,多呈急性肺炎或伴有脓毒症表现,有发热、咳嗽、咳痰,痰可呈黏稠胶冻样,由假丝酵母菌菌丝和细胞碎片组成,有时带血,可伴有喘息。体征往往很少。部分患者口咽部可见鹅口疮或散在白膜,重症患者出现口唇发绀、气促,肺部闻及干湿性啰音。此类型多伴有假丝酵母菌血症和其他器官播散性感染,如肝脾和脑膜。

【影像学表现】

气管支气管炎型影像学显示肺纹理增多,增粗且模糊,支气管周围斑片渗出性病变或者结节性病变或有树芽征,可伴有肺门淋巴结肿大。

肺炎型影像学显示两肺中下野弥漫性斑点、小片状、大片状阴影,病变易于融合而成广泛实变,常累及 2 个以上肺叶,一般不侵犯肺尖,多伴有小结节病变或实变周围有结节病变(图 7-6-1~图 7-6-3),偶尔有空洞或胸腔积液。有些病变向周围发展而另一些病灶有消散现象。可伴有肺门淋巴结肿大。如为血型播散,肺内呈小结节或大小不等的融合结节或浸润,有些病例类似粟粒型肺结核。少数表现为肺间质病变。慢性病例由于肉芽肿形成,病灶可呈肿块样或呈大结节表现。

【实验室检查】

外周血白细胞计数升高,中性粒细胞为主,血沉(ESR)和 C 反应蛋白(CRP)升高。

【病原菌检查】[4,5]

1. 培养　血、痰液等标本进行真菌培养,可发现假丝酵母菌。

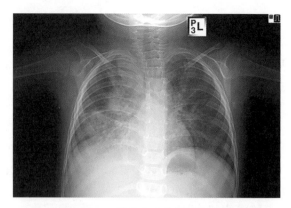

图 7-6-1　显示右肺中下浸润阴影

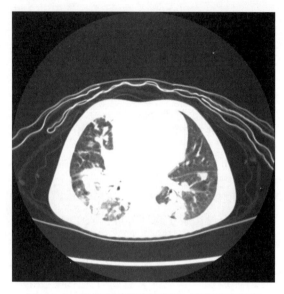

图 7-6-2　显示双肺有实变阴影,伴有结节病变

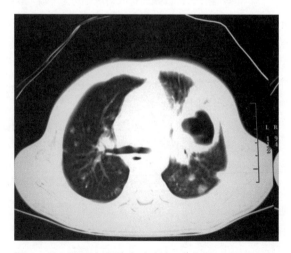

图 7-6-3　显示左上肺大叶实变,有空洞形成,伴有双肺结节病变,大小不等

2. 直接镜检　合格痰液或支气管肺泡灌洗液以氢氧化钾或生理盐水制片,高倍镜下可见卵圆形的出芽孢子和菌丝(图 7-6-4),有大量菌丝存

在提示假丝酵母菌为致病状态,对诊断有重大意义。如在痰液中只见酵母相,应进一步做培养鉴定。在支气管 - 肺泡灌洗液中有酵母样真菌时,应除外隐球菌病和组织胞浆菌病。

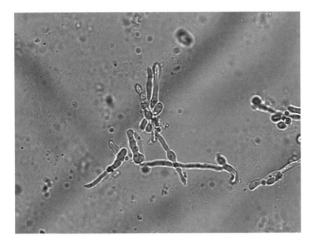

图 7-6-4 直接镜检显示假丝酵母菌孢子和菌丝

3. **染色镜检** 将上述标本同时革兰氏染色,假丝酵母菌菌丝和孢子均染成蓝色,但着色不均。过碘酸希夫染色假丝酵母菌菌丝和孢子均染成红色。

4. **血清学检查** 测定假丝酵母菌抗原、抗体以及代谢产物确定是否有假丝酵母菌感染。假丝酵母菌抗原有细胞壁成分甘露聚糖、细胞质抗原成分烯醇酶等,代谢产物如 D- 阿拉伯糖。

血清 $1,3-\beta-D$ 葡聚糖测定(G 试验):$1,3-\beta-D$ 葡聚糖是真菌细胞壁的重要组成成分之一,占真菌胞壁成分的 50% 以上,由 D 葡聚糖聚合而成,以 $\beta-1,3$ 糖苷键连接的葡萄糖残基骨架作为主链,分支状 $\beta-1,6$ 糖苷键连接的葡萄糖残基作为侧链。除接合菌外,所有真菌胞壁上都含 $1,3-\beta-D$-葡聚糖,以酵母样真菌含量最高,而其他微生物、动物及人的细胞成分和细胞外液都不含这种成分。$1,3-\beta-D$- 葡聚糖在真菌感染中的作用,可能与内毒素在革兰氏阴性杆菌感染中的作用类似,可刺激机体产生免疫反应,并被迅速清除。当真菌进入血液或深部组织后,经吞噬细胞的吞噬、消化等处理,$1,3-\beta-D$- 葡聚糖可从真菌细胞壁释放出来,从而使血液及其他体液(如尿液、脑脊液、腹水、胸腔积液等)中的含量增高。当真菌含量减少时,机体免疫系统将其迅速清除,而在浅部真菌感染时则无类似现象。因此血浆 $1,3-\beta-D$- 葡聚糖升高成为侵袭性真菌感染的一个重要标志。用于

检测血浆 $1,3-\beta-D$- 葡聚糖水平的试验称为 G 试验。G 试验阳性提示侵袭性真菌感染,一般可在临床症状出现数日后表达阳性。该法操作简便,2 小时可出结果,但有假阳性反应,造成假阳性的原因为:输注白蛋白或球蛋白,血液透析,使用多糖类药物,标本接触纱布或细菌污染,外科手术后早期。

【诊断】

肺组织活检发现假丝酵母菌菌丝,可以确诊。无菌部位如血液、胸腔积液和脑脊液等培养阳性,可以确诊为假丝酵母菌感染,佐证同时存在的肺部病变可能为假丝酵母菌感染。因假丝酵母菌是上呼吸道常见的正常定植菌,1 次培养阳性,必须慎重判断。合格痰液 2 次或以上培养为同一菌种,结合患儿高危因素、临床和影像学表现以及治疗反应,可作为临床诊断,若 G 实验同时阳性或镜检见到多量假菌丝和孢子,更支持临床诊断。若 G 实验阳性,痰液培养和直接镜检阴性,除外假阳性后,结合高危因素、临床和影像学表现以及治疗反应,可作为临床诊断。

【鉴别诊断】

细菌性肺炎:侵袭性肺假丝酵母菌病临床表现、外周血白细胞计数、中性粒细胞升高以及 CRP 升高,与细菌性肺炎类似,常误诊为细菌性肺炎。但侵袭性肺假丝酵母菌病影像学表现除实变外,多合并结节病变,有高危因素史,确诊依赖于痰液、支气管肺泡灌洗液或血液真菌检查。

肺结核:一些侵袭性肺假丝酵母菌病患儿病程迁延,加之抗生素治疗无效,易误诊为肺结核,尤其是影像学表现有肺门、支气管旁淋巴结肿大或双肺有类似粟粒性阴影者。鉴别诊断要点:肺结核患儿可有密切结核病接触史,PPD 试验阳性;抗结核治疗有效;痰液、支气管肺泡灌洗液检查可发现结核分枝杆菌。

【治疗】[4,5]

1. **气管支气管假丝酵母菌病** 氟康唑:口服,重者静脉输注,疗程持续至症状和体征、影像学表现消失或合格痰液标本真菌培养连续 2 次阴性。若鉴定为耐氟康唑的非白假丝酵母菌感染,可选用伏立康唑、伊曲康唑、两性霉素 B、棘白霉素类。

2. **肺假丝酵母菌病** 单纯肺假丝酵母菌病,病情较轻可首选氟康唑,疗程视患儿免疫功能而定,至少维持至症状和体征、影像学表现消失。

如病原菌为克柔假丝酵母菌或其他耐药菌株感染，或患儿病情重，发生血行播散者，则可改为伏立康唑、棘白霉素类、两性霉素 B。

二、肺隐球菌病

【病原学】

1894 年 Sanfelice 首先在桃汁中分离到一种新的真菌，将其命名为新型酵母菌，直到 1950 年 Benham 最终将其命名为新生隐球菌（C. neoformans）。隐球菌属包括 17 个种和 18 个变种，是一种腐物寄生性酵母菌，广泛分布于世界各地，可以从土壤、鸽粪和水果中分离出来，也可从健康人的皮肤、黏膜和粪便中分离出来。致病菌主要是新生隐球菌及其 9 个变种，其他还有浅黄隐球菌、浅白隐球菌和罗伦隐球菌等，但很少见。按血清学分类可分为 A~D 和 AD 5 个血清型，此外尚有少量不确定型。

鸽粪被认为是最重要的传染源，干燥鸽粪飞扬形成的气溶胶颗粒直径常 <2μm，易于到达肺泡。分离出本菌的动物还有马、奶牛、狗、猫、山羚羊、貂、猪、考拉、鼠等。新生隐球菌是单态真菌，以酵母形式存在，细胞多呈圆形或卵圆形，不形成菌丝和孢子，出芽生殖，致病性隐球菌具有荚膜。

【发病机制】

感染途径可能是：①吸入空气中的孢子，此为主要的途径，隐球菌孢子到达肺部引起肺部感染，继而播至全身。初吸入的孢子沉积于肺部并没有荚膜，侵入宿主 24 小时后孢子获得荚膜，从而获得致病力。②创伤性皮肤接种。③摄入带菌的食物，经肠道播散至全身引起感染。新生隐球菌感染见于免疫功能抑制者，也可发生在免疫功能正常者，近年来免疫功能正常儿童发生肺部隐球菌的病例增多，半数以上病人有接触鸽粪史，部分接触腐烂树叶和水果，也有其他动物如马、驴等接触史。

目前已知隐球菌的毒力因素包括荚膜多糖、酚氧化酶系统。荚膜的主要成分为葡萄糖醛酸-木糖-甘露聚糖，其他潜在的毒力因素还有隐球菌代谢产物甘露醇、细胞外蛋白酶等，前者在脑组织中出现可加重脑水肿，后者有溶组织作用。人体对隐球菌的免疫包括体液免疫和细胞免疫。另外，巨噬细胞、中性粒细胞、淋巴细胞、自然杀伤细胞起主要作用。

【病理改变】

病变类型与病期早晚以及免疫状态有关。新鲜的病变有大量隐球菌及炎细胞，由于隐球菌的荚膜物质有抑制中性粒细胞渗出的作用，因此，病灶处主要是单核细胞、淋巴细胞和浆细胞，中性粒细胞很少。早期可形成胶样病灶，液化后出现囊腔，内有多量隐球菌。较陈旧的病变则表现为肉芽肿形成，有纤维组织增生，其间有大量的巨噬细胞、上皮样细胞、异物巨细胞和淋巴细胞，此时隐球菌数量减少，且大部分被吞噬细胞吞入胞质内。免疫功能正常者常形成非干酪性肉芽肿，在巨噬细胞胞质内可见被吞噬的隐球菌。免疫功能低下者不易见到肉芽肿，但肺泡腔中充满隐球菌孢子，炎性细胞、坏死和空洞少见。

【临床表现】

(1) 无症状型：仅在 X 线检查时偶然发现，见于免疫功能健全者，一般见于成人。儿童极少见。

(2) 慢性型：起病隐匿，症状类似肺结核，包括咳嗽、胸痛、咳痰、血丝痰，常伴有低热、乏力、体重下降，很少有阳性体征。

(3) 急性型：表现为急性肺炎，有高热、咳嗽，痰中可有大量菌体，可迅速进展导致呼吸衰竭。体检可有干、湿啰音。多见于 AIDS 和其他原因所致严重免疫抑制患者。

(4) 肺外隐球菌病表现：肺部隐球菌病若未控制，可经血行播散至全身，导致隐球菌脑膜炎或其他器官感染，称为播散性隐球菌病。儿童肺隐球菌病多与其他部位的隐球菌病同时发生，有时当其他器官发生隐球菌病时，肺部病变已消散。

隐球菌侵犯中枢神经系统最常见，症状也最重，临床可分为四型：脑膜炎型、脑膜脑炎型、肉芽肿型和囊肿型，其中以脑膜炎型最常见。

此外，尚有皮肤黏膜隐球菌病、骨隐球菌病。近年来发现隐球菌可侵犯肝脾和腹腔淋巴结，发生腹腔隐球菌病，引起肝脾和腹腔淋巴结肿大。淋巴结可坏死融合，形成腹腔包块，坏死的淋巴结可发生钙化，与结核病极类似。

【影像学表现】

文献报道，肺隐球菌感染可以引起：①胸膜下纤维结节，通常直径小于 1cm；②隐球菌结节或大的肉芽肿，直径可达 6cm 或更大，常呈凝胶状，有时形成中心性坏死和空洞；③浸润阴影：表现为支气管周围和肺实质浸润阴影，常伴纵隔或肺门淋巴结肿大，与肺结核相似；可伴有肺内以及胸膜下结节,偶有以纵隔肿大淋巴结为主,而肺内病变轻微,易误诊为淋巴瘤。④两肺粟粒性播散。所有类型中钙化和干酪性坏死罕见,可有空洞形成。以上表现可混合存在。

根据笔者收治的儿童肺隐球菌病的影像学表现,总结如下:①免疫功能低下儿童,多见斑片状或大片状实变,单侧或多侧,与其他病原体肺炎难以区别(图 7-6-5)。②免疫功能正常的儿童,多见结节状阴影,单发或多发,常位于胸膜下,大小不一,可伴有肺门淋巴结肿大(图 7-6-6)。③气管、支气管旁淋巴结肿大者也可见(图 7-6-7,图 7-6-8)。④弥漫性粟粒状阴影见于发生血行播散合并脑膜炎或腹腔隐球菌病者(图 7-6-9,图 7-6-10)。

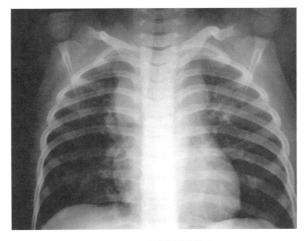

图 7-6-7　纵隔明显增宽

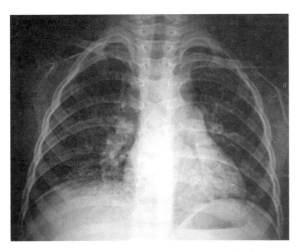

图 7-6-5　右肺斑片状阴影,肺门阴影增浓

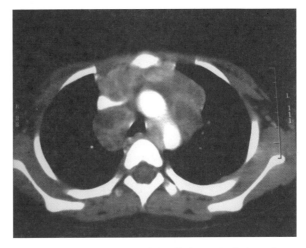

图 7-6-8　纵隔淋巴结增大,其内可见低密度区域

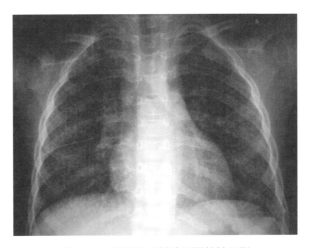

图 7-6-9　双肺弥漫性类似粟粒性阴影

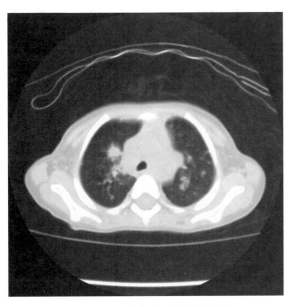

图 7-6-6　双肺大小不等结节阴影

【实验室检查】

外周血白细胞计数升高,中性粒细胞为主,血沉(ESR)和 C 反应蛋白(CRP)升高。部分患儿嗜酸性粒细胞和 IgE 升高,尤其是合并播散性隐球菌病者。

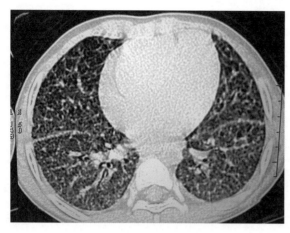

图 7-6-10　双肺弥漫性类似粟粒性阴影

【病原学检查】

1. 直接镜检　取脑脊液、尿、痰液等标本，加一滴墨汁混匀，可见双层厚壁孢子，外有一层宽阔荚膜，边缘清楚。若为肺组织块，研磨后加墨汁制片检查。隐球菌常混杂于淋巴细胞中，易误诊为淋巴细胞，应注意鉴别。

2. 染色镜检　组织标本 HE 染色，胞壁外常有空隙（系菌体胶样荚膜未着色），部分荚膜可染成淡红色。PAS 染色，菌体和荚膜均呈红色。

3. 培养　脑脊液、尿、血、痰液等标本进行真菌培养，可发现隐球菌。

4. 组织病理　切片中一般隐球菌呈圆形或椭圆形，多数集聚成堆，少数分散在组织内。HE 染色标本，胞壁外常有空隙（系菌体胶样荚膜未着色），部分荚膜可染成淡红色。PAS 染色，菌体和荚膜均呈红色（图 7-6-11）。

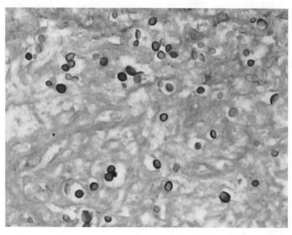

图 7-6-11　纵隔淋巴结活检 PAS 染色
看见厚荚膜的孢子

5. 抗原检测　测定血清、支气管 - 肺泡灌洗液（BALF）的隐球菌荚膜多糖抗原，有助于早期诊断。肺隐球菌病单独存在时，BALF 中荚膜多糖抗原阳性，血清中抗原检测阳性率不高，常小于40%，血清阳性提示发生血行播散。类风湿因子阳性、肿瘤、慢性脑膜炎、红斑狼疮、结节病可出现交叉反应。脑膜炎时脑脊液荚膜多糖抗原测定阳性。隐球菌荚膜多糖抗原的滴度升降可反映病情的恶化或好转，以此指导用药。

【诊断】

合格痰液或支气管肺泡灌洗液直接镜检或培养发现新生隐球菌或乳胶凝集法检测隐球菌荚膜多糖抗原呈阳性结果即可诊断。

【鉴别诊断】

1. 肺结核　肺隐球菌病（pulmonary cryptococcosis）的影像学表现与肺结核类似，可表现为双肺弥漫性粟粒状阴影或结节状阴影，伴有肺门淋巴结肿大或气管支气管旁淋巴结肿大，临床上易误诊为粟粒型肺结核、原发性肺结核或支气管淋巴结结核。当肺隐球菌病合并脑膜炎和 / 或腹腔隐球菌病时，更易误诊为结核病。我们收治的肺隐球菌病患儿多数误诊为结核病，应注意二者的鉴别诊断。当考虑肺结核而 PPD 试验阴性时更需除外肺隐球菌病。鉴别要点：肺隐球菌病多有鸽子接触史；无结核病接触史、PPD 试验阴性、抗结核治疗无效；外周血白细胞和 CRP 可明显升高；血清、支气管 - 肺泡灌洗液以及脑脊液隐球菌荚膜多糖抗原测定阳性、墨汁染色或真菌培养阳性。

2. 细菌性肺炎　肺隐球菌病的肺部浸润阴影以及外周血白细胞和 CRP 升高，可误诊为细菌性肺炎，需要鉴别。但肺隐球菌病常咳嗽不剧烈，与发热不一致，可有嗜酸性粒细胞和 IgE 升高。鉴别主要依靠痰液细菌或真菌培养以及抗生素的治疗反应。

3. 恶性淋巴瘤　肺隐球菌病影像学表现为气管支气管旁淋巴结肿大时，可误诊为恶性淋巴瘤。鉴别要点：肺隐球菌病气管支气管旁淋巴结受累广泛，涉及前后纵隔淋巴结，血清隐球菌荚膜多糖抗原测定阳性，必要时可通过淋巴结活检鉴别。

【治疗】[6]

1. 肺隐球菌病的治疗　免疫功能正常且轻～中度肺隐球菌病的患儿（不伴弥漫性肺部浸润及播散性感染），应用氟康唑口服治疗，疗程 6～12 个月。替代药物包括伊曲康唑、福利康唑、泊沙康唑。不能口服者，应用两性霉素 B 0.5~1mg/(kg·d)。重症患儿(弥漫性肺部浸润或播散性感染)，应用两性霉素 B 0.5~1mg/(kg·d)(或相当剂量两性霉素 B 脂质体)联合 5- 氟胞嘧啶，热退或培养转阴后，改为氟康唑口服，可持续 24 个月。

合并隐球菌脑膜脑炎者，分期联合治疗，即诱导治疗、巩固治疗和维持治疗。①诱导治疗：两性霉素 B/ 两性霉素 B 脂质体静脉输注联合 5- 氟胞嘧啶口服，持续 2~4 周，用药 2 周复查脑脊液，若仍呈阳性，应继续诱导方案并每 2 周复查 1 次脑脊液，直至脑脊液培养阴性。②巩固治疗：诱导治疗之后，应给予口服氟康唑[6~12mg/(kg·次)，每日 1 次]巩固治疗 8 周。③维持治疗：随后，应给予口服氟康唑[3~6mg/(kg·次)，每日 1 次]维持治疗 6~12 个月。若能测定隐球菌荚膜多糖抗原，一般治疗至脑脊液抗原滴度 1∶4 以下。对于持续性或复发性隐球菌感染(持续性感染是指经合理抗真菌治疗 4 周后脑脊液培养持续阳性，感染复发是指感染已经消退之后原感染部位再燃或之前无菌部位出现隐球菌感染)的患儿，应重复诱导治疗且延长疗程为 4~10 周，并在治疗 2 周后复查脑脊液，可增加两性霉素 / 两性霉素脂质体剂量。同时根据药敏试验结果决定是否更换氟康唑或 5- 氟胞嘧啶。诱导治疗后，若药敏试验结果对氟康唑敏感，则重新开始氟康唑巩固治疗；若对氟康唑不敏感，可替代方案包括伏立康唑(疗程 10~12 周)、泊沙康唑、伊曲康唑。但泊沙康唑达到的脑脊液水平较差。伊曲康唑不易通过血 - 脑脊液屏障，由于脑脊液的浓度低，但在脑组织中有较高的浓度，实际治疗中效果次于氟康唑，在中枢神经隐球病的治疗中，主张与两性霉素 B 联用或转阴后维持治疗。

2. 播散性隐球菌病的治疗　根据受累器官，参考隐球菌脑膜脑炎或肺隐球菌病的治疗。

三、肺曲霉菌病

【病原体】

曲霉分为 18 个群、132 个种和 18 个变种，绝大多数分为非致病菌，已报道引起人类致病者有以下几种：烟曲霉、黄曲霉、黑曲霉、土曲霉、构巢曲霉等，其中以烟曲霉最常见。烟曲霉和黄曲霉常常引起肺曲霉菌病和败血症等全身感染，黑曲霉和构巢曲霉等常引起肺曲霉菌球，棒曲霉、构巢曲霉可引起寄生性支气管肺曲霉菌病，其他曲霉可引起耳、眼、鼻窦的感染。曲霉广泛分布于自然界，可从空气、粮食、花生、干草、动物皮毛及正常人的皮肤和黏膜分离。在动物中，鸟类尤其容易感染。

在各种曲霉菌病中，可为单一曲霉菌的感染，也可为两种以上曲霉菌合并感染。较严重的病例，常伴有细菌、病毒及其他真菌感染。

【发病机制】

本病为外源性感染，主要是肺部或者鼻窦吸入大量的曲霉菌孢子，侵入血流播散至全身各器官。其次是皮肤创伤性接种。人体吸入孢子后，出现腐生菌感染过程，腐生菌经过菌丝体生长的复杂模式，形成特征性的子实体(分生孢子梗)，含芽胞(分生孢子)。

曲霉菌的致病方式有以下几种：

(1)原发性侵袭型：机体抵抗力正常，吸入大量的病原体，使机体感染，引起急性肺炎表现。这些病例不多见，我们的这类病例均有短时间内接触含曲霉的环境如发霉的粮食和腐烂木材和发霉地下室等病史，或者长期接触含霉菌病史如长期接触干草等。

(2)继发性侵袭型：机体患有严重疾病或长期应用大量抗生素、免疫抑制剂，此型较为常见。因中性粒细胞和巨噬细胞分别吞噬曲霉菌的菌丝和孢子，当这些细胞功能缺陷时如慢性肉芽肿病、化疗药物使用引起的中性粒细胞减少、免疫抑制剂使用影响中性粒细胞和巨噬细胞功能时易发生肺部曲霉菌病。

(3)变态反应型：因吸入大量曲霉孢子而引起过敏反应，此型绝大多数见于哮喘和囊性纤维化患儿。

(4)腐生或寄生型：曲霉菌寄生在支气管扩张的空腔内和肺结核的空洞内以及先天性囊腔病变中。

【临床类型】

由于机体免疫状态和易感性不同，曲霉菌侵入肺部可以引起下列 3 种表现：侵袭型曲霉菌病、变应性支气管肺曲霉菌病、寄生型肺曲霉菌病。

(1)侵袭型曲霉菌病：包括侵袭性肺曲霉菌病、气管支气管曲霉菌病或称气道侵袭性曲霉菌病。气道侵袭性曲霉菌病在组织学上必须是曲霉深达气道基底膜。侵袭性肺曲霉菌病可以由血管侵袭，导致血管栓塞和组织坏死,此型多发生于严重免疫缺陷患者。

(2)变应性支气管肺曲霉菌病(ABPA):是机体对烟曲霉气道定植产生的复杂超敏反应。

(3)腐生或寄生型肺曲霉菌病:包括肺曲霉菌球、寄生型支气管曲霉病以及慢性空洞性肺曲霉菌病(CCPA)。肺曲霉菌球通常发生于已经存在的肺空洞性病变内,霉菌在空腔内寄生,形成曲霉菌球,偶见于胸膜腔和支气管残端,属于腐生寄生。寄生型肺曲霉菌病仅有轻微组织炎症反应,但易造成病变周围血管损害。寄生型支气管曲霉菌病很难确定,也可认为是气道曲霉定植。慢性空洞性肺曲霉菌病又称隐匿性肺曲霉菌病或半侵袭性肺曲霉菌病,患儿通常存在慢性肺疾病,宿主免疫应答足以抑制曲霉菌但无法将其清除,临床感染病程进展缓慢。

【高危因素】

侵袭型肺曲霉菌病的发生与机体免疫状态和基础疾病有关。典型危险因素包括严重和长期的中性粒细胞减少,应用大剂量糖皮质激素,应用免疫抑制剂和存在造成免疫功能低下的基础疾病。免疫功能受损越严重,越易发生急性侵袭型肺曲霉菌病。极少数免疫功能基本正常的儿童,因吸入大量真菌孢子超出机体抵抗力,可发生原发性侵袭性肺曲霉菌病。

变应性支气管肺曲霉菌病几乎只发生在哮喘或囊性纤维化患者。

慢性空洞性肺曲霉菌病患儿可无或轻微免疫功能低下,通常存在一种及一种以上基础肺部疾病。主要见于患慢性肉芽肿病等免疫缺陷患儿,并可作为免疫缺陷病的首发表现。

【病理表现】

侵袭性肺曲霉菌病早期为弥漫性渗出性改变,之后组织化脓及坏死。病灶内可找到大量菌丝,曲霉菌丝易穿透血管可引起血管炎、血管周围炎及血栓形成等,致组织缺血和梗死。气道侵袭性曲霉菌病表现为气道阻塞、坏死溃疡性和假膜形成。

变应性支气管肺曲霉菌病典型的病理改变是中央气道扩张,常有黏液堵塞,远端气道通常正常。曲霉的菌丝可与支气管壁紧密相邻,但界限清楚,不侵入管壁和血管,一些病例可形成肉芽肿。

肺曲霉菌球是由菌丝、黏液和细胞碎片形成

的圆形聚结物,可能松散地附着于肺空洞壁上。组织学切片上,肺曲霉菌球呈层状外观,是由生长在空洞内表面并脱落的真菌菌丝与真菌细胞外基质一起形成的一层层的堆积物。

慢性空洞性肺霉菌病的病理学特征是慢性炎症伴局部纤维化,通常没有肉芽肿、坏死或嗜酸性粒细胞浸润。空洞壁由坏死组织、肉芽组织和纤维组织等3层结构构成。菌丝不侵入组织,故镜下通常观察不到菌丝。

【临床表现】

(1)侵袭型肺曲霉菌病

1)侵袭性肺曲霉菌病:侵袭型曲霉菌病最常累及肺部。主要表现为发热、咳嗽、咳痰,可伴胸痛、气促、咯血。咯血可以是本病不同于一般细菌性肺炎的有诊断参考价值的症状,约30%的患者可有肺外器官受累。可以迅速进展为呼吸衰竭。

2)气道侵袭性曲霉菌病:最常见于肺移植受者,也可见于血液系统恶性肿瘤患儿,以及其他实体器官移植受者、HIV感染者。主要表现为呼吸困难、咳嗽,伴有不伴有发热、喘息、咯血。可咳出管腔内黏液栓。

(2)变应性支气管肺曲霉菌病:绝大多数发生于哮喘和囊性纤维化患儿,极少数可发生于支气管扩张、慢性肉芽肿病、高IgE综合征、肺移植受者。ABPA首发的支气管痉挛是短暂的,后期症状趋于慢性。特征性的临床表现是哮喘和反复发作。重症患儿可出现支气管梗阻发作、间断发热、咳棕色黏液栓性痰,有时见咯血。部分患儿表现为无症状的肺实变。少数可合并过敏性曲霉菌鼻-鼻窦炎,伴鼻塞、深色黏稠鼻腔分泌物等症状。

(3)腐生型或寄生型肺曲霉菌病

1)肺曲霉菌球:一般为单个出现,偶尔双肺同时出现,咯血是本病的重要症状,少数可咯出咖啡色颗粒状物,常为曲菌球脱落的碎片,此时镜检可找到菌丝。可有慢性咳嗽。

2)慢性空洞性肺曲霉菌病:病程长达数月甚至数年,多表现为体重减轻、慢性咳嗽、不同程度的咯血、乏力和或气促,少数患儿有发热、盗汗、胸痛、咳痰等表现。可由未彻底治愈的侵袭性肺曲霉菌病、ABPA发展而来。病程进展缓慢,最后波及整个肺或胸腔、纵隔、胸壁等。若机体免疫功能受损可转化为侵袭性肺曲霉菌病。发热可能为机体免疫功能受损或合并细菌感染所致。

3）寄生型支气管曲霉菌病：免疫功能正常患儿可无症状。免疫功能低下者可出现气道侵袭性曲霉菌病表现。

【影像学表现】

侵袭性肺曲霉菌病胸部 CT 通常表现为肺结节和/或浸润，典型表现为：早期（0~5 日）为双肺弥漫性结节实变阴影或单发结节实变阴影，多位于胸膜下，周围可出现磨玻璃阴影（晕轮征，halo sign）（图 7-6-12，图 7-6-13）；5~10 日结节实变阴影增大，肺实变区液化、坏死，出现空腔阴影，10~20 日可见病灶呈半月形透光区（空气新月征，air-crescent sign）（图 7-6-14，图 7-6-15），进一步可变为完整的坏死空洞，多为单发性，或多发性，病灶大小不一。

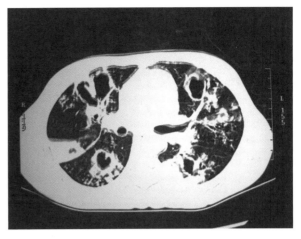

图 7-6-14 双肺弥漫结节或楔形阴影，多位于胸膜下，结节内有多发空洞

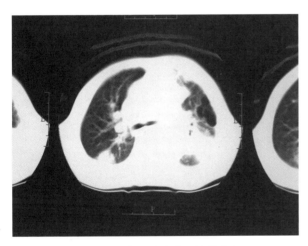

图 7-6-12 右下肺胸膜下结节病变，周围有晕轮征、左肺实变和空洞

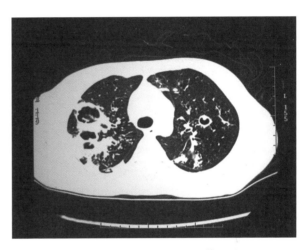

图 7-6-15 肺部实变和小结节阴影，结节内有空洞形成，可见空气新月征

气道侵袭性曲霉菌病表现为气道壁增厚，气道周围斑片阴影和树芽征，可有小结节病变，有黏液阻塞表现时可导致肺不张。

变应性支气管肺曲霉菌病表现为同一部位反复出现或游走性浸润影，常伴有典型的黏液栓形成的分支状阴影（指套征），晚期出现中央型（累及肺内侧 1/2~2/3）支气管扩张，以肺上叶为主，通常呈广泛近端囊状或柱状支气管扩张，若孢子阻塞支气管可引起短暂性肺段或肺叶不张。此外，亦可见树芽征、肺泡周围实变、毛玻璃影、马赛克灌注等征象。

肺曲霉菌球典型表现为空洞中致密团块状阴影，占据空洞的部分或大部分，空洞的其余部分则呈半月形或新月形气体阴影，由于菌丝不侵袭空洞壁，较小的团块状阴影可在空洞内移动，或随体位改变而移动。

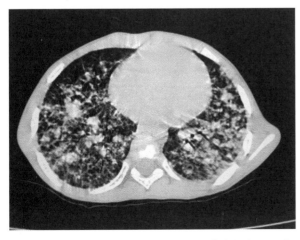

图 7-6-13 双肺弥漫结节病变，一些结节内有空洞形成

慢性空洞性肺曲霉菌病胸部 CT 表现多为单发或多发的肺部实变,伴有结节病变和胸膜肥厚或积液,有空洞形成(图 7-6-16~图 7-6-19),空洞性病变中见球形块影,类似曲霉菌球,但不同的是病灶周围有显著的肺组织炎症反应,随着时间推移则见慢性组织破坏,肺萎缩和纤维化,以及单发或多发空洞,酷似慢性纤维空洞性肺结核。

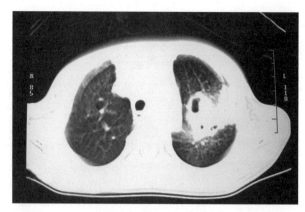

图 7-6-18 左肺结节实变,位于胸膜下,内有空洞

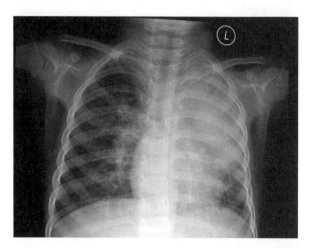

图 7-6-16 左肺实变,位于胸膜下

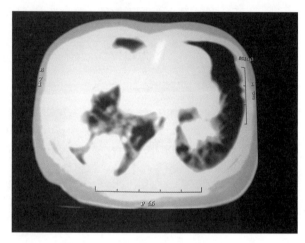

图 7-6-19 双肺多发结节实变和右上肺大叶实变,位于胸膜下

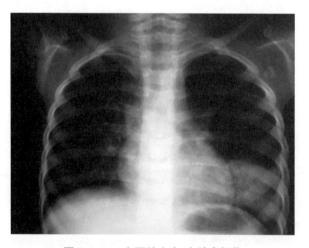

图 7-6-17 左下肺实变,左腋窝钙化

【病原学检查】

1. 直接镜检 取痰液、BALF 等标本,加一滴氢氧化钾溶液,镜下见分隔菌丝、分生孢子。菌丝长短不一,多呈杆状,明显分隔,直径为 3~5μm,并有多根菌丝向同一方向反复分支的倾向,分支约 45°,排列呈放射状或珊瑚状,孢子密集成群(图 7-6-20)。直接镜检的主要缺点是阳性率较低。

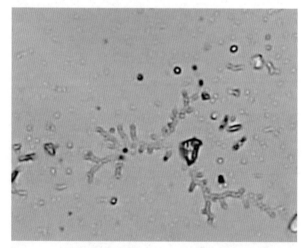

图 7-6-20 痰液直接镜检可见曲霉菌丝和孢子,菌丝有分隔,有多根菌丝向同一方向反复分支

2. 染色镜检 用常规的 HE 染色方法,真菌很容易被漏掉,或者被认为是坏死纤维、纤维蛋白丝或人为假象。PAS 和银染等特殊染色可以更清

楚地显示真菌细胞（图7-6-21，图7-6-22），坏死的真菌结构用银染比过碘酸希夫染色可能会更好。

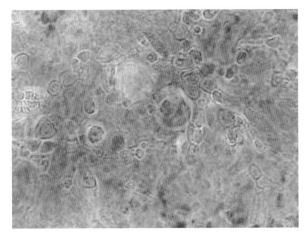

图7-6-21 痰液 PAS 染色镜检可见曲霉菌丝，菌丝有分隔，有多根菌丝向同一方向反复分支，分支约 45°

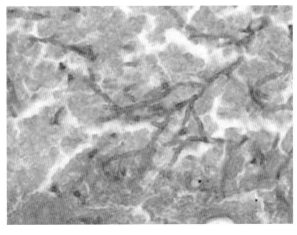

图7-6-22 肺组织活检 PAS 染色可见曲霉菌丝，菌丝有分隔，有多根菌丝向同一方向反复分支，分支约 45°

3. 培养 标本接种于培养基上，48小时后即有菌丝和分生孢子头出现。

4. 血清学检查 血清半乳糖甘露聚糖（GM）抗原检测：简称 GM 实验。半乳糖甘露聚糖仅存在于曲霉细胞壁中，曲霉发生侵袭性感染时，可从细胞壁释放进入血液或痰液，在血清或痰液中可检测出。GM 实验阳性提示侵袭性曲霉感染。半乳糖甘露聚糖最早可在发病前 5~8 日从血液中检出。GM 实验有假阳性，假阳性率较高的人群为新生儿和婴儿、自身抗体阳性、菌血症患者、使用半合成青霉素、异体骨髓移植患者，以及使用球蛋白和含双歧杆菌的益生菌。慢性肉芽肿病患儿发生慢性空洞性肺曲霉菌病时，GM 检测呈阴性。

血清 1,3-β-D- 葡聚糖抗原检测：1,3-β-D- 葡聚糖为真菌细胞壁成分，国内采用 Fungitec-G 法（中华鲎实验），简称 G 试验。阳性提示包括曲霉在内的侵袭性真菌感染。

曲霉菌抗体：ABPA 患儿血总 IgE（通常 >1 000U/ml）和曲霉菌特异性 IgE、IgG 明显升高。CCPA 患儿曲霉菌 IgG 阳性。

5. PCR 检测 痰或支气管肺泡灌洗液曲霉菌 PCR 检测敏感性高于痰或支气管肺泡灌洗液真菌培养，可作为肺曲霉菌病（pulmonary aspergillosis）筛查和临床诊断手段。

6. 病理检查 不同类型的肺曲霉菌病有不同的病理特点，如上文病理表现所述。肺内咯出物或肺内活检组织，发现曲霉菌丝，具有肯定诊断意义。

【诊断】

侵袭性肺曲霉菌病现行的诊断模式为基于宿主因素、临床特征、微生物学及病理组织学检查三种核心因素的综合诊断，诊断分级为确诊（proven）、临床诊断（probable）、拟诊（possible）。肺组织活检和培养发现曲霉，可以确诊。气管内坏死物或合格痰标本直接镜检发现菌丝，且培养连续 2 次分离到同种真菌；BALF 经直接镜检发现菌丝，真菌培养阳性；血清/痰 GM 连续 2 次阳性，可临床诊断为侵袭性肺曲霉菌病。

对于哮喘或囊性纤维化反复发作，胸部影像学检查提示黏液栓、肺实变或中央型支气管扩张，外周血嗜酸性粒细胞计数 >500/µl，血清总 IgE>1 000U/ml 应考虑 ABPA 诊断，结合病原学检查结果曲霉菌 IgE、IgG 抗体阳性可临床诊断 ABPA。其中高危因素、曲霉菌 IgE 阳性、血清总 IgE 水平升高为必备条件，其他标准需符合至少 2 项。

肺曲霉菌球的诊断标准是放射学证据结合微生物学证据，即放射学检查发现肺空洞中有圆形肿块，痰培养阳性或血中可检测到曲霉菌 IgG 抗体。CCPA 中可出现肺曲霉菌球，区别单纯肺曲霉菌球与 CCPA 需要依据临床症状、炎症指标、肺部影像学表现，以及疾病随时间的变化情况综合判定。若肺曲霉菌球为单发，空洞稳定持续数月，且患者症状极轻微（如仅轻微咳嗽）、全身性炎症的证据也极少，则可诊断为单纯肺曲霉菌球。

对于有乏力和体重减轻等全身症状，伴一侧或双侧肺部有一个或多个空洞，并且结核检测结果呈阴性,可怀疑为慢性空洞性曲霉菌病。目前CCPA诊断条件[7]为:①肺部症状或慢性肺部基础疾病或肺部影像学变化持续3个月以上,伴影像学提示空洞形成、胸膜增厚、空洞周围浸润表现,部分患儿可合并存在肺曲霉菌球;②血清曲霉菌IgG抗体阳性或其他微生物学依据;③宿主免疫功能正常或轻微免疫功能受损,通常伴一种或一种以上基础肺疾病。痰曲霉菌某些种培养阳性,但血清曲霉菌IgG抗体检测结果呈阴性或待定,仅凭培养阳性不足以诊断为CCPA。对于痰真菌培养阴性的患儿可行纤支镜检查取支气管肺泡灌洗液进行真菌、分枝杆菌染色及培养。

【鉴别诊断】

1. **肺结核**　慢性空洞性肺部曲霉菌病慢性起病、病程长,影像学表现为大叶实变和空洞,与肺结核相似,临床上易误诊为肺结核。但慢性空洞性肺曲霉菌病不伴有肺门或气管支气管旁淋巴结肿大,无结核病接触史,PPD试验阴性,抗结核治疗无效,痰液曲霉培养阳性可资鉴别。慢性肉芽肿患儿发生慢性空洞性肺曲霉菌病时,与肺结核很难鉴别。因此类患儿常有卡介苗接种侧腋窝淋巴结肿大、破溃或钙化,PPD试验呈阳性,如果无真菌病原学依据,肺部病变难于除外卡介苗株结核分枝杆菌引起的肺部结核病或两者并存,此时两者的鉴别或确诊必须依赖病原学检查或肺组织病理检查。急进性血管侵袭性肺曲霉菌病影像学出现多发空洞或早期表现为双肺弥漫性浸润时,易误诊为肺结核,鉴别诊断仍是依赖病原学检查包括GM实验、痰液真菌检查或肺组织病理检查。

2. **细菌性肺炎**　侵袭性肺曲霉菌病早期的影像学表现及其外周血白细胞和CRP升高,易误诊为细菌性肺炎,需要鉴别。但侵袭性肺曲霉菌病进展相对缓慢,中毒症状相对较轻,并发胸腔积液或液气胸相对较少,确诊依赖病原学检查包括GM实验、痰液真菌检查或肺组织病理检查。

此外,ABPA在儿科主要需与哮喘、嗜酸性粒细胞肺炎等鉴别。鉴别诊断要点是ABPA的典型胸部影像学表现及痰液涂片和培养有曲霉菌丝。

【治疗】[7,8]

1. **侵袭性肺曲霉菌病**

(1)气道侵袭性曲霉菌病:无症状、无免疫功能低下患儿无需用抗真菌药物,其治疗方式为应用支气管镜下清除菌块;有症状,或免疫功能低下患儿需加用伏立康唑抗真菌治疗;存在支气管肉芽肿形成患儿按ABPA治疗。

(2)侵袭性肺曲霉菌病:首选伏立康唑作为初始治疗,至少应用6~12周,替代方案选择包括两性霉素B及其脂质体,可静脉应用,也可同时雾化给药。部分病例可选择联合应用上述两类药物。上述药物应用受限时可考虑应用棘白菌素类抗真菌药物,也可作为治疗上述药物治疗失败的补救治疗药物或联合用药。

2. **变应性支气管肺曲霉菌病**　ABPA急性期联合应用全身性糖皮质激素和抗真菌药物是主要的治疗方法。激素初始剂量为泼尼松0.5mg/(kg·d)(或等效剂量的其他药物),每日1次,持续14日,此后改为同等剂量隔日1次,逐渐减量至停药,总疗程3个月。哮喘急性发作时需更高剂量的初始剂量。另一种方案是泼尼松0.75mg/(kg·d),持续6周,此后0.5mg/(kg·d),持续6周,此后每6周减量5mg,总疗程持续至少6~12个月。抗真菌药首选口服伊曲康唑,疗程为16周。联合应用伊曲康唑有利于减少激素用量。ABPA缓解期应继续使用吸入性糖皮质激素以维持对哮喘症状的控制。发生纤维化的ABPA患儿需长期使用泼尼松以控制哮喘。

3. **腐生型或定植型肺曲霉菌病**

(1)肺曲霉菌球:形成已超过6~24个月的单个肺曲霉菌球患儿若无临床症状且曲霉菌球大小无变化可继续观察。若有严重咯血等临床表现的患儿需外科手术切除。围手术期不常规给予抗真菌治疗,有曲霉菌播散风险的患儿可预防应用伏立康唑或棘白菌素。需内科保守治疗者可参考侵袭性肺曲霉菌病治疗,但疗效不确切。

(2)慢性空洞性肺曲霉菌病:对于无肺部症状及全身症状,如体重减轻、乏力、肺功能进行性下降的患儿不需抗真菌治疗,每3~6个月随诊1次。存在肺部症状或全身症状的患儿首选口服伊曲康唑或伏立康唑治疗,疗程至少6个月。对唑类药物耐药或不耐受的患儿可静脉输注米卡芬净、卡泊芬净或两性霉素B。进展性CCPA需长期甚至终生应用抗真菌药物。有严重咯血表现的CCPA可行肺动脉栓塞治疗。内科抗真菌药物治疗失败,或经肺动脉栓塞后仍有严重咯血表现的CCPA需外科手术治疗。

抗真菌治疗持续时间取决于曲霉感染的范围和程度、对治疗的反应、患者的潜在疾病和免疫状态等因素,而不是单单依靠药物的总剂量。应维持治疗到临床和影像学异常改变基本消失、曲霉培养阴性、潜在的疾病得到控制。

四、肺其他真菌病

(一) 肺接合菌病

接合菌病(zygomycosis)是一种罕见的由接合菌亚门中的真菌引起的炎症性疾病,可以侵犯鼻腔、鼻窦、眼眶、肺脏、消化道、皮肤等,也可以引起全身播散,肺接合菌病是一种发病急、进展快、病死率极高的真菌感染,仅少数表现为慢性感染。接合菌病又称为毛霉病(mucormycosis)、藻菌病(phycomycosis)、丝状菌病(hyphomycosis)。

【病原学】

接合菌的病原学是接合菌亚门中的腐生真菌,分为2个纲,即接合菌和毛菌纲。在传统习惯上,大多数学者将接合菌纲分为毛霉目、虫霉目和捕虫霉目。亚门中多数真菌都能引起接合菌病,临床上所说的接合菌病绝大多数由接合菌亚门-接合菌纲-毛霉目的真菌引起,但临床上不易分离,所以引起接合菌病的致病菌可以统称为接合菌或毛霉。由毛霉目引起的病变称为毛霉病,由毛霉目和虫霉目引起的病变则一起称为接合菌病。毛霉目是接合菌纲中最大的一个目,可以引起接合菌的病原菌有毛霉属、根霉属根毛霉属、犁头霉属等,但文献报道最常见的致病菌为4种:根霉属(Rhizopus)、毛霉属(Mucor)、犁头霉属(Absidia)、小克银汉霉属(Cunninghamella)。

接合菌在自然界中非常丰富,几乎普遍存在于任何与空气接触的有机物上,尤喜高糖环境,如生长在面包、水果蔬菜、土壤和肥料上,少数寄生于腐烂的植物或动物上。在健康人的鼻腔、大便和痰液中都能分离到接合菌,但致病力较弱,很少引起人类致病。

【发病机制】

接合菌为条件致病菌,可存在于正常人的口腔和鼻咽部,一般情况下不致病。临床上能够诱发接合菌病的常见因素有糖尿病尤其是糖尿病合并酮症酸中毒、长期使用糖皮质激素、使用抗肿瘤药物、免疫抑制剂、长期使用广谱抗生素、先天性或后天性免疫功能、胃十二指肠溃疡、恶性肿瘤及严重烧伤、创伤机械通气、各种创伤性诊疗、血液透析、造血干细胞移植、实体器官移植等。

呼吸系统(鼻窦、肺)接合菌病的入侵门户是

呼吸道,多数患者由于吸入空气中的孢子而感染。吸入的孢子在鼻腔沉积引起鼻脑接合菌病,在肺泡沉积引起肺接合菌病,并经血行累及脑和全身各脏器。血清游离铁的增多也有利于接合菌生长,正常血清的酸碱度可抑制接合菌的生长,糖尿病特别是酮症酸中毒患者,血清酸度增加,运铁蛋白运转的能力受抑制,血清游离铁最多,而接合菌可以利用游离铁促进自身的生长。高糖与酸性环境有利于结合菌的生长繁殖。

【病理表现】

接合菌的侵袭性很强,一旦侵入易感者的肺组织,很快长出大量的菌丝并迅速向周围组织扩散。接合菌侵袭血管的能力较强,菌丝侵入血管壁形成血栓,引起梗死远端的组织缺血、缺氧和酸中毒,导致局部组织出血坏死。主要是侵袭肺中小血管并形成血管的梗死和组织坏死,取出的病变标本切面中常显示大片出血伴新近的梗塞。镜下见不同程度的水肿、充血、大片出血、坏死,伴中性粒细胞和浆细胞浸润,有时见到巨噬细胞;组织常呈化脓性病变,很少形成肉芽肿。本菌对血管具有特殊的亲和力,但很少侵入静脉,直接侵犯大血管者少见,主要侵及病变部位中的中小动脉。在血管壁内可见到10~20μm的菌丝。在组织中,HE染色菌丝呈淡蓝色,乌洛托品银染色显示最清楚。浸润、血栓形成、坏死、化脓是病理特征,坏死区、血管壁、血管腔和血栓内均可见大量菌丝,但是很少见到肉芽肿,这是本病的特征性改变。

【临床和影像学表现】

从支气管肺炎到大叶性肺炎不同程度的炎症病变,可伴有空洞和毛霉球形成,胸腔积液等;毛霉具有极强的组织穿透能力,常侵蚀肺小动脉,肺血管损害致血栓形成和肺梗死、肺动脉瘤和假性血管瘤,并可造成支气管-胸膜瘘、支气管-皮肤瘘、支气管-动脉瘘等。感染可蔓延至相邻组织脏器,如纵隔和心脏,或血行播散至其他器官。

急性或亚急性起病,病情通常严重。肺接合菌病开始为急性支气管炎症状,累及肺时引起肺实变及肺脓肿,并伴有血栓形成和梗死的征象。突然发病时,严重者出现发热、咳嗽、痰中带血、胸闷、气急、呼吸困难、胸痛等,当累及肺动脉时,可引起致命性大咯血,一旦形成多发性血管栓塞及咯血时是致死的重要原因。两肺有广泛湿性啰音及胸膜摩擦音。接合菌病在病变活动与播散期部分患者的体表皮肤痒感较明显,患者常在体表皮

肤上留下新老不一的抓痕性皮炎与合并感染性相关皮肤性炎症反应。

影像学表现:初起表现为支气管肺炎,显示单发或多发浸润性影或结节影,速融合成大片实变,常有空洞形成;较大肺血管栓塞时可见楔形阴影。也可出现肺不张、积液和纵隔淋巴结肿大。部分呈间质性肺炎或肿块样改变,单发或多发,可出现晕轮征、新月征和空洞,边缘可强化。部分可见反晕征(被环形实变围绕的一个局灶性磨玻璃样低密度模糊影区域)。见图 7-6-23。

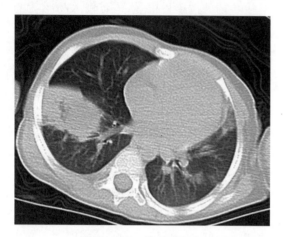

图 7-6-23　肺毛霉菌病
肺 CT 可见肿块样改变

支气管镜检查可发现支气管黏膜红肿、溃疡或黏液、脓性或凝胶状物和坏死组织,坏死组织检查有大量特征性宽大无分隔菌丝。暴发起病的肺接合菌容易发生血行播散,常见的部位有中枢神经系统、胃肠道、脾脏、肾脏、心脏和肝脏,几乎都是致死性的。

【诊断】
在病灶刮片或培养中找到或在组织中发现侵入血管壁的接合菌菌丝即可确诊。分泌物或异常组织涂片检查结果不可靠,痰液培养往往阴性,血培养的阳性率比痰液更低。痰液培养可导致假阳性,当同一标本多次培养出接合菌时或不同来源标本同时检出应高度重视。显微镜下毛霉菌的特殊结构为宽大的菌丝,粗细不均,壁薄,几乎无分隔,伴有直角型的分支,菌丝分支的角度为45°~90°。GM 实验阴性。活检或刮片可见大量菌丝,而培养并不生长。

【治疗】
包括治疗基础疾病、受累组织的手术清创联合抗真菌治疗。消除感染的易感因素至关重要。

静脉输注两性霉素 B/ 脂质体是初始治疗的首选药物。泊沙康唑可作为序贯治疗,也可作为不能耐受两性霉素 B/ 脂质体或两性霉素 B/ 脂质体治疗无反应患儿的补救治疗。应尽早大剂量使用。重症患者可考虑联合治疗,通常为 5- 氟胞嘧啶。也有使用两性霉素 B 加卡泊芬净。由于毛霉可引起血管阻塞,肺毛霉病的治疗药物难以渗入病灶,故单用抗真菌药物治疗效果差。因此,对病变局限的病灶,多主张肺叶切除手术治疗。

(二)肺组织胞浆菌病
【病原学】
组织胞浆菌病(histoplasmosis)分非洲型和美洲型。非洲型由荚膜组织胞浆菌杜氏变种(histoplasma duboisii)和马皮疽荚膜组织胞浆菌(histoplasma farciminosus)引起。美洲型由荚膜组织胞浆菌(histoplasma capsulatum)引起。组织胞浆菌是一种能在自然界或室温下培养生长的霉菌,该菌属双相性真菌,在组织内呈酵母型,但在37℃或侵犯宿主细胞时,则转变成小的酵母菌细胞(直径 1~5μm),室温和泥土中呈菌丝型。

传染源为自然界带菌的禽、鸟类如鸡、蝙蝠、鸽或其粪便污染的土壤、尘埃等,被感染的动物如猫、犬、牛、马等。呼吸道是主要的传染途径。接触鸟、蝙蝠或污染的土壤,因吸入被鸟或蝙蝠粪便污染的泥土或尘埃中的真菌孢子而感染,大量吸入空气中的孢子可引起肺以外脏器感染,往往累及肝脾、淋巴结、骨髓等。儿童还可经消化道感染。也可通过皮肤或黏膜侵入人体,血行播散。

认为荚膜组织胞浆菌感染与城市化、砍伐森林、破坏土地和使用鸟粪等有机肥有关。

【临床表现】
本病有以下主要的类型:①肺组织胞浆菌病:有急性和慢性之分。急性肺组织胞浆菌病起病急,有发热、咳嗽、呼吸困难,肺内有湿啰音,X 线表现以肺门或纵隔淋巴结肿大伴局灶性浸润为特征,常易误诊为结核病,肺部浸润通常呈斑片状或结节状,极少出现空洞,严重暴露后浸润可能为弥漫性或粟粒性。慢性肺组织胞浆菌病临床表现与肺结核类似,X 线或 CT 可表现为肺实变,肺尖有纤维性浸润伴空洞(图 7-6-24,图 7-6-25)。②播散型组织胞浆菌病(progressive disseminated histoplasmosis):病情较为严重,约半数见于婴幼儿,多数有原发免疫缺陷。

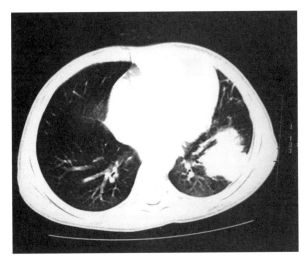

图 7-6-24　左肺结节实变

患儿,男,5 岁,IL-12 受体缺陷,肺活检证实
为组织胞浆菌病

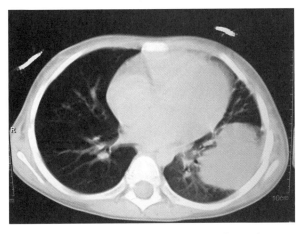

图 7-6-25　进展期,胸部 CT 提示团块样实变

可分为三种临床综合征即慢性、亚急性、急性。慢性患者无明显临床症状,亚急性、急性患者常在发病数日或数周后出现急性感染症状,可侵犯全身,出现感染性休克并发多脏器功能衰竭,最常受累的是肺,有显著的发热、寒战、咳嗽、呼吸困难,常有肝脾和淋巴结肿大、贫血、白细胞减少和血小板减少等。

其他常见的临床综合征有纵隔肉芽肿病、肺孤立性或多发性结节、慢性脑膜炎、心包炎、钙化的淋巴结侵袭到支气管引起的咯血、胆总管梗死、进行性纵隔纤维化伴支气管和 / 或血管阻塞。

【诊断】

痰、尿、血、骨髓、胸腔积液及其他分泌物涂片或培养分离出荚膜组织胞浆菌,或病理组织切片发现酵母型真菌,可以确诊。浅表淋巴结活检、肝、脾、肺等穿刺活检对确诊很重要。患儿的临床表现颇似血液病或结核病等,须加以鉴别。

【治疗】[9]

组织胞浆菌病的最佳治疗方案随患者的临床症状而变化。大部分荚膜组织胞浆菌造成的感染都为自限性感染,无需治疗。但是,暴露于大量组织胞浆菌属接种体的患儿,以及免疫功能不全的患儿通常需要进行抗真菌治疗。伊曲康唑通常用于轻度至中度组织胞浆菌病。两性霉素 B 通常用于中重度至重度感染的初始治疗,对治疗有反应后可换为伊曲康唑完成疗程。泊沙康唑对荚膜组织胞浆菌具有高度体外抗菌活性,可用于补救治疗。氟康唑、伏立康唑亦对部分患者有效。

(三) 肺孢子菌肺炎

【病原学】

肺孢子菌过去认为属于原虫,称卡氏肺囊虫,含滋养体与包囊,主要存于肺内。最近有学者根据其超微结构和对肺囊虫核糖体 RNA 种系发育分析认为,肺囊虫属子囊真菌。感染人类的肺孢子菌种命名已由卡氏肺孢子菌(*Pneumocystis carinii*)改为耶氏肺孢子菌(*Pneumocystis jirovecii*),以此来与感染大鼠的肺孢子菌种相区分。然而,“PCP”这一缩写仍用于指代“肺孢子菌肺炎(pneumocystis jirovecii pneumonia,PCP)”这一临床疾病。

【病理改变】

卡氏肺孢子菌的包囊开始位于肺泡间隔的巨噬细胞质内,其后含有包囊的肺泡细胞脱落,进入肺泡腔;或包囊内的子孢子增殖与成熟,包囊壁破裂后子孢子排出成为游离的滋养体进入肺泡腔,激发肺部炎症反应,肺泡有浆细胞、淋巴细胞及组织细胞浸润,肺泡内及细支气管内充满泡沫样物质,由坏死虫体和免疫球蛋白混合组成。肺泡间隔有浆细胞及淋巴细胞浸润,以致肺泡间隔增厚,达正常的 5~20 倍,占据整个肺容积的 3/4。

【临床表现】

可分为两个类型:①婴儿型:主要发生在 1~6 个月小婴儿,属间质性浆细胞肺炎,起病缓慢,主要症状为食欲差、烦躁不安、咳嗽、呼吸增速及发绀,而发热不显著。听诊时肺部啰音不明显,肺部体征与呼吸窘迫症状的严重程度不成比例,为本病特点之一。②儿童型:主要发生于各种原因致免疫功能低下的小儿,起病急骤,与婴儿型不同处为发热常见。此外,常见症状为干咳、呼吸急促,听诊时肺部啰音不明显,与呼吸困难的严重程度不成比例,病程发展很快,不治疗时多死亡。我们的病例婴儿型多见于免疫缺陷病,以选择性高IgM综合征和联合免疫缺陷病常见。儿童型多见于长期使用糖皮质激素和/或免疫抑制剂的病人,如肾病综合征和结缔组织病人,这类病人起病可急可缓。

【影像学检查】

X线片和CT表现为急性期双侧弥漫性磨玻璃样阴影,自肺门向周围伸展,可伴支气管充气像,病变可融合成弥漫性肺泡实变阴影(图7-6-26,图7-6-27),典型病例肺尖部受累少,以后出现致密线条和索条状,间杂有不规则小结节阴影和斑片阴影,后期可有肺气肿,在肺周围部分更为明显,可伴纵隔气肿及气胸和囊泡。

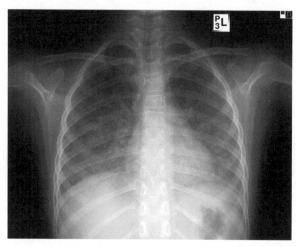

图 7-6-26　双肺磨玻璃阴影,中下肺明显

患儿,女,8岁,急性淋巴细胞白血病化疗后,家长自行停用复方磺胺异噁唑,后来干咳,呼吸困难4天,肺活检证实为肺孢子菌肺炎

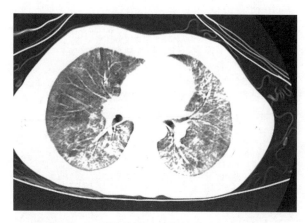

图 7-6-27　双肺磨玻璃阴影部分融合成斑片影

【辅助检查】

白细胞计数正常或稍高,约半数病例淋巴细胞减少,嗜酸性粒细胞轻度增高。血气分析示显著的低氧血症。

【诊断及鉴别诊断】[9]

气道吸取物或肺活检组织切片,以及支气管肺泡灌洗液中细胞染色见肺泡内泡沫状嗜伊红物质的团块富含原虫,乌洛托品硝酸银染色,见直径6~8μm的黑褐色圆形或椭圆形的孢子体,位于细胞外,或孢子囊或囊内小体可确诊。支气管肺活检时孢子虫发现率可达90%。近年来有人用分子生物学技术如PCR做快速早期诊断,临床目前已应用。

本病需与细菌性肺炎、病毒性肺炎、真菌性肺炎、ARDS及淋巴细胞性间质性肺炎(LIP)相鉴别,病原学检查是鉴别的重要依据。

【治疗】

首选药物为复方磺胺甲噁唑(TMP-SMX),肾功能正常患儿的TMP-SMX剂量为15~20mg/(kg·d),分3次或4次静脉给药或口服;给药剂量以甲氧苄啶(TMP)成分计算。对中-重度患儿应用糖皮质激素作为辅助治疗用药,在治疗过程中需逐渐减量。疗程视免疫状态和基础疾病决定,推荐疗程21天[10]。TMP-SMX可作为高危患儿的预防用药,其剂量为5mg/(kg·d),分2次口服,每周连服3日,停4日,连用6个月或持续至患儿不再存在PCP危险因素。病情严重或对甲氧苄啶和新诺明耐药者,可使用卡泊芬净治疗。

(四)肺马尔尼菲青霉菌病

马尔尼菲青霉菌病(peniclliosis marneffei,PSM)是由马尔尼菲青霉菌(*Penicillium marneffei*,PM)引起的一种少见的深部真菌感染性疾病。

PM是青霉菌中唯一的温度依赖性双相菌,为条件致病菌,其致病性较强,可寄生于细胞内,1956年由Capponi等首次从越南野生中华竹鼠肝脏中分离并命名。1984年邓卓霖报道了我国首例PSM。

PSM有明显的地域性,主要流行于东南亚、东亚一带。我国患者主要发生在中国南部,以广西、广东为主,海南也有病例报道,多发生在艾滋病患者和其他免疫抑制患者中。我们病例均有免疫缺陷,以X-连锁高IgM为主。

【临床表现】

局限性肺马尔尼菲青霉菌病:病原菌仅局限在肺部,系吸入病原菌孢子所致,主要损害单核-吞噬细胞系统,其临床表现不具特征性,极易误诊为支气管炎、细菌性肺炎、肺结核、肺脓肿等,很容易经血行或淋巴播散。

播散性马尔尼菲青霉菌病:多为肺部病变播散至全身,如肝脾、血液和淋巴结,可伴有淋巴结和肝脾肿大,血培养和骨髓培养可阳性,淋巴结活检可发现马尔尼菲青霉菌。主要症状为发热,可高达39~40℃,发热不规则,反复出现且持续时间长,多数患者伴有贫血,体重减轻,血小板减少,肺部受累表现为咳嗽、咳痰、胸痛等。

【影像学表现】

PSM胸部影像学表现主要为斑片状实变影、结节状影、结节空洞形成(图7-6-28)。也可变现弥漫性粟粒小结节影,尤其是播散性病例。可有纵隔及肺淋巴结肿大、胸膜增厚、胸腔积液。

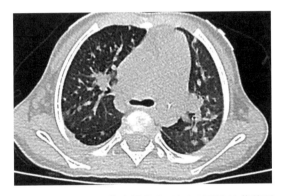

图7-6-28 马尔尼菲青霉菌病,肺CT可见结节状影

【治疗】

马尔尼菲青霉菌病对两性霉素B和伊曲康唑治疗敏感。

(赵顺英 江载芳)

参考文献

1. 中华医学会儿科分会呼吸学组.儿童侵袭性肺部真菌诊治指南.中华儿科杂志,2009,2:96-98.

2. 《中国国家处方集》编委会.中国国家处方集(化学药品与生物制品卷,儿童版),北京:人民军医出版社,2013.

3. Andrew H Limper.Clinical approach and management for selected fungal infections in pulmonary and critical care patients.Chest,2014,146(6):1658-1666.

4. Peter G Pappas,Carol A Kauffman,David R Andes,et al.Clinical Practice Guideline for the Management of Candidiasis:2016 Update by the Infectious Diseases Society of America.Clin Infect Dis,2016,62(4):e1-50.

5. Oleg Epelbaum.,Rachel Chasan.Candidemia in the Intensive Care Unit.Clin Chest Med,2017,38(3):493-509.

6. Setianingrum F,Rautemaa-Richardson R,Denning DW.Pulmonary cryptococcosis:A review of pathobiology and clinical aspects.Med Mycol,2019,57(2):133-150.

7. Thomas F Patterson,George R Thompson III,David W Denning,et al.Practice Guidelines for the Diagnosis and Management of Aspergillosis:2016 Update by the Infectious Diseases Society of America.Clin Infect Dis,2016,63:e1-60.

8. Liss B,Vehreschild JJ.Our 2015 approach to invasive pulmonary aspergillosis.Mycoses,2015,58(6):375-382.

9. Cassandra M Batzlaff.Andrew H Limper.When to Consider the Possibility of a Fungal Infection:An Overview of Clinical Diagnosis and Laboratory Approaches..Clin Chest Med,2017,38(3):385-391.

10. Marwan M Azar,Chadi A Hage.Clinical Perspectives in the Diagnosis and Management of Histoplasmosis.Clin Chest Med,2017,38(3):403-415.

第七节 支原体肺炎

【病因】

支原体是细胞外寄生菌,属暗细菌门、柔膜纲、支原体目、支原体科(Ⅰ、Ⅱ)、支原体属(Ⅰ、Ⅱ)。支原体广泛寄居于自然界,迄今已发现支原体有60余种,可引起动物、人、植物等感染。支原体的大小介于细菌与病毒之间,是能独立生活的病原微生物中最小者,能通过细菌滤器,需要含胆固醇的特殊培养基,在接种10日后才能出现菌落,菌落很小,病原直径为125~150nm,与黏液病毒的大小相仿,含DNA和RNA,缺乏细胞壁,呈球状、杆状、丝状等多种形态,革兰氏染色阴性。目前肯定对人致病的支原体有3种,即肺炎支原体(mycoplasma pneumoniae,MP)、解脲支原体及人型支原体。其中肺炎支原体是人类原发性非典型肺炎的病原体。

【流行病学】

MP 是儿童时期肺炎或其他呼吸道感染的重要病原之一。本病主要通过呼吸道飞沫传染。全年都有散发感染，秋末和冬初为发病高峰季节，每 2~6 年可在世界范围内同时发生流行。MP 感染的发病率各地报道差异较大，一般认为 MP 感染所致的肺炎在肺炎总数中所占的比例可因年龄、地区、年份以及是否为流行年而有所不同[1,2]。

【发病机制】

直接损害：肺炎支原体缺乏细胞壁，且没有其他与黏附有关的附属物，故其依赖自身的细胞膜与宿主靶细胞膜紧密结合。当肺炎支原体侵入呼吸道后，借滑行运动定位于纤毛毡的隐窝内，以其尖端特殊结构（即顶器）牢固地黏附于呼吸道黏膜上皮细胞的神经氨酸受体上，抵抗黏膜纤毛的清除和吞噬细胞的吞噬。与此同时，MP 会释放有毒代谢产物，如氨、过氧化氢、蛋白酶及神经毒素等，从而造成呼吸道黏膜上皮的破坏，并引起相应部位的病变，这是 MP 的主要致病方式。P1 被认为是肺炎支原体的主要黏附素[2]。

免疫学发病机制：人体感染 MP 后体内先产生 IgM，后产生 IgG、SIgA。由于 MP 膜上的甘油磷脂与宿主细胞有共同抗原成分，感染后可产生相应的自身抗体，形成免疫复合物，如在出现心脏、神经系统等并发症的患者血中，可测到针对心肌、脑组织的抗体。另外，人体感染 MP 后炎性介质、酸性水解酶、中性蛋白水解酶和溶酶体酶、氧化氢等产生增加，导致多系统免疫损伤，出现肺及肺外多器官损害的临床症状[1,2]。

肺炎支原体多克隆激活 B 淋巴细胞，产生非特异的与支原体无直接关联的抗原和抗体，如冷凝集素的产生。比较而言，肺炎支原体引起非特异性免疫反应比特异的免疫反应明显。

由于肺炎支原体与宿主细胞有共同抗原成分，可能会被误认为是自身成分而允许寄生，逃避了宿主的免疫监视，不易被吞噬细胞摄取，从而得以长时间寄居。

肺炎支原体肺炎的发病机制尚未完全阐明，目前认为肺炎支原体的直接侵犯和免疫损伤均存在，是二者共同作用的结果，但损害的严重程度及作用时间长短不清。

【病理表现】

支原体肺炎主要病理表现为间质性肺炎和细支气管炎，有些病例病变累及肺泡。局部黏膜充血、水肿、增厚，细胞膜损伤，上皮细胞纤毛脱落，有淋巴细胞、嗜酸性粒细胞、中性粒细胞、巨噬细胞浸润。

【临床表现】[1,3]

潜伏期 2~3 周，高发年龄为 5 岁以上，婴幼儿也可感染，目前认为肺炎支原体感染有低龄化趋势。起病一般缓慢，主要症状为发热、咽痛和咳嗽。热度不一，可呈高热、中等度热或低热。咳嗽有特征性，病程早期以干咳为主，呈阵发性，较剧烈，类似百日咳，影响睡眠和活动。后期有痰，黏稠，偶含小量血丝。支原体感染可诱发哮喘发作，一些患儿伴有喘息。若合并中等量以上胸腔积液，或病变广泛尤其以双肺间质性浸润为主时，可出现呼吸困难。婴幼儿的临床表现可不典型，多伴有喘鸣和呼吸困难，病情多较严重，可发生多系统损害。肺部体征少，可有呼吸音减低，病程后期可出现湿性啰音，肺部体征与症状以及影像学表现不一致，为支原体肺炎的特征。肺炎支原体可与细菌、病毒混合感染，尤其是与肺炎链球菌、流感嗜血杆菌、EB 病毒、腺病毒、流感病毒等混合感染，使病情加重。

【影像学表现】[4,5]

胸部 X 线表现如下：①间质病变为主：局限性或普遍性肺纹理增浓，边界模糊有时伴有网结状阴影或较淡的斑点阴影，或表现单侧或双侧肺门阴影增大，结构模糊，边界不清，可伴有肺门周围斑片阴影（图 7-7-1）。②肺泡浸润为主：病变的大小形态差别较大，以节段性浸润常见，其内可夹杂着小透光区，形如支气管肺炎。也可呈肺段或大叶实变，发生于单叶或多叶，可伴有胸膜积液（图 7-7-2、图 7-7-3）。③混合病变：同时有上两型表现。

由于支原体肺炎的组织学特征是急性细支气管炎，胸部 CT 除上述表现外，可见网格线影、小叶中心性结节、树芽征，以及支气管管壁增厚、管腔扩张（图 7-7-4）。树芽征表现反映了有扩大的小叶中心的细支气管，它们的管腔为黏液、液体所嵌顿。在 HRCT 上除这些征象外，还可见马赛克灌注、呼气时空气潴留的气道阻塞。

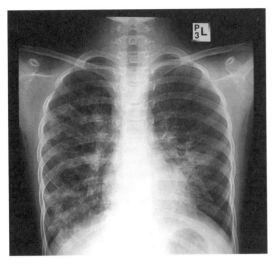

图 7-7-1 双肺纹理增浓,边界模糊,伴有网结状阴影和左肺门周围片状阴影

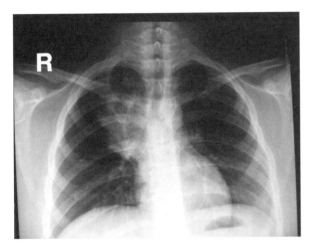

图 7-7-2 右上肺浸润,其内夹杂着小透光区

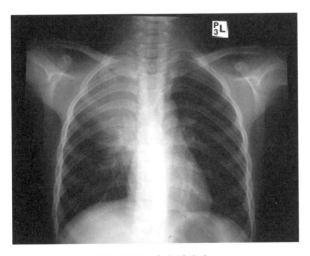

图 7-7-3 右上肺实变

重症支原体肺炎可发生坏死性肺炎,胸部 CT 强化扫描后可显示坏死性肺炎。影像学完全恢复

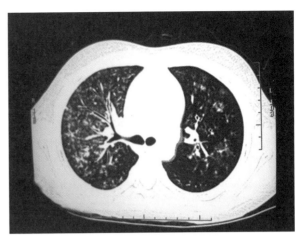

图 7-7-4 小叶中心性结节、树芽征、支气管管壁增厚、管腔扩张

的时间长短不一,有的肺部病变恢复较慢,病程较长,甚至发生永久性损害。国外文献报道及临床发现,在相当一部分既往有支原体肺炎病史的儿童中,HRCT 上有提示为小气道阻塞的异常表现,包括马赛克灌注、支气管扩张、支气管管壁增厚、血管减少,呼气时空气潴留,病变多累及两叶或两叶以上(图 7-7-5),即遗留 BO 或单纯支气管扩张征象,其部位与全部急性期时胸片所示的浸润区位置一致,这些异常更可能发生于支原体抗体滴度较高病例。

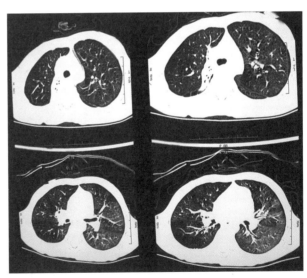

图 7-7-5 CT 显示马赛克灌注、右肺中叶支气管扩张

难治性肺炎支原体肺炎(refractory mycoplasma pneumoniae pneumonia,RMPP)或重症肺炎支原体肺炎(Severe mycoplasma pneumoniae pneumonia,SMPP):根据病例资料分析,肺炎支原体肺炎的临床表现、病情轻重、治疗反应,以及胸部 X 线片表

现不一。一些病例发病即使早期应用大环内酯类抗生素治疗,体温持续升高,剧烈咳嗽,胸部 X 线片示一个或多个肺叶高密度实变、不张或双肺广泛间质性浸润(图 7-7-6,图 7-7-7),常合并中量胸腔积液,支气管镜检查发现支气管内黏稠分泌物壅塞,或伴有坏死黏膜,病程后期亚段支气管部分或完全闭塞,致实变、肺不张难以好转,甚至出现肺坏死,易遗留闭塞性细支气管炎和局限性支气管扩张。双肺间质性改变严重者可发生肺损伤和呼吸窘迫,并可继发间质性肺炎。这些病例为难治性或重症支原体肺炎[6]。2013 年修订版中国儿童社区获得性肺炎管理指南和 2015 年儿童肺炎支原体肺炎诊治专家共识均指出,经大环内酯类抗菌药物正规治疗 7 天及以上,临床征象加重,仍持续发热,肺部影像学所见加重者,可考虑为 RMPP[1]。

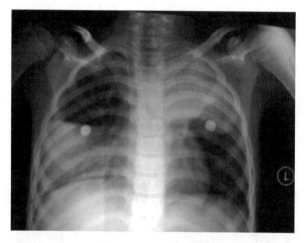

图 7-7-6　双肺实变 1

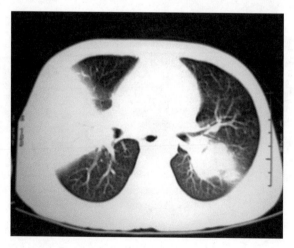

图 7-7-7　双肺实变 2

肺外并发症有如下几种:

1. **神经系统疾病**　在肺炎支原体感染的肺外并发症中,无论国内国外,报道最多的为神经系统疾病。发生率不明。与肺炎支原体感染相关的神经系统疾病可累及大脑、小脑、脑膜、脑血管、脑干、脑神经、脊髓、神经根、周围神经等,表现有脑膜脑炎、急性播散性脑脊髓膜炎、横断性脊髓炎、无菌性脑膜炎、周围神经炎、吉兰 - 巴雷综合征、脑梗死、Reye 综合征等。我们在临床发现,肺炎支原体感染引起的脑炎最常见。我们曾收治 1 例肺炎支原体肺炎合并胸腔积液患儿,发生右颈内动脉栓塞,导致右半侧脑组织全部梗死,国外有类似的病例报道。神经系统疾病可发生于肺炎支原体呼吸道感染之前、之中、之后,少数不伴有呼吸道感染而单独发生。多数病例先有呼吸道症状,相隔 1~3 周出现神经系统症状。临床表现因病变部位和程度不同而异,主要表现为发热、惊厥、头痛、呕吐、神志改变、精神症状、脑神经障碍、共济失调、瘫痪、舞蹈 - 手足徐动等。脑脊液检查多数正常,异常者表现为白细胞轻微升高、蛋白升高、糖和氯化物正常,类似病毒性脑炎。脑电图可出现异常。头颅 CT 和 MRI 多数无明显异常。病情轻重不一,轻者很快缓解,重者可遗留后遗症。

2. **泌尿系统疾病**　在与肺炎支原体感染相关的泌尿系统疾病中,最常见的为急性肾小球肾炎综合征,类似链球菌感染后急性肾小球肾炎,表现为血尿、蛋白尿、水肿、少尿、高血压,血清补体可降低。与链球菌感染后急性肾小球肾炎相比,潜伏期一般较短,血尿恢复快。文献认为与肺炎支原体感染相关的肾小球肾炎的发生率有升高趋势,预后与其病理损害有关,病理损害重,肾功能损害也重,病程迁延,最终可进展为终末期肾衰竭。病理类型可多种多样,有膜增生型、系膜增生型、微小病变型等。肺炎支原体感染也可引起 IgA 肾病,小管性 - 间质性肾炎,少数患者可引起急性肾衰竭。

3. **心血管系统疾病**　肺炎支原体感染可引起心肌炎和心包炎,甚至心功能衰竭。常见的表现为心肌酶谱升高、心律失常(如传导阻滞、室性期前收缩等)。肺炎支原体肺炎可合并川崎病或肺炎支原体感染单独引起川崎病,近年来有关肺炎支原体感染与川崎病的关系已引起国内的关注。此外,肺炎支原体肺炎可引起心内膜炎,我们曾收治肺炎支原体肺炎合并心内膜炎的患儿,心内膜出现赘生物。

4. **血液系统**　以溶血性贫血多见。另外,也可引起血小板数减少、粒细胞减少、再生障碍性贫血、凝血异常,出现脑、肢体动脉栓塞以及 DIC。国外文献有多例报道肺炎支原体感染合并噬血细胞综合征、类传染性单核细胞增多症。由于肺炎支原体可与 EB 病毒混合感染,当考虑肺炎支原体为传染性单核细胞增多症的病因时,应慎重。

5. **皮肤黏膜表现** 皮疹多见,形态多样,有红斑、斑丘疹、水疱、麻疹样或猩红热样丘疹、荨麻疹及紫癜等,但以斑丘疹和疱疹为多见,常发生在发热期和肺炎期,持续 1~2 周。最严重的为 Stevens-Johnson 综合征。

6. **关节和肌肉病变** 表现为非特异性肌痛、关节痛、关节炎。非特异性肌痛多为腓肠肌疼痛。有时关节痛明显,关节炎以大中关节多见,可游走。

7. **胃肠道系统** 可出现腹痛、腹泻、呕吐、肝损害。肺炎支原体肺炎引起的肝功能损害较常见,经保肝治疗,一般能恢复,目前尚未见肝坏死的报道。也可引起上消化道出血、胰腺炎、脾大。

【实验室检查】

目前国内外采用的 MP 诊断方法主要包括经典的培养法、血清学抗体检测和核酸检测方法。

MP 的分离培养和鉴定可客观反映 MP 感染的存在,作为传统的检测手段,至今仍是支原体鉴定的金标准。其缺点是费时耗力,由于 MP 对培养条件要求苛刻,生长缓慢,做出判定需 3~4 周。当标本中 MP 数量极少、培养基营养标准不够或操作方法不当时,均会出现假阴性。由于 MP 培养困难、花费时间长,多数实验室诊断均采用血清学方法,如补体结合试验(complement fixation test,CFT 或 CF)、颗粒凝集试验(particle agglutination test,PAT 或 PA)、间接血凝试验(indirect hemagglutination test,IHT)和不同的 ELISA 法等。近年多采用颗粒凝集法(PA)测定 MP 抗体,值得注意其所测得的抗体 90% 为 MP IgM,但也包含了 10% 左右的 MP IgG,PA 法阳性为滴度 >1:80。除 MP IgM 外还可检测 MP IgA 抗体,其出现较 IgM 稍晚,但持续时间长,特异性强,测定 MP IgA 可提高 MP 感染诊断的敏感性和特异性。

PCR 的优点在于可检测经过处理用于组织学检测的组织,或已污染不能进行分离培养的组织。只需一份标本,1 日内可完成检测,与血清学方法比较,可检测更早期的感染,并具有高敏感性的优势,检测标本中的支原体无须是活体。已有报道将实时 PCR(real time PCR)技术应用于 MP 感染诊断,该技术将 PCR 的灵敏性和探针杂交的特异性合二为一,是目前公认的准确性和重现性最好的核酸分子技术。Matezou 等应用此方法在痰液中检测 MP,发现 22% MP IgM 阴性的 MP 感染病例。笔者认为如果将实时 PCR 和 EIA 检测 MP IgM 相结合,则在 MP 感染急性期可达到 83% 阳性检出率。Daxboeck 等对 29 例 MP 感染致 CAP 患者的血清用实时 PCR 技术与常规 PCR 技术作对比研究显示:所有标本常规 PCR 均阴性,但实时 PCR 检出 15 例 MP 感染(52% 阳性率),该研究不仅证明实时 PCR 的敏感性,更对传统观念做了修正,即 MP 感染存在支原体血症。

【诊断】

血清 IgG 抗体呈 4 倍以上升高或降低,同时 MP 分离阳性者,有绝对诊断意义。血清 IgM 抗体阳性伴 MP 分离阳性者,也可明确 MP 感染诊断。如仅有 4 倍以上抗体改变或下降至原来的 1/4,或 IgM 阳性(滴度持续 >1:160),推测有近期感染,应结合临床表现进行诊断。目前国内在阳性标准上并不统一,这直接影响到对 MP 流行病学的评估和资料间比较。

【鉴别诊断】

1. **细菌性肺炎** 重症支原体肺炎患儿影像学表现为大叶实变伴胸腔积液,外周血中性粒细胞升高,CRP 明显升高,与细菌性肺炎难于鉴别。支原体肺炎的肺泡炎症与间质炎症常混合存在,即在大片实变影周围或对侧有网点状、网结节状阴影,常有小叶间隔增厚、支气管血管束增粗和树芽征等间质性改变,这在细菌性肺炎少见。另外,支原体肺炎的胸腔积液检查常提示白细胞轻度升高,以淋巴细胞为主。病原学检查如支原体抗体阳性,痰液和胸腔积液细胞培养是可靠的鉴别诊断依据。

2. **肺结核** 浸润性肺结核见于年长儿,临床表现为发热、咳嗽,肺部体征不多,重者可出现肺部空洞和支气管播散。支气管播散表现为小叶中心结节、树芽征、支气管壁增厚、肺不张等征象。由于浸润性肺结核和支原体肺炎的发病年龄、临床和影像表现相似,二者易混淆。鉴别点如下:浸润性肺结核出现支气管播散表现病程相对较长,起病缓慢,浸润阴影有空洞形成。支原体肺炎支原体抗体阳性,而浸润性肺结核 PPD 皮试阳性、痰液结核分枝杆菌检查阳性。支原体肺炎经大环内酯类抗生素有效。另外,因支原体肺炎可引起肺门淋巴结肿大,易误诊为原发性肺结核,但原发性肺结核除肺门淋巴结肿大外,往往伴有气管或支气管旁淋巴结肿大,并彼此融合、PPD皮试阳性。支原体肺炎也可引起双肺类似粟粒样阴影,易误诊为急性血行播散性肺结核,但支原体肺炎粟粒阴影的大小、密度、分布不均匀,肺纹理粗乱、增多或伴网状阴影,重要的鉴别依据仍是PPD皮试、支原体抗体检测,以及对大环内酯类抗生素的治疗反应。

【后遗症】

国外文献报道,支原体肺炎后可以导致长期的肺部后遗症,如闭塞性支气管炎、支气管扩张、肺不张、闭塞性细支气管炎(bronchiolitis obliterans,BO)、闭塞性细支气管炎伴机化性肺炎(bronchiolitis obliterans organizing pneumonia,BOOP)、单侧透明肺、肺间质性纤维化。

【治疗】

小儿MPP的治疗与一般肺炎的治疗原则基本相同,宜采用综合治疗措施。包括一般治疗、对症治疗、抗生素、糖皮质激素等。

1. 抗生素 大环内酯类抗生素、四环素类抗生素、氟喹诺酮类等,均对支原体有效,但儿童主要使用的是大环内酯类抗生素。

大环内酯类药物中的红霉素仍是治疗MP感染的主要药物,红霉素对消除支原体肺炎的症状和体征明显,但消除MP效果不理想,不能消除肺炎支原体的寄居。常用剂量为50mg/(kg·d),轻者可分次口服,重症可考虑静脉给药,疗程一般主张不少于2~3周,停药过早易于复发。红霉素对胃肠道刺激大,并可引起血胆红素及转氨酶升高,以及有耐药株产生的报道。

近年来使用最多的不是红霉素而是阿奇霉素,阿奇霉素在人的细胞内浓度高而在细胞外浓度低。阿奇霉素口服后2~3小时达血药峰质量浓度,生物利用率为37%,具有极好的组织渗透性,组织水平高于血药浓度50~100倍,而血药浓度只有细胞内水平的1/10,服药24小时后巨噬细胞内阿奇霉素水平是红霉素的26倍,在中性粒细胞内为红霉素的10倍。其剂量为10mg/(kg·d),1次/d。

文献中有许多关于治疗MPP的疗效观察文章,有学者认为红霉素优于阿奇霉素;有学者认为希舒美(阿奇霉素)可代替红霉素静脉滴注;有学者认为克拉霉素在疗程、依从性、不良反应上均优

于阿奇霉素;也有学者认为与红霉素比较,阿奇霉素可作为治疗MPP的首选药物,但目前这些观察都不是随机、双盲、对照研究,疗效标准几乎都是临床症状的消失,无病原清除率的研究。

因肺炎支原体对大环内酯类抗生素的高耐药率,故对于年长儿,可应用多西环素、米诺环素、莫西沙星或环丙沙星[7],需在家长充分知情和理解情况下应用。

2. 肾上腺糖皮质激素的应用[6,8] 目前认为在支原体肺炎的发病过程中,有支原体介导的免疫损伤参与,因此,对重症MP肺炎或肺部病变迁延而出现肺不张、支气管扩张、BO或有肺外并发症者,可应用肾上腺糖皮质激素治疗。根据国外文献以及临床总结,糖皮质激素在退热、促进肺部实变吸收,减少后遗症方面有一定作用。可根据病情,应用甲泼尼龙、氢化可的松、地塞米松或泼尼松。

适应证:总体适用于RMPP,但我们发现对于CRP无明显升高或与影像学实变范围和密度不一致者,糖皮质激素治疗效果欠佳,这些患儿更多为合并病毒感染。

时机:根据我们的统计分析,激素使用过晚,虽然有助于控制体温和炎性指标,但并不能阻止后遗症发生。目前最佳的使用时机尚不确定,但根据RMPP的发病演变过程,笔者认为5~7天为转折点,对于MPP患儿,在发病7天左右应评估病情,明确是否为RMPP病例,决定是否应用糖皮质激素治疗。

剂量:现有国内外文献对于激素的用量并不一致,如Lee等对抗生素治疗无效的15例RMMP肺炎给予泼尼松龙1mg/(kg·d)口服治疗,连用3~7天,随后减量,14例在24小时内退热,数天后临床与影像学改善。Youn等对小部分泼尼松1mg/(kg·d)口服治疗无反应的患者,改为甲基泼尼松龙10mg/(kg·d)静脉滴注2~3天,并在1周内减停或予丙种球蛋白1g/(kg·d)1~2次,所有患者临床和影像学表现在几天内均明显改善,且未出现相关不良反应。Tamura等对6例RMPP患儿应用甲基泼尼松龙30mg/(kg·d)静脉点滴,连用3天,所有患儿均在用药后4~14小时内体温降至正常,临床症状和影像学表现也大为改善,缩短了住院天数,减少了RMPP的发生,而且未发现激素的不良反应。

病例分析提示[8],甲泼尼龙2mg/(kg·d)对于大多数RMPP患儿,能迅速改善临床症状及影

像学表现,减少后遗症,但当肺 CT 提示整叶以上均一致实变影、CRP ≥ 110mg/L、外周血淋巴细胞 ≤ 0.13、血清乳酸脱氢酶(LDH) ≥ 478IU/L、血清铁蛋白 ≥ 328ng/ml 时,甲泼尼龙 2mg/(kg·d)治疗无效,应加大剂量。故应用激素治疗之前,应对每一例 RMPP 的 CRP 等炎性指标、肺部影像学进行分析评估,决定激素剂量。一般认为,肺部实变影范围越大,密度越高,CRP 越高,激素用量越大,对于 CRP 在 200mg/L 以上者,可考虑至少 10mg/(kg·d)以上激素治疗。

3. **支气管镜治疗**[7,9]　根据临床观察,支原体肺炎病程中呼吸道分泌物黏稠,支气管镜下见黏稠分泌物阻塞支气管,常合并肺不张。因此,有条件者,可及时进行支气管镜灌洗。

4. **肺外并发症的治疗**　目前认为并发症的发生与免疫机制有关。因此,除积极治疗肺炎、控制 MP 感染外,可根据病情使用激素,针对不同并发症采用不同的对症处理办法。

(刘金荣)

参考文献

1. 中华医学会儿科学分会呼吸学组,《中华实用儿科临床杂志》编辑委员会.儿童肺炎支原体肺炎诊治专家共识(2015 年版).中华实用儿科临床杂志,2015,30(17):1304-1308.
2. 殷勇,陆权,闫晓莉,等.肺炎支原体感染的流行病学.中华儿科杂志,2016,54(2):91-93.
3. Ma YJ, Wang SM, Cho YH, et al. Clinical and epidemiological characteristics in children with community-acquired mycoplasma pneumonia in Taiwan: A nationwide surveillance. J Microbiol Immunol Infect, 2015, 48(6): 632-638.
4. Cho YJ, Han MS, Kim WS, et al. Correlation between chest radiographic findings and clinical features in hospitalized children with Mycoplasma pneumoniae pneumonia. PLoS One, 2019, 14(8): e0219463.
5. Kishaba T. Community-Acquired Pneumonia Caused by Mycoplasma pneumoniae: How Physical and Radiological Examination Contribute to Successful Diagnosis. Front Med (Lausanne), 2016, 3: 28.
6. 杜赢.糖皮质激素治疗小儿难治性支原体肺炎的疗效观察.临床肺科杂志,2015,2:356-357,358.
7. Pereyre S, Goret J, Bebear C. Mycoplasma pneumoniae: current knowledge on macrolide resistance and treatment. Front Microbiol, 2016, 7: 974.
8. 陈莉莉,刘金荣,赵顺英,等.常规剂量甲泼尼龙治疗无效的儿童难治性肺炎支原体肺炎的临床特征和治疗探讨.中华儿科杂志,2014,52:172-176.
9. 王娟,孙军,高长龙,等.纤维支气管镜肺泡灌洗术治疗儿童难治性支原体肺炎疗效分析.临床儿科杂志,2017,35(1):16-18.

第八节　衣原体肺炎

衣原体是一类专一细胞内寄生的微生物,能在细胞中繁殖,有独特的发育周期及独特的酶系统,是迄今为止最小的细菌,包括沙眼衣原体、鹦鹉热衣原体、肺炎衣原体和家畜衣原体四个种。其中,肺炎衣原体和沙眼衣原体是主要的人类致病原。鹦鹉热衣原体偶可从动物传给人,而家畜衣原体仅能使动物致病。衣原体肺炎主要是指由沙眼衣原体和肺炎衣原体引起的肺炎,目前也有鹦鹉热衣原体引起肺炎的报道,但较为少见[1]。

衣原体都能通过细菌滤器,严格细胞内寄生、有独特发育周期的原核细胞性微生物,同时具有病毒和细菌的特点,均含有 DNA、RNA 两种核酸,具有细胞壁,含有核糖体,有独特的酶系统,许多抗生素能抑制其繁殖。衣原体的细胞壁结构与其他的革兰氏阴性杆菌相同,有内膜和外膜,但都缺乏肽聚糖或胞壁酸。衣原体种都有共同抗原成分脂多糖(LPS)和独特的发育周期,包括具有感染性、细胞外无代谢活性的原体(elementary body,EB)和无感染性、细胞内有代谢活性的网状体(reticular body,RB)。具有感染性的原体可通过静电吸引特异性的受体蛋白黏附于宿主易感细胞表面,被宿主细胞通过吞噬作用摄入胞质。宿主细胞膜通过空泡(vacuole)将 EB 包裹,接受环境信号转化为 RB。EB 经摄入 9~12 小时后,即分化为 RB,后者进行二分裂,形成特征性的包涵体,约 36 小时后,RB 又分化为 EB,整个生活周期为 48~72 小时。因此需要半衰期长的抗生素或者延长抗感染疗程。释放过程可通过细胞溶解或细胞排粒作用或挤出整个包涵体而离开完整的细胞。RB 在营养不足、抗生素抑制等不良条件下并不转化为

EB，从而不易感染细胞，这可能与衣原体感染不易清除有关。这一过程在不同衣原体种间存在着差异，是衣原体长期感染及亚临床感染的生物学基础。

衣原体在人类致病是与免疫相关的病理过程。人类感染衣原体后，诱发机体产生细胞和体液免疫应答，但这些免疫应答的保护作用不强，因此常造成持续感染、隐性感染及反复感染。衣原体在人类致病是与迟发型超敏反应相关的病理过程。有关衣原体感染所造成的免疫病理损伤，现认为至少存在两种情况：①衣原体繁殖的同时合并反复感染，对免疫应答持续刺激，最终表现为迟发型超敏反应（DTH）；②衣原体进入一种特殊的持续体（PB），PB形态变大，其内病原体的应激反应基因表达增加，产生应激反应蛋白，而应激蛋白可参与迟发型超敏反应，且在这些病原体中可持续检到多种基因组。当应激条件去除，PB可转换为正常的生长周期，如EB。现发现宿主细胞感染愈合后，可像正常未感染细胞一样，当给予适当的环境条件，EB可再度生长。有关这一衣原体感染的隐匿过程，尚待阐明。

一、沙眼衣原体肺炎

沙眼衣原体（chlamydia trachomatis，CT）用免疫荧光法可分为19个血清型，A、B、B6、C型称眼型，主要引起沙眼；性病淋巴肉芽肿是L1、L2和L3血清型，D~K型称眼-泌尿生殖型，可引起成人及新生儿包涵体结膜炎（副沙眼）、男性及女性生殖器官炎症、非细菌性膀胱炎、胃肠炎、心肌炎及新生儿肺炎、中耳炎、鼻咽炎和女婴阴道炎。

【发病机制】

所有沙眼衣原体感染均可趋向于持续性、慢性和不显性的形式。CT主要是人类沙眼和生殖系统感染的病原，偶可引起新生儿、小婴儿和成人免疫抑制者的肺部感染。分娩时胎儿通过CT感染的宫颈可出现新生儿包涵体性结膜炎和新生儿肺炎。CT主要经直接接触感染，使易感的无纤毛立方柱状或移行的上皮细胞（如结膜、后鼻咽部、尿道、子宫内膜和直肠黏膜）发生感染。肺组织病理可见间质和肺泡内单核细胞浸润。一次感染不能产生防止再感染的免疫力。

【临床表现】

活动性CT感染妇女分娩的婴儿有10%~20%出现肺炎。出生时CT可直接感染鼻咽部，以后下行至肺引起肺炎，也可由感染结膜的CT经鼻泪管下行到鼻咽部，再到下呼吸道。大多数CT感染表现为轻度上呼吸道症状，而症状类似流行性感冒，而肺炎症状相对较轻，某些患者表现为急性起病伴一过性的肺炎症状和体征，但大多数起病缓慢。上呼吸道症状可自行消退，咳嗽伴下呼吸道症状感染体征可在首发症状后数日或数周出现，使本病有一个双病程的表现。CT肺炎有非常特征性的表现，常见于6个月以内的婴儿，往往发生在1~3个月龄[2]，通常在生后2~4周发病。但目前已经发现有生后2周即发病者。常起病隐匿，大多数无热或低热，起始症状通常是鼻炎，伴鼻腔黏液分泌物和鼻塞。随后发展为断续的咳嗽，也可表现为持续性咳嗽、呼吸急促，听诊可闻及湿啰音，喘息较少见[1]。一些CT肺炎病例主要表现为呼吸增快和阵发性单声咳嗽。有时呼吸增快为唯一线索，约半数患儿可有急性包涵体结膜炎，可同时有中耳炎、心肌炎和胸腔积液。

与成熟儿比较，极低出生体重儿的CT肺炎更严重，甚至是致死性的，需要长期辅以机械通气，易产生慢性肺部疾病，从免疫力低下的CT下呼吸道感染患者体内，可在感染后相当一段时间仍能分离到CT，现发现毛细支气管炎患者CT感染比例较多，CT是启动抑或加重了毛细支气管炎症状尚待研究。已发现新生儿CT感染后，在学龄期发展为哮喘。对婴幼儿CT感染7~8年再进行肺功能测试，发现大多数表现为阻塞性肺功能异常。CT与慢性肺部疾病间的关系有待阐明。

【实验室检查】

CT肺炎患儿外周血的白细胞总数正常或升高，嗜酸性粒细胞计数增多，超过 0.4×10^9/L。

CT感染的诊断为从结膜或鼻咽部等病损部位取材涂片或刮片（取材要带柱状上皮细胞，而不是分泌物）发现CT或通过血清学检查确诊。新生儿沙眼衣原体肺炎可同时取眼结膜刮屑物培养和/或涂片直接荧光法检测沙眼衣原体。经吉姆萨染色能确定患者有否特殊的胞质内包涵体，其阳性率分别为：婴儿中可高达90%，成人包涵体结膜炎为50%，但在活动性沙眼患者中仅有10%~30%。对轻症患者做细胞检查无帮助。

早在20世纪60年代已经开展了CT的组织细胞培养，采用组织培养进行病原分离是衣原体感染诊断的金标准。一般都是将传代细胞悬液接种在底部放有玻片的培养瓶中,待细胞长成单层后,将待分离的标本种入。经在 CO_2 温箱中孵育并进行适当干预后再用异硫氰酸荧光素标记的 CT 特异性单克隆抗体进行鉴定。常用来观察细胞内形成特异的包涵体及其数目、CT 感染细胞占细胞总数的百分率或折算成使 50% 的组织细胞出现感染病变的 CT 量(TCID50)等指标。研究发现,因为取材木杆中的可溶性物质可能对细胞培养有毒性作用。用以取样的拭子应该是塑料或金属杆,如果在 24 小时内不可能将标本接种在细胞上,应保存在 4℃ 或置 -70℃ 储存待用。用有抗生素的培养基作为衣原体转运培养基能最大限度地提高衣原体的阳性率和减少其他细菌过度生长。培养 CT 最常用的细胞为用亚胺环己酮处理的 McCoy 或 Hela 细胞。离心法能促进衣原体吸附到细胞上。培养 48~72 小时用 CT 种特异性免疫荧光单克隆抗体和吉姆萨或碘染色可查到细胞质内包涵体。

血清抗体水平的测定是目前应用最广泛的诊断衣原体感染的依据。

1. 衣原体微量免疫荧光法(microimmunofiuresxence,MIF) 是衣原体最敏感的血清学检测方法,最常作为回顾性诊断。该试验先用鸡胚或组织细胞培养衣原体,并进一步纯化抗原,将浓缩的抗原悬液加在一块载玻片上,按特定模式用抗原进行微量滴样。将患者的血清进行系列倍比稀释后加在抗原上,然后用间接免疫荧光方法测定每一种衣原体的特异抗原抗体反应。通用的诊断标准是:①急性期和恢复期的两次血清抗体滴度相差 4 倍,或单次血清标本的 IgM 抗体滴度 ≥ 1:16 和 / 或单次血清标本的 IgG 抗体滴度 ≥ 1:512 为急性衣原体感染。② IgM 滴度 >1:16 且 1:16<IgG<1:512 为既往有衣原体感染。③单次或双次血清抗体滴度 <1:16 为从未感染过衣原体。

2. 补体结合试验 可检测患者血清中的衣原体补体结合抗体,恢复期血清抗体效价较急性期增高 4 倍以上有确诊意义。

3. 酶联免疫吸附法(ELISA) 可用于血清中 CT 抗体的检测,由于衣原体间有交叉反应,不主张单独应用该方法检测血清标本。

微量免疫荧光法(micro immuno fluorescenee,MIF)检查衣原体类抗体是目前国际上标准的且

最常用的衣原体血清学诊断方法,由于可检测出患儿血清中存在的高水平的非母体 IgM 抗体,尤其适用于新生儿和婴儿沙眼衣原体肺炎的诊断。由于不同的衣原体种间可能存在着血清学交叉反应,血清标本应同时检测三种衣原体的抗体并比较抗体滴度,以滴度最高的作为感染的衣原体种,但是不能广泛采用这种检查法。新生儿肺炎患者 IgM 增高,而结膜炎患儿则无 IgM 抗体增高。

分子生物学方法正成为诊断 CT 感染的主要技术手段之一,采用荧光定量聚合酶链反应技术(realtime PCR)和巢式聚合酶链反应技术(nested PCR)是诊断 CT 感染的新途径,可早期快速、敏感而特异地检测出标本中的 CT 核酸。

【影像学表现】

肺部影像学提示为弥漫性间质性病变及斑片状肺浸润伴肺气肿,见图 7-8-1。

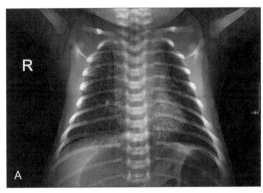

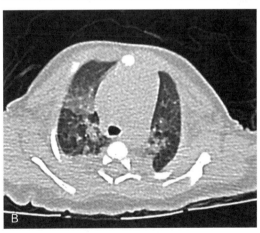

图 7-8-1 沙眼衣原体肺炎

患儿男,22 天,主因咳嗽 5 天入院,自然分娩。查体:口周青,有鼻翼扇动及三凹征,呼吸快,肺内可闻及湿性啰音,胸片双肺可见弥漫细小颗粒影、斑片影(A)。肺 CT 显示散在的云絮状阴影(B)。沙眼衣原体抗体 IgM 阳性,经红霉素治疗 1 周痊愈

【诊断】

根据患儿的年龄、相对特异的临床症状以及X线非特异性征象,并有赖于从结膜或鼻咽部等分离到CT或通过血清学检查等实验室手段确定诊断。

【鉴别诊断】

1. RSV肺炎 多见于婴幼儿,大多数病例伴有中低热,持续4~10日,初期咳嗽、鼻塞,常出现气促、呼吸困难和喘憋,肺部听诊可闻及喘鸣音。少数重症病例可并发心力衰竭。胸片多数有小点片状阴影,可有不同程度的肺气肿。

2. CMV肺炎 多发生于3个月内的小婴幼儿,咳嗽,呼吸困难,发热,肺部可闻及湿啰音,可伴有肝大、肝功能损伤,肺CT可见弥漫性肺部浸润病变,但CMV肺炎用红霉素无效。

3. 粟粒型肺结核 多见于婴幼儿初染后6个月内,特别是3个月内,起病可急可缓,缓者只有低热和结核中毒症状,多数急性起病,症状以高热和严重中毒症状为主,常无明显的呼吸道症状,肺部缺乏阳性体征,但X线检查变化明显,可见在浓密的网状阴影上密度均匀一致的粟粒结节,婴幼儿病灶周围反应显著及易于融合,点状阴影边缘模糊,大小不一而呈雪花状,病变急剧进展可形成空洞。

4. 白色念珠菌肺炎 多发生在早产儿、新生儿、营养不良儿童、原发性免疫功能缺陷及长期应用抗生素、激素以及静脉高营养患者,常表现为低热、咳嗽、气促、发绀、精神委靡或烦躁不安,胸部体征包括叩诊浊音和听诊呼吸音增强,可有管音和中小水泡音。X线检查有点状阴影、大片实变,少数有胸腔积液和心包积液,同时有口腔鹅口疮,皮肤或消化道等部位的真菌病。可同时与大肠埃希菌、葡萄球菌等共同致病。

【治疗】

治疗药物主要为红霉素,新生儿和婴儿的用量为红霉素或琥乙红霉素每日40~50mg/kg,分4次口服,连续14日;如果对红霉素不能耐受,度过新生儿期的小婴儿应立即口服磺胺类药物,可用磺胺异噁唑每日100mg/kg,疗程2~3周[3]。现发现,红霉素疗程太短或剂量太小,常使全身不适、咳嗽等症状持续数日。单用红霉素治疗的失败率是10%~20%,一些婴儿需要第2个疗程的治疗。有研究发现阿奇霉素短疗程20mg/(kg·d),每日顿服,连续3日,与红霉素连续应用14日的疗效是相同的。

此外,要强调呼吸道管理和对症支持治疗也很重要。

由于局部治疗不能消灭鼻咽部的衣原体,不主张对包涵体结膜炎进行局部治疗,这种婴儿仍有发生肺炎或反复发生结膜炎的危险。对CT引起的小婴儿结膜炎或肺炎均可用红霉素治疗10~14日,红霉素用量为每日50mg/kg,分4次口服。儿童CT感染必须在治疗2周后通过培养法确定疗效。

对确诊为衣原体感染患儿的母亲(及其性伴)也应进行确定诊断和治疗。

【并发症和后遗症】

衣原体能在宿主细胞内长期处于静止状态。因此多数患者无症状,如果未治疗或治疗不恰当,衣原体结膜炎能持续数月,且发生轻的瘢痕形成,但能完全吸收。慢性结膜炎可以单独发生,也可作为赖特尔(Reiter)综合征的一部分,赖特尔综合征包括尿道炎、结膜炎、黏膜病和反应性关节炎。

【预防】

为了防止孕妇产后并发症和胎儿感染应在妊娠后3个月做衣原体感染筛查,以便在分娩前完成治疗。对孕妇CT生殖道感染应进行治疗。产前进行治疗是预防新生儿感染的最佳方法。红霉素对胎儿无毒性,可用于治疗。新生儿出生后,立即涂红霉素眼膏,可有效预防结膜炎。未治疗CT感染孕妇的新生儿有感染CT的高危因素,但并不推荐对这些新生儿应用抗生素预防,应严密监测和在症状发展时治疗。

美国疾病控制中心(Centers for Disease Control, CDC)推荐:对于CT感染孕妇可予阿奇霉素1次1g或阿莫西林500mg,每日3次口服,连续7日作为一线用药,也可红霉素500mg,每日4次,连续7日,或交沙霉素500mg,每日3次,或1000mg,每日2次,连续7日是一种可行的治疗手段[4]。在妊娠期间禁用多西环素、氧氟沙星、左氧氟沙星和依托红霉素。在妊娠期应用阿奇霉素治疗CT感染是安全和有效的。

二、肺炎衣原体肺炎

肺炎衣原体(Chlamydia pneumoniae,CP)仅有一个血清型,称TWAR型,是人类病原体,没有动物中间宿主,是社区获得性肺炎的非典型病原体之一。CP在体内的代谢与CT相同,在微生物学特征上与 CT 不同的是,其原体为梨形,原体内没有糖原,主要外膜蛋白上没有种特异抗原。

CP 可感染各年龄组人群,不同地区 CP 感染 CAP 的比例是不同的,在 2%~19% 波动,与不同人群和选用的检测方法不同有关。由于难以确诊,肺炎衣原体感染的真正发病率尚不清楚。衣原体感染的流行病学研究必须谨慎解读,因为其中大多数依赖于血清学检测。血清学检测并未标准化,检测条件和阳性阈值解读的差异使得研究之间的比较变得复杂。来自世界各地的研究发现,0.3%~44% 的下呼吸道感染儿童存在肺炎衣原体肺炎的证据[4]。儿童下呼吸道感染率的报道波动在 0~18%,一个对 3~12 岁采用培养方法的 CAP 多中心研究发现的 CP 感染率为 14%,而 MP 感染率是 22%,其中小于 6 岁组 CP 感染率是 15%。大于 6 岁组 CP 感染率是 18%,有 20% 的儿童同时存在 CP 和 MP 感染,有报道 CP 感染镰状细胞贫血患者 10%~20% 出现急性胸部综合征,10% 支气管炎症和 5%~10% 儿童出现咽炎。

【发病机制】

CP 广泛存在于自然界,但迄今感染仅见于人类。这种微生物能在外界环境生存 20~30 小时,动物实验证明:CP 及所产生的致炎因子可能对肺组织有特别亲和力,炎性反应产生的机制仍以病原体快速侵入肺部间质为主,而呼吸道接种可能经体循环到达肺外器官组织,被机体免疫系统识别而清除,肺部感染 CP 后,局部抵抗力下降,可进一步合并其他病原体感染,引起多重感染。临床研究报道发现,呼吸道分泌物传播是其主要的感染途径,无症状携带者和长期排菌状态可能促进这种传播。其潜伏期较长,传播比较缓慢,平均潜伏期为 30 日,最长可达 3 个月。感染没有明显的季节性,儿童时期其感染的性别差异不明显。现已发现,在军队、养老院等同一居住环境中出现人之间的 CP 传播和 CP 感染暴发流行。在某些家庭内 CP 的暴发流行中,婴幼儿往往首先发病,并占发病人数中的多数,甚至有时感染仅在幼儿间传播。初次感染多见于 5~12 岁小儿,但从抗体检查证明整个青少年期和成人期可以又有新的或反复感染,老年期达到顶峰,其中 70%~80% 血清为阳性反应。血清学流行病学调查显示学龄儿童抗体阳性率开始增加,青少年达 30%~45%,提示存在无症状感染。大约在 15 岁前感染率无性别差异。15 岁以后男性多于女性。流行周期为

6 个月到 2~3 年,有少数地方性流行报道。大概成年期感染多数是再感染,同时可能有多种感染。也有研究发现:多数家庭或集体成员中仅有一人出现 CP 感染,这说明不易发生传播。

在 CP 感染的症状期及无症状期均可由呼吸道检出 CP。已经证明在症状性感染后培养阳性的时间可长达 1 年,无症状性感染时常见抗体反应阳性。尚不清楚症状的存在是否会影响病原的传播。

与 CT 仅侵犯黏膜上皮细胞不同,CP 可感染包括巨噬细胞、外周血细胞、动脉血管壁内皮细胞及平滑肌在内的几种不同的细胞。CP 可在外周血细胞中存活并可通过血液循环及淋巴循环到达全身各部位。CP 感染后,细胞中有关炎细胞因子 IL-1、IL-8、INF-α 等以及黏附因子 ICAM-1 表达增多,并可诱导白细胞向炎症部位趋化,既可有利于炎症反应的局部清除,但同时也会造成组织的损伤。

【临床表现】

青少年和年轻成人 CP 感染可以为流行性,也可为散发性,CP 以肺炎最常见。青少年中约 10% 的肺炎、5% 的支气管炎、5% 的鼻窦炎和 1% 的喉炎和 CP 感染有关。Saikku 等在菲律宾 318 名 5 岁以下的急性下呼吸道感染患者中,发现 6.4% 为急性 CP 感染,3.2% 为既往感染。Hammerschlag 等对下呼吸道感染的患者,经培养确定 5 岁以下小儿 CP 感染率为 24%,5~18 岁为 41%,最小的培养阳性者仅为 14 个月大。CP 感染起病较缓慢,早期多为上呼吸道感染症状,类似流行性感冒,常合并咽喉炎、声音嘶哑和鼻窦炎,无特异性临床表现。1~2 周后上感症状逐渐减轻而咳嗽逐渐加重,并出现下呼吸道感染征象,肺炎患者症状轻到中等,包括发热、不适、头痛、咳嗽,常有咽炎,多数表现为咽痛、发热、咳嗽,以干咳为主,可出现胸痛、头痛、不适和疲劳。听诊可闻及湿啰音并常有喘鸣音。CP 肺炎临床表现相差悬殊,可从无症状到致死性肺炎。儿童和青少年感染大部分为轻型病例,多表现为上呼吸道感染和支气管炎,肺炎患者较少。而成人则肺炎较多,尤其是在已有慢性疾病或 CP(TWAR)重复感染的老年患者。CP 在免疫力低下的人群可引起重症感染,甚至呼吸衰竭。

CP 感染的潜伏期为 15~23 日,再感染的患者呼吸道症状往往较轻,且较少发展为肺炎。

与支原体感染一样,CP 感染也可引起肺外的

表现,如结节性红斑、甲状腺炎、脑炎和Gullain-Barre综合征、反应性关节炎、心肌炎等。

CP可激发哮喘患者喘息发作,囊性纤维化患者病情加重,有报道从急性中耳炎患者的渗液中分离出CP,CP往往与细菌同时致病。有2%~5%的儿童和成人可表现为无症状呼吸道感染,持续1年或1年以上。

【实验室检查】

诊断CP感染的特异性诊断依据组织培养的病原分离和血清学检查。CP在经亚胺环己酮处理的HEP-2和HL细胞培养基上生长最佳。标本的最佳取材部位为鼻咽后部,如检查CT那样用金属丝从胸腔积液中也分离到该病原。有报道经胰酶和/或乙二胺四乙酸钠(EDTA)处理后的标本CP培养的阳性率高。已有从胸腔积液中分离到CP的报道。

用荧光抗体染色可能直接查出临床标本中的衣原体,但不是非常敏感和特异。CP包涵体不包含糖原,因此不被碘染色。用EIA法可检测一些临床标本中的衣原体抗原,因EIAs采用的是多克隆抗体或属特异单克隆抗体,可同时检测CP和CT。而微量免疫荧光法(MIF),可使用CP单一抗原,而不出现同时检测其他衣原体种。急性CP感染的血清学诊断标准为:

患者MIF法双份血清IgG滴度4倍或4倍以上升高或单份血清IgG滴度≥1:512;和/或IgM滴度≥1:16或以上,在排除类风湿因子所致的假阳性后可诊断为近期感染;如果IgG≥1:16但≤1:512提示曾经感染。这一标准主要根据成人资料而定。肺炎和哮喘患者的CP感染研究显示有50%测不到MIF抗体。不主张单独应用IgG进行诊断。IgG滴度1:16或以上仅提示既往感染。IgA或其他抗体水平需双份血清进行回顾分析才能进行诊断,不能提示既往持续感染。

MIF和补体结合试验方法敏感性在各种方法不一致,CDC建议应严格掌握诊断标准。

由于与培养的结果不一致,不主张血清酶联免疫方法进行CP感染诊断,有关CP儿童肺炎和哮喘儿童CP感染的研究发现,有50%儿童培养证实为CP感染,而并无血清学抗体发现。而且,单纯应用血清学方法不能进行临床微生物评价。

采用各种聚合酶链反应技术(PCR)如荧光定量PCR和Nested PCR等可早期快速并特异地进行CP感染的诊断,已有不少关于其应用并与培养和血清学方法进行对比的研究,有研究报道以16SrRNA特异靶序列为目的基因的荧光定量PCR方法诊断CP感染具有较好的特异性,操作较为简单,且能将标本中的病原体核酸量化,但目前尚无此PCR商品药盒。

【影像学表现】

开始主要表现为单侧肺泡浸润,位于肺段和亚段,可见于两肺的任何部位,下叶及肺的周边部多见。以后可进展为双侧间质和肺泡浸润。胸部X线表现多较临床症状重。胸片示肺叶浸润影,并可有胸腔积液。

【诊断及鉴别诊断】

临床表现上不能与MP等引起的非典型肺炎区分开来,听诊可发现啰音和喘鸣音,胸部影像常较患儿的临床表现重,可表现为轻度、广泛的或小叶浸润,可出现胸腔积液,可出现白细胞稍高和核左移,也可无明显的变化。培养是诊断CP感染的特异方法,最佳的取材部位是咽后壁标本,也可从痰、咽拭子、支气管灌洗液、胸腔积液等标本中取材进行培养。

CP感染的表现与MP不好区分,CP肺炎患者常表现为轻到中度的全身症状,如发热、乏力、头痛、咳嗽、持续咽炎,也可出现胸腔积液和肺气肿,重症患者常出现肺气肿。

MP肺炎:多见于学龄儿童及青少年,婴幼儿也不少见,潜伏期2~3周,症状轻重不等,主要特点是持续剧烈咳嗽,婴幼儿可出现喘息,全身中毒症状相对较轻,可伴发多系统、多器官损害,X线所见远较体征显著,外周血白细胞数大多数正常或增高,血沉增快,血清特异性抗体测定有诊断价值。

【治疗】

与肺炎支原体肺炎相似,但不同之处在于治疗的时间要长,以防止复发和清除存在于呼吸道的病原体。体外药物敏感试验显示四环素、红霉素及一些新的大环丙酯类(阿奇霉素和克拉红霉素)和喹诺酮类(氟嗪酸)抗生素有活性。对磺胺类耐药。首选治疗为红霉素,新生儿和婴儿的用量为红霉素每日40mg/kg,疗程2~3周,一般用药24~48小时体温下降,症状开始缓解。有报道单纯应用一个疗程,部分病例仍可复发,如果无禁忌,可进行第二疗程治疗。也可采用克拉霉素和阿奇霉素治疗,其中阿奇霉素的疗效要优于克拉霉素,用法为克拉霉素疗程21日,阿奇霉素疗程

5日,也可应用利福平、罗红霉素、多西环素进行治疗。

有研究发现,选用红霉素治疗2周,甚至四环素或多西环素治疗30日者仍有复发病例。可能需要2周以上长期的治疗,初步资料显示CP肺炎患儿服用红霉素悬液40~50mg/(kg·24h),连续10~14日,可清除鼻咽部病原的有效率达80%以上。克拉霉素每日10mg/kg,分2次口服,连续10日,或阿奇霉素每日10mg/kg,口服1日,第2~5日阿奇霉素每日5mg/kg,对肺炎患者的鼻咽部病原的清除率达80%以上。

【预后】

CP感染的复发较为常见,尤其抗生素治疗不充分时,但较少累及呼吸系统以外的器官。

【预防】

CP肺炎按一般呼吸道感染预防即可。

三、鹦鹉热衣原体肺炎

鹦鹉热衣原体(chlamydia psittaci,CPs),CPs和CT沙眼衣原体仅有10%的DNA同源。可通过CPs包涵体不含糖原、包涵体形态和对磺胺类药物的敏感性与CT沙眼衣原体相鉴别。CPs有多个不同的种,可感染大多数的鸟类和包括人在内的哺乳动物,人类是偶然宿主,最常通过气溶胶途径获得感染。单克隆抗体测定显示鸟生物变种至少有4个血清型,其中鹦鹉和火鸡血清型是美国鸟类感染的最重要血清型。CPs菌株有9种基因型,包括A-F,E/B,M56和WC,后两个基因型可能与鸟类无关[5]。

【发病机制】

虽然原先命名为鹦鹉热(psittacosis),实际上所有的鸟类,包括家鸟和野鸟均是CPs的天然宿主。对人类威胁最大的是家禽加工厂(特别是火鸡加工厂)、饲养鸽子和笼中宠鸟。近几年在美国通过对家禽喂含四环素的饲料和对进口鸟在检疫期用四环素治疗,这种感染率已经降低。这种病原体可存在于鸟排泄物、血、腹腔脏器和羽毛内。引起人类感染的主要机制大概是由于吸入干的排泄物;吸入粪便气溶胶、粪尘和含病原的动物分泌物是感染的主要途径。作为感染源的鸟类可无症状或表现拒食、羽毛竖立、无精打采和排绿水样便。受染的鸟类可以是无症状或仅有轻微症状,但在感染后仍能排菌数月。易患鹦鹉热的高危人群包括养鸟者、鸟的爱好者、宠物店的工作人员。

人类感染常见于长期或密切接触者,但据报道约20%的鹦鹉热患者无鸟类接触史。但是在家禽饲养场发生鹦鹉热流行时,也有仅接触死家禽、切除死禽内脏者发病。已有报道人类发生反复感染者可持续携带病原体达10年之久。

鹦鹉热几乎只是成人的疾病,可能因为小儿接触鸟类或加工厂或在家庭内接触的可能性较少。在一项观察性研究meta分析中,鹦鹉热肺炎占据社区获得性肺炎的1%[6]。

病原体吸入呼吸道,经血液循环侵入肝、脾等单核-吞噬细胞系统,在单核吞噬细胞内繁殖后,再血行播散至肺和其他器官。肺内病变常开始于肺门区域,血管周围有炎症反应,并向周围扩散小叶性和间质性肺炎,以肺叶或肺段的下垂部位为明显,细支气管及支气管上皮引起脱屑和坏死。早期肺泡内充满中性粒细胞及水肿渗出液,不久即被多核细胞所代替,病变部位可产生实变及少量出血,肺实变有淋巴细胞浸润,可出现肺门淋巴结肿大。有时产生胸膜炎症反应。肝脏可出现局部坏死,脾常肿大,心、肾、神经系统以及消化道均可受累产生病变。

有猜测存在人与人之间的传播,但尚未证实。

【临床表现】

鹦鹉热既可以是呼吸道感染,也可以是以呼吸系统为主的全身性感染。儿童鹦鹉热的临床表现可从无症状感染到出现肺炎、多脏器感染不等。潜伏期平均为15日,一般为5~21日,也可长达4周。起病多隐匿,病情轻时如流感样,也可突然发病,出现发热、寒战、头痛、出汗和其他许多常见的全身和呼吸道症状,如不适无力、关节痛、肌痛、咯血和咽炎。发热第一周可达40℃以上,伴寒战和相对缓脉,常有乏力,肌肉关节痛,畏光,鼻出血,可出现类似伤寒的玫瑰疹,常于病程1周左右出现咳嗽,咳嗽多为干咳,咳少量黏痰或痰中带血等。肺部很少有阳性体征,偶可闻及细湿啰音和胸膜摩擦音,双肺广泛受累者可有呼吸困难和发绀。躯干部皮肤可见一过性玫瑰疹。严重肺炎可发展为谵妄、低氧血症甚至死亡。头痛剧烈,可伴有呕吐,常被疑诊为脑膜炎。暴发性肺炎患者也表现为神经系统、肾脏和胃肠道并发症,甚至DIC、噬血细胞综合征。

【实验室检查】

白细胞常不升高,可出现轻度白细胞升高,同时可有门冬氨酸氨基转移酶(谷丙转氨酶)、碱性磷酸酶和胆红素增高。

有报道 25% 鹦鹉热患者存在脑膜炎,其中半数脑脊液蛋白增高(400~1 135mg/L),未见脑脊液中白细胞增加。

【影像学表现】

CPs 肺炎胸片常有异常发现,肺部主要表现为不同程度的肺部浸润,如弥漫性支气管肺炎或间质性肺炎,可见由肺门向外周放射的网状或斑片状浸润影,多累及下叶,但无特异性。单侧病变多见,也可双侧受累,肺内病变吸收缓慢,偶见大叶实变或粟粒样结节影及胸膜渗出。可出现胸腔积液。肺内病变吸收缓慢,有报道治疗 7 周后有50% 的患者病灶不能完全吸收。

【诊断】

由于临床表现各异,鹦鹉热的诊断困难。与鸟类的接触史非常重要,但 20% 的鹦鹉热患者接触史不详。尚无人与人之间传播的证据。出现高热、严重头痛和肌痛症状的肺炎患者,结合患者有鸟接触史等阳性流行病学资料和血清学检查确定诊断。

从胸腔积液和痰中可培养出病原体,CPs 与CP、CT 的培养条件是相同的,由于其潜在的危险,鹦鹉热衣原体除研究性实验室外一般不能培养。

实验室检查诊断多数是靠特异性补体结合性抗体检测。特异性补体结合试验或微量免疫荧光试验阳性,恢复期(发病第 2~3 周)血清抗体效价比急性期增高 4 倍或单次效价为 1∶32 或以上即可确定诊断。诊断的主要方法是血清补体结合试验,是种特异性的。

补体结合(complement fixation,CF)抗体试验不能区别是 CP 还是 CPs,如小儿抗体效价增高,更多可能是 CP 感染的血清学反应。

CDC 认为鹦鹉热确诊病例需要符合临床疾病过程、鸟类接触病史,采用以下三种方法之一进行确定:呼吸道分泌物病原学培养阳性;相隔 2 周血 CF 抗体 4 倍上升或 MIF 抗体 4 倍以上升高;MIF 单份血清 IgM 抗体滴度大于或等于 16。

可疑病例必须在流行病学上与确诊病例密切相关,或症状出现后单份 CF 或 MIF 抗体在 1∶32以上。

由于 MIF 也用于诊断 CP 感染,用 MIF 检测可能存在与其他衣原体种或细菌感染间的交叉反应,早期针对鹦鹉热采用四环素进行治疗,可减少

抗体反应。随着分子诊断技术的进展,目前多采用 PCR 技术进行早期诊断和分子分型[5]。

【鉴别诊断】

1. MP 肺炎 多见于学龄儿童及青少年,婴幼儿也不少见,潜伏期 2~3 周,症状轻重不等,主要特点是持续剧烈咳嗽,婴幼儿可出现喘息,全身中毒症状相对较轻,可伴发多系统、多器官损害,X 线所见远较体征显著,外周血白细胞数大多数正常或增高,血沉增快,血清特异性抗体测定有诊断价值。

2. 结核病 小儿多有结核病接触史,起病隐匿或呈现慢性病程,有结核中毒症状,肺部体征相对较少,X 线所见远较体征显著,不同类型结核有不同特征性影像学特点,结核菌素试验阳性、结核菌检查阳性,可较早出现全身结核播散病灶等明确诊断。

3. 真菌感染 不同的真菌感染的临床表现多样,根据患儿有无免疫缺陷等基础疾患、长期应用抗生素、激素等病史,肺部影像学特征,病原学组织培养、病理等检查,鲎试验和诊断性治疗明确诊断。

4. 军团菌病 严重的鹦鹉热病与军团菌病有许多共同之处,但鹦鹉热病患者有更多鸟暴露年龄较轻,病情多可以自限。

【治疗】

CPs 对四环素、氯霉素和红霉素敏感,但不主张四环素在 8 岁以下小儿应用。新生儿和婴儿的用量为红霉素每日 40mg/kg,疗程 2~3 周。也有采用新型大环内酯类抗生素,应注意鹦鹉热的治疗显效较慢,发热等临床症状一般要在 48~72 小时方可控制,有报道红霉素和四环素这两种抗生素对青少年的用量为每日 2g,用 7~10 日或热退后继续服用 10 日。复发者可进行第二个疗程,发生呼吸衰竭者,需氧疗和进一步机械呼吸治疗。

多西环素 100mg,每日 2 次;或四环素 500mg,每日 4 次,在体温正常后再继续服用 10~14 日,对危重患者可用多西环素 4.4mg/(kg·d)每 12 小时口服 1 次,每日最大量是 100mg。对 9 岁以下不能用四环素的小儿,可选用红霉素 500mg,口服,每日 4 次。由于初次感染往往并不能产生长久的免疫力,有治疗 2 个月后病情仍复发的报道。

【预后】

未经治疗的死亡率是 15%~20%,若经适当治疗的死亡率可降至 1% 以下,严重感染病例可出现呼吸衰竭而死亡,有报道孕妇感染后可出现胎

死宫内。

【预防】

鹦鹉热患者应予隔离,痰液应进行消毒;应避免接触感染的鹦鹉等鸟类或禽类可预防感染;加强国际进口检疫和玩赏鸟类的管理。病原体对大多数消毒剂、热等敏感,对酸和碱抵抗。严格鸟类管理,应用鸟笼,并避免与病鸟接触;对可疑鸟类分泌物应进行消毒处理,并对可疑鸟隔离观察 30~45 日;对眼部分泌物多、排绿色水样便或体重减轻的鸟类应隔离;避免与其他鸟类接触,不能买卖。接触的人应严格防护,穿隔离衣,并戴 N95 型口罩。

(刘 钢 刘秀云)

参考文献

1. 江载芳,申昆玲,沈颖.诸福棠实用儿科学.8 版.北京:人民卫生出版社,2015:1282-1283.

2. 杨琴,马红玲,张璐瑒.213 例沙眼衣原体感染与小儿呼吸道疾病相关性研究.实用中西医结合临床,2018,18(5):95-97.

3. Kimberlin DW.Red Book:2015 Report of the Committee on Infectious Diseases.30th ed.Elk Grove Village,IL:American Academy of Pediatrics,2015:284-294.

4. Lanjouw E,Ouburg S,de Vries HJ,et al.2015 European guideline on the management of Chlamydia trachomatis infections.Int J STD AIDS,2016,27(5):333-348.

5. Heddema ER,van Hannen EJ,Bongaerts M,et al.Typing of Chlamydia psittaci to monitor epidemiology of psittacosis and aid disease control in the Netherlands,2008 to 2013.Euro Surveill,2015,20(5):21026.

6. Hogerwerf L,De GB,Baan B,et al.Chlamydia psittaci(psittacosis)as a cause of community-acquired pneumonia:a systematic review and meta-analysis.Epidemiology & Infection,2017,145(15):1-10.

第九节 病毒性肺部疾病

一、腺病毒肺炎

腺病毒(adenovirus)肺炎占儿童病毒肺炎的 4%~10%,是婴幼儿肺炎中最严重的类型之一。重症腺病毒肺炎发热时间长、临床表现重、易发生多系统并发症、病死率高、后遗症多。北方较南方多,北方冬春季发病多见,南方多为春夏季。

腺病毒肺炎多见于 6 个月至 2 岁的婴幼儿,北京首都儿科研究所报道 47 例 3 型、7 型腺病毒肺炎,2 岁以内婴幼儿分别占 68.4%、78.6%;重庆儿童医院报道 213 例腺病毒肺炎,6 个月至 2 岁的占 72.8%。

【病原学及病理机制】

腺病毒是一群分布十分广泛的 DNA 病毒,一般通过呼吸道传染。能引起人类呼吸道、胃肠道、泌尿系及眼的疾病。少数对动物有致癌作用。

腺病毒是一种没有包膜的双链 DNA 病毒,直径 70~110nm。自 20 世纪 50 年代发现并成功分离腺病毒以来,已陆续发现了 100 余个血清型(表 7-9-1)。其中人类腺病毒根据物理、化学、生物学性质分为 A~G 七个亚群(subgroup),每一组包括若干血清型,共 52 型。3 型和 7 型

腺病毒为腺病毒肺炎的主要病原,7 型更易导致重症肺炎[1,2]。也有 55 血清型可以引起儿童肺炎的报道[3]。

表 7-9-1 人类腺病毒分类及致病性

组	血清型	人体疾病
A	12、18、31	
B	3、7、14	咽结合膜热
	7、14、21	急性呼吸道感染
	3、7	肺炎
	11、21	出血性膀胱炎
	34、35	肺炎
	(16)	
C	1、2、5、6	幼儿急性发热性咽炎 淋巴细胞隐性感染
D	8、14、17	流行性角膜结膜炎
	(9、10、13、15、17、 20、22-30、32、33、 36、38、39、42)	宫颈炎、尿道炎
E	4	急性呼吸道感染、肺炎
F、G	40、41	胃肠炎

病毒主要在细胞核内繁殖,耐温、耐酸、耐脂溶剂的能力较强,除了咽、结合膜及淋巴组织外,还在肠道繁殖。在感染的最初几日,由于病毒大量复制和释放,会出现发热、乏力、咽痛等症状,随着中和抗体的产生而逐渐消失。腺病毒具有高滴度和高免疫原性的特点,常在扁桃体等淋巴组织中潜伏下来,这是因为病毒的 E3 区编码的功能可使其逃避宿主的免疫打击,使得腺病毒难以被清除。

腺病毒肺炎的主要病理改变为局灶性或融合性坏死性浸润和(细)支气管炎。腺病毒侵入呼吸道后,引发炎症反应,引起支气管黏膜、肺泡壁水肿、增厚,管腔狭窄,影响通换气功能。当炎症进一步加重时,进展为支气管黏膜坏死脱落,坏死物阻塞管腔。坏死的小气道上皮和黏膜下纤维化、瘢痕形成,可见黏液栓、慢性炎症,导致细支气管腔向心性狭窄和破坏。腺病毒感染致肺外系统受损,主要是以肺部为原发病灶引起的全身炎症反应综合征和/或脓毒症,进而发展到多脏器功能衰竭的序贯状态。

【临床表现】

腺病毒肺炎根据呼吸系统症状和中毒症状分为轻症及重症。热型不一致,多数为稽留热,体温 39~40℃ 不退,其次为不规则热,弛张热较少见。轻症一般在 7~11 日体温下降,其他症状也较快消失,唯肺部阴影需 2~6 周才能完全吸收。重症病例高热,于第 3~6 病日出现嗜睡,面色苍白发灰,肝大,喘憋明显,肺部有大片实变,重症病例可有呼吸衰竭、心力衰竭、惊厥等。恢复者于第 10~15 日退热,骤退与渐退者各占半数,有时骤退后尚有余波,经 1~2 日后再下降至正常。肺部病变的恢复期更长,需 1~4 个月之久,3~4 个月后尚不吸收需注意腺病毒肺炎的后遗症如肺不张、闭塞性细支气管炎[4]。患有基础疾病的患儿如免疫缺陷或营养不良及先天性心脏病等更易发展成重症肺炎。

1. 起病 潜伏期 3~8 日。起病多急骤,往往自第 1~2 起即发生 39℃ 以上的高热,至第 3~4 日多呈稽留或不规则的高热;最高体温常超过 40℃。抗生素治疗无效。

2. 呼吸系统症状 先有上感样症状或伴咽结膜热,大多数病儿自起病时即有咳嗽,往往表现为频咳或轻度阵咳,咳嗽逐渐加重,呈刺激性呛咳或阵咳,吐白色黏痰,呼吸困难及发绀多数开始于第 3~6 日,重症病例出现鼻翼扇动、三凹征、喘憋及口唇指甲青紫。重症病儿可有胸膜反应或胸腔积液。肺部体征出现较晚,早期肺部体征不明显,叩诊出现过清音,一般在发病 3~5 日,两肺可听到湿啰音、中小水泡音,以后逐日增多,病变面积逐渐增大,大多有肺部实变体征,叩浊、呼吸音减低或闻管状呼吸音。

喘憋在发病第二周渐严重。有的患儿临床以暴喘为主要表现。发病年龄小,多见于 6~12 个月婴儿,在发病后 4~6 日出现难以用药物控制的顽固性暴喘,是由于细支气管黏膜上皮受到严重破坏所致,其坏死脱落的上皮细胞与分泌物阻塞小气道,造成严重通气功能障碍,体格检查叩诊过清音,两肺听到喘鸣音或有少许细湿啰音,肝浊音界下移等。

3. 神经系统症状 一般于发病 3~6 日以后出现嗜睡、委靡等,有时烦躁与委靡相交替。在严重病例中晚期出现半昏迷及惊厥。部分病儿头向后仰,颈部强直。中毒性脑病多见,此外尚有一部分腺病毒所致的脑炎,有时需做腰穿鉴别。

4. 循环系统症状 面色苍白较为常见,重者面色发灰,心率增快,轻症一般不超过 160 次/min,重症多在 160~180 次/min,有时达 200 次/min 以上。重症病例于发病第 6~14 日出现心力衰竭。肝脏逐渐肿大,质较硬,少数也有脾大。一部分合并腺病毒心肌炎。

5. 消化系统症状 半数以上有腹泻,还可出现呕吐、腹胀。腹泻可能与腺病毒在肠道内繁殖有关,但在一部分病例也可能由于病情重、高热而影响了消化功能。

6. 其他 可有卡他性结膜炎、皮疹,扁桃体上石灰样小白点的出现率虽不高,但也是本病早期比较特殊的体征。

【并发症】

腺病毒肺炎并发症较多,并发呼吸衰竭、心力衰竭、中毒性脑病及继发细菌感染者,均较其他病毒性肺炎多见,其并发症的发生率可高达 80%。重庆儿童医院报道 99 例腺病毒肺炎患儿中,35.4% 存在呼吸衰竭,27.3% 并发胸膜炎,11.1% 存在肺不张,52.5% 并发心肌损害,15.2% 并发中毒性脑病。合并细菌感染占 52.5%,合并其他呼吸道病毒感染占 14%,合并肺炎支原体感染 8%。

1. **合并细菌性肺炎**　在腺病毒肺炎病程中，可并发肺炎链球菌、金黄色葡萄球菌、大肠埃希菌等感染，导致病情更为严重。国内报道 216 例儿童重症腺病毒肺炎，合并 1 种或 1 种以上病原感染占 81.9%；细菌感染以革兰氏阴性菌多见 (31.7%)，革兰氏阳性菌中以肺炎链球菌为主 (9.9%)，合并真菌感染占 12.0%。

以下几点常提示有继发细菌感染存在：①于发病 10 日左右病情不见好转，或一度减轻又恶化；②痰变为黄色或淘米水色；③身体其他部位有化脓灶；④出现脓胸；⑤X 线检查出现新的阴影；⑥白细胞计数增高，以及中性粒细胞比例增高或核左移。

2. **合并 DIC**　在重症腺病毒肺炎的极期（第 6~15 天），少数病例可并发弥散性血管内凝血（DIC）尤其易发生在有继发细菌感染时，在 DIC 发生前均有微循环功能障碍，最初多仅限于呼吸道及胃肠道小量出血；以后可有肺、胃肠及皮肤广泛出血。

3. **合并腺病毒心肌炎、病毒性脑炎、肝炎及肾脏受累等。**

【辅助检查】

1. **影像学检查**　X 线形态与病情、病期有密切关系。早期多不典型，表现为肺间质性病变，肺纹理增厚、模糊、片絮状影等。肺部实变多在发病第 3~5 日开始出现，可呈大小不等的斑片状病灶或大叶实变，以两肺下野多见。发病后 6~11 日，其病灶密度随病情发展而增高，病变也增多，分布较广，互相融合。喘憋型腺病毒肺炎，有严重肺气肿与肺纹增厚，后期亦出现融合病灶（图 7-9-1），部分病例出现马赛克征象。与大叶肺炎不同之处是，本病的病变不局限于某个肺叶，可有多处病灶并出现融合。病变吸收大多数在第 8~14 日以后。有时若病变继续增多、病情增重，应疑有混合感染。

国内报道 56 例腺病毒肺炎患儿中，肺部 CT 均表现为肺实变，其中双侧受累 45 例，向心分布 28 例，团簇状影 43 例，胸膜病变 28 例，淋巴结肿大 16 例。气胸 2 例，纵隔气肿 2 例。另有 40 例患儿在临床治疗过程或者治疗后的随访过程中出现小气道改变，应注意闭塞性细支气管炎的发生。

2. **血常规**　一般患儿白细胞总数在早期（第 1~5 日）大都减少或正常，分类无特殊改变。部分

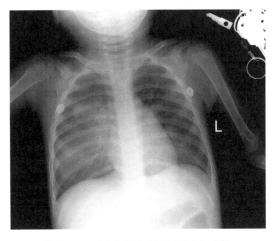

图 7-9-1　腺病毒肺炎，右侧融合病灶

腺病毒肺炎患儿尤其是重症患者，初期白细胞、CRP 和降钙素原均可升高，使得与细菌感染鉴别困难。国内有研究表明，腺病毒感染后中性粒细胞升高者达 48.6%。重庆儿童医院 99 例腺病毒患儿中，46.5% 白细胞升高，白细胞值 $(3.36~25.49) \times 10^9/L$；37.4%C 反应蛋白升高，最高达 110mg/L。

3. **病原学检查**　病毒分离是病原检测的金标准。血清学检查，取急性期和恢复期血清进行补体结合试验，抗体升高 4 倍或 4 倍以上，可判断为近期感染。中和试验和血凝抑制试验可定型别。目前国内大多采用直接或间接免疫荧光法与 ELISA 技术做腺病毒抗原或抗体快速诊断。Real-time PCR 技术更可以大大提高病毒检测的灵敏度。

4. **纤支镜**　纤支镜检查有利于观察患儿气道内病变，并可同时进行灌洗和治疗，清除支气管内的分泌物及黏液栓，改善患儿呼吸困难症状，减轻气道炎症，但需严格把握纤支镜操作指征。钟礼立等研究发现腺病毒肺炎纤支镜下表现多有灰白色黏液堵塞支气管开口，出现黏膜糜烂剥脱，导致支气管通气不畅，各级支气管黏液栓及剥脱黏膜上皮可诱发肉芽生长，这可能是腺病毒肺炎后期形成闭塞性细支气管炎的病理基础。

【鉴别诊断】

应根据流行情况，结合临床进行诊断。典型婴幼儿腺病毒肺炎早期与一般细菌性肺炎不同之处为：①大多数病例起病时或起病不久即有持续性高热，经抗生素治疗无效；②自第 3~6 病日出现嗜睡、委靡等神经症状，嗜睡有时与烦躁交替出现，面色苍白发灰，肝大显著，以后易见心力衰竭、

惊厥等并发症。上述症状提示腺病毒肺炎不但涉及呼吸道,其他系统也受影响;③肺部体征出现较迟,一般在第 3~5 天以后才出现湿性啰音,病变面积逐渐增大,易有叩诊浊音及呼吸音减低,喘憋于发病第二周渐严重。

年长儿腺病毒肺炎大多为轻型,主要表现为高热、咳嗽,需与支原体肺炎、大叶性肺炎相鉴别。

【预后】

本病目前无特效治疗,病死率为各类病毒性肺炎之首,文献报道腺病毒肺炎病死率可达 10%。下气道感染存活者 14%~60% 遗留不同程度的肺部后遗症,危重症儿经抢救存活者,约 60% 留有慢性肺部损害,严重者发展成支气管扩张与肺心病。后遗症表现为闭塞性细支气管炎、单侧透明肺、支气管扩张症,其病理基础均为小气道病变。而且急性期肺炎越严重,其后遗症的发生率越高。

【治疗及预防】

必须密切动态观察病情变化,早期给予积极对症支持治疗。对于 3 型、7 型腺病毒感染所致重症肺炎,尤其是 7 型,强调早期呼吸机辅助通气改善呼吸窘迫,同时注意多脏器功能的保护。

1. 抗病毒药物　目前还没有对照试验证明任何一种抗病毒药物对腺病毒感染安全有效。抗病毒药物适用于免疫功能低下和重症腺病毒感染患者。利巴韦林的作用尚不明确。在发病早期静脉用药,10mg/kg,有一定疗效,但考虑到其远期副作用未知,现已很少应用。也有尝试其他抗病毒药应用于腺病毒肺炎的治疗如西多福韦,是一种新的抑制 DNA 聚合酶的抗病毒药物,可抑制腺病毒的 DNA 聚合酶,从而导致病毒 DNA 链合成终止。但其肾毒性限制了在临床的应用。

2. 抗生素　用于治疗继发的细菌感染。

3. 对症治疗　退热、吸氧、镇静、解痉、止喘、化痰等。

4. 肾上腺皮质激素　重症病例可应用甲泼尼龙静脉滴注,可根据病情轻重每次给予 1~2mg/kg,每日 1~2 次,应用 3~7 日,根据病情停用或逐渐减停。也有文献报道早期激素治疗增加呼吸衰竭的风险。

5. 丙种球蛋白　用于重症病例的治疗。国内外研究认为,丙种球蛋白治疗病毒性肺炎作用机制为:①阻断细胞表面 Fc 受体,抑制细胞因子生成;②减轻支气管、肺泡中炎症因子的释放,抑制抗原和抗体复合物的形成,进一步减少变态反应的发生;③减少肺泡渗出,避免痰液堵塞管道,降低肺实变的发生。剂量为 400mg/(kg·d),连用 3~5 天,北京儿童医院对重症腺病毒肺炎采用 1g/(kg·d),连用 2 天,取得了更好的疗效[4]。

有研究认为 IVIG 临床疗效明显,能缩短持续发热时间,减轻症状,缩短住院时间、机械通气时间,减少胸腔积液、肺不张、中毒性脑病等并发症的发生率。

6. 治疗并发症　密切观察生命体征及神志,监测重要脏器功能指标,及时治疗呼吸衰竭、心力衰竭、DIC 及神经系统并发症。

7. 中医药　由于缺乏有效的抗病毒药物,自 20 世纪 50 年代起各地采用中药辨证施治再加上对症治疗,比单纯西药治疗取得较好的疗效。目前中西医结合方法已应用在大部分严重的重症肺部病毒感染的病例。

因存在许多健康带毒者,隔离患者对防止腺病毒传播效果有限。4 型减毒活疫苗已在美国军队中使用,效果良好。但为口服胶囊,不适用于儿童。研制高纯度的亚单位疫苗是主要任务。

二、流感病毒肺炎

自 20 世纪以来,人类发生过几次世界性流感病毒感染大流行,1918~1920 年的西班牙流感造成了全世界约有 4 000 万人死亡,1957~1958 年的亚洲流感,以及 1968~1969 年的中国香港流感,每次流感的流行与流感病毒的变异有关。人群对流感病毒普遍易感,5 岁以下是儿童流感的高发年龄[5],在儿童尤其是小于 2 岁的婴幼儿,流感肺炎的发生几率较高。

【病原学及流行病学】

流感病毒属于正黏液病毒科,是一种单链 RNA 病毒。病毒囊膜上覆盖着由血凝素(HA)、神经氨酸酶(NA)和 M2 蛋白构成的突起。根据病毒颗粒中核蛋白(NP)和膜蛋白(MP)的不同特性,将流感病毒分为甲(A)、乙(B)、丙(C)三型。A 型常以流行的形式出现,对禽类和人类危害最大,可造成世界大流行;B 型通常在局部暴发;C 型主要侵犯婴幼儿。A 型流感病毒根据其表面抗原 H 和 N 的不同来划分亚型,现已知的 H 亚型有 18 个,N 亚型有 11 个。

流行通常在冬春季发生,我国流行的型别主要有 H1N1、H3N2 及乙型流感病毒[6,7]。20 世纪 90 年代,上海市 H3N2 和 H1N1 流感病毒交替流行,2004 年春季,上海、浙江等地在学校的学生中发生 H3N2 型流感暴发,2005 年福州市小学中 H3N2 型流感暴发,2005 年 11 月~2006 年 4 月北京市朝阳区乙型流感暴发。北京儿童医院统计 2005~2006 年冬春季流感肺炎以 A 型为主,2007~2008 年冬季以 B 型为主。2009 年全国流感暴发高峰年,以 H1N1 为主。上海地区儿童在 2009 至 2011 年经历了 2 次新型甲型 H1N1 流感的暴发流行,家庭内和学校传播是大流行株在社区儿童传播的主要模式。2017~2018 年冬春季,流感暴发疫情高于往年同期,主要是甲型流感病毒中的 H1N1、H3N2 亚型及乙型流感病毒中的 Victoria 和 Yamagata 系[7]。

流感肺炎的合并率因病毒类型或年龄不同而各异,与 B 型相比,通常 A 型流感病毒合并肺炎者较多。流感患者是主要的传染源,传染途径主要为呼吸道飞沫传播。潜伏期一般为 1~7 日,多为 2~4 日。在病毒潜伏期末即有传染性,病初 2~3 日传染性最强。

【免疫及病理】

流感病毒主要侵袭呼吸道上皮细胞,病毒通过与上皮细胞表面的含唾液酸的糖蛋白相结合而进入宿主细胞,引起细胞坏死、水肿以及炎细胞浸润。肺部病变以间质性肺炎为主要表现,表现为肺间质细胞浸润,肺泡水肿,黏膜分泌异常,严重者有广泛出血性、坏死性支气管炎及肺炎。

宿主清除病毒的免疫反应主要依靠病毒特异性 CD8+ 细胞、病毒特异性抗体及干扰素等免疫因子。在病毒感染后 5~7 日,病毒特异性 CD8+ 细胞就会聚集在肺和呼吸道上皮细胞中,清除受感染的细胞并产生抗病毒细胞因子,如 IFN-γ、肿瘤坏死因子等。抗流感病毒的特异性抗体在感染后 1 周左右出现,10~14 日达到高峰,1~2 个月开始下降,抗体主要存在于血液中,少量在鼻分泌物中。

【临床表现与并发症】

流感肺炎患儿最常见的症状为发热、咳嗽、流涕,47% 的患儿无呼吸困难,肺部听诊有呼吸音降低或有啰音等肺炎的症状和体征。

北京儿童医院统计资料显示,所有流感病毒肺炎患儿均有咳嗽,病初痰不多,不易咳出,为白色黏痰,有些患儿伴有流涕。绝大多数患儿均出现发热,在发病后 48 小时高热持续不退,少数患者经过中等度发热 2~3 日后体温才逐渐上升。婴幼儿尤其是 2 岁以下患儿呼吸道症状显著,喘息严重,重症患儿出现呼吸衰竭及心力衰竭。有一部分患儿热退后仍反复喘息。肺部体征如叩浊音、细小湿啰音均于起病后逐渐发生。可有肺不张,塑形性支气管炎,胸腔积液,气漏综合征,急性呼吸窘迫综合征等。

国内报道 2009 年秋冬季全国 17 家医院的 810 例 H1N1 流感住院患儿,临床表现发热 96.3%,流涕 36.3%,鼻塞 23.7%,咽痛 18.1%,咳嗽 93.7%,咳痰 42.8%,喘息 27.0%,呼吸困难 20.1%,呕吐 16.0%,腹泻 8.1%,烦躁 9.8%,嗜睡 7.9%,惊厥 4.0%。其中合并肺炎 586 例(72.3%),49 例(6%)合并脑炎 / 脑病,30 例(3.7%)合并心肌炎。危重症患儿 183 例,其基础疾病、外周血白细胞计数增高、中性粒细胞比率增高、淋巴细胞比率降低和 C 反应蛋白增高的发生率明显高于非危重症患儿。19 例死亡,占危重患儿的 10.4%,8 例死于脑炎 / 脑病,10 例主要死于严重肺炎和急性呼吸窘迫综合征,其中 5 例同时伴有脑炎 / 脑病,1 例死于继发性真菌性脑膜炎。

流感病毒肺炎合并细菌感染或继发细菌感染非常常见[8],病原菌以肺炎链球菌、流感嗜血杆菌及金葡菌最为重要。学龄儿童易合并支原体感染。其他尚有呼吸道合胞病毒、副流感病毒等。

合并胃肠道症状比较多见,个别严重者并发肠出血。在还有中耳炎、鼻窦炎、喉炎、败血症,比较少见而严重的并发症为中枢神经系统受累,如脑炎、无菌性脑膜炎、横断性脊髓炎、吉兰 - 巴雷综合征。此外还可并发心肌炎、心包炎以及瑞氏综合征。

【辅助检查】

影像学:胸部 X 线检查,肺内片状影出现较早,间实质病变可同时存在,多发及散在分布多见,易出现过度充气,影像学表现变化快,病情进展时病灶扩大融合,可出现气胸、纵隔气肿、皮下气肿等征象。

北京儿童医院报道 6 例重症流感病毒肺炎,6 例患儿均在出现症状 1~3 天内出现肺炎。胸片表现为双肺纹理增多模糊,小斑片影,可融合成大片影(图 7-9-2)。病变主要位于内中带,单纯左肺实变 3 例,其中 2 例病情进展后出现右肺实质浸润。入院时 X 线胸片示 1 例为大片高密度影及斑片状影,2 例为中等密度影,3 例为低密度磨玻璃样改变。1 例 CT 显示胸膜下小结节影,1 例合并胸腔积液,3 例胸片均显示肺门增大,其中 1 例 CT 检查发现上纵隔及肺门淋巴结肿大。国内报道 152 例流感病毒肺炎患儿,75% 显示双侧病变,出现支气管充气征 12 例,胸腔积液 10 例,肺不张 8 例,纵隔气肿 3 例,气胸 1 例。

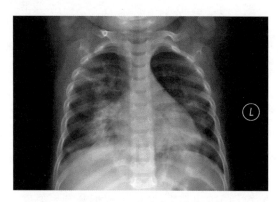

图 7-9-2　流感病毒肺炎

血常规:多数患儿白细胞计数正常或减少,分类以淋巴细胞为主。重症病例白细胞可升高或明显降低,淋巴细胞计数明显降低。少数患儿出现轻 - 中度贫血,血小板一般正常。CRP 正常或轻度升高,合并细菌感染的患儿 CRP 可明显升高。

尿常规:可见轻度蛋白尿或潜血。

部分患儿肝酶及心肌酶可升高。

深圳市儿童医院报道 152 例流感病毒肺炎患儿,外周血白细胞计数升高 65 例(43%),中性粒细胞比例明显升高 23 例(15%),C 反应蛋白增高 72 例(47%),降钙素原增高 27 例,肌酸激酶增高 17 例。

【诊断】

由流感病毒引起的呼吸道症状和体征没有特异性,因此与其他呼吸道病原引起的疾病很难鉴别,确诊需要病毒学检查。检测方法主要分为三类:病毒分离、检测病毒抗原或抗体、检测病毒核酸。临床标本可为鼻咽分泌物、咽拭子或血。病毒分离方法是诊断病毒感染的金标准。目前临床多采用间接免疫荧光法进行病毒快速诊断。

在流感流行季节,表现高热、咳嗽等症状,影像学检查有肺炎样浸润征象,且流感病毒检测阳性可确诊流感病毒肺炎。

【治疗】[9,10]

儿童患病后病毒载量比成人要高,在病毒大量复制时,应该积极给予抗病毒药物。发病 48 小时内进行抗病毒治疗可减少流感并发症、降低住院患儿的病死率、缩短住院时间,发病时间超过 48 小时的重症患儿依然能从抗病毒治疗中获益[9]。

神经氨酸酶抑制剂(NAI)对甲型、乙型流感的预防和治疗均有效。神经氨酸酶(NA)能帮助新合成的病毒颗粒与感染细胞脱离,并促使其通过黏液在呼吸道中扩散。它还能通过改变血凝素(HA)的糖基部分增强菌株的毒力。对神经氨酸酶的抑制将限制流感病毒的聚集和扩散。

扎那米韦(zanamivir)是第一个批准上市的 NA 抑制剂,用于甲、乙型流感的预防和治疗。口服吸收差,组织渗透性低,因此只能局部给药,途径为鼻腔滴液或口腔吸入。儿童用量为每次吸入 10mg,用于治疗时每日 2 次,间隔 12 小时给予,连用 5 日,用于预防时每日 1 次。适用于 5 岁以上(英国),7 岁以上(美国)儿童[10]。常见的不良反应包括头痛、恶心、呕吐、腹泻、眩晕、喉部及鼻部不适等,发生率为 1%~3%。需要注意的是,某些哮喘和慢性肺阻塞性疾病患者在患流感时应慎用本药,扎那米韦可使上述患者的呼吸功能恶化。严重支气管肺病或需通气治疗的患者的耐受性尚有待证实,若出现支气管痉挛或肺功能下降则应停药。

奥司他韦(oseltamivir)是第二种防治流感的 NA 抑制剂。不同的是,奥司他韦的抗病毒活性比扎那米韦高,口服后生物利用度好,药物在整个呼吸道有极好的分布,可以抑制病毒扩散、降低病毒滴度、明显缓解流感症状、缩短病程并能降低炎性细胞因子的水平,可以较少中耳炎的发生[11]。具体用量见表 7-9-2。常见不良反应为胃肠道症状,未见严重副作用,未见与其他药物之间的相互作用。目前临床已观察到少部分毒株对奥司他韦产生耐药。

表 7-9-2　防治流感的抗病毒药物剂量推荐表[9,12]

药物名称及儿童年龄	应用途径	治疗剂量（疗程5天）	预防剂量（疗程10天）
奥司他韦	口服		
≥12个月			
体重≤15kg		30mg/次,2次/d	30mg/次,1次/d
>15~23kg		45mg/次,2次/d	45mg/次,1次/d
>23~40kg		60mg/次,2次/d	60mg/次,1次/d
>40kg		75mg/次,2次/d	75mg/次,1次/d
9~11个月		3.5mg/（kg·次）,2次/d	3.5mg/（kg·d）,1次/d
0~8个月		3.0mg/（kg·次）,2次/d	3~8月龄 3.0mg/（kg·d）,1次/d 0~3月龄不推荐使用,除非紧急情况下,经临床评估必须应用
早产儿			
扎那米韦	吸入		
≥7岁治疗量 ≥5岁预防量		10mg/次,2次/d	10mg/次,2次/d
帕拉米韦	静脉		
2~12岁		10mg/（kg·次）,1次/d（最大量不超过600mg）	

目前金刚烷胺和金刚乙胺的耐药问题日益严重,不建议使用[9,10]。

对症支持治疗包括应用退热、止咳化痰等缓解症状的药物。解热镇痛药建议应用对乙酰氨基酚或布洛芬,禁用阿司匹林及水杨酸制剂。肺部病变进展迅速、出现呼吸衰竭时,应早期进行呼吸支持以提高生存率。合并细菌感染时合理应用抗生素。激素类药物的效果尚未肯定。α-干扰素是否常规使用尚需进行对照研究。

【预防】

流感疫苗是预防流感及其严重并发症的最有效方法,流感疫苗主要包括灭活疫苗、减毒活疫苗、基因疫苗和生物佐剂。

多年来临床上主要应用的是用鸡胚生产的三联灭活疫苗,主要包括3种成分:H1N1、H3N2和乙型流感病毒。多年的临床应用表明,灭活疫苗的免疫效果是肯定的,有研究显示对H3N2、H1N1的保护率分别为77%和91%。在婴幼儿,能降低30%的中耳炎的发生率。灭活疫苗可应用于6个月以上儿童,6个月~8岁的儿童若以前未接种过流感疫苗,需要接种2次疫苗,间隔1个月以上,最好在流感高发季节前应用。若以前接种过疫苗,则只需在流感高发季节前接种1次即可。

一般接种疫苗后2周内不要应用抗病毒药物,若已应用抗病毒药物,需在停止用药48小时后再接种疫苗。

流感疫苗应每年接种,不仅是儿童,看护人员也应接种疫苗才能减少儿童的发病率。疫苗不良反应包括接种局部反应及全身反应。接种部位可有皮疹、红肿等,一般无需特殊处理。全身反应一般发生在疫苗接种后6~12小时,主要是发热,一般持续1~2日。对疫苗的任何成分过敏（如对鸡蛋过敏）的儿童及正在患热性疾病的儿童不宜接种流感疫苗。

三、禽流感

禽流感是由A型流感病毒引起的一种传染性疾病,被国际兽疫局定为A类传染病。最早的禽流感记录是1879年在意大利,发生鸡群大量死亡,当时被称为鸡瘟,禽流感不仅可以感染鸟类、家禽、猪、马、海豹、鲸鱼等动物,有大量事实表明它还能感染人类。这些感染者多数与家禽有密切、直接接触史。发生人类流感大流行的必要条件是病毒能够在人-人间进行有效传播。

【禽流感病毒简介】

在野鸟身上可以找到A型流感病毒的所有亚型,因此鸟类被认为是A型流感病毒的自然宿主,野鸟通常不患病或病症轻微,但家禽尤其是鸡和鸭往往病得很重,甚至大批死亡。

禽流感病毒有两种形式,备受关注的是高致病力禽流感病毒,发病快,传播迅速,家禽可在症状发作前或当日就死亡,死亡率达100%。高致病力病毒的暴发流行一般由H5和H7亚型引起,在某些地区同时感染了人类。

禽流感病毒在鸟禽之间通常经由粪-口途径来传播。野鸟、迁徙的候鸟或患病家禽的分泌物(如唾液、鼻分泌物)和粪便中含有大量的病毒,1g被高致病力病毒感染的粪便中就含有足够感染1万只鸟的病毒量。活禽市场也是重要的病毒传染场所。

【禽流感病毒的传播】

1997年中国香港高致病力的禽流感病毒H5N1使18人染病是禽流感病毒感染人类的首次记录,而近些年H7N9的散发流行更为多见。可感染人的禽流感亚型为H5N1、H7N9、H9N2、H7N7、H7N2、H7N3、H5N6、H10N8等。不同亚型禽流感病毒致病力不同,其中感染H5N1的患者较易出现严重并发症,病死率高。

禽流感病毒可以"跳过"物种之间的障碍直接由鸟类传给人。它对人类来说是新病原,人接触了患病鸟禽或其粪便或被污染的表面,病毒就会通过呼吸道或消化道进入体内,而人群对此新抗原普遍没有免疫力,也没有现成的疫苗进行保护,因此患病率和死亡率就会很高。另一方面,所有的A型流感病毒都在经常变异,H5N1病毒更突出。来自不同物种的A型流感病毒能进行交换和再分配、重组基因物质,导致新病毒亚型的出现。如果一个人同时感染禽流感病毒和通常的人流感病毒,两种病毒基因进行再分配重组,产生的新病毒由于具有人类病毒基因,病毒进入人体细胞使人感染发病就会变得很容易,也会导致病毒在人-人间传播,一场流感大流行就会暴发。1918年的流感大流行就是新病毒出现的恶果。一种理论认为猪对新病毒的产生具有重要作用。猪对禽类和哺乳动物的流感病毒都易感,两种病毒在猪的体内重组后产生含有人类病毒基因的新病毒,新病毒传给人后就会直接在人-人间传播。

禽流感病毒侵入人体的主要途径是通过与呼吸道上皮细胞表面的含唾液酸的糖蛋白相结合。禽流感病毒主要结合含有α-2-3连接末端的唾液酸糖蛋白,而在人呼吸道上皮细胞,α-2-6连接的唾液酸糖蛋白表达量明显多于α-2-3连接的量,因此禽流感病毒感染人类并不容易。但它通过不断地变异,使得禽流感病毒具备了更强的识别含有α-2-6连接末端的唾液酸糖蛋白的能力。而且,禽流感病毒通过不断变异和进化,使其在人体内的复制感染能力提高,致病力增强。研究表明,禽流感病毒还可以诱发免疫功能紊乱,引起病理性免疫反应,并逃逸宿主的抗病毒防御机制。高致病力毒株可以诱导细胞因子如TNF-α、干扰素以及前炎症因子如IL-6、IL-8等的表达量增加,并逃逸细胞因子的防御,导致机体免疫力下降,引发病理性免疫反应,对人体产生损伤。

传播途径是呼吸道传播或密切接触感染禽类的分泌物或排泄物而获得感染。在发病前10天内接触过禽类或者到过活禽市场者为高危人群。从消化道分离出病毒提示其可能是人传人的潜在途径,因此对有接触史的暴露者应加强筛查。

【病理表现】

病毒感染人体后,可以通过病毒复制直接引起组织器官损伤,还可引起免疫病理损伤。儿童病例的病理结果总结如下。

肺部病理结果显示:双肺呈实变、灶状出血,肺泡呈现弥漫性损伤,肺泡表面透明膜形成,肺间质有吞噬活性的组织细胞浸润,血管充血。

骨髓中细胞增生活跃或减低,粒系增生,明显核左移,组织细胞肥大,吞噬活性增强,淋巴结吞噬血细胞作用增强并有局部坏死。

肝可见脂肪变性,脾脏内见散在分布大量非典型淋巴样细胞,肾近端小管空泡样变,存在脑水肿、灶状坏死。

电子显微镜下流感病毒样颗粒出现在肺泡细胞、巨噬细胞和脑、肝、脾、肾和骨髓中的一些不确定的细胞。肺、脾组织的RT-PCR证实存在H5N1病毒。所有组织的免疫荧光抗原检测为阴性。

病理结果提示尽管临床呈现多系统损害表现,但病毒攻击的主要靶器官是肺。H5N1病毒通过呼吸道感染,早期复制时激发了细胞因子和炎症因子的高表达,造成了机体的免疫性病理损伤,导致噬血细胞综合征表现。这至少部分说明了淋巴细胞减少,其他血细胞不同程度的减低,肝功能损伤,凝血相异常和多脏器功能衰竭的原因。

【临床表现】

人感染禽流感的临床表现可以是典型的流感症状,如发热、咳嗽、咽痛、肌痛,也可表现为眼部感染(结膜炎)、肺炎、急性呼吸窘迫症。目前确诊的人感染 H7N9 禽流感病例主要表现为典型的病毒性肺炎,起病急,病程早期均有 38℃以上高热,咳嗽等呼吸道感染症状。起病 3~7 天出现重症肺炎并进行性加重,部分病例可迅速发展为急性呼吸窘迫综合征、脓毒性休克和多脏器功能衰竭并死亡[13]。临床表现不仅局限于呼吸道症状,其范围更广。

1. 潜伏期 从最后一次暴露至发病一般 2~4 日。

2. 初始症状 全部患者表现有发热,体温通常 >38℃,卡他症状不明显。可有腹泻,有报道姐弟二人以发热、严重腹泻水样便为主,每天便十余次,很快出现嗜睡、昏迷、死亡。早期不伴有呼吸系统症状。

3. 临床病程 症状只限于咽痛、咳嗽、鼻炎等上呼吸道症状者 3~5 日恢复。多数患者有肺炎,症状出现于疾病早期,发生呼吸困难的时间平均在起病后第 5 日。影像学改变为弥漫、多灶、斑片状渗出影。重者可进展为急性呼吸窘迫综合征。

4. 辅助检查 常见白细胞减低,尤以淋巴细胞减少为著。死亡的危险与白细胞特别是淋巴细胞计数减少相关。可有血小板减少。肝、肾和心肌检查指标的轻到中度受损比较常见。细胞免疫功能低下。胸部影像学表现:肺实变或间质浸润。单侧或双侧炎性浸润,范围大,常累及两肺叶或更多,在 1~2 日内即可扩散。可有肺不张、胸腔积液、气胸。

5. 病毒学诊断 同流感病毒。

6. 死亡率 上呼吸道感染预后好,总死亡率低。而住院的肺炎患者死亡率高,大多死于进行性呼吸衰竭、呼吸窘迫和多脏器功能衰竭。

【禽流感的防治】

目前对禽流感的治疗与普通流感治疗相同,临床治疗普通流感的抗病毒药物同样对禽流感适用,剂量与用法均相同[13]。重症病例剂量可加倍,疗程可适当延长。

预防禽流感是防治工作的关键。首先要消灭传染源,迅速杀灭患病的和疫区周围 3~5km 范围内的所有家禽是最重要的措施。禽流感病毒在寒冷环境下的粪便中可存活 3 个月,在 22℃的水中存活 4 日以上,0℃的水中存活 30 日以上,在有甘油保护的情况下能保存数月。禽流感病毒不怕冷但怕热,65℃加热 30 分钟、100℃ 2 分钟就被灭活。紫外线可以破坏病毒的感染力、血凝素和神经氨酸酶的活性。漂白粉、甲醛溶液、碘剂、氯仿和丙酮都可迅速破坏其传染性。

研制针对现在流行的禽流感病毒的疫苗是困难的。因为病毒变异很快,注射现有的三联流感疫苗可以预防人流感病毒,从而避免人同时感染禽流感和人流感两种病毒,以减少病毒基因重组的几率,防止新病毒的产生。禽流感易侵犯儿童,越南和泰国的患病和死亡患者中大多数都是儿童,因此应对儿童给予特殊关注。家长应注意不要让孩子接触鸟禽类动物,不要去疫区旅游,每年都要注射疫苗,一旦出现流感症状应尽快就诊。人感染 H7N9 患者,间隔 24 小时病毒核酸检测 2 次阴性,可解除隔离。

四、偏肺病毒肺炎

人偏肺病毒(human metapneumovirus,hMPV)是由荷兰学者 VandenHoogen 等人于 2001 年发现的一种新的人类呼吸道病毒病原体。血清学调查显示,所有被调查的荷兰 6~12 个月婴幼儿下呼吸道感染患者中有 25% 的患者抗 hMPV 抗体阳性,到 5 岁时 100% 的患者有感染史。以后相继有来自美国、加拿大、欧洲、澳大利亚、巴西和中国等的报道,在人的急性呼吸道感染标本中发现这种病毒。hMPV 与禽肺病毒(AMPV)的同源性较高,共同组成偏肺病毒属。Peret 等人对收集的 1958 年的人类标本进行分析发现 hMPV 在人群中至少存在了半个世纪,因此,hMPV 不是一种新出现的病毒。hMPV 是一种重要的呼吸道病毒,在急性呼吸道感染的住院儿童中,其检出率为 5%~10%。

【病原学】

hMPV 属于副黏病毒科肺病毒亚科,为单负链 RNA 病毒,hMPV 有包膜、基因组大约 13kb。由于这种病毒与同一亚科中偏肺病毒属中的禽肺病毒有较高的同源性,被称为人偏肺病毒。hMPV 在电镜下呈现类似副黏病毒颗粒的形态,颗粒有多晶形、球形、纤维形等。hMPV 序列与 AMPV 相似,其基因组从 3′~5′ 的序列依次为 N-P-M-F-M2-SH-G-L。hMPV 编码的蛋白如下:N,核衣壳 RNA 结合蛋白;P,核衣壳磷蛋白;M,非糖基化基质蛋白;F,融合糖蛋白;M2-1,转运延长因子;M2-2,RNA 合成调节因子;SH,小的疏水表面蛋白;G,主要黏附蛋白;L,主要聚合亚单位。

通过对 hMPV 临床分离株的 F 和 G 基因序列进行比较,hMPV 可分为 A 和 B 两个亚型。A 和 B 亚型的 F 蛋白基因高度保守,其氨基酸同源性大于 95%,而 hMPV 的 G 蛋白基因则变化很大,氨基酸同源性很低,只有 35%。

【流行病学】

hMPV 在全世界范围内广泛流行,年幼和年老的患者及有免疫缺陷者均为易感人群。到目前为止,欧洲、美洲、澳洲和亚洲,包括我国都有病毒分离和 / 或血清学检查的报道。hMPV 流行具有季节性。亚热带(如中国香港)hMPV 感染的发病高峰为春、夏季。美国亚特兰大 hMPV 的流行高峰为冬季,与 RSV 流行高峰重叠;纽约的流行高峰在 12 月~次年 3 月。法国与 RSV 一样,12 月~次年 1 月 hMPV 的检出率最高。芬兰 hMPV 的活动高峰为冬季。我国北京地区以冬春季发病为主。

【致病机制】

动物实验显示,hMPV 可在肺内复制,肺部感染可表现为肺泡炎、肺间质炎和支气管周围炎,可见气道重塑和黏液分泌增加。hMPV 肺部感染为 Th2 免疫反应异常,表现为白介素 -2、8、4 和干扰素 -γ 等细胞因子升高,而白介素 -12、6 和肿瘤坏死因子 α 等降低。

【临床表现】

儿童 hMPV 下呼吸道感染的临床表现与 RSV 下呼吸道感染相似,但在小于 6 月龄的患者,hMPV 感染比 RSV 感染病情轻;在 12~23 月龄的患儿,hMPV 感染比 RSV 感染病情重[14]。hMPV 所致儿童下呼吸道感染主要表现为细支气管炎,其中 8%~32.4% 的患者表现为间质性肺炎或肺泡炎。与 RSV 感染一样,hMPV 感染也多见于婴幼儿,但其年龄比 RSV 患者偏大,男多于女,男女比例为 1.8∶1。发病初期表现为上呼吸道感染症状,咳嗽、流涕、鼻塞等,发热多在 38℃ 以上,也可表现为高热。偏肺病毒肺炎临床表现差异较大,严重病例可以出现呼吸增快、喘息、三凹征和发绀等,少数病例可以发生呼吸衰竭和心力衰竭。肺部听诊可闻细小或粗、中啰音。有报道称,A 型 hMPV 感染临床表现重于 B 型 hMPV 感染,偏肺病毒肺炎多由 A 型 hMPV 所致[15]。

在有潜在免疫缺陷或免疫抑制患者,如早产儿、伴有心肺疾病患者和造血干细胞移植患者,hMPV 感染可以表现为严重、致命性肺炎,甚至呼吸窘迫综合征。也有报道造血干细胞移植患者表现为持续无症状 hMPV 感染。

另外,hMPV 和 RSV 混合感染患者病情重于单一 RSV 感染者。有报道显示,70% 的儿科重症监护病房的 RSV 感染患者合并 hMPV 感染。

【实验室检查】

1. 外周血白细胞计数　白细胞总数正常或轻度升高,白细胞分类多正常。

2. CRP　有研究报道,12.5% 的 hMPV 感染病例可以有 CRP 升高。

【影像学检查】

偏肺病毒肺炎胸部 X 线临床表现多样,包括肺门斑片影、过度通气、偶见实变(图 7-9-3,图 7-9-4)、肺不张等,其中肺不张的发生率比 RSV 肺炎更为多见[16]。

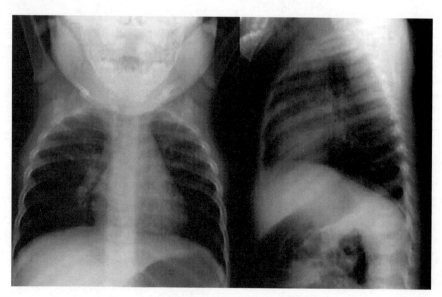

图 7-9-3　幼儿偏肺病毒细支气管炎胸部 X 线片,示双肺过度通气和肺门弥漫性浸润改变

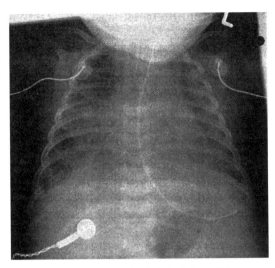

图 7-9-4　3 个月婴儿偏肺病毒肺炎示双肺浸润和支气管充气征

【诊断】

偏肺病毒肺炎临床表现无特异性,因此,病原学诊断较为重要。偏肺病毒感染的病原学诊断主要有以下几种方法。

1. 核酸扩增　应用较广泛的为 Real-time RT-PCR 法,具有较高的敏感性和特异性,是目前诊断 hMPV 的主要方法,已具有商品化试剂盒。

2. 抗原检测　采集患者鼻咽吸液或咽拭子,用免疫荧光法检测脱落上皮细胞中的 hMPV 抗原。已有商业化的试剂盒可用,可以达到早期和快速诊断的目的,但敏感性不如核酸扩增。

3. 病毒分离　hMPV 体外培养分离较困难。hMPV 对 LLC-MK2 细胞较为敏感,也有用 Vero 细胞分离成功的报道。hMPV 细胞病变在培养后 10~14 日出现,表现为与 RSV 感染相似的细胞融合、破坏。

【鉴别诊断】

1. RSV 肺炎　与 RSV 肺炎一样,偏肺病毒肺炎也主要发生在婴幼儿,且两者的临床表现相似,因此,临床上不易鉴别。病原学诊断是主要的鉴别手段。

2. 其他病毒性肺炎　如腺病毒肺炎、流感/副流感病毒肺炎,主要依靠病原学检测鉴别。

【治疗】

1. 对症支持治疗　包括氧疗、保持呼吸道通畅和保证液体入量等。

2. 抗病毒治疗　目前还没有在体内被证明抗 hMPV 有效的药物。有报道显示利巴韦林和免疫球蛋白免疫联合应用在免疫抑制患者 hMPV 感染重症肺炎中取得较好效果。利巴韦林为一种广谱抗病毒药,在体外实验中被证明抗 hMPV 有效,但缺乏更多的临床应用经验。

【预后】

多数 hMPV 肺炎预后较好,在免疫缺陷或免疫抑制患者和有潜在疾病的患者,病情较重,预后欠佳。

五、巨细胞病毒肺炎

巨细胞病毒(cytomegalovirus,CMV)是一种双链 DNA 病毒,属于疱疹病毒 5 型。我国 CMV 感染广泛流行,原发感染大多发生于婴幼儿时期。CMV 一旦侵入人体,将终身存在于体内。虽然在大多数免疫正常个体,常呈无症状感染,但在免疫抑制个体、胎儿和小婴儿可出现明显临床症状。研究显示 CMV 的致病性、组织嗜性和疾病预后与宿者年龄和免疫状况密切相关。在胎儿和新生儿期,CMV 主要侵犯神经细胞和唾液腺,单核-巨噬细胞系统也常受累中枢神经系统损害和各种先天畸形仅见于先天性宫内感染的胎儿,婴幼儿以肝炎、肺炎多见,而在年长儿和成人,免疫正常时,病毒感染多局限于唾液腺和肾脏,少数累及淋巴细胞;在免疫抑制个体,肺部最常被侵及,常造成全身性感染。CMV 是最常见的机会性感染性病毒,对免疫功能不全患者如移植患者可以导致严重的后果。

【临床分类】

(一)根据感染的时间分[27]

1. 先天性感染(congenital infection)　指由 CMV 感染的母亲所生育的子女于出生 14 日内(含 14 日)证实有 CMV 感染,是宫内感染所致。

2. 围产期感染(perinatal infection)　指由 CMV 感染的母亲所生育的子女于出生 14 日内没有 CMV 感染,而于生后第 3~12 周内证实有 CMV 感染,通常经产道、母乳或输血等途径获得。

3. 生后感染(postnatal infection)或获得性感染(acquired infection)　指在出生 12 周后才发现 CMV 感染,通常经密切接触、输血制品或移植器官等水平传播途径获得。

(二)根据临床征象分[17]

1. 症状性感染(symptomatic infection)　指出现与 CMV 感染相关的症状、体征并排除其他病因;如 CMV 损害宿主 2 个或 2 个以上器官或系统时称全身性感染(systemic infection),多见于先天性感染,过去所称的巨细胞包涵体病(cytomegalic inclusion disease,CID)多属此类,如 CMV 损害主要集中于宿主的某一器官或系统,如肝脏或肺脏时,则称 CMV 性肝炎(CMV hepatitis)或 CMV 性肺炎(CMV pneumonia)。

2. 无症状性感染(asymptomatic infection) 可有 2 种情况:①患儿症状、体征全无;②患儿无症状,却有受损器官的体征和症状或实验室检查异常,后者又称亚临床型感染(subclinical infection)。

(三)根据感染来源分

1. 原发感染(primary infection) 初次感染外源性 CMV。

2. 再发感染(recurrent infection) 包括内源性潜伏病毒活化(reactivation)或再次感染(reinfection)外源性不同病毒株。无论有无症状,原发感染尤其是先天感染者可持续从唾液、尿液等体液中排病毒数年之久;再发感染者亦可间歇排病毒,较长时间。

【病理改变】

肺部病变广泛,与其他间质性肺炎相似,巨细胞病毒肺炎的特点是终末气道肺泡壁及肺泡腔可见许多巨细胞,其中含核内包涵体和胞质内包涵体,这些包涵体亦可见于唾液腺、肾、胃肠道、肝、脑等器官。此外,肺间质和肺泡内均有单核细胞浸润及富含蛋白质的液体。

【临床表现】

婴儿 CMV 肺炎全年发病,已经被认为是 4 个月以下婴儿肺炎的病原之一。无论是先天性或后天性巨细胞包涵体病,肺炎常被其他全身严重症状所掩盖,如新生儿巨细胞肺炎可表现为持续性呼吸窘迫,但同时常有肝脾大、黄疸、紫癜和中枢神经系统损害,生后数月发者,肺炎亦可合并肝、脾大;有时还可并发卡氏肺孢子虫肺炎。肺部症状多与其他非细菌性肺炎相似,有咳嗽、呼吸困难、发绀及三凹征等,听诊多无异常,与肺部 X 线改变不相平行。

免疫抑制患者的 CMV 肺炎:CMV 肺炎的临床症状为亚急性和非特异性的,症状持续 1~4 周,发生肺泡出血时症状可持续 1~3 个月,部分患者可在 1 周内急速进展到呼吸衰竭,临床表现为干咳、呼吸增快和发热,少数患者肺部可听到干或湿音,在不同的报道中 90%~100% 病例出现发热,

76%~100% 呼吸困难,60%~90% 咳嗽,胸痛少见。坏死性支气管炎可出现喘鸣,肺和心 - 肺联合移植时 CMV 肺炎多见。

【影像学检查】

CMV 肺炎的 X 线征象缺乏特异性,最常见的是双侧间质浸润性病变、毛玻璃样改变,结节样改变和网状改变,结节直径 2~3.5mm,肺实质改变见于少数患者,常常在双侧,原发性 CMV 感染者急性病毒血症时可见粟粒样改变。有学者报道 CMV 肺炎伴有胸腔积液者占 10%,个别患者胸片正常,但活检证实 CMV 肺炎。有学者对少数胸片正常患者进行胸部 CT 检查,证实为弥漫性间质肺炎。有学者用高分辨率 CT 研究 11 例免疫抑制伴 CMV 肺炎患者发现,毛玻璃样改变 11 例、不规则线样影 10 例、实变 7 例、多发小结节或团块 6 例、支气管扩张或壁增厚 5 例(图 7-9-5)。

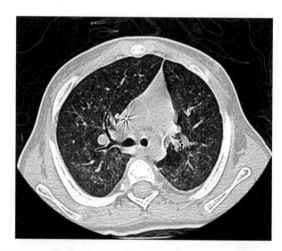

图 7-9-5 患儿男,5 岁 3 个月,因"诊断黏多糖病 3 年,为行造血干细胞移植"入院。入院后给予对症处理,入院 21 天行干细胞移植。移植后曾有多次发热、感染,移植后 41 天确认移植成功。入院第 69 天出现呼吸急促,肺部 CT 示双肺间质病变。病毒检查 PCR-CMV-DNA(+)。确诊 CMV 肺炎

【诊断】

由于 CMV 肺炎的临床表现和 X 线征象缺乏特异性,CMV 肺炎的诊断首先应具备感染史、临床表现和 X 线征象,结合病原学和下呼吸道细胞学、组织学检查,并除外其他病原体引起的感染而确定,肺外 CMV 疾病的表现支持诊断。

CMV 感染的实验室诊断依据:

1. 病毒学检查

(1)从受检的血、尿、唾液或组织等任何一种

中分离出 CMV。

(2)从受检的组织细胞中见到典型的巨细胞包涵体(注意除外其他病毒感染)。

(3)用特异的单克隆抗体从受检的组织或细胞中检测到 CMV 抗原,包括 IEA、EA 或 pp65 等;从外周血白细胞中查得 CMV 抗原,又称 CMV 抗原血症(CMV antigenemia);以上 3 项中有任何一项阳性时,不仅可以诊断 CMV 感染,并能诊断为产毒性感染。

(4)用分子杂交或 PCR 法从受检材料中检出 CMV mRNA,表明产毒性感染;检出 CMV DNA 特异片段,只能表明 CMV 感染,不能区分为产毒性或潜伏性感染。

2. 血清学检测

(1)抗 CMV IgG:①阳性结果表明 CMV 感染,6 个月内婴儿需除外胎传抗体;②从阴性转为阳性表明原发性感染;③双份血清抗体滴度呈 ≥ 4 倍增高,可以表明产毒性感染;④在严重免疫缺陷者,可出现假阴性。

(2)抗 CMV IgM:①阳性结果表明近期感染,如同时抗 CMV IgG 阴性,则表明为原发性感染;②新生儿和幼小婴儿产生 IgM 的能力较弱,可出现假阴性;③受患儿体内高水平的 IgG 和类风湿因子等干扰,实验结果可出现假阳性。

【治疗】

1. 抗病毒治疗 阿昔洛韦(无环鸟苷,acyclovir,ACV)为核苷类似物,在体内经病毒胸苷激酶和细胞激酶转变为三磷酸型而活化,竞争性抑制病毒 DNA 多聚酶。更昔洛韦(ganciclovir,GCV)是阿昔洛韦的衍生物,是脱氧核糖核苷的开环类似物,体外实验中证实其抗 CMV 作用是阿昔洛韦的 10 倍,对 CMV 间质性肺炎有效。GCV 为儿童严重 CMV 感染的一线用药,儿科静脉用药尚缺少大样本报道,多参照成人的治疗方案:①诱导治疗:通常采用 5mg/kg,每 12 小时一次(以恒定速度静滴 1 小时以上),持续 2~3 周;②维持治疗:剂量 5mg/kg,每日 1 次,连续 5~7 日,若维持治疗期间疾病进展,可考虑再次诱导治疗,有肾损害的患者应减量,主要的副作用有粒细胞和血小板减少。若诱导期疾病缓解或病毒血症、病毒尿症清除可提前进入维持治疗;若诱导治疗 3 周无效,应考虑原发或继发耐药,或现症疾病为其他病因所致;若维持期疾病进展,可考虑再次诱导治疗;若免疫抑制因素未能消除则应延长维持疗程。

用药期间,应监测血常规,若血小板和粒细胞下降 ≤ 25 × 10^9/L 和 0.5 × 10^9/L,或减少至用药前水平的 50% 则应停药。粒细胞减少重者可给予粒细胞集落刺激因子,若需再次治疗,仍可使用原剂量或减量,或联合应用集落刺激因子以减轻骨髓毒性。有肾损害者应减量,如肾透析患者剂量不超过 1.25mg/kg,每周 3 次,在透析后用药。

抗病毒疗效评估包括:①临床评估:HCMV 疾病的症状、体征和脏器功能改善。②病毒学评估:病毒特异性抗原和病毒滴度定量分析有助于评估抗病毒疗效。监测血清或血浆或全血 CMVDNA 载量动态变化可用于确定抗病毒疗效和进一步鉴定耐药毒株。由于患儿症状缓解后尿液和唾液中 CMV DNA 可长时间内持续存在,故这些样本的病毒 DNA 检测不宜用于评估抗病毒疗效。

2. 免疫治疗 CMV-Ig 是目前较常用的治疗 CMV 间质性肺炎的免疫球蛋白,目前多主张联合用药治疗 CMV 间质性肺炎。更昔洛韦联合 CMV-Ig 或静脉免疫球蛋白的治疗方法,与以前比较提高了存活率。CMV-Ig 和静脉免疫球蛋白似乎具有类似的效果,联合治疗的存活率为 30%~70%。联合治疗的理论是:肺损伤不仅来源于病毒的直接损害,而且来自 T 细胞对肺上皮细胞中病毒抗原的反应,免疫球蛋白的作用是封闭宿主 T 细胞对感染细胞上 CMV 抗原的识别。

3. 预防性治疗 有两种预防 CMV 肺炎的治疗方法:①移植后患者出现 CMV 活动的证据,但无临床表现,给予更昔洛韦治疗,称为预先治疗;②对具有感染 CMV 危险因素的患者给予更昔洛韦治疗,即预防治疗,预防性治疗时间一般为 2~4 个月。

六、儿童严重急性呼吸窘迫综合征

发生在 2003 年的严重急性呼吸综合征(severe acute respiratory syndrome,SARS)给人们留下深刻印象。2002 年 11 月 16 日,中国广东佛山发现第一个"非典型肺炎"病例。2003 年 2 月 26 日,中国香港报道第一个 SARS 病例。同日,美国商人 Jonny Chen 从中国香港飞往越南河内,因"非典型肺炎"类似症状住院,他传染了 20 位医务工作者,其中包括第一位发现 SARS 暴发的 WHO 医师 Carl Urbani。2 月 28 日,Urbani 医师将该病命名为 SARS。3 月 12 日,WHO 第一次向全球发出警告,描述在越南和中国香港发生的SARS。3月15日,WHO第二次向全球发出警告,正式提出SARS的概念以及SARS疑似病例和可能病例的定义。3月24日,美国疾病控制和预防中心对媒体宣布,一种从未见过的冠状病毒科成员最有可能是SARS的致病病因。4月16日,WHO正式宣布一种在人类中从未见过的新型冠状病毒是SARS的致病原因,并命名为SARS冠状病毒(SARS associated coronavirus,SARS-CoV)。

【病原学】

冠状病毒是RNA病毒,包膜长有特征性的刺状突起形成王冠样形态,使其在电子显微镜下很容易辨认。既往引起人类感染的冠状病毒主要有人冠状病毒229E和OC43。冠状病毒在世界各地普遍存在,受冠状病毒感染者约半数出现症状,再感染常见[18]。以往认为,这些病毒只引起儿童的上呼吸道感染,主要为普通感冒。普通感冒患者中的10%~30%由冠状病毒引起。

SARS-CoV是一种新型变异的冠状病毒,与已知的三个群经典冠状病毒均不相同。SARS-CoV基因组为单股正链RNA,由大约30 000个核苷酸组成,与经典冠状病毒仅有约60%同源性,但基因组的组织形式与其他冠状病毒相似。

SARS病毒在室温(24℃)情况下,在尿液里至少可存活10天,在腹泻粪便中可存活5天以上,在血液科存活15天,在塑料、玻璃、金属等多种物质表面均可存活2~3天。在低温环境中可以存活更长时间,在0℃时可以无限期存活。但随温度升高,抵抗力下降,37℃可存活4天、56℃加热90分钟、75℃加热30分钟能够灭活病毒。紫外线照射60分钟可杀死病毒。

【流行病学】

1. 传染源 SARS患者是本病的传染源。SARS的潜伏期最少为4日,最长可达17日。一般情况下传染性随病程而逐渐增强,在发病的第2周最具传播力。将SARS病毒传染给10人以上的患者被称为超级传播者,一般为老人、长期患病或是患了如肾病和糖尿病等慢性病的患者。SARS患者潜伏期可能不具有传染性。中国香港、北京、广东的经验均表明,儿童SARS患者的传染性弱。中国香港报道10例儿童SARS,这些儿童都曾与成人SARS有过密切接触。10例患儿中有8例发病时正在上学,但并没有感染其他同学。这与成人SARS具有非常高的传染性截然不同。

2. 传播途径 主要是通过飞沫近距离直接传播。被患者排泄物污染的水、食物和物品等也是重要的传染途径。

3. 易感人群 人群普遍易感。SARS病例的密切接触者是本病的危险人群。

【病理及发病机制】

SARS的病理改变主要有肺部病变、免疫器官损伤(脾脏、淋巴结内淋巴组织片状坏死)及全身小血管炎(多器官和组织内小静脉内皮细胞增生、肿胀、血管壁炎细胞浸润,部分小血管管壁纤维素样坏死及血栓形成)。另有尸检可见全身中毒反应(肝、心、肾、肾上腺均有灶性细胞变性及坏死),淋巴结和脾脏有出血及明显萎缩,有吞噬血细胞现象。骨髓粒细胞系统增生减退,这与临床患者白细胞减少相吻合。SARS死亡患者尸检,肺组织的病理学评价显示,不同发展水平和严重程度的弥漫性肺泡损害,与急性呼吸窘迫综合征的病理表现一致。

有学者将成人SARS肺病理归纳为三类基本变化:

1. 变质性炎症改变 弥漫性肺泡损伤,肺泡腔内可见脱落的肺泡细胞,呈变性和坏死变化。

2. 渗出性炎症改变 表现为弥漫性肺淤血/肺水肿,部分病例还可见红细胞漏出;肺透明膜形成,并可非常明显;渗出物中通常为淋巴细胞,如出现大量的中性粒细胞渗出,则提示继发细菌感染。

3. 增生性炎症改变 脱落的肺泡细胞增生,形成多核或合体肺泡细胞,部分细胞内可见包涵体样物质形成;肺泡纤维化形成机化性肺炎。血管周围机化性病变;可见胸膜下区域早期蜂窝样纤维化。

目前,对于SARS的发病机制尚缺乏了解。病毒进入机体后进行复制,可引起机体的异常免疫反应。由于机体的免疫系统受到破坏,导致患者的免疫缺陷,引起继发感染。SARS的病程分为3期:第一期为病毒复制期,第二期为免疫偏离期(immune deviation)或异常免疫病理改变期,第三期为免疫缺陷期,患者可发生严重的继发感染。

SARS患者肺组织中的吞噬血细胞现象与1997年致命性H5N1甲型流感病毒性肺炎相似。体外实验表明,与普通流感病毒相比,H5N1甲型流感病毒是致炎细胞因子的超级诱导者。SARS-CoV所致肺炎和H5N1甲型流感病毒引起的肺炎,在临床和病理学方面的相似性提示,肺泡内被激活的巨噬细胞释放的致炎细胞因子,在 SARS 发病机制中起了相当重要的作用,它导致了细胞因子失调。这一理论提示如何处理 SARS。使用皮质类固醇激素可以调节细胞因子的应答,可以防止致命性的后果,其作用类似激素用于治疗非病毒性呼吸窘迫综合征。

【临床表现】

根据国内外研究现状,可将 SARS 病毒感染分为三种类型:隐性感染、上呼吸道感染和肺炎。

1. **隐性感染**　隐性感染是指人体感染 SARS 病毒后,没有发病,但机体产生了抗体。广东河源市 SARS 流行病学调查小组经调查发现,SARS 存在隐性感染者。目前的经验认为,隐性感染者不具有传染性。

2. **上呼吸道感染**　冠状病毒历来就是感冒的重要病原体,30% 的轻度上呼吸道疾病是由人类冠状病毒引起的,但新型冠状病毒是否引起上呼吸道感染尚未定论。此次暴发患者中有发热(多数为高热)、头痛、全身酸痛等流感样症状者不在少数,但无鼻塞、流涕等典型普通感冒的症状,外周血白细胞正常或偏低,胸片中无异常。

3. **SARS 冠状病毒性肺炎**　可为轻型和重型。轻型一般病情较轻,患者有低热、轻度干咳,无气促、呼吸困难等症状,肺部仅有局限性斑片状影,一般 3~7 日可吸收,无肺纤维化等后遗症。重型起病急,以发热为首发症状体温一般 >38℃,可伴有发冷、寒战、头痛、关节酸痛、肌肉酸痛、乏力和腹泻;常无上呼吸道卡他症状;有咳嗽,多为干咳,少痰,偶有血丝痰;可有胸闷,严重者出现呼吸加速、气促或明显呼吸窘迫。肺部体征不明显,部分患者可闻少许湿音,或有肺实变体征。不同程度的低氧血症,一般无 CO_2 潴留。肺部有不同程度的片状、斑片状浸润性阴影或呈网状改变,进展迅速,呈大片状阴影;常为多叶或双侧改变,阴影吸收消散较慢。中国香港对一群发病例的临床研究,描述 SASR 发病的三个临床阶段,每个阶段约为期一周。第一阶段为病毒复制期,病毒在体内大量繁殖,临床特点是发热、肌肉酸痛等症状,一般几日后便好转;第二阶段为免疫系统异常活跃期,疾病传染性最强,患者往往再次发热、腹泻和缺氧;在这一研究中,20% 患者发展到第三阶段,为肺部破坏期,特点是急性呼吸窘迫综合征,需要机械通气支持。但儿童 SARS 的临床表现较成人

SARS 轻,在收治的 18 例 SARS 临床表现与成人比较见表 7-9-3。

表 7-9-3　儿童与成人 SARS 临床表现比较

症状	儿童	成人
发热	17/18(94%)	10/10(100%)
咳嗽	17/18(94%)	10/10(100%)
呼吸困难	2/18(11%)	8/10(80%)
咽痛	1/18(5%)	3/10(30%)
头痛	3/18(16%)	3/10(30%)
无力	3/18(16%)	7/10(70%)
肌肉酸痛	1/18(5%)	2/10(20%)
呕吐	1/18(5%)	1/10(10%)
腹泻	2/18(11%)	5/10(50%)
发冷 / 寒战	1/18(5%)	10/10(100%)
机械通气	0/18(0)	5/10(50%)
死亡	0/18(0)	3/10(30%)

报道的 18 例临床表现:除 1 例 5 个月龄伴营养不良患儿体温不高外,其他患儿均有发热,腋温最低 37.6℃,最高 40.2℃,>38.5℃ 14 例。热型多样,有稽留热、弛张热和不规则发热。其他症状及体征:所有患儿均无关节酸痛、皮疹。肺部听诊半数有啰音,肺部啰音与胸片病变部位一致。轻度低氧血症 2 例,1 例出现心动过缓、2 例心影增大,无呼吸功能衰竭、心功能衰竭、肝、肾衰竭、中毒性脑病和休克者。血常规:外周血白细胞总数 $(2.68~7.3) \times 10^9/L$,$>5 \times 10^9/L$ 者 8 例;以淋巴细胞分类为主者仅 3 例。部分患儿做了 CD3,CD4,CD8,除 1 例仅为 292(34%)、157(19%)、187(15%),明显降低外,其他患儿下降不明显。生化指标:ALT 升高者 1 例,LDH 升高者 10 例,HBDH 升高者 3 例,CRP 升高者 5 例。心电图:伴窦性心动过缓者 1 例,QT 间期延长者 1 例。

4. **并发症**　SARS 的并发症一般发生在疾病最为严重的阶段之后。包括继发感染、纵隔气肿、皮下气肿、气胸、胸膜病变、骨质缺血性改变等。

【影像学检查】

SARS 的早期影像学表现为肺内片状阴影,分为单发、多发小片状阴影和大片阴影,主要表现为肺外带尤其是胸膜下阴影,密度从磨玻璃到实变影。计算机 X 线摄影(CR)和数字 X 线摄影(DR)可提高病灶的发现率。CT 检查有利于准确判断

肺部损害的程度和范围,以及损害的部位是在肺实质、间质或胸膜等,能够提供比胸片更多的病变信息。高分辨CT(HRCT)对于显示早期病变具有很高的敏感性,可用于有密切接触史或临床症状强烈提示SARS但胸片表现正常者。广州报道33例儿童SARS胸部X线片的特征为:①均有肺实变阴影,多为不对称性局灶性浸润,可为单侧或双侧。②肺部病灶变化快,随病程进展而加重,部分患儿又单侧发展为双侧。③肺部阴影消退较慢,明显吸收好转平均需要2周,最长者需1个月;肺部阴影均吸收完全,无慢性纤维化出现。

北京儿童医院18例患者中,13例见肺内实质浸润阴影;单侧单发病变多见(10例),内带多见。3例为类圆形病变,边界较清楚。9例入院后肺部病变加重,表现为原病变增大,密度增高或出现新病变。进展多在3日以内。胸片肺部阴影开始吸收好转的时间为病程第5~15日,平均为10~12日。除1例至病程第28日肺内仍有小片影外,12例病变完全好转,最短病程为12日,最长为25日,平均为19日。2例患儿有心影扩大,无一例出现肺慢性纤维化病变而影响肺功能。未见纵隔、肺门淋巴结肿大及胸腔积液。因条件所限,本组患儿均未做CT。中国香港及北京均发现,有些患者无胸部X线异常表现,但高分辨CT可显示明显的病变。香港10例SARS患儿肺部X线征象为片影,边界不清的实变,所有患者在连续拍胸片时均显示肺部病变进行性发展,但均在14日后完全消失。2例CT有类似闭塞性毛细支气管炎机化性肺炎的表现(图7-9-6)。

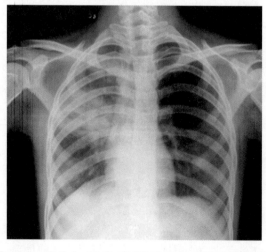

图7-9-6 患儿女,14岁,因"发热10天,咳嗽3天"入院。有SARS接触史,入院后SARS相关病毒抗体(ELISA)阳性。胸部X线示:右上大片致密影

【实验室检查】

目前用于临床的检测方法有以下几种:

1. 分子生物学检测方法 聚合酶链反应(PCR)可以检测各种标本中(呼吸道分泌物、粪便、血液或其他体液)SARS-CoV的基因片段。有报道应用SARS病毒荧光定量PCR检测方法,对256份漱口液样本进行双盲法实验,在临床确诊的SARS患者中,检出率达到73.2%,在对30份健康人群的漱口液样本的检测中,检测结果全部为阴性。作者比较了RT-PCR方法检测20例传染非典型肺炎患者不同标本中SARS病毒的检出阳性率,发病10日时,粪便、鼻咽部分泌物、尿液检出阳性率分别为100%、95%、50%,发病21日时分别为66.7%、44.7%、21.1%。世界卫生组织认为,上呼吸道分泌物(包括鼻咽部分泌物)是检测SARS病毒的最实用标本,同时强调,多部位标本联合检测可提高阳性率。PCR结果阳性,意味着检测标本中存在SARS-CoV的核酸物质(RNA),不能说明目前病毒是否存活以及病毒的数量有多大。PCR结果阴性并不能够除外SARS。它可能包括以下几种原因:①假阴性。目前的实验方法需要进一步改进,以提高敏感性;②标本采集不当。病毒在人体的不同部位存活时间不等,若采集标本的时间不合适,有可能为阴性结果。

2. 抗体检测方法 用来检测SARS-CoV感染人体后诱导产生的抗体。在整个感染过程中,IgM和IgG抗体先后出现,抗体滴度有动态变化。最常用的方法有酶联免疫吸附法(ELISA)和免疫荧光法(IFA)。IgG抗体检测阳性,提示曾经有SARS-CoV的感染。SARS-CoV IgM阳性、IgG急性期和恢复期抗体滴度4倍以上增高或由阴性转为阳性,提示为新近感染。若在发病后21日抗体检测结果仍为阴性,说明没有SARS-CoV的感染。若获取标本时间不足21日,应于21日后再进行检测。

3. 病毒培养 通过将含有SARS-CoV的标本(包括呼吸道分泌物、血液或粪便)接种在细胞培养基上并使病毒生长,将病毒分离后再进一步的鉴别。阳性培养结果提示标本中存在活的SARS-CoV,但阴性培养结果不能除外SARS。

【诊断及鉴别诊断】

中华儿科学会呼吸学组制订的儿童SARS诊断标准[19]:

1. 流行病学史

(1)与发病者有密切接触史或来自发病区域；属于群体发病者之一；明确的传染他人的证据。

(2)发病前 2 周内曾到过或居住于传染性非典型肺炎发病地区(密切接触者指 2 周内与非典型肺炎患者共同生活、学习和玩耍，或接触过非典型肺炎患者的呼吸道分泌物或体液)。

2. 症状与体征　起病急，以发热为首发症状，体温一般 >38.5℃，偶有畏寒；常无上呼吸道卡他症状；有咳嗽，多为干咳、少痰；可有胸闷气促，肺部听诊可闻干湿音。严重病例可出现呼吸窘迫。年长儿可诉头痛、关节和肌肉酸痛、乏力等，可有腹泻。

3. 实验室检查　外周血白细胞计数一般不高，或降低；常有淋巴细胞计数减少；CRP<8mg/L。

4. 胸部 X 线检查　肺内有不同程度的片状、斑片状浸润阴影。可为单侧或双侧改变。部分患者进展迅速，可在 1~2 日内呈大片状阴影。阴影吸收消散较慢。

5. 抗菌药物治疗无明显效果。

6. 有条件的单位，可做 SARS 病毒抗体和 / 或 RT-PCR 检测，以助诊断。

SARS 确定诊断标准：符合上述 1(1)+2+3+4；或 1(2)+2+3+4+5(注：加上第 6 条有助于最终确立诊断)。

疑似诊断标准：符合上述 1(1)+2+3；或 1(2)+2+4；或 2+3+4。

鉴别诊断：临床上要特别注意与其他病原引起的急性下呼吸道感染相鉴别。排除其他病毒性肺炎、支原体肺炎、衣原体肺炎及军团菌肺炎。其临床表现与 SARS 很相似。其他需要鉴别的疾病还包括肺结核、流行性出血热、肺水肿、肺栓塞等。

SARS 的传播途径是直接密切接触，因此密切接触史对于鉴别诊断十分重要。

【治疗及转归】
(一)普通患者

1. 一般治疗　环境通风，休息，多饮水，加强营养。

2. 对症支持治疗　体温高于 38.5℃者，可行物理降温或给予解热镇痛药，如布洛芬(低于 38.5℃者给半量)，禁用阿司匹林；止咳化痰；其他：营养心肌药物，如能量合剂和维生素 C、护肝药物等；及时早期给氧和保持呼吸道通畅。

3. 抗病毒　可用利巴韦林 10~15mg/(kg·d)，

静点或口服 7~10 日。

4. 抗生素　如继发细菌感染，可选用抗生素。

5. 免疫调节剂　丙种球蛋白 400mg/(kg·d)，静脉点滴 3~5 日。重症患儿可考虑使用血浆，10~20ml/(kg·d)，连续用 3~4 日。

6. 糖皮质激素的使用　应用糖皮质激素的目的在于抑制异常的免疫病理反应，减轻全身炎症反应状态，从而改善机体的一般状况，减轻肺的渗出、损伤，防止或减轻后期的肺纤维化。常应用于重症患者，尤其有急性炎症反应综合征表现(高热、咳重、气促、胸片改变明显且进展快，或伴其他脏器损害)，在加强支持疗法的前提下，可选用。如甲泼尼龙 2mg/(kg·d)，2~3 日或可选用地塞米松 0.1~0.2mg/(kg·次)；但应严格掌握。

7. 中医中药治疗，应辨证论治，参照我国卫健委关于中药治疗的方案。

8. 呼吸衰竭及其他并发症　请 ICU 会诊及有关科室会诊，尤应注意呼吸机使用的指征和方法。

(二)重症患者治疗注意事项

1. 机械通气　在 SARS 治疗中无创通气非常有价值。病理生理上 SARS 主要表现为肺泡的渗出，肺泡毛细血管膜通透性增高。无创通气通过正压可以减少渗出水肿，减轻炎症反应，维持肺泡膨胀，改善患者病情。应在早期使用，而不要等患者出现 ARDS 后才使用。香港报道的 10 例儿童 SARS 中，有 4 例青少年在病程第 4~7 日出现进行性呼吸困难及血氧饱和度降低，需要吸氧，1 例需无创性双水平正压机械通气(BiPAP)和间歇性正压通气(IPPV)治疗。

2. 中西医结合治疗　由于抗病毒治疗的局限性，中西医结合疗法治疗 SARS 的效果已得到临床研究证实。如退热效果明显，作用持续稳定。有效改善呼吸急促、干咳、气短、乏力等主要临床症状。改善机体缺氧状况，保护脏器功能。

3. 抗生素的使用　抗生素可选用头孢菌素、氟喹诺酮类或大环内酯类药物，以覆盖常见的社区获得性肺炎的病原。抗生素使用一般不超过 2 周。体温正常后 5 日停用抗生素。

4. 抗生素和利巴韦林及甲泼尼龙联合应用　有报道用由抗生素和利巴韦林联合甲泼尼龙组成的一个联合治疗方案，对一组符合 WHO 诊断标准的可能 SARS 患者进行了治疗[20]。经过联合治疗,17 例患者取得了迅速而持续的疗效,甲泼尼龙剂量递增或冲击治疗使 13 例患者得到了改善。4 例患者需要接受短期无创通气治疗,无患者需要接受气管插管或其他机械通气治疗。在这组患者中,无患者病死,未发生并发症。但选择联合治疗仍需严格掌握适应证。

5. 恢复期血清治疗 因目前对 SARS 暂无针对病原的特效疗法,SARS 患者恢复期特异性免疫血清不失为一种特效疗法,可在急起重症或高危患者争取尽早应用,减少病毒的攻击以阻断病情发展。

6. 糖皮质激素的使用 国内外医学界对于是否应在 SARS 治疗中使用糖皮质激素存在较多争论。随着对 SARS 发病机制、病理改变认识的不断加深,以及临床实践的证明,糖皮质激素在 SARS 治疗中的有效性得到越来越多的认同。使用糖皮质激素可以减轻肺的渗出和损害,减轻全身炎症反应,从而改善机体的一般情况。另外应用激素,也可防止或减轻后期的肺纤维化。卫生部对糖皮质激素的应用有如下规定,应用指征为:①有严重中毒症状,高热 3 日不退;② 48 小时内肺部阴影进展超过 50%;③有急性肺损伤(ALI)或出现急性呼吸窘迫综合征(ARDS)。一般成人剂量相当于甲泼尼龙 80~320mg/d,必要时可适当增加剂量,大剂量应用时间不宜过长。具体剂量及疗程根据病情来调整,待病情缓解或胸片上阴影有所吸收后逐渐减量停用。糖皮质激素的应用不应过量,但要足量、个体化。SARS 患者在病程早期 $CD4^+$、$CD8^+$ 及 $CD3^+$ T 细胞明显降低,提示免疫功能受到抑制,大剂量糖皮质激素可明显加重这一抑制,并使机体处于高代谢状态,血糖升高,血清白蛋白下降,进一步导致病情加重,患者在后期易出现严重继发感染,因此应严格掌握激素适应证,不宜大剂量、长时间使用。而大剂量激素会产生免疫抑制作用,导致患者免疫功能降低,增加二重感染的危险。由于儿科患者少,所以用糖皮质激素的经验少。

【预后】

为了解北京地区儿童严重急性呼吸道综合征(SARS)病例的临床特征和远期随访结果[20]。对北京地区 38 例儿童 SARS,在患儿出院后 1 年半左右进行随访研究,随访的内容包括:①血压测量;②血常规检测;③肝肾功能检测;④肺:所有患儿进行 X 线胸片和肺功能检测,若二者之一有异常,则进一步进行高分辨 CT 检测;⑤股骨头 X 线片;⑥心电图和心脏 B 超;⑦ T 细胞亚群检测;⑧患儿行为和主观生活质量评估,包括儿童主观生活质量和儿童行为量表;⑨血清冠状病毒特异性 IgG 抗体检测。共有 16 例儿童 SARS 病例按期完成随访研究。患儿的心肝肾功能、股骨头 X 线片、T 细胞亚类均正常,无高血压病例。3 例患儿肺功能检查均示轻度异常,表现为 FEF 50~75 轻度减低,R20 轻度升高,其中 1 例行高分辨 CT 检查,结果正常。共有 8 例 8 岁以上患儿进行了儿童行为调查和儿童主观生活质量评估,未见明显的心理和行为障碍存在。该随访研究提示,儿童 SARS 病例预后较好。

七、儿童新型冠状病毒感染

2019 年 12 月,中国武汉出现的不明原因的病毒性肺炎,短时间内逐渐蔓延至全国,乃至全世界多个国家,导致这个疫情的病原体已经被证实是一种新型冠状病毒,世界卫生组织(WHO)将该病毒临时命名为"2019 新型冠状病毒(2019-nCoV)"。2020 年 2 月 7 日,我国将"新型冠状病毒感染的肺炎"暂命名为"新型冠状病毒肺炎",简称"新冠肺炎";英文名称为"Novel Cronovirus Pneumonia",简称"NCP"。2020 年 2 月 11 日,国际病毒分类委员会将新型冠状病毒(2019-nCoV)的正式分类名为严重急性呼吸综合征冠状病毒 2(severe acute respiratory syndrome coronavirus 2,SARS-CoV-2),我国仍称为新型冠状病毒或新冠病毒。而世界卫生组织(WHO)同日宣布,由这一病毒导致的疾病的正式名称为 2019 冠状病毒病(corona virus disease 2019,COVID-19)。

【病原学】

新型冠状病毒为一种 RNA 病毒,与严重急性呼吸综合征冠状病毒(SARS-CoV)、中东呼吸综合征冠状病毒(MERS-CoV)同属于 β 属冠状病毒群[21],但其基因特征与 SARS-CoV 和 MERS-CoV 有明显区别。新型冠状病毒在整个基因组水平上与蝙蝠冠状病毒具有 96% 的同源性,而且在全基因水平上与 SARS-CoV 有 76.7% 的同源性,与 MERS-CoV 有 33.8% 的同源性。新型冠状病毒与 SARS-CoV 和 MERS-CoV 不同,体外培养时,96 小时左右即可在人呼吸道上皮细胞内发现。

【流行病学】

1. 传染源 新型冠状病毒感染的患者是主要传染源,无症状感染者即隐性感染者也可成为传染源。新型冠状病毒感染的潜伏期1~14天,多为3~7天。密切接触新型冠状病毒感染患者和无症状感染者是导致儿童感染的主要途径,因此儿童多为家庭聚集性发病。

2. 传播途径 主要是呼吸道飞沫传播和密切接触传播,在相对密闭的环境中长时间暴露于高浓度气溶胶情况下,存在气溶胶传播的可能。此外,还需注意粪便及尿液对环境污染造成气溶胶或接触传播。

3. 易感人群 儿童普遍易感,具有基础疾病者易发生重症。

【病理及发病机制】

新型冠状病毒感染患者病理以肺脏和免疫系统损害为主[22]。病理下肺泡腔内见浆液、纤维蛋白性渗出物及透明膜形成;渗出细胞主要为单核和巨噬细胞,易见多核巨细胞。II型肺泡上皮细胞显著增生,部分细胞脱落。电镜下支气管黏膜上皮和II型肺泡上皮细胞胞质内可见冠状病毒颗粒。其他脏器可见,脾脏明显缩小。淋巴细胞数量明显减少,灶性出血和坏死,脾脏内巨噬细胞增生并可见吞噬现象;骨髓三系细胞数量减少。此外心脏、肝脏、肾脏等也可出现继发性损害。

目前关于新型冠状病毒感染的发病机制尚不明确。新型冠状病毒入胞主要是棘突(S)蛋白结合人体血管紧张素转化酶2(angiotensin-converting enzyme 2,ACE2)受体,这个与SARS-Cov相同,但其与人体ACE2受体的亲和力则远远高于SARS-CoV,这也可能是其传染性更强的基本原因。研究提出新型冠状病毒利用细胞跨膜丝氨酸蛋白酶(transmembrane protease serines,TMPRSSs)预激宿主细胞,协同ACE2入胞,提示TMPRSS2阻断剂可阻断入胞[23]。除了病毒的对机体造成直接损害,破坏机体的免疫系统,免疫病理在发病机制中发挥着更重要的作用。在重症新型冠状病毒感染的患者中可检测到一些增高的细胞因子,如IL-6、TNF-α、IL-10等,引起"细胞因子风暴"。

【临床表现】[24-26]

儿童新型冠状病毒感染临床以发热、干咳、乏力为主要表现,少数患儿伴有鼻塞、流涕、咽痛等上呼吸道症状。部分儿童和新生儿病例症状可不典型,表现为呕吐、腹泻等消化道症状或仅表现为精神弱、呼吸急促。多数患儿临床表现相对较轻,可无发热或肺炎表现,多在1~2周内恢复。重症患儿起病1周后出现呼吸困难,严重者可快速进展为急性呼吸窘迫综合征、脓毒性休克、难以纠正的代谢性酸中毒和出凝血功能障碍及多脏器功能衰竭。发展为重症和危重症者在病程中可为中低热,甚至无明显发热。

【影像学检查】

新型冠状病毒感染患儿,病变初期X线平片易漏诊,多无异常发现。儿童胸部CT可表现为胸膜下的磨玻璃影、实变影以及弥漫性磨玻璃影和实变影的混合,多位于双下叶[27]。

【实验室检查】

1. 血常规 发病早期外周血白细胞总数正常或降低,淋巴细胞计数减少。

2. C反应蛋白 多数患儿C反应蛋白(CRP)和红细胞沉降率升高,降钙素原正常,部分患儿出现肝酶、乳酸脱氢酶(LDH)、肌酶和肌红蛋白增高,重者可有D-二聚体、细胞因子(IL-4、IL-6、IL-10、TNF-α)升高。

3. 病原学检测 急性期可行咽拭子,肛拭子或血进行新型冠状病毒的核酸检测,常用聚合酶链反应(PCR),其有较高的敏感性和特异性。还可以行急性期抗体IgM检测,或双份血清IgG的检测,后者会显示4倍以上的增高。

【诊断及鉴别诊断】

(一)儿童新型冠状病毒感染诊断标准如下[26]:

1. 流行病学史

1)发病前14天内有疫情正在发生的国内地区或其他国家的旅行史或居住史;

2)发病前14天内与新型冠状病毒感染者(核酸检测阳性者)有接触史;

3)发病前14天内曾接触过发热或有呼吸道症状的患者;

4)聚集性发病(2周内在小范围如家庭、办公室、学校班级等场所,出现2例及以上发热和/或呼吸道症状的病例);

5)确诊新型冠状病毒感染的产妇所分娩的新生儿。

2. 临床表现

1)发热、干咳、乏力和/或其他呼吸道症状;部分患儿可以无发热或低热;

2)出现上述肺部影像学特征；

3)发病早期白细胞总数正常或降低,或淋巴细胞计数减少；

4)没有其他病原学可以完全解释的临床表现。

3. 病原学证据

1)实时荧光 RT-PCR 检测新型冠状病毒核酸阳性；

2)病毒基因测序,与已知的新型冠状病毒高度同源；

3)血清特异性抗体 IgM 和 IgG 双阳性；

4)血清特异性抗体 IgG 由阴性转为阳性或恢复期较急性期 4 倍及以上升高。

疑似诊断标准:符合上述 1(任一条)+2(任两条)。

确定诊断标准:符合上述 1(任一条)+2(任两条)+3(任一条)。疑似病例应行肺部高分辨 CT 检查。

【鉴别诊断】

1. 支原体肺炎　主要靠流行病学史鉴别。支原体肺炎父母同时患病的少。支原体肺炎也有其临床特点。多见于年长儿,流行季节也可见到婴幼儿病例,以发热、咳嗽为主要症状,多于发热 4~5 天后咳嗽加重,肺部影像学可见云絮状片影。多伴肺门大,重者可见胸腔积液。用大环内酯类或新型四环素类有效。进一步需要病原学检测来鉴别诊断。

2. 腺病毒肺炎　主要见于婴幼儿,以发热、咳嗽起病,重症可引起呼吸衰竭、肺外损伤如病毒性脑炎、心肌炎。与新冠状病毒肺炎的鉴别主要在于流行病学史,进一步靠病原学检查确诊。

【治疗及转归】[26]

1. 一般治疗与护理　参阅儿童严重急性呼吸窘迫综合征节。

2. 抗病毒治疗　新型冠状病毒感染尚无特效抗病毒药物。可试用干扰素 α,不建议使用利巴韦林。

3. 呼吸支持　对于呼吸衰竭患儿需要呼吸支持。必要时采取俯卧位通气、肺复张或体外膜氧合器(ECMO)等。

4. 糖皮质激素　重症病例可短期内(3~5 天)使用糖皮质激素,甲泼尼龙 1~2mg/(kg·d)。

5. 免疫支持　人免疫球蛋白在重症、危重症病例时可考虑酌情使用,但疗效尚需进一步评价。

康复者血浆治疗适用于病情进展较快、重症和危重症患儿。

6. 中医中药治疗　根据患儿病情、气候特点及儿童体质特点进行辨证施治。

7. 其他治疗　血液净化治疗也可用于重型、危重型患者细胞因子风暴早中期的救治。

【预后】

多数患儿临床表现相对较轻,预后良好。

八、儿童 HIV/AIDS

1981 年,美国加州和纽约市医院同时发现住院的男性同性恋患者染上一种相同的疾病,临床表现为严重的免疫缺陷,伴有多种感染,均因治疗无效死亡。同年美国 CDC 首次作了报道:该病以全身免疫系统严重损害为特征,有传染性,病死率极高,并将其命名为"获得性免疫缺陷综合征(acquired immunodeficiency syndrome, AIDS)",又称艾滋病。1983 年,科学家从 AIDS 患者标本中分离出人类免疫缺陷病毒(human immunodeficiency virus,HIV)。根据毒株种类,HIV 可分为 HIV-1 型 HIV-2 型。HIV-1 是世界各地流行的主要病毒。艾滋病以淋巴结肿大、厌食、慢性腹泻、体重减轻、发热、乏力等全身症状起病,逐渐发展至各种机会性感染、继发肿瘤而死亡。目前尚无有效的治愈方法,并成为人类主要的致死性传染病之一。

【流行病学】

流行病学资料显示:截至 2014 年年底,全球 HIV 感染病例达 3 690 万,新感染病例 200 万,3 400 万人死于艾滋病相关疾病。2012 年底前已有 970 万低收入和中等收入国家的 HIV 感染者接受抗病毒治疗。截至 2014 年底,全球 15 岁以下儿童 HIV 感染者共 260 万,其中只有 1/3 正在接受抗病毒治疗。中国有超过 8 000 例儿童 HIV 感染者,其中正在接受治疗的不足 50%。

HIV 主要存在于感染者和患者的血液、精液、阴道分泌物、胸腹水、脑脊液和乳汁中,其传播途径主要有三种:性接触(包括同性、异性和双性性接触),血液及血制品(包括静脉注射毒品共用针具、介入性医疗操作、文身等)和母婴传播(包括经胎盘、分娩时和哺乳传播)[28]。妇女 HIV 感染率和 AIDS 发病率在迅速上升,而她们大多处于育龄期,这就使得 HIV 感染经母婴传播的危险性增加。自 1982 年美国 CDC 首次报道 35 例儿童 AIDS 病例之后,各国相继报道的儿童 HIV/AIDS 例数逐年在增加。据统计 90%~95%HIV 感染的儿童是从母亲那里获得的,即母婴垂直传播所致。其他主要传播机制是采用血液或血液制品治疗,主要发生于新生儿护理和凝血障碍的儿童。在青少年组,与成人发生的性体验及吸毒行为是 HIV-1 感染的危险因素。在发展中国家,哺乳所增加的传播风险高于围产期的传播风险。

【发病机制】

HIV 感染的发病机制主要有以下几种观点:① HIV 直接或间接损伤 CD4+ T 淋巴细胞。②抗原呈递细胞功能受抑。③ HIV 诱发自身免疫疾病以及最近提出的 HIV 诱导细胞程序死亡。④ HIV 导致 CD8+ 细胞丧失抗病毒活性等。HIV 在繁殖过程中,不断杀伤宿主细胞,使 CD4+ T 淋巴细胞数目减少,单核吞噬细胞、B 淋巴细胞、CD8+ 淋巴细胞和 NK 细胞等发生损伤,造成免疫功能缺陷,导致机体发生机会性感染和肿瘤。研究显示体内病毒含量的增加与周围血中 CD4+ T 淋巴细胞的缺失和疾病的进展呈正相关。

【临床表现】

人体感染 HIV 的全过程可分为急性 HIV 感染期、无症状 HIV 感染期和艾滋病期。潜伏期约为 10 年或以上,临床表现错综复杂,主要包括 HIV 感染引起的直接损伤(原发性疾病)和因 HIV 长期对机体免疫系统的破坏导致免疫功能障碍所继发的感染和肿瘤。儿童 AIDS 的临床表现与成人相比有许多不同,特点为疾病进展较快,病死率较高;表现形式更为多样,以皮肤、黏膜及口腔病变最为常见;常出现生长发育异常和智力发育障碍;并发淋巴瘤的概率更大,而卡波西肉瘤较成人少见;以血液系统受累为主要症状者较成人多见;免疫系统表现与成人存在差异。宫内感染者出生时均不足月,且常有肝脾大。常见的临床表现有生长发育缓慢,智力低下,长期不规则发热、食欲缺乏、慢性腹泻、衰竭、消瘦,全身淋巴结和肝脾大及腮腺炎等,还表现各种严重的机会性感染。卡氏肺孢子菌肺炎或中枢神经系统的感染是多数艾滋病患者死亡的直接原因。未经治疗者在进入艾滋病期后的平均生存期为 12~18 个月。HIV 感染婴幼儿通常在感染后第 1 年即出现临床症状,到 1 岁时估计 1/3 的感染婴幼儿死亡,到 2 岁时如果没有有效的治疗,近一半的患儿将面临死亡。

HIV/AIDS 的肺部表现[29]:可将儿童 HIV/AIDS 的肺部并发症分为三组:感染性;非感染、非肿瘤性;肿瘤性。

(一)肺部感染性疾病

由于 HIV 主要侵犯 T 淋巴细胞中的 CD4+ 细胞并在其内复制,导致 CD4+ 细胞破坏,严重削弱了小儿的免疫功能,导致患儿易受细菌、病毒、真菌、寄生虫的感染。并发症出现的早晚以及严重程度与 HIV 感染的量、营养状况、小儿自身体质以及是否及时诊治有关。在 HIV 感染的整个过程中,都可能发生肺部感染。肺部感染是儿童 HIV/AIDS 常见并导致死亡的主要原因。肺部感染的发生与病原体的致病性和机体免疫功能状态有关。HIV 感染早期,呼吸道症状与正常人群中常见的疾病一样,如发生急性支气管炎、急性鼻窦炎、上呼吸道感染和细菌性肺炎等。在病程晚期,肺是机会性感染最常累及的脏器。所谓机会性感染是指当人体的免疫功能下降时,原本已经寄生在人体中的一些非致病菌可以造成的疾病,或者是对致病菌的易感性增加所造成的机会性感染,而这种感染对于一个具有正常免疫功能的人来说,是不会造成疾病状态的。但在 AIDS 患儿可发生 PCP、结核病、肺曲霉菌病、荚膜组织胞浆菌性肺炎、非结核性分枝杆菌病、细菌性肺炎、粗球孢子菌病、鸟型分枝杆菌、奴卡菌感染和巨细胞病毒肺炎(cytomegalovirus pneumonia,CMVP)、弓形虫性感染、新型隐球菌感染等。并可有多种病原菌重叠感染。如细菌和病毒或 CMV 与 PCP 并发。

1. **卡氏肺孢子菌肺炎(PCP)** PCP 为最常见的机会性感染[30],也是 AIDS 患儿的主要死因之一,见于 50%AIDS 儿童。可发生于任何年龄。在婴儿期,感染通常是隐匿性的,临床可表现为咳嗽、低热,并有呼吸急促,在 1~4 周逐渐加重,可在几日内发生死亡。啰音可很少或没有。年长的儿童起病急骤,出现持续高热、气短和呼吸困难,口唇、甲床发绀等低氧血症表现,肺部听不到啰音,通常凶险的临床症状与缺少肺部体征形成强烈的对比,常因呼吸衰竭而死亡。其 X 线表现很不典型,早期表现为双侧对称性的肺门周围及基底部浸润,呈淡薄的斑片,以及模糊的网条、小结节阴影。2~5 日内病灶迅速扩大增深,融合成弥漫性肺泡性实变或大面积磨玻璃状暗影。病变呈中心性分布,肺尖与肋膈角常不受累,似肺水肿。继而大块实变波及全肺,肺组织一片增白不含气。支气管充气征随病变加重而增多。PCP 一般不引起纵隔、肺门区淋巴结肿大,罕见胸膜受累。文献报道 56% 患者都有一些不典型表现,如呈大叶或节段性实变,较早期肺尖部受侵、结节状病灶、弥漫性网结影或粟粒灶、单侧病变较突出,肺脓肿。放疗区肺组织不被侵犯等。对治疗反应差和需气管切开的婴儿常出现气道阻塞,并有气胸和纵隔积气,伴肺组织部分塌陷。婴儿肺高分辨率 CT 扫描显示弥漫性、节段性、磨玻璃样改变伴支气管壁的增厚,通常没有胸腔积液,肺门淋巴结可肿大。存活者可形成肺大疱和囊肿。非典型的表现包括局灶性肺实质损害和肺结节也有报道。患儿血氧饱和度和氧分压下降,血清乳酸脱氢酶升高,血清

卡氏肺孢子虫 PC 抗原滴度升高。确诊依靠病原学检查如痰液或支气管肺泡灌洗液/肺组织活检等发现 PC 的包囊或滋养体。其病理改变在光学显微镜下肺呈广泛实变,支气管及肺泡腔内见大量蛋白性渗出液,呈嗜酸性泡沫状,其中可找到卡氏肺孢子虫(PC)。肺泡壁上皮增生,间质水肿纤维化,有较多的单核细胞、浆细胞浸润,其中浆细胞内含有 Russell 小体。Gomori 乌洛托品银染可显示坏死灶内 PC 的囊壁呈黑色,PAS 染色显示泡沫状渗出物呈粉红色,囊壁呈紫红色。PCP 是 AIDS 儿童预后最差的一种疾病。正确地应用复方磺胺甲噁唑、类固醇,以及支持对症疗法,这种疾病是可以预防的(图 7-9-7)。

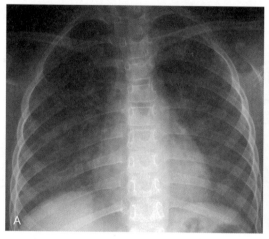
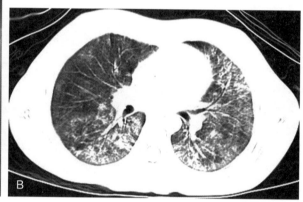

图 7-9-7　肺孢子菌肺炎

A. 卡氏肺孢子虫肺炎胸片:两肺纹理增多、毛糙,两侧大部分肺野对称性透光度减低,呈磨玻璃样改变,其内可见片絮状阴影,仅两肺尖部肺透光度可,肺门不大、模糊,两心缘膈面稍模糊,心影不大,双膈形态可;B. 肺 CT:双肺透光度弥漫性减低,呈磨玻璃样改变,其内可见散在分布类圆形病灶,边缘模糊毛糙,右下肺后段可见条状病变,肺含气不均匀,可见散在小片状稍透亮区,左肺体积略小于右侧。影像:双肺弥漫间实质浸润,纵隔内未见明显肿大淋巴结

2. **肺真菌感染**　AIDS 患儿常见的真菌感染包括念珠菌、曲霉菌、隐球菌、荚膜组织胞浆菌和球孢子菌感染等[29]。

(1)肺念珠菌病:AIDS 患儿由于细胞免疫功能低下,可出现较严重的白色念珠菌病。除侵袭皮肤、口咽、消化道和阴道黏膜外,还可引起血源播散,导致心、肺、中枢神经系统等系统性损害。主要由白色念珠菌引起,常同时并发口腔念珠菌病。念珠菌于肺内引起急性炎症病灶,肺泡内渗出单核细胞、淋巴细胞及中性粒细胞,并见菌丝。急性播散性病变常致多发微小脓肿,中心干酪样坏死,病灶中及周围有酵母菌孢子及菌丝。临床有发热、气促、咳嗽、吐出膜状物,听诊肺部可闻干

湿性啰音,严重者可有全身中毒症状。约 50% 胸片正常。胸片可分为三型:①支气管炎型:两肺中下野纹理增多。多不发热。②肺炎型:痰中可含胶冻样物。病变主要分布于中下肺野,下肺野尤多,肺尖一般不受累。呈弥漫性斑点、片絮状阴影,也可呈单发大片状阴影。一些病灶于短期内吸收后,其他部位出现新病灶。少数可并发渗出性胸膜炎。③播散型:临床表现中毒症状重而肺部体征不多。X 线可表现粟粒状阴影、弥漫性结节状阴影或多发性小脓肿。肺 CT 显示主要为肺结节,少数呈毛玻璃样改变。确诊念珠菌感染须从病变处采取标本或活组织进行检查,在显微镜下检查标本中的菌丝、假菌丝和芽生酵母。血培养阳性

可确诊为播散性念珠菌感染。

(2)肺曲霉菌病:曲霉菌病是 AIDS 患儿常见的真菌感染,常发生于 AIDS 的晚期。分为 4 个亚型:侵袭性曲霉菌病、坏死性气管支气管炎、阻塞性支气管曲霉菌病和慢性实质空洞性曲霉菌病。引起肺内炎症、坏死,多发性小脓肿或肉芽肿,病灶内可见菌丝。侵犯血管时,肺血管腔内常能发现菌丝,引起坏死性血管炎和血栓。侵袭型是机会性感染,全身症状重,以出血性肺梗死为特征。临床表现为高热、寒战、剧烈咳嗽、脓血样痰伴气促、胸痛等。肺部听诊可有湿性啰音。X 线检查呈多种表现,特征表现为肺实质内结节及周围因局灶性梗死造成的晕轮征和各种各样的空洞,有时伴自发性气胸,但很少累及气管和支气管。可见两肺呈弥漫性棉花团状或边缘较清楚的斑点状播散性病灶。病灶有时位于双侧肺野,以中下肺野较密集,也可单侧多发灶,呈支气管肺炎样分布。病灶增大融合成大片阴影时,呈节段或肺叶性实变。不论播散性病灶还是支气管肺炎分布,均可发生坏死形成结节状脓肿,以后呈环状影内含球形坏死物和菌丝具特征性。少数伴胸腔积液,累及纵隔。外周血白细胞增高,ESR 增快。确诊曲霉菌感染须从病变组织或血培养中分离到病原菌(图 7-9-8)。

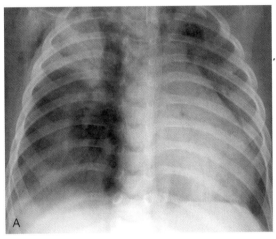
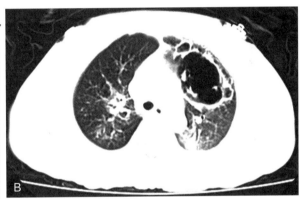

图 7-9-8 肺曲霉病

A. 两肺可见散在多发片状阴影,右上肺病变较致密,其内可见少许支气管充气像,上纵隔、心影两侧及双侧颈肩部、右侧腋窝软组织内可见条状及不规则透光度增高区,心影不大,左膈形态可,右膈面及膈角消失;B. 胸部 CT:两肺内见多发大小不等空洞样改变,最大为 2.7cm×4.6cm×2.7cm,贴近前胸壁,形态不规则,壁较厚,其内可见多发结节及索条影,周围及左上叶后段、右上叶前段、两下叶及两肺门区见多发斑片影,局部肺血管增粗,右中叶透光稍强

(3)肺隐球菌病:隐球菌广泛存在于鸟粪中。在 AIDS 患者,最常见的感染部位为脑膜,造成亚急性脑膜炎。其他的肺外感染可有皮肤、骨骼、泌尿系统以及淋巴结、肝脾等。隐球菌肺内感染也较常见,经常与脑膜炎同时存在。有多种不同病理表现,由新型隐球菌分泌的黏液荚膜物质通过肺泡间隙蔓延、充血、水肿及白细胞反应少。慢性病例呈肉芽肿性炎症,有巨噬细胞淋巴细胞浸润,中心干酪样坏死轻,周围有结缔组织增生。也可以多形核细胞浸润为主,并形成脓肿,偶尔微生物局限于肺泡毛细血管,伴相邻的间质浸润,代表血源性播散。临床症状轻,少数表现为轻咳、吐黏痰或血丝痰、胸痛、低热。

胸片表现反映不同的病理类型,多数表现为境界清楚的结节或肿块状阴影,大小 2~8cm,通常单发,多发病灶常局限于一个肺叶[31]。以下肺叶多见,位于肺周边部贴近胸膜。该型病变有自发吸收可能。也有表现为境界不甚清楚的肺实变,呈节段或非节段性分布,空洞少见。广泛播散性病灶,则呈现为 1~2mm 大小的粟粒或多发弥漫而境界不清的斑片阴影。肺门纵隔淋巴结肿大、胸腔积液和钙化均较少见。广泛播散多见于免疫功能不全儿童,极少自愈。AIDS 病儿主要表现为间质病变,无肉芽肿形成,暴发性播散可导致 ARDS。本病病灶多形性,缺乏特异性,诊断需结合临床,确诊有赖于病原菌证实。

(4)荚膜组织胞浆菌性肺炎:荚膜组织胞浆菌病在流行区也是常见的机会性感染性疾病。艾滋病患者通常表现为播散性感染,可有发热、体重减轻等。50%的患者有肺部感染,表现为无力、盗汗及咯血,类似肺结核症状。X线表现为肺部散在浸润,可呈间质性炎症、弥漫性或粟粒样结节影,肺门淋巴结肿大。其病理学改变为淋巴细胞和组织细胞浸润所形成的结节。血液或组织液培养可见到卵圆形荚膜组织胞浆菌。

(5)肺球孢子菌病:播散型球孢子菌病主要见于艾滋病患者中的某些人群,在流行区发病率约为10%。粗球孢子菌易经血液或/和淋巴液播散至肺与肺门淋巴结外,并可从肺部经血液途径传播到肺外组织,病程呈慢性或亚急性经过,常为致死性。临床表现发热,体重下降,咳嗽。X线可出现典型的结节,表现为弥漫性结节浸润、单个或多发薄壁空洞。活组织标本可见灶性肉芽肿干酪样坏死组织,其中有微粒球体。Shiff过碘酸染色可见微粒体内有许多内孢子。从肺泡灌洗液或其他体液中也可分离出球孢子菌。

3. 分枝杆菌感染 引起分枝杆菌感染的细菌有结核分枝杆菌(MTB)、鸟型分枝杆菌(MAC)、胞内分枝杆菌、堪萨斯分枝杆菌、海鱼分枝杆菌,以及新近发现的嗜血分枝杆菌。其中MTB和MAC均是AIDS重要的机会性感染,是间接造成AIDS死亡的重要病因。在HIV感染早期即可能出现MTB的感染。在缺乏有效抗病毒治疗和药物预防的HIV阳性患者中,MAC发病率高达18%~43%。在许多发展中国家,结核被认为是HIV-1血清阳性者最常见的机会性感染之一。在20世纪80年代结核病曾被一度有效控制,但HIV感染流行所导致的结核病复燃已成为全球性问题。据巴西南部一组1 713例新发结核病患者研究报道,在进行HIV检查的1 171例患儿中,HIV与结核分枝杆菌复合感染者达47%,8岁以下儿童甚至达57%,提示儿童是结核病与HIV复合感染的高危人群。

与HIV相关的结核病究竟是原发、再激活,还是继发外源性感染目前还不清楚。但不管感染来源如何,同时感染HIV及结核菌对于发生结核病有一种加速作用。当分枝杆菌进入人体后,被巨噬细胞所吞噬,但不能被消灭,反而在细胞内繁殖。含有分枝杆菌的巨噬细胞可将T细胞致敏,后者可激活巨噬细胞,使其具有杀灭细菌的功能。AIDS患者由于T细胞数量减少、功能紊乱,使巨噬细胞的杀灭功能减低。这不仅可使人体原本已稳定的陈旧性结核病灶复发,也可新感染分枝杆菌。据统计HIV感染者感染分枝杆菌后,发生结核的可能性较HIV阴性者高30倍。患有AIDS的结核病例比正常人群结核病例高500倍,其病死率高30倍。结核病常为许多AIDS患者的首发症状。其临床特点主要有:肺外结核较多;淋巴系统常发生结核病变;全身播散性结核的发生率高;X线胸片结核灶影像不典型,以下肺野居多,干酪和空洞少;由于免疫功能受损导致迟发型过敏,结核菌素皮试常阴性;及时合理的诊治可不影响患者的生存期。

HIV感染儿童的肺结核多是原发性感染,由于其细胞免疫功能损害,疾病的进展和扩散是常见的,除肺结核外,还常引起淋巴血行播散,发生肺外结核,肺门淋巴结肿大、肝大、结核性脑膜炎和骨髓炎等[29]。患有结核的HIV感染儿童的典型表现为长期发热和咳嗽、胸痛等呼吸道症状。原发性肺结核表现为肺部的原发灶,多位于上叶的下部或下叶的上部,同时伴引流淋巴管炎及肺门淋巴结核。肺部病变进展可形成空洞,这在非免疫受损儿童中是罕见的。鸟型结核分枝杆菌感染见于7%~7.5%的AIDS儿童,大多为全身播散性感染表现。

痰分枝杆菌检测是诊断肺结核的主要方法之一,还应同时进行胃液、支气管肺泡灌洗液、血、尿、便及骨髓标本的分枝杆菌检查,方法包括抗酸染色、分枝杆菌培养及PCR或DNA探针检测等。组织病理学改变为干酪性坏死性肉芽肿,周边有朗格汉斯多核巨细胞、组织细胞及淋巴细胞,肉芽肿的中心为干酪样坏死,如做抗酸染色可见少数结核分枝杆菌。MAC的病理特点为大量的巨噬细胞,没有肉芽肿形成,在巨噬细胞中可见到少量的抗酸杆菌。

4. 病毒感染 在艾滋病患者中,最常见的病毒性感染为巨细胞病毒、单纯疱疹病毒和带状疱疹病毒的感染。这三种病毒同属于疱疹病毒株,为双链的DNA病毒。

(1)巨细胞病毒肺炎(cytomegalovirus pneumonia):近45%的有症状的HIV感染儿童会发生巨细胞病毒肺炎。而年龄<18个月未确定感染状况者,感染率是10%。CMV很少单独引起肺炎,常在LIP或PCP的基础上重叠发生。可隐匿起病或以急性呼吸衰竭起病。单独致病者会出现发热、

不适、疲劳、肌痛、心动过速和干咳。患儿可出现肝脾大、淋巴结肿大。影像学所见无特异性,隐匿起病者显示网织结节型,而急性起病者显示粟粒型。支气管肺泡灌洗液中找到 CMV 的诊断意义还不确定,结合特征性临床表现,在排除了其他病原体感染的基础上才可以诊断 CMV 的原发感染,开胸活检或经支气管镜肺活检有助于明确诊断。

(2) 水痘病毒感染(varicella zoster virus):在 HIV-1 感染后仍有完整免疫功能的儿童,感染水痘后表现为水痘通常所见的过程。而有免疫抑制的儿童则有患水痘性肺炎、脑炎、胰腺炎和肝炎的危险。细菌或霉菌的重叠感染所致的继发性骨髓炎、细菌/霉菌性肺炎是常见的。HIV-1 感染儿童有 50% 会患慢性水痘感染,15% 死亡,35% 完全康复。水痘的诊断通常是临床诊断。持续性及/或进展性水痘在这些免疫缺陷宿主的发生是在初次接触后第 8 个月到第 3 年。胸片显示弥漫性结节样致密影并常融合成局灶性实变区。后者通常是并发急性细菌性肺炎的一个征象。

(3) 麻疹(measles):可发生于未接种或预防接种失效或免疫系统衰竭的 HIV-1 儿童。该病临床表现可与免疫功能健全的儿童相似或表现为无典型麻疹出现的重症肺炎。胸片所见无特异性。诊断依靠特异性的 IgM 和 IgG 麻疹血清学结果或发现病毒。

(4) 腺病毒和呼吸道合胞病毒能引起严重的肺疾病,尤其在婴幼儿。疾病急性发作伴发热和呼吸急促常提示有肺炎。

5. 其他肺部感染　"普通"细菌感染的发生约占 HIV-1 感染儿童的 1%。病情常较正常人群严重且易于反复。患儿可表现为菌血症、肺炎、皮肤软组织感染、牙周炎、鼻窦炎、胃肠炎等。引起细菌性肺炎最常见的病原包括:肺炎链球菌和嗜血流感杆菌。也可有金黄色葡萄球菌和沙门氏菌感染。假单胞菌和肠球菌、产气杆菌、沙雷菌、摩根变形杆菌、布兰汉姆杆菌、克雷伯菌、奇异变形杆菌、肠杆菌、大肠埃希菌、金黄色葡萄球菌与 HIV-1 感染儿童下呼吸道炎症有关。临床表现为急性发热、咳嗽、胸痛,X 线片及肺 CT 出现炎症性改变。病情发展缓慢,常规抗生素治疗有效。确诊需经痰涂片染色找到细菌、痰培养或血培养分离病原体等。

胸片所见无特异性。高分辨率 CT 显示边缘模糊的亚段性肺实变。治疗常常不能使实变完全消散,从而遗留下亚临床的感染。当患者临床状况变坏时,病变常在原处发生。虽然微生物常不止一种,但病原体主要为有荚膜的细菌。

(二) 非感染、非肿瘤性肺部并发症

淋巴细胞间质性肺炎:淋巴细胞间质性肺炎(lymphoid interstitial pneumonia,LIP)是一种以弥漫性淋巴细胞浸润为特点的间质性肺炎,为非感染、非肿瘤性疾病。影响肺的气体交换,在儿童是 AIDS 特有的肺炎。在 1 岁以上的 HIV-1 感染的儿童中 30%~40% 有肺实质和气道的淋巴细胞浸润。病因与局部对抗原刺激反应和 HIV-1、EB 病毒或其他病原菌直接感染肺部有关。这些患者 EB 病毒血清学检查通常是阳性的。本病可以源于 HIV 和 EB 病毒的双重感染。

LIP 为肺淋巴组织增生性疾病,约见于 49% 的儿童 AIDS,大都发生在围产期 HIV 感染婴儿,据统计有 30%~50% 在围产期感染 HIV 的婴幼儿可发生此种疾病,发病年龄平均为 14 个月。组织学上表现为肺泡间隔和支气管周围淋巴细胞、浆细胞、免疫母细胞弥漫浸润。淋巴结有或没有生发中心,也有单核和多核巨细胞的肉芽肿样聚集。毛细支气管周围的淋巴组织对 HIV 的反应导致结节形成。镜下结节位于气道、血管和淋巴管周围间质内,主要由浆细胞及不同活动期的淋巴细胞组成,偶见淋巴母细胞和组织细胞。

起病缓慢或呈亚急性,临床上有咳嗽、喘鸣、呼吸急促,常表现有明显的慢性呼吸功能障碍,如杵状指和持续低氧血症。随着肺泡间隔和支气管周围淋巴细胞增生和浸润的增加,可导致气流量减少和正常呼气时肺的顺应性降低,而发生严重呼吸困难和发绀。肺部体征很少。其病程是慢性的且易于合并感染,特别是细菌性感染,常伴有其他淋巴增殖性疾病,有明显的淋巴结病,肝脾大,腮腺炎等。

影像学表现比临床症状更显著。X 线表现为肺纹理增多毛糙,两肺对称性弥漫性网状或结节状浸润阴影,但以周围肺野和基底部易见,大小 2~3mm。肺泡及肺泡间隔淋巴细胞及浆细胞浸润可能是构成影像学上网状阴影的原因,而小支气管周围淋巴细胞、浆细胞、免疫母细胞和浆细胞样淋巴细胞所形成的小结可解释影像学表现上的结节影。可有纵隔、肺门淋巴结肿大。合并细菌感染时,在实变区内,见结节边缘模糊,增大融合。感染吸收后重现原网结状形态。少数患儿的网结影吸收。随着疾病的进展,肺部结节不断增大,也可以全部消失、保持不变或时有时无。归纳起来可表现有 3 种类型的 LIP:网状或细网织结节浸润、粗糙的网织结节状间质浸润、在前两种表现的基础上夹杂斑片状肺泡浸润。LIP 病程缓慢可存活较长时间且进一步形成更慢的肺部改变,可出现囊性病变和支扩。影像检查可见下叶病变越来越重并有体积缩小、支气管扩张和囊肿样改变,囊肿通常由小气泡组成,可破裂导致气胸。常可见到肺心病。

LIP 的诊断依靠特征性的临床表现、发病年龄、危险因素和胸部影像学提示网状结节性间质性浸润,并通过支气管镜排除了其他机会性感染,组织学检查是确诊依据。该病预后在儿童艾滋病有限的生存期内是中等的。病程至少持续 2 个月,抗生素治疗无效,部分(<15%)可导致死亡。

(三)肿瘤性疾病

HIV/AIDS 儿童合并卡波西肉瘤(KS)及 HIV 相关的淋巴瘤不常见,发病率不到 3%。

KS 是一种多中心肿瘤,表现为多个血管性结节,见于皮肤、黏膜和内脏。病程从缓慢发展的局部皮肤和淋巴结受累,发展至暴发性,伴有广泛的皮肤和内脏受损。累及肺部的占 20%~40%,肿瘤可阻塞气管和支气管,阻塞淋巴回流导致肺水肿和大量的渗出性胸腔积液,导致肺实变和出血。临床表现为气短、咳嗽、呼吸困难、咯血为相对特异性表现。X 线特征性改变是双侧下肺有致密浸润,掩盖心脏边缘和膈肌,生长迅速,伴肺门纵隔淋巴结肿大及胸腔渗液,部分患者表现为间质性改变,与 PCP 难于鉴别。诱导痰和支气管镜检有助于诊断。

AIDS 患者淋巴瘤的发病率比一般人群高 60 倍,病程各个阶段都可能发生,大多数发生于 HIV 感染的后期。并发的淋巴瘤多为非霍奇金淋巴瘤,来源于 B 淋巴细胞,少数为霍奇金病、血管囊性增生病及淋巴细胞混合淋巴瘤。主要表现是局限性淋巴结肿大,肺部病变可为肿块、多个结节或间质性浸润,甚至纵隔肿块、胸壁肿块,可伴有咳嗽、咯血、胸痛。

组织病理学检查有助于明确诊断。

北京儿童医院自 1999 年 1 月至 2006 年 4 月共诊断 HIV 感染 4 例,AIDS 13 例,有肺部表现的 8 例。8 例均以间断发热、咳嗽为主诉入院,其中 3 例有咯血症状,病史长达 3 个月到 2 年。影像学表现 1 例为粟粒型肺结核,5 例为肺炎改变,2 例为支气管炎改变,1 例伴有支气管扩张。病原学检查未获阳性结果。HIV/AIDS 诊断明确后即转入传染病医院进一步治疗。

【艾滋病肺部病变的诊断】

本病诊断主要依靠病史、临床表现及实验室检查来确立,其中以后者最为重要,包括 HIV 检测、患儿免疫功能检测及相关病原微生物检测等。

1. HIV 感染 血清初筛试验阳性,确诊试验阳性。

2. 艾滋病确诊 HIV 抗体阳性,又具有下述任何一项者,可确诊为艾滋病患者:

(1)近期内(3~6 个月)体重减轻 10% 以上,且持续发热达 38℃超过 1 个月以上。

(2)近期内(3~6 个月)体重减轻 10% 以上,且持续腹泻(每天 3~5 次)超过 1 个月以上。

(3)卡氏肺孢子菌肺炎。

(4)卡波西肉瘤。

(5)明显的真菌或其他条件致病菌感染。

具备以下实验室检查结果:

(1)外周血淋巴细胞计数减少:作为 HIV 感染病情进展的衡量标志之一,并按计数结果将严重程度分为 3 组:$\geq 2 \times 10^9/L$;$(1~2) \times 10^9/L$;$<1 \times 10^9/L$。

(2)CD4$^+$ 淋巴细胞计数减少:并按计数结果将严重程度分为 3 组:$\geq 0.5 \times 10^9/L$;$0.2~0.5 \times 10^9/L$;$<0.2 \times 10^9/L$。

(3)CD4$^+$/CD8$^+$ T 淋巴细胞计数比值 <1。

3. 艾滋病肺部疾病诊断 艾滋病诊断明确患者具备肺部病变的临床表现、影像学特点及实验室检查结果(包括病原学),可诊断。

【艾滋病肺部病变的治疗】

1. 艾滋病的治疗 本病目前尚无特效疗法,有文献表明:早期 HIV 诊断和抗病毒治疗可以减少 76% 的早期婴儿病死率及 75% 的 HTV 相关疾病。常用治疗方法有:

(1)抗病毒治疗:可阻止 HIV 在体内复制、繁殖。艾滋病的抗病毒治疗药物可分为三类:

A. 核苷类反转录酶抑制剂:包括叠氮胸苷(azidothymidine)、地丹诺辛(didanosine)、扎西他滨(zalcitabine)等。此类药物能选择性与 HIV 反转录酶结合,并渗入正在延长的 DNA 链中,使 DNA

链终止,从而抑制 HIV 的复制和转录。

B. 非核苷类反转录酶抑制剂(NNRTIS):如奈韦拉平(nevirapine,NVP)、地拉韦定(delavirdine,DLR)等,其主要作用于 HIV 反转录酶的某个位点,使其失去活性,从而抑制 HIV 复制。

C. 蛋白酶抑制剂(PI):如沙奎那韦(saquinavir)、英地那韦(indinavir,IDV)、奈非那韦(nelfinavir)和瑞托那韦(ritonavir)等,其作用机制是通过抑制蛋白酶,即阻断 HIV 复制和成熟过程中所必需的蛋白质合成,从而抑制 HIV 的复制。

单用一种药物效果差,目前提倡三种以上药物联合治疗,即高效抗反转录病毒疗法(HAART)。实施 HAART 的时机存在争议,多数专家主张患者 CD4$^+$T 细胞 <350/µl,血浆 HIV-RNA>30 000 或已出现严重 AIDS 症状时给予抗 HIV 治疗。

(2)免疫调节治疗:可用 α- 干扰素、白细胞介素 2、静脉用人丙种免疫球蛋白、粒细胞 - 巨噬细胞集落刺激因子及粒细胞集落刺激因子等。

(3)中医药治疗:近年来发现多种中药对 HIV 有抑制作用,可提高机体免疫功能,减轻临床症状,提高患者的生存质量。

2. 肺部机会性感染的治疗 对并发的机会性感染予相应的抗感染治疗。

(1)PCP:治疗的主要药物是复方新诺明(TMP+SMZ),剂量:TMP 20mg/(kg·d),SMZ 100mg/(kg·d),疗程 3 周,对本病的有效率为 60%~80%。副作用为发热、皮疹、白细胞及血小板减少和肝功能异常等。复方新诺明无效者可用戊烷脒静脉滴注,4mg/(kg·d),每日 1 次,疗程 3 周。副作用为白细胞降低、肾功能不全、低血糖、低血钙、肝功能不全和体位性低血压等。糖皮质激素可减少低氧血症和呼吸衰竭的发生率。

(2)肺念珠菌:口服克霉唑。

(3)肺曲霉菌:可应用两性霉素 B,0.7~1.0mg/kg 或伊曲康唑,但只有不到三分之一的患者对治疗有反应,诊断后的平均生存期仅为 2~3 个月。

(4)肺隐球菌:单纯肺部感染者可予氟康唑 400mg,每日 1 次,其他患者最初应给予两性霉素 B,0.7~1.0mg/kg,每日 1 次 + 氟康唑 100mg/kg,每日 4 次给药。

(5)组织胞浆菌:在急性期可用两性霉素 B,0.5~0.6mg/kg,每日 1 次。

(6)结核分枝杆菌:HIV 感染患儿合并肺结核的标准化疗方案尚未确定,但国外多数专家认为初治方案应与无 HIV 感染者相同,四药联用:可用异烟肼 10~15mg/(kg·d)、利福平 10~15mg/(kg·d),吡嗪酰胺 20~30mg/(kg·d) 和乙胺丁醇 20~30mg/(kg·d),而疗程应延长至 9 个月或 12 个月,即强化短程化疗。原因是患儿的细胞免疫功能已不同程度地受到破坏,容易产生结核分枝杆菌耐药性。

(7)CMV:如为 CMV 单独感染,可用更昔洛韦每次 5mg/kg,每 12h 1 次,静脉注射 14 日,继之 5mg/kg,每日 1 次,静脉滴注。副作用有胃肠道反应及白细胞降低。如为 CMV 合并其他感染,需同时治疗其他病原体。

(8)细菌:一般开始予经验性治疗,然后根据细菌培养及药敏实验结果来选择合适抗生素。

3. LIP 治疗 泼尼松、抗反转录病毒治疗、静脉使用免疫球蛋白可能有效。

4. 肿瘤的治疗

(1)KS:对免疫功能尚可的患者,可用 α- 干扰素 300 万 ~500 万单位隔日皮下注射治疗。严重者采用系统化疗:首选博来霉素、长春新碱联合或阿霉素、博来霉素、长春新碱三联治疗。增加抗反转录酶抑制剂的剂量,可使 KS 的发病率降低,治疗后随 CD4 细胞增加,也可见 KS 自行消失。

(2)淋巴瘤:治疗取决于患者的全身状况及免疫功能和淋巴瘤的分期。HIV 感染伴淋巴瘤者平均存活期为 7 个月。治疗可试选用环磷酰胺、阿霉素、长春新碱和泼尼松。

【防治】

艾滋病目前尚无安全有效的疫苗。广泛、深入和有针对性的宣传教育是预防和控制艾滋病的主要措施。研究发现,对 HIV 感染儿童进行注射或口服疫苗,如卡介苗、麻疹疫苗、流行性感冒疫苗、带状疱疹疫苗、脊髓灰质炎疫苗及轮状病毒疫苗等,可显著减少感染的机会,从而降低儿童病死率。

母婴 HIV 传播是儿科 HIV 感染的重要来源,临床资料已经证明叠氮脱氧胸腺嘧啶(AZT)治疗 HIV 感染的孕妇可有效地将传播危险性从 25.3% 降至 8.7%,因此目前所有 HIV 感染的孕妇原则上均要接受 AZT 治疗,且产后采用奶粉喂养方法育儿。此外,对 HIV 感染孕妇阴道局部或全身使用疫苗也是一项重要的研究工作,期望能降低母婴传播的发生率。

九、儿童复发性呼吸道乳头状瘤病

复发性呼吸道乳头状瘤病（recurrent respiratory papillomatosis，RRP）于 17 世纪首先被描述为"长在咽部的疣"，1 个世纪以后才被称作"乳头状瘤"，以区分喉部的其他肿物。RRP 为呼吸道外生性损害的病毒源性疾病，是儿童最常见的喉部良性肿瘤。RRP 经常复发，可以在整个呼吸道种植播散至气管、支气管和肺实质（图 7-9-9，图 7-9-10）。RRP 的自然过程可以自发缓解，但许多病人临床上，将 RRP 患者分为 3 个亚组：儿童期发病的 RRP（juvenile-onset RRP，JORRP）、成年期发病的 RRP 以及儿童期起病延续到成年的RRP。其中，JORRP 是指患儿在 12 岁以前确诊的 RRP。与成人患者比较，儿科 RRP 患儿更容易侵袭性进展，大部分儿童严重病例都见于 3 岁以前。

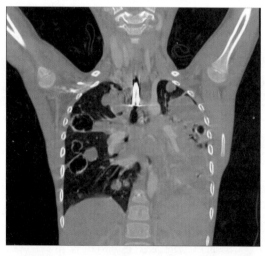

图 7-9-9　复发性呼吸道乳头状瘤病病肺 CT 图

患儿男，6 岁，主因"声音嘶哑 5 年半，反复咳嗽、咳痰 2 年余"入院。肺 CT 可见沿气道种植的肺内多发结节病灶并部分病变内有空洞形成，壁内侧欠规则，双侧肺内见片状致密影和由多个大结节融合而成的团块影，其内有大小不等囊泡状低密度区。

【流行病学】

儿童 RRP 的发病率为 4/10 万左右[32]。任何年龄均可患 RRP，从生后 1 天至 84 岁。75%JORRP 在 5 岁以前，多在 2~4 岁间得到诊断。RRP 的第一个发病高峰为 5 岁以前，第二个发病高峰为 20~30 岁，儿童患者 25% 在婴儿期即有症状，75% 的病人在 5 岁前得到诊断。儿童 RRP 发病没有性别差异。

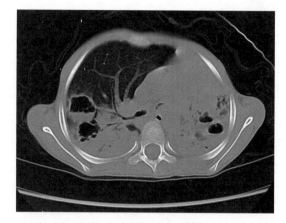

图 7-9-10　复发性呼吸道乳头状瘤病
肺 CT 图（上图患儿）

【病原学和发病机制】[32,33]

RRP 是由人类乳头状瘤病毒（human papilloma virus，HPV）引起，该病毒包括由 7 900 个碱基对组成的双链环形 DNA，外包一个二十面体的病毒颗粒蛋白衣壳，直径 55nm。这些分型与疾病的组织表现、严重程度和临床过程相关。

到目前为止，已知有 180 种以上的 HPV，但是在 RRP 病人中只有低危亚型 6 和 11，偶见高危亚型 16 和 18。RRP 病人感染高危亚型 16 和 18 与发生喉气管乳头状瘤恶变相关。北京同仁医院对 55 例 JORRP 喉部标本的 HPV-DNA 检测发现，低危型 HPV6 和 HPV11 感染占 98.4%，HPV11 检出率最高，其次为 HPV6/11 双重感染，HPV6 检出率最低。与双重 HPV6/11 亚型感染者相比，单一低危型 HPV11 亚型感染者初次手术年龄较小，临床病变侵袭性更强。

新近的一项对 20 例 RRP 患者的研究显示，40% 病变组织中存有胃蛋白酶，45% 病变组织中存在 HSV-2，提示炎症和免疫抑制在 RRP 的发病机制中发挥一定作用，可能触发或加重乳头状瘤生长。

乳头状瘤通常发生在纤毛柱状上皮和鳞状上皮移行的部位。最常见的受累部位为喉部，喉外部位包括：气管、食管、肺脏、口咽部、口腔、鼻腔及头颈部。乳头状瘤呈外生性、形状不规则的无蒂或菜花样肿物，颜色粉红或苍白（图 7-9-11）。组织学上，乳头状瘤为未角化分层的鳞状上皮的细长指状突起构成的带蒂肿物，下方由血管丰富的结缔组织基质核心支撑（图 7-9-12）。一些破坏呼吸道黏膜连续性的因素，如支气管肺发育不良、气管插管、胃食管反流等,可以增加 RRP 发生或播散的危险。

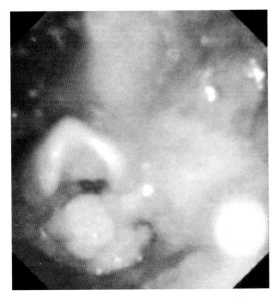

图 7-9-11　耳鼻喉科纤维喉镜检查:左侧襞裂长满菜花样乳头状增生物,声带暴露不全

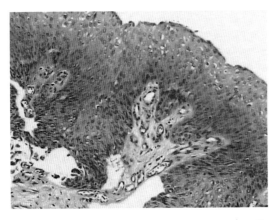

图 7-9-12　组织表面被覆复层鳞状上皮,上皮下见少量疏松结缔组织,内见散在小血管

　　HPV 确切的传播方式还不清楚。由于大多数儿童 RRP 和阴道尖锐湿疣都是由 HPV 亚型 6 和 11 引起,因此,大部分学者认为绝大部分病例是出生时经产道感染的;也有 12% 的病例是产前经胎盘传播的。研究显示,有阴道尖锐湿疣病史妇女所生婴儿中,估计每 1 000 个婴儿中有 7 例发生 RRP,这一患病危险性比没有阴道尖锐湿疣病史妇女所生婴儿高 231.4 倍。有阴道尖锐湿疣病史的妇女分娩时,产程超过 10 小时,发生 RRP 的危险性增高 2 倍。30%~60%RRP 儿童的母亲有已知的阴道尖锐湿疣病史。

　　对感染 HPV 母亲所生婴儿口咽部拭子检查,1/3~1/2 婴儿 HPV DNA 为阳性。但是估计患有活动性尖锐湿疣母亲阴道分娩婴儿患 RRP 的危险性只有 1/400。因此,HPV 感染的儿童是否发生 RRP,自身的免疫功能发挥着一定的作用。

　　儿童 RRP 病人的体液和细胞免疫功能可能受损。细胞介导的免疫反应在儿童 RRP 形成中的作用越来越明确。免疫抑制的病人,如 T 细胞缺陷,特别是 CD4$^+$T 细胞相关的缺陷可以发生菜花样皮损和生殖器疣。T 细胞功能异常的病人不仅有发生 RRP 的危险,而且 T 细胞功能异常的程度与 RRP 的严重程度相关。RRP 病人的 T 细胞 CD8 和 CD28 所占比例增高,与 Th2 细胞因子 mRNA 的表达增高有关。

【临床表现】

　　临床上,RRP 最常见的部位为喉部,13%~30% 的儿童 RRP 发生喉外播散,常见部位为口腔、气管和支气管。12% 的儿童 RRP 发生远端气管的播散,7% 发生肺脏播散,表现为反复的肺炎、肺不张、实变或囊泡样变,最终发生远端气道阻塞,肺不张、囊性变以及阻塞后感染等,需反复住院应用抗生素治疗。在极少数情况下,RRP 可以是致死性的,由于严重的气道阻塞、弥漫性的支气管肺播散所致的呼吸衰竭以及恶变所致。定期 CT 检查有助于监测疾病的进展及恶变的征象。

　　RRP 病人通常首先表现为声音嘶哑和失音,继而发生气道阻塞,表现为喉鸣,随着疾病的进展,吸气相喉鸣可转为双相喉鸣。少部分的儿童可表现为慢性咳嗽、反复肺炎、生长落后、呼吸困难、吞咽困难或突然危及生命。由于声音嘶哑在儿童较常见,并且 RRP 较少见,进展缓慢,许多病例直到乳头状瘤阻塞气道才被诊断。RRP 的诊断多在症状出现 1 年后才得到诊断。确诊之前,患儿可能按哮喘、喉炎、过敏、声带小结或支气管炎治疗。

　　体格检查时应注意患儿有无呼吸急促或呼吸衰竭的体征,如鼻翼扇动及辅助呼吸肌的使用。由于发绀加重和缺氧,大部分患儿可出现端坐呼吸。

【诊断】

　　完整的病史对于确定乳头状瘤非常重要。临床资料包括症状出现的时间、既往有无气道创伤、如插管病史等;发音和哭声的特点最重要。喉鸣由吸气相逐渐发展为双相提示病变波及声门或声门下。此外,应当询问父母有无尖锐湿疣病史。

如果数周或数月内,喉鸣和失音呈进行性,接着发现气道有新生物生长,一定要重视并做进一步检查。有慢性声音嘶哑的儿童应进行喉镜检查除外RRP或其他的喉部病变。

【治疗】[34]

尽管有很多方法可用于RRP的治疗,但是没有一种方法能够治愈该病。

1. **手术切除**　目前主要的治疗手段是内镜下外科切除。手术的目的在于:减低瘤负荷、减少播散、建立一个安全开放的气道、改善发音质量以及延长手术间隔。最好在瘤体长大引起呼吸困难之前进行手术,而较短的手术间隔可使病人发生麻醉并发症、喉蹼形成、喉狭窄和纤维化的危险性增加。美国的研究显示,每个RRP儿童接受手术的次数平均为19.7次,平均每年4.4次。比起4岁以后发病的儿童,3岁以前发病的儿童每年手术次数超过4次的可能性高出3.6倍,受累部位2处或2处以上的可能性高出2.1倍。17%的儿童RRP呈进行性病变过程,需要接受手术40次以上。严重病例需要急诊进行气管切开。有报道,长期气管切开或气管切开时患有声门下乳头状瘤的病人可能易于发生远端气管支气管播散。

2. **CO_2 激光**　CO_2 激光作为治疗RRP的主要方法,已经有超过30年的历史。已经可以用于喉内和气管内RRP的治疗[11]。

3. **低温等离子刀治疗**　低温等离子刀治疗广泛用于治疗扁桃体切除术、鼻甲减容术等耳鼻喉科疾病。该技术用于治疗喉乳头状瘤,可以精确地切除喉气管的乳头状瘤组织,而避免周围组织可能的灼伤。与CO_2 激光法比较,微刀方法术后病人瘢痕形成优于前者,声音质量迅速改善,手术过程缩短。

4. **辅助治疗的应用指征**　每年需要外科手术4次以上、远端多部位播散和/或乳头状瘤生长迅速阻塞气道。常见的辅助治疗手段有:干扰素-α、维生素A酸、吲哚-3-甲醇/二吲哚基甲烷(I3C/DIM)复合物、光动力治疗以及抗病毒药物(西多福韦)等的应用。

(1)干扰素-α:是目前被普遍接受的辅助治疗方法,皮下注射给药,给予诱导剂量后,即可见到效果。干扰素是一组非特异性调节蛋白,参与抗病毒、抗增生和免疫调节。通过抑制病毒穿入细胞、解码、合成或甲基化mRNA,抑制病毒蛋白质翻译、病毒组配和释放而发挥抗病毒作用。40%

左右的病人对干扰素α有效果,JORRP停药后复发。干扰素α存在一些副作用,包括神经系统疾病、粒细胞减少,血小板减少。因此,儿科耳鼻喉专家,并不常规推荐应用干扰素。

(2)吲哚-3-甲醇/二吲哚基甲烷(I3C/DIM)复合物是从食用十字花科蔬菜中提取出的,如花椰菜、卷心菜和菜花。一旦I3C/DIM接触胃中的酸性环境,就会产生雌激素代谢物,该物质具有抗乳头状瘤作用。该药在JORRP患者中的疗效不如AORRP,因此,本药用于JORRP的相关研究较少。

(3)西多福韦:是一种胞嘧啶核苷酸类似物,在体内和体外均有较强的广谱抗病毒作用。通常应用内镜进行乳头状瘤的局部注射,但是由于缺少对照研究,难以评估其疗效;对于有肺脏受累的病人,也可全身应用西多福韦,需警惕药物副作用,如肾毒性、粒细胞减少等。也有一些报道,雾化吸入西多福韦治疗呼吸道乳头状瘤有效。

(4)光动力治疗:光动力疗法(PDT)是通过口服或注射,使感光剂进入病变组织,并通过激光激活该物质导致组织坏死。本方法最大的优点是破坏瘤体结构的同时,并不损伤周围组织。其有效性和安全性仍需进一步评估。

(5)HPV疫苗:由于RRP与HPV感染密切相关,而HPV疫苗是针对HPV的治疗手段。国外的研究显示,RRP患者接种HPV疫苗后,手术间隔时间延长,手术次数减少,体内抗体滴度增加,启动了体内的体液和细胞免疫,有的患儿甚至病变消失,随访2年未复发。但是,疫苗接种仍存在一些问题,例如,RRP复发率较低,预防性疫苗的接种无针对性,疫苗对RRP的保护时间、远期疗效、应用的疫苗类型、剂量以及疗程等方面问题,需要进一步研究。

(6)其他:如抗炎药物塞来昔布、抗胃食管反流药物、热休克蛋白、腮腺炎疫苗以及贝伐珠单抗等都有报道用于RRP的治疗,可以减小瘤体或者延长手术间隔等,但仍需临床随机对照研究进一步评估其有效性和安全性,权衡利弊。

【预后】[35]

儿童RRP中13%~30%发生喉外播散,常见部位为口腔、气管和支气管。12%的儿童RRP发生远端气管的播散,7%发生肺脏播散。国内的报道,JORRP平均每例每年手术次数随着年龄增长呈递减趋势,初次手术时间高峰约4.5岁,9岁出现自愈倾向。5年内未复发者(即治愈)可达41.7%,

治愈组与复发组患儿的总手术次数、病变侵袭情况、气管切开后瘤体气管内播散、气管切开后带管时间、HPV分型等方面存在差异。在极少数情况下，由于严重的气道阻塞、弥漫性的支气管肺播散所致的呼吸衰竭以及恶变，RRP可以是致死性的。

(赵宇红　谢正德　申昆玲　高立伟　王　维

殷　菊　徐保平)

参考文献

1. 段亚丽,朱云,徐保平,等.儿童社区获得性肺炎中人腺病毒感染的多中心研究.中华儿科杂志,2019,57(1):27-32.

2. Veena R,Cheryl Sm C,Jia Meng L,et al.Risk Factors for Severe Adenovirus Infection in Children during an Outbreak in Singapore.Ann Acad Med Singapore,2015,44(2):50-59.

3. Xu L,Liu J,Liu CY,et al.Case-control study of the epidemiological and clinical features of human adenovirus 55 and human adenovirus 7 infection in children with acute lower respiratory tract infections in Beijing,China,2008–2013.BMC Infect Dis,2018,18 :634.

4. 李娟,刘秀云,殷菊,等.儿童重症腺病毒肺炎急性期临床特点分析.北京医学,2019,41(11):1013-1016.

5. Lafond KE,Nair H,Rasooly MH,et al.Global Role and Burden of Influenza in Pediatric Respiratory Hospitalizations,1982–2012 :A Systematic Analysis.Plos Med,2016,13(3):e1001977.

6. 孙宇,朱汝南,王芳,等.北京地区2014—2015年和2015—2016年流感流行季儿童流感流行特征分析.中华儿科杂志,2016,54(8):582.

7. 王芳,钱渊,邓洁,等.2004至2017年北京地区儿童流行性感冒样病例中甲型流行性感冒的流行特征.中华儿科杂志,2018,56(6):429-434.

8. 吴喜蓉,刘钢,钱素云,等.住院儿童社区获得性流感病毒肺炎临床特点分析.中华实用儿科临床杂志,2019,34(2):129-133.

9. 中华医学会儿科学分会呼吸学组.《中华实用儿科临床杂志》编辑委员会.儿童流感诊断与治疗专家共识(2015年版).中华实用儿科临床杂志,2015,30(17):1296-1303.

10. 孙正芸,刘海燕.国内外指南推荐的儿童流感治疗方案.中华实用儿科临床杂志,2017,32(18):1361-1365.

11. Malosh RE,Martin ET,Heikkinen T,et al.Efficacy and Safety of Oseltamivir in Children:Systematic Review and Individual Patient Data Meta-analysis of Randomized Controlled Trials.Clin Infect Dis.2018,66(10):1492-1500.

12. 高立伟,徐保平.儿童流行性感冒的诊治与预防策略.临床药物治疗杂志,2018,16(1):6-12.

13. 国家卫生和计划生育委员会.人感染H7N9禽流感诊疗方案(2017年第1版).中国病毒病杂志,2017,7(1):1-4.

14. Moe N,Krokstad S,Stenseng IH,et al.Comparing human metapneumovirus and respiratory syncytial virus:viral co-detections,genotypes and risk factors for severe disease.PLoS One,2017,12 :e0170200.

15. Zeng SZ,Xiao NG,Zhong LL,et al.Clinical features of human metapneumovirus genotypes in children with acute lower respiratory tract infection in Changsha,China.J Med Virol,2015,87(11):1839-1845.

16. Hilmes MA,Daniel Dunnavant F,Singh SP,et al.Chest radiographic features of human metapneumovirus infection in pediatric patients.Pediatr Radiol,2017,47(13):1745-1750.

17. 江载芳,申昆玲,沈颖.诸福棠实用儿科学.8版.北京:人民卫生出版社,2015.

18. Holmes KV.SARS-Associated Coronavirus.N Eng J Med,2003,348(2):1948-1951.

19. 中华儿科学会呼吸学组.儿童严重急性呼吸综合征诊断标准和诊疗方案.中华儿科杂志,2003,(6):413-414.

20. 谢正德,魏新苗,胡英惠,等.儿童SARS临床特征和远期随访观察.中国实用儿科杂志,2006,21(11):822-825.

21. Zhu N,Zhang D,Wang W,et al.A Novel Coronavirus from Patients with Pneumonia in China,2019.N Engl J Med,2020.

22. Xu Z,Shi L,Wang YJ,et al.Pathological findings of COVID-19 associated with acute respiratorydistress syndrome.Lancet Respir Med,2020,18 :pii:S2213-2600(20)30076-X.

23. Hoffmann M,Kleine-Weber H,Schroeder S,et al.SARS-CoV-2 cell entry depends on ACE2 and TMPRSS2 and is blocked by a clinically-proven protease inhibitor,Cell,2020,4.pii:S0092-8674(20)30229-4.

24. 姜毅,徐保平,金润铭,等.儿童新型冠状病毒感染诊断、治疗和预防专家共识(第一版).中华实用儿科临床杂志,2020,35(02):81-85.

25. Lu X,Zhang L,Du H,et al.SARS-CoV-2 Infection in Children.N Engl J Med,2020,18,doi:10.1056/NEJMc2005073.

26. 姜毅,陆小霞,金润铭,等.儿童新型冠状病毒感染诊断、治疗和预防专家共识(第二版).中华实用儿科临床杂志,2020,35(2):143-150.

27. 中华医学会放射学分会.新型冠状病毒感染的肺炎的放射学诊断:中华医学会放射学分会专家推荐意见(第一版).中华放射学杂志,2020,54(00):E001-E001.

28. 蔡畅,曲书泉,秦倩倩等.2015年新发现0~14岁HIV感染者基本特征分析.中国艾滋病性病,2018,24(9):

887-889.

29. Zar HJ,Gray D.Respiratory Disorders in Human Immunodeficiency Virus-Infected Children and Adolescents.Wilmott RW,Deterding RR,et al:Kendig's disorders of the respiratory tract in children.9th ed.WB Saunders Co.Philadelphia,2019,968-980.

30. Wasserman S,Engel ME,Griesel R,et al.Burden of pneumocystis pneumonia in HIV-infected adults in sub-Saharan Africa:a systematic review and meta-analysis. BMC Infect Dis,2016,16：482.

31. Yu X,Shen J,Qu Y,et al.Radiological features of AIDS complicated by pulmonary cryptococcosis:Literature review and a report of 10 cases.Radiol Infect Dis,2016, 3(1):9-14.

32. Fortes HR,von RANke FM,Escuissato DL,et al.Recurrent respiratory papillomatosis:A state-of-the-art review.Respiratory Medicine,2017,126：116-121.

33. Forma′nek M,Jan_catova′D,Komı′nek P,et al. Laryngopharyngeal reflux and herpes simplex virus type 2 are possible risk factors for adult-onset recurrent respiratory papillomatosis(prospective case-control study).Clin Otolaryngol,2017,42(3):597-601.

34. Kumar N,Preciado D.Airway papillomatosis:New treatment for an old challenge.Frontiers in Pediatrics, 2019,7(9):1-6.

35. 张显香,王军,肖洋,等.幼年型复发性呼吸道乳头状瘤病的远期疗效分析.中华耳鼻咽喉头颈外科杂志, 2018,53(11):825-829.

第十节　肺脓肿

肺脓肿是由于多种病因所引起的肺组织化脓性病变。早期为化脓性炎症,继而坏死形成脓肿。

【病因】

儿童肺脓肿可以分为原发(无肺部或全身基础病变)和继发(存在肺部或全身的异常)。

原发肺脓肿常见病原体包括肺炎链球菌(Streptococcus pneumoniae)、金黄色葡萄球菌(Staphylococcus aureus)和口腔细菌(oral bacteria);继发性肺脓肿主要病原体是铜绿假单胞菌(Pseudomonas aeruginosa),也可以由真菌感染引起[1]。很多研究也提示需要注意厌氧菌感染的可能。

1. 继发于肺炎,常见的病原为需氧化脓菌,如金黄色葡萄球菌、克雷伯杆菌。

2. 在儿童,吸入感染性物质致肺脓肿比较常见,此类原因的常见病原为厌氧菌,类杆菌、梭状杆菌和厌氧链球菌。

3. 支气管阻塞,由于肿瘤、异物等引起化脓性炎症。

4. 菌血症引起的迁徙性病灶;右心心内膜炎的栓子脱落;脓毒性血栓性静脉炎在儿童均不常见。

5. 阿米巴、奴卡菌、放线菌、分枝杆菌所形成的脓肿很少见。

【病理】

早期为肺组织炎症和细支气管阻塞,继之有血管栓塞,肺组织坏死和液化,形成脓腔,最后可破溃到支气管,坏死组织排出,脓腔消失后病灶愈合。脓肿可侵及胸膜或破溃至胸膜腔引发脓胸。若治疗不充分或支气管引流不畅,炎症持续存在则转为慢性,脓腔周围肉芽组织和纤维组织增生。少数病例脓毒栓子可经血液循环逆行至大脑,引起脑脓肿[2]。

【临床表现】

起病通常是隐匿的,常见的临床表现为发热(82%)、咳嗽(66%)[1],其他不典型表现有不适、食欲下降和体重减低等。婴幼儿可以有不典型表现,如呕吐、腹泻等。

咳嗽,经常伴咯血,未经治疗的患儿在病程10日左右时咳恶臭味脓痰。继发于金黄色葡萄球菌和克雷伯菌肺炎的患儿,表现为细菌性肺炎的症状,有呼吸困难、高热、胸痛和白细胞的显著升高。

【X线检查】

早期与细菌性肺炎相似,脓肿形成后,可见圆形阴影,如与支气管相通则脓腔内有液平面,周围有炎性浸润阴影。脓肿可单发或多发,治疗后可留有少许纤维索条影。

慢性病变支气管管壁增厚,周围有纤维组织增生,可以伴有支气管扩张、胸膜增厚等,肺CT/增强肺CT可以较好地显示肺脓肿的部位和特点。

【实验室检查】

急性期白细胞总数可达$(20\sim30)\times10^9$/L或更高,分类以中性粒细胞为主,C反应蛋白增高,血沉增快。慢性期白细胞总数可接近正常,常伴贫血。

多次做痰培养有助于病原学的诊断,支气管肺泡灌洗液的培养有时也可作为寻找病原的手段之一。

痰涂片革兰氏染色镜检,可显示大量的多核白细胞和厌氧菌如多形性细长的革兰氏阴性杆菌(类杆菌、梭状杆菌)、两端呈锥形的革兰氏阴性杆菌(梭状杆菌)、大的革兰氏阳性杆菌(梭状芽胞菌)和小的球菌(厌氧链球菌)。痰培养的特征是可发现几种厌氧细菌的混合生长,需要结合患儿的具体情况分析。

【诊断】

结合病史、症状、实验室检查,主要通过胸部X线检查,发现伴或不伴气液面的脓腔,周围有环形浸润阴影,即可明确诊断。B超、CT都可协助诊断。

病原学的诊断对抗生素的选择至关重要,痰涂片革兰氏染色可以提供初步的诊断线索,但是和痰培养一样,往往存在多种细菌并存(污染)的现象,需要临床医生根据病情具体分析。防污染的取材方法包括:经皮肺穿(超声或CT引导)、防污染气管镜毛刷、经气管镜的穿刺等[3]。

如果脓肿靠近胸壁,特别是病原学不清时,经B超或CT引导下的局部穿刺,可以作为早期诊断步骤,这也适用于那些经过抗生素治疗效果不好的患者(图7-10-1,图7-10-2)。

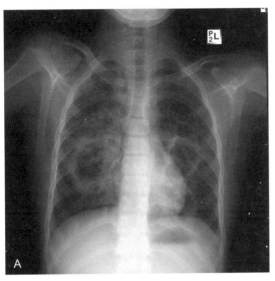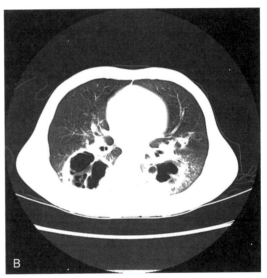

图7-10-1 肺脓肿1

患儿,男,12岁。有机磷中毒后昏迷,后出现发热、咳嗽、痰多,胸片、肺CT图均可见双肺显示有厚壁空洞(A,B),临床考虑为吸入肺炎后肺脓肿形成,经抗感染治疗后,症状及胸片均明显好转

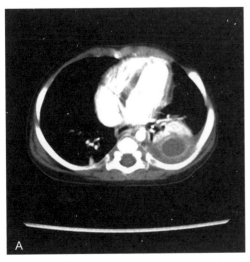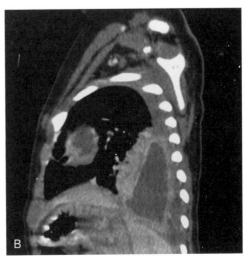

图7-10-2 肺脓肿2

患儿男,7个月。入院时病史已有50天,病初高热、咳嗽,血白细胞48.9×10⁹/L,中性粒细胞90%,CRP128mg/L,经头孢类抗生素治疗好转,肺部影像显示有肺脓肿(A,B)

【鉴别诊断】

1. 大范围肺不张或肺炎　肺不张肋间窄缩，气管向患侧偏，穿刺无脓液。

2. 巨大肺大疱　特别是新生儿，一侧肺全部压缩，较难鉴别。必要时可行胸部 CT 鉴别。有压迫症状时行穿刺减压。

3. 膈疝　膈疝合并肺炎，X 线胸片见多发气液平（肠疝入）或大液面（胃疝入）可误为脓气胸。若穿刺为混浊液、黏液、粪汁，可明确诊断。或由胸部 CT 诊断。

4. 肺包虫或肝包虫病　可形成特殊性质的肺部包块，依据包虫流行病史及特异性试验可以确诊。

【治疗】

1. 一般治疗及支持治疗　急性感染时，如葡萄球菌感染对组织有广泛的坏死性破坏作用，同时外毒素和细菌产生的酶又增加机体的能量消耗，对人体产生多方面有害影响，因此患儿常很快出现营养不良，全身抵抗力低下，出现感染性贫血等。治疗中应注意加强营养，必要时配合静脉高营养及肠道高营养的补充，才能保证其他治疗获得良好效果。

2. 抗生素治疗　抗生素选择最好依据病原学检查及药敏实验结果选用，如暂时无病原学检查结果，可以依据经验选药。青霉素对肺炎链球菌和链球菌一般均有效。革兰氏阴性杆菌可用氨苄西林（氨苄青霉素）。目前临床亦可选用头孢菌素抗感染，一代头孢菌素对革兰氏阳性球菌效果较好，三代头孢菌素对革兰氏阴性菌效果较好，二代头孢菌素则兼顾革兰氏阳性及阴性细菌。

关于抗生素使用的疗程尚存在一定的争议，目前普遍观点认为：

对于无系统并发症的肺脓肿，一般可使用肠外抗生素 2~3 周，序贯以口服抗生素，总疗程 4~6 周。根据病原学及药敏结果选择抗生素，建议选用

耐青霉素酶的兼顾金黄色葡萄球菌和厌氧菌的抗生素，如克林霉素或替卡西林 / 克拉维酸的制剂。

由于葡萄球菌的感染过程消退时间较长，系统给药应持续 3~4 周。为了防止化脓性胸膜炎复发，在体温正常后应再给药 2~3 周。

院内获得性感染或重症感染常由耐药菌引起，选用抗生素可以参考以下：①第二代或第三代头孢类抗生素；②金葡菌感染引起的，可以应用万古霉素或利奈唑胺；③肠杆菌属引起的，可选用第三代头孢类抗生素或亚胺培南。

经有效治疗，连续胸片检查显示，在数周或数月期间脓腔逐渐缩小。在恰当的抗生素治疗下大多数患者一周内热退，但有的热程会延长。只有为了确诊及取出异物才是支气管镜的指征，常规使用支气管镜只单纯为促进引流或吸取分泌物培养，目前仍存在争议。

肺脓肿的引流术几乎从来不推荐，如果发生脓胸，可作胸腔引流。在伴反复咯血、坏死、支气管胸膜瘘、反复感染或疑有肿瘤时才考虑脓肿切除术。

【预后】

原发肺脓肿的预后一般较好，而基础疾病的不同决定了继发性肺脓肿预后的不同。有时脓肿经支气管排脓，偶可自愈。并发支气管扩张症、迁徙性脓肿或脓胸时预后较差。

（冯雪莉　秦　强）

参考文献

1. Madhani K, McGrath E, Guglani L.A 10-year retrospective review of pediatric lung abscesses from a single center. Ann Thorac Med, 2016, 11 (3): 191-196.

2. 江载芳, 申昆玲, 沈颖. 诸福棠实用儿科学.8 版. 北京：人民卫生出版社, 2015.

3. Kliegman, Behrman, Jenson, et al.Nelson Textbook of Pediatrics, 20th ed.Philadelphia, 2015.

第十一节　反复呼吸道感染

一、定义和诊断标准

呼吸道感染是儿童尤其婴幼儿最常见的疾病，据统计发展中国家每年每个儿童患 4.2~8.7 次的呼吸道感染，其中多数是上呼吸道感染，肺炎的发生率则为每年每 100 个儿童 10 次。反复呼吸

道感染是指一年内发生呼吸道感染次数过于频繁,超过一定范围。国外较为公认反复呼吸道感染的标准是3岁前每年呼吸道感染次数大于7次,3岁后大于6次。根据反复感染的部位可分为反复上呼吸道感染和反复下呼吸道感染(支气管炎和肺炎),反复肺炎指1年内患2次或2次以上肺炎或在一生中任意时段内患3次或3次以上肺炎,每次肺炎的诊断需要有胸部X线的证据。我国儿科学会呼吸学组于1987年制订了反复呼吸道感染的诊断标准,并于2007年进行了修订[1](表7-11-1)。

表 7-11-1 反复呼吸道感染判断条件

年龄/岁	反复上呼吸道感染(次/年)	反复下呼吸道感染(次/年)	
		反复气管支气管炎	反复肺炎
0~2	7	3	2
3~5	6	2	2
6~14	5	2	2

注:(1)两次感染间隔时间至少7天以上。

(2)若上呼吸道感染次数不够,可以将上、下呼吸道感染次数相加,反之则不能。但若反复感染是以下呼吸道为主,则应定义为反复下呼吸道感染。

(3)确定次数须连续观察1年。

(4)反复肺炎指1年内反复患肺炎≥2次,肺炎须由肺部体征和影像学证实,两次肺炎诊断期间肺炎体征和影像学改变应完全消失

二、病因和基础疾病

小儿反复呼吸道感染病因复杂,除了与小儿时期本身的呼吸系统解剖生理特点以及免疫功能尚不成熟有关外,微量元素和维生素缺乏、环境因素、慢性上气道病灶等是反复上呼吸道感染常见原因。对于反复下呼吸道感染尤其是反复肺炎患儿,多数存在基础疾病,笔者对北京儿童医院106例反复肺炎患儿回顾性分析发现,其中88.7%存在基础病变,先天性或获得性呼吸系统解剖异常是最常见的原因,其次为呼吸道吸入、先天性心脏病、哮喘、免疫缺陷病和原发纤毛不动综合征等,另有少部分患儿无法找到明确病因[2],国外研究反复肺炎最常见的原因是吸入综合征。另外,引起反复呼吸道感染的危险因素还有早产、特应性体质、被动吸烟、室内外空气污染和慢性神经系统

疾病等。

1. 小儿呼吸系统解剖生理特点 小儿鼻腔短,后鼻道狭窄,没有鼻毛,对空气中吸入的尘埃及微生物过滤作用差,同时鼻黏膜嫩弱又富于血管,极易受到损伤或感染,由于鼻道狭窄经常引起鼻塞而张口呼吸。鼻窦黏膜与鼻腔黏膜相连续,鼻窦口相对比较大,鼻炎常累及鼻窦。小儿鼻咽部较狭小,喉狭窄而且垂直,其周围的淋巴组织发育不完善,防御功能较弱。婴幼儿的气管、支气管较狭小,软骨柔软,缺乏弹力组织,支撑作用薄弱,黏膜血管丰富,纤毛运动较差,清除能力薄弱,易引起感染,并引起充血、水肿、分泌物增加,易导致呼吸道阻塞。小儿肺的弹力纤维发育较差,血管丰富,间质发育旺盛,肺泡数量较少,造成肺含血量丰富而含气量相对较少,故易感染,并易引起间质性炎症或肺不张等。同时,小儿胸廓较短,前后径相对较大呈桶状,肋骨呈水平位,膈肌位置较高,使心脏呈横位,胸腔较小而肺相对较大,呼吸肌发育不完善,呼吸时胸廓活动范围小,肺不能充分地扩张、通气和换气,易因缺氧和CO_2潴留而出现面色青紫。以上特点容易引起小儿呼吸道感染,分泌物容易堵塞且感染容易扩散。

2. 小儿反复呼吸道感染的基础病变

(1)免疫功能低下或免疫缺陷病:小儿免疫系统在出生时发育尚未完善,随着年龄增长逐渐达到成人水平,故小儿特别是婴幼儿处于生理性免疫低下状态,是易患呼吸道感染的重要因素。新生儿外周血T细胞数量已达成人水平,其中CD4细胞数较多,但CD4辅助功能较低且具有较高的抑制活性,一般6个月时CD4的辅助功能趋于正常。与细胞免疫相比,体液免疫的发育较为迟缓,新生儿B细胞能分化产生IgM的浆细胞,但不能分化为产生IgG和IgA的浆细胞,有效的IgG类抗体应答需在生后3个月后才出现,2岁时分泌IgG的B细胞才达成人水平,而分泌IgA的B细胞5岁时才达成人水平。婴儿自身产生的IgG从3个月开始增多,1岁时达成人的60%,6~7岁时接近成人水平。IgG有IgG1、IgG2、IgG3和IgG4四个亚类,在正常成人血清中比率为70%、20%、6%和4%,其中IgG1、IgG3为针对蛋白质抗原的主要抗体,而IgG2、IgG4为抗多糖抗原的重要抗体成分,IgG1在5~6岁,IgG3在10岁左右,IgG2和IgG4在14岁达成人水平。新生儿IgA量极微,1岁时仅为成人的20%,12岁达成人水

平。另外,婴儿期非特异免疫如吞噬细胞功能不足、铁蛋白、溶菌酶、干扰素、补体等的数量和活性不足。

除了小儿时期本身特异性和非特异性免疫功能较差外,许多研究表明反复呼吸道感染患儿(复感儿)与健康对照组相比多存在细胞免疫、体液免疫或补体某种程度的降低,尤其是细胞免疫功能异常在小儿反复呼吸道感染中起重要作用,复感儿外周血 CD3$^+$ 细胞、CD4$^+$ 细胞百分率及 CD4$^+$/CD8$^+$ 比值降低,这种异常标志着辅助性 T 细胞功能相对不足,不利于对病毒等细胞内微生物的清除,也不利于抗体产生,因只有在抗原和辅助性 T 细胞信号的协同作用下,B 细胞才得以进入增殖周期。在 B 细胞应答过程中,辅助性 T 细胞(Th)除提供膜接触信号外,还分泌多种细胞因子,影响 B 细胞的分化和应答特征。活化的 Th1 细胞可通过分泌白细胞介素 2(IL-2),使 B 细胞分化为以分泌 IgG 抗体为主的浆细胞;而活化的 Th2 细胞则通过分泌白细胞介素 4(IL-4),使 B 细胞分化为以分泌 IgE 抗体为主的浆细胞。活化的抑制性 T 细胞(Ts)可通过分泌白细胞介素 10(IL-10)而抑制 B 细胞应答,就功能分类而言,CD8$^+$ T 细胞属于抑制性 T 细胞。反复呼吸道感染患儿 CD8$^+$ 细胞百分率相对升高必然会对体液免疫反应产生不利影响,有报道复感儿对肺炎链球菌多糖抗原产生抗体的能力不足。分泌型 IgA(SIgA)是呼吸道的第一道免疫屏障,能抑制细菌在气道上皮的黏附及定植,直接刺激杀伤细胞的活性,可特异性或非特异性地防御呼吸道细菌及病毒的侵袭,因此对反复呼吸道感染患儿注意 SIgA 的检测。IgM 在早期感染中发挥重要的免疫防御作用,且 IgM 是通过激活补体来杀死微生物的。补体系统活化后可通过溶解细胞、细菌和病毒发挥抗感染免疫作用,补体成分降低或缺陷时,机体的吞噬和杀菌作用明显减弱。

呼吸系统是免疫缺陷病最易累及的器官,因此需要特别注意部分反复呼吸道感染患儿不是免疫功能低下或紊乱,而是存在各种类型的原发免疫缺陷病,最常见的是 B 淋巴细胞功能异常导致体液免疫缺陷病,如 X 连锁无丙种球蛋白血症(XLA),常见变异型免疫缺陷病(CVID)、IgG 亚类缺乏症和选择性 IgA 缺乏症等。106 例反复肺炎患儿发现 6 例原发免疫缺陷病,其中 5 例为体液免疫缺陷病,年龄均在 8 岁以上,反复肺炎病程

在 2~9 年,均在 2 岁后发病,表现间断发热、咳嗽和咳痰,肝脾大 3 例,胸部 X 线合并支气管扩张 3 例,诊断根据血清免疫球蛋白的检查,2 例常见变异性免疫缺陷病反复检查血 IgG、IgM 和 IgA 测不出或明显降低。1 例 X 链锁无丙种球蛋白血症为 11 岁男孩,2 岁起每年肺炎 4~5 次,其兄 3 岁时死于多发性骨结核;查体扁桃体未发育,多次测血 IgG、IgM 和 IgA 含量极低,外周血 B 淋巴细胞明显减少,细胞免疫功能正常。1 例选择性 IgA 缺乏和 1 例 IgG 亚类缺陷年龄分别为 10 岁和 15 岁,经检测免疫球蛋白和 IgG 亚类诊断,这例 IgG 亚类缺陷患儿反复发热、咳嗽 6 年半,每年患肺炎住院 7~8 次。查体:双肺可闻及大量中等水泡音,杵状指/趾。免疫功能检查 IgG 略低于正常低限,IgG2,IgG4 未测出。肺 CT 提示两下肺广泛支气管扩张。慢性肉芽肿病是一种原发吞噬细胞功能缺陷病,由于遗传缺陷导致吞噬细胞杀菌能力低下,临床表现婴幼儿期反复细菌或真菌感染(以肺炎为主)及感染部位肉芽肿形成,常规细胞和体液免疫检查正常,呼吸爆发试验及基因检测可确定诊断,近年来我们发现多例反复肺炎患儿存在吞噬细胞功能缺陷。

继发性免疫缺陷多考虑恶性肿瘤、免疫抑制剂治疗和营养不良,目前 HIV 感染已成为获得性免疫缺陷的常见原因,2 例艾滋病患儿年龄分别为 4 岁和 6 岁,病程分别为 3 个月和 2 年,均表现间断发热、咳嗽,1 例伴腹泻和营养不良,2 例均有输血史,X 线表现为两肺间质性肺炎,经查血清 HIV 抗体阳性确诊。

(2)先天气道和肺发育畸形:气道发育异常包括喉气管支气管软化、气管性支气管、支气管狭窄和支气管扩张,其中以喉气管支气管软化症最为常见,软化可发生于局部或整个气道,气道内径正常,但由于缺乏足够的软骨支撑这些患儿在呼气时气道发生内陷,气道阻力增加,气道分泌物排出不畅,易于感染。平静呼吸或咳嗽时呼气相气道动力性内陷超过气道内径的 50%,可认为存在气道软化,轻度 <70%;中度 70%~90%;重度 >90%。62 例反复下呼吸道感染患儿支气管镜检查 32 例(52%)存在气道软化,这些患儿气道分泌物多,支气管肺泡灌洗液培养流感嗜血杆菌杆菌和肺炎链球菌阳性率高[3]。气管性支气管是指气管内额外的或异常的支气管分支,通常来自气管右侧壁,这种异常损害了右上肺叶分泌物的排出或造成气管

的严重狭窄。先天性支气管狭窄导致的肺部感染可发生于主干支气管或中叶支气管,而肺炎和肺不张后的支气管扩张发生于受累支气管狭窄部位的远端。

支气管扩张是先天或获得性损害。获得性支气管扩张多是由于肺的严重细菌感染后导致的局部气道损害,麻疹病毒、腺病毒、百日咳杆菌、结核分枝杆菌是最常见的病原,近年发现支原体感染也是支气管扩张的常见病原。支气管扩张分为柱状和囊状扩张,早期柱状扩张损害仅涉及弹性和气道肌肉支撑组织,积极治疗可部分或完全恢复。晚期囊状扩张损害涉及气道软骨,这时支气管形成圆形的盲囊,不再与肺泡组织交流。抗菌药物不能渗入到扩张区域的脓汁和潴留的黏液中,囊状支气管扩张属于不可逆性,易形成反复或持续的肺部感染。

肺发育异常包括左或右肺发育不良、肺隔离症、肺囊肿和先天性囊性腺瘤畸形均可引起反复肺炎。肺隔离症是一块囊实性成分组成的非功能性肺组织团块异常连接到正常肺,其血供来自主动脉而不是肺血管,通常表现为学龄儿童反复肺炎。支气管源性肺囊肿常位于气管周围或隆突下,囊肿被覆纤毛柱状上皮、平滑肌、黏液腺和软骨,感染可发生于囊肿本身或被囊肿压迫的周围肺。很多患者在婴儿期表现呼吸困难,这些患儿肺炎的发生往往是邻近正常肺蔓延而来,而一旦感染发生由于与正常的支气管树缺乏连接使感染难于清除。先天性囊性腺瘤畸形,现称为先天性肺气道畸形,约80%出生前经超声诊断,表现为生后不久出现的呼吸窘迫,一小部分表现为由于支气管压迫和分泌物清除障碍引起的反复肺炎。

(3)原发纤毛不动综合征:属于常染色体隐性遗传病,由于纤毛先天结构缺陷导致纤毛运动不良,气道黏液纤毛清除功能障碍,临床表现为自婴儿早期出现的反复上呼吸道感染、支气管炎、肺炎和支气管扩张,可同时合并鼻窦炎、中耳炎。部分病例有右位心或内脏转位称为 Kartagener 综合征,鼻-氧化氮测定、纤毛摆动检查、纤毛超微结构和基因检测有助于本病诊断。

(4)囊性纤维化:属于常染色体隐性遗传病,CF 基因突变引起跨膜传导调节蛋白功能障碍,呼吸道和外分泌腺液体和电解质转运失衡,呼吸道分泌稠厚的黏液并清除障碍,在儿童呼吸系统常表现为反复肺炎、肺不张、支气管扩张和慢性鼻窦炎,其他表现脂肪痢、营养不良和生长发育落后。汗液检查钠氯离子浓度异常增高。囊性纤维化是欧洲和美洲白色人种儿童反复肺炎的常见原因,但近年我国儿童也有数十例的报道。

(5)先天性心脏病:先心病的患儿易患反复肺炎有几个原因:心脏扩大的血管或房室压迫气管,引起支气管阻塞和肺段分泌物的排出受损,导致肺不张和继发感染;左向右分流和肺血流增加增加了反复呼吸道感染的易感性,其机制尚不清楚;长期肺水肿伴肺静脉充血使小气道直径变小,肺泡通气减少和分泌物排出减少易于继发感染等。

3. 反复呼吸道感染的原因

(1)反复呼吸道吸入:许多原因可以造成反复呼吸道吸入,可能是由于结构或功能的原因不能保护气道,或由于不能把口腔分泌物(食物、液体和口腔分泌物)传送到胃,或由于不能防止胃内容物反流。肺浸润的部位取决于吸入发生时患儿的体位,立位时多发生于中叶或肺底,而仰卧位时则易累及上叶。

吞咽功能障碍可由中枢神经系统疾病、神经肌肉疾病或环咽部的解剖异常引起。闭合性脑损伤或缺氧性脑损伤形成的完全性中枢神经系统功能障碍经常发生口咽分泌物控制不良,通常伴有严重的智能落后和脑性瘫痪。慢性反复发作的癫痫也可导致反复吸入发生。外伤、肿瘤、血管炎、神经变性等引起的脑神经损伤或功能障碍也与吞咽功能受损有关。某些婴儿吞咽反射成熟延迟可以引起环咽肌肉不协调导致反复吸入。神经肌肉疾病如肌营养不良可以有吞咽功能异常,气道保护反射如咳嗽呕吐反射减弱或缺乏,易于反复的微量吸入和感染。上气道的先天性或获得性的解剖损害如腭裂、喉裂和黏膜下裂引起吸入与吞咽反射不协调、气道清除能力下降和喂养困难有关[4]。

食管阻塞或动力障碍也可引起呼吸道反复的微量吸入,血管环是外源性的食管阻塞最常见的原因,经肺增强 CT 和血管重建可确诊。其他较少见原因有肠源性的重复畸形、纵隔囊肿、畸胎瘤、心包囊肿、淋巴瘤和神经母细胞瘤等。食管异物是内源性食管阻塞的最常见原因,最重要的主诉是吞咽困难、吞咽痛和口腔分泌物潴留,部分患儿表现为反复喘鸣和胸部感染。食管蹼和食管狭窄也可引起食管内容物的吸入,表现为反复下呼吸道感染。

气管食管瘘与修复前和修复后的食管运动障碍有关,多数的气管食管瘘在出生后不久诊断,但小的 H 型的瘘可引起慢性吸入导致儿童期反复下呼吸道感染。许多儿童在气管食管瘘修复后仍有吸入是由于残留的问题如食管狭窄、食管动力障碍、胃食管反流和气管食管软化持续存在。胃食管反流的儿童可表现慢性反应性气道疾病或反复肺炎。

(2)支气管腔内阻塞或腔外压迫:①腔内阻塞:异物吸入是儿科患者腔内气道阻塞最常见的原因。常发生于 6 个月~3 岁,窒息史或异物吸入史仅见于 40% 的患者,肺炎可发生于异物吸入数日或数周,延迟诊断或异物长期滞留于气道是肺炎反复或持续的原因。例如:1 例 2 岁女孩,临床表现反复发热、咳嗽 4 个月,家长否认异物吸入史,外院反复诊断左下肺炎。查体左肺背部可闻及管状呼吸音及细湿啰音,杵状指 / 趾。胸片:左肺广泛蜂窝肺改变,右肺大叶气肿,纤维支气管镜检查为左下异物(瓜子壳)。造成腔内阻塞的其他原因有支气管结核、支气管腺瘤和支气管内脂肪瘤等。②腔外压迫:肿大的淋巴结是腔外气道压迫最常见的原因。感染发生是由于管外压迫导致局部气道狭窄引起黏液纤毛清除下降,气道分泌物在气道远端至阻塞部位的潴留,这些分泌物充当了感染的根源,同时反复抗生素治疗可引起耐药病原菌的感染。

气道压迫最常见原因是结核分枝杆菌感染引起的淋巴结肿大,肿大淋巴结可以发生在支气管旁、隆突下和肺门周围区域。在某些地区真菌感染如组织胞浆菌病或球孢子菌病也可引起气道压迫和继发细菌性肺炎。

非感染原因引起的肺淋巴结肿大也可导致外源性气道压迫。结节病可引起淋巴组织慢性非干酪性肉芽肿样损害,往往涉及纵隔淋巴结。纵隔的恶性疾病如淋巴瘤偶然引起腔外气道压迫,但以反复肺炎为主要表现并不常见。

心脏和大血管的先天异常也可导致大气道的管外压迫,压迫导致气道狭窄或引起局部的支气管软化,感染的部位取决于血管压迫的区域。这些异常包括双主动脉弓、由右主动脉弓组成的血管环、左锁骨下动脉来源异常、动脉韧带、无名动脉压迫和肺动脉索,其中最常见的是双主动脉弓包围气管和食管,症状通常始于婴儿早期,除了感染并发症外,可能包括喘息、咳嗽和吞咽困难。肺动脉索为一实体,左肺动脉缺如,供应左肺的异常血管来自右肺动脉,这一血管压迫了右支气管。

(3)支气管哮喘:特应性体质是发生反复呼吸道感染的危险因素之一,过敏性气道黏膜炎症易于合并感染,同时哮喘患儿存在气道黏膜上皮细胞防御缺陷。支气管肺炎是哮喘的一个常见并发症,同时也有部分反复肺炎患儿实际上是未诊断的哮喘,这在临床并不少见。造成哮喘误诊为肺炎原因是部分哮喘患儿急性发作时,临床表现不典型,如以咳嗽为主要表现,无明显的喘息症状,由于黏液栓阻塞胸部 X 线表现为肺不张,也有部分原因是对哮喘的认识不够。

(4)营养不良、微量元素及维生素缺乏:营养不良能引起广泛免疫功能损伤,由于蛋白质合成减少,胸腺、淋巴结萎缩,各种免疫激活剂缺乏,免疫功能全面降低,尤其是细胞免疫异常,营养不良引起免疫功能低下容易导致感染;反复感染又可引起营养吸收障碍而加重营养不良,造成恶性循环。

钙剂能增强气管、支气管纤毛运动,使呼吸道清除功能增强,同时又可提高肺巨噬细胞的吞噬能力,加强呼吸道防御功能。因此血钙降低必然会影响机体免疫状态导致机体抵抗力下降以及易致呼吸道感染。当患维生素 D 缺乏性佝偻病时,患儿可出现肋骨串珠样改变、赫氏沟、肋骨外翻、鸡胸等骨骼的改变,能使胸廓的生理活动受到限制而影响小儿呼吸,并加重呼吸肌的负担。

微量元素锌、铁缺乏可影响机体的免疫功能与反复呼吸道感染有关。锌对免疫系统的发育和免疫功能的正常会产生一定的影响。锌参与体内 40 多种酶的合成,并与 200 多种酶活性有关。缺锌可引起体内相关酶的活性下降,导致核酸、蛋白、糖、脂肪等多种代谢障碍。同时缺锌可使机体的免疫器官胸腺、脾脏和全身淋巴器官重量减轻、甚至萎缩,致使 T 细胞功能下降,体液免疫功能受损而削弱机体免疫力而导致反复呼吸道感染。

铁是人体中最丰富的微量元素,婴幼儿正处在生长发育的黄金时期,对铁的需要相对增多,如体内储蓄铁减少,不及时补充,可导致铁缺乏。铁也与多种酶的活性有关,如过氧化氢酶、过氧化物酶、单氨氧化酶等。缺铁时这些酶的活性降低,影响机体的代谢过程及肝内 DNA 的合成,儿茶酚胺的代谢受抑制,并且铁能直接影响淋巴组织的发育和对感染的抵抗力。缺铁性贫血或铁缺乏症儿童的特异性免疫功能(包括细胞和体液免疫功能)和非特异性免疫功能均有一定程度的损害,故易发生反复呼吸道感染。有研究表明反复呼吸道感染患儿急性期血清铁水平明显低于正常,感染发生频度与血清铁下降程度有关,补充铁剂后感染次数明显减少,再感染症状也明显减轻。

铅暴露对儿童及青少年健康可产生多方面危害,除了对神经系统、精神记忆功能、智商及行为能力等方面的影响外,铅暴露对幼儿免疫系统功能也有影响,且随着血铅水平的增高,这种影响越显著;有研究表明铅能抑制某些免疫细胞的生长和分化,削弱机体的抵抗力,使机体对细菌、病毒感染的易感性增加;血铅含量与血 IgA、IgG 水平存在较明显的负相关,因此血铅升高也是反复呼吸道感染的一个原因。

维生素 A 对维持呼吸道上皮细胞的分化及保持上皮细胞的完整性具有重要的作用。正常水平的维生素 A 对维持小儿的免疫功能具有重要的作用。而当维生素 A 缺乏时,呼吸道黏膜上皮细胞的生长和组织修复发生障碍,带纤毛的柱状上皮细胞的纤毛消失,上皮细胞出现角化,脱落阻塞气道管腔,而且腺体细胞功能丧失,分泌减少,呼吸道局部的防御功能下降。此时病毒和细菌等微生物易于侵入造成感染。有研究表明反复呼吸道感染患儿血维生素 A 的水平降低,且降低水平与疾病严重程度呈正相关,回升情况与疾病的恢复水平平行,补充维生素 A 可降低呼吸道感染的发生率。

(5)环境因素:环境的变化与呼吸道的防卫有密切关系,尤其是小儿对较大的气候变化的调节能力较差,在北方多见于冬春时,南方多见于夏秋两季气温波动较大时。当白天与夜间温差加大、气温多变、忽冷忽热时,小儿机体内环境不稳定,对外界适应力差,很易患呼吸道感染。此外空气污染程度与小儿的呼吸道感染密切相关,居住在城镇比在农村儿童发病率高,与城镇内汽车尾气、工业污水、废气等对空气污染有关,家庭内化纤地毯、室内装修、油漆和被动吸烟等,有害气体吸入呼吸道,直接破坏支气管黏膜的纤毛上皮,降低呼吸道黏膜抵抗力,易患呼吸道感染。居住人口密集,人员流动多,空气流动差,也会增加发病率。

家庭中有呼吸系统病患者、入托、家里饲养宠物也是易患反复呼吸道感染的环境因素,原因是这些情况下儿童易受生活环境中病原体的传染、过敏原刺激以及脱离家庭进入陌生的环境(托儿所)发生心理、生理、免疫方面的改变和缺少了家里父母的悉心照顾。

(6)上呼吸道慢性病灶:小儿上呼吸道感染如治疗不及时,可形成慢性病灶如慢性扁桃体炎、鼻炎和鼻窦炎,细菌长期处于隐伏状态,一旦受凉、过劳或抵抗力下降时,就会引起反复发病。小儿鼻窦炎症状表现不典型,常因鼻涕倒流入咽以致流涕症状不明显,而以咳嗽为主要症状。脓性分泌物流入咽部或吸入支气管导致咽炎、腺样体炎、支气管炎等疾病。因此慢性扁桃体炎,慢性鼻-鼻窦炎和过敏性鼻炎是部分患儿反复呼吸道感染的原因。

三、诊断思路

对于反复呼吸道感染患儿首先是根据我国中华医学会儿科学分会呼吸学组制订的标准确定诊断,然后区分该患儿是反复上呼吸道感染,还是反复下呼吸道感染(支气管炎、肺炎),或者是二者皆有。

对于反复上呼吸道感染患儿,多与免疫功能不成熟或低下、护理不当、入托幼机构的起始阶段、环境因素(居室污染和被动吸烟)、营养因素(微量元素缺乏,营养不良)有关[5],部分儿童与慢性病灶有关,如慢性扁桃体炎、慢性鼻窦炎和过敏性鼻炎等[5],进一步检查包括血常规、微量元素和免疫功能检查,摄鼻窦片,请五官科会诊等。

对于反复支气管炎的学前儿童,多由于反复上呼吸道感染治疗不当,使病情向下蔓延,少数有潜在基础疾病,如先天性喉气管支气管软化症,伴有反复喘息的患儿尤其应与婴幼儿哮喘、支气管异物相鉴别。反复支气管炎的学龄儿童,多与反复上呼吸道感染治疗不当、鼻咽部慢性病灶、咳嗽变应性哮喘和免疫功能低下引起一些病原体反复感染有关;进一步的检查包括血常规、免疫功能、过敏原筛查、病原学检查(咽培养,支原体抗体等)、肺功能、五官科检查(纤维喉镜),必要时行支气管镜检查。

对于反复肺炎患儿多数存在基础疾病,应进行详细检查,首先根据胸部 X 线平片表现区分是反复或持续的单一部位肺炎还是多部位肺炎,在此基础上结合病史和体征选择必要的辅助检查。对于反复单一部位的肺炎,诊断第一步应进行支气管镜检查,对于支气管异物可达到诊断和治疗目的,也可发现其他的腔内阻塞如结核性肉芽肿、支气管腺瘤或某些支气管先天异常如支气管软化、狭窄,开口异常或变异。如果支气管镜正常或不能显示,胸部 CT 增强和气管血管重建可以明确腔外压迫造成支气管阻塞(纵隔肿物、淋巴结或血管环),支气管扩张和支气管镜不能发现的远端支气管腔阻塞以及先天性肺发育异常如肺发育不良、肺隔离症、先天性肺囊肿和先天囊腺瘤样畸形等[5]。

对于反复或持续的多部位的肺炎,如果患儿为婴幼儿,以呛奶、溢奶或呕吐为主要表现,考虑呼吸道吸入为反复肺炎的基础原因,应进行消化道造影、24 小时食管 pH 检测。心脏彩超检查可以除外有无先天性心脏病。免疫功能检查除了常规的 CD 系列和 Ig 系列外,应进行 IgG 亚类、SIgA、补体以及呼吸爆发试验检查。年长儿自幼反复肺炎伴慢性鼻窦炎或中耳炎,应考虑免疫缺陷病、原发纤毛不动综合征或囊性纤维化,应进行免疫功能检查、纤毛活检电镜超微结构检查或汗液试验以及基因检测。反复肺炎伴右肺中叶不张,应考虑哮喘,应进行过敏原筛查、气道可逆性试验或支气管激发试验有助于诊断。有输血史,反复间质性肺炎应考虑 HIV 感染进行血 HIV 抗体检测。反复肺炎伴贫血应怀疑特发性肺含铁血黄素沉着症,应进行胃液或支气管肺泡灌洗液含铁血黄素细胞检查。

四、鉴别诊断

1. **支气管哮喘** 哮喘常因呼吸道感染诱发,因此常被误诊为反复支气管炎或肺炎。鉴别主要是哮喘往往有家族史、患儿多为特应性体质如易患湿疹、过敏性鼻炎,肺部可多次闻及喘鸣音,过敏原筛查阳性,肺功能检查可协助诊断[6]。

2. **迁延性细菌性支气管炎** 婴幼儿临床表现湿性(有痰)咳嗽 4 周以上,伴或不伴有喘息,易误诊为反复呼吸道感染。本病是细菌引起支气管内膜的持续感染,胸部影像表现肺纹理增多、支气管壁增厚和斑片影等,支气管肺泡灌洗液细胞分析以中性粒细胞为主,细菌培养阳性,需要 2 周以上的抗感染治疗[7]。

3. **特发性肺含铁血黄素沉着症** 急性出血等易误诊为反复肺炎,特点为反复发作的小量咯血,往往为痰中带血,同时伴有小细胞低色素性贫血,咯血和贫血不成比例,胸片双肺浸润病灶短期

内消失。慢性反复发作后胸片呈网点状或粟粒状阴影,易误诊为粟粒型肺结核。例如,患儿男,4岁,反复咳嗽 6 个月,咯血 1 次。反复诊断为肺炎,入院前 10 日患儿咯血 1 次,查体:面色苍白,双肺可闻及痰鸣音和中等水泡音,胃液含铁血黄素细胞阳性,诊断肺含铁血黄素沉着症。

4. **闭塞性细支气管炎** 临床表现为重症肺炎或急性肺损伤后反复或持续喘息、气促,或咳嗽、喘鸣和运动不耐受,肺部听诊可闻及喘鸣音和固定中小水泡音,肺功能提示阻塞性通气障碍,高分辨肺 CT 表现为过度充气,马赛克灌注及支气管扩张。病因多为重症腺病毒或支原体肺炎、渗出性多形红斑和反复吸入等。

5. **肺结核** 小儿肺结核临床多以咳嗽和发热为主要表现,如纵隔淋巴结明显肿大可压迫气管、支气管出现喘息症状,易于误诊为反复肺炎和肺不张。鉴别主要通过结核接触史、卡介苗接种史和结核菌素试验,以及肺 CT 上有无纵隔和肺门淋巴结肿大等。

五、治疗

(一) 病因治疗

对于反复呼吸道感染患儿应积极寻找病因,并进行针对性的病因治疗。如存在原发免疫缺陷病,可给予静脉丙种球蛋白替代治疗、骨髓或造血干细胞移植等治疗;治疗慢性鼻窦炎和过敏性鼻炎,手术治疗先天性肺囊性病和先天性心脏病病等。如存在由胃食管反流引起的反复吸入,需注意喂养体位,必要时抗反流治疗。如经汗液和基因检测为囊性纤维化,应注意防治呼吸道感染,给予口服消化酶治疗。

(二) 免疫调节治疗

当免疫功能检查,发现患儿存在免疫功能低下时,可使用免疫调节剂进行免疫调节治疗。所谓免疫调节剂泛指调节、增强和恢复机体免疫功能的药物。此类药物能激活一种或多种免疫活性细胞,增强机体的非特异性和特异性免疫功能,包括增强淋巴细胞对抗原的免疫应答能力,提高机体内 IgA、IgG 水平,从而使患儿低下的免疫功能好转或恢复正常,以达到减少呼吸道感染的次数。目前常用的免疫调节剂有以下几种,在临床中可以根据经验和患儿具体情况选用。

1. **细菌提取物**

(1)必思添:含有两个从克雷伯肺炎杆菌中提

取的糖蛋白,能增强巨噬细胞的趋化作用和使白细胞介素-1(IL-1)分泌增加,从而提高特异性和非特异性细胞免疫及体液免疫,增加 T、B 淋巴细胞活性,提高 NK 细胞、多核细胞、单核细胞的吞噬功能。用法为每月服用 8 日,停 22 日,第 1 个月为 1mg,2 次/d;第 2、3 个月为 1mg,1 次/d,空腹口服,连续 3 个月为 1 疗程。这种疗法是通过反复刺激机体免疫系统,使淋巴细胞活化,并产生免疫回忆反应,达到增强免疫功能的作用。

(2)细菌溶解产物:自 8 种呼吸道常见致病菌(流感嗜血杆菌、肺炎链球菌、肺炎和臭鼻克雷伯菌、金黄色葡萄球菌、化脓性和绿色链球菌、脑膜炎奈瑟菌)提取,具有特异和非特异免疫刺激作用,能提高反复呼吸道感染患儿 T 淋巴细胞反应性及抗病毒活性,能激活黏膜源性淋巴细胞,刺激补体及细胞活素生成及促进气管黏膜分泌分泌型免疫球蛋白。实验表明,口服泛福舒后能提高 IgA 在小鼠血清中的浓度及肠、肺中的分泌。用法为每日早晨空腹口服 1 粒胶囊(3.5mg/cap),连服 10 日,停 20 日,3 个月为 1 个疗程。

(3)细菌溶解物:为呼吸道常见的 6 种致病菌(肺炎链球菌、流感嗜血杆菌 b 型、卡他布兰汉姆菌、金黄色葡萄球菌、A 组化脓性链球菌和肺炎克雷伯菌)经特殊处理而制成的含有细菌溶解物和核糖体提取物的混悬液,抗原可透过口腔黏膜,进入白细胞丰富的黏膜下层,通过刺激巨噬细胞,释放淋巴因子,激活 T 淋巴细胞和促进 B 淋巴细胞成熟,并向浆细胞转化产生 IgA。研究证实,舌下滴入细菌溶解物可提高唾液分泌型 IgA(SIgA)水平,尤适用于婴幼儿 RRI。用法为将药液滴于舌下或唇与牙龈之间,<10 岁 7 滴/次,早晚各 1 次,直至用完 1 瓶(18ml),≥10 岁 15 滴/次,早晚各 1 次,直至用完 2 瓶(36ml)。用完上述剂量后停药 2 周,不限年龄再用 1 瓶。

(4)卡介苗:系减毒的卡介苗及其膜成分的提取物,能调节体内细胞免疫、体液免疫、刺激单核-吞噬细胞系统,激活单核-巨噬细胞功能,增强 NK 细胞活性,诱生白细胞介素、干扰素来增强机体抗病毒能力,可用于 RRI 治疗。2~3 次/周,0.5ml/次(0.5mg/支),肌注,3 个月为 1 个疗程。

2. 生物制剂

(1)丙种球蛋白(IVIG):其成分 95% 为 IgG 及微量 IgA、IgM。IgG 除能防止某些细菌(金葡菌、白喉杆菌、链球菌)感染外,对呼吸道合胞病毒(RSV)、腺病毒(ADV)、埃可病毒引起的感染也有效。IVIG 的生物功能主要是识别、清除抗原和参与免疫反应的调节。用于替代治疗性连锁低丙种球蛋白血症或 IgG 亚类缺陷症,血清 IgG<2.5g/L 者,常用剂量为 0.2~0.4g/(kg·次),1 次/月,静脉滴注。也可短期应用于继发性免疫缺陷患儿,补充多种抗体,防治感染或控制已发生的感染。但选择性 IgA 缺乏者禁用。另外需注意掌握适应证,避免滥用。

(2)干扰素(IFN):能诱导靶器官的细胞转录出翻译抑制蛋白(TIP)-mRNA 蛋白,它能指导合成 TIP,TIP 与核蛋白体结合使病毒的 mRNA 与宿主细胞核蛋白体的结合受到抑制,因而妨碍病毒蛋白、病毒核酸以及复制病毒所需要的酶合成,使病毒的繁殖受到抑制。其还具有明显的免疫调节活性及增强巨噬细胞功能。1 次/日,10 万~50 万 U/次,肌注,3~5 日为 1 个疗程。治疗慢性肉芽肿病用量:重组人干扰素 γ 50 万 U/mm^2 皮下注射,3 次/周。也可用干扰素雾化吸入防治呼吸道感染。

(3)转移因子:是从健康人白细胞、脾、扁桃体提取的小分子肽类物质,作用机制可能是诱导原有无活性的淋巴细胞合成细胞膜上的特异性受体,使之成为活性淋巴细胞,这种致敏淋巴细胞遇到相应抗原后能识别自己,排斥异己而引起一系列细胞反应,致敏的小淋巴细胞变为淋巴母细胞,并进一步增殖、分裂,并释放出多种免疫活性介质,以提高和触发机体的免疫防御功能,改善机体免疫状态。1~2 次/周,2ml/次,肌内注射或皮下注射,3 个月为 1 个疗程。转移因子口服液含有多种免疫调节因子,与注射制剂有相似作用,且无明显不良反应,更易被患儿接受。

(4)胸腺肽:从动物(小牛或猪)或人胚胸腺提取纯化而得。可使由骨髓产生的干细胞转变成 T 淋巴细胞,它可诱导 T 淋巴细胞分化发育,使之成为效应 T 细胞,也能调节 T 细胞各亚群的平衡,并对白细胞介素、干扰素、集落刺激因子等生物合成起调节作用,从而增强人体细胞免疫功能,用于原发或继发细胞免疫缺陷病的辅助治疗。

(5)分泌型 IgA(SIgA):对侵入黏膜中的多种微生物有局部防御作用,当不足时,可补充 SIgA 制剂。临床应用的 SIgA 制剂如乳清液,为人乳初乳所制成,富含 SIgA。SIgA 可防止细菌、病毒吸附、繁殖,对侵入黏膜中的细菌、病毒、真菌、毒素等具有抗侵袭的局部防御作用。5ml/次,2次/d口服,连服2~3周。

3. 其他免疫调节剂

(1)西咪替丁:为H$_2$受体阻断剂,近年发现其有抗病毒及免疫增强作用。15~20mg/(kg·d),分2~3次口服,每2周连服5日,3个月为1个疗程。

(2)左旋咪唑:为小分子免疫调节剂,可激活免疫活性细胞,促进T细胞有丝分裂,长期服用可使IgA分泌增加,增强网状内皮系统的吞噬能力,因此能预防RRI。2~3mg/(kg·d),分1~2次口服,每周连服2~3日,3个月为1个疗程。

(3)羧甲基淀粉:可使胸腺增大,胸腺细胞增多,选择性刺激T细胞,提高细胞免疫功能,增加血清IgG、IgA浓度。3岁以下5ml/次;3~6岁10ml/次;7岁以上15ml/次,口服,3次/d,3个月为1个疗程。

(4)匹多莫德:是一种人工合成的高纯度二肽,能促进非特异性和特异性免疫反应,可作用于免疫反应的不同阶段,在快反应期,它可刺激非特异性自然免疫,增强自然杀伤细胞的细胞毒作用,增强多形性中性粒细胞和巨噬细胞的趋化作用、吞噬作用及杀伤作用;在免疫反应中期,它可调节细胞免疫,促进白介素-2和γ干扰素的产生;诱导T淋巴细胞母细胞化,调节TH/TS的比例使之正常化;在慢反应期,可调节体液免疫,刺激B淋巴细胞增殖和抗体产生。该药本身不具有抗菌活性,但与抗生素治疗相结合,可有效地改善感染的症状和体征,缩短住院日,因此该药不仅可用于预防感染[8],也可用于急性感染发作的控制。

4. 中药制剂 黄芪是一种常用的扶正中药,具有增强机体和非特异免疫功能的作用,能使脾脏重量及其细胞数量增加,促进抗体生成,增加NK细胞活性和单核细胞吞噬功能。其他常用的中成药有玉屏风散(生黄芪、白术、防风等)、黄芪防风散(生黄芪、生牡蛎、山药、白术、陈皮、防风)、健脾粉(黄芪、党参、茯苓、白术、甘草),以及槐杞黄颗粒等。

(三)去除环境因素,补充微量元素和维生素

合理饮食,加强营养;避免被动吸烟及异味刺激,保持室内空气新鲜,适当安排户外活动及身体锻炼。铁、锌、钙及维生素A、B、C、D等,可促进体内各种酶及蛋白的合成,促进淋巴组织发育,维持体内正常营养状态和生理功能,增强机体的抗病能力。

(四)合理使用抗病毒药以及抗菌药物

应严格掌握各种抗菌和抗病毒药的适应证、应用剂量和方法,防止产生耐药性或混合感染。避免滥用激素导致患儿免疫功能下降继发新的感染。

(五)反复呼吸道感染的预防

提高父母对反复呼吸道感染的认识在儿童反复呼吸道感染预防中起重要作用。教育父母坚持母乳喂养,避免将儿童暴露于吸烟或室内外污染的环境,及时将儿童与家庭中呼吸道感染者隔离,按计划进行免疫接种以增加易感儿童对常见病毒和细菌如流感病毒、麻疹、百日咳、肺炎链球菌和流感嗜血杆菌等的抵抗力和减少发病[9]。

(李惠民)

参考文献

1. 中华医学会儿科学分会呼吸学组.儿童反复呼吸道感染的临床识别和判断.中华儿科杂志,2008,46(2):108-110.
2. 庞晓飞,吴大号,于海燕,等.儿童反复性肺炎危险因素的病例-对照研究.临床肺科杂志,2019,24(1):54-57.
3. Santiago-Burruchaga M,Zalacain-Jorge R,Vazquez-Cordero C.Are airways structural abnormalities more frequent in children with recurrent lower respiratory tract infections?.Respir Med,2014,108(5):800-805.
4. Torres-Silva CA.Chronic Pulmonary Aspiration in Children:Diagnosis and Management.Curr Probl Pediatr Adolesc Health Care,2018,48(3):74-81.
5. Montella S,Corcione A,Santamaria F.Recurrent Pneumonia in Children:A Reasoned Diagnostic Approach and a Single Centre Experience.Int J Mol Sci,2017,18(2):296.
6. Fernando M D B,Andrew B.Recurrent lower respiratory tract infections in children.BMJ,2018,362 :k2698.
7. Chang AB,Upham JW,Masters IB,et al.Protracted bacterial bronchitis:The last decade and the road ahead.Pediatr Pulmonol,2016,51(3):225-242.
8. Li X,Li Q,Wang X,et al.Pidotimod in the treatment of pediatric recurrent respiratory tract infection.Pak J Med Sci,2019,35(4):981-986.
9. 林立,李昌崇.儿童反复呼吸道感染判断条件和防治.中华实用儿科临床杂志,2017,32(4):249-252.

第八章

结核病

第一节　结核病总论

结核病目前仍然是发展中国家儿童发病和死亡的重要原因,儿童约占全球所有结核病病例的10%~11%,多发生在包括我国在内的结核病高负担国家。世界卫生组织估计2015年全球新患结核病约为1 040万,其中包括15岁以下儿童100万,大约有17万因结核病死亡,约有3万以上的儿童患耐多药结核病。我国结核病防治形势依然严峻,每年新发结核病人约100万,其中儿童结核病患者约7.5万[1,2]。儿童结核病近年有增多趋势,而且重症肺结核、结核性脑膜炎和多耐药结核在儿童病例中增多。由于目前我国实行传染病归口管理,多数儿童医院不设结核病床,造成儿科医师对结核病的临床和影像特征不熟悉,因而造成很多误诊病例。呼吸道是儿童感染结核杆菌的主要途径,因此肺结核也是儿童结核病的主要类型,认识和了解各型肺结核临床和影像特征,不仅是为了使肺结核得以早期诊断和治疗,并减少局部进展恶化或全身播散的并发症,同时也是每位儿科医师进行肺部疾病的鉴别诊断所必须。

【病因】

结核病的病原菌是结核分枝杆菌,1882年由德国微生物学家Koch在患者的痰中发现,形如杆状,属于分枝杆菌属,又称结核分枝杆菌(Mycobacterium tuberculosis)。结核分枝杆菌细长,微弯,两端钝圆,常呈分支状排列。其长约2~4μm,用苯胺类染色后,不易用酸性脱色剂脱色,故又称抗酸杆菌。结核分枝杆菌生长缓

慢,其分裂繁殖周期为18~22小时,为需氧菌,最适宜的生长环境为pH 7.4、PO_2 13.3~18.7kPa(100~140mmHg),当pH不适宜及PO_2较低时,如闭合病灶及巨噬细胞内的结核菌代谢不活跃,生长繁殖缓慢或停滞,但同时不易为抗结核药所杀灭,成为日后复发之根源。

结核分枝杆菌可分为4型:人型、牛型、非洲型和鼠型。对人有致病力的主要是人型,其次是牛型,感染非洲型甚少,鼠型对人不致病。牛型结核分枝杆菌感染主要是因牛乳管理及消毒不善,饮用病牛的乳品而得,目前已少见。

结核分枝杆菌的抵抗力较强,在室内阴暗潮湿处能存活半年。结核分枝杆菌在阳光直接照射下2小时死亡,紫外线照射10~20分钟死亡。结核分枝杆菌对酸、碱等有较强的抵抗力,湿热对它的杀菌力较强。65℃ 30分钟,70℃ 10分钟,80℃ 5分钟,煮沸1分钟即可杀死。干热100℃需20分钟以上才能杀死,因此干热灭菌时温度要高,时间要长。因痰内黏蛋白在菌体周围形成一保护层,射线和消毒剂较难穿透,因此消毒痰先用5%苯酚或20%漂白粉消毒须经24小时处理才较为安全。5%~12%来苏水接触2~12小时,70%乙醇接触2分钟均可杀死结核分枝杆菌[3]。

【发病机制】

小儿通过呼吸道吸入含有结核菌的飞沫而感染,传染源主要为成人排菌患者,尤其是家庭内传染极为重要。当活动性肺结核患者咳嗽、打喷

嚏、歌唱或谈话时,结核菌被排出于体外,其中直径 1~5μm 大小的微滴核可以悬浮于空气中停留一段时间,直径 2μm 的微滴核能进入肺泡。此时如机体内免疫功能不能发挥作用,结核菌进入肺泡内停留,产生含有中性粒细胞的浆液纤维素渗出,诱发形成初染性结核性肺泡炎。侵入的结核菌由肺泡吞噬细胞所吞噬,初染结核个体没有对结核菌的特异免疫力,因此吞噬细胞不能杀死结核菌,结核菌在吞噬细胞内大量繁殖,引起宿主肺泡巨噬细胞裂解。释放的结核菌再被从血液募集来的其他的肺泡巨噬细胞吞噬,如此形成循环。结核菌在细胞、病变组织内生长繁殖,形成多核白细胞集聚的小病灶结核性肺泡炎,而后被单核细胞所代替,炎症范围扩大,同时结核菌进入局部淋巴系统、侵犯病灶部位引流的肺门和纵隔淋巴结,形成结核性淋巴结肿大和炎症。肺内病灶、引流淋巴管、相应淋巴结三部分炎症构成原发综合征(primary complex)。如此时结核菌进入血流则可发生血行播散性肺结核,以及在全身其他脏器形成结核病或隐匿播散灶。

在开始感染后的 2~10 周细胞免疫和迟发型超敏反应形成,特异性细胞免疫效应使吞噬细胞具有了杀死结核菌能力,一些菌被吞噬细胞消灭,使病灶内的结核菌量减少,一些细菌未被杀死,但其生长繁殖能力大大减弱而呈休眠状态。病灶周围由上皮样细胞和巨噬细胞所包裹,形成结核性肉芽肿,此种包裹性病灶为免疫效应,对机体有利,如宿主无症状,则形成潜伏结核感染(Latent tuberculosis infection)。但与此同时形成的迟发型超敏反应则对机体不利,导致负载结核分枝杆菌的巨噬细胞死亡,原有的渗出性和增生性病变可发生干酪样坏死(caseous necrosis),当机体免疫力受损害时,干酪样坏死可液化、经支气管排出形成肺空洞。免疫形成后,使病灶包裹和局限,病灶内大量结核菌被杀死,此种病变处于相对稳定状态。由于绝大多数患者所获得的免疫力不足以完全杀死结核菌,因此结核性肉芽肿内仍残留有活力的休眠状态的结核菌,为日后生命中任何时间,当不利于机体的条件存在时,病灶恶化或复发而又形成活动性结核病。潜伏结核感染是指体内存在少量潜伏的有活力的结核菌,结核菌素皮肤试验或结核血液学试验检测阳性,而无临床和放射学表现。婴儿存在潜伏结核感染后如未进行治疗有 40% 可能进展成为结核病,随着年龄增长这种危

险性逐渐下降,至成人期是 5%~10%,在感染后最初 2 年这种进展的危险性最大。

小儿初染结核分枝杆菌后是否发病以及原发肺结核形成后病变是否进展,是宿主和病原体相互作用的结果,取决于感染结核分枝杆菌的数量、菌群的毒力、机体的免疫状态尤其是细胞免疫的强弱,同时根据化疗前时代小儿结核病自然史的研究发现,具有高度的年龄相关性(表 8-1-1)。2 岁以下幼儿感染后易于发病以及引起严重类型如干酪性肺炎,急性粟粒型肺结核和结核性脑膜炎等。10 岁以上儿童较易形成成人型肺结核,而 2~10 岁儿童较其他两个年龄段有较低的发病率。初染结核分枝杆菌后出现各种结核病的时间也有可预计性,如播散性结核病和结核性脑膜炎往往发生在开始感染的 2~6 个月;原发综合征及并发症常发生于感染的 3~6 个月;未经治疗的原发肺结核发生肺实质和局部淋巴结钙化并不少见,这一过程估计至少应在感染 6 个月后;一些肺外结核如骨和肾结核可发生于感染后数年。

表 8-1-1 不同年龄小儿初次感染后形成结核病类型和危险性

年龄	疾病类型	形成疾病危险度 /%
<1 岁	没有疾病	50
	肺疾病(原发灶、淋巴结或支气管)	30~40
	结脑或播散性疾病	10~20
>1~2 岁	没有疾病	70~80
	肺疾病(原发灶、淋巴结或支气管)	10~20
	结脑或播散性疾病	2~5
>2~5 岁	没有疾病	95
	肺疾病(淋巴结或支气管)	5
	结脑或播散性疾病	0.5
>5~10 岁	没有疾病	98
	肺疾病(淋巴结、支气管、胸腔积液或成人型)	2
	结脑或播散性疾病	<0.5
>10 岁	没有疾病	80~90
	肺疾病(胸腔积液、成人型)	10~20
	结脑或播散性疾病	<0.5

【病理改变】

结核病是一慢性炎症,具有增生、渗出和变性三种基本病理改变。增生性变化是结核病形态学

的特异性改变,表现为结核肉芽肿的形成。当结核菌侵入肺泡后,局部充血、水肿、中性粒细胞浸润并吞噬结核菌。24小时左右出现巨噬细胞,它能大量吞噬结核菌并将它杀死。结核菌破坏后释放出磷脂质,使巨噬细胞转化为类上皮细胞、朗格汉斯巨细胞。类上皮细胞、朗格汉斯巨细胞和淋巴细胞浸润,形成典型的结核结节。

机体感染结核菌后如菌量大、毒力强,机体处于变态反应状态或病变在急性发展阶段,组织器官中血管通透性增高,炎性细胞和蛋白质向血管外渗出,表现为组织充血、浆液渗出、中性粒细胞和淋巴细胞浸润。继之巨噬细胞出现,纤维蛋白渗出。当机体抵抗力强时,渗出病变可完全吸收或转变成增殖性病变,如机体抵抗力弱时,渗出性病变可转变为其他各种病变。

当大量结核菌侵入,细菌毒力强、机体变态反应增高或抵抗力弱的情况,渗出性和增殖性病变均可发生变性与坏死。结核性坏死呈淡黄色、干燥、质硬呈均质状,形如干酪,故称干酪性坏死。干酪性坏死物质在一定条件下可液化,可能与中性粒细胞分解产生的蛋白分解酶有关,亦可能与机体变态反应有关。干酪液化后干酪物质沿支气管排除,可播散到其他肺叶,造成支气管播散,原干酪病灶形成空洞,病灶内有大量结核菌生长、繁殖,成为结核病的传染源。

上述三种病变常同时出现在结核病患者的肺组织上,只是由结核菌与机体状态的不同,病变的性质可以一种为主,并在治疗和发展过程中病变的性质有不同的变化。结核性病变的良性结局是吸收、纤维化和钙化。

【诊断】

1. **病史** 应详细询问临床症状和卡介苗接种史,结核接触史及传染病既往史。小儿活动范围小,传染源多为父母等家庭成员,约35%有结核接触史。痰涂片抗酸染色阳性和结核杆菌培养阳性,上叶肺广泛浸润或空洞形成,咳大量稀薄白痰的成人为主要传染源,剧烈用力咳嗽和环境通风不良可增加传播机会。多数成人在足量的化疗后数日至2周即不再排菌,但一些患者可很长时间都保持传染性。肺结核的幼儿很少感染其他儿童或成人。儿童肺结核结核分枝杆菌在支气管内分泌物中很少,经常没有咳嗽或缺乏足够的咳嗽力量使咳出物达到合适大小的感染颗粒悬浮于空气中。但患有成人型肺结核的青春期儿童多能传

播结核菌。接种卡介苗对结核病发生有肯定的预防作用,但其保护作用有限,且其保护力随接种时间逐年下降,因此应该认识到接种过卡介苗不一定不得结核病。据研究卡介苗可预防40%~60%的儿童肺结核发生,但对重症肺结核如粟粒型肺结核的保护率可达80%~90%。传染病如麻疹或百日咳可引起细胞免疫功能的抑制,使潜伏结核感染转变为活动性结核病。

2. **结核菌素试验** 结核菌素试验阳性是临床诊断小儿原发性肺结核的重要依据,儿童肺结核大约85%为阳性反应。人体受结核菌感染4~8周后,机体对于结核菌蛋白产生变态反应。此时如做结核菌素试验,即呈阳性反应。结核菌素反应属第Ⅳ型变态反应或称迟发型超敏感反应。其发生机制是:小儿初染结核分枝杆菌后,体内T淋巴细胞被致敏并大量增生,当致敏的T淋巴细胞再一次接触抗原即注射结核菌素后可产生各种淋巴因子使单核细胞和淋巴细胞积聚在真皮的血管周围,同时血管的渗透性增加,在注射局部形成红色硬结。目前国内结核菌素试验的做法是:将0.1ml 5U(0.000 1mg)的结核菌纯蛋白衍生物(PPD)在前臂掌侧中、下1/3交界处皮内注射,形成直径6~10mm的皮丘,48~72小时观察结果,以硬肿平均直径作为结果来判断。如硬结平均直径 ≥ 5mm,<10mm为一般阳性;硬结平均直径 ≥ 10mm,<15mm为中度阳性;硬结平均直径 ≥ 15mm或局部出现双圈、水疱、坏死及淋巴管炎者为强阳性。这是我国新修订PPD阳性判定标准[5]。

2000年美国胸科协会制定的PPD试验阳性判断标准是以三个切割点或界定值作为阳性反应标准。①在高危人群,如HIV感染、接受免疫抑制剂治疗、近期与活动性结核者密切接触、胸片有既往结核改变而未经治疗者,≥ 5mm考虑结核感染。②来自高发病地区和贫困地区的人群,年龄小于4岁的婴幼儿及与高危人群有接触的儿童、青少年,具有慢性病、肿瘤、营养不良等高危因素的人群,≥ 10mm为阳性。③对低危人群 ≥ 15mm考虑为自然感染阳性。

接种过卡介苗的儿童结核菌素试验结果要注意区分是卡介苗接种后反应还是自然感染。以下几点有助于鉴别:①自然感染反应较强,硬结直径一般均 >10mm,或 ≥ 15mm;而接种后反应一般较弱,硬结直径多为5~9mm,但在BCG接种后不

久,亦有达到 10~14mm 者。但很少会达到 15mm 以上。②自然感染时结素反应持续时间较长,硬结大都在 7~10 日后才消退,甚至持续更长时间,硬结消退后,遗留色素沉着甚至有脱皮现象;但接种后的反应持续时间短,大多在 3~7 日内完全消退。③自然感染结素反应质地较硬,明显高出皮面,颜色深红,边缘清楚,可有起泡、脱屑及色素沉着;而接种 BCG 后结素反应质地较软、微高出皮面,浅红且边缘不清,无起泡或脱屑,一般无色素沉着。④自然感染反应持续时间较长,可长达 10 年以上,短时间内反应无减弱的倾向;接种 BCG 后的反应有较明显的逐年减弱倾向,80%~90% 在 2~3 岁时结素反应即为阴性。

结核菌素试验在下列情况下可出现假阴性:①急性传染病如麻疹、百日咳、风疹、猩红热,以及肝炎 1~2 个月内;②体质极度虚弱,如重度营养不良和重度脱水等;③已感染结核,尚未产生变态反应;④严重结核病如粟粒型肺结核和结核性脑膜炎;⑤应用肾上腺皮质激素和免疫抑制剂治疗;⑥原发或继发免疫缺陷病。

结核菌素反应仅表示结核感染,并不表示患病或病变呈活动性,而且影响因素较多,判定的标准也存在差别,因此在解释 PPD 试验结果时应结合患儿的年龄、卡介苗接种史、结核接触史、临床症状体征,以及胸部 X 线影像、患儿的营养状态、基础疾病、过去用药史等多个方面进行判断。3 岁以下尤其 1 岁以内未接种过卡介苗,如结核菌素试验阳性,即应考虑结核感染且受感染不久,均应按活动性结核对待予以治疗。

3. γ 干扰素释放试验 是诊断结核感染体外免疫检测的新方法[4]。其原理是结核感染者体内存在特异的效应 T 淋巴细胞,当再次受到结核抗原(ESAT-6 和 CFP10)刺激时效应 T 淋巴细胞会分泌 γ 干扰素,通过免疫学方来检测 γ 干扰素释放。目前有两种方法 T-SPOT 和 QFT-GIT 用于临床诊断。γ 干扰素释放试验(IGRA)结果不受接种卡介苗和大多数非结核分枝杆菌影响,因而具有较高的特异性,但 IGRA 需要静脉取血,且费用远高于结核菌素皮肤试验(TST)。另外与 TST 一样,IGRA 阳性仅表示结核感染,并不代表儿童一定患有结核病。

4. 症状和体征 注意询问结核中毒症状,原发肺结核往往呼吸道症状较轻,肺部体征也不明显,与肺内病变不成比例,形成呼吸道症状和体征

轻,而胸部 X 线表现重的结核感染特点。如出现咳嗽、多痰、咯血或呼吸困难等,肺部闻及明显干湿啰音,多为病情已经严重的表现,同时应注意检查双上臂有无卡介苗接种后瘢痕;浅表淋巴结轻度或中等度肿大,肝脾可轻度肿大。若发现眼疱疹性结膜炎、皮肤结节性红斑者,活动性结核病的可能性较大。

5. 影像学检查 是诊断肺结核的重要手段,对确定病灶的性质、部位、范围及其发展情况和决定治疗方案等具有重要作用。需注意原发肺结核肺内病变为大片阴影时常误诊为肺炎,而原发灶很小,被肋骨掩盖或吸收,易被忽视或漏诊,因此对可疑病例进行胸片复查,照侧位片或进行胸部 CT 检查是必要的,而部分病例需要行增强肺 CT 以进一步明确纵隔淋巴结肿大情况有无环行强化以及实变内有无坏死性病变。

6. 支气管镜检查 支气管淋巴结结核极易损害毗邻的气管、支气管,临床及 X 线片显示有气管、支气管阻塞现象者,支气管镜检见气管、支气管内有病变者高达 80%~90%。支气管镜检查可见到以下病变:①肿大淋巴结压迫支气管致管腔狭窄,或与支气管壁粘连固定,以致活动受限;②黏膜充血、水肿、炎性浸润、溃疡或肉芽肿;③在淋巴结穿孔前期,可见突入支气管腔的肿块;④淋巴结穿孔形成淋巴结支气管瘘,穿孔口呈火山样突起,色泽红而有干酪样物质排出。慢性期后瘘孔平坦苍白,周围呈星状收缩瘢痕,引起管腔狭窄。

7. 实验室检查

(1)结核菌检查:胃液或痰液结核分枝杆菌检查可以确定诊断,并对治疗有指导意义。婴幼儿不会咳痰,常将痰液咽下,故可用清晨空腹抽取胃液直接涂片进行抗酸染色或结核分枝杆菌培养,连续做 3 次可提高阳性率。由于儿童肺结核排菌少,因此原发肺结核痰或胃液结核分枝杆菌阳性率低,涂片阳性率低于 15%,培养阳性率低于在 30%~40%。结核菌生长缓慢,难于快速诊断,近年应用 BACTEC 系统进行结核分枝杆菌培养,其主要原理为测定分枝杆菌的代谢产物,结核菌阳性培养时间只需 2 周左右,用于快速鉴别结核菌群与非典型分枝杆菌。

(2)PCR 技术:是用一对特定的寡核苷酸为引物介导结核菌某特定核酸序列的 DNA 体外扩增技术。PCR 技术关键是引物设计,要使结核菌特

有的保守序列扩增,才能保证检测的特异性和敏感性。PCR 具有高敏感性和特异性,但应用于常规临床诊断中还存在方法的选择,花费高以及易于污染造成假阳性等问题。利福平耐药实时荧光定量核酸扩增检测技术(Xpert MTB/RIF)以全自动半巢式实时 PCR 技术为基础,以 rpoB 基因为靶基因,可在 2 小时内同时检测结核杆菌和利福平耐药。2013 年 WHO 推荐 Xpert 用于儿童肺结核和肺外结核的早期快速诊断。2014 年 WHO 推荐 Xpert 用于所有怀疑儿童肺结核的初始的检查。研究表明 Xpert MTB/RIF 用于诊断儿童结核病的汇总敏感度和特异度分别为 75% 和 97%[6]。

(3)血清学检测:血清学检查结核分枝杆菌抗原或抗体在儿童肺结核常规诊断中价值有限。ELISA 方法用于检测患儿血清抗 PPD-IgG 及 PPD-IgM 抗体,有报道可作为结核病辅助诊断指标之一。抗 PPD-IgM 抗体于病后 2~4 日开始出现,2 周达高峰,至 8 周时基本降至正常,为早期诊断的基本证据之一;抗 PPD-IgG 抗体于病后 2 周逐渐上升,6 周达高峰,约在 12 周降至正常。血清学检查关键问题目前缺乏高敏感性和特异性以及可重复性好的检测方法。

8. 活体组织检查 属创伤性检查,需慎重选用,但具有较高诊断及鉴别诊断价值。

(1)周围淋巴结穿刺或活检:可发现特异性结核改变,如结核结节或干酪性坏死,涂片或抗酸染色阳性率高。

(2)胸膜活检:在渗出性胸膜炎病例中鉴别结核性与非结核性有时困难,胸膜活检可辅助诊断。结核性者可找到结核结节,但阴性者仍不能完全除外。

(3)肺活检:对不明原因的肺部病灶,使用其他方法不能确诊时,可考虑在 B 超或 CT 引导下经皮肺穿刺活组织病理检查或经胸腔镜肺活检确定诊断。

【治疗】

1. 治疗原则

(1)早期治疗:早期病变中的细菌多,生长繁殖迅速,代谢活跃,药物最易发挥作用,早期治疗病变较易恢复。

(2)剂量适宜:既能发挥最大杀菌或抑菌作用,同时患者也易耐受,毒性反应不大。如剂量不足会导致治疗无效以及易产生耐药菌。

(3)联合用药:联合用药可针对各种代谢状态细菌及细胞内外菌选药,以达到强化疗效的目的,并可防止耐药性产生。

(4)规律用药:用药不能随意间断。间歇疗法在剂量及间隔上有特定要求,用法亦有一定规律,不属间断治疗。

(5)坚持全程:化疗要坚持全程,目的在于消灭持存菌,防止复发,目前短程化疗疗程 6 个月至 9 个月。

2. 常用抗结核药物

(1)异烟肼(INH):是目前小儿化疗的首选药物,其特点是疗效高,对细胞内外结核菌均有杀灭作用,是全杀菌药,且不受环境酸碱度的影响;分子小,通透性强,可渗透到各种组织和体液中,特别是易于透过血-脑脊液屏障,脑脊液浓度可达血浓度的近 1/3。肺中浓度与血浓度相似,且能渗透到干酪病灶中;作用机制是抑制分枝杆菌核酸的合成;副作用少,安全性好,肝损害在小儿明显低于成人;价格低廉,用药方便:口服每日一次空腹顿服。剂量:10mg/(kg·d),最大 300mg/d。副作用:肝毒性、末梢神经炎、皮疹和发热等。

(2)利福平(RFP):短程化疗的主要药物,其特点是杀菌作用发生快,低浓度抑菌,高浓度杀菌,对细胞外菌和细胞内休眠菌都有杀灭作用,也属于全杀菌药;作用机制是抑制结核菌 RNA 酶活性,从而阻碍核糖核酸和蛋白质的合成;口服吸收良好,脑脊液浓度为血浓度的 20%;与 INH 和乙胺丁醇(EB)有协同作用;产生耐药变异菌较 SM 和 INH 少。剂量:10~15mg/(kg·d),儿童最大 450mg/d,清晨 1 次口服。副作用:肝毒性、消化道症状和类流感综合征,偶见全身过敏反应如剥脱性皮炎和溶血性贫血。

(3)吡嗪酰胺(PZA):短程化疗的主要药物,其特点是只在酸性环境中起作用,对细胞内结核菌(休眠菌)有特殊杀灭作用,属半杀菌药;口服吸收极好,能渗透到很多组织及体液,包括脑脊液;单一用药极易产生耐药性。剂量:25~30mg/(kg·d)。副作用:肝毒性、高尿酸血症、关节痛和过敏等。

(4)链霉素(SM):特点是在细胞外,pH 中性和偏碱性环境中发挥作用,对生长繁殖活跃的细胞外结核菌有杀作用,属半杀菌药;对新鲜渗出病灶和空洞中结核菌抗菌作用最强,对治疗小儿血行播散性肺结核最为适宜;能渗透到肺、肝脾及浆膜腔,但不易透过血-脑脊液屏障,脑膜炎时虽通透性增加,但不能达到有效治疗浓度;单用易产生耐药性。副作用:听神经损害、肾毒性、过敏、皮疹和发热等。剂量:20~30mg/(kg·d),最大0.75g/d。每天一次肌注,1~2个月后改为隔日1次,疗程2~3个月。由于需要肌注和相对较大毒副作用,WHO推荐链霉素不再作为肺结核和淋巴结核的一线药物选择。

(5)乙胺丁醇(EB):为抑菌药,在pH中性时作用最强;在正常情况下难通过血-脑脊液屏障,在脑膜炎症时可达血浓度的20%~40%;与INH和RFP连用,可延缓二者耐药性产生。剂量:15~25mg/(kg·d)。副作用:球后视神经炎、视力减退和皮疹等,但在推荐剂量内视损害发生率很低。

(6)乙(丙)硫异烟胺(ETH及PTH):均为异烟酸衍生物,两药作用机制,吸收分布及用法均相似,只是丙硫异烟胺副作用较轻。作用机制不明,有认为系干扰结核菌蛋白合成,或阻碍细胞壁组成所需的分枝杆菌酸的合成。吸收后广泛分布于组织及浆膜腔。易渗透到脑脊液,可达血浓度的80%。可用于耐药患者,北京儿童医院应用于耐药结脑患者,疗效良好。副作用主要为胃肠道障碍及肝功损害。剂量:10~15mg/(kg·d),分3次口服。

3. 化疗方案 结核病的治疗分为强化治疗和巩固治疗两个阶段。①强化期治疗:用强有力的药物联合治疗,目的在于迅速消灭敏感菌及生长分裂活跃的细菌,以减轻临床症状、限制疾病进展和播散,以及减少获得性耐药的危险。2~3个月,是化疗的关键阶段。②巩固期治疗:目的在于消灭持存菌。巩固治疗效果,防止复发,疗程一般半年。

儿童肺结核多为初治病例,因此目前推荐应用WHO倡导的直接督导下的短程化疗方案(directly observed treatment short-course,DOTS),以异烟肼和利福平组合为基础贯穿全程,通常在强化治疗阶段加用吡嗪酰胺,再加或不加乙胺丁醇8~12周,疗程6~9个月。短程化疗具有疗效高、毒性小、费用少、防止耐药菌株发生等优点。

小儿短程化疗在选择药物时应注意:

(1)小儿肺结核多为新近感染,易于发生血行播散或同时合并血行播散,因此防治脑膜受侵很重要,应首选用易透过脑脊液的药物如INH、RFP及PZA。

(2)儿童抗结核药物剂量根据体重计算,每次随访都需要记录体重,并将药物剂量进行相应调整。对于小年龄患儿建议使用推荐剂量的上限,而随着儿童年龄的增长,向推荐剂量的下限调整。

(3)密切监测抗结核药物副作用,定期复查血常规,肝肾功能以及视力检查。

(4)坚持全程每日给药疗法,目前WHO推荐在巩固治疗阶段也可采用每周3次服用的间歇疗法。服用固定剂量的抗结核药物的复合片剂可使治疗简化,改善治疗的依从性,但目前我国也没有固定剂量复合抗结核药物的儿童制剂。

(5)如果尽管依从性好但经过一线抗结核药物治疗2个月以上临床无好转或恶化;有不规则及不合理的抗结核治疗史;传染源为耐药结核病人,均提示儿童可能患耐药结核病。应进一步通过结核菌培养药敏试验和检测结核菌耐药基因的分子诊断技术进行确诊。治疗方案中加用二线药物如丙硫异烟胺、莫西沙星或利奈唑胺等[7]。

(李惠民　江载芳)

参考文献

1. World health organization.Global tubeculosis report 2017,Geneva.World health organization,2017.
2. 刘二勇,李惠民,赵顺英,等.儿童结核病流行病学及诊治现状.中国实用儿科杂志,2018,33(6):423-426.
3. 江载芳,申昆玲,沈颖.诸福棠实用儿科学.8版.北京:人民卫生出版社,2015:970-991.
4. 夏露,张晓,卢水华.儿童结核病的诊断新进展.中国防痨杂志,2018,40(4):416-419.
5. 刘二勇,周林,王黎霞.《WS 196-2017结核病分类》标准全面解读.中国防痨杂志,2018,40(3):234-238.
6. 鲁洁,董方,初平,等.Xpert MTB/RIF对儿童结核病诊断价值的Meta分析.中国防痨杂志,2015,37(6):590-596.
7. Seddon JA,Schaaf HS.Drug-resistant tuberculosis and advances in the treatment of childhood tuberculosis.Pneumonia(Nathan),2016,24,8:20.

第二节 原发性肺结核

儿童期肺结核多为结核分枝杆菌初次侵入人体而致病，主要是原发性肺结核（primary pulmonary tuberculosis）及其演变。原发性肺结核包括原发综合征（primary complex）与支气管淋巴结结核（tuberculosis of trachebronchial lymph nodes）[1]。前者由肺原发病灶、淋巴管炎和局部淋巴结病变组成；后者以胸腔内肿大淋巴结为主。当肺部原发病灶范围较小，或为纵隔影遮蔽，或原发病灶已经吸收，胸部 X 线仅表现为肺门或纵隔淋巴结肿大，则诊断为支气管淋巴结结核，故两者实际为同一疾病或同一疾病发展过程中的两种表现。小儿初染结核分枝杆菌后是否发病，以及发病类型具有高度年龄特异性，同时原发肺结核病变可以吸收钙化，也可进展或恶化出现支气管病变，空洞形成，发生血行或支气管播散，由此构成小儿肺结核疾病表现的多样性。

【发病机制及病理特点】

小儿经呼吸道吸入感染结核分枝杆菌后形成原发肺结核的机制参见总论。

小儿原发肺结核的原发灶可发生在各个肺叶，但多侵犯肺上叶的下部，右侧多见，25% 可有一个以上原发病灶。70% 位于胸膜下，可出现胸膜反应或局限性胸膜炎。因此原发综合征可由四个部分组成：①肺部初染病灶；②支气管淋巴结；③引流初染病灶至淋巴结之间的淋巴管炎；④初染病灶邻近的胸膜炎。

绝大多数的小儿原发肺结核向好的方向转化，发病 3~6 个月后开始吸收或硬结，可在 2 年内吸收痊愈和钙化。但在延误诊治或人体环境不利情况下病变可进展甚至恶化，根据近年诊治的肺结核病例，这类患儿占有相当大的比例。主要有以下几种情况：

（1）原发灶扩大：当宿主产生的免疫不能杀灭结核分枝杆菌使病灶包裹，原发灶周围肺实质出现干酪坏死，干酪坏死物经支气管排出，形成原发空洞，并可引起支气管播散。结核分枝杆菌被播散到肺叶的其他部位，最后甚至可累及整个肺叶形成小叶或大叶干酪性肺炎。在偶然的情况下原发灶扩大破入胸膜腔，引起支气管胸膜瘘或干酪

性脓气胸。

（2）淋巴结病变扩大：由于结核性炎症，肺门或纵隔淋巴结显著扩大压迫、侵蚀和穿透相邻支气管，引起支气管结核或淋巴结支气管瘘，导致支气管部分或完全阻塞，形成局限性肺部实变、肺不张或肺实变 - 不张，位置限于 1~2 个肺段或肺叶，称为"肺段病变"，多见于右上叶、右中叶和左上叶。支气管被活瓣性肉芽组织阻塞可发生阻塞性肺气肿或一肺叶肺不张伴邻近一肺叶肺气肿。当淋巴结穿孔时或无症状，或有咳嗽、喘憋等症状，如遇大量干酪样物质突然破溃入支气管，可引起阵咳、哮喘、青紫或甚至窒息，如不及时用支气管镜吸出，可能致死[2]。如果由于支气管结核所引起的肺实变或肺不张未能及时恢复，日久可发生纤维性变，继发支气管扩张。约 60% 的肺段病变的患儿遗留永久性解剖上的后遗症，但这种异常通常在胸部平片表现不明显，支气管镜可以发现柱状支气管扩张，支气管狭窄、伸长或缩短。大多数的这些异常在上叶多无症状，而在中叶常继发感染，引起中叶综合征。

（3）支气管播散：淋巴结支气管瘘和原发灶液化破溃后可导致支气管播散。

（4）原发空洞形成：原发灶中间发生干酪性坏死，液化破溃后形成原发空洞。

（5）干酪性肺炎（caseous pneumonia）：干酪性坏死淋巴结穿孔或原发空洞进一步扩散可导致大叶或小叶性干酪性肺炎。

（6）出现胸膜结核病：胸膜结核病发生是由于胸膜下肺实质原发灶或淋巴结病变的直接蔓延，或血行播散的结果。胸膜结核病较少见于 6 岁以下，而 2 岁以下更少见。

（7）发生血行播散：可导致急性粟粒型肺结核和全身其他脏器结核病。

【临床表现】

半数以上儿童在早期无任何症状，只是在 X 线检查时发现。部分病儿可有 1~2 周的起始热，往往被认为是一般呼吸道感染而被忽略。稍重者以结核中毒症状为主，表现有乏力、食欲缺乏、体重不增、盗汗等，可伴有慢性咳嗽，但咳嗽往往不

重,多见于年龄较大儿童。婴幼儿及症状较重者可急性起病,高热,但一般情况尚好,与发热不相称,持续2~3周后转为低热,并伴结核中毒症状。婴儿可表现为体重不增或生长发育障碍。部分高度过敏状态小儿可出现眼疱疹性结膜炎,皮肤结节性红斑及(或)多发性一过性关节炎。

当胸内淋巴结高度肿大时,易压迫侵蚀胸内其他器官和组织,可产生一系列压迫症状:压迫气管支气管可出现类似百日咳样痉挛性咳嗽;压迫支气管使其部分阻塞时可引起喘鸣;侵蚀其他器官如心包,可引起心包炎,大血管受侵可引起大出血而死亡,腔静脉受压引起上腔静脉综合征,喉返神经受压出现声音嘶哑等;形成淋巴结支气管瘘时出现阵发性呛咳,发绀和呼吸困难。另外支气管淋巴结结核钙化纤维化也不代表其生物性痊愈,一些纤维钙化的淋巴结内结核菌可生存数十年,可引起长期不明热,也为日后引起成人型结核病的主要根源。

单纯原发综合征患者肺局部异常体征可不明显,与肺内病变不一致。如原发病灶较大,叩诊呈浊音,听诊呼吸音减低或有少许干湿啰音。有支气管受压或阻塞时可听到局限喘鸣音或两肺均有哮鸣音,对侧能听到哮鸣音者系反射性支气管痉挛所引起。如出现高热、咳嗽,肺内大量湿啰音可能为继发细菌感染。婴儿可伴肝脏肿大以及周围淋巴结不同程度肿大。有眼滤泡性角膜结膜炎,结节性红斑等结核蛋白过敏表现。

【影像学表现】[2]

原发综合征由四部分组成:肺部原发灶、淋巴结结核、淋巴管炎,以及初染灶邻近的胸膜炎,因此胸部影像上表现为肺实质、淋巴结、支气管和胸膜四者之一或多个的异常。胸部X线平片仍是诊断的基础,但对疑似病例或胸片表现不典型的病例需要CT检查,胸部CT可以发现平片不能显示的原发灶,淋巴结肿大,肺内或淋巴结钙化,又可发现支气管和早期血行播散,以及其他并发症如空洞形成、支气管狭窄和胸膜病变等。增强CT扫描后可以发现淋巴结周围有环型强化,肺实质病变中心因干酪性坏死呈低密度。

1. 肺内原发灶表现 原发灶可发生在肺的任何部位,据统计右侧多于左侧,上叶较下叶多见,好发于胸膜下,可有一个以上病灶,原发灶大小、形状依年龄和机体免疫状态不同而异。一般为小叶性病灶,呈云絮片状或小结节影。原发灶小或位于心后,前后肋膈窦处时在胸片上易被遗漏。当机体高度过敏时,尤其婴幼儿,原发灶出现周围炎,此时病灶明显扩大,边缘模糊,呈较大的片絮影,可占据一肺段甚至一肺叶(图8-2-1,图8-2-2)。年长儿病灶周围炎症较轻,阴影范围不大,多呈小圆形或小片状影。有时形成尖端向肺门的节段性楔状阴影,与肿大支气管淋巴结构成双极或哑铃状阴影,有时病灶可侵占整个肺叶,呈结核性大叶性肺炎改变。

2. 淋巴结肿大 淋巴结肿大部位与原发灶位置有关,首先侵犯同侧肺门,上、下肺野病灶引流至相应的肺门上、下组淋巴结,单侧多见,少数累及对侧肺门淋巴结。

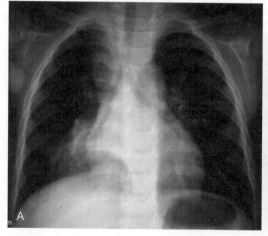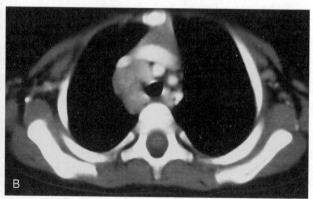

图 8-2-1 原发综合征 1
A. 右下肺原发灶,右上纵隔增宽;B. CT 提示右侧气管旁淋巴结肿大

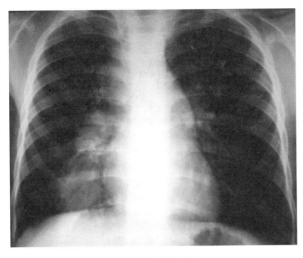

图 8-2-2 原发综合征 2
右下肺原发灶,右肺门淋巴结肿大

根据肿大淋巴结的形态可分为以下两型:

肿瘤(结节)型:表现为境界清楚的圆形或椭圆形结节影。位于气管、支气管旁或肺门区,向肺野突出(图 8-2-3)。多数为孤立的结节,数个相邻肿大淋巴结融合构成分叶状阴影,为淋巴结肿大的直接征象。病变常为单侧性,以右肺门及右气管旁淋巴结肿大最多见。但也可扩展到对侧肺门,多组淋巴结肿大融合多见于婴幼儿。淋巴结一般呈中等密度,干酪化显著或早期钙化时密度增浓。部分患儿经抗结核治疗 1~2 个月后,淋巴结更见肿大,呈圆形团块状。这种情况认为可能是抗结核治疗后淋巴结内大量结核菌经杀菌药而死亡,释放出更多过敏原,诱发强烈的过敏性炎症反应,使肿大增加,即产生所谓的赫氏反应。肿块性淋巴结干酪化致密度增高,与肺组织界限边缘清楚,故需与纵隔肿瘤鉴别。

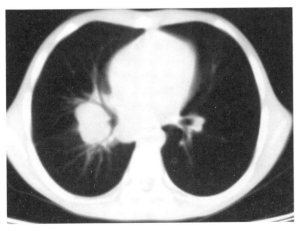

图 8-2-3 肺门淋巴结结核(结节型)

浸润(炎症)型:多见于婴幼儿,干酪化淋巴结之四周有炎性浸润,致使其外周边界模糊不清,X线表现为肺门影增宽、密度增浓,其内血管和支气管结构不清,边缘模糊,病变以单侧常见。

由于肺门结构复杂,淋巴结显著增大时,胸部平片容易辨认,若不显著时应注意观察右肺门角和左肺动脉弓上缘有无外突影,以及肺内有无原发病灶和钙化点,高度怀疑应行肺 CT 检查助诊。肺 CT 扫描尤其是增强 CT 可以清楚显示淋巴结肿大部位、大小以及钙化影。原发性肺结核多侵犯中纵隔气管支气管旁、肺门区和隆突下淋巴结,偶尔侵犯后纵隔或其他组。淋巴结坏死液化时,可见中心性低密度区和环形增强(图 8-2-4)。

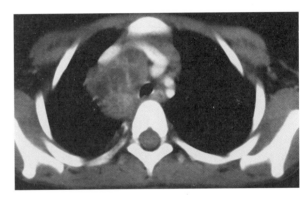

图 8-2-4 支气管淋巴结核
腔静脉后和气管旁多个淋巴结肿大,有融合和坏死

3. 淋巴管炎 原发感染早期,病变经过淋巴管向肺门淋巴结蔓延,引起淋巴管炎,表现为原发灶与淋巴结之间的一条或数条粗糙且模糊之条索阴影。

4. 胸膜炎 由于原发灶紧邻肺膜,易致胸膜炎改变。大多表现为局限性胸膜增厚,可侵犯肋胸膜,叶间胸膜及纵隔胸膜。当并发渗出性胸膜炎时,可将原发灶遮蔽。一般胸膜反应可随病灶周围炎吸收,局限性胸膜增厚可长期存留。

在原发综合征的组成部分中,胸片淋巴管炎和胸膜改变的显示率较低,典型哑铃状双极影者也不多见,但多数病例可以观察到原发灶和支气管淋巴结肿大。原发综合征于治疗后 2~3 个月,原发灶开始吸收,大部分病例病变 6~9 个月可完全吸收痊愈。部分病例需经较长时间吸收修复残余纤维灶。干酪坏死显著者,经 9 个月至 1 年发展到钙化期,完全钙化需 2~3 年。原发灶先由大变小,密度增浓,以后出现细点状钙质沉着,逐渐聚集为粗浓的颗粒或不规则钙化影(图 8-2-5)。

淋巴结缩小或钙化过程一般较原发灶缓慢,且可存留干酪坏死灶。

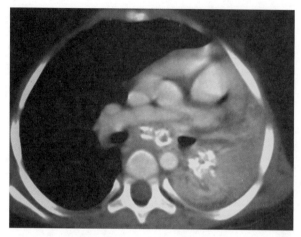

图 8-2-5 原发肺结核
隆突下淋巴结和肺内原发灶钙化

5. 支气管病变 肿大的肺门或纵隔淋巴结压迫支气管可引起支气管变形、移位,如侵蚀穿破支气管形成淋巴结支气管瘘可引起管腔部分或全部阻塞,影像可表现支气管狭窄、肺不张、肺实变-不张和肺气肿等(图 8-2-6),具体表现为:

(1)肺段损害(segmental lesions):影像上有三种不同表现。

肺叶实变(consolidation):表现为该肺段的体积增大阴影,特别在侧位 X 线拍照,见叶间线向外呈凸弧形走向,其病灶组织学改变为非干酪样结核组织反应,因溃入干酪样物引发该肺叶肺组织对结核菌产物(结核蛋白)刺激的炎性渗出反应。

肺萎陷(collapse):该肺叶(段)体积缩小形成肺叶(段)不张,发生于干酪物突然溃入支气管内而造成突然气道完全阻塞,支气管远端之肺内气体吸收,形成肺不张,肺叶体积回缩变小。

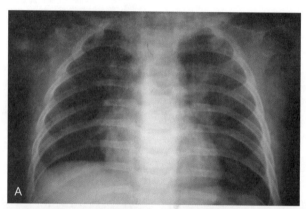

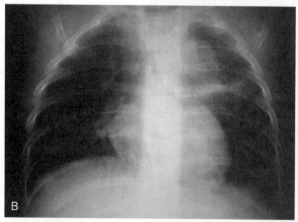

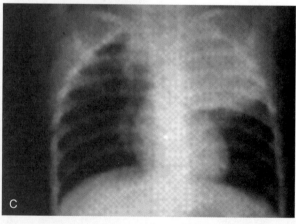

图 8-2-6 A、B 和 C 支气管淋巴结结核合并肺段病变发生淋巴结-支气管瘘,引起肺实变和不张的过程
A. 显示左肺门增大(淋巴结结核);B. 显示 1 个月后左肺门淋巴结逐渐增大,累及左侧支气管旁淋巴结,气管受压右移;
C. 显示 2 个月后发生淋巴结-支气管瘘,导致左上叶实变和不张,并出现右侧支气管旁淋巴结肿大

实变伴不张(consolidation-collapse):支气管、肺叶(段)未形成完全阻塞之前,先有干酪样物缓慢溃入而后发生完全支气管阻塞,即该肺叶先有

轻度反应性炎症,后完全阻塞肺内之气的吸收,而形成肺叶体积不明显增大,亦不明显缩小的均匀一致密度增高的阴影。笔者体会,肺段病变以

肺实变和肺实变伴不张为多见,纯肺叶不张比较少见。

(2)支气管播散:淋巴结核破溃入支气管,可导致支气管播散,病灶沿支气管分布,可局限于一个或数个肺段,呈斑点或斑片状阴影。

(3)支气管扩张:结核性支气管扩张多位于上叶,但因引流较好,继发感染和咳嗽较轻,而下叶支气管扩张症状较重,肺组织破坏也较重。

【诊断】

儿童原发肺结核的诊断应根据临床症状、胸部影像表现以及病原学检查结果,结合有无结核接触史和结核感染的证据综合判断,争取做到早诊断和早治疗,以减少肺部并发症和肺外的播散。在结核病低发病国家,活动性肺结核患者接触史、结核菌素试验阳性和胸部影像符合结核病表现作为诊断儿童肺结核的重要三联症;而在结核高发国家,由于结核感染很普遍,临床表现和影像特征是诊断原发肺结核的关键。

结合既往中华医学会儿科呼吸分会制定的标准,儿童原发肺结核诊断主要应根据以下几个方面:

(1)临床表现发热、咳嗽持续2周以上,一般抗感染治疗无效。

(2)胸部X线符合原发性肺结核表现。

(3)有与活动性肺结核患者接触史。

(4)结核菌素皮肤试验阳性或γ干扰素释放试验阳性。

(5)痰液、胃液或支气管肺泡灌洗液结核菌涂片、培养或分子诊断试验阳性。

(6)除外肺部其他疾病如各种肺炎等。

(7)抗结核治疗有效。

(8)肺组织病理检查符合肺结核特征。

如具有典型临床症状和影像学证据,同时存在病原学检测或者组织病理学检测阳性者,为确诊病例;具有典型临床症状和影像学证据,同时具有活动性结核病接触史、结核菌素试验阳性、抗结核治疗有效、排除其他疾病四项中任意两项者,为临床诊断病例。

如果患儿痰、胃液或支气管灌洗液结核菌培养阳性且药敏试验提示耐药或PCR技术如Xpert MTB/RIF检测结核菌耐药基因阳性;或有耐药结核病成人患者接触史;或尽管依从性好但一线抗结核药物治疗2个月无好转或治疗失败及复发,

均提示儿童患耐药肺结核[3,4]。对异烟肼和利福平同时耐药称为耐多药结核病。

【鉴别诊断】

本病在X线检查前,应与上呼吸道感染、支气管炎、百日咳、风湿热、伤寒等相鉴别;在X线检查后应与各种肺炎、纵隔良性及恶性肿瘤相鉴别。

1. **细菌性肺炎** 婴幼儿肺结核易误诊为细菌性肺炎,细菌性肺炎一般急性起病,咳嗽、喘息或气促明显,肺部啰音与影像表现基本一致,外周血白细胞和中性粒细胞升高,CRP明显升高,抗生素治疗有效,影像无肺门和纵隔淋巴结肿大。肺结核一般亚急性起病,呼吸道症状和肺部体征轻,肺部少有啰音,除非发生干酪性肺炎、血行播散、空洞合并支气管播散,一般外周血白细胞正常。对抗生素治疗无反应,肺部除浸润阴影外,常伴有肺门和纵隔淋巴结肿大。如病程较短,胸部X线片淋巴结肿大不明显时,可行胸部CT检查。另外PPD试验、有无密切结核病接触史、痰液或胃液结核分枝杆菌检查均有助于鉴别。

2. **支原体肺炎** 支原体肺炎也具有影像表现重而肺部体征不明显,而且影像表现除实质浸润外可伴有肺门淋巴结肿大,部分病例间质病变极似肺结核支气管播散征象,因此需与肺结核鉴别,但支原体肺炎多见于学龄儿童,多表现发热伴阵发剧烈干咳,纵隔淋巴结一般为轻度肿大,不融合,支原体抗体阳性,大环内酯类抗生素治疗有效,而无结核接触史,PPD试验阴性。

3. **隐球菌肺炎** 肺隐球菌病起病相对缓慢,症状包括发热、咳嗽、消瘦、盗汗,体检肺部可有干、湿啰音,影像学表现有肺门和纵隔淋巴结肿大,胸膜下和肺内结节或粟粒影。由于肺隐球菌病的起病方式、临床和影像学表现与肺结核极相似,肺隐球菌病又相对少见,因此易误诊为各型肺结核。但肺隐球菌病多数有鸽子和家禽密切接触史。肺隐球菌病尤其是有播散倾向或已发生播散者,血清隐球菌抗原常阳性,痰液隐球菌培养阳性,PPD阴性,无结核病接触史,痰液结核分枝杆菌检查阴性,抗结核治疗无效。北京儿童医院12例肺隐球菌病首诊时有8例误诊为肺结核,文献也有多例肺隐球菌病误诊为肺结核的报道(图8-2-7)。

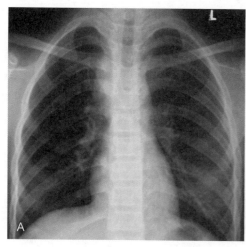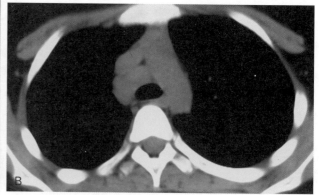

图 8-2-7 隐球菌肺炎误诊为原发肺结核
A. 右上纵隔增宽;B. 腔静脉后气管旁淋巴结肿大

4. 淋巴瘤 20%~50% 的恶性淋巴瘤在其病程中发生肺转移。受累方式包括纵隔淋巴结肿大,直接侵犯肺实质、胸膜;也可通过淋巴或血行转移侵及肺脏。恶性淋巴瘤的胸部影像学表现有胸内淋巴结肿大,以前纵隔和气管周围受累多见,可伴有肺门淋巴结肿大。肺部表现可分为结节型、肺炎型、支气管、血管 - 淋巴管型、粟粒播散型,常有 2 种表现同时存在,易误诊为支气管淋巴结结核或急性粟粒型肺结核。但淋巴瘤病情进展快,胸内淋巴结受侵时,气管受压明显,出现呛咳,呼吸困难,可侵犯附近的大血管。多合并周围浅表淋巴结肿大,晚期发生骨髓浸润。PPD 皮试阴性、无结核病接触史、结核分枝杆菌检查阴性。最终确诊依靠病理学检查(图 8-2-8)。

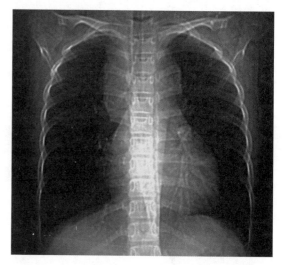

图 8-2-8 淋巴瘤患儿,纵隔淋巴结明显肿大

【治疗】

1. 治疗方案 常用方案为 2HRZ/4HR,这是目前 WHO 推荐的结核病短程化疗方案,应用 INH 和 RFP 共 6 个月,最初 2 个月合用 PZA,此方案对药物敏感性肺结核治疗成功率达 100%,而出现不良反应不足 2%。对于病情轻且药物敏感的原发肺结核也可选用 INH 和 RFP9 个月方案(9HR),但这一方案可能会增加耐药的发生率和延长用药时间。对严重肺结核,或在 INH 耐药率高的地区或怀疑 INH 耐药时,在强化期阶段可采用四联药物治疗,即 HRZE 或 HRZS 2 ~ 3 个月,继续期使用 HR 4 ~ 6 个月,疗程可延长至 9 个月。治疗中应监测药物不良反应。

对于耐多药肺结核 WHO 指南推荐方案中除了包含可能有效的一线抗结核药(如异烟肼、吡嗪酰胺、乙胺丁醇)以外,添加一种氟喹诺酮类药物(如左氧氟沙星或莫西沙星),一种二线注射类药物(如阿米卡星、卡那霉素或卷曲霉素),上述药物种类不足 5 种的,从二线口服的抗结核药物(如利奈唑胺、乙硫异烟胺或丙硫异烟胺、环丝氨酸或对氨基水杨酸)中选择,最终方案至少包含 5 种有效的抗结核药物,疗程常需 18~24 个月。最初几个月必须每日服药,如治疗反应良好,以后可减为每周服药 2~3 次。另外,对于小儿的耐药性肺结核,应从小儿接触的成年人肺结核患者的结核菌资料中获取信息,可参照其药敏感试验结果选择抗结核药物;如无药敏感试验结果,则可了解成人传染源对抗结核药的疗效来确定小儿的药物[5]。

2. 糖皮质激素治疗 浸润病变较大及中毒症状严重者,或支气管淋巴结结核导致呼吸困难时,抗结核药物治疗同时可加用肾上腺糖皮质激素,如泼尼松 1mg/(kg·d),最大量不超过 40mg/d,疗程 2~4 周。

3. **局部治疗** 合并气管结核者,加用异烟肼雾化吸入治疗,每日 1 次,疗程 1~2 个月。同时进行支气管镜介入治疗。

4. **免疫学治疗** 多数肺结核患儿存在细胞免疫功能低下,因此对结核患儿给予抗结核同时,辅以免疫调节治疗,可促进患儿早期恢复,缩短疗程,可以选用胸腺肽或匹多莫德等免疫调节剂。另外,γ 干扰素被认为是辅佐治疗多种耐药结核病的一种有效药物。

(李惠民　江载芳)

参考文献

1. 江载芳,申昆玲,沈颖.诸福棠实用儿科学.8 版.北京:人民卫生出版社,2015:970-991.
2. 王岩,赵顺英,于彤,等.基于 CT 分型方法的儿童肺结核临床特征分析.中国防痨杂志,2018,40(9):940-943.
3. Galli L,Lancella L,Garazzino S,et al.Recommendations for treating children with drug-resistant tuberculosis. Pharmacol Res,2016,105:176-182.
4. 陈善佳,顾浩翔.儿童结核病的诊断进展及耐药治疗的选择.中华实用儿科临床杂志,2019,34(6):472-474.
5. World Health Organization.WHO Treatment Guidelines for Drug-Resistant Tuberculosis,2016.

第三节　支气管结核

我国是结核病的高发区,近年来,结核病的发病率又有所回升。支气管结核(又称支气管内膜结核 endobronchial tuberculosis,EBTB)的发生更不可忽视[1]。成人报道:在肺结核患者死亡尸体解剖中,支气管结核占 40%~70%[2]。北京儿童医院对确诊原发性肺结核的患儿常规进行支气管镜检查,发现伴有 EBTB 达 90% 左右。由于支气管结核的存在,直接影响儿童结核病的疗效和预后。支气管结核的诊断,主要有赖于气管镜下,气管、支气管形态学的特异性改变。由于以往支气管镜术在儿科的临床应用不多,因此很少诊断儿童 EBTB,常发生漏诊和误诊。

【定义】

气管、支气管结核(EBTB)为发生在下气道的结核感染,是结核菌侵入气管、支气管的黏膜和黏膜下组织而发生的管壁结核病变[3]。

【感染途径】

最常见的结核感染途径是经人体呼吸道侵入。由于儿童的免疫特点,其感染结核的常见类型是原发性肺结核病。病理发现,当原发灶处于急性肺感染阶段时,就已有结核菌沿输出淋巴管道流入肺内的淋巴结和支气管肺淋巴结,从而引起淋巴管炎和淋巴结炎。当肿大淋巴结蚀破支气管壁时,即发生淋巴结支气管瘘。因此,儿童原发性肺结核病,常常合并有气管、支气管结核的发生。换言之,儿童气管、支气管结核的发生,主要来自于淋巴结支气管瘘。

成人气管、支气管结核的发生,一般认为有三种途径:①气管播散,如渗出性,干酪病灶或结核性空洞,结核菌自引流支气管通过管腔播散,侵入支气管黏膜或经黏液管开口侵入支气管壁;②结核病变的直接蔓延,引起支气管病变,可以是肺内病变或支气管旁的淋巴结结核病变;③血行播散,结核菌经血行直接在支气管黏膜下形成结核病变,此种来源较少。

【病理生理】

结核菌侵入支气管后,表现为黏膜充血、水肿,继而在黏膜下出现细胞浸润及结核结节形成。病变继续扩大,则有干酪坏死、液化、破溃至管腔形成黏膜溃疡和肉芽形成,肉芽向管腔内生长可产生管腔狭窄、阻塞,引起肺气肿或肺不张。溃疡进展则引起支气管穿孔。

结核性肉芽组织增生、纤维瘢痕性闭锁、弹力纤维破坏使管腔狭窄,造成支气管变形、扭曲。由于支气管腔的变形,使肺的代谢及分泌物排泄不通畅,可以进一步产生肺损毁。

由于支气管结核破坏,可引起排菌、咯血和支气管结核播散。

【临床特点】

1. **发病率** 根据我们的统计,原发性肺结核

的患儿常规进行支气管镜检查,发现伴有 EBTB
达 90% 左右。

2. **临床表现**　除发热、消瘦、乏力、盗汗、食
欲减退等全身结核中毒症状外,因支气管黏膜炎
症,产生刺激性咳嗽、咳痰、咯血或咳血痰。当支
气管腔狭窄或阻塞时有呼吸困难、憋气、胸闷。
病情迁延、反复,是儿童 EBTB 的特点之一。因
此,对于治疗不顺利的肺结核患儿,应常规进行
检查。

【影像学表现】

支气管结核影像学表现为支气管壁不规则,
扭曲变形,管腔狭窄或腔内阻塞,肺炎性实变,肺
不张,或实变伴不张等所谓"肺段性"病变、阻塞
性肺气肿和支气管播散(图 8-3-1、图 8-3-2)。肺
段性病变呈大片均匀或不均匀暗影,伴不张时,境
界清楚,叶间裂移位。好发部位依次为右中叶、右
上叶前段、左上叶、两下叶,右侧为左侧的一倍。
一些病例之肺段性病变于几周内消散。部分病例
则反复出现,或呈"游走性"。支气管结核常伴有
支气管淋巴结肿大,淋巴结破溃干酪物破溃入支
气管,导致支气管结核播散,CT 扫描表现为沿支
气管分布的小斑片状阴影、树芽征、小叶中心性结
节(图 8-3-3)。小斑片状阴影可局限于一或数个
肺段,或广泛分布于两肺,呈现一或双侧的小叶性
斑块状阴影,病灶边缘模糊,中心部有时密度稍
高,渗出严重时可互相融合成较大片状密度不均
等阴影。

病变吸收后常遗留有某种程度肺膨胀不全或
纤维化。病灶持续愈久,纤维化或 / 和支气管变
形愈重。最后可发展为支气管扩张。

【实验室检查】

支气管结核可间断排菌,如持续多次检查痰
菌阳性率极高。

【支气管镜检查】

对早期支气管结核最为优越。因为支气管
是管腔性组织,其黏膜及管腔的形态可通过支
气管镜直视,并可局部刷检,可比较准确的确定
诊断[3]。

1. **诊查的适应证**

(1)凡是治疗不顺利的肺结核病儿,或已确诊
为肺结核者应进一步除外支气管内膜结核。

(2)可能与结核有关的反复呼吸道感染。

(3)不明原因咯血和肺不张。

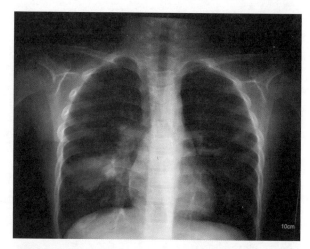

图 8-3-1　中叶肺不张,内可见高密度病灶

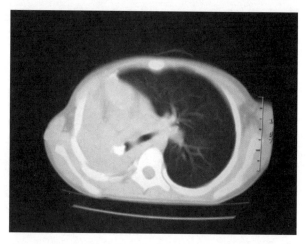

图 8-3-2　中叶肺不张,支气管内可见高密度钙化阴影 1

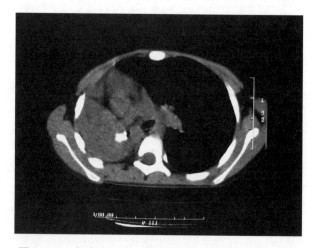

图 8-3-3　中叶肺不张,支气管内可见高密度钙化阴影 2

(4)结核菌素试验阳性,临床有发热、咳嗽、消
瘦、乏力、盗汗等症状,但胸部 X 线影像未发现肺
结核。

(5)呼吸道标本抗酸杆菌阳性。

(6)对支气管结核治疗后的效果进行评价。

(7)对严重可能危及生命的气道阻塞进行介入治疗。

2. **操作的具体方法** 选择合适的儿科用支气管镜型号,在"边麻边进"局部麻醉方法下插入病儿的气管、支气管,进行气道内膜的诊查。术中仔细观察患儿气道内形态学的镜下变化,根据气道内 EBTB 特异性形态改变不难做出诊断(形态学改变见分型)。

3. **获取病原标本** 在诊查的同时,经支气管镜获取肺泡灌洗液(bronchoalveolar lavage fluit,BALF)或支气管冲洗液。应用生理盐水经支气管镜分次灌洗病变部位并吸取灌洗液以备实验室检查。有报道认为:经支气管镜获取呼吸道标本,其结核培养阳性率可达 43.5%~93.8%[4]。若管腔内有溃疡、肉芽、干酪则经支气管镜吸取、刷检或钳取,清理病变组织,起两个作用:①去除阻塞气道的坏死物质、肉芽肿病变,扩张管腔,改善气道通气。②将所取的坏死物质、肉芽肿标本送 TB 培养、抗酸染色及病理等实验室检查。

4. **支气管镜下 EBTB 气道内形态学改变分型**

(1)黏膜型:病初病变累及黏膜层,造成支气管黏膜的粗糙、充血、水肿、花斑、纵形皱褶、糜烂、溃疡、分泌物增多、血管走行粗乱及触之易出血等表现(图 8-3-4)。

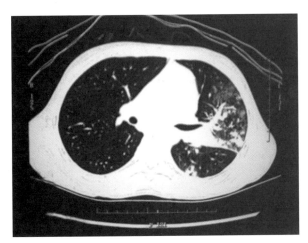

图 8-3-4 左上支气管分支增粗,周围有小叶中心性结节和树芽征,为播散病灶

(2)干酪型:病变进一步侵及黏膜下层,支气管镜下见有黏膜干酪坏死形成,黄白色点、斑样病灶及脓苔不易脱落(图 8-3-5)。

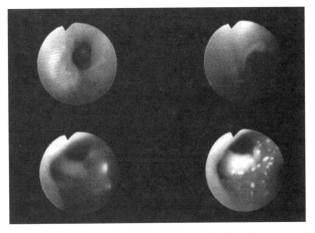

图 8-3-5 支气管镜下可见干酪性坏死物

(3)管腔型:病变为黏膜下层纤维瘢痕组织增生所致,特点是管腔炎性狭窄、开口肿胀、不规则、闭塞、牵拉、移位、结核性肉芽组织增生、通气不畅、管腔牵拉、移位、窦道形成或有管外压迫、隆突转位等(图 8-3-6)。

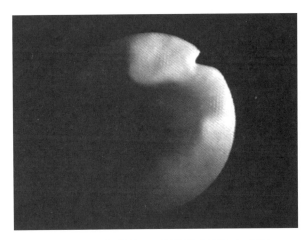

图 8-3-6 支气管镜下可见管腔炎性狭窄、牵拉

(4)混合型:即以上三型中的任何两型或三型并存(图 8-3-7)。

【诊断】

支气管结核的诊断依赖于对流行病学、病史、临床表现及诸如结核分枝杆菌、胸部影像学(X 线、CR、DR 及 CT)检查、PPD 试验及支气管镜等相关检查仔细而全面的分析。气管支气管结核患者临床表现往往缺乏特异性,影像学检查具有一定局限性,目前气管支气管结核的确诊仍依赖于支气管镜检查及细菌学或病理学证据。

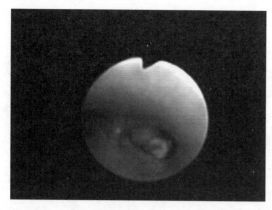

图 8-3-7 支气管镜下可见干酪性坏死和肉芽肿混合存在

【鉴别诊断】

EBTB诊断的重要依据是支气管镜下气道形态学改变,因此,认识支气管镜下气道形态学特征,做好诊断及鉴别诊断十分重要。

1. 气道异物 支气管异物是儿科慢性肺疾患的原因之一。北京儿童医院支气管镜室报道:经支气管镜诊治的支气管异物多为慢性肺疾患,87%有肺部影像学改变。支气管异物的支气管镜下气道形态学特征为:受累支气管局部,由于受异物的刺激而产生化脓性感染并产生肉芽,异物常常在多次局部治疗后,方得以暴露而被取出。因此,其形态特征与支气管结核的肉芽型、干酪型及混合型有相似之处,应注意鉴别。

2. 反复呼吸道感染 临床上反复、慢性咳嗽、咳痰,而无影像学改变,需与支气管结核鉴别,其支气管镜下气道形态学特征为:气管、支气管黏膜炎性改变、分泌物增多及化脓表现。

3. 支气管内肿瘤及占位性病变 其支气管镜下气道形态学特征与支气管结核有类似特征,应注意结合病史及相关检验做鉴别。

4. 气管食管瘘 临床可以反复呼吸道感染为表现,支气管镜下气道形态特征为:气道分泌物增多,仔细观察可见有窦道,瘘多见于气管和隆突左右支气管开口部。应与支气管结核的干酪型和混合型鉴别。

5. 咳嗽变异性哮喘 临床上因支气管结核主要以咳嗽、喘息、咯血、胸闷等呼吸道刺激症状为特征,还应与咳嗽变异性哮喘鉴别。通过做肺功能、支气管激发试验、支气管镜下气道形态学和病原学检查有助于诊断。

【治疗】

1. 抗结核药物 SM+INH+RFP+PZA 3个月后,继续用 RFP+INH 6~9个月。

2. 对于治疗过程中出现严重喘息等症状,可在有效抗结核药物治疗基础上,加用甲泼尼龙或泼尼松治疗。

3. 雾化治疗 在全身抗结核治疗基础上,可加用异烟肼注射液等局部雾化吸入治疗,以提高病灶处药物浓度。

4. 经支气管镜局部治疗 根据支气管结核的不同分型,采取不同措施。

(1)经支气管镜介入手术治疗:①对 EBTB 具有气道肉芽、干酪阻塞的患者,可进行经气管镜钳取或冷冻等方法,清理气道和进行气管远端冲洗,扩张管腔,改善患者通气[5]。②对气管、支气管瘢痕挛缩造成的管腔狭窄,可经气管镜用注水式柱状球囊扩张导管进行扩张术,或置放支架,配合服用消除瘢痕药物,可取得明显的近期疗效。

(2)经支气管镜介入局部注药化疗:将强有力的抗结核药物,直接注入结核病灶内,使病灶局部药物浓度达到全身化疗无法达到的高浓度。虽然是表面用药,但通过渗透和局部组织吸收,对肉芽、病灶、支气管肺泡内乃至空洞内的结核菌,起到直接杀灭的作用,而且作用持久有效,可促使患者痰结核菌阴转及病灶吸收。现有文献报道,由于注入药物总量少,尚未发现增加抗结核药副作用的证据[6]。局部注入抗结核药物有:异烟肼、阿米卡星等。可采用联合用药,也可根据药敏试验结果选择用药治疗,对改善预后起着重要作用。

5. 症状治疗 咳嗽、发热、咯血等的处理。

【预防及预后】

EBTB 的特点是有结核中毒症状和呼吸道症状,结核菌阳性即处于结核活动期,属于排菌人群,应予以隔离诊治。早期发现、早期实行消毒隔离措施,是 EBTB 防治的重要环节。可能与患者接触的儿童需要定期检查身体,以便早期发现结核病的发生。

病程长短的不同,病变范围的不同,使预后有较大的差别。

对于疑似患者,应用支气管镜早期诊断和治疗,可以避免 EBTB 病变进展成为支气管管腔的瘢痕挛缩及狭窄[7]。

对于结核性支气管狭窄、闭塞造成的肺不张,甚至损毁肺,必要时可行手术切除。

(杨海明　刘玺诚)

参考文献

1. World Health Organization.Global tuberculosis report 2016.Geneva,Switzerland:WHO Press,2016:1-5.
2. ChengJ,Wang L,Zhang H,et al.Diagnostic value of symptom screening for pulmonary tuberculosis in China.PLOS One,2015,10(5):e0127725.
3. 刘芳,申晨,孙琳,等.儿童气管支气管结核临床和支气管镜下的表现特征.中国防痨杂志,2018,40(9):917-923.
4. 胡洁,洪群英.肺部结节诊治中国专家共识.中华结核和呼吸杂志,2015,38(04):249-254.
5. 中华医学会呼吸病学分会.良性中心气道狭窄经支气管镜介入诊治专家共识.中华结核和呼吸杂志,2017,6:408-412.
6. Shahzad T,Irfan M.Endobronchial tuberculosis-a review.J Thorac Dis,2016,8(12):3797-3802.
7. Pathak V,Shepherd RW,Shojaee S.Tracheobronchial tuberculosis.J Thorac DIA,2016,8(12):3818-3825.

第四节　浸润性肺结核

浸润性肺结核(exudative pulmonary tuberculosis)是继发性肺结核主要类型之一,是指已感染过结核病的儿童,在原发病灶吸收或纤维钙化一个时期后,再次发生了活动性肺结核[1]。多见于 10 岁以上儿童及成人,尤其青春期女孩,又称成人型肺结核(adult-type pulmonary tuberculosis)。浸润性肺结核与原发性肺结核不同,痰涂片阳性率高,易于形成空洞和支气管播散,因而具有较强的传染性。

【发病机制】

目前认为浸润性肺结核的发生是通过内源性复燃和外源性再感染两种机制,且以前者为主。稳定的结核病灶,甚至纤维钙化灶内的休眠菌仍有一定的活力,可保持终生不发病。但一部分受感染的儿童,在初染后的某一时期,由于各种原因导致机体免疫力下降,肺及淋巴结内原发灶以及早期淋巴血行播散的潜在灶内结核菌再度活动,并生长繁殖,引起肺结核,称为内源性复燃。曾受过结核分枝杆菌感染的机体由于再次感染结核菌而导致的肺结核,称为外源性再染,其根据是初染的结核菌与再染的结核菌其菌型不同,对抗结核药物的敏感性亦不同。

【病理】

由于机体产生了特异性免疫力以及同时伴有超敏反应,浸润性肺结核与原发性肺结核的病理改变及其进程有所不同,浸润性肺结核局部常呈现组织水肿,多核白细胞浸润、聚集,以及伴有结核菌大量繁殖的早期渗出性病变,周围常有多量淋巴细胞、单核巨噬细胞及巨细胞浸润,形成坏死性或非坏死性肉芽肿,坏死灶周围有明显的上皮样细胞及朗格汉斯巨细胞层。浸润性肺结核的炎性渗出性病变发展迅速较易发生干酪性坏死,坏死灶进展扩大,中心常出现坏死液化,经相应引流支气管排出,空气进入而形成空洞,而原发性肺结核一般空洞发生率较低。与空洞伴行的是支气管播散,在空洞周围及其同侧或对侧的中下肺野可呈现多个腺泡结节性病灶,浸润性肺结核较少侵及淋巴结,经淋巴血行导致的全身性播散也比较少见[2]。

机体免疫功能良好时,浸润性肺结核可逐渐愈合、瘢痕形成或病变局限,周围纤维组织增生形成纤维干酪灶,局部常伴有支气管扩张,局限性肺气肿。当病灶周围形成纤维包膜和空洞引流支气管阻塞时,病灶和空洞内干酪物质积存、填充,即形成结核球。结核球直径在 1.5~2cm 者一般中毒症状不明显,不需手术治疗。直径 2~4cm 时,经 6~12 个月的保守治疗效果不著者,需手术治疗。病变恶化时也可发展成干酪肺炎。由于结核病的慢性反复的病程,肺内病变呈不同步发展,活动性病变与愈合病变并存,渗出性病变与增殖性病变同在,从而形成浸润性肺结核胸部 X 线多态性表现。

浸润性肺结核常伴有肺血管病变,病变部位的肺动静脉常有血管炎或血栓形成。纤维空洞壁上可有中小动脉瘤形成,一旦破损可导致致死性的大咯血。浸润性肺结核好发于上叶的尖后段,其次为下叶的背段,其机制尚未完全阐明。

【临床表现】

其肺内结核病变的范围、进展和恶化的程度等不同的病理改变,使得其临床症状,体征和 X 线表现差异较大。

（一）症状

多数起病缓慢、隐匿，表现为慢性结核中毒症状，如午后低热、夜间盗汗、疲乏无力、食欲缺乏、消瘦等。少数患者起病急剧，出现畏寒、高热，开始为稽留热，持续数周后，逐渐变为弛张热，随体温下降，常伴大量出汗，继之全身疲乏无力。炎性浸润早期有轻微干咳或仅咳少量白色黏液痰，痰中带血或少量咯血，胸痛等。随着病情进展，病灶扩大，空洞形成，特别有继发感染时，可波及咽喉部引起声音嘶哑、咽喉部刺痛、吞咽进食困难等。病灶进展破坏大血管或空洞内形成假性血管瘤时，会有中等量甚至大量的咯血。干酪性肺炎患者，咳嗽剧烈，有时可咳出干酪样物质。浸润性肺结核常合并有肺不张、肺气肿、气胸、胸膜炎等并发症，可表现有气短、呼吸困难等相应临床特点。

（二）体征

病灶范围较小时，一般状况良好；病变范围较大、肺组织破坏过重者，全身状态极差，消瘦、贫血貌，因气短可见鼻翼扇动和发绀。浸润性病灶或干酪病灶呈大叶范围，或并发肺不张和广泛胸膜肥厚时，视诊见有两侧胸廓不对称，一侧呼吸运动减弱。触诊气管可不居中，或两侧语颤的改变。

叩诊患部呈浊音或实音。听诊有呼吸音减弱，支气管呼吸音、空洞呼吸音和大小不等的水泡音。

【影像学检查】[1,3]

根据病情轻重不一，影像表现差别较大。轻者仅见肺内有小结节状或小球形阴影，病灶范围小。随着炎性浸润和干酪病变的进展，出现渗出性阴影、空洞以及支气管播散病变。

1. **渗出性病变** 呈斑片或大叶性分布。大叶性渗出性阴影密度中央部较高，周边较淡，重者形成大叶性干酪性肺炎。渗出性病变常见于双肺上叶尖段、后段或双肺下叶后段，其他部位占5%，右肺多于左肺。儿童下叶肺病变多于双肺上叶。增殖性病变：呈斑点状阴影，排列似"梅花瓣"状阴影，为结核病的典型表现，又称树芽状阴影（图8-4-1）。

2. **结核性空洞** X线表现为透亮区，薄壁空洞壁较薄2mm，多为圆形、椭圆形。纤维空洞壁厚多超过3mm，因纤维增生，空洞多不规则，干酪空洞多为不规则溶解而形成，壁厚薄多不均匀，厚部可超过5~10mm，壁密度中等。空洞可见有引流支气管与之相通，呈粗大条状阴影与空洞相连，引流支气管受结核侵犯，壁增粗而不规则。大空洞常有多支引流支气管相通（图8-4-1，图8-4-2）。

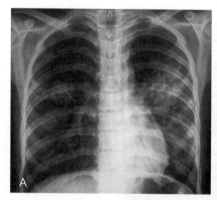
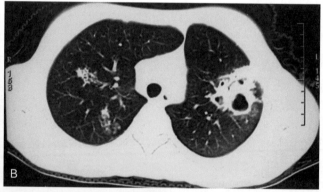
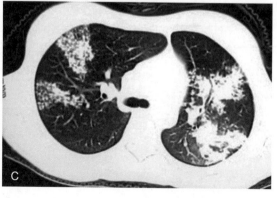

图 8-4-1　渗出性病变、支气管播散和空洞形成

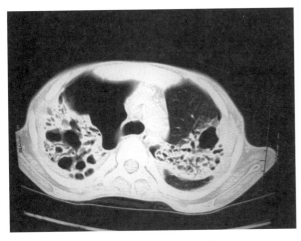

图 8-4-2 多发空洞伴气胸

3. 支气管播散病变 肺结核空洞,常有干酪样物质由引流支气管排出,引起同侧或对侧的支气管播散灶,X线表现为沿支气管分布的斑片阴影,呈腺泡排列,或呈树芽状阴影(图8-4-1)。除此之外,由于支气管内膜结核以及肺门、纵隔淋巴结结核向支气管破溃形成支气管胸膜瘘,干酪物质及大量结核菌经过支气管进行播散,也是结核进展恶化的一种方式,支气管病变显示管壁增厚,管腔狭窄,也可扩张。

4. 结核球 呈圆形、椭圆形浓密阴影,大小为0.5~4cm,一般1.5~3.0cm比较多见。密度较高,边缘清晰,周边常见结核病灶称为"卫星灶",为结核球的特征(图8-4-3)。结核球常有与之相连的引流支气管,引流支气管壁增厚,呈索条状阴影相连。与结核球相邻近的胸膜常见增厚和粘连,亦可见三角形胸膜皱缩影。

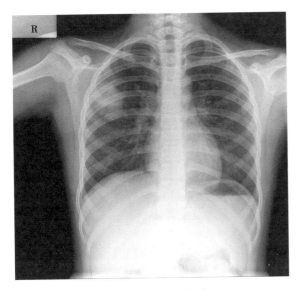

图 8-4-3 右上结核球

5. 硬结钙化 增殖性病灶好转后有钙样沉着,密度逐渐增高,边缘锐利清晰的斑片阴影,当病变完全钙化,呈骨骼样密度的斑点状、小块状,形状不规则的致密影且长期无变化,为结核病痊愈的表现。钙化可产生于各种结核病灶中,还可产生于支气管壁或胸膜以及淋巴结内。陈旧钙化:浸润性肺结核多由内源性结核病灶复发导致,常有陈旧钙化灶。

【诊断及鉴别诊断】

根据临床和影像学表现,结核菌素试验阳性或痰菌或支气管肺泡灌洗液等结核菌检查阳性,诊断并不困难。

当症状、体征以及X线表现与其他肺部疾病相似,而痰菌阴性时,须与下列疾病鉴别:

1. 支原体肺炎 浸润性肺结核和支原体肺炎在发病年龄、临床和影像表现方面相似,易于误诊(图8-4-4),可通过以下几点鉴别:①浸润性肺结核呼吸道症状咳嗽一般不如支原体肺炎明显。②浸润性肺结核出现支气管播散是因为空洞形成,坏死物从支气管排出所致,故浸润阴影内应有空洞形成,阴影密度均匀,而支原体肺炎即使出现类似支气管播散的影像表现,但浸润阴影内一般无空洞,阴影密度不均匀。③病原学感染依据:支原体肺炎支原体抗体阳性,而浸润性肺结核PPD皮试阳性、痰液结核杆菌检查阳性。④治疗反应:支原体肺炎经大环内酯类抗生素治疗后发热、咳嗽好转、阴影吸收。

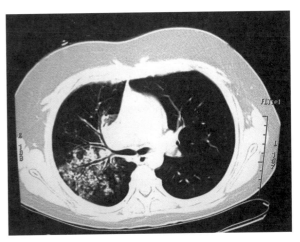

图 8-4-4 支原体肺炎
细支气管受累征象,类似支气管播散结核病灶

2. 细菌或真菌性肺炎 细菌感染如金葡菌,真菌感染如曲霉菌肺内可出现多发空腔样病变应

与空洞性肺结核鉴别。细菌性肺炎多见于婴幼儿，起病急，感染中毒症状重，血常规白细胞和 CRP 明显升高，常合并肺脓肿和脓胸，痰或支气管肺泡灌洗液细菌培养阳性。真菌感染往往有易感因素如长期应用激素、免疫抑制剂，或存在血液系统疾病和免疫缺陷病等，影像上可见晕轮征，痰涂片可找到真菌菌丝，痰真菌培养阳性。

3. 先天性肺囊肿 结核空洞为坏死性改变，空洞内仍可见残留组织，其外周有不规则的炎症改变；空洞的下肺野或对侧可见播散病灶；空洞病变侧之肺门纵隔等处可寻找出陈旧性或钙化病灶；短期内复查胸片病变有动态变化；感染中毒症状明显，咳嗽、咳痰也更明显。肺囊肿的空腔为非感染坏死性病变，其壁较薄，边缘整齐，内无残留组织，如有继发性感染，周围也多无炎性改变；在其他肺野无播散性病灶；无其他陈旧性结核病灶；感染中毒症状较轻；短期内复查炎症病变多见吸收，如无继发感染，空腔多无变化，无快速进展改变。

4. 结核瘤应与肺脓肿、肺包虫病和肺肿瘤鉴别 结核瘤起病较缓，有结核中毒症状，可有结核接触史，结核菌素试验阳性，X 线常可发现原发结核的钙化灶。

【治疗】

1. 抗结核药物 应用 INH+RFP+PZA 3 个月，病情严重者加用 SM 2 个月，继续用 RFP+INH 6~9 个月。

2. 咯血的处理 若仅痰中带血丝，不必特殊处理，仅卧床休息，对症止咳；若反复少量咯血或中等量咯血时，需休息、镇静、镇咳，可给予止血药

物如维生素 K$_1$、酚磺乙胺和立止血等。大量咯血或反复中等量咯血(1 次咯血量 100~200ml 以上，或 24 小时咯血量 600ml 者)，可导致窒息、休克、感染，甚至危及生命，需做紧急处理；能迅速判断出血部位时，应患侧卧位，不能确定出血部位时，取头低脚高，俯卧体位。准备输血。镇静可适量肌注地西泮或苯巴比妥钠，镇咳可皮下注射可待因。建立两条静脉给药通道：一条给予垂体后叶素 3~5IU/ 次，加入 25%~50% 葡萄糖 20~40ml，缓慢注入，20~30 分钟注完，亦可以此量的垂体后叶素加入 10% 葡萄糖 100~200ml，静脉滴入，必要时 8~12 小时重复 1 次。注射过程中，可出现面色苍白、眩晕、心慌、腹轻度疼痛，重者可有恶心，只要减慢速度，上述症状可立即消失。另一条通道补充血容量及抗感染治疗。若反复大量咯血，可考虑外科手术治疗。

3. 外科治疗 孤立性结核瘤或陈旧性空洞，经内科治疗无效，而且病变局限时，或结核瘤与胸内肿瘤难以鉴别时，可考虑外科治疗。

(杨海明　赵顺英　江载芳)

参考文献

1. 江载芳,申昆玲,沈颖.诸福棠实用儿科学 .8 版. 北京：人民卫生出版社,2015 :1071-1072.
2. 中华医学会结核病学分会. 中国结核病病理诊断专家共识. 中华结核和呼吸杂志 2017,6 :408-412.
3. 辛丹,辛军. 儿童继发性肺结核的 CT 表现分析. 中国防痨杂志,2018,40(9):1003-1006.

第五节　血行播散性肺结核

血行播散性肺结核是结核分枝杆菌进入血流后，广泛散布到肺而引起。大量结核分枝杆菌在极短时间内进入血液循环则发生急性血行播散性肺结核；少量结核杆菌多次间断侵入血液循环则引起亚急性或慢性血行播散性肺结核[1]。在小儿，急性血行播散性肺结核最多见。

一、急性血行播散性肺结核

急性血行播散性肺结核也称急性粟粒型肺结核(acute miliary tuberculosis)，为大量型结核分枝

杆菌同时或在极短时间内相继进入血流所引起。可以在任何季节和任何年龄发生。

【发病机制】

结核分枝杆菌大致通过以下途径侵入血流：①肺内原发灶或胸腔内淋巴结干酪样物质破溃侵入血管，一般是纵隔淋巴结内的结核杆菌进入静脉，或通过胸导管进入锁骨下静脉而入血流。多发生于原发感染后 3~6 个月，此时小儿机体一般处于高度敏感状态，尤其是血管系统的高敏状态，致血管壁的通透性增强，结核分枝杆菌通

过血管壁侵入肺间质,进而侵入肺实质形成粟粒大小的结节;②有时结核杆菌接种在血管壁上,发生血管内膜干酪性血管炎,病灶内的结核杆菌进入血流;③肺内结核杆菌经毛细血管直接进入血流。

由于结核杆菌侵入血流的途径不同,急性粟粒型肺结核发生的部位及类型各异。若结核分枝杆菌侵入肺静脉,则通过体循环播散到全身各器官,如肺、脑、脑膜、肝、脾等,引起全身急性粟粒型结核病,急性粟粒型肺结核只是全身急性粟粒型结核病在肺部的表现。若结核分枝杆菌侵入肺动脉、支气管动脉,经右心进入小循环,则仅肺部受累。腹部淋巴结和其他脏器、骨关节等结核病变中的结核菌,经淋巴系统、静脉进入右心,也可发生急性粟粒型肺结核病。个别情况下,如肺或支气管干酪淋巴结内的结核分枝杆菌只侵入一侧肺动脉、支气管动脉及其较大分支,则可形成一侧肺或部分肺的粟粒型肺结核。

肺表面形成的粟粒型病变是由3~4个结核结节融合而成,一般需3周时间。显微镜下为增殖性结核结节或渗出性改变,以肺泡间隔、血管与支气管周围及小叶间隔为主,较少在肺泡腔内。若病灶以干酪坏死为主,缺乏渗出、增殖性病变,尤其缺乏类上皮细胞和朗格汉斯细胞时,病灶内存在大量的结核分枝杆菌,说明机体的抵抗力极度低下,临床称为无反应性结核病[2]。

【临床表现】

任何年龄均可发病,最多见于婴幼儿,在初染结核分枝杆菌后6个月特别是3个月内最易发病。在北京儿童医院诊断的病例中,最小发病年龄为出生后40日。多数起病较急,主要表现为长期发热,多伴有咳嗽,小婴儿可出现呼吸急促。一些患儿可伴有头疼、呕吐、惊厥等脑膜刺激症状,多见于婴幼儿。机体抵抗力极度低下的儿童,表现为弛张高热、中毒症状重,可有全身紫癜和出血现象,类似败血症,称为"败血症型",此型病情重,预后差,现临床很少见。少数婴幼儿缓慢起病,除低热和结核中毒症状外,常伴有消化不良、腹泻、营养不良和明显消瘦,称为"消化不良型"。

肺部体格检查往往缺乏明显体征,病灶融合或继发感染时,可听到细湿啰音。约半数小儿可有全身淋巴结和肝、脾大。眼底检查可在脉络膜发现结核结节,少数患儿可见皮肤粟粒疹,二者的

出现均有助于急性粟粒型肺结核的诊断。皮肤粟粒疹为尖锐丘疹,针尖大或直径2~3mm,色淡红,有时为出血性,呈褐红色,中心可有针尖大小水疱或脓疱,多见于躯干,新鲜丘疹中常可找到结核菌。

重症患儿可并发急性心力衰竭、急性呼吸衰竭、弥散性血管内凝血(DIC),也可发生气胸、纵隔气肿和皮下气肿。

【影像学检查】

1. 胸部X线片 在急性粟粒型肺结核病程的早期,结核结节太小,不易在胸片上看到。因肺部充血和肺间质炎性浸润,胸片表现为磨玻璃影或肺纹理增多和变粗,出现网状影或稀疏、分布在下肺野的小点状阴影。要注意到这些早期表现,除仔细阅读胸片外,胸片的曝光技术应正常,阅片最好在强光灯下,注意下肺野的外带,该区的早期极小粟粒型病灶易被发现。一般在症状出现后2~3周,在X线片上见到典型的粟粒状阴影,个别病例在症状出现后6周始出现典型的粟粒结节。典型的粟粒状阴影出现后,胸片可见无数粟粒状阴影,布满双肺,密度、大小、分布均匀,正常肺纹理不易辨认,为本病的特征性表现(图8-5-1)。病灶以增殖性结节为主时,边缘清晰,以渗出性结节为主时,边缘模糊。增殖性结节和渗出性结节也可混合出现。病情进展时粟粒状阴影逐渐增大,甚至达到3~5mm,并可相互融合形成分布、大小不一的片状影。有时在较大的融合灶内出现空洞,导致干酪性肺炎。婴幼儿病灶周围反应显著,渗出明显,并且易于融合,粟粒状阴影边缘模糊,分布、大小不一,呈雪花片状(图8-5-2)。

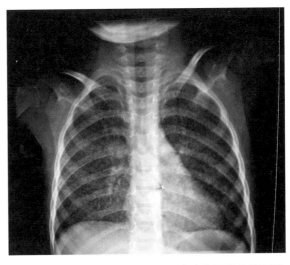

图8-5-1 双肺布满密度、大小、分布均匀的粟粒状阴影

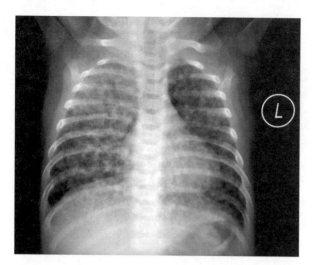

图 8-5-2 婴幼儿急性血行播散性肺结核粟粒状阴影病灶周围反应显著,渗出明显,融合、分布、大小不一,呈雪花片状或大片状浸润

由于小儿急性粟粒型肺结核多由原发性肺结核恶化引起,因此,在急性粟粒型肺结核的粟粒状阴影中,常可见到原发性肺结核的征象如原发病灶、肺门或纵隔淋巴结肿大(图 8-5-3),这些征象是诊断急性粟粒型肺结核的有力佐证。

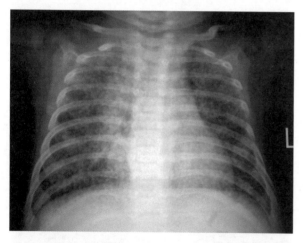

图 8-5-3 除双肺布满密度、大小、分布均匀的粟粒状阴影外,右侧肺门和纵隔增宽,有肺门和支气管淋巴结肿大

一般经正规治疗 1 个月时病灶开始吸收,3~6个月基本吸收。但肺部纹理增多和毛糙持续较久。治疗后肺部 X 线片有时可见蜂窝性肺气肿、肺大疱。自发性气胸、纵隔气肿和皮下气肿等。病程较长或经不规则治疗时,病变吸收缓慢,可遗留纤维化和钙化灶。

2. 胸部 CT 表现　胸部 CT 对早期粟粒阴影的显示较胸部 X 线片敏感。因此,当临床上不能除外急性粟粒型肺结核,而胸部 X 线片又未发现粟粒状阴影时,应进行胸部 CT 检查。急性粟粒型肺结核胸部 CT 的典型表现为双肺弥漫分布密度、大小均匀的粟粒状阴影(图 8-5-4)。胸部 CT 对于肺门或纵隔淋巴结肿大和空洞的显示优于胸片,故胸部 CT 更易发现原发性肺结核征象如原发病灶、肺门或纵隔淋巴结肿大及空洞(图 8-5-5)。

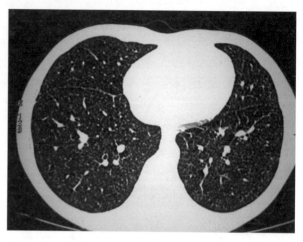

图 8-5-4 双肺布满密度、大小、分布均匀的粟粒状阴影

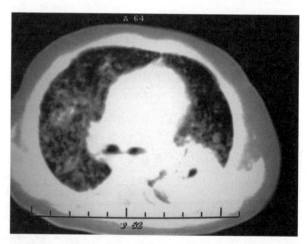

图 8-5-5 双肺弥漫分布粟粒状阴影、部分融合成斑片状阴影,右肺门淋巴结肿大,左下肺原发病灶和空洞

【辅助检查】
多数患儿外周血白细胞升高,伴有中性粒细胞增多,少数患儿出现类白血病反应、血小板减少以及再生障碍性贫血[1,3]。也有一些病例白细胞正常或减低。大多数患儿血沉增快、C 反应蛋白(CRP)升高。胃液、痰液涂片或培养可找到结核分枝杆菌,结核杆菌检查对于急性粟粒型肺结核的确诊和鉴别诊断起决定作用,尤其是对于不典型的病例,故应常规进行,无痰液者或年幼儿可连

续 3 日取清晨空腹胃液检查,有痰液者连续 3 日取清晨痰液检查。急性粟粒型肺结核患儿应常规进行脑脊液检查,能发现一些患者合并结核性脑膜炎,一些早期结核性脑膜炎患儿由此发现。

【结核菌素试验】

多数患儿 PPD 皮试阳性,病情严重,病程较长,患儿有营养不良时,PPD 可呈假阴性,分析 PPD 皮试阴性结果时应考虑这些因素。

【结核分枝杆菌 T 细胞斑点实验】

结核分枝杆菌 T 细胞斑点实验(T-SPOT)是基于干扰素 -γ 释放试验原理,通过酶联免疫斑点技术检测受试者体内是否存在结核分枝杆菌效应 T 淋巴细胞,从而判断目前该受试者是否感染结核分枝杆菌(即现症感染)的新方法[4]。目前,T-SPOT 已被诸多欧美国家的临床诊疗指南推荐用于结核分枝杆菌培养阴性结核、涂片阴性结核及肺外结核等的临床辅助诊断。

【诊断】

对于有长期发热或咳嗽,胸部影像学已显示典型的密度、大小、分布三均匀的粟粒状阴影、PPD 皮试阳性和 / 或有结核病密切接触史者,临床诊断不难。若胸部影像学可见粟粒状阴影,PPD 皮试阴性、无结核病接触史,除外其他疾病,需依据抗结核治疗反应或病原学结果做出诊断。

【鉴别诊断】

在胸部影像学未出现粟粒状阴影之前,易误诊或漏诊为上呼吸道感染、肺炎、败血症、结缔组织疾病、发热待查等,因此应注意鉴别。

1. 细菌性败血症 由于急性粟粒型肺结核有长期发热、外周血白细胞升高,病后 2 周之内胸部 X 线片可能无粟粒状阴影,易误诊为细菌性败血症。以下几点有助于急性粟粒型肺结核的诊断:①结核病感染依据如结核病接触史、PPD 皮试阳性;②血细菌培养阴性;③抗生素治疗无效;④胸部 X 线片和胸部 CT 可有纵隔淋巴结肿大、网状影或磨玻璃影或稀疏的、分布欠均匀的粟粒结节。对于这样的患儿,能早期诊断急性粟粒型肺结核的关键是考虑到本病是长期发热的原因之一,尤其是有结核病高危因素(无接种卡介苗瘢痕)者,并常规行 PPD 检查,对于不能除外结核病者,需仔细阅读胸部 X 线片并动态观察。

2. 肺炎 由于急性粟粒型肺结核有发热和咳嗽,早期胸部 X 线片表现为肺纹理增多和变粗,有网状影或呈磨玻璃影或有稀疏、分布欠均匀的粟粒状阴影,可误诊为肺炎。以下几点可资鉴别:急性粟粒型肺结核患儿一般肺部啰音少;抗生素治疗无效;有结核病感染依据如结核病接触史、PPD 试验阳性;仔细阅读胸部 X 线片和胸部 CT,可发现纵隔淋巴结肿大或原发病灶;动态观察胸部 X 线片可发现典型的密度、大小、分布三均匀的粟粒状阴影。

3. 结缔组织疾病 由于急性粟粒型肺结核可表现为长期发热,外周血白细胞升高,中毒症状相对较轻,抗生素治疗无效,病程早期胸部 X 线片正常或有散在的粟粒样阴影,可误诊为结缔组织疾病。以下几点有助于急性粟粒型肺结核的诊断:①有结核病感染依据如结核病接触史、PPD 皮试阳性;②胸部 X 线片和胸部 CT,可有纵隔淋巴结肿大、原发灶;③胸部 X 线片表现不典型,但又不能除外急性粟粒型肺结核时,应动态复查胸部 X 线片,有时需复查 2~3 次,才有典型的粟粒状阴影。

一些急性粟粒型肺结核患儿胸部影像学表现不典型,应注意与其他疾病鉴别。对于胸部影像学表现不典型的急性粟粒型肺结核患儿,做出正确诊断需要:①了解一些急性粟粒型肺结核病例可合并其他征象;②寻找结核病的依据如 PPD 试验、结核杆菌的病原学检查;③观察抗结核的治疗反应;④除外其他疾病;⑤必要时进行肺部活检病理诊断。

胸部影像学出现粟粒状阴影时,应注意与其他有粟粒状阴影表现的疾病相鉴别:

(1)非典型病原体感染引起的肺炎:肺炎支原体肺炎、沙眼衣原体肺炎引起的肺炎可表现为双肺粟粒状或网状结节样阴影,容易误诊为急性粟粒型肺结核。

(2)真菌性肺炎:念珠菌、曲霉及新生隐球菌肺炎均可出现类似急性粟粒型肺结核的胸部影像学表现。因此,易误诊为急性粟粒型肺结核,尤其是新生隐球菌肺炎,当发生全身播散,合并脑膜炎和 / 或腹腔隐球菌感染时,更易误诊为急性粟粒型肺结核合并脑膜炎和腹腔结核病,应注意与真菌性肺炎的鉴别。鉴别要点:①真菌性肺炎无结核病感染依据;②抗结核治疗无效;③真菌病原包括培养和血清学检测阳性。

(3)特发性肺含铁血黄素沉着症:本病反复发作后,肺部遗留网状和粟粒状阴影,可误诊为急性粟粒型肺结核。特发性肺含铁血黄素沉着症的特点为:①有反复发作的发热、贫血或咳嗽、咯血症状,以及面色苍白史;②症状发作时外周血象有小细胞低色素性贫血表现;胸片有片絮状、雪花状或斑片状阴影,多分布于中、下肺野近肺门处,肺尖多清晰,一般在 3~7 日消失,遗留粟粒状阴影;②痰液能找到大量含铁血黄素细胞;③无结核病感染依据、抗结核治疗无效。

(4)朗格汉斯细胞组织细胞增生症:由于本病有发热、咳嗽或气促,胸部影像学有粟粒状阴影表现,容易误诊为急性粟粒型肺结核。朗格汉斯细胞组织细胞增生症与急性粟粒型肺结核的鉴别要点是:①胸部影像学除有粟粒状阴影外,还存在囊性病变和结节性病变,结节性病变中可有空洞形成;②颅骨或其他部位有骨质破坏;③可伴有特征性皮疹,为棕黄色或暗红色斑点疹,继而呈出血性湿疹样或脂溢样皮疹,部分有小脓疱,有棘手感,最后结痂脱屑,色素脱失,皮疹成批出现,与急性粟粒型肺结核的皮肤粟粒疹不同;④无结核病感染依据、抗结核治疗无效。如朗格汉斯细胞组织细胞增生症患儿表现为单纯性肺嗜酸性肉芽肿而无肺外表现者,与急性粟粒型肺结核的鉴别诊断有时很困难,需行肺活检病理确定。

(5)肺泡蛋白沉积症:本病胸部 X 线表现为病灶主要分布在肺门附近和肺内中带,外带稀少,以肺门向外放射呈蝴蝶状,肺门淋巴结不肿大,症状较轻。痰液或支气管 - 肺泡灌洗液 PAS 染色阳性。PPD 试验阴性,抗结核治疗无效。

(6)肺泡微结石症:本病胸部 X 线表现为双肺广布细小粟粒状阴影,成人曾有报道将其误诊为急性粟粒型肺结核。本病特点是无发热,可有轻微气急、咳嗽等症状轻微,病灶分布以内带及肺下野为密集、点状阴影的密度较高,边缘比较锐利。抗结核治疗无效。PPD 试验阴性。

【治疗】

1. 一般治疗和对症治疗 加强营养和休息。降温、止咳化痰、吸氧,必要时可输血或丙种球蛋白以提高机体的免疫能力。

2. 抗结核治疗 分强化期和巩固期两个阶段。强化期一般采用三种或四种抗结核药物联合治疗,即联合使用异烟肼、利福平、吡嗪酰胺和乙胺丁醇[1]。由于药物抗结核的肝肾等毒性,在使用之前,监测肝肾功能及视力,并严格控制剂量和疗程,动态监测听力。强化期治疗需 2~3 个月。巩固期继续应用异烟肼、利福平治疗 6~9 个月。急性粟粒型肺结核时,肝脏也可受累,但并不影响抗结核药物的应用,需密切观察,若用药 1 周

后肝功能恶化,则需停用吡嗪酰胺,同时给予保肝治疗,继续观察肝功能变化,若一周后肝功能继续恶化,再停用利福平,酌情停用异烟肼,待肝功能好转后,依次加用利福平、吡嗪酰胺或异烟肼,剂量需渐增。

3. 糖皮质激素 糖皮质激素有控制体温、减轻中毒症状、促进粟粒状阴影和渗出性病变吸收、减少纤维化的作用,对于急性粟粒型肺结核患儿,在足量抗结核药物治疗的同时,可并用肾上腺皮质激素。根据患儿病情轻重,静脉应用氢化可的松或口服泼尼松。氢化可的松剂量为 5~10mg/(kg·d),泼尼松剂量为 1~1.5mg/(kg·d),足量 2~4 周,以后逐渐减量,总疗程 6~8 周。

4. 并发症的治疗

(1)结核性脑膜炎治疗:一旦诊断急性粟粒型肺结核,应常规进行脑脊液检查,观察是否合并结核性脑膜炎。合并结核性脑膜炎者,抗结核药物和激素的应用均按结核性脑膜炎处理。

(2)其他并发症治疗:急性粟粒型肺结核可合并急性心力衰竭、急性呼吸衰竭、弥散性血管内凝血(DIC),也可发生气胸、纵隔气肿和皮下气肿。应予相应处理。

【预后】

病程多属急重,但若能及时诊断,合理治疗,预后良好。绝大多数患者病灶可逐渐吸收消散,甚至不留痕迹。肺部病变一般于 2~10 周开始吸收,3~6 个月可完全吸收。少数留有纤维化或钙化。有些病例虽合并干酪性肺炎,若能及时治疗,空洞可闭合,病灶可吸收。有较大结节的粟粒型肺结核,经治疗后在愈合过程中,偶尔可呈现蜂窝状肺气肿,是由于病变纤维化后,细支气管产生不完全活瓣性阻塞,以及肺泡壁弹性减弱所致。若诊断过晚、未及时合理治疗或机体抵抗力极度低下或原发性耐药者,预后不良。

二、亚急性或慢性血行播散性肺结核

亚急性或慢性血行播散性肺结核(subacute or chronic hematogenous disseminated pulmonary tuberculosis)是结核分枝杆菌少量多次进入血液循环,同时患者有相当的免疫力,故发病比较缓慢,病程比较迁延。其病理改变以增殖性为主,多见于 10~12 岁以上年长儿童[2]。

【临床表现】

症状依病情的严重程度及进展、好转或稳定

而不同。慢性病例只有轻度症状或全无症状,可表现为长期低热,有些患者有咳嗽、痰中带血、胸痛等。亚急性病例有发热、咳嗽症状。若患者发生反复的血行播散,临床症状较为明显,主要表现为反复发热、盗汗、消瘦、咳嗽等。体征与病变范围和病程有关。可有肝脾大,或伴有肺外结核。

【影像学检查】

X 线显示两肺有大小不一、密度不均、分布不均的结节状阴影,多数散在两肺中上部,有的病灶属增殖性,较陈旧,有的病灶属浸润性,较新鲜,可发生病灶周围炎甚至融合溶解,出现空洞,此外可见纤维索条状阴影和代偿性肺气肿。本型预后较好。治疗后多数病灶可吸收、硬结或钙化,但如有广泛纤维化现象则对儿童肺功能有影响。不及时治疗或病程反复恶化时,可逐渐演变成慢性纤维空洞性肺结核。有些病例因机体抵抗力差或治疗不当,多个结节融合后因干酪坏死而形成空洞,并有支气管播散,此时与浸润性肺结核伴支气管播散难以区别。在新旧病灶之间可见较多纤维索条状阴影,胸膜可粘连肥厚。

【诊断】

因临床、影像学表现无特异性,诊断主要依靠 PPD 阳性反应或病原学结果。亚急性或慢性血行播散性肺结核痰液中易找到结核分枝杆菌。

【鉴别诊断】

由于亚急性或慢性血行播散性肺结核是胸片有结节状阴影表现的一组疾病中最常见的原因,也是医生最熟悉的疾病,在临床上最常遇到的情况是将胸片有结节状阴影表现的其他疾病误诊为亚急性或慢性血行播散性肺结核,多见于将特发性肺含铁血黄素沉着症、朗格汉斯细胞组织细胞增生症、特发性间质性肺疾病、过敏性肺泡炎等肺间质性疾病、真菌等病原体肺炎误诊为亚急性或慢性血行播散性肺结核,需注意鉴别。鉴别的要点仍是有无结核病感染依据如 PPD 阳性或痰涂片和培养有无结核分枝杆菌。

【治疗】

联合乙胺丁醇、异烟肼、利福平、吡嗪酰胺 2~3 个月。使用抗结核治疗要充分履行告知家长义务,询问视力,肝肾功能,尿酸,并注意检测听力。巩固期继用异烟肼、利福平 9 个月[1]。

(杨海明　赵顺英　江载芳)

参考文献

1. 江载芳,申昆玲,沈颖.诸福棠实用儿科学.8 版.北京:人民卫生出版社,2015:1071-1072.
2. 中华医学会结核病学分会.中国结核病病理诊断专家共识.中华结核和呼吸杂志,2017,6:408-412.
3. 王维,赵顺英,李惠民.儿童全身播散性结核病 5 例临床分析.中国实用儿科杂志,2015,30(8):610-613.
4. 夏露,张嵘,卢水华.儿童结核病的诊断新进展.中国防痨杂志,2018,40(4):416-419.

第六节　干酪性肺炎

干酪性肺炎(caseous pneumonia)是结核分枝杆菌引起的肺炎,为小儿肺结核中最严重的类型之一,近年来和其他重症结核一样有增多趋势。根据结核菌在肺组织内的病理范围,分为大叶性干酪性肺炎和小叶性干酪性肺炎两种,大叶性多见于婴幼儿,小叶性者则多见于较大儿童。儿童干酪性肺炎大多由原发性肺结核恶化进展而来[1]。

【发病机制及病理特点】

当大量结核分枝杆菌侵入,在机体对结核杆菌变态反应增高或抵抗力低下的情况下,渗出性和增殖性的结核病变均可发生坏死。结核性坏死属凝固性坏死,呈淡黄色、干燥、质硬呈均质状,形如干酪,故称干酪性坏死。光镜下观察为一片均匀粉红色染的坏死物质,干酪坏死灶内可见大量结核分枝杆菌。初期渗出性结核病变中的纤维蛋白结构消失,炎细胞及肺泡脱落细胞境界消失,胞质混浊肿胀,核浓缩或碎裂溶解,以后组织完全坏死,最后肺泡的内容均匀化,但肺泡壁仍保存,以后肺泡壁破坏,即融合形成小叶性,甚至大叶性干酪性肺炎。干酪性坏死物质在一定条件下可液化,液化后的干酪物质沿支气管排出,并可播散到其他肺叶,造成支气管播散,原干酪病灶形成空洞,并有大量结核菌生长、繁殖。

儿童干酪性肺炎主要是因为气管和支气管淋巴结结核干酪性坏死,发生淋巴结-支气管瘘,淋巴结内带有大量结核分枝杆菌的干酪性物质破溃入气管或支气管而被吸入肺组织所造成,是原发性肺结核病情恶化的结果。机体对结核分枝杆菌变态反应增高或抵抗力低下是发生干酪性肺炎的基本因素,绝大多数发生淋巴结-支气管瘘的患儿,在机体抵抗力良好的情况下,虽然有干酪性物质破溃入气管或支气管中,却很少发生干酪性肺炎。另外,肺部原发灶呈大叶性浸润,在机体免疫功能急骤降低时,渗出性病变迅速发生干酪性坏死而演变为干酪性肺炎;或原发空洞内干酪性液化物中,含大量结核分枝杆菌,经支气管播散,造成小叶性干酪性肺炎;另外,肺内新鲜的血行播散性结核在机体呈高度过敏状态时,病变可迅速融合溶解发生干酪性坏死,形成细叶性和小叶性干酪性肺炎。

【临床表现】

干酪性肺炎起病多较急,有高热及明显中毒症状,呼吸困难,咳嗽多痰,可咯血,北京儿童医院曾有一幼儿因干酪性肺炎大咯血而不治。体温可呈稽留热,数周后体温逐渐波动或转为弛张热,体温下降时伴有大量出汗。继之,患儿一般情况恶化,面色苍白,消瘦,食欲缺乏,并出现发绀。也有起病较缓慢,症状较轻者,但病程迁延,若不及时治疗,病情逐渐恶化,病儿面色苍白,食欲缺乏,体重下降,低热、咳嗽、盗汗,有时可出现发绀。

体检见患儿呈重病容,呼吸可急促,大叶性干酪性肺炎可有肺实变体征。肺部听诊轻者有少许散在干啰音,重者有管状呼吸音及大量中小水泡音。

【实验室检查】

外周血白细胞和中性粒细胞明显增高及核左移,血沉和C反应蛋白(CRP)显著增快,痰液和胃液中容易找到结核菌。

【影像学表现】[2]

1. 胸部X线片 干酪性肺炎的病理学特征在初期为高度渗出性病变,不久坏死组织发生溶解。因此,胸部X线片检查时初期病变部位呈密度增高的炎性阴影。因这种炎性阴影属于干酪坏死性炎症,故密度较一般肺炎的单纯炎性渗出性阴影为高,仔细观察阴影并不是非常均匀,在大块的炎性阴影中,常隐约可见密度更高的干酪性病灶。此后,干酪性病变很快发生溶解,在密度增高的炎性阴影中迅速出现不同形状和大小的密度减低的透亮区。大叶性干酪性肺炎表现为一个肺段或肺叶大片实变阴影,病灶密度较一般肺炎的炎性渗出性阴影为高,病变进展,干酪性病灶发生溶解时,在密度增高的阴影中有单发或多发大小不等的空洞,小叶性干酪性肺炎表现为两肺散在密度不均之团块状阴影,内有蜂窝状透亮区或大小不等之空洞。除上述表现外,可伴有同侧或对侧支气管播散病灶(图8-6-1,图8-6-2)。

因儿童干酪性肺炎绝大多数为原发性肺结核恶化后的结果或血行播散性肺结核病变融合溶解而引起。所以,影像学上一般伴有肺门或纵隔淋巴结肿大,甚至钙化或有粟粒肺迹象。

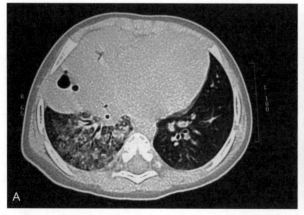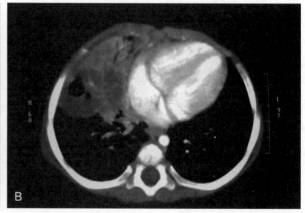

图 8-6-1 右中叶干酪性肺炎

A.右中叶实变影,并其内2个空洞,右下有支气管播散病变;B.强化CT示右中叶密度不均的大片实变影,上部分有支气管充气征,下部肺组织坏死并空洞形成

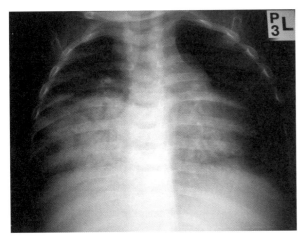

图 8-6-2 右中下叶干酪性肺炎
右中下叶大片实变影，其内多发大小不等的空洞形成

2. 胸部 CT 胸部 CT 检查在显示空洞、支气管播散病灶、淋巴结肿大方面优于普通 X 线片，还可测定肺内实变阴影的 CT 值，高 CT 值提示干酪性肺炎。强化 CT 扫描显示肺组织坏死，如有支气管淋巴结肿大，可呈环形强化。

【诊断】

根据临床和影像学表现、PPD 皮试和 γ 干扰素释放试验阳性，以及密切结核病接触史等结核病的感染依据，可做出临床诊断，痰液和胃液中找到结核分枝杆菌，有确诊意义。干酪性肺炎属于重症结核病，PPD 皮试可呈假阴性，易误诊为肺炎。儿童干酪性肺炎大多数为原发性肺结核、血行播散性肺结核恶化结果，因此，在病程发展过程中，影像学上一般有肺门或纵隔淋巴结肿大，甚至钙化，或有粟粒肺迹象，为诊断干酪性肺炎的重要依据。有时因干酪性肺炎病情重、病程较长，肺门或纵隔淋巴结内的干酪性物质完全破溃入支气管，发生支气管 - 淋巴结瘘，肺门或纵隔淋巴结肿大不明显，但支气管镜检查发现气管或支气管出现狭窄、移位、变形，支气管内有干酪或肉芽肿病变，也有助于干酪性肺炎的诊断。因干酪性肺炎痰液和胃液中容易找到结核分枝杆菌，对于可疑病例，必须连续进行胃液和痰液结核分枝杆菌涂片、固体或液体培养，以及 Xpert MTB/RIF 的检查[3,4]。

【鉴别诊断】

因干酪性肺炎临床表现有高热、咳嗽和严重中毒症状，影像学未出现空洞之前，易误诊为细菌性大叶性肺炎；出现空洞后，易误诊为肺脓肿或先天性肺囊肿等，应注意鉴别诊断。

1. 大叶性干酪性肺炎应与下列疾病鉴别

（1）细菌性大叶性肺炎：起病较干酪性肺炎更急，中毒症状更严重。而干酪性肺炎在高热前往往已有食欲缺乏、消瘦、盗汗或低热等结核中毒症状。干酪性肺炎在影像学上病灶密度较细菌性肺炎的炎性渗出性阴影为高，一般伴有肺门或纵隔淋巴结肿大，甚至钙化，或有粟粒肺征象。结核病接触史、PPD 皮试、对抗生素的治疗反应以及痰液结核菌和细菌学检查可协助诊断。

（2）腺病毒肺炎：重者呈大叶性实变，起病更急，喘憋明显，常伴心力衰竭、呼吸衰竭和中毒性脑病，而这些在干酪性肺炎则均少见。腺病毒肺炎外周血中性粒细胞、血沉和 CRP 一般正常或轻度升高。结核病接触史、PPD 皮试以及痰液结核菌和腺病毒检查，可协助诊断。

（3）肺脓肿：痰多，呈脓性，X 线胸片上脓肿内有液平面，而干酪性肺炎则无上述情况，多伴有肺门和纵隔淋巴结肿大及肺内播散。结核病接触史、PPD 皮试、对抗生素的治疗反应以及痰液结核菌和细菌学检查可协助诊断。

2. 小叶性干酪性肺炎应与下列疾病鉴别

（1）细菌性支气管肺炎：起病较小叶性干酪性肺炎更急，喘憋明显，呼吸困难及发绀等常较小叶性干酪性肺炎重，胸部 X 线片不伴肺门或纵隔淋巴结肿大，或粟粒状阴影。结核病接触史、PPD 皮试、对抗生素的治疗反应，以及痰液结核菌和细菌学检查可协助诊断。

（2）病毒性肺炎：喘憋及发绀均较重，易伴心力衰竭，胸部 X 线片显示间质性病变明显，不伴肺门或纵隔淋巴结肿大，或粟粒阴影。外周血中性粒细胞、血沉和 CRP 一般正常。结核病接触史、PPD 皮试，以及痰液结核菌检查可协助诊断。

（3）多发性肺脓肿：肺脓肿与小叶性干酪性肺炎有时鉴别困难。临床上肺脓肿起病更急，中毒症状及肺部体征更为明显，常伴有败血症表现。结核病接触史、PPD 皮试、对抗生素的治疗反应、痰液结核菌和细菌学检查，以及随诊影像可协助诊断。

（4）先天性肺囊肿：不合并肺部感染时，一般无明显呼吸道症状，影像学上无炎性渗出性阴影。合并感染时，有时与干酪性肺炎鉴别困难。结核病接触史、PPD 皮试、对抗生素的治疗反应、痰液结核菌检查以及随诊胸部影像可协助诊断。

【治疗】

1. 抗结核治疗 强化期 2~3 个月,联合异烟肼、利福平、吡嗪酰胺和乙胺丁醇。病情重者,也可考虑加用链霉素,但要充分履行告知家长义务,询问家族耳聋史,并注意检测听力,剂量以不超过 20mg/(kg·d)为宜。巩固期继用异烟肼、利福平6~9 个月[5]。

2. 糖皮质激素治疗 肾上腺糖皮质激素可减少中毒症状,高热、喘憋及中毒症状严重时,可在抗结核药物治疗同时,加用肾上腺糖皮质激素,如泼尼松 1~1.5mg/(kg·d),最大量不超过 40mg/d,2~4 周后逐渐减量,4~6 周停用。

(李惠民　江载芳)

参考文献

1. 江载芳,申昆玲,沈颖.诸福棠实用儿科学.8 版.北京:人民卫生出版社,2015:1084-1091.
2. 王岩,赵顺英,于彤,等.基于 CT 分型方法的儿童肺结核临床特征分析.中国防痨杂志,2018,40(9):940-943.
3. Chiappini E,Lo Vecchio A,Garazzino S,et al.Recommendations for the diagnosis of pediatric tuberculosis.Eur J Clin Microbiol Infect Dis,2016,35(1):1-18.
4. 夏露,张嵘,卢水华.儿童结核病的诊断新进展.中国防痨杂志,2018,40(4):416-419.
5. World Health Organization.Guidance for national tuberculosis programmes on the management of tuberculosis in children.2nd ed.Geneva:2014.

第七节　结核性胸膜炎

结核性胸膜炎(tuberculous pleuritis)是结核杆菌及其代谢产物进入胸膜腔引起的胸膜炎症,可发生于结核病病程的任何阶段,以原发感染后 3~6 个月多见。结核性胸膜炎可以是原发肺结核的一部分,儿童原发肺结核合并胸腔积液为12%~38%。婴幼儿急性粟粒型肺结核约 1/10 伴双侧胸膜炎,积液量较少。在临床上,结核性胸膜炎更多见于 5 岁以上儿童,发生于学龄期儿童的结核性胸膜炎,肺内多无活动性结核病灶,积液多为中等量或以上,易误诊为肺炎旁胸腔积液,并需除外恶性胸腔积液[1]。

【发病机制】

结核杆菌能够在肺结核或全身结核病的不同阶段,通过不同机制感染胸膜,结核性胸腔积液的发生是直接感染和免疫学机制以复杂方式相互作用的结果。原发结核感染后 6~12 周,结核分枝杆菌通过肺内胸膜下干酪病灶破溃、淋巴逆流和血行播散等途径侵入胸膜腔,多数因少量结核杆菌进入胸腔后,结核蛋白抗原与致敏 T 淋巴细胞相互作用,引发迟发型超敏反应,导致结核蛋白过敏渗出性炎症反应而出现胸腔内毛细血管渗透性增加,血浆蛋白渗出、CD4 T 细胞的聚集,以及炎症介质如 IFN-γ 的释放,淋巴回流障碍等最终形成胸膜腔内积液。在这种情况下结核性胸膜炎的发生实际上是一种免疫反应而非直接感染。有几个事实支持这种机制,如肺结核患者经皮穿刺活检可引发结核性胸膜炎;胸腔积液抗酸染色涂片和培养阳性率很低。结核性胸膜炎也可发生于原发感染后数年,此时肺内已不见活动性结核病变。根据我们的经验,大多数学龄期儿童结核性胸膜炎系由结核蛋白引起胸膜过敏反应所致,少数病儿胸膜上有干酪性结核病灶,侵入胸膜腔后即发生典型的结核菌感染性胸膜炎,此时胸腔积液可找到结核分枝杆菌。在结核性胸腔积液发病过程中,早期为白细胞介素 8 介导的中性粒细胞炎症反应,随后为淋巴细胞驱动的免疫反应伴随胸膜肉芽肿形成,其中 $CD4^+$T 淋巴细胞起主要作用,活化 $CD4^+$ T 淋巴细胞通过释放 γ 干扰素(IFN-γ)促进巨噬细胞活化来杀死结核杆菌,并与肿瘤坏死因子 α(TNF-α)一起,促进肉芽肿形成,其他多种细胞因子如 IL-12、IL-10、IL-4、IL-2 和 TGF-β 等均参与其中[2]。

【临床表现】[3]

多数病儿起病较急,表现高热、盗汗、食差、呼吸急促,年长儿在病初往往诉胸痛,呈针刺样疼痛,咳嗽和深吸气时胸痛加重。起病缓者有中等度发热和不同程度的结核中毒症状,干咳或刺激性咳嗽,咳嗽因受胸痛限制而不能大声咳嗽。较小儿童咳嗽,呼吸急促易与急性肺炎相混,但结核性胸膜炎患者一般咳嗽不剧、无喘息和咯血。胸痛约持续2~3日,当胸腔积液集聚较多时呼吸动作受限,胸痛即可减轻或消失。大量胸腔积液可压迫肺脏和心血管受压使呼吸面积和心排血量减少,出现气急和呼吸困难。

病初在干性胸膜炎期肺部听诊可有患侧呼吸音减低和胸膜摩擦音,在吸气和呼气均较明显。大量积液时患侧胸廓和肋间饱满,呼吸运动减弱,气管和心脏向健侧移位,叩诊为浊音或实音,语颤或呼吸音减低或消失,叶间积液和肺底积液体征不明显。

【影像学检查】

1. 胸部 X 线检查 早期少量积液后前位胸片仅表现为肋膈角变钝(图 8-7-1),成人需胸腔积液量 200ml 才能显示肋膈角变钝,侧卧位投照可显示沿外壁有条状阴影,胸腔积液量 50ml 即可。中等量积液可见从肋膈角外壁上行,呈弧形均匀致密影(图 8-7-2),大量积液时表现为患侧全侧致密影,仅肺尖部透明可见肺组织充气影和肺纹理,同时肋间隙增宽,气管纵隔向健侧移位(图 8-7-3),需与一侧肺不张鉴别,后者肺上叶不见充气和纹理,纵隔被牵向病侧,对侧可见气肿和纵隔气疝。重症患者卧位拍片积液表现有:①一侧胸廓变得模糊呈毛玻璃状,本侧膈肌向下移位。②从毛玻璃模糊影像中可见肺纹理,而肺不张则不见有肺纹理。③肺泡和毛细支气管内充气影像显示不清。

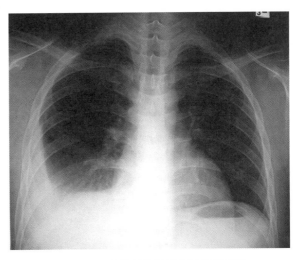

图 8-7-2 结核性胸膜炎(中等量积液)

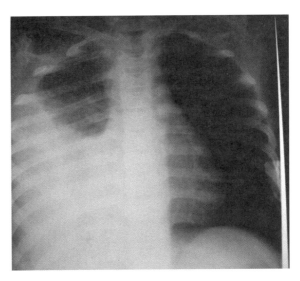

图 8-7-3 结核性胸膜炎(大量积液)

表现为体位改变而影像无改变,后前位胸片为类圆形或 D 形致密阴影。如累及叶间胸膜和膈胸膜则出现叶间积液和肺底积液,叶间积液 X 线表现为沿叶间裂(水平裂及斜裂)有一梭形或纺锤形阴影;肺底积液则表现为膈肌影像升高,膈顶向外侧移位,如为左侧可见膈顶与胃泡距离加大。胸腔积液吸收后可形成胸膜粘连,肋膈角变钝,肋间隙变窄、纵隔向患侧移位以及胸膜钙化等。

2. 胸部 CT 检查 CT 的诊断价值优于胸片,对于少量胸腔积液、肺底积液、叶间积液、纵隔积液、包裹性积液、胸膜结核瘤等显示更清楚(图 8-7-4)。CT 检查可以更清楚发现肺内隐蔽的病灶。也可在 CT 引导下行胸膜活检。

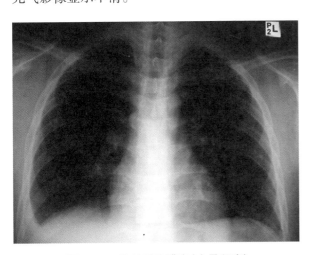

图 8-7-1 结核性胸膜炎(少量积液)

结核性胸膜炎如未得到及时治疗时,壁层胸膜和脏层胸膜可发生粘连,形成包裹性积液,

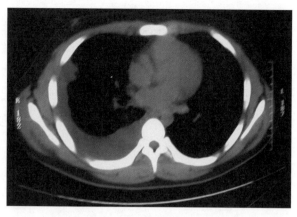

图 8-7-4 结核性胸膜炎伴胸膜结核瘤

3. 胸部 B 超检查 B 超检查可证实有积液的存在,对估计积液多少、积液部位和距胸表面深度均较 X 线片准确。可区分有无包裹和胸膜肥厚,对结核性胸膜炎患者,如胸膜上有弥漫小结节时可协助判定为结核结节而有助于病原诊断。包裹性积液患者可利用 B 超指导做胸腔定位穿刺。

【胸腔积液检查】

1. 常规检查 典型为草绿色,透明或微混,也可呈血性,多为洗肉水样,少数结核性淋巴结肿大压迫引起胸导管或左锁骨下静脉阻塞,胸腔积液呈乳糜样,比重 1.016~1.020,pH 一般在 7.3~7.4,白细胞常为几百,有可达数千,典型以淋巴细胞占优势,大约有 10% 的患者以中性 WBC 占优势,胸腔积液中含有间质细胞 <1%。

2. 生化检查 胸腔积液蛋白升高,胸腔积液蛋白 / 血清蛋白 >0.5,胸腔积液 LDH 升高 >200U 或胸腔积液 LDH/ 血清 LDH>0.6,80%~85% 以上胸腔积液糖 >60mg/dl,15% 糖降低。

3. 胸腔积液腺苷酸脱氨酶(ADA)和 γ 干扰素(IFN-γ)测定 ADA 是一种与嘌呤代谢有关的酶,在淋巴细胞中含量较高。ADA 水平与胸腔积液中 CD4+ 细胞数和淋巴细胞的分化成正相关,结核性胸膜炎患者胸腔积液中 ADA 升高,90% 患者浓度 ≥ 40U/L,其特异性和敏感性均高,另外 ADA 同工酶有 ADA-1 和 ADA-2,结核性胸腔积液为 ADA-2 升高,反应性胸膜炎者为 ADA-1 升高,同时测定胸腔积液 ADA 同工酶对早期诊断结核很有帮助,为快速、简便、经济和可靠的诊断方法,但 ADA 升高还见于其他非结核性胸腔积液,我院的研究表明,在儿童常见的化脓性胸膜炎、肺炎支原体性胸腔积液 ADA 升高较结核性胸腔积

液更明显[4]。IFN-γ 由 CD4 T 淋巴细胞分泌,结核性胸膜炎患者胸腔积液内 IFN-γ 浓度升高,其特异性和敏感性均在 90% 以上,也可作为一个重要的辅助诊断指标。

4. 结核分枝杆菌检查 由于结核性胸膜炎发病主要以胸膜对结核蛋白过敏引起,胸腔积液结核菌培养阳性或涂片找结核菌阳性率低,涂片阳性率为 5%,培养阳性率约为 12%~26%。两个因素可能与胸腔积液培养阳性率有关:人类免疫缺陷病毒(HIV)感染和胸腔积液优势细胞群。HIV 感染者由于免疫功能抑制,结核杆菌在胸腔可存留更长时间,所以 HIV 感染者胸腔积液培养阳性率高于 HIV 阴性者。胸腔积液中性粒细胞比例越高,培养的阳性率也越高,可能是由于疾病早期阶段特异性免疫尚未形成,吞噬细胞尚不能有效杀灭结核杆菌,胸腔积液结核杆菌负荷量较大。胸膜活检组织病理学有 80% 以上的阳性率。

PCR 在结核性胸膜炎的阳性率为 20%~80%,但非结核性胸膜炎患者 PCR 也可假阳性。在结核性胸膜炎胸腔积液结核菌培养阴性的病例中 PCR 仅 30%~60% 阳性,PCR 对考虑结核性胸膜炎而胸腔积液结核菌培养阴性和胸膜组织学检查阴性患者有诊断帮助。Xpert MTB/RIF 使用胸腔积液标本其对结核性胸腔积液诊断的敏感度和特异度分别为 51% 和 98%。PCR 技术对结核性胸腔积液诊断的低敏感性主要与胸腔积液中结核杆菌数量少有关,另外该技术花费高且需要良好的实验室条件。

【诊断】

诊断主要根据发病年龄,症状和体征以及影像特征结合结核病接触史,PPD 试验,γ 干扰素释放试验和胸腔积液检查结果等综合来诊断。学龄儿童临床表现发热、胸痛、无明显感染中毒症状、单侧渗出性胸腔积液,以及与成人肺结核有密切接触史,高度提示结核性胸腔积液的可能,如能同时除外细菌、支原体、真菌和寄生虫等各种病原感染所引起的胸腔积液、结缔组织疾病和恶性疾病胸膜受累等可临床诊断结核性胸腔积液。如胸腔积液、痰或胸膜活检标本培养结核杆菌生长,或胸膜活检标本病理抗酸染色阳性,或发现干酪肉芽肿病变,可确定结核性胸腔积液的诊断。

1. 胸腔穿刺检查 胸片和胸部 B 超可以帮

助确定胸腔积液存在,但不能确定胸腔积液性质。因此确定胸腔积液后必须做胸腔穿刺检查以确定胸腔积液性质。胸腔积液抽出后先明确是漏出液或渗出液,目前仍以 Light 标准来作为鉴别渗出液和漏出液的最佳指标,即胸腔积液蛋白 / 血清蛋白 >0.5,胸腔积液 LDH 升高 >200U 或胸腔积液 LDH/ 血清 LDH>0.6,为渗出液;胸腔积液蛋白 / 血清蛋白 <0.5,胸腔积液 LDH 升高 <200U 或胸腔积液 LDH/ 血清 LDH<0.6,为漏出液。

2. PPD 试验 对渗出性胸腔积液的病儿均应作 PPD 试验,但在大量胸腔积液的病儿 PPD 往往是阴性反应,其阴性率可达 30%~40%,原因是此时大量致敏的 T 淋巴细胞聚集在胸腔积液中,导致皮肤的超敏反应不能发生。假阴性反应还与最近感染(8 周之内)、免疫抑制或营养不良状态以及循环单核细胞受抑制有关。如初次 PPD 阴性,经治疗后胸腔积液逐渐吸收,重新做 PPD 往往转为阳性,如反复 PPD 试验阴性而治疗后临床不见好转者,应及时修正诊断,重新寻找病因。

3. 胸片 结核性胸膜炎病儿胸片多表现为一侧胸腔内中等量以上积液而肺内未见明显其他病变,以右侧多见;部分患儿肺内可见活动性结核病灶,肺门 / 纵隔淋巴结肿大或陈旧性钙化和纤维化病灶;伴粟粒型肺结核者可见双侧胸膜炎,但一般积液较少。胸腔积液吸收后可形成胸膜粘连,肋膈角变钝、肋间隙变窄、纵隔向患侧移位以及胸膜钙化等。

4. 胸膜活检 胸膜活检发现结核性肉芽肿或干酪性坏死,病变组织抗酸染色和培养发现抗酸杆菌有助于确诊。因结核性胸膜炎特异性病理改变一般仅维持 4 周左右,为明确诊断应及早活检[5]。胸膜活检包括影像指导下的闭合针吸活检和内科胸腔镜活检。胸膜活检是诊断结核性胸腔积液最敏感的方法,但属于侵袭性诊断技术,在儿童结核性胸膜炎诊断中很少需要使用,当临床检查和胸腔积液分析不能明确诊断,尤其是需要排除恶性疾病时才考虑进行胸膜活检。

【结核性脓胸】

大量结核分枝杆菌侵入胸膜腔后,引起感染积脓,称为结核性脓胸。发病率已明显下降。但一旦发生,仍有较高的严重并发症和病死率,此外又可合并化脓菌混合感染。

感染途径:①直接侵入:肺部、肺门和支气管淋巴结干酪性坏死病变破溃,含有大量结核杆菌的干酪物质侵入胸膜腔,或胸膜下的结核性空洞破裂,造成自发性气胸和结核性脓气胸,多同时伴有支气管胸膜瘘和混合感染;②直接蔓延:胸壁结核、胸椎和颈椎结核以及腹腔结核直接蔓延到胸膜腔;③淋巴 - 血行感染:体内原发结核灶中的结核菌,经淋巴 - 血行感染。

临床表现为高热、呼吸困难,胸腔积液白细胞升高,以中性粒细胞为主,糖降低。外周血白细胞和中性粒细胞升高,CRP 升高,与细菌性脓胸难于鉴别,渗液中找到结核菌则可确诊。临床诊断要点是存在结核病高危因素(无卡介苗瘢痕)以及有结核病的诊断依据如结核病密切接触史、PPD 试验阳性。

【多发性浆膜炎】

两个以上的浆膜腔存在炎症,称多发性浆膜炎。儿童初染结核分枝杆菌,对结核杆菌呈高度过敏状态,可出现多发浆膜腔渗出。在多发性浆膜炎的病因中,结核病位于首位。

【鉴别诊断】

胸腔积液病因复杂,因此鉴别诊断的第一步应该是根据胸腔积液的常规和生化检查区分渗出液或漏出液,漏出液常见病因为充血性心力衰竭、肝硬化、低蛋白血症、肾疾患、营养不良性水肿和缩窄性心包炎等;结核性胸膜炎胸腔积液为渗出液,因此鉴别主要与各种病原感染所引起的胸膜炎、结缔组织疾病和恶性疾病胸膜受累相鉴别。

1. 细菌性胸膜炎 细菌性胸膜炎和结核性胸膜炎一样易引起胸膜粘连和包裹,但细菌性胸膜炎高发年龄一般为婴幼儿,呼吸道症状明显,胸腔积液外观混浊脓性,胸腔积液白细胞升高明显,以中性粒细胞为主,糖降低,外周血白细胞和中性粒细胞明显升高,CRP 明显升高,胸腔积液涂片和细菌培养阳性,易于合并肺脓肿或脓气胸(图8-7-5);根据这些特点不难与结核性胸膜炎鉴别。但结核性脓胸的临床表现、胸腔积液检查、外周血象和 CRP 检查与细菌性脓胸极为相似,易误诊为细菌性脓胸,鉴别主要是患儿虽有脓胸的表现,但发病年龄较大、呼吸道症状不明显;往往可找到结核感染的证据,如 PPD 阳性,结核接触史等。

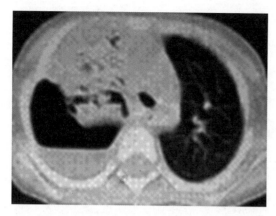

图 8-7-5　细菌性肺炎合并右侧肺脓肿和脓气胸

2. **肺炎支原体性胸膜炎**　肺炎支原体的发病年龄及胸腔积液检查与结核性胸膜炎类似,二者有时不易鉴别。支原体性胸膜炎往往咳嗽较明显,多伴有明显的肺内炎症,胸腔积液一般为少至中量,往往能较快吸收,很少发生明显的胸膜粘连和包裹,血和胸腔积液支原体抗体阳性,无结核病感染依据如 PPD 阴性、无密切结核病接触史。胸腔积液结核分枝杆菌检查阴性,大环内酯类治疗有效(图8-7-6)。结核性胸膜炎影像上往往肺内炎症不明显,而以积液为主,同时存在结核感染证据。但临床也有支原体和结核混合感染的病例,需注意鉴别。

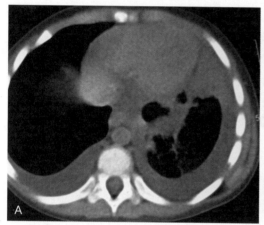
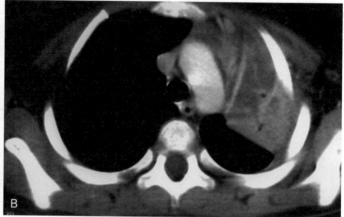

图 8-7-6　支原体肺炎
A. 支原体肺炎合并双侧胸腔积液;B. 支原体肺炎左侧肺内大片实变和少量胸腔积液

3. **真菌性胸膜炎**　真菌感染可引起胸膜炎,但较少见,呈亚急性或慢性过程时,多合并肺内浸润影。有些真菌如隐球菌和组织胞浆菌感染也可出现肺门和纵隔淋巴结肿大,易误诊为结核性胸膜炎。但真菌性胸膜炎往往存在真菌感染的易感因素如长期应用广谱抗生素、激素或其他免疫抑制剂,或存在基础疾病如血液病和免疫缺陷病等。影像上肺内浸润多呈大小不等结节或斑片状阴影,外周血白细胞和中性粒细胞升高,血沉和 CRP多升高,鲎试验或 GM 实验可阳性,胸腔积液涂片可找到菌丝或孢子,真菌培养阳性,缺乏结核病感染依据如 PPD 阴性、无密切结核病接触史,胸腔积液抗酸染色和结核分枝杆菌培养阴性。

4. **寄生虫性胸膜炎**　由于寄生虫性胸膜炎多呈慢性起病过程,发热、咳嗽不明显,并合并肺部浸润病变,与结核性胸膜炎类似,易误诊为结核性胸膜炎。寄生虫性胸膜炎时胸膜炎和肺部浸润性病变常呈游走性,外周血和胸腔积液嗜酸性粒细胞升高,同时患儿往往来自流行地区,有生食或半生食溪蟹、蝲蛄或疫水接触史,血寄生虫抗体阳性,缺乏结核病感染依据。

5. **结缔组织疾病引起的胸膜炎**　如系统性红斑狼疮、类风湿关节炎全身型等,尤其是以胸膜炎或多发性浆膜炎为首发症状时,易误诊为结核。类风湿关节炎全身型引起的胸膜炎,胸腔积液糖明显降低,往往发热同时伴皮疹和关节炎症状。系统性红斑狼疮引起的胸膜炎,胸腔积液抗核抗体阳性,同时有多系统损害表现如面部蝶形红斑、口腔溃疡、蛋白尿和白细胞减少等,而无结核病的感染依据。

6. **肿瘤引起胸膜炎**　肿瘤如淋巴瘤、转移瘤、胸膜肺母细胞瘤等可引起胸膜炎,尤其以淋巴瘤多见,由于胸腔积液多为血性,需与结核性鉴别。鉴别要点:淋巴瘤胸腔积液/血乳酸脱氢酶一般超过 3 倍,胸腔积液不易吸收,部分可找到肿瘤细胞,无结核病的感染依据,可合并其他表现如纵隔淋巴结肿大、肺部占位性表现和肋骨破坏等（图 8-7-7）。

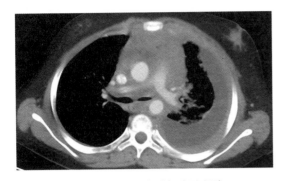

图 8-7-7 淋巴瘤引起胸腔积液

【治疗】

1. 抗结核药物治疗 世界卫生组织 2014 年发布的儿童结核病管理指南推荐，包括我国在内的异烟肼高耐药地区和 / 或 HIV 高流行地区儿童结核性胸腔积液的治疗方案为：异烟肼、利福平、吡嗪酰胺和乙胺丁醇等四联药物用 2 个月，然后异烟肼和利福平用 4 个月。

如果无肺部实质受累，且感染菌株为非异烟肼耐药菌株，则在强化期可采用不包括乙胺丁醇的三联治疗。同样必须遵守早期、足量、联合、规律、适量和全程的治疗原则，及时、有效和充分的抗结核治疗有利于缩短病程和提高治愈率，减少胸膜增厚和功能异常的后遗症。在开始化疗期间有时也会出现类似肺结核治疗中出现的矛盾反应，出现胸腔积液的增多，这是由于快速的分枝杆菌溶解导致过度抗原负荷被释放至胸腔积液中引起超敏反应。治疗期间应注意监测药物不良反应。

2. 应用肾上腺皮质激素 激素可促进胸腔积液的吸收、减轻结核中毒症状、缩短病程，故应早期应用，但其远期疗效存在争议，有研究表明激素治疗并不能使后期胸膜增厚和肺功能损害减轻。一般用于中等量以上的胸腔积液、合并多浆膜腔积液以及合并血型播散型肺结核的病例。泼尼松 1mg/（kg·d），儿童最大量 45mg/d，足量 2~4 周后减量，总疗程 4~6 周。注意不宜过早停药，否则会出现反跳现象。对已有胸膜肥厚或慢性结核性胸膜炎则不再使用激素。

3. 胸腔穿刺抽液 积极的胸腔穿刺抽液可缩短病程，防止胸膜肥厚，促进肺功能的恢复，同时抽取积液还可排除胸液中的结核杆菌及代谢产物，有利于体温恢复正常[5]。胸腔积液吸收是通过壁层胸膜淋巴孔回吸收经淋巴管排出的，若积液大量积存于胸膜腔，其中的蛋白质、细胞碎片和纤维素遮盖胸膜表面，影响淋巴管排出胸腔积液，造成胸膜增厚甚至分隔样改变，肋膈角粘连或造成多个包裹积液。每次抽取胸腔积液应行 B 超准确定位，以免因抽液造成气胸，抽液时速度需缓慢，抽液量视积液的多少和患者对抽液的适宜程度而定，儿童即使是大量积液每次抽液也不应超过 500ml，抽液中一旦患儿出现烦躁、面色苍白、出汗、血压降低等不适反应，应立即停止抽液，平卧休息。不推荐胸腔置管引流，除非大量胸腔积液引起了呼吸困难。如果胸腔积液出现纤维粘连和分隔，可胸腔内注射纤维蛋白溶解药（如尿激酶），这样可以清除胸膜粘连和间隔形成，降低胸腔积液黏稠性，保证引流通畅，减少残留胸膜增厚。

4. 外科手术 目前在有效的抗结核治疗方案下，结核性胸腔积液很少需要外科手术。如病程达 6 周以上，出现持续结核性脓气胸或支气管胸膜瘘，可行早期胸膜剥脱术；病程 6 个月以上发生不可逆的纤维胸、严重肺功能下降和胸廓变形，可行晚期胸膜剥脱术和胸廓成型术等。

（李惠民 江载芳）

参考文献

1. 李惠民，赵顺英. 儿童结核性胸膜炎的诊断和治疗. 中国实用儿科杂志，2017，32（3）：174-177.
2. Vorster MJ，Allwood BW，Diacon AH，et al.Tuberculous pleural effusions：advances and controversies.J Thorac Dis，2015，7（6）：981-991.
3. 曾铮，黄延风，朱朝敏，等. 儿童结核性胸膜炎 113 例临床分析. 中华实用儿科临床杂志，2015，30（24）：359-362.
4. 王维，彭小霞，崔虹艳等. 腺苷脱氨酶在儿童结核性胸膜炎的诊断意义. 国际儿科学杂志，2015，42（4）：447-449.
5. Shaw JA，Irusen EM，Diacon AH，et al.Pleural tuberculosis：A concise clinical review.Clin Respir J，2018，12（5）：1779-1786.

第九章

肺寄生虫病

寄生虫病目前仍然是世界范围内引起发病和死亡的重要疾病,在广大的发展中国家,特别是热带和亚热带地区寄生虫病的广泛流行,严重威胁着儿童和成人的健康和生命。人类呼吸系统可以被很多种寄生虫感染,其发病主要是由于寄生虫在其生活周期中移行入肺引起过敏反应或直接侵入肺或胸膜所致。肺寄生虫病可以是原发肺部感染,但更多的是作为全身寄生虫感染的一个特征。本章对常见的肺寄生虫病如肺包虫病、肺吸虫病、肺血吸虫病和肺线虫病予以介绍,原虫感染如阿米巴、疟原虫和弓形虫等感染也可累及肺部,但相对少见,肺孢子虫目前归为真菌类。

第一节 肺包虫病

肺包虫病(pulmonary hydatidosis)又称肺棘球蚴病(pulmonary echinococcosis),在我国流行的主要类型是囊型包虫病,是由于细粒棘球蚴绦虫(echinococcusgranulosus)的幼虫在人体肺部寄生引起的一种人畜共患寄生虫病(图 9-1-1)。本病多见于畜牧地区[1],几乎遍及世界各地,特别是澳大利亚、新西兰、南美洲等,我国主要分布在甘肃、新疆、宁夏、青海、内蒙古、西藏、四川西部、陕西等省区,河北与东北等省亦有散发病例,肺包虫病占人体包虫病的 14.81%,也有肺包虫病占达 36.7%以上[2]。男多于女,儿童占 25%~30%,40 岁以下的占大多数,年龄最小 1~2 岁,最大 60~70 岁[3]。

【病原学】

细粒棘球蚴绦虫属带科、棘球属,又称包生绦虫,是引起囊型包虫病的病原,长 2~7mm,由一个头节和 3 个体节(幼节、成节和孕节)组成,偶或多一节。头节略呈梨形,具有顶突和 4 个吸盘。成虫寄生于犬科食肉动物,幼虫(棘球蚴)寄生于人和多种食草类家畜及其他动物。虫卵呈圆形,有

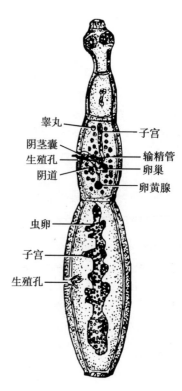

图 9-1-1 细粒棘球蚴绦虫

双层胚膜,其形态与带绦虫虫卵相似,对外界抵抗力较强。细粒棘球蚴为圆形或近圆形的囊状体,大小因寄生部位、寄生时间和宿主不同,直径从不足1厘米至数十厘米。

生活史:细粒棘球蚴绦虫的终宿主是犬、狼和豺等食肉动物,中间宿主是羊、牛、骆驼、猪和鹿等偶蹄类,偶可感染马、袋鼠、某些啮齿类、灵长类和人。成虫寄生在终宿主小肠上段,以顶突上的小钩和吸盘固着在肠绒毛基部隐窝内,孕节或虫卵随宿主粪便排出,孕节有较强的活动能力,可蠕动爬行,致使虫卵污染动物皮毛和周围环境,包括牧场、畜舍、蔬菜、土壤和饮水,被人或羊等其他中间宿主吞食后,经胃而入十二指肠。经消化液的作用,六钩蚴脱壳而出,钻入肠壁,随血液循环进入门静脉系统,幼虫大部被阻于肝脏,发育成包虫囊(棘球蚴);部分可逸出而至肺部或经肺而散布于全身各器官发育为包虫囊。狗吞食含有包虫囊的羊或其他中间宿主的内脏后,原头蚴进入小肠肠壁隐窝内发育为成虫(经7~8周)而完成其生活史。细粒棘球蚴绦虫的成虫寿命不长,但棘球蚴在宿主体内可以生存很久,常以囊肿或囊泡及子囊、孙囊的形态在肺、肝、脑等组织存活[3]。

【发病机制】

人通过接触污染的水或食物,吞食了虫卵和孕节后,六钩蚴进入肺内发育,其周围有大量巨噬细胞和嗜酸性粒细胞浸润,大多数六钩蚴被杀灭,仅少数存活。约3周发育为囊状体,其周围可有肉芽肿改变。囊状体慢慢扩大,增长的速率与组织的可扩张性和宿主的年龄有关,由于肺组织疏松、血流循环丰富及胸腔负压吸引等因素,囊状体在肺组织和儿童增长较快,至5个月时直径可达1cm,这时可以确定囊肿结构。囊肿由3层组成:内层为内囊层,又称生发上皮层,很薄,分泌无色透明囊液,通过内源性的囊泡化形成很多子囊和寄生虫头节,如脱落于囊腔内,即成为包虫沙;中间层为外囊层,无细胞,多层次,半透明,乳白色,具有弹性,外观酷似粉皮。内囊层和外囊层是包虫囊肿的固有囊壁,厚度仅1mm,但压力高,易破。外膜或囊周层为人体组织反应引起,由纤维组织、血管、巨细胞和嗜酸性粒细胞组成的外部荚膜,厚3~5mm。外囊和外膜间为潜在腔隙,无液体和气体,也不粘连。多数幼虫在5年左右死亡,但少数继续生长,形成巨大囊肿。巨大囊肿对肺产生机械性压迫,使周围肺组织萎缩、纤维化或发

生淤血和炎症。5cm以上的囊肿可使支气管移位、管腔狭窄,或使支气管软骨坏死,进而破入支气管,大量的囊液、碎片涌入气管造成窒息死亡。含有原头蚴头节的囊肿合并感染,或因外伤破裂时,可造成棘球蚴在胸内感染扩散,引起急性肺脓肿、脓胸、脓气胸或血气胸。囊肿破入胸腔,大量头节外溢,形成许多继发性包虫囊肿。位于中心的囊肿偶有侵蚀、穿破大血管和心包致大出血和心包压塞,心力衰竭。少数包虫囊肿有钙化。如囊肿破向细支气管,空气进入内囊外囊之间,可形成多种X线征。已有感染或破裂的囊肿可合并胸腔及纵隔脓肿,肝包虫囊肿破裂后可能与胸腔或肺、支气管相通,形成肺包虫囊肿胆管-支气管瘘。

【临床表现】[3,4]

棘球蚴病俗称包虫病,由细粒棘球蚴绦虫幼虫引起的通常为单个的囊性病变,又称为囊型包虫病,另外还有一种形成多个囊性病变的称为泡型包虫病,系由多房棘球蚴绦虫幼虫即泡球蚴感染所致。

肺囊型包虫病对人体的危害严重程度取决于棘球蚴的体积、数量、寄生时间。因其生长缓慢,往往在感染后数年才出现症状,原发的棘球蚴多为单个,继发感染常为多发,常见症状分为三类:

1. **局部压迫和刺激症状** 如囊肿巨大或位于肺门附件,可出现呼吸困难、咳嗽、喘息、胸痛等呼吸道刺激症状。

2. **毒性和过敏反应** 常有荨麻疹、哮喘和血管神经性水肿,囊液大量溢出可产生过敏性反应,如进入血液循环可引起严重的过敏性休克。

3. **继发感染等并发症** 棘球蚴破裂可造成继发感染,如囊肿破入支气管,囊液量大的有窒息危险;棘球蚴破裂后子囊及头节外溢,能形成多个继发性囊肿。

儿童急症就诊往往是由于产生并发症,囊肿破裂、气胸、肺不张、支气管胸膜瘘、支气管扩张和继发性囊肿和继发感染均有报道。在很罕见的情况下囊肿破入心血管系统引起播散和猝死。约有30%的囊肿破入胸膜腔和支气管是由于咳嗽、打喷嚏、外伤和腹压增加诱发。寒战、发热、咳嗽加剧、轻度咯血,以及胸部X线变化可以提示囊肿破裂,咳粉皮样痰具有诊断意义。发生囊肿破裂和渗漏后可能会出现胸膜继发性囊肿、支气管阻塞引起窒息和过敏反应。2%的病例出现支气管胆管瘘,表现发热,咳出物含胆汁。

多数患者无明显阳性体征,囊肿较大的可致纵隔移位,儿童可出现胸廓畸形。患侧叩诊浊音,呼吸音减低,有胸膜炎或脓胸的则有相应体征。

【实验室检查】

外周血中嗜酸性粒细胞增多见于半数病例,一般不超过10%,偶可达70%。但当肺棘球蚴囊肿破裂后外周血中嗜酸性粒细胞可有显著升高。合并肝包虫囊可有肝功能异常,血清特异性IgE升高。

(1)病原学检查:呕吐物、粪便、胃液、尿液、痰液以及胸腔积液涂片显微镜检查,如能发现棘球蚴的子囊、囊沙或粉皮样囊壁碎片具有诊断意义。

(2)免疫学检测:棘球蚴寄生于宿主脏器、组织中,生长缓慢,病原检测特别是早期病原确诊困难,免疫学检测常作为辅助诊断本病的主要手段。血清学免疫试验包括间接红细胞凝集试验(IHA)、酶联免疫试验(ELISA)、对流免疫电泳(CEIP),循环免疫复合物(CIC)检测等。IHA主要用于检测囊液的特异性IgM抗体,交叉反应小。ELISA用囊液粗抗原做试验,结果与IHA相似,使用纯化抗原及特异性抗原可提高特异性,但敏感性降低,改进后的ELISA如PVC薄膜快速ELISA、斑点酶联免疫吸附试验等具有敏感性与特异性好的特点。循环复合物法应用特异的单克隆抗体作探针,用ELISA检测患者血清中循环抗原和循环免疫复合物具有高度的敏感性、特异性和重现性,可提高检出率[5]。

【影像学表现】

影像学是肺包虫病诊断的主要工具,其准确性可以达到98%~100%,但有研究表明仅有40%的病例通过影像学被诊断,原因是有时炎症反应和继发感染可以掩盖闭合和破裂的囊肿,在炎症消退后再被发现。在胸部影像上,肺囊肿很容易被发现,在流行地区应该想到肺包虫囊肿的可能性。

完整的肺包虫囊肿X线表现为圆形或椭圆形均一的阴影,周围被正常肺包围边缘清晰而平滑。囊肿可以位于肺周边、中心或肺门,可以单个或多个,单侧或双侧,且大小不等(图9-1-2)。随着囊肿生长,气道和周围血管被侵蚀,支气管内气体渗漏到囊肿外膜,出现典型的放射学征象。"新月征"是指深吸气时见到在均一的囊肿影上有一条新月形透亮区,表明空气渗入到外膜和外囊之间。随着空气继续进入,寄生虫膜被撕破,包虫液

流出,在囊腔内可见气液平面,同时外膜和外囊之间有气杯影,称为"双气层表现"或Cumbo征。当囊肿与支气管相通,囊肿壁从外膜分离,发生碎裂和萎陷,并漂浮在剩余的囊液中。这种结果在影像上表现为空气位于萎陷的漂浮的囊壁和外膜之间,称为"水上浮莲征"或Camellote征。

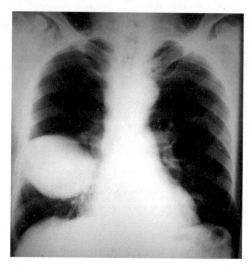

图9-1-2 右肺完整的肺包虫囊肿

肺包虫囊肿一般多位于周边,右肺多于左肺,下叶多于上叶,且多为单发,仅7%~38%表现为多个囊肿,多发者一般是2~3个。不像肝、脾包虫囊肿,肺包虫囊肿很少钙化。胸部X线片显示右半膈肌抬高和右基底段支气管扩张提示支气管胆汁瘘,支气管造影可助诊断。

肺CT检查能更好明确囊肿的部位和大小,显示完整囊肿的水密度,区分胸膜、肺实质和胸壁损害,CT能表明肺包虫特征性的解剖学如分离和萎陷的膜以及子囊,有助于特异性诊断。CT影像可提示囊肿为单发或者多发液性低密度病灶,边缘光滑,CT值接近于水密度,呈圆形或类圆形,大部分位于肺周围或肺表面,部分囊壁有钙化,增强扫描时包虫不强化,超声检查有助于区分囊性损害和固体肿瘤,肺包虫病超声特异性征象是在一个囊肿里有多个子囊,外囊与囊壁和萎陷囊的分离,尤其对于已破裂包虫诊断方面价值体现较明显。来自流行地区超声提示单个厚壁囊肿提示肺包虫病可能。

【诊断及鉴别诊断】

肺包虫病诊断主要是根据现在或以前曾居住于流行区,与狗、羊等有密切接触史;包虫病典型的X线表现,可见单发或多发边缘锐利的囊肿阴

影;血常规嗜酸性粒细胞增加,有时咳出物或胸腔积液中能查到囊肿碎片及囊、头节或小钩;酶联免疫试验、间接血凝集试验等免疫方法阳性。超声或 CT 引导下针吸活检在疑为包虫囊肿的忌行囊肿穿刺,以免引致囊液外溢,产生过敏反应或包虫病播散等严重并发症。

鉴别诊断包括先天性肺囊肿、肺脓肿、肺结核球、肺动静脉瘘、肺肿瘤等。

【治疗】

主要是手术切除,无特效药物。手术的目的是完全根除寄生虫,通过摘除囊肿,移去内囊,预防囊破裂以及摘除残留囊腔。手术方法主要有内囊摘除和肺叶切除 2 种。根据囊肿大小、数目多少、部位、有无并发感染及胸膜是否粘连决定手术方式。儿童应尽量保留肺实质,因为损害的肺实质在很大程度上可以恢复。但当支气管扩张、严重炎症和单个大囊或多个囊已经使肺实质破坏的情况下应进行肺切除。外科技术包括原位针吸囊内容物、整个囊摘除、肺段切除、肺叶切除和肺切除。囊摘除术主要用于没有并发症的囊肿。肺叶或肺段切除术用于肺内大囊、支气管胆汁和胆汁胸膜瘘。术中要注意防止囊肿破裂,囊液外溢入胸腔或胸壁软组织,以免引起包虫病变播散和严重过敏反应。

目前药物疗法多用于多发囊肿无法手术的患者。国内外推荐使用苯并咪唑类如甲苯达唑(mebendazole)和阿苯达唑(albendazole),此类药物有使生发层和原头蚴退化变质的作用,临床上有一定疗效,症状也有所改善,部分囊肿停止增长或缩小。甲苯达唑剂量一般 50~60mg/(kg·d),分 3 次口服,疗程数月,甚至 1 年,也有报道应用高剂量 100~200mg/(kg·d),疗程 3 个月,认为可产生较高的血药浓度和治疗成功率,而没有严重副作用。甲苯达唑副作用主要为发热、过敏反应、白细胞减少和肝肾损害等,因此应监测肝肾功能和血常规。阿苯达唑剂量为 12~15mg/(kg·d),分

2~3 次服,服用 20 天,休息 10 天后再服 20 天,休息 10 天,如此治疗 1~2 年。阿苯达唑较甲苯咪唑肠道吸收好,现已成为 WHO 推荐抗包虫病药物,但阿苯达唑存在肠道吸收率仍低,肝脏浓度低等缺陷,近年来学者一直致力于改善其生物利用率或筛选新药的研究,如阿苯达唑乳剂、阿苯达唑脂质体等。另外,研究认为吡喹酮对成虫和原头蚴的驱虫作用得到肯定。肺包虫囊肿一般呈进行性生长,能自愈的极少,绝大多数迟早将因囊内压力增加而破裂,产生严重并发症,因此要及时确诊并进行手术[6]。

【预后】

肺包虫病一般预后良好,棘球蚴破裂而发生休克者预后差。复发常见原因:①术中留下较小的包虫囊肿;②术间囊液外溢,头节脱落,移植复发;③再次感染,复发患者再次行肺切除,效果也多良好。

(徐　慧　李惠民)

参考文献

1. 蔡辉霞,王虎,韩秀敏,等.青海省海南藏族自治州棘球蚴病流行现状调查.中国病原生物学杂志,2016,11(11):1022-1025.
2. Kaman A,Tanir G,Cakmakci E,et al.Characteristics,diagnosis,and treatment modality of pediatric patients with cystic echinococcosis:a single centre experience.Turk J Pediatr,2019,61(5):704-713.
3. 江载芳,申昆玲,沈颖.诸福棠实用儿科学.8 版.北京:人民卫生出版社,2015:1212-1284.
4. Armoon A,Mehrian P,Soleimantabar H,et al.Computer Tomography(CT) Characteristics of Pulmonary Cystic Echinococcosis.Med Arch,2019,73(5):338-343.
5. 吴忠道,汪世平.临床寄生虫学检验.北京:中国医药科技出版社,2015:117-118.
6. 孙艳红,杨亚明.包虫病的治疗研究进展.热带病与寄生虫学,2015,13(1):53-58.

第二节　肺吸虫病

并殖吸虫属(Paragonimus)的成虫主要寄生于宿主的肺内,又称肺吸虫。肺吸虫病(pulmonary distomiasis)主要是由卫氏并殖吸虫(paragonimus westermani)寄生于人的肺部等组织所致的人畜共患寄生虫病。以在肺部形成囊肿为主要病变,以烂桃样血痰和咯血为主要症状。人因吞食生或半

生的含肺吸虫囊蚴的蝲蛄、溪蟹或沼虾等而感染，临床以咳嗽、咳棕红色果酱样痰、胸痛等呼吸道症状为主要表现[1,2]，常伴神经、腹部和皮下组织病变。

【病原学】

卫氏并殖吸虫终宿主包括人和多种肉食类哺乳动物。第一中间宿主为淡水螺类的黑贝科和蜷科中某些属的螺，第二中间宿主为甲壳纲的淡水蟹或蝲蛄。生活史过程包括卵、毛蚴、胞蚴、母雷蚴、子雷蚴、尾蚴、囊蚴、后尾蚴、童虫和成虫阶段。肺吸虫成虫（图 9-2-1）主要寄生于人或哺乳动物如犬和猫（终宿主）等的肺内，虫卵随痰液被咳出或被咽入消化道随粪便排出，虫卵只有进入淡水中才可继续发育，在适宜的温度下经 3 周左右发育为毛蚴，从卵中钻出，遇第一中间宿主淡水螺类，在其体内发育成尾蚴。尾蚴从螺体逸出，侵入第二中间宿主溪蟹或蝲蛄体内，发育为囊蚴。人或其他终宿主因吃含有囊蚴的溪蟹和蝲蛄而感染，也可因饮用含有囊蚴的生水而感染。囊蚴进入终宿主消化道后，在小肠上段经消化液作用，后尾蚴脱囊而出，并钻过肠壁，成为童虫，童虫在组织中移行并徘徊于各器官及腹腔间，1~3 周后由肝表面或经肝或直接从腹腔穿过膈肌进入胸腔而入肺，最后在肺内定居发育，60~80 天成熟并产卵，有些童虫可终生穿行于宿主组织间直至死亡。成虫在宿主体内一般可活 5~6 年，长者可达 20 年[1]。

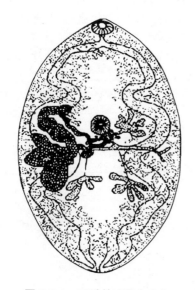

图 9-2-1　卫氏并殖吸虫成虫

患者和保虫宿主是本病的传染源，传播需通过中间宿主，人对本病普遍易感，但患者多见于青少年，尤其是学龄儿童。肺吸虫病流行广泛，几乎分布于世界各地，在我国流行遍布于 24 个省、市和自治区。在东北三省、山东、江苏、浙江和安徽以卫氏并殖吸虫为主，甘肃、陕西仅有斯氏狸殖吸虫，其他各地为混合感染区。并殖吸虫的第二中间宿主在南方为溪蟹，在东北为蝲蛄。流行区居民生吃或半生吃溪蟹[2]，东北地区食蝲蛄豆腐及蝲蛄酱，儿童在小溪边捕捉溪蟹烘烤后食用，饮用被囊蚴或尾蚴污染的生水都极易被感染。

【发病机制和病理】

卫氏并殖吸虫的致病主要由童虫在组织器官中移行、窜扰和成虫寄居或移行所引起。囊蚴被吞入人体后，经消化液作用囊壁破裂，童虫逸出，穿出肠壁进入腹腔，移行于腹腔各内脏之间或侵入组织，主要是肝脏。经 1~3 周窜扰后穿过横膈、胸膜腔进入肺脏，刺激胸膜引起胸膜炎和胸腔积液。童虫入肺后所致病变可分为三期：①组织破坏期，又称脓肿期，虫体移行引起组织破坏和出血，虫体周围有单核细胞、嗜酸性粒细胞浸润，最终形成脓肿，由于虫体移行，大多为多房性。②囊肿期，形成脓肿的大量炎细胞死亡、崩解液化形成囊肿，其壁由肉芽组织和纤维囊壁构成，囊腔内含有棕红色果酱状黏稠液体。镜检可见坏死组织、夏科 - 莱登结晶和大量虫卵，有时可见幼虫和成虫。囊壁因大量肉芽组织增殖而肥厚，肉眼观察呈边界清楚的结节和球囊。囊肿与囊肿之间由于虫体的移行，可见"隧道和窟穴"，相互沟通，形成多房性囊肿；如与支气管相通，囊肿内容物可从痰中咳出；③纤维瘢痕期，在虫体死亡或游走他处后，囊肿内容物逐渐吸收，虫卵死亡钙化，囊壁塌陷吸收，最后留下纤维组织瘢痕。以上三期是连续变化的过程，病变可同时在同一器官内存在。童虫从纵隔向上，经破裂孔进入颅内引起神经系统症状。斯氏狸殖吸虫和四川并殖吸虫很少在人的肺部形成囊肿，以幼虫移行引起的游走性皮下包块、渗出性胸膜炎、腹膜炎和肝组织脓肿等多见，患者全身反应强烈。

【临床表现】

与感染的时间、程度及宿主的免疫力有关。肺吸虫病潜伏期长短差异悬殊，感染轻者多为 3~6 个月，甚至达数年，感染重者为 2~30 日。轻度感染多为带虫状态，中重度感染症状复杂，可累及多个组织脏器，并出现全身症状。

1. 全身症状　一般起病缓慢，有低热、食欲缺乏、乏力、消瘦等非特异症状,感染重者起病急,毒血症症状明显,表现高热、畏寒、头痛、胸闷、咳嗽、气促、腹痛和腹泻等,部分患者有荨麻疹和哮喘发作等过敏症状。

2. **呼吸系统症状(胸肺型)**　多见于卫氏并殖吸虫,开始表现为咳嗽、咳痰和胸痛,初为干咳,以后痰量增多,出现痰中带血或咳棕红色果酱样痰,90%的患者可有反复咯血[2,3,4]。痰中常可见虫卵,虫囊破入胸腔,可引起胸腔积液[3]、脓胸和脓气胸,积液为草黄色、脓性或血性。体检局部偶闻干湿啰音,病变范围较大者,叩诊可呈浊音,可闻及管状呼吸音。

3. **其他系统症状**

(1)腹部症状(腹肝型):约占1/3的病例,常见症状有腹痛、腹泻、恶心、呕吐,疼痛部位不固定,往往为下腹部隐痛或阵痛,如脓肿向肠内破溃,可出现棕褐色脓血样大便。还可引起腹部器官广泛炎症、粘连,偶可引起腹膜炎及腹水。虫体侵及肝脏时引起肝大,质地中等或偏硬,肝功能异常。

(2)神经系统症状:脑型并殖吸虫在小儿多见,根据症状不同可分为癫痫型、脑瘤型、脑膜炎型、脑血栓型、脊髓型和混合型。

(3)皮下结节和包块:约10%的病例可出现,好发于腹部、胸部和腰背部,结节大小不一,大多为1~3cm,常呈单个散发,表面皮肤多正常,不痛,周围可有明显水肿。包块呈游走性,此起彼伏,反复出现。

(4)心包炎和心包积液:20%的病儿出现心包受损表现,心包积液可单独存在,或伴有胸腔积液、腹水和肺内实变。积液为血性或草黄色,白细胞和嗜酸性粒细胞增多,病程长者可引起缩窄性心包炎。

【实验室检查】

1. **血液检查**　白细胞总数升高,一般为$(10~30)\times10^9/L$,急性期可达$40\times10^9/L$。嗜酸性粒细胞比例升高至0.05~0.20,最高可达0.7~0.8[3],血沉加快。

2. **痰液检查**　并殖吸虫患者痰液镜检能找到虫卵、夏科-莱登结晶和大量嗜酸性粒细胞,如收集小儿痰液有困难,可取胃液检查虫卵。如行支气管镜检查,也可行支气管肺泡灌洗液检查虫卵。

3. **粪便检查**　水洗沉淀法或改良加藤氏法检查虫卵,可连续几日留取标本检查。斯氏狸殖吸虫和四川肺吸虫患者粪便中查不到虫卵。

4. **脑脊液及其他体液检查**　脑脊髓型者,脑脊液外观多正常,可见嗜酸性粒细胞,蛋白质含量轻度增加,偶能找到虫卵。胸腔积液、心包积液和腹水多为草黄色,也可带血性,偶可查到夏科-莱登结晶和虫卵。

5. **免疫学检查**　抗原皮内试验仅用做筛查试验,阳性符合率可达95%以上,皮试阳性说明有过肺吸虫感染,不能诊断肺吸虫病,一般用于流行病学调查和鉴别诊断时参考。血清学方法有酶联免疫试验(ELISA)、间接红细胞血凝试验(IHA)、斑点金免疫渗滤法(DIGFA)。ELISA检测特异性抗体,其敏感性可达95%以上,特异性可达100%;IHA的阳性率可达98.9%,但与血吸虫有交叉反应。

6. **影像学检查**　肺吸虫病肺内病灶可分布于两肺野,其中以两侧下肺野最多,右侧多于左侧。胸部X线表现有:①出血破坏期:肺吸虫移行引起线状出血灶或隧道状机械性损伤,表现为中下肺野片状、圆形或椭圆形浸润阴影,形态和位置易变,密度较淡,边缘模糊,1~3cm大小,可伴有肺门淋巴结反应性增大。②囊肿期:局部组织坏死,周围肉芽组织增生,形成结节,后逐渐纤维化形成囊壁,影像学表现为肺门周围和下肺野浸润阴影内单房或多房性透明区,其周围可见索条状阴影伸向肺野,此为肺吸虫的较特征性表现。③囊肿后期,肺野内散在分布的圆形或椭圆形结节阴影,境界清楚。结节中心部可见透明区,也可聚集成片或团块状。④病变愈合期见病灶缩小,呈大小不等的结节影,密度高,边缘清楚。部分可呈点状、环状或小片状钙化(图9-2-2A)。⑤常有两肺门阴影增大、肺纹理增多紊乱。常有少量胸腔积液与胸膜肥厚粘连。肺吸虫病肺CT上可有5种表现:支气管周围炎、浸润性实变、囊状阴影、结节空洞影和胸腔积液(图9-2-2B),其中囊状影和附壁结节空洞对诊断有提示意义[5]。

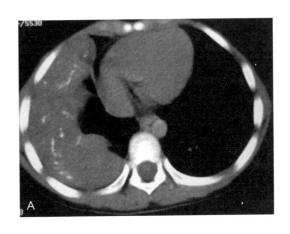

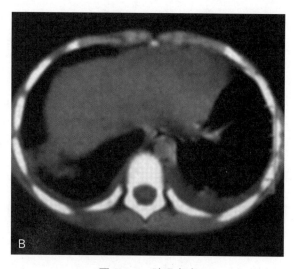

图 9-2-2　肺吸虫病

A. 肺吸虫引起胸膜炎及钙化；B. 右下肺浸润影，其内可见数个小囊影，同时合并双侧胸腔积液

7. 活组织检查　皮下结节或包块病理检查，可见典型的嗜酸性粒细胞肉芽肿，有时可见童虫。

【诊断及鉴别诊断】

可根据流行病学资料，有生食或半生食溪蟹、蝲蛄或喝过生溪水史，早期有腹痛、腹泻、发热，继而咳嗽、咳铁锈色痰，或伴有胸腔积液，或有游走性皮下结节和包块。化验外周血嗜酸性粒细胞增多，血肺吸虫抗体阳性，在大便、痰液，以及各种体液中查到虫卵，活组织检查发现虫体可确诊。肺吸虫病易误诊为肺炎、肺结核、肺脓肿、支气管扩张症、嗜酸性粒细胞肺炎、结核性心包炎、结核性胸膜炎、血液系统疾病[6]。

【治疗】

1. 病原治疗　选用的药物有：①吡喹酮（praziquantel）：为首选药物，每日 75mg/kg，2~3 次服用，3 天为一个疗程，有文献推荐可将时间延长至 5 天，脑型患者或感染重者间隔 1 周重复 1 疗程，尽管吡喹酮副作用发生率低，仍需警惕如神经肌肉系统不良反应、心律失常、消化道不良反应等不良反应的发生。②三氯苯达唑：疗效与吡喹酮相似，耐受性较吡喹酮好，治疗剂量为 10mg/（kg·次），1 天内共口服 2 次，疗效可达 100%，其毒性低，剂量小，所需疗程短。③硫双二氯酚（别丁）可作为替代药使用，治疗剂量 30~50mg/（kg·d）分3 次口服，连服 10~15 日为 1 疗程，或隔日 1 次，20~30 日为 1 疗程，副作用明显，有严重肝肾功能不全者禁用，对脑脊髓型效果欠佳，现临床少用。

2. 减轻炎症反应　可酌情加用激素减轻杀虫期间虫体坏死引起的剧烈的炎症反应。

3. 对症治疗　注意休息，加强营养，维持水电解平衡，对症给予止咳、化痰和止血药物。

（徐　慧　李惠民）

参考文献

1. 江载芳，申昆玲，沈颖．诸福棠实用儿科学．8 版．北京：人民卫生出版社，2015：1212-1284.

2. 刘雪艳，严晓峰，吕圣秀，等．14 例肺吸虫病误诊为结核的原因及胸部 CT 表现分析．临床肺科杂志，2018（1）：119-122.

3. 蒋伟明．以胸腔积液为主要表现的 20 例儿童肺吸虫病临床分析．中国热带医学，2015，15（11）：1412-1414.

4. Chingakham DS，Thounaojam AS，Haobam S，et al.Pulmonary Paragonimiasis，a rare cause of haemoptysis. Egyptian Journal of Chest Diseases & Tuberculosis，2016，65（1）：361-364.

5. 吴忠道，汪世平．临床寄生虫学检验．北京：中国医药科技出版社，2015：17-118.

6. Luo J，Wang MY，Liu D，et al.Pulmonary Paragonimiasis Mimicking Tuberculous Pleuritis：A Case Report. Medicine，2016，95（15）：e3436.

第三节　肺血吸虫病

裂体吸虫（schistosome）成虫寄生于人或哺乳动物的静脉内，亦称血吸虫或住血吸虫，肺血吸虫病（pulmonary schistosomiasis）是由于血吸虫的童虫、成虫在肺内移行、发育、寄生，或其虫卵在肺组织内沉着，引起肺内炎症、脓肿、肉芽肿和假结核等，是最常见的异位血吸虫病。临床上除一般血吸虫症状外，常表现为发热、咳嗽、咳痰、咯血、胸痛或哮喘等呼吸道症状[1]。

【病原学】

感染人体的血吸虫有六种，分别为埃及血吸虫，日本血吸虫，曼氏血吸虫，间插血吸虫，湄公血吸虫和马来血吸虫，在我国仅有日本血吸虫病

（图9-3-1）。日本血吸虫生活史中经历成虫、虫卵、毛蚴、母胞蚴、子胞蚴、尾蚴和童虫7个阶段。成虫寄生于人和其他哺乳动物肠系膜静脉中，雌虫在所寄生的静脉末梢产卵，虫卵随血流沉积于宿主的肝脏及肠壁组织中，在其中经11日发育为含毛蚴的成熟卵，由于毛蚴的分泌物可透过卵壳，引起虫卵周围组织和血管壁发炎坏死，在血流的压力、肠蠕动和腹内压增加的情况下，部分沉积于肠壁的成熟卵可随破溃的组织向肠腔破溃，虫卵随粪便排出。虫卵入水后在适宜的条件下孵出毛蚴。毛蚴在水中遇到中间宿主钉螺，主动钻入钉螺体，在螺体内脱去纤毛，转为母胞蚴。经1~2个月发育，母胞蚴体内的细胞团长成子胞蚴，从母胞蚴体内逸出。子胞蚴体内生发细胞不断繁殖产生尾蚴。尾蚴自螺体逸出，多以静止状态浮出水面，当接触人或哺乳动物时，利用其吸盘很快黏附并钻入皮肤或黏膜，尾部脱出，转变为童虫。童虫在体内移行，通过淋巴管和小静脉进入血液循环，随血流经右心到肺，从肺动脉钻入肺静脉，再由左心进入体循环，随血流至肝。到达肠系膜动脉的童虫可穿过毛细血管进入肝门静脉，最后，童虫移行到肝门静脉发育到性器官初步分化后，即雌、雄合抱，再移行到肠系膜静脉及直肠静脉寄居、交配、产卵。从尾蚴钻入皮肤到虫体发育成熟并产卵，日本血吸虫约需24天，日本血吸虫平均寿命为4.5年。血吸虫病的传染源为体内有成虫寄生，并排出成熟虫卵的人和哺乳动物，传播媒介主要是钉螺，传播途径主要是通过皮肤与疫水接触，如游泳、洗衣和捕鱼等，人群普遍易感。本病流行于我国长江流域及以南12个省、市和自治区，受感染人口1亿，严重威胁儿童的生命和健康[1,2]。

【发病机制】

在血吸虫感染中，各阶段均可对宿主造成损害，主要原因是血吸虫不同虫期释放的抗原均能诱发宿主出现一系列免疫病理变化，因此，目前普遍认为血吸虫病是一种免疫学疾病，虫卵肉芽肿是血吸虫的主要病理基础。血吸虫尾蚴、童虫、成虫及虫卵对人均有不同程度的致病作用。尾蚴侵入皮肤后转变为童虫，在局部皮肤引起以瘙痒和小丘疹为特点的尾蚴性皮炎，其发病机制中既有速发型超敏反应（Ⅰ型），也有迟发型超敏反应（Ⅳ型）。童虫移行至肺部，所经过的器官可因机械损伤而出现一过性血管炎，毛细血管栓塞、破裂、局部细胞浸润和点状出血，可引起肺组织充血、出血和嗜酸性粒细胞浸润等过敏性肺炎的病理改变。这些病变常于感染后1~2周出现，很快消失。成虫寄生于血管内，利用口、腹吸盘交替吸附于血管壁而作段距离移动，因而可引起静脉内膜炎。虫卵沉积于肺部引起组织坏死与急性渗出性炎症，虫卵沉积处常有血管内膜炎、嗜酸性肉芽肿，感染严重时可形成急性脓肿，随着虫卵死亡，脓肿渐被吸收形成肉芽肿，该肉芽肿含有大量类上皮细胞，

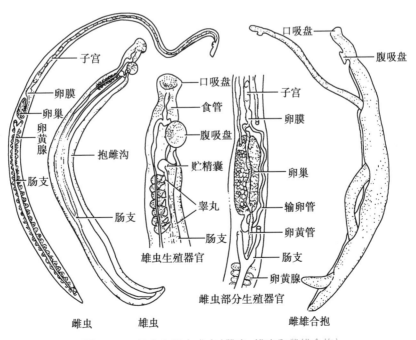

图9-3-1 日本血吸虫成虫（雌虫、雄虫和雌雄合抱）

并杂有异型巨细胞,与结核结节很相像,被称为"假结核结节",小的肉芽肿可逐渐纤维化,虫卵死亡后偶可钙化。慢性肺血吸虫病主要是由于沉积在肺内的血吸虫卵的机械性或化学性刺激,引起肺间质、支气管黏膜下层充血、水肿、溃疡形成,支气管、细支气管管腔狭窄,黏膜上皮和纤维组织增生、细胞浸润等改变。

【临床表现】

急性血吸虫病多在夏秋季发病,潜伏期平均40日左右,最短者14天。主要表现:

(1)发热:多为弛张热或间歇热,早晚波动幅度较大,伴畏寒、多汗、头痛,热退后感觉良好,部分表现为低热,体温很少超过38℃,可自行退热,全身症状轻微。

(2)呼吸系统症状:咳嗽,多为干咳、少痰、白色泡沫状,偶有痰中带血,肺部可闻及少许干湿啰音。严重的可引起弥漫闭塞性肺小动脉炎,少数可引起肺动脉高压和心力衰竭[3,4]。伴过敏反应可有荨麻疹、哮喘和血管神经性水肿。

(3)其他表现:有腹泻、腹痛、腹胀、肝脾大、肌肉关节酸痛等。

慢性肺血吸虫期可表现为慢性支气管炎、反复发作的过敏性肺炎、支气管扩张症和胸膜炎。

【实验室检查】

急性期白细胞总数和嗜酸性粒细胞增加,白细胞一般在$(10\sim30)\times10^9$/L,偶有超过50×10^9/L,嗜酸性粒细胞一般在15%~50%,偶达70%,在严重病例可有白细胞减少或嗜酸性粒细胞减少而中性粒细胞增多。慢性血吸虫病患者嗜酸性粒细胞一般不超过20%。常有不同程度的贫血、血沉增快和肝功能异常。血清免疫球蛋白IgM、IgG和IgE升高。

1. 病原学检查　粪便直接涂片阳性率不高,一般采用尼龙绢袋集卵孵化法和改良加藤厚涂片法。痰检也可通过直接涂片法或沉淀和孵化法找到虫卵和毛蚴。直肠黏膜活检或压片可找到虫卵。

2. 免疫学检测

(1)抗体检测:可采用间接血凝试验(IHA)、酶联免疫吸附试验(ELISA)、胶体染料试纸条法(DDIA)、环卵沉淀试验(COPT)、斑点金免疫渗滤试验(DIGFA)等方法,特异性和敏感性较高,但不能区别现症与既往感染,与肺吸虫等有交叉反应。

(2)抗原检测:血吸虫循环抗原(CAg)的检出表明宿主体内有活的虫体存在,可反映现症活动性感染,一旦虫体死亡,则抗原停止释放,抗原的免疫试验转为阴性,可用于评价治疗效果。

(3)分子生物学检测:随着血吸虫全基因组序列的解析,以检测血吸虫特异性核酸序列正在研究中,采用的方法主要是PCR和LAMP法[5]。

【影像学检查】

肺血吸虫病影像表现为两肺纹理增加,斑点影,斑片影,粟粒状改变和肺门影增大等。早期两肺纹理增强,继而出现散在点状浸润,边缘模糊,以中下肺野为多。随着病情进展,肺部阴影融合,形似支气管肺炎。当虫卵死亡,周围组织反应消失,病变逐渐吸收缩小,遗留点状阴影,有时可见钙化,与粟粒型肺结核相似,是由于虫卵沉着于肺间质,形成假结节所致。典型X线表现一般在3~6个月内逐渐消失。少数病例肺内小动脉广泛闭塞可引起肺动脉高压及右心肥厚表现[4]。如有多次疫水接触史而反复感染,肺野可有新旧不一、密度不等且大小不均的粟粒状阴影。慢性肺血吸虫病主要是肺间质改变,有时也可表现为密度增高的片状阴影,边界清楚,类似炎性假瘤或肿瘤,或表现为肺不张和胸腔积液。急性肺血吸虫病肺CT可见一过性微结节影,肺实变少见。慢性肺血吸虫病肺CT可见肺内多发纤维条索影、结节和微结节影,结节多分布于中下肺叶,胸膜下,结节中心密度较高,边缘不清楚,周围可以表现磨玻璃样渗出影。

【纤维支气管镜检查】

急性期纤维支气管镜下可见支气管黏膜充血、水肿和黏膜下黄色颗粒;慢性期则有浅表溃疡、支气管管腔狭窄和分泌物潴留。可通过支气管刷检和支气管黏膜活检找到血吸虫卵。

【诊断及鉴别诊断】

主要根据血吸虫流行区居住史,疫水接触史,临床表现有发热、咳嗽、痰中带血、胸痛、哮喘,以及腹泻等症状,X线胸片提示肺内有小结节、斑片影或粟粒状病变,血嗜酸性粒细胞增高,痰或支气管黏膜活检找到血吸虫卵。免疫学试验如皮试阳性、环卵沉淀试验阳性等可协助诊断。

鉴别诊断:肺血吸虫病主要应与粟粒型肺结核、矽肺、肺炎和支气管哮喘相鉴别。

【治疗】

肺血吸虫与一般血吸虫病治疗相同。治疗血吸虫病的药物有吡喹酮、硝基呋喃类、美曲膦酯、锑剂、六氯对二甲苯、硝硫氰胺等。吡喹酮是WHO推荐的治疗血吸虫病的一线用药,具有疗效高、疗程短、口服方便、不良反应少等优点,适用于急慢性以及伴有并发症的肺血吸虫治疗。吡喹酮对血吸虫皮层的损伤迅速而明显,能抑制虫体核酸和蛋白质的合成,对组织中的虫卵无明显影响。治疗急性血吸虫病总剂量为120mg/kg(儿童140mg/kg),6日疗法,1/2总剂量在第1~2日服完,余量在第3~6日分服完,每日3次。治疗慢性血吸虫病总剂量为60mg/kg(儿童70mg/kg),2日疗法,每日量分服2~3次。近期疗效接近100%,治疗3~6个月的远期疗效也在90%以上。副作用较轻,以神经肌肉症状如头痛、头晕、乏力、四肢酸痛等较为多见。总体来说,吡喹酮在治疗急性血吸虫病的效果不如慢性血吸虫病,另外,不同发育期血吸虫对其敏感性不同,尤其在血吸虫不成熟阶段,其抗血吸虫活性偏低,故现在各国一直在致力研究第二代抗血吸虫药物。其他药物有青蒿素及其衍生物如蒿甲醚和青蒿琥酯等。除了药物治疗,血吸虫疫苗也一直在研发中[6]。

【预后】

肺血吸虫病一般预后良好,晚期患者虽经抗病原治疗,但最终导致肺心病、心力衰竭,预后较差。

(徐　慧　李惠民)

参考文献

1. 江载芳,申昆玲,沈颖.诸福棠实用儿科学.8版.北京:人民卫生出版社,2015:1212-1284.
2. Verjee MA.Schistosomiasis:Still a Cause of Significant Morbidity and Mortality.Res Rep Trop Med,2019,10:153-163.
3. Nazan Sen.Schistosomiasis and pulmonary hypertension.Tuberkuloz Ve Toraks,2017,65(3):237-244.
4. Daniela Knafl,Christian Gerges,et al.Eur Respir Rev 2020;29(155)doi:10.1183/16000617.0089-2019.
5. 吴忠道,汪世平.临床寄生虫学检验.北京:中国医药科技出版社,2015:17-118.
6. da Silva VBR,Campos BRKL,de Oliveira JF,et al.Medicinal chemistry of antischistosomal drugs:Praziquantel and oxamniquine.Bioorg Med Chem,2017,25(13):3259-3277.

第四节　肺线虫病

线虫(roundworm)感染是最常见的寄生虫感染,寄生于人体的线虫有十余种,常见引起肺部病变的线虫主要有蛔虫、钩虫、丝虫、粪类圆线虫和旋毛虫等,偶见蛲虫累及肺部。此外动物寄生线虫如犬恶丝虫、猪蛔虫、犬和猫弓蛔虫等也可引起人体肺部病变。

【病原学】

似蚓蛔线虫简称蛔虫,属土源性线虫,是寄生于人体的最大线虫,虫体长圆柱形,形似蚯蚓,雌雄异体。蛔虫不需要中间宿主,发育过程包括受精卵在外界的发育和虫体在人体的发育两个阶段。随宿主排出体外的受精卵,在适宜的环境下,经过2周卵内细胞发育为幼虫,再经1周,幼虫第一次蜕皮,成为第二期幼虫,这种虫卵即为感染期卵。人经口食入感染期卵,在小肠从卵壳端出,侵入肠壁静脉,经门静脉至肝经右心入肺;或进入肠壁淋巴管,沿胸导管入右心而达肺部。在肺内幼虫穿破肺毛细血管进入肺泡,蜕皮2次成为第四期幼虫,然后幼虫沿支气管、气管移行至咽部,被吞咽入食管,经胃到小肠。在小肠内幼虫第四次蜕皮发育为成虫。从人体感染到雌虫产卵需60~75日,蛔虫在人体内的寿命一般为1年左右。蛔虫感染呈世界性分布,国内流行极广,居寄生虫首位,一般感染率为50%~80%,以5~15岁的儿童为多。

寄生于人体的钩虫主要是十二指肠钩口线虫和美洲板口线虫,钩虫成虫呈半透明米黄色,长约1cm,十二指肠钩虫在头端口囊内有2对钩齿,美洲钩虫则为1对板齿。钩虫虫卵随粪便排出,在适宜外界环境中卵细胞不断分裂并经过两次蜕皮发育成丝状蚴,具有侵入宿主的能力,称为感染期幼虫,当人接触泥土或农作物时丝状蚴利用头部和咽管矛侵入人体。一般通过皮肤毛囊或破损处钻入皮肤,在皮下组织移行,由皮下毛细血管或淋巴管,随血流达右心,穿过肺毛细血管至肺泡。沿支气管、气管到达喉部,被吞咽入食管,经胃到小肠,在小肠内发育为成虫。

粪类圆线虫是兼性寄生虫,丝状蚴为感染期幼虫,丝状蚴从皮肤或黏膜侵入人体,与钩虫生活史类似,最后在小肠内发育为成虫。雌虫在肠黏膜产卵,虫卵经数小时后发育为杆状蚴,杆状蚴钻出黏膜至肠腔,随粪便排出人体。在某些情况下如宿主免疫功能低下时,幼虫不随粪便排出体外,在肠腔内2次蜕皮,发育为丝状蚴,从肠黏膜侵入血液循环,引起自体重复感染。

动物源性感染的线虫常见有犬弓蛔虫、猫弓蛔虫和犬恶丝虫等。犬弓蛔虫和猫弓蛔虫在人类主要引起内脏幼虫移行症和眼部幼虫移行症,犬和猫是弓蛔虫的自然宿主,在其体内的生活史与蛔虫在人体中相似,但人类是其偶然宿主,在人体内不能完成弓蛔虫的整个生活史。弓蛔虫的卵随犬和猫的粪便排出体外,在适宜外界环境中,发育为感染期幼虫,儿童感染主要是接触含有感染期幼虫的土壤,幼虫在人体小肠内发育,通过血流或淋巴系统进入肝、肺、脑和眼等,但宿主的防御反应阻止了幼虫进一步穿越支气管的迁移和以后向成虫的发育。在这些部位包围它们形成嗜酸细胞性肉芽肿反应,结果引起幼虫的死亡或濒于死亡,在感染部位形成多个嗜酸性粒细胞脓肿。人类肺恶丝虫病主要发生于成人,病原体是犬恶丝虫,通过蚊子经狗传至人类,感染幼虫进入周围静脉到达右心室,在右心室发育成熟,随血流进入肺动脉,在肺动脉系统中引起血管炎,最终由于炎症反应死亡,形成肉芽肿[1,2]。

【发病机制】

线虫对人体的危害程度与线虫的种类、寄生虫的数量、发育阶段、寄生部位、虫体的机械和化学刺激以及宿主的营养及免疫状态等因素有关。根据线虫的生活史,线虫引起肺部病变主要是由于幼虫在肺部移行引起。幼虫在肺部可以引起以嗜酸性粒细胞为主的炎性浸润或肉芽肿反应,肺泡内有浆液性渗出,支气管分泌物增加,并可出现支气管痉挛。幼虫在肺内移行,可穿过毛细血管进入肺泡,引起点状出血,大量幼虫移行可引起出血性肺炎;幼虫经细支气管、支气管、咽喉部移行时可引起支气管肺炎、支气管炎和喉炎。另外,蛔虫的成虫偶可经肝脓肿侵入胸腔引起胸膜炎或穿入静脉最后到达肺动脉引起肺栓塞,或成虫经咽部进入气管、支气管造成窒息,曾遇见1例蛔虫突然阻塞咽喉部及气管造成窒息死亡。丝虫成虫可

到达肺血管引起肺栓塞,深部淋巴管阻塞可引起乳糜胸或血性乳糜胸。幼虫或成虫侵入胸腔可引起胸腔积液或脓胸。粪类圆线虫在细胞免疫缺陷或低下、HIV感染、血液系统恶性病、慢性肺疾病、营养不良和使用免疫抑制剂的患者,可以引起自身重复感染,大量幼虫在体内播散和移行,引起致死性感染[2]。

【临床表现】

肺线虫病引起的临床症状主要是幼虫在肺内移行引起。轻度感染时,可无症状或仅有轻微咳嗽,如感染较重时则出现发热、咳嗽、咳痰、喘息和呼吸困难,同时可伴有皮肤荨麻疹以及腹痛、腹胀、便秘和腹泻等消化道症状。查体肺部可闻及干啰音,血常规白细胞计数常增高,嗜酸性粒细胞比例明显增高,胸部X线检查可见点状或片絮状阴影,游走性或很快消失,这种由于线虫如蛔虫和钩虫等幼虫在肺内移行引起的嗜酸性粒细胞肺炎又称为Löffler综合征。

当短期内吞食大量感染期蛔虫卵,约1周后可出现暴发性哮喘。蛔虫成虫可引起胸膜炎和肺梗死表现,钩蚴可引起喉炎及声音嘶哑。粪类圆线虫在某些情况下引起的严重自体感染可致多器官功能衰竭。弓蛔虫病典型表现为喘息、肝大、嗜酸性粒细胞增多和肺部浸润。丝虫病微丝蚴血症可无临床症状,少数反应严重者可表现如热带嗜酸性粒细胞增多症,起病缓慢,有发热、乏力、咳嗽伴少量黏液痰,常伴淋巴结肿大和肝大,慢性期可引起乳糜胸或血性乳糜胸[1]。

【诊断】

根据流行病学、病史、临床表现、实验室检查综合诊断[3]。

1. 病史　注意询问既往有无吐虫或大便排虫史,有无皮炎和慢性消化道症状。

2. 血常规　白细胞正常或升高,嗜酸性粒细胞增多,可达10%~80%。

3. 病原检查　粪便中可查蛔虫或钩虫的虫卵或可见成虫,也可查粪类圆线虫的杆状蚴。痰、胸液、支气管肺泡灌洗液或肺活检标本中找到虫卵、幼虫或成虫可确诊。周围血可检查丝虫的微丝蚴。肛周皮肤可查找蛲虫卵或成虫。多数人类恶丝虫病只能通过肺活检直接发现虫体诊断。

4. 免疫学检查　线虫抗原十分复杂,临床上多采用皮内试验检测抗原,间接血凝法或免疫酶联吸附法等测抗原或抗体,有辅助诊断及流行病

学调查的价值。如利用幼虫抗原应用 ELISA 方法来检测特异性抗体有助于粪圆线虫病和弓蛔虫病的诊断[4]。

5. 胸部影像检查　无特异性，多为一过性炎性浸润，中下肺野出现点片状阴影，呈游走性，伴肺纹理增粗、肺门影增浓，2 周左右消退。粪圆线虫引起严重病例胸部影像可表现为弥漫间质和肺泡浸润或胸腔积液。肺恶丝虫病影像往往表现直径 3cm 以下孤立性的肺结节，通常位于肺周边，黏附于胸膜。

【治疗】

1. 病原治疗　一旦明确诊断，应及早给予特效驱虫治疗。蛔虫、钩虫治疗常用药物有甲苯达唑和阿苯达唑等。粪类圆线虫可用噻苯达唑、阿苯达唑和左旋咪唑。弓蛔虫病可用阿苯达唑和噻苯达唑治疗。丝虫病可使用枸橼酸乙胺嗪等，而

犬恶丝虫病一般不需特殊治疗。

2. 对症治疗　有呼吸道症状可进行止咳、平喘和祛痰，伴有细菌感染可加用抗生素。

（徐　慧　李惠民）

参考文献

1. 江载芳,申昆玲,沈颖.诸福棠实用儿科学.8 版.北京：人民卫生出版社,2015：1212-1284.
2. 诸欣平,苏川.人体寄生虫学.北京：人民卫生出版社,2013：96-171.
3. da Silva VBR,Campos BRKL,de Oliveira JF,et al.Medicinal chemistry of antischistosomal drugs：Praziquantel and oxamniquine.Bioorg Med Chem.2017,25（13）:3259-3277.
4. 吴忠道,汪世平.临床寄生虫学检验.北京：中国医药科技出版社,2015：17-118.

第十章

非感染性肺疾病

第一节　纵隔气肿和皮下气肿

一、纵隔气肿

纵隔气肿（pneumomediastinum）因纵隔组织疏松，在特殊情况下可以积储空气。

【病因】

纵隔气肿的原因有两方面[1]：①由于附贴于血管的肺泡受压过甚（或由于肺气肿，或由于上呼吸道梗阻，胸腔内负压增大），以致附贴部分的底壁发生破裂，空气窜入血管外结缔组织。又因纵隔有负性压力，空气沿血管外围，借呼吸运动的压挤而进入纵隔组织内。②支气管破损而空气窜入其边缘的组织内，传达到纵隔。例如，结核性淋巴结的溃烂，食管异物的损伤，以及施行支气管窥视术时的偶然损伤。③施行气管切开术而不能完全除去呼吸道梗阻时，胸腔负性压力很高，空气可由创口吸入，到达纵隔。

纵隔气肿常和气胸同时发生，严重时经常伴皮下气肿。婴幼儿及儿童纵隔气肿及气胸可见于外伤、支气管淋巴结结核、粟粒型肺结核、郎格汉斯组织细胞增生症、支气管异物、支气管哮喘等[2,3]。医源性病例多因插管损伤或机械通气引起。此外，尚有自发的气胸和纵隔气肿，但极少见。哮喘急性发作是年长儿纵隔气肿的常见原因[4]。在216例的文献回顾的纵隔皮下气肿的患者中，最常见的合并症为支气管哮喘（22.2%），最常见的诱因为支气管痉挛（49%），其次咳嗽（45.6%）和各种呼吸道感染、呕吐和异物等[3]。

【临床表现及诊断】

一般积气不多，无症状和体征，但积气多时可有气短、胸痛、颈痛[4,5,6]，偶有在胸前可听到少数啰音，是由于心旁空气被心的搏动压迫所致，心脏浊音可减低[1]。诊断此病大都是在 X 线检查时意外地发现。X 线前后位片见纵隔和心脏边缘有透光空气影（图 10-1-1），有时可见胸腺被纵隔积气推举向上。侧位相可见胸骨后心前方有透亮之积气，胸腺被推向前上与心前缘间有空气相隔，有时可见胸腺四周围绕以透亮空气层。新生儿纵隔积气有时诊断较难，国外采用有强光的纤维光学导管胸部透光法，如有较大量纵隔积气可看到胸骨周围透光度增加。在 X 线检查时发现皮下气肿，可以证实纵隔气肿的存在。

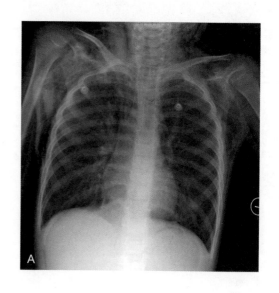

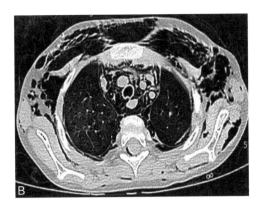

图 10-1-1　纵隔气肿

患儿男,6 岁 14 天,主因"咳嗽 44 天、喘息 10 天"入院,入院后有三凹征、肺内有喘鸣音,诊断闭塞性细支气管炎,入院第 8 天突然呼吸困难加重,颈部有握雪感,双肺呼吸音较前减低。胸正位胸片:纵隔和心脏边缘有透光空气影(A);肺 CT 可见纵隔皮下积气影(B)

【治疗】

一般不需特殊治疗[6]。如有胸痛,需给予止痛药。如支气管哮喘患儿还应抗哮喘治疗。支气管异物患儿需要及时取出异物。

二、皮下气肿

皮下气肿(subcutaneous emphysema)多见于颈、胸,甚至延及颜面、头皮、上肢与腹、股等部位,都是对称而均匀的肿胀,由于皮下积储空气所致(图 10-1-1A)。

【病因】

与纵隔气肿的发病原因大致相仿[2]。空气进入纵隔,在每次呼气时即可由该处压入颈部的软组织,再由颈部逸入胸部、头部及腹部的皮下。有时纵隔的空气可沿食管及大动脉等组织穿过膈肌而进入腹膜后的软组织内。外伤时肋骨完全折断,断端刺入肺内,可同时发生肺气肿与大范围的皮下气肿。咽、喉、气管及食管溃疡、穿孔和外伤均可致颈、胸皮下气肿(见图 10-1-1B)。若因胸腔穿刺时的针尖伤害肺的边线而继发气胸,则一部分空气有时可由刺针的路径通入胸廓皮下,大都占区甚小。施行气管切开术后,若创口的皮肤封紧,吸气时的正压力也能使空气窜入皮下组织。也有

拔牙、腹腔镜术后引起皮下气肿的报道。

【临床表现及诊断】

患者一般不感到痛苦。患处皮肤隆起,以手按时,有柔软而带气泡的感觉,听诊可闻捻发音。皮下积储空气本身并无危险性;若空气的来源已绝,大都在数日至数星期之内,渐被血液所吸收;但其原发病(如急性喉炎等)或其合并症与继发症(如气胸等)均须及时诊疗。

【治疗】

此症本身只需安静卧息,一般不需其他疗法。有时可用吸氧疗法,不但可治疗呼吸困难所引起的缺氧,且能增加气肿部分的氧气压,因氧比空气易为组织所吸收,气肿就可迅速消退。原发病应适当治疗,使空气不再窜入组织内。若同时有张力性气胸,应手术治疗。

(江载芳　刘秀云)

参考文献

1. Winnie GB,Pneumomediastinum,Behrman RE,et al.Nelson Textbook of Pediatriics.20th ed.WB Saunders Co.Philadelphia,2015.

2. Yang XJ,Zhang J,Chu P,et al.Pneumomediastinum secondary to foreign body aspiration:clinical features and treatment explorement in 39 pediatric patients.Chin Med J(Engl),2016,129(22):2691-2696.

3. Gasser CR,Pellaton R,Rochat CP.Pediatric Spontaneous Pneumomediastinum:Narrative Literature Review.Pediatr Emerg Care,2016,33(5):370-374.

4. Tortajadagirbés M,Morenoprat M,Ainsalaguna D,et al.Spontaneous pneumomediastinum and subcutaneous emphysema as a complication of asthma in children:case report and literature review.Ther Adv Respir Dis,2016,10(5):402-409.

5. Kara H,Uyar HG,Degirmenci S,et al.Dyspnoea and chest pain as the presenting symptoms of pneumomediastinum:two cases and a review of the literature.Cardiovasc J Afr,2015,26(6):e1-4.

6. Fitzwater JW,Silva NN,Knight CG,et al.Management of spontaneous pneumomediastinum in children.J Pediatr Surg,2015,50(6):983-986.

第二节　气管支气管异物

气管支气管异物是儿科的急症,可以造成儿童的突然死亡[1]。1 岁以内的意外死亡病例中

40% 是由于呼吸道异物所致。在我国,呼吸道异物的发病率比较高。据北京儿童医院统计,每年有 100 余例,其中少数病例在就医途中就因呼吸衰竭、循环衰竭而死亡。本病多见于学龄前儿童,以婴幼儿最多见。男孩高于女孩[2]。5 岁以下患者占 80%~90%。

【发病机制】

小儿臼齿未萌出,咀嚼功能差;喉头保护性反射功能不良;进食时爱哭笑打闹;学龄前儿童喜欢将一些小玩具、笔帽、珠子等含于口中玩耍,当受到惊吓、哭闹或深吸气时极易将异物吸入呼吸道。重症或昏迷的病儿,由于吞咽反射减弱或消失,会将呕吐物、食物或牙齿呛入气道;临床也有昏迷病儿消化道蛔虫上行进入呼吸道者。

气管支气管异物临床分为两类:

1. 外源性　多见。种类繁多,可分为固体性、液体性,又可分为植物性、动物性、矿物性、药物等。临床常见有瓜子、花生、黄豆、果核、笔帽、哨、骨头渣等。近年来消化道造影时钡剂的误吸需要引起重视。

2. 内生性　较少见。如肉芽、假膜、分泌物栓、塑型性支气管炎和破溃的支气管淋巴结结核破溃等。小儿内源性异物因原发病不同发病机制各异。吉兰 - 巴雷综合征患儿由于病变累及呼吸肌咳嗽无力,加之气管切开后气道湿化不足,使分泌物黏稠,尤其左上叶易形成痰痂阻塞。气道化学腐蚀伤或烧伤可使咽喉、气管黏膜坏死而形成假膜。急性喉气管支气管炎因黏膜充血水肿,分泌物多且黏稠造成气管支气管阻塞,病变严重者可形成大块或管型痂皮。

【临床表现】

气道异物根据病程临床可分为吸入期、安静期、症状期及并发症期。

1. 吸入期　异物误吸通过声门进入气管时,因黏膜受到刺激产生剧烈的刺激性呛咳合并憋气,部分病例异物被咳出,之后引起反射性呕吐及呼吸困难,片刻后症状减轻或缓解。如异物嵌于声门区可发生严重呼吸困难,甚至窒息死亡。北京儿童医院曾遇多例患儿误吞整粒花生或药丸者,来医院急诊时已窒息死亡,死后于声门区可窥及并取出异物。较小或尖锐的异物嵌顿于喉头后除引起吸气性呼吸困难和喉鸣外,大部分有声音嘶哑或失音的症状。异物停留时间长导致疼痛和咯血等症状。异物如被直接吸入更深的支气管内,

可仅出现轻度呼吸或憋气等症状。

2. 安静期　异物被吸入支气管后,可滞留于与异物大小及形状相应的气管或支气管内,此时可不出现症状或仅出现轻度咳嗽、呼吸困难,且易被忽视,又被称为“无症状的安静期”。该期持续时间长短不定,短者可即刻发生支气管阻塞及炎症感染而进入症状期。

3. 症状期及并发症期　异物吸入气管或支气管后,会引起局部刺激及继发炎症,部分或全部阻塞支气管而引起相应部位病变,临床可出现发热、咳嗽等反应性症状,合并肺气肿、反复和部位相对固定的肺炎和肺不张。一般异物都停留在支气管中,少数细小异物如大头针等可进入分段支气管如中叶及下叶各基底支。小的矿物性异物,不足以阻塞支气管,可无显著症状,经过数周或数月后,肺部发生病变,小儿反复发热、咳嗽、咳痰,出现慢性支气管炎、慢性肺炎、支气管扩张或肺脓肿等症状。

若未及时取出异物,则轻者引起支气管炎及肺炎,重者可酿成肺脓肿或脓胸[3]。临床上可出现反复发热、咳嗽、脓性痰、呼吸困难、胸痛、咯血及身体消瘦等。其症状随异物滞留时间、性质、大小、形状及患者体质及年龄等因素而定。随着抗生素的广泛及大量应用,临床症状可较轻且不典型。查体患侧呼吸音减低或消失,局部可有固定的啰音或哮鸣音。

由于部分气管内的异物会随呼吸运动和体位变化而移动而引起剧烈的阵发性咳嗽,睡眠时咳嗽和呼吸困难均减轻。呼吸困难多为吸气性的,但如果异物较大而嵌在气管隆突之上,则表现为混合性呼吸困难,吸气呼气均有呼吸困难,并伴有呼气相喘鸣音,极似支气管哮喘,应注意鉴别。一般气管异物有以下三个典型特征:①气喘哮鸣:因空气经过异物阻塞的狭窄处而产生,于张口呼吸时更清楚;②气管拍击音:异物随呼出气流拍击声门下而产生,以咳嗽时更明显,异物固定后无此音;③气管撞击感:触诊气管可有撞击感。

【实验室检查】

支气管异物停滞于呼吸道内,造成局部气流阻塞,继发感染后外周血白细胞增多,C 反应蛋白增加。

【影像学表现】

气道异物大多为可透过 X 线的植物性食物。异物停留的部位取决于异物的大小、形态和气流

情况。较大或重量轻的扁平状异物多停留在气管内，较小的颗粒状异物位于主支气管、叶支气管，甚至段支气管开口处，由于解剖关系，异物多位于右支气管。

仔细地透视检查为气管、支气管植物性异物X线诊断的主要方法，因透视时，可反复观察纵隔、心脏和横膈等器官的运动情况。若需摄胸部X线片时，必须同时拍摄吸气时及呼气时的照片。

对不透X线的异物，可确定其部位、大小及形状，以区别气管或食管异物。扁平异物，在气管内者为矢状位，在食管内者为冠状位；其他形状的异物难于鉴别。故除拍正位片外，应摄侧位片，以确定异物在气管内或在食管内。对透X线的异物，可以观察呼吸道梗阻情况，如肺气肿、肺不张及纵隔移位等而确定诊断。

对于非创伤性影像学检查，过去常用的诊断方法是根据平片发现阻塞性肺炎或肺气肿，通过透视观察纵隔摆动而确定。纵隔摆动的最大优点是能动态地反映病理生理的改变，是X线诊断异物最重要的证据，但纵隔摆动并不只见于气道异物，气道阻塞致两侧胸内压差加大者（如支气管被肿大的淋巴结或肿块压迫、腔内炎性分泌物郁积等）均可出现纵隔摆动。而且普通X线只是间接征象，由于患儿不合作，对轻度肺气肿、纵隔摆动常难发现。有文献报道，在气道异物患者中，纵隔摆动的出现率不足40%。如果异物位于气管内或异物较小未造成呼吸道阻塞时，阳性率甚低，常导致临床误诊。

螺旋CT多平面重建（Multiplanar reformation MPR）技术作为计算机在临床医学应用方面发展的一项新技术，它的高分辨率和直观的三维成像为小儿气道异物的诊断提供了可靠的影像资料和应用前景。MPR是通过计算机技术将不同层面像素重新排列完成的，异物表现为圆柱形、椭圆形、半圆形或不规则形软组织密度影位于气管或支气管腔内。体积较小的异物附着于腔内壁，形成局部充盈缺损；体积较大者则嵌顿于气道，导致气道明显狭窄，甚至完全闭塞。螺旋CTMPR检查尤其适合于有可疑异物史，但症状、体征不明显的患儿，可作为支气管镜检查前的筛选，从而在短期内明确异物是否存在及异物的确切部位、大小、形态和阻塞程度，并对气道异物患儿的支气管镜操作起引导作用[2,4]。

（1）气管异物：在透视下可表现双侧肺透亮度增高，横膈位置低平。因气管有阻塞，呼气终了时肺变暗及横膈上升不明显，心影有反常大小（正常小儿吸气时心影缩小，呼气时心影增大；此类患者呼气时心影横径反较吸气时缩小，即所谓心影有反常大小）。

（2）支气管异物：①患侧有阻塞性肺气肿者，透视时可见患侧肺透亮度高，横膈低平，活动度受限，纵隔向健侧移位。吸气时纵隔向患侧摆动，随即回到原位。②支气管异物患侧有阻塞性肺不张者，透视时可见患侧肺透亮度减低，横膈上升，健侧有代偿性肺气肿；纵隔向患侧移位。吸气时纵隔向患侧摆动。

（3）钡剂吸入：钡剂误吸的胸片主要表现为气管、支气管、肺的广泛高密度影，其范围和程度与吸入的量、浓度、吸入时的体位有关。以肺的中内带明显，立位吸入者两肺下叶为著；多数呈细小颗粒影，严重者可融合呈结节状、团块状高密度影。

由于支气管异物对不同肺叶的堵塞情况不同，各肺叶可发生不同的病理变化。例如右支气管异物，X线检查时可见右上叶肺不张，而右中叶则为肺气肿。

近年随着螺旋CT的临床应用，在儿童呼吸道异物的判断和定位中具有重要的价值。通过三维重建的仿真支气管镜可以显示出异物所在的部位及大小，对于难以诊断的和形态特异的异物的手术具有指导意义[2,4]。

【诊断】

对急性期典型病例，根据病史、症状、体征即可诊断。支气管异物表现为慢性病例往往误诊为肺炎，必要时可做胸部X线透视或CT，必要时支气管镜检查[5]。

1. 误吸异物的病史 病史为诊断呼吸道异物的重要依据，一般家长多能详述。少数家长事后遗忘，或未目睹，需反复询问。如无上呼吸道感染而突然无故剧咳，必须排除异物。有些患儿不能诉说吸入异物及健康小儿忽然剧烈呛咳的病史，但肺内确有病变，既不像肺结核，又不像典型的支气管肺炎或其他肺部疾病，这类病例应怀疑异物，做支气管镜检查可以明确诊断。

2. 胸部体征 因病例不同，须视梗阻的部位及性质而定。活动于气管的异物，除咳嗽时可闻拍击音之外，两肺有不同程度的呼吸音降低及痰鸣。若异物梗阻一侧支气管，可表现一侧或某叶肺不张或肺气肿的体征，患侧肺部叩诊或浊音或鼓音,视肺部病变而异,但呼吸音均减低,如有继发感染则可闻痰鸣或喘鸣音。由于脂酸性异物所致的支气管炎,取出异物后,则可闻中小水泡音,这是因潴留的分泌物排出所致。一般术前多不易听到。

3. **影像学检查** 对不透 X 线的异物,可确定其部位、大小及形状,以区别气管或食管异物。对于透光的异物需要螺旋 CT 和三维重建的仿真支气管镜显示出异物所在的部位及大小。

4. **支气管镜检查** 支气管镜检查是确诊气管支气管异物的最直接准确的方法。如疑有气管、支气管异物时,应做支气管镜检查。

【鉴别诊断】

主要应与以下两种疾病区别。

1. **支气管哮喘** 常有喘息发作史。有喘鸣性呼气性呼吸困难,重者端坐呼吸,两肺可闻广泛喘鸣音。经氨茶碱或激素治疗后,症状大都在短时期内即可缓解。此类药物对呼吸道异物所致的呼吸困难则无效。

2. **支气管炎及肺炎** 支气管异物极易误诊为肺炎,但肺炎常有上呼吸道感染史及发热等症状。肺部常有粗、细干湿啰音,而无明显的单侧呼吸音降低。

3. **支气管内膜结核** 气管支气管淋巴结结核感染后,由于压迫、浸润和腐蚀可引起穿孔。穿孔较大者,有大块干酪样组织或肉芽突入气管或支气管阻塞气道。通过患者有结核接触史,结核菌素实验阳性,结核中毒症状,胸部 X 线表现,痰液和支气管灌洗液的结核菌培养等诊断,支气管镜检查是确诊的关键。

4. **塑形性支气管炎(plastic bronchitis or bronchial cast)** 是指内生性异物局部或广泛性堵塞支气管,导致肺部分或全部通气功能障碍的临床病理异常综合征的一种疾病,其临床表现和肺部 X 线放射检查结果差异很大,主要视气道阻塞程度而定。多数起病急,表现为呼吸窘迫和/或低氧血症,肺不张,可有气胸、纵隔气肿、皮下积气[6]。可以呈双侧或单侧支气管堵塞,可以累及局部肺段或肺叶,也可以为广泛性堵塞。内生性堵塞物主要成分为黏液蛋白和纤维素混合,有炎性细胞浸润及脱落上皮细胞,炎性细胞主要为中性粒细胞、淋巴细胞,有些病例有嗜酸性粒细胞浸润,有些则主要为黏液蛋白和纤维素。本病诊断主要依靠支气管镜检及支气管腔内塑形性异物病

理组织学切片进行诊断。支气管镜作为急性期唯一能迅速缓解症状的治疗方法[7,8]。

1997 年 Seear 等提出本病分两型:Ⅰ型为炎症型,与呼吸疾病有关,如哮喘、支气管炎、肺泡不张和纤维性变等。病理切片见大量炎性细胞,特别是中性和嗜酸性粒细胞浸润,病理机制主要是呼吸道梗阻引起的缺氧导致的病理生理改变。取出塑形物及雾化吸入糖皮质激素疗效好,抢救成功率高。Ⅱ型为非细胞型,主要与先天性心脏病有关。病理组织学主要是黏液和纤维素,偶见单核细胞,病理机制有肺静脉压高、心功能不全等。由于原发病较严重,治疗难度大,抢救成功率低。治疗原则为异物钳或细胞刷清除塑形栓子,远端支气管内仍处于堵塞状态,因此要通过冲洗、排出异物以及刺激咳嗽将深部异物排向较大气道,从而解除气道梗阻。还要加强拍背吸痰、电按摩震荡等辅助疗。

【治疗】

异物已进入气管或支气管,自然咳出的几率只有 1% 左右,因此必须尽早将异物取出。

1. **气管镜和支气管镜治疗** 气管镜、支气管镜检查是有效的诊断治疗方法。手术可以采用全身麻醉、局部表面麻醉。对于体积较大,位置在气管和左右主支气管的异物,像笔帽、骨片、铁钉等特殊类型的气管支气管异物应在全身麻醉下进行,并选择尽量大号的硬式气管镜取出,这样可以较好地保护异物顺利出声门。全身麻醉时尽量避免单独使用氯胺酮,尽管该药可较好地镇静镇痛,但很容易引起喉痉挛。对于像图钉、大块橡皮等异物从声门取出时容易被声带刮脱引起窒息,应考虑做气管切开,从气管切开口处取出。像玻璃球和某些大的光滑的玩具在气管镜下难以钳出,可以开胸切开气管、支气管取出。也有采用支气管镜下用篮状异物钳套住异物取出的方法。

对于体积小,位置深的异物,需要使用软式支气管镜取异物,麻醉方式可以采用局部麻醉。针对不同性质的异物应采用不同的取出方法:通常应用齿状异物钳或篮状异物钳取;对于腐烂松散的植物性异物宜用支气管内局部冲洗加吸引的方法;对于粉末状固型物宜用先支气管冲洗再支气管、肺泡冲洗的方法。冲洗由浅入深,应避免因灌注冲洗液将异物带到深部气管或肺泡。对于一些深部特殊位置或特殊形状的异物,例如笔帽、珠子等,可以通过冷冻探头冻取或球囊扩状的方法

取出[9]。

对迁延性或慢性支气管异物可采用的方法：①对化脓性局部进行冲洗、消炎，清理管壁及炎性肉芽以暴露及确定异物的形态及确切位置；②根据异物的性质确定取异物的方法，并将异物取出；③异物取出后要继续治疗异物远端支气管、肺的化脓性感染、闭塞或不张。

某些小的异物已进入到上叶开口内或基底支深部，可在支气管镜下用小异物钳取出。支气管镜在气管、支气管内下行时，如果发现有肉芽而未见明显异物影时，异物有可能就位于肉芽下方，取出肉芽或越过肉芽后可见到异物将其取出。

由于异物对局部支气管黏膜的刺激会形成肉芽增生，肉芽的增生与异物的性质以及存留时间相关。异物取出后绝大多数管壁肉芽会在2周内吸收，对于肉芽增生明显阻塞管腔或者局部形成假腱索的情况，需要通过活检钳及电刀的方法予以清除或离断假腱索，使管腔恢复通畅[10,11]。

2. 手术治疗 对于异物位置深，嵌塞时间长，局部肉芽增生包裹明显，周围局部支气管压迫严重的情况，采用气管镜取异物难度大，容易造成支气管的撕裂，大出血等危险，此时应采取胸科手术治疗。

3. 并发症及处理 严重并发症包括气胸、纵隔气肿、心力衰竭等并发症，需立即处理。但若不考虑全身状况急于钳取异物，会导致严重后果。

对严重心力衰竭患儿，首先应改善心功能达Ⅱ级以上，否则术中或术后极有可能因心力衰竭死亡。

对于伴有纵隔气肿的患儿，轻度可以全麻下直接进行异物取出术；若呼吸困难较严重，有胸腔压迫症状，不能平卧的患儿有必要进行胸骨旁穿刺，抽出气体，对心肺功能的恢复有利。对气胸患儿，术中需注意查找支气管损伤部位，一般发生在异物同侧，如果损伤不是很大，可不予特殊处理，异物取出后，气体可以在几日内吸收；若内膜损伤很大，积气较多，异物取出后呼吸困难仍不缓解，需要胸腔闭式引流1~2日，促进气体吸收。

用硬质气管镜取异物后有可能损伤喉部而发生喉水肿，术后应给以抗生素及肾上腺皮质激素治疗，严重者可适当延长用药时间，喉梗阻严重者应行气管切开术。

【预后】

此病非常危险，当异物嵌顿于声门或气管而致完全性梗阻时，可突然死亡。若诊断不及时，拖延了治疗时间，可致支气管炎、支气管扩张、肺气肿、肺不张、肺炎、肺脓肿，也可发生自发性气胸、纵隔、皮下气肿等严重并发症[3]。若能早期诊断，及时取出异物，则气道与肺部病变很快恢复。如果异物存留时间较长，虽经取出，其破坏性病变则需经过一段时间才能完全恢复。研究显示儿童支气管异物大部分预后良好，异物取净后临床症状即减轻，1周左右呼吸道症状体征基本消失，影像学检查肺炎及肺不张吸收好转，不需复查支气管镜。合并远端支气管感染的病例于支气管异物取出后1周需要复查支气管镜，可见原异物部位肉芽基本吸收，局部黏膜恢复光滑，无明显分泌物附着，局部通气良好。只有2.0%病人由于病程较长而遗留深部支气管亚支狭窄或闭塞。

呼吸道异物是完全可以预防的，应广泛地向父母及保育员进行宣教，3岁以下的小儿白齿尚未萌出者，不应给以花生、瓜子、豆类及其他带核的食物。在小儿进食时不要乱跑乱跳，以免跌倒时将食物吸入。进食时不可惊吓、逗乐或责骂，以免大哭大笑而误吸。教育儿童要改掉口含笔帽、哨及小玩具等坏习惯。对于幼儿可能吸入或吞下的物品，均不应作为玩具。危重及昏迷患儿进食时，应特别注意，以防误吸。

下列病例所示为近年所见的几种异物：

1. 草穗（以咯血3年为主诉，镜下取出草穗异物）见图10-2-1、图10-2-2。

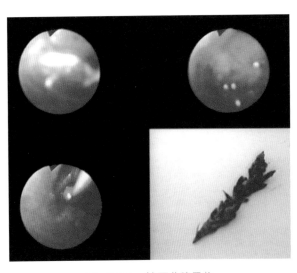

图 10-2-1 镜下草穗异物

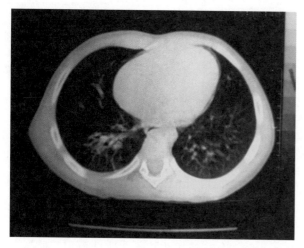

图 10-2-2　气管支气管异物

2. 钡剂吸入(2 个月婴儿,为确诊先天性幽门肥厚行钡餐检查时钡剂吸入,1 日后行支气管镜灌洗治疗),灌洗液钡剂沉淀见图 10-2-3。

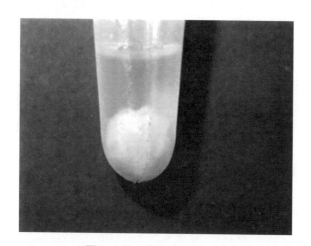

图 10-2-3　灌洗液钡剂沉淀

3. 植物性异物(花生)见图 10-2-4、图 10-2-5。

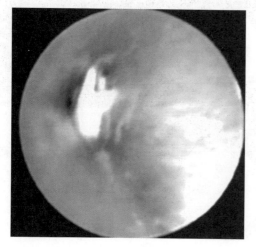

图 10-2-4　植物性异物

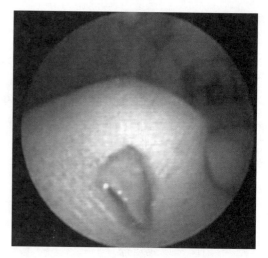

图 10-2-5　植物性异物

4. 塑形性支气管炎(右上肺炎,肺不张)见图 10-2-6、图 10-2-7。

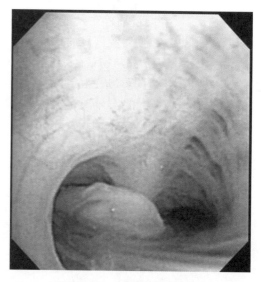

图 10-2-6　塑形性支气管炎 1

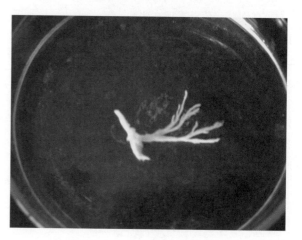

图 10-2-7　塑形性支气管炎 2

5. 其他异物如笔帽、瓜子皮、金粉样本(图 10-2-8~图 10-2-11)。

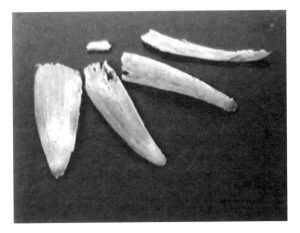

图 10-2-11 瓜子皮

（马渝燕 刘玺诚）

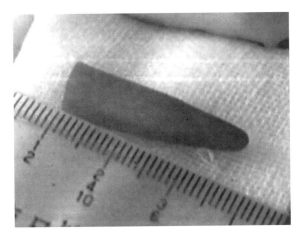

图 10-2-8 笔帽

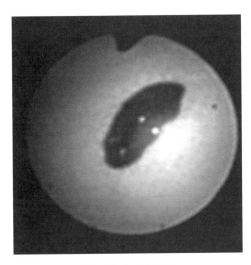

图 10-2-9 瓜子皮

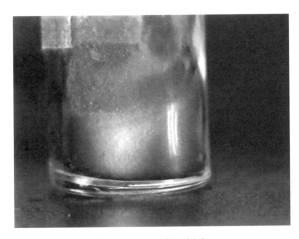

图 10-2-10 金粉样本

参考文献

1. Brkic F,Umihanic S,Altumbabic H,et al.Death as a Consequence of Foreign Body Aspiration in Children. Med Arch,2018,72(3):220-223.
2. Gibbons AT,Berazaluce AMC,Hanke RE,et al.Avoiding unnecessary bronchoscopy in children with suspected foreign body aspiration using computed tomography.J Pediatr Surg,2020,55(1):176-181.
3. Chen Xx,Zhang Cl.Foreign body aspiration in children: Focus on the impact of delayed treatment.Inter J Pediatr Otorhinolaryngol,2017,96:111-115.
4. 胡龙非,刘克礼.多层螺旋 CT 三维重建及仿真内镜技术对儿童气管、支气管异物的诊断价值.医学影像学杂志,2016,26(6):1148-1150.
5. 张晓雯,韩敏,郭志娟,等.小儿双侧支气管异物的诊疗要点.临床耳鼻咽喉头颈外科杂志,2016(5):375-377.
6. 辛毅,王郁,刘靖,等.儿童肺炎致塑形性支气管炎 36 例.中华实用儿科临床杂志,2015,30(22):1746-1747.
7. 陈俊宇,何颜霞.塑形性支气管炎研究进展.中华实用儿科临床杂志,2018,33(20):1596-1600.
8. 翟嘉,邹映雪,张文双,等.儿童塑形性支气管炎 53 例临床回顾分析.中国实用儿科杂志,2016,31(03):57-60.
9. Thornton CS,Yunker WK.Rigid bronchoscopy and balloon dilation for removal of aspirated thumbtacks:case series and literature review.Int J Pediatr Otorhinolaryngol,2015,79(9):1541-1543.
10. Huang Z,Zhou A,Zhang J,et al.Risk factors for granuloma formation in children induced by tracheobronchial foreign bodies.Int J Pediatr

Otorhinolarygol,2015,79(12):2394-2397.

11. Aggarwal SK,Sinha SK,Ratan SK,et al.Complications of Long-Standing Foreign Body in the Airway and Their Outcomes After Endoscopic Management:An Experience of 20 Cases.J Laparoendosc Adv Surg Tech A,2015,25(1):81-87.

第三节　吸入综合征

【概述】

1. 吸入综合征的概念　吸入是指异物通过声门进入气道和肺的过程。吸入的物质可以为固体、液体、气体,也可分为感染性/非感染性、刺激性/非刺激性。吸入有关的临床诊断术语有:吸入综合征(aspiration syndrome)、肺吸入(pulmonary aspiration)、吸入性肺炎(aspiration pneumonia)。更为具体明确的诊断术语有:胃食管反流(gastroesophageal reflux,GER)、濒于溺死或溺水(near-drowning)、有毒气体吸入性肺炎等[1,2]。

但通常所讲的吸入综合征主要指口咽部分泌物和胃内容物反流物等吸入至喉部和下呼吸道,引起的多种肺部综合征。经口咽吸入和胃食管反流(GER),可同时出现,也可完全独立存在。

发生肺吸入的高危因素有:新生儿、婴幼儿、气道解剖异常、气管插管、吞咽困难(食管狭窄、神经肌肉系统疾病等)、惊厥、上消化道结构异常、留置胃管(包括洗胃)、胃排空延迟、胃内容物增多、胃食管反流等。

吸入后肺部病变包括三个不同的病理过程:①吸入物质引起肺损伤、肺化脓性炎症并发展为全肺感染或局限性肺脓肿;②肺部酸性物质吸入综合征,即吸入 pH<2.5 的胃内容物,引起支气管黏膜和肺组织破坏,可发展为 ARDS;③吸入物质的量或体积足以引起支气管阻塞,形成肺不张或阻塞气道引起窒息[1,2]。

2. 吸入综合征的分类[1,2]　①急性化学性吸入性肺炎:吸入量较大时可导致气道阻塞、呼吸衰竭;②细菌性吸入性肺炎:即咽部寄植菌等吸入肺内,常见于神经系统疾病患者,重者可发生肺脓肿;③外源性类脂质综合征;④慢性间质性肺炎。

临床经过分为急性、慢性和反复性。吸入的临床表现可以从无症状到突然窒息致死(如大量胃内容物或碳氢化合物吸入)。

【胃食管反流病(GERD)和经口咽吸入所致的吸入综合征】[1~4]

1. 概念　GERD 是儿童最常见的食管疾病。胃食管反流指胃内容物通过食管下括约肌进入食管的逆行运动。婴幼儿常表现为溢奶和食管炎症状,如易激惹、厌食、生长发育延缓。食管外的呼吸道表现为阻塞性窒息、喘鸣。也有认为与较大儿童的哮喘或耳咽性疾病有关。近年来有报道,50% 哮喘儿童的哮喘发作可能与 GERD 有关,尤其是难治性或激素依赖性哮喘患儿以及夜间加重的患者。目前认为食管 pH 测定是检测 GER 的金标准,但是无法监测胆汁等非酸反流。但是消化专业临床医师对病理性 GERD 定义与必定引起呼吸道疾病的 GER 很不一致,正常水平的 GER 酸度也可引起呼吸道疾病。酸吸入性肺炎在国际疾病分类法中亦称为胃分泌物吸入性肺炎或 Mendleson 综合征,后者是指胃分泌物吸入引起的出血性肺炎、肺水肿等肺病理变化和临床过程,它与酸性物质吸入的量和 pH 直接有关。慢性吸入或微量吸入可发生于正常儿童,也可发生于有基础疾病的儿童。

2. 发病机制　GER 所致吸入性综合征,主要为:①直接作用:胃酸、蛋白酶可直接引起气管支气管、肺实质的化学性损伤(支气管上皮细胞变性、出血坏死、黏膜塌陷,肺泡内中性粒细胞浸润的显著增加可导致肺泡实变),引起炎症介质、炎症细胞、黏附因子和相关酶的广泛病理改变,可导致急性间质肺炎、间质增厚、肉芽肿形成;毁坏及稀释肺泡表面活性物质,导致继发性肺膨胀不全(肺膨胀不全的局限区域可发生于酸吸入的数分钟);损伤后修复[48 小时后出现支气管上皮细胞再生、成纤维细胞增殖(动物实验,酸吸入到气道 2~3 周后,肺实质出现瘢痕化)];胃酸早期可减轻细菌繁殖,但因损害肺屏障,后期可继发细菌性肺炎。②间接作用:胃酸反流到食管,介导迷走神经反射,引起气道高反应。

经口咽部分泌物吸入到肺内的发病机制:主

要为咽部寄植菌带入肺内,可导致细菌性吸入性肺炎等。

3. 胃分泌物吸入性肺炎的病理和临床表现 胃内容物吸入一般发生于呕吐后,后果取决于吸入物的 pH、量及特殊物的数量,如果吸入量大于 0.8ml/kg 或 pH<2.5 则临床严重性增加。酸性物质对呼吸系统的损伤包括:刺激支气管引起支气管痉挛、肺泡上皮细胞损伤;纤毛功能丧失、细支气管周围炎性细胞浸润、毛细血管通透性增加和肺表面活性物质失活。低氧血症、出血性肺炎、肺不张、血管内液体改变和肺水肿都可迅速出现。酸性物质吸入常更早出现临床表现,且病情严重持续时间长。一般在吸入后数分钟到 1~2 小时内,经过 24~48 小时后肺实质中性粒细胞浸润显著增加,黏膜脱落,胸部 X 线片显示片影实变。由于肺防御系统损伤可能引起继发性细菌性肺炎。临床表现为恶心、呕吐、反酸、呛奶等消化道症状,有时可仅表现为保护性拒食或少量进食、咽部不适、咀嚼样吞咽动作等,容易被患儿家长忽视。

4. 吸入综合征的辅助检查 ①内镜评价吞咽功能:可诊断吞咽困难和吸入(流涎或口腔分泌物的聚集提示吞咽困难或食管能动障碍);②消化道造影及消化道 B 超:可提示直接吸入到气管或胃食管反流;③24 小时食管 pH 监测:常被认为 GER 金标准;④支气管镜检查:明显镜下发现胃内容物在支气管树,或发现局限性红斑;⑤气道分泌物胃蛋白酶的检测:为胃食管反流的特异性标志;⑥咽喉部和食管的气道阻力检测:可检测非酸,如液体气体反流。

5. 预后及处理 关键是预防。吸入低 pH 比吸入量大更有害,前者与支气管痉挛和继发肺炎有密切关系,吸入足够量 pH<2.5 的胃液,死亡率超过 70%。胸片可见浸润和肺水肿,如侧卧位吸入则可呈现单侧肺水肿。对刚吸入胃酸最初几小时内应用皮质激素可能有效,体位引流有利于吸入物的排出。

治疗口咽吸入:东莨菪碱(贴皮剂),必要时行腮腺管和/或下颌腺管结扎减少唾液分泌。

抗 GER 治疗:①一般治疗:避免茶碱和咖啡因、尼古丁、酒精、辛辣食物,过重儿减肥;②喂养:少量多次,厚奶,餐后勿过度活动;插管病人空肠喂养小于胃管喂养引起反流的概率;③体位:半卧位,但也有报道采取俯卧位,但肠系膜上动脉压迫综合征需餐后侧卧位或俯卧位 30 分钟以上;④药物治疗:a. 酸抑制剂:质子泵抑制剂奥美拉唑优于组胺 2 受体抑制剂如雷尼替丁;b. 胃肠动力药:乙琥红霉素[1~3mg/(kg·d)]或多潘立酮(但存在消化道畸形时慎用);⑤外科干预(用于导致威胁生命事件、发育迟缓的较重的 GER,药物治疗失败时):Nissen 胃底折叠术效果好,但有腹胀、倾倒综合征、GER 再发等潜在并发症;其他针对食管裂孔疝等的治疗。

【碳氢化合物吸入性肺炎】[1-3]

碳氢化合物吸入常引起局限性肺炎,发生率相对较低,一般在 2%,但一旦发生则后果严重。表面张力低的碳氢化合物,如汽油、松节油、液状石蜡、比重金属或燃料更有吸入毒性。吸入 30ml 以上的碳氢化合物(约一次成人的吞咽量)即有发生严重局限性肺炎高度危险性。呼吸增快或低氧血症系高危因素。吸入的首发症状是咳嗽,吸入后 6~8 小时胸片可能是正常的,呼吸系统症状可能很轻,也可迅速进展为呼吸衰竭。其他系统特别是肝、中枢神经系统和心脏易受损伤。

其他毒性物质包括毒性气体如氯气、汞蒸汽、二氧化氮(地窖);毒性农药(如百草枯)。反复暴露于低浓度的这些物质可引起慢性肺疾病如间质性肺炎和肉芽肿形成。

【百草枯肺】

百草枯系毒性最强的双吡啶除莠剂。其毒性是引起超氧化合物和其他高反应自由基的产生。它选择性地浓聚在肺,导致肺泡膜损伤和肺表面活性物质丧失,引起 ARDS、进行性肺泡纤维化。其毒性与吸入剂量呈明显相关性,且在吸入高浓度氧时显著加重。当摄入量 >40mg/kg 时,数小时内死亡率达 100%。百草枯中毒没有解毒药,洗胃、活性炭、腹透和血液透析在严重中毒病例疗效有限。偶有个例报道延缓用氧和应用乙酰半胱氨酸抗氧化治疗成功。一般肺移植效果不好,可能与百草枯在肌肉长期蓄积、可沉积到移植肺有关。有 1 例延至摄入后 40 日以后进行肺移植者存活。总体预后差。存活者遗留限制性通气障碍伴肺弥散功能下降。

【吸入综合征的处理】

1. 尽快开放气道进行气道吸引。大量吸入微粒或诊断不明者需应用支气管镜,以利充分吸出物质或明确诊断。不允许应用酸中和,因为酸可迅速被气道上皮中和。对存在大量吸入病史者必须密切观察,即使无症状也应监测脉冲氧饱和度或血气分析以及拍摄胸部 X 线片。医院观察期后,如仍无症状可以在家观察,此时不主张治疗,但要告诉家长出现呼吸道症状或发热应立即来院就诊。

2. 对有异常表现患儿必须给氧以纠正低氧血症,严重病例常需气管插管和机械通气。可以应用支气管扩张剂。皮质类固醇无效,但动物试验中在吸入有毒气体同时立即应用皮质类固醇有效。如吸入发生在医院或慢性病患儿时,抗生素应覆盖假单胞菌和肠道革兰氏阴性菌。

【吸入综合征预后】

大量吸入患儿死亡率高达 40%~80%。如果累及 3 个肺叶以下则死亡率明显降低,除非发生并发症。肺损伤持续时间较长,并可存留瘢痕和细支气管闭合。

【溺死和濒于溺死】

溺死定义为溺水后 24 小时内死亡,可以是即刻死亡或复苏无效死亡。濒于溺死定义为溺水后生存超过 24 小时,无论患儿结局是死亡或康复。溺水是小儿意外死亡的重要原因。可能发生溺水的地点因小儿不同年龄和环境而异,婴儿最多发生于家庭内;城市儿童多在游泳池、天然江河湖泊和海滩;我国农村儿童多发生在池塘、湖泊、粪池。

(一) 病理生理机制

窒息、缺氧、血流动力学和血液生化改变是溺水的基本病理生理基础。

1. 极大部分溺死和濒于溺死患儿均发生肺吸入,但通常吸入量很少。非吸入者通常由于喉痉挛和缺氧致死。吸入物质的量和成分可以影响患者的临床过程。胃内容物、水的酸碱度、毒性化学性质和其他异物可以损伤肺或引起气道阻塞。海水或淡水吸入的临床处理显著不同,海水系高张性液体,相当于 3% 盐水,产生渗透压梯度使间质和血管内的水分进入肺泡,并使肺表面活性物质失活,使肺泡不稳定和萎陷。低张性淡水吸入冲淡肺表面活性物质,同样可以发生肺萎陷。不论是缺氧或肺功能不全的结果均由于通气 / 血流失衡、肺内分流、肺顺应性降低和小气道阻力增加所致。液体或异物吸入、缺氧 - 缺血或严重低温可以引起肺水肿或 ARDS。有些病例,可能是严重心肌受损所致的心源性肺水肿,而少数是神经源性肺水肿。吸入被污染的物质可引起肺炎。胃酸或刺激性物质可直接损伤肺。

2. 窒息导致缺氧 - 缺血性损伤、水电解质和酸碱平衡紊乱。

(二) 处理

1. 心肺复苏　开放气道,保证供氧和通气。通过检测心率、心律、血压、体温、末梢循环等快速评估循环功能状态。

ARDS 是溺水患儿的严重并发症。各种高频通气模式能成功用于常规通气失败的溺水患儿,有些病例吸入 NO 有助于改善通气血流比失调和降低肺动脉高压,也可试验肺表面活性物质,部分液体通气在个别濒于溺死伴 ARDS 患者中应用。有报道体外膜肺生命支持的应用,但尚有争论。

2. 复温措施　积极的复温方法包括输入加温的静脉液体($36\sim40℃$),加热湿化给氧($40\sim44℃$)。胃、膀胱或腹腔生理盐水灌注等措施操作相对简单但有争议。更进一步的措施有血透、持续血滤和体外循环复温。

(刘金荣　陈贤楠)

参考文献

1. Lee AS,Ryu JH.Aspiration Pneumonia and Related Syndromes.Mayo Clin Proc,2018,93(6):752-762.
2. 梁蓉,华明辉,张璋 . 误吸相关肺部综合征的影像表现 . 国际医学放射学杂志,2016,39(6):629-632.
3. Hu X,Lee JS,Pianosi PT,et al.Aspiration-related pulmonary syndromes.Chest,2015,147(3):815-823.
4. 刘金荣,段晓岷,董方,等 . 吸入性肺炎 20 例临床分析 . 中国循证儿科杂志,2014,4:303-307.

第四节　胃食管反流病及其相关的气道疾病、嗜酸性食管炎

一、胃食管反流病及其相关的气道疾病

【概述】

胃食管反流病(gastroesophageal reflux disease,GERD)是一种由胃内容物反流到食管、口腔、喉部和或肺引起相应症状及并发症的一种疾病。在患儿中 GERD 引起的食管外危害更加突出,常因反流物吸入造成严重后果,故儿科医师应提高对

GERD 的食管外症状及危害的认识[1]。常见的与 GORD 相关的气道疾病包括哮喘、慢性咳嗽、咽喉炎和吸入性肺炎等。吸入性肺炎在上一章已做阐述,在此不予赘述。

【GERD 引起气道疾病的临床特点】[2]

1. 咽喉反流 咽喉反流是指胃内容物反流至食管上括约肌以上的咽喉部。咽喉反流患儿起初主要表现为嗓子呼噜、喉中痰鸣、声音嘶哑及慢性咳嗽等,年长儿童出现咽部异物感及持续性清嗓动作。上述症状如未能及时有效治疗,可能并发或者进展为喉头水肿、喉软化、喉炎、声门下狭窄,声带肉芽肿/结节、声带麻痹、声带痉挛甚至喉狭窄等。一些研究认为咽喉反流与阻塞性睡眠呼吸暂停低通气综合征有关。

2. 慢性咳嗽 慢性咳嗽通常指以咳嗽为唯一或主要症状,持续 4 周以上且无明显肺部疾病证据。胃食管反流病是儿童慢性咳嗽的一个常见病因,19%~40% 的慢性咳嗽是由 GERD 所引起。咳嗽症状咳嗽可在饭后、卧位、弯腰时及夜间加重,对抗生素以及相应的对症治疗药物反应差。

3. 哮喘 哮喘患儿人群的胃食管反流发病率明显高于其他儿童,有研究显示 19.3%~80% 的哮喘儿童合并有胃食管反流,平均合并率为 22.8%。哮喘和胃食管反流之间的关系较为复杂。胃食管反流可以通过多种途径诱发哮喘或引起喘息样症状,而哮喘及慢性咳嗽的病理改变所致的气道炎症可进一步促进反流。两种疾病共存时具有一定的临床特点:

(1)夜间哮喘加重:夜间哮喘加重被认为是 GERD 引起的主要呼吸系统症状之一。哮喘患者本身具有夜间加重的倾向,但该症状尤其明显时需要注意除外 GERD 的诱因。

(2)胸痛:年长儿童哮喘发作时伴有各种形式的胸痛,饭后、卧位、弯腰时症状明显,均应考虑合并 GERD 的可能。

(3)难治性哮喘或激素依赖性哮喘:GERD 是难治性哮喘患者治疗困难的常见原因。有研究对其中无明显 GERD 症状或症状十分轻微的难治性患者采用及时有力的抗 GERD 治疗,其哮喘症状变得十分容易控制,因此对可疑 GERD 或长期服用泼尼松维持治疗的难治性哮喘或激素依赖性哮喘均应明确是否合并 GERD。

【GERD 引起气道疾病的病理机制】

1. 迷走神经调节的食管 - 支气管反射 酸性反流物刺激食管黏膜内因炎症而暴露的酸敏感受体,通过迷走神经反应提高气道反应性,支气管平滑肌紧张度增高,反射性引起气道痉挛。

2. 近端反流和微量吸入 由于 GERD,支气管和肺的效应细胞 - 靶细胞吸入酸性微粒,致支气管及肺血管通透性增加,出现肺水肿、支气管内分泌物增加、支气管痉挛、气道阻塞及哮喘发作。

3. 增加支气管高反应性 酸性反流物刺激食管黏膜内因炎症而暴露的酸敏感受体,通过迷走神经反应提高气道反应性。反流物被吸入肺部,直接刺激、损伤气道黏膜,导致炎症反应,气道反应性增高,增强了哮喘患者对各种触发因素的敏感性。

4. 气道炎症 当 GERD 患者反流发作时,食管内酸可激活局部的轴索反射,即食管内酸通过局部神经反射引起支气管黏膜释放炎症性介质(如 P 物质等),从而导致气道水肿,诱发上述呼吸道症状。

【GERD 引起气道疾病的诊断】[3]

1. 病史及症状 详细询问病史对诊断 GERD 所致食管外症状十分重要,胃灼热和反胃是重要临床表现,特别是反胃伴有咳嗽和典型的吸入症状更提示呼吸系统病症与 GERD 有关。但儿童患者常仅仅有气道疾病的表现而无食管反流的症状,或症状轻微。婴幼儿 GERD 常表现为溢奶和食管炎症状,如易激惹、厌食、生长发育延缓等不典型的反流症状。

2. 食管内 24 小时 pH 监测 食管内 24 小时 pH 监测是诊断 GERD 引起食管外症状的"金标准"。一般认为正常食管内 pH 为 5.5~7.0,当小于 4 时被认为是酸反流的指标。双极 pH 监测仪能记录到食管内 pH<4 的百分比、pH<4 的次数、持续 5 分钟以上的次数、最长持续时间等观察指标。该方法目前在临床已被广泛接受及开展。

3. 质子泵抑制剂(PPI)的经验性治疗 研究证实 PPI 经验性治疗是诊断 GERD 的策略之一,对胃食管反流诊断阳性符合率为 81%。初始治疗时,有典型 GERD 症状的患儿可以给予 1~2 周 PPI 治疗,如 PPI 治疗有效更加证实了 GERD 的诊断。但对于症状反复发作、症状不典型、症状严重的患儿应接受其他检查来确诊 GERD。

4. 放射线造影 单纯碘剂或钡剂食管造影可显示 GERD,经造影发现的反流几乎均能被

24 小时 pH 检测证实。但该方法敏感性比较低，会漏诊 60% 的自发性反流。放射线造影实时技术可以不同速度记录整个吞咽过程，有助于确定吞咽时咽期的食管结构异常，敏感性高于单纯的碘剂或钡剂食管造影。

5. 核素 GERD 检查　核素 GERD 检查是用同位素标记液体，显示在平卧位及腹部加压时有无过多的核素 GERD。如肺内显示核素增强时，表明反流是肺部疾病的原因。

6. 内镜检查　对于引起严重喘息或吸入性肺损害的患儿或超过 4 周的 PPI 诊断性治疗无效的患儿，可通过纤维内镜观察食管黏膜的肉眼和镜下组织学改变。内镜检查是诊断有黏膜破损的 GERD 的金标准。通过内镜检查可以确定是否存在食管糜烂、溃疡、狭窄及 Barrett 食管等。

【胃食管反流合并气道疾病的治疗】

对有典型的 GERD 症状的患儿，如心口灼热和反流症状，或有不典型的反流症状但合并气道疾病的患儿，治疗气道疾病的同时应积极的抗 GERD 治疗。应注意避免促发 GERD 因素，并控制 GERD。

1. 体位指导　睡眠时床头垫高 15°~30°（不是垫高枕头），利用重力作用提高酸的清除率。卧位可引起胃食管反流症状者应取左侧位。避免俯卧位，因俯卧时食管在上，气管在下，更容易导致反流物的误吸。婴幼儿以竖抱为主，喂奶后小心用拍背或按摩背部的方法使患儿排出胃内空气，保持立位大于 30 分钟。

2. 药物治疗　治疗 GERD 所致呼吸系统疾病首选 PPI，疗程一般 2~3 个月[3]。多数患儿在有效的抗反流治疗后，呼吸道症状明显改善，并可减少治疗哮喘的药物剂量。长期抑酸药物治疗有助于改善阻塞性睡眠呼吸暂停症状。症状严重的患儿可联合使用促进胃动力药物及黏膜保护剂等。

3. 手术治疗　对伴食管裂孔疝、大脑发育异常、因反流物吸入导致反复呼吸道感染和伴有特发性呼吸暂停、或胃食管反流导致生长发育延迟的患儿，内科药物治疗反应差时应进行积极的腹腔镜抗反流手术治疗，常见手术方式为腹腔镜下的 Nissen 胃底折叠术。

二、嗜酸性食管炎

嗜酸性食管炎（eosinophilic esophagitis，EOE）是一种以嗜酸性粒细胞浸润食管壁为主要特征的慢性食管炎症，这会导致食管功能障碍和重塑，并伴有上皮下纤维化[4]。表现为吞咽困难和食物嵌塞，目前嗜酸性食管炎是青少年和成年人最常见的吞咽困难的原因。EOE 的定义为每高倍视野中有 15 个以上嗜酸性粒细胞，排除其它引起继发性食管嗜酸性粒细胞浸润的疾病，并且嗜酸性粒细胞浸润仅发生在食管。

【病因】

嗜酸性食管炎与食物和 / 或环境过敏有关。在儿科 EOE 队列中，对食物和环境过敏原的敏感性分别为 75% 和 79%。EOE 在患有食物过敏、鼻炎、哮喘或特应性皮炎的患者中更普遍，多认为食物过敏是 EOE 的触发因素。目前研究已知的 EOE 患病风险相关基因包括 eotaxin-3 及丝胶蛋白基因单核苷酸多态性、胸腺基质淋巴细胞生成素（TSLP）、编码钙蛋白酶亚家族蛋白水解系统的 CAPN14 基因等。

【发病机制】

EOE 表现出以 Th2 为主的炎症特征。EOE 的炎症主要是嗜酸性，但也表现为 T 细胞和肥大细胞浸润食管黏膜的数量增加，以及 IL-5 和 TNF-α 的高表达水平。EOE 组织的转录组分析显示出一种独特的 Th2 模式，EoTaxin-3、IL-5、IL-5 受体 A 链和 IL-13 的 mRNA 水平显著升高。糖皮质激素治疗导致食管上皮细胞趋化素 -3、白介素 -5 和白介素 -13 的表达降低，随后食管上皮细胞嗜酸性粒细胞数量减少。这些显示了一个显著的 Th2 免疫反应的特征，最可能的 EOE 发病机制。摄入致敏原并暴露于食管上皮时，这些致敏原随后渗透到上皮下，通过诱导胸腺基质淋巴蛋白（thymic stromal lymphoprotein，TSLP）触发树突状细胞的活化。TSLP 是上皮细胞和嗜碱性粒细胞产生的、与 Th2 系统诱导和增强有关的关键细胞因子。目前的观点是多种炎症细胞及细胞因子的共同作用导致了 EOE 的发生。EOE 虽然常常与 IgE 致敏有关，但并非仅仅 IgE 介导的炎症[5]，还有 IgG4[6]。越来越多的证据表明 EOE 和特应性皮炎相似存在上皮屏障缺陷，然后引起嗜酸性粒细胞浸润，EOE 患儿中一般同时患有特应性皮炎。调节不当的先天和适应性免疫反应，以及微生物群在 EOE 发病机制起作用。研究报道疾病进程主要与食管壁屏障功能受损，炎症发生，上皮下纤维化和食管运动功能紊乱等有关。

【病理】

组织病理学可见食管壁内大量嗜酸性粒细胞浸润。其他组织病理学表现还可以为嗜酸性粒细胞脱颗粒、嗜酸性粒细胞微脓肿、固有层乳头延长、基底层增生伴随水肿、细胞间隙增宽或海绵状血管扩张、上皮下组织固有层纤维化等。

【临床表现】

不同年龄段均可发病，儿童及青少年好发，男性多于女性。该病的临床表现依患者年龄不同，EOE症状也不同。婴幼儿容易出现喂养困难，表现出恶心、噎塞、拒食和呕吐；儿童常见表现出一个或多个症状，如恶心、呕吐、反流、上腹痛或腹痛、胸痛、胃灼热或者是食欲减退，而不常见症状包括生长缓慢和呕血，儿童EOE在青春期之前发病者，吞咽困难不常见；青少年及成年患者常表现为吞咽困难及食物梗阻。吞咽困难是EOE的标志，吞咽困难的频率因研究设计和人群而异，但发生率在25%~100%。EOE是食物阻塞主要原因。儿童EOE可以表现为发作性哮吼、慢性咳嗽、鼻窦炎。有时慢性和复发性咳嗽可能是儿童EOE的症状[7]。

流行病学调查显示，70%的EOE患儿合并有哮喘、过敏性鼻炎等变态反应性疾病。过敏及免疫应答失调在EOE的发病机制中起着重要作用。多项研究表明食物及空气中的过敏原引起的变态反应可能是EOE的关键病因。

【辅助检查】

外周血嗜酸性粒细胞计数、血清嗜酸性粒细胞阳离子蛋白（ECP）和IgE水平，以及食物特异性过敏原IgE检测等，IgE>0.35kU/L，ECP>15mg/L为异常。内镜下可见广泛表现为炎症特征（水肿、渗出、裂隙）和纤维狭窄特征（环、狭窄）。

【诊断】

诊断主要依靠典型的临床症状及食管中段黏膜嗜酸性粒细胞的浸润程度大于15个/HP。也有文献EOE必须满足三个标准：①食管功能障碍的临床症状如吞咽困难；②一个或多个食管活检显示嗜酸性粒细胞计数≥15个/HP；③排除食管嗜酸性粒细胞增多的其他可能原因，包括质子泵抑制剂反应性食管嗜酸细胞增多（proton-pump inhibitor responsive esophageal eosinophilia，PPI-REE）。通常需要PPI试验评估PPI-REE和评估是否同时存在伴随的胃食管反流病。儿童EOE诊断的共识指南建议大剂量质子泵抑制剂6~8周

治疗后，进行食管胃十二指肠镜检查（EGD），活检每个高倍显微镜视野下至少有15个嗜酸性粒细胞[8]。最近的研究认为PPI-REE和EOE患儿在临床、内镜和组织病理方面很难区分，一些PPI-REE成人患者在停止PPI时对EOE的特定饮食有反应，认为PPI-REE是EOE的一个亚型[9]，因此质子泵抑制剂药物治疗缺乏反应也不是诊断的条件。1份活检标本敏感度仅为55%，而5份活检则增加至100%，为了最大限度提高诊断灵敏度，建议从近端和远端食管至少进行2~4个活组织检查。

内镜检查结果与组织学之间具有很强的相关性。内镜参考评分（endoscopic reference score，EREFS）用于评估内镜下5个方面表现如水肿、环状、渗出、裂隙和狭窄的严重性，作为报告EOE内镜特征标准化的指标。EREFS评分高者对治疗反应较评分低者为差。EREFS可用于确定儿科EOE患儿的严重性和预后，结合组织学检查结果，评估EOE患儿对治疗的反应[10]。

【鉴别诊断】

1. GERD　EOE和GERD有许多类似症状，而且这两种疾病可能共存。如果EOE导致食管清除生理性反流能力受损，则可能出现GERD，而反流导致渗漏的上皮屏障通过抗原诱导过敏反应，也可能引起EOE，这就使得EOE和GERD之间难以区分。

2. 嗜酸性粒细胞性胃肠炎　是一种典型的变态反应性疾病，病变常见于胃和小肠。也可累及食管，出现食管嗜酸性粒细胞的增加。胃肠道活检组织可见大量嗜酸性粒细胞浸润，伴外周血嗜酸性粒细胞明显增高。嗜酸性粒细胞仅侵及食管，内镜下可见嗜酸性粒细胞>15个/HP。

【治疗】

EOE有3种主要的治疗方法，通常称为"3D方法"，即饮食（diet）、药物（drugs）和食管扩张（dilation）[11]。主要包括确定食物过敏原、回避过敏食物、质子泵抑制剂以及糖皮质激素治疗等[12]。治疗目标包括：症状改善、组织学缓解和改善生活质量。

1. 饮食疗法　为首选治疗方法，避免摄入致敏的食物，多数患儿可得到有效缓解。饮食疗法由于疗效佳、不良反应少被认为是儿童EOE治疗的一线疗法。①要素饮食；②回避饮食；③经验性饮食剔除疗法：是排除最易过敏的食物，如

牛奶、大豆、小麦、鸡蛋、花生、树木坚果和鱼或贝类。该方法在儿童和成人有效率几乎达到了 70% 和 50%。

2. 药物治疗

（1）质子泵抑制剂治疗：解释 PPI 反应的机制包括 PPI 的酸化依赖、抗炎作用；PPI 诱导的食管屏障功能恢复，以往对于食管嗜酸性粒细胞增多症的儿童进行 PPI 8 周的治疗后再次进行内镜检查，有助于排除 PPI-REE 以及 GERD。现在认为 PPI-REE 为 EOE 的亚型，建议将 PPI 作为一线治疗。新的指南指出：PPI 具有相对良好的安全性、低成本、使用方便和良好的成功率，因此 PPI 认为是治疗 EOE 患儿的良好一线疗法[9]。

（2）糖皮质激素成为 EOE 的进一步治疗措施[11]。糖皮质激素可以抑制活化的嗜酸性粒细胞诱导的免疫反应，并且能够诱导嗜酸性粒细胞凋亡。糖皮质激素可改善 EOE 的临床和组织学表现，并可通过减少炎性细胞来减少食管纤维化和食管重塑。目前临床通常选用局部用药，例如使用布地奈德和氟替卡松定量吸入剂，附着于食管表面，从而减轻 EOE 的局部炎症反应，有良好的有效率。2~12 周内临床症状缓解率和组织学异常改善率可达 53%~95%，且可减少长期治疗不良反应。

3. 内镜治疗　食管扩张术一般用于食管狭窄的 EOE 患儿，仅在药物或饮食治疗后才被考虑，扩张后虽然可改善 EOE 患儿症状，但不能阻止疾病进展，因此，推荐扩张后继续饮食治疗及局部应用激素等治疗。

EOE 为一种慢性复发性疾病，常需进行长期的饮食和 / 或药物治疗，需要依据患儿的症状、生活质量和生长发育情况来制订个体化治疗方案。治疗后应定期随访和反复评估治疗。因为症状改善的患儿食管病理可能还有嗜酸性粒细胞炎症的存在，因此儿童内镜病理组织学检查是唯一可靠的评估方法。

【预后】

儿童期或青春期未能早期诊断和治疗则可能导致并发症，如食管狭窄、继发性胃食管反流病（GERD）、感染和食管穿孔，但并不发生癌变。

（刘　辉　刘秀云）

参考文献

1. Kliegman, Behrman, Jenson, et al.Nelson Textbook of Pediatrics, 20th ed.Philadelphia, 2015.
2. 汪忠镐 . 食管反流与呼吸道疾病 - 胃食管喉气管综合征 . 2 版 . 北京：人民卫生出版社，2017.
3. 方浩然，李中跃 .2018 年北美及欧洲小儿胃肠病、肝病和营养协会儿童胃食管反流及胃食管反流病临床指南解读 . 中华儿科杂志，2019，57（3）：181-186.
4. Matthew Bohm JER.Treatment of eosinophilic esophagitis：overview, current limitations, and future direction.Am J Gastroenterol, 2016, 103（10）：2635.
5. Simon D, Cianferoni A, Spergel JM, et al.Eosinophilic esophagitis is characterized by a non-IgE-mediated food hypersensitivity.Allergy, 2016, 71（5）：611-620.
6. Clayton F, Fang JC, Gleich GJ, et al.Eosinophilic esophagitis in adults is associated with IgG4 and not mediated by IgE.Gastroenterology, 2014, 147：602-609.
7. Gómez TE, Sánchez MP, Donado PP, et al.Eosinophilic esophagitis：demographic, clinical, endoscopic, histologic, and atopic characteristics of children and teenagers in a region in central Spain.J Investig Allergol Clin Immunol, 2017, 27（2）：104-110.
8. Vinit C, Dieme A, Courbage S, et al.Eosinophilic esophagitis：Pathophysiology, diagnosis, and management.Arch Pediatr, 2019, 26（3）：182-190.
9. Dellon ES, Liacouras CA, Molina-Infante J, et al.Updated International Consensus Diagnostic Criteria for Eosinophilic Esophagitis：Proceedings of the AGREE Conference.Gastroenterology, 2018, 155（4）：1022-1033.
10. Wechsler JB, Bolton SM, Amsden K, et al.Eosinophilic Esophagitis Reference Score Accurately Identifies Disease Activity and Treatment Effects in Children.Clin Gastroenterol Hepatol, 2018, 16（7）：1056-1063.
11. Abe Y, Sasaki Y, Yagi M, et al.Diagnosis and treatment of eosinophilic esophagitis in clinical practice.Clin J Gastroenterol, 2017, 10（2）：87-102.
12. Cianferoni A, Spergel J.Eosinophilic Esophagitis：A Comprehensive Review.Clin Rev Allergy Immunol, 2016, 50（2）：159-174.

第十一章

儿童间质性肺疾病

第一节　儿童间质性肺疾病的分类和诊断程序

间质性肺疾病(interstitial lung disease,ILD)是以影像学弥漫性渗出和气体交换障碍为特点的慢性肺疾病,也称为弥漫性肺实质性疾病(diffuse parenchymal lung diseases,DPLD)。病变主要发生在肺泡壁,随着病变发展,发生间质纤维化,乃至蜂窝肺。其病变不仅发生于肺泡间隔、支气管、血管及末梢气腔隙周围的肺间质,也可涉及肺泡腔和细支气管腔内。此组为一异质性疾病,有200多种类型。儿童间质性肺疾病(children's ILD)常用缩略语 chILD 表示,以与成人 ILD 区别[1]。chILD 常以呼吸急促、呼吸困难、爆裂音、缺氧以及生长发育受影响为特点。德国的研究调查:每百万儿童中有 1.32 新的 DPLD 的病例。大多数在生后第一年内诊断,87% 的病例存活。来自英国和爱尔兰的数据估计儿童间质性肺疾病的发生率为每百万 0~16 岁儿童中有 3.6 例。2017 年来自澳大利亚和新西兰的 10 年数据,chILD 的患病率每百万 0~18 岁儿童青少年中有 1.5(0.8~2.1)例,2/3 发生在小于 2 岁的儿童,79% 的临床预后好,7% 的病死率[2]。由于 chILD 比成人 ILD 更多样化,包括 200 多种疾病,有不同的分类。近年,基因诊断技术的发展,单基因疾病有益于全面的疾病分类、扩展肺疾病的数据库。本章将重点叙述其分类和诊断方法。

一、儿童间质性肺疾病的分类

2002 年美国胸科学会(American Thoracic Society,ATS)和欧洲呼吸学会(European Respiratory Society,ERS)由临床专家、病理专家和放射学专家共同制定了成人的 DPLD 的新分类,包括:①已知病因的 DPLD,如药物诱发性、职业或环境有害物质诱发性(铍、石棉)DPLD 或胶原血管病的肺表现等;②特发性间质性肺炎;③肉芽肿性 DPLD,如结节病、韦格纳肉芽肿等;④其他少见的 DPLD,如淋巴管肌瘤病、朗格汉斯细胞组织细胞增多症、嗜酸细胞性肺炎等。并且将特发性间质性肺炎分为七型(详见后述)。

儿童间质性肺疾病分类与成人不同,儿童间质性肺疾病包含一些先天性、代谢性和吸入性的因素。有关儿童间质性肺疾病的分类研究很多,至今没有令人满意的小儿间质性肺疾病的分类,以往分为未知原因和已知原因的两类。欧洲呼吸学会特别课题组基于 185 例的病例研究,建议分类为:①已知原因的 DPLP 如吸入因素、过敏性肺泡炎。②特发性间质性肺炎如非特异性间质性肺炎(nonspecific interstitial pneumonia,NSIP)、脱屑性间质性肺炎(desquamative interstitial pneumonitis,DIP)、普通间质性肺炎(usual interstitial pneumonia,UIP)、弥漫性肺泡损伤、婴儿的慢性肺泡炎(chronic pneumonitis of infancy,CPI)。③其他形式的间质性肺疾病如淋巴管瘤病、朗格汉斯细胞组织细胞增多症、肺泡蛋白沉积症、结节病、肺含铁血黄素沉着症等。④先天性疾病如 DIP、淋巴细胞间质性肺炎(lymphoid interstitial pneumonia,

LIP)、NSIP 和表面活性物质功能障碍的疾病。上述研究分类的特点不是所有的病例均有肺活检，并且特发性肺纤维化的命名仍然存在。2004 年，Fan LL 等根据成人 2002 年 ATS/ERS 提出的新的分类方法，结合儿科的一些特点和发现，将小儿间质性肺疾病分为以下四类：①特发性间质性肺炎；②其他间质性肺疾病如弥漫性肺泡出血综合征、特发性肺含铁血黄素沉着症、过敏性肺炎、肺泡蛋白沉积症、肺嗜酸细胞浸润、肺淋巴组织增生性疾病、肺泡微石症、肺血管疾病等；③伴肺浸润的系统疾病如结缔组织疾病、肿瘤、组织细胞增生症、结节病。神经皮肤综合征、其他先天的代谢紊乱；④婴儿特有的间质性肺疾病如遗传性表面活性物质功能障碍，肺的生长和发育障碍、婴儿持续性的呼吸增快等。

2011 年，来自美国的学者将儿童间质性肺疾病分为：①婴儿特有的间质性肺疾病；②原发于肺部的间质性肺疾病包括特发性间质性肺炎、特发性肺含铁血黄素沉着症、肺泡蛋白沉积症、肺泡微石症等；③伴肺浸润的系统疾病；④已知原因的 ILD 如蓄积性疾病、吸入综合征、感染后闭塞性细支气管炎（BO），药物诱发的肺疾病、过敏性肺炎等。虽然分类不尽相同，但均包括了婴儿特有的间质性肺疾病，如表面活性物质功能障碍、婴儿神经内分泌细胞增生症（neuroendocrine cell hyperplasia of infancy，NEHI）和肺间质糖原症（pulmonary interstitial glycogenosis，PIG）等。

目前引用最多的为 2007 年美国儿童间质性肺疾病的研究协作组的分类，该分类收集了来自北美的 11 个儿科研究中心 1999~2004 年具有肺活检的 185 例小于 2 岁的儿童的弥漫性肺疾病。2013 年美国胸科学会制定了婴幼儿的儿童间质性肺疾病的分类、评估和治疗的指南，该指南依据了上述的美国儿童间质性肺疾病的研究协作组的分类，该指南的分类如下：

1. 发生于婴儿的间质性肺疾病 分为以下四种亚类：①弥漫性的肺泡发育障碍，如肺腺泡不发育，先天性肺泡发育不良、肺泡毛细血管发育不良伴肺静脉错位（alveolar capillary dysplasia with misalignment of pulmonary veins，ACDMPV）；②肺泡生长异常如肺发育不良、慢性新生儿的肺疾病、染色体相关的疾病和先天性心脏病；③未知原因的特殊类型的疾病如 NEHI 和 PIG；④表面活性物质功能障碍，如表面活性蛋白 B 基因（SFTPB）、表面

活性蛋白 C 基因（SFTPC）和 ATP 结合盒转运子 A3（ABCA3）基因的突变，组织学特点可为先天性肺泡蛋白沉积症、CPI、DIP 和 NSIP。见表 11-1-1。

表 11-1-1 婴儿特有的间质性肺疾病

①弥漫性的肺泡发育障碍，如腺泡发育不良、先天性肺泡发育不良、肺泡毛细血管发育不良伴肺静脉错位（ACDMPV）

②肺泡生长异常或肺泡简单化，如慢性新生儿肺疾病、肺发育不良、染色体异常、与先天性心脏病相关的生长障碍

③未知原因的特殊类型的疾病如神经内分泌细胞增生症（NEHI）和肺间质糖原症（PIG）

④表面活性物质功能障碍，如表面活性蛋白 B 基因（SFTPB）、表面活性蛋白 C 基因（SFTPC）、ATP 结合盒转运蛋白基因（ABCA3）突变，组织学特点可为先天性肺泡蛋白沉着症、CPI、DIP 和 NSIP

2. 非婴儿特有的间质性肺疾病 ①既往体健患儿发生的疾病：包括感染/感染后、环境因素有关的如过敏性肺炎、吸入综合征以及嗜酸细胞性的肺炎；②免疫缺陷病患儿发生的疾病如机会感染、移植和排异反应、与介入治疗相关的以及原因不明的弥漫性肺泡损伤；③与全身性疾病相关的疾病包括自身免疫性疾病，蓄积性疾病、结节病、朗格汉斯细胞组织细胞增生症、恶性肿瘤；④还有一些类似 ILD 的疾病，如肺血管淋巴管异常如静脉畸形、淋巴管扩张、淋巴管瘤病、肺动脉高压以及先天性心脏病等。

3. 不能分类的间质性肺疾病 如肺疾病的终末阶段，非诊断性的不合适的活检标本如肺组织的标本不足，临床的信息不够。

该分类框架最近应用于 191 例一组 2~18 岁儿童的肺活检标本，发现年龄较大的儿童弥漫性肺疾病很大一部分与免疫缺陷和自身免疫性疾病有关，因此更接近于成人疾病[3]。

2010 年欧洲学者和 2014 年的中华医学会儿科学分会呼吸学组均根据小儿间质性肺疾病的病因分为：①暴露因素相关的 ILD，如过敏性肺炎、药物性肺损害。②系统疾病相关的 ILD 如结缔组织肺损害、血管炎所致的肺泡出血、结节病等。③肺泡结构疾病相关的 ILD 感染性病因、特发性肺含铁血黄素沉着症、肺泡蛋白沉积症、嗜酸细胞性肺炎、特发性间质性肺炎。④婴儿特有的 ILD，包括 NEHI、遗传性肺泡表面活性物质功能障碍、肺间质糖原症等。

二、表面活性物质基因突变和儿童间质性肺疾病的关系

在儿童间质性肺疾病领域的一个重要发展是发现了先天的表面活性物质功能障碍，包括表面活性蛋白 B 基因（*SFTPB*）、表面活性蛋白 C 基因（*SFTPC*）和 ATP 结合盒转运子 A3（*ABCA3*）基因的突变。SP-B、SP-C 为肺表面活性蛋白的成分。ABCA3 为细胞膜表面活性物质的转运蛋白。年幼儿的肺活检组织病理证实先天性肺泡蛋白沉积症、CPI、DIP 和 NSIP 与这些基因的异常有关。北美的 11 家医院的 185 例病人中，有 7 例与 *SFTPC* 突变有关。6 例与 *ABCA3* 基因突变有关。并且发现 CPI 为 *SFTPC* 突变的主要病理类型，先天性肺泡蛋白沉积症是 *ABCA3* 基因突变的主要病理类型。

表面活性蛋白 B 缺乏症是一种常染色体隐性遗传病，大多数生后 6 个月死亡。病理表现通常为生后不久的肺泡蛋白沉积症，也可以为 DIP。

纯合或复合杂合的 *ABCA3* 突变可引起新生儿呼吸衰竭和儿童 ILD。*ABCA3 E292V* 突变则与儿童期有间质性肺疾病、脱屑性间质性肺炎及非特异性间质性肺炎特点的慢性肺疾病有关。病理上表现为肺泡蛋白沉积症，也可以为 DIP 和 NSIP。多数有 *ABCA3* 基因突变的婴儿在出生后早期即表现为严重的呼吸窘迫和发绀，临床表现与 SP-B 缺乏的患者一致。研究发现不同 *ABCA3* 突变患者显示疾病的临床表现和严重程度不一，与基因型有关。也有文献报道 *ABCA3 R288K* 单个杂合突变与新生儿呼吸窘迫综合征，年长儿的 ILD 发生率增加有关[4]。

SFTPC 突变为具有不同外显率的常染色体显性遗传，至今发现了大约 50 种基因突变与家族或散发性间质性肺疾病有关 .c.218T>C（I73T）是最常见的 *SFTPC* 基因突变，其他致病突变还有 *p.G100S* 和 *p.L188G p.Y113H,L55F,p.A116D* 等[5]。临床表现多样，可引起新生儿致命性 RDS、儿童和成人的慢性 ILD，病理常为非特异性间质性肺炎，即使是同一基因型，预后也不同。影像的加重为磨玻璃影到纤维化特征和囊泡形成[6]。*NKX2.1* 基因的缺失或完全丧失功能的突变也能导致严重的 RDS 和 ILD 的表型，常同时有甲状腺、脑这些器官系统相关的症状，即称"脑 - 甲状腺 - 肺"综合征。见表 11-1-2。

三、其他引起间质性肺疾病的单基因病

在新生儿即出现呼吸困难的基因突变还有染色体 16q24.1 微缺失和 *FOXF1* 杂合突变功能缺失导致肺泡毛细血管发育不良伴静脉错位。常有心脏、消化系统、泌尿系统的异常。

在儿童引起间质性疾病的单基因病，还应该想到自身炎症性疾病。文献报道，编码干扰素刺激因子的基因（stimulator of interferon genes，STING），跨膜蛋白 173（*TMEM173*）基因编码的 STING 的衔接蛋白，突变通过细胞 JAK 激酶途径引起 I 型干扰素的过度产生。突变在 *TMEM173* 的编码区（外显子 5）上。*TMEM173* 基因突变可引起遗传性炎症综合征。主要临床表现包括早期起病的全身性炎症、皮肤血管病变及肺部炎症。在 6 例患者中发现 3 种突变如（c.439G>C，c.461A>G 和 c.463G>A）。*TMEM173* c.463 G>A（p.Val155Met）为最常见的突变，以炎症综合征、高丙种球蛋白血症、肺纤维化为首先表现[9]。肺部可以是反复喘息然后发展为肺纤维化。

表 11-1-2　表面活性蛋白异常的基因及主要表现[7,8]

基因	蛋白	遗传方式	发病年龄	肺部表现	肺外表现
SFTPA（A1A2）	SP-A1,SP-A2	常显	主要为成人	主要是成人 PF 和肺癌	无
SFTPB	SP-B	常隐	新生儿	新生儿 RDS	无
SFTPC	SP-C	常显	新生儿至成人	新生儿 RDS 儿童 ILD，成人 PF	无
ABCA3	ABCA3	常隐	新生儿至儿童	新生儿 RDS 儿童 ILD	无
NKX2-1/TTF1	甲状腺转录因子 1（TTF1）	常显	新生儿至儿童	新生儿 RDS，儿童 ILD	脑 - 肺 - 甲状腺综合征

注:*SFTPA*:表面活性蛋白 A 基因;*SFTPB*:表面活性蛋白 B 基因;*SFTPC* 表面活性蛋白 C 基因;*ABCA3*:ATP 结合盒转运子 A3 基因;SP-A:表面活性蛋白 A;SP-B 表面活性蛋白 B;SP-C:表面活性蛋白 C;ABCA3 :ATP 结合盒转运子 A3);*NKX2-1*:NK2 同源盒 -1 ;TTF1 甲状腺转录因子 1。RDS:呼吸窘迫综合征;PF:肺纤维化;常显:常染色体显性遗传病;常隐:常染色体隐性遗传病

GATA2 是一个锌指转录因子对胚胎和永久造血和淋巴管生成必要的。GATA2 基因有多种突变，GATA2 缺乏可有不同的临床表现、发病和预后。患者可感染结核分枝杆菌、病毒和真菌；可以发展为骨髓增生异常综合征，急性或慢性白血病、淋巴水肿和肺泡蛋白沉积症[10]。STAT5b 缺陷也可引起生长发育障碍、免疫缺陷和严重的肺疾病如淋巴细胞性间质性肺炎，慢性肺疾病，出血性水痘。一例 STAT5b 缺乏的土耳其女孩，自幼生长发育迟缓和生长激素抵抗，也有反复肺部感染，血小板聚集缺陷引起注意而诊断。有研究发现在 STAT5b 基因 10 外显子插入一个 1-BP 的纯合子（c.1191insg），从而预测框架变换和早的蛋白终止（p.n398efsx16）。

COPA 综合征是一种常染色体显性遗传疾病，具有可变的表达能力，是由外被体相关蛋白 a（coatomer-associated protein alpha, COPA）的基因突变引起。COPA 是一种复杂的、外被体相关的蛋白 I 的一部分，它调节从高尔基体到内质网的逆行转运。外被体相关的蛋白的缺陷导致内质网应激增加和自噬增加，这两种都可能导致自身免疫性炎症，可以表现为伴肺出血的间质性肺疾病、关节炎[11]。

随着基因诊断技术的发展，已认识了不少的引起间质性肺疾病的基因和致病突变，不仅要想到 SFTPB、SFTPC 和 ABCA3 等基因致表面活性物质功能的障碍，有的还需要想到免疫缺陷基因如 TMEM173、GATA2、STAT5b 等致病的可能。还有 COPA 突变引起的肺出血，以及脂多糖反应性米色锚蛋白（lipopolysaccharide responsive beige-like anchor protein, LRBA）和 STAT3 突变引起的淋巴细胞间质性肺炎。相信随着研究的深入，会有更多的间质性肺疾病得到正确的基因诊断。

四、儿童间质性肺疾病的诊断程序

间质性肺疾病的诊断包括完整的病史采集，症状，体征，无创检查和有创检查，其中肺活检是诊断间质性肺疾病的金标准，也是分类和分型的依据。首先根据完整的病史采集、症状、体征和影像学确定是否为间质性肺疾病。

年长儿童主要依据影像学的弥漫性异常来诊断弥漫性肺疾病。小于 2 岁的婴幼儿可应用"儿童间质性肺疾病综合征"即 ChILD 综合征这一定义，即在未知原因肺疾病的前提下，至少包括以下

四条标准中的三条即可临床诊断：①呼吸道症状，如咳嗽、气促、活动不耐受；②体征，如静息时气促、啰音、杵状指/趾、生长发育迟缓、呼吸衰竭；③低氧血症；④胸片或 CT 上的弥漫性异常。以便帮助诊断儿童弥漫性肺疾病的不常见原因，并且排除弥漫性肺疾病的常见病因，如囊性纤维化、先天性心脏病，支气管肺发育不良和肺部感染；还认识到一些儿童 ChILD 可能是无症状的。

进一步需要寻找病因，确定是继发性或特发性的间质性肺疾病。先进行非侵入性的检查，如病原学检查人类免疫缺陷病毒（human immunodeficiency virus, HIV）、巨细胞病毒（cytomegalovirus, CMV）、EB 病毒（Epstein-Barr virus, EBV）感染。可结合血清免疫学的检查来诊断结缔组织病、血管炎、原发性免疫缺陷病。在诊断儿童间质性肺疾病时，一定要先详细询问病史有无环境暴露的因素如有害气体的吸入、大量真菌孢子的吸入等以确定继发性的因素。若非侵入性的检查不能明确病因和病理类型，可进一步进行确诊的侵入性的检查如支气管肺泡灌洗液（bronchoalveolar lavage fluid, BALF）的获取、肺组织病理检查。另外，在确定间质性肺疾病的同时可选择血气分析、肺功能、心脏彩超以了解病情的轻重如有无低氧血症、肺动脉高压，文献报道肺动脉高压是很好的预测病例死亡危险的指标。儿童还要注意吸入的因素如 24 小时食管下端 pH 的监测。如起病早，病因不明者可进行基因筛查，确定有无基因突变的因素。

在间质性肺疾病的诊断过程中，程序性的诊断策略很重要。常采用的检查还有以下几项。

1. **影像学检查** 胸片为最常用的影像学检查之一，主要为弥漫性网点状的阴影，或磨玻璃样影。肺部 X 线无异常或无特征性发现者，可行 CT 尤其高分辨 CT（HRCT）。HRCT 可发现诊断间质性肺疾病的一些特征性的表现，如磨玻璃样影、网状影、实变影，可显示肺间隔的增厚，结节影。HRCT 还可确定病变的范围，指导肺活检部位和方法的选择，还有助于判断疾病的活动性和严重度。婴幼儿由于配合差可行薄层 CT，也可明显地显示肺结构的异常。在一些病例，肺部 HRCT 可见特征性表现，如铺路石征高度提示肺泡蛋白沉积症。婴儿特定部位如右中叶和左舌叶的磨玻璃影、结合临床呼吸快的特点，高度提示 NEHI。

2. **肺功能** 肺功能为诊断和治疗监测的有用工具，肺功能呈限制性通气功能障碍，表现为

肺的顺应性降低,肺活量(vital capacity,VC)的降低和肺总容量(total lung capacity,TLC)的降低。功能残气量(functional residual capacity,FRC)也降低,但低于VC和TLC的减低量,残气容积(residual volume,RV)通常不变,因此FRC/TLC和RV/TLC通常增加。肺一氧化碳弥散量(diffusion capacity of carbon monoxide of lung,DLCO)降低。部分病人有气道的受累表现为混合性通气功能障碍。低氧血症通常指静息时动脉血氧饱和度(SaO$_2$)的降低或静息时动脉血氧分压降低。高碳酸血症只发生在病程晚期。在运动过程中,上述功能障碍变得更加明显。因此,在运动时低氧血症可能是一个更敏感的疾病早期指标。

3. **侵入性的检查** 侵入性检查可分为非外科性如经支气管镜的支气管肺泡灌洗(bronchoalveolar lavage,BAL)、经支气管镜的透壁肺活检(TBLB)、经皮肺活检和外科性的肺活检如电视引导下的胸腔镜肺活检(VATS)和开胸肺活检。侵入性检查可获取BALF、肺组织病理。

(1)支气管肺泡灌洗液:支气管肺泡灌洗液(bronchoalveolar lavage fluid,BALF)是液体肺活检,BALF中找到含铁血黄素细胞可确定肺泡出血诊断。BALF乳白色,过碘酸希夫(periodic acid-Schiff,PAS)染色阳性,可有助于肺泡蛋白沉积症的诊断。BALF找到CD1α,并且>5%可协助朗格汉斯细胞组织细胞增生症的诊断。BALF的细胞分析对诊断有帮助,BALF大量的淋巴细胞可有助于过敏性肺泡炎和结节病的诊断,过敏性肺炎BALF主要为CD8$^+$淋巴细胞的增加,结节病主要为CD4$^+$淋巴细胞的增加。BALF中细菌、真菌、病毒病原的检测可协助病原的诊断。近年还可以应用BALF免疫组化染色显示成熟的SP-B、SP-B前体、SP-C缺乏以及SP-C前体异常来协助诊断SP-B缺乏症[12]。

(2)肺活检:肺活检可获取肺组织,而肺组织病理为确诊的依据。开胸或VATS有足够的标本有利于诊断,开胸肺活检的创面大,儿科很少采用。经皮肺穿刺或TBLB,取材均不理想。VATS不仅创面小、无并发症,且能取到理想的肺组织,因此在儿科应用较多。但需要外科医师和呼吸科医师合作,根据肺HRCT选取活检的部位。肺活检不仅可为原因不明的间质性疾病提供确诊的依据,还可为特发性间质性肺炎提供病理分型。还可在肺组织病理进行的EBV、CMV和腺病毒的核酸检测,进一步寻找感染的原因。对于怀疑NEHI、ACD患儿,需要做特殊染色如蛙皮素(bombesin)和CD34染色。常需要肺活检病理来确定诊断的疾病包括肺间质糖原症、肺泡结构简单化、肺血管炎以及基因检测无法确定的肺泡表面活性物质功能障碍的疾病。

4. **基因筛查** SFTPB、SFTPC和ABCA3等的基因突变的筛查,以确定在儿童间质性肺疾病中基因突变的作用。临床很难从新生儿低氧性呼吸衰竭和影像学弥漫性病变确定其病因,可能是表面活性物质的功能障碍或ACD,还可能是那些可逆性病因。基因诊断可以协助诊断有无表面活性物质的功能障碍或ACD。基因诊断为无创检查,可取外周血或口腔黏膜,可以及时诊断,也可以留取标本作回顾性检查。基因筛查可以协助判断其预后,避免不必要的治疗。需要指出的是快速进展性疾病可能没法等待基因检测的结果,肺活检仍然是一些患者重要的诊断手段。临床不是所有的疾病都有一个已知的遗传原因,也不是所有的基因突变用当前的方法均可以检测到,如有一些患者组织病理符合ABCA3突变,家族研究也与ABCA3突变有联动关系,但其基因检测并未发现ABCA3突变。解释基因测试的结果也并非易事。判断是否为引起肺部病理的新的错义突变或接近剪接点或为罕见的良性基因多态性是很困难的。几乎无法判断只有一个杂合的SFTPB或ABCA3的基因突变是致病突变或疾病的携带者。已报道的染色体缺失导致的NKX2.1单倍剂量不足,这种缺失用聚合酶链反应为基础测序方法并不一定能检测到,并要求其检测的具体方法。怀疑NKX2.1基因缺失应该采用专门设计的检测小缺失分析方法,比较基因组杂交分析或对基因剂量敏感的其他方法。SFTPB,SFTPC和ABCA3的基因突变是公认的肺部疾病的原因,需要依据临床怀疑状况进行特别的基因的异常的筛查。ABCA3突变的杂合子也可能修改或影响SFTPC突变患者肺部疾病的病程。足月或接近足月的新生儿生后不明原因的低氧血症、呼吸衰竭、RDS,以及家中有年长儿间质性肺疾病史或类似病史,应该进行SFTPB,SFTPC和ABCA3基因筛查,如有证实的甲状腺功能减退或和中枢神经系统异常时,应该考虑NKX2.1单倍剂量不足。如有心脏、消化道、泌尿道异常应该考虑先天性肺泡毛细血管发育不良(alveolar capillary dysplasia,ACD)即

FOXF1 基因突变。年长儿的低氧血症、发育落后和影像学弥漫异常的患者应该考虑 *SFTPC* 和 *ABCA3* 基因突变的筛查。在新生儿期出现症状的支持 *ABCA3* 缺乏的可能，而后来出现的症状典型的 *SFTPC* 突变的可能大，但二者出现症状的年龄有一定的重叠。随着基因诊断技术的发展，已认识了不少的引起间质性肺疾病的基因和致病突变，不仅要想到 *SFTPB*、*SFTPC* 和 *ABCA3* 等致表面活性物质功能障碍，还有新发现的基因如 *TMEM173*、*GATA2*、*MARS*、*COPA*、*STAT3*、*STAT5b* 等致病的可能[7,8,12]。与新生儿和儿童间质性肺疾病有关的其他基因见表 11-1-3。

表 11-1-3　与新生儿和儿童间质性肺疾病相关的其他基因

基因	基因功能	遗传方式	发病年龄	肺部表现	肺外表现
肺发育障碍					
FOXF1	转录因子	散发/显性,外显率可变	新生儿	持续性肺动脉高压,低氧血症,呼吸衰竭	心脏、胃肠道,泌尿生殖系统
TBX4	转录因子	散发性	新生儿、儿童	低氧性呼吸衰竭,肺动脉高压	骨骼
结构基因					
FLNA	细胞内支架	X 连锁显性	新生儿至婴儿	囊性肺病 BPD	心脏,骨骼,中枢神经系统
ITGA3	跨膜受体	常隐	新生儿	RDS 生长障碍(BPD)	皮肤,肾
肺泡蛋白沉积症					
CSF2RA	*GMCSF-RA*	常隐	儿童至成人	肺泡蛋白沉积症	无
CSF2RB	*GMCSF-RB*	常隐	儿童至成人	肺泡蛋白沉积症	无
SLC7A7	溶质转运体	常隐	婴儿	肺泡蛋白沉积症	赖氨酸尿蛋白不耐受症
MARS	蛋氨酸 tRNA 合成酶	常隐	婴儿至成人	肺泡蛋白沉积症	肝脏疾病
GATA2	GATA-type 转录因子 GATA2	常隐	儿童至成人	肺泡蛋白沉积症	免疫缺陷和血液病
自身免疫性疾病					
TMEM173	跨膜蛋白 173/干扰素基因刺激因子(STING)	常显	新生儿至婴儿	DLD	自身炎症/自身免疫性疾病
COPA	共切蛋白复合物亚单位(COPA)基因	常显	婴儿至成人	弥漫性肺泡出血,DLD	自身炎症/自身免疫性疾病(关节炎、肾、血管炎)
蓄积性疾病					
NPC2/C1	酶	常隐	新生儿至婴儿	DLD	神经、肝
IDUA(MPS type I)	酶	常隐	新生儿至婴儿	DLD	骨骼,神经,内脏肿大

注:*FOXF1*:叉头盒蛋白 F1 基因;*TBX4*:BOX 转录因子;*FLNA*:细丝蛋白 A 基因;*ITGA3*:整合素 A3 基因;*CSF2RA*、B:集落刺激因子受体 A、B 的基因;*SLC7A7*:溶质载体家族 7 成员 7 基因;*MARS*:蛋氨酸 tRNA 合成酶基因;*GATA2*:GATA 型转录因子;*TMEM173*:跨膜蛋白 173 基因;*COPA*:共切蛋白复合物亚单位基因;DLD:弥漫性肺疾病;*NPC*:尼曼匹克病 C 型基因;MPS:黏多糖病;常显:常染色体显性遗传;常隐:常染色体隐性遗传

5. 血清学的标记物 KL-6、SP-A 和 SP-D 均能反映损伤肺组织的 Ⅱ 型上皮细胞的活性。KL-6 是肺泡 Ⅱ 型上皮细胞和支气管上皮细胞再生时产生的高分子的蛋白。KL-6 的功能为成纤维细胞的趋化因子,KL-6 的增高反映肺泡壁的损伤和间质纤维化的存在。血清 KL-6 的增高在不同类型的间质性肺疾病和严重的麻疹肺炎、支气管肺发育不良中发现。KL-6 在反映成人间质性肺疾病的纤维化和病情轻重具有较高的敏感性和特异性。近年研究还表明 IPF 患者血中 KL-6、SP-A 和 SP-D 水平升高,与肺功能的快速下降和差的预后有关。

总之,在儿童间质性肺疾病的诊治过程中,首先应从临床症状、体征和影像学资料判断是否为间质性肺疾病;再根据病原学检测、血清学免疫指标检测,以及环境因素等判断是否为继发性或已知原因的间质性肺疾病,如感染、环境和吸入因素、结缔组织疾病等。如为特发性间质性肺疾病,需要进行 *SFTPB*、*SFTPC* 和 *ABCA3* 等基因突变的测序研究,进一步还可侵入性检查,如纤维支气管镜检查获取支气管肺泡灌洗液、肺组织活检等来确定诊断或获得病理分型。儿童间质性肺疾病的诊断流程如图 11-1-1 所示。

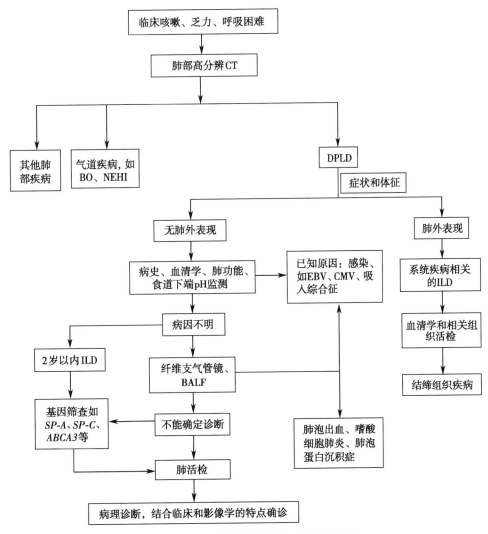

图 11-1-1 儿童间质性肺疾病的诊断流程

（刘秀云 江载芳）

参考文献

1. Griese M.Chronic interstitial lung disease in children.Eur Respir Rev,2018,27(147):170100.

2. Saddi V,Beggs S,Bennetts B,et al.Childhood interstitial lung diseases in immunocompetent children in Australia and New Zealand:a decade's experience.Orphanet J Rare Dis 2017,12:133.

3. Fan LL,Dishop MK,Galambos C,et al.Children's Interstitial and Diffuse Lung Disease Research Network (chILDRN).Diffuse lung disease in biopsied children 2-18 years of age:application of the chILD classification scheme.Ann Am Thorac Soc,2015,12(10):1498-1505.

4. Wittmann T,Frixel S,Höppner S,et al.Increased risk of interstitial lung disease in children with a single R288K variant of ABCA3.Mol Med,2016,222(1):183-191.

5. Litao MK,Hayes D Jr,Chiwane S,et al.A novel surfactant protein C gene mutation associated with progressive respiratory failure in infancy.Pediatr Pulmonol,2017,52

(1):57-68.

6. Kröner C,Reu S,Teusch V,et al.Genotype alone does not predict the clinical course of SFTPC deficiency in paediatric patients.European Respiratory Journal,2015,46(1):197.

7. Nathan N,Borensztajn K,Clement A.Genetic causes and clinical management of pediatric interstitial lung diseases.Curr Opin Pulmon Med,2018,24(3):253-259.

8. Nogee LM.Genetic causes of surfactant protein abnormalities.Curr Opin Pediatr,2019,31(3):330-339.

9. Picard C,Thouvenin G,Kannengiesser C,et al.Severe Pulmonary Fibrosis as the First Manifestation of Interferonopathy(TMEM173 Mutation).Chest,2016,150(3):e65-e71.

10. Hsu AP,Mcreynolds LJ,Holland SM.GATA2 Deficiency. Curr Opin Aller Clin Immunol,2015,15(1):104-109.

11. Vece TJ,Watkin LB,Nicholas SK,et al.Copa Syndrome: a Novel Autosomal Dominant Immune Dysregulatory Disease.J Clin Immunol,2016,36(4):377-387.

12. Wilmott RW,Deterding R.Kendig & Chernick's Disorders of the Respiratory Tract in Children.9th ed.Philadelphia,WB Saunders,2019.

第二节 婴儿特有的间质性肺疾病

婴儿特有的间质性肺疾病(disorders more prevalent in infancy),分为以下四种亚类:①弥漫性的肺发育障碍,如肺腺泡不发育,先天性肺泡发育不良、肺泡毛细血管发育不良伴肺静脉错位(ACD/MPV);②肺泡生长异常如肺发育不良、慢性新生儿的肺疾病、染色体相关的疾病和先天性心脏病;③未知原因的特殊类型的疾病如婴儿神经内分泌细胞增生症(NEHI)和肺间质糖原症(PIG)[1];④表面活性物质功能障碍,如表面活性蛋白 B 基因(SFTPB)、表面活性蛋白 C 基因(SFTPC)和 ATP 结合盒转运子 A3(ABCA3)基因的突变等。组织学特点可为先天性肺泡蛋白沉积症、婴儿的慢性肺泡炎(CPI)、脱屑性间质性肺炎(DIP)和非特异性间质性肺炎(NSIP)。部分表面活性物质功能障碍可在儿童期起病。

一、弥漫性肺泡发育障碍

弥漫性肺泡发育障碍(diffuse developmental disorders)为胚胎期肺脏发育异常所致,包括肺腺泡发育不良(acinar dysplasia),先天性肺泡发育不良(congenital alveolar dysplasia,CAD)、肺泡毛细血管发育不良和肺静脉错位(alveolar capillary dysplasia with misalignment of pulmonary veins,ACD/MPV)[1]。此组疾病均较严重,均表现为生后不久呼吸困难、持续性肺动脉高压,不容易诊断,下面重点讲述肺泡毛细血管发育不良和肺静脉错位。

肺泡毛细血管发育不良(alveolar capillary dysplasia,ACD),伴有或不伴有肺静脉的错位(misalignment of pulmonary vessels,MPV)是新生儿持续性的肺动脉高压(persistent pulmonary hypertension of the neonate,PPHN)的少见原因。典型病例与多个先天性畸形(MCA)有关。1980 年由 Janney 首先描述。ACD 可引起严重的不可逆的致死的 PPHN。几乎大多数病例为散发的病例,家族易感性也有报道。该病的命名也是依据于明显的肺脉管系统的异常,有时称为肺泡毛细血管发育不良或称为先天性肺毛细血管发育异常。有报道在一半左右(5/9 例)的致死性肺病理和 6/13 例的特发性新生儿持续性肺高压患者中诊断了 ACD。

Janney 等报告了发现一组相似的但具有明显肺泡毛细血管膜的缺乏和异常静脉类型。另外一些病例报道发现了肺静脉的错位。至今文献报道了大约 200 例的 ACD/MPV 病例,约 10% 为家族性,多例同胞的受累显示可能为常染色体隐性遗传。一些病例的父母为近亲结婚。无性别的差异。以往大多数病例为尸检证实,可能低估了 ACD 发病。

【病因】

可能与遗传有关,近年发现肺泡毛细血管发育不良与 FOX 基因突变有关。使用全息阵列分析,ACD/MPV 和 MCA 患者已经确定了 6 个集群重叠的 FOX 转录因子集群在染色体 16q24.1q24.2 的微小丢失。随后,在无关联的散发的 ACD/MPV 和 MCA 患者中也已确定了四种不同的杂合突变(转移、无义、错义的无终止)候选 FOXF1 基因。在另外的 ACD/MPV 样本中,专门设计的,高分辨的微阵列分析显示在染色体 16q24.1 一个隐藏 FOXF1 的微小丢失和位于 FOXF1 上游的 ~52kb 和 ~259kb 位置有两个不同的微小缺失,均为新生的重新排序。FOXF1 是一个剂量敏感(单倍不足的)基因,约 40% 的 ACD/MPV 病例由此导致,这表现出一个新的基因组紊乱。这些基因突变不仅有 ACD/MPV,也有其他的畸形如先天性心脏缺陷,特别是左心发育不良综合征和胃肠道闭锁,包括食管闭锁以及尿路畸形等有关。伴有的心脏和胃肠道异常是由于 FOX 转录基因簇中相邻的 FOXC2 和 FOXL1 基因的单倍体不足所致[1]。

【发病机制】

ACD 的确切病理机制还不清楚。肺泡单位和小动脉数量共同减少,肺泡间隔的增厚,这些病理变化理论上使肺泡界面与毛细血管的分割、间距变远,这样导致了有效的气体交换的缺乏。ACD 的肺动脉高压可能是肺血管增长减少、血管张力高、明显的血管平滑肌细胞增生的结果。ACD 的肺血管阻力升高与明显的肺动脉壁结构增厚,动脉密度减少和血管张力高有关。高肺血管阻力可能使毛细血管前分流途径的增长扩张或增强,导致肺动脉血流直接通过支气管和肺血管相连的通路远离肺泡。结果增加流经这些分流路

径的血流量,明显减少肺泡的血流量,进一步加剧了由于 PPHN 所致的从右到左肺外分流所致的血氧不足。过去的研究发现正常的胎儿存在异常血管通路或肺内分流。但生后此分流还持续或明显即应该考虑为病理性的。这些错位的肺静脉是否为胎儿肺内分流的明显扩大还不清楚,但推测这些血管的异常反映了由于严重低发育和远端血管阻塞致重建改变了胎儿血流动力学。组织学和三维重建表明,MPV 代表肺内动静脉的分流,代表异常的支气管静脉。

【病理】

腺泡不发育,肺泡单位的数目缺乏,小腺泡内肌化小动脉(肺小动脉的平滑肌化),以及支气管血管束内反常的肺静脉。不同程度的小叶结构简单化,伴有肺泡间隔、肺泡壁增厚。广泛的肺泡 II 型上皮细胞数量的增加,在间质内毛细血管发育不良的和稀疏,导致肺泡上皮和毛细血管的距离变远、接触不良。这些病理变化导致肺泡界面与毛细血管间的功能分割。

ACD/MPV 具有一系列的异常改变,其中,伴小肺动脉走行的小肺静脉异位是其基本的病理改变。正常的肺静脉位于肺小叶间隔,从来自肺小叶的小的静脉汇集而成。ACD/MPV 的异常位置的静脉,使小叶间隔的静脉减少或缺乏。小的肺动脉和细动脉的肌化也常常很明显。肺泡壁的毛细血管的密度也是减少的。部分病例可伴有淋巴管扩张或纤曲的先天性淋巴管扩张症。

在所有切面可发现错位的肺静脉。尽管最常见位于肺部动脉和气道之间,偶尔错位肺静脉也会在肺动脉或气道的侧面被发现,MPV 似乎连接肺血管,位于围绕支气管动脉束周围的肺间隔内。远端肺静脉的外观和位置与同年龄组的正常肺静脉明显不同。正常肺的肺静脉远离于支气管和细支气管,相比之下气道和肺小动脉的直接联系。MPV 薄壁、缺乏明显的弹性层。

免疫染色 D2-40,特定的淋巴内皮的标志,可明确区分邻近支气管动脉束的 MPV 与淋巴管。三维重建发现,ACD 患者的肺静脉与肺动脉周围的血管丛相连,正常肺无此分流存在。异常的血管增生,以及 MPV 和肺动脉之间显著的血管连接的存在,形成了 ACD/MPV 肺内分流的主要来源。肺内的肺动脉主要指腺泡内肺动脉(intra-acinar pulmonary arteries,IAPA),指呼吸性细支气管、肺泡管及肺泡水平位上的肌型动脉(muscular artery, MA), 即小腺泡内肌型小动脉。最近有研究了 2 例 ACD/MPV 死后尸检在肺动脉、支气管动脉和肺静脉直接注入彩色墨水。组织学评估包括连续切片、免疫组化和三维重建显示存在连接体循环和肺循环的明显的肺内血管通路(如支气管静脉),而且环绕肺泡毛细血管床。这些数据支持 ACD/MPV 的肺内血管有明显的右至左分流通路的病理生理学[1,2]。

【临床表现】

肺毛细血管发育不良和肺静脉错位(ACD/MPV)通常发生于足月或接近足月婴儿。85% 为适于胎龄的足月儿。ACD 典型的在生后数小时出现症状。大多数于生后 24~48 小时内出现呼吸困难、低氧血症、发绀、呼吸性酸中毒、呼吸衰竭,还有血压低的表现,具有快速进展的特点。一旦症状出现需要全程的呼吸支持。几乎所有新生儿均有严重的持续性肺动脉高压,并且对治疗无反应。其他先天性的异常在大约 60% 的 ACD 的新生儿中发现,包括心脏、肠道和泌尿生殖器的畸形如左心发育不良、肠道闭锁,以及肾脏异常等。

已被证实多达 14% 的患有 ACD 的婴儿就诊延迟(生后 2~6 周),数周或数月后发病较少。延迟就诊的婴儿常常导致被误诊为败血症。有 1 例患儿以呼吸损害和心脏不稳定就诊,就诊前近 4 周无症状。有些 ACD 的发现依赖于并存的异常。也有生后 4 周以呼吸困难发病的 1 例,初诊断为合胞病毒性毛细支气管炎。

目前文献中描述的所有婴儿于出生 4 至 6 周内死亡。有文献报告描述了一个足月的婴儿严重和难治的肺动脉高压,患儿的病情逐渐恶化。尽管高频振荡通气,注入硫酸镁、多巴胺和多巴酚丁胺来控制血压,一氧化氮吸入治疗。婴儿于生后 5 天死亡。基于尸检建立了 MLV/ACD 的诊断。

MPV 的死因是缺氧所致,MPV 是肺内分流的血管,并推测 MPV 导致预后不良。

【影像学】

1. 胸片 刚开始胸片通常正常,随后发展为弥漫性的模糊的阴影,也有斑片影。这些斑片影较弥漫性浸润患儿就诊较晚,也支持可以有长期的存活的推测。一些文献显示在开始病情恶化时 50%ACD 患儿一侧或双侧气胸,可有纵隔气肿。

2. 超声心动图 可用于评价的心脏发育,在 50%ACD 存在不同的结构异常。

【诊断】

许多研究显示在任何一患有严重的呼吸酸中毒和用常规治疗无法改善的 PPHN 时应该考虑到 ACD 的可能。ACD 特点为足月适于胎龄儿,分娩时正常。与 PPHN 常见的原因不同,ACD 通常无胎粪吸入、窒息、未成熟或败血症。大多数的婴儿生后 48 小时内发展为呼吸窘迫综合征、青紫、低氧血症,呼吸性酸中毒,血压过低。对于有左心发育不良、肠旋转不良、十二指肠闭锁、肾发育异常的呼吸衰竭和肺高压的患者应该考虑 ACD/MPV,可做基因检查。行 FOXF1 基因检测可以避免肺活检[1]。ACD/MLV 诊断率低的原因是早期的高死亡率或部分病例的区域性的受累有关。增加对这一临床实体的认识可能会阻止使用昂贵的可能无效的侵入性措施。

【治疗】

患有 ACD/MPV 的婴儿对加强的治疗干预无反应或仅有一过性的反应,治疗措施包括吸入一氧化氮和 ECMO。

1. 机械通气 传统的机械通气的设置在婴儿早期的呼吸代谢失调治疗中采用。由于快速发展的低氧血症和严重的呼吸性酸中毒的存在,50%(4/8)患儿需要转换为 HFOV,其中 87.5%(7/8)在 HFOV 之前,或于 HFOV 开始用时联合吸入一氧化氮。

2. ECMO 尚无 ECMO 治疗有效的报道,有文献 7/8(87.5%)例的新生儿因为持续性的呼吸衰竭应用动静脉 ECMO。曾有 1 例患儿在开始应用 ECMO 时行肺活检,其肺活检的结果诊断为 ACD。ECMO 撤掉后,此患儿死亡。早期诊断可避免无效的有创的治疗措施的应用如 ECMO。

3. 吸入一氧化氮 大多数患儿的肺动脉高压予吸入一氧化氮(NO)治疗,随之予静脉给药前列环素和妥拉苏林(tolazoline)。吸入 NO 后 PaO₂大量增加伴随肺动脉压力中度下降。短期吸入 NO 可能改善血氧,但可能导致长期吸入 NO 后会产生无反应。对 NO 产生无反应的患儿,当 NO 浓度 >40ppm,氧合并没有进一步改善,这种差异可能与特定于 ACD 的血管改变有关。吸入 NO 只是延长存活时间,有机会肺移植。吸入 NO 在这些患者的最初反应表明,反应性肺血管痉挛和随后的血液从右到左的分流与这种疾病至少部分血氧不足有关。尽管 MPV 可能需要明确的治疗如肺移植、吸入 NO 孵化器可以提供时间来准备这样的手术。

4.肺移植　ACD/MPV 是致死性疾病,早期肺移植有望改善生存时间。

【预后】

几乎所有病例均于出生 4~6 周内死亡。吸入 NO 后可使短期改善但不会长期的生存,而只是可能提供潜在的肺移植的机会。

二、肺泡生长异常

肺泡生长异常(alveolar growth abnormalities,AGA)的疾病不是传统意义上的经典的间质性肺疾病的类型,但肺泡生长异常占婴儿弥漫性肺实质疾病进行肺活检的明显比例。而且呼吸急促、三凹征、低氧血症和弥漫性影像学异常的临床表现往往与儿童其他形式的 ILD 类似。

25% 的小于 2 岁婴儿的肺活检诊断为肺泡生长异常。肺泡生长异常是一组疾病,可由产前、产后因素引起,与早产儿和产前肺发育不良发病有关。

【病因】

①产前因素:孕早期的损害,如孕 16 周,可有肾的异常,先天性膈疝,可以干扰气道分支和腺泡的发育。后期仅影响腺泡的发育。②产后因素:主要影响后期的肺泡化,在胸膜下腔隙更明显,如慢性新生儿肺疾病。③也发生在先天性心脏病、染色体异常(特别是唐氏综合征)的情况下,有时在正常足月婴儿生后早期肺损伤中发生,先天性心脏病由于低氧血症和肺血多可引起肺泡化的缺乏[1]。最常见的肺发育低下见于先天性膈疝,由于实质脏器移至胸腔,影响肺的发育。单基因疾病也与肺生长异常有关,如 NKX2.1 的突变或缺失可为表面活性物质功能障碍的表现,也可引起肺泡结构简单化。FLNA 基因突变也可引起肺泡结构简单化,肺囊泡和肺动脉高压。

【病理】

病理特点为肺体积变小、肺泡化异常、肺泡数目变少、体积增大、肺小叶结构简单化、肺泡壁增厚。病变常在胸膜下部位明显。严重时可伴有囊性改变和不同程度纤维化。唐氏综合征的肺发育不良为肺泡腔的扩大、肺泡管的增宽说明生后肺泡化差较先天肺发育不良更明显。

【临床表现】

一半以上的肺发育不良发生于早产儿。宫内发育迟滞的小于胎龄儿也可发生肺发育不良。在新生儿期出现不同程度的呼吸困难,病因复杂,其临床表现表型差异很大。呼吸道症状的轻重与肺泡生长异常严重程度及新生儿肺泡形成能力密切相关。主要以呼吸快、三凹征、低氧血症为特点。

【影像学特点】

影像学表现是可变化的,取决于病因、婴儿的年龄和生长异常的严重程度。肺泡生长异常影像学常可显示胸膜下囊泡病变,如唐氏综合征还可见其相关的肺发育不全。肺 CT 还可见双下肺不规则的瘢痕状密度增高影,轻的实变影以及马赛克灌注征。在一项研究中,与预期的已知的疾病或其他临床特征相比,大多数肺活检确诊为肺泡生长异常的婴儿有更严重的临床症状和影像学异常。在这些病例中,不成比例的临床严重度导致怀疑另外的 ILD 形式,并决定在这些患者进行外科肺活检。肺血管疾病或斑片状肺间质糖原症是这些肺发育异常的婴儿常见的并行组织学表现。

【诊断】

临床仅能提供肺发育异常疾病的高度可能性,诊断主要靠肺活检。

【治疗】

支持治疗如吸氧、呼吸支持,治疗基础疾病如先心病。

【预后】

与的其他原因弥漫性肺疾病相比,肺生长发育异常与相当大的发病率和死亡率有关。一项多中心研究发现,肺发育异常的死亡率为 34%,与整个研究队列相似。然而,在肺泡生长异常组中,早产和肺动脉高压是死亡的独立的临床预测因素。

三、婴儿神经内分泌细胞增生症

婴儿神经内分泌细胞增生症(neuroendocrine cell hyperplasia of infancy,NEHI)是儿童间质性肺疾病的一种类型,原因不清,包括在儿童弥漫性肺疾病新的分类中。NEHI 的临床特点为呼吸急促、三凹征、爆裂音和低氧血症。发生率不清楚,但在许多研究机构发现有此病,且多为单一机构的少数病例报道。这些报道和多数的临床经验均提出了儿童患有肺神经内分泌细胞的增生症。

【病因】

NEHI 的病因不明。有文献报道其可同时发生在兄弟姐妹中。因此，有人提出了该病的遗传易感性。也有发现在家族性的 NEHI 病例中存在 *NKX2.1* 杂合突变。微生物感染及环境毒素与本病的关系不大。也有研究从其他肺疾病如肺间质糖原症和表面活性蛋白相关的肺疾病患儿中也发现高水平的神经内分泌细胞，随着年龄增加而神经内分泌细胞减少，所以认为神经内分泌细胞在某种程度上可能是气道不成熟的标志，而不是疾病本身的直接原因[3]。

【病理】

肺组织 HE 染色基本正常，或有轻微的气道异常如气道周围淋巴组织轻度增生，轻度上皮增生。诊断主要靠蛙皮素的免疫组化，可发现细支气管和肺泡管内的神经内分泌细胞（neuroendocrine cells，NECs）数目增加，且占总气道上皮细胞的比例较大，且神经上皮小体（neuroepithelial bodys，NEBs）在小叶的肺实质内也增大和数目增多。诊断标准为：①NECs 存在于至少 75% 的气道；②在每一气道中 NECs 占 10%；③有无数或大的神经上皮小体存在；④缺乏其他气道和间质疾病的特征。

在胚胎期，NECs 可促进支气管树的形态形成，上皮细胞和间质细胞的增生，表面活性物质的分泌。生后肺的 NECs 散在分布于整个传导气道的神经上皮小体内，作为特异的氧的化学敏感器，起到控制呼吸率，肺泡通气，调节对缺氧的反应。肺的 NECs 可产生生物活性物质，包括胃泌素释放肽和 5- 羟色胺。5- 羟色胺可引起支气管收缩，引起喘息。

【临床表现】

多为生后 3~8 个月发病，80% 为足月儿。多表现为慢性呼吸快、三凹征、肺部爆裂音，早期发生的低氧血症。9 例 NEHI 患儿进行随访，所有的患儿均为生后 6 个月龄以内出现呼吸增快，部分（6/9）患儿有非过敏的喘息，生长、发育落后为较常见的问题。可以见到前后经增大的胸廓畸形，但无杵状指 / 趾[1]。肺活检无阳性发现，蛙皮素的免疫组化可发现神经内分泌细胞的增生。NEHI 患儿肺功能检查为阻塞性通气功能障碍。NEHI 患儿的生长落后与肺疾病严重度有关[4]。

【影像学表现】

NEHI 患儿胸片可正常，也表现为过度通气。肺高分辨 CT 的特征为地图样的磨玻璃影，主要

累及右中叶、左舌叶，还有其他较大区域的气体滞留（图 11-2-1）。区域性过度通气和磨玻璃影交替出现。其他的异常还包括实变、支气管壁增厚、支气管扩张、线状和网点状实变、结节影。磨玻璃影是 NEHI 最常见的影像学改变。右中叶和舌叶最常受累[5]。马赛克灌注的气体滞留是第 2 常见的发现。NEHI 的肺 CT 有一定的临床特点，其特点可以与其他间质性肺疾病相鉴别。CT 对 NEHI 的诊断具有相当的精确性。

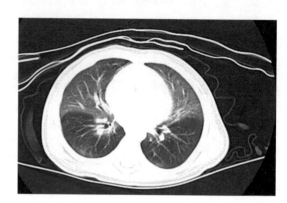

图 11-2-1　神经内分泌细胞增生症肺 HRCT

患儿女，10 个月，以"咳嗽 2 个月，气促 1 个月"入院。肺 HRCT 示磨玻璃影，主要累及右中叶、左舌叶，还有其他区域的气体滞留

【诊断】

NEHI 的诊断应具有呼吸快、三凹征、爆裂音、低氧血症的临床表现，结合肺 CT 磨玻璃影和气体滞留特征性改变，且磨玻璃影主要分布于右中叶和左舌叶。已证明右中叶、左舌叶和上下叶内侧段磨玻璃影是 NEHI 特征性的表现，结合临床表现可以确定 NEHI 诊断[6]。肺活检病理组织仍是诊断的金标准。免疫组化蛙皮素染色证实在细支气管和肺泡管可见增加的神经内分泌细胞，并无其他的异常证据，缺乏炎症表现。名词"NEHI 综合征"指无肺活检的临床诊断病例，依据临床和影像学表现的一致发现。目前多不建议肺活检，如果婴儿怀疑 NEHI，有正常的生长发育曲线，也不需要吸氧，可以不需要肺活检而随访。重者则需要肺活检来排除其他严重的间质性肺疾病。

【治疗】

1. 对症治疗　NEHI 的治疗为支持治疗，包括氧疗和基本的营养支持治疗。

2. 激素治疗　与其病理组织学发现有限的

炎症一致,长期口服糖皮质激素治疗并不能减少症状。对全身激素和吸入支气管扩张剂无持续反应,糖皮质激素无改善肺状态的作用。

【预后】

NEHI 人群中无死亡的病例报道,病情可自行缓解。NEHI 通常在 1~2 年后改善。但也有部分患儿的症状持续到青春期,但相对来说 NEHI 是一个良性的过程。

四、肺间质糖原症

肺间质糖原症(pulmonary interstitial glycogenosis,PIG)也称为细胞间质性肺炎,是新生儿和小婴儿特有的间质性肺疾病。在生后数天到数月有症状,表现为不明原因呼吸增快和肺内弥漫性浸润[1],典型者大都在生后 6 个月左右诊断。肺间质性糖原病与大多数类型的儿童间质性肺疾病不同,来自发育障碍,PIG 与 NEHI 和 ACD-CAD 可能是肺发育异常的重叠表现[7]。

【病因】

病因不明,可与其他肺疾病并存,如肺发育异常[8]。PIG 的病因和致病机制不明。PIG 的主要原因可能为肺间质细胞的成熟或发育异常,正常这些细胞并不含有大量的糖原。也可能这些细胞的存在反映了对另一个疾病,或肺损伤的一次继发的非特异性反应。目前更多研究支持 PIG 为发育异常,而不是炎症或反应过程。已经证实,人的肺发育阶段,上皮细胞含有糖原。糖原可能是胎儿肺脂肪酸合成的来源。在超微结构水平已经表明,在兔肺发育阶段,糖原含量的减少正好与肺泡 Ⅱ 型细胞表面活性物质系统的成熟有关。认为 Ⅱ 型肺泡细胞的糖原还可以提供表面活性物质合成的底物。糖原阳性细胞来源于脂质纤维母细胞[9]。有研究发现 28 例 PIG 患者合并肺动脉高压、先心病、NEHI、先天性气道畸形、大叶性肺气肿等,这反映了 PIG 是一种成纤维细胞分化的发育障碍[10]。多机构肺活检回顾研究,Deutsch 发现 19 份(19/46)主要诊断为肺发育异常的肺活检标本中有斑片状改变,符合 PIG。在肺动脉高压和血管异常患者发现 PIG 的特征[1]。这些例子会支持一个反应过程。

【病理】

PIG 的组织病理学被称为细胞间质性肺炎,病理为肺泡间隔含有糖原的间充质细胞增加。片状或弥漫性的肺泡壁扩大,有白色或空泡泡浆的

梭状细胞,片状分布很常见,分布于发育异常的肺区域。间质炎症或纤维化缺乏。电子显微镜显示低分化的间充质细胞,这些间质细胞包含有丰富的单颗粒糖原[10],称为“肺间质糖原症”。研究发现 79% 的 PIG 肺病理中有肺泡结构简单化[11]。

【临床表现】

此种疾病只发生在婴幼儿,年龄通常小于 6 个月。最初描述的几个婴儿出生后出现呼吸急促,病因不明的弥漫性浸润。临床表现的严重程度不同,可以单一的呼吸快,低氧血症,到新生儿呼吸衰竭和肺高压。复杂的因素可以包括早产,或先天性心脏病,或肺发育异常。

Deutsch 等报道了第 1 例,也是当时唯一证实的新生儿 PIG 伴先天性心脏病的病例。出现在新生儿期,诊断为先天性心脏病重度肺动脉高压的患儿,术前肺活检标本显示 PIG,用全身激素治疗后有明显的临床改善。有趣的是,年龄在 2 个月随访患儿的肺活检标本,其病理显示 PIG 明显吸收。之后也有 2 例先天性心脏病肺动脉高压的婴儿证实了 PIG,说明在先天性心脏病肺动脉高压的婴儿中,存在的 PIG 可能未识别。PIG 常是自限性疾病。

【影像学表现】

胸片有弥漫性磨玻璃影或实变,可有小叶间隔增厚,囊性透亮影[12,13],无特异的高分辨率 CT 表现。

【诊断】

目前,肺活检是诊断的唯一途径。PIG 可能是一个孤立的组织学表现,也可见于其他肺部疾病如肺泡生长异常(包括新生儿肺发育不全)和因早产的慢性疾病。新生儿常表现为呼吸困难,伴或不伴肺动脉高压,胸片显示弥漫性间质浸润。与所有的间质性肺疾病相同,确诊需通过组织学检查。PIG 组织学标志为弥漫性、均匀的间质增厚。

【治疗】

支持治疗为主。激素治疗通常是有效的[11,13]。糖皮质激素的疗效与加速糖原分解、表面活性物质产生和肺成熟有关。有文献报道,可能用高剂量糖皮质激素冲击治疗有效,但无对照研究。选择糖皮质激素治疗,应该依据病情的轻重和激素治疗的利弊来权衡决定。当伴随疾病如先天性心脏病或早产的并发症,重点应该治疗先天性心脏病和早产的并发症。

【预后】

PIG 的预后比大多数其他儿童间质性肺疾病的好，原因不清楚。这些婴儿症状持续数月，但通常随着时间的推移，病情得到改善。无合并症的预后好。但 PIG 可以是致命的，死亡原因可能是婴儿 PIG 外的其他疾病，如肺泡生长异常、支气管肺的发育不良、先天性心脏病或肺动脉高压[11]。

五、遗传性表面活性物质功能障碍的疾病

遗传性表面活性物质功能障碍疾病（genetic disorders of surfactant dysfunction）是由基因突变引起的表面活性物质代谢异常所致的间质性肺疾病。肺泡表面活性物质是磷脂和蛋白质的复杂混合物，从妊娠 24 周开始由 Ⅱ 型上皮细胞分泌入气道，直到 35 周时才足量分泌。表面活性物质在肺泡空气界面形成一层薄膜，在每个呼气末保持低表面张力和防止肺泡塌陷。这层表面活性物质薄膜的伸展和稳定需要表面活性蛋白 B 和 C。分泌后，表面蛋白质和脂质被呼吸道上皮细胞回收再循环利用。ATP 结合盒转运子 A3（ABCA3）是 ABC 家族的成员，ABCA3 的主要功能是运输表面活性物质的重要脂质。

表面活性蛋白 B（surfactant protein B，SP-B）、表面活性蛋白 C（surfactant protein C，SP-C）和 ABCA3 的基因突变可以引起儿童间质性肺疾病，其组织病理学表现多种多样，包括脱屑性间质性肺炎（DIP）、婴儿慢性肺泡炎（CPI）、肺泡蛋白沉积症（PAP）和非特异性间质性肺炎（NSIP）[1]。

（一）表面活性蛋白 B 缺乏症

【基因学】

表面活性蛋白 B 缺乏症（SP-B deficiency）是一种常染色体隐性遗传病，表面活性蛋白 B 基因是位于人的第二染色体上。这个大约 9.5kb 基因编码一个 2kb mRNA 转录本。超过 30 种 SFTPB 基因（位于第 2 染色体上）突变在有先天性 SP-B 缺乏的患者中发现。最常见为 121ins2 基因突变，即在基因位置编码 121 的 g.1549 的 GAA 替换 C。此点突变导致移码并在第 6 外显子产生提前终止翻译的密码子，生成一种易变 RNA 转录物，使 proSP-B 及成熟 SP-B 缺乏，并影响 SP-C 前体蛋白向成熟的 SP-C 的加工过程，使肺泡内 SP-C 前体蛋白增加。这一突变的基因频率估计为千分之

一到三千分之一之间。这一突变占表面活性蛋白 B 缺乏症的 70%。此基因突变来自其父母，无自发突变。也有 c.673-1248del2959 的 SFTPB 基因突变，为外显子 7.8 上的大的基因缺失，proSP-B 的 gly225-lys334 的缺失，由于细胞内路径和处理的异常导致成熟的 SP-B 和 SP-C 缺乏，也有报道外显子 7、8 上 SFTPB 2958bp 缺失，以及外显子 8、9 的纯合基因组的大片段缺失导致足月新生儿严重的 RDS[14]。

【机制】

SP-B 缺乏症导致异常的表面活性物质成分和功能，以及板层小体的结构破坏。卵磷脂的成分和合成在体外正常，但在受影响的婴儿用同位素示踪其表面活性物质的前体研究，与其他慢性肺病相似卵磷脂以一定程度减少。SP-B 缺乏的同时有 SP-C 的不完全加工，导致 6kDa 的 SP-C 前体（氨基末端侧翼 12 个氨基酸）的存在，而未加工的 SP-C 前体在体外抑制表面活性物质的功能，可以进一步增强 SP-B 缺乏症的表面活性物质功能缺失。

【肺病理】

主要表现为肺泡蛋白沉积症和脱屑性间质性肺炎。光镜下肺泡腔内含有大量的 PAS 染色阳性的物质或大量的肺泡巨噬细胞，可见肺泡间隔增厚，肺泡 Ⅱ 型上皮细胞增生[15]。可表现为最初描述的初生儿的肺泡蛋白沉积症，但并不是所有的患儿均表现为肺泡蛋白沉积症，一些 SP-B 缺乏症的 121ins2 的突变的纯合子在肺移植时其肺部病理表现为肺泡腔内大量的肺泡巨噬细胞的聚集如脱屑性间质性肺炎（DIP）和很少的肺泡蛋白沉积。其他发现包括非特异性的不同程度的肺纤维化和肺泡细胞的增生。超微结构的发现包括管状髓磷脂的缺乏、板层小体的紊乱和异常出现的多囊体的聚集[1]，均说明了异常的脂质和分泌。本病的病理组织学改变与新生儿肺透明膜病不同，SP-B 缺陷没有透明膜形成，其肺泡内有大量蛋白沉积。免疫组化检查见 ProSP-B 和成熟 SP-B 明显减少或缺乏，肺泡腔内有 SP-A 和 ProSP-C 的免疫显色物质沉积。

【临床表现】

SP-B 缺乏症是一罕见的疾病，可在不同的种族中发现。临床估计的发生率为每 1 百万活产儿中有 1 例。见于足月儿，生后不久即出现呼吸窘迫综合征的临床特点和影像学特征，且快速进展，

用表面活性物质替代和辅助通气治疗疗效不佳，大多在生后 3~6 个月死亡。

【影像学】

胸片与早产儿肺透明膜病相似显示弥漫性磨玻璃样阴影。

【诊断】

SP-B 基因突变的确定，酶联染色测定支气管分泌液的 SP-B 缺乏和 SP-C 的前体的增加。肺组织免疫组化的 SP-B 缺乏和 SP-C 的前体的增加。

【治疗】

唯一有效的治疗是肺移植。SP-B 缺乏症的婴儿对表面活性物质的替代物显示一过性反应、对激素无反应。

【预后】

如果无肺移植，几乎所有的患儿均死亡。

（二）表面活性蛋白 C 基因异常和肺部疾病

【基因学】

表面活性蛋白 C（SP-C）是由 8 号染色体上的 *SFTPC* 基因编码的。这个大约 3.5kb 的基因编码一个 0.9kb 的转录本，然后转录为 191 或 197 的氨基酸前蛋白[1]。SP-C 的前多肽经过一系列的蛋白水解切割产生 35 氨基酸的疏水的成熟的 SP-C 蛋白。超过 35 个显性表达的 *SFTPC* 基因突变可引起从新生儿到成年人的急性和慢性的肺疾病。大约 55% 的突变的病例为自发的突变和散发的病例。其余为遗传性的。这些突变可发生于整个基因的任何部位，包括错义、片段移位、插入、缺失和拼接位点的突变。最常见的突变为位于 g.1295 的 T 转为 C，导致密码子 73（I73T）的苏氨酸代替异亮氨酸[16]。这个突变与 25% 的 *SFTPC* 基因突变的疾病相关。p.I73T 的突变在散发病例和遗传的病例均有发现。还有 ISV4+1G>C 的突变，*BRICHOS* 显性基因突变，如 c.298 G>A（G100S）、A116D、L110R、C189Y（c.566G>A）、L194P（c.581 T>C）、c.325-1G>A、c.424delC、V39A（c.116T>C）、Q145H（c.435 G>C）和 L188P（c.563 T>C）等[17,18]。其中 V39A 位于成熟的 SP-C，其余均为 *BRICHOS* 区域的突变。研究还证实了 Q145H（c.435 G>C）引起的蛋白质改变并不是氨基酸的取代，而是随后的外显子 4 的剪接缺陷[19]。

【机制】

SP-C 的功能是建立在基于其特殊的结构和疏水性，但插入磷脂膜时，SP-C 可干扰脂质的包装，促进脂质在膜内的运动。SP-C 的生物生理特性取决于其膜整个的版图的螺旋的结构，胜于其氨基酸顺序。前驱蛋白在成熟的 SP-C 的介导下形成非共价的聚体。BRICHOS 区域在 SP-C 蛋白前体复杂的翻译过程中起着重要作用：①辅助蛋白质进入分泌途径；②协助细胞内蛋白酶解系统的独特性转化；③避免蛋白质在细胞内淀粉样沉积。*BRICHOS* 区域基因突变的 SP-C 前体蛋白（proSP-C）的错误折叠、转运和合成异常，导致一系列毒性作用，如诱导内质网应激作用、细胞毒性、细胞凋亡蛋白酶 3 和 4 诱导的细胞凋亡。这些因素可使肺泡 II 型上皮细胞的细胞质的如内质网、高尔体的聚集，导致细胞压力反应的激活，随后的细胞损伤和凋亡，导致 ILD。如基因突变发生在邻近 *SFTPC* 的 *BRICHOS* 结构域部位，含 SP-C 突变体的多囊小泡或被转运至细胞膜进而融合、释放出的 SP-C 突变体会抑制细胞膜的再吸收循环功能或经高尔基体转运至细胞内包涵体后被逐渐降解，这种突变不会影响 *BRICHOS* 结构域。这时，SP-C 的合成仅轻度减少，肺组织损伤相对较轻。肺泡 II 型上皮细胞是肺泡修复的祖细胞，其肺泡 II 型上皮细胞的凋亡，其细胞池的耗尽，导致肺纤维化[20]。

在成人的一项 100 例的特发性肺纤维化的病例中，只有 1 例为 *SFTPC* 基因 173T 的突变，说明在老年患者的发生率低。然而在一项 639 例的足月婴儿的原因不明的急性和慢性的肺疾病中，52（8%）例有 *SFTPC* 基因的突变。大约一半的基因突变为新生的突变，另一半为遗传其父母一方。

【病理】

组织学上表现多为 NSIP、DIP、特发性肺纤维化、PAP 及 CPI。婴儿可表现为慢性婴儿肺炎的特点，如伴有 II 型上皮细胞增生的弥漫性肺泡损伤、含胆固醇结晶的肺泡蛋白沉积、泡沫巨噬细胞、间质淋巴细胞炎症，肺泡壁肌化等。年长儿童主要表现为非特异间质性肺炎或普通间质性肺炎。在成人多诊断为特发性肺纤维化。与 *SFTPC* 基因突变相比，这些病理表现并非 *SFTPC* 基因突变特异的类型。肺泡 II 型上皮细胞的超微结构的检查偶尔会发现排列紊乱的板层小体和聚集的电子致密核心的小囊泡一起出现。这些聚集包含免疫反应的 SP-C 前体，也代表了错误折叠和误转的聚集体。

【临床表现】

表面活性蛋白 C 基因突变是引起婴儿、儿童甚至到成年急、慢性肺部疾病的少见原因。散发的 SFTPC 基因的突变通常在患有严重特发性间质性肺炎的儿童中发现。临床表现多样,可表现为与 SP-B 缺乏症一样的新生儿期的 RDS。也可为小婴儿、儿童或直到成年起病的渐进性的呼吸功能不全、低氧血症和生长困难,可有咳嗽、气短、肺部爆裂音、杵状指 / 趾。

临床轻重不一,疾病的严重性和病程与基因突变的特异性无关。即使同一家族同一突变,其疾病的严重性和起病年龄也可能不同。文献对 17 例 SFTPC 突变的 ILD 患儿进行了平均 3 年的随访,患儿为 BRICHOS 区域的突变就诊较早,1 例患儿 2 年后健康,6 例患儿平均 2.8 年后见好,7 例患儿 6.5 年后病情无变化,3 例 3 年后病情加重[16]。

肺部高分辨 CT 可见磨玻璃影和肺外周的囊泡影[1](图 11-2-2)。影像的加重表现为磨玻璃影到纤维化特征出现和囊泡形成[16]。

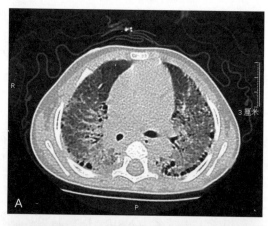

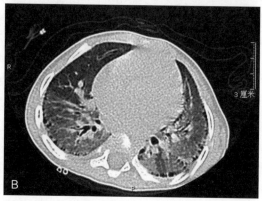

图 11-2-2　患儿男,8 个月,咳嗽、呼吸困难住院,肺 CT 示弥漫性磨玻璃影胸膜下囊泡影(A,B),基因检测为 SP-C 的 IVS4,+1G>C 突变

【诊断】

明确诊断要靠 DNA 测序来确定 SFTPC 基因的突变。鉴别诊断在新生儿期需与 RDS 鉴别。起病较晚的婴儿和儿童,还需要与病毒或非细菌性肺炎鉴别,还需要与化学、吸入肺炎、免疫介导的肺疾病等鉴别。

【治疗】

一些病例可自行改善,一些病例用激素治疗后改善,也有用羟氯喹治疗病情改善的报道[21]。另一些需要肺移植。

【预后】

难以预测,因为疾病的严重性、病程与基因突变的类型无关。

（三）ABCA3 缺乏症

【基因学】

ATP 结合盒转运子 A3(ATP binding cassette transptor A3,ABCA3)的基因突变为常染色体隐性遗传。ABCA3 是一选择性表达的 1 704 个氨基酸蛋白,它在板层小体的膜上发现。最初报道 ABCA3 基因突变是足月新生儿致命性肺疾病的一个原因,其临床表现类似于 SP-B 缺乏症。Bullard 等取得 195 个病因学不明的患有慢性肺疾病的儿童 DNA 样本,结果发现 4 名脱屑性间质性肺炎患者中的 3 名(分别为 16 岁、23 岁、11 岁)有 ABCA3 两个等位基因的突变,都有相同的错义突变(E292V)。

ABCA3 为 ATP 结合蛋白亚家族(ABCA)的成员 3,ABCA3 基因位于 16p13.3,含有 33 个外显子,前 3 个外显子不翻译,编码 1 704 个氨基酸的蛋白质,含有 2 个跨膜结构域和 2 个核苷酸结合结构域。ABCA3 突变为常染色体隐性遗传。一个给定的家族,ABCA3 大多数突变是唯一的,至今文献有超过 200 种不同的突变。E292V(c.875A>T)、p.R288K(c.863G>A)和 p.R1474W(c.4420C>T)是常见的引起儿童 ILD 的突变[22]。尤其 E292V(c.875A> T)最常见,在美国和挪威的人群中 E292V 突变率大约为 0.4%;该突变在韩国或南非来的人群中未发现。L798P/R1612P 复合杂合引起新生儿 RDS 和病理为脱屑性间质性肺炎,出生后 101 天死亡,也有 1 例 ABCA3 G964S 和 L462R 复合杂合引起新生儿 RDS,也有出生后 2 个月死亡的新生儿 RDS 肺活检为婴儿慢性肺炎,基因测序为 ABCA3 c.3997-3998del(p.Arg1333Glyfs*24)的突变。

【发病机制】

ABCA3 位于板层小体内,其运输表面活性物质的磷脂的作用,其功能缺失可干扰板层小体的生物合成而引起间质性肺疾病。

ABCA3 的突变可引起 ABCA3 蛋白的加工和运输的异常,ABCA3 蛋白功能如 ATP 酶活性的改变,或脂质转运的受损。*ABCA3* 基因突变,可以分为 2 类,类型 I 为细胞内定位异常,如 L101P、L982P、L1553P、Q1591P 突变;类型 II 为细胞定位正常,但 ATP 水解活性异常,如 E292V,R295C、N568D、T1114M、R288K、R1474W、G1221S、L1580P 和 E690K 突变。ABCA3 缺乏证明是与 SP-B 和 SP-C 异常处理有关,导致 SP-B 前体聚集和成熟 SP-C 的缺乏。R280C 和 L101P 突变导致体外培养的肺上皮细胞 ABCA3 蛋白转运或折叠异常,滞留在内质网中,增加了内质网的应激性、损伤易感性和凋亡标记物表达,促进细胞死亡[15]。*ABCA3* 基因突变导致肺上皮细胞的完整性和功能受到破坏,且表现出间质细胞的特点。

【病理】

ABCA3 缺乏的肺组织病理学表现与发病年龄和基因突变类型有关,小婴儿主要表现为 PAP 和脱屑性间质性肺炎(desquamative interstitial pneumonia,DIP),大婴儿表现为 DIP 和 NSIP,年长儿主要为 NSIP,常显示局部蛋白沉积、胆固醇结晶和肺泡间隔增厚。在超微结构水平,患有 *ABCA3* 相关疾病的患者肺 II 型细胞中缺乏正常的板层小体,而囊泡结构内存在电子致密体,如“煎蛋样”的特征[15]。有可能是板层小体缺乏脂质组成造成的,这对 *ABCA3* 相关疾病的初步诊断有着重要意义。也有 *ABCA3* 基因突变,其板层小体无明显异常,如 *ABCA3* 基因的 p.R288K(c.863G>A),p.R1474W(c.4420C>T)位点突变引起 ATP 酶活性的改变,但有正常 ABCA3 蛋白的加工和运输,电镜下这两种突变与 E292V 有板层小体的囊泡样存在,但 L101P 突变的板层小体为无明显囊泡的密度异常的改变。

【临床表现】

多种多样,起病的年龄从出生到 4 岁之间不等。多数有 *ABCA3* 基因突变的婴儿在出生早期即表现为严重的呼吸窘迫和紫绀,临床表现与 SP-B 缺乏的患者一致,多数婴儿在生后一个月内死亡。ABCA3 突变患者显示疾病的临床表现和

严重程度不一,与基因型有关[23]。也有同一基因突变具有不同的表型。多数有 *ABCA3* 突变的婴儿在出生后早期即表现为严重的呼吸窘迫和发绀,临床表现与 SP-B 缺乏的患者一致。胸片表现为弥漫性肺泡疾病及肺不张,多数婴儿在出生后 1 个月内死亡。有的处于慢性稳定状态或者进展为间质性肺疾病,常见的表现为咳嗽、肺内湿啰音、生长发育迟缓和杵状指/趾。胸片表现为弥漫性肺泡疾病及肺不张,肺 CT 可发现磨玻璃样改变(图 11-2-3)。

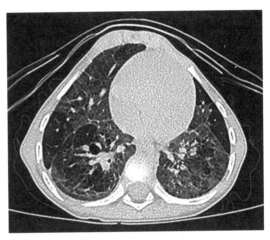

图 11-2-3　ABCA3 缺乏症的肺 CT

男,3 岁。生后患新生儿呼吸窘迫综合征,经辅助呼吸及药物治疗后好转,但一直呼吸困难,活动耐力差,发育落后,胸廓畸形和杵状指/趾明显,肺 CT 双肺弥漫性斑片状磨玻璃影

【诊断】

临床怀疑是诊断的关键。应该尽早做开胸肺活检和基因检测。开胸肺活检所检测到的肺部疾病的严重性程度随着年龄的不同有所差异。因为 *ABCA3* 基因有 30 个外显子,等位基因的变异性的程度限制了分子生物学的诊断。电镜下致密的板层状小体可协助诊断。

【治疗】

体外实验有应用糖皮质激素可增加 ABCA3 的表达,但临床有待进一步证实。

【预后】

许多没有进行肺移植病人也可以存活到生命的第二个十年。有些孩子的病情比较轻,但这种突变可能会导致严重的呼吸功能不全而死亡。

(四)甲状腺转录因子 1 单倍剂量不足症

【基因学】

甲状腺转录因子 1(Thyroid transcription factor

1，TTF1）由 NK2 同源盒 -1（NK2 homeobox-1 *NKX2.1*）基因编码。*NKX2.1* 是转录因子同源盒基因家族的一个成员，对重要的表面活性物质的产生和功能的多种基因表达很重要。这些基因包括 *SFTPA*、*SFTPB*、*SFTPC* 和 *ABCA3*。该基因位于染色体 14 的长臂（14q13.3）上。*NKX2.1* 基因有三个外显子，编码转录因子 NK2 家族成员。*NKX2.1* 基因的缺失或完全丧失功能的突变也能导致严重的 RDS 和 ILD 的表型。*NKX2.1* 基因在甲状腺、中枢神经系统表达，*NKX2.1* 基因突变的患者可能出现这些器官系统相关的症状。所以，这种疾病可用"脑 - 甲状腺 - 肺"综合征来描述。

单倍剂量不足（haploinsufficiency）：是指一个等位基因突变后，另一个等位基因能正常表达，但这只有正常水平 50% 的蛋白质不足以维持细胞正常的生理功能。发现的 *NKX2.1* 基因突变有 20 种。在足月或近足月的新生儿 RDS 和甲状腺功能减退患者发现 *NKX2.1* 位点等位基因一侧完全缺失。在儿童的 ILD 也发现 *NKX2.1* 位点等位基因一侧完全缺失。邻近 *NKX2.1* 基因的 14q13.3 的一侧缺失也可引起脑 - 甲状腺 - 肺综合征的表型[24]。也有 *NKX2.1* c.464-9C>A 基因突变引起家族性肺部间质疾病的报道[25]。

【发病机制】

NKX2.1 基因突变是否引起只有肺部表现的表型仍是未知的。然而，甲状腺功能可能是正常的，最初的神经系统症状是非特异性（肌张力低下，发育迟缓），以后出现舞蹈症的发展，它这一机制在婴幼儿 cILD 并未考虑到。由于 TTF1 单倍剂量不足引起肺疾病的机制可能与表面活物质成分的生成下降，特别是 SP-B、SP-C 和 ABCA3。*NKX2.1* 影响这些表面活性物质基因的表达，表面活物质成分的生成下降[26]，如 SP-B、SP-C 和 ABCA3，低于临界水平，从而影响肺发育受阻而引起肺部疾病。

【病理】

肺组织病理学表现出的表面活性物质平衡破坏的证据，至少部分有肺发育受阻。Ⅱ 型肺泡上皮细胞增生，肺泡巨噬细胞的聚集和间质增厚。肺组织病理与表面活性物质功能不全者一致。

【临床表现】

NKX2.1 基因在甲状腺，中枢神经系统表达，受累的患者可能出现这些器官的相关症状，因此用"脑 - 甲状腺 - 肺综合征"来形容此疾病。患者的各器官的相应症状是可变的，大约一半的患者具有三联症，30% 患者仅有中枢神经系统和甲状腺的表型，13% 的患者仅有神经系统的表型。

NKX2.1 基因的缺失或完全丧失功能的突变也能导致严重的 RDS 和 ILD 的表型。其他患者发展为以反复呼吸道感染为特征的慢性表型，也有支气管哮喘或呼吸道感染史、甲状腺功能减退和良性舞蹈病的三联症。也有致死性肺部疾病的报道。也有患者肺功能可能正常很多患者并未正式的进行肺部疾病的评估。

中枢神经系统的表现是舞蹈症、共济失调、肌张力低下，在这个位点的突变首次在良性家族性舞蹈病中报道，并无肺部症状。神经系统还可以有肌阵挛、震颤、发声音、运动抽搐的表现。甲状腺功能正常或边缘值，或孤立的先天性甲状腺功能减退，也可以无明显的中枢神经系统的表现。

【诊断】

基因检测是诊断本病的关键，临床有舞蹈症或原因不明的神经发育障碍、先天性或迟发性的甲状腺功能减退和肺部疾病如不明原因的新生儿呼吸窘迫的患者应该考虑筛查 *NKX2.1*/TTF-1 基因的缺失或突变。应该尽早基因检测。在儿童间质性肺疾病的患者，*SFTPB*、*SFTPC* 和 *ABCA3* 基因突变阴性时，也应该进行 *NKX2.1*/TTF1 基因突变和微缺失的检测。

【治疗】

无特异治疗。

【预后】

有轻的病例，也有重症致死性的病例报道。

（刘秀云　江载芳）

参考文献

1. Wilmott RW, Deterding R.Kendig & Chernick's Disorders of the Respiratory Tract in Children//M.9th ed.Philadelphia, WB Saunders, 2019.

2. Galambos C, Sims-Lucas S, Ali N, et al.Intrapulmonary vascular shunt pathways in alveolar capillary dysplasia with misalignment of pulmonary veins.Thorax, 2015, 70（1）:84-85.

3. Yancheva SG, Velani A, Rice A, et al. Bombesin staining in neuroendocrine cell hyperplasia of infancy (NEHI) and other childhood interstitial lung diseases (chILD). Histopathology, 2015, 67 (4): 501-508.

4. Nevel RJ, Garnett ET, Schaudies DA, et al. Growth trajectories and oxygen use in neuroendocrine cell hyperplasia of infancy. Pediatric Pulmonology, 2018, 53 (5): 656-663.

5. Thacker PG, Vargas SO, Fishman MP, et al. Current update on interstitial lung disease of infancy: new classification system, diagnostic evaluation, imaging algorithms, imaging findings, and prognosis. Radiol Clin North Am, 2016, 54 (6): 1065-1076.

6. Spielberg DR, Brody AS, Baker ML, et al. Ground-glass burden as a biomarker in neuroendocrine cell hyperplasia of infancy. Pediatr Pulmonol, 2019, 54: 822-827.

7. Bush A, Griese M, Seidl E, et al. Early onset children's interstitial lung diseases: Discrete entities or manifestations of pulmonary dysmaturity? Paediatr Respir Rev, 2019, 30: 65-71.

8. Ricca RL, Goldin AB, Deutsch GH, et al. Pulmonary Interstitial Glycogenosis Within a Discrete Pulmonary Lesion Mimicking Congenital Pulmonary Airway Malformation. J Pediatr Surg Case Reports, 2015, 3 (9): 371-373.

9. Deutsch GH, Young LR. Lipofibroblast phenotype in pulmonary interstitial glycogenosis. Am J Respir Crit Care Med, 2016, 193: 694-696.

10. Cutz E, Chami R, Dell S, et al. Pulmonary interstitial glycogenosis associated with a spectrum of neonatal pulmonary disorders. Hum Pathol, 2017, 68: 154-165.

11. Liptzin DR, Baker CD, Darst JR, et al. Pulmonary interstitial glycogenosis: Diagnostic evaluation and clinical course. Pediatr Pulmonol, 2018, 53 (12): 1651-1658.

12. Weinman JP, White CJ, Liptzin DR, et al. High-resolution CT findings of pulmonary interstitial glycogenosis. Pediatr Radiol, 2018, 48 (8): 1066-1072.

13. Seidl E, Carlens J, Reu S, et al. Pulmonary interstitial glycogenosis-A systematic analysis of new cases. Respir Med, 2018, 140: 11-20.

14. Takci S, Anukince D, Louha M, et al. A rare large mutation involving two exons of the SP-B gene in an infant with severe respiratory distress. Turk J Pediatr, 2017, 59 (4): 483-486.

15. Whitsett JA, Wert SE, Weaver TE. Diseases of Pulmonary Surfactant Homeostasis. Ann Rev Pathol Mech Dis, 2015, 10 (1): 371-393.

16. Kroner C, Reu S, Teusch V, et al. Genotype alone does not predict the clinical course of SFTPC deficiency in paediatric patients. Eur Respir J, 2015, 46 (1): 197-206.

17. Litao MK, Hayes D Jr, Chiwane S, et al. A novel surfactant protein C gene mutation associated with progressive respiratory failure in infancy. Pediatr Pulmonol, 2017, 52 (1): 57-68.

18. Liu T, Sano K, Ogiwara N, et al. A novel surfactant protein C L55F mutation associated with interstitial lung disease alters subcellular localization of proSP-C in A549 cells. Pediatr Res, 2016, 79 (1-1): 27-33.

19. Delestrain, Celine, Simon, et al. Deciphering the mechanism of Q145H SFTPC mutation unmasks a splicing defect and explains the severity of the phenotype. Eur J Hum Genet, 2017, 25 (6): 779-782.

20. Nogee LM. Genetic causes of surfactant protein abnormalities. Curr Opin Pediatr, 2019, 31 (3): 330-339.

21. Hong D, Dai D, Liu J, et al. Clinical and genetic spectrum of interstitial lung disease in Chinese children associated with surfactant protein C mutations. Ital J Pediatr, 2019, 45: 117.

22. Wambach JA, Yang P, Wegner DJ, et al. Functional characterization of ABCA3 mutations from infants with respiratory distress syndrome. Am J Respir Cell Mol Biol, 2016, 55 (5): 716-721.

23. Kroner C, Wittmann T, Reu S, et al. Lung disease caused by ABCA3 mutation. Thorax, 2017, 72 (3): 213-220.

24. Kharbanda M, Hermanns P, Jones J, et al. A further case of brain-lung-thyroid syndrome with deletion proximal to, NKX2-1. Eur J Med Genet, 2017, 60 (5): 257-260.

25. Safi KH, Bernat JA, Keegan CE, et al. Interstitial lung disease of infancy caused by a new NKX2-1 mutation. Clinical Case Reports, 2017, 5 (6): 739-743.

26. Attarian SJ, Leibel SL, Yang P, et al. Mutations in thyroid transcription factor gene NKX2-1 result in decreased expression of SFTPB and SFTPC. Pediatr Res, 2018, 84 (3): 419-425.

第三节　特发性间质性肺炎

一、概述和分类

特发性间质性肺炎（idiopathic interstitial pneu-monia, IIP）是一组原因不明的间质性疾病，主要病变为弥漫的肺泡炎，最终可导致肺的纤维化、临床主要表现为进行性的呼吸困难、干咳、肺内可闻及 Velcro 啰音,常有杵状指 / 趾,胸部 X 线示双肺弥漫性的网点状阴影,肺功能为限制性的通气功能障碍。曾称为弥漫性间质性肺炎,弥漫肺间质纤维化,特发性肺纤维化和隐源性致纤维化性肺泡炎(cryptogenic fibrosing alveolitis,CFA)。在欧洲,隐源性致纤维化性肺泡炎通常还包括结缔组织疾病导致的肺纤维化,不含结缔组织疾病导致的肺纤维化则称为孤立性 CFA(lone CFA)。特发性间质性肺炎过去均称为特发性肺纤维化(idiopathic pulmonary fibrosis,IPF),但随着人们的认识提高,发现特发性肺纤维化仅指普通间质性肺炎,不包括其他分型,因此,病理学家建议用特发性间质性肺炎更为贴切。

【病因】

病因不明,可能与胃食管反流、病毒如慢性 EBV 感染、丙型肝炎、吸烟、吸入的粉尘或气体、药物过敏、自身免疫性疾病有关。但均未得到证实。近年认为系自身免疫性疾病,可能与遗传因素有关,因有些病例有明显的家族史。一些过去诊断的特发性间质性肺炎实际上为表面活性物质基因突变所致,表面活性物质蛋白 B、C 和 *ABCA3* 的基因突变是原来的儿童特发性的间质性肺疾病的病因,在成人也有一些特发性肺纤维化与表面活性物质蛋白 C 基因、表面活性物质蛋白 A2 的基因突变有关,近年还发现 IPF 与 *TERT* 和 *TERC* 突变有关。*SFTPA2* 基因杂合突变和家族性肺纤维化有关[1]。全基因组连锁扫描显示的 *MUC5B* 基因启动子的一个普通的变异与家族性和散发性 IPF 的发展有关。

【发病机制】

IIP 的病理基础为肺泡壁的慢性炎症。肺损伤起因于肺组织对未知的创伤和刺激因素的一种炎症反应。首先肺泡上皮的损伤,随后大量的血浆蛋白成分的渗出,通过纤维化的方式愈合。最后导致了肺组织的重建,即完全被纤维组织取代。

在肺纤维化的发病过程中,肺泡上皮的损伤为启动因素。损伤发生后,肺脏可出现炎症、组织成形和组织重塑,为正常的修复过程。如果损伤严重且慢性化,组织炎症和成形的时间延长,导致肺纤维化和肺功能的丧失。单核巨噬细胞在疾病的发生中起重要作用,可分泌中性粒细胞趋化因子,趋化中性粒细胞至肺泡壁,并释放细胞因子破坏细胞壁,引起肺泡炎的形成起重要的作

用。目前研究认为肿瘤坏死因子、白细胞介素 -1 在启动炎症的反应过程中起重要作用。单核巨噬细胞还能分泌血小板源性生长因子、TGF-β、胰岛素样生长因子和纤连蛋白,而这些细胞因子可刺激成纤维细胞增生和胶原产生。CCL2 和巨噬细胞集落刺激因子(macrophage colony stimulating factor,M-CSF)也有直接的促纤维化的作用[2]。有学者用特异性的 TGF-β 受体阻滞剂 SB-431542 治疗诱导产生急性 ILD 的 C57BL6 小鼠,表明抑制 TGF-β 信号系统可以减少自然杀伤细胞的数量以及某些炎症趋化因子的表达,从而提示 TGF-β 在 ILD 的发病机制中有重要作用。另外中性粒细胞和肺泡巨噬细胞都可以产生超氧化物自由基,活性氧(ROS)的产生加重了上皮的损伤,抗氧化剂和促氧化剂之间的失衡可能导致上皮细胞凋亡和功能障碍途径的激活。

【病理及分型】

1972 年 Liebow 基于特定的组织病理所见,将间质性肺炎分为 5 种不同的类型:普通性间质性肺炎(usual interstitial pneumonia,UIP)、脱屑性间质性肺炎(desquamative interstitial pneumonia,DIP)、闭塞性细支气管炎伴间质性肺炎(bronchiolitis obliterans with interstitial pneumonia,BIP)、淋巴细胞间质性肺炎(lymphoid interstitial pneumonia,LIP)和巨细胞间质性肺炎(giant cell interstitial pneumonia,GIP)。

随着开胸肺活检和电视胸腔镜手术肺活检的开展,1998 年 Katzenstein 提出病理学的新分类。新的分类方法将间质性肺炎分为 4 类:UIP、DIP、急性间质性肺炎(acute interstitial pneumonia,AIP)、非特异性间质性肺炎(nonspecific interstitial pneumonia,NSIP)。因为淋巴细胞间质性肺炎多与反应性或肿瘤性的淋巴细胞增生性疾病有关。因此将其剔除。闭塞性细支气管炎伴间质性肺炎(BIP)或闭塞性细支气管炎伴机化性肺炎(bronchiolitis obliterans with organizing pneumonia,BOOP)因为原因不明,一部分与感染、结缔组织疾病、移植相关,并且对激素治疗反应好、预后好。因此也不包括在内。

2002 年 ATS/ERS 将 IIP 分为七种类型,除了包括 UIP/IPF、NSIP、DIP、RBILD 和 AIP 外,将淋巴细胞间质性肺炎和隐源性机化性肺炎(cryptogenic organizing pneumonia,COP)即

过去 BOOP 包括在内。COP 与特发性 BOOP（IBOOP）为同一概念。新的病理分型要求所有的最后诊断由病理医师和呼吸医师、放射科医师共同完成，即临床 - 影像 - 病理诊断（CRP 诊断），见表 11-3-1。

表 11-3-1　2002 年 ATS/ERS 的特发性间质性肺炎的分型

过去 组织学	现在 组织学	CRP 诊断 临床 - 影像 - 病理的特点
普通间质性肺炎	普通间质性肺炎	特发性肺纤维化，也称为致纤维化性肺泡炎
非特异性间质性肺炎	非特异性间质性肺炎	非特异性间质性肺炎
闭塞性细支气管炎伴机化性肺炎	机化性肺炎	隐源性机化性肺炎
急性间质性肺炎	弥漫性肺损害	急性间质性肺炎
呼吸性细支气管炎伴间质性肺病	呼吸性细支气管炎	呼吸性细支气管炎伴间质性肺病
脱屑性间质性肺炎	脱屑性间质性肺炎	脱屑性间质性肺炎
淋巴细胞间质性肺炎	淋巴细胞间质性肺炎	淋巴细胞间质性肺炎

2012 年欧洲呼吸学会（European Respiratory Society，ERS）和美国胸科学会（American Thoracic Society，ATS）又对间质性肺疾病进行了进一步的分类。主要的分类框架仍保留，进一步将特发性间质性肺炎还可分为主要的、少见的和不可分型的特发性间质性肺炎。主要的为特发性肺纤维化，NSIP，呼吸性细支气管炎伴间质性肺病，DIP，COP，AIP。主要间质性肺炎分为家族性和非家族性，不论家族性和非家族性均分为慢性纤维化如特发性肺纤维化和特发性 NSIP，急性和亚急性的特发性间质性肺炎如 AIP 和 COP，以及吸烟相关的间质性肺炎如呼吸性细支气管炎伴间质性肺病和 DIP。少见的为特发性淋巴间质性肺炎和特发性胸膜肺的弹力纤维增生症。见表 11-3-2。新的分类中，有几点变化：①删掉了隐源性致纤维化性肺泡炎的诊断，只留下特发性肺纤维化这一诊断名称。②已认为特发性 NSIP 是一个独特的临床实体，不再用"暂时"二字。③将主要的 IIPs 与少见的、不可分类的 IIPs 区分开。④确认了罕见的组织学类型急性纤维素性机化性肺炎和和支气管中心型间质纤维化。主要间质性肺炎分为慢性纤维化如特发性肺纤维化和特发性 NSIP，急性和亚急性的间质性肺炎如 AIP 和隐源性机化性肺炎，以及吸烟相关的间质性肺炎如呼吸性细支气管炎伴间质性肺病和 DIP。⑤提出了进行临床疾病表现分类。⑥回顾总结了分子和遗传特征。

表 11-3-2　特发性间质性肺炎的分类

主要的间质性肺炎
　特发性肺纤维化
　非特异性间质性肺炎
　呼吸性细支气管炎伴间质性肺病
　脱屑性间质性肺炎
　隐源性机化性肺炎
　急性间质性肺炎
少见的特发性间质性肺炎
　特发性淋巴间质性肺炎
　特发性胸膜肺的弹力纤维增生症
不可分型的间质性肺炎

【疾病临床表现的分类】

弥漫性肺疾病的临床表现类型及相关治疗方法可大致分为 5 种类型，见表 11-3-3。这种方法对不可分的病例、NSIP 最为有用，可以与疾病表现所有 5 种类型相关的。这种疾病的表现分类是 IIP 的分类补充，不应用来作为推迟外科肺活检的理由。这种推迟增加手术并发症的风险，并可能导致不合适的治疗。此分类方法需要实践和临床相关的评估。

表 11-3-3 弥漫性肺疾病临床表现的类型及治疗方法

临床表现	治疗目标	监测措施
可逆性、自限性(如 RB-ILD)	去除可能的病因	短期(3~6 个月)观察确认疾病的消退
有疾病进展风险的可逆的疾病如细胞 NSIP,一些纤维型的 NSIP、DIP、COP	初步治疗反应和合理的长疗程治疗	短期观察以确认治疗反应;长期观察以确保维持治疗效果
稳定伴残留病变(例如一些纤维型 NSIP)	维持现状	长期观察评估疾病的病程
伴潜在稳定的进行性、不可逆性疾病(如一些纤维型 NSIP)	稳定	长期观察评估疾病的病程
即使治疗仍为进展性、不可逆的疾病(如 IPF,一些纤维型 NSIP)	减缓进展	长期观察评估疾病的病程,需要移植或有效治疗

【诊断流程】

IIP 的诊断强调的是多学科的协作。多学科的诊断方法并不会减少肺活检在 IIP 诊断中的重要性;相反,多学科的方法更清楚什么情况下肺活检比高分辨 CT(HRCT)可以提供更多的信息,哪些情况时不必要的肺活检。而且,一旦病理学家识别出 NSIP 或机化性肺炎(organizing pneumonia,OP)组织学类型,临床医师应考虑以下潜在的原因如过敏性肺炎,结缔组织疾病和药物暴露因素。这些数据强调需要在区域中心使用多学科评估方法对患者进行评价,多学科的数据整合可是临床医生、放射科医师、病理科医师经验积累迅速、诊断水平大大提高。儿童 IIP,还应该做 SFTPB、SFTPC 和 ABCA3 等基因突变的筛查,寻找基因因素。

【鉴别诊断】

1. 过敏性肺炎 慢性过敏性肺炎与 NSIP 很难鉴别。过敏性肺炎的高分辨肺 CT 为小叶中心性分布的结节、上叶分布,可有气体滞留。肺组织病理细支气管为中心分布、形成较差的肉芽肿。环境暴露史、循环的过敏原的沉淀抗体 IgG 的检测对诊断很重要,高达 30% 的过敏性肺炎找不到过敏原。

2. 结缔组织疾病 结缔组织疾病是 NSIP 的最常见的原因。临床、血清学、HRCT 和组织病理发现可有助于结缔组织疾病和 IIP 的鉴别。

【治疗】

无特异治疗。

1. 常用肾上腺糖皮质激素,在早期病例疗效较好,晚期病例则疗效较差。

一般泼尼松开始每日用 1~2mg/kg,症状缓解后可逐渐减量,小量维持,可治疗 1~2 年。如疗效不佳,可加用免疫抑制剂。

也有应用甲泼尼龙每日 10~30mg/kg,连用 3 日,每月 1 次,连用 3 次。

2. 其他免疫抑制剂 对激素治疗效果不好的病例,可考虑选用免疫抑制剂如羟氯喹、硫唑嘌呤、环孢素、环磷酰胺等。

羟氯喹 10mg/(kg·d)口服;硫酸盐羟氯喹不要超过 400mg/d。

硫唑嘌呤按 2~3mg/(kg·d)给药,起始量 1mg/(kg·d),每周增加 0.5mg,直至 2.5mg/(kg·d)出现治疗反应,成人最大量 150mg。

环磷酰胺 5~10mg/kg 静脉注射,每 2~3 周 1 次;不超过成人用量范围 500~1 800mg/ 次。

3. 抗氧化剂 N- 乙酰半胱氨酸(NAC) IPF 的上皮损伤可能是氧自由基介导,因此推测抗氧化剂可能有效。欧洲多中心、大样本、随机的研究发现 NAC 可延缓特发性肺纤维化患者的用力肺活量(FVC)下降的速度。以后的研究认为 NAC 在维持用力肺活量方面并无益处。

4. 抗纤维化治疗 两种新的抗纤维化疗法,吡非尼酮(pirfenidone)和宁替丹尼,为许多 IPF 患者提供了治疗选择[3]。吡非尼酮是一种具有抗感染和抗纤维化特性的新型化合物。吡非尼酮在 2 403mg/d 剂量下显著降低了 FVC 下降,吡非尼酮治疗 52 周 IPF 相关的所有死亡相对风险降低[4]。有应用吡非尼酮治疗获得疗效的报道,也有病例对照研究证实吡非尼酮和吸入 NAC 治疗较单独应用吡非尼酮治疗有效的报道[5]。近年还有酪氨酸激酶抑制剂 Nintedanib(原名 BIBF 1120)应用于临床,可以延缓肺功能 FVC 下降的速度[6],研究改善肺纤维化。两种抗纤维化药物的疗效相似[7,8],已成为轻中度特发性肺纤维化的标准治疗。也有应用 CXCL9 抑制上皮细胞向间充质细胞转化而有抗纤维化的作用[9]。

其他对症及支持疗法,可适当给氧治疗。有呼吸道感染时,可给予抗生素治疗。

二、不同类型特发性间质性肺炎的特点

(一) 急性间质性肺炎

急性间质性肺炎(acute interstitial pneumonia, AIP)是指急性起病,发病 1 个月内出现原因不明的呼吸衰竭,肺内弥漫性肺损伤。1986 年 Katzen 和他的同时报道了 8 例原因不明的急性呼吸衰竭、肺部出现间质性肺炎的病例,与其他慢性间质性肺炎不同。并且提出了急性间质性肺炎的概念。儿童的病例报道远较成人为少。组织学为弥漫性的肺泡损害。AIP 病理改变为急性期(亦称渗出期)和机化期(亦称增殖期)。急性期的病理特点为肺泡上皮乃至上皮基底膜的损伤,炎性细胞进入肺泡腔内,在受损的肺泡壁上可见 Ⅱ 型上皮细胞再生并替代 Ⅰ 型上皮细胞,可见灶状分布的由脱落的上皮细胞和纤维蛋白所构成的透明膜充填在肺泡腔内。另可见肺泡隔的水肿和肺泡腔内出血。此期在肺泡腔内逐渐可见成纤维细胞成分,进而导致肺泡腔内纤维化。机化期的病理特点是肺泡腔内及肺泡隔内呈现纤维化并有显著的肺泡壁增厚。其特点为纤维化是活动的,主要由增生的成纤维细胞和肌成纤维细胞组成,伴有轻度胶原沉积。此外还有细支气管鳞状上皮化生(图 11-3-1)。

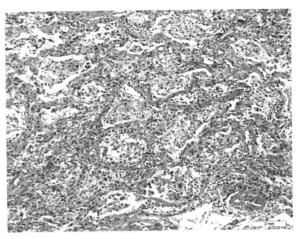

图 11-3-1　急性间质性肺炎机化期

患儿男,10 岁,主因咳嗽伴气促乏力入院,入院后患儿呼吸困难,出现 Ⅱ 型呼吸衰竭。图中可见弥漫性肺泡损伤,肺泡腔内有泡沫细胞渗出

AIP 发病无明显性别差异,平均发病年龄 49 岁,7~77 岁病例均有报告。无明显性别差异。起病急剧,表现为咳嗽、呼吸困难,随之很快进入呼吸衰竭,类似 ARDS。多数病例 AIP 发病前有"感冒"样表现,半数患者有发热。常规实验室检查无特异性。AIP 病死率极高(>60%),多数在 1~2 个月内死亡。

急性间质性肺炎 CT 表现主要为弥漫的磨玻璃影和含气腔的实变影和牵拉性支气管扩张[10](图 11-3-2)。Johkoh T 等的报道中,36 例患者中均有区域性的磨玻璃样改变,见牵拉性的支气管扩张。33 例(92%)有含气腔的实变,并且区域性的磨玻璃改变和牵拉性的支气管扩张与疾病的

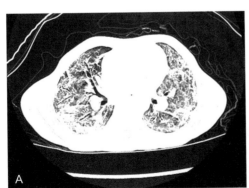
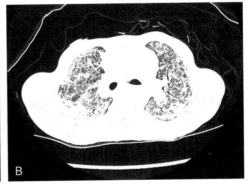

图 11-3-2　急性间质性肺炎

患儿男,10 岁,病理诊断为急性间质性肺炎。入院后 4 日,肺 CT 可见两肺弥漫的磨玻璃改变、实变影、牵拉性支气管扩张(A、B)

病程有关。其他的表现包括支气管血管束的增厚和小叶间隔的增厚,分别占 86% 和 89%。文献认为牵拉性的支气管扩张在 AIP 具有特异性,是其他形式的急性肺弥漫性疾病所罕见的,并且存活者中合并无牵拉性的支气管扩张明显较未存活者少。

AIP 治疗上无特殊方法,死亡率极高,如果除外尸检诊断的 AIP 病例,死亡率可达 50%~88%(平均 62%),平均生存期限短,多在 1~2 个月死亡。近年应用大剂量的糖皮质激素冲击治疗有成功的报道。

(二)特发性肺纤维化

特发性肺纤维化(idiopathic pulmonary fibrosis,

IPF)即普通间质性肺炎(usual interstitial pneumonia,UIP)。其病理特点为时间和空间均为异质性纤维化。肺组织可见片状、不均一、分布多变的间质改变,如间质纤维化、间质炎症及蜂窝变与正常肺组织间呈灶状分布、交替出现,每个低倍镜下都不一致。可见成纤维细胞病灶以及过度无组织的胶原和细胞外基质的沉积,导致正常肺结构破坏,可以有或无蜂窝状肺的囊泡形成[11]。成纤维细胞灶分布于炎症区、纤维变区和蜂窝变区,为 UIP 诊断所必需的条件,但并不具有特异病理意义。成纤维细胞灶代表纤维化正在进行,并非既往已发生损害的结局。2018 年 ATS、ERS 的 UIP 的病理诊断标准见表 11-3-4。

表 11-3-4 2018 年 ATS、ERS 的 UIP 的病理诊断标准[12]

典型的 UIP	可能的 UIP	不明确的 UIP	非 UIP 的病理
1. 密集的纤维化与结构变形[即破坏性瘢痕和/或蜂窝肺] 2. 主要分布在胸膜下和/或间隔旁的肺纤维化 3. 累及肺实质的斑块状的肺纤维化 4. 成纤维细胞灶 5. 缺乏非 UIP 的诊断特征	1. 具有典型 UIP 的某些特征,但又不能确诊 UIP 的程度 和 2. 缺乏不支持 UIP 诊断的特征(非 UIP) 或 3. 仅有蜂窝肺改变	1. 纤维化伴有或不伴有结构变形 有非 UIP 类型的特征或有继发原因的 UIP 特征; 2. 具有第 1 列的一些组织学特征,但有建议替代诊断的其他特征	1. IIP 的其他组织学模式的特征(例如,在所有活组织检查中没有发现成纤维细胞灶或松解的纤维化) 2. 提示其他疾病的组织学发现如过敏性肺炎、朗格汉斯细胞组织细胞增生症、结节病、LAM

主要发生在 60 岁以上的成年人[12],男女比例约为 2:1。到目前儿童有一例 15 岁患儿证实为 UIP,并且与 ABCA3 基因的突变有关。起病过程隐袭,主要表现为干咳、气短,活动时更明显。全身症状有发热、倦怠、关节痛及体重下降。50% 患者体检发现杵状指/趾,大多数可闻及细小爆裂音(velcro 啰音)[12]。

UIP 的胸片可发现肺容积缩小,线状、网状阴影及不同程度蜂窝状变。肺 CT 特点为伴有蜂窝肺的网状阴影(reticular pattern),常伴有牵拉性支气管扩张,磨玻璃影的范围远不及网状影广泛[10],上述病变在肺底明显。牵拉性支气管扩张常同时有磨玻璃影和细网格影[13]。若 CT 表现为广泛的磨玻璃影(≥ 30% 的肺受累),则不考虑 UIP。典型的 UIP 的肺 CT 的蜂窝肺与组织学的支气管扩张和呼吸内衬囊泡相关[13]。

2018 年 ATS、ERS 的 HRCT 的 IPF 诊断标准见表 11-3-5。

肺功能呈中至重度的限制性通气障碍及弥散障碍。BALF 见中性粒细胞比例升高,轻度嗜酸性粒细胞增多,淋巴细胞很少超过 30%。

治疗:尽管只有 10%~20% 病人可见到临床效果,应用糖皮质激素仍是主要手段;有证据表明环磷酰胺/硫唑嘌呤也有一定效果。近年主要推荐抗纤维化药如吡非尼酮和酪氨酸激酶抑制剂 Nintedanib(原名 BIBF 1120)治疗 IPF,均获得有益的疗效,可减缓 FVC 下降。也有病例对照研究证实吡非尼酮和吸入 NAC 治疗较单独应用吡非尼酮治疗有效的报道。也有应用 CXCL9 抑制上皮细胞向间充质细胞转化而有抗纤维化的作用。多个对治疗无反应的终末期病人可以考虑肺移植。

表 11-3-5 2018 年 ATS、ERS 的 HRCT 的 IPF 诊断标准[12]

典型的 UIP	可能的 UIP	不明确的 UIP	非 UIP 诊断
1)病灶以胸膜下,基底部为主。通常不同的分布如弥漫性分布或不对称 2)蜂窝肺伴或不伴有牵张性支气管扩张或支气管扩张	1)病灶以胸膜下,基底部为主。通常不同的分布如弥漫性分布或不对称 2)网状影伴或不伴有牵张性支气管扩张或支气管扩张 3)可以有轻度磨玻璃影	1)病灶以胸膜下,基底部为主 2)细网状;可能有轻微的 GGO 或变形("早期 UIP"模式) 3)肺纤维化的 CT 表现和/或分布不提示任何特定病因(真正"不确定的 UIP")	提示另一种诊断的结果,包括: 1)CT 特征 囊泡影、明显马赛克灌注、丰富的微小结节、小叶中心性结节、结节、实变 2)病变主要分布 支气管血管周围、淋巴管周围、上叶或中叶 3)其他 胸膜斑(考虑石棉症)、食管扩张(考虑 CTD)、股骨远端锁骨侵蚀(考虑 RA)、广泛淋巴结扩大(考虑其他病因)、胸腔积液、胸膜增厚(考虑 CTD/ 药物)CTD/ 药物

UIP 预后不良,死亡率为 59%~70%,平均生存期为 2.8~6 年。极少数病人自然缓解或稳定,多需治疗,最近美国的研究 UIP 较 10 年前生存时间延长。也有认为 IPF 的死亡率并没有降低,可能与认识和诊断提高有关[14]。

(三)脱屑性间质性肺炎

脱屑性间质性肺炎(desquamative interstitial pneumonia,DIP)是特发性间质性肺炎的一种少见类型。在成人多见于吸烟的人群[15]。成人 DIP 的 90% 与吸烟有关,被动吸烟也有引起 DIP 的报道[16]。其他原因还有灰尘吸入、药物以及戈谢病。在小儿诊断的 DIP,与成人不同,与吸烟无关,多为表面活性物质 C 和 ABCA3 基因突变所致。国外也有一例儿童与吸烟有关的病例,也有儿童特发性 DIP 的病例报道。

组织学特点为肺泡腔内肺泡巨噬细胞均匀分布,见散在的多核巨细胞。同时有轻中度肺泡间隔增厚,主要为胶原沉积而少有细胞浸润。在低倍镜下各视野外观呈单一均匀性分布,而与 UIP 分布的多样性形成鲜明对比。

DIP 男性发病是女性的 2 倍。主要症状为干咳和呼吸困难,通常隐匿起病。半数患者出现杵状指/趾。实验室通常无特殊发现。肺功能表现为限制性通气功能障碍及弥散功能障碍,但不如 UIP 明显。

DIP 的主要影像学的改变在中、下肺区域,有时呈外周分布。主要为磨玻璃样改变,有时可见不规则的线状影和网状结节影[17]。以广泛性磨玻璃状改变和轻度纤维化的改变多提示脱屑性间质性肺炎,可以有小叶中心性肺气肿。与 UIP 不同,DIP 通常不出现蜂窝改变,即使高分辨 CT(HRCT)上也不出现。

儿童治疗主要多采用糖皮质激素治疗,儿童的 DIP 与基因突变所致表面活性物质功能障碍有关,预后差。成人首先要戒烟和激素治疗。对糖皮质激素治疗反应较好。

(四)呼吸性细支气管相关的间质性肺病

呼吸性细支气管相关的间质性肺病(respiratory bronchiololitis-associated interstitial lung disease,RBILD)与 DIP 极为相似。主要与吸烟有关。研究发现呼吸性细支气管炎伴间质性肺病大多数为当前吸烟者,达 83%。在 2013 年特发性间质性肺炎的分类中属于吸烟相关的间质性肺炎[8]。最早于 1974 年报道了 39 例此类损伤的吸烟患者的尸检中发现 19 例无症状的呼吸性细支气管炎,人们认为呼吸性细支气管炎可引起轻的肺功能障碍。1987 年 Myers 等报道了 6 例限制性通气功能障碍的间质性肺疾病,其开胸肺活检的肺病理仅显示呼吸性细支气管炎,他们认为此组疾病与 DIP 相关或为 DIP 的早期阶段,Yousem 等努力将此类型疾病与 DIP 区别开来,2002 年的指南采用了呼吸性细支气管炎伴间质性肺病来命名了此组疾病。此类型儿童少见。

病理为呼吸性细支气管炎伴发周围的气腔内大量含色素的巨噬细胞聚积,与 DIP 的病理不同之处是肺泡巨噬细胞聚集只局限于这些区域而远端气腔不受累,而有明显的呼吸性细支气管炎。间质肥厚与 DIP 相似,所伴气腔改变只限于细支气管周围肺实质。在细支气管壁和细支气管周围的肺泡壁可有纤维化。近年来认为 DIP/RBILD 可能为同一疾病的不同结果,因为这两种改变并没有明确的组织学上的区别,而且表现和病程相似。

RBILD 发病年龄段在 30~60 岁,平均年龄 36 岁,男性略多于女性,所有病人均是吸烟者,主要症状是咳嗽、气短。50% 肺内可闻及爆裂音。杵状指 / 趾相对少见。BALF 见含色素沉着的肺泡巨噬细胞。

肺功能主要以限制为主的混合型通气功能障碍,并且伴有轻到中度弥散功能减低。

影像学胸片上 2/3 出现网状,网状 - 结节影;胸片也可以正常。肺 CT 可见磨玻璃影和小叶中心性结节影。部分病例可有轻度网状影。

成人病例戒烟后病情通常可以改变或稳定;经糖皮质激素治疗的少数病例收到明显效果。可以长期稳定生存。

(五)非特异性的间质性肺炎

非特异性间质性肺炎(nonspecific interstitial pneumonia,NSIP)是特发性间质性肺炎的常见类型。NSIP 是儿科特发性间质性肺炎的常见的病理类型。但 2012 年的欧洲呼吸学会提出了非特性间质性肺炎是一与其他类型不同的临床类型,而且属于常见的特发性间质性肺炎的病理类型[8]。也有认为 NSIP 并不是一种独立的疾病。

NSIP 的病因不清,可为特发性的,但也可能为继发性的。继发性的可见于下列原因:某些潜在的结缔组织疾病、药物反应、有机粉尘的吸入、急性肺损伤的缓解期等,也可见于 BOOP 的不典型的活检区域。在儿童表面活性物质蛋白 -C 基因和 ABCA3 基因的突变均可引起 NSIP[18]。所以结合临床病史、影像和病理来诊断 NSIP 非常重要。

NSIP 的病理特点是肺泡壁内出现不同程度的炎症及纤维化,但缺乏诊断 UIP、DIP 或 AIP 的特异表现,或表现炎症伴轻度纤维化,或表现为炎症及纤维化的混合。病变可以呈灶状,间隔未受

波及的肺组织,但病变在时相上是均一的,这一点与 UIP 形成强烈的对比。肺泡间隔内由淋巴细胞和浆细胞混合构成的慢性炎性细胞浸润是 NSIP 的特点。浆细胞通常很多,这种病变在细支气管周围的间质更明显。根据肺间质炎细胞的数量和纤维化的程度,将 NSIP 分成 3 型:①富于细胞型,约占 50%,主要表现为间质的炎症,很少或几乎无纤维化,其特点为肺泡间隔内淋巴细胞为主的浸润,其炎性细胞浸润的程度较 UIP 和 DIP 等其他类型的间质性肺病更为突出(图 11-3-3)。与 LIP 相比,此型肺泡结构没有明显的破坏。②混合型,约占 40%,间质有大量的慢性炎细胞浸润和明显的胶原纤维沉着(图 11-3-4)。③纤维化型,约占 10%,肺间质以致密的胶原纤维沉积为主,伴有轻微的炎症反应或者缺乏炎症。很少出现纤维母细胞灶,病变一致是不同于 UIP 的鉴别要点。后来 Travis 等从预后的角度,将 NSIP 分为细胞型和纤维化型,而后者包括了混合型和纤维化型。

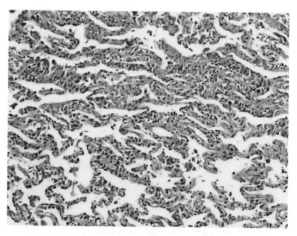

图 11-3-3　非特异性间质性肺炎 1
可见肺泡间隔的增厚和淋巴细胞的浸润
(HE 染色,光镜 ×40)

NSIP 的病理还应该与 BOOP 相鉴别。在 NSIP,近 50% 病例可见腔内机化病灶,即 BOOP 的特征表现,但通常病灶小而显著,仅占整个病变的 10% 以下。30% 病例有片状分布的肺泡腔内炎性细胞聚积,这一点容易与 DIP 相区别。因为 NSIP 有其灶性分布和明显的间质纤维化;1/4 的 NSIP 可出现淋巴样聚合体伴发中心(所谓淋巴样增生),这些病变散在分布,为数不多;罕见的还有形成不良灶性分布的非坏死性肉芽肿。

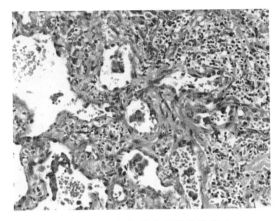

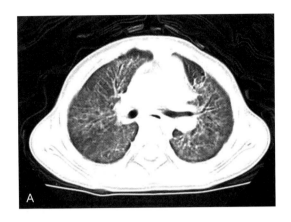

图 11-3-4　非特异性间质性肺炎 2

肺组织图示肺泡间隔增厚,可见淋巴细胞的浸润,无明显的纤维化(HE 染色,光镜 ×40)

NSIP 主要发生于中年人,多为非吸烟者。平均年龄 49 岁,男 / 女 =1:1.4,也有多见于女性患者的报道。NSIP 可发生于儿童。起病隐匿或呈亚急性经过。主要临床表现为咳嗽气短,渐进性呼吸困难,乏力。约有一半患者有体重减轻。10% 有发热。查体可有呼吸增快,双下肺可闻及爆裂啰音,杵状指 / 趾少见,约占 10%。超过 2/3 的患者运动时可有低氧血症。肺功能为限制性通气功能障碍。约有 50% 的 NSIP 患者其 BALF 的淋巴细胞增多,另有相同比例的 NSIP 患者其 BALF 的中性粒细胞和 / 或嗜酸性粒细胞增加。

NISP 的影像学的改变主要为广泛的磨玻璃改变(图 11-3-5A)和网点影,可见牵拉性支气管扩张[10](图 11-3-5B),少数可见小片的实变影。NSIP 和 UIP 之间的影像学有相当的重叠,但 NSIP 的网点影较 UIP 为细小,NSIP 无蜂窝样改变。NISP 的磨玻璃影主要分布于中下肺野,多对称分布。

NSIP 治疗用糖皮质激素效果好,复发时仍可以继续使用。与 UIP 相比,大部分 NSIP 患者对糖皮质激素有较好的反应和相对较好的预后,5 年内病死率为 15%~20%。Katzenstein 和 Fiorelli 研究中,11% 死于本病,然而有 45% 完全恢复,42% 保持稳定或改善。预后取决于病变范围。儿童表面活性物质功能障碍相关的基因突变所致的 NSIP 预后不佳[18]。

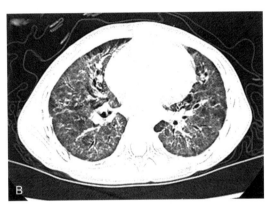

图 11-3-5　非特异性间质性肺炎 3

可见弥漫性磨玻璃影(A),牵拉性支气管扩张(B)

(六)隐源性机化性肺炎

隐源性机化性肺炎(cryptogenic organizing pneumonia,COP)也称闭塞性细支气管炎伴机化性肺炎(idiopathic bronchiolitis obliterans with organizing pneumonia,BOOP)。50% 以上的为特发性的,但与以下因素有关。与放疗、感染、药物和毒物。相关的疾病:结缔组织疾病、免疫抑制状态如移植后、恶性疾病等有关。感染后的 BOOP 可发生在支原体、衣原体、军团菌和副流感、腺病毒感染之后,寄生虫如疟疾、真菌感染也可引起。

病理为以闭塞性细支气管炎和机化性肺炎为主要特点的病理改变,两者在肺内均呈弥漫性分布[8]。主要表现为终末细支气管、呼吸性细支气管、肺泡管及肺泡内均可见到疏松的结缔组织渗出物,其中可见到单核细胞、巨噬细胞、淋巴细胞及少量的嗜酸性粒细胞、中性粒细胞、肥大细胞,此外尚可见到成纤维细胞浸润。在细支气管、肺泡管及肺泡内可形成肉芽组织,导致管腔阻塞,可见肺泡间隔的增厚,组织纤维化机化后,并不破坏原来的肺组织结构,因而无肺泡壁的塌陷及蜂窝状的改变。

COP 多见于 50 岁以上的成年人,国内报告 1 例仅 12 岁。男女均可发病,大多病史在 3 个月内,起病多为亚急性或缓慢发病。常见症状有持续干咳,活动后气急、渐进性呼吸困难[19]。可有全身症状如中度发热、体重减轻、周身不适等。咯血、胸痛、夜汗少见。常可闻及吸气末的爆裂音。杵状指少见,而且可以自行或经激素治疗后消失。BALF 见淋巴细胞的比例升高,CD4+/CD8+ 比例降低 <0.30。肺功能为限制性通气功能障碍。

COP 患者胸片表现为:①肺泡型:显示多发性斑片状影,可分布在外周和两侧。有时呈游走性,颇似过敏性肺炎。其大小可从几个厘米到整个肺叶。为最常见的典型的影像学表现。②间质型:表现为两肺底弥漫性网织小结节状改变。典型患者在斑片状阴影的部位可见支气管充气征,阴影在早期多为孤立性,随着病程而呈多发性,在两肺中、下肺野多见[19]。CT 征象为单侧或双侧支气管周围或胸膜下的片状磨玻璃影或实变影。实变内含支气管充气征[10]。实变影大部分分布在胸膜下或支气管周围,实变影的大小一般不超过小叶范围。COP 患者的 CT 可见结节影,部分病例有直径 3~5mm 的小叶中心型结节。可有纵隔淋巴结肿大。同时具有含气腔的实变、结节影和外周的分布为 COP 患者的 CT 特点。

BOOP 激素治疗效果好,其有效率可达 50%~86%。泼尼松 1~1.5mg/(kg·d),1~3 个月,症状明显改善后逐渐减量,疗程 1 年以上。也有建议小剂量的泼尼松 0.75mg/(kg·d)为开始量治疗,2~4 周后减量,总疗程 6~12 个月。大约 30% 的停药后有复发。复发者可延长激素的疗程。

(七)淋巴间质性肺炎

淋巴间质性肺炎(lymphoid interstitial pneumonia,LIP)是特发性间质性肺炎的少见类型。部分淋巴间质性肺炎与 HIV、EBV 感染有关,而特发性淋巴间质性肺炎则原因不明。

病理为肉眼上间质内肺静脉和细支气管周围有大小不等黄棕色的结节,坚实如橡皮。结节有融合趋势。镜下:肺叶间隔、肺泡壁、支气管、细支气管和血管周围可见块状混合性细胞浸润,以成熟淋巴细胞为主,有时可见生发中心,未见核分裂,此外还有浆细胞、组织细胞和大单核细胞等。

浆细胞为多克隆,可有 B 细胞和 T 细胞,但是以一种为优势(图 11-3-6)。

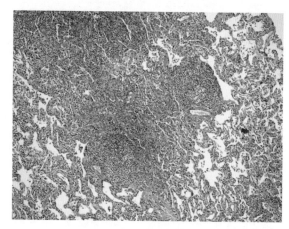

图 11-3-6 淋巴细胞间质性肺炎
患儿男,6 岁,咳嗽 4 年。肺组织病理(HE×40)可见肺泡间隔的增厚和淋巴滤泡的形成

淋巴间质性肺炎往往起病不易被发现,自有症状到明确诊断往往需数月到数年。临床表现为非特异性,主要为咳嗽、呼吸快及呼吸困难。呼吸快很常见,尤其婴儿,可表现为三凹征及喂养困难。而年长儿主要表现为不能耐受运动。咳嗽多为干咳,也是常见的症状,有时可以是小儿间质性肺疾病的唯一表现。其他症状包括咯血、喘息,年长儿可诉胸疼。还有全身的表现如生长发育停止、食欲缺乏、乏力、体重减少。感染者可有发热、咳嗽和咳痰。一些症状如咳嗽可在 X 线异常发生前出现。成人 LIP 诊断的平均年龄为 50~60 岁。肺部听诊可闻及肺底湿啰音,杵状指/趾,肺外淋巴结肿大、脾大少见。

最常见的实验室异常为异常丙种球蛋白血症,其发生率可达 80%。通常包括多克隆的高丙种球蛋白病。单克隆的高丙种球蛋白病和低丙球血症虽少见但也有描述。肺功能示限制性的肺功能障碍。一氧化碳弥散能力下降,氧分压下降。

淋巴间质性肺炎的影像学为网状结节状的渗出,边缘不整齐的小结节。在小儿,可见双侧间质或网点状的渗出,通常有纵隔增宽,肺门增大显示淋巴组织的过度发育。蜂窝肺在 1/3 成人病例中出现。肺 CT 多示 2~4mm 结节或磨玻璃样阴影。CT 可用于疾病的随访,长期的随访可显示纤维化的发展、支气管扩张的出现、微小结节、肺大疱、囊性变(图 11-3-7)。

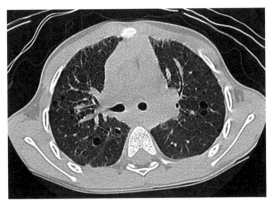

图 11-3-7 淋巴细胞间质性肺炎

患儿男,6 岁,咳嗽 4 年(与图 11-3-6 为同一患儿)。
肺组织病理诊断为淋巴细胞间质性肺炎;肺 CT:
广泛的磨玻璃改变和囊泡影

治疗:无症状和生理上不受影响的病人可不需要治疗。有症状的病人需要支持治疗和免疫抑制剂治疗。目前主要为糖皮质激素治疗。激素治疗有的病例症状改善,有的病例示肺部浸润进展,不久后恶化。用环磷酰胺和长春新碱等抗肿瘤治疗,效果不确实。

预后:33%~50% 的患者在诊断的 5 年内死亡,大约 5%LIP 转化为淋巴瘤。

(八)特发性胸膜实质弹力纤维增生症

特发性胸膜实质弹力纤维增生症(pleuroparen-chymal fibroelastosis,PPFE)是一少见的特发性间质性肺炎。病变分布以肺上叶胸膜及其下实质弹力纤维增生为特点,与已知的特发性间质性肺炎的类型不同,故而命名为特发性胸膜实质弹力纤维增生症。2004 年首先描述了本病,之后有一些报道,至目前英文文献报道有 32 例[20,21]。国内也有一成人病例的报道。也有认为胸膜实质弹力纤维增生症可能为多种临床疾病的慢性炎症的表现,并不是独立的疾病[21]。部分病因不明为特发性,一部分与感染、骨髓移植、结缔组织疾病、药物有关,也有少数病例有家族史,与基因有关。

肺组织学显示脏层胸膜显著增厚,特别是肺上叶,胸膜及其下间质内有显著的弹力纤维和胶原纤维增生,弹力纤维染色显示弹力纤维较短,主要呈漩涡状及杂乱排列。总结如下特点:①脏层胸膜显著增厚;②胸膜及其下间质有显著弹力纤维及胶原纤维增生;③病变时相一致,与正常肺组织分界清楚;④轻度局灶淋巴细胞、

浆细胞浸润;⑤纤维化周边部位可见少量纤维母细胞。

PPFE 的发病年龄 13~68 岁,平均年龄 57 岁;女性稍多于男性[20]。成人患者均不吸烟或已戒烟;主要症状为气短、干咳、反复自发性气胸、肺活检后气胸。1/3 患者发生单侧或双侧气胸,这些气胸很少自行吸收,可以持续性漏气。部分患者有继发肺部感染的相应症状;肺部多可闻及爆裂音。

肺功能大多数为限制性通气功能障碍,部分合并弥散功能障碍或伴阻塞性通气功能障碍;有文献发现 PPFE 患者有严重的限制性通气功能障碍,残余体积 / 总肺容量预测值百分比(RV/TLC%pred.)增加,并且有 $PaCO_2$ 的增加。有研究认为,如果没有肺活检,结合影像学和生理学的标准可以很好地区别 PPFE 与 IPF,生理学的标准为 RV/TLC%pred.>115% 或体重指数 ≤ 20kg/m² 的患者 RV/TLC%pred.>80% 考虑 PPFE[22]。

胸部 CT 双侧对称、肺尖或上肺分布的胸膜下实变影、牵拉性支气管扩张、结构扭曲致肺纹理紊乱可伴有上叶肺体积缩小,胸片双侧肺门结构上移,这些特点为影像学诊断 PPFE 的依据[22]。上肺叶的分布也有助于将其与 IPF 相鉴别[23]。可有脏层胸膜增厚,胸膜下肺组织可见网状影、条索状影、小叶间隔增厚及轻度蜂窝肺。

治疗主要是小剂量的激素,部分患者用免疫抑制剂,但疗效欠佳。PPFE 预后较差,需要肺移植治疗。患者的生存期为 14 个月 ~ 至少 9 年[21]。60% 的患者病情进展,40% 患者死亡,有的甚至 64% 死亡[2,24]。

(九)少见的组织类型

2013 年的 IIP 分类中,还描述了两种组织学少见的类型,如急性纤维蛋白性机化性肺炎和细支气管中心性间质性肺炎,因为部分与机化性肺炎、过敏性肺炎有重叠,还未归属为独立的疾病,但已有一些文献报道。分述如下:

(1)急性纤维蛋白性机化性肺炎(acute fibrinous and organizing pneumonia,AFOP):急性纤维蛋白性机化性肺炎属少见的间质性肺疾病的组织类型,尚未归属于特发性间质性肺炎[25]。也可能与其他疾病有关,如结缔组织疾病[26]、过敏性肺炎,或药物反应。AFOP 可能是急性肺损伤的一种独特的病理类型,DAD 的变异体,其特点是肺泡腔

内纤维蛋白球形成。AFOP 临床包括暴发性和亚急性起病两种,预后截然不同的模式。AFOP 首次 17 例急性呼吸衰竭患者中报道。

AFOP 病理为肺泡腔内可见大量纤维素性渗出物,以纤维蛋白球的形式存在;与肺泡相连的肺泡管和细支气管内可以见到机化的疏松结缔组织,并无弥漫性肺泡损伤(diffuse alveolar damage,DAD)的经典的透明膜。急性纤维蛋白性机化性肺炎(AFOP)最近认为组织学上有与机化性肺炎、急性弥漫性肺泡损伤(DAD)和嗜酸性粒细胞肺炎(EP)相似的实体。AFOP 可能代表一种组织类型,可以发生在临床诊断 DAD 和机化性肺炎(OP)患者中,或者它可能反映了一个组织的抽样问题。DAD 可能是急性肺损伤的早期病理学改变,而 AFOP 可能是其晚期病理学改变,AFOP 是 DAD 疾病发展过程的一种表现,是 DAD 的变异类型。

AFOP 临床表现无明显特异性,初生 38 天的婴儿至 78 岁的老人均可发病。临床表现可呈急性或亚急性起病。急性起病的 AFOP 临床表现与 DAD 类似,主要为进行性加重的呼吸困难。亚急性起病的 AFOP,其临床、影像学表现及治疗疗效与机化性肺炎(organizing pneumonia,OP)相似。主要症状为进行性加重的呼吸困难,可有发热、咳嗽、胸痛、全身乏力不适等[27]。少数患者有流感样前驱症状、咯血、关节痛、皮疹等。主要的肺部体征为听诊两肺底可闻及吸气末捻发音。

肺功能检查主要为限制性通气功能障碍,弥散功能减低。

AFOP 的 X 线胸片表现为两肺浸润影,以两下肺为主。胸部 CT 主要为两肺基底部弥漫性分布的磨玻璃影、区域性实变影,实变影内可伴有支气管充气征。无纵隔和肺门淋巴结肿大。

AFOP 目前尚无统一的治疗方法,糖皮质激素是主要治疗措施[27,28],但其剂量和疗程尚未统一。急性起病患者多数死亡,亚急性起病的患者对糖皮质激素/免疫抑制剂反应良好,预后佳,但与 OP 一样,在激素减量的过程中容易复发。

(2)特发性细支气管中心性间质性肺炎(idiopathic bronchiolocentric interstitial pneumonia,IBIP):特发性细支气管中心性间质性肺炎是组织病理以细支气管为中心的炎症浸润和纤维化为特点疾病。也有为细支气管为中心的纤维化、细支

气管为中心的上皮化生,分别称为小叶中心性纤维化(centrilobular fibrosis,CLF)、气道中心性间质纤维化(airway centered interstitial fibrosis,ACIF)和细支气管化生(peribronchiolar metaplasia,PBM)。也有作者更支持称为细支气管中心型间质性肺疾病,分别为纤维化和细胞渗出为主,如同非特异性间质性肺炎分为细胞型和纤维化型[29]。可能与吸入有关,如吸烟、环境暴露如鸟抗原,但并未确定。部分病例同时伴有结缔组织疾病、胃食管反流[30]。

组织病理学特点为小叶中心性、细支气管中心性慢性炎性细胞浸润,主要为淋巴细胞和浆细胞,表现为淋巴细胞性细支气管炎,斑片状分布的轻度小叶中心性间质性肺炎,而胸膜下和外周小叶很少受累及。细支气管化生主要组织学特征为沿支气管周围的肺泡壁增厚,上皮增生和支气管周围纤维化,周围软组织无炎性改变。在气道中心性间质纤维化主要病理表现为支气管周围和相连的间质明显纤维化,也有平滑肌细胞增生,细支气管上皮化生,散在的间质炎症。

发病年龄 40~60 岁。临床表现无特异性,常见症状为气短和干咳。肺功能显示限制性通气功能障碍、肺容积减小、一氧化碳弥散量降低。

胸部影像学主要显示双侧基底分布为主的间质渗出,表现为网状和网状结节样影,但未见蜂窝样改变。

治疗主要用糖皮质激素,部分病例可改善,部分恶化、甚至死亡。也有应用小剂量大环类内酯类治疗,如有应用激素治疗失败的患者,改用克拉霉素治疗后病情稳定的报道。该病的预后也较差。纤维化患者的预后较差,40% 的气道中心型纤维化患者死亡。ILD 细支气管上皮化生占优势的病例预后良好。

(刘秀云 江载芳)

参考文献

1. Moorsel CHMV,Liesbeth TK,Oosterhout MFMV,et al.SFTPA2 Mutations in Familial and Sporadic Idiopathic Interstitial Pneumonia. Am J Respir Crit Care Med,2015,192(10):1249-1252.

2. Sgalla G,Iovene B,Calvello M,et al.Idiopathic pulmonary fibrosis:Pathogenesis and management.Respir Res,2018,19,32.

3. Raghu G,Rochwerg B,Zhang Y,et al.An Official ATS/

ERS/JRS/ALAT Clinical Practice Guideline：Treatment of Idiopathic Pulmonary Fibrosis.An Update of the 2011 Clinical Practice Guideline.Am J Respir Crit Care Med，2015，192，e3-e19.

4. Nathan SD，Albera C，Bradford WZ，et al.Effect of pirfenidone on mortality：Pooled analyses and meta-analyses of clinical trials in idiopathic pulmonary fibrosis. Lancet Respir Med，2017，5：33-41.

5. Sakamoto S，Muramatsu Y，Satoh K，et al.Effectiveness of combined therapy with pirfenidone and inhaled N-acetylcysteine for advanced idiopathic pulmonary fibrosis：a case-control study.Respirology，2015，20（3）：445-452.

6. Richeldi L，Cottin V，Du BR，et al.Nintedanib in patients with idiopathic pulmonary fibrosis：Combined evidence from the TOMORROW and INPULSIS（®）trials.Respir Med，2016，113：74-79.

7. Loveman E，Copley VR，Scott DA，et al.Comparing new treatments for idiopathic pulmonary fibrosis-a network meta-analysis.BMC Pulm Med，2015，15：37.

8. Hayton C，Chaudhuri N.Managing Idiopathic Pulmonary Fibrosis：Which Drug for Which Patient？ Drugs Aging，2017，34：647-653.

9. O'Beirne SL，Walsh SM，Fabre A，et al.CXCL9 Regulates TGF-β1-Induced Epithelial to Mesenchymal Transition in Human Alveolar Epithelial Cells.J Immunol，2015，195（6）：2788-2796.

10. Sverzellati N，Lynch DA，Hansell DM，et al.American Thoracic Society-European Respiratory Society Classification of the Idiopathic Interstitial Pneumonias：Advances in Knowledge since 2002.Radiographics，2015，35（7）：1849-1871.

11. Rabeyrin M，Thivolet F，Ferretti GR，et al.Usual interstitial pneumonia end-stage features from explants with radiologic and pathological correlations.Ann Diagn Pathol，2015，19（4）：269-276.

12. Raghu G，Remy-Jardin M，Myers JL，et al.Diagnosis of Idiopathic Pulmonary Fibrosis.An Official ATS/ERS/JRS/ALAT Clinical Practice Guideline.Am J Respir Crit Care Med，2018，198（5）：e44.

13. Staats P，Kligerman S，Todd N，et al.A comparative study of honeycombing on high resolution computed tomography with histologic lung remodeling in explants with usual interstitial pneumonia.Pathology.Research Practice，2015，211（1）：55-61.

14. Marshall DC，Salciccioli JD，Shea BS，et al.Trends in mortality from idiopathic pulmonary fibrosis in the European Union：An observational study of the WHO mortality database from 2001—2013.Eur Respir J，2018，51：1701603.

15. Margaritopoulos GA，Vasarmidi E，Jacob J，et al.Smoking and interstitial lung diseases.Eur Respir Rev，2015，24（137）：428-435.

16. Wu CH，Chang SY，Gao HW，et al.Passive Smoking-Related Desquamative Interstitial Pneumonia：A Case Report. 胸腔医学，2017，32（2）：91-97.

17. Kadoch MA，Cham MD，Beasley MB，et al.Idiopathic Interstitial Pneumonias：A Radiology-Pathology Correlation Based on the Revised 2013 American Thoracic Society-European Respiratory Society Classification System.CurrProbl Diagn Radiol，2015，44（1）：15-25.

18. 王俊芳，刘秀云，殷菊，等.儿童间质性肺疾病表面活性物质功能障碍的基因突变研究.中华实用儿科临床杂志，2018，33（4）：300-305.

19. Lazor R.Organizing Pneumonias.Springer London，2015：363-378.

20. Redondo MT，Melo N，Mota PC，et al.Idiopathic pleuroparenchymal fibroelastosis：A rare but increasingly recognized entity.Rev Port Pneumol，2015，21（1）：41-44.

21. Rosenbaum JN，Butt YM，Johnson KA，et al.Pleuro-parenchymal fibroelastosis：a pattern of chronic lung injury.Human Pathol，2015，46（1）：137-146.

22. Watanabe K，Ishii H，Kiyomi F，et al.Criteria for the diagnosis of idiopathic pleuroparenchymal fibroelastosis：A proposal.Respir Investig，2019，57（4）：312-320.

23. Ishii H，Kinoshita Y，Kushima H，et al.The similarities and differences between pleuroparenchymal fibroelastosis and idiopathic pulmonary fibrosis.Chron Respir Dis，2019：16：1-9.

24. Enomoto Y，Nakamura Y，Satake Y，et al.Clinical diagnosis of idiopathic pleuroparenchymal fibroelastosis：A retrospective multicenter study. Rspiratory Medicine，2017，133：1-5.

25. Johkoh T，Fukuoka J，Tanaka T.Rare idiopathic intestinal pneumonias（IIPs）and histologic patterns in new ATS/ERS multidisciplinary classification of the IIPs.Eur J Radiol，2015，84（3）：542-546.

26. Wang Y，Zhao S，Du G，et al.Acute fibrinous and organizing pneumonia as initial presentation of primary Sjögren's syndrome：a case report and literature review. Clin Rheumatol，2018，37（7）：2001-2005.

27. Dai JH，Li H，Shen W，et al.Clinical and Radiological Profile of Acute Fibrinous and Organizing Pneumonia：A Retrospective Study.Chin med J，2015，128（20）：2701-2706.

28. Lu J，Yin Q，Zha Y，et al.Acute fibrinous and organizing pneumonia：two case reports and literature review.BMC Pulmon Med，2019，19：141.

29. Virk RK，Fraire AE.Interstitial Lung Diseases That Are

Difficult to Classify：A Review of Bronchiolocentric Interstitial Lung Disease Arch Pathol Lab Med，2015，139（8）：984-988.

30. Kuranishi LT，Leslie KO，Ferreira RG，et al.Airway-centered interstitial fibrosis：etiology，clinical findings and prognosis.Respir Res，2015，16：55.

第四节　嗜酸细胞性肺疾病

嗜酸细胞性肺疾病（eosinophilic lung diseases）是一组异质性弥漫性肺实质性疾病，其共同特征为肺气道和肺实质内嗜酸性粒细胞数量异常增多。伴有或不伴有外周血嗜酸性粒细胞增多。肺嗜酸性粒细胞增多疾病的肺间质和肺泡虽有嗜酸性粒细胞占优势的浸润，但肺结构保留。嗜酸细胞性肺疾病的共同特性是对全身激素治疗有非常好的反应。几乎所有的病例治疗后无后遗症。就诊时可以有限制性肺功能障碍。支气管肺泡灌洗液的嗜酸性粒细胞计数 >25%，甚至 >40%，外周血的嗜酸性粒细胞 >1×10^9/L（甚至大于 1.5×10^9/L），在儿科这个阈值可以减低为支气管肺泡灌洗液的嗜酸性粒细胞计数 >20%。

【概述】

嗜酸细胞性肺疾病依据症状的时间分为急性（小于 1 个月）或慢性（大于 1 个月）嗜酸细胞性肺疾病，嗜酸细胞性肺疾病可以特发或继发于已知原因如药物、毒物暴露或真菌感染。可以局限于肺部或全身疾病的一部分如 Churg-Strauss 综合征（Churg-Strauss syndrome，CSS）或特发性高嗜酸性粒细胞综合征（hypereosinophilic syndrome HES）。已知原因包括变应性支气管肺曲霉菌病和相关的综合征，如支气管中心型的肉芽肿，寄生虫感染引起的嗜酸性粒细胞肺炎，其他感染引起的嗜酸性粒细胞肺炎，药物引起的嗜酸性粒细胞肺炎。其他肺部疾病如机化性肺炎、哮喘、特发性肺纤维化、LCH、肿瘤等可引起轻度嗜酸性粒细胞增加[1]（表 11-4-1）。

表 11-4-1　嗜酸细胞性肺疾病

未知原因的嗜酸性粒细胞肺炎

- 特发性孤立性的嗜酸性粒细胞肺炎

特发性慢性嗜酸性粒细胞肺炎

特发性急性嗜酸性粒细胞肺炎

- 有全身疾病的嗜酸性粒细胞肺炎

续表

Churg-Strauss syndrome

特发性高嗜酸性粒细胞综合征

已知原因的嗜酸性粒细胞肺炎

变应性支气管肺曲霉菌病和相关的综合征如支气管中心型的肉芽肿

寄生虫感染引起的嗜酸性粒细胞肺炎

其他感染引起的嗜酸性粒细胞肺炎

药物引起的嗜酸性粒细胞肺炎

其他肺部疾病如机化性肺炎、哮喘、特发性肺纤维化、LCH、肿瘤等可引起轻度嗜酸性粒细胞增加

【发病机制】

嗜酸性粒细胞的病理生理学与嗜酸细胞性肺疾病高度相关，这些细胞是代表肺损害的主要致病原因。嗜酸性粒细胞在疾病中的致病作用还不完全清楚，已认识到血和组织中的嗜酸性粒细胞在抗寄生虫感染的免疫中起重要作用，在过敏性疾病的发病中也起重要作用。

嗜酸性粒细胞表达信号分子和受体，包括Toll 受体和细胞因子、免疫球蛋白和补体受体。从而与嗜碱性粒细胞、内皮细胞、巨噬细胞和血小板、肥大细胞的相互作用，参加了机体固有免疫。活性的嗜酸性粒细胞释放前炎症细胞因子、花生四烯酸衍生介质、酶、活性氧类、补体蛋白、趋化因子、化学趋化物、金属蛋白酶、中毒颗粒蛋白，尤其是阳离子蛋白。阳离子蛋白是活性嗜酸性粒细胞脱颗粒释放的，具有不同的前炎症特性，包括细胞毒性作用，化学趋化物的上调和黏附分子的表达，血管通透性的调节，平滑肌细胞的收缩。在患者的支气管肺泡灌洗液和肺组织中的活性的脱颗粒的嗜酸性粒细胞具有阳离子蛋白的直接作用。心脏的损害就是 HES 和热带嗜酸性粒细胞增多症的阳离子蛋白介导的嗜酸性粒细胞损害组织的结果，可导致局部栓塞、坏死和纤维化。

嗜酸性粒细胞和获得性免疫:嗜酸性粒细胞通过与不同细胞相互作用尤其T细胞的作用参与针对抗细菌、病毒和肿瘤的调节免疫。嗜酸性粒细胞将抗原提供给组织Th2细胞,与主要组织相容性抗原Ⅱ作用下引导淋巴结的TH0细胞。诱导T细胞发育、活化、和向炎症部位的迁移。嗜酸性粒细胞进一步分泌IL-4和IL-13,放大肺组织的Th2系统的反应,反过来,Th2细胞释放的细胞因子IL-4、IL-5和IL-13可增强嗜酸性粒细胞的功能。嗜酸性粒细胞活化趋化因子和IL-5是嗜酸性粒细胞肺部聚集的重要的趋化因子,有文献表明,在嗜酸性粒细胞肺炎的支气管肺泡灌洗液中,嗜酸性粒细胞活化趋化因子和IL-5增加。

一、吕弗勒氏综合征

吕弗勒氏综合征(Löffler's syndrome)也称为单纯性肺嗜酸性粒细胞增多症(simple pulmonary eosinophilia)。吕弗勒氏综合征是1932年由Löffler描述提出的一种特殊肺炎,具有外周血嗜酸性粒细胞增加和胸片一过性异常的肺疾病[1]。由蛔虫侵袭幼虫移行引起的嗜酸性粒细胞浸润性肺炎。

【病因】

大多数单纯性的肺嗜酸性粒细胞增多症,是由寄生虫感染或药物所致,最常见的为蛔虫,是由蛔虫侵袭幼虫移行引起的嗜酸性粒细胞浸润性肺炎。其他的寄生虫还包括美洲板口线虫、十二指肠钩虫、粪类圆线虫。药物的过敏反应也可引起[2]。也有一部分患者原因不清。

【发病机制】

蛔虫的生活周期包括肺毛细血管的栖息,从肺泡壁逆行到支气管树,然后被吞咽。蛔虫的幼虫移行至肺引起的一过性的肺嗜酸性粒细胞增加,由寄生虫刺激IL-5增高,引起肺的嗜酸性粒细胞增加。

【病理】

支气管、毛细支气管、肺泡和间质有嗜酸性粒细胞浸润。肺组织未找到寄生虫。无坏死和血管炎。

【临床表现】

吕弗勒氏综合征可发生于各个年龄,但多见于儿童。多在虫卵进入人体后10~16天出现症状。临床可无症状,或症状轻微,发热、乏力、咳嗽、喘息、呼吸困难为常见的症状,其他症状为厌食、腹痛、呕吐、贫血、肌肉疼痛、荨麻疹。其中咳嗽为最常见的表现,多为干咳、有时少量的黏痰,症状多在几天或2~3周后自行消失。肺部多无体征,有时可闻及有湿性啰音或喘鸣音。

药物所致的肺部啰音较多见。由药物引起的症状多在服药后数小时出现,通常很少持续几天,症状为干咳、气短、发热。

【实验室检查】

1. 外周血 血中的白细胞计数,嗜酸性粒细胞轻度增加,通常在5%~20%。药物所致的嗜酸性粒细胞可达40%。

2. 粪便检查 粪便检查在寄生虫感染后的6~12周可找到寄生虫和虫卵。但大便中找到线状的寄生虫后肺部症状消失。在有呼吸道症状时痰液或胃的抽吸液中有时可找到幼虫。

3. 支气管镜检查 支气管镜检查和支气管肺泡灌洗液,一般很少需要做,如获得BALF,可示嗜酸性粒细胞和淋巴细胞的增加。在急性嗜酸性粒细胞肺炎,除嗜酸性粒细胞和淋巴细胞的增加外,还可见中性粒细胞的增加。

【影像学检查】

1. 胸片 胸片异常可单侧或双侧实变影。通常分布在肺的外围,有间质病变和肺泡病变的混合存在,可从几个厘米到大片实变影,具有一过性和移行性的特点,常在2~4周内完全消失。药物诱发的嗜酸性粒细胞肺炎,影像学的异常多在药物撤离后数周完全消失。

2. 肺CT 可示结节影和实变影,在其周围可见磨玻璃样改变。

【诊断】

1. 临床特征 症状轻微,主要是干咳或伴少量白黏痰,可以有发热、乏力和不适。多无肺部体征。

2. 血液化验 外周血白细胞计数正常或轻度增高,嗜酸性粒细胞轻度增加。血清IgE、IgM可增加。

3. 痰液检查 涂片可见增多的嗜酸性粒细胞。

4. X线胸片 显示单侧或双侧非节段性分布的肺部浸润影,密度淡而均匀,边缘模糊呈不规则片状,病灶部位不固定,具有一过性和游走性特点。

5. BALF 典型改变是显著增加的嗜酸性粒细胞(分类计数通常大于40%)。

6. 组织活检　如果有相应的临床和影像学特征,BAL 和 TBLB 常常足以帮助建立诊断,很少需要经胸腔镜或开胸肺活检。

【鉴别诊断】

1. 支气管哮喘　多有反复发作的喘息病史,反复的喘息和肺功能的阻塞性通气障碍多可诊断。其外周血的嗜酸性粒细胞增加和肺有喘鸣音需与本病鉴别。支气管哮喘的喘息多有反复发作的特点,支气管可逆试验为阳性。但支气管哮喘无游走性的片影。

2. 热带肺嗜酸性粒细胞增多症　热带肺嗜酸性粒细胞增多症多发生于丝虫病流行地区,较吕弗勒氏综合征为重,并且常有肺外的表现如肝脾淋巴结的肿大。而吕弗勒氏综合征往往为一过性嗜酸性粒细胞增加,除血中嗜酸性粒细胞的增加外,无其他肺外的表现可以鉴别。

3. 急性嗜酸性粒细胞性肺炎　急性嗜酸性粒细胞性肺炎病情相对较重,易引起低氧血症、呼吸衰竭。用激素治疗见效快。而吕弗勒氏综合征可自行缓解。

【治疗】

因为疾病可以在 2~6 周内自发缓解,所以一般不需要特殊治疗。如果是药物或寄生虫所致,停药或应用驱虫剂治疗可以使疾病治愈。常用的驱虫剂为:阿苯达唑(albendazole):2 岁以上儿童每天 400mg/ 次,口服,连用 2 天。或甲苯咪唑(mebendazole):100mg/ 次,每日 2 次,连续 3 天,间隔 2 周后,再用此量,连用 3 天即可[1]。粪类圆线虫病用伊维菌素(ivermectin)治疗[200mg/(kg·d),每天一次口服,可用 1~2 天]或噻苯咪唑(thiabendazole)用法为 50mg/(kg·d),每日 2 次,连用 5~7 天,间隔 2 周后,再用原量口服 5~7 天,最大量 3g/d。

严重的呼吸道症状的患者,可用糖皮质激素。儿童用量为 0.5~2mg/(kg·d)。疗程取决于症状缓解的情况。

【预后】

预后良好,多在呼吸道症状出现后的 4~6 周复查胸片、血嗜酸性粒细胞以证实胸片病变的吸收和血嗜酸性粒细胞血症的消失。可复查大便证实蛔虫症的清除,可随诊 2~3 个月。

【预防】

本病可预防,疫区注意预防寄生虫感染,讲卫生,吃饭前洗手很重要。

二、急性嗜酸性粒细胞肺炎

急性嗜酸性粒细胞肺炎(acute eosinophilic pneumonia AEP)是 1989 年描述的急性可引起致死的呼吸衰竭的发热性疾病。之后世界各地均有本病的报道[3,4]。急性嗜酸性粒细胞肺炎发生于既往健康的年轻的成年人,无哮喘病史。可发生于任何年龄,但目前报道的病人中,主要在 20~40 岁,男性多见,儿童也可发生。原因不明的 AEP 也称为特发性急性嗜酸性粒细胞肺炎(idiopathic acute eosinophilic pneumonia,IAEP)。

【病因】

原因不清,发病的病人中有与开始吸烟、药物、接触甘草磷、打流感疫苗、室内环境等因素有关[3,4]。儿童主要与吸烟、急性毒物接触有关[5]。AEP 是其他方面健康的个体对吸入的某种未知抗原所产生的一种急性超敏反应。2/3 的 IAEP 患者吸烟,不同的呼吸暴露的启动因素的作用已被很好的确定如最近开始吸烟、吸烟习惯的新近改变、重新开始吸烟[6]。IAEP 可发生于大量的吸烟开始后最初的几天内,患者被告知烟草在疾病过程的作用,并且强烈鼓励戒烟。有时,被动的短期吸烟也可以诱发 IAEP。据报告,2003 年 3 月至 2004 年 3 月,部署在伊拉克境内或附近地区的超过 180 000 名军人中有 18 例 AEP 患者,所有患者均有吸烟史,且其中 14 例是新近开始吸烟者。另外,IAEP 也可发生于暴露于不同的环境污染,提示非特异的有害剂的启动作用。是否将烟草启动或其他暴露引起的病例称作特发性的还存在争议。也有药物可引起急性嗜酸性粒细胞肺炎的报道[6]。

【发病机制】

在疾病发展过程中,IL-5 可能发挥了致病作用。IL-5 主要由辅助性 T 细胞产生,它是一个强效的嗜酸性粒细胞趋化因子,可引起嗜酸性粒细胞颗粒释放,并通过抑制细胞凋亡延长嗜酸性粒细胞的存活周期。IL-17 水平在 AEP 升高,可招募 T 淋巴细胞,在 AEP 发病起作用。也有认为外周血的嗜酸细胞的增加与炎症的吸收有关,肥大细胞也参与急性嗜酸细胞肺炎的炎症过程。

【病理】

病变范围广泛,急性弥漫性肺泡损伤、透明膜,以及间质内大量嗜酸性粒细胞以及肺泡内较少量的嗜酸性粒细胞。肺泡壁和支气管壁的水肿,无血管炎的存在。其他特征：Ⅱ型肺泡上皮细胞增生、间质淋巴细胞、机化性肺泡内纤维蛋白性渗出物，血管周围和管壁内炎症但无坏死。基底膜的损害在 IAEP 较 ICEP 更显著。未发现肉芽肿和肺泡出血。

【临床表现】

AEP 可发生于任何年龄，甚至发生于既往健康的儿童，不过大多数患者介于 20~40 岁。起病急，多在发病的 1~7 天内就诊，常见的表现为：发热、咳嗽、呼吸困难，胸痛。胸部听诊可闻及双肺底吸气相爆裂音，用力呼气时偶尔有干啰音。杵状指或肺源性心脏病的体征未见报道。不少的病人呼吸费力可发展为呼吸衰竭、需要机械通气。在一项病例系列研究中，22 例患者中有 14 例（63%）发生呼吸衰竭，并需要机械通气。

【实验室检查】

1. 血气分析 低氧血症。

2. 外周血 外周血的嗜酸性粒细胞计数可增加或正常。有报道 70%（19/27）的病人在病程的某个阶段其外周血的嗜酸性粒细胞增加（$>0.5 \times 10^9$/L）。

3. 血清生物标记物 血清学的一些生物标记物在血清、BALF、尿液中增高如 IL-5、IL-18 和血管内皮生长因子，然而无诊断价值。其他如 CCL17/ 胸腺活化调节趋化因子（thymus and activation-regulated chemokine，TARC）和 KL-6 血清水平可以区别 IAEP 和其他原因的肺损伤。其中，TARC/CCL17 是 Th2 细胞上 CCR4 的一种功能性配体，TARC/CCL17 循环水平可作为一种鉴别 AEP 与其他病因急性肺损伤的有用的生物标志物。

4. 肺活检或 BAL 肺活检或 BALF 示嗜酸性粒细胞增加，肺活检或 BALF 的嗜酸性粒细胞增加，常在 37%~54% 之间。BALF 的嗜酸性粒细胞计数为诊断 IAEP 的关键。BALF 中淋巴细胞和中性粒细胞的比例通常也增加。在 BALF 液中可发现高水平的白细胞介素（interleukin，IL）-5 和 IL-33，IL-33 的增加是启动 AEP 的关键分子，BALF 的 IL-33 的增加可帮助将 AEP 与 CEP 鉴别。

胸腔穿刺术常示非特异性的胸腔积液中嗜酸性粒细胞增多。

5. 肺功能 肺功能为中度限制性的通气功能障碍，CO 弥散功能减低。

【影像学检查】

1. 胸片 胸片示双侧肺的弥漫性渗出。疾病的早期，X 线示双侧网状阴影，有 Kerley B 线；在数小时或数天内快速进展为小结节影或外周的实变影。胸片上有区域性的肺泡实变、小叶间隔增厚和胸膜渗出往往提示该病。

2. HRCT CT 示双侧散在的斑片状磨玻璃影或网状影。小叶中心结节和气腔实变。还可见到支气管束的增粗，淋巴结的增大。小叶中心结节和气腔实变分别可见于约 50% 和 40% 的患者。轻症患者病灶少或局限。在疾病进展的高峰期，HRCT 表现为沿支气管血管束分布的磨玻璃影。大约 90% 的病例有胸腔积液，多为双侧性。在致死性 AEP 显示牵拉性支气管扩张[7]。

【诊断】

根据临床症状和体征，起病急，呼吸困难，支气管肺泡灌洗液中嗜酸性粒细胞的增加可做出诊断。多不需要肺活检。

诊断标准：

（1）急性起病的发热性呼吸道症状，并且 <1 个月，尤其是 <7 天。

（2）胸片为双侧弥漫的肺渗出。

（3）低氧血症，$PO_2 \leqslant 60mmHg$，$PaO_2/FiO_2 \leqslant 300$，或氧饱和度 <90%。

（4）肺的嗜酸性粒细胞增加，如支气管肺泡灌洗液中嗜酸性粒细胞计数 >25%。或肺活检示嗜酸性粒细胞浸润证据［伴有显著嗜酸性粒细胞增多的急性和 / 或机化性 DAD 是最具特征性的发现］。

（5）无感染、药物或其他已知的引起嗜酸性粒细胞肺炎的证据。

一些作者建议，对于免疫功能正常且有相符合的病史和显著的 BALF 中嗜酸性粒细胞增多的患者，如无感染及其他已知的诱因，则可以可靠地做出 AEP 的诊断而不需肺活检。急性嗜酸性粒细胞性肺炎的 X 线与肺水肿相似，还应注意与急性肺损伤、肺出血、病毒、细菌性肺炎鉴别。

【鉴别诊断】

1. 急性感染性肺炎 感染性肺炎也有发热、咳嗽、呼吸困难的表现，应注意鉴别。急性嗜酸性粒细胞肺炎很易诊断为感染性肺炎。急性嗜酸性粒细胞肺炎进展迅速，对激素治疗反应迅速可资鉴别。

2. 急性肺损伤、急性呼吸窘迫综合征 急性嗜酸性粒细胞性肺炎可引起低氧血症、呼吸衰竭，所以应与急性肺损伤鉴别。急性嗜酸性粒细胞性肺炎组织病理示间质和肺泡的弥漫嗜酸性粒细胞的浸润。急性呼吸窘迫综合征病理上有肺透明膜的形成，间质和肺泡内的水肿，肺泡Ⅱ型上皮细胞的增生。进入机化阶段可见肺间质纤维细胞的增生，肺泡渗出物的机化。用激素治疗急性嗜酸性粒细胞性肺炎迅速缓解，而急性呼吸窘迫综合征的激素治疗效果较差。

【治疗】

糖皮质激素治疗在急性期，可建议静脉用甲泼尼龙，稳定后改口服，儿童口服泼尼松的量为 1mg/(kg·d)，于 2~4 周内减药停药，停药后不复发，部分病例可自行缓解。

静脉或口服给予糖皮质激素对 AEP 患者有效。疗效常常很显著，并且在用药 12~48 小时内即起效。如果糖皮质激素治疗无效，则应考虑诊断的正确性。

尚无试验确定糖皮质激素治疗的最佳剂量和持续时间，初始治疗常常因疾病的严重程度而有所不同。成人的治疗如下：无呼吸衰竭者，初始治疗选择口服泼尼松（40~60mg/d）。有呼吸衰竭者，给予甲泼尼龙（60~125mg，每 6 小时 1 次）直至呼吸衰竭缓解（通常在 1~3 日内）。口服泼尼松 40~60mg/d，持续至症状和常规胸片异常完全消失后 2~4 周，这些好转通常需要 2~6 周的时间。之后可以每 7 日减量 5mg 直至完全停药。一项病例系列研究报道了一种用 2 周的时间将泼尼松逐渐减量并停药的短程疗法[8]。在经 4 周治疗的 42 例患者和经 2 周治疗的 85 例患者间，其症状和胸片异常的消退时间是相当的。

三、热带型肺嗜酸性粒细胞增多症

1943 年，Weingarten 等首先于印度、斯里兰卡等地发现热带型肺嗜酸性粒细胞浸润症（tropical pulmonary eosinophilia，TPE）或称热带型嗜酸性粒细胞增多症（tropical eosinophilia），又称 Weingarten 综合征。20 世纪 50 年代和 60 年代，丝虫感染为热带型肺嗜酸性粒细胞增多症的原因。主要发生在印度和东南亚。在非洲、拉丁美洲、我国南方均有发现。男性多于女性，多见于青壮年。

已有一些非流行国家如日本、美国、澳大利亚、英国和荷兰的病例报告，可能由于旅行来往于疫区，事实上，由于缺乏丝虫抗原的天然免疫，人们前往流行地区可能更容易患 TPE。

【病因】

与丝虫感染有密切关系，主要由线虫科丝虫目所致，有八种类型的丝虫如班氏丝虫、马来丝虫等有关。如绝大部分患者血清对丝虫抗原的补体结合试验呈阳性，治愈后滴度下降；在典型患者的肝、肺、淋巴结内均曾找到微丝蚴；用抗丝虫药物治疗本症有良好效果等。一些其他寄生虫病，如蛔虫、钩虫、弓首蛔虫感染也有可能引起本症。

TPE 是肺部对丝虫抗原过敏反应的结果，血中有抗丝虫的抗体尤其是 IgE 抗体的产生。可以是Ⅰ型、Ⅲ型和Ⅳ型免疫反应所致，嗜酸粒细胞起关键作用[9]。人是唯一的终宿主，蚊子如库蚊、按蚊、伊蚊是中间宿主。该病的分布区域与丝虫病一致。丝虫病的发生取决于一定的条件：热带气候，载体的存在和高人口密度。γ-戊二酰转肽［G-谷氨酰转肽酶（G-glutamyl transpeptidase，GGT）］在疾病的发病中起重要作用，增加了发展为 TPE 的危险因素，与患有其他淋巴丝虫病的患者的血清的 GGT 的抗体 IgE、IgG1 水平比较，患有 TPE 的患者血清的 GGT 的抗体 IgE、IgG1 水平较高，说明 G-谷氨酰转肽酶在 TPE 的炎症中起作用。嗜酸性粒细胞在过敏反应中起了双重的作用，一方面帮助破坏微丝蚴，同时也释放嗜酸颗粒成分破坏肺组织。被活化的嗜酸性粒细胞能释放激活嗜酸性粒细胞，释放嗜酸性粒细胞脱颗粒产物如嗜酸性粒细胞来源神经毒素（EDN）、嗜酸性粒细胞阳离子蛋白（ECP）和主要碱性蛋白（MBP）。推测主要碱性蛋白（MBP-2）可以是嗜酸性粒细胞疾病如 TPE 有用的生物标志物。也有认为 EDN 在 TPE 发病起重要作用。嗜酸性粒细胞也可释放白三烯导致支气管痉挛。

【病理】

在肺泡、间质、支气管周围、血管周围的区域可见嗜酸性粒细胞的浸润。可有急性嗜酸性粒细胞渗出，引起嗜酸性粒细胞支气管肺炎，随着病情的进展可形成嗜酸性脓肿。有报告提到在肺部病灶中心找到微丝蚴及其残骸。晚期病灶可呈纤维化并造成肺功能损害。

【临床表现】

发病年龄主要在 15~40 岁，男性为主，儿童也可见到。可累及多系统，但以肺脏受累为主。常见临床症状有咳嗽、气短、喘息、胸痛。咳嗽剧烈，但痰多黏稠，不易咳出，可有哮喘样发作，有时痰中带血。症状以夜间为重，日间也可有。其他肺部表现还有实变、空腔、气胸和支气管扩张。全身症状如发热、乏力、厌食及体重减轻等，少数患者可有心律失常及消化系统表现。若不给予有效治疗，病程常迁延反复，数年后可由于肺纤维化出现肺功能不全的表现。体检可发现肺部哮鸣音及粗啰音。轻度肝、脾、淋巴结肿大，而且此体征主要见于儿童。20% 患者可无体征。

不治疗的患者可进展为慢性或进行性呼吸疾病或死亡，可引起严重肺动脉高压。有报道在 TPE 患者中可继发获得性 α_1- 胰蛋白酶缺乏症，抗寄生虫治疗后 α_1- 胰蛋白酶缺乏改善，并且与基因无关。

【实验室检查】

1. 外周血　外周血白细胞总数升高，常 $>10 \times 10^9$/L。嗜酸性粒细胞可高达 20%~80%，极少数病例超过 90%。外周血嗜酸性粒细胞绝对值显著增加，可超过 3×10^9/L，甚至高达 $(50~80) \times 10^9$/L。大约 90% 的病例血沉增快。

2. 肺功能　在起病 1 个月内为阻塞性的通气功能障碍，病程长可出现限制性通气功能障碍伴轻度或中度阻塞性通气功能障碍、弥散功能减低。

3. 过敏原皮肤试验　过敏原皮肤试验可显示对某些过敏原有过敏反应。

4. 血清学检测　血清 IgE 也相应增高，丝虫特异 IgG、IgE 增高，还有血清的 IgG4 增高。

【影像学检查】

胸部 X 线表现为斑片的实变阴影，中下肺野、两侧分布为多，可有纵隔淋巴结肿大。肺 CT 比胸片更能清楚显示肺部病变如网格影、小结节影、气体滞留、支气管扩张、纵隔淋巴结肿大，还可有多发实变影、空腔等改变。

经治疗后肺部 X 线异常可很快消失。但慢性者可遗留肺部的纤维化。

【诊断】

根据本病多发生于丝虫流行地区，患者有阵发性咳嗽及哮喘等症状，外周血嗜酸性粒细胞显著增高等可以做出诊断。抗寄生虫抗体应为阳性反应可确诊。有时单凭临床表现易误诊为支气管哮喘，也可能与其他 PIE 相混淆。以枸橼酸乙胺嗪（diethylcarbamazine）作诊断性治疗取得迅速效果可做出诊断。

1. 流行病学特点　如丝虫病流行地区（如印度、斯里兰卡、东南亚、巴基斯坦、印度尼西亚、我国的江南地区等）。

2. 临床特征　新近发生的哮喘、严重的咳嗽、胸痛和咯血，症状于夜间加重，可以伴有发热、无力和体重减轻。肺部听诊可以闻及喘鸣音和 / 或爆裂音，还可以见到一些肺外表现（如肝脾肿大、淋巴结肿大、胃肠道症状、肌肉疼痛、皮肤病变）。

3. 血液化验　可显示明显的外周血嗜酸性粒细胞增多（大于 3.0×10^9/L），血清 IgE 增高（>1 000IU/ml（正常范围 0~380IU/ml），抗丝虫抗体的滴度增高（阴性滴度为 1:32 以下），或用 ELISA 法抗丝虫抗体浓度 >13.0mg/ml 为阳性。或血的丝虫特异抗体 IgG4 增高。

4. 胸片　显示以双侧中下肺野分布为主的斑点状和网格结节样渗出影，边界不清，可以融合，空洞或胸腔积液罕见。

5. 肺功能　主要表现为限制性肺功能障碍，气道阻塞不明显。

6. 临床对枸橼酸乙胺嗪的治疗有良好的反应。

【鉴别诊断】

应与吕弗勒氏综合征、慢性嗜酸性粒细胞性肺炎、支气管哮喘相鉴别。

1. 吕弗勒氏综合征　吕弗勒氏综合征是蛔虫的幼虫移行至肺部引起的疾病，病情轻、一过性，除血中嗜酸性粒细胞的增加外，很少肝脾大。热带型嗜酸性粒细胞增多症常有肺外表现如发热、乏力及肝脾大。

2. 慢性嗜酸性粒细胞性肺炎　多有喘息病史，原因不明，无丝虫疫区的生活史。症状为一般全身症状和呼吸道症状。呼吸症状主要为呼吸困难、咳嗽、咳痰、喘鸣。缺乏肝脾肿大的肺外表现。而热带型嗜酸性粒细胞增多症常有肺外表现如发热、乏力及肝脾大。

3. 支气管哮喘　因为热带型嗜酸性粒细胞增多症表现为咳嗽、气短、肺内有喘鸣音，因此，常误诊为支气管哮喘[10]，鉴别诊断依据明显的外周血嗜酸性粒细胞增多和抗丝虫抗体的滴度增高，以及抗丝虫治疗有效来鉴别。

【治疗】

枸橼酸乙胺嗪为本症首选药物，6~8mg/(kg·d)，分 3 次口服，症状常在数天内缓解。疗程有建议

10~14 天,现多推荐的疗程为 3 周。也有 5mg/(kg·d),每日 1 次服用,连用 7~10 天。其他可选用的药物有左旋咪唑、卡巴砷及亚乙酰拉砷(acetyllarsan)等。其他寄生虫引起的用阿苯达唑。血嗜酸性粒细胞及 X 线改变恢复正常所需时间常比临床症状的消失来得缓慢,需 1~3 个月。对慢性病例可用其他抗寄生虫药或并用泼尼松[11]。有单用枸橼酸乙胺嗪 3 周疗效不佳加用糖皮质激素 2 个周期,取得完全缓解[11]。约 20% 病例经上述治疗后,数年后又有复发,故有的作者主张以上治疗宜重复 2~3 次,每一疗程间歇 1 个月,以防复发。

【预后】

治疗的病例病程可持续数周至数月。未治疗的病例也可自发的缓解。也有在数月至数年内再复发。很少引起死亡。复发患者对再次治疗仍然敏感,但是疾病长期不愈或诊治延误的病例可能导致不可逆的肺纤维化和病程迁延。

四、慢性嗜酸性粒细胞性肺炎

慢性嗜酸性粒细胞性肺炎(chronic eosinophilic pneumonia,CEP)由 Carrington 等于 1969 年描述此病,主要以一过性的肺泡渗出和血嗜酸性粒细胞增多为特征。发病原因不明,病程较缓,如果不治疗病程可以迁延数年[12]。常常与哮喘伴发,1/3 至 1/2 的慢性嗜酸性肺炎的病人有哮喘的历史。由于原因不明也称为特发性的慢性嗜酸性粒细胞性肺炎(idiopathic chronic eosinophilic pneumonia,ICEP),其发病率占欧洲登记的各种间质性肺疾病的不足 3%。

【病因】

病因不明,常与哮喘伴发。与急性嗜酸性粒细胞性肺炎(acute eosinophilic hyponatremia,AEP)不同的是多数慢性嗜酸性粒细胞性肺炎患者不吸烟,吸烟史也是慢性嗜酸性粒细胞性肺炎复发的阴性预测因素[13]。这些观察推出的假设为 ICEP 主要发生在易于发展 Th2 反应代替 Th1 反应的患者。可能与药物、类风湿关节炎有关。

【病理】

病理学特征性改变为肺泡腔、肺泡间隔和细支气管内有密集的嗜酸性粒细胞,多核巨细胞和组织细胞明显增多,伴散在的淋巴细胞和浆细胞,无明显的纤维化和坏死。肺血管中可有嗜酸性粒细胞浸润,但无坏死和肉芽肿性的血管炎。

【临床表现】

临床表现无特异性,最常发生于中年女性,儿童少见,也有儿童患病的报道。CEP 常为亚急性或慢性病程。症状于数周或数月内出现。通常有一般全身症状和呼吸道症状。全身症状为发热、乏力、盗汗、体重减轻、食欲缺乏。呼吸症状主要为呼吸困难、咳嗽、咳痰、喘鸣。呼吸困难的严重性可有很大的不同,有极少数的病人呼吸衰竭,需要机械通气,相对于急性嗜酸肺炎而言,CEP 呼吸衰竭极少见。肺部听诊无特异性,一半以上的病人可闻及喘鸣音,部分病人有吸气性的湿啰音。通常诊断时病程多超过 1 个月。此病通常局限于肺部,但也有轻的肺外表现如少量的心包积液、关节痛、非特异皮肤表现。

ICEP 患者常常有哮喘的发生,1/3 至 1/2 的慢性嗜酸性肺炎的病人之前有哮喘的历史,少数与哮喘伴发。一般的病人之前有过敏体质,包括药物过敏、鼻息肉、荨麻疹和 / 或湿疹。ICEP 患者的哮喘通常较严重,其中 10% 的患者即使口服激素和吸入糖皮质激素也可发展为持续性的气道阻塞。

【实验室检查】

1. **血液化验** 80% 的病人有外周血嗜酸性粒细胞增多,常大于 $1.0 \times 10^9/L$,多数外周血嗜酸性粒细胞达 20%~30%,相当于平均值为 $(5~6) \times 10^9/L$。常有血沉增快和 CRP 的增加,约一半的患者血清 IgE 增高。表明高比例的患者有过敏的背景。血嗜酸性粒细胞的增多和 ESR 的升高通常和疾病的活动性有关。外周血嗜酸性粒细胞不高的患者则要靠支气管肺泡灌洗液的嗜酸性粒细胞 >40% 来证实。

2. **肺功能** 典型表现为限制性肺功能障碍,伴气流阻塞、一氧化碳弥散能力(DlCO)降低,阻塞性通气障碍多见于有哮喘病史的患者[14]。血气分析多为轻到中度低氧血症。

3. **BALF 和 TBLB** BALF 显示明显增加的嗜酸性粒细胞通常大于 40%,有文献报道 BALF 中嗜酸性粒细胞平均为 58%(12%~95%)。

【影像学的表现】

1. **X 线胸片** 典型表现为多位于上叶和肺外带(胸膜下)的致密肺泡渗出影,内带清晰,这种表现称作"肺水肿反转形状"。1/4 患者胸片实变可以游走,外周分布应考虑 ICEP。

2. **肺 CT** 肺 CT 可表现为磨玻璃影或实变

影,通常能看到双侧病变,上叶或胸膜下分布;纵隔淋巴结肿大;可见反晕征[15]。在激素治疗下肺CT的实变和磨玻璃影无论在范围和密度上均迅速减轻。

【诊断】

根据症状、特征性的影像学、BALF 和 TBLB改变可以做出诊断,很少需要外科(开胸或胸腔镜)肺活检,但需除外其他原因引起的肺嗜酸性粒细胞增多。当肺炎不典型、易反复或复发,外周血嗜酸性粒细胞增多时一定要考虑到慢性嗜酸性粒细胞性肺炎的诊断。

慢性嗜酸性粒细胞肺炎的诊断标准为[12]:

(1)呼吸道症状通常大于 2 周。

(2)BALF 和外周血嗜酸性粒细胞的增加(BALF 嗜酸性粒细胞计数 ≥ 40%,血嗜酸性粒细胞 ≥ 1.00×10^9/L)。

(3)胸片表现为以外周占优势肺实质浸润影。

(4)排除已知原因的嗜酸性粒细胞性的肺疾病如药物、寄生虫感染、变应性支气管肺曲霉菌病和嗜酸性粒细胞性肉芽肿性血管炎。

【鉴别诊断】

1. 药物所致嗜酸性粒细胞性肺炎 药物可引起嗜酸性粒细胞性肺炎。最常见的药物是非甾体类抗炎药物,包括水杨酸盐(如柳氮磺胺吡啶)和抗生素,如四环素、复方新诺明。需要详细用药物史以排除任何潜在的药物性嗜酸性粒细胞性肺炎。

2. Churg-straus 综合征 Churg-straus 综合征(CSS)为一系统性的嗜酸性粒细胞性血管炎,通常在有哮喘和过敏性鼻炎的过敏体质的病人中发生,有血的嗜酸性粒细胞增高,其肺部的嗜酸性粒细胞的浸润须与慢性嗜酸性粒细胞性肺炎鉴别,但 CSS 为全身性的疾病,可有肺外的器官受侵,如心脏和消化道的受累。P-ANCA阳性。而慢性嗜酸性粒细胞性肺炎很少有严重的肺外损害。

3. 特发性的高嗜酸性粒细胞综合征 特发性的高嗜酸性细胞综合征是一少见的疾病,血的嗜酸性粒细胞常大于 1.5×10^9/L,且持续 6 个月以上。症状和体征为嗜酸性粒细胞的浸润脏器的表现,心脏受累可为腔的栓塞,心内膜的纤维化导致限制性的心脏病,后者为常见的表现合并症,是主要的发病和死亡的原因。肺的浸润只占 40%,可表现为胸片的间质浸润和胸膜渗出,胸膜渗出占肺部受累的 50% 病例。

4. 排除其他已知原因的嗜酸性粒细胞性肺炎,排除急性嗜酸性粒细胞性肺炎(表 11-4-2)。

【治疗】

首选糖皮质激素,糖皮质激素治疗经常产生戏剧性的效果,症状在数小时或数天内缓解,X 线胸片通常显示病变在 2~3 天内开始吸收,在 2~3 周内恢复正常。

表 11-4-2 慢性嗜酸性粒细胞性肺炎(CEP)与急性嗜酸性粒细胞性肺炎(AEP)的区别

疾病情况	CEP	AEP
发病	>2~4 周	<1 个月
哮喘史	常有	无
吸烟史	10% 吸烟	2/3 吸烟,通常最近开始吸烟
呼吸衰竭	无	常有
开始的外周血的高嗜酸性粒细胞	有增高	无
BALF 的嗜酸性粒细胞	>25%	>25%
胸部影像	外周的均匀的含气实变	双侧区域性的磨玻璃影、含气腔的实变,小叶间隔增厚,双侧胸膜渗出
复发	易复发	无复发

一般应用泼尼松 0.5~1mg/（kg·d），连续 2 周后开始减量至 0.25mg/kg（kg·d），疗程为 6~12 个月。慢性嗜酸性粒细胞性肺炎应用激素后很快起效，大多于 2 天内临床症状改善，1 周内完全吸收。约 50% 病人在停药和减药的过程中会复发，具有复发倾向的病人可能需要更长程的小剂量泼尼松维持治疗。但应当注意长期激素治疗的合并症的问题如感染、高血糖、骨质疏松等[13]。

最近的研究显示，应用抗 IgE 抗体治疗慢性嗜酸性粒细胞肺炎取得了不错的疗效，可减少慢性嗜酸性粒细胞性肺炎的复发。

五、变应性支气管肺曲霉菌病

变应性支气管肺曲霉菌病（allergic bronchopulmonary aspergillosis，ABPA）由英国学者 Hinson 等首先于 1952 年在哮喘患者中发现并描述，是嗜酸性粒细胞性肺炎中比较常见的一种。该病是机体对寄生于支气管内曲霉菌（主要是烟曲霉菌）产生的变态反应性炎症[16]。该病常在患有慢性哮喘或囊性纤维化（CF）患者的基础上发生[17]。1968 年由 Patterson 等报告了美国首例 ABPA。国内儿科近年也有少数病例的报道。

ABPA 具有肺的渗出、血的嗜酸性粒细胞增加的特点，血清的 IgE 升高，曲霉菌的针刺皮肤试验阳性。ABPA 大多数合并哮喘、少数合并囊性纤维化。1%~2% 的持续性哮喘患者和 2%~15% 的囊性纤维化患者可发生 ABPA。北美的统计数据表明，7%~14% 激素依赖性哮喘患者和 7% 例 CF 发生 ABPA。系统荟萃分析表明 8.9%CF 中患有 ABPA[18]。也有 9%（3/33）的 CF 患者诊断 ABPA，27.3%（9/33）CF 患者中有曲霉菌皮试速发的反应阳性[19]。

【病因】

主要致病原为曲霉菌，尤其是烟曲霉菌，还可以是黄曲霉菌、黑曲霉菌、白色念珠菌、青霉菌和裂褶菌等。因此，变应性支气管肺曲霉菌病也称为变应性支气管肺真菌病（allergic bronchopulmonary mycosis，ABPM）。曲霉菌有 180 种，只有少数可引起人类疾病，烟曲霉菌、黄曲菌、黑曲霉菌是最常见的人类致病菌。其感染与吸入可空气传播小的真菌孢子进入肺泡有关，也与宿主的特性、有无易感因素有关。多数患者对烟曲霉菌过敏，也有患者对念珠菌、花粉或某些药物过敏。约 80% 的患着烟曲霉菌皮试阳性，血清中可检出升高的

IgE 及 IgG 沉淀抗体。以烟曲菌提取物作支气管激发试验时可呈双相反应，故推测本病涉及 I 型及 III 型变态反应，也有人认为 IV 型变态反应亦参与其中。

曲霉孢子吸入后黏附在气道上皮细胞表面或细胞之间发育生长成为菌丝。在此过程中释放蛋白水解酶和其他霉菌毒素，破坏气道上皮并激活上皮细胞。激活的上皮细胞释放一系列炎症前细胞因子和细胞趋化因子启动炎症反应，同时被蛋白水解酶破坏的上皮层增强了对曲霉抗原和其他变应原转运和递呈，进而诱导 Th2 型免疫反应，产生 IL-4、IL-5、IL-13，而 γ 干扰素产生减少，其中 IL-4 和 IL-13 诱导 B 细胞产生 IgE 并激活肥大细胞，IL-5 使嗜酸性粒细胞脱颗粒。由特异性 IgE 介导的 I 型变态反应引起气道壁和周围组织的损害，出现支气管痉挛，腺体分泌增多，临床上表现为喘息、咳痰。

此抗原持续存在气道诱发了局部炎症，导致气道损害，分泌物增加，形成黏液栓、中心性支气管扩张，嗜酸性粒细胞分泌多种致纤维化因子以及特异性 IgG 介导的 III 型变态反应引起气道重构，最终致肺纤维化。

机体的易患因素，包括基础气道疾病如支气管哮喘、CF，由于黏液的高分泌，黏液腺毛清除能力的损害。在 CF 患者 ABPA 主要发生于病史超过 6 年的患者，早期出现铜绿假单胞菌定植的患者与年轻患者发展为 ABPA 有关。另外有研究发现 ABPA 的发生也与宿主的基因表型有关，ABPA 与 HLA-DR2 和 HLA-DR5 有密切关系，IL-10 启动子的多态性、表面活性蛋白的多态性和囊性纤维化跨膜传导调节因子基因突变等均为影响 ABPA 发生的因素[20]。

【病理改变】

支气管周围和肺泡间隔有浆细胞、单核细胞和大量嗜酸性粒细胞浸润，细支气管黏液腺及杯状细胞增生，终末细支气管扩张并有痰液充于其内，有时可以找到真菌菌丝。病理改变主要有 3 型：①肺组织明显的嗜酸性粒细胞渗出符合嗜酸性粒细胞性肺炎。②支气管内的黏液嵌塞，后者可以导致支气管阻塞，远端阻塞性肺炎或不张，近端支气管扩张。③气道中心性的肉芽肿，曲霉菌的气道生长可加重哮喘患者的气道损伤，持续的气道炎症可导致支气管扩张，肺实质的损害。

【临床表现】

多发于儿童和青少年,如囊性纤维化或支气管哮喘的患者。呈反复发作的哮喘,伴咳嗽、痰黏稠,咳出特征性的稠硬痰块或痰栓,咳出后症状缓解,痰栓呈棕色,偶有咯血。可以有发热、不适、盗汗和胸闷。有的患者可咳出小的痰栓或支气管管型,内含大量嗜酸性粒细胞和/或真菌菌丝。查体可见呼吸快,肺部可闻及干啰音、哮鸣音。

依据临床和血清学的评估,根据是否存在中心型支气管扩张分为 ABPA-CB(支气管扩张型),ABPA-S(血清型),Kumar 建议 ABPA 分为三组:① ABPA-S:患者符合临床、实验室和血清学诊断标准而没有中央型支气管扩张。② ABPA-CB:患者符合诊断标准有中央型支气管扩张。③ ABPA-CB-ORF:患者符合诊断标准,还有中央型支气管扩张和其他的影像学特征,如肺纤维化、瘢痕形成、肺气肿、纤维空洞型和胸膜的改变。

也有根据高分辨肺 CT 的病变轻重将 APBA 分为血清型(APBA-S)、中央型支气管扩张型(APBA-CB)和支气管扩张和高密度黏液栓型(APBA-CB-HAM)。

随着病程的发展,可见到 5 个临床期[16]:

(1)急性期(Ⅰ期):患者常有发作性喘息、发热等,影像学可出现肺部浸润影,血清总 IgE 常 > 1 000μg/L,血清曲霉菌特异性 IgE 和/或 IgG 抗体升高;急性期的患者通常对口服激素有良好的治疗反应,用激素后症状、影像学可有改变,IgE 水平明显下降。

(2)缓解期(Ⅱ期):通常无症状,影像学正常,持续至少在 6 个月或更长时间肺部未再出现新的浸润影;血清 IgE 水平正常或轻度增高。

(3)复发加重期(Ⅲ期):再度出现急性期症状,伴肺部新的浸润影,血清 IgE 水平高于基础水平的 2 倍以上,Ⅲ期的患者需要治疗。

(4)激素依赖哮喘期(Ⅳ期):此期患者有持续性的咳痰、喘息的症状,影像学有异常的改变,即使口服激素患者也持续有症状和 IgE 水平升高。激素减量时症状加重,并出现肺部浸润影。

(5)纤维化期(Ⅴ期):ABPA 病人早期阶段的诊断错过了,只有接受用短疗程类固醇、支气管扩张剂及抗生素治疗哮喘。可能发展为支气管扩张,空洞的变化和纤维化。即使在 Ⅴ期患者口服糖皮质激素有反应。也有报道在 Ⅴ期如果支气管的 FEV₁ 超过 0.8 可生存超过 5 年。

【实验室检查】

1. 痰检时可以发现淡黄色栓状物,内含烟曲菌菌丝体及嗜酸性粒细胞黏液等。IgE 升高。烟曲菌皮试及支气管激发试验常呈阳性反应。痰中嗜酸性粒细胞增高和曲霉菌阳性,痰液可以培养出曲霉菌或念珠菌。

2. **血液化验** 外周血白细胞计数稍增高,嗜酸性粒细胞通常呈现中等度增高,范围在 $20\%\sim30\%$ 或 $500\sim2\,000/mm^3$,也可高达 82%。血沉增快。

3. **血清学试验** 血清 IgG、IgA、IgM、IgE 均可增高,其中以 IgE 更为突出。高血清总 IgE 计数增加反映对任何过敏原致感,所以它的升高可以是由于过敏体质本身,而不是 ABPA。在北美 ABPA 的诊断标准,总 IgE>1 000IU/ml 构成一个主要标准。在英国,指南建议的总 IgE> 500IU/ml 或滴度从基线四倍增高具有诊断价值。

不同的个体 IgE 量反应有变化。尽管它的局限性,它在 CF ABPA 的诊断仍然是一个有价值的工具。结合临床症状 IgE 波动可以作为急性加重和对治疗的反应标记。烟曲霉菌特异的 IgE 抗体的存在是 CF 和哮喘患 ABPA 的一个敏感指标,与总 IgE 一起,增加 ABPA 诊断的可能性。总 IgE 水平和特异的 IgE 水平可能是发现 ABPA 和监测 ABPA 的有用指标。用 ELISA 或 ImmunoCAP 系统检测重组烟曲霉过敏原的特异 IgE,已应用重组过敏原 Asp f1、Asp f2、f3 Asp、Asp f4 和 Aspf6,评估了他们区分 CF 是否患有 ABPA 的诊断性。这实验是完全自动化和定量的,重组的抗原 Asp f1 和 f3 在致敏者的敏感性 100%,特异性 88%,重组的抗原 Asp f1 和 f3 很难区分致敏者和 ABPA 患者,但 Asp f4 和 Aspf6 主要在 ABPA 患者呈阳性,进一步研究发现任何的 Asp F2、F4 和 F6 重组变应原阳性反应显示 ABPA 的诊断敏感性和特异性为 100%[21]。为了提高诊断的敏感性,面板将需要重组过敏原。因此,重组烟曲霉过敏原可能指向诊断 ABPA 的临床症状出现之前,以及区分过敏和实际患病。

90% 病例的血清曲霉菌沉淀抗体阳性。有研究显示特异性的 IgG 和 IgG 亚类的测定有助于 ABPA 的诊断。曲霉菌皮肤针刺试验阳性。可协助诊断,但有假阳性的存在。皮肤曲霉菌试验阳性的在哮喘患者中发生率为 23%~28%,在无 ABPA 的 CF 患者发生率为 29%。

4. TARC 研究 在 CF 合并 APBA 的患者 TARC 研究表明,血清中 TARC 水平增高;48 例的纵向研究表明,CF 合并 APBA 的患者血清中 TARC 水平较无 APBA 的 CF 患者高。并且 TARC 较总的 IgE、特异性 IgE、IgG 的敏感性和特异性更高。TARC 水平升高出现在临床症状和 IgE 出现前。还在体内持续升高一段时间,其升高和下降可以作为 APBA 加重和缓解的监测指标。

5. 肺功能 肺功能检查有明显的阻塞性通气功能障碍。与一般的支气管哮喘比较,本症的阻塞可逆性较差,故其哮喘症状多较顽固。

【影像学特点】

在 ABPA 最常见的影像学异常为中心型支气管扩张。

1. 胸片 普通的前后和侧位胸片(CXR)可以显示 ABPA 的 X 线改变。对 AF 的过敏反应导致的慢性炎症,厚厚的黏液栓,支气管壁增厚,气道增宽。CXR 支气管扩张显示为线性或圆形纹理均匀不透明度支气管分支,或双轨征。其他的胸片异常包括一过性或短暂 CXR 段或肺叶浸润,常为双侧上叶为主。中心性支气管黏液嵌塞出现 V 形或 Y 形密度和被称为"手指手套"样阴影。其他的发现主要是上叶肺不张、阻塞性肺炎、肺塌陷、实质瘢痕和空腔。

2. 高分辨率 CT 高分辨率 CT(HRCT)更敏感,可以帮助确定 ABPA 的类型和程度。肺 CT 示中央型支气管扩张、黏液嵌塞、马赛克灌注、小叶中心性结节以及树芽征[16],其支气管扩张严重累及多叶。在 CT 上,中央型支气管扩张是指在肺野内侧 2/3 的支气管直径大于邻近支气管动脉直径。中央型支气管扩张伴外周支气管正常或变细是 ABPA 诊断必不可少的条件。Panchal 和同事研究了 23 例 ABPA,85% 病例发现肺叶有中央型支气管扩张。Ward 和同事报道与 29% 无 ABPA 哮喘患者相比,在 95% 继发气管肺曲菌病的哮喘患者发现中心型支气管扩张。ABPA 肺 CT 的另一突出特点为扩张的支气管中含有高密度黏液栓或黏液嵌塞,为了描述 ABPA 患者这个常见的特点,当栓子的密度高于骨骼肌时被称为高密度黏液栓,为 ABPA 的特征性影像学表现之一[16](图 11-4-1A,图 11-4-2A)。其他肺 CT 的特点还有渗出性病变如单侧或双侧肺野内的磨玻璃密度影、实变影,沿支气管分布,在实变病灶内可见"支气管

空气征"(图 11-4-2B)。

另外,还可见到树芽征、囊状低密度影。含黏液栓的扩张支气管远端肺野内见"树芽征",为黏液填塞的小气道。囊状低密度影,为含气的扩张的支气管,反映不可逆的支气管壁和薄壁的纤维化。

影像学发现可能自发缓解或治疗后缓解,往往会反复。高达 43% 的 ABPA 病例,在上叶可发现实变及空腔。儿童的病例经用激素和抗曲霉菌治疗后,实变影、黏液栓可消失,囊状支气管扩张可改善(图 11-4-1B、C,图 11-4-2C)。

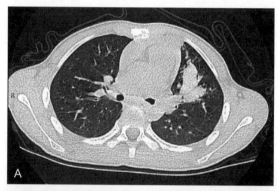
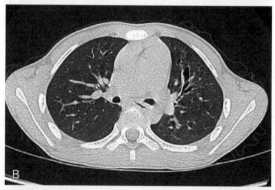
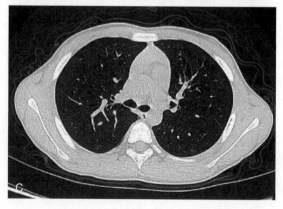

图 11-4-1 变应性支气管肺曲霉菌病

患儿男,11 岁,咳嗽,咳痰伴间断喘息 7 个月入院,查体:肺部可闻及干啰音,肺部影像学检查示中央型支气管扩张及黏液栓的征象(A 图),治疗后消失,中央型支气管扩张存在,但逐步减轻(B 图、C 图)

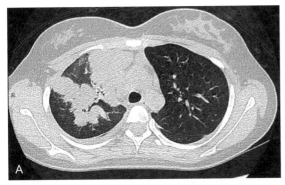

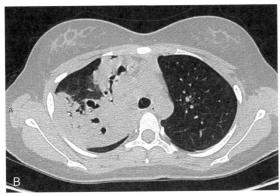

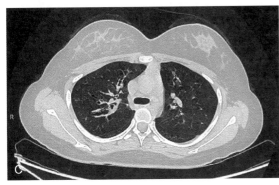

图 11-4-2　变应性支气管肺曲霉菌病

患儿女，14 岁，发热、咳嗽 12 天，查体：肺内可闻及喘鸣音。外周血嗜酸性粒细胞增高 1.3×10⁹/L，血 IgE>3 000IU/ml。肺 CT 可见黏液栓（A 图为 2 年前）、实变影（B 图）、支气管扩张（C 图治疗后），该患儿有 2 个 CF 基因突变

【诊断】

根据反复发作的哮喘，伴咳出特征性的稠硬痰块或痰栓，咳出后症状缓解，痰栓呈棕色。肺部可闻及哮鸣音。胸片和胸部 CT 的特点一般不难做出诊断。用全身糖皮质激素治疗后临床改善及血清总 IgE 水平后下降 50% 是建议明确诊断所必需的，比如监测肺部浸润影，用糖皮质激素治疗后肺部浸润影部分或全部吸收也是一识别 ABPA 的有效手段。几十年来大家一直采用 Rosenberg-Patterson 标准：

主要标准：

1）支气管哮喘；

2）周围血嗜酸性粒细胞增多；

3）烟曲霉变应原皮肤皮试速发反应阳性；

4）血清总 IgE 抗体水平 >1 000μg/L；

5）烟曲霉抗原沉淀抗体阳性；

6）血清烟曲霉特异性 IgE 和 / 或 IgG 抗体增高；

7）肺浸润史；

8）中央型支气管扩张。

次要标准：

1）痰涂片或培养发现烟曲霉；

2）咳棕色痰栓的病史；

3）烟曲霉变应原皮试迟发性反应（Ⅲ型）阳性。

符合上述主要标准 8 条中的 6 条即可诊断。

也有文献的诊断标准，如下：

1. 非 CF 患者的 ABPA 诊断标准

1）哮喘；

2）对烟曲霉菌或曲霉菌属的速发的皮肤反应；

3）血清总 IgE 浓度 >1 000IU/ml 或 >1 000ng/ml（>417KU/L）；

4）烟曲霉菌血清特异性 IgE 水平升高；

5）血清烟曲霉菌特异沉淀抗体阳性；

6）胸片示肺部浸润；

7）肺 CT 显示中央型支气管扩张。

如果患者符合上述临床和血清学指标，无影像学上的中央型支气管扩张的证据，认为有血清学的 ABPA（ABPA-S）。

2. CF 患者的 ABPA 诊断标准

1）CF 如咳嗽加重，咳痰、气喘，肺功能下降，运动差；

2）对烟曲霉菌速发的皮肤反应 >3mm；

3）血清总 IgE 浓度 >1 000IU/ml；

4）烟曲霉菌血清特异性 IgE 水平升高；

5）血清烟曲霉菌特异沉淀抗体阳性；

6）胸片 / 肺 CT 新的或恶化的肺浸润和 / 或黏液栓。

3. CF 患者筛查 ABPA 的标准

1）在 CF 年龄超过 6 岁患儿应保持高度考虑 ABPA。

2）每年测定血清总的 IgE 水平，如果 IgE>500IU/ml，做进一步的研究包括直接 AF 的皮肤反应性，AF 特异的 IgE。如果都是阳性的，符合

ABPA 诊断的最低标准可考虑 ABPA 的诊断。

3）如果 IgE 在 200~500IU/ml 之间，需要重复测试 IgE，尤其是在加重期。AF 快速反应的皮肤测试，AF 特异的 IgE 抗体；AF 特异的沉淀抗体和血清 AF 特异的 IgG 抗体。

在怀疑 ABPA 高风险人群应进行血清学（总 IgE，AF 特异性抗体 IgE，AF 特异的沉淀抗体 IgG）、影像学检查（CXR，HRCT）和皮肤试验（皮肤对 AF 速发反应）检查以达到早期诊断的目的。早期诊断和治疗可以防止气道的破坏和纤维化。国际人和动物真菌学会提出的诊断标准认为：CF 确定为 ABPA 的易感条件，三项主要指征中的两项如：①对 AF 速发皮肤反应阳性；② AF 特异性 IgE 水平升高；③总血清 IgE>417kU/L（>1 000IU/ml）升高。三项次要指征中的两项：①血清曲霉沉淀抗体；②血 AFIgG 升高；③外周血嗜酸性粒细胞计数升高 >500cells/μl。同时胸片或肺 CT 有与 ABPA 一致的新异常。

【鉴别诊断】

由于支气管扩张的存在，因此应与囊性纤维化、原发纤毛运动障碍鉴别。

1. 囊性纤维化 囊性纤维化为黏滞性疾病，还可有肠道和胰腺的表现。患儿可有梗阻性黄疸、肝硬化、大便干燥症状。多见于白种人，可根据临床表现及汗液中的氯离子的浓度增高而确诊。但需要注意的是，10%~15% 囊性纤维化患儿易出现 ABPA，囊性纤维化患儿本身可有咳嗽、气短、喘息，急性加重时影像学有渗出，可有支气管扩张，以及 IgE 增高。因此，需要鉴别和判断。

2. 原发纤毛运动障碍 原发纤毛运动障碍常表现为支气管黏膜纤毛运动障碍所致的反复的窦肺感染，反复的鼻窦炎、中耳炎、肺炎，结果可致支气管的扩张。可以依据有无曲霉菌的特异性抗体或皮肤抗原皮肤点刺试验阳性鉴别诊断。

【治疗】

基础治疗包括：①口服糖皮质激素抗感染治疗；②抗真菌，伊曲康唑；③支气管扩张剂；④支气管清洁术（灌洗）。

1. 糖皮质激素 ABPA 的基本治疗是口服糖皮质激素。一般成人泼尼松剂量为 0.5mg/(kg·d) 或 20~30mg/d，当临床症状缓解，肺部阴影消失，血嗜酸性粒细胞降低或血清 IgE 降低逐渐减量，或治疗 2 周后，即以 0.5mg/(kg·d)，每日 1 次，4~6 周，然后根据病情试行减量，每 2 周减量一次，每次减 5~10mg，总疗程一般在 6 个月以上。对于 IV 期患者，需要长期小剂量的激素维持治疗[16]。也有用大剂量的甲泼尼龙 10~15mg/(kg·d)，每月连续 3 天，冲击 6~10 次病情缓解，而且副作用少。

治疗的持续时间取决于个人的反应。患者往往需要长期口服泼尼松，可在一个较低的剂量来控制症状和影像学的吸收。血清总 IgE 水平的监测是有效的疾病控制的一个参数。糖皮质激素治疗 6~8 周后监测血清总 IgE 水平，之后治疗 12 月内连续监测血清总 IgE 水平，评估疾病的活动性。IgE 水平下降作为衡量治疗反应，比开始治疗总 IgE 水平应减少 30%~50% 为有效。IgE 水平可能不会恢复正常。当有临床和影像学的改进时不需要继续口服泼尼松直到达到正常 IgE 水平。

2. 抗真菌治疗 抗 AF 包括两性霉素 B 和唑类抗真菌药物如酮康唑、伊曲康唑、伏立康唑。因为安全和易于管理首选唑类药物而不是两性霉素 B。抗真菌药应用指征：①糖皮质激素治疗反应不佳；②在激素治疗的减量期间 ABPA 复发；③出现糖皮质激素的毒性；或④对激素产生依赖性[21]。国际指南建议治疗 ABPA 应该糖皮质激素联合伊曲康唑。伊曲康唑成人 200mg/ 次，每日 2 次，疗程 16 周。有研究在 ABPA 用伊曲康唑治疗可减少气道炎症和损伤、改善临床表现如减少加重的发作次数。但在 ABPA 治疗过程中需要注意伊曲康唑与甲泼尼龙同时用药时存在药物相互作用。伊曲康唑会抑制甲泼尼龙的代谢过程，可能会增加甲泼尼龙治疗相关不良反应。

3. 抗 IgE 单克隆抗体（omalizumab） 由于 ABPA 易复发，长期激素治疗的副作用，近年有应用抗 IgE 单克隆抗体治疗取得了好的效果[22]。对激素治疗耐药的用抗 IgE 单克隆抗体治疗不仅有效，而且无副作用[23]。有作者总结了 8 篇文章的 13 例 CF 的 ABPA 患者，应用抗 IgE 单克隆抗体治疗不仅症状明显减少、肺功能 FEV$_1$ 改善，激素用量减少或停用激素。

4. 对症处理 使用黏液溶解剂帮助清除痰栓和其他对症处理。

ABPA 患者达到完全缓解、急性期治疗后可以复发。不同个体的复发间隔不等。定期监测症状，IgE 水平的和影像学改变有助于早期识别复发/

加重,开始重复急性期的治疗。IgE 水平也可作为 ABPA 治疗随访过程中监测的指标,如 IgE 水平较基础水平有 2 倍以上升高,需要警惕 ABPA 复发的可能。急性期 ABPA 病例经激素治疗后 IgE 水平可降至正常,IgE 水平下降 35%~50% 可判定为 ABPA 缓解。

六、嗜酸性粒细胞性肉芽肿性多血管炎

嗜酸性粒细胞性肉芽肿性多血管炎(eosino-philic granulomatosis with polyangiitis,EGPA):旧称 Churg-Strauss 综合征(CSS),为一系统性的嗜酸性粒细胞性血管炎。这一综合征最早在 1951 年由 J Churg 和 L Strauss 描述,主要来自尸检的病例。13 例不同于结节性多动脉炎和过敏性血管炎的综合征,其特点为哮喘,外周血嗜酸性粒细胞增多和系统性血管炎,血管外肉芽肿,故将其命名为 Churg-Strauss 综合征,现已由嗜酸性粒细胞肉芽肿性的多血管炎的替代了 Churg-Strauss 综合征的术语。2012 年修订的国际教堂山共识会议系统性血管炎的命名中,CSS 属小血管炎,而且在呼吸道富含嗜酸性粒细胞和肉芽肿炎症。主要累及中、小血管的坏死性的血管炎。与哮喘和嗜酸性粒细胞增多有关。常见多器官受累包括肺、心脏、肝脏、脾、皮肤、周围神经、胃肠道和肾脏,其肾脏损害程度较结节性多动脉炎及肉芽肿性血管炎为轻。病理组织学有三个显著的特点,即坏死性血管炎、组织嗜酸性粒细胞浸润和血管外肉芽肿。这三种损伤同时存在的并不多见,<40% 病例可以与中性粒细胞胞浆抗体(ANCA)阳性有关联。

嗜酸性粒细胞性肉芽肿性多血管炎发病的平均年龄为 38~49 岁,无性别的优势。估计每年每百万居民有 0.5~6.8 例发病。患病率为每百万居民中有 10.7~13 例。哮喘患者中 EGPA 发病率较高,每年每百万哮喘患者中 34.6~64.4 例。约 70% 的患者血清 IgE 水平或外周血或组织中嗜酸性粒细胞升高。尽管 ANCA 可能阳性,多数是针对 MPO 型的,将近 60% 的患者 ANCA 阴性。如果 ANCA 阳性,则提示有更高的肾脏病变、肺泡出血、多发性单神经炎和紫癜的发病率。该病与肉芽肿性血管炎(韦格纳肉芽肿),以及显微镜下多血管炎又合称为 ANCA 相关性血管炎。

【病因】

病因不明,嗜酸性粒细胞性肉芽肿性多血管炎似乎是机体对靶抗原的炎症反应,触发因素包括感染、药物、脱敏和疫苗接种,还有重组的抗 IgE 单克隆抗体。与过敏及变态反应性疾病相关,包括过敏性鼻炎、鼻息肉以及支气管哮喘。

【发病机制】

嗜酸性粒细胞性肉芽肿性多血管炎的发病机制与免疫异常有关。ANCA 在间接免疫荧光镜下可分为 2 型:p-ANCA 和 c-ANCA。在嗜酸性粒细胞性多血管炎中多为 p-ANCA,急性期绝大多数呈阳性,且很快缓解。推测 ANCA 在该病的发病中起一定作用。亦有人推测为嗜酸性粒细胞释放阳离子蛋白,该类物质主要侵犯小动脉、小静脉,被损伤血管形成坏死性肉芽肿,有时类似于假肿瘤,并有淋巴细胞、浆细胞、巨细胞浸润。受累器官主要有呼吸道、心包及多系统和部位。

【病理】

主要累及小动脉和小静脉、冠状动脉等中等血管也可受侵犯,大血管受累者少见。病变多分布于依次为:肺(肺内浸润影、哮喘)、皮肤(紫癜、结节)、末梢神经病变、胃肠道、心脏、肾脏、下尿道、关节炎及关节痛。一般常为多器官、多系统受累,肾脏损害较轻,突出表现在肺部。也可仅局限在单个器官或单处组织内,称之为局限型变应性肉芽肿性血管炎,以肺脏和心脏多见病理变化多样,典型的病理改变为嗜酸性粒细胞浸润、血管外肉芽肿形成及坏死性血管炎,但三者有时并不同时出现,某一病理改变只在病程的某一时期见到。

【临床表现】

本病可发生于任何年龄,发病高峰年龄为 30~40 岁。男女均可患病。CSS 的自然病程分为 3 阶段:首先表现为鼻窦炎和哮喘的过敏阶段,随后血液和组织中嗜酸性粒细胞增多,并最终系统性血管炎。这些可在时间上重叠。一般引起血管炎需要 3~6 年的时间。

哮喘发生于几乎所有的 CSS 患者。哮喘通常在血管炎发生前数年出现,在大约平均年龄 35~50 岁时,哮喘表现为严重,很快对激素不敏感。

慢性鼻炎在 75% 的病例中出现,是最常见的

肺外表现。鼻部、鼻窦均缺乏特异表现。包括慢性隔旁鼻窦炎、顽固性鼻炎、鼻阻塞和鼻息肉。组织病理上常表现为嗜酸性粒细胞的浸润。鼻中隔穿孔很少见。

全身症状在 2/3 患者中出现,如无力、体重减轻、发热、关节痛和/或肌痛。全身症状的出现往往预示着血管炎的发病或复发。嗜酸性粒细胞浸润和/或肉芽肿血管炎可累及任一器官。肾脏和心脏的受累通常是潜伏的,皮肤和胃肠道表现很普遍。肾脏损害一般较轻,故通常只有轻微症状,但也有病情严重者表现为镜下血尿和/或蛋白尿,可自行消退,也可发生肾功能不全,极少进展至肾衰竭。50% 的 CSS 可引起心脏异常。心脏受累可以表现为急性和/或缩窄性心包炎、限制或扩张型心肌病、心肌炎[24]、腔内血栓[25]、心律失常、猝死。心脏受累通常是无症状的,也可以导致慢性心衰需要心脏移植或猝死。原因是嗜酸性粒细胞性心肌炎或少数时候是冠状动脉血管炎所致。因此,任何一怀疑 CSS 的患者均要进行严格的心脏评估。如 ECG、心脏彩超、心脏核磁共振,氨基末端脑钠肽,血清肌钙蛋白 I 水平。常用心脏核磁共振发现心脏受累[26],核磁和心脏彩超可以发现许多无症状的心脏异常[26],临床意义仍未确定。

嗜酸性粒细胞性肉芽肿性多血管炎患者有静脉血栓的危险。最常见的是皮下小结、瘀斑、紫癜、溃疡或皮肤血管阻塞。累及心脏时可引起心肌梗死和心力衰竭。周围神经病变如单神经炎或多神经炎,也可以脊髓受累。腹部器官缺血或梗死所致的腹痛、腹泻。

肺部受累最常见,常有咳嗽及咯血。血管炎症状出现后原先的哮喘症状往往自行缓解。血管炎可急性发作并急剧恶化,以至威胁生命。

嗜酸性粒细胞浸润组织通常与外周血嗜酸性粒细胞增多有一定关系,但也不完全如此,主要发生在肺、胃肠道和心脏。偶尔哮喘、嗜酸性粒细胞增多和血管炎可以同时出现。

ANCA 在大约 40% 的病人中阳性,血清抗 MPO 抗体 p-ANCA 和/或 c-ANCA 可阳性。ANCA 阴性不能排除 CSS 的诊断,多数研究并没有发现 ANCA 滴度和疾病活动性的关系。在 ANCA 阳性和阴性的两组病人中,其肺外表现不同,ANCA 阴性的患者,病情更重,易有心脏受累、胃肠受累、肺渗出和死亡,而 ANCA 阳性患者易有肾脏受累。提示 CSS 可分为两种临床和病理亚型,不同亚型 CSS 的遗传倾向也不同(表 11-4-3)。

表 11-4-3 两种不同类型的 CSS 的区别

项目	血管炎类型	嗜酸组织疾病类型
各自的比例	~40%	~60%
ANCA	阳性(多数为 p-ANCA)	缺乏
主要表现	肾小球肾疾病 外周神经经病 紫癜 活检证实的血管炎	心脏受累(嗜酸性粒细胞性心肌炎) 嗜酸性粒细胞性肺炎 发热

【胸部影像学检查】

胸片为片状影,外周分布、可游走。肺 CT 示磨玻璃影至实变影,可以随机分布或肺外周分布。而且这些异常可在应用激素后很快消失。气道异常可表现为小叶中心型的结节、树芽征、支气管壁增厚和支气管扩张。还有小叶间隔增厚、肺门和淋巴结增大,胸膜渗出或心脏周围渗出[27]。

【辅助检查】

1. 实验室检查 外周血嗜酸性粒细胞增多,嗜酸性粒细胞可高达 $1.5 \times 10^9/L$,甚至高达 $60 \times 10^9/L$,分类嗜酸性细胞可 >50%。外周血嗜酸性粒细胞通常与血管炎的活动性有关。多数病例的支气管肺泡灌洗液中嗜酸性粒细胞增高,部分可高达 60% 以上。部分血清 IgE 显著升高,尿中嗜酸性粒细胞来源神经毒素高代表体内嗜酸性粒细胞脱颗粒反映疾病活动。血清 IgG4 水平、CCL17 及 TARC 与疾病的活动性有关。补体多正常,常有贫血,血沉增快,CRP 增高。尿中可有蛋白和红细胞,可伴有脓尿或管型。

2. 肺功能 约 70% 患者诊断时存在气流阻塞,全身激素治疗可使肺功能改善,但轻度气流阻塞可持续存在。

3. 超声心动图 可协助判断心脏侵犯,最常见的改变为二尖瓣脱垂。

4. 核磁共振 心脏核磁共振可显示心室腔内血栓,心肌水肿,心内膜延迟增强,在活动性 EGPA 患者核磁共振可以无症状的心脏受累[25,26]。

【诊断】

本病诊断重点依据临床表现和病理检查综合

分析,而不单纯依赖病理检查结果。对于中年发病的患者,有持续数年的哮喘史,一旦出现多系统损害,即应考虑 CSS,进行系统地检查。如还有非空洞性肺浸润、皮肤结节样病变、充血性心力衰竭、外周血嗜酸性粒细胞增多,以及血清 IgE 浓度升高等可支持本病的诊断。

Lanham 及其同事制定的嗜酸性粒细胞性肉芽肿性多血管炎的诊断标准为:

1. 支气管哮喘。

2. 白细胞分类中血嗜酸性粒细胞 >1.5×10⁹/L。

3. 单发性或多发性的肺外脏器的系统性血管炎。

分类标准是美国风湿学会制订的,ANCA 存在是重要的诊断标准。

这些临床和病理特点对嗜酸性粒细胞性肉芽肿性多血管炎来讲都不是绝对特异的,它们可能不是都存在或者目前尚未出现。

【鉴别诊断】

嗜酸性粒细胞性肉芽肿性多血管炎主要应与其他系统性、坏死性血管炎,伴有外周血嗜酸性粒细胞增多的某些疾病鉴别。

1. 结节性多动脉炎(PAN) 过去曾将变应性肉芽肿性血管炎归于 PAN 中,两者均为系统性、坏死性血管炎,都有广泛组织和器官受累,病理表现也有相同之处。但 PAN 无哮喘及变态反应疾病表现,外周血嗜酸性粒细胞不增多,嗜酸性粒细胞浸润组织少见,两者鉴别并不困难。PAN 累及肾时出现肾衰竭。PAN 很少侵犯肺和皮肤,而嗜酸性粒细胞性肉芽肿性多血管炎常见。

2. 肉芽肿性多血管炎(韦格纳肉芽肿) 尽管该病与嗜酸性粒细胞性肉芽肿性多血管炎靶器官相似,但两者临床及病理表现有一定差异,可资鉴别。也有两者可重叠,此时鉴别困难。韦格纳肉芽肿与嗜酸性粒细胞性肉芽肿性多血管炎均易侵犯呼吸系统,但肉芽肿性多血管炎往往形成破坏性损害,诸如鼻黏膜形成溃疡、肺内结节并出现空洞等,嗜酸性粒细胞性肉芽肿性多血管炎肺受累程度则较肉芽肿性血管炎轻,表现为变应性鼻炎、鼻息肉病、肺内一过性浸润等。两者 X 线表现也不相同。嗜酸性粒细胞性肉芽肿性多血管炎病人皮肤病变常见,达 70%,而肉芽肿性多血管炎仅 13%,变应性肉芽肿性多血管炎易侵犯心脏,肉芽肿性多血管炎则少见,嗜酸性粒细胞性肉芽肿

性多血管炎病人极少有肾衰竭表现,但肉芽肿性多血管炎常见,嗜酸性粒细胞性肉芽肿性多血管炎预后也较肉芽肿性多血管炎好,对糖皮质激素反应良好,肉芽肿性多血管炎往往需要加用免疫抑制药。

3. 高嗜酸性粒细胞综合征 高嗜酸性粒细胞综合征与嗜酸性粒细胞性肉芽肿性多血管炎有许多相同之处,两者都为系统性疾病,伴有外周血嗜酸性粒细胞增高以及嗜酸性粒细胞浸润组织,都可表现为 Liffler 综合征、嗜酸性粒细胞性胃肠炎等继发改变。但高嗜酸性粒细胞综合征外周血嗜酸性粒细胞计数要比嗜酸性粒细胞性肉芽肿性多血管炎高。高嗜酸性粒细胞综合征常可伴有弥漫性中枢神经系统损害、肝脾及全身淋巴结肿大、血栓性栓塞以及血小板减少症,而嗜酸性粒细胞性肉芽肿性多血管炎少见。高嗜酸性粒细胞综合征极少形成血管炎和肉芽肿。两者对糖皮质激素反应也不一样,高嗜酸性粒细胞综合征反应较差。

4. 慢性嗜酸性粒细胞性肺炎 本病女性好发,特点为外周血嗜酸性粒细胞增高,伴肺内持续性浸润,分布于肺边缘。慢性嗜酸性粒细胞性肺炎病人也常有特应性体质,部分病人表现为哮喘或变应性鼻炎。本病若反复发作,肺内组织学变化可与嗜酸性粒细胞性肉芽肿性多血管炎相似,表现为广泛的嗜酸性粒细胞浸润及小血管炎,甚至可见肉芽肿。嗜酸性粒细胞性肉芽肿性多血管炎为全身性的疾病,可有肺外的器官受侵,如心脏和消化道的受累。p-ANCA 阳性,可以以此鉴别。

【治疗】

治疗原则强调早期治疗,早期治疗不但能使病情减轻,甚或可预防重要脏器损害,改善预后。

1. 糖皮质激素 糖皮质激素是本病的主要的治疗方法[28],常用的剂量为口服泼尼松 1mg/(kg·d),3~4 周,逐渐减量至 5~10mg/d,维持至少 1 年,在无临床症状和实验室检查正常可停药。在严重的病例可用大剂量的甲泼尼龙 15mg/(kg·d)1~3 天的起始治疗。

2. 免疫抑制剂 严重的或可致死的病例可加用环磷酰胺诱导缓解治疗,用量为 0.6~0.7g/m²,在治疗的第 1 天、15 天、30 天应用,然后每 3 周 1 次环磷酰胺治疗。加用环磷酰胺的标准为以下一项或多项条件:年龄超过 65 岁;心脏受累;胃肠受累;肾功能不全时血清肌酐 >150μg/L;无耳、鼻、喉的表现。

425

3. **其他** 有应用皮下注射 α 干扰素、IVIG、血浆置换、环孢霉素在一些激素治疗无效的病例中取得了成功。有利妥昔单抗、抗 IL-5 的单抗都有较好的疗效[29,30]。

【预后】

本病总的预后良好,但有复发,糖皮质激素减至 10mg 以下时易复发。

七、高嗜酸性粒细胞综合征

高嗜酸性粒细胞综合征(hypereosinophilic syndrome,HES)是一组原因不明的嗜酸性粒细胞增多性疾病,嗜酸性粒细胞心内膜炎均属此组疾病。高嗜酸性粒细胞综合征是 1968 年和 1975 年由 Hardy 和 Anderson 开始采用的术语。3 个标准新定义 HES:①血液嗜酸性粒细胞 >1.5×10⁹/L 超过 6 个月(或死前 6 个月内有高嗜酸性粒细胞疾病的症状和体征);②缺乏寄生、过敏或其他已知的嗜酸性粒细胞的原因和证据;③明确器官受累的征象,如心力衰竭、胃肠功能紊乱、中枢神经系统异常、发热或体重减低。之后 HES 新的定义为 2 次以上的外周血嗜酸性粒细胞 >1.5×10⁹/L,两次间隔在 4 周以上,和 / 或组织嗜酸性粒细胞增多。而组织嗜酸性粒细胞增多,应当满足以下一项或多项条件:①在骨髓切片中,嗜酸性粒细胞的百分比超过所有有核细胞的 20%;②与正常生理范围和其他炎性细胞相比,病理学家认为组织的嗜酸性粒细胞浸润广泛(大量);或③在缺乏完整的嗜酸性粒细胞下,特异性染色显示嗜酸性粒细胞衍生蛋白广泛的胞外沉积。最近新的 HES 定义是在前述的血和组织酸性粒细胞增多的基础上,加上嗜酸性粒细胞增多相关的器官损害[31]。

【病因】

迄今未明,有认为是一种变态反应性疾病。由于病变组织中有大量嗜酸性粒细胞广泛浸润,约 80% 的患者周围血中嗜酸性粒细胞增多,约 50% 的患者有个人或家庭变态反应史,故本病可能系对内、外源性过敏原发生全身或局部性变态反应而致,血清中 IgG、IgA 增高,亦说明有免疫反应参与。近年发现高嗜酸性细胞综合征患者染色体 4q12 中间缺失。部分病例存在 *FIP1L1-PDGFRA*(F/P)融合基因。在 HES 患者中 F/P 突变发生率为 11%[32]。

【发病机制】

淋巴增殖型的 HES 是体内存在表型异常的 T 淋巴细胞,Th2 淋巴细胞增加,这些淋巴细胞分泌促嗜酸性粒细胞生成的细胞因子(如白介素 -5 或白介素 -4),是引起继发性的多克隆的嗜酸性粒细胞增多的原因。对激素反应的 HES 并没有表型异常的 T 淋巴细胞克隆生长,嗜酸性粒细胞增加主要是淋巴细胞分泌细胞因子如白介素 -5 过度产生所致。血清胸腺升高和活化调节趋化因子(TARC)是 T 淋巴细胞激活的标记物。骨髓增生型的 HES 时,刺激嗜酸性粒细胞增加主要是造血多能干细胞前体细胞的突变,而非嗜酸性粒细胞促生成素产生增加,导致嗜酸性粒细胞克隆生长。部分病例存在 F/P 融合基因。F/P 阳性的 HES 患者,因为嗜酸性粒细胞的克隆生长,分类应为慢性嗜酸性粒细胞白血病,但有些仍继续用 F/P 相关的 HES 或 M-HES。活化的嗜酸性粒细胞具有复杂的促炎作用,如直接作用于组织和微生物的细胞毒性,以及促进血栓形成、纤维化和血管生成等[33]。

【临床表现】

HES 分为骨髓增生型、淋巴增殖型。骨髓增生型的 HES 主要影响男性,男女之比为 9:1,淋巴增殖型 HES 无明显的性别差异。

临床病情轻重也各不相同,部分患者可以无症状。部分患者可出现严重的合并症。

1. **一般症状** 常有发热、乏力、盗汗、贫血、持续咳嗽、胸痛、皮肤瘙痒、体重减轻、气急等症状。骨髓增生型常具有脾大、贫血、血小板减少、外周血可见幼稚细胞、骨髓纤维化的特点。骨髓细胞遗传学的异常等。而淋巴增殖型的 HES 受累部位以皮肤为多见,也可累及胃肠道、肺脏,但是心肌纤维化和骨髓纤维化的少见。淋巴增殖型的 HES 预后较好,但部分可发展为皮肤型的淋巴瘤。

2. **嗜酸性粒细胞浸润各脏器的表现** 可累及心、肺、皮肤、神经系统及造血系统,出现相应的临床症状和体征。各个脏器受累的几率均为 50% 左右。大多数患者,至少有 2 个脏器受累。一些临床发现清楚提示特定变异 HES 如心内膜心肌纤维化发生在 M-HES,皮肤表现主要发生在 L-HES。

58% 心脏受累,可表现为心肌炎,心内膜血栓,心内膜心肌纤维化。心脏受累是很常见的合并症,也是主要的致死原因。

49% 的肺部受累,肺部的表现常为:干咳、呼吸困难和胸部不适。BALF 可发现大量的嗜酸性粒细胞。

56% 的皮肤受累,而且表现多样,单独的瘙痒、非特异的红斑疹、丘疹、结节和湿疹样的损害。还可为荨麻疹样的出疹。

54% 中枢神经系统受累,表现很广泛,可为弥漫性的脑病。一过性的缺血的发作、惊厥。可以有精神改变,而且中枢受累主要是脑血管病所致。

胃肠道的表现为腹痛、腹泻、结肠炎、肠炎,胰腺炎,胆管炎。证实需要肠道活检。肝脾大在 M-HES 很常见。骨骼的表现为关节痛和肌痛,但是关节炎很少见,肌炎也很少见。

【影像学检查】

放射学的发现为中等的渗出到弥漫的间质性肺炎和纤维化。肺 CT 可显示磨玻璃影、实变影、偶有结节影。也可见到淋巴结肿大和胸腔积液[34]。

【心脏核磁共振】

心脏核磁共振成像(MRI)是早期炎症阶段或心内膜纤维化的最敏感的检测手段。心脏 MRI 可显示心室血栓[35],MRI 显示延迟的增强影,提示心内膜纤维化或心肌炎。心脏 MRI 可以降低心内膜心肌活检的需要。

【诊断】

HES 的诊断比较困难,因为患者可以在出现心内膜心肌纤维化前,无任何症状。在这致死性的心肌纤维化发生前,心肌的嗜酸性粒细胞浸润很少引起急性心衰。但 CSS 常引起心衰,急性心衰是由于嗜酸性粒细胞释放的细胞毒性物质所致。黏膜溃疡常提示 M-HES。血管神经性水肿常发生于 L-HES。皮肤活检常用来确定是否为真皮的嗜酸性粒细胞的浸润,以排除其他的诊断如皮肤型的 T 淋巴细胞淋巴瘤,当表皮有适量的非典型的 T 淋巴细胞渗出和嗜酸性粒细胞存在时很难鉴别。血管的表现常为小血管受累如紫癜、指甲沟皱褶处的出血。大血管可为肢体的坏死,浅表血栓性的静脉炎。

所有患者血嗜酸性粒细胞 >1.5×10⁹/L,没有可证实的继发原因(如过敏性疾病、药物过敏、寄生蠕虫感染、HIV 感染、血液系统恶性肿瘤)应考虑 HES 或与 HES 重叠的其他疾病。

1975 年的 Chusid 诊断标准如下:①持续嗜酸性粒细胞增高 >1.5×10⁹/L 超过 6 个月;②无其他能引起嗜酸性粒细胞增高的原因;③有嗜酸性

粒细胞多系统器官受累的证据。之后专家建议的标准至少 2 次的场合的血嗜酸性粒细胞的大于 1.5×10⁹/L 证据,2 次间隔 4 周以上,和 / 或组织嗜酸性粒细胞增多,以及嗜酸粒细胞增多相关的器官损害。受累器官的组织的病理是诊断的金标准,如可取皮肤、心肌、腓肠肌的活检。心脏受累的诊断需要做心电图、心脏彩超和心脏核磁共振。心电图可显示弥漫性的 T 波倒置,无特异性。心脏核磁共振可更敏感显示早期发现心肌的炎症和心内膜心肌的纤维化。其他脏器受累可做肺功能、肌电图检查。

确诊淋巴增殖型的 HES 可采用流式细胞术检测外周血中存在异常表型的 T 淋巴细胞,外周血的 T 细胞受体基因重排阳性更支持诊断。

【鉴别诊断】

应排除继发性的嗜酸性粒细胞增多症,常见原因见表 11-4-4。

表 11-4-4　继发性的嗜酸性粒细胞增多症的常见原因

①过敏性疾病	②感染性疾病
• 哮喘或 / 和接触性皮炎等	• 蠕虫感染
• 变应性支气管肺曲霉菌病	• 体外寄生虫(例如疥疮)
• 药物高敏反应	• 原虫感染
	• 真菌感染
	• HIV 感染
③肿瘤	④肾上腺功能减低症
• 白血病	
• 淋巴瘤	
• 腺癌	
⑤自身免疫疾病	⑥其他
• 结节病	• 胆固醇栓塞
• Churg-Strauss 病	
• 炎性肠病	

1. 过敏性疾病　如支气管哮喘、湿疹、过敏性鼻炎,可有外周血的嗜酸性粒细胞增多,但大多有反复喘息、皮疹和流涕病史,抗过敏治疗有效也可帮助诊断。

2. 药物　如抗癫痫药物、抗生素等可以引起外周血的嗜酸性粒细胞增高症,可以无症状,因此,在诊断 HES 之前,一定要停用所有不必要的药物至少 2 周后再测定血中嗜酸性粒细胞的水平,以排除药物所致的嗜酸性粒细胞增高症。

3. 寄生虫　蠕虫、血吸虫、绦虫、蛔虫感染均可引起外周血的嗜酸性粒细胞增高症,因此需要查大便寄生虫虫卵或血查寄生虫的抗原以帮助诊断。其他如真菌、结核感染时也可有外周血的嗜酸性粒细胞增高症。

【治疗】

由于本病是嗜酸性粒细胞浸润组织或嗜酸性粒细胞内含物的释放所致,因而治疗应试图降低嗜酸性粒细胞计数,在进行性器官系统功能异常发生前是不必处理的,患者每隔3~6个月做一般性检查一次,对器官系统的并发症应积极治疗。

1. 伊马替尼 为酪氨酸激酶抑制剂,已大大降低了F/P融合基因阳性的HES的死亡率,大多在用该药的1周内外周血的嗜酸性粒细胞的数目降至正常,1个月内临床症状和体征消失,分子学的缓解往往需要更长的时间。伊马替尼为PDGFRA/B重排的确定的治疗方案用药[36],开始为100mg/d,很快达到临床、分子水平的缓解[37],也有100mg/(次·周),取得了疗效。最近的多中心研究的用法:100mg每周2次,每次最大量可达600mg/d,平均最大剂量400mg/d。31例患者接受伊马替尼治疗,20/31(65%)达到完全缓解,2/31(6%)有部分反应。F/P融合基因阳性患者,15/17(88%)完全缓解,2(12%)没有反应,相反,在10/43(23%)的F/P融合基因阴性的患者对此药有治疗反应。其他文献也有硫磺酸伊马替尼治疗F/P融合基因阴性的患者有疗效的报道。目前推荐在FIP1L1-PDGFRA重排的治疗为100mg/d。对于髓系肿瘤患者(通常是MDS/MPNs)嗜酸性粒细胞增多和重组PDGFRB,推荐使用剂量是400mg/d[36]。

合并心脏受累的患者,在用伊马替尼的早期易出现罕见的急性坏死性的心肌炎。对此类患者需在应用伊马替尼的头2周内同时用大剂量的糖皮质激素。

2. 糖皮质激素 HES早期疗效的研究和丰富的临床经验已经证明,糖皮质激素是治疗FP阴性的HES有效药物。在回顾性分析中,141/188(75%)HES患者接受糖皮质激素作为初始单药治疗,其中85%的患者在治疗1个月后达到完全或部分缓解。对泼尼松治疗有反应的患者,其血清的TARC水平显著升高。常用泼尼松1mg/(kg·d)口服,服用至临床表现改善和嗜酸性粒细胞数恢复正常,开始减少剂量,逐渐减至小剂量如10mg/d,或减少到能控制疾病的最小的剂量维持治疗。对有心脏疾病和血清肌钙水平高的FIP1L1-PDGFRA阳性的患者在伊马替尼治疗前推荐用糖皮质激素治疗7~10天[36]。

3. 羟基脲 若病情和嗜酸性粒细胞增多不能被泼尼松控制或所需剂量增大到患者不能接受程度,应加细胞毒性药物如羟基脲口服剂量0.5~1.5g/d,以使白细胞数维持在4 000~10 000/μl。但是其血液和胃肠道的副作用限制了其应用。文献中49/64例因为缺乏疗效和副作用大而停用该药。

4. 干扰素 可以有效地调节Th2细胞因子的生成以及T细胞的增殖。常常用于糖皮质激素治疗效果差的淋巴增殖型的HES[36]。目前干扰素联合糖皮质激素是治疗淋巴增殖型的HES的标准治疗。剂量每周14百万单位。

5. 抗IL-5抗体(mepolizumab) 美泊利单抗(mepolizumab)是全人源抗IL-5单克隆IgG1抗体,用法:静脉注射750mg/月,有研究12/15(80%)单用抗IL-5单抗在治疗1月后得到完全缓解,34/45(76%)用抗IL-5单抗与糖皮质激素联合应用1个月后得到完全缓解。有研究在儿童HES病例应用美泊利单抗取得安全、有效的报道[38]。大剂量的美泊利单抗是抢救治疗严重HES安全、有效的方法[39]。也有应用抗CD52单抗(alemtuzumab)治疗易复发、难治的高嗜酸性粒细胞综合征中取得疗效的报道。

【预后】

L-HES可能进展为T细胞淋巴瘤。F/B阳性的HES患者,因为嗜酸性粒细胞的克隆生长,本身可能为慢性嗜酸性粒细胞白血病。

(刘秀云 江载芳)

参考文献

1. Cottin V.Eosinophilic Lung Diseases.Clin Chest Med,2016,37(3):535-556.
2. Hashimoto N,Maeda T,Okubo R.Simple Pulmonary Eosinophilia Associated With Clozapine Treatment.J Clin Psychopharmacol,2015,35(1):99-101.
3. Sine CR,Hiles PD,Scoville SL,et al.Acute eosinophilic pneumonia in the deployed military setting.Respir Med,2018,137:123-128.
4. Brackel CLH,Ropers FG,Vermaas-Fricot SFN,et al.Acute eosinophilic pneumonia after recent start of smoking.Lancet,2015,385(9973):1150.
5. Giovannini-Chami L,Blanc S,Hadchouel A,et

al.Eosinophilic pneumonias in children：A review of the epidemiology，diagnosis，and treatment.Pediatric Pulmonology，2016，51（2）：203-216.

6. De Giacomi F，Decker PA，Vassallo R，et al.Acute Eosinophilic Pneumonia：Correlation of Clinical Characteristics With Underlying Cause.Chest，2017，152（2）：379-385.

7. Takei R，Arita M，Kumagai S，et al.Traction bronchiectasis on high-resolution computed tomography may predict fatal acute eosinophilic pneumonia.Respir Investig，2019，57（1）：67-72.

8. Jhun BW，Kim SJ，Kim K，et al.Outcomes of rapid corticosteroid tapering in acute eosinophilic pneumonia patients with initial eosinophilia.Respirology，2015，20（8）：1241-1247.

9. Kumar S，Beri RS.A rare presentation of hydropneumothorax in tropical pulmonary eosinophilia：cavitation and pneumonic consolidation in a child.Tropical Doctor，2016，46（2）：105-108.

10. Randev S，Kumar P，Dhillon P，et al.Tropical pulmonary eosinophilia masquerading as asthma in a 5-year-old girl.Paediatr Inter Child Health，2017，38（3）：231-234.

11. Madan M，Gupta P，Mittal R，et al.Tropical pulmonary eosinophilia：Effect of addition of corticosteroids after failure of diethylcarbamazine therapy.Adv Respir Med，2017，85（1）：51-54.

12. Suzuki Y，Suda T.Long-term management and persistent impairment of pulmonary function in chronic eosinophilic pneumonia：A review of the previous literature.Allergol Inter，2018，67：334-340.

13. Ishiguro T，Takayanagi N，Uozumi R，et al.The Long-term Clinical Course of Chronic Eosinophilic Pneumonia.Intern Med.2016，55（17）：2373-2377.

14. Suzuki Y，Oyama Y，Hozumi H，et al.Persistent impairment on spirometry in chronic eosinophilic pneumonia：a longitudinal observation study（Shizuoka-CEP study）.Ann Allergy Asthma Immunol，2017，119（5）：422-428.

15. Rea G，Dalpiaz G，Vatrella A，et al.The reversed halo sign：Also think about chronic eosinophilic pneumonia.J Brasil Pneumol，2017，43（4）：322-323.

16. 中华医学会呼吸病学分会哮喘学组.变应性支气管肺曲霉病诊治专家共识.中华医学杂志，2017，97（34）：2650-2656.

17. Kalaiyarasan，Jain AK，Puri M，et al.Prevalence of allergic bronchopulmonary aspergillosis in asthmatic patients：A prospective institutional study.Indian J Tuberc，2018，65（4）：285-289.

18. Maturu VN，Agarwal R.Prevalence of Aspergillus sensitization and allergic bronchopulmonary aspergillosis in cystic fibrosis：systematic review and meta-analysis.

Clin Exp Allergy，2015，45（12）：176578.

19. Alyasin S，Moghtaderi M，Farjadian S，et al.Allergic bronchopulmonary aspergillosis in patients with cystic fibrosis and non-cystic fibrosis bronchiectasis.Electronic Physician，2018，10（1）：6273-6278.

20. Shah A，Panjabi C.Allergic Bronchopulmonary Aspergillosis：A Perplexing Clinical Entity.Allergy Asthma Immunol Res，2016，8（4）：282-297.

21. Janahi IA，Rehman A，Al-Naimi AR.Allergic bronchopulmonary aspergillosis in patients with cystic fibrosis.Ann Thorac Med，2017，12（2）：74-82.

22. Clinical Efficacy and Immunologic Effects of Omalizumab in Allergic Bronchopulmonary Aspergillosis.J Allergy Clin Immunol Prac，2015，3（2）：192-199.

23. Perisson C，Destruys L，Grenet D，et al.Omalizumab treatment for allergic bronchopulmonary aspergillosis in young patients with cystic fibrosis.Respir Med，2017，133：12-15.

24. Mattsson G，Magnusson P.Eosinophilic granulomatosis with polyangiitis：myocardial thickening reversed by corticosteroids.BMC Cardiovascular Disorders，2017，17：299.

25. Cereda AF，Pedrotti P，De Capitani L.et al.Comprehensive evaluation of cardiac involvement in eosinophilic granulomatosis with polyangiitis（EGPA）with cardiac magnetic resonance.Eur J Intern Med，2017，39：51-56.

26. Yune S，Choi DC，Lee BJ，et al.Detecting cardiac involvement with magnetic resonance in patients with active eosinophilic granulomatosis with polyangiitis.Int J Cardiovasc Imaging，2016，32（Suppl 1）：155-162.

27. Feragalli B，Mantini C，Sperandeo M，et al.The Lung in Systemic Vasculitis：Radiological Patterns and Differential Diagnosis.Br J Radiol，2016，89（1061）：20150992.

28. Nguyen Y，Guillevin L.Eosinophilic granulomatosis with polyangiitis（Churg-Strauss）.Semin Respir Crit Care Med，2018，39：471-481.

29. Wechsler ME，Akuthota P，Jayne D，et al.Mepolizumab or placebo for eosinophilic granulomatosis with polyangiitis.N Engl J Med，2017，376：1921-1932.

30. Mohammad AJ，Hot A，Arndt F，et al.Rituximab for the treatment of eosinophilic granulomatosis with polyangiitis（Churg-Strauss）.Ann Rheum Dis，2016，75（2）：396-401.

31. Kahn JE，Groh M，Lefevre G.（A critical appraisal of）Classification of hyper eosinophilic disorders.Front Med，2017，4：216.

32. Reiter A，Gotlib J.Myeloid neoplasms with eosinophilia.Blood，2017，129：170-172.

33. Leru P M.Eosinophilic disorders：evaluation of current classification and diagnostic criteria，proposal of a practical diagnostic algorithm.Clin Transl Allergy，2019，9：36.

34. Nives Z，Wikenheiser-Brokamp KA.Hypereosinophilic Syndrome in the Differential Diagnosis of Pulmonary Infiltrates with Eosinophilia.Anna Allergy Asthma Immunol，2018，121（2）：179-185.

35. Mansour MJ，Rahal M，Chammas E，et al.Cardiac involvement in hypereosinophilic syndrome.Ann Pediatr Card，2018，11（2）：217-218.

36. Gotlib J.World Health Organization-defined eosinophilic disorders：2017 update on diagnosis，risk stratification，and management.Am J Hematol，2017，92（11）：1243-1259.

37. Helbig G.Imatinib for the treatment of hypereosinophilic syndromes.Expert Rev Clin Immunol，2018，14（2）：163-170.

38. Schwarz C，Müller T，Lau S，et al.Mepolizumab-a novel option for the treatment of hypereosinophilic syndrome in childhood.Pediatr Allergy Immunol，2018，29（1）：28-33.

39. Kuang FL，Fay MP，Ware JA，et al.Long-Term Clinical Outcomes of High-Dose Mepolizumab Treatment for Hypereosinophilic Syndrome.J Allergy Clin Immunol Prac，2018，6（5）：1518-1527.

第五节 过敏性肺炎

过敏性肺炎（hypersensitivity pneumonitis，HP）也称外源性过敏性肺泡炎（extrinsic allergic alveolitis，EAA），是吸入某些具有抗原性的有机粉尘所引起的肺部肉芽肿性的炎症，常同时累及终末细支气管、肺泡[1]。可分为急性、亚急性、慢性。美国多用过敏性肺炎的名称。过敏性肺炎为环境因素引起的继发性间质性肺疾病。

本病最早于 1874 年由 Dr Finsen 在冰岛的处理枯草农民中发现，以后在英国报道了农民肺。随着血清中特异性抗体的检出，继 Pepys 以过敏性肺病及过敏性肺泡炎命名后，Nicholson 将上述具有与农民肺类似的综合征统称为外源性过敏性肺泡炎或过敏性肺炎。他们与一些环境因素有关，常在环境暴露几小时发生症状，脱离环境后很快恢复。之后均有与农民肺类似的疾病，如饲鸽者肺、枫树皮肺、蔗尘肺等，并且许多病例有相似的临床表现。国内报道的主要有农民肺、蔗渣工肺、蘑菇工肺、饲鹦鹉工肺和湿化器肺等。过敏性肺炎病因甚多，常见的有含放线菌和真菌孢子、动植物蛋白质、细菌及其产物、昆虫抗原和某些化学物质等有机尘埃[2,3]，也有一些化学物质引起的过敏性肺炎的报道。随着环境的变化和人们生活方式的改变，又有新的病因出现，如实验室工人肺、桑拿浴肺、地下室肺等。

不同国家和地区过敏性肺炎的发病率不同。国外有三个欧洲国家的登记资料显示过敏性肺炎占所有间质性肺疾病的 4%~15%。在新墨西哥的人群研究发现每年有 30/10 万患间质性肺疾病，其中过敏性肺炎占 1.5%，但此研究为干燥的环境中得到的结果。在英国大的基于人群的研究，过敏性肺炎的发生率为 1/10 万。欧洲的过敏性肺炎的发病率为（0.3~0.9）/10 万，丹麦的发生率不到 1/10 万[4]。有研究估计农民中有 0.5%~3% 发生过敏性肺炎，在土耳其的饲鸽者人群的调查研究中，有 1.6% 发生过敏性肺炎。最近的报道为儿童每年有 2 例患病，发生率为 4/100 万。印度的研究认为过敏性肺炎是常见的间质性肺疾病，占 47.3%[5]，如果不及时识别可能导致慢性或严重的肺疾病。

小儿过敏性肺炎的报道较少，多为病例报道或病例不多的总结，患者平均年龄为 10 岁，最小的 1 例为 8 个月。25% 有家族病史。通常有同样环境暴露的同胞或父母受累患病。国内有 1 例儿童患者为 9 岁。

【病因】

过敏性肺炎病因超过 200 种[2]，常见的有含放线菌和真菌孢子、动植物蛋白质、细菌及其产物、昆虫抗原和某些化学物质等有机尘埃，还有分枝杆菌引起过敏性肺炎的报道[6]（表 11-5-1）。有些尘埃的抗原性质至今尚未明确。引起过敏性肺炎的抗原直径小于 5μm，可以吸入支气管树，沉积在肺泡水平；吸入大于 10μm 的颗粒被口咽和鼻咽黏膜保留；相反，颗粒小于 0.1μm 及小到足以被吸入并随后呼出而不被沉积。

表 11-5-1　引起过敏性肺炎的过敏原

疾病	抗原	抗原来源
农民肺	普通嗜热放线菌、费氏小多孢菌，伞状犁头霉菌，曲霉菌	发霉的枯草、谷物，储存的饲料
蘑菇肺	普通嗜热放线菌、费氏小多孢菌、曲霉菌	霉变的蘑菇和堆肥
夏季型 HP	皮肤毛孢子菌	污染的房间
热水浴池肺	鸟分枝杆菌	污染的天花板、墙壁
游泳池肺	鸟分枝杆菌	游泳池水、喷雾及喷泉的薄雾
甘蔗渣肺	糖嗜热放线菌和普通嗜热放线菌	发霉加热的甘蔗渣
烟草工人肺	曲霉菌类	污染的烟草
嗜鸽者肺	鸟血清和羽毛蛋白	鸟类排泄物或羽毛
地下室肺	头孢菌	污染的地下室
机械工	分枝杆菌属	污染的金属加工液

另有国内报道的绢纺织工人吸入车间空气中的桑蚕丝粉尘（可能为丝胶蛋白）而引起过敏性肺泡炎。湿化器、空调器肺的病因是白色嗜热放线菌。近年，有面包师傅患过敏性肺炎的报道，可能与霉菌和螨虫污染面粉有关。化学工业中应用颇广的甲苯二异氰化物、邻苯二酸酐等吸入后，其半抗原作用也可能引起过敏性肺炎。近年还发现机械工暴露于污染金属加工液引起的新类型的过敏性肺炎。

儿童过敏性肺炎也可以见到，多为鸽子暴露引起的，也有居住室内霉菌如出芽短梗霉菌污染引起儿童过敏性肺炎的报道。有研究从单中心12年间临床和影像学符合儿童弥漫性间质性肺疾病的 73 例患儿中，病理回顾确诊为过敏性肺炎19 例，平均发病年龄为 9 岁，就诊时平均发病时间为 11 月，其中 74% 为发病 6 个月内就诊。总结上述有关儿童过敏性肺炎的文献，有 110/129例对过敏原进行了描述。其中鸟类暴露（79.8%）为儿童常见的过敏原，并且以鸽子暴露为最多见，其次为室内环境霉菌污染所致（表 11-5-2）。以后的研究也证明儿童过敏性肺炎主要是鸟蛋白或羽毛、室内霉菌引起。

表 11-5-2　129 例过敏性肺炎的发病年龄和过敏原

作者	例数 / 例	年龄	过敏原
Fan LL	86	平均 10 岁，最小的为 8 个月	70 例为鸟（包括鸽子），真菌 15 例，1 例为甲氨蝶呤
NacarN	5	7~14 岁	鸽子
Ratjen F	9	10 岁	5 例为鸟暴露，3 例为霉菌，1 例为曲霉菌
Ceviz N	2 例同胞和母亲	8 岁，3 岁	鸽子
Natarajan A	1	14 岁女	鸽子
Ettlin MS	3	均小于 7 岁	鸟抗原
Temprano J	2（同胞）	15 岁和 6 岁	出芽短梗霉
Engelhart S	1	14 岁	出芽短梗霉
Andronikou S	1	12 岁	鸽子（父亲养鸽子）
Buchvald F	19	9 岁	未描述

【发病机制】

过去认为过敏性肺炎主要为非 IgE 介导的Ⅲ型变态反应性疾病，部分为Ⅳ型变态反应。某种具有抗原成分的有机粉尘吸入人体后，其抗原成分先使人体过敏，血清中产生相应的抗体。当人体再次吸入上述同一抗原后，抗原与血中的抗体结合形成抗原 - 抗体复合物沉积于肺泡壁和细支气管壁内引起炎症性的肺损伤。抗原 - 抗体复合物可激活补体，在补体的趋化作用下刺激中性粒细胞、巨噬细胞释放炎性的介质如 IL-1、TNFα，从而引起炎症级联反应，引起肺泡的损伤。补体介导的在已致敏个体再次接触抗原后 4~8 小时发病。

多数患者血清中可找到相应抗原的沉淀抗体（属 IgG）。应用抗原作支气管激发试验可出现与临床过敏性肺炎相同的肺功能改变。故本病与补体介导Ⅲ型变态反应有关，免疫复合物具有重要意义。研究发现，与抗原反应的抗体的量不能决定是否发展为过敏性肺炎，但 IgG 亚类的抗体的亲和力在是否发病中的作用很重要。已经表明，高抗原负载在高亲和力抗体的高水平存在时，可能会导致免疫复合物的组织沉积，导致组织炎症反应，组织损伤和功能丧失。

不支持Ⅲ型变态反应的证据为：未发病的接触抗原的个体也可检测到沉淀抗体。组织病理的检查并无免疫复合物介导的血管炎的证据。某些的患者的血清中并无补体消耗的证据。

有人支持Ⅳ型变态反应观点，因为它的组织学损害在急性期是以肺泡壁为主的淋巴细胞浸润，继而是单核细胞浸润和散在的非干酪性巨细胞肉芽肿，后期是肺组织纤维化和机化的阻塞性细支气管炎，与Ⅳ型变态反应一致。但亦有报告指出Ⅱ型变态反应及非免疫学机制均参与此症的发病。

研究证实，HP 是一种 T 细胞介导的免疫紊乱。其中 Th1 系统的反应占优势的易发展为过敏性的肺炎。抗原呈递细胞如树突状细胞启动适应性免疫系统中起着关键作用，将抗原信息传递给外周 T 细胞，启动适应性免疫，同时成熟树突状细胞也触发 NK 细胞效应器功能，促进 Th1 极化。支气管肺泡灌洗液中有大量的 IFN-γ、TNF-α、IL-8 和 IL-12 均支持 Th1 系统占优势的反应。

肺泡巨噬细胞在过敏性肺炎发病中起重要的作用。激活的肺泡巨噬细胞可释放一些细胞因子如 IL-1、TNF-α、IL-6、IL-12 和 MIP-1α。IL-12 和 MIP-1α 可促进 CD4+ Th0 细胞转化为 Th1 细胞。IL-1、TNF-α 可引起发热和急性期反应，还可刺激 Th1 细胞释放干扰素 -γ。干扰素 -γ 还可刺激肺泡巨噬细胞释放 IL-1、TNF-α，这样形成正反馈。小鼠的过敏性肺炎的模型证实干扰素 -γ 为肉芽肿形成的基本要素。IL-10 加重疾病的进展。另外肺泡巨噬细胞还释放 IL-8、单核细胞趋化蛋白（MCP）-1 和 RANTES，这些趋化因子可聚集不同的细胞。如 IL-8 为中性粒细胞的趋化因子、MIP-1α 可趋化 CD8 T 淋巴细胞。CD8 T 淋巴细胞可产生 Th1 和 Th2 细胞因子，并且调节肉芽肿的形成，这与 BALF 淋巴细胞增高，CD4/CD8 细胞比值 <1 相一致。在慢性期，IL-4 升高，而干扰素 -γ 减低，慢性过敏性肺炎失去效应 T 细胞功能，慢性期纤维化与 Th2 反应优势有关[7]。

在过敏性肺炎患者的支气管肺泡灌洗液中亦发现淋巴因子的增高。动物实验发现，将致敏 T 淋巴细胞植入实验动物体内，再吸入抗原进行激发，引起与人类过敏性肺炎很相似的肺部损伤。以上发现均支持Ⅳ型变态反应在本病发病中的作用。

【病理】

过敏性肺炎的典型病理表现为小气道周围的淋巴细胞炎症、间质炎症，以及间质内不典型的肉芽肿、细支气管炎和纤维化[8]。

急性期病理特点为肺泡壁和细支气管壁水肿，有大量淋巴细胞浸润，浆细胞也明显增加，尚有单核细胞、组织细胞，而嗜酸性粒细胞浸润较少。有研究发现急性期可见大量的纤维沉积和中性粒细胞渗出。肉芽肿常不典型，不典型的肉芽肿可为孤立的巨噬细胞或一簇的上皮组织细胞。不典型肉芽肿或形成很差的肉芽肿为其特点。

亚急性期出现典型的非干酪性的肉芽肿（图 11-5-1）。可有间质的淋巴细胞渗出、细胞性细支气管炎、形成典型的组织三联症特征。有 15%~25% 的病理可表现为闭塞性细支气管炎伴机化性肺炎。非干酪性肉芽肿常在发病 3 周内出现，在 1 年内缓慢消散，此时用糖皮质激素可促进其吸收。

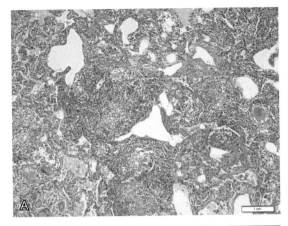

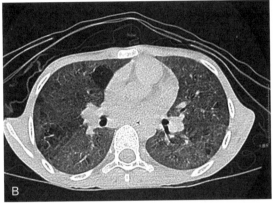

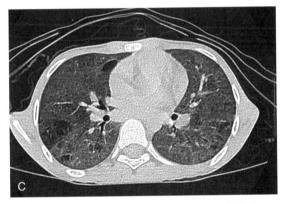

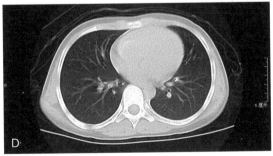

图 11-5-1 过敏性肺炎

患儿女，7 岁，间断咳嗽、气促 20 个月，鼻翼扇动，可见吸气三凹征，双肺呼吸音粗，可闻及弥漫湿啰音。肺组织（图 A）所示以细支气管为中性弥漫分布大量非坏死性肉芽肿，肉芽肿内可见多核巨细胞、淋巴细胞及组织细胞。肺 CT（图 B、C）所示双肺磨玻璃影，边界不清的小结节影。用激素治疗（图 D）所示磨玻璃影和结节影吸收

慢性期病理常为肺泡壁淋巴细胞浸润呈慢性炎性改变，可见间质纤维化，在细支气管和所属小动脉有时因肌纤维和内皮细胞增生而增厚。间质纤维化可导致肺泡的破坏。由于纤维化的牵拉和收缩，最后可发展为肺气肿乃至蜂窝肺，并发肺动脉高压和右心肥大。慢性期偶尔或只有 50% 有形成的不良肉芽肿，在肉芽肿内或周围可见胆固醇裂和星状小体。过敏性肺炎的慢性期易与普通间质性肺炎（UIP）和纤维化期的 NSIP 相混淆。如果无亚急性期的区域存在，识别组织巨细胞，形成很差的肉芽肿或 Schaumann 小体可帮助病理正确诊断。近年研究发现小叶中心型纤维化、桥连纤维化和机化性肺炎，以及细支气管炎、肉芽肿和巨细胞是慢性 HP 病理呈 UIP 的特征性表现[9]。在慢性期组织病理表现为非特异间质性肺炎较典型的过敏性肺炎和支气管中心性的肺炎多见。

【临床表现】

儿童过敏性肺炎以往报道较少，多为病例报道或病例不多的总结，迄今为止，有约 129 例儿童过敏性肺炎的报道，其发病年龄和过敏原见表 11-5-2。2002 年 Fan LL 将各文献报道的儿童过敏性肺炎的 86 例进行总结，平均年龄为 10 岁，最小的 1 例为 8 个月。59% 为男性，25% 有家族病史。通常有同样环境暴露的同胞或父母受累患病。

儿童过敏性肺炎的最常见的临床表现见表 11-5-3。最常见的症状为劳力性气短、咳嗽、体重减轻和发热。可有爆裂音和杵状指 / 趾。81.39%（70/86）与鸟暴露有关。70/85（82%）的胸片有异常。过敏性肺炎可分为急性期、亚急性期、慢性期。

1. 急性型 为短期内吸入高浓度抗原所致。起病急骤，常在吸入抗原 4~12 小时后起病。6~12 小时发展到高峰，先有干咳、胸闷，继而发热、寒战和出现气急、发绀。常伴有窦性心动过速，两肺听到细湿啰音。10%~20% 患者可有哮喘样喘鸣。白细胞总数增多，以中性粒细胞为主，可有淋巴细胞增多，但无嗜酸性粒细胞。急性期在中、下肺野见弥漫性肺纹理增粗，或细小、边缘模糊的散在小结节影。病变可逆转，脱离接触后数周阴影吸收。病史常小于 1 个月，一般在脱离接触后数日至 1 周症状消失。

2. 亚急性期 由于反复的低浓度的抗原暴

露,病史大于 1 个月,小于 1 年,起病较缓。临床特点为数周或数月内出现进行性呼吸道症状如咳嗽、呼吸困难。查体两肺听到细湿啰音。运动时可有低氧血症。可伴有疲劳、厌食以及体重减轻的表现。病人脱离环境症状可改善。

3. 慢性型　因反复少量或持续吸入抗原引起,病史超过 1 年。起病隐匿,渐进性咳嗽和劳力性呼吸困难,严重者静息时有呼吸困难。无发热。伴体重减轻和乏力。症状往往已有数月～数年。两肺闻及弥漫性细湿啰音。可伴有呼吸衰竭或肺源性心脏病。但就诊时有肺源性心脏病的并不常见。

对以上分型一些学者认为已经过时,亚急性期很难诊断,而且此分型对于预后判断意义不大。最近有学者提出依据临床 - 放射和病理特点将过敏性肺炎分为两型(表 11-5-4):急性或炎症型 HP,慢性或纤维化型 HP[10]。另外在日本夏季型的过敏性肺炎中,也有儿童病例,其过敏原为毛孢子菌属。家庭的聚集性为 23.8%。主要症状为咳嗽、气短和发热,但未对儿童病例进行具体描述。

表 11-5-3　129 例儿童过敏性肺炎的临床表现

症状	阳性百分比 /%	阳性数 / 报告数 / 例
运动不耐受(劳力性气短)	95.9	94/98
咳嗽	87.5	91/104
体重减轻	79.6	51/64
发热	51.76	44/85
体征		
爆裂音	62.5	60/96
杵状指 / 趾	21.2	14/66
影像学胸片异常	76.3	87/114

表 11-5-4　过敏性肺炎的临床分型

	急性 / 炎症型	慢性 / 纤维化型
抗原暴露	间断的急性高水平暴露(亚急性为慢性小剂量的抗原暴露)	持续性低水平暴露
发病时间	暴露后 4~8 小时或数天	隐匿性,数周或数月
症状	咳嗽、气促、乏力、不适、发热	咳嗽、气促、乏力、体重减轻
体征	双侧广泛的爆裂音,有时听诊无异常发现	吸气相爆裂音,紫绀,肺心病
转归	脱离过敏原后数小时或数天症状减轻,再次接触过敏原会加重或再发作	终末期肺纤维化和 / 或肺气肿;避免抗原暴露下病情也有可能加重

【影像学】

急性期过敏性肺炎有 20% 的胸片可正常。影像学的检查尤其是高分辨 CT 可清晰显示肺部的病变特点，急性期、亚急性期常为弥漫性的边缘不清的小叶中心性结节影和磨玻璃影（见图 11-5-1B、C）或含气腔的实变影[11]；亚急性期还可以有局限性气体滞留和小叶间隔增厚。也有研究认为小叶中心性结节和磨玻璃影同时存在为亚急性肺泡炎的特征性的表现，即肺 CT 磨玻璃影中边缘不清的细小结节影存在高度提示过敏性肺炎。慢性期可见线状影，牵拉性支气管扩张，肺叶体积的减少及蜂窝肺。以中上肺叶的病变为主[12]。慢性过敏性肺炎还可见小气道阻塞的表现，如马赛克灌注、呼气相的气体滞留[13]。在过敏性肺炎中，可逆的病变包括小叶中心性的结节和磨玻璃影，不可逆的病变为蜂窝肺和肺气肿。由于 BOOP 的病理改变，因此在呼气相 HRCT 可出现磨玻璃影内的无壁小气腔样的低密度影，按次小叶分布，此征象的出现也高度提示为过敏性肺炎的诊断。不符合过敏性肺炎的影像学征象为胸腔渗出、淋巴结肿大、大的结节或肿块的缺乏。

小叶中心性的结节影多数与肺功能的改变无关，病理上主要为细支气管周围的淋巴细胞渗出性的炎症，也可以为肉芽肿的改变。儿童过敏性肺炎的胸片的异常检出率为 94/98（95.9%），肺 CT 可 100% 显示过敏性肺炎异常。其影像学的改变如上所述主要为弥漫性磨玻璃影和小结节影，其结节影分布与结节病的结节影不同，过敏性肺炎为小叶中心性的结节。

【实验室检查】

1. 血气分析　可有低氧血症。

2. 肺功能　典型改变为限制性通气障碍，用力肺活量和肺总量减低和肺的顺应性降低。常伴低氧血症。一氧化碳弥散量减低。早期肺功能改变为可逆性的，慢性期患者肺功能损害多为不可逆的。

3. 血清学检查　沉淀抗体阳性反应提示人体曾接触相应的抗原。如果有相应接触史、症状和体征、X 线表现，阳性反应对诊断极有帮助。

4. 支气管肺泡灌洗　过敏性肺炎的支气管肺泡灌洗液中，淋巴细胞比例增高，IgG 和 IgM 的比例也增高。近年来许多作者认为支气管肺泡灌洗液对过敏性肺炎的诊断价值很大，可以免做肺

活检，有助于早期治疗、阻止病期发展。过敏性肺炎的支气管肺泡灌洗液主要为淋巴细胞炎症，在急性期，可短期内以中性粒细胞炎症为主，之后即为淋巴细胞占优势。一般非吸烟者 >30%，吸烟者 >20% 即为淋巴细胞增高。BAL 淋巴细胞明显增多（通常超过 50% 的细胞），CD4/CD8 比值通常下降（<1.0）。支气管肺泡灌洗液淋巴细胞增高为过敏性肺炎的必需指标。但并不具有特异性，在接触鸽子的非患病的人群中也显示了支气管灌洗液的淋巴细胞增高。而且其他间质性肺疾病如结节病，闭塞性细支气管炎伴间质性肺炎均可有支气管肺泡灌洗液的淋巴细胞增加。因此淋巴细胞增高还应排除其他引起支气管肺泡灌洗液淋巴细胞增高的其他疾病。淋巴细胞如 CD8 和过敏性肺泡炎高度相关。但淋巴细胞正常一般不考虑过敏性肺炎。日本学者在室内过敏性肺炎的 BAL 液中找到真菌的 DNA，因此，支气管肺泡灌洗液也可有助于过敏性肺炎的病原诊断。

5. 激发试验　如临床疑诊此病，而血清学检查阴性患者，可作激发试验。有作者对农民肺用发霉干草提取液做雾化吸入，大部分患者有反应，如发热、白细胞增多、每分通气量增加等。而对照组无反应。由于过敏性肺炎激发试验未标准化，抗原来源也有限，且有一定的危险性。近年有研究对可疑过敏原进行激发试验的敏感性和特异性分别为 72.7% 和 84%[14]。

【诊断】

过敏性肺炎的症状和体征无特异性。主要根据环境暴露史、临床表现、影像学的改变，以及支气管肺泡灌洗液的淋巴细胞增高以及血清中的特异沉淀抗体阳性来诊断[13]。其中，识别暴露的过敏原是诊断和治疗所必需的，但临床诊断并不容易，过敏原的识别非常困难，不是所有的环境暴露者均得过敏性肺炎，也不是所有的过敏性肺炎的病理均有肉芽肿的存在，沉淀抗体也可有假阴性。而且过敏性肺炎与特发性间质性肺炎、职业因素引起的肺部疾病、感染所致的肺部疾病需要鉴别。过敏性肺炎的诊断标准国外也有不少报道，但均不满意。国外比较接受的标准为 Richerson 提出的：病史、体检和肺功能测试显示间质性肺疾病；胸片显示间质性肺疾病与之一致；已知原因的暴露史；可检测出已知抗原的抗体。但有时过敏原难以确定，特异抗体不一定都能测到，病理诊断就很重要，病理确诊主要依靠三联症如细支气管中

心型的细胞性的慢性间质肺炎、慢性细支气管炎以及非干酪性的肉芽肿。

目前更多学者或临床医师往往采用Schuyler等提出的诊断标准,它包括主要标准和次要标准。见表11-5-5,如满足4条以上的主要标准,2条次要标准,并排除其他症状类似的肺部疾病,则可以确定诊断。

表 11-5-5　过敏性肺炎的诊断标准

主要标准:

1. 与 HP 相应的症状

2. 病史、血清或 / 和 BALF 抗体检测证实有特异性抗原

3. 胸部 X 线或 HRCT 显示与 HP 相应的改变

4. BALF 淋巴细胞增多

5. 肺活检显示与 HP 相应的肺组织学改变

6. 自然激发试验阳性(暴露到可疑环境后症状或实验室异常再现)

次要标准:

1. 两侧肺基底部啰音

2. 肺部弥散功能(DLCO)减低

3. 休息或运动时动脉低氧血症

假如满足4条以上的主要标准,2条次要标准,并排除其他症状类似的肺部疾病,则可以确定诊断。

有文献认为,环境暴露史、肺泡淋巴细胞炎症和双侧的高分辨肺CT的磨玻璃影可确定过敏性肺炎的诊断。文献的亚急性过敏性肺炎的诊断标准为:①诊断时症状持续时间小于6个月;②高分辨肺CT显示边缘不清的小结节影和磨玻璃影;③肺活检显示无纤维化的炎症渗出。在慢性过敏性肺炎病理识别多核巨噬细胞和形成很差的肉芽肿为确诊的依据。

有文献认为具有典型过敏性肺炎的高分辨CT、抗原暴露和血清特异性抗体的证据、BAL液中淋巴细胞增多如 >40%,临床可以诊断为过敏性肺炎。如果无典型的过敏性肺炎的高分辨CT,无抗原暴露和血清特异性抗体的证据,BAL淋巴细胞 <40%,不考虑过敏性肺炎,需要外科肺活检诊断。典型的过敏性肺炎的高分辨CT表现为磨玻璃影,边境不清的小结节影,马赛克征和气体滞留。肺活检过敏性肺炎的组织病理显示为支气管中心性肉芽肿性间质性肺炎。复发慢性过敏性肺炎与亚急性过敏性肺炎有一些重叠。隐匿的慢性HP可能缺乏亚急性的特征,过敏原不易确定,而且一些慢性 HP 患者 BAL 淋巴细胞计数可能正常[4],可能很难诊断,需要临床影像和病理科医生沟通确定诊断。

【鉴别诊断】

与过敏性肺炎相鉴别的有粟粒型肺结核、结节病、非特异性间质性肺炎、支气管哮喘。慢性过敏性肺炎易误诊为特发性肺纤维化[9]。

1. 弥漫性泛细支气管炎　多有脓痰,有鼻窦炎的病史,肺CT有弥漫性的小叶中心型的小结节,须与过敏性肺炎鉴别。

2. 闭塞性细支气管炎伴间质性肺炎(BOOP)其支气管肺泡灌洗液也以淋巴细胞炎为主,病理主要以气道内有纤维组织阻塞,缺乏肉芽肿病变。可以是过敏性肺炎的亚急性期的病理表现,但无过敏原暴露史可鉴别。

3. 非特异性间质性肺炎　无原因不明的特发性间质性肺炎,但在过敏性肺炎慢性期病理上可以为非特异性间质性肺炎,临床主要寻找过敏原暴露史、发作性、脱离过敏原可改善症状,以及支气管肺泡灌洗液也以淋巴细胞炎为主来鉴别。

4. 特发性肺纤维化　成人的慢性过敏性肺炎,易误诊为特发性肺纤维化,但是肺HRCT慢性过敏性肺炎病变以上肺叶为主,有气体滞留的征象[9,13],而特发性肺纤维化的肺HRCT主要蜂窝肺、网状影以胸膜下、肺基底部分布为主,而且特发性肺纤维化主要发生于60岁以上的老年人。

5. 粟粒型肺结核　粟粒型肺结核起病急,病情重,有高热、咳嗽等症状,影像学可表现类似外源性变应性肺泡炎的急性型,但后者脱离抗原的刺激,症状和影像学的表现可在数天内自行缓解,粟粒型肺结核则需抗结核治疗。另一方面,PPD检查及结核病的接触史可协助结核病的诊断,而有抗原吸入史和特异性抗体的阳性有助于外源性变应性肺泡炎的诊断。

6. 结节病　结节病为原因不明的全身性疾病,可累及淋巴结、皮肤、肺、等。肺内多为弥漫的小结节影,故应与过敏性肺炎相鉴别。但结节病多有双侧肺门淋巴结肿大、多系统的受累,以及尿钙的增加等可资鉴别。

7. 与支气管哮喘的鉴别　见表11-5-6。

表 11-5-6　过敏性肺炎与支气管哮喘的鉴别

项目	过敏性肺炎	支气管哮喘
特异体质	大多无	大多有
组织学改变	肺泡和间质腔淋巴细胞浸润	支气管壁水肿和嗜酸性粒细胞浸润
病变部位	肺泡和间质	支气管
发病	接触抗原后 4~6 小时发作	接触抗原后迅速发病
全身症状	有发热、畏寒乏力等	几乎无症状
体征	细湿啰音	哮鸣音
X 线表现	急性期呈细结节状影或磨玻璃影	肺脏充气过度或正常
肺功能改变	限制性通气障碍,弥散功能减退	阻塞性通气障碍
血清学检	沉淀抗体阳性,IgE 正常	IgE 升高、沉淀抗体阴性
主要变态反应类型	Ⅲ型、Ⅳ型	Ⅰ型

【治疗】

治疗包括脱离环境和应用激素治疗,急性和亚急性的过敏性肺炎对治疗反应非常好,大多数临床改善。

1. 脱离致病抗原的环境　识别致病抗原,完全避免接触致病有机粉尘是最根本的防治措施。改善生产环境,注意防尘,通风,严格遵守操作规程如收割的干草和谷物应晒干后入仓;饲养禽类的场所经常清洁,妥善处理鸟粪;湿化器和空调系统中的水保持清洁,避免污染;对在有机粉尘污染环境中的作业者,宜定期做医学监护。

有明显的慢性呼吸系统疾病如慢性喘息型支气管炎、支气管哮喘、慢性阻塞性肺气肿和有过敏性体质者,不宜从事密切接触有机粉尘工种。一旦患病,应立即脱离接触环境,卧床休息,呼吸困难和发绀显著者应给予氧疗。鸟抗原相关的慢性过敏性肺炎完全的避免鸟抗原是很困难的,因为室外的野鸟致室内有鸟抗原的存在[15]。

2. 激素治疗　急性期患者采用对症治疗和短期大剂量激素治疗,甲泼尼龙 1~2mg/(kg·d)静脉滴注或泼尼松 1~2mg/(kg·d)口服,1~2 周治疗即可停用。亚急性和慢性起病的患者需口服足量糖皮质激素 4 周后,逐渐减量,治疗维持数月。在儿童有用甲泼尼龙大剂量冲击治疗的报道,不仅疗效好,也减少了长期口服糖皮质激素的副作用。另外应避免再度接触已知的致病抗原。慢性期激素疗效多不理想。

【预后】

急性或亚急性的过敏性肺炎预后佳,用激素治疗反应好(图 11-5-1D)。

(刘秀云　江载芳)

参考文献

1. Dalphin JC, Gondouin A. Rare causes and the spectrum of hypersensitivity pneumonitis. Springer London, 2015: 457-472.
2. Nogueira R, Melo N, Novais E, et al. Hypersensitivity pneumonitis: Antigen diversity and disease implications. Pulmonology, 2019, 25(2): 97-108.
3. Pereira C, Gimenez A, Kuranishi L, et al. Chronic hypersensitivity pneumonitis. J Asthma Allergy, 2016, 9: 171-181.
4. Vasakova M, Morell F, Walsh S, et al. Hypersensitivity pneumonitis: perspectives in diagnosis and management. Am J Respir Crit Care Med, 2017, 196(6): 680-689.
5. Singh S, Collins BF, Sharma BB, et al. Interstitial lung disease in India: results of a prospective registry. Am J Respir Crit Care Med, 2017, 195(6): 801-813.
6. Chandra H, Yadav JS. T-cell antigens of Mycobacterium immunogenum, an etiological agent of occupational hypersensitivity pneumonitis. Molecular Immunology, 2016, 75: 168-177.
7. Riario Sforza GG, Marinou A. Hypersensitivity pneumonitis: a complex lung disease. Clin Molecular Allergy, 2017, 15: 6.
8. Miller R, Allen TC, Barrios RJ, et al. Hypersensitivity Pneumonitis A Perspective From Members of the Pulmonary Pathology Society. Arch Pathol Lab Med, 2018, 142(1): 120-126.
9. Churg A, Bilawich A, Wright JL. Pathology of Chronic

Hypersensitivity Pneumonitis What Is It？What Are the Diagnostic Criteria？Why Do We Care？Arch Pathol Lab Med，2018，142（1）：109-119.

10. Vasakova M，Morell F，Walsh S，et al.Hypersensitivity Pneumonitis：Perspectives in Diagnosis and Management.Am J Respir Crit Care Med，2017，196（6）：680-689.

11. Magee AL，Montner SM，Husain A，et al.Imaging of Hypersensitivity Pneumonitis.Radiol Clin North Am，2016，54（6）：1033-1046.

12. Johannson KA，Elicker BM，Vittinghoff E，et al.A diagnostic model for chronic hypersensitivity pneumonitis.Thorax，2016，71（10）：951-954.

13. Soumagne T，Dalphin JC.Current and emerging techniques for the diagnosis of hypersensitivity pneumonitis.Expert Rev Respira Med，2018，12（6）：493-507.

14. Munoz X，SanchezOrtiz M，Torres F，et al.Diagnostic yield of specific inhalation challenge in hypersensitivity pneumonitis.Euro Respir J，2014，44（6）：1658-1665.

15. Sema M，Miyazaki Y，Tsutsui T，et al.Environmental levels of avian antigen are relevant to the progression of chronic hypersensitivity pneumonitis during antigen avoidance.Immun Inflamm Dis，2018，6（1）：154-162.

第六节　结节病

结节病（sarcoidosis）也称为 Besnier-Boeck-Schaumann 病，是一种原因未明的全身多脏器和组织受累的非干酪样坏死性类上皮细胞样肉芽肿性疾病，多发生于青中年人，表现为双侧肺门淋巴结肿大，肺部浸润，眼部和皮肤损害。本病系全世界分布，寒冷地区发病率高，温热带发病率低。北欧、美国较多，亚洲、非洲较少。在美国和欧洲每10万人中有10~40人患病。从人种上来看，美国黑色人种结节病患者远高于白色人种。美籍非裔与美国的高加索人的患病之比为（10：1）~（17：1）。结节病儿童发病较少。回顾仅有的为数不多的文献报道，小儿结节病的发病率还不清楚。最近的研究报道从荷兰已确诊15岁以下的小儿结节病发病率大约为0.29/（10万·年），4岁以下儿童比青少年发病率低[1]。国内有1例小儿结节病的报道。与成人一样，许多儿童结节病无症状，未被诊断。

【病因】

病因未明，大量的研究资料表明，遗传因素在结节病的发病中起一定的作用。研究发现同卵双胞胎患病率比异卵双胞胎高。结节病同胞的患病风险比普通人升高5倍。环境因素也起一定作用。有报道发现，结节病发病与暴露于粉尘、杀虫剂以及霉菌的环境相关。感染因素均未证实。过去曾认为本病是结核病的一种，但证据不足。也有研究认为该病发病与非结核分枝杆菌有关[2]。有研究认为吸烟与结节病有明显的负相关[3]。

【发病机制】

本病属免疫性疾病，活跃的细胞免疫反应是结节病的发病机制。目前认为，肺泡巨噬细胞、T辅助细胞、细胞因子网形成炎症反应过程。一些研究发现结节病患者的支气管肺泡灌洗液（BALF）中白细胞介素2（IL-2）、干扰素-γ（IFN-γ）增加，认为结节病为Th1型细胞介导的疾病。在活动性结节病中Th1型细胞介导的细胞因子IL-12过度表达。肺泡巨噬细胞可释放肿瘤坏死因子（TNF）α和IL-6。IL-18是一单核细胞/巨噬细胞来源的细胞因子，被确定为IFN-γ诱导因子，并且在Th1型细胞介导的免疫反应的产生和结节病的肉芽肿的形成起重要作用。新近的研究显示结节病患者的BALF中Th17.1细胞比例明显高于对照组，BALF的Th17.1细胞百分率也高于Th1细胞百分率，约60%的Th17.1细胞只产生IFN-γ[4]。该研究认为过去可能将Th17.1细胞误认为Th1细胞。Th17在肉芽肿的形成起重要作用。总之，各种免疫细胞相互影响，使炎症细胞在受损组织中增殖，最终形成肉芽肿。

【病理】

结节病的结节是一种非干酪样坏死的肉芽肿，主要由上皮样细胞构成。侵犯肺部时在肺泡内或肺间质形成界限清楚的肉芽肿（图11-6-1A），肉芽肿在肺泡壁内、肺内血管、支气管、淋巴管周围广泛分布。肉芽肿中有巨噬细胞、类上皮细胞和多核巨细胞，其外围有少量淋巴细胞、多形核细胞及成纤维细胞包绕。巨噬细胞是结节的基本细胞，可能为上皮细胞及多核细胞的前身。这些早期肉芽肿可以消退。结节病晚期可导致广泛肺纤维化。淋巴结是最易获得的组织,受累的淋巴结也可见非干酪样肉芽肿,见图11-6-1B。

【临床表现】

结节病是多系统的疾病,可影响多个器官,常累及肺、淋巴结、眼睛、皮肤、肝脏、脾,偶可以累及心脏和神经系统。儿童最常受累的脏器为肺、淋巴系统和肝脏[1]。临床表现差别很大,可以有症状,也可以无症状。多数结节病的症状无特异性,常见为发热,体重减少,疲乏[5]、咳嗽或皮疹,少见的症状为骨痛,头痛,呼吸困难和腹痛。

结节病在小儿少见,主要在8~15岁的青少年,尤其是13~15岁。与成人症状相似,常有淋巴结肿大、肺、眼受累,一般症状如发热、不适。4岁以下小儿结节病的临床表现与成人不同,主要表现为关节炎、皮疹、葡萄膜炎,而无肺损害。一项丹麦的儿童结节病研究提示,最常见的临床表现为结节性红斑和虹膜睫状体炎[5]。非裔儿童与白色人种儿童、亚裔儿童相比疾病表现更重,病变更广泛。非裔美国儿童中,淋巴结受累、高球蛋白血症和高钙血症的发生率更高。曾报道有1例仅2个月患儿,表现多系统的损害。北京儿童医院报道的1例结节病表现为眼虹膜睫状体炎、肺双侧结节影、广泛淋巴结肿大。

肺部表现:肺部症状通常很轻,包括干性咳嗽,伴或不伴呼吸困难,胸痛[1]。94%~100%的8~15岁患儿有肺部受累和X线异常,而在5岁以下患儿中仅22%有肺部受累。典型表现为双侧肺门淋巴结对称性肿大伴有或不伴有肺实质浸润(图11-6-1C、D)。肺门淋巴结肿大多为对称性,但也有少数为单侧性。大约50%以上患者偶然发现胸片肺门淋巴结肿大来就诊。除肺门淋巴结肿大外,还有气管旁、隆突下淋巴结肿大。肺实质受累通常为间质性类型,也有网点状、肺泡、纤维化的类型。胸膜受累很少。本病根据胸部X线表现分为5期:0期,为正常;Ⅰ期,为双侧肺门及纵隔淋巴结肿大;Ⅱ期,为除双侧肺门及纵隔淋巴结肿大外并伴有肺内病变,肺野内可见粟粒状、网状或棉团状阴影;Ⅲ期,肺野呈现持续性网状影,伴肺门淋巴结肿大缩小,网状影主要出现在上肺野;Ⅳ期,表现为网状影伴肺容积缩小,出现肺纤维化。也可见支气管扩张,广泛钙化、空洞或囊肿

形成。此分期在儿童结节病中的预后意义不能确定。有的病例还可出现肺不张、孤立性块状影,纤维化或胸膜积液。

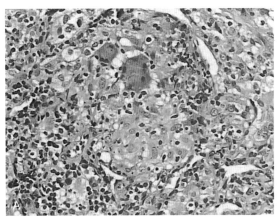

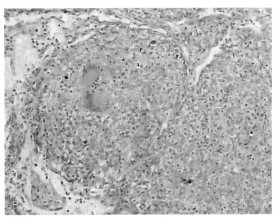

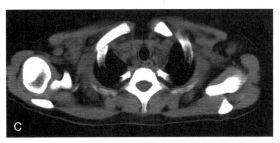

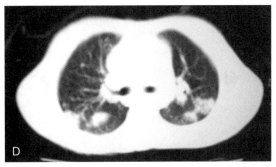

图 11-6-1 结节病

患儿女,14岁,咳嗽14天,右肺组织病理片可见结节内有多核巨细胞(图A);右锁骨上淋巴结病理切片(PAS染色光镜 ×100)高倍光镜下可见肉芽肿病变(图B);入院时肺CT可见肺内结节影(图C)及纵隔和腋下多个淋巴结肿大(图D)

近一半的结节病小儿肺功能显示限制性肺功能障碍。也有 15% 的患儿显示阻塞性通气障碍。

小儿结节病中 40%~70% 的患儿有淋巴结肿大。颈部淋巴结肿大多见，颈后比颈前淋巴结肿大为多。通常是活体组织检查最易获得的组织。淋巴结质硬、无触痛、可活动，一般不会破溃。尽管肝脾肿大在约一半的小儿结节病中发生，但其临床表现常不明显。肝活检除肉芽肿外，41% 的患儿还可见到胆汁淤积的变化。41% 的患儿中可见坏死性炎症。20% 患儿中有血管炎。

儿童结节病中眼的受累很常见，高达 20%，甚至 38%[6]。症状包括眼睛疼痛、视物模糊、畏光。眼红可以在 29% 的患儿中出现。葡萄膜炎或虹膜炎是常见的眼部损害[1]，在大约 90% 的早发性病例中出现，而在晚发性病例中只占 20%~30%。结节病葡萄膜炎的特征为角膜边缘有坚固的沉积物，虹膜上有小结节并局限性粘连。角膜肉芽肿是第二位的眼部表现；细小、半透明、浅黄色结节。其他眼部损害还有结膜炎、角膜炎、视网膜炎、青光眼。晚期未治疗患儿可出现失明。

皮肤受损是结节病的常见表现，约 25% 的患儿会出现[7]。可以在系统症状出现数年单独存在[8]。最常见的皮疹为软的、红至淡黄、褐色或紫蓝色，扁平丘疹常在面部出现，大的紫蓝色扁平丘疹可在躯干、四肢和臀部出现。其他皮损包括结节、色素沉着或脱失、溃疡、皮下肿块和红斑结节。红斑皮疹是儿童结节病最常见的皮肤损害，发生于 77% 的年幼儿、24%~40% 的年长儿。

结节病的肌肉骨骼的表现包括关节渗出、关节疼痛和较少的骨骼本身受累。15%~58% 的结节病患儿可伴有关节炎。与小儿类风湿关节炎不同。结节病的关节炎为无痛性渗出，关节活动不受限制。影像学上很少有关节侵蚀，关节旁的骨质疏松症。在儿童很少有骨骼受累，有症状的肌肉受累不常见。

血管炎是儿童结节病的并发症。在小儿结节病中已有报道。文献中血管炎包括白细胞分裂性血管炎、小中血管性系统性血管炎、肉芽肿性血管炎、大血管炎。

肾脏受累在小儿和成人的结节病均很常见。肾脏受累可为肾脏本身的肉芽肿形成有关，或与高钙尿症和高钙血症有关，可有或无肾钙质沉着和肾结石。成人结节病中 15%~40% 的病人肾脏中可发现肉芽肿。在小儿肾脏的肉芽肿的发生率不清，较成人可能为低。以前的报道中，超过 60% 的小儿结节病中有肌酐清除率下降，不足 40% 的病儿存在尿常规异常、血尿素氮的升高、血清肌酐的升高，有文献报道，肾结节病可致肾衰、蛋白尿、白细胞尿、血尿。约 30% 的小儿有钙代谢的紊乱，如高钙血症、高钙尿症。据报道肾结石和肾钙质沉着在高钙血症和高钙尿症的小儿中发生。

其他特点：结节病可累及心脏、腮腺、中枢神经系统。心脏受累，表现为心传导阻滞、心肌病或室性心律失常或心力衰竭，可以引起猝死，小儿少见。成人约 5% 结节病患者有临床的心脏受累，心脏受累症状明显于心脏外表现，还有 2/3 为孤立的心脏受累，心肌病引起的心衰可以是心脏结节病的初始表现[9]。另还有 20%~25% 的无症状的心脏受累[10]。腮腺肿大常在小儿结节病中发生，约占早发性病例的 13%，在成人为 6% 的发生率。有单侧或双侧的腮腺肿痛。结节病患者脑神经受累，特别是面神经麻痹常见。另外，有 4%~20% 的患儿有贫血。

Lofgren 综合征是成人女性结节病的一种典型的急性形式，常在白色人种多见，其特点为肺门肿大，红斑结节、发热、外周关节的受累。这种表现在成人较小儿多见。预后好，在 90% 的病人可达完全缓解。

【实验室检查】
结节病无特异的实验室检查。

1. 结核菌素试验　2/3 病例为阴性，1/3 为阳性，阴性者对诊断有很高的参考价值，但结核菌素试验阳性者并不能完全排除结节病。

2. Kveim-Siltzbach 皮肤试验　此法采用结节病组织做成盐乳剂，注入患儿的皮内，阳性者 6~8 周后在注射部位显示暗红色结节，在组织学上有结节病的结节组织，此法简单安全，阳性率高达 90%，但因无标准抗原故应用受到限制。

3. 血清血管紧张素转化酶　血清血管紧张素转化酶（S-ACE）为羧基二肽酶，存在于肺毛细血管及类上皮细胞较多。结节病的结节中的类上皮细胞可分泌 S-ACE，因此，其升高可协助诊断，但在其他疾病如结核病，S-ACE 也可增高。

4. 血钙和尿钙　2%~10% 患者有高钙血症，30% 有高钙尿症。

5. 镓-67 肺扫描　是一种无创检查手段，

镓 -67 在肺的炎性病灶中聚集,在正常肺组织中很少。但其在结节病中的应用有争议。

6. PET 扫描　表现为多脏器受累,有很大的诊断价值,也可用于贫血的有无骨髓摄取增加,协助有无骨髓受累,可作为病情活动的监测指标。但无法区分结节病与恶性肿瘤。

7. 经支气管镜活检　在纤维支气管镜下气道黏膜呈块状如鹅卵石样的隆起。从黏膜突起处取支气管黏膜或肺组织活检,两者在结节病诊断中同等重要。黏膜下见小结节、白色或黄白色斑,黏膜活检可见非干酪性上皮样细胞肉芽肿,可作为诊断胸内结节病的依据。支气管局部黏膜活检的阳性率为 39%~69%。

8. 支气管肺泡灌洗术　在肺泡炎症阶段 BALF 中淋巴细胞和 T 细胞明显增多,以 Th1 细胞为主;肺泡巨噬细胞减少,有助于诊断及评价预后、观察治疗反应。支气管肺泡灌洗液中 CD4/CD8>4,淋巴细胞百分比 ≥ 16%,有助于结节病的诊断。

9. 胸部核磁共振　MRI 的敏感性和特异性分别为 85.2% 和 100%。肺部 MRI 与 CT 对 1、2、4 期结节病的胸部表现无统计学差异[11]。

10. 活体组织检查　可采取以下标本进行病理检查:①皮肤;②颈前斜角肌前淋巴结;③体表淋巴结;④开胸手术直取淋巴结活检。两种以上组织或器官均为非干酪样肉芽肿,排除其他肉芽肿性疾病即可建立诊断。

【诊断】

上述病史、体格检查的证据可高度提示结节病,但是不具特异性。1999 年 ATS/ERS/WASOG 联合制定的结节病诊断标准如下:①与组织病理相符合的临床和 / 或影像学特征;②组织病理学检查提示非干酪样坏死性肉芽肿;③排除其他疾病。

病史和体格检查与结节病相一致的结果是非常重要的。必须通过组织病理学显示非干酪样坏死性肉芽肿证实诊断。离散分布的形成很好的非坏死性肉芽肿是结节病的标志。病变常由一簇上皮样和多核组织细胞组成。肉芽肿周围可能有轻微的炎症、不同程度的纤维化,周围组织的其余部分通常正常。

当考虑组织活检时,首选考虑外周组织如淋巴结,皮肤或腮腺。如果没有外周病变,建议行支气管病变活检。支气管病变在 40% 的 Ⅰ 期结节病、70% 例的 Ⅱ、Ⅲ 期疾病的患者存在。最后,如果没有外周或支气管病变,可能需要进行获得足够组织的开胸肺活检。

有两种情况不需要进行组织活检,但仍应鼓励组织病理学确认。首先,结节病患者表现为发热,结节性红斑,关节痛和双侧肺门淋巴结肿大的经典 Lofgren 综合征,并且症状自行和快速缓解不需要组织学确认。其次,支气管肺泡灌洗的结果非常符合结节病,可不需要组织活检。

如无活检病理,支气管肺泡灌洗液中 CD4/CD8>4,淋巴细胞百分比 ≥ 16%,有助于结节病的诊断。

Winterbaue 等制定了支气管肺泡灌洗液中 CD4/CD8>2,1% 或更少的中性粒细胞、1% 或更少的嗜酸性粒细胞的三联症为预测结节病的标准。此标准诊断结节病的敏感性为 59%,特异性为 94%,尤其在排除结节病方面特异性好。

【鉴别诊断】

1. 肺门淋巴结结核　常有结核病中毒症状,肺门淋巴结肿大一般为单侧性,可伴有钙化,肺部可见原发病灶。结核菌素试验多为阳性。结节病淋巴结肿大多为双侧对称性,同时伴有肺部改变及全身多脏器的损害。

2. 淋巴瘤　临床有明的全身症状,如发热、消瘦、贫血等,胸内淋巴结肿大多为单侧或双侧不对称性肿大,可侵犯邻近组织和器官,出现相应的临床症状,结合其他检查和活体组织病理检查可鉴别。

3. 类风湿全身型　5 岁以下小儿的结节病,表现为皮疹、关节炎和葡萄膜炎,易与类风湿全身型混淆。JRA 的皮疹是粉色,轻盈和黄斑,而结节病是典型的皮疹丘疹或斑块,结节病的关节炎是渗出、无痛、无关节活动受限,JRA 的关节炎为破坏性、有功能受限,可有助于鉴别。

【治疗】

结节病的治疗以肾上腺糖皮质激素为其首选药物,由于结节病具有自限性,对仅有肺门淋巴结肿大的 Ⅰ 期患者,一般均可不治疗而自然缓解。

一般认为应用肾上腺糖皮质激素的指征:①有严重呼吸症状者,呼吸功能减退者,胸片有进行性渗出者;②有肺外结节病如心脏、眼受累,如心脏有传导障碍,高钙血症,肝脾大,淋巴结肿大明显者;③中枢神经受累;④进行性脏器功能衰竭者。肾上腺糖皮质激素可使结节病肉芽肿发生退行性变,从而达到控制症状的目的。

肾上腺糖皮质激素的用量为泼尼松 1~

2mg/(kg·d),4~8 周为诱导治疗,至临床表现消失或明显改善,慢慢减 2~3 个月至小的维持量 10~15mg/d,再维持至少半年。还可以减量或改为隔日 1 次,激素总的应用时间应在 1 年以上。为防止副作用和撤离困难,长期应用糖皮质激素者均应采用间歇疗法较好。也有应用大剂量甲泼尼龙冲击治疗早发性结节病的报道[12]。

吸入糖皮质激素可作为轻症患者口服激素治疗的替代治疗。作为口服激素的辅助用药,吸入糖皮质激素用于以咳嗽为主的患者,可减少激素用量,从而减少口服激素带来的全身不良反应。

对激素不敏感或禁用激素的患者,可用其他细胞毒类药物,例如甲氨蝶呤和环磷酰胺[1,13]。甲氨蝶呤是治疗结节病的二线治疗药物中最常用的一种。近年报告有用小剂量的甲氨蝶呤,在儿童治疗安全有效,且能减少激素用量。有研究推荐的起始剂量为 7.5mg/ 周(同时服用叶酸),随后每两周增加 2.5mg,以达到 15mg/ 周的剂量[12]。使用甲氨蝶呤时应注意监测血常规。

结节病与 T 淋巴细胞介导的 TNF-α 活性增强的免疫反应有关。有研究表明英利昔单抗对改善结节病的肺功能有帮助。对肺外受累的结节病有效,而且疗效维持较长时间,也可以看到治疗后肺部结节的影像学的改善。

【预后】

结节病是一种未明原因的疾病,病程较长,一般呈良性。儿童结节病较成人预后好。大多数儿童其临床表现、胸片、肺功能均得到改善。部分病例反复发作进展至肺纤维化,甚至死亡。有心脏、中枢神经受累的预后差。

（刘秀云　江载芳）

参考文献

1. Nathan N,Sileo C,Calender A,et al.Paediatric sarcoidosis.Paediatr respir rev,2019,29 :53-59.

2. Fang C,Huang H,Xu Z.Immunological evidence for the role of mycobacteria in sarcoidosis:a meta-analysis.PLoS One,2016,11 :e0154716.

3. Ungprasert P,Crowson CS,Matteson EL.Smoking, obesity and risk of sarcoidosis:a population-based nested case-control study.Respir Med,2016,120 :87-90.

4. Ramstein J,Broos CE,Simpson LJ,et al.IFN-γ-Producing T-Helper 17.1 Cells Are Increased in Sarcoidosis and Are More Prevalent than T-Helper Type 1 Cells.Am J Respir Crit Care Med,2016,193(11):1281-1291.

5. Gedalia A,Khan TA,Shetty AK,et al.Childhood sarcoidosis:Louisiana experience.ClinRheumatol,2016, 35(7):1879-1884.

6. Gedalia A,Khan TA,Shetty AK,et al.Childhood sarcoidosis:Louisiana experience.Clin Rheumatol,2016, 35(7):1879-1884.

7. Kang AS,Jacob SE.Clinical Manifestations,Associated Syndromes,and Management of Cutaneous Sarcoidosis.J Dermatol Nur Assoc,2016,8(2):147-150.

8. Garca-Colmenero L,Sanchez-Schmidt JM,Barranco C, et al.The natural history of cutaneous sarcoidosis.Clinical spectrum and histological analysis of 40 cases.Int J Dermatol,2019,58(2):178-184.

9. Kandolin R,Lehtonen J,Airaksimen J,et al.Cardiac sarcoidosis epidemiology characteristics and outcome over 25 years in a national study.Circulation,2015,13(7): 624-632.

10. Birnie DH,Kandolin R,Nery PB,et al.Cardiac manifestations of sarcoidosis:diagnosis and management.Eur Heart J,2017,38(35):2663-2670.

11. Gorkem SB,Seçil Köse MD,Edward Y,et al.Thoracic MRI evaluation of sarcoidosis in children.Pediatric Pulmonology,2016,52(4):494.

12. Nathan N,Marcelo P,Houdouin V,et al.Lung sarcoidosis in children:update on disease expression and management.Thorax,2015,70 :537-542.

13. Arvesen KB,Herlin T,Larsen DA,et al.Diagnosis and Treatment of Blau Syndrome/Early-onset Sarcoidosis,an Autoinflammatory Granulomatous Disease,in an Infant. Acta Derm Venereol,2017,97(1):126-127.

第七节　肺泡蛋白沉积症

肺泡蛋白沉积症(pulmonary alveolar proteinosis, PAP)是一种儿科少见病,以肺泡腔内充满大量过碘酸希夫(periodic acid schiff,PAS)反应阳性的蛋白物质为主要病理特征。患者因肺泡内过量聚集蛋白物质而造成肺通气和换气功能异常,出现呼吸困难。

【肺泡表面活性物质的功能和代谢】

肺泡表面活性物质主要存在于肺泡内表面的气-水界面,主要功能在于降低气-水界面表面张力,防止肺泡萎陷。发挥这一作用的主要是脂质成分,它约占表面活性物质成分的90%,其余10%为蛋白质类。这些肺泡表面活性脂质和蛋白由肺泡Ⅱ型上皮细胞产生、储存并分泌入肺泡内,由Ⅱ型细胞和肺泡巨噬细胞吞噬吸收,并经板层小体来循环。肺泡Ⅱ型细胞、肺泡巨噬细胞均参与这一循环过程[1]。

肺泡表面活性蛋白(surfactant protein,SP)共有4种,分别是两种水溶性蛋白质SP-A、SP-D,两种疏水蛋白SP-B、SP-C。SP-A和SP-B与游离钙连接,构成管状鞘磷脂(表面活性物质形成过程的过度结构)的骨架。疏水蛋白SP-B和SP-C的主要功能在于催化磷脂进入肺泡气水界面,为磷脂层提供分子构架,并维持管状鞘磷脂的稳定(SP-B与SP-A联合作用)。

粒细胞-巨噬细胞集落刺激因子(granulocyte-macrophage colony-stimulating factor,GM-CSF),可由肺泡上皮细胞产生,是一种23kDa的生长因子,在中性粒细胞、单核-巨噬细胞系统的增殖和分化方面起重要促进作用。它通过与肺泡巨噬细胞表面的特异性受体结合,促进肺泡巨噬细胞的最终分化,刺激其对表面活性物质的降解、病原的识别和吞噬、细菌杀灭等功能,维持表面活性物质的代谢稳态[1]。

【病因和发病机制】

自1958年Rosen等首次对PAP进行总结报道以来,国内外学者经过大量实验研究,认识到PAP是肺泡表面活性物质代谢异常的一种疾病。基于目前对PAP发病机制的认识,可大致将该病分为先天性、继发性和特发性3种[2]。

1. 先天性PAP 组织病理学表现与年长儿和成年人病例相似。大部分先天性PAP为常染色体隐性遗传病,常因SP-B基因纯合子结构移位突变(121ins2)导致不稳定SP-B mRNA出现,引起SP-B水平下降,并继发SP-C加工过程的异常,出现SP-C增高。SP-B缺乏会造成板层小体和管状鞘磷脂生成的减少以及肺泡腔内蛋白物质的沉积,从而引起发病。SP-C和SP-D的基因变异也可引起PAP,导致新生儿呼吸窘迫,但是这两种情况的组织病理学变化与先天性SP-B缺乏不同,并没有出现因SP-B缺乏导致的SP-C异常增多。

另外,一部分先天性PAP患儿并不存在上述缺陷,而是编码GM-CSF特异性受体βc链的基因缺陷。GM-CSF的受体包括2部分:α链(绑定单位)和β链[信号转导单位,它同时也是白细胞介素(IL)-3和IL-5受体的组成部分],该受体存在于肺泡巨噬细胞和肺泡Ⅱ型细胞表面,也存在于一些造血细胞表面。编码GM-CSF/IL-3/IL-5受体β链的基因异常(CSF2RB,CD131)会导致PAP发病,且在体外实验中,先天性PAP患者单核细胞、中性粒细胞与GM-CSF和白介素3的绑定,以及细胞对这些因子的反应减弱。编码α链的基因异常(CSF2RA,CD116)也会导致PAP的发生[3]。

2. 继发性PAP 个体暴露在能够使肺泡巨噬细胞数目减少或功能受损的条件下,引起表面活性物质清除功能异常即可产生PAP,称继发性PAP。可引起PAP的相关疾病,如赖氨酸尿性蛋白耐受不良[4]、急性硅肺病和其他吸入综合征、免疫缺陷病、恶性肿瘤、造血系统疾病(如白血病)等。

赖氨酸尿性蛋白耐受不良作为一种少见的常染色体隐性遗传病,存在"y+L氨基酸转移因子1"基因突变,造成质膜转运氨基二羧酸能力缺陷,引起精氨酸、赖氨酸、鸟氨酸转运障碍,并出现多系统表现。病人支气管肺泡灌洗液(BALF)超微结构检查可见磷脂代谢异常的产物,即板层结构、致密体,与PAP患者检查所见相同。赖氨酸尿性蛋白耐受不良也可存在GM-CSF受体βc链的基因表达异常,导致PAP发生。

急性硅肺病:与短期内大量接触高浓度的可吸入游离硅有关,最早是在19世纪30年代发现的一种少见的矽肺,为强调其在组织学上与PAP的相似,后来被称为"急性硅-蛋白沉着症"。其他吸入性物质如水泥尘、纤维素纤维、铝尘、二氧化钛等,均被证实与PAP的发生有关。也有钢锡氧化物加工厂工人罹患PAP的病例报道。

一些潜在的免疫缺陷病,如胸腺淋巴组织发育不良、重症联合免疫缺陷、选择性IgA缺乏,或实质脏器移植后的类似医源性免疫抑制状态下,无功能的T、B淋巴细胞可能会直接干扰肺泡巨噬细胞和肺泡Ⅱ型上皮细胞调节的表面活性物质代谢稳态,从而出现PAP。

PAP还与潜在的恶性病有关,特别是造血系统恶性病。最常见继发于髓系白血病和骨髓增生异常综合征,在这二者中,肺泡巨噬细胞可能衍生自其自身的恶性克隆，或造血系统的异常造成其功能的特异性缺陷，使清除表面活性物质的功能受损。也有证据证明在髓系白血病患者中有GM-CSF信号转导的缺陷如βc表达的缺失，造成肺泡巨噬细胞对GM-CSF无反应，从而影响表面活性物质正常代谢引起PAP的发生。上述缺陷在造血功能成功重建后可被纠正，同时还有研究发现对GM-CSF无反应的异常白血病细胞替代正常肺泡巨噬细胞也可引起PAP的发生，更加突出了造血系统异常在继发性PAP病因中的重要作用。

3. 特发性PAP　为最常见类型，约占PAP患者总数的90%，特发性PAP的发病与GM-CSF的作用密切相关。

既往研究发现，特发性PAP患者的支气管肺泡灌洗液和血清在体外可阻断单核细胞对促细胞分裂剂的反应，后续研究在特发性PAP患者支气管肺泡灌洗液和血清中发现能中和GM-CSF的自身抗体，而这种抗体是先天性和继发性PAP及其他肺疾病患者所没有的。有自身免疫性疾病的患者比正常人更易产生这种自身抗体。

这种自身抗体可竞争性地抑制内源性GM-CSF与其受体βc链结合，阻断GM-CSF的信号转导，造成一种活性GM-CSF相对缺乏的状态，引起肺泡巨噬细胞的吞噬功能、趋向能力、微生物杀灭能力的减低。这种抗体在全身循环系统中广泛存在，解释了进行双肺移植后病情复发的原因。肺泡巨噬细胞的最终分化和功能成熟过程中，GM-CSF具有重要作用；而对于其他组织的巨噬细胞，GM-CSF却并非必需，这解释了仅有肺部产生病变的原因。

研究还发现PAP患者BALF中GM-CSF减低，同时，抑制性细胞因子IL-10（一种B细胞刺激因子，它刺激B细胞的增殖和GM-CSF抗体的生成）增高。正常状态下单核细胞和肺泡巨噬细胞在黏多糖刺激下可分泌GM-CSF，而IL-10可抑制这一现象。对PAP患者的BALF给予IL-10抗体来中和IL-10后，会使GM-CSF的生成得到增加。抗GM-CSF自身抗体的存在还会造成中性粒细胞抗微生物能力的受损。

【病理特点】

纤维支气管镜下，气管支气管一般无特殊异常，部分患者可有慢性感染的黏膜水肿表现。支气管肺泡灌洗液（bronchoalveolar lavage fluid，BALF）外观为米汤样混浊，可呈乳白色或淡黄色，

静置后管底可见与灌洗液颜色相同的泥浆样沉淀物。BALF涂片光镜下可见到大量无定形碎片，其内有巨噬细胞，PAS染色阳性[1]。

取肺组织活检，肉眼可见肺组织质地变硬，病变区肺组织可呈现小叶中心结节、腺泡结节及大片状改变，病变区与正常肺组织或代偿性肺气肿混合并存，切面可见白色或黄色液体渗出。光镜下，肺泡结构基本正常，其内PAS染色（Periodic Acid-Schiff stain）阳性的磷脂蛋白样物质充盈（图11-7-1所示为北京儿童医院肺活检确诊PAP病例，病理表现与文献报道[1]相符），肺泡间隔淋巴细胞浸润、水肿、成纤维细胞增生及胶原沉积形成小叶内间隔和小叶间隔增厚。电镜下可见肺泡腔中有絮状及颗粒状沉着物，肺泡Ⅱ型上皮细胞增生，胞质中可见板层小体，肺泡腔内有大量肺泡Ⅱ型细胞分泌的嗜锇性和絮状物质，肺间质变宽，可见成纤维细胞增生和大量胶原及弹性纤维，还可见淋巴细胞和肥大细胞浸润[1]。

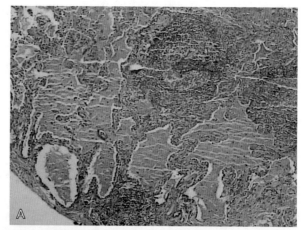

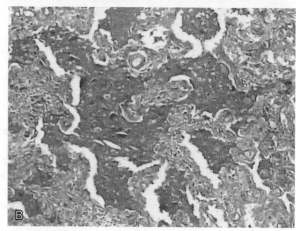

图 11-7-1　肺泡蛋白沉积症的病理

2岁女童，主因"气促、干咳8个月"住院，A图示肺泡腔内填充均质粉染物质（HE染色光镜×40），B图示肺组织肺泡腔内填充PAS染色阳性物质（PAS染色光镜×100）

【临床表现】

PAP 临床表现多样,多数患者均隐匿起病,临床症状缺乏特异性,主要表现为进行性加重的气促和呼吸困难。早期多在中等量活动后自觉症状明显,随病情进展而出现呼吸困难、发绀、杵状指/趾等表现;咳嗽也是 PAP 的主要表现之一,多为干咳,偶尔可有咯血,合并呼吸道感染时可有脓性痰。干咳和呼吸困难的严重程度与肺泡内沉积物的量有关,但临床症状一般较影像学表现为轻。

另外可有乏力、盗汗、体重下降、食欲缺乏等一般症状。

查体可见慢性缺氧体征,如毛细血管扩张、发绀、杵状指/趾等,肺部听诊呼吸音粗,多无干湿性啰音,部分病例可闻及捻发音或小爆裂音。

【实验室检查】

血象多正常,部分患者可见由慢性缺氧引起的红细胞和血红蛋白增高,合并感染者可有白细胞增高。大部分患者有乳酸脱氢酶不同程度上升。

血气分析呈现不同程度的低氧血症,可有过度通气。

肺功能检查可见多数患者肺总量、残气量降低。以弥散功能降低为主,部分患者可有通气功能障碍[1]。

【影像学特点】

胸部 X 线:表现为云絮状密度增高影,高密度阴影内可见肺纹理影和增厚的网格状小叶间隔,病灶多对称分布于双侧中、下肺野,呈弥漫性磨玻璃样改变;有些病例高密度影呈自肺门向外发散状(蝶翼征),有支气管充气相,类似急性肺水肿表现。也可为两肺广泛分布的结节状阴影,其密度不均匀,大小不等,边缘模糊,部分融合,伴有小透亮区(图 11-7-2)。

高分辨率计算机体层 X 线摄影术(high-resolution computed tomography,HRCT)特征:

(1)"铺路石"征(crazy paving appearance,CPA),由弥漫性磨玻璃影及其内部的网格状小叶间隔增厚组成。病理学上,磨玻璃影系低密度的磷脂蛋白充填肺泡腔所致。网格状阴影的形成多数认为是小叶间隔和小叶内间隔因水肿、细胞浸润或纤维化而增厚。

(2)病变累及的范围和分布与肺段或肺叶的形态无关,其斑片状或补丁状阴影可跨段或跨叶、

可累及部分或全部肺叶,病变可随机分布于肺野中央区、周围区或全肺野。病灶与正常肺组织之间分界清楚,且边缘形态各异,如直线状、不规则或成角等,呈典型的地图样分布。

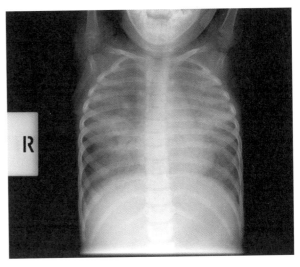

图 11-7-2　肺泡蛋白沉积症的胸部 X 线片

2 岁女童,主因"气促、干咳 8 个月"住院,经肺活检确诊 PAP。胸部 X 线片示双肺弥漫性磨玻璃样改变

(3)实变区内可见支气管充气征,但表现为充气管腔细小且数量和分支稀少,这可能与充盈肺泡腔的磷脂蛋白密度较低和部分小气道被填充等有关。

(4)病变形态学特征在短时间内不发生明显改变。

(5)不伴有空洞形成、蜂窝改变、淋巴结肿大、胸腔积液和明显的实变区等(图 11-7-3)。

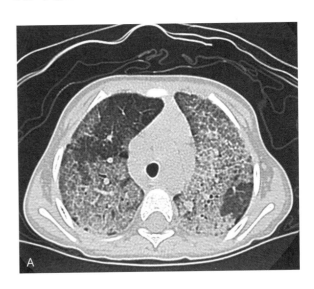

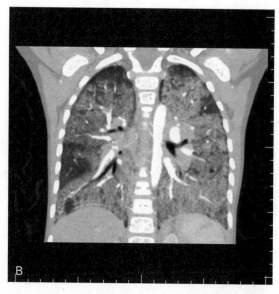

图 11-7-3 肺泡蛋白沉积症 HRCT 显示铺路石征

2 岁女童，主因"气促、干咳 8 个月"住院，经肺活检确诊 PAP。A 图可见磨玻璃影和小叶间隔增厚形成的铺路石征；B 图冠状位可见地图样分布

目前认为 CPA 仅为疾病在病程某一阶段内特定的影像改变，而并非 PAP 特征性表现，凡具有形成磨玻璃影和小叶间隔增厚等病理机制的疾病均可呈现 CPA，如多种原因的肺炎（卡氏肺囊虫性肺炎、外源性脂类肺炎、阻塞性肺炎、急性放射性肺炎和药物性肺炎等）、肺结核、肺出血、特发性间质性肺炎、外源性脂质性肺炎、肺炎型肺泡癌、弥漫性癌性淋巴管炎、成人呼吸窘迫综合征等多种肺弥漫性间质和实质性疾病。尚需结合患者临床表现和 HRCT 其他征象做好鉴别。

【诊断及鉴别诊断】

PAP 的确诊需以纤支镜或肺活检的病理检查结果为依据，结合患儿临床特点、影像学检查，可对大多数患儿做出诊断。应注意与闭塞性细支气管炎、肺水肿、特发性肺含铁血黄素细胞沉着症、肺纤维化、结节病、肺泡细胞癌等相鉴别。

血清 GM-CSF 抗体的检测是特发性 PAP 的诊断依据之一。日本学者研究指出，可将 2.8mg/L 作为抗 GM-CSF-IgG 抗体与正常人群、结节病、特发性间质性肺疾病、尘肺病鉴别的临界值（敏感性 100%、特异性 98%）[5]。

【治疗】

以往曾针对 PAP 脂质蛋白沉积的病理特点使用糖皮质激素治疗、碘化钾溶液和胰蛋白酶雾化等方法，但效果均不肯定。也曾采用肺移植治疗 PAP，但有排异反应、并发症多、难度大、费用高，且临床观察和动物实验均发现移植肺仍会继续发生肺泡内表面活性物质的大量沉积，不但不能解决根本问题，而且在改善患者临床症状方面效果也不理想。

1. 全肺灌洗（whole lung lavage，WLL） 是目前为止公认行之有效的正规治疗方法，通过清除支气管肺泡内沉积物改善氧合，同时也可清除相关的细胞因子与抗体，延缓疾病进展。法国学者最新报道的国际多中心临床研究，对 12 个医疗中心的 33 例成人 PAP 病例进行 WLL 治疗，灌洗后病人动脉氧分压有显著改善，但 56.25% 病例在 WLL 后平均 16.9 个月时疾病复发[6]。其他国家也有儿童 PAP 病例接受 WLL 后症状复发的报道[7]，说明这一治疗虽可缓解 PAP 的症状，但其远期疗效尚需进一步确定。WLL 并发症发生率不高，其中最常见低氧血症，特别是灌洗液的清空阶段，会减低呼吸道压力，增加灌洗肺的血流灌注，造成通气血流比例异常。其次可引起血流动力学改变，可使局部感染范围扩大出现肺炎、脓毒症等，少数可能出现呼吸窘迫综合征或气胸。WLL 需要常规麻醉、有经验的麻醉师和手术小组，并完善术后相应的护理配置。Alkady 将 WLL 与肺叶部分灌洗治疗进行对比，结果可见与肺叶灌洗治疗相比，WLL 灌洗量大，治疗后病人症状缓解期显著延长[8]。

2. GM-CSF 的应用 随着特发性 PAP 患者高滴度 GM-CSF 抗体的发现，补充 GM-CSF 自然成为一种治疗方法。Steffen 等总结了 2013 年前发表的关于 PAP 治疗的文献，发现 1/2~2/3 的 PAP 病人使用皮下注射 GM-CSF 有效［剂量范围 3-20μg/（kg·d）不等，疗程 12~48 周］，HRCT 可见显著改善，治疗有效者基础支气管肺泡灌洗液 GM-CSF 抗体水平显著低于疗效欠佳病例。GM-CSF 吸入疗法也可改善 PAP 病人动脉氧分压，吸入剂量多为 125μg/ 次，每日 2 次，连续 1 周，间隔 1 周使用。也有文献报道从每次 25μg，每日 2 次开始，隔周使用，改善不理想的病例逐渐增加剂量至 500μg，每日 2 次。总体来看，大约 4/5 病人吸入 GM-CSF 治疗有效，咳嗽显著减少，肺功能明显改善。

3. 基因治疗 Kuhn[9]在基因治疗研究中，为先天性 PAP 病人移植经过优化可表达 CSF2RA 基因的"先天性 PAP 特异性诱导多能干细胞

（herPAP-iPSC）"，发现可有效诱导功能正常的单核细胞/巨噬细胞分化，可以作为先天性 PAP 基因治疗的选择。

4. 生物制剂治疗　利妥昔单抗是抗 B 淋巴细胞 CD20 抗原的单克隆抗体。在自身免疫性疾病中，B 细胞的消耗可减少抗原呈递 B 细胞，影响 T 细胞活化，减少产生 GM-CSF 自身抗体的浆细胞数目。Kavuru 等学者对 10 例 PAP 患者进行了开放性 II 期临床试验，使用利妥昔单抗（1 000mg）间隔 15 天分别静脉注射，结果发现 7/9 例病人氧合情况显著提高，肺功能、HRCT 明显改善，所有病人血清 B 细胞水平显著降低并可维持 3 个月；支气管肺泡灌洗液中的抗 GM-CSF-IgG 抗体用药后 6 个月显著下降，但血清中抗体水平无明显变化。研究证实了抗 GM-CSF 在特发性 PAP 中的重要作用，以及利妥昔单抗的疗效。

临床实践中，使用 WLL 方法清除肺泡内沉积物，并联合给予 GM-CSF 进行后续治疗，可显著改善疾病转归。

【预后】

PAP 预后包括：病情稳定但症状持续存在、进行性加重、自行缓解。

有研究统计了 2001 年前共 343 例 PAP 患者自确诊（包括最后尸检确诊的病例）之日起的生存时间，平均为 18 个月，最长的是 26 年。2 年、5 年和 10 年的实际生存率分别为 78.9%±8.2%、74.7%±8.1% 和 68.3%±8.6%。总体生存率在性别上相差不大（5 年，男 74%，女 76%）。5 岁以下的患者很少见，且预后差。在对疾病转归的预判方面，最新研究发现 MUC1 rs4072037 基因型中，与 A/G 和 G/G 相比，A/A 基因型和 PAP 疾病进展，以及更严重的肺功能损伤有关[10]。

（许　巍　申昆玲）

参考文献

1. 江载芳,申昆玲,沈颖.诸福棠实用儿科学.8 版.北京：人民卫生出版社,2015：1329-1330.
2. Qiongya M,Bingbin W,Nian D,et al.The Clinical Clues of Pulmonary Alveolar Proteinosis：A Report of 11 Cases and Literature Review.Can Respir J,2016,2016：4021928.
3. Kuhn A,Ackermann M,Mussolino CA,et al.TALEN-mediated functional correction of human iPSC-derived macrophages in context of hereditary pulmonary alveolar proteinosis.Sci Rep,2017,7（1）：15195.
4. 王碧玉,曹玲.赖氨酸尿性蛋白耐受不良继发肺泡蛋白沉积症.中国实用儿科杂志,2018,33（6）：473-477.
5. Nishimura M,Yamaguchi E,Takahashi A,et al.Clinical significance of serum anti-GM-CSF autoantibody levels in autoimmune pulmonary alveolar proteinosis.Biomark Med,2018,12（2）：151-159.
6. Gay P,Wallaert B,Nowak S,et al.Efficacy of Whole-Lung lavage in pulmonary alveolar proteinosis：a multicenter international study of GELF.Respiration,2017,93（3）：198-206.
7. Jin SY,Yun HR,Yun JC,et al.A pediatric case of relapsed pulmonary alveolar proteinosis despite successful whole lung lavage.Korean J Pediatr,2017,60（7）：232-236.
8. Alkady H,Ali HF,Saber A,et al.Whole lung lavage in comparison with bronchoscopic lobar lavage using the rigid bronchoscope in patients with pulmonary alveolar proteinosis：is it time to change strategy？ J Egypt Soc Cardio-Thoracic Surg,2016,24（04）：330-337.
9. Kuhn A,Ackermann M,Mussolino C,et al.TALEN-mediated functional correction of human iPSC-derived macrophages in context of hereditary pulmonary alveolar proteinosis.Sci Rep,2017,7（1）：15195.
10. Bonella F,Long X,Ohshimo S,et al.MUC1 gene polymorphisms are associated with serum KL-6 levels and pulmonary dysfunction in pulmonary alveolar proteinosis.Orphanet J Rare Dis,2016,11：48.

第八节　特发性肺含铁血黄素沉着症

特发性肺含铁血黄素沉着症（idiopathic pulmonary hemosiderosis,IPH）是一组肺泡毛细血管出血性疾病，常反复发作，并以大量含铁血黄素积累于肺内为特征。多发于儿童及青少年。

弥漫的肺泡出血的特征为咯血、呼吸困难、胸片的肺部渗出和程度不同的贫血。肺出血后使肺泡巨噬细胞在肺出血 36~72 小时内把血红蛋白的铁转换为含铁血黄素，因此，命名为含铁血黄素沉着症。含铁血黄素细胞在肺内存在持续 4~8 周。弥漫性肺泡出血包括很广，而特发性肺含铁血黄素沉着症是指无特殊原因的弥漫的肺出血。

【流行病学】

世界各地对该病发病率的研究结果也不相同。瑞典在 1950~1979 年间对该病进行了研究，结果显示该病发病率为万分之 0.24；日本研究人员收集了 1947~1993 年间该病的 39 例病例，得到其发病率为万分之 1.23；本病在西方国家少见，但在一些地区曾有过小的流行。例如，在希腊以及美国俄亥俄州的克利夫兰和马萨诸塞州的波士顿曾报道有局部地区的流行。北京儿童医院 2001 年至 2011 年十年间有登记的儿童间质性肺疾病的 349 例病例中，IPH 占 113 例（32.3%），为常见的间质性肺疾病之一[1]。这说明 IPH 已经成为威胁我国儿童健康的重要疾病。成人 IPH 发病率较低，1998~2008 年只有 10 例成人 IPH 的病例报道。有学者认为这部分成人发病群体很可能属于其儿童期未诊断明确的病例，大多数在 30 岁之前被诊断。国内外 25 篇报道的 37 例成人 IPH 的研究显示，平均诊断年龄为 34 岁，21/37（57%）为 30 岁后诊断，并且男性患者占优势。有症状记录的 23 例患者显示，平均起病年龄为 25 岁[2]。2013 年有法国学者统计了 25 名 IPH 患儿信息，其中女性患儿占 80%，该病的 5 年生存率提升至 86%[3]，目前研究显示死亡率明显下降，为 3%~7.3%[4,5]。多认为该病死亡率的下降主要得益于激素及免疫抑制剂的使用。

【病因及发病机制】

目前，临床上对于 IPH 的病因仍不清楚，但主要有以下几种假说，认为其发病与免疫、牛乳过敏、遗传、环境，以及铁代谢异常等因素有关[3]。

1. **免疫机制** 免疫机制可能与其发病有关。抗原-抗体复合物介导的肺泡自身免疫性损伤，致使肺泡毛细血管通透性增加，导致肺小血管出血。研究人员在电子显微镜下观察 IPH 患者的肺泡超微结构，发现其肺泡毛细血管壁及肺泡基底膜内皮细胞同时受损，损伤特点与自身免疫性肺疾病有许多共同点。对 IPH 患者进行了长期随访的研究结果显示，约 1/4 的 IPH 患者在患病 10 年后并发了不同种类的自身免疫性疾病，如类风湿关节炎、乳糜泻等。以及用激素及免疫抑制剂治疗的良好反应也表明了免疫系统对其发病机制的参与。

研究发现 IPH 患者急性期的血清可以使正常人血液中嗜碱性粒细胞的组胺释放活性增加，而接受治疗后处于缓解期的血清却无此现象，而且发现血清中分子量 <100kDa 的物质可以使嗜碱性粒细胞的组胺释放活性增加，>100kDa 的物质无此功能。亦观察到 1 例牛乳不耐受的 IPH 患儿在进食牛奶后可导致组胺和嗜酸性粒细胞阳离子蛋白（ECP）的释放，故设想牛乳喂养可促使致敏的 T 细胞释放出细胞因子，继而激活嗜碱性粒细胞释放活性介质引起相关反应，推测细胞因子介导的机制可能对肺泡出血起一定作用。

2. **遗传机制** 曾有文献认为该病存在一定的遗传倾向性，母子及同卵双胞胎同时患病的情况已出现多次，1979 年曾有研究报道了一对姐妹同时患病、且在其家系中祖母也有发病的情况。希腊曾报道 26 例患儿，其中 13 例的家族住在有近亲通婚习俗的地区，这些表明本病发病有遗传的因素存在。至今并没有研究揭示与该病相关的明确基因序列，没有直接证据表明发病与基因遗传相关。

3. **过敏机制** 由于在部分患儿的血清中提取到了抗牛奶蛋白的 IgE 抗体，故而有研究认为 IPH 的发病机制与牛奶蛋白过敏有关[6]。然而，此后很多学者重复上述实验并未提取到相关抗体、未能得到相同的结论，故当前学术界认为之前得到的 IPH 发病机制与牛奶蛋白过敏相关的结论可能是偶然因素导致的结果。另外，到目前为止至少有 10 例关于 IPH 患儿并发乳糜泻的报道，有研究显示血清中麦胶蛋白的 IgG、IgA 抗体测定滴度增高，其中部分患儿接受免麸质饮食的治疗后病情得到了缓解[7]，这表明该病的发病机制可能与麸质过敏存在一定的相关性。

4. **环境影响** 有学者提出某些真菌可能在婴幼儿的发病过程中起着重要的作用。在美国的克利夫兰曾有一组集中发病的 10 例 PH 患儿，发现存在不同程度的水污染；这些患儿返回到原居住环境，有 50% 的患儿再次出现肺出血和含铁血黄素沉着症，由此有研究人员提出 IPH 的发病可能与水污染相关。这些患儿家中葡萄状穗霉菌的浓度与对照人群相比显著增高。同时，大部分患儿在搬至新居后，疾病得到缓解，从而进一步证明在 IPH 的发病中葡萄状穗霉菌至少起着部分作用。这些霉菌可以产生某种毒素，主要是单端孢霉烯毒素,它们是一种强烈的蛋白质合成抑制物,在上皮细胞基底膜快速形成的过程中,这些毒素可能使毛细血管变得脆弱,因此这些患儿面临着应力出血的风险。之后也证实了黑葡萄穗霉属产生的溶血素对 IPH 的发病也起着一定的作用。早先还发现 IPH 的发生与暴露于杀虫剂有关。

5. **铁负合机制** 反复的肺泡出血可以使铁过多的负荷于肺组织内,可将氧化物和过氧化物转化为活性高的羟自由基,导致脂质层蛋白和碳水化合物降解,促使肺纤维化的形成。

另有学者观察到在 IPH 患者支气管肺泡灌洗液(BALF)中基质金属蛋白酶 9(MMP-9)及其组织免疫抑制剂 1(TIMP-1)异常增高且比例失衡,而 MMP-9 有降解基底膜的作用,故推测 MMP-9 和 TIMP-1 可能参与了肺泡基底膜的破坏和肺纤维化的过程。

【病理】

组织学上弥漫性肺泡出血的肺泡腔中可见到新近的出血、肺泡腔及肺泡间隔可见到含铁血黄素细胞(图 11-8-1)。无血管炎、毛细血管炎、肉芽肿形成或任何特异性免疫复合物沉积等病理改变。常分为三期。

1. **急性期** 肺组织呈棕黄色实变,肺泡上皮细胞增生,肺泡腔内有不同程度的出血,系由于肺泡小毛细血管出血所致,很少来自较大血管;肺泡有水肿甚至透明膜形成。急性出血后 48 小时开始可见不同程度的含铁血黄素在巨噬细胞内;肺门淋巴结出血、肿大及滤泡增生。

2. **慢性期** 主要是肺泡间质大量含铁血黄素沉着,肺泡间质纤维组织增生,也可有小叶间隔及肺泡壁增厚,病变多为双侧性,但分布可不平均,亦可不对称。反复发作的后期,部分肺泡壁断裂,弹力纤维包裹含铁血黄素,由于巨噬细胞的吞噬作用形成异物肉芽肿。在存有大量含铁血黄素的巨噬细胞中亦可能为本身坏死,溢出含铁物质,破坏基膜组织,进一步引起肺泡内出血,这可解释为什么有些病例症状很顽固,且病变持续进行较久。小血管内皮细胞肿胀增生。肺内纤维化可形成肺内高压而继发左心或右心肥大,甚至有肺心病。

3. **后遗症期** 肺内形成广泛的间质纤维化。电镜显示肺泡毛细血管基膜失去正常结构,呈灶性破裂,并有胶原纤维沉积。

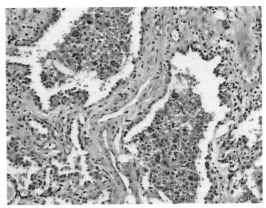
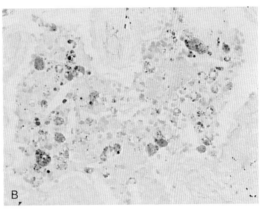

图 11-8-1 特发性肺含铁血黄素沉着症的肺组织病理
患儿男,10 岁,反复心慌、胸闷 3 年余就诊,用激素后 8 个月未发作,但肺组织肺间隙增宽。纤维组织增生,可见灶状淋巴细胞,肺泡腔内大量的红细胞和含铁血黄素细胞(图 A),普鲁士蓝染色阳性(图 B)

【临床表现】

IPH 的高发年龄为 10 岁以下,通常在 1~7 岁。临床表现为急性反复发作性的咯血,慢性咳嗽和呼吸困难、乏力或仅为无症状的贫血[4,8]。

通常将 IPH 的临床过程分为三个时期:第一个时期为急性出血期(也即肺泡出血期),第二个时期为慢性缓解期,第三期为静止期或后遗症期。

1. **急性出血期** 临床表现多种多样,发病突然,儿童可表现为面色苍白伴乏力和体重下降。咳嗽、痰中带血丝或暗红色小血块。可有低热、呼吸困难、呼吸急促甚至呼吸衰竭[3]。严重病例可出现呼吸困难、血红蛋白急剧下降。

肺部体征不尽相同,可无阳性体,亦可闻呼吸音减弱或呈支气管呼吸音,少数可闻干、湿性啰音或喘鸣音。

2. **慢性缓解期** 此期的患儿常无明显的临床症状,可表现为急性期的临床症状的逐渐恢复不同程度的贫血,面色苍黄。此外,患儿长期贫血可能会造成心脏增大及肝脾肿大,长期缺氧可导致杵状指 / 趾。

3. 静止期或后遗症期　静止期指肺内出血已停止,无明显临床症状。后遗症期指由于反复出血已形成较广泛的肺间质纤维化。临床表现为有多年发作的病史及不同程度的肺功能不全,小支气管出现不同程度的狭窄扭曲,反复发作多年的儿童可有通气功能障碍;可见肝、脾肿大、杵状指 / 趾及心电图异常变化。

【辅助检查】

1. 实验室检查

(1)血常规:急性期显示不同程度的小细胞低色素性贫血。北京儿童医院患儿入院时有重度贫血者(血红蛋白 30~60g/L)约占 1/3,中度贫血者(血红蛋白 60~90g/L)占 45%。末梢血片中网织红细胞增加,最高可达 23%,超过 3%的占 70%。嗜酸性粒细胞在部分病例中可见增加,超过 3%者约占 1/3。血小板正常,血沉多增快。

(2)其他检查:急性发作期血清胆红素可见增加,尿胆原呈阳性。直接 Coombs 试验、冷凝集试验、嗜异凝集试验可偶呈阳性。大便潜血多为阳性。肺内虽堆积大量铁质,但由于禁锢于巨噬细胞中,不能利用于造血,故血清铁浓度仍呈低水平。法国 25 名 IPH 患儿的队列研究发现,40%(6/15)检测中性粒细胞胞浆抗体(ANCA)的患者其 ANCA 阳性,45%(5/11)检测抗核抗体(ANA)的患者其 ANA 阳性,还有 28%(4/14)的特异性乳糜泻抗体阳性[3]。

2. 影像学表现　肺部影像学检查是 IPH 诊断中必不可少的手段,也是病情随访的重要手段。急性期 IPH 患儿的胸片或肺 CT 多表现出双侧弥漫性的实变影或磨玻璃影(图 11-8-2A、B,图 11-8-3A)。其多出现于肺底,实变影或磨玻璃影多于 2~4 天内明显吸收。慢性反复发作期,胸片常变现为弥漫性如粟粒状影和细网状影,多为双侧,较多见于两肺的中野内带,肺尖及肋膈角区很少受累,亦可同时并存新鲜出血灶。肺高分辨 CT(HRCT)可显示病变为弥漫小结节影和小叶间隔的增厚[9,10](图 11-8-3B)。此种典型影像学特点多显示其病程已久,一般在 6~12 个月。病变晚期可出现肺间质纤维化,呈现蜂巢样囊泡影的特殊改变。肺高分辨 CT 能更早期识别肺纤维化。

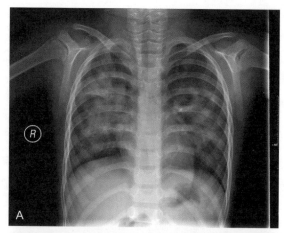
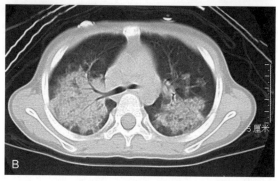

图 11-8-2　特发性肺含铁血黄素沉着症急性期
患儿女,4 岁 3 个月,反复贫血、咳嗽 1 年余入院,图 A 胸片可见弥漫性实变影、图 B 肺 CT 可见实变影

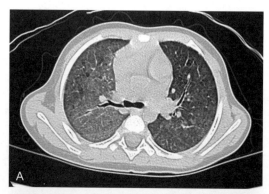
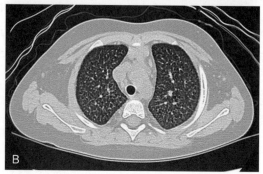

图 11-8-3　特发性肺含铁血黄素沉着症
患儿女,4 岁,反复贫血、痰中带血 2 年入院,图 A 为急性出血期,肺内可见弥漫性的磨玻璃影和实变影,图 B 为 1 年半后反复发作期肺 CT 可见小结节影和小叶间隔增厚

3. 痰、胃液及支气管镜检查 在痰涂片、胃液涂片及支气管肺泡灌洗液可见大量含铁血黄素巨噬细胞（hemosiderin-laden macrophages，HLMs）（图11-8-4）。巨噬细胞转变为含铁血黄素细胞需要2~3日的时间，含铁血黄素细胞在14日时达峰值，2~4周后下降至正常水平。有研究报道胃液及痰涂片中发现HLMs的阳性率分别为36.5%与44.4%、联合检查的阳性率为57.1%，均低于60%；而支气管肺泡灌洗液中的阳性率可以达到82%~92%。支气管肺泡灌洗液可明显提高IPH的诊断率。因此，支气管肺泡灌洗液找到大量HLMs，可以作为弥漫性肺泡出血的诊断依据。

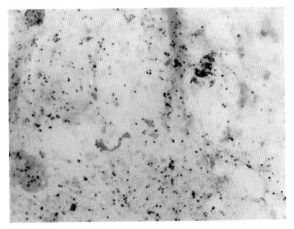

图11-8-4 特发性肺含铁血黄素沉着症
患儿男，4岁8个月，间断咳嗽25天，咯血7天入院，入院取胃液找到了大量的普鲁士蓝染色阳性含铁血黄素细胞

4. 肺功能检查 IPH患儿患病后期可出现继发性肺纤维化，肺功能表现为FEV_1、VC减低，FEV_1/VC正常或减低，TLC减低及弥散功能减低[3]。急性肺泡出血期肺部弥散功能可以显著升高。

【心电图及超声心动图】
超声心动可用于协助诊断二尖瓣狭窄、左心房高压、肺循环淤血所致的继发性肺含铁血黄素沉着症。如果心电图或超声心动图提示肺血管高压，则一定要注意继发因素的存在，做肺静脉闭塞综合征、血管瘤，以及左心衰竭等疾病的相关检查，以便对原发病做进一步诊断。

【诊断】
IPH诊断依据主要包括：①反复发作的咳嗽、气促、伴或不伴咯血；②不明原因的小细胞低色素性贫血；③胸片或CT提示弥漫性肺实质浸润和肺间质的改变；④支气管肺泡灌洗液中可以找到大量的含铁血黄素细胞（>肺泡巨噬细胞总数的30%），或痰、胃液可以找到含铁血黄素细胞；⑤肺组织活检作为诊断IPH的金标准，可见含铁血黄素沉积，以及不同程度的肺纤维化；排除小血管炎。⑥排除其他原因引起的弥漫性肺泡出血和咯血，如系统性红斑狼疮、ANCA相关的血管炎、肺结核、支气管扩张、反复支气管肺炎、支气管异物，以及血管畸形等[2,11,12]。

肺活检是IPH诊断的金标准，但其创伤较大、可行性较低，较少被患者家属接受。肺组织病理IPH的诊断主要基于以下三点：①末端支气管及肺泡内发现破碎的红细胞；②含铁血黄素细胞的存在证明了亚急性/慢性的肺泡出血；③除外自身免疫疾病、血管炎等其他疾病。部分病例需要做肺活检，IPH的肺组织无肉芽肿、血管炎/毛细血管炎的证据。近年国外一些学者主张诊断IPH前还是应该做肺活检。一方面有的患儿初诊时血清学自身抗体阴性，之后阳性。还有研究发现1/3弥漫性肺泡出血的患儿，血清学未找到自身免疫的抗体，肺活检显示血管炎的存在[4]，均说明了诊断IPH前肺活检的必要性。国内很少肺活检，可能有一部分血管炎的病例，因此需要监测患儿的病情变化，以防出现严重的后果。

【鉴别诊断】
本病的诊断中，还应注意排除出血性体质、血液病、异物、肺结核、反复支气管肺炎、支气管扩张、血管畸形等引起咯血的疾病。

1. 急性肺炎 急性肺炎多有发热、咳嗽、呼吸困难，胸片有实变。而弥漫性肺泡出血时可出现咳嗽、呼吸困难，肺内实变影，因此，易误诊为急性肺炎[4]。甚至将反复的出血误认为是反复发作的肺炎，临床医师可以从发热与呼吸道症状程度来鉴别。肺炎时发热持续时间长短与肺炎病情轻重一致，而肺泡出血发热和呼吸道症状不呈正比，肺内病变弥漫性渗出很重，但发热少，或低热，另外肺泡出血时常伴程度不同的贫血。

2. 肺血管畸形 支气管动脉肺动脉瘘可以出现大咯血、咳嗽、呼吸困难，但肺内实变比较局限，并非两肺弥漫性的实质浸润。进一步确诊需要支气管动脉血管造影。肺静脉缺如或闭塞也可以出现咯血、肺内实质浸润，胸片或肺CT均为一侧的肺出血，螺旋肺CT血管成像可以显示肺静脉缺如或闭塞的特点而确诊。血管造影可发现一些血管畸形如动静脉瘘、肺静脉闭塞，同时可进行栓塞治疗。遗传性毛细血管扩张症，可以出现咯血、肺泡出血，可发现皮肤毛细血管扩张，做基因检测识别。

3. Anca相关的血管炎　Anca相关的血管炎常可以表现为弥漫性肺泡出血、咳嗽、咯血、呼吸困难。血管炎为全身疾病，可有肺外的表现，如肾脏损害。血清学中性粒细胞胞浆抗体（ANCA）阳性。而特发性肺含铁血黄素沉着症无肺外损害，血清学ANCA阴性可资鉴别。

4. 系统性红斑狼疮　系统性红斑狼疮常累及全身多个脏器，累及肺脏时引起危及生命的肺部弥漫性肺泡出血，可以首先累及肺部[13]，误诊为特发性肺含铁血黄素沉着症，临床常根据血清学抗核抗体、抗DNA抗体阳性和肾脏的受损而与IPH鉴别。

【治疗】

特发性肺含铁血黄素的治疗分为急性出血期的治疗和缓解期的治疗。

1. 急性发作期

（1）支持治疗：包括卧床休息、输血、吸氧或机械通气，吸痰以防止血液吸入引起窒息，在继发感染时可给予抗感染治疗等。患儿出现呼吸困难及血红蛋白急剧下降时应卧床休息，间歇正压供氧，严重贫血者可少量多次输新鲜血。

（2）糖皮质激素：糖皮质激素是有效控制肺泡急性出血的一线药物[4]。肾上腺皮质激素能够快速有效地控制肺部活动性出血。最常用甲泼尼龙2mg/（kg·d）或氢化可的松5~10mg/（kg·d）静脉滴注治疗，出血控制后，可口服泼尼松2mg/（kg·d），维持足量够4周后上述剂量渐减。急性肺泡大出血时，大剂量的激素如甲泼尼龙10~30mg/（kg·d）冲击治疗可起到控制病情、挽救生命的作用。

2. 慢性反复发作期的治疗

（1）糖皮质激素：急性出血控制后，激素足量维持4周后减量，至最低维持量以能控制症状为标准量来维持治疗，维持时间过去多为3~6个月。也有小剂量激素长期维持，取得不错的疗效[4]。症状较重，X线病变未静止及减药过程中有反复的病人，应调整激素用量，疗程应延长至1年或2年。停药过早易出现复发。但长期维持治疗也使得激素的副作用逐渐凸显出来，如生长发育迟缓、库欣综合征、高血压、白内障等，值得关注。

吸入激素治疗的疗效尚未确定，不建议单独使用。

（2）免疫抑制剂：反复发作的患者可加用免疫抑制剂治疗。常用的免疫抑制剂包括环磷酰胺、硫唑嘌呤和羟氯喹。硫唑嘌呤联合糖皮质激素可能是最好的治疗方案，尤其是预防IPH的急性加重。

剂量和方法：羟氯喹10mg/（kg·d）口服；不要超过400mg/d。硫唑嘌呤按2~3mg/（kg·d）给药，起始量1mg/（kg·d），每周增加0.5mg/kg，直至2.5mg/（kg·d）或有治疗反应，成人最大量150mg。环磷酰胺5~10mg/kg静脉注射，每2~3周1次；不超过成人用量范围500~1 800mg/次。

免疫抑制剂治疗期间要注意监测外周血的白细胞，部分患者可有白细胞减低，也有引起肝功能受损的病例。

【预后】

北京儿童医院曾追踪到的172例中，死亡62例（占36%），多于发病后2年内死亡，以20世纪70年代以前的病例居多。一般多死于反复性肺部大量出血或呼吸衰竭。决定预后的关键在于尽早控制急性发作，减少复发次数。应寻找每个患者的肾上腺皮质激素最小有效量，减少激素并发症，并找出合适的停药时机，切不可草率停药方能减轻肺纤维化过程。

（刘秀云　江载芳）

参考文献

1. 张晶莹,刘秀云,彭芸,等.儿童弥漫性肺疾病的349例分类和诊断程序研究.中国实用儿科杂志,2013,28(3):184-188.

2. Chen XY,Sun JM,Huang XJ.Idiopathic pulmonary hemosiderosis in adults:review of cases reported in the latest 15 years.Clin Respir J,2017,11(6):677-681.

3. Taytard J,Nathan N,Blic J,et al.New insights into pediatric idiopathic pulmonary hemosiderosis:the French RespiRare cohort.Orphanet J Rare Dis,2013,8:161.

4. Chin CI,Kohn SL,Keens TG,et al.A physician survey reveals differences in management of idiopathic

pulmonary hemosiderosis.Orphanet J Rare Dis,2015,
10 :98.

5. Zhang Y,Luo F,Wang N,et al.Clinical characteristics
and prognosis of idiopathic pulmonary hemosiderosis in
pediatric patients.J Int Med Res,2019;47(1):293.

6. Koc AS,Sucu A,Celik U.A different clinical
presentation of Heiner syndrome:The case of diffuse
alveolar hemorrhage causing massive hemoptysis and
hematemesis.Respiratory medicine case reports,2019,
26 :206-208.

7. Nacaroglu HT,Sandal OS,Bag O,et al.Association
of Celiac Disease With Idiopathic Pulmonary
Hemosiderosis;Lane Hamilton Syndrome.Iranian J
Pediatr,2015,25(5):e3312.

8. Bakalli I,Kota L,Sala D,et al.Idiopathic pulmonary
hemosiderosis-a diagnostic challenge.Ital J Pediatr,2014,
40 :35.

9. Stephanie V,Tania MM,Sophie E,et al.Diagnostic

value of high-resolution CT in the evaluation of chronic
infiltrative lung disease in children.Ajr Am J Roentgenol,
2014,191(3):914-920.

10. Khorashadi L,Wu CC,Betancourt SL,et al.Idiopathic
pulmonary haemosiderosis:spectrum of thoracic
imaging findings in the adult patient.Clin Radiol,2015,
70(5):459-465.

11. 方芳,李燕明,胡松涛,等.弥漫性肺泡出血的临床和
病理学特征.中华医学杂志,2016,96(2):108-112.

12. Vece TJ,Guzman MM,Langston C,et al.Diffuse
alveolar hemorrhage in children.WilmottRW,Chernick
V,Boat TF.:Kendig and chernick's Disorders of the
Respiratory Tract in Children,9th ed.Philadelphia,WB
Saunders,2019 :893-902.

13. Singla S,Canter DL,Vece TJ,et al.Diffuse Alveolar
Hemorrhage as a Manifestation of Childhood-Onset
Systemic Lupus Erythematosus.Hospital Pediatrics,
2016,6(8):486-500.

第九节　肺泡微石症

肺泡微石症(pulmonary alveolar microlithiasis,PAM)是原因不明的少见疾病。主要病理改变为肺泡内部充满磷酸钙盐的微小圆形结石,病变发展缓慢,可长达数十年,性别分布无差异。至2004年共有576例肺泡微石症的病例报道,其中36%~61%为家族发病[1]。以欧洲为多见,其次为亚洲,主要发生于土耳其、意大利、日本和印度[1,2]。2013年文献显示全球差不多近800例此病患者。可发生于任何年龄,平均发病年龄为35岁,最小的发病年龄为8个月。国内外均有儿童病例的报道。1996年国外报道12岁以下儿童仅有36例诊断为本病。

【病因】

本病与SLC34A2基因突变有关[3],为常染色体隐性遗传。本病有明显家族集聚性,多限于同胞之间,日本学者及国内均报道与SLC34A2基因突变有关[3]。人类SCL34A2基因全长21 033bp,包括12个外显子,cDNA 2 073bp,基因定位在4p15-p15.3,外显子8、12突变的较为常见[4]。国内研究发现SLC34A2基因外显子8的c.910A>T的突变与PAM有关。国外也有SLC34A2外显子12(c.1390G>C[G464R]和外显子9c.1048+1 G>A

复合杂合突变引起PAM的病例[5]。SCL34A2是编码磷酸钠协同转运蛋白的基因,主要参与无机磷的代谢,在人体的多种组织中表达,以肺组织表达最高,特别是肺泡Ⅱ型细胞中。肺泡Ⅱ型细胞产生肺泡表面活性物质,磷脂为其重要的组成部分。陈旧的表面活性物质由肺泡Ⅱ型细胞摄取,开始再循环,由肺泡巨噬细胞降解。降解的磷脂会释放出磷酸盐,应当在肺泡腔中被清除。SCL34A2功能异常降低了磷酸盐的清除而导致肺泡内微石的形成。SCL34A2基因突变,可以想象它会导致体内细胞外液体的变化。在散发的病例中,发现可能与环境和饮食因素有关。

【病理】

本病主要侵犯肺脏,肺脏变硬,重量增加,有的达4 000g。可以局限于肺部某些区域或弥漫分布。大体标本切面呈细沙状纹理。光镜下无数直径为0.01~3mm的同心圆状钙化小体存在于肺泡腔内,可占据25%~80%的肺泡,见图11-9-1。结石周围有时可见巨噬细胞,但无炎性反应。早期肺泡壁结构正常,晚期间质纤维化和巨细胞形成使肺泡壁增厚,出现肺大疱,偶可并发气胸。

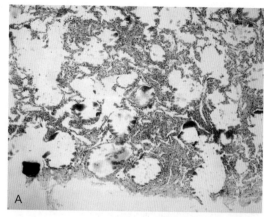

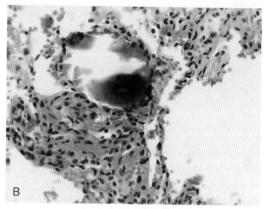

图 11-9-1 肺组织病理

患儿,女,6岁,发现肺内弥漫性结节影4年,无呼吸困难及活动受限。肺内无啰音。无杵状指/趾。肺组织光镜下约30%的肺泡腔内见钙化影(A,HE×100),高倍镜下可清楚显示钙化(B,HE×200)

【临床表现】

国内外均有儿童病例的报道。早期无症状,多数由健康查体时才偶然发现,病程进展缓慢。约一半以上的病例诊断时无症状。多数症状为活动后气急,胸闷、胸痛,干咳或咳少量白色痰。体征大多无异常,晚期可出现呼吸困难、青紫及杵状指。继发感染时肺部可闻细湿啰音。有时年长儿可咳出白色沙砾样物,可提示本病。晚期因慢性缺氧和肺部反复感染,常并发肺心病,进而出现呼吸衰竭、心力衰竭。北京儿童医院报道1例6岁女童,2岁时因咳嗽拍胸片发现颗粒影,肺活检确诊时几乎无症状。

【实验室检查】

无显著特点。

1. 肺功能检查　轻症肺功能正常,重症由于肺顺应性减低,肺活量和肺总量减少,呈限制性通气功能障碍。重者可有弥散功能降低。

2. 血气分析　吸入气体在肺脏各区分布不均引起通气/血流比例失调,多有低氧血症,一般无高碳酸血症。

3. 血清的表面活性蛋白A、D　严重病例由于肺泡壁通透性增加,导致血清的表面活性蛋白A、D增加,因此,监测血清表面活性蛋白A、D浓度的升高可反映疾病的活动性和进展。

【胸部X线检查】

肺有弥漫性细沙样钙化影(图11-9-2A)。在高电压下更清晰。肺尖部少,肺中、下野较密集[6]。病变可遮盖心影、肺门。结石也有时融合成大斑片状阴影。有称此种影像为暴沙或暴雪样改变[6]。X线表现常多年不变。

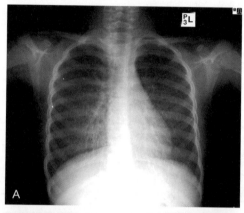

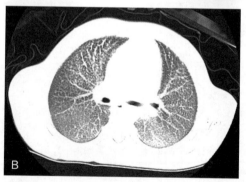

图 11-9-2 胸部检查

A.胸片显示两肺纹理增多,两肺广泛分布网状、点状高密度影;B.肺部CT显示两肺纹理增多,两肺广泛分布微小结节

【胸部CT检查】

胸部CT尤其是HRCT可更好地显示病变的范围和性质,以及纤维化的征象。CT主要表现(图11-9-2B):①CT肺窗显示两肺野透亮度降低,呈磨砂玻璃样改变。②双肺微小结节,肺中叶、下叶尤其是心缘旁及肺后部、叶间胸膜、支气管血管束周围密集,密度很高,可融合成片,CT值可高达213~215.6HU,甚至400HU。③肺间质纤维化改

变。④侧胸壁与肺外缘之间的可见狭长透亮带(即黑胸膜线)。⑤纵隔窗显示,肺野内不规则点状、条状软组织影,胸膜下可见特殊的聚集呈线样高密度影("白描征")及背侧胸膜下融合呈片状"火焰征"。高分辨 CT 可显示直径 1mm 以下的病灶及其在肺小叶中的分布,不仅有助于肺泡微石症细小钙化灶的早期发现,而且能准确估计病变的范围、分布及数量[7]。

随着病情进展,两肺细微结节密集,尤以中下肺野为著,可出现"鱼子样"或"沙暴样"改变[6],即病变从上至下肺野逐渐密集,尤以两肺底呈致密影像,心缘及膈面模糊不清,但肺尖及锁骨下区相对透亮。病情较重者,呈"白肺样"表现或肺野与纵隔密度对比"镜像"改变,肺组织、纵隔及肋骨完全被掩盖。也可有叶间裂增厚及胸膜或心包钙化,有些学者认为这是由于沿胸膜下区单位体积肺内微石增多重叠并与 X 线平行投影而成的视觉效果并非真正的胸膜增厚与钙化。

【诊断及鉴别诊断】

典型的肺部 X 线特征及痰中可见沙砾样结石可诊断。本病的诊断要点有:无既往病史及职业性粉尘接触史;X 线征象为弥漫性细沙样钙化影且长期观察无显著改变;胸部 CT 更证实其结节细小、散在,呈钙化密度,尤其是胸膜下及支气管血管旁结节密集成堆时;临床表现轻微或缺如,与胸部影像学不符;若家族中有相似的病例,更增加诊断本病的依据。综合分析临床与影像学改变,尤其是 CT 表现,绝大部分可获确诊,不典型者仍需肺活检。对于诊断了肺泡微石症的患者亲属应该进行胸片筛查有无肺泡微石症的病例,对于父母要进行劝告将来的儿童也有患此病的风险。

【鉴别诊断】

1. 粟粒型肺结核　本病临床上可有典型表现,如发热、咳嗽、呼吸困难。实验室检查能够查到结核杆菌。X 线呈"三均匀",即大小均匀、密度均匀、分布均匀。边缘模糊,有融合征象。有时可见到原发综合征残留遗迹或肿大淋巴结粟粒状阴影。影像变化较快,并可逐渐吸收,不留痕迹,若病变恶化,则斑点状阴影逐渐融合。而肺泡微石症在儿童多无临床症状,无呼吸困难。胸部 CT 结节细小、散在,呈钙化密度,尤其是胸膜下及支气管血管旁结节密集成堆。临床表现轻微或缺如,与胸部影像学不符。肺泡微石症的 X 线征可长期观察无显著改变。

2. 尘肺　本病有粉尘吸入史,还可有明显临床症状,X 线示肺门淋巴结呈"卵壳状"钙化,为尘肺的特征,并可显示"矽结节"小斑点状阴影,每个斑点不规则,呈星状,密度较高,分布不均匀,是尘肺诊断确立的指标。肺泡微石症无粉尘吸入史,病因不清。多有家族史。

3. 弥漫性肺骨化症　该病十分罕见,国内外文献鲜有报道。本症亦缺乏典型临床症状,可有家族史。X 线表现为肺内弥漫分布粟粒状钙化结节,结节边缘清楚,密度欠均匀,也以中、下肺野为多,故需与肺泡微石症相鉴别。但本症的钙化结节较大,多在 2~8mm 之间,且为成熟的骨结节,主要分布于肺泡间、小叶间等肺间质内。此外,本症的钙化灶除粟粒状外,还可表现为分枝状。

4. 特发性肺含铁血黄素沉着症　多见于儿童,本病特征为反复的肺泡出血,含铁血黄素沉着于肺组织引起反应。早期肺出血表现为两肺广泛的大小数毫米的斑点状阴影,以肺门及两中下肺野较多,但无胸膜下聚积现象,阴影可吸收。另外,结合血象缺铁性贫血及支气管肺泡灌洗液检出大量的含铁血黄素细胞,而做出正确诊断。

【治疗原则】

本病无特殊治疗。肾上腺皮质激素治疗无效。支气管肺泡灌洗可洗出小于 0.25~0.1mm 直径结石,但较大结石则灌洗不出。如有肺部感染及心肺功能衰竭,则可吸氧及对症治疗。最近有应用依替膦酸二钠(disodium etidronate)治疗有改善的病例报道[7,8]。

(刘秀云　江载芳)

参考文献

1. Castellana G, Carone D, Castellana M.Microlithiasis of Seminal Vesicles and Severe Oligoasthenospermia in Pulmonary Alveolar Microlithiasis(PAM):Report of An Unusual Sporadic Case.Int J Fertil Steril.2015,9(1):137-140.

2. Saito A, McCormack FX.Pulmonary Alveolar Microlithiasis.Clin Chest Med,2016,37(3):441-448.

3. Ma T, Qu D, Yan B, et al.Effect of SLC34A2 gene mutation on extracellular phosphorus transport in PAM alveolar epithelial cells.Exper Ther Med,2018,15(1):310-314.

4. Castellana G, Castellana G, Gentile M, et al.Pulmonary alveolar microlithiasis:review of the 1022 cases reported worldwide.Eur Respir Rev,2015,24(138):607-620.

5. Izumi H, Kurai J, Kodani M, et al. A novel SLC34A2 mutation in a patient with pulmonary alveolar microlithiasis. Human Genome Variation, 2017, 4：16047.

6. Khaladkar SM, Kondapavuluri SK, Kamal A, et al. Pulmonary Alveolar Microlithiasis-Clinico-Radiological dissociation-A case report with Radiological review. J Radiol Case Rep, 2016, 10(1): 14-21.

7. Francisco FA, Rodrigues RS, Barreto MM, et al. Can chest high-resolution computed tomography findings diagnose pulmonary alveolar microlithiasis？Radiol Bras, 2015, 48(4): 205-210.

8. Cakir E, Gedik AH, Özdemir A, et al. Response to Disodium Etidronate Treatment in Three Siblings with Pulmonary Alveolar Microlithiasis. Respiration, 2015, 89(6): 583-586.

第十节　小气道疾病

小气道包括直径小于 2~3mm、管壁不含有软骨的气道,这些气道由细支气管、终末细支气管和呼吸性细支气管组成。末梢细支气管位于肺小叶中央,与肺动脉细小分支伴行,两者横切面直径相当。小气道疾病分为以下几种类型:

1. 原发性细支气管炎　包括急性细支气管炎、闭塞性细支气管炎、弥漫性泛细支气管炎、滤泡性细支气管炎、弥漫性吸入性细支气管炎、淋巴细胞性细支气管炎等。

2. 间质性肺疾病伴有显著细支气管受累　如过敏性肺炎、呼吸性细支气管炎伴间质性肺疾病、隐源性机化性肺炎及其他间质性肺疾病(朗格汉斯细胞组织细胞增生症、结节病)。

3. 大气道疾病伴细支气管受累　如慢性支气管炎、支气管扩张、哮喘等。

本章主要讲述闭塞性细支气管炎和弥漫性泛细支气管炎。

一、闭塞性细支气管炎

闭塞性细支气管炎(bronchiolitis obliterans, BO)也有译作闭塞性毛细支气管炎,是由小气道的炎症病变引起的慢性气流阻塞的临床综合征。临床以持续咳嗽、喘息为特点。该病是一病理诊断。病变部位累及直径小于 2mm 的细支气管和肺泡小管,肺实质几乎不受累。

【病因】

感染是引起小儿 BO 的最常见原因,主要见于腺病毒、麻疹病毒、肺炎支原体感染,而呼吸道合胞病毒、流感病毒引起者很少见。其他原因包括胃食管反流、肺移植术后、造血干细胞移植术后以及 Stevens-Johnson 综合征。腺病毒是最常见的病原[1]。在一项引起闭塞性细支气管炎的危险因素的研究中,腺病毒毛细支气管炎和机械通气为闭塞性细支气管炎的较强的、独立的危险因素[2]。一项腺病毒肺炎的 5 年随访的研究,发现几乎近一半的腺病毒肺炎患者发展为 BO[3,4]。在北京儿童医院报道的 12 例腺病毒肺炎中,有 2 例遗留闭塞性细支气管炎。肺炎支原体肺炎是引起 BO 另一重要的感染原因。

【病理】

Myers 和 Colby 据组织学特点将 BO 分为两大类型:①狭窄性细支气管炎,为不同程度的慢性炎症或纤维化的阻塞;②增生性细支气管炎,即管腔内肉芽组织的阻塞,同时肺泡内也有肉芽组织的存在。由于两者的临床和预后不同,现已分别指两种疾病,前者为通常所说的闭塞性细支气管炎,后者为闭塞性细支气管炎伴机化性肺炎。感染后的 BO 通常为狭窄性细支气管炎。

狭窄性细支气管炎是由于细支气管黏膜受损,纤维化组织部分或完的阻塞细支气管或肺泡小管。BO 是气道上皮损伤继发的上皮再生和瘢痕的结果。由于胶原纤维沉积在黏膜下,导致细支气管腔向心性的狭窄和破坏,可见黏液栓、慢性炎症。也有一些病例为管腔内坏死物质机化后阻塞细支气管。

儿童的 BO 的组织学可为轻的细支气管炎到细支气管和气管被纤维化组织完全阻塞。早期细支气管上皮坏死,黏膜、黏膜下、细支气管腔及其周围的炎症渗出,炎症渗出有淋巴细胞、浆细胞和中性粒细胞,单核细胞主要在细支气管壁,中性粒细胞主要在细支气管腔。细支气管扭曲和包含黏液栓。进一步发展黏膜下纤维化,并发展到细支气管腔,管腔减小最后闭塞,不可逆。

BO 经常侵犯外周的支气管和细支气管，少数情况下侵犯大支气管，包括软骨。

【发病机制】

闭塞性细支气管炎可以由多种因素引起，这些因素造成支气管黏膜上皮细胞损伤，造成支气管周围、上皮内及间质炎性细胞浸润，介导相关免疫反应，引起上皮细胞非正常修复，进一步纤维化，从而形成细支气管闭塞。Mauad 等人通过对 23 例闭塞性细支气管炎患儿的病理活检进行淋巴细胞学分析，发现闭塞性细支气管炎患儿的活检组织中 CD3+ 的 T 细胞比较常见，CD8+ 亚型也占优势地位。CD8+ T 细胞可能导致肺泡上皮细胞分泌细胞因子，从而增加了肺损伤。提示相关细胞可能在患儿的发病中起一定作用。有研究表明重症腺病毒肺炎患儿肺部存在包含腺病毒抗原的免疫复合物[5]，同时患儿的白介素 -6（IL-6）、白介素 -8（IL-8）、肿瘤坏死因子 α（TNF-α）水平升高，说明重症腺病毒肺炎时，IL-8 在炎性反应过程中起着关键作用。它可激活中性粒细胞的溶酶体酶的释放、氧自由基的释放等功能，从而破坏肺组织。其他细胞因子如 IL-6 和肿瘤坏死因子等也参与了炎症反应[6]。

Koh 等[7]人的研究发现，在麻疹病毒后闭塞性细支气管炎患儿的支气管肺泡灌洗液中 IL-8 水平升高，中性粒细胞比例上升，CD8+ 的 T 细胞显著升高。这种现象在发病的几年后仍然存在，表明闭塞性细支气管炎患儿的炎症反应持续存在。Mallol 等人通过对闭塞性细支气管炎患儿的支气管肺泡灌洗液进行分析，发现人 8- 异前列腺素 F2a（8-Isoprostane）、羰基化合物、谷胱甘肽过氧化物酶（GPx）水平升高。这表明感染后闭塞性细支气管炎也存在氧化应激的水平升高，进而导致上皮细胞损伤。阿根廷有报道称，在当地闭塞性细支气管炎印第安患儿中，HLA 的等位基因 *DR8-DQB1*0302* 高表达，这从基因学的角度为当地闭塞性细支气管炎高发提供了一个可能的解释。近年研究还发现甘露糖集合凝集素（mannose-binding lectin，MBL）缺乏与感染后闭塞性细支气管炎有关[8]，甘露糖集合凝集素是肝脏产生的血浆蛋白，与先天免疫有关，在生后 6~17 个月的婴幼儿其甘露糖集合凝集素缺乏与急性肺炎的严重程度有关。

【临床表现】

气促、喘息和咳嗽，运动耐受性差，重者可有三凹征。肺部喘鸣音和湿性啰音是常见的体征。湿啰音可持续存在。患儿往往表现为急性感染或肺损伤后持续出现以上症状达数月或数年。并且咳嗽、喘、湿性啰音、胸部 X 线的过度充气可因以后的呼吸道感染而加重。BO 重者以上症状持续，可死于呼吸衰竭；存活者症状可渐减轻，住院次数减少，但影像学检查结果无改善。移植后病人早期症状可能不明显，但其出现呼吸困难时，往往提示肺功能严重下降。病程久者可引起胸廓畸形[9,10]。

【辅助检查】

1. 血气分析　常有氧分压减低，重症患者可有低氧血症，甚至呼吸衰竭。

2. 肺功能　肺功能可显示阻塞性通气功能障碍或混合性的通气功能障碍。年长儿闭塞性细支气管炎的肺功能通常提示阻塞性通气障碍，FEV$_1$、FEV$_1$/FVC 下降，尤其表现为 FEF25%、FEF75% 的显著下降[11]。典型患儿可下降至小于预计值的 30%，严重者会有残气量增高。婴幼儿闭塞性细支气管炎患儿的肺功能通常表现为严重的气流受阻、顺应性降低、对支气管扩张剂反应性下降。婴幼儿体描仪患儿的达峰容积比（V$_{PEF}$/V$_E$）、达峰时间比（t$_{PTEF}$/t$_E$）均有不同程度的下降，可以作为评价小气道阻塞的指标。

3. 肺通气和灌注扫描　可显示通气和灌注的缺损或减弱，而且通气灌注区域与影像学的支气管扩张、支气管增厚的区域一致。但其敏感性较高分辨 CT 为差，已较少用。

4. 血清学检查　最近研究发现血清的 YKL-40 水平可以帮助鉴别 BO 的急性发作和急性细支气管炎，在 BO 的急性发作时血清的 YKL-40 水平明显增高[12]。

【影像学检查】

BO 的胸片主要表现为无明显实变的过度通气。BO 时其 HRCT 的特点为：支气管壁增厚、支气管扩张、Mosaic 灌注、肺不张、黏液栓。Fischer 等人总结了巴西、智利、阿根廷 3 国 8 个医学中心 250 例患儿的 CT 资料显示马赛克征、气体滞留、支气管管壁增厚、支气管扩张等是最常见的 CT 征象（表 11-10-1）。马赛克灌注征（Mosaic perfusion）为肺密度减低区域合并血管管径的细小，通常边界不清。相邻的肺密度增高区域血管影粗，表明灌注增高。在报道的 20 例感染后 BO 的 HRCT 研究中：所有患儿均有气体滞留和马赛克征象。5 例有支气管扩张，6 例有肺不张

（图 11-10-1~ 图 11-10-3）。

【诊断】

BO 的确诊主要靠肺活检和支气管造影，肺活检为 BO 诊断的金标准。由于肺活检不一定取到病变部位且有危险，因此应用受到限制。HRCT 对儿科气道疾病的诊断提供有利的帮助。研究认为呼气相的气体滞留则对 BO 更具有诊断意义。

表 11-10-1　250 例患儿感染后 BO 的肺 CT 异常改变

CT 表现	例数 / 例	百分比 /%
马赛克征	220	88
气体滞留	230	92
支气管管壁增厚	195	78
支气管扩张	240	96
肺不张	165	66
黏液栓	145	58

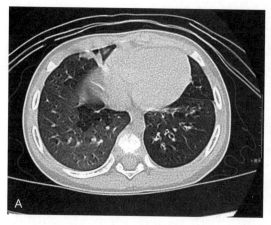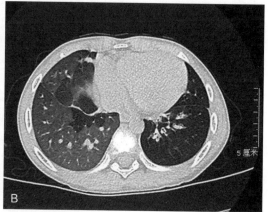

图 11-10-1　闭塞性细支气管炎 1

患儿男，1 岁时患腺病毒肺炎，肺炎反复喘息半年，三凹征(+)，肺内有喘鸣音。肺 CT 左肺单侧透明肺，支气管扩张，马赛克灌注征(A)。2 年后肺 CT 仍左肺单侧透明肺，支气管壁增厚，右肺部分马赛克征(B)

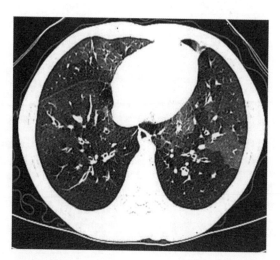

图 11-10-2　闭塞性细支气管炎 2

患儿男，9 岁，支原体肺炎后 BO，2 年后复查肺 CT 仍可见马赛克灌注和支气管扩张，肺功能为阻塞性通气功能障碍

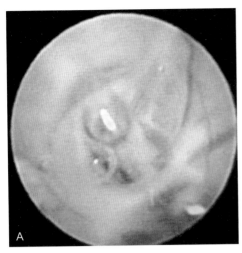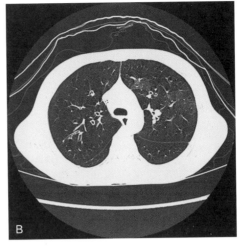

图 11-10-3　闭塞性细支气管炎 3

患儿男，9 岁，为 Stevens-johnson 综合征后咳嗽、喘息 1 个月入院，行支气管镜可见
支气管亚支的广泛闭塞(A)，其肺 CT 可见肺过度充气，马赛克征和支气管扩张(B)

临床主要通过临床表现，高分辨 CT，肺功能及临床随诊观察来诊断闭塞性细支气管炎。如遇到患儿：①急性感染或急性肺损伤后的持续气促、喘息或咳嗽 6 周以上，喘鸣音对 β 激动剂反应差；②肺 CT：支气管壁增厚、支气管扩张、肺不张、马赛克灌注；或胸部 X 线片为单侧透明肺。③肺功能示阻塞性通气功能障碍，重症可为混合性的通气功能障碍。④排除其他阻塞性疾病如哮喘、原发性纤毛运动障碍、免疫功能缺陷症、囊性纤维变等，临床可诊断闭塞性细支气管炎。进一步进行临床和影像学随诊，有症状、体征和高分辨 CT 异常改变的持续性而确诊。

对感染后的闭塞性细支气管炎的诊断，Fischer 等人提出了如下标准：①既往健康的小于 3 岁儿童有严重急性支气管炎或肺炎的病史；②查体或肺功能提示在急性期后存在持续气道阻塞的依据，2 周以上的全身激素及支气管扩张剂治疗无效；③胸片出现阻塞性肺疾病的依据，如过度充气、肺不张、支气管壁增厚、支气管扩张；④肺 CT 检查可见马赛克灌注征及气体滞留；⑤除外其他慢性阻塞性肺疾病，如结核、囊性纤维化、支气管肺先天发育异常、原发性免疫缺陷等。

因为婴幼儿肺功能测量在许多儿童中心无法进行，有学者提出了一种诊断闭塞性细支气管炎的简易评分方法。评分方法如下：①典型病史(4 分)；②腺病毒感染(3 分)；③高分辨 CT 出现马赛克灌注(4 分)。大于 7 分诊断感染后闭塞性细支气管炎的特异性是 100%，敏感性是 67%。适用于重症患儿。

移植后 BOS 的诊断，有移植史。临床症状：咳嗽、气短，查体有小气道阻塞特点。肺功能 FEV$_1$ 降低 20% 或以下(<75%)，FEV$_1$/FVC<70%，残气量 >120%。肺 HRCT 显示支气管壁增厚、呼气相的气体滞留、支气管扩张。无呼吸道感染的证据，包括症状、影像和微生物的培养。以上出现可诊断 BO 综合征[13]。确诊需要肺活检。

【鉴别诊断】

1. 感染后气道高反应　婴儿病毒性的毛细支气管炎后，易出现反复喘息，在喘息发作期，部分患者也有肺 CT 马赛克灌注的表现，但多在喘息缓解后马赛克灌注消失，需要与 BO 鉴别。二者鉴别见表 11-10-2。

2. 闭塞细支气管炎伴机化性肺炎　特发性在儿科少见，继发性可见于感染后，因此，应注意与闭塞性细支气管炎鉴别，一方面，病理上其为增生性细支气管炎，有肺泡的受累；另一方面，其肺功能为限制性的功能障碍。治疗上对激素有良好的反应，但易复发。

表 11-10-2　儿童感染后 BO 与感染后气道高反应的鉴别

项目	感染后 BO	感染后气道高反应
症状	持续	反复
湿啰音、喘鸣音	持续	间断
影像学的改变	持续	缺乏
病理生理	毛细支气管的闭塞	气道高反应
对支气管扩张剂的反应	不好	反应好
预后	不好	好

3. 弥漫性泛细支气管炎 在日本多见,我国也有报道。有鼻窦炎、家族史,反复咳脓痰为特点,影像学主要为弥漫性的小叶中心型的结节。以往死亡率高。小剂量的红霉素对其有很好的疗效,大大改善其预后。

4. 支气管肺发育不良 有早产史,肺不成熟,之后出现咳嗽、呼吸困难、气短,肺内可闻及喘鸣音,肺 CT 可见呼吸相的气体滞留,肺不张、支气管扩张。但其发病早,极低体重儿,不成熟可以鉴别。

【治疗策略】

无有效的治疗方法。目前常用的有糖皮质激素、小剂量的红霉素等治疗。

1. 糖皮质激素 目前常选用的为静脉滴注甲泼尼龙 2mg/(kg·d) 或口服泼尼松 1~2mg/(kg·d),足量 2 周~1 个月,逐渐减量,总疗程不超过 6 个月。文献有用静脉甲泼尼龙 30mg/(kg·d),连用 3 天,每 30 天 1 次。连用 3 个月。动物试验证实,糖皮质激素在疾病的早期(60~90 天)内应用,可逆转炎症的活动,尤其是纤维细胞的沉着。因为有慢性炎症的存在,常吸入糖皮质激素 6 个月~2 年。

2. 大环内酯类药物 红霉素为 5~10mg/(kg·d),疗程 6 个月至 2 年。近年来在移植后的闭塞性细支气管炎用阿奇霉素治疗取得了一定的疗效,在感染后的 BO 也可试用,儿童推荐使用阿奇霉素的剂量为 10mg/(kg·d),每周 3 次。研究发现长期使用阿奇霉素可以降低移植后闭塞性细支气管炎患者肺泡灌洗液中性粒细胞比例,改善肺功能,提高生存率。阿奇霉素主要在肺泡灌洗液中性粒细胞 >15% 的患者有效,而肺泡灌洗液中性粒细胞 <15% 的患者无效。

3. 孟鲁司特 孟鲁司特可以抑制白三烯活性。有研究孟鲁司特(10mg/d)治疗移植后的 BO 患者 6 个月后,其 FEV_1 的下降速度减低,提示孟鲁司特可以作为大环内酯类药物的一个辅助治疗。

4. 其他治疗 支气管舒张剂,对肺功能可逆实验阳性的患儿,可以使用支气管扩张剂。有报道称,大约 25% 的患儿支气管舒张剂治疗有效。在感染后 BO 至今无行肺移植的病例,因为肺移植本身也有引起 BO 的风险,因此很少采用。

近年研究报道布地奈德/福莫特罗、孟鲁司特和 N-乙酰半胱氨酸联合应用可显著改善同种异体 HSCT 后 BOS 患者的肺功能和呼吸系统症状[14]。在异基因干细胞移植的研究中,显示氟替卡松(fluticasone),阿奇霉素(azithromycin)和孟鲁司特(Montelukast)即 FAM 的治疗耐受性良好,且用 FAM 和糖皮质激素冲击治疗可以阻止大多数新发 BOS 患者的肺功能减低,FAM 可以减少全身糖皮质激素应用,FAM 的共同作用可以提高生活质量[15]。

【预后】

闭塞性细支气管炎的总体预后不佳。在一项对 31 名儿童进行的平均 3.5 年的随访中,9.7% 的患儿死亡,67.7% 的患儿仍有后遗症。有 1 项 17 人的研究表明在使用了 1 月的规律激素治疗后,有 64.7% 临床症状得到改善。大部分人认为感染后闭塞性细支气管炎为慢性,非进展性疾病,较移植后及继发于 Stevens-Johnson 综合征的闭塞性细支气管炎预后较好。大多于感染后 1 年症状明显改善,但肺功能和肺 CT 的改变仍会持续存在[9,10]。重的闭塞性细支气管炎的预后不佳,可在第一年内因呼吸道感染、呼吸衰竭而死亡。

二、弥漫性泛细支气管炎

弥漫性泛细支气管炎(diffuse panbronchiolitis,DPB)是一种呼吸性细支气管远端的小气道的慢性炎症,因其病变弥漫分布于两肺,且涉及小气道壁的全层,因此称为弥漫性泛细支气管炎[16]。病理特点为细支气管的全壁炎。其临床特征为慢性鼻窦炎和慢性细支气管炎。其临床表现为慢性咳嗽、咳痰、活动后呼吸困难。治疗不及时,可导致支气管扩张、呼吸功能衰竭和死亡[17]。

本病早在 20 世纪 60 年代初期已被日本学者描述,1969 年命名为弥漫性泛细支气管炎。多见于日本,之后欧美、韩国、中国台湾省、中国内地均有本病的报道,最近国内也报道了病理证实的小儿病例。2/3 患者为非吸烟者,1980 年在日本 70 万国家铁路公司员工的调查结果,患病率为 11.1/10 万。近年的非正式的数据表明患病率减至 3.4/10 万。

【病因】

病因不明,发病与遗传、免疫因素有关。①DPB 的人种特异性很强,主要集中在蒙古人种。在日本、中国、韩国的病例报道较多。②本病的发病有家族趋向。③日本的研究发现 DPB 患者的 HLA-BW54 阳性率高(62.3%),对照组仅为 11.4%。在韩国,朝鲜族发病者以 HLA-A11 为多。

我国曾报道了 HLA-DR9 与 DPB 患病相关，后来的研究发现，北方的中国 DPB 患者的 HLA-BW54 阳性率高，而南方的中国 DPB 患者 HLA-A11 阳性率较对照组高。最近，有研究在候选区域克隆了两个新的黏蛋白样基因指定的细支气管炎相关黏蛋白 1 和 2（panbronchiolitis related mucin-like 1 and 2，PBMUCL1 和 PBMUCL2），形成一个类似黏蛋白基因簇在一起与相邻的两个基因，MUC21 和 DPCR1，认为黏蛋白相关基因 *PBMUCL1* 是 DPB 的候选基因。④冷凝集效价的升高也与免疫异常有关。在慢性窦肺感染的过程中，初期主要为流感嗜血杆菌、肺炎链球菌的感染，后期主要为继发铜绿假单胞菌的感染。DPB 临床表现与囊性纤维变有许多相似之处，DPB 为囊性纤维变的变异性，但 DPB 并未发现外分泌功能、跨膜转运调节基因及汗液中的电解质异常。也有报道原发纤毛运动障碍的患者，同时有弥漫性泛细支气管炎，考虑后者可能原发纤毛运动障碍的表现形式之一。

【发病机制】

发病机制不清楚。正常的气道由三种途径保护：物理屏障，包括黏液纤毛运输，先天性免疫即黏膜表面上皮细胞或吞噬细胞非特异性免疫，获得性免疫是免疫球蛋白和 T 细胞受体提供的特异性免疫。慢性呼吸道感染往往是由三种途径之一缺陷引起，一旦微生物进入携带这种缺陷的气道，将在支气管黏膜表面紧紧吸附、复制和损伤周围组织，引起炎症反应。中性粒细胞主要是由病原微生物释放的物质和黏膜细胞产生的中性粒细胞趋化因子招募至炎症部位。

DPB 病人的支气管肺泡灌洗液中性粒细胞、淋巴细胞，尤其是 CD8 T 淋巴细胞增加，提示与本病的发病有关。中细粒细胞释放的毒性物质可引起或加重气道上皮的损伤。细胞因子 IL-8 和巨噬细胞炎性蛋白 -1（MIP-1）在疾病的发展中起重要作用。细胞因子 IL-8 为中性粒细胞趋化因子，研究证实 DPB 中，支气管肺泡灌洗液的 IL-8 增高。还有一些研究表明 DPB 患者的 IL-18 和肿瘤坏死因子 -α 也参与 DPB 的发病。在 DPB 的病人中，其肺泡灌洗液中气道黏膜的杯状细胞分泌的由 *MUC5AC，MUC5b* 编码的黏液蛋白增加，由此证实编码主要的黏液糖蛋白的基因（*MUC5AC，MUC5b*）也参与发病。在疾病的发展过程中，由于铜绿假单胞菌的持续存在，铜绿假单胞菌的产物，如外毒素 A、蛋白酶、弹性酶、杀白细胞素、磷脂酶 C 和胞外酶 S 均可导致气道的破坏，并推测和支气管扩张的形成有关。

在这种情况下，有黏液过度产生和黏液纤毛清除严重受损。一种慢性气道感染的恶性循环建立。当上下呼吸道均受损，同时有鼻窦炎和支气管炎时称为鼻窦支气管综合征。持续性细菌感染存在，小气道的淋巴细胞、泡沫巨噬细胞及黏液高分泌，大气道的大量中性粒细胞均提示免疫机制参与其发病。

【病理】

大体标本：肺表面弥漫分布多个细小灰白色结节，触之有细沙样、颗粒样不平感；切面可见广泛细支气管为中心的结节，有时可见支气管扩张。显微镜下组织病理学特点：DPB 病变主要分布于细支气管和呼吸性细支气管，而其他肺组织区域可以完全正常；病理特点主要为细支气管全壁炎，见图 11-10-4A。炎症特点为细支气管、呼吸性细支气管的管壁增厚，淋巴细胞、浆细胞和组织细胞浸润，甚至细支气管的周围可见淋巴滤泡的形成。由于细支气管，呼吸性细支气管炎症可使细支气管狭窄、阻塞。细支气管周围的肺泡间隔和间质可见局灶、片状的泡沫样细胞聚集，此为其病理特点之一，但非特异性。病灶晚期可见末梢细支气管扩张。

【临床表现】

男女患病之比为 1.4 : 1，男性稍高。发病年龄 10~80 岁，各年龄组均有分布，以 40~50 岁为发病高峰，约 13% 在儿童期起病[18]。临床主要表现为慢性窦肺感染，80% 以上的病例合并鼻窦炎。病人多在典型的 DPB 症状出现以前，可有数年或数十年的鼻窦炎病史。典型的症状为咳嗽、咳脓痰及活动时气短，一半以上未治疗的病例每日痰量超过 50ml。有的病例几乎无自觉症状，仅听到捻发音。肺部体征：81% 可听到湿啰音，58% 可听到干啰音，49% 的病例有两种啰音。部分病例可有杵状指 / 趾。一些研究并未发现 HLA-BW54 阳性组和阴性组临床表现、治疗效果的差别。

【实验室检查】

1. 血气分析　低氧血症。

2. 下呼吸道分泌物的细菌培养　疾病的早期下呼吸道分泌物可培养分离出流感嗜血杆菌、肺炎链球菌，后期出现铜绿假单胞菌。

3. 其他化验　嗜异凝集试验可阳性、抗核抗体可呈阳性，均非特异性。

4. 肺功能　阻塞性通气功能障碍,对支气管扩张症剂无反应。某些病例可伴有限制性通气功能障碍。但肺的顺应性和弥散功能多正常。

5. 支气管肺泡灌洗液　可显示中细粒细胞和淋巴细胞的增加。

【影像学的检查】

1. 胸片　可显示过度通气和双侧弥漫的颗粒状细小结节,弥漫的颗粒状小结节影主要分布于下肺区域。晚期病例可见支气管扩张的征象。

2. 肺CT　肺CT可见小叶中心性结节阴影,树芽征(图11-10-4B),可见支气管壁增厚、支气管扩张、中小支气管扩张和Y形影。还可见外周的气体滞留。

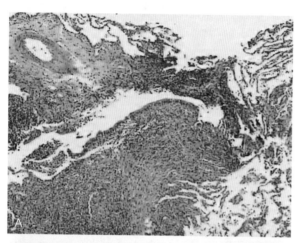

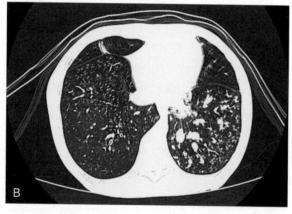

图 11-10-4　弥漫性泛细支气管炎
患儿女,13岁,主因咳嗽、气短住院,活检示细支气管壁的全层炎症(图A),高分辨肺CT可见小叶中心性结节、支气管扩张、树芽征(图B)

【诊断】

DPB临床有其特点,诊断的最低要求应包括慢性咳嗽、咳痰,活动时呼吸困难,慢性鼻窦炎;进行性阻塞性的肺功能障碍,胸片见两肺弥漫性散

在分布的颗粒样阴影或胸部CT见两肺弥漫性小叶中心性小结节阴影。所有的这些特点在大多数的DPB的病程中存在,但最终的诊断靠病理学证实。弥漫性泛细支气管炎易被误诊[19,20]。目前诊断仍然依据日本厚生省1998年第二次修订的临床诊断标准。诊断项目包括必需项目和参考项目。必需项目:①持续咳嗽、咳痰及活动时呼吸困难;②合并有慢性鼻旁窦炎或有既往史;③胸部X线或胸部CT见两肺弥漫性散在分布的颗粒样阴影或见两肺弥漫性小叶中心性结节状阴影,以及肺过度通气。参考项目:①胸部听诊断续性湿啰音、喘鸣音;②一秒钟用力呼气容积占预计值百分比(FEV$_1$占预计值%)低下(70%以下),以及低氧血症(PaO$_2$<80mmHg);③血清冷凝集试验(CHA)效价增高(1:64以上)。确诊:符合必需项目1、2、3,加上参考项目中的2项以上。一般诊断:符合必需项目1、2、3。可疑诊断:符合必需项目1、2。但国内的研究发现血清冷凝集试验阳性率很低[19]。

【鉴别诊断】

1. 原发性纤毛运动障碍　本病需与DPB鉴别。DPB也表现为慢性的窦肺感染,可合并支气管扩张,因此应与原发性纤毛运动障碍相鉴别。原发性纤毛运动障碍的病例其电镜可见纤毛结构的改变。原发性纤毛运动障碍部分病例可见内脏转位,右位心的表现。DPB病理可见弥漫性的细支气管的全层炎;文献也有在原发纤毛运动障碍的患者行肺活检,病理证实有弥漫性泛细支气管炎。二者可能有一定的重叠,基因技术的应用可以更好地了解这两种疾病的关系,并做出鉴别。

2. 支气管哮喘　DPB可表现为咳嗽、部分病例肺内有喘鸣音,肺功能为阻塞性的通气功能障碍。因此应与支气管哮喘鉴别[20]。支气管哮喘的咳嗽、喘息为发作性,对支气管扩张剂有反应。而DPB主要为咳嗽、咳脓痰,肺功能的阻塞性通气障碍对支气管扩张剂无反应。

3. 粟粒型肺结核　DPB的影像学表现为弥漫性的小叶中心性的结节,因此应与粟粒型肺结核鉴别。粟粒型肺结核为严重的结核病,可有结核病的接触史。起病急,一般情况差,与DPB的慢性病不同,而且粟粒型肺结核的结节影为均匀分布。DPB的结节影主要分布在下肺区域。

4. 闭塞性细支气管炎　闭塞性细支气管炎

的临床主要以小气道阻塞为特点,其喘憋明显,可有咳嗽、咳痰,肺内可闻及喘鸣音或湿啰音。X线胸片为过度充气。肺CT可见片状分布的马赛克灌注,支气管扩张、支气管壁的增厚和气体滞留。肺功能示阻塞性通气功能障碍。多有急性肺损伤的病史如严重肺炎、Stevens-Johnson综合征等病史,也可发生于骨髓移植、结缔组织疾病。其中呼气相的气体滞留、马赛克灌注是闭塞性细支气管炎较为特异的表现。

【治疗】

小剂量的红霉素和阿奇霉素的应用是弥漫性泛细支气管炎治疗最大的进步,使其预后明显改善。

1. 红霉素　自1984年日本工藤使用红霉素小剂量、长期给药疗法以来,得到了肯定的治疗效果。小剂量红霉素的作用机制研究很多,考虑与其具有抗炎活性有关,而与抗菌的作用无关。小儿剂量为红霉素 3~5mg/(kg·d)。成人每日口服红霉素400mg或600mg,疗程至少2个月,一般治疗6个月以上。对于病情发展的病例可持续用药2年以上。停药后复发的病例,再使用仍然有效。因新大环内酯类药物每次给药量少,每日给药次数亦减少(每日1~2次),故不良反应率较红霉素明显降低。而其他十四元环大环内酯类药物如甲红霉素(克拉霉素,CTM)、罗红霉素(RTM)与红霉素疗效相同。有报道在红霉素无效的病例应用新的十四元环大环内酯类药物取得了疗效。十五元环大环内酯类药物如阿奇霉素也有较好的抗炎作用,国内学者应用阿奇霉素治疗5年生存率94.1%,14(27.5%)患者完全治愈。应用阿奇霉素治疗6个月后肺功能、肺CT结节影、树芽征、支气管壁增厚等均明显改善。十六元环大环内酯类药物如交沙霉素无此抗炎作用。大环内酯类抗生素小剂量可提高弥漫性泛细支气管炎患者的肺功能和减少加重次数。数据还表明,大环内酯类抗生素主要减少气道黏液分泌,抑制细菌生物膜,减少活性氧的产生,抑制中性粒细胞的活化和代谢,促进中性粒细胞凋亡,阻断转录因子的活化。大环内酯类抗生素可通过干扰ERK信号转导能减少黏液分泌以及中性粒细胞迁移。中国台湾省报道的27例DPB患者的队列研究将红霉素用于DPB治疗,22/27(81.5%)临床改善,6/27(22%)复发,2/3再用红霉素仍有效[21]。

2. 糖皮质激素　糖皮质激素应用较为普遍,

但疗效不肯定。其治疗机制可能主要在于其抗炎和免疫抑制作用。泼尼松剂量为 1~2mg/(kg·d),待症状缓解后,渐渐减量。疗程至少6月,可于整个疗程中与大环内酯类药物配合使用,逐渐减量。

3. 其他措施　包括抗生素、祛痰剂、扩张支气管药物、鼻旁窦炎的治疗等。

【预后】

红霉素治疗以前预后差,5年和10年的生存率分别为42%和25.4%。在有铜绿假单胞菌分离的患者中,红霉素的治疗使其10年存活率从12.4%升至>90%。早期诊断、早期治疗对改善DPB的预后至关重要。

（刘秀云　江载芳）

参考文献

1. Kavaliunaite E, Aurora P.Diagnosing and managing bronchiolitis obliterans in children.Expert Rev Respir Med, 2019, 13(5):481-488.

2. Zampoli M, Mukuddem-Sablay Z.Adenovirus-associated pneumonia in South African children:Presentation, clinical course and outcome.S Afr Med J, 2017, 107(2):123-126.

3. Kajon AE, Gonzalez RA.Adenoviruses:Biology and Epidemiology.In:Ludert J, Pujol F, Arbiza J, Human Virology in Latin America/M.Springer, Cham, 2017:271-290.

4. 李娟, 刘秀云, 徐保平, 等.儿童腺病毒肺炎后闭塞性细支气管炎的危险因素分析.中国医刊, 2020, 55(3):288-292.

5. Eichholz K, Bru T, Tran TTP, et al.Immune-Complexed Adenovirus Induce AIM2-Mediated Pyroptosis in Human Dendritic Cells.PLoS Pathogens, 2016, 12(9):e1005871.

6. Yoon H, Jhun B W, Kim SJ, et al.Clinical characteristics and factors predicting respiratory failure in adenovirus pneumonia.Respirology, 2016, 21(7):1243-1250.

7. Rosewich M, Zissler UM, Kheiri T, et al.Airway inflammation in children and adolescents with bronchiolitis obliterans.Cytokine, 2015, 73(1):156-162.

8. Giubergia V, Salim M, Fraga J, et al, Post-infectious bronchiolitis obliterans and mannose-binding lectin insufficiency in Argentinean children, respirotory, 2015, 20:982-986.

9. Colom AJ, Alberto M, Facundo GB, et al.Pulmonary function of a paediatric cohort of patients with postinfectious bronchiolitis obliterans.A long term follow-up.Thorax, 2015, 70(2):169-174.

10. 赵志鹏, 刘秀云.不同病情闭塞性细支气管炎患儿临床特征比较.中国实用儿科杂志,2015,30(8):605-609.

11. Sarria EE,Eduardo M,Machado DG,et al.Health-related quality of life in patients with bronchiolitis obliterans.J de Pediatr(Verso em Português),2018,94(4):374-379.

12 Jang YY,Park HJ,Hai LC.Serum YKL-40 levels may help distinguish exacerbation of post-infectious bronchiolitis obliterans from acute bronchiolitis in young children.Eur J Pediatr,2017,176(7):971-978.

13. Welsh CH,Wang TS,Lyu DM,et al.An international ISHLT/ATS/ERS clinical practice guideline:summary for clinicians.Bronchiolitis obliterans syndrome complicating lung transplantation.Ann Am Thorac Soc,2015,12(1):118-119.

14. Kim SW,Rhee CK,Kim YJ,et al.Therapeutic effect of budesonide/formoterol,montelukast and N-acetylcysteine for bronchiolitis obliterans syndrome after hematopoietic stem cell transplantation.Respiratory Research,2016,17:63.

15. Williams KM,Cheng GS,Pusic I,et al.FAM treatment for new onset bronchiolitis obliterans syndrome after hematopoietic cell transplantation.Biol Blood Marrow Transplant,2016,22(4):710-716.

16. Yamaya M,Azuma A,Kudoh S.Diffuse Panbron-chiolitis:Long-Term Low-Dose Macrolide Therapy//Treatment of Cystic Fibrosis and Other Rare Lung Diseases.Springer,Basel,2017,21-38.

17. Kamio K,Azuma A.Diffuse panbronchiolitis:A fine road from the discovery of a disease to the establishment of treatment.Respiratory investigation,2018,56(5):373-374.

18. Weinberger M,Lesser D.Diffuse panbronchiolitis:A progressive fatal lung disease that is curable with azithromycin,but only if diagnosed ! Pediatr Pulmonol,2019,54:457-462.

19. 娄丽丽,巩海红,张明强,等.北京协和医院35例弥漫性泛细支气管炎住院患者临床特征分析.中国医学科学院学报,2015,37(6):724-729.

20. Park KH,Park HJ,Lee JH,et al.Single Center Experience of Five Diffuse Panbronchiolitis Patients Clinically Presenting as Severe Asthma.J Kore Med Sci,2015,30(6):823-828.

21. Chuang MC,Chou YT,Lin YC,et al.Diffuse panbronchiolitis-The response and recurrence after erythromycin therapy.J Formos Med Assoc,2016,115(10):876-882.

第十二章

风湿性疾病的肺部表现

风湿性疾病包括一组异质的由免疫介导的炎症性疾病,以血液中自身抗体产生和免疫介导的器官损害为主要特点。肺部是风湿性疾病最常受累的靶器官,肺部并发症甚至肺纤维化是风湿性疾病预后不良的重要因素。风湿性疾病引起肺受累的发病机制尚不很清楚,近年研究认为与多种细胞和多种细胞成分的交互作用有关系,其中上皮细胞损伤发挥了尤为重要的作用,固有免疫和适应性免疫也发挥了重要作用,此外可能有一定的遗传易感性。风湿性疾病的肺部病变能影响到肺的所有区域,包括肺间质、肺实质、气道、肺血管和胸膜等,其中间质性肺炎是最常见的肺部表现。肺部表现可以出现在全身性表现之后,也可以为风湿性疾病的首发表现。儿童风湿性疾病引起的肺损害虽不及成人常见,但也是儿童肺部急慢性病变的原因之一。儿童风湿性疾病中,以系统性红斑狼疮、幼年皮肌炎、混合性结缔组织病、硬皮病、干燥综合征和幼年类风湿关节炎最易引起肺部病变。系统性血管炎也常常造成肺部损伤,在儿童,可以引起肺部病变常见的系统性血管炎为韦格纳肉芽肿及白塞病。下面就常见的儿童风湿性疾病引起的肺损害进行叙述。

第一节 系统性红斑狼疮

系统性红斑狼疮(systemic lupus erythematosus,SLE)是一种侵犯多系统和多脏器的自身免疫性疾病。临床表现多样,除发热、皮疹等共同表现外,因受累脏器不同而表现不同。常常先后或同时累及泌尿、神经、心血管、血液、呼吸等多个系统,病情严重者有潜在的致命性,如不积极治疗,儿童 SLE 的预后远比成人严重。其中最具特征性的是出现针对核抗原及细胞质抗原的反应性抗体,SLE 患儿体内存在多种自身抗体和其他免疫学改变,包括抗核抗体、抗双链 DNA 抗体、抗 RNP 抗体、抗 Smith(Sm)抗体、SS-A 以及 SS-B 抗体等。SLE 患者所发现的肺及胸膜的受累比任何其他结缔组织病都更为多见,国外报道发生率为 18%~81%,但多数为无症状患者。对于 SLE 患者来说,呼吸道可以是最早所累及的部位或最主要的受损部位[1,2]。

SLE 的诊断仍沿用美国风湿病学会(ACR)1997 年的分类标准,见表 12-1-1。

表 12-1-1 系统性红斑狼疮的分类标准

	标准定义
1. 颊部红斑	遍及颊部、扁平或高出皮面的固定红斑,常不累及鼻唇沟
2. 盘状红斑	隆起的红斑上覆有角质性鳞屑和毛囊栓,陈旧病灶上可有萎缩性瘢痕

标准定义

3. **光过敏** 病史中有或医生发现日光照射后引起皮肤的异常反应,产生皮疹

4. **口腔溃疡** 经医生证实的口腔或鼻咽部无痛性溃疡

5. **关节炎** 非侵蚀性关节炎,累及两个或两个以上外周关节,表现为关节疼痛、肿胀或积液

6. **浆膜炎**
   a)胸膜炎——病史中有胸痛、胸膜摩擦音或证实存在胸腔积液
   或
   b)心包炎——有 ECG 异常或心包摩擦音或心包积液

7. **肾脏病变**
   a)尿蛋白定量 >0.5g/24h,或定性 >(+++)
   或
   b)细胞管型——可以是红细胞、血红蛋白、颗粒或混合管型

8. **神经系统异常**
   a)抽搐——非药物或代谢紊乱所致,如尿毒症、酮症酸中毒或电解质紊乱
   或
   b)精神症状——非药物或代谢紊乱所致,如尿毒症、酮症酸中毒或电解质紊乱

9. **血液系统异常**
   a)溶血性贫血——伴网织红细胞增多;或
   b)白细胞减少——两次或以上检测 <4 000/μl;或
   c)淋巴细胞减少——两次或以上检测 <1 500/μl;或
   d)血小板减少——在未用抗血小板药物的情况下检测 <100 000/μl;

10. **免疫学异常**
    a)抗 -DNA 抗体:抗双链 DNA 抗体滴度异常;或
    b)抗 -SM 抗体:存在抗 SM 核抗原的抗体;或
    c)抗磷脂抗体阳性,基于:①血清中 IgM 或 IgG 型抗心脂抗体的水平异常;②用标准方法测定狼疮抗凝物结果阳性;或③梅毒血清学实验假阳性至少 6 个月,并经过梅毒螺旋体固定术或荧光螺旋体抗体吸收试验证实

11. **抗核抗体** 用免疫荧光法或其他相当的测定方法测出某个时间的抗核抗体滴度异常,并除外那些可能引起"药物诱导性狼疮"综合征的药物作用

注:在此分类标准的 11 项中,符合 4 项或 4 项以上者,在除外感染、肿瘤和其他结缔组织病后,可诊断 SLE

【肺部表现】

SLE 的肺部病变可以累及肺、胸膜及气道的任何部位,也可以累及肺部血管、肺泡、间质的各种组织。临床可以表现为急性狼疮性肺炎、慢性间质性肺炎、有或无胸腔积液的胸膜炎、膈肌功能障碍、肺不张,肺部血管性疾病可以表现为肺出血、血管炎及血栓栓塞,也可以有上气道功能障碍或闭塞性细支气管炎。临床表现多种多样,下面叙述常见的表现[3]。

1. 间实质性肺部病变 在 SLE 可以发生多种肺实质病变,包括从急性狼疮性肺炎综合征到慢性过程的弥漫性间质性疾病,以及二者之间的连续性的亚急性或复发性浸润。组织学上,细胞性间质性肺炎远比纤维化阶段更为突出[4]。

(1)临床特征:①急性狼疮性肺炎:急性狼疮肺炎占狼疮肺受累病人的 10%~15%,可发生于任何年龄。特征是急性或亚急性发生的心动过速、呼吸急促、呼吸困难、发绀、咳嗽及发热。咯血症状不常见,没有杵状指的发生。胸部体检可以发现细小的啰音或粗糙的啰音,但胸膜炎体征少见。②慢性弥漫性间质性疾病:多发生于大年龄儿童,成人的发病率为 3%~15%。可无临床症状,也可表现为隐匿性发生的呼吸困难,常伴有咳嗽及胸膜炎性胸部不适。快而浅的呼吸,胸廓运动度的下降,肺底部叩诊呈浊音,以及肺底部的干性啰音或广泛的干性啰音等,均可在体检中发现。发绀及杵状指并不常见,可发生肺心病但少见[5]。

(2)胸部 X 线特征:急性狼疮性肺炎综合征胸部 X 线表现为弥漫性的或斑片状的双侧肺浸润影,以肺底部最为突出,可伴有胸腔积液及心脏扩

大。呈亚急性病程经过的患者可以表现为游走性的、复发性的及多形态的阴影。在慢性阶段,肺容积缩小,可见到持续存在的、弥漫性的、网状或网状结节性浸润。在疾病的晚期阶段可见到蜂窝肺样改变。胸腔积液、心脏扩大及肺心病征象也可见到。如果患者并发抗磷脂综合征,可以出现肺梗死,表现为倒楔形片状阴影。

值得注意的是,SLE 患者长期应用糖皮质激素及免疫抑制剂治疗,可能并发各种感染,出现相应的表现。诊断狼疮肺炎时必须与其他肺部感染及肺出血相鉴别。图 12-1-1、图 12-1-2 所示为诊断为 SLE 的 10 岁女孩,伴有狼疮肾及神经系统损害,病程中出现急性狼疮性肺炎,图示治疗前后的图片变化。图 12-1-3、图 12-1-4 所示为诊断为 SLE 的 10 岁女孩,表现为慢性弥漫性间质实质性病变,治疗后好转。图 12-1-5、图 12-1-6 所示为 12 岁男孩,诊断为 SLE 合并抗磷脂综合征,并发肺梗死,经治疗后好转。图 12-1-7 所示为 12 岁女孩,SLE 患者,表现为间质性肺损害、蜂窝肺。图 12-1-8、图 12-1-9 所示为 13 岁女孩,诊断为 SLE 合并肺脓肿,治疗前后的 CT 改变。

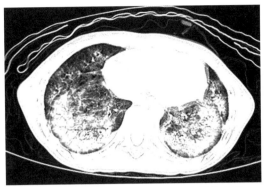

图 12-1-3 10 岁女孩,SLE 患儿,合并狼疮肺,治疗前:双肺弥漫间质、实质病变

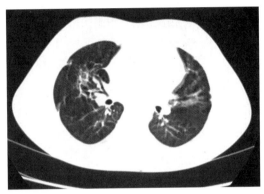

图 12-1-4 10 岁女孩,SLE 患儿,合并狼疮肺,治疗后:肺部病变实质病变吸收,间质改变明显好转

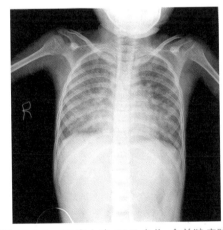

图 12-1-1 10 岁女孩,SLE 患儿,合并狼疮肺,治疗前:双肺弥漫实质渗出性改变

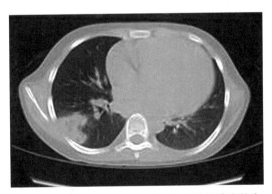

图 12-1-5 12 岁男孩,SLE 患儿,合并抗磷脂综合征,并发肺梗死,治疗前:右肺胸膜下倒楔形实变影

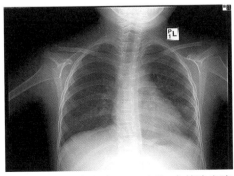

图 12-1-2 10 岁女孩,SLE 患儿,合并狼疮肺,治疗后:肺部病变完全吸收

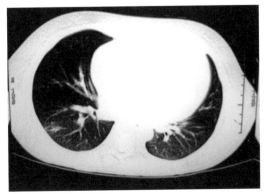

图 12-1-6 12 岁男孩,SLE 患儿,合并抗磷脂综合征,并发肺梗死,治疗后:右肺病变吸收

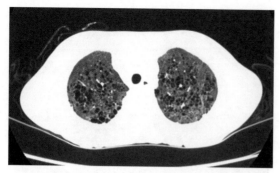

图 12-1-7 12岁女孩,SLE患儿,表现为间质性肺损害、蜂窝肺

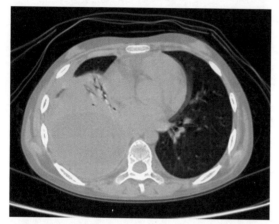

图 12-1-8 13岁女孩,诊断为 SLE 合并肺脓肿,治疗前:左侧肺脓肿

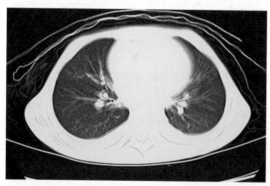

图 12-1-9 13岁女孩,诊断为 SLE 合并肺脓肿,治疗后:病变全部吸收

(3)血气分析特征:血气分析异常比临床上的发现或 X 线胸片上的变化更为常见。以一氧化碳弥散能力(DLCO)的下降较多见,发生率高于限制性通气功能障碍及 X 线胸片上有异常者。急性狼疮性肺炎常出现明显的低氧血症及过度通气。慢性疾病可出现限制性通气功能障碍而没有气流的阻塞。

(4)病理特征:急性狼疮性肺炎综合征在组织病理学上的表现是非特异性的和多变的。可以见到间质性水肿及透明膜形成的弥漫性肺泡损伤。

但更为常见的病理表现是在间质中存在单个核细胞的浸润。在 SLE 中也可发现其他的病变:闭塞性细支气管炎、伴有淋巴结及生发中心形成的淋巴浆细胞性浸润、脱屑性间质性肺炎、伴机化性肺炎的肺梗死、细支气管炎及细支气管周围炎、局灶性肺不张以及出血。

SLE 的慢性间质性肺疾病在病理学上的表现类似普通间质性肺炎。疾病早期表现为肺泡炎,肺泡壁及肺泡腔内可见大量活化的免疫细胞及炎细胞,支气管周围淋巴样增生,Ⅱ型肺泡细胞增生。反复炎症致肺泡结构损毁变形。成纤维母细胞增生及大量胶原和细胞外基质的产生导致致密瘢痕形成。病变进展不均一,炎症活动与致密纤维化同时存在。更晚期的病变则存在纤维化、肺实质的破坏,以及囊肿性改变。

(5)发病机制:发病机制尚不清楚,有资料提示免疫复合物在狼疮相关性肺病的发病机制中起作用。具有间质性肺炎的患者,已发现其肺泡壁及毛细血管内存在着免疫性沉积物。已发现许多狼疮性肺炎患者的血清中存在抗 -SSA(Ro)抗体。因此,具有抗 -SSA(Ro)抗体的免疫复合物可能选择性地沉积在肺内,并与炎症性反应的启动有关。

(6)治疗:肾上腺皮质激素在部分急性狼疮性肺炎的治疗中有效,同时也要加用免疫抑制剂,如硫唑嘌呤或环磷酰胺。近年来,应用利妥昔单抗治疗本病也有报道。

2. 胸膜疾病 在 SLE 患者中胸膜病变较常见,包括胸膜粘连、胸膜肥厚,以及胸腔积液。临床及亚临床肺胸膜病变是儿童时期 SLE 常见的表现,可出现于疾病的任何时期。最常见为胸膜炎伴积液,国外报道在儿童中的发生率为30%~35%。常见的症状包括胸痛、端坐呼吸和呼吸困难。胸痛是由于壁层胸膜的痛觉神经受刺激所致,胸痛的表现多为刺痛,程度较重,与呼吸有关,深呼吸时可加重,位置多局限。胸痛与体位也有关,多数患儿在坐位或立位会减轻,卧位可加重。胸痛可同时伴有咳嗽,低度发热和疲劳。胸腔积液可为单侧或双侧,一般为少量至中等量,胸腔积液其性质为渗出液。部分胸膜炎的患儿同时存在心包积液[6]。胸膜炎的患儿查体可见呼吸及心率增快,听诊可发现胸膜摩擦音或呼吸音减低。儿童(尤其是女童)的渗出性浆膜腔积液,除结核外应注意 SLE 的可能性。双侧胸腔积液可继发于狼疮患者肾脏受累所致的低蛋白血症,或见于容量负荷过重的狼疮患者。胸膜炎的病理特点是淋巴细胞和浆细胞浸润、纤维化,纤维素性胸膜炎伴不同程度机化,苏木精体罕见。胸腔镜检查可见脏层胸膜上覆结节,免疫荧光检查可见免疫球蛋白和补体沉积。胸腔积液外观通常黄色清亮或呈淡血性,一般非血性。均为渗出液,蛋白及乳酸脱氢酶(LDH)含量增高。狼疮性胸膜炎及伴随的胸腔积液对非甾体抗炎药及肾上腺皮质激素的治疗反应良好。

3. 其他肺病

(1)肺出血:可以是 SLE 患者的主要表现或唯一表现,见于 1%~2% 的患者。肺出血占儿童狼疮肺受累病人的 5%~10%,可表现为无早期临床症状的少量出血,更多见的是急性呼吸窘迫表现。肺出血可分为急性和慢性。急性肺出血的表现为发热、咳嗽、乏力、苍白、呼吸增快和咯血。少量的出血可以通过检测痰含铁血黄素细胞来判断。狼疮病人出现肺出血也可能是感染、肺栓塞和心衰的指征之一。慢性肺出血可见于病情活动的狼疮病人,慢性肺出血可仅表现为慢性贫血,部分患儿可有多年慢性出血的表现,之后突然出现急性严重的大出血。长期慢性咳嗽,胸片可见浸润影的患儿需注意慢性肺出血的诊断,网织红细胞计数增高,而 Coombs 试验阴性也需注意慢性肺出血。肺泡内除了存在红细胞及吞噬了含铁血黄素的巨噬细胞外,可见到弥漫性的肺泡损伤。在反复发生肺出血后,可以形成肺泡隔纤维化。治疗应用肾上腺皮质激素及免疫抑制剂可以控制病情。

(2)肺血管性疾病:SLE 肺实质病变可能同时合并肺血管受累,但血管炎并不是大多数肺实质病变的基本损害。相反,在完全没有任何肺实质受累的患者却可以出现明显的肺血管病变以致进展为肺心病甚至死亡。SLE 的急性及慢性肺炎在晚期均可并发肺心病。肺血管血栓形成与肺血管性疾病可能有关,同时也与 SLE 合并抗磷脂综合征有关。肺动脉高压多由于狼疮的肺血管病变所致,本病较少见,但一旦发生,可危及生命。可能的机制与血管炎、血管阻塞和或血栓有关。肺动脉高压的症状包括劳力性呼吸困难、疲劳、嗜睡、胸痛、劳力性晕厥、咳嗽、咯血和声音嘶哑(由于扩张的主肺动脉压迫喉返神经引起)等,查体可发现第二心音肺动脉瓣音加强,心脏收缩

期杂音,严重病人可闻及舒张期肺动脉瓣反流杂音。诊断有赖于舒张期肺动脉压增高。超声心动图发现三尖瓣关闭不全的狼疮患儿都需注意本病。肺动脉高压可应用波生坦治疗。肺血管炎的病理在急性损害表现为类纤维蛋白坏死和血管炎。慢性损害表现为动脉内膜或外膜周围纤维化、中层肥厚以及弹力层断裂。通常只累及小血管,而以肌层动脉最常见、最严重。尚可有不同程度的平滑肌(中层)肥厚和增生、内层纤维化、肺小动脉炎细胞浸润、弹力层破坏,以及原位血栓形成。

(3)肺部感染:由于原发病及治疗导致的免疫紊乱,狼疮患儿极易发生肺部感染。而且是 SLE 患儿死亡的重要原因之一。所以对于 SLE 患儿在最初做出狼疮性肺炎的诊断时应当常规除外肺部感染。如出现发热、咳嗽、呼吸困难、胸痛等表现,需注意肺部感染的可能,流行病学史、临床表现和影像学检查有助于诊断,尽早完善病原学检查,必要时行气管镜,查支气管灌洗液病原学明确诊断。狼疮患儿也极易发生机会致病菌如疱疹病毒、真菌、军团菌及卡氏肺孢子菌感染,在应用免疫抑制剂前需注意排查。

(邓江红 李彩凤)

参考文献

1. Petty RE, Cassidy JT. Textbook of pediatric rheumatology, 7th ed. Petty RE, laxer rm, lindsley cb, (Eds). WB Saunders Company, Philadelphia, 2015: 396.

2. Huggins JL, Holland MJ, Brunner HI. Organ involvement other than lupus nephritis in childhood-onset systemic lupus erythematosus. Lupus, 2016, 25(8): 857-863.

3. Borgia RE, Silverman ED. Childhood-onset systemic lupus erythematosus: an update. Curr Opin Rheumatol, 2015, 27(5): 483-492.

4. Couture J1, Silverman ED. Update on the pathogenesis and treatment of childhood-onset systemic lupus erythematosus. Curr Opin Rheumatol, 2016, 28(5): 488-496.

5. Richardson AE, Warrier K, Vyas H. Respiratory complications of the rheumatological diseases in childhood. Arch Dis Child, 2016, 101(8): 752-758.

6. Alamoudi OS, Attar SM. Pulmonary manifestations in systemic lupus erythematosus: association with disease activity. Respirology, 2015, 20(3): 474-480.

第二节 幼年皮肌炎

幼年皮肌炎(juvenile dermatomyositis,JDM)是一种免疫介导的、以横纹肌、皮肤和胃肠道等部位的急性和慢性非化脓性炎症为特征的多系统受累疾病。其主要病理改变为广泛的血管炎,可见小血管变性、栓塞、多发性梗死。在电镜下血管变性以内皮细胞变化为主。内皮细胞肿胀、变性、坏死,引起血小板堆积、血栓形成而造成管腔狭窄和梗阻。血管炎性改变可见于皮肤、肌肉、皮下组织、胃肠道、中枢神经系统、肺脏和内脏的包膜。

幼年皮肌炎临床表现主要为皮疹及对称性肌无力。典型的皮疹为上眼睑或上、下眼睑紫红色斑(heliotrope rash)伴轻度水肿。类似皮疹可逐渐蔓延及前额、鼻梁、上颌骨部位、颈部和上胸部"V"字区及四肢等处。另一类特征性皮肤改变称高春征(Gottron's sign)。此类皮疹见于掌指关节和指间关节伸面及趾关节伸面,也可出现在肘、膝和踝关节伸侧。皮疹呈红色或紫红色,为米粒至绿豆大多角形、扁平或尖顶丘疹,可融合成斑块,伴有细小鳞屑或出现皮肤萎缩及色素减退。另外约半数患儿在甲根皱襞可见僵直的毛细血管扩张,其上常见瘀点。JDM 的肌肉症状主要为对称性肌无力,伴有疼痛和压痛。本病通常累及横纹肌,任何部位的肌肉皆可受累,以肢带肌、四肢近端及颈前屈肌往往先被累及。患儿表现为上楼困难、不能蹲下、穿衣困难等,进而发展为坐立行动和翻身困难。如侵犯呼吸肌时,可引起呼吸困难而危及生命。除皮肤和肌肉改变外,内脏如消化道、心脏、神经系统及肺脏均可受累。

目前国际上多采用 Bohan 和 Peter 于 1975 年提出的诊断标准,但该诊断标准有一定的局限性。2017 年 ACR 年会上公布了 EULAR/ACR 成人和幼年特发性炎性肌病及其主要亚群的分类标准[1],详见表 12-2-1。根据统计模型,选取 6 个类别 16 个变量作为分析条目,每个变量赋予相应权重,最终计算特发性炎性肌病诊断的可能性,当分值 <5.3(有肌活检时 <6.5),特发性炎性肌病的可能性 <50%,定义为"非特发性炎性肌病";当分值 >5.5(有肌活检时 >6.7),特发性炎性肌病的可能性 >55%,定义为"高度怀疑特发性炎性肌病";当特发性炎性肌病的可能性 ≥ 50%,而 <55%,则定义为"较小可能性特发性炎性肌病";当分值 ≥ 7.5(有肌活检时 ≥ 8.7),特发性炎性肌病的可能性 ≥ 90%,明确诊断为特发性炎性肌病;当特发性炎性肌病的可能性 ≥ 55%,而 <90%,定义为"较大可能性特发性炎性肌病"。其中明确诊断为特发性炎性肌病者依据首发年龄(≥ 18 岁)区分为成人和幼年,幼年特发性炎性肌病伴有皮疹者诊断为 JDM。

【肺部表现】

JDM 的肺部病变较多见,主要出现在疾病的活动期[2],常见的肺部表现有弥漫性肺泡损伤、特发性肺纤维化、具有机化性肺炎的闭塞性细支气管炎、胸膜疾病、自发性气胸以及继发于咽部及食管功能障碍的吸入性肺炎、继发于呼吸肌功能障碍及低通气的坠积性肺炎及呼吸衰竭等。

1. 间质性肺病 JDM 可合并间质性肺病,但其确切发病率尚不清楚,有报道 JDM 合并肺间质改变的发病率(7%~19%)较成人(35%~40%)低。北京儿童医院 46 例幼年皮肌炎临床分析资料显示肺部受累者达 37%。

(1)临床特征:活动时进行性的呼吸困难、非排痰性咳嗽,以及肺底部的啰音是常见的症状。杵状指未见报道。肺部疾病可以先于原发病数月至数年出现,也可以发生在已确诊的 JDM 患者。肌肉疾病的严重程度和持续时间与间质性肺病无相关性。部分患者的肺部病情进展快速,以致其肌肉疾病可以完全未被发现。此类患者也可发生雷诺现象、关节疼痛和关节炎。

(2)实验室检查:血清肌酶水平的高低和肺部病变之间无相关性。抗 Jo-1 抗体和抗 CADM-140 抗体阳性的 JDM 患者易合并间质性肺病[3]。

(3)X 线特征:胸部 X 线表现呈弥漫性的网状或网状结节状的浸润,以肺底部最为明显,也可

表 12-2-1　EULAR/ACR 成人和幼年特发性炎性肌病分类标准

如果症状和体征没有更好的解释,可以使用以下分类标准			
变量	分数		备注
	无肌肉活检	有肌肉活检	
发病年龄			
与疾病相关首发症状的发病年龄 ≥ 18 岁和 <40 岁	1.3	1.5	18 岁 ≤ 首发症状发病年龄 <40 岁
与疾病相关首发症状的发病年龄 >40 岁	2.1	2.2	首发症状发病年龄 >40 岁
肌无力			
上肢近端肌力对称性、渐进性减弱	0.7	0.7	通过徒手或其他客观方法检测,近端上肢肌力减弱,并呈现对称性和渐进性
下肢近端肌力对称性、渐进性减弱	0.8	0.5	通过徒手或其他客观方法检测,近端下肢肌力减弱,并呈现对称性和渐进性
颈部屈肌力较颈部伸肌减弱	1.9	1.6	通过徒手或其他客观方法检测,颈部屈肌的肌力等级较颈部伸肌减低
腿部近端肌力较远端肌减弱	0.9	1.2	通过徒手或其他客观方法检测,腿部近端肌肉的肌力等级较腿部远端肌肉减低
皮肤表现			
Heliotrope 皮疹	3.1	3.2	眼睑或眶周分布紫红色、淡紫色或红色斑块皮疹,常伴有眶周水肿
Gottron 丘疹	2.1	2.7	常发生于手指关节、肘、膝、踝关节和脚趾关节伸肌表面的红斑至紫红色丘疹,有时呈鳞屑状
Gottron 征	3.3	3.7	关节伸肌表面出现不可触及的红斑至紫红色斑块
其他临床表现			
吞咽困难或食管运动障碍	0.7	0.6	吞咽困难或客观证据表明食管运动异常
实验室检查			
抗 Jo-1 抗体阳性	3.9	3.8	通过标准化和已验证的检测方法,血清中自身抗体显示为阳性
血清肌酸激酶(CK)或乳酸脱氢酶(LDH)或天冬氨酸转氨酶(AST)或丙氨酸转氨酶(ALT)水平升高	1.3	1.4	疾病过程中最不正常的测试值(酶的最高绝对水平)高于相应的正常值上限
肌肉活检存在			
肌内膜单核细胞浸润包绕但不侵入肌纤维		1.7	肌肉活检显示肌内膜单核细胞包绕其他健康肌纤维膜和非坏死性肌纤维,但没有明显侵入肌纤维
肌束膜和 / 或血管周围单核细胞浸润		1.2	单核细胞位于肌束膜中和 / 或血管周围(在肌束膜或肌内膜血管中)
束周萎缩		1.9	肌肉活检显示在纤维束区域的几排肌纤维较中心区域的肌纤维缩小
边缘空泡		3.1	HE 染色的边缘空泡呈蓝色,改良 Gomori 三色染色呈红色

表现为以肺泡浸润影及间质性浸润混合存在的X线征象,这是肺受累的早期阶段。晚期患者的病变可进展到终末期的蜂窝肺。图12-2-1、图12-2-2所示为8岁男孩,诊断为JDM,伴有严重的肺部改变,治疗前后的肺CT变化。

(4)肺生理学特征:肺生理学上最常表现为限制性通气功能障碍,此外,一氧化碳弥散量(D_LCO)可以下降。许多患儿在静息时存在动脉血的低氧血症,在运动时缺氧加重。建议凡诊断JDM的患儿均应行肺功能测定[4]。

(5)病理:闭塞性细支气管炎机化性肺炎(BOOP)、普通间质性肺炎及弥漫性肺泡损伤是多肌炎或皮肌炎患者所发生的最为常见的组织病理改变。大多数患者存在一定程度的间质纤维化,而且间质纤维化与间质性肺炎相关。间质性肺炎的特征是淋巴细胞及浆细胞的浸润。存在肺小动脉、细小动脉中膜及内膜的增厚,此表现和继发性肺动脉高压相一致。

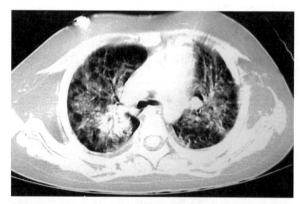

图12-2-1 8岁男孩,JDM患儿合并双肺弥漫间质实质病变,治疗前

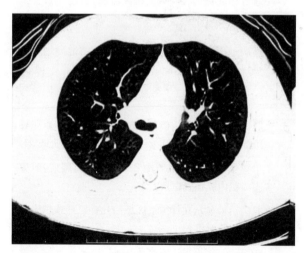

图12-2-2 8岁男孩,JDM患儿合并双肺弥漫间质实质病变,治疗后:病变完全吸收

(6)治疗及预后:JDM合并间质性肺病时,糖皮质激素和免疫抑制剂需早期联合使用[5],免疫抑制剂常用甲氨蝶呤、环孢素,严重者可静脉应用环磷酰胺治疗。有报道认为生物制剂治疗JDM合并难治性间质性肺病有一定疗效,但尚无大样本研究。如果肺活检显示存在着活动性的炎症,尤其是BOOP时,则提示患者有较好的疗效。弥漫性肺泡损伤的患者的预后一般很差。JDM的死亡率与有无肺部疾病及疾病的严重程度相关,尤其是呼吸功能不全、反复吸入性肺炎及心脏受累时。

2. 吸入性肺炎 对于皮肌炎患者,吸入性肺炎是一种常见的肺部并发症,并且是皮肌炎重要的死亡原因。由于软腭、咽部及食管上部的横纹肌肉的无力,患者的咳嗽反射受影响,容易发生吸入性肺炎。因此,对于有吞咽困难及误吸的皮肌炎患者来说,气道保护十分重要。

3. 呼吸衰竭 皮肌炎患者的严重呼吸衰竭并不多见,程度较轻的呼吸功能减低较为常见。通气功能不全是由于吸气肌及呼气肌的功能不全同时出现所致。由于肌肉无力,患者不能进行深呼吸,所以可以发生肺不张。胸部X线常常表现为膈肌位置的上移,伴有肺容积的缩小,同时在双肺底部出现盘状肺不张。

4. 其他多种肺部并发症 原发性肺动脉高压并不常见,可以发生自发性气胸及胸腔积液,但也不常见。在治疗过程中,可能发生机会性感染,值得注意。

(张俊梅 李彩凤)

参考文献

1. Ingrid E.Lundberg, Anna Tjarnlund, Matteo Bottai, et al.2017 European League Against Rheumatism/American College of Rheumatology Classification Criteria for Adult and Juvenile Idiopathic Inflammatory Myopathies and Their Major Subgroups.Arthritis & Rheumatology,2017, 69(12):2271-2282.

2. Mathiesen PR, Buchvald F, Nielsen KG, et al.Pulmonary function and autoantibodies in a long-term follow-up of juvenile dermatomyositis patients.Rheumatology (Oxford),2014,53(4):644e9.

3. Tansley SL, Betteridge ZE, Gunawardena H, et al.Anti-MDA5 autoantibodies in juvenile dermatomyositis identify a distinct clinical phenotype:a prospective cohort

study.Arthritis Res Ther,2014,16(4):R138.

4. Enders FB,Bader-Meunier B,Baildam E,et al.Consensus-based recommendations for the management of juvenile dermatomyositis.Ann Rheum Dis,2017,76(2):

329e40.

5. Hervier B,Uzunhan Y.Inflammatory Myopathy-Related Interstitial Lung Disease:From Pathophysiology to Treatment.Front Med(Lausanne),2020,6:326.

第三节 混合性结缔组织病

混合性结缔组织病(mixed connective tissue disease,MCTD)是一种具有系统性红斑狼疮、进行性系统性硬化症、干燥综合征,以及皮肌炎/多肌炎等特征的自身免疫性结缔组织病。该病是以上疾病的重叠综合征或最终进展为以上的某种疾病。自身抗体检查存在高滴度的抗核糖核酸蛋白质(RNP)抗体,一般认为是诊断混合性结缔组织病绝对必要的条件。但是,抗-RNP 抗体还可见于众多的结缔组织性疾病,尤其是典型的硬皮病及 SLE。

本病并没有特别的临床征象。患者常有关节疼痛肿胀、肌痛、手肿胀,食管功能障碍,淋巴结肿大,易发生疲劳,雷诺现象等。几乎所有的混合性结缔组织病患者都有皮肤的损害,皮肤的表现包括雷诺现象、脱发、手肿胀、硬指、皮肤红斑、甲周毛细血管扩张、色素沉着异常、光过敏,以及血管炎等。手弥漫性肿胀为本病特征之一,局部皮肤绷紧、肥厚,失去弹性,不易捏起,手指尖细或呈腊肠样。混合性结缔组织病患者的内脏受累有肺、心脏、消化道、肾脏,以及中枢神经系统,但以肺部受累最为常见,而且也是影响该病预后的主要因素。

【肺部表现】

混合性结缔组织病的胸膜肺受累表现多样,可以涉及胸膜、肺实质、肺间质、肺血管及膈肌。常见的表现有:伴有纤维化的弥漫性间质性肺炎,伴有或不伴有胸腔积液的胸膜炎、肺高压及肺血管炎、肺出血、多发性肺囊肿、慢性吸入性肺炎及膈肌功能障碍。约 2/3 患者有肺弥散功能减退,1/2 患者有限制性通气功能障碍。肺功能障碍不一定有临床表现,以致不易发现。除非早期做肺功能检查。无症状患者的 70% 已有肺功能异常和/或 X 线片检查异常。

1. 间质性肺病 MCTD 合并间质性肺病的发病率是 47%~78%[1,2]。患儿早期常常无症状,即便已有肺受累也有 1/3 患儿无症状。最常见的肺部表现为呼吸困难、胸膜炎性的胸痛、双肺底部啰音、P2 亢进以及咳嗽。患儿往往没有杵状指。3/4 的患儿有 X 线胸片上的肺部病变表现或肺功能异常(TLC、VC、FEV_1 及 D_LCO 下降),以及静息状态下的低氧血症。基线时的抗 RNP 抗体滴度和间质性肺病的进展相关。抗 ro-52 抗体和间质性肺病的发生相关[3]。

混合性结缔组织病的原发病理学改变是一种增殖性的血管性疾病,其特征是肺动脉及小动脉内膜的增厚,并伴有中膜肌肉的肥厚,这种病变比间质纤维化更为突出。一般认为在混合性结缔组织病患者,间质性肺病较常见,但常常是亚临床型的,而且对于这些无症状的患儿只有通过测定肺功能及进行影像学检查来做出诊断。所以,早期发现亚临床期患儿并予以治疗有可能阻止疾病的进展。治疗以皮质类固醇和免疫抑制剂治疗为主。英国的一项前瞻性随机双盲多中心对照研究,证实利妥昔单抗治疗 MCTD 相关的间质性肺病有效[4]。发生肺动脉高压时,给予相应的治疗。

2. 伴有或不伴有胸腔积液的胸膜炎 约 1/3 患者可有胸膜炎、胸膜炎性胸痛,胸部 X 线检查胸膜肥厚,双侧渗出性胸膜炎是混合性结缔组织病的始发表现。

3. 肺动脉高压 本病可发生原发性肺动脉高压,而且是该病潜在的致命性的并发症。肺动脉高压的形成是隐匿性的,肺动脉高压是许多因素作用的结果。引起肺动脉高压的因素有肺小动脉的内膜增厚、肺小血管血栓形成、肺间质纤维化。

组织病理学上表现为肺动脉及肺小动脉明显的内膜增殖及中膜肥厚,并随之发生血管腔的狭窄,这些都是最为常见的表现。对混合性结缔组织病并发肺高压时的治疗,除治疗原发病外,尚可以应用依前列醇、内皮素受体拮抗剂(如波生坦)、磷酸二酯酶抑制剂(昔多芬),以及钙通道拮抗剂等。

4. 慢性吸入性肺炎 混合性结缔组织病患者中,部分患者有食管运动功能障碍,而且常常发生吸入性肺炎。

(李超 李彩凤)

参考文献

1. Berard RA, Laxer RM.Pediatric mixed connective tissue disease.Curr Rheumatol Rep,2016,18:28.

2. Hajas A,Szodoray P,Nakken B,et al.Clinical course,prognosis,and causes of death in mixed connective tissue disease.J Rheumatol,2013,40:1134-1142.

3. Gunnarsson R,El-Hage F,Aalokken TM,et al.Associations between anti-Ro52 antibodies and lung fibrosis in mixed connective tissue disease.Rheumatology,2016,55:103-108.

4. Saunders.Rituximab versus cyclophosphamide for the treatment of connective tissue disease-associated interstitial lung disease(RECITAL):study protocol for a randomised controlled trial.Trials,2017,18:275.

第四节 幼年型类风湿关节炎

幼年型类风湿关节炎(juvenile idiopathic arthritis,JIA)是儿童时期常见的风湿性疾病,以慢性关节炎为其主要特征,并伴有全身多系统受累。JIA 是一种高度异质性疾病,不同类型 JIA 的起病方式、临床表现,以及实验室检查等均不相同。根据起病最初 6 个月的临床表现将 JIA 分为全身型、多关节型——RF 阴性、多关节型——RF 阳性、少关节型、银屑病关节炎、附着点炎症相关的关节炎类型。其中常见肺部受累的是以下几种类型:

(1)全身型 JIA(systemic onset JIA,SoJIA):特点为起病多急骤,伴有明显的全身症状。典型的三联症包括发热、皮疹及关节炎。全身症状包括肝、脾、淋巴结增大,浆膜腔积液等。SoJIA 全身表现明显者,易并发巨噬细胞活化综合征,出现进行性肝功障碍、脑病、肺部间质实质损害、血液系统受累等。如未及时治疗,预后极差,死亡率极高,患儿可因快速进展的 ARDS 或进行性脑病而死亡[1]。

(2)多关节型 JIA(polyarticular onset JIA):其特征是在起病的最初 6 个月内受累关节为 5 个或 5 个以上,无上述全身型的表现。根据类风湿因子(RF)是否阳性,将多关节型 JIA 分为两型:RF阴性和 RF 阳性。

(3)少关节型 JIA(oligoarthritis 或 pauciarticular onset JIA):其特征是在疾病开始 6 个月内受累关节少于 5 个,无上述全身型的表现。该型为非对称性关节炎,常累及大关节(如膝关节和踝关节),有时仅为一个关节受累(单关节型)。

【肺部表现】

肺部病变是成人类风湿关节炎常见的表现,可以表现间质性肺疾病、胸膜病变(伴有或不伴有胸腔积液的胸膜炎)、类风湿结节、肺血管病变及肺动脉高压等[2]。JIA 与成人不完全相同,其中多关节型 JIA 类似于成人的 RA,可以出现上述表现,但相对少见。少关节型 JIA 较少发生肺部病变。而全身型 JIA(SoJIA)的肺部病变在三型中相对较多[3]。

SoJIA 常见的胸膜病变为胸腔积液及胸膜炎,积液常为少量至中等量,也可为大量积液,严重者可见呼吸困难。经治疗后积液可以完全吸收,但反复胸腔积液可遗留少量胸膜粘连。SoJIA 可以伴有肺实质间质病变,反复病损可致弥漫性间质纤维化、闭塞性细支气管炎及肺血管病。少部分 SoJIA 患儿可合并肺泡蛋白沉积症和肺动脉高压[4]。如果 SoJIA 并发巨噬细胞活化综合征,则可能出现急性肺损伤(ARDS),表现为快速进展的呼吸困难、低氧血症及呼吸衰竭。少数患儿甚至可以在短期内出现肺出血,病情进展迅速,可以危及生命[5]。图 12-4-1、图 12-4-2 所示为 5 岁男孩,诊断为 SoJIA。

JIA 并发肺部病变时的治疗,除常规 JIA 的非甾体抗炎药及缓解病情药物以外,常需加用糖皮质激素治疗,如为胸腔积液、ARDS 或急性肺出血等紧急情况,需要甲泼尼龙冲击治疗。并发巨噬细胞活化综合征时,需加用环孢素或生物制剂(白介素 1 或白介素 6 抑制剂)治疗[6]。

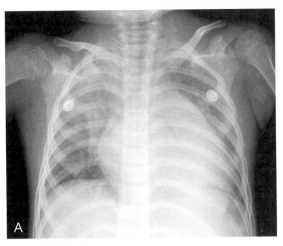
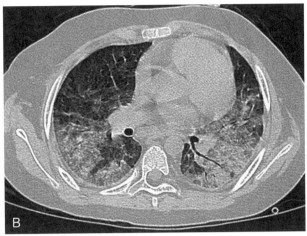

图 12-4-1 5 岁男孩,诊断为 SoJIA 合并巨噬细胞活化综合征,发生 ARDS,肺部弥漫渗出性改变(A、B)

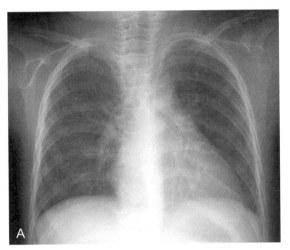
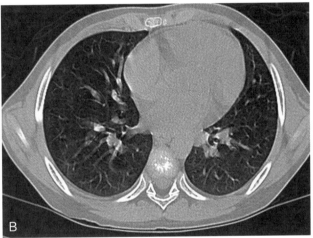

图 12-4-2 5 岁男孩,诊断为 SoJIA 合并巨噬细胞活化综合征,发生 ARDS,经治疗后肺部病变吸收
SoJIA 合并巨噬细胞活化综合征,发生 ARDS,治疗前后的影像学变化(A、B)

(檀晓华　李彩凤)

参考文献

1. Ravelli A,Minoia F,Davi S,et al.2016 Classification Criteria for Macrophage Activation Syndrome Complicating Systemic Juvenile Idiopathic Arthritis:A European League Against Rheumatism/American College of Rheumatology/Paediatric Rheumatology International Trials Organisation Collaborative Initiative.Ann Rheum Dis,2016,75(3):481-489.

2. Esposito AJ,Chu SG,Madan R.et al.Thoracic Manifestations of Rheumatoid Arthritis.Clin Chest Med,2019,40(3):545-560.

3. Lee JJY,Schneider R.Systemic Juvenile Idiopathic Arthritis,Pediatr Clin N Am,2018,65(4):691-709.

4. Schulert GS,Yasin S,Carey B,et al.Systemic Idiopathic Arthritis-Lung Disease:Characterization and Risk Factors.Arthritis Rheumatol,2019,71(11):1943-1954.

5. Barut K,Sahin S,Adrovic A,et al.Idiopathic Pulmonary Hemosiderosis in a Child with Recurrent Macrophage Activation Syndrome Secondary to Systemic Juvenile Idiopathic Arthritis.Case Rep Pediatr,2017,2017:5693501.

6. Rubbert-Roth A,Furst DE,Nebesky JM,et al.A Review of Recent Advances Using Tocilizumab in the Treatment of Rheumatic Diseases.Rheumatol Ther,2018,5(1):21-42.

第五节　硬皮病

硬皮病(scleroderma)又称系统性硬化症(systemic sclerosis,SSc),是一种少见的弥漫性结缔组织病,其特征是进行性的皮肤硬化[1]。硬皮病的皮肤病变几乎总是和雷诺现象相伴随。根据皮肤受累范围本病可分为弥漫型及局限型。弥漫型者皮肤广泛硬化,影响肢体远端及近端、面、躯干皮损进展快,内脏受损出现早;局限型者对称性硬皮只涉及前臂远端及面部,皮损进展慢,内脏受损出现较晚。本病除可造成皮肤损害外,常常引起内脏受累,受累器官以肺脏、心脏血管系统、肾脏及消化系统为多见。诊断依据 ACR 1980 年的分类标准,见表 12-5-1[2]。

表 12-5-1　ACR 1980 年硬皮病的分类标准

A. 主要标准

近端皮肤硬化:手指及掌指关节或跖趾关节以上的任何部位皮肤对称性变厚、变紧和硬化。皮肤病变可累及全部肢体、面部、颈部和躯干(胸部和腹部)

B. 次要标准

1. 指/趾端硬化:皮肤改变仅局限于手指
2. 指尖凹陷性瘢痕或指腹消失:缺血所致指端凹陷区或指垫组织的萎缩
3. 双侧肺底纤维化:胸部 X 线示双肺呈线性网状纹理或线性结节密度增高影,以肺底部最为明显,可呈弥漫性斑点样表现,称为"蜂窝"肺。肺部改变应除外原发性肺部疾病所致

注:用于临床试验、人口普查及其他研究中的疾病分类时,如符合一条主要标准或两条或两条以上次要标准就可诊断系统性硬化(硬皮病)。这一标准不包括局限性硬皮病、嗜酸性筋膜炎及各种类型的假性硬皮病

【肺部表现】

硬皮病常引起肺部损害。在硬皮病受累器官的频率中,肺部损害仅排在皮肤、外周血管系统及食管之后,列第四位,而且肺部损害常常是引起患者死亡的重要原因。`

硬皮病所造成的肺部病变可以涉及肺及胸膜的任何部位,可以表现为弥漫性间质纤维化、肺动脉高压、阻塞性肺病、自发性气胸、肺出血、胸膜炎及吸入性肺炎,其中以间质性肺部病变最常见。

弥漫型硬皮病患者间质性肺病发生率约50%,而局限型硬皮病患者间质性肺病发生率约为25%。

成人的资料显示,胸部 X 线检查有 14%~67% 的硬皮病患者肺呈间质性改变,肺生理学研究发现 32%~90% 的患者存在异常,尸检结果显示间质性疾病的发生率达 60%~100%。硬皮病所致的间质性肺病通常呈进行性病程,预后不佳。

1. **临床表现**　硬皮病中普遍存在肺功能的受损,但临床症状往往不十分显著,常见的临床症状是劳累后气短、干咳,一般不引起胸痛。而咯血、胸膜炎及发热则少见。体格检查可发现肺底部存在吸气末的啰音。但杵状指罕见,这是由于皮肤受损及指端血流减少之故。

2. **X 线特征**　在疾病的早期,胸部平片可以是正常的。对于亚临床型患者,肺部 CT 扫描最常见的表现是下肺野出现稀疏的线条状阴影。在慢性疾病阶段,则以网状结节阴影为主,也可出现囊肿的形成,即蜂窝肺。可以出现胸腔积液、胸膜肥厚或二者均可发生。X 线上显示的肺部受累及程度不与皮肤疾病的范围相关,有时硬皮病患者肺部受累的表现可早于典型的硬皮病性皮肤病变。

3. **肺生理学特征**　肺生理学上的异常包括限制性通气功能障碍及气体交换功能障碍。呼气流速可保持正常或者下降。肺的静态顺应性降低。一氧化碳弥散能力(D_LCO)异常,这种改变可见于那些无肺容量受限或无 X 线影像学异常的患者。动脉血气分析显示在静息状态下的 PaO_2 可正常或下降,在运动时动脉血氧饱和度下降。

4. **病理组织学**　硬皮病所致的间质性肺病多数病人病理学呈非特异性间质性肺炎改变(nonspecific interstitial pneumonia,NSIP)[3],镜下可见不同程度的大量单核细胞浸润及肺间隔纤维化。纤维化性 NSIP 更为多见,部分患者病理可呈细胞性 NSIP,普通性间质性肺炎比较罕见。纤维化性 NSIP 较细胞性 NSIP 预后差。

5. **实验室检查**　某些特征性的自身抗体的检出对于硬皮病相关肺间质疾病的发生具有提示作用,比如抗 scl-70,其阳性,预示发生 SSc-ILD 的风险升高(敏感度 45%,特异性 81%)。其他抗体如抗 U3 核糖核蛋白抗体(RNP)、抗 U11/U12 (RNP)和抗 -Th/To 等[4]。

6. **治疗**　硬皮病所致的间质性肺病最优化

的治疗方案目前尚未可知,但早期应用免疫抑制剂其疗效是肯定的,包括环磷酰胺、吗替麦考酚酸酯及硫唑嘌呤等。根据统计数据显示,吗替麦考酚酸酯的作用要优于环磷酰胺[5],而对于吗替麦考酚酸酯集环磷酰胺不耐受患者可以选择硫唑嘌呤治疗。对于难治性肺部病变可以考虑应用利妥昔单抗或者进行肺移植。

(李　妍　李彩凤)

参考文献

1. Morisset J, Vittingho E, Elicker BM, et al. Mortality risk prediction in scleroderma-related interstitial lung disease: the SADL model. Chest, 2017, 152(5):999-1007.

2. Schoenfeld SR, Castelino FV. Interstitial lung disease in scleroderma. Rheum Dis Clin North Am, 2015, 41(2):237-248.

3. Giacomelli R, Liakouli V, Berardicurti O, et al. Interstitial lung disease in systemic sclerosis: current and future treatment. Rheumatol Int, 2017, 37(6):853-863.

4. Volkmann ER, Tashkin DP. Treatment of Systemic Sclerosis-related Interstitial Lung Disease: A Review of Existing and Emerging Therapies. Ann Am Thorac Soc, 2016, 13(11):2045-2056.

5. Ueda T, Sskagami T, Kikuchi T, et al. Mycophenolate mofetil as a therapeutic agent for interstitial lung diseases in systemic sclerosis. Respir Investig, 2018, 56(1):14-20.

第六节　肉芽肿性多血管炎

肉芽肿性多血管炎(granulomatosis with polyangiitis, GPA)是一种慢性中小动脉炎,以上、下呼吸道坏死性肉芽肿性血管炎、肾小球肾炎和其他器官的血管炎为特征性的临床表现。儿童发病率相对较低,女孩多发。该病以往称韦格纳肉芽肿(Wegener granulomatosis, WG)。韦格纳肉芽肿是1931年由Klinger最早认识到,1936年Wegener才对此病做了较全面的研究报道。2011年,美国风湿病协会(ACR)及欧洲风湿病联盟(EULAR)共同更正病名为肉芽肿性多血管炎。本病与抗中性粒细胞胞质抗体(antineutrophil cytoplasmic antibodies, ANCA)密切相关。

GPA临床表现多样,可累及多系统。本病的特征为鼻旁窦炎、肺部浸润及肾脏病变三联症。另外,肉芽肿性血管炎可累及眼睛、皮肤、神经系统及关节等。眼睛受累可表现为眼球突出、视神经及眼肌损伤、结膜炎、角膜溃疡、表层巩膜炎、虹膜炎、视网膜血管炎、视力障碍等。皮肤黏膜病变患儿表现为下肢可触性紫癜、多形红斑、斑疹、瘀点(斑)、丘疹、皮下结节、坏死性溃疡形成,以及浅表皮肤糜烂等。其中皮肤紫癜最为常见。很少有GPA患者以神经系统病变为首发症状,但仍有约1/3的患者在病程中出现神经系统病变。关节病变在GPA中较为常见,发病时约30%的患者有关节病变,全部病程中可有约70%的患者关节受累。多数表现为关节疼痛以及肌痛,1/3的患者可出现对称性、非对称性及游走性关节炎。

目前沿用欧洲风湿病联盟及欧洲儿科风湿病学会于2008年制定的诊断标准[1]:

符合下列6条标准中的至少3条可诊断GPA:

1. **组织病理学**　动脉管壁、血管周围或血管外有肉芽肿性炎症。

2. **上呼吸道受累表现**　慢性化脓性或血性鼻分泌物、反复鼻出血、鼻中隔穿孔或鞍鼻畸形,慢性或复发性鼻窦炎。

3. **喉-气管-支气管狭窄**。

4. **肺部受累**　胸部X线或CT显示结节影、空洞形成或固定性浸润灶。

5. **ANCA阳性**　免疫荧光检查C-ANCA阳性,或酶联免疫吸附试验抗PR3阳性。

6. **肾脏受累**　晨尿检测蛋白尿大于0.3g/24小时或尿白蛋白/肌酐值大于30mmol/mg,血尿或红细胞管型(每高倍镜下大于5个红细胞或尿沉渣有红细胞管型)。

在诊断GPA时,检测患者血清中的抗中性粒细胞胞质抗体(ANCA)有一定的帮助作用。患者常常有C-ANCA(PR3抗体),但并非所有患者都有。

【肺部表现】

1. **临床表现**　大部分患者以上呼吸道病变为首发症状。通常表现是持续流涕,伴有鼻黏膜溃疡和结痂,鼻出血、唾液中带血丝,鼻窦炎可以是缓和的,严重的肉芽肿性血管炎可出现鼻中隔穿孔,鼻骨破坏,出现鞍鼻。咽鼓管的阻塞能引发中耳炎,导致听力丧失。部分患者可因声门下狭窄出现声音嘶哑及呼吸喘鸣。

肺部受累是 GPA 的基本特征之一，约 78% 的患者将在整个病程中出现肺部病变。胸闷、气短、咳嗽、咯血以及胸膜炎是最常见的症状。大量肺泡性出血较少见，一旦出现，则可发生呼吸困难和呼吸衰竭。查体可有叩浊音、呼吸音减低以及湿啰音等体征。因为支气管内膜受累以及瘢痕形成，患者在肺功能检测时可出现阻塞性通气功能障碍，也可出现限制性通气功能障碍以及弥散功能障碍。

2. 影像学表现　对肉芽肿性血管炎的 X 线检查主要是胸部。胸部 X 线表现可以见到肺部结节影，其他较少见的 X 线表现有少量的胸腔积液、液气胸、气管不规则狭窄、纵隔增宽等。但高分辨肺 CT 更有助于了解 GPA 的肺部表现。GPA 肺部 CT 表现主要为：①结节状病灶。结节大小不等，可自数毫米至数厘米，多 2~3cm，呈圆形或椭圆形，边缘可光滑，亦可模糊。有 1/3~1/2 可发生坏死形成空洞，一般为中心型小空洞，壁厚，空洞内如有液平面可提示有细菌感染。病灶大多为多发，单发少见。小结节病灶的特点是较渗出和浸润性病变密度高，呈中等密度，且在肺内有融合成片的趋势。病变多为双肺同时发病，可发生于肺的任何部位，以中下肺野较多；②斑片状阴影。为肺血管炎所引起的肺出血或梗死或合并感染的表现。这种征象比粟粒、结节和球形灶少见，但二者可同时存在。此外，病变在短期内变化明显，具有游走性，随病情变化病灶可完全吸收或在另一部位出现新的病灶。

3. 治疗　主要应用糖皮质激素及免疫抑制剂。免疫抑制剂以环磷酰胺为首选[2,3]，其他药物如霉酚酸酯、硫唑嘌呤、环孢素、甲氨蝶呤等也可酌情选用。GPA 通过治疗，尤其是糖皮质激素加环磷酰胺联合治疗和严密的随诊，能诱导和维持长期的缓解。近年来，韦格纳肉芽肿的早期诊断和及时治疗提高了治疗效果。过去，未经治疗的平均生存期是 5 个月，82% 的患者一年内死亡，90% 以上患者两年内死亡[4]。目前大部分患者在正确治疗下能维持长期缓解。

（朴玉蓉　李彩凤）

参考文献

1. James KE, Xiao R, Merkel PA, et al. Clinical course and outcomes of childhood-onset granulomatosis with polyangiitis. Clin Exp Rheumatol. 2017, 103 (1): 202-208.
2. Iudici M, Quartier P, Terrier B, et al. Childhood-onset granulomatosis with polyangiitis and microscopic polyangiitis: systematic review and meta-analysis. Orph J Rare Dis, 2016, 11: 141.
3. Filocamo G, Torreggiani S, Carlo Agostoni, et al. Lung involvement in childhood onset granulomatosis with polyangiitis. Pediatr Rheumatol Online J, 2017, 15: 28.
4. Derhovanessian A, Tazelaar H, et al. Granulomatosis with Polyangiitis (Wegener's Granulomatosis): Evolving Concepts in Treatment. Semin Respir Crit Care Med, 2018, 39 (04): 434-458.

第七节　白塞病

白塞病（Behcet 病）是一种慢性复发性疾病，其特征是口腔及生殖器溃疡、虹膜睫状体炎、血栓性静脉炎，以及一种由皮肤脉管炎、关节炎和脑膜脑炎所组成的多系统性疾[1]。目前多采用国际白塞病研究小组（International Study Group for Behcet's Disease）于 1990 年制定的 ISG 标准，临床研究表明其敏感性和特异性可分别达到 65.4%~83.7% 和 89.5%~99.2%。诊断标准如下：

1. 复发性口腔溃疡　医生或患者观察到的轻型阿弗他溃疡，重型阿弗他溃疡及疱疹样溃疡，1 年内反复发作至少 3 次。

2. 以下标准中符合两条

1) 反复外阴溃疡：医生或患者观察的外阴部阿弗他溃疡或瘢痕。

2) 眼病变：前和/或后色素膜炎，裂隙灯检查时玻璃体内有细胞出现，或由眼科医师观察到视网膜血管炎。

3) 皮肤病变：由医师或患者发现的结节性红斑、假性毛囊炎或丘疹性脓疱，或未服用糖皮质激素的成年患者出现痤疮样结节。

4) 针刺试验阳性：试验后 24~48 小时由医师看结果。

注:根据上述指标诊断时需除外其他临床疾病。

ISG 标准有较好的特异性,但敏感性欠缺。为解决该问题,由 27 个国家组成的白塞病国际标准修订小组(The International Team for the Revision of the International Criteria for Behcet's Disease,ITR-ICBD team)制定了 ICBD 标准[2],得分 ≥ 4 分提示诊断白塞病(表 12-7-1)。其敏感性为 87%~98.2%,特异性 73.7%~95.6%[3]。

表 12-7-1　ICBD 白塞病的国际标准评分系统

症状 / 体征	分数 / 分
眼部损坏	2
生殖器溃疡	2
口腔溃疡	2
皮肤损害	1
神经系统表现	1
血管表现	1
针刺实验阳性	1*

注:*针刺试验是非必需的,最初的评分系统未包括其在内。但如果进行了针刺试验,且结果为阳性,则加上额外的 1 分

【肺部表现】

白塞病肺部受侵犯者较少见,发生率为 1%~18%[4,5],而且绝大多数常见于成人年轻男性患者。大多数患者的肺部表现是咯血,其次是呼吸困难、胸膜炎性胸痛及咳嗽。在病理学上,肺部病变的主要表现是侵犯各种大小肺动脉、静脉及小叶间毛细血管的淋巴细胞性及坏死性的血管炎。也可发现内皮细胞的肿胀和增生。肺动脉瘤和肺动脉血栓是肺血管受累的常见类型[5]。肺动脉瘤可单发或多发,可发生于一侧或双侧肺叶,也可合并动静脉瘘。如果动脉瘤引起支气管壁的腐蚀破坏,患者可以表现为大咯血甚至死亡。患者 X 线胸片上常有异常,表现为短暂性的双肺浸润影和胸腔积液、肺门血管影增浓,以及圆形密度增高影。如进行血管造影常可发现肺动脉树的动脉瘤形成。

治疗方面包括使用糖皮质激素及免疫抑制剂。对于有着活动性肺部病变的患者有效,对于其他部位病变的患者也有效。对于使用免疫抑制剂复发的患儿,可选择英夫利昔单抗治疗[6]。

(李士朋　李彩凤)

参考文献

1. Bulur I,Onder M.Behcet disease:New aspects.Clinics in dermatology,2017,35:421-434.

2. The international criteria for behcet's disease(icbd).A collaborative study of 27 countries on the sensitivity and specificity of the new criteria.Journal of the European Academy of Dermatology and Venereology.JEADV,2014,28:338-347.

3. Zhang X,Dai H,Ma Z,et al.Pulmonary involvement in patients with behcet's disease:Report of 15 cases.The clinical respiratory journal,2015,9:414-422.

4. Bulur I,Onder M.Behçet disease:New aspects.Clin Dermatol,2017,35(5):421-434.

5. Seyahi E,Yazici H.Behçet's syndrome:pulmonary vascular disease.Curr Opin Rheumatol,2015,27(1):18-23.

6. Hatemi G,Christensen R.2018 update of the EULAR recommendations for the management of Behçet's syndrome.Ann Rheum Dis,2018,77(6):808-818.

第十三章

原发性免疫缺陷病相关的肺疾病

【原发性免疫缺陷病的分类和概述】

2017 年最新的国际分类将原发性免疫缺陷病（PID）分为九大类：

1. 影响细胞和体液免疫的 PID

1）T^-B^+ 严重联合免疫缺陷病（SCID）（IL2RG，JAK3，IL7RA，PTPRC，CD3D，CD3E，CD3Z，CORO1A，LAT）。

2）T^-B^- 严重联合免疫缺陷病（RAG1/2，Artemis/DCLRE1C，PRKDC，Cernunnos/NHEJ1，LIG4，AK2，ADA）。

3）联合免疫缺陷病（CID）（DOCK2，CD40LG/CD154，CD40/TNFRSF5，ICOS，CD3G，CD8A，ZAP-70，MHCI，MHCII，ITK，MAGT1，DOCK8，RhoH，MST1，TCRα，LCK，MALT1，CARD11，BCL10，BCL11B，IL-21，IL21R，OX40，IKBKB，NIK，RelB，Moesin，TFRC）。

2. 伴相关的或综合征特征的 CID

1）先天的血小板减少（WAS，WIPF1，ARPC1B）。

2）DNA 修复缺陷（ATM，NBS1，BLM，ICF1/2/3/4，PMS2，RNF168，MCM4，POLE，POLE2，LIG1，NSMCE3，ERCC6L2，GINS1）。

3）胸腺缺陷伴其他先天异常（DiGeorge，TXB1，CHD7，SEMA3E，FOXN1，$10p^{13}$-p^{14} 缺失综合征）。

4）免疫骨发育不良（RMRP，SMARCAL1，MYSM1，RNU4ATAC，EXTL3）。

5）高 IgE 综合征（AD dominant-negative STAT3，SPINK5，PGM3）。

6）先天性角化不全伴骨髓衰竭和端粒维持失功能（DKC1，NHP2，NHP3，RTEL1，TERC，TERT，TINF2，TPP1，DCLRE1B，PARN，WRAP53，STN1，CTC1，SAMD9，SAMD9L）。

7）维生素 B_{12} 和叶酸代谢缺陷（TCN2，SLC46A1，MTHFD1）。

8）伴免疫缺陷的无汗性外胚层发育不良（NEMO，IKBA）。

9）钙通道缺陷（ORAI1，STIM1）。

10）其他缺陷（PNP，TTC7A，SP110，EPG5，HOIL1，HOIP，CCBE1，FAT4，STAT5b，MLL2，KDM6A）。

3. 以抗体缺陷为主的免疫缺陷

1）所有免疫球蛋白严重降低伴 B 细胞明显降低或缺如（BTK，μ，λ5，Igα，Igβ，BLNK，PI3KR1，E47）。

2）至少两种免疫球蛋白明显降低伴 B 细胞正常或降低（普通免疫性免疫缺陷病，CD19，CD81，CD20，CD21，TACI，BAFF-R，TWEAK，MOGS，TRNT1，TTC37，NFKB1，NFKB2，IKZF1，IRF2BP2，ATP6AT1）。

3）IgG 和 IgA 明显降低伴正常/升高 IgM 和 B 细胞正常（AID，UNG，INO80，MSH6）。

4）同种型，轻链，或功能缺陷伴 B 细胞正常（$14q^{32}$ 常染色体隐性缺失，IGKC，CARD11 常染色体显性功能获得性突变）。

4. 免疫失调节

1）家族性噬血细胞淋巴组织细胞病（FHL）（PRF1，UNC13D，STX11，STXBP2，FAAP24）。

2）伴低色素的 FHL（LYST，RAB27A，AP3B1，AP3D1）。

3）调节性 T 细胞遗传缺陷（FOXP3，IL2RA，CTLA4，LRBA，STAT3 GOF，BACH2）。

4）伴或不伴有淋巴增殖的自身免疫（AIRE，ITCH，ZAP70，TPP2，JAK1，PEPD）。

5）自身免疫淋巴增殖综合征（FAS，FASL，CASP10，CASP8，FADD）。

6）伴结肠炎免疫失调节（IL-10,IL-10RA,IL10RB,NFAT5）。

7）对 EBV 敏感和淋巴增殖（SH2D1A,XIAP,CD27,CTPS1,RASGRP1,CD70,CARMIL2,ITK,MAGT1,PRKCD）。

5. 先天性吞噬细胞数量或功能缺陷

1）先天性中性粒细胞减少（ELANE,GFI1,HAX1,G6PC3,VPS45,G6PT1,WAS,p14,Barth syndrome,Cohon syndrome,皮肤异色病伴中性粒细胞减少,JAGN1,3-甲基戊二烯酸尿症,CSF3R,SMARCD2,HYOU1）。

2）动力缺陷（ITGB2,SLC35C1,KINDLIN3,RAC2,ACTB,FPR1,CTSC,CEBPE,SBDS,WDR1,CFTR,DNAJC21,MKL1）。

3）呼吸暴发缺陷（CYBB,CYBA,NCF1,NCF2,NCF4,G6PD）。

4）其他缺陷（GATA2,CSF2RA,CSF2RB）。

6. 内在和天然免疫缺陷

1）呈孟德尔遗传的分枝杆菌病（IL12RB1,IL12B,IFNGR1,IFNGR2,AD STAT1 LOF,CYBB,IRF8 AD,IRF8 AR,TYK2,ISG15,RORC,JAK1）。

2）疣状表皮发育不良（TMC6,TMC8,CXCR4）。

3）严重病毒感染倾向（AR STAT1,STAT2,IRF7,IFNAR2,CD16,MDA5）。

4）单纯疱疹病毒脑炎（TLR3,UNC93B1,TRAF3,TRIF,TBK1,IRF3）。

5）侵袭性真菌病倾向（CARD9）。

6）慢性皮肤黏膜念珠菌病（IL17RA,IL17RC,IL17F,AD STAT1 GOF,ACT1）。

7）TLR 通路缺陷伴细菌敏感（IRAK4,MyD88,IRAK1,TIRAP）。

8）其他:孤立性无脾（RPSA,HMOX）；锥虫病（APOL-I）；急性肝衰竭（NBAS）；急性坏死性脑炎（RANBP2）；骨石化症（CLCN7,SNX10,OSTM1,PLEKHM1,TCIRG1,TNFRSF11A,TNFSF11）；化脓性汗腺炎（NCSTN,PSEN,PSENEN）。

7. 自身炎症异常

1）1 型干扰素病（AGS1/2/3/4/5/6/7,SPENCD,STING 相关婴儿起病的血管病,X 连锁网状色素异常,USP18,CANDLE,DDX58）。

2）影响炎症复合体的缺陷（MEFV,MVK,NLRP3,NLRC4,PLCG2,NLRP1）。

3）非炎症复合体相关的情况（TNFRSF1A,PSTPIP1,NOD2,ADAM17,LPIN2,IL1RN,IL36RN,SLC29A3,CARD14,SH3BP2,COPA,OUTLIN,TNFAIP3,CECR1,AP1S3）

8. 补体缺陷　C1QA,C1QB,C1QC,C1R,C1S,C4A,C4B,C2,C3 LOF,C3 GOF,C5,C6,C7,C8,C8γ,C8β,C9,C1 抑制剂缺陷,因子 B,因子 D,Properdin,因子 I,因子 H,因子 H 相关蛋白缺陷,血栓调节素,CD46,CD59,CD55。

9. 拟表型

1）与体细胞突变相关（FAS,KRAS GOF,NRAS GOF,NLRP3,STAT5b,STAT3）。

2）与自身抗体相关（APECED 中抗 IL-17 和或 IL-22 抗体,抗 IFNγ 抗体,抗 IL-6 抗体,抗 GM-CSF 抗体,抗 C1 抑制剂抗体,抗补体因子 H 抗体,抗各种细胞因子抗体所致的伴低丙种球蛋白血症的胸腺瘤）。

呼吸系统是人体与外界环境相通的开放性器官,是病原体最易侵袭的部位。伴有原发性免疫缺陷病（PID）的儿童最易出现呼吸系统感染,如严重联合免疫缺陷病和 X 连锁高 IgM 综合征患儿最易患卡氏肺孢子菌肺炎,常染色体显性高 IgE 综合征患儿易患金黄色葡萄球菌肺炎,体液免疫缺陷病患儿易患荚膜菌肺炎,严重先天性中性粒细胞缺乏患儿易患铜绿假单胞菌肺炎,慢性肉芽肿病患者易患曲霉菌肺炎,呈孟德尔遗传的分枝杆菌病患儿易患分枝杆菌肺炎。PID 还可引起肺部过度炎症反应、自身免疫、淋巴增殖及淋巴瘤。

第一节　影响细胞和体液免疫的原发性免疫缺陷病

一、严重联合免疫缺陷病

【病因】

严重联合免疫缺陷病（severe combined immunodeficiency, SCID）包括一组遗传决定的 T 细胞分化障碍性疾病。不同分子缺陷导致 T 细胞发生内在损伤,同时伴有其他造血细胞系的分化异常。

【发病机制】

1. 按照发病机制分

(1) 抗原受体基因重组(RAG1,RAG2,Artemis,Lig4,PRKDC,NHEJ1)。

(2) T细胞受体信号(CD3δ,CD3ε,CD3ζ,CD45)。

(3) T细胞分化(IL2RG,IL7RA,JAK3,ADA,AK2)。

(4) 胸腺发育(22q11.2)和胸腺T细胞输出(CORO1A)。

2. 按照免疫表型分

(1) T^-B^-(RAG1/2,ADA)。

(2) T^-B^+(IL2RG,JAK3)。

(3) $T^-B^+NK^+$(IL7RA,CD3D)。

【临床表现】

起病早,3~6个月龄起病。表现为反复,持续及严重感染,常规治疗无效,或机会性病原感染,或导致生长发育迟缓。慢性腹泻,口腔黏膜及尿布区皮肤白色念珠菌病常见。

由于缺乏成熟的T细胞,不出现获得性免疫功能,机体对多种病原广泛敏感,其中机会性病原微生物占主导地位。SCID是儿科医师必须面对的急症,患儿若不进行骨髓移植,通常于2岁内死亡。

【诊断】

经典SCID患儿外周血淋巴细胞绝对计数明显减低,新生儿淋巴细胞正常低限为<2 000/μl,6~9月龄正常低限为<4 000/μl,生后数月龄若<2 500/μl被认为是致病性的,提示SCID可能。血$CD3^+T$,$CD4^+T$,$CD8^+T$淋巴细胞绝对计数明显降低。胸腺新近输出功能如T细胞受体剪切环(TRECs)和原始$CD4^+T$淋巴细胞($CD45RA^+$)明显减少。胸部X线片可提示胸腺缺如,但不是确诊依据,必须有上述分子生物学证据,因为有时胸腺可移位,或者胸腺发育小但功能正常。淋巴细胞增殖功能明显降低,迟发型超敏反应皮肤试验阴性,对疫苗和病原的抗体反应缺失。

【治疗】

骨髓移植(BMT)是唯一根治方法[1]。生后立即移植效果最好。配型完全相合的同胞或家族成员不经预处理植入成功率>95%,但供者B细胞植入经常失败,导致X连锁严重联合免疫缺陷病(X-SCID)临床表型为X连锁无丙种球蛋白血症(XLA)。其他并发症包括T细胞晚期丢失,淋巴细胞失调节。移植后晚期并发症可有严重皮肤乳头瘤病毒感染。基因治疗目前仅用于不适合BMT者或BMT失败者[2]。复方磺胺甲噁唑预防细菌及卡氏肺孢子菌感染,丙种球蛋白替代治疗。隔离预防感染,积极治疗现症感染。若残留部分T细胞功能,病情可能被控制,但很难治愈,因为后续会有不同的病原感染。若可能输红细胞和血小板,应CMV阴性,剔除白细胞和辐照。如果无CMV阴性血源,必须剔除白细胞。新鲜冰冻血浆可不予辐照。免疫功能恢复前避免预防接种。Omenn综合征虽然归入CID,但预后恶劣,移植后易于排斥。

二、联合免疫缺陷病

一部分SCID基因减效(hypomorphic)突变可导致不典型临床和/或免疫表型,使诊断困难。具有T^-B^-SCID基因突变的患者更易于出现临床相对轻的联合免疫缺陷病。由正常发育的但伴有内在缺陷的T细胞导致的联合免疫缺陷病是近年研究热点。综合征伴发的联合免疫缺陷病亦与临床病情严重度密切相关。

(一) 不典型严重联合免疫缺陷病

随着医学的进步,越来越多的不典型严重联合免疫缺陷病(SCID)婴儿获得及时诊断和治疗。但也逐渐认识到,减效的SCID基因突变可引起不典型临床和/或免疫表型,此类患儿起病晚,临床表现相对轻,免疫表型变异度大,使诊断困难。

【病因】

在严重联合免疫缺陷中,T^-B^+SCID占30%~50%,特征为循环T淋巴细胞缺如伴正常或升高的B淋巴细胞。X-SCID是最常见的T^-B^+SCID,于1993年确定致病基因为白介素2受体γ(IL2RG)。IL-2Rγ链是除IL-2外其他细胞因子受体的共同组成成分(IL-4、IL-7、IL-9、IL-15、IL-21),故又称γc(common γ chain)。T细胞发育缺陷主要源于IL-7R通路受损。NK缺陷可能源于IL-15R通路缺陷。虽然受体缺乏内在激酶活性,但可募集和利用细胞内激酶来介导目标蛋白磷酸化。JAK3是细胞质内的一种酪氨酸激酶,与γc物理和功能上相关联,允许细胞因子依赖的信号转导。患者表型与γc缺陷一致。重组活化基因(RAG1/RAG2)编码的蛋白参与T和B细胞抗原受体基因的体细胞重组。该蛋白识别重组信号序列,产生DNA双链断裂,允许V(D)J片段重组,其突变导致抗原受体产生缺陷。

【发病机制】

经常用的术语"leaky" SCID 侧重于分子发现,指残留部分功能的 SCID 基因突变,该定义不仅包括"atypical" SCID,也包括经典 SCID 和 Omenn 综合征。下面简述文献报道的"leaky" SCID 基因突变。几例 IL2RG 错义(R222C)突变的婴儿具有不典型免疫表型,胸腺结构正常,循环 T 细胞数量正常且呈多克隆性,大多数对丝裂原和抗原的增殖反应正常,但添加外源性 IL-2,不增强对抗 -CD3 的增殖反应,可能源于与 IL-2 亲合力降低所致。IL2RG 拼接区突变产生 2 个转录本,一个转录本含有一个氨基酸替代,引起细胞表面高亲和力 IL-2 受体表达减少,患者循环 T、B、自然杀伤(NK)细胞数目正常,抗原特异的免疫反应缺陷。IL2RG 的 L271Q 突变导致 γc 依赖的蛋白酪氨酸激酶 3(JAK3)结合的细胞内信号降低而不是缺失,患者逐渐出现 T 细胞活化表型。一些 X-SCID 患者循环 T 细胞数目逐渐增加。1 例单倍型相合的干细胞移植患者数月后出现保留部分功能的自主 T 淋巴细胞。

残留 JAK3 蛋白表达和功能患儿出现自主的、活化的、寡克隆和功能低下的 T 淋巴细胞。1 个家族的突变为复合杂合的起始位点突变和拼接区突变,其中多个受累患者出现不一样的表型,临床特征包括从早发致命的机会感染,到严重淋巴增殖疾病,到存活至成年人伴传染性软疣的患者。循环 T 细胞呈寡克隆性,体外活化后不能上调 Fas 配体。1 例患者 4 岁未行干细胞移植,临床状态良好,其具有复合杂合的错义和拼接区突变,免疫表型为母体经胎盘输注 T 淋巴细胞和自主 T 淋巴细胞长时间共存,但自主 T 淋巴细胞在最初为多克隆性,随时间变为限制克隆性,保留部分增殖功能。

Omenn 综合征仅仅是 SCID 相关基因减效突变表型特征的一种,大部分是由 RAG 基因突变所致。RAG 基因减效突变患者还表现迟发的肉芽肿和自身免疫疾病。在数例患者中可检测到循环 B 细胞和自身抗体。RAG 基因减效突变所致的其他表型还包括特发性 CD4+T 淋巴细胞减少症和高 IgM 表型。

表型的异质性也可能反映由于第 2 位点突变或真正的体细胞逆转所致的体细胞嵌合,至少保留部分蛋白表达和功能。一些患者可出现多个逆转事件。体细胞逆转对临床和免疫表型的影响不好预测。对于 SCID 患者,体细胞逆转易出现于 T 淋巴系,提示选择不同和 / 或逆转的 T 细胞前体具有增殖优势。

【临床表现】

Felgentreff 等报告 10 例 CID 患者及世界范围内的 63 例患者,分为三组,第 1 组为 $T^{low}B^{low}$(n=28),第 2 组为 $T^{low}B^+$(n=16),第 3 组为 ADA(n=29)。起病年龄第 1 组为 0~14 个月,第 2 组为 0~4 岁,第 3 组为 3 个月 ~17 岁。三组具有相似的感染谱,仅有 6 例患者在诊断时无重症感染,反复肺炎最常见,如卡氏肺孢子菌肺炎。常见病毒感染如 CMV、EBV、VZV、HPV、JC 病毒和肠道病毒更常见于第 1 组。持续的皮肤黏膜念珠菌病见于三组,未见侵袭性真菌感染报道。败血症或脑膜炎,皮肤或器官脓肿,BCG 感染均有报道。患者肺病影像见图 13-1-1。

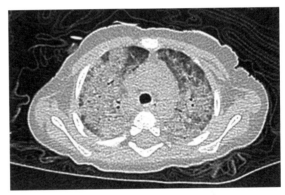

图 13-1-1　不典型 IL2RG 突变的肺 CT

患儿男,7 月龄,咳喘间断发热 45 天。具有 RDS(甲型流感病毒 + 持续呼吸道合胞病毒抗原阳性),机械通气 1 月顺利撤机。淋巴细胞 3 560/μl,CD3 11.1%,CD4 10.6%,CD8 0.2%,B 53.3%,NK 31.8%。具有 IL2RG R222C 突变。待移植中。肺 CT 示弥漫间实质病变

【诊断】

大部分患者淋巴细胞减少,但 1/3 患者淋巴细胞计数正常。大部分患者 CD3+T 细胞减少,尤其以 CD4+T 细胞明显。在 B-SCID 变异组,1/3 患者 B 细胞 >100/μl,在 NK-SCID 变异组,1/3 患者 NK 细胞 >100/μl。约 1/2 患者原始 CD4+T 细胞 <20%。一部分患者具有 >20% 的 γδT 细胞。TCRVB 谱偏移仅见于第 2 组。大部分患者 PHA 刺激的淋巴增殖受损及 IgG 水平正常。蛋白抗原阳性反应、肺炎双球菌抗体和同簇血凝素滴度见于少部分患者。

【治疗】

个别患者不经治疗呈健康状态。少部分患者经丙种球蛋白替代治疗,或抗生素预防,或免疫抑

制治疗呈健康状态。一部分 ADA 患者行酶替代治疗,1 例成功行基因治疗。近 1/3 患者行干细胞移植,14/24 死亡。11 例未行干细胞移植死亡,6 例源于感染,1 例源于肝硬化,1 例源于慢性肺病,1 例源于静脉阻塞病,2 例死亡原因不明。

(二) Omenn 综合征

【病因】

Omenn 综合征是 SCID 的特殊形式,临床感染表现同 SCID,如婴儿期出现病毒,真菌肺炎,慢性腹泻及生长不良。但与经典 SCID 不同,有明显增大的淋巴组织,严重红皮病,IgE 升高和嗜酸性粒细胞增多。

【发病机制】

机制为减效突变使胸腺内有限数量 T 细胞成熟,一个或多个 T 细胞克隆在外周血和组织中不正常扩增。至今不清楚这些克隆被驱动和吸引是由于抗原负荷,或超抗原刺激,或淋巴细胞减少环境下稳态样扩张的结果。中枢耐受的打破,Treg 细胞产生缺陷,T 淋巴细胞稳态扩张可能参与 Omenn 综合征的发病。该群细胞为 Th2 表型,由于缺乏免疫系统的其他成分的正确调节,分泌大量的细胞因子,促进自身免疫和过度炎症。大部分 Omenn 综合征患者是由 RAG1/RAG2 基因的减效突变引起。其他致病基因还包括 IL2RG,IL7RA,Artimes,亦与其他综合征性异常有关,尤其是软骨毛发发育不良(RMRP)、腺苷脱氨酶缺陷(ADA)、DiGeorge 综合征、CHARGE 综合征、Ligase 4 缺陷,伴发的相关综合征特点有助于鉴别。

RAG1/RAG2 基因位于 13 号染色体长臂 1 区 3 带,编码的蛋白参与 T、B 细胞抗原受体基因的体细胞重组。该蛋白识别重组信号序列,产生 DNA 双链断裂,允许 V(D)J 片段重组。其突变导致抗原受体产生缺陷。目前观点认为 RAG1/RAG2 无效突变(<1% 野生型重组活性)引起经典 T⁻B⁻NK⁺SCID,减效突变(> 1% 野生型重组活性)引起 Omenn 综合征和其他表型。已有越来越多证据表明,RAG1/RAG2 减效突变可引起除 Omenn 综合征外的明显不同的临床表型,如皮肤炎症不伴 T 细胞增殖(不完全 Omenn 综合征)、γδT 细胞扩张和肉芽肿。实际上同一家系内相同突变可引起不同表型,提示除突变因素外,基因外及环境因素亦影响临床表型。

【临床表现】

与 SCID 患者类似,患儿生后头一年内出现慢性腹泻、肺炎和生长不良。肺炎主要由卡氏肺孢子菌或病毒如腺病毒或副流感病毒引起。与经典 SCID 患者缺乏淋巴结或淋巴结稀少不同,Omenn 综合征患者均具有肿大的淋巴结,经常有肝脾大。此外,患者有周身的红皮病,经常引起秃头和眼睫毛、眉毛缺失。通过皮肤和肠道的严重蛋白丢失导致全身水肿和代谢失衡。重要的是,Omenn 综合征的症状随着时间演变,可不同时出现。而且,一些患者可能出现一些症状,而不是全部症状,则被称为不典型 Omenn 综合征。

一些综合征特征有助于揭示潜在的分子基础。严重身材矮小和短肢提示软骨毛发发育不良,该病其他常见特征包括毛发异常,贫血和先天性巨结肠,干骺端发育不良可出现于婴儿期或 1 岁后变明显,生长迟缓可变,一些患者生长正常,而且典型的干骺端改变可延迟出现或不出现。低钙,先天性心脏病,小下颌提示 DiGeorge 综合征。神经异常提示 ADA 缺陷。小头畸形提示 LIG4 缺陷。患者影像见图 13-1-2 和图 13-1-3。

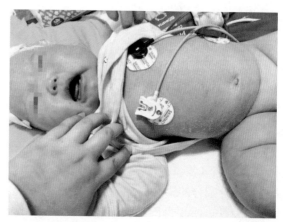

图 13-1-2　Omenn 综合征患者的皮疹

患儿女,5 个月,皮疹 3 个月,淋巴结肿大、腹泻 1 个月,血小板减少 3 天。淋巴细胞 2 360/μl,CD3 59.8%,CD4 28.5%,CD8 28.5%,B 0.2%,NK 39.1%。STR 示无母体嵌合。具有复合杂合的 Artemis 突变

【诊断】

外周血嗜酸性粒细胞增多。胸腺新近输出受损(原始 CD4⁺T 细胞和 Trecs 明显降低)。T 细胞共同表达 CD45RO 和人白细胞抗原 DR(HLA-DR),分别代表记忆和活化。淋巴细胞对抗原刺激的体外增殖严重受抑制,对丝裂原和抗 -CD3 刺激的体外增殖变异大,但通常是降低的。体液免疫一致性受抑制,IgE 水平经常升高。B 细胞降低或缺乏提示 RAG1/2,Artemis,LIG4 突变可能,

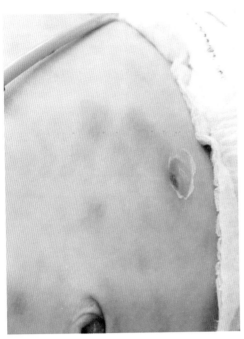

图 13-1-3　不典型 Omenn 综合征的皮疹
患儿男,5.5 个月,皮疹、间断发热 2 个月余。有败血症,肝脾明显肿大。淋巴细胞 290/μl,CD3 4.9%,CD 44.4%,CD 80.5%,B 48.2%,NK 1.8%。STR 示无母体嵌合。具有 IL2RGR289X 突变。考虑为不典型 Omenn 综合征

其他形式 Omenn 综合征患者 B 细胞正常。NK 细胞缺乏提示 *IL2RG*、*JAK3* 突变可能。外周血一个或多个 T 细胞克隆扩增是 Omenn 综合征的一个标志,Vβ17,Vβ14,Vβ13,Vβ3 更易于过度扩增。

病理组织特征示胸腺发育不良伴少量残余淋巴细胞。HE 染色示胸腺细胞耗竭,皮髓质结构完全缺失,无 Hassall 小体。胸腺上皮细胞排列为小巢样的紧密结合的纺锤样的细胞,被纤维血管分隔。免疫组化分析示残留的 CD3⁺ T 细胞表达 CD4 或 CD8,经常位于残留的髓质区。

皮肤病理 HE 染色示棘层肥厚和角化不全。角化不良和海绵层水肿见于表皮生发层,空泡经常见于基底层。炎症细胞可见于表皮层,但主要在真皮层明显,也可见于表皮真皮交界处。炎症浸润主要包括单核细胞和嗜酸性粒细胞,含有 CD3⁺ T 细胞(主要 CD4⁺ T)和少量巨噬细胞。

【鉴别诊断】

SCID 患儿母体 T 淋巴细胞经胎盘植入:临床上无法鉴别。用细胞遗传学方法、HLA 配型方法或 STR 方法证明患儿体内有母体 T 细胞。

【治疗】

同 SCID。预后不良,干细胞移植为根治方法,但容易出现移植物抗宿主病(GVHD)。

(三)SCID 患儿母体 T 淋巴细胞经胎盘植入

【病因】

SCID 是异质性遗传异常,特征为淋巴细胞发育的明显失衡,通常导致 T 细胞成熟的完全失败和 T 和 B 细胞功能的丧失。在 SCID 患者中反复描述的异常是循环内存在母体 T 淋巴细胞。在产前或围产期正常存在母血经胎盘输注[3],但由于 SCID 患儿的 T 细胞无能,不能识别及排斥异体细胞,使母体 T 细胞持续存在。

【临床表现】

国外文献报道 SCID 患儿母体嵌合出现率高达 40%,但大部分患者无临床症状。与患儿 HLA 不一致的母体 T 细胞可诱发移植物抗宿主病(GVHD),尽管很少引起致命的、系统的、多器官的 GVHD,但皮肤特征明显,有 2 个变异型:一种是慢性湿疹样皮疹,在 2 月龄或 3 月龄隐匿出现;另一种是生后 2~4 周出现弥漫剥脱性红皮病持续为弥漫脱屑样皮炎,后者多出现淋巴结肿大,肝脾肿大和完全秃头。1 例患儿表现为出生时大疱样红皮病,而无 GVHD 的其他表现。另一例 GVHD 的特征是肝病,肝的 GVHD 一直与皮肤的 GVHD 相关。通常表现为轻到中度肝酶升高不伴黄疸,2 例患者表现明显胆汁淤积,其中 1 例患者仅有此 GVHD 表现。1 例具有皮肤 GVHD 患儿同时有肾炎,病理显示广泛肾小管周围 T 淋巴细胞浸润。严重 GVHD 均见于 B⁻SCID,轻微 GVHD 仅见于 B⁺SCID。母体嵌合的细胞数量多少与 GVHD 无关。患儿与母体 HLA 不相容性与 GVHD 无关。母亲怀孕次数,患儿 CMV 和 BCG 感染状态与 GVHD 无关。与 GVHD 相关的其他异常包括嗜酸性粒细胞增多及粒细胞缺乏,其中 1/2 粒细胞缺乏患者粒细胞缺乏生后即出现,提示网状发育不全诊断。有母体 T 细胞经胎盘植入引起 GVHD 造成噬血表现报道。网状发育不全母体嵌合出现率最高,其次为 B⁻SCID,B⁺SCID。而 ADA/PNP 缺陷,MHC-Ⅱ缺陷,Omenn 综合征,ZAP-70 缺陷,其他 T⁺SCID 不出现母体嵌合。最近有 ADA-SCID 出现母体 T 细胞经胎盘植入的报道。由于植入的 T 细胞功能是不健全的,大部分患者母体细胞不能保护机体对抗机会性病原感染。患儿资料见图 13-1-4、图 13-1-5A,B,C。

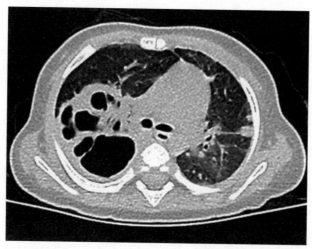

图 13-1-4 具有母体嵌合的 SCID 患儿肺 CT

患儿男,7 月龄,发热 13 天,咳嗽 8 天。有右上肺脓肿。淋巴细胞 1 240/μl,CD3 15.3%,CD4 2.0%,CD8 11.6%,B 67.1%,NK 14.4%。STR 示有母体嵌合。全外显子基因检测有 *JAK3* 基因的复合杂合突变

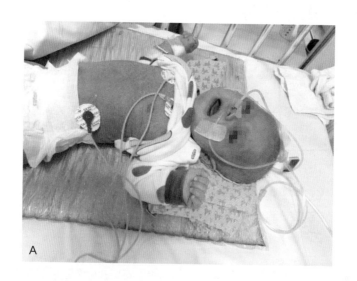

位点	张某	张某之母
Locus	Allele	Allele
D3S1358	15,17	15,17
TH01	7,9	7,9
D21S11	29,30,33.2	29,33.2
D18S51	14,15	15
Penta E	12,16,19	16,19
D5S818	10,11,14	10,14
D13S317	8,10,11	10,11
D7S820	11,12	11,12
D16S539	12,13,14	13,14
CSF1PO	11,12	11,12
Penta D	9,11,13	11,13
AMEL	X,Y	X
vWA	15,16,19	16,19
D8S1179	10,13,15	10,13
TPOX	8,10	8
FGA	21,22,24	21,24

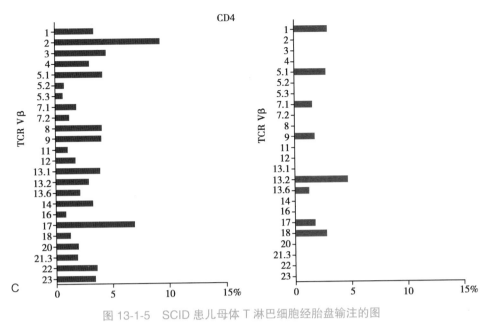

图 13-1-5 SCID 患儿母体 T 淋巴细胞经胎盘输注的图

患儿男,5 个月余,反复皮疹、间断发热 2 个月。淋巴细胞 9 841/μl。CD3 32.9%,CD4 28.2%,CD8 3.8%,B 0.4%,NK 64.9%。具有复合杂合 Artemis 突变。A 图为其皮疹图;B 图 STR 示有母体嵌合; C 图 CD4⁺ T TCRVB 呈寡克隆性

【诊断】

由于母体嵌合的 T 细胞数目变化较大,患者外周血淋巴细胞绝对计数,CD3⁺ T,CD4⁺ T,CD8⁺ T 的绝对计数变化亦较大。但代表胸腺新近输出的原始 CD4⁺ T 细胞绝对计数及 T 细胞受体剪切环(Trecs)定量是明显降低的。母体淋巴细胞嵌合仅存在于 T 细胞富集成分,仅有一例 NK 细胞是母体来源的。最近有母体 T 和 B 淋巴细胞经胎盘同时植入的报道[4]。大部分时候母体和自主来源 T 细胞不同时存在,也有同时存在的报道。不出现 GVHD 和轻度皮肤 GVHD 患儿,母体嵌合细胞为 CD8⁺ T 细胞,对丝裂原刺激的增殖反应严重受抑制。具有严重皮肤 GVHD 患儿,母体嵌合细胞为 CD4⁺ T 细胞,对丝裂原刺激有部分增殖反应。用抗 CD3 刺激,结果与用丝裂原刺激类似。除了一例患者,对回忆抗原或同种异体抗原的增殖反应缺失。细胞因子谱提示为 TH1/TC1 表型。母体 T 细胞的克隆谱为限制性的。牛皮癣样 - 苔藓样 - 海绵样伴坏死性角化细胞的皮肤病理提示 SCID 患儿的母体 T 淋巴细胞植入可能。

用标准的补体介导的细胞毒分析可行 HLA 分型。用抗人 HLA-I 特异的鼠来源的单克隆抗体行流式细胞分析。如果患儿是男孩,可用细胞遗传学的方法来判断是否有母体嵌合,若发现有

XX 核型,提示为母体来源,但 SCID 患儿淋巴细胞增殖缺陷,在丝裂原刺激下,诱导细胞分裂至中期可能会失败。用分子生物学的 HLA 配型方法可予以判断。目前最常用方法为短串联重复(short tandem repeat,STR)方法。

【鉴别诊断】

1)Omenn 综合征:由 SCID 基因减效突变导致自体 T 淋巴细胞单克隆或寡克隆扩增导致的器官浸润。嗜酸性粒细胞增多的程度,淋巴结肿大,肝脾肿大更明显。

2)其他新生儿皮疹包括鱼鳞病样红皮病(非综合征性,综合征性的),皮脂溢样皮炎,变态反应性皮炎,牛皮癣,毛发红糠疹,朗格汉斯组织细胞病,锌、生物素、多种羧化酶和必须脂肪酸的营养缺陷,泛发先天性伤寒,皮肤肥大细胞病。

3)感染:金黄色葡萄球菌烫伤样皮肤综合征(SSSS),先天性皮肤念珠菌病。

【治疗】

虽然经胎盘植入的 SCID 患儿母体 T 细胞可使发病延迟,使存活期延长,但这部分 T 细胞功能不健全,另外外周性 T 细胞会逐渐耗竭,最终患儿会出现严重细胞免疫缺陷的临床表现。因此需密切监测细胞免疫功能,在严重感染出现前行干细胞移植使存活率增加。但由于母体 T 细胞存在,会影响 HLA 配型的判断[5],也会影响患者基因型

的判断,因此建议用颊黏膜拭子作为标本来检测。此外,此类患者行干细胞移植易于出现移植物抗宿主病(GVHD)[6]。

(四)放射敏感 - 联合免疫缺陷病

【病因】

DNA 双链断裂(double-strand breaks,DSBs)是 DNA 损伤的致命形式,可导致基因组物质的丢失或重排,导致细胞死亡或肿瘤发生事件。DSBs 可被电离辐射诱导或出现于细胞内的正常 DNA 复制,减数分裂和 V(D)J 重组过程。DSBs 的诱导产生一系列级联事件包括断裂感知,信号转导和效应功能。参与的细胞机制包括 DNA 修复,细胞周期检查点停滞和凋亡,共同来限制突变的产生和损伤细胞的增殖。

非同源末端连接(DNA non-homologous end-joining,NHEJ)是哺乳动物 DNA 双链断裂(DNA double strand break,DSB)的主要修复机制。共5 种蛋白发挥作用,其中 2 个 Ku 亚单位(Ku70 和 Ku80)和 DNA 依赖的蛋白激酶催化亚单位(DNA-PKcs)组成(DNA-PK)复合体,另外 2 个成分是 Xrcc4 和 DNA ligase Ⅳ。由于射线明显诱导 DSBs,NHEJ 蛋白缺陷使细胞系和动物模型具有明显放射敏感性。在免疫反应发生中,V(D)J 重组过程包括程序性 DSBs 出现和重新连接以产生多样的 T、B 细胞谱系,NHEJ 重链接这些程序性 DSBs。NHEJ 缺陷由于不能有效产生 V(D)J 重组,导致(严重)联合免疫缺陷发生,这一亚类被称为放射敏感 -(严重)联合免疫缺陷病[RS-(S)CID],目前发现的致病基因包括连接酶 4(*LIG4*)、非同源末端连接 1 基因(*NHEJ1*,*XLF*,*Cernunnos*)、金属 β 内酰胺酶家族一员(*Artemis*)、DNA 依赖的蛋白激酶催化亚单位(*DNA-PKcs*)。患儿经常具有其他特征,包括小头、面部异常、生长迟缓等。

【发病机制】

NHEJ 起始于 Ku 异源二聚体与双链 DNA 断裂的结合,募集 DNA-PK 催化亚单位(DNA-PKcs)产生 DNA-PK 复合体。DNA-PK 促进断端处理过程,包括删除形成和单链 DNA 区域的填入。连接需要产生于多核苷酸激酶 / 磷酸酶过程(PNKP)的 3'OH 和 5'P 末端。DNA-PK 通过磷酸化促进 PNKP 过程。末端处理可能也需要核酸酶活性。DNA-PK 与结构特异的核酸酶(Artemis)相互作用。至少在 V(D)J 重组中,DNA-PK 通过重塑 DNA 末端促进 Artemis 活性。DNA-PK 募集 NHEJ 连接复合体,包括 X 射线修复交叉互补蛋白 4(XRCC4)、LIG4、XLF。连接酶Ⅳ在 N 端有一保守的连接酶区,又被分为 DNA 结合结构域和腺苷化结构域。一个串联的 BRCA1C- 端(BRCT)结构域位于连接酶Ⅳ的 C 端。XRCC4 是同源二聚体,与单链 DNA 连接酶Ⅳ分子结合。DNA 连接酶Ⅳ和 XRCC4 紧密相互作用,调节相互的稳定性。相反,XLF 是连接复合体的弱结合成分。在胚系细胞,每一 V、D 或 J 片段有一编码区和一侧的重组信号序列。VDJ 重组起始于 RAG1/RAG2 重组酶删除 2 个重组信号序列,形成突触复合体,包括 2 个发夹末端和 2 个黏性末端的 DSBs。黏性末端形成于重组信号序列,通过核心 NHEJ 蛋白重连接形成环或倒置结构。编码序列起始于发夹结构,需 Artemis 剪切掉发夹结构,随之通过包括末端核苷酸转移酶(TdT)和 polμ 或 λ 聚合酶的过程,核苷酸添加,填入或删除出现。这些末端修饰进一步增加免疫球蛋白和 T 细胞受体基因的多样性。DSBs 的存在也启动一个信号反应,其引起 DSB 邻近的染色质广泛改变和活化的细胞周期检查点停滞等过程。ATM 激酶是 DSB 信号反应中心。此外,MRE11/RAD50/NBS1 复合体被 ATM 信号反应所需要,至少参与活化和募集 ATM。ATM、MRE11、RAD50、NSB1 缺陷患者具有放射敏感和不同程度免疫缺陷。针对 DSBs 信号反应对 DSB 整体修复仅有中度影响,ATM 和 MRN 组成蛋白对 NHEJ 的 15% 起作用,也是通过慢动力学修复。

LIG4 综合征是第一个遗传确认的 RS-CID 异常。小鼠 LIG4 破环导致胎内致死性伴广泛神经元凋亡。因此,患者所有突变都是减效突变。突变分布于整个基因。经常位于腺苷化结构域,结构分析预测影响腺苷酸复合体形成。用 cDNA 互补放射敏感表型,或鉴定与 DNA ligase Ⅳ/XRCC4 相互作用蛋白,导致 XLF 的发现(也被称为 Cernunnos,或 NHEJ1)。尽管很难证实患者 *XLF* 突变使功能丧失,一些确实是导致截断蛋白的突变。目前的证据提示 XLF 对 NHEJ 不是重要的,尽管其缺失可明显影响该过程。Artemis 缺失是 RS-SCID 的最常见原因。在 V(D)J 重组过程中,Artemis 在打开发夹中间物中起重要作用,但不具有其他重要发育作用,基因敲除小鼠可以存活。在 NHEJ 中,Artemis 的作用与其他核心 NHEJ 成分明显不同,Artemis 可重链接 15% 放射诱导的 DSBs。一大部分 Artemis 缺陷患者具有基因组缺失,导致 Artemis 的 cDNA 起始转录点的缺失和蛋白表达缺失。减效突变可导致 leaky 表型,其重要性逐渐获得认识。缺失 DNA-PKcs 的小鼠出现 SCID 表型,而无其他异常,与无效 Artemis 突变小鼠近似。2009 年 DNA-PKcs 缺陷患者被报道,临床表现同无效 Artemis 突变患者,即 SCID 不伴其他发育异常。突变不影响 DNA-PK 激酶活性,而影响 Artemis 功能。另 1 例 DNA-PKcs 缺陷患者具有明显的神经元表型,如明显小头和发育迟缓。突变对蛋白水平和活性有明显影响,神经元退行性变呈出生后进展性。

【临床表现】

减少的或缺失的 T、B 细胞是 NHEJ 缺陷患者的常见表型。尽管 RS-SCID 代表极端表型,可见到放射敏感伴不同免疫缺陷,从 Omenn 综合征到联合免疫缺陷或全血细胞减少或进展性免疫缺陷。第 1 例 LIG4 突变患者无明显表型如免疫缺陷,但 14 岁时出现急性淋巴细胞白血病。对头部放射治疗过度反应并死于放射损伤。后续患者均具有明显免疫缺陷,尽管大部分患者残留 T、B 细胞也就是 CID。一些患者具有 SCID 表型,1 例患者表现为 Omenn 综合征。另外,小头、生长迟缓和异常面容常见。小头出生后即出现,但呈非进展性。一些散发的发育异常见于一些患者如骨异常。淋巴肿瘤见于一小部分患者,主要见于伴有轻度免疫缺陷患者。尽管小头严重度与免疫缺陷严重度相关,1 例有 SCID 表型患者无小头或生长迟缓,提示这些表型可以是分离的。小头和生长迟缓是所有 XLF 缺陷患者的一个特征。XLF 缺陷患者临床类似于较严重 LIG4 综合征患者。无效 Artemis 突变患者具有 SCID 表型,T、B 细胞缺如,需要骨髓移植。小头、生长迟缓或异常面容不见于无效 Artemis 突变患者。减效 Artemis 突变患者经常表现进展性免疫缺陷病。1 例表现 Omenn 综合征。EBV 相关的淋巴瘤经常见于减效 Artemis 突变患者。2009 年 DNA-PKcs 缺陷患者被报道,临床表现同无效 Artemis 突变患者,即 SCID 不伴其他发育异常。另 1 例 DNA-PKcs 缺陷患者具有明显神经元表型,如明显小头和发育迟缓,神经元退行性变呈生后进展性。患者肺部影像见图 13-1-6。

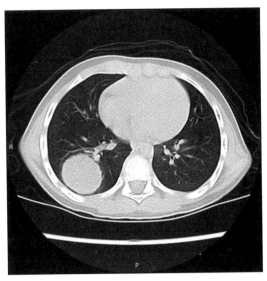

图 13-1-6　放射敏感 - 联合免疫缺陷的肺 CT

患儿男,7 岁,既往反复肺炎,反复白细胞、血小板减少 2 年,发现肺内病变 2 个月。病理活检示弥漫大 B 细胞淋巴瘤,EBER(+++)。淋巴细胞 500/μl,CD3 36.6%/49.9%,CD4 6.1%/6.6%,CD8 19.6%/31.3%,B 30.9%/0.1%,NK 44.9%/48.1%。具有复合杂合 LIG4 突变。肺 CT 示右下圆形均匀致密影

【诊断】

(1) 所有 LIG4 综合征患者皮肤成纤维细胞显示放射敏感和 DSB 修复能力降低。由于突变是减效的,残留的 DSB 以慢动力学方式出现重连接,通常暴露后 24~72 小时所有 DSBs 都重连接。而 LIG 4 综合征细胞具有正常放射诱导细胞周期检查点反应。V(D)J 重组表型显示重连接频率稍增加伴信号连接不准确性升高。

(2) XLF 缺陷患者皮肤成纤维细胞放射敏感水平和损伤的 DSB 修复程度和 LIG4 综合征患者近似。

(3) 将无效 Artemis 突变患者的细胞暴露于 X 或 γ 射线导致一部分 DSBs 长时间不修复(长至 21 天),与 LIG4 综合征和 XLF 缺陷患者细胞明显不同。放射(3Gy)后 1~7 天,LIG4 综合征和 XLF 缺陷患者细胞的所有 DSBs 均被重连接。

(4) 具有 SCID 表型不伴发育特征患者的突变不影响 DNA-PK 激酶活性,而影响 Artemis 功能。具有明显神经元特征患者的突变对蛋白水平和活性有明显影响。

【鉴别诊断】

(1) 共济失调毛细血管扩张症(Ataxia telangiectasia,A-T)及 A-T 样异常(A-T like disorder,A-TLD):患者表现进展性共济失调和神经退行性变,但无

出生时小头。但最近 1 例 MRE11 缺陷患者具有小头而非进展性共济失调。A-T 由 *ATM* 突变引起,A-TLD 由 *Mre11* 突变引起。ATM 是一种丝氨酸 / 苏氨酸激酶,对 DSBs 诱导的信号转导过程至关重要。电离辐射暴露后 ATM 被活化,然后磷酸化参与细胞周期检查点控制和 DNA 修复的蛋白。A-TLD 家系具有 *Mre11* 突变,患者表现为轻症 A-T 临床特征。*ATM* 和 *Mre11* 突变患者细胞系具有放射敏感,但能正常修复。A-T 和 A-TLD 细胞显示电离辐射暴露后检查点停滞缺陷。

（2）Nijmegen 断裂综合征(NBS)：患者具有小头、生长迟缓、轻到中度智力低下和异常面容。NBS 细胞系不能产生 nibrin 蛋白,其与其他 2 个蛋白形成复合体(hMre11 和 hRad50),参与核转运。这些复合体聚集于 DSBs 附近的核位置。患者细胞具有放射敏感,但 MRN(Mre11/Rad50/Nbs1)不是 NHEJ 的核心组成,大部分放射诱导的断裂可被正常修复。NBS 细胞显示电离辐射暴露后检查点停滞缺陷。

（3）ATR-Seckel 综合征：患者表现为严重宫内发育迟缓、明显等比例身材矮小、明显小头、智力低下和特征面容。ATR 是与 ATM 相关的针对 DNA 损伤的信号反应的重要参与者。但与 ATM 不同,针对停止的复制叉和大量损伤中产生的单链 DNA 区域反应,不但对发育而且对体细胞生长至关重要。患者不具有放射敏感特征,无免疫缺陷,无肿瘤倾向。电离辐射的 ATM 依赖的反应正常,但紫外线暴露后 ATR 依赖的介质(H2AX、p53、Nbs1 和 Rad17)磷酸化受损。

【治疗】

SCID 可通过骨髓移植治愈。但 RS-SCID 患者尤其 LIG4 综合征患者对防止移植物抗宿主的预处理方案过度反应。避免应用诱导 DSB 药物的替代方案是必要的。Artemis 缺陷患者移植后远期预后不乐观。尽管骨髓移植可治愈 RS-SCID 的免疫缺陷,但非免疫的体细胞仍保留 DSB 修复缺陷,因此需严密监测此类患者以期早期发现恶性肿瘤[7]。尽管目前无证据显示此类患者对常规 X 线和 CT 的低剂量辐射反应异常,但仍存在恶性诱变的高度可能性。细胞放射敏感不伴有缺陷的 DSB 修复或伴有细胞周期特异的 DSB 修复缺陷已有报道,增强目前实验分析的有效性会协助诊断,如 γH2AX foci 计数方法等。

（五）X 连锁高 IgM 综合征

【病因】

高 IgM 综合征是一组原发免疫缺陷异常,由于免疫球蛋白类别转换重组缺陷导致 IgG,IgA,IgE 缺陷伴正常或升高的 IgM。参与此过程的数种不同基因产物已获得鉴定。类别转换重组和相关的体细胞高频突变过程已获得阐述。大部分,但不是所有具有类别转换重组的患者也具有体细胞高频突变。根据发病机制,目前分为 2 类,一类为 CD40 信号缺陷,引起体液免疫缺陷和机会性病原感染;另一类为 B 细胞内在类别转换重组缺陷导致单纯体液免疫缺陷。除了经典的高 IgM 形式,DNA 修复机制的其他更复杂缺陷也可导致高 IgM 样的表型。其他抗体缺陷如普通变异型免疫缺陷病或偶尔 X 连锁无丙种球蛋白血症,也可表现为低 IgG 和 IgA,IgM 正常,类似高 IgM 综合征。继发的高 IgM 形式可见于先天风疹病毒感染,肿瘤或抗癫痫治疗。

【发病机制】

X 连锁隐性高 IgM 综合征是由 CD154 突变引起,CD154 为活化的 T 细胞表面瞬时表达的 CD40 配体(CD40L)。缺失的 CD40L 和 CD40 的相互作用影响 B 细胞增殖,生发中心形成,免疫球蛋白类别转换重组和体细胞高频突变,长寿命浆细胞形成。

普通淋巴前体细胞成熟为产生类别转换的免疫球蛋白的 B 细胞和终末分化的浆细胞包括抗原非依赖和依赖的步骤。抗原非依赖步骤出现于胚胎期的肝脏,然后骨髓。胚系 DNA 的 IG 基因重组产生独一无二的抗体特异性开始于原 B 细胞阶段,结束于前 B 细胞阶段。Ig 基因重组过程由重组活化基因(RAG1/RAG2)启动,后者与特异重组信号序列结合启动双链 DNA 断裂。相关的 DNA 的删除使需要的基因处于毗邻位置,然后通过非同源末端连接的机制来修复双链 DNA。RAG 基因缺陷或参与 NHEJ dsDNA 修复过程基因(如 Artemis,Ligase Ⅳ)缺陷导致不能产生 T、B 细胞受体,临床特征为严重联合免疫缺陷病。共济失调毛细血管扩张症和 Nijmegan 断裂综合征均影响 NHEJ,有时导致高 IgM 免疫表型。免疫球蛋白重链基因重组一直导致 VDJ 序列与 μ 链的恒定区基因(IGHM)相关。成熟的原始 B 细胞表达表面的 IgM 和 IgD。

B 细胞发育的抗原依赖的第二阶段出现于外

周,在淋巴组织的生发中心继续发育。该阶段依赖于一定数量的B细胞受体抗原配置信号和通过细胞因子效应和与T细胞直接相互作用的共刺激信号。B细胞可继续发育为浆细胞或通过生发中心的成熟变为表达CD27的记忆B细胞。

CD40配体/CD40相互作用促进生发中心B细胞的发育,被CRS和SHM的始动所必要。CD40持续表达于B细胞表面,CD40L瞬时表达于活化的CD4⁺T淋巴细胞。通过CD40的信号通过肿瘤坏死因子受体家族相关的因子(TRAFs)的活化,然后通过NK-κB通路将信号传递入细胞核。

CSR包括将之前建立的与IGHM恒定区基因相关的独一无二的V(D)J重组转变为与另外一个替代的恒定区基因相关,如IGHG、IGHA、IGHE。该过程包括dsDNA断裂,相应序列的删除和后续的dsDNA修复。该过程不同于免疫球蛋白基因的VDJ重排。重组发生于恒定区边界的5'端的S区域和VDJ和IGHM序列间的内含子之间。起始于S区域上游的一个点的DNA转录,产生单链的DNA基质,受胞苷脱氨酶(AID)作用,将胞苷变为尿苷。尿苷的N糖基化酶(UNG)删除尿苷残基利于内核苷酸酶作用产生DNA链的单链断裂。错配修复蛋白复合体包括PMS2和MRN(MRE11-RAD50-NBS1)复合体可能利于单链变为双链断裂。通过相应DNA删除,dsDNA修复启动了。ATM参与此过程。DNA修复利用NHEJ机制。

SHM使*IGHV*基因产生非常频繁的突变。表达这些突变*IGHV*基因的B细胞具有高的抗体亲和力,在负载抗原的滤泡树突状细胞和滤泡B淋巴细胞辅助T淋巴细胞存在下,利于在生发中心增殖来获得抗体反应的亲和力成熟。SHM过程较CSR过程欠清楚。AID功能至关重要,dsDNA断裂出现与CSR近似。错配修复酶和错误倾向的DNA聚合酶用来参与修复伴高出现率的碱基替代,但是NHEJ机制并未被利用。

CD154(CD40L)基因位于Xq²⁶,5个外显子编码39kD的糖蛋白,属于肿瘤坏死因子家族一员。蛋白以三聚体的形式表达于细胞表面,包括细胞表面的CD40结合结构域,一个短的跨膜结构域和细胞质内的尾部。瞬时表达于活化的CD4⁺细胞表面,受到严密的调节。寻找其他T细胞活化标志很重要,如CD25和CD69表达,作为活化过程的对照。

大部分患者为无义突变导致的终止密码子突变,其他突变包括内含子,插入/缺失所致的移码所致的截断蛋白,内含子突变所致的框内缺失,插入突变所致的氨基酸插入,累及2个外显子以上的缺失导致蛋白不稳定,一小部分为错义突变。近一半突变位于外显子5。错义突变主要集中于外显子5。用CD40L抗体检测提示少部分为正常表达。用CD40抗原检测显示正常表达或者表达减弱或者明显降低。突变主要位于细胞外结构域,最多见于细胞外结构域中的TNF结构域。一部分突变位于跨膜结构域。个别突变位于胞质结构域。

【临床表现】

男孩发病。女性携带者偶可发病。多在1岁内起病。反复鼻窦呼吸系统感染最常见。患者机会性感染敏感性增加,PCP肺炎可以是40%患者的首发表现。慢性症状性小肠隐孢子虫病可导致持续腹泻,生长迟缓和体重不增。硬化性胆管炎是临床和亚临床感染的常见并发症,导致肝功能异常甚至肝硬化,胆管癌的风险增加。在早期未移植的病例中,50%有慢性肝病,导致很多病例的早期死亡。播散性CMV感染,微小病毒引起的纯红再障,弓形虫,隐球菌,组织胞浆菌和分枝杆菌感染亦见报道。50%病人有中性粒细胞缺乏。自身免疫性疾病可表现为关节炎,炎性肠病,血小板减少,自身免疫性溶血性贫血。累及胆管和小肠的恶性肿瘤危险性增加。未见淋巴恶性肿瘤危险性增加的报道。患者肺部影像见图13-1-7。

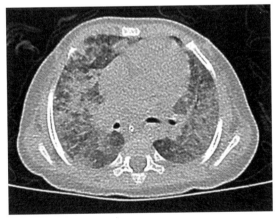

图13-1-7 X-连锁高IgM综合征肺CT

患儿男,7个月,间断发热伴腋下淋巴结肿大4个月,气促2个月,咳嗽1个月。淋巴细胞不减少,CDs比例正常。IgG、IgA明显降低,IgM正常。BALF卡氏肺孢子菌PCR阳性。复方新诺明治疗有效。具有CD154突变。肺CT示双肺弥漫磨玻璃影

【诊断】

IgG,IgA,IgE 明显降低,伴正常或升高的 IgM。近一半患者起病时 IgM 是正常的,尤其在幼儿中 IgM 正常的比例更高。有 IgA,IgE 升高的报道。可产生一些抗多糖的 IgM 抗体,包括同簇血凝素,但对蛋白抗原无反应。外周总 B 细胞数正常,但缺乏转换的记忆 B 细胞(IgM⁻IgD⁻CD27⁺),IgM⁺IgD⁺CD27⁺B 细胞作为唯一的记忆亚群。部分患者可有颈淋巴结和扁桃体缺如。淋巴结病理检查示滤泡和生发中心少见,浆细胞也少见。大部分突变使蛋白表达缺失。一小部分拼接区突变或细胞质内的突变导致残留部分的或正常的蛋白表达可使确切诊断困难。新生儿阶段的 T 细胞反应不成熟可导致假阴性表达。

【鉴别诊断】

1)常染色体隐性高 IgM 综合征:*AID*、*UNG* 突变患者具有巨大淋巴结和生发中心。*INO80* 突变患者具有严重细菌感染。*MSH6* 突变患者具有肿瘤的家族或个人史。

2)X 连锁淋巴增殖综合征:有患者可仅表现为低丙种球蛋白血症及反复细菌感染,需要与 XHIGM 鉴别。

3)AD PIK3CD 缺陷:患者更易于出现淋巴增殖,自身免疫,EBV、CMV 感染。

4)AD PIK3R1 缺陷:反复呼吸道及泌尿道感染。

5)AR CARD11 缺陷:淋巴增殖缺陷。

6)普通变异性免疫缺陷病:蛋白抗体反应性缺陷。易出现自身免疫、淋巴增殖、肉芽肿及淋巴瘤等。

7)伴有低丙种球蛋白血症的综合征如 A-T、ICF:综合征特征有助于鉴别诊断。

【治疗】

在肝脏病变出现前早期干细胞移植效果较好,为根治方法,欧洲治愈率为 58%。年长儿移植后易于出现隐孢子虫病再活化和暴发性肝衰竭。移植后死亡与隐孢子虫感染和 ADV,CMV 感染再活化有关。暂时不能行骨髓移植者给予丙种球蛋白替代治疗。虽然 15 岁时大部分存活,近 50% 患者至 30 岁时死亡。巴龙霉素预防隐孢子虫的疗效未获肯定。所有的饮用水要煮沸或滤过(直径 <1μm)。避免幼儿在游泳池、池塘和湖里游泳,>5 岁允许在游泳池游泳。避免与农场动物接触尤其羊和牛,避免与小猫、小狗接触。分析所有腹泻的原因。复方磺胺甲噁唑预防肺孢子菌肺炎认

为有效。50% 中性粒细胞缺乏患者对大剂量丙球蛋白有效,所有患者均对 G-CSF 治疗有反应。

(六)ZAP70 缺陷

【病因】

获得性免疫系统通过精细调节来对抗侵入的病原。基因缺陷所致淋巴细胞通路受损可使患者出现免疫缺陷。ZAP70(zeta 链相关的蛋白激酶 70kDa)是 PTKs(蛋白酪氨酸激酶)的一种,与活化的 TCR 相互作用转导下游信号,是获得性免疫反应调节的重要参与者。ZAP70 于 1992 年获得克隆。于 1994 年首次报道复合杂合 ZAP70 缺陷所致 SCID 病例。临床特征首次于 1989 年被报道,特征为胸腺皮质内有双阳性胸腺细胞,但髓质内仅有单阳性 CD4⁺ 胸腺细胞。截至目前,世界范围内有十余例病例被报道。

【发病机制】

αβTCR 异源二聚体在内质网中与 CD3 的 εγ 和 εδ 链的恒定区和 ζ 链的同源二聚体组合。CD3 和 ζ 具有重要的胞质结构域,包含具有信号转导功能的基序,由免疫受体酪氨酸活化基序(ITAM)编码。T 细胞受体(TCR)的刺激导致蛋白酪氨酸激酶(PTKs)的活化,PTKs 2 个家族成员 Src 和 Syk/ZAP70 参与受体诱导的大部分远端信号事件。T 细胞表达 Src 家族激酶包括 Lck、Fyn。Src 激酶通过磷酸化 Syk 和 ZAP70 的酪氨酸对催化活性起重要作用。TCR 诱导活化后,Lck 介导 CD3ζ 链 ITAM 的磷酸化,通过 ZAP70 的 SH2 结构域与 CD3ζ 链磷酸化的 ITAM 结合募集 ZAP70 至 TCR/CD3 信号复合体。在此过程中,ZAP70 构象出现改变,由自身抑制形式变为活性形式,最终导致 T 细胞活化、增殖和分化。具有相同 ZAP70 突变的患者和小鼠具有不同的临床表型。保守的 DLAARN 序列位于 ZAP70 激酶活性区。具有其错义突变的不同品系小鼠均完全缺乏成熟的 TCRαβ+T 细胞,相反具有该纯合突变的患者缺乏 CD8⁺T 细胞和无功能的数目正常的 CD4⁺T 细胞。种属特异性不同可能反映在 T 细胞发育过程中,ZAP70 和同源的酪氨酸激酶 Syk 表达方式不同。在 ZAP70 缺陷患者,Syk 对 CD4⁺T 细胞产生可能起补偿作用。在 pre-TCR 配制的反应中,ZAP70 可能起重要作用。ZAP70 缺陷患者循环 T 细胞 δRAC-ψJ2 重组产物水平降低,该产物是在 T 细胞早期发育阶段 TCRD- 删除重组的产物,在 DP 向 SP 转化的细胞中高表达。ZAP70

缺陷的胸腺细胞内针对 pre-TCR 和 TCR 刺激的信号缺陷与外周血的低水平的 TRECs 有关。TRECs 是在 TCRαβ+T 细胞发育过程中 V（D）J 重组的副产物,是胸腺生成的良好指标。

ZAP70 表达于 T 和 NK 细胞,由 2 个 SH2 结构域和 1 个羧基端的激酶结构域组成。这些 SH2 结构域与 TCRzeta 链的双磷酸化的 ITAMs 结合,同时负责 ZAP70 与活化的 TCR 的桥连。另一个连接区,结构域间 B 区,连接 SH2 结构域与激酶结构域。TCR 与抗原呈递细胞表面主要组织相容性复合体（MHC）复合物结合的肽链抗原相互作用,使受体相关的 Lck 被募集到 CD3 复合物附近,Lck 磷酸化 ζ 链 ITAMs 的酪氨酸。ζ 链双磷酸化的 ITAMs 通过与 ZAP70 SH2 结构域的高亲和力作用来募集 ZAP70,使 ZAP70 的自身抑制形式获得解除,暴露出针对 Lck 的调节性磷酸化位点。Lck 在 3 个酪氨酸残基（Y292、Y315、Y319）磷酸化 ZAP70。Y292 磷酸化募集 c-Cbl 和调节 TCR 复合体的内入。Y315 磷酸化使 ZAP70 与 CrkII 作用、促进 LFA-1 活化和 T 细胞黏附。Y319 磷酸化可锚定 Lck 和 PLC-γ,促进钙流入和 T 细胞信号。ZAP70 激酶结构域的活性环的酪氨酸被 Lck 和 ZAP70 自身磷酸化进而进一步促进催化活性。ZAP70 激酶结构域介导信号转录分子 LAT 和 SLP-76 的磷酸化,诱导 MAP 激酶 ERK1/2 活化,最终导致 T 细胞成熟。常染色体隐性无功能的 ZAP70 缺陷通常引起经典严重联合免疫缺陷病。大部分突变位于激酶结构域。

【临床表现】

（1）特征性表现为严重早发感染,临床表型同 SCID。

（2）在减效突变患者中可观察到表型异质性:活化的 CD4+CD25+CD45RO+DR+ 细胞和嗜酸性粒细胞浸润所致红皮病样皮肤损害;激酶结构域纯合错义突变所致喘息和严重红皮病,类似于 Omenn 综合征;激酶结构域纯合 R514C 突变患者表现为浅表血管周围炎、鱼鳞病、高 IgE、嗜酸性粒细胞升高和肺炎;内含子纯合突变导致剪切异常使蛋白表达部分残留和迟发的临床症状[8]。

【诊断】

（1）外周血 CD8+T 细胞缺失。

（2）CD4+T 淋巴细胞对抗 CD3 的增殖反应

缺失。

（3）T 细胞受体剪切环（TRECs）明显降低。

（4）循环 T 细胞的 T 细胞受体 β 链可变区（TCRVB）呈广泛多克隆性。

（5）细胞因子表达谱异常,如 TGFB、IL-4 和 IL-10 水平降低。

（6）ZAP70 缺陷患者胸腺皮质内有双阳性胸腺细胞,但髓质内仅有单阳性 CD4+ 胸腺细胞。AIRE +mTECs 数目减少,Hassall 小体 mTECs 表达外皮蛋白缺陷,nTreg 细胞数目也减少。

（7）ZAP70 蛋白表达。

（8）ZAP70 基因突变分析。

【治疗】

ZAP70 缺陷是 SCID 的一种,预后不良,移植为唯一治愈方法,不经移植治疗大部分患儿均于 2 岁前夭折[9]。北京儿童医院曾诊断 1 例 7 月龄男婴,主诉:间断发热伴左上臂及左腋下皮肤肿胀 2 个月。现病史:5 月龄时发现卡介苗接种部位周围皮肤肿胀,无破溃,抽取脓汁,抗酸染色阳性,TB-DNA 4.64 × 10^10/L。10 天后间断发热,体温最高 38.5℃。20 天后左腋下皮肤肿胀（是否为淋巴结不详）,未破溃,伴口腔溃疡。在当地具体治疗情况不详。围产史、既往史、家族史无异常。查体:精神欠佳,发育正常,营养中等。左上臂卡介苗接种部位周围皮肤肿胀,左腋下皮肤肿胀,皮下有结节。呼吸平稳,双肺呼吸音清。心音有力,律齐,未闻及杂音。腹软,肝脾未及肿大。四肢活动好,末梢温暖。神经系统未见明显异常。辅助检查:白细胞 17.29 × 10^9/L,中性粒细胞 36.1%（6.24 × 10^9/L）,淋巴细胞 45.9%（8.75 × 10^9/L）,血红蛋白 97g/L,血小板 162 × 10^9/L,单核细胞 13%,嗜酸性粒细胞 0.2%。C 反应蛋白 17mg/L。免疫球蛋白 G 0.4g/L,免疫球蛋白 A 0.10g/L,免疫球蛋白 M 0.59g/L。免疫球蛋白 E 3.946 × 10^5 IU/L。分化簇 3（CD3）33.4%,分化簇 4（CD4）32.8%,分化簇 8（CD8）0.1%,B 淋巴细胞 53.2%,自然杀伤细胞（NK）12.4%。诊治经过:在外院曾予丙种球蛋白替代治疗。患儿回家后不久即夭折。因临床考虑 ZAP70 突变可能性大,于北京某临床检验所行 ZAP70 基因一代测序,结果显示纯合 c.1 711C>T/L571F。

（七）DOCK8 缺陷

【病因】

2009 年 Zhang 等对表现为广泛皮肤病毒感

染,易进展为癌伴低 T、B、NK 的患者进行研究,认为是联合免疫缺陷病的一种。用比较基因组杂交的方法发现 DOCK8 基因多种大的缺失突变、插入、缺失及点突变。2009 年 Engelhardt 等用基因组纯合子单倍型方法和拷贝数变异方法证明大部分常染色体隐性高 IgE 综合征(AR-HIGE)的致病突变为 DOCK8。

【发病机制】

胞质分裂贡献者 8(the dedicator of cytokinesis 8, DOCK 8)属于不典型鸟嘌呤核苷酸交换因子 DOCK180 超家族一员,活化 Rho/Rac/Cdc42 家族的 GTPases。位于 9p42,包含 48 个外显子,基因组 DNA 长度 250kb。这个亚端粒区域包含多个 Alu 重复序列和其他短的重复序列,利于染色体间的重组。具有 DHR1 和 DHR2 结构域(DOCK-homology region,DHR),DHR1 与 PIP3 结合,使 DOCK8 募集到细胞膜。DHR2 与 GTPases 作用,介导 GTP-GDP 交换反应。多种组织中可检测到 DOCK8 的 mRNA 的转录,但在 T、B 淋巴细胞中表达水平最高。具有多种 mRNA 异构体,原发的 T 细胞中 mRNA 缺乏外显子 1。在间质内移行的树突状细胞的前向缘中,DOCK8 为 Cdc42 空间活化所必需。DOCK8 缺陷导致树突状细胞不能移行至淋巴结的被膜下窦和缺陷的 CD4⁺T 细胞预激活和记忆 CD8⁺T 细胞产生。DOCK8 缺陷使溶解的免疫突触处的肌动蛋白聚集缺陷损伤 NK 细胞溶解功能,可被外源性的 IL2 纠正。NK 细胞系 DOCK8 耗竭引起明显细胞溶解活性降低。在 B 细胞,DOCK8 作为 TLR9 下游和 STAT3 上游的调节蛋白。DOCK8 缺陷鼠不能形成生发中心和边缘带 B 细胞形成缺陷。DOCK8 缺陷影响长期的记忆 B 细胞。

由于 Alu 介导的重组,很多病例具有大的缺失,甚至累及邻近基因。点突变通常导致蛋白不稳定。因此蛋白表达缺失见于大部分患者。有体细胞逆转报道。

【临床表现】

综合文献报道[10]显示平均诊断年龄 10 岁,2/3 在第 1 个 10 年,1/3 在第 2 个 10 年,个别在第 3 个和第 5 个 10 年获得诊断。评分系统大部分至少 40 分(最高 67 分),1/3 为 20~40 分。与 AD-HIGE 共同点是均具有湿疹、皮肤脓肿、窦肺感染、念珠菌病、IgE 升高、嗜酸性粒细胞升高。基本均

有湿疹,1/3 有新生儿期皮疹。大部分有皮肤脓肿,器官脓肿见于肝、肾、肺和脑,金黄色葡萄球菌和曲霉菌各见于 1 例肾和脑脓肿。基本均出现上下呼吸道感染,大部分至少 1 次肺炎,1/3 肺炎大于 5 次,间质破坏可导致支气管扩张和肺大疱,但不多见。2/3 有皮肤黏膜念珠菌感染。系统性念珠菌感染亦有报道,包括肺炎和脓毒症。曲霉菌肺定植、鼻窦炎、慢性感染和慢性支气管肺曲霉菌病(ABPA)均有报道。其他真菌感染少见,如股癣、隐球菌病(脑膜炎、皮肤脓肿)。寄生虫感染如溶组织阿米巴和隐孢子虫可见报道。最明显的不同特征是皮肤病毒感染。难以控制的继发于 HPV 的扁平疣和疣状疣,广泛播散的传染性软疣常见,反复单纯疱疹和水痘带状疱疹病毒感染也常见。非皮肤病毒感染包括致命的 JC 病毒相关的进展的多灶性白质脑病。可见疱疹病毒引起的肺炎、脑膜炎、脑炎、视网膜炎、角膜炎和/或结膜炎。轮状病毒肠炎,甲乙丙型肝炎亦可见。一半患者有哮喘,大部分有过敏,主要为食物过敏,环境及吸入变应原包括乳胶和药物。体质量不增长和发育不良常见。自身免疫性溶血性贫血亦有报道。中枢神经系统除感染外,还包括血管炎、血管瘤、脑梗死/脑卒中。中枢神经系统淋巴瘤(伯基特、非霍奇金),咽后壁伯基特淋巴瘤和鳞癌有报道。鳞癌通常与 HPV 感染有关,难以治愈。结缔组织、骨骼、牙齿异常不常见。患者影像见图 13-1-8 和图 13-1-9。

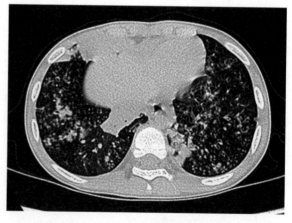

图 13-1-8 DOCK8 缺陷的肺 CT

患儿女,7 岁,发热、咳嗽 10 天,喘 7 天。8 个月龄开始反复咳喘,频繁发作。患儿具有 DOCK8 杂合错义突变和杂合全外显子缺失突变。肺 CT 示弥漫支气管扩张

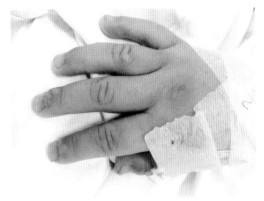

图 13-1-9　手部多发疣

患儿男,5 岁,具有播散性隐球菌病。图示手部多发疣。基因检测示 DOCK8 exon 2-30 纯合缺失突变

【诊断】

IgM 经常降低,回忆抗原特异性抗体低或缺失,低同簇血凝素。淋巴细胞减少常见,随年龄进展。T、B、NK 细胞通常都减少。记忆 B、转换记忆 B 细胞降低或缺失。TRECs 降低。

用流式细胞分析方法或免疫印迹方法检测蛋白。用 RT-PCR 方法需找被剪切的外显子。拷贝数变异(MLPA、array-CGH),Sanger 验证。二代测序,Sanger 验证。

【治疗】

湿疹可严重,局部治疗很难控制,有的需要系统免疫抑制剂如皮质激素,但要仔细权衡,很难减停,可使皮肤病毒感染加重,增加机会感染可能。常规治疗疣和传染性软疣经常无效,IFN-α 效果不一致。丙种球蛋白替代用于特异抗体缺陷者,可改善窦肺感染的发生和严重度,对病毒感染过程无影响。造血干细胞移植可治愈。病死率为 34%,平均死亡年龄 9 岁 3 个月。大部分死于第 1 个 10 年,其余第 2 个 10 年。死亡原因包括脑炎、病毒和真菌感染、脓毒症、脑淋巴瘤、消化和代谢紊乱、呼吸衰竭、主动脉瘤破裂、JC 病毒阴性的进展多灶白质脑病。10 岁时存活率为 67%,18 岁时下降为 48%。

（贺建新）

参考文献

1. Heimall J,Logan BR,Cowan MJ,et al.Immune reconstitution and survival of 100 SCID patients post-hematopoietic cell transplant:a PIDTC natural history study.Blood,2017,130(25):2718-2727.

2. De Ravin SS,Wu X,Moir S,et al.Lentiviral hematopoietic stem cell gene therapy for X-linked severe combined immunodeficiency.Sci Transl Med,2016,8(335):335ra57.

3. Lanfranchi A,Lougaris V,Notarangelo LD,et al.Maternal T-cell engraftment impedes with diagnosis of a SCID-ADA patient.Clin Immunol,2018,193:118-120.

4. Okano T,Nishikawa T,Watanabe E,et al.Maternal T and B cell engraftment in two cases of X-linked severe combined immunodeficiency with IgG1 gammopathy.Clin Immunol,2017,183:112-120.

5. Liu C,Duffy B,Bednarski JJ,et al.Maternal T-cell engraftment interferes with human leukocyte antigen typing in severe combined immunodeficiency.Am J Clin Pathol,2016,145(2):251-257.

6. Wahlstrom J,Patel K,Eckhert E,et al.Transplacental maternal engraftment and posttransplantation graft-versus-host disease in children with severe combined immunodeficiency.J Allergy Clin Immunol,2017,139(2):628-633.

7. Slack J,Albert MH,Balashov D,et al.Outcomes of hematopoietic cell transplantation for DNA double-stand break repair disorders.J Allergy Clin Immunol,2018,141(1):322-328.

8. Akar HH,Patiroglu T,Akyildiz BN,et al.Silent brain infarcts in two patients with ζ chain-asssociated protein 70 kDa(ZAP70)deficiency.Clin Immunol,2015,158(1):88-91.

9. Cuvelier GD,Rubin TS,Wall DA,et al.Long-term outcomes of hematopoietic stem cell transplantation for ZAP70 deficiency.J Clin Immunol,2016,36(7):713-724.

10. Engelhardt KR,GertzME,Keles S,et al.The extended clinical phenotype of 64 patients with DOCK8 deficiency.J Allergy Clin Immunol.2015,136(2):402-412.

第二节　综合征相关的联合免疫缺陷病

一、Wiskott-Aldrich 综合征

【病因】

1937 年,Alfred Wiskott 描述 3 兄弟血小板减少伴血小板体积小,血便,湿疹,反复发热和耳部感染。1954 年 Robert Aldrich 描述一家系六代 40 例男性中 16 例有相似临床表型,明确提示为 X 连锁遗传。1994 年 WAS 基因获得定位克隆。

Wiskott-Aldrich syndrome（WAS）是少见的 X 连锁隐性原发性免疫缺陷病，表现为血小板减少伴体积小，湿疹，反复感染，自身免疫及肿瘤。除了经典 WAS，还可表现为轻的变异型 X 连锁血小板减少。

【发病机制】

WASp 是多结构域的蛋白分子，由 X 染色体上的 12 个外显子编码的 502 个氨基酸组成。WASp 是最早获得鉴定的肌动蛋白成核促进因子（NPFs）家族成员，依赖细胞表面信号通过肌动蛋白相关蛋白（Arp2/3）促进肌动蛋白多聚化。WASp 仅表达于造血细胞，家族相近的其他成员分布广泛。

WASp 具有几个结构域：EVH1/WH1、基本区（BR）、鸟嘌呤三磷酸酶结合结构域（GBD）、富脯氨酸区（PPP）、羧基端的 V、C、A。EVH1/WH1 结构域是 WIP 的结合位点，WIP 的结合使 WASp 处于稳定的非活化状态。磷酸化后 WIP 允许 WASp 解离，诱导活化，重组 GTP 结合形式，与 Cdc42-GTP 结合，这个过程导致肌动蛋白多聚化和肌动蛋白纤维稳定。Cdc42- 结合结构域位于外显子 7 和 8，调节丝状伪足的形态和控制细胞极化和趋化。VCA 结构域调节肌动蛋白多聚化。羧基端与 Arp2/3 结合和促进肌动蛋白纤维成核。

大部分错义突变位于外显子 1~4，导致 X 连锁血小板减少。L270P 和 S272P 位于 GBD 结构域，I294T 位于 GBD 结构域的羧基端，导致 X 连锁的中性粒细胞减少。无义突变、插入、缺失和复杂突变分布于整个 WAS 基因，导致经典 WAS。大部分拼接突变位于内含子 6~10。

【临床表现】[1~3]

（1）男性发病，婴儿期起病。主要表现为出血点，瘀斑，血性大便。80% 患者有出血，4%~10% 导致死亡。

（2）婴儿期出现湿疹，通常为全身性而非屈侧，但经常很轻。即使湿疹很轻，湿疹内出血点的存在是特征性的。

（3）WAS 患者对机会性病原如卡氏肺孢菌敏感，侵袭性酵母及真菌感染亦有报道。窦肺感染最常见，严重感染如败血症、脑膜炎亦可见。人类疱疹病毒感染是突出问题，冷疱疹常见且范围广。患者面部皮疹见图 13-2-1。水痘可是致命性的。Epstein-Barr 病毒（EBV）感染可致长期发热伴明显肝脾淋巴结肿大。巨细胞病毒（CMV）和人类

疱疹病毒 6 型（HHV6）感染常隐匿迁延，可与血管炎相关。痘病毒敏感性增强导致严重和广泛的传染性软疣。

（4）自身免疫性疾病常见如溶血性贫血，血管炎，肾脏疾病，过敏性紫癜，炎症性肠病。少见如中性粒细胞减少、皮肌炎、复发性血管神经性水肿、虹膜炎和脑血管炎。其他免疫缺陷患儿出现的自身免疫疾病如系统性红斑狼疮（SLE）、干燥综合征、自身免疫性内分泌病、结节病不出现于此组患儿。

（5）淋巴网状系统肿瘤出现率高，主要出现于儿童期。胶质瘤、听觉神经瘤和睾丸癌亦有报道。

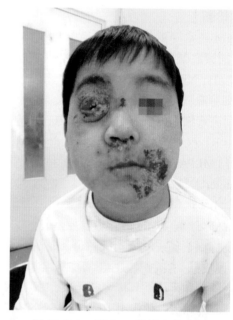

图 13-2-1　Wiskott-Aldrich 综合征
患儿男，9 岁 6 个月，具有 WAS 突变。生后 4 个月出现间断皮肤出血点，发现血小板减少。图示面部皮疹，高度怀疑疱疹病毒感染

【诊断】

（1）血小板减少变异大，通常严重减少。间断的血小板减少见于两例病情非常轻的家系。血小板体积减小，为正常血小板体积的一半。

（2）婴儿期淋巴细胞计数可正常，但 6 岁时低 T 淋巴细胞常见。B 细胞计数随时间下降。

（3）IgG 水平通常正常，IgA 可正常或升高，但 IgM 水平低。对蛋白抗原反应部分正常，部分减弱。对多糖抗原的抗体反应减弱，缺乏同簇血凝素。

（4）T 细胞增殖反应功能低下，尤其通过 T 细胞受体（TCR）活化。也有细胞毒，吞噬和抗原呈

递功能缺陷。

（5）淋巴结和脾病理活检示 T 细胞区淋巴细胞相对耗竭。脾边缘带 B 细胞耗竭是典型 WAS 特征。

（6）可用流式细胞分析方法检测 WASP 表达。通常情况下错义突变不影响蛋白表达，但也有例外，EVH1 区的几个突变影响 WIP 的结合位点，WIP 不结合诱导蛋白溶解。无义、移码及拼接区突变通常导致蛋白表达缺失，但替代剪切和完整的羧基端也可使蛋白表达阳性。

（7）*WASP* 基因突变分析可明确诊断。自然逆转所致体细胞嵌合散见报道，逆转可发生于 T，B，NK 细胞，尽管外周血中仅可检测到 T 细胞逆转。

【鉴别诊断】

X 连锁中性粒细胞减少：为 WASp 活性突变引起，突变位于 GBD 或 GBD 的羧基端，降低 GBD 结构域与 VCA 结构域的亲和力，影响 WASp 蛋白的自身抑制状态。患者反复感染重要细菌，有严重中性粒细胞减少和单核细胞减少，NK 和 B 细胞减少，血小板和 IgA 低或正常。由于在有丝分裂时，F- 肌动蛋白形成不正常，导致基因组不稳定，胞质不分裂和多核细胞集聚凋亡，患者易于出现骨髓发育不良。

【治疗】

（1）一般治疗：避免活的或减毒的病毒疫苗。2~4 岁前口服复方新诺明预防卡氏肺孢菌。血液制品需要辐照，检测 CMV。

（2）血小板减少的治疗

1）激素：1/3 患者有血小板上升，2/3 患者无效。激素的反应与最初的血小板计数无相关性。

2）丙种球蛋白：可使血小板计数略有上升，但持续时间短。大部分患者无反应。对丙种球蛋白反应性与最初血小板计数无相关性。

3）脾切除：大部分患者血小板可升至 $20 \times 10^9/L$，甚至可升至 $100 \times 10^9/L$。一些患者出现 ITP 样发作。脾切除后易于出现系统性感染，需终生抗生素预防。即便预防用药，仍出现因败血症导致死亡病例。

（3）免疫缺陷的治疗

1）丙种球蛋白：既往研究显示对大部分患者无效，对少部分患者有效。

2）骨髓移植：5 岁前移植成功率高，主要为 MSD 和 MUD。既往患儿 5 岁后移植效果不满意或为 MMFDS。近年 5 岁后 MSD、MUD 移植成功

率在提高。单倍型患者移植数据不佳。新生儿移植时间无法提供建议，因为缺乏如药代动力学、清髓药物的毒性等数据。影响移植成功的因素包括移植时年龄，整体状态，供者选择，预处理方案。脐带血移植后病毒感染高发，因为未感染过病毒。

（4）肿瘤的治疗：仅 1 例诊断后 2 年仍存活。移植患者无 1 例存活超过 6 个月。具有自身免疫疾病的患者更易于出现肿瘤。

（5）基因治疗：若患者缺乏配型相合的供者，基因治疗可作为替代治疗方案。由于插入诱变出现于基因治疗的其他原发性免疫缺陷病患者，希望将来载体的设计确保基因插入到原癌基因的危险性降到最低。

【病情评估与预后】

（1）临床评分系统：血小板减少伴血小板体积小，无免疫缺陷，评 1 分；血小板减少伴血小板体积小，轻度一过性湿疹和轻微感染，评 2 分；血小板减少伴血小板体积小，持续但可治疗的湿疹和反复感染，评 3 分；血小板减少伴血小板体积小，难治湿疹和反复和 / 或严重感染，评 4 分；血小板减少伴血小板体积小，湿疹，感染，自身免疫疾病和 / 或肿瘤，评 5 分。

临床表型随时间演变，小于 2 岁临床表型不完全，不能用于预测婴儿的疾病严重度。XLT 也可出现严重出血，危及生命的感染，自身免疫性疾病和肿瘤，因此应在随访中再评估来更新评分。

（2）最初血小板计数不是严重出血发作的预测指标，但血小板 $<10 \times 10^9/L$，出血频率明显增加。不能基于家族另一个受累成员的经验来预测患者的疾病病程。低 PMA 反应，CD8$^+$T$<15\%$，CD4$^+$T$<0.8 \times 10^9/L$，IgA$>4mg/L$ 作为预后不良的预测指标，均不能预测任何一个结局的可能出现如死亡，反复疱疹病毒感染，反复出血，肿瘤和自身免疫性疾病。

（3）预后：平均存活 11 岁（1~35 岁），平均死亡年龄为 8 岁。死亡原因：出血 23%，感染 44%，肿瘤 26%。

二、共济失调 - 毛细血管扩张症

【病因】

1926 年 Syllaba 报道一个家系中 3 个成员具有进展性舞蹈手足徐动和眼部毛细血管扩张。1941 年 Louis-Bar 描述 1 例比利时儿童具有进展性小脑共济失调和眼部毛细血管扩张。1957 年，

Boder 及 Biemond 通过病理解剖,报道器官发育异常,神经特征和反复窦肺感染。共济失调毛细血管扩张是复杂的多系统异常,特征为进展性神经受损,眼部、皮肤毛细血管扩张,可变的免疫缺陷伴反复窦肺感染,癌症倾向和对电离辐射敏感。

【发病机制】

1988 年 Gatti 等将 *ATM* 基因定位于 11q[22-23]。1995 年 Savitsky 等获得鉴定 *ATM* 基因。ATM 属于磷酸肌醇 3 激酶 PIKK(phosphoinositode-3-kinase-related protein kinase)家族一员,参与对 DNA 损伤的细胞反应,细胞周期控制和细胞内蛋白转运。*ATM* 基因占据 150kb 的基因组,编码 13kb 大小 66 个外显子的 mRNA,表达 370kDa 大小具有 3 056 个氨基酸的蛋白质。在转录的非翻译区具有广泛的可变性,通过多聚腺苷酸化形成几个 3′ 非翻译区,通过影响前 4 个外显子形成至少 12 个 5′ 非翻译区。这种复杂方式的存在提示 ATM 蛋白合成可能受转录后调节。

ATM 是重要的核蛋白,具有强的丝氨酸 / 苏氨酸激酶活性,参与细胞应激的信号转导。ATM 一致性磷酸化基序是疏水的 -X- 疏水的 [S/T]-Q。PIKK 家族还包括 ATR,DNA-PKcs,mTOR 和 hSMG1。这些成员具有共同的结构域如氨基端 HEAT 重复,FAT 结构域,蛋白激酶结构域,FAT-C 结构域。这些激酶处于各种级联反应的顶层来感觉细胞生长相关的刺激和应激,在针对刺激的细胞反应的活化中具有至关重要的作用。大部分 PIKK 家族成员参与对 DNA 损伤的感觉和反应来维持基因组的稳定性。PIKK 家族成员与蛋白或蛋白复合体关联来促进活化和功能。

ATM 在 DNA 双链断裂诱导的早期反应中起重要作用。活化的 ATM 磷酸化大量的目标蛋白,蛋白中的每一个是特异的损伤反应通路中的重要参与者。跟随 DNA 损伤的 ATM 活化的另一步骤是活化的 ATM 的一部分与 DNA 双链断裂位点的快速黏附。在 DNA 双链断裂位点 ATM 与 MRN 异源三聚体(Mre11,Rad50,Nbs1)结合,这种结合使 ATM 位于染色质,有效地活化下游信号和 DNA 修复机制。MRN 体外促进 ATM 和一些基质的结合。蛋白组学研究显示 ATM 具有多达 700 种基质。细胞质内的 ATM 如在过氧化酶体中、核内体和可溶形式,在细胞通路尤其胰岛素通路中起重要作用。ATM 启动广泛的针对 DSBs 的细胞反应。经典例证是 G1/S 节点的调控异常。

P53 的活化和稳定是该细胞周期节点的关键组成部分。ATM 在 Ser15 磷酸化 p53。

A-T 患者细胞内重组 ATM 野生型蛋白的表达可补偿这个表型的各种特征。用反义的策略下调 ATM 蛋白可使不同的细胞系具有 A-T 特征,提示 ATM 蛋白缺陷确实是 A-T 细胞表型的原因。

至今,常染色体隐性遗传的 400 余个不同的 ATM 突变已被描述,突变分布于整个基因。大部分引起不成熟的截断蛋白,其他包括小的缺失、框内缺失和错义突变。大部分突变对一个家庭来说是独一无二的,欧洲及北美的患者大部分是复合杂合突变。建立者效应见于摩洛哥犹太裔,日本,挪威和其他群体。

经典 A-T 患者具有无效突变,使 ATM 蛋白失活。变异型 A-T 患者可表现晚发和程度轻的放射敏感。这些患者可能具有 leaky 剪切突变使表达正常和异常蛋白同时存在,或者具有小的框内缺失或最后几个羧基端的氨基酸的截断。

【临床表现】

A-T 可能是儿童早期最常见的综合征性的进展性小脑共济失调。共济失调通常是首发表现,在 1 岁末开始学步时出现,呈进展性,累及四肢和语言。最后,非自主运动出现。10 岁时基本需要轮椅。躯干共济失调早于四肢共济失调。舞蹈手足徐动和 / 或失张力见于 90% 患者,而且可以很严重。深部腱反射减弱或缺失。大纤维感觉减弱。相当一部分患者 20~30 岁时出现进展性脊髓肌萎缩和失张力,主要影响手和足。手部骨间肌肉萎缩伴早发的失张力导致明显的联合的屈曲 - 伸展手指挛缩。智力迟滞不是 A-T 的特征,尽管一些年长患者具有严重的近期记忆丧失。病理机制为小脑皮质的退行性变,主要累及浦肯野和粒细胞,蓝状细胞也受累。但需注意变异型病例的报道。

毛细血管扩张的出现通常晚于共济失调,多在 3~5 岁时出现。表现为眼部巩膜的血管扩张,印象为红眼球,但背景为白色,与球结膜炎不同,也出现于面部的蝴蝶区和耳部的发际线。有作者认为毛细血管扩张最终会出现于所有患者。也有作者认为不伴毛细血管扩张的患者不是不常见。特征性眼部动力失用症是进展性的,视动眼震缺乏。自主的眼部动力起始困难经常在毛细血管扩张之前出现。

80% 患儿出现反复感染,3 岁时开始明显。

主要是上下呼吸道感染,包括中耳炎、鼻窦炎和反复肺炎,可进展为支气管扩张和肺纤维化导致杵状指/趾、呼吸功能不全甚至死亡。A-T 患者主要对常见细菌和病毒敏感,但对常见真菌和寄生虫不敏感。

A-T 的一个主要标志是肿瘤倾向,主要为淋巴起源的。淋巴瘤可以是 B 淋巴细胞来源的,也可以是 T 淋巴细胞来源的,包括霍奇金(10%)和非霍奇金(40%)和几种白血病(20%)。26% 患者具有实体肿瘤,其中约 25% 再发生非霍奇金淋巴瘤或白血病。肿瘤是位于肺疾病后的第二位死亡原因。患者一生中出现癌的风险为 10%~38%。胃的黏膜腺癌可见报道。成神经管细胞瘤和神经胶质瘤出现率高。机制可能与基因组不稳定及免疫监视缺陷有关。

女性性腺功能减退非常常见。糖尿病为不常见类型,即明显高胰岛素血症高血糖不伴尿糖或酮症和对胰岛素的外周抵抗。轻度肝脏失功能,病理显示肝间质细胞脂肪浸润,门脉区圆形细胞浸润,核肿胀和空泡的间质细胞是典型特征,与代谢变化有关。AFP 和 CEA 升高常见,提示肝脏不正常发育。巨大的、奇异的、高染色质的细胞核出现于大部分器官。患儿影像见图 13-2-2,图 13-2-3 和图 13-2-4。

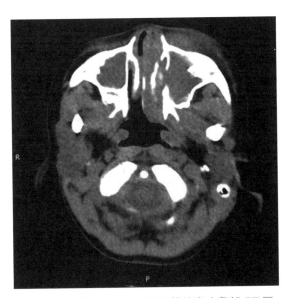

图 13-2-2 共济失调-毛细血管扩张症鼻部 CT 图
患儿男,3 岁,发热、耳痛 2 周,呕吐、腹痛 3 天。有乳突炎。无毛细血管扩张,无共济失调。血清 IgG、IgA 明显降低,IgM 升高。B 2.2%。具有复合杂合的 ATM 突变。后出现鼻腔非霍奇金淋巴瘤,弥漫大 B 细胞,EBER+。夭折于化疗并发症。头颅 CT 示左侧鼻腔占位病变

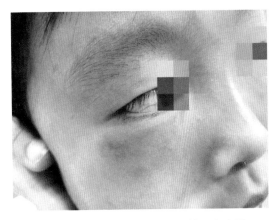

图 13-2-3 共济失调-毛细血管扩张症图
患儿女,6 岁,反复发热 4 年 8 个月,皮疹 10 个月。血清 IgG、IgA 明显降低,IgM 升高。图示巩膜毛细血管扩张。具有复合杂合的 ATM 突变

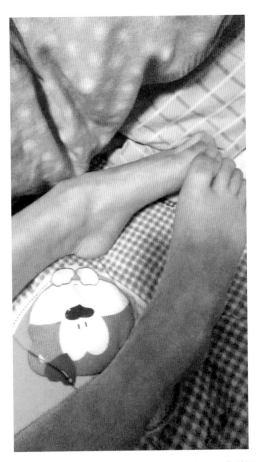

图 13-2-4 共济失调-毛细血管扩张症足踝背伸图
患儿男,10 岁,走路不协调 9 年,反复肺炎 2 年。血清 IgG、IgA 明显降低,IgM 正常。图示足踝背伸。具有复合杂合的 ATM 突变

【诊断】

首先是神经科医生发现体位及步态异常,后伴随毛细血管扩张。在毛细血管扩张出现前,需要与其他共济失调相鉴别。若表现为非共济失调

神经系统特征需与其他染色体不稳定综合征鉴别。其他实验室检测支持诊断：AFP水平升高。染色体断裂频繁，电离辐射高度敏感，放射阻滞的DNA合成存在。ATM蛋白、功能及基因检测：免疫印迹蛋白检测；ATM特异的激酶分析；ATM突变分析。

80%患者IgA水平低甚至检测不到和IgE缺乏，少部分患者IgG2降低。80%患者具有低分子量的IgM，IgM水平正常或升高。A-T患者类别转换重组缺陷。

胸腺发育缺陷表现为网状结构散在分布，缺乏Hassell小体和皮髓质分界。1/3患者有轻度的淋巴细胞减少。体内及体外T淋巴细胞活性可变。80%患者对HLA不相合的皮肤供体的排斥反应延迟。表达γδ抗原受体的T细胞相对增多。原始T、B细胞相对缺乏。1/2患者TRECs降低。

皮肤成纤维细胞染色体内重组率明显升高。A-T细胞对电离辐射和拟辐射的化合物高度敏感。细胞周期异常：DNA合成时G1/S节点控制失败，放射损伤时G2/M节点控制失败，放射抵抗的DNA合成存在。

【鉴别诊断】

1. 在毛细血管扩张出现前，需要与其他共济失调相鉴别

（1）Friedreich共济失调：起病晚，有高足弓和脊柱后侧凸。

（2）脑部肿瘤、血肿、感染脑炎、感染后脑脊髓炎、进展性风疹全脑炎、亚急性硬化性全脑炎。

（3）婴儿及儿童期代谢病：戈谢病、尼曼匹克病、GM1和GM2神经节苷脂病、异染色质脑白质营养不良、Krabbe脑白质营养不良。

（4）Hartnup和枫糖尿症：共济失调为发作性，非进展性。

（5）遗传性动力感觉神经病：Charcot-Marie-Tooth病（远端乏力，高足弓，反射减弱，轻到中度感觉缺失）、Ⅲ型病（远端乏力，神经肥大，肌电图异常）、Refsum病（多神经病和共济失调）。

（6）其他疾病Machado-Joseph：葡萄牙裔后代，常染色体显性，共济失调、痉挛、眼部运动异常，杂合的编码谷氨酸的CAT重复增加；Ramsay Hunt综合征：又称为齿状核红核变性（dentatorubral degeneration of Ramsay Hunt），成人发病的感觉共济失调神经病，构音障碍，眼肌麻痹。

（7）早发性小脑共济失调和眼部动力失用症也

可见于：① X-linked Plelizaeus-Merzbacher disease：X-连锁隐性低髓鞘化的白质脑病。表现为眼震、痉挛性四肢瘫痪、共济失调和发育延迟。② Joubert syndrome：常染色体隐性，小脑蚓部发育不良或缺如，肌张力低下或共济失调，发育迟缓和或智力障碍，发作性呼吸和或眼部异常运动，视网膜发育不良和肾异常。头部MRI提示中线裂征、磨牙症、第四脑室呈蝴蝶翼状。

2. 若共济失调不明显，未出现毛细血管扩张，需要与其他染色体不稳定综合征鉴别

（1）Fanconi贫血：骨髓衰竭，肿瘤敏感性尤其白血病，先天异常。胎儿血红蛋白水平升高。外周血淋巴细胞对交联剂如丝裂霉素高度敏感，如果标准淋巴细胞培养断裂不增加，因为淋巴细胞可逆转为野生型，皮肤成纤维细胞细胞遗传学分析可发现嵌合增加支持诊断。

（2）Nijmegen断裂综合征（Nijmegen Breakage syndrome，NBS）：严重小头，生长迟缓，特征面容，联合免疫缺陷，放射敏感，癌的风险增加。NBS细胞对丝裂原反应差，计算出的分裂指数低，不利于基因诱变敏感性分析，利用EBV转染的B淋巴系可克服该障碍。具有染色体不稳定综合征的典型细胞遗传学特征，如培养的淋巴细胞染色体重组率高，尤其累及7和14号染色体；开放的染色体异常如染色单体断裂、染色体断裂、中心片段、标志染色体和非特异染色单体交换；但骨髓细胞不显示染色体不稳定。类淋巴母细胞自发的不稳定形成双中心的染色体。对电离辐射敏感，放射阻滞DNA合成存在。

（3）Bloom综合征：患者比例对称的身材矮小，肿瘤倾向，面部有对日光敏感的蝴蝶样皮疹，无食欲。姐妹染色单体交换增加。分裂中期细胞具有对称的四个臂的形态。肿瘤对化疗药物敏感。

（4）Ligase 4缺陷：患者具有小头畸形，免疫缺陷，肿瘤倾向。患者细胞具有明显的放射敏感，但细胞周期节点控制正常，为DSB修复缺陷。

（5）伴着丝粒不稳定和面容异常的免疫缺陷病（immunodeficiency with centromere instability and facial anomalies，ICF）：主要集中于地中海地区，近一半青春期前夭折。面部异常不是一直存在。患者常具有无丙种球蛋白血症伴B细胞正常。常规淋巴细胞培养可见累及1号和16号染色体的异源染色单体着丝粒区的异常。Southern分析示卫星DNA甲基化异常。

【治疗】

患者对 X 线不同寻常的敏感。治疗肿瘤时的常规射线剂量对 A-T 患者是致命的。可用化合物或寡核苷酸矫正基因缺陷：①无义突变：氨基糖苷类与 16S 核糖体的解码位点结合，导致局部构象改变，使翻译越过终止密码子继续进行。②剪切区突变：反义寡核苷酸阻断靶剪切位点，重新指导剪切机制，通过序列特异的方式目标 pre-mRNA 启动附近更合适的剪切位点。③移码突变：基因治疗、反义寡核苷酸介导的外显子剪切和逆转嵌合策略均可应用。④错义突变：RNA/DNA 寡聚核苷酸。

三、DiGeorge anomaly（DGA）

【病因】

Lobdell 于 1959 年首次在病理解剖中注意到甲状旁腺和胸腺同时缺失。DiGeorge 于 1965 年开始描述婴儿出现甲状旁腺功能减退、胸腺发育不良和细胞免疫缺陷的组合。随即该综合征又扩展为包括特殊面容，先天性心脏病尤其圆锥动脉干异常。高分辨率的细胞遗传学发现 90% 患者具有 $22q^{11}$ 区域 1.5~3.0Mb 的杂合缺失。该缺失还与其他表型有关，如腭 - 心 - 面综合征、圆锥动脉干面综合征、Cayler syndrome 和 Opitz-G/BBB 综合征。提示这些异常有共同起源。该区域内的 *TBX1* 基因单倍型功能不全也可引起 DGA。DGA 还与 $10p^{13}$ 缺失综合征，CHARGE 综合征和糖尿病母亲婴儿有关。胎儿酒精综合征，孕母维生素 A 暴露也可引起 DGA 表型。

【发病机制】

目前观点认为发病机制是第三、四咽囊发育缺陷，是由于头神经嵴细胞不能正常移行至此所致。

遗传方式大部分为散发的，来源于新发突变。6%~28% 呈常染色体显性遗传，56% 母亲来源，44% 父亲来源。平均母亲怀孕年龄 29.5 岁，与正常人群近似。女性 $22q^{11.2}$ 区域重组率为男性的 1.6~1.7 倍，该区域减数分裂时重组率增加可能是母源比例高的原因。

最初细胞遗传学研究提示 DGS 患者存在不同染色体间的移位，或者单体型不平衡移位 $22p^{ter}\text{-}q^{11}$，或者染色体内缺失 del(22)($q^{11.21}q^{11.23}$)，因此推测 DGA 的关键区域位于 $22q^{11}$。随着分子生物学的进步，针对细胞核型正常的 DGS 患者进行分子载量分析和荧光原位杂交，发现大部分患者具有 $22q^{11}$ 区域的杂合缺失。其他缺失还涉及 $10p^{13}$、$18q^{21.33}$。也有嵌合的 22 号染色体单体型报道，患者具有 DGA 的面容特征，肌张力高，关节伸展受限，所有手指弯曲收缩。

物理图谱显示缺失位于断裂点关键区域的近端。Shaikh 等在经典缺失区域鉴定了 4 个低拷贝重复（LCRs），具有 97%~98% 的相似性，直接参与 $22q^{11}$ 缺失的形成。非人灵长类 FISH 分析提示重复事件产生 LCRs 集聚在 2 亿~2.5 亿年前已经出现。

DGA 患者边缘区域的单体型重建发现近端染色体间的交换明显增加，另一条正常 22 号染色体间交换出现率为 2/15，与遗传距离一致。用 MLHI 抗体免疫染色，人类精子减数分裂中 75% 交换定位于 22q 的远端，也反映遗传距离。与 William 综合征不同，FISH 分析未发现 LCRs 附近的染色体逆转。减数分裂 I 期异常的染色体间交换事件在 22 号染色体近端区域可能是缺失的原因。小的缺失更常见于家族遗传。

【临床表现】

与 $22q^{11}$ 缺失相关的症状包括 180 余种。单卵双生子研究表明存在个体间和家族内的变异。缺失的大小与临床表型缺乏相关性。DGA 最初的三联症包括先天性无胸腺、甲状旁腺缺如、心脏异常。基于此，临床诊断标准为符合下述 4 项中的 3 项：先天性心脏病，特征面容，甲状旁腺功能减退或新生儿低钙，缺失的或不正常的胸腺或 T 细胞缺陷。

相对大样本的研究显示智力缺陷 92.3%，低钙 64%，腭异常 42%，心血管异常 25.8%。其他包括肥胖 35%，甲状腺功能减退 20.5%，听力缺陷 28%，胆石症 19%，脊柱侧弯 47%，皮肤异常（严重痤疮 23%，脂溢性皮炎 35%），精神分裂 22.6%。

先天性无胸腺是 DGA 的标志特征，但该完全性 DGA 仅占所有病人的不到 1%。临床表型同 SCID，预后恶劣。部分 DGA 更常见，免疫特征为部分联合免疫缺陷，临床表现为反复上呼吸道感染，下呼吸道感染少见。6 月龄后出现荚膜菌引起的反复窦肺感染。伴 T 淋巴细胞减少者易出现病毒、念珠菌感染或早期感染死亡，尤其伴有 CD4 和 CD8 同时减少，胸腺输出减少或甲状旁腺功能减退者。

心脏异常主要包括累及流出道的各种异常，

包括 Fallot 四联症,B 型主动脉弓离断,永存动脉干,右主动脉弓,右锁骨下动脉畸形。甲状旁腺发育不良导致低钙,婴儿可出现手足抽搐或惊厥。由于胸腺不发育或发育不良导致 T 细胞缺陷,患者感染敏感性增高。

婴儿期可出现小下颌,低耳位伴垂直半径短和耳郭异常,内眦距过宽伴短的睑裂,人中短,小口,球形鼻,方鼻尖。由于黏膜下裂或腭裂至鼻音重,身材矮小,轻到中度学习困难。精神异常见于一小部分成人患者,包括偏执精神分类和抑郁症。少见特征包括甲状腺功能减退、唇裂和耳聋。

自身免疫特征见于各个年龄段,疾病随年龄不同而不同,如青少年类风湿关节炎,特发性血小板减少性紫癜,自身免疫性溶血性贫血,鱼鳞病,白化病,炎症性肠病,成人类风湿关节炎和风湿热。

神经系统可见骶脑脊膜膨出,脊柱裂,交通性脑积水,脊髓脊膜膨出,小头,胼胝体发育不良,小脑扁桃体下疝畸形。大脑影像异常包括外侧裂区多小脑回,程度不同,经常不对称,右侧明显。

精神系统可见侵略性暴发、冷漠,精神特征如妄想、幻觉、痴呆。

泌尿生殖系统可见单侧肾不发育,肾发育不良,肾盂积水,无输尿管,原发闭经,伴血性囊肿的处女膜闭锁。

眼部包括角膜后胚胎环,扭曲的视网膜血管,斜视,上睑下垂,弱视,倾斜的视神经。巩膜角膜弹性层膨出,小眼球,眼前段发育异常,虹膜角膜粘连。

【诊断】

婴儿期低钙是特征性表现,有时呈间断性,1 年内可缓解。血 PTH 降低。由于胸腺可位于其他位置或很小,不能仅凭外科手术、放射线或 CT 来诊断无胸腺,必须有分子生物学证据,如 $CD3^+$ $CD45RA^+$ $CD62L^+$<50cells/mm^3,或 <5%$CD3^+$T,或 TRECs<100/10 000Tcells。标准核型分析除外重要重组,或者单体型不平衡移位 22p^{ter}-q^{11},或者染色体内缺失 del(22)(q$^{11.21}$q$^{11.23}$)。用来源于缺失片段的探针行荧光原位杂交(FISH),优先选择移位断裂点附近的探针。如果没有细胞悬液或新鲜血液做核型分析,可用该区域一系列高变异探针来寻找位点缺失,目前常用的方法如 MLPA 和 array-CGH。

完全性 DGA 患者出生后严重 T 淋巴细胞减少。针对丝裂原的增殖反应缺失或极度减低。不典型完全性 DGA 婴儿可出现克隆性 T 细胞群,淋巴细胞数量及增殖功能可变,但原始 $CD4^+$T 细胞缺乏。一些患者 B 淋巴细胞减少是一特征,尤其在婴儿期,随时间 B 淋巴细胞可恢复正常。

完全性 DGA 患者 IgG、IgA 和 IgM 水平减低(尽管生后数周内母体残留影响 IgG 水平)。部分型 DGA 患者抗体缺陷谱广泛,经常有轻到中度抗体受损,在婴儿期更明显。低 IgG 伴亚类缺陷亦有报道,很多患者最初低的免疫球蛋白水平会随年龄增长变为正常。针对多糖抗体反应缺陷较常见。

不典型完全性 DGA 婴儿可表现皮疹和淋巴结肿大,临床表现类似于 Omenn 综合征。TCRVB 呈单克隆性,同时具有无胸腺表型。

【鉴别诊断】

CHARGE 综合征[4]:是一种遗传异常,最常见特征依据出现频率依次为耳聋/半规管发育不良,垂体缺陷/性腺功能减低,外耳异常,方形脸,无嗅脑/嗅觉缺失,眼球缺损,心脏缺陷和后鼻孔闭锁。由常染色体显性 CHD7 基因突变所致。

【治疗】

1. 补充钙剂和 1,25 胆骨化醇。

2. 在免疫功能健全确认前,做外科手术需输注辐照的血,避免 GVHD。

3. 完全型或不典型完全型 DGA 患者需立即转移至专业免疫中心行进一步评估和治疗。启动抗卡氏肺孢子菌,抗病毒,抗真菌的预防治疗和免疫球蛋白替代治疗。干细胞移植后可获得供者 T 淋巴细胞胸腺后的外周植入,但不能证明持续的 T 淋巴细胞生成。仅有数例长期存活报道,总存活率低(41%~48%),远低于其他 SCID(80%)。存活率低的原因主要为心脏外科情况和 GVHD。目前世界范围内仅有两家实验室能够进行同种异体胸腺移植,存活率 72%,致死的主要原因为感染。胸腺移植后的主要远期副作用是自身免疫性疾病如自身免疫性甲状腺疾病,1 系、2 系或 3 系血细胞减少,还包括肾病综合征和自身免疫性小肠炎。

4. 部分型 DGA 的治疗主要是对症治疗,随着年龄增长病情会减轻。细菌性窦肺感染需及时治疗。可能需要预防性抗生素,尤其在冬季,有的患者可能需常年预防。伴有症状性低丙种球蛋白血症患者或预防效果不好的患者,可能需要丙种球蛋白替代治疗。活疫苗通常是安全的，建议 $CD4^+T<400cells/\mu l$ 时避免接种活疫苗，由于保护性抗体水平维持时间短，应定期监测抗体水平，必要时重复接种疫苗。

5. 腭裂可能为黏膜下，需仔细寻找。患者可能需要语言治疗和教育辅助。

四、常染色体显性负调节的高 IgE 综合征

【病因】

1966 年 Davis Job 将嗜酸性粒细胞增多、湿疹样皮炎、反复皮肤和肺部感染三联症定义为 Job 综合征。1972 年 Buckley 发现该综合征与高 IgE 相关。高 IgE 综合征是少见的免疫和结缔组织异常，表现为皮炎、疖、肺大疱、高 IgE、乳牙不脱落和骨骼异常，大部分为常染色体显性遗传，散发病例也不少见。2007 年发现常染色体显性负调节的 STAT3 突变是常染色体显性高 IgE 综合征的发病机制。

【发病机制】

STAT3 由各种 Janus Kinase 活化，细胞因子信号家族抑制剂蛋白下调 STAT3，是细胞因子受体 gp130 的主要下游转导子，gp130 参与 IL-6 家族成员的信号通路。STAT3 也介导细胞因子其他家族的细胞反应。在多个生理途径中起重要作用，尤其免疫途径。STAT3 上调诱导粒细胞黏附，Pu.1 表达，中性粒细胞的继发颗粒蛋白表达，IL-23 受体介导的 Th17 产生，IL-10 的抗炎反应。STAT3 下调诱导 T-bet、GATA3、IL12RB2 和 IFN-γ 和破骨细胞形成。

2007 年日本学者研究显示，HIGE 患者 EBV 转染的 B 淋巴系 IFNα 诱导的 STAT3 酪氨酸磷酸化正常。来自于高 IgE 综合征患者的 B 细胞感染 EBV 后分泌 IgM 正常，再用 IL-6 刺激，IgM 的分泌不增加，IL-10 抑制 LPS 诱导的巨噬细胞 TNF-α 产生受损。患者 T 细胞针对 IL-12 的 IFN-γ 产生正常，循环 PBMC 正常上调 IFN-α 诱导的 2 个基因。上述研究提示存在一个或多个由 IL-6、IL-10 共享的分子异常，其对 IL-12、IFN-α 通路不重要。STAT3 基因符合上述特征，通过基因测序获得证实。通过 COS7 细胞共表达的免疫沉淀实验，STAT3 突变型与野生型蛋白形成复合物，功能与野生型复合物相近。HIGE 患者细胞的核提取物含有少量活性 STAT3 能与 DNA 结合。表达野生型 STAT3 的 Hela 细胞下调实验发现，IFN-α 刺激的荧光素酶活性 5 倍升高，突变型 STAT3 无升高，证明 STAT3 是无功能的。IL-6 反应的 HepG2 细胞和 IL-10 反应的 MC/9 细胞外源性表达野生及突变型的 STAT3。HepG2 细胞转染空质粒，IL-6 刺激后荧光素酶活性增加 3.5 倍，野生型是 5.5 倍，突变型是 2 倍。转染突变型 MC/9 细胞 IL-10 诱导的 KIT 下调表达严重受损。与野生型共表达提示突变型为常染色体显性负调节作用。

2007 年美国学者通过微芯片分析基因表达谱，提示 HIGE 患者细胞因子相关的信号转导如包括干扰素和 STATs 与对照不同。细胞因子蛋白表达分析提示通过 IL-6 受体通路受损。最终通过基因测序证实 STAT3 的致病性。

小鼠的定向突变提示 STAT3 在器官形成、器官保留和器官特异炎症中起重要作用，而不是血细胞生成。肺上皮特异缺陷 STAT3，暴露于缺氧，导致过度肺炎症和气腔增大。肺 STAT3 表达可抑制针对 LPS 的炎症反应。粒系 STAT3 特异缺陷可引起粒系造血增加和嗜酸性粒细胞增多。造血特异的 STAT3 缺失与破骨细胞产生和骨密度减低有关。心肌细胞 STAT3 缺失与 TNFα 产生增加有关和心脏炎症和失功能。脑内 STAT3 缺陷与神经损伤诱发的炎症增加、脱髓鞘和星形细胞增多有关。

【分子特征】

STAT3 位于 $17q^{21}$，属于原癌基因，有 24 个外显子表达 770 位氨基酸，形成氨基端、卷曲螺旋、DNA 结合、连接区、SH2 和反式激活结构域。从 2007 年至 2012 年共 230 例患者 80 种 STAT3 突变被报道。大部分位于 DNA 结合结构域和 SH2 结构域，前者介导蛋白和 DNA 相互作用，后者介导蛋白间相互作用，5 例位于连接区，10 例位于反式活化结构域。有几个热点突变：DNA 结合结构域的 R382、F384、R423 和 V463，SH2 结构域的 V637。大部分为错义突变，其他为小的框内缺失。患者均有 STAT3 蛋白表达。患者表型一致，未发现基因型和表型的相关性。

【临床表现】

1. 免疫和感染特征　新生儿皮疹可出生时即存在，脸部和脑门明显，典型为脓疱，病理为嗜酸性粒细胞性脓疱。常进展为湿疹样皮疹，常伴金黄色葡萄球菌感染加重病情。儿童早期经常出

现反复金黄色葡萄球菌皮肤脓肿。尽管有脓形成，但经常缺乏炎症典型特征，如热、红、痛。

儿童早期开始出现反复化脓性肺炎，金黄色葡萄球菌最常见，肺炎链球菌和流感嗜血杆菌亦常见。有脓痰，但经常缺乏炎症的系统体征。肺炎恢复期易于出现肺大疱和支气管扩张。肺部受损伤后的异常结构经常是真菌(主要曲霉菌)和G⁻菌(主要铜绿假单胞菌)的感染病灶，是致病和病死的主要原因。偶尔过敏性支气管肺真菌病也可出现。真菌感染经常以气道为基础，很少血行播散。患者肺部CT见图13-2-5。

婴儿期化脓肺炎之前可出现卡氏肺孢子菌肺炎。地方性真菌感染如组织胞浆菌和隐球菌病可引起胃肠道感染。球孢子菌脑膜炎也有报道。皮肤黏膜念珠菌病经常出现。

病毒再活化如无并发症的带状疱疹和无症状的EBV感染常见。

2. 非免疫特征 儿童晚期或青少年期出现异常面容如不对称、深陷的眼球、前额和下颌突出、球形鼻。其他特征包括高腭弓，硬腭黏膜脊突出，舌中央凹陷，乳牙不脱落。

骨骼异常包括骨质疏松，微创伤骨折，脊柱侧弯，退行性脊椎病。其他特征包括囟门早闭，关节过伸。

血管异常包括动脉纡曲、扩张和动脉瘤，主要见于冠状动脉和脑动脉。

颅内特征包括Chiari I异常和MRI局部高信号。

食管失功能成人多见。不常见胃肠特征包括结肠憩室、自发穿孔、直肠脱垂。

3. 肿瘤 患者肿瘤出现率增加，主要淋巴瘤有T淋巴细胞起源的及B淋巴细胞起源的非霍奇金和霍奇金，一半涉及淋巴结，大部分与EBV感染无关。还包括白血病、会阴肿瘤、肝癌和肺癌。

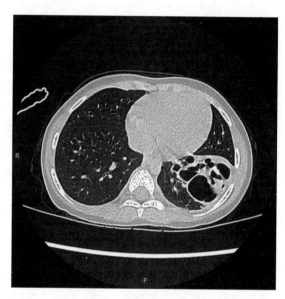

图 13-2-5 高 IgE 综合征肺 CT

患儿女，4岁，咳嗽4天。既往反复湿疹，中耳炎，鹅口疮。具有复合杂合的新生热点 STAT3 突变。肺 CT 示左下肺感染后囊性变

【评分系统】(表 13-2-1~ 表 13-2-3)

表 13-2-1 1999 年 NIH 评分系统

临床发现	分数									
	0分	1分	2分	3分	4分	5分	6分	7分	8分	10分
高 IgE(IU/ml)	<200	200~500			501~1 000				1 001~2 000	>2 000
皮肤脓肿	无		1~2	3~4					>4	
肺炎(全部)	无		1		2		3		>3	
间质肺异常	无						支气管扩张		肺大泡	
乳牙保留	无	1	2		3				>3	
脊柱侧弯(最大曲度)	<10°		10°~14°		15°~20°				>20°	
轻外伤骨折	无				1~2				>2	
最高嗜酸粒细胞(个/μl)	<700		700~800		>800					
典型面容	无		轻度		存在					

临床发现	分数									
	0分	1分	2分	3分	4分	5分	6分	7分	8分	10分
中线异常	无					存在				
新生儿皮疹	无				存在					
湿疹（最重阶段）	无	轻	中		重					
每年上呼吸道感染	1~2	3	4~6		>6					
念珠菌病	无	口腔	指甲		系统					
其他严重感染	无				严重					
致命感染	无				存在					
关节过伸	无				存在					
淋巴瘤	无				存在					
鼻部过宽	<1 SD	1~2 SD		>2 SD						
高腭弓	无		存在							
小年龄矫正	>5 岁			2~5 岁		1~2 岁		≤ 1 岁		

备注：右侧每一列表现为最高得分；中线异常包括腭裂、舌裂、半椎体及其他脊椎异常。

结合不同年龄的权重，<20 分 HIGE 可能性小；20~40 分不好判断；>40 分 HIGE 可能性大

表 13-2-2　2010 年改进的英国评分系统

临床发现	评分					
	0分	2分	4分	5分	6分	8分
1　肺炎（X 线证实，总数）	无	1	2		3	>3
2　新生儿皮疹	无		存在			
3　病理性骨折	无		1~2			>2
4　Job 综合征面容	无	轻微		存在		
5　高腭弓	无	存在				

表 13-2-3　不同临床表现对应的权重

临床发现	分数 × 权重	权重后的分数
1. 肺炎	2.5	
2. 新生儿皮疹	2.08	
3. 病理性骨折	3.33	
4. Job 综合征面容	3.33	
5. 高腭弓	2.5	

总权重分数（1~5 项相加）

注：这个评分表协助预测一个患者 IgE>1 000IU/ml，具有 STAT3 突变的可能性。IgE>1 000IU/ml+>30 分，可能；IgE>1 000IU/ml+>30 分 +Th17<0.5%，可以；IgE>1 000IU/ml+>30 分 +Th17<0.5%+ 显性负的 STAT3 突变，明确

【诊断】

儿童期血清 IgE 水平非常高,经常 >2 000IU/ml,随年龄下降,至 40~50 岁可达正常值,但临床症状持续存在。外周血嗜酸性粒细胞增多常见,但不一定与血清高 IgE 相关。产生 IL-17 的记忆 T 细胞(Th17)明显减少(<0.5%)。记忆 B 细胞(CD27$^+$CD19$^+$)减少。特异抗原的 IgE 可阳性,但临床过敏不增加。

IL-6、IL-10 和 IL-21 刺激后 STAT3 细胞内磷酸化(pY705)明显降低,TA 结构域突变最明显。IL-6、IL-10、IL-21 或 IFN-α 刺激后 STAT3 核移位水平和 DNA 结合明显降低。STAT3 靶基因 SOCS3 的 mRNA 水平明显降低。IL-10 介导的 TNFα 释放增多。

STAT3 基因突变分析:杂合的显性失功能突变。

【鉴别诊断】

1. TYK2 缺陷 常染色体隐性遗传,TYK2 缺陷患者具有过敏,皮肤葡萄球菌病敏感和高 IgE。但类似于 MSMD,这些患者对巨噬细胞内的细菌也敏感,如 BCG 和沙门氏菌。也出现病毒感染,包括反复皮肤单纯疱疹病毒疾病,但不是 HIES 的典型表现,HIES 患者可出现 VZV 和 EBV 潜伏感染的再活化,由于记忆 T 细胞的耗竭而非干扰素反应受损。缺乏多种非血液的发育征象,巨噬细胞内感染的存在均提示 TYK2 缺陷与 HIES 不同。TYK2 是 JAK 激酶家族一员。TYK2 在鼠内不充分,仅与 2 种细胞因子受体有反应,包括 IL-12 和 IFN-α/β,难以详细研究在不同信号通路的确切作用。患儿细胞对 IFN-α/β,IL-12 不反应,对 IL-10 反应受损,对 IL-6 反应受损。

2. Comel-Netherton syndrome 常染色体隐性 SPINK5 突变导致丝氨酸蛋白酶抑制剂 LEKT1 缺陷,其表达于上皮细胞。临床表现为先天性鱼鳞癣,竹样头发,过敏体质,细菌感染增加,不生长。转换的和非转换的 B 淋巴细胞减少。血清 IgE 和 IgA 升高。抗体反应可变性的降低。

3. PGM3 缺陷[5-6] 常染色体隐性葡萄糖磷酸变位酶 3 突变导致糖基化障碍和过敏。临床表现严重过敏,自身免疫,细菌和病毒感染,认知障碍,髓鞘化不良。明显骨骼异常。白细胞减少,中性粒细胞减少,T 淋巴细胞减少,出生时 TRECs 正常,随访后 B 淋巴细胞减少。IgE 水平升高。嗜酸性粒细胞升高。

4. 常染色体显性获得性 STAT3 缺陷[7-8] 婴儿发病的多系统自身免疫疾病。生后数周诊断 1 型糖尿病。2 年内诊断自身免疫性肠病和乳糜泻,其他自身免疫性疾病包括自身免疫性间质肺病、青少年发病关节炎、原发甲状腺功能减退,其他包括身材矮小、湿疹、青春期延迟及牙齿异常。还有反复感染。

5. DOCK8 缺陷 常染色体隐性遗传。临床表现为湿疹,窦肺感染,IgE 升高,嗜酸性粒细胞升高,是与 AD-HIGE 的共同特点。患者不易感主要的病原如金黄色葡萄球菌。患者可出现支气管扩张,但肺大疱少见。皮肤病毒感染明显,继发于 HPV 的难以控制的扁平疣、疣状疣和广泛播散的接触性传染性软疣常见。真菌感染不常见。缺乏结缔组织、骨骼、牙齿异常。经常出现与 HPV 感染相关的鳞癌。IgM 经常降低,特异抗体缺乏,淋巴细胞减少随时间进展。HSCT 可治愈。

【治疗】

1. 抗生素治疗 应用预防性抗生素以防止化脓性肺炎,早期识别和治疗感染非常重要,防止肺大疱和支气管扩张的形成,如口服复方新诺明。每周 3 次稀释的漂白粉洗浴(1/2 杯满浴缸),在含氯泳池游泳或其他抗生素可改善皮肤状态。

2. 抗真菌治疗 经常反复或慢性持续念珠菌感染,可预防性应用抗真菌药物如氟康唑。若肺大疱或支气管扩张的气道内出现慢性真菌感染,长期抗真菌药物应用可减少播散和相关出血,如泊沙康唑。若应用伏立康唑,考虑长期毒性如光敏感、皮肤癌和过度氟化。预防性抗真菌治疗如伊曲康唑能否阻止曲霉菌定植和肺大疱内真菌感染仍不清楚。在地方性真菌病高发地区,可考虑用氟康唑预防球孢子菌,伊曲康唑预防组织胞浆菌。

3. 丙种球蛋白 在预防性抗生素应用后感染仍很难控制情况下可应用,由于特异抗体产生可变,丙种球蛋白替代治疗经常有效。

4. 手术治疗 抗真菌治疗肺大疱内的曲霉菌球不是一直有效,切除是常用方法,但手术有一定挑战性,50% 出现并发症,常发生持续数月的支气管胸膜瘘,以及并发脓胸,有时需要再度手术。尽管骨和关节手术可顺利愈合,开放性胃肠道手术出现并发症有报道。

5. 干细胞移植 有干细胞移植成功的病例报道,移植后免疫缺陷可纠正,但不清楚躯体特征改善情况。

【预后】

支气管扩张和肺大疱的治疗很困难,治疗干预的有效性证据不足。对伴有广泛支气管扩张,慢性感染的肺大疱或真菌球患者,咯血是主要的致病和致死原因。咯血时除了优化抗生素治疗及撤出吸入的气道刺激剂外,还可考虑支气管动脉栓塞和外科切除。进展性肺功能不全及慢性支气管化脓使临床表型严重。极少病例(1/15)因感染或淋巴瘤而死亡。

（贺建新）

参考文献

1. Liu C,Chen XY,Wu WQ,et al.Clinical features of Wiskott-Aldrich syndrome:an analysis of 13 cases. Zhongguo Dang Dai Er Ke Za Zhi,2019,21(5):463-467.
2. Elizabeth R,Austen W.How I manage patients with Wiskott Aldrich syndrome.Br J Haematol,2019,185(4):647-655.
3. Reem AE,Juliana M,Robert C,et al.One hundred percent survival after transplantation of 34 patients with Wiskott-Aldrich syndrome over 20 years.J Allergy Clin Immunol,2018,142(5):1654-1656.
4. Legendre M,Abadie V,Attié-Bitach T,et al.Phenotype and genotype analysis of a French cohort of 119 patients with CHARGE syndrome.Am J Med Genet C Semin Med Genet,2017,175(4):417-430.
5. Jaak J,Dirk J,Gert M,et al.Clinical Utility Gene Card for:PGM3 defective congenital disorder of glycosylation. Eur J Hum Genet,2019,27(11):1757-1760.
6. Jens M,Mette H,Mette C.Neonatal-onset T(−)B(−)NK(+) severe combined immunodeficiency and neutropenia caused by mutated phosphoglucomutase 3.J Allergy Clin Immunol,2016,137(1):321-324.
7. Haapaniemi EM,Kaustio M,Rajala HLM,et al.Autoimmunity,hypogammaglobulinemia,lymphoproliferation,and mycobacterial disease in patients with activating mutations in STAT3.Blood,2015,125(4):639-648.
8. Milner JD,Vogel TP,Forbes L,et al.Early-onset lymphoproliferation and autoimmunity caused by germline STAT3 gain-of-function mutations.Blood,2015,125(4):591-599.

第三节　抗体缺陷为主

一、X连锁无丙种球蛋白血症

1952年Bruton首次报道1例8岁男孩具有反复细菌败血症,血清蛋白电泳提示γ成分缺失。患儿经皮下注射丙种球蛋白后病情明显改善。后来发现该病通常以X连锁方式遗传,被称为X连锁无丙种球蛋白血症(X-linked agammaglobulinemia,XLA)。

【病因】

20世纪70年代,发现XLA患儿缺乏循环B淋巴细胞。后发现该小部分B淋巴细胞呈不同寻常的不成熟表型。骨髓研究发现XLA患者B淋巴细胞发育缺陷存在于CD19+的pro-B到细胞质μ+的pre-B淋巴细胞的转变。对XLA绝对携带者的X染色体灭活方式研究显示只有B淋巴细胞,而不是T淋巴细胞或中性粒细胞,呈非随机灭活方式,提示不正常基因存在B淋巴系。连锁分析将致病基因定位于X染色体长臂中间部分。于1993年,两个研究小组分别用定位克隆技术和早期B细胞发育表达的酪氨酸激酶结合位图研究同时发现XLA的致病基因为一种细胞质中的酪氨酸激酶,分别被称为atk(agammaglobulinemia tyrosine kinase),bpk(B-cell progenitor kinase),后达成共识,被称为Btk(Bruton's tyrosine kinase)。由于BTK突变导致早期B细胞发育被部分阻断于Pro-B到Pre-B淋巴细胞阶段,外周血B淋巴细胞明显降低,所有类别的免疫球蛋白均明显降低,患者出现反复细菌和肠道病毒感染。

【发病机制】

Btk属于细胞质酪氨酸激酶家族一员,该家族还包括Tec,Ikk/Emt/Tsk,Bmx和Txk/Rlk。Btk表达于除了浆细胞阶段外的B淋巴细胞分化的所有阶段,也表达于中性粒细胞和血小板,但不表达于T淋巴细胞或NK细胞。各种细胞表面受体的桥连可引起Btk的活化和磷酸化,包括B细胞抗原受体(BCR),肥大细胞表面的高亲和力的IgE受体,血小板上的Ⅵ型胶原受体。Btk最初在激酶结构域被一个Src家族成员磷酸化(pY551),然后进行自身磷酸化(pY223)。BCR桥连后,Src家族成员也磷酸化Igα,Igβ上的免疫受体酪氨酸为基础的活化基序（ITAMs）。ITAMs上的两个磷酸化的酪氨酸可作为syk的锚位，syk是具有两个SH2结构域的细胞质酪氨酸激酶。磷酸化的Btk募集富酪氨酸的适配蛋白（B-cell linker protein，BLNK）和PLCγ2至浆膜，与Syk紧密相连，导致两个蛋白的酪氨酸磷酸化。然后Btk和PLCγ2通过SH2结构域结合相邻的BLNK上的磷酸化的酪氨酸。该活动又促进Btk磷酸化PLCγ2。依次，PLCγ2的磷酸化和活化PIP2水解产生PIP3（inositol triphosphate）和二酯酰甘油（diacylglycerol，DAG），分别引起钙移动和蛋白激酶C（PKC）活化。Btk信号主要出现于富胆固醇/鞘磷脂环境如脂脊和/或穴样内陷，在此其他潜在信号转导分子也聚集形成Btk信号子。Btk浆膜信号也累及细胞质和细胞核事件。BCR配置和LPS刺激Toll样受体后，涉及Btk的信号转导对NF-κB的活化至关重要。其他转录因子可以是Btk的直接标靶，提示Btk在基因表达和调节中的重要作用。

BTK基因位于Xq²²，包括19个外显子，占据37kb基因组DNA，编码659位氨基酸。Btk具有氨基端的PH（pleckstrin homology）结构域，通过与磷脂酰肌醇结合将蛋白带至浆膜的内侧。其后是3个蛋白-蛋白相互作用结构域：Tec同源结构域（TH），Src同源3（SH3），和SH2结构域。催化结构域（SH1）位于羧基端。

BTK突变见于所有结构域，也见于非编码区。很多突变影响功能上重要的保守的残基，最常受累的位点是CpG二核苷酸。1/3为错义突变，1/5为移码突变，1/5为无义突变，1/5为剪切区突变。其他突变还包括大的缺失，重复/倒置，复杂的，返座子插入。大的缺失可以超过BTK的3′端，甚至包括第二个基因DDP1/TIMM8a，后者突变与感觉神经耳聋，低张力和盲有关，但耳聋会被认为是反复感染所致。大的重复可累及数个外显子。

至今，在调节性磷酸化酪氨酸位点223和551处未见突变。在TH结构域，错义突变影响锌的结合，使Btk蛋白不稳定。错义突变中脯氨酸替代较其他氨基酸替代高出4倍，因为脯氨酸经常改变构象。脯氨酸被替代为其他氨基酸主要位于激酶结构域的错义突变敏感部分。至目前PH，TH，SH3，SH2结构域内的28个脯氨酸未被任何氨基酸所替代。错义突变以高频率出现于激酶结构域的下叶，相当于480~659位残基。错义突变

未见于整个SH3结构域和TH结构域的富脯氨酸的羧基端部分。

胞嘧啶的甲基化产生5-甲基胞嘧啶是真核基因组DNA的最常见修饰方式，当胞嘧啶后连接的是鸟嘌呤，这种改变更常见。当内源性修复机制缺陷时，由于脱氨作用形成胸腺嘧啶，这种二核苷酸明显减少。不是所有影响CpGs的突变都引起XLA。PH结构域内精氨酸28是磷脂酰肌醇结合位点，不允许替代。R13，R133，R123位点允许替代。在SH3结构域，R236，R255允许替代。在激酶结构域，所有精氨酸理论上均允许替代[1]。

【临床表现】[2]

X连锁隐性遗传，完全传递。主要发生于男性，偶有女性携带者发病，但极其少见。11%患者首发表现为中性粒细胞减少，同时伴有感染。50%患者1岁时出现临床症状，5岁时几乎所有患者均出现临床症状，只有极其少的患者起病晚于5岁。50%患者2岁时获得诊断。

70%患者有中耳炎，62%患者有肺炎，59%患者有鼻窦炎，其他依次为慢性和或反复腹泻23%，结膜炎21%，皮肤和皮下组织感染18%，脑膜炎/脑炎11%，败血症10%，败血性关节炎7%，肝炎6%，骨髓炎3%。2例感染疫苗相关的脊髓灰质炎病毒，1例感染野生型脊髓灰质炎病毒。XLA患者反复肺炎可以导致支气管扩张（图13-3-1）。

84%的肺炎病原未获鉴定。获得鉴定的病原包括肺炎链球菌，流感嗜血杆菌b型，副流感嗜血杆菌，铜绿假单胞菌，金黄色葡萄球菌。卡氏肺孢子菌肺炎，鸟分枝杆菌肺炎和麻疹肺炎也有报道。

50%的腹泻可鉴定到病原，蓝氏贾第鞭毛虫最常见。在没有腹泻和腹痛情况下，引起低蛋白血症和体重不增的病原依次为轮状病毒、胎儿弯曲菌、肠道病毒和沙门氏菌属。慢性肠道感染可表现与炎症肠病相似临床特征，与其他炎症肠病不同，XLA患者的炎症肠病经免疫抑制剂治疗3~4年有时病情可缓解。

中枢神经系统感染最常见病原为肠道病毒，尤其艾柯病毒、柯萨奇病毒和脊髓灰质炎病毒，这些病原可引起皮肌炎样综合征或致命的慢性脑炎。肺炎链球菌是脑膜炎的最常见病原。

败血症的最常见病原是铜绿假单胞菌，其次为肺炎链球菌，其他病原还包括流感嗜血杆菌b型，胎儿弯曲菌，幽门螺杆菌和沙门氏菌属。

XLA患者对因污染的IVIG导致的丙型肝炎

的耐受性较普通变异型免疫缺陷病（CVID）患者好。支原体和解脲支原体所致的肺、关节、软组织和泌尿生殖道感染很难检测和治疗。也有患者出现无法解释的中枢神经系统恶化。

尽管 XLA 患者不产生 IgE，也可出现典型季节过敏和药物过敏症状。

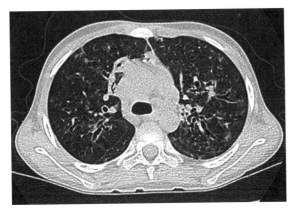

图 13-3-1　X 连锁无丙种球蛋白血症的肺 CT
患儿男，6 岁 4 个月，间断发热、咳嗽 1 个月。既往 3 次肺炎病史，2 次乳突炎行手术治疗。B 0.1%。具有 BTK C506X 突变。肺 CT 示弥漫支气管扩张及树芽征

【诊断】[3]

1. **血清 Igs**　血清 Igs 检测大部分患者 IgG 水平降低，一般低于 100mg/dl，不超过 200~250mg/dl；IgG 可能完全测不到，少部分病例可达 200~300mg/dl。也有 IgG 水平正常患者被报道。大部分患者 IgA 和 IgM 水平降低，但有少部分患者 IgA 和 / 或 IgM 水平正常。

2. **抗体反应**　同簇血凝素（抗 A 及抗 B 血型抗体）缺如，即使多次白喉类毒素注射，锡克试验也不能转为阴性。特异性抗体反应缺乏，疫苗接种后不能产生相应的抗体（包括 T 细胞依赖性和 T 细胞非依赖性抗原）。

3. **B 细胞数量和功能**　成熟 B 细胞（CD19⁺、CD20⁺、膜表面 Ig⁺）缺如是最一致的实验室特征。骨髓 B 细胞和浆细胞缺如，可见少量前 B 细胞，外周血 B 淋巴细胞降低，均 <2%，90%<0.2%。新生儿和出生 3~4 个月婴儿因获得母体 IgG，故不宜用免疫球蛋白和抗体反应来判断是否为 XLA。可用外周血 B 细胞缺乏来判断是否为新生儿 XLA 患儿。

4. 骨髓 B 淋巴细胞发育停滞于 pro-B 至 pre-B 淋巴细胞阶段。

5. 外周淋巴器官发育不良，如扁桃体和淋巴结。

6. BTK 蛋白表达示大部分患者表达缺失，少部分表达降低，极少部分表达正常。

7. BTK 基因突变分析可明确诊断。

【鉴别诊断】

1. **其他常染色体隐性的无丙种球蛋白血症**　如 μ、λ5、Igα、Igβ、BLNK、PIK3R1 非常少见，临床更重，B 细胞更低。前 4 个基因突变患者 pro-B 细胞正常，PIK3R1 基因突变患者 Pro-B 细胞降低或缺陷。

2. **普通变异型免疫缺陷病**　表现为低丙种球蛋白血症，蛋白抗体反应缺陷和反复感染。大部分患者 B 淋巴细胞正常，多为 B 细胞晚期发育缺陷。骨髓 B 淋巴细胞通常无早期发育停滞。除反复感染外，患者易于出现自身免疫性疾病，淋巴增殖，淋巴瘤。

3. **胸腺瘤伴免疫缺陷病**　Good 综合征（GS）是成人起病的与胸腺瘤相关的低丙种球蛋白血症，通常表现为反复感染和几个副肿瘤综合征，包括重症肌无力，纯红细胞性再生障碍性贫血，结缔组织异常。其他特征还包括上腔静脉综合征，Horner 综合征，扁平苔藓和炎症性肠病等。

【治疗】[2,3]

1. **丙种球蛋白替代治疗**　丙种球蛋白替代治疗是 XLA 患者治疗的基石。在 Bruton 描述无丙种球蛋白血症之前，患者通常 5 岁前死于急性或慢性感染。20 世纪 50~70 年代，血浆治疗或肌内注射丙种球蛋白不能达到有效的 IgG 浓度，大部分患者死于急性感染，慢性肺病或肠道病毒脑炎。20 世纪 80 年代中期，IVIG 普遍应用，明显改善预后，死亡率为 3.75%。死亡原因为丙型肝炎、继发于膜增殖性肾小球肾炎的肾衰、败血症和干细胞移植。越来越多的患者可存活至中年或更长。尽管应用足量的丙种球蛋白，很多患者还是出现慢性肺病[4]、持续鼻窦炎、关节痛或肝病。IVIG 可明显降低但不能根除 XLA 患者慢性肠道病毒感染。很少有患者存活至 50~60 岁。有证据表明 XLA 患者胃肠道肿瘤高发，但诊断年龄早，对治疗反应好。

2. **抗感染治疗**　针对现症感染进行抗感染治疗，如患有肺炎链球菌感染时选用头孢曲松、万古霉素等抗感染；铜绿假单胞菌败血症时选用头孢哌酮 / 舒巴坦、美罗培南、亚胺培南等。必要时可考虑预防性应用抗生素。

3. **干细胞移植**　早期干细胞移植在少部分

患者中进行,移植前均未行预处理,第一组 3 例移植后未行抗排异治疗,患者未显示临床获益。第二组 3 例移植后行抗排异治疗(环孢素 A 70 天,马替麦考酚酯 28 天),其中 2 例移植后 3~12 月出现正常的,无痛的颈部淋巴结,但血清 IgM 或 IgA 的水平无升高,外周血检测不到 Btk$^+$ 的 B 淋巴细胞。近期有移植成功的报道[5,6]。

4. 基因治疗　基因治疗在动物模型上取得一定成功,进入临床可能尚需一段时间。

二、普通变异型免疫缺陷病

【病因】

普通变异型免疫缺陷病(common variable immunodeficiency,CVID)是一种以蛋白抗体反应缺陷和低丙种球蛋白血症为特征的原发性免疫缺陷病,包括一组异质性疾病。由于其高发病率(白色人种 1/2.5~5.0 万),并发症多发,常需要住院治疗,需要终生丙种球蛋白替代治疗使之成为最常见,临床最重要的原发性免疫缺陷病。大部分患者 20~40 岁之间获得诊断。丙种球蛋白替代治疗可以减少急性细菌感染的发生,但不能阻止其他棘手的并发症的出现如慢性肺病、系统性肉芽肿病、自身免疫、淋巴过度增殖和浸润疾病、胃肠道疾病和肿瘤的发生。这些并发症是导致患病和死亡的主要原因。

【发病机制】

B 淋巴细胞起源于骨髓内的造血干细胞。早期 B 细胞前体细胞特征为积极的可变区多样性连接重组,首先 Ig 重链与替代轻链形成 pre-BCR。B 细胞特征为表面 CD19 表达。成熟的轻链与重链结合形成 IgM,则进展为不成熟 B 细胞。表达 IgD、IgM 的不成熟 B 细胞,在淋巴组织的生发中心被抗原活化,与不同的信号结合,变成成熟的分泌 Ig 的 B 细胞。伴体细胞高频突变和 Ig 类别转换重组,B 细胞完成成熟,变为记忆 B 细胞和浆细胞。记忆 B 细胞特征为细胞表面 CD27 的活化。表达 IgD、IgM 的为未类别转换的记忆 B 细胞。表达 IgG、IgA、IgE 但缺乏 IgM、IgD 为类别转换记忆 B 细胞。记忆 B 细胞接触抗原后会持续数年,再抗原激发或伴随选择性的环境信号,会分化为抗体分泌的浆细胞。

事实上,CVID 最初被 WHO 组委会用来描述一些未分类的免疫球蛋白缺陷病,以区别更严重的 X 连锁无丙种球蛋白血症。在 <10% 患者中找到遗传异常。大约 90% 的 CVID 患者外周 B 淋巴细胞数目正常,提示 B 细胞分化的晚期阶段缺陷。CVID 患者 B 细胞的一个重要特征是不能完全活化,不能正常增殖,也不能终末分化为浆细胞。CVID 患者 B 细胞凋亡增加,不能完成 B 细胞发育的成熟和分化过称。一定数量的 T 细胞、细胞因子和树突状细胞缺陷也被描述。

过去 30 年,一定数量体外实验用来研究 CVID 的患者 B 细胞缺陷。CVID 患者 T 细胞可对 B 细胞产生抑制性影响。一些 CVID 患者 B 细胞仅能分泌 IgM 抗体。一些 CVID 患者 CD40L 和 IL-10 不能诱导 B 细胞产生 Ig。1990 年 Bryant 等根据体外抗 -IgM 或 pokeweed 丝裂原刺激下 B 细胞 Ig 产生情况,对 CVID 患者进行分类:0 组 B 细胞非常低,Ig 产生完全缺陷;A 组 B 细胞减少或正常,刺激后不能产生 IgG、IgA、IgM;B 组 B 细胞正常,仅产生 IgM;C 组 B 细胞正常,体外可分化为产生 IgG、IgA、IgM 的浆细胞,但体内失败。CVID 最主要的缺陷是 B 细胞不能成熟为功能性浆细胞,体细胞高频突变正常发生于 GCs,导致长寿命的高亲和力的分泌 Ig 的 B 细胞被选择,CVID 患者 B 细胞 V 区或轻链均缺乏体细胞高频突变,反映 B 细胞成熟障碍。已完成体细胞高频突变充分活化的正常 B 细胞在抗原再激发时可产生 Igs,特征是表面 CD27 存在,是记忆 B 细胞的标志。体外免疫球蛋白产生的功能分析由于细胞培养耗时,不标准化和结果依赖于应用的活化剂使应用受到限制,近年 CVID 患者依据未刺激的外周 B 细胞表型来分类。IgM$^+$IgD$^-$CD27$^+$ 是产生 IgM 的记忆 B 细胞,IgM$^-$IgD$^-$CD27$^+$ 是类别转换的记忆 B 细胞,IgM$^+$IgD$^+$CD27$^+$ 是边缘带一样记忆 B 细胞。类别转换的 CD27$^+$ 记忆 B 细胞数目降低,是 CVID 几个分类系统的基础,与免疫性血细胞减少、脾大、肉芽肿和淋巴结肿大相关。除了记忆 B 细胞的产生和存活缺陷,大部分患者 B 细胞 Toll 样受体信号缺陷。

随着分子医学的进展,在儿童 CVID 中发现一些相关的单基因异常,包括 *PIK3CD*、*LRBA*、*CTLA4*、*NFKB2*、*PIK3R1*、*CD27*、*ICOS*、*CD19*、*IKAROS*、*IL21R*、*PRKCD*、*PLCG2*、*NFKB1*、*CD21* 等。

非常少的几个常染色体隐性基因突变与 CVID 表型有关,如一个家系的 *ICOS* 基因突变,几个不相关家系的 *CD19* 突变,2 兄弟的 *BAFF* 受体突变,1 例 *CD20* 突变,1 例 *CD81* 突变。由于在 CVID

患者人群中,这些突变很少见,故不推荐遗传检测。在 8% 的 CVID 患者中检测到 TACI(TNFRSF13B)突变,其中细胞外的 C104R,跨膜的 A181E 突变常见,前者引起与 BAFF 和 APRIL 结合的区域被破坏,后者引起 BAFF 和 APRIL 信号受损。杂合突变较纯合突变更常见,与自身免疫和淋巴增殖相关。由于正常家族成员和有时正常献血者中也可发现该基因突变,所以该基因突变的发现对 CVID 不是诊断性的,也不能预测将来出现免疫缺陷。

【临床表现】[7]

1. 感染及慢性肺病　73% 患者有呼吸道感染,肺炎主要由肺炎链球菌、流感嗜血杆菌或支原体引起。由相似病原引起的严重细菌感染,如脓气胸、败血症、脑膜炎或骨髓炎,虽然少见,但也有报道。尽管足够的丙种球蛋白替代治疗使肺炎明显减少,但一些病例(27%)出现持续的呼吸系统疾病,导致阻塞性、限制性和支气管扩张改变,重者甚至需要心或肺移植。肺损伤的进行性下降的原因不清楚,可能与不可逆既往损伤,持续的低毒力的感染或免疫失调节所致的进行性炎症有关,或上述综合因素所致。除了常见流行病原,对抗体清除不敏感的病原如未分型的流感嗜血杆菌和病毒可能参与发病。不常见的或机会病原感染亦可见卡氏肺孢菌等。患者肺部 CT 见图 13-3-2。

2. 自身免疫　25% 患者出现自身免疫疾病,主要为自身免疫性溶血性贫血(AIHA)和免疫性血小板减少性紫癜(ITP),或两者即 Evans 综合征(Evans syndrome),或少见的中性粒细胞减少。这组患儿也具有非常低的类别转换的记忆 B 细胞。其他还包括恶性贫血、类风湿关节炎、干燥综合征、血管炎、甲状腺炎、秃头、白癜风、肝炎、原发胆汁性肝硬化及系统性红斑狼疮。

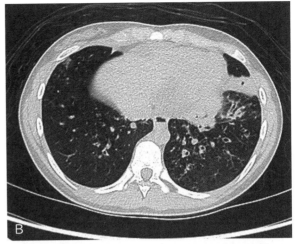

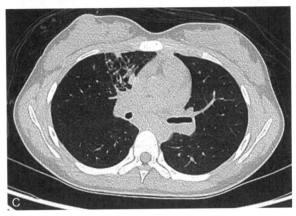

图 13-3-2　CVID 的肺 CT

患儿女,14 岁 1 个月,咳嗽、咳痰 11 个月。既往有中耳炎、鼻窦炎、肺炎及支气管扩张。CD3 81.9%,CD4 43.3%,CD8 38.4%,B 12%,NK 4.3%。IgG 0.55g/L,IgA <0.0 667g/L,IgM 0.066g/L,IgE <5.00 IU/ml。肺 CT 示右中叶实变(A),双肺中内肺野支气管管腔扩张(B,C)

3. 肉芽肿和淋巴浸润　8%~22% 患者肉芽肿性病变可早于低丙种球蛋白数年,通常被诊断为结节病。主要累及肺、淋巴结和脾。皮肤、肝脏、骨髓、肾脏、胃肠道和脑亦被累及。为大小可变的分界清楚的非干酪肉芽肿,可包含非坏死性上皮样细胞和巨核细胞。虽然微生物病原被寻找,但很少有阳性发现。伴有肉芽肿的 CVID 患者也易于出现自身免疫疾病,基本都是自身免疫性血小板减少和自身免疫性溶血性贫血,机制不清,这些患者基本具有非常低的类别转换的记忆 B 细胞。一部分患者肺内淋巴浸润伴随肉芽肿,被称为肉芽肿淋巴间质肺病,预后不良。肺内淋巴浸润导致不伴肉芽肿的淋巴间质肺炎或滤泡支气管炎/细支气管炎,可导致咳嗽、气短及肺泡损伤,最终需要氧疗。虽然大部分肉芽肿为非干酪样,干酪样

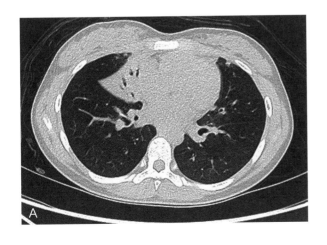

肉芽肿散见报道。

4. 癌、淋巴增殖、脾大和淋巴瘤 最新研究表明 CVID 患者中非霍奇金淋巴瘤出现率为 6.7%,较正常人群出现率高 30 倍,通常为结外的 B 细胞型,60~70 岁高发,通常 EB 病毒阴性。一部分边缘带(黏膜相关淋巴组织)淋巴瘤被报道,一些与幽门螺杆菌相关。淋巴瘤的发生与之前存在的多克隆的淋巴增殖有关。IgM 升高与淋巴过度增殖和淋巴瘤有关。霍奇金淋巴瘤及胃癌散见报道。20% 患者出现颈部、纵隔、腹部淋巴结增殖和脾大。淋巴浸润也可出现于其他器官如肝或肾。淋巴结病理通常表现为不典型淋巴增殖,反应性淋巴增殖或肉芽肿炎症。淋巴结或其他淋巴组织典型缺乏浆细胞。克隆性淋巴细胞的存在是非诊断性的,因为可出现于反应性增殖但无淋巴瘤证据的组织切片。

5. 消化道疾病 21%~57% 患者出现暂时的或持续腹泻。蓝氏贾第鞭毛虫是最常见病原。其他病原包括隐孢子虫、巨细胞病毒、沙门氏菌、艰难梭菌及空肠弯曲菌。幽门螺杆菌感染与胃炎有关。炎症肠病出现于 19%~32% 患者。病理显示过多的上皮内淋巴细胞,绒毛变钝,淋巴样积聚,肉芽肿,隐窝扭曲,缺乏浆细胞是特征性表现。另一特点是小肠绒毛变平,提示乳糜泻,但去除麦麸无明显疗效。结节样淋巴增殖(B 细胞多量,但无浆细胞)常见于胃肠道任何部位。原发性胆汁性肝硬化,自身免疫性肝炎可出现于 CVID 患者。43% 患者有肝酶升高,主要是碱性磷酸酶升高。结节性再生性增殖可导致门脉高压和胆汁淤积,14/40 肝功异常者出现此情况。

【诊断】[7]

CVID 的诊断基于明显降低的 IgG,IgA 和 / 或 IgM 伴低的或缺失的抗体产生,同时除外遗传的或其他低丙种球蛋白血症原因。抗体缺陷伴正常 Ig 水平或单纯 IgG 缺陷,不能诊断 CVID。由于 CVID 很难与婴儿暂时低丙种球蛋白血症鉴别,达成的共识是 4 岁以后方考虑 CVID 诊断。一方面等待免疫系统成熟,另一方面寻找其他遗传性免疫缺陷可能。请注意不同实验室正常值标准不同,按照 95% 可信区间,仍有 2.5% 的正常人被判定为低于正常值。

特异 IgG 抗体产生缺陷是必备条件,通常用针对 2 个或更多个蛋白疫苗 IgG 反应缺陷来判断,亦即不能达到实验室定义的保护水平。通常用百

日咳或白喉毒素,流感嗜血杆菌结合疫苗,麻疹,腮腺炎和风疹疫苗,其他蛋白抗原包括甲型肝炎或乙型肝炎疫苗,或水痘疫苗。对于年长儿或成人,血的同簇血凝素检测是另一种检测 IgM 抗多糖抗体产生的常见方法。针对某些病例,在接种后 6 个月应再复查一次抗体,以证明 IgG 抗体是否持续存在。丙种球蛋白替代治疗应停止 5 个月以上,方能重新评估 IgG 抗体产生(表 13-3-1)。

表 13-3-1 建议评价 IgG 抗体反应模板

血清 IgG 值	进一步检查措施
血清 IgG<150mg/ml	重复血清 Ig 检测以确认;无需抗体反应检测
血清 IgG 150~250mg/ml	重复血清 Ig 检测以确认;考虑针对百日咳和白喉或其他蛋白为基础的疫苗的抗体检测;可选择检测非结合肺炎链球菌疫苗抗体,接种 4 周后检测
血清 IgG 250~450mg/ml	重复血清 Ig 检测以确认;检测针对百日咳和白喉或其他蛋白为基础的疫苗的抗体;也需要检测非结合肺炎链球菌疫苗抗体,接种 4 周后检测
血清 IgG 450~600mg/ml	重复血清 Ig 检测以确认;检测针对百日咳和白喉疫苗的抗体,也需要检测针对其他蛋白为基础的疫苗的抗体(麻疹、腮腺炎和风疹,带状疱疹);也需要检测非结合肺炎链球菌疫苗抗体,接种 4 周后检测

慢性肺病患者肺 CT 可表现结节样、网格样改变,纤维化和或磨玻璃表现,必要时需病理活检证实是瘢痕,克隆性淋巴细胞积聚或肉芽肿浸润。

【鉴别诊断】

1. 先天性无丙种球蛋白血症(BTK,μ,λ5,Igα,Igβ,BLNK,PIK3R1,E47) 若 CVID 患者 B 细胞明显降低,需与先天性无丙种球蛋白血症鉴别。先天性无丙种球蛋白血症患者通常仅表现反复荚膜菌感染,其他并发症如自身免疫,肉芽肿,淋巴增殖,淋巴瘤等少见。突变导致骨髓中 B 细胞发育停滞于原 B 细胞阶段。

2. 胸腺瘤 若 CVID 患者 B 细胞明显降低，需与胸腺瘤鉴别，后者又被称为 Good 综合征。后者起病年龄晚，可伴有自身免疫，但其他 CVID 的并发症少见。

3. X 连锁淋巴增殖综合征（XLP） 若 CVID 患者 B 细胞正常，需要与 XLP 鉴别。经典 XLP 患者具有暴发性传染性单核细胞增多症的表现，但有部分患者仅有低丙种球蛋白血症表现。

4. X 连锁高 IgM 综合征（XHIGM） 若 CVID 患者 B 细胞正常，需与 XHIGM 鉴别。后者起病早，更易出现肺孢子菌肺炎，中性粒细胞减少。

5. 常染色体隐性高 IgM 综合征（AID，UNG） 若 CVID 患者 B 细胞正常，需与常染色体隐性高 IgM 综合征鉴别。后者容易感染荚膜菌，淋巴结增大和巨大的生发中心。

6. Leaky 严重联合免疫缺陷病 如 ADA，RAG1/RAG2，Artemis 缺陷，易于出现机会性病原感染，胸腺新近输出明显降低，淋巴增殖功能缺陷有助于鉴别诊断。

7. 联合免疫缺陷病如 AR CARD11 表现为反复感染，包括肺孢子菌肺炎。进展性全低丙种球蛋白血症。抗 CD3 增殖缺失。

8. 伴有非免疫情况的免疫缺陷病如 A-T，ICF 有的患者仅以低丙种球蛋白血症起病，后续出现的综合征特征有助于鉴别诊断。

9. 其他继发性的低丙种球蛋白血症如淋巴恶性肿瘤 有作者建议出现免疫球蛋白水平降低 2 年内未出现淋巴恶性肿瘤方考虑 CVID 诊断，否则考虑淋巴恶性肿瘤继发的低丙种球蛋白血症。

【治疗】

CVID 的基本治疗是丙种球蛋白替代治疗，通过皮下或静脉。通常剂量是每月 400~600mg/kg，皮下可分为每周 1 或 2 次，每 2 周 1 次，静脉每 3~4 周 1 次。伴慢性肺病或胃肠道疾病的 CVID 患者 IgG 的半衰期短。Ig 治疗的目标是预防感染。目标谷 IgG 水平与基础 IgG 水平有关。在无功能性抗体情况下，基础 IgG 水平越低，目标谷 IgG 水平可能越低。伴有慢性肺病和既往自身免疫的患者需要维持高于目标谷 IgG 水平。大部分 CVID 患者有很少或无 IgA，尽管有抗 IgA 抗体报道，但相当少见，从实用角度看，检测抗 IgA 的 IgG 抗体是否存在，临床上不重要。在稳定剂量的 Ig 替代治疗下，每 6~12 个月检测谷 IgG 水平。

针对有持续肺损伤的 CVID 患者，每日抗生素预防（甲氧苄胺嘧啶或大环内酯类可能更有效，因具有抗感染作用）可能比高剂量的 IgG 更有效。在伴有慢性肺病的免疫健全的患者，经常轮替应用抗生素来阻止耐药病原体出现，但在 CVID 患者中还没有找到证据。

针对 CVID 中肉芽肿的治疗，口服激素 10mg/d 或 20mg/ 隔日可稳定肺和肝功能。羟氯喹（hydroxychloroquine）可降低 Toll 样受体反应及抗原呈递，结合其在自身免疫和结节病中的应用，可考虑 400mg/d（3.5~6.5mg/kg）的应用量。肺的肉芽肿，可考虑吸入激素。肿瘤坏死因子 α 抑制剂（infliximab，etanecept）在部分患者中有效。针对淋巴间质肺炎或滤泡支气管炎 / 细支气管炎不伴肉芽肿的治疗，环孢素（125mg/d；血清浓度 76ng/ml）也被应用，有一定疗效。

丙种球蛋白替代治疗可减少 ITP 和或 AIHA 的反复发作，更高剂量的 Ig（1g/kg）每周一次持续短时间可作为补充治疗。静脉激素（1g 甲强龙）然后中量的口服激素数周或更长时间减停通常能缓解 ITP 或 AIHA。对顽固的或反复发作的 ITP 和或 AIHA，可应用标准剂量的抗 CD20 抗体（rituximab）。由于可出现严重感染，避免脾切除。其他自身免疫疾病的治疗遵循标准治疗方案。

伴有淋巴增殖的大部分患者不需要特殊治疗，除非肺或其他器官受累严重影响功能。除非有明显脾功能亢进，不可控的自身免疫或淋巴瘤的高度可能性，不建议脾切除。

甲硝唑对蓝氏贾第鞭毛虫有效，但可能需要数个疗程。重要营养的丢失（钙，锌，维生素 A、E 和 D）使出现骨质疏松和神经缺陷，不易逆转。CVID 患者炎症肠病的治疗同免疫健全患者，药物包括甲硝唑或替硝唑或环丙沙星，5- 氨基水杨酸和或不吸收的口服激素如布地奈德。可考虑应用低剂量的激素如泼尼松（10mg/d）。免疫调节剂如硫唑嘌呤或 6- 巯基嘌呤可安全应用，因为剂量小，不会影响 T，B 细胞功能。肿瘤坏死因子 α 抑制剂（infliximab）可用于严重肠病。

数例 CVID 患者行肝和肺移植，可促进短期存活，但整体结局可变。伴何种并发症，在何种阶段，可行干细胞或骨髓移植，目前并未阐述。是否考虑移植这个问题的出现可能是由于严重免疫受损已经被证实和 T 细胞免疫受损。这些患者近似联合免疫缺陷的一种，引起 SCID 基因（*ADA*，

Artemis，或 *RAG1/2*）的减效突变应予仔细寻找。

早期研究示约 20 年随访死亡率为 20%～30%。近年研究示死亡率为 15%。尽管一半的患者仅有感染，但合并其他并发症（自身免疫、胃肠道疾病、淋巴增殖、脾大、肉芽肿、肿瘤、非霍奇金淋巴瘤）患者的存活率降低。诊断时 IgG 水平与严重感染（包括肺炎），肺病高发或高死亡率无关。出现症状年龄，诊断年龄或延迟诊断时间均与患病率增加无关。T 细胞功能降低，淋巴细胞计数降低，非常低的 B 细胞，CD4$^+$T 和 CD45RA$^+$CCR7$^+$T 细胞降低与机会病原感染和存活率降低有关。CD27$^+$B 尤其 IgD$^-$CD27$^+$B 转换的记忆 B 细胞降低，<0.5% 转换的记忆 B 细胞与自身免疫，肉芽肿，脾功能亢进，淋巴增殖有关。

三、活化的磷脂酰肌醇 3- 激酶综合征

【病因】

磷脂酰肌醇脂类是浆膜的少量成分，但在控制细胞内信号事件方面起重要作用。磷脂酰肌醇 3,4,5 三磷酸（PIP3）是最活跃的脂质第二信使，由 IA 类磷脂酰肌醇 3- 激酶（PI3Ks）磷酸化磷脂酰肌醇 4,5 二磷酸（PIP2）产生，来控制细胞代谢，生长，增殖，分化，移动和存活。PI3Ks 是由 p85/p110 异源二聚体组成的脂类激酶家族一员。p110δ 在免疫中有选择性作用。Okkenhaug 等于 2002 年对 p110δ 突变鼠的研究显示 T 和 B 细胞抗原受体信号受损。Jou 等于 2006 年测序不明原因的原发性 B 细胞缺陷病患儿 DNA，首次发现 PIK3CD 的 c.3061G>A（E1021K）位点可能具有致病性。Angulo 等于 2013 年用外显子测序的方法在反复感染并具有感染敏感家族史的 35 例患者中寻找致病突变。一个家庭的 3 例患者，另一家庭的 1 例患者具有 1 号染色体 *PIK3CD* 基因杂合 c.3061G>A（E1021K），加上后续的 134 例 PID 患者和 15 例高 IgM 患者中共发现 17 例具有该杂合突变。Lucas 等及 Crank 等于 2014 年又发现 4 种不同的，杂合的，获得性 PIK3CD 突变。截至目前已有 100 余例患者被报道。

【发病机制】

基于序列的同源性及底物的选择性，分为 3 类 PI3 激酶（Ⅰ，Ⅱ，Ⅲ）。Ⅰ 类 PI3 激酶又分为 2 类，Ⅰ A 类由三个不同的催化亚单位（p110α，p110β，p110δ）组成，其与五个不同的调节亚单位（p85α，p85β，p55α，p50α，p55γ）紧密相互作用。Ⅰ 类 PI3

激酶被几种信号输入的下游所活化，包括 G 蛋白偶联的受体（GPCRs），受体酪氨酸激酶（RTKs），酪氨酸磷酸化的衔接蛋白和小 G 蛋白 Ras 超家族成员。由 PI3Ks 产生的 PIP3 通过 PIP3 结合结构域来募集效应蛋白，包括几种重要的信号酶如 Ras 超家族鸟嘌呤核苷酸交换因子（GEFs），GTP 酶活化蛋白（GAP），衔接蛋白和蛋白激酶。研究最深入的是丝氨酸 / 苏氨酸蛋白激酶 Akt。Akt 通过其 PH 结构域与 PIP3 结合被募集至细胞膜，导致其被磷脂酰肌醇依赖的激酶（PDK1）和雷帕霉素哺乳类标靶复合物 2（mTORC2）所磷酸化和活化[8-9]。

在杆状病毒感染的细胞中，表达野生和突变的 p110δ，同时表达调节亚单位 p85α。纯化蛋白，用膜捕捉分析方法检测脂质激酶活性，发现含有突变型细胞产生 PIP3 较野生型 6 倍升高。用血小板来源的生长因子受体的双磷酸化的肽链刺激后，突变型和野生型的活性均增加，但突变型产生 PIP3 仍 3 倍增加。用选择性 p110δ 抑制剂，发现和野生型一样可以降低突变型的活性。E1021K 突变位于激酶结构域的 C-lobe，与细胞膜相互作用，修饰脂质底物，与调节亚单位的 cSH2 结构域结合，用蛋白 - 脂质荧光超声能量转移分析来研究突变型与脂质泡的相互作用，突变型具有较高的基础亲和力。另一潜在活化机制可能与调节亚单位的相互作用有关。PI3Kδ 主要表达于血细胞，是 T，B 抗原受体，Toll 样受体，共刺激分子和细胞因子受体下游信号的主要 PI3K 异构体。用高效液相色谱方法检测患者 CD4$^+$、CD8$^+$ T 细胞 PIP3 水平代表突变型活性，在刺激前和刺激后不同时间点，患者 PIP3 水平一致性升高，刺激后磷酸化的 AKT 蛋白的水平升高。用选择性抑制剂处理后，患者细胞 PIP3 水平明显降低。在反转录病毒中克隆野生型、突变型 E1021K 和 D911A，转染这些重构体进入 p110δ 敲除鼠的 T 细胞，刺激后突变型具有较高的磷酸化 Akt。

患者 T 细胞易于死亡，加入特异抑制剂可逆转，而不是加入白细胞介素（IL）-2。细胞因子产生明显降低，不能被外源 IL-2 补救。活化诱导的凋亡趋势与患者的淋巴细胞减少一致，可能部分与 T 细胞活化 / 记忆表型细胞增多有关。循环转化 B 细胞增多。原始的和中枢记忆的 T 细胞严重缺乏，老化的效应 T 细胞过度表达。体外患者的 T 细胞显示 AKT 的磷酸化增强和 mTOR 高活性，糖的摄取增加和终末效应分化。西罗莫司（雷帕霉素）

治疗可体内抑制 mTOR 的活性,部分恢复原始 T 细胞,明显挽救体外 T 细胞缺陷,改善临床过程。

T 细胞功能主要依赖于细胞代谢的调节,细胞代谢控制增殖能力、效应功能和记忆的产生。mTOR 激酶,被 PI(3)K 活化,在细胞代谢的动态变化中起重要作用。PI(3)K 通过与核糖体相关来活化 mTOR 复合体 2。PI(3)K 产生的 PIP3 募集 PDK1 和 Akt,因此 PDK1 作用于 T308 的磷酸化和 mTORC2 作用于 S473 位点的磷酸化使 Akt 充分活化。Akt 在活化状态,Akt 活化 mTOR 复合体 1,导致真核翻译启动因子 4E 结合蛋白 1(4EBP1)和 p70-S6 激酶 1(p70S6K)磷酸化促进蛋白翻译。4EBP1 磷酸化导致其从真核转录启动因子 4E(eIF4E)中释放出来促进 cap 依赖的翻译,p70S6K 的磷酸化活化线粒体 S6 蛋白增强核糖体蛋白和延伸因子的翻译。mTORC1 活化使表达增强的一种蛋白是 HIF-1α,是糖酵解的主要调节子。因此推测,在 PI(3)K-Akt-mTOR 高活性的细胞,朝向糖酵解的代谢偏移存在,出现于原始 T 细胞向效应 T 细胞的分化。mTORC1 活性促进 p53 翻译和蛋白稳定性,p53 可诱导细胞老化。

雷帕霉素哺乳动物的标靶(mTOR),又被称为 FK506 结合蛋白 12-雷帕霉素-相关蛋白 1(FRAP1),是一种人类激酶,是蛋白激酶家族的磷脂酰肌醇 3-激酶相关的激酶家族一员,由 *MTOR* 基因编码[10]。mTOR 与其他蛋白相关联,是两个不同蛋白复合体(mTORC1,mTORC2)的核心成分,分别调节不同的细胞过程。作为 mTORC1 的核心成分,mTOR 作为*丝氨酸/苏氨酸蛋白激酶*,调节细胞生长,细胞增殖,细胞移动,细胞存活,蛋白合成,自噬和转录。作为 mTORC2 的核心成分,mTOR 可作为酪氨酸蛋白激酶,促进胰岛素受体和胰岛样生长因子受体的活化。mTORC2 还参与肌动蛋白细胞骨架的控制和维持。

PIK3CD 位于 1p36.22,含 22 个外显子,编码 1 044 位氨基酸。32~107 位氨基酸属于 p85 结合结构域,175~281 位氨基酸属于 ras 结合结构域,314~481 位氨基酸属于 Cr 结构域,505~683 位氨基酸属于辅助结构域,675~1 041 位氨基酸属于代谢结构域。大部分患者为常染色体显性(AD)功能获得性(gain-of-function)E1021K 突变,位于激酶结构域的 C-lobe。目前还发现几种 AD gian-of-function 错义突变 N334K、C416R、E525K、G124D、E81K 也引起活化的 PI3K-δ 综合征(ADPS)[11]。

【临床表现】[12,13]

96% 患者具有反复呼吸道感染,发病年龄从不足 1 岁到 7 岁。42% 起病时淋巴结肿大,肝脾大或肝脾淋巴结肿大。5 例成人患者由于孩子被诊断为 APDS 而被诊断,2 例有支气管扩张和反复呼吸道感染,1 例儿童期有反复呼吸道感染和卡介苗接种处持续肉芽肿样反应,1 例曾因慢性颈部淋巴结肿大就诊,1 例健康。4 例有症状的成人尽管血 IgG 正常,但 IgM 升高和 IgG2 降低。

肺炎(85%)、支气管扩张(60%)和上呼吸道感染最常见,经常于儿童期出现。只有 2 例无反复呼吸道感染。最常见细菌病原为肺炎链球菌,流感嗜血杆菌,金黄色葡萄球菌,卡他莫拉菌,铜绿假单胞菌也有报道。支气管扩张的平均诊断年龄为 8.6 岁(1.3~36 岁)。其他非呼吸系统细菌感染包括眼部感染和脓肿。无侵袭性细菌感染报道。

49% 患者出现持续的,严重或反复疱疹病毒感染,26% 患者具有 EBV 血症,其中 11% 具有播散性感染。甚至有系统性 EBV 感染,EBV 和 CMV 混合感染的报道。严重的原发的水痘带状疱疹病毒感染和反复的带状疱疹有报道。反复单纯疱疹病毒感染包括口腔溃疡,皮肤感染和角膜炎有报道。17% 患者具有腺病毒感染,病原分离于血、BALF 和大便。疣及传染性软疣分布广泛。

隐孢子虫感染见于 2 例患者。弓形虫感染见于 1 例患者。13% 患者具有需要治疗的皮肤黏膜念珠菌病。没有感染曲霉菌病例报道。

75% 患者具有慢性淋巴结肿大,脾肿大和或肝大。淋巴结肿大典型开始于儿童期,经常位于感染局部。淋巴结肿大与黏膜淋巴增殖、脾肿大和疱疹病毒感染有关。淋巴结病理显示不典型滤泡增殖,滤泡帽区缺失或减弱,生发中心经常被破坏,部分被大量 T 细胞占用,很多细胞表达程序凋亡蛋白 PD1,CD57,或同时表达,提示为滤泡 TH 细胞。32% 患者具有黏膜结节样淋巴增殖,镜下为鹅卵石样或息肉样。

34% 患者具有自身免疫或自身炎症疾病,包括自身免疫性溶血性贫血,三系减少,肾小球肾炎,胰腺外分泌功能不全,自身抗体阳性的甲状腺疾病,血清阴性的关节炎,反复心包炎,肝硬化。25% 患者具有慢性腹泻。

13%(7/53)患者具有淋巴瘤(18 个月 ~27 岁),2 例为弥漫大 B 细胞淋巴瘤,其中 1 例 EBV 阳性,1 例阴性。其他形式淋巴瘤(结节硬化经典霍奇金淋巴瘤,淋巴结边缘带淋巴瘤,淋巴浆细胞淋巴瘤)也有报道,EBV 状态不详。3 例死于淋巴瘤相关并发症,包括 2 例 EBV 相关淋巴瘤[13]。19% 患者具有全面发育延迟或孤立语言发育延迟。患者支气管镜下内膜表现和肺CT见图13-3-3A,B和C。

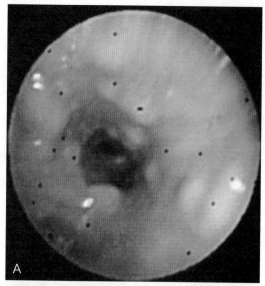
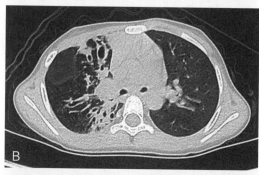
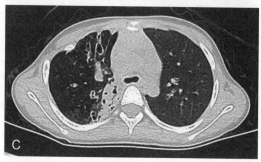

图 13-3-3 PIK3CD

女,5 岁 11 个月,间断咳嗽、咳痰喘息 1 年 3 个月,肝大。基因 *PIK3CD* 热点杂合 *E1021K* 突变。纤支镜下可见气道内膜结节样淋巴增殖(A),肺 CT 可见支气管扩张(B,C)

【诊断】

典型发现为 CD4+T 细胞减少,效应/效应记忆 CD8+T 细胞增加,转化 B 细胞增加。43% 患儿

IgG 降低。58%IgG 正常患者中 IgG2 亚类降低,其中 89% 对 PPV 反应差[14,15]。

【鉴别诊断】

1. 常染色体显性(AD)PIK3R1 是 PIK3CD 的调节亚单位,临床表现与 APDS 无法区别,故又被称为 APDS2。

2. 常染色体隐性(AR)PIK3R1 仅有 1 例患者被报道,表现为窦肺感染,败血症性关节炎,炎症肠病和自身免疫性肝炎,均与低丙种球蛋白血症相关。有严重 B 淋巴细胞减少和记忆 T 淋巴细胞减少。

3. 常染色体显性(AD) 功能缺失性(loss-of-function)PTEN:APDS 样免疫缺陷的较轻形式,又被称为 Cowden 病。患者 T 淋巴细胞 PIP3 增加和 pAKT 水平较 APDS 患者不明显。患者具有胃肠道错构瘤样息肉病,皮肤黏膜损伤,患某种癌症的风险增加。

【治疗】

62% 患者接受预防抗生素,9% 患者既往曾接受预防抗生素。11% 给予预防抗病毒,6% 给予预防抗真菌。87% 患者接受长期丙种球蛋白替代治疗,大部分患者可使感染减少。5 例患者行干细胞移植,预处理方案为中等强度或减强度,平均随访 4.2 年(1~14 年)。3 例成功,嵌合率为 35%~100%。第 4 例植入率低(25%),需要长期丙种球蛋白替代治疗。第 5 例移植前行脾切除,移植后 2 年死于败血症。

(贺建新)

参考文献

1. Wang Q,Pechersky Y,Sagawa S,et al.Structural mechanism for Bruton's tyrosine kinase activation at the cell membrane.Proc Natl Acad Sci USA,2019,116(19):9390-9399.

2. Chen XF,Wang WF,Zhang YD,et al.Clinical characteristics and genetic profiles of 174 patients with X-linked agammaglobulinemia:Report from Shanghai,China(2000-2015).Medicine(Baltimore),2016,95(32):e4544.

3. Aadam Z,Kechout N,Barakat A.et al.X-Linked Agammagobulinemia in a Large Series of North African Patients:Frequency,Clinical Features and Novel BTK Mutations.J Clin Immunol,2016,36(3):187-194.

4. Stubbs A,Bangs C,Shillitoe B,et al.Bronchiectasis and deteriorating lung function in agammaglobulinemia

despite immunoglobulin replacement therapy.Clin Exp Immunol,2018,191（2）:212-219.

5. Ikegame K,Imai K,Yamashita M,et al.Allogeneic stem cell transplantation for X-linked agammaglobulinemia using reduced intensity conditioning as a model of the reconstitution of humoral immunity.J Hematol Oncol,2016,9:9.

6. Shillitoe B and Gennery A.X-linked agammaglobulinemia:outcomes in the modern era.Ponader S,Burger JA.Bruton's tyrosine kinase:from X-linked agammaglobulinemia toward targeted therapy for B-cell malignancies.J Clin Oncol,2014,32（17）:1830-1839.

7. Erdem SB,Gulez N,Genel F,Karaman S,Nacaroglu HT.Characteristics of the patients followed with the diagnosis of common variable immunodeficiency and the complications.Cent Eur J Immunol,2019,44（2）:119-126.

8. Dornan GL,Siempelkamp BD,Jenkins ML,et al.Conformation disruption of PIK3 δ regulation by immunodeficiency mutations in PIK3CD and PIK3R1.Proc Natl Acad Sci USA,2017,114（8）:1982-1987.

9. Lucas CL,Chandra A,Nejentsev S,et al.PI3K δ and primary immunodeficiencies.Nat Rev Immunol,2016,16（11）:702-714.

10. Takeda AJ,Zhang Y,Dornan GL,et al.Novel PIK3CD mutations affecting N-terminal residues of p110δ cause activated PIK3δ syndrome（APDS）in humans.J Allergy Clin Immunol,2017,140（4）:1152-1156.

11. Coulter TI,Chandra A,Bacon CM,et al.Clinical spectrum and features of activated phosphoinositide 3-kinase δsyndrome:a large patient cohort study.J Allergy Clin Immunol,2017,139（2）:597-606.

12. Elkaim E,Neven B,Bruneau J,et al.Clinical and immunologic phenotype associated with activated phophoinositide 3-kinase δsyndrome 2:a cohort study.J Allergy Clin Immunol,2016,138（1）:210-218.

13. Wentink M,Dalm V,Lankester AC,et al.Genetic defects in PIK3δ affect B-cell differentiation and maturation leading to hypogammaglobulinemia and recurrent infections.Clin Immunol,2017,176:77-86.

14. DulauFlorea AE,Braylan RC,Schafernak KT,et al.Abnormal B-cell maturation in the bone marrow of patients with germline mutations in PIK3CD.J Allergy Clin Immunol,2017,139（3）:1032-1035.

15. Nademi Z,Slatter MA,Dvorak CC,et al.Hematopoietic stem cell transplant in patients with activated PI3K delta syndrome.J Allergy Clin Immunol,2017,139（3）:1046-1049.

第四节　免疫失调节

一、家族性噬血性淋巴组织细胞病

【病因】

FHL 是常染色体隐性免疫失调节异常,婴儿期或儿童早期起病,临床特征为发热,水肿,肝脾大,肝脏失功能。神经损害如抽搐,共济失调常见。实验室研究示全血细胞减少,凝血异常,低纤维蛋白原,高甘油三酯。由于 T 细胞和巨噬细胞过度活化和增殖,细胞因子产生增多,如 IFN-γ 和 TNF-α。细胞毒 T 细胞和 NK 细胞活性降低。骨髓,淋巴结,脾和肝有噬血特征。化疗和或免疫抑制治疗可导致症状缓解,但不进行骨髓移植是致命的。一些家系的 FHL1 与 9q 连锁。FHL2-5 分别由 *PRF1*、*UNC13D*、*STX11*、*STXBP2* 突变引起。各种突变蛋白均导致细胞毒的颗粒介导的细胞死亡通路缺陷[1]。

【发病机制】

颗粒依赖的细胞毒通路是为了杀死病毒感染细胞或肿瘤细胞的快速有力的获得性机制,颗粒出胞,而不是 Fas/FasL 系统,是人类细胞毒性的主要通路。细胞毒 T 细胞被特异抗原识别所活化。NK 细胞被特异活化受体所启动或与抑制性的自身 MHC-Ⅰ识别相结合。CTL 细胞和 NK 细胞含有细胞质颗粒,对外源刺激呈调节性的内容物分泌。这些颗粒包括穿孔素,颗粒酶和其他成分。细胞毒颗粒分泌的过程受靶细胞识别来促发,特征为一系列连续事件。首先,微管组织中心朝细胞-细胞接触所形成的免疫突触处极化。其次细胞毒颗粒向微管组织中心运动,从微管释放,锚定在免疫突触分泌处的浆膜。细胞毒颗粒也与内体出胞囊泡汇合。汇合的颗粒被促发和与浆膜融合,颗粒内容物被释放入突触分泌缝隙。在受体配置的数分钟内穿孔素和颗粒酶共同作用介导靶细胞的凋亡。

当细胞毒活性损伤时抗原呈递细胞不能适当清除,使 T 细胞活化持续,分泌大量细胞因子如干扰素-γ,巨噬细胞活化。巨噬细胞活化导致组织浸润和产生大量 IL-6、IL-18、TNF-α,对巨噬细胞和 T 细胞产生反馈环,导致相互持续活化和扩张。高水平的炎性细胞因子产生,包括 IFN-γ、TNF-α、IL-6 和 IL-18。活化的巨噬细胞吞噬血细胞。活化的淋巴细胞和巨噬细胞浸润各种器官,导致大量的组织坏死和器官衰竭。另一个机制包括直接杀死 T 细胞的细胞溶解参与既定的免疫反应。CTL 细胞可以自杀也可以互相杀死。调节性 T 细胞也配备细胞毒,可能参与 T 细胞介导免疫反应的消退相。细胞毒 NKT 细胞以 CD1a 限制的方式体外杀死抗原呈递细胞或 T 细胞。

穿孔素由细胞毒 T 细胞和 NK 细胞转录。细胞毒淋巴细胞在分泌溶酶体内储存穿孔素,分泌溶酶体是介导细胞毒性的特殊化的颗粒。穿孔素是细胞毒性的重要介质。当效应细胞和靶细胞结合后,细胞毒 T 细胞和 NK 细胞分泌穿孔素,在钙存在情况下,可以透过靶细胞的细胞膜,在此寡聚化并形成类似于 C9 的孔样结构,孔的形成通过渗透溶解导致靶细胞破坏,通过允许颗粒酶进入,促发凋亡。穿孔素缺陷鼠感染淋巴脉络膜脑膜炎病毒或葡萄球菌肠毒素 B 具有不受控制的细胞毒 T 细胞扩张,和明显的细胞因子驱动的死亡。死亡率与细胞毒 T 细胞的功能衰竭有关,与其绝对数量的增长无关。淋巴细胞颗粒膜融合事件由 Ras 依赖的膜拴住、锚定和 SNARE 依赖的膜融合的协同作用来介导。T-SNARE 和 v-SNARE 分别位于囊泡和靶细胞膜,在 Munc18 同源物的辅助下,相互特异识别,形成核心复合体,使 2 个膜靠近,最终导致融合。Munc13-4 广泛表达,高表达于血细胞,非血液系统的肺、胎盘高表达,脑、心脏、骨骼肌、肾脏低表达。Munc13-4 被 CTL 和 NK 细胞中含有穿孔素颗粒出胞中囊泡和浆膜融合所需。Munc13-4 对颗粒极化,膜锚定不重要,但被细胞毒颗粒在出胞通路的促发阶段的调节分泌所必须。Munc13-4 具有不同于含有穿孔素的颗粒酶的颗粒的细胞内分布,被认为在细胞毒通路中具有 2 个不同的作用:①在浆膜辅助晚期内体囊泡池的提供,不依赖于 Rab27a;②与 Rab27a 在浆膜相互作用,促进囊泡的出胞。当 CTL 细胞缺乏 Munc13-4,细胞毒颗粒锚定在免疫突触处的细胞膜但不被释放。

STX11 主要表达于巨噬细胞和抗原呈递细胞,参与囊泡从细胞内空间到细胞表面的转运,具有调节功能,而不是参与膜融合过程。STX11 通过影响细胞毒细胞与树突状细胞的相互作用来调节细胞毒细胞。Syntaxin11 是 syntaxin 蛋白家族成员,含有可溶性 N 乙基马来酰亚胺敏感因子相关蛋白受体(tSNARE)结构域。SNARE 蛋白通过相对应膜上的蛋白的 SNARE 结构域的相互作用介导膜融合事件。Syntaxin11 也参与分泌溶酶体的出胞。STX11 也与其他参与囊泡出胞的蛋白相互作用。促发因子 Munc13-4 与不同的 STXs 相互作用。这些蛋白与 STX11 羧基端的 SNARE 结构域相互作用。STX11 缺陷患者的 NK 细胞的细胞毒活性部分缺陷。*STX11* 突变患者细胞毒淋巴细胞脱颗粒缺陷。

STXBP2 基因编码 Munc18-2,属于融合辅助蛋白 SM 家族,是 SNARE 蛋白的参与者,在膜融合中起互补作用。Munc18-2 缺陷 NK 细胞含有穿孔素的颗粒可正常朝靶细胞极化,但出胞过程受损使颗粒内容不能释放,提示 Munc18-2 作用于出胞过程的晚期阶段。

PRF1 基因位于 10q^{22},具有 3 个外显子,只有外显子 2 和 3 被转录,编码 555 位氨基酸的多肽。人类穿孔素蛋白开始具有 20 个氨基酸的信号肽,在内质网中被移除。蛋白有意义的溶解活性位于在氨基端的前 34 位氨基酸。正常情况下,羧基端的 20 个氨基酸被移除,产生 60kDa 的活性形式,羧基端的 20 个氨基酸被移除后穿孔素的活性出现。其突变占所有 FHL 的 1/3,共有 50 余种突变被报道。一些特异突变影响蛋白溶解活性和移除,因此影响蛋白成熟或钙结合能力。PRF1 纯合的 c.1122G>A(Trp374X)突变患者平均诊断年龄 <2 个月。导致截断终止密码突变与相对早发病有关。PRF1 缺陷表达者较表达降低者起病年龄早(3 个月对 54 个月)。但 2 例具有延迟 HLH 发病的患者,分别具有复合杂合错义和错义和框内缺失突变。

UNC13D 基因位于 17q^{25},具有 32 个外显子,编码 1 090 位氨基酸的 123kDa 蛋白。其突变占所有 FHL 患者的 1/3。具有 2 个 C2 结构域,被长的序列分开,此长序列包含 2 个区域,被称为 Munc13- 同源结构域(MHD1 和 MHD2)。2 个 C2 结构域具有不同的拓扑结构,C2A 具有 I 型拓扑结构,C2B 具有 II 型拓扑结构。C2 结构域具有 5 个天冬氨酸,形成 2 个钙结合位点。大部分突变为错义,缺失,剪切区或无义突变。除了 1 例患者,突变均引起不同长度的截断蛋白。

STX11 基因位于 6q^{24},具有最短的编码序列。目前报道的所有突变均为无效突变,大部分为土耳

其族裔,占所有 FHL 的 20%。纯合错义 STX11 突变(L58P)患者外周血淋巴细胞,包括 NK 细胞,STX11 表达明显降低。用 HEK293 细胞体外功能表达研究示突变的蛋白可表达,但不能与 STXBP2 结合。相反,羧基端的 Q268X 突变与 STXBP2 的结合正常。

STXBP2 基因位于 19p[13],目前 18 例患者,突变类型包括纯合错义突变,3bp 纯合缺失,纯合剪切区突变,复合杂合剪切区突变和另一突变。*STXBP2* 纯合错义突变导致 STX11 与 STXBP2 相互作用消除,导致二者的稳定性下降。STXBP2 缺陷的淋巴母细胞中 STX11 水平很低。纯合错义突变或 3-bp 缺失的患者起病早,1 岁前获得诊断,其他纯合剪切区突变或复合杂合剪切区突变和另一突变,1 岁后起病。早发和晚发患者的 NK 和细胞毒 T 细胞 CD107 脱颗粒明显降低或缺陷。所有 P477L 突变患者,FHL 早发,3/5 迅速导致死亡,剪切突变患者几年后起病,1 例纯合剪切突变患者 32 个月龄时仍无症状。有杂合的显性负的 *STXBP2* 突变(R65Q 和 R65W)被报道。

【临床表现】

患者具有明显的早期的临床症状包括发热,脾大,肝大,皮疹和淋巴结肿大。神经症状出现于 47% 患者,可以此为主,早于其他症状和体征。一部分患者获得诊断较晚。

PRF1 缺陷患者 96% 和 98% 分别出现发热和脾大。90% 患者出现贫血和铁蛋白升高。35% 和 36% 患者分别出现淋巴结肿大和神经系统受累。24% 患者出现皮疹。1 例 13 岁女孩出现不常见的但明显的神经系统表现,*PRF1* 基因突变分析示纯合错义突变(R225W)。残留功能 *PRF1* 突变可增加血液肿瘤出现的风险。

大部分 UNC13D 缺陷患者起病后 3~11 个月死亡。个别突变与青少年起病有关。经常伴重要神经系统症状。通常与明显的 NK 细胞活性缺乏有关。细胞毒淋巴细胞脱颗粒缺陷在检测的 2 例患者均明显,婴儿起病更明显。40% 患者 5 岁后起病,1 例患者获得诊断时已 18 岁。具有 1847A>G 突变患者起病时间 7.9 岁或更年长。

STX11 缺陷患者较其他 FHL 患者病情轻,具有较长时间的不发病的缓解期,儿童出现 MDS/AML 的风险升高。无义突变患者具有相对轻的疾病。3 例 STX11 患者未予特殊治疗缓解超过 1 年。

STXBP2 纯合错义突变患者起病早,曾 3/5 出现迅速死亡,纯合剪切突变或复合杂合剪切突变

和另一突变患者起病晚,1 例纯合剪切突变患者 32 月龄仍无症状。有报道 FHL5 与感音性听力缺陷,胃肠道症状,出血异常和低丙球出现有关。患者肺 CT 表现见图 13-4-1。

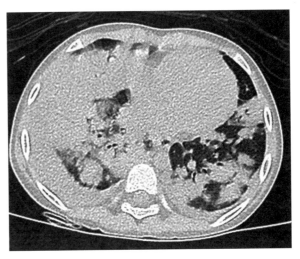

图 13-4-1 家族性噬血性淋巴组织细胞病的肺 CT

患儿女,5 岁 7 个月,间断发热、咳嗽 1 个月余,抽搐 1 次。全血细胞减少,肝脾肿大,身材矮小。头 CT 示右侧基底节区小斑片状低密度。肺 CT 示双肺斑片状实变并广泛结节灶,双侧少量胸腔积液。患儿具有复合杂合的 PRF1 突变

【诊断】

(1)诊断标准:Henter 等综述 HLH 的诊断和治疗共识,认为 1991 年的 5 个标准仍有效:发热,脾大,外周血细胞减少累及 2 系及以上,高甘油三酯和或低纤维蛋白原,骨髓、脾、淋巴结内噬血表现。此外,3 个其他的诊断标准被推荐:NK 细胞活性降低或缺失,铁蛋白升高,可溶性 CD25 升高。8 条中的 5 条需要符合。但分子诊断的 HLH 患者不需要符合诊断标准。

诊断标准至少满足 8 个诊断标准中的 5 个:

1. 持续发热(>7 天)。

2. 血细胞减少。影响外周血中的 2 系或 3 系:血红蛋白 <90g/L(<4 周婴儿:Hgb<100g/L);血小板 <100×10^9/L;中性粒细胞 <1.0×10^9/L。

3. 脾大。

4. 甘油三酯升高和或低纤维蛋白原。禁食:甘油三酯 ≥ 2.0mmol/L 或 >3SD 年龄正常值;纤维蛋白原 ≤ 1.5g/L。

5. 噬血表现。非恶性的,混合的淋巴组织细胞聚集在网状内皮系统:脾、肝、淋巴结、骨髓和中枢神经系统最常见。

注：①噬血在病程早期可能不明显；②噬血在肝脏少见，肝门区淋巴细胞浸润是典型特征。

6. 低或缺陷的 NK 细胞活性。

7. 血清铁蛋白升高，≥ 500μg/L（正常值 10~290μg/L）。

8. 血浆可溶性 CD25（可溶性 IL2Rα）：≥2 400U/ml。

注：①正常值依赖于检测方法；②结果需与年龄匹配的正常值比较。

（2）发热由高水平的白介素引起。全血细胞减少可能主要由于高浓度的 TNF-α 和 IFN-γ 和噬血现象，在血细胞明显抑制情况下，噬血最初仅见于少部分患者，提示噬血起次要作用。TNF-α 升高导致脂蛋白脂酶活性下降和高甘油三酯。巨噬细胞分泌大量血纤维蛋白溶酶原活化子，导致血纤维蛋白溶酶原浓度升高，后者裂解纤维蛋白原。

（3）蛋白表达：大部分 FHL2 患者穿孔素表达缺陷，少部分降低或正常。穿孔素正常表达可能与 PRF1 突变有关，因为一些错义突变不改变蛋白表达但改变蛋白功能。用 Western 检测淋巴细胞或血小板的 UNC13D 蛋白表达目前仅用于科研。

（4）NK 细胞活性分析：20 年前就观察到 HLH 患者细胞毒免疫细胞，主要 NK 细胞，也包括细胞毒 T 细胞的功能异常（很少数量上）。K562 细胞负载放射性铬，与一系列稀释的单个核细胞混合，孵育 4 小时，释放到上清中的铬的量用 γ 闪烁仪计数。（标本的 cpm－本底 cpm）/（最大 cpm－本底 cpm）×%。FHL2 患者 NK 细胞活性缺失占 51%，≤ 2% 占 26%，3%~5% 占 14%，>5% 占 6%，降低占 3%。NK 细胞活性降低或缺失是 FHL 患者的重要生化指标。但 UNC13D 突变患者可见正常或升高的 NK 细胞活性。另外继发的 HLH 患者，NK 细胞活性随时间波动及病情缓解而恢复正常，而 FHL 患者，化疗后 NK 细胞活性仍持续缺陷。

（5）NK 细胞脱颗粒（CD107a）分析：NK 细胞脱颗粒可通过表面 CD107a 的检测来定量。NK 细胞表面 CD107a 表达缺陷经常见于 UNC13D 缺陷患者，而不见于 PRF1 缺陷患者和正常对照。可能由于体外刺激过强旁路 STX11/STXBP2 依赖的体内功能，目前的实验方检测 FHL4，FHL5 患者的 CTL 的脱颗粒与正常对照无差异。

（6）颗粒酶 B 始动 caspase 依赖和 caspase 非依赖的靶细胞凋亡杀伤：大部分 HLH，颗粒酶 B 升高或明显升高，但并不意味着正常杀伤，而可能提示含有颗粒酶的颗粒不能正常移动和锚位在细胞表面或颗粒酶 B 缺乏足够的穿孔素来进入靶细胞。

（7）可溶性 IL2 受体 α：是延长的活化 T 细胞标志。在 T 细胞活化过程中，IL2 受体 α 表达于 T 细胞表面，密度增加会脱落至细胞质，是任何形式的 HLH 的有用的诊断标准，可用于监测病情复发。在解释儿童结果时，建议参照不同年龄段的参考值。

（8）血浆铁蛋白浓度：是系统炎症标志，由活化的巨噬细胞分泌。大部分 HLH 患者明显升高，当明显升高时是 HLH 的敏感指标。

（9）主要病理发现：不同器官被非肿瘤性的活化的淋巴细胞浸润，主要 CD8+DR+FAS+T 细胞表型，与巨噬细胞浸润相关。在早期，脾经常变小，白髓淋巴细胞耗竭，红髓由于单个核细胞浸润扩张。肝门脉系统中到重度淋巴细胞浸润。淋巴结的窦经常受累和扩大。噬血细胞主要见于 T 细胞区域，晚期经常淋巴细胞耗竭。中枢神经系统浸润通常开始于脑膜，然后血管周的改变出现，晚期出现弥漫浸润和多灶性坏死。这些组织细胞缺乏朗格汉斯细胞的标志。

【鉴别诊断】

（1）免疫健全患者的正常感染：症状的严重程度和进展情况有助于鉴别。感染过程中甘油三酯通常升高，除了细菌败血症，儿童通常不超过 3mmol/L。感染患者纤维蛋白原正常或升高，除非存在播散性血管内凝血。感染患儿铁蛋白可以升高，但通常值低于 200μg/L。但系统发生的幼年类风湿关节炎患儿在无巨噬细胞活化综合征情况下可以具有很高的铁蛋白值。

（2）感染相关的 HLH：患者 NK 细胞功能也缺乏或降低，但一般伴 NK 细胞数的绝对降低，穿孔素表达正常和 CD8+ T 细胞增加。在 FHL 患者，经化疗后缓解期，细胞毒缺陷仍存在。

（3）急性白血病：肝脾大、发热和血细胞改变提示急性白血病，骨髓涂片细胞学检查可容易鉴别。

（4）XLP 相关的 HLH：SH2D1A 基因突变导致淋巴细胞 2B4 受体抑制性突变，使 NK 细胞不能杀死感染 EB 病毒的细胞。可用细胞溶解分析检测 2B4 受体功能：用活化的 NK 细胞检测细胞溶解活性,用 FcrR⁺P815 靶细胞(鼠的肥大细胞瘤),在 4 小时铬释放 ADCC 分析中,若出现抑制性 2B4 受体滴度提示 XLP。

(5)与部分白化病相关的 HLH 如 Griscelli 综合征 2 型,Chediak-Higashi 综合征,Hermansky-Pudlak 综合征:与部分白化病相关,显微镜观察毛发杆具有特征的色素分布,GS 患者色素块较 CHS 患者大。CHS 患者外周血细胞具有巨大的细胞质颗粒。GS 患者具有反复病毒诱发的 HLH 发作。CHS 患者大部分于加速期夭折,少部分存活过儿童期者经常具有进展性神经系统失功能,多具有中性粒细胞减少,血细胞减少,出血倾向。HPS 患者具有出血倾向,与先天性中性粒细胞减少有关的感染,肺纤维化,面部异常,发育迟滞,肝脾肿大。2/12 例出现 HLH。

(6)朗格汉斯组织细胞病:无家族聚集性,是由于组织细胞异常增生的结果,其属于表皮树突状细胞,具有强的抗原呈递能力。典型的皮疹,骨损害,缺乏脑膜受累,明显的病理组织特征有助于鉴别。组织病理可见朗格汉斯细胞,罕见噬血表现。免疫组化 CD1a 和/或 CD207 阳性是诊断的金标准。

(7)大细胞间变性淋巴瘤:以前被称为恶性组织细胞病,尤其在淋巴组织细胞变异型中,病理为良性的巨噬细胞浸润明显伴仅仅混合的 CD30 表达和 T 细胞标志的间变大淋巴细胞。间变大淋巴细胞淋巴瘤也与 HLH 的明显临床特征相关。

【治疗】

治疗的目的为三个方面,抑制重的高炎症反应,杀死病原感染的抗原呈递细胞,校正缺陷的免疫系统。由于 T 细胞是 HLH 的促发剂,控制 T 细胞活性是最有效的方法。以 HLH-1994 化疗方案为基础,治疗初期为 8 周的地塞米松和依托泊苷,病情缓解及非家族性患者,治疗结束。若为家族性或可疑家族性患者,由于治疗反应不完全或复发,后续维持用环孢 A 和依托泊苷和地塞米松交替泵入,维持至干细胞移植。HLH-2004 方案中,将环孢 A 的应用前置,由于既往很多患者 2 周地塞米松减停后复发。为了达到缓解,或者选择抗胸腺球蛋白合并激素和环孢 A 的免疫治疗(依据欧洲免疫缺陷协会的建议)。FHL 患者 3 年存活率 51%,移植前死亡率 22%。但严重免疫抑制可导致感染。依托泊苷偶尔引起迅速的肝和黏膜毒性,增加新生物出现的风险。抗胸腺免疫球蛋白

输注,在治疗初期与血液生成不稳定有关。严重神经系统受累患者,可考虑甲氨蝶呤合并氢化可的松或高量激素的鞘注。神经系统受累是严重的诊断,因为长期存活者可有神经系统后遗症。

配型相合的无关供者与配型相合的同胞移植后 3 年存活率近似,为 70%,单倍型相合或不相合的无关供者为 50%。移植失败比例为 10%,急性 GVHD(Ⅱ~Ⅳ级)出现率为 32%,慢性 GVHD 出现率为 9%,移植相关的死亡率为 26/28,大部分死亡时由于肺或肝脏问题。一半 HLH 患者移植后出现混合嵌合,供者嵌合率 ≥ 20% 白细胞可达到稳定缓解。

二、X 连锁淋巴增殖综合征 -1 型

【病因】

X 连锁淋巴增殖综合征 -1 型是由位于 Xq²⁵ 的隐性的 *SH2D1A* 基因突变引起,编码 SLAM 相关蛋白(SLAM-associated protein,SAP),特征为严重或致命的传染性单核细胞增多症,低丙种球蛋白血症,噬血性淋巴组织细胞病和/或淋巴瘤。其他特征包括再生性障碍性贫血、纯红细胞性再生障碍性贫血、血管炎和肺淋巴样肉芽肿[2]。

【发病机制】

XLP1 最初在 20 世纪 70 年代早期在 Duncan 家系被描述,90 年代末期大部分患者的致病基因 *SAP*(*SLAM associated protein*) 被鉴定。SAP 是 SLAM 家族受体的适配子,SLAM 家族受体是 Ig 受体 C2 亚家族的子集。SAP 作为适配器分子控制几个 SLAM 家族跨膜受体下游信号。SAP 与 SLAM-Rs 相互作用依赖于刺激诱导的受体细胞质尾部的免疫受体酪氨酸为基础的转换基序的磷酸化。SAP 介导的信号的一些结局依赖于 SAP 与 Src 家族激酶的相互作用(如 FYN,LCK),后者进一步磷酸化 SLAM-Rs 酪氨酸和其他下游信号分子。

XLP1 发病机制主要为病毒感染后的免疫失调节,尤其与 EBV 感染相关。EBV 对淋巴细胞的趋向性,尤其 B 淋巴细胞,是由于 B 淋巴细胞上有 EBV 的受体,与补体的 C3d 成分近似。在急性 EBV 感染,XLP1 患者出现正常的或高水平的抗病毒衣壳抗原 IgM 抗体,但通常缺乏嗜异凝集抗体,最开始这些患者不出现 EBV 特异细胞毒 T 细胞,导致累及淋巴结和其他组织的大量和急骤的多克隆 B 细胞增殖。当 B 细胞作为 APC 时,

表达 SAP 的原始 CD8$^+$T 细胞对抗原驱动的增殖和分化是重要的。B 细胞表面的 CD48 与原始 CD8$^+$T 细胞的 2B4 配置可驱动 SAP 依赖的信号促进抗原驱动的 CD8$^+$T 细胞分化。原始 CD8$^+$T 细胞在 B 细胞特异引导下迅速表达 2B4,其表达是非 SAP 依赖的。在抗原呈递 B 细胞引导原始 CD8$^+$T 细胞中 2B4 具有选择性作用。在急性感染缓解后,EBV 在一小部分含有病毒基因组的循环 B 细胞中建立长期病毒库。EBV 感染正常人后病毒选择性存在于经典的类别转换记忆 B 细胞群(IgD$^-$CD27$^+$ 细胞),这群细胞源自于原始 B 细胞(IgD$^+$IgM$^+$CD27$^-$)。XLP1 患者 EBV 主要存在于未转换的记忆 B 细胞(IgD$^+$IgM$^+$CD27$^+$),这些 B 细胞不是抗原指导的记忆 B 细胞,而是在免疫前谱系产生过程中进行体细胞高频突变,后来针对 T 细胞非依赖的抗原产生的抗体反应。EBV 特异的 CD8$^+$T 细胞无一例外的存在于 SAP$^+$ 细胞群。SAP$^+$CD8$^+$T 细胞在抗 EBV 免疫中有选择优势,而不是在抗 CMV 或流感免疫中。SAP 被 B 细胞介导的 CD8$^+$T 细胞反应所需。SAP 的重要作用是阻断 CD8$^+$T 细胞 SLAM 家族受体与靶 B 细胞上的配体相互作用后的下游抑制性信号的传递。XLP1 患者对 EBV 独一无二的敏感性是由于 SLAM 家族介导的抑制性信号使 SAP-CD8$^+$T 细胞不能与抗原呈递的 B 细胞反应,因此也不能识别和反应 EBV 抗原,限制 EBV 感染 B 细胞特异的 T 细胞谱。来自 XLP 患者的 CD8$^+$T 效应细胞当配置 B 细胞而非其他靶细胞时细胞毒活性和细胞因子分泌降低。CD4$^+$T 细胞缺陷也可能与 XLP1 中抗 EBV 免疫受损有关,因为从 XLP 携带者中体外分析 CD4$^+$T 细胞示 SAP$^+$CD4$^+$T 对 EBV 溶解物起主要反应。在 EBV 原发感染和终生持续感染状态下,EBV 特异的 CD8$^+$T 细胞主要集中于 CD27$^+$CD28$^+$(大部分 CCR7$^+$,早期分化细胞)和 CD27$^+$CD28$^-$(中间的)细胞群。相反,慢性 CMV 感染,CD8$^+$T 细胞集中于 CD27$^-$CD28$^-$ 细胞(晚期效应细胞)。缺乏表达淋巴结归巢受体(CD62L 和 CCR7)的记忆 CD8$^+$T 细胞被定义为效应记忆细胞(TEM),表达二者的记忆 CD8$^+$T 细胞被定义为中枢记忆细胞。XLP1 患者大部分 CD8$^+$T 细胞缺乏 CCR7 和 CD62L,提示效应记忆(TEM)表型[3]。

2B4 是 CD2 相关受体 SLAM 家族一员,这个家族包括 SLAM(cd150/slamf1),CD48(slamf2),Ly9(slamf3),CD84(slamf5),NK-T-B(人类 NTB-A,鼠 Ly108,CD352/slamf6)和 CD2 样受体活化细胞毒细胞(RACC/CS1/CD319/slamf7)。除了 CD48,每一个受体具有 2 个或多个细胞质免疫受体酪氨酸为基础的转换基序(ITSM)。这个基序的酪氨酸磷酸化利于 SAP,EAT2,ERT 的结合。大部分 SLAM 家族受体参与自身相互作用,2B4 与 CD48 相互作用。NK 细胞内 2B4 的双向功能通过 CD48 配体浓度,2B4 受体表达水平和细胞内 SAP 蛋白的供给被动态调节。尽管应用 2B4 缺陷鼠模型,抗鼠和人 2B4 单克隆抗体的实验结果具有不一致性,分别提示 2B4 对 NK 细胞具有抑制性和兴奋性作用,虽然具体原因不清楚,均提示 2B4 对 NK 细胞功能具有重要调节作用。2B4-CD48 相互作用有两种效应,当与靶细胞上的 CD48 配置后,2B4 是抑制性的,但被其他 NK 细胞的 CD48 引导,变成活化性的。在 SAP 缺陷的人类 NK 细胞,2B4 和 NTB-A 的兴奋到抑制的功能转换也存在,也见于 SAP 表达低的正常的未成熟的和人类子宫 NK 细胞。在 SAP 存在下,2B4 通过靶细胞介导阳性信号促进 NK 活性,这是因为 SAP 介导的信号超过抑制性效应子介导的信号,后者可能结合不同的酪氨酸为基础的基序。在 SAP 缺乏情况下,2B4 介导抑制信号,通过靶细胞抑制 NK 细胞活性,这是因为抑制性信号为主。XLP1 患者 NK 细胞 2B4 和 NTB-A 介导的细胞毒活性缺陷[2]。

XLP1 患者 T 细胞再活化诱导细胞死亡缺陷。SAP 缺陷鼠对 T 细胞依赖抗原的抗体反应缺陷,而非 T 细胞非依赖抗原。鼠 SAP 缺陷的 T 细胞与 B 细胞黏附受损,B 细胞的特异性与活化的 B 细胞表面多个 SLAM 家族成员高水平表达有关。在 SAP 缺乏情况下,一些配体促发 SAP 缺陷 T 细胞的抑制性反应,可能通过影响 TCR 诱导的由内到外的整合素信号阻断完全活化和与 B 细胞的黏附。与刺激性信号不同,抑制性信号不依赖于 SAP 募集 FYN 无能。SAP 缺陷 T 细胞不能形成成熟的 Tfh 细胞,该过程需要 B 细胞的相互作用,与 B 细胞的黏附缺陷示 SAP 缺陷 T 细胞不能对生发中心形成提供接触依赖的帮助。SAP 缺陷使 CD4$^+$T 细胞不能帮助 B 细胞来产生功能性的生发中心,因此不能产生类别转换记忆 B 细胞。XLP1 患者的一个主要特征是低丙种球蛋白血症,不能产生 IgG 或 IgA 抗体反应。XLP1 患者缺乏 IgG$^+$ 记忆 B 细胞（CD27$^+$）。脾组织分析示不能形成可识别的生发中心结构。XLP1 患者尸检病理示淋巴结缺乏生发中心。从形态和表型及体外 T 细胞依赖及非依赖刺激下增殖和分化能力上看，XLP1 患者 CD27$^+$B 细胞类似经典记忆 B 细胞，IgV 区基因表达与正常对照示相似的 SHM 频率和方式，提示抗原驱动选择。XLP1 患者的 IgM$^+$CD27$^+$B 细胞是真正的记忆 B 细胞，在不利于 GC 依赖的类别转换记忆 B 细胞形成下被产生。XLP1 患者 CD27$^+$B 细胞 IgV 区的 CDR1 总的突变量低于正常对照，可能是由于脾的 GC 数量降低，在此处高亲和力的 B 细胞被抗原呈递滤泡树突状细胞所选择。T 细胞非依赖的 GCs 不产生高亲和力成熟的记忆 B 细胞。NKT 细胞 SAP 表达可提供抗原特异 B 细胞同源帮助，促进抗体产生，如通过滤泡外浆细胞形成和不典型 GC 反应。SAP 缺如导致胸腺内 NKT 完全缺如。SAP 依赖的阳性 SLAM 家族受体信号对 NKT 的选择至关重要[4]。

2009 年 Snow 等发现无 EBV 感染的 XLP1 患者的活化的 T 细胞对再刺激诱导的细胞死亡低敏感。正常 T 细胞 SAP 或 NTB-A 沉默表达可出现类似的 RICD 耐受，提示这两个分析对理想的 TCR 诱导的凋亡是需要的。TCR 再刺激促发 SAP 募集至 NTB-A 增加，这些蛋白可放大 TCR 诱导的信号强度和下游的凋亡前靶基因的诱导，包括 FASL 和 BIM。

SAP 具有一个单一的 Src 同源（SH2）结构域，SH2 结构域是保守的蛋白相互作用单元。SAP 通过 SH2 结构域与 SLAM 或相关受体细胞质尾部的以酪氨酸为基础的基序 TI/VYXXV/I（T 是苏氨酸，I 是异亮氨酸，V 是缬氨酸，Y 是酪氨酸，X 是任何氨基酸）相互作用。在 SAP 存在时，可募集 FYN 酪氨酸激酶，导致 SLAM 家族成员被进一步酪氨酸磷酸化和与其他信号分子相互作用。当 SAP 不表达时，SLAM 家族成员的相同酪氨酸结合一些强的抑制性分子，包括酪氨酸磷酸酶 SHP1 和 SHP2 和脂磷酸酶 SHIP。

SAP 基因位于 Xq^{25}，cDNA 为 2 530bp，开放阅读框为 462bp，从开放阅读框开始 79bp 为起始密码子。4 个外显子编码 128 位氨基酸，包括一个 5 位氨基酸的氨基端，SH2 结构域和一个 25 位氨基酸的羧基端尾部。保守的 SH2 结构域的二级结构被推测为中心的 β 片层夹在 2 个 α 螺旋

中间。磷酸酪氨酸结合口袋包含 3 个带正电荷的残基（对应 SAP 的精氨酸 13，精氨酸 32 和精氨酸 55）和 BP 环中的残基（连接 β 片层 B 和 C）。最常见的突变为累及外显子 2 的 55 位的精氨酸残基。无义突变，移码突变和剪切突变也有报道。大的缺失突变中 3/5 例与结肠炎和胃炎有关。

【临床表现】

男性发病，偶有女性携带者发病报道。主要有 4 个相关表型：传染性单核细胞增多症，恶性 B 细胞淋巴瘤，再生障碍性贫血，低丙种球蛋白血症。平均起病时间 3 岁 2 个月（范围 8 个月~9 岁）。

HLH 是最常见的首发特征占 39.6%，致死性 IM 最早发生于 2 个月，最晚发生于 22 岁。HLH 通常在 6 周内急剧进展甚至导致死亡。暴发性传染性单核细胞增多症伴病毒相关噬血导致骨髓衰竭所致的再生性障碍性贫血者多于 1 周内死亡。

1/4 患者出现淋巴瘤，淋巴瘤中的 81.8% 为 B 细胞非霍奇金淋巴瘤，也有霍奇金淋巴瘤及 T 细胞表型被报道，均是结外的，最常累及回盲部，也可见于中枢神经系统、肝、肾、胸腺、结肠、扁桃体、腰肌。肺的假淋巴瘤有报道。少部分累及 2 处以上位置，数例肿瘤复发。淋巴瘤可在无 EBV 感染证据下出现。15/35 的单纯淋巴瘤患者起病年龄为 5 岁到 15 岁。1 例 14 岁患者表现 EBV 诱导的中枢神经系统 B 细胞淋巴瘤和 B 细胞缺如。1/4 淋巴瘤与 IM 有关，平均年龄为 4 岁，IM 后 1 周到 1 年出现淋巴瘤。有 2 例淋巴瘤治愈后数年死于暴发性传染性单核细胞增多症。1/6 淋巴瘤患者具有低丙种球蛋白血症。再生障碍性贫血不出现于淋巴瘤患者。

低丙种球蛋白血症是在疾病过程中最常见特征，<50% 与 IM 有关。少部分患者 EBV 感染后出现孤立的再生障碍性贫血。中枢神经系统血管炎散见报道，可与 EBV 感染相关或不相关。1 例患者出现中枢神经系统血管炎，颅内出血和心肌纤维化和嗜酸性粒细胞增多。淋巴结可表现广泛钙化。

经常导致死亡的感染病原包括金黄色葡萄球菌，肺炎双球菌，铜绿假单胞菌。可见由单纯疱疹病毒感染引起的食管和气管局灶溃疡，播散性念珠菌病报道。在出现致命传染性单核细胞增多症前，有患者出现严重麻疹肺炎，接种后播散性皮肤水痘[5]。患者肺 CT 见图 13-4-2。

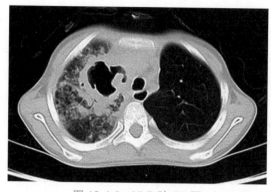

图 13-4-2　XLP 肺 CT 图

患儿男，11 岁 5 个月，具有 SH2D1A c.239-240insA 突变。患者具有无丙种球蛋白血症，B 淋巴细胞比例正常。肺 CT 示右上肺脓肿

【诊断】

受累患者示 EBV- 特异抗原的不正常低的抗体滴度，尤其不出现针对 EBNA 的 IgG 反应。XLP 患者 CD4+T 细胞分化受损如体外辅助 B 细胞能力下降，伴 IL-10 分泌降低和 ICOS 表达降低，NK 细胞毒降低，体液免疫反应降低如低 Igs，类别转换受损，GC 形成缺陷，记忆 B 细胞严重缺乏，NKT 几近缺失。患者 T 淋巴细胞 AICD 降低。杂合母亲具有 EBV 抗体不正常升高。

尸检病理示胸腺和淋巴结的胸腺依赖区和脾淋巴细胞耗竭。造血器官，内脏，中枢神经系统弥漫淋巴细胞，浆细胞，组织细胞（一些含有红细胞）浸润。系统性血管炎患者尸检示广泛的小和中血管炎累及视网膜、脑、冠脉、肾的段血管、睾丸、胰腺，免疫化学示浸润的细胞为 CD8+T 细胞，动脉壁组织 EBV-PCR 阳性。

【鉴别诊断】

1. XLP2 X 连锁隐性　XIAP 基因位于 Xq25。XIAP 是 IAP 蛋白家族成员，作为凋亡性细胞死亡通路的抑制剂。87% 患者经常有脾大伴血细胞减少和发热，而且可以是首发临床表现。17% 的患者具有慢性出血性结肠炎。HLH 出现率高达 76%，而且经常反复。低丙种球蛋白血症出现率 33%。无患者出现淋巴瘤。一些患者皮肤出现水泡和结节红斑。女性携带者具有不同程度的结节红斑和 / 或肠道症状，包括炎症性肠病和激惹性肠综合征。XIAP 表达降低，NOD2 通路受损伴 TNF-α 产生增多，外周血单个核细胞 AICD 增强。血清 IL-18 水平升高。不典型患者可 XIAP 表达正常，CD19+ 转换 B 细胞降低，T 淋巴细胞 AICD 不升高。

2. FHL　是常染色体隐性免疫失调节异常，临床特征为 HLH。一些家系的 FHL1 与 9q 连锁。FHL2-5 分别由 PRF1、UNC13D、STX11 和 STXBP2 突变引起。各种突变蛋白均导致细胞毒的颗粒介导的细胞死亡通路缺陷。细胞因子产生增多，如 IFN-γ 和 TNF-α。细胞毒 T 细胞和 NK 细胞活性降低。与 EBV 感染无相关性，基本不出现低丙种球蛋白血症（FHL5 除外）及淋巴瘤。

3. ITK 缺陷　ITK（IL-2 inducible T cell kinase）基因位于 5q33，参与 TCR 介导的活化，常染色体隐性遗传。EBV 相关的 B 细胞淋巴增殖，淋巴瘤。IgG 正常或降低。循环 T 细胞进行性下降。

4. CD27 缺陷　TNFRSF7（CD27）基因位于 12p13，常染色体隐性遗传，参与 T 细胞免疫的产生和维持。EBV 感染促发的 HLH，再生障碍性贫血，淋巴瘤，低丙种球蛋白血症。iNKT 降低。无记忆 B 细胞。

【治疗】

1982 年的注册研究报道平均存活 2 年 5 个月。1995 年报道的注册研究示 XLP 总死亡率 75%，70% 的患儿 10 岁前夭折。2011 年 Booth 等的回顾性研究表明未移植患者总存活率 62.5% 伴大部分患者给予 IVIG，但出现 HLH 后存活率降低为 18.8%。暴发性传染性单核细胞增多症患者经常死于胃肠出血或化脓感染，与肝衰、再生障碍性贫血或获得性低丙种球蛋白血症有关。出现 IM 和 VAHS 的患者通常在起病 1 个月内死亡。表现为 HLH 患者的死亡率为 65.6%，EBV- 与 EBV+ 患者的病死率无差别。尽管低丙种球蛋白血症和恶性淋巴瘤与存活期长有关，没有患者存活至 50 岁。

抗 CD20 单抗可降低或清除 EBV 病毒血症，但增加 B 细胞耗竭的影响，包括加重长期低丙种球蛋白血症。T 细胞感染 EBV 也见于 XLP1 患者，此时抗 CD20 单抗可能无帮助。淋巴瘤的治疗依据标准方案，近些年与此相关的死亡率也在下降。其他免疫失调节特征如再生障碍性贫血和血管炎可能对激素或免疫抑制剂有反应。

1999 年 Schuster 和 Kreth 阐述预防晚期 EBV 和非 EBV 相关的并发症的唯一方法为早期干细胞移植，15 岁前移植效果好。HSCT 后总存活率 71%。HSCT 最重要的危险因素是移植之前的 HLH，使存活率降低至 50%。死亡的患者均在移植前或过程中出现 HLH，而无 HLH 的患者均

存活过移植过程。非清髓的预处理方案不影响存活或远期嵌合状态。50% 患者有某种程度的 GVHD,仅有 2 例出现慢性 GVHD。存活的 25 例中,5 例具有远期的问题如 EBV 血症、支气管扩张、自身免疫性疾病、慢性鱼鳞病和中性粒细胞减少。死亡的主要原因是败血症,但疾病进展也导致死亡。移植后可出现体液免疫功能建立失败。EBV 促发疾病倾向于选择 EBV 阳性的供者。1 例患者应用剔除 T 细胞的供者。

潜在的将来治疗包括 SLAM 家族抑制剂如人源的阻断抗体,与不同 SLAM 受体具有高亲和力的肽链或小分子,小的分子抑制剂。利用内在的哺乳动物启动子新的自身灭活反转录病毒或慢病毒载体的基因治疗,已应用于其他原发性免疫缺陷病,至目前无插入诱变的报道,将来有望用于治疗 XLP1 患者。用基因校正的自体患者 T 细胞可行过继的 T 细胞基因治疗[5]。

三、STING 相关的婴儿起病的血管炎

【病因】

干扰素基因刺激蛋白(stimulator of interferon genes,STING)是一种内质网相关的多次跨膜蛋白,被认为是探查细胞质中的核酸、识别细胞质中的 DNA 类型的重要信号分子。*TMEM173* 基因突变,可引起干扰素通路过度激活引起自身免疫性疾病。Sting 相关的婴儿起病的血管炎(SAVI)是一种自身炎症性血管炎,引起严重的皮肤损伤,尤其累及面部、耳部、鼻部和四肢末端,表现为溃疡,焦痂形成,坏死,一些病例甚至需要截肢。很多患者具有间质肺疾病。组织病理和实验室发现提示过度炎症状态,伴 IFN-β 信号升高。

【发病机制】

后生生物的天然免疫系统利用模式识别受体感知来自病毒或细菌的分子。Ⅰ型干扰素,如 IFN-α 和 IFN-β 是介导抗病毒免疫的主要细胞因子家族。几种天然感知通路刺激Ⅰ型干扰素的诱导。细胞质内的微生物双链 DNA 结合和活化 cGAS 酶(cGMP-AMP synthase),后者催化 cGAMP 的合成。cGAMP 作为第二信使,与定位于内质网膜上的 STING 结合,并通过蛋白激酶 TBK1(TANK 结合激酶 1)来指导 IRF3(IFN 基因刺激子)的活化。磷酸化的 IRF3 二聚体进入细胞核启动 IFN-β 基因转录。相反细胞质内病毒双链 DNA 由 RLRs(RIG-I 样受体)感知,通过 MAVS 活

化 IRF3。而且 Toll 样受体,TLR3 和 TLR4,分别识别在内体中的病毒双链 DNA 和细菌细胞壁成分 LPS,也介导Ⅰ型干扰素和炎症性细胞因子的诱导。这两个 TLR 利用诱导干扰素 β 的含有 TIR 结构域的适配子(TIR domain-containing adaptor inducing IFN-β,TRIF)来介导 IRF3 的募集和活化。三个天然免疫感受器家族的信号通路汇聚于 TBK1 和 IRF3 的活化。STING、MAVS 和 TRIF 具有保守的基序。PLxIS 被 TBK1 或 IKKε 磷酸化,介导 IRF3 至信号复合体[6]。

STING 由 *TMEM173* 基因编码,是一种信号适配器蛋白,对细胞质 DNA 和循环的二核苷酸的天然免疫反应至关重要。在基础状态,STING 位于内质网,作为跨膜蛋白。DNA 进入细胞质后,细胞内的 DNA 感受器,cGAS(cGMP-AMP synthase)与 DNA 配体结合,将 ATP 和 GMP 转化,产生 sting 循环配体 cGAMP(di-GMP-AMP)。cGAMP 弥漫整个细胞,与 STING 的细胞质羟基端结合。cGAMP 结合后,STING 从内质网转运至内质网-高尔基体重点单元(ERGIC),然后转运到细胞质囊泡,在此过程中,sting 募集 TBK1 和 IRF3 和活化下游Ⅰ型干扰素信号。cGAS-sting 通路对感知广泛的微生物病原至关重要,包括 DNA 病毒如 HSV-1,细菌病原如单核细胞李斯特菌,福氏志贺菌,结核分枝杆菌,反转录病毒如 HIV-1。sting 也可以不依赖上游的 cGAS 或循环二核苷酸结合来被活化,而是通过功能获得性突变。几个突变见于婴儿起病的 sting 相关的血管病,狼疮样综合征和家族性冻疮样狼疮,与儿童的高致病率和死亡率有关[7]。

患者细胞或 HEK293T 细胞研究显示突变导致获得性功能,表现为持续 stat1 磷酸化和活化和 IFNB1 活性增加。用患者细胞体外实验显示 JAK1 抑制导致 IFNB1 转录降低和一些干扰素反应基因的阻断。

体外功能表达分析显示突变引起持续 IFB1 启动子活化,甚至在无刺激剂时。患者皮肤成纤维细胞共聚焦显微镜示突变的 sting 主要存在于高尔基体和核周点样小泡中,提示活化,而野生型均匀表达于对照细胞的胞质内。患者的标本示 1 型干扰素活性升高和下游基因的过度表达。

Melki 等用遗传分析、构象研究、体内分析和体外流式方法研究患者的分子和细胞病理。分子和体外数据证实 sting 蛋白的 206,281 和 284

位置的氨基酸替代导致发病。这些突变提供cGAMP非依赖的通过TBK1（TANK结合的激酶）Ⅰ型干扰素信号的持续活化，不依赖有包膜的RNA病毒膜融合启动的STING替代通路[8]。

*TMEM173*基因位于5q$^{31.2}$，占据基因组14 263bp，1 140个核苷酸组成8个外显子，前2个外显子不转录，翻译为379位氨基酸。蛋白包括跨膜结构域（21-41，47-67，87-106，116-136），同源二聚体肽链结合结构域（155，157-159，161-162，164-165，169，267，270-271，301-302），cyclic-di-GMP结合结构域（162-163，166-167，238，240，260，263-264，267），羧基端尾部（340-378）。磷酸化位点为358。至目前所有致病突变均为错义突变，突变位点分别为：c.439G>C（V147L），c.461A>G（N154S），c.463G>A（V155M），c.617G>A（C206Y），c.842G>A（R281Q），c.850A>G（R284G），c.304T>C（Ser102Pro），c.835T>C（Phe279Leu），c.497G>A（G166E）[9]。

【临床表现】

至目前共有25例患者被报道。SAVI的核心特征包括系统性炎症，破坏性皮肤损伤，间质肺疾病[10,14]。大部分患者起病早，生后数周或数月起病。首发症状通常是系统性炎症如发热，ESR增快，CRP升高，IgG和IgA升高，伴累及皮肤的血管炎和组织损伤如毛细血管扩张，化脓性或水疱样皮疹。肺病通常出现于皮肤特征之后，通常表现反复咳嗽，呼吸增快，呼吸窘迫，发绀及杵状指。几乎所有患者均有生长不良。

典型皮肤损伤表现为颊部、鼻部、手指、足趾、脚底部位的毛细血管扩张，化脓或大疱样皮肤损伤。进展为严重皮肤损伤，扩展到耳郭和四肢部位。肢体末端皮肤损伤，冬季加重，进展为疼痛的，溃疡性损伤伴焦痂形成和组织梗死，需要截肢，引起耳软骨伤痕和鼻中隔穿孔。其他特征包括网状青斑，雷诺现象，指甲床毛细血管纤曲。皮肤损伤处病理显示明显的血管炎症局限于毛细血管，也有微血栓。分散的血管有IgM和C3沉积，支持免疫复合物沉积。其他病例皮肤病理显示表皮凋亡角化细胞和血管周围淋巴细胞和中性粒细胞浸润伴核尘，整个真皮无血管壁损伤，纤维样坏死和血栓。皮肤病理形态不同可能反映病理损伤程度不同。

8/29例无肺部受累。胸片可表现肺门周围病变，两肺间质增加和支气管周围线影，肺门或支气管旁淋巴结肿大。肺HRCT示弥漫磨玻璃和网状片影，或肺纤维化和气肿，或双侧弥漫磨玻璃和蜂窝[12]，或弥漫过度通气，磨玻璃影，弥漫囊性改变[10]。BALF示伴有大量淋巴细胞的炎症浸润或中性粒细胞性肺泡炎[12]。肺组织病理示Ⅱ型肺泡细胞过度增生，表现为细支气管的上皮过度增生和环绕的淋巴浸润[13]，或位于支气管周围中心肺泡的多发肺结节，或伴支气管扩张和淋巴样浸润的支气管疾病伴间质纤维化，或淋巴样结节和肺气肿[12]，或分散的混合的淋巴细胞浸润炎症，间质纤维化和肺气肿改变，或伴巨噬细胞和中性粒细胞的慢性肺泡及间质炎症[13]。肺功能示限制性通气功能障碍伴一氧化氮弥散障碍[12]。

一例家系包括5代4例冻疮样狼疮患者，无肺部受累[11]。甚至一部分患者以肺部受累为首发表现，而皮肤受损及系统性炎症表现出现晚并且表现轻微[12]。其他表现还包括肌炎、关节僵直、关节痛及关节炎。认知正常。生长不良见于大部分患者。患者肺CT见图13-4-3。

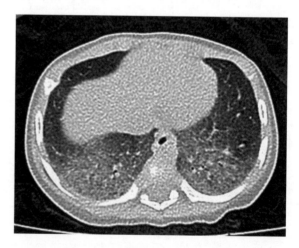

图 13-4-3

患儿男，1岁，以间质性肺炎起病，伴肝脾大，反复发热。后出现肢端坏疽。具有TMEM173杂合*N154S*突变。肺CT示弥漫间质病变

【诊断】

患者有白细胞减少、慢性贫血及血小板增多。T淋巴细胞减少伴正常B细胞，高丙种球蛋白血症。可变的或瞬时的自身抗体滴度，包括抗核抗体、抗磷脂抗体、抗心磷脂抗体。外周血显示强的转录的干扰素反应基因谱和干扰素诱导的细胞因子水平升高。

【鉴别诊断】

1. 主要累及肢端的皮肤炎症和坏死性损伤伴系统性炎症　需要鉴别的疾病包括：

1）儿童特异的坏死性血管炎。

2）抗磷脂综合征。

3）冷球蛋白血管炎。

4）与冷纤维蛋白原血症相关的血栓性血管病。

2. 其他 I 型干扰素病

1）家族性冻疮样狼疮：AD 的 *TREX1*、*SAMHD1* 基因突变引起。表现为冻疮样损伤、截肢、挛缩及耳组织缺损。发育迟缓及颅内钙化见于一些家族成员。

2）Aicardi-Goutières syndrome：AR 的 *TREX1*、*RNASE2A/B/C*、*SAMHD1*、*ADAR*、*IFIH1* 基因，AD 的 *TREX1*、*ADAR*、*IFIH1* 基因突变引起。表现为冻疮样狼疮、截肢、挛缩、耳组织缺损，偶有脂膜炎。*ADAR* 和 *IFIH1* 突变者有雀斑。可见发育迟缓及颅内钙化，青光眼。在疾病初期阶段反复发热。

3）脊柱软骨发育不良(spondyloenchon dysplasia)：AR 的 ACP5 基因突变所致。表现为冻疮样狼疮，截肢。发育迟缓，颅内钙化，痉挛性截瘫见于一小部分患者。

4）CANDLE(慢性非典型中性粒细胞性皮炎伴脂肪萎缩)：AR 的 PMSB8 突变所致。表现为冻疮样狼疮，挛缩，脂膜炎，脂肪萎缩。颅内钙化见于几例患者。

3. 新生儿起病的多系统炎症性疾病(neonatal onset multisystem inflammatory diseaseNOMID)或慢性婴儿神经皮肤和关节综合征(chronic infantile neurologic cutaneous and articular syndrome，CINCA)　AD *NLRP3* 基因突变所致。表现为新生儿起病的皮疹，慢性脑膜炎和关节病伴发热和炎症。

4. 干扰素治疗　肢端皮肤坏死，血管炎样综合征，雷诺现象，白色萎缩。

5. 以肺部受损为首发表现　Sting 可以引起肺部间质性疾病，需与其他基因突变所致的间质肺疾病鉴别如 *SFTPC*、*SFTPB*、*ABCA3*、*TERT*、*TERC* 等。

【治疗】

常见的免疫抑制剂无效。病死率高，预后不良。4/25 死亡，2 例患者十来岁时死于肺部并发症，1 例成人死于双肺移植后急性严重不常见并发症，1 例成人死于暴发性脂膜炎。JAK1 抑制剂如 ruxolitinib 据报道在试验患者中有部分疗效[15]。

(贺建新)

参考文献

1. Sepulveda FE, Garrigue A, Maschalidi S, et al. Polygenic mutations in the cytotoxicity pathway increase susceptibility to develop HLH immunopathology in mice. Blood, 2016, 127(17): 2113-2121.
2. Tabellini G, Patrizi O, Dobbs K, et al. From Natural Killer Cell Receptor Discovery to Characterization of Natural Killer Cell Defects in Primary Immunodeficiencies. Front Immunol, 2019, 10: 1757.
3. Latour S, Winter S. Inherited Immunodeficiencies With High Predisposition to Epstein-Barr Virus-Driven Lymphoproliferative Diseases. Front Immunol, 2018, 9: 1103.
4. Chen S, Cai C, Li Z, et al. Dissection of SAP-dependent and SAP-independent SLAM family signaling in NKT cell development and humoral immunity. J Exp Med, 2017, 214(2): 475-489.
5. Panchal N, Booth C, Cannons JL, et al. X-Linked Lymphoproliferative Disease Type 1: A Clinical and Molecular Perspective. Front Immunol, 2018, 9: 666.
6. Zhao B, Shu C, Gao X, et al. Structural basis for concerted recruitment and activation of IRF3 by innate immune adaptor proteins. Proc Natl Acad Sci USA, 2016, 113(24): E3403-3412.
7. Pokatayev V, Yan N. Methods of assessing STING activation and trafficking. Methods Mol Biol, 2017, 1656: 167-174.
8. Melki I, Rose Y, Uggenti C, et al. Disease associated mutations identify a novel region in human STING necessary for the control of type I interferon signaling. J Allergy Clin Immunol, 2017, 140(2): 543-552.
9. Seo J, Kang JA, Suh DI, et al. Tofacitinib relieves symptoms of stimulator of interferon genes (STING)-associated vasculopathy with onset in infancy caused by 2 de nove variants in TMEM173. J Allergy Clin Immunol, 2017, 139(4): 1396-1399.
10. Chia J, Eroglu FK, Özen S, et al. Failure to thrive, interstitial lung disease, and progressive digital necrosis with onset in infancy. J Am Acad Dermatol, 2016, 74(1): 186-189.
11. König N, Fiehn C, Wolf C, et al. Familial chilblain lupus due to a gain of function mutation in STING. Ann Rheum Dis, 2017, 76(2): 468-472.
12. Picard C, Thouvenin G, Kannengiesser V, et al. Severe pulmonary fibrosis as the first manifestation of interferonopathy (TMEM173 mutation). Chest, 2016, 150(3): e65-71.
13. Clarke SL, Pellowe EJ, de Jesus AA, et al. Interstitial

lung disease caused by STING-associated vasculopathy with onset in infancy.Am J Respir Crit Care Med,2016, 194(5):639-642.

14. Omoyinmi E,Melo Gomes S,Nanthapisal S,et al.Stimulator of interferon genes-associated vasculitis of infancy.Arthritis Rheumatol,2015,67(3):808.

15. Frémond ML,Rodero MP,Jeremiah N,et al.Efficacy of the Janus kinase 1/2 inhibitor ruxobitinib in the treatment of vasculopathy associated with TMEM173-activating mutations in three childdren.J Allergy Clin Immunol, 2016,138(6):1752-1755.

第五节　吞噬细胞数量或功能缺陷

一、严重先天性中性粒细胞减少

【病因】

严重先天性中性粒细胞减少(severe congenital neutropenia,SCN)属于先天性中性粒细胞减少的最严重类型,SCN 也被称为 Kostmann 综合征,源于 Kostmann 于 1956 年首次描述居住于瑞典北部的非周期性的婴儿无中性粒细胞家系。目前认为属于前白血病综合征。中性粒细胞减少的定义为婴儿 $<1 \times 10^9/L$,儿童 $<1.5 \times 10^9/L$。黑人群体生理上循环中性粒细胞是降低的,因此界值更低。根据循环中性粒细胞绝对计数定义严重度: >1 岁,$(1\sim1.5) \times 10^9/L$ 为轻度,$(0.5\sim1) \times 10^9/L$ 为中度,$<0.5 \times 10^9/L$ 为重度。广泛接受的观点认为感染的频度和严重度与中性粒细胞减少的程度相关联。由于髓系成熟障碍,粒细胞发育停滞于早幼粒细胞阶段。*ELANE*、*GFI1*、*HAX1*、*G6PC3*、*VPS45* 突变分别引起 1~5 型 SCN。

【发病机制】

SCN 骨髓涂片提示粒细胞分化停滞于早幼粒细胞阶段。大部分 SCN 由杂合的中性粒细胞表达的弹性蛋白酶(*ELANE*,既往被称为 *ELA2*)突变引起[1]。突变产生变异的多肽,但无常见的生化异常,包括对蛋白水解的影响。两种不相互排斥的理论解释可能的发病机制。错误定位理论推测突变使弹性蛋白酶聚集于细胞膜下的不适当位置。错误折叠理论推测突变阻止蛋白正确折叠,诱导内质网的应激反应。

SCN 最大特征是进展为骨髓增生异常综合征(MDS)/ 急性髓系白血病(AML)的风险明显升高,累计出现率为 31%。SCN 进展为白血病的独一无二的特征与集落刺激因子 3 受体(CSF3R, GCSFR)获得性突变强相关,多见于体细胞突变,但有 1 例源自于 CSF3R 生殖突变的 SCN 报道。

粒细胞集落刺激因子(G-CSF)治疗 SCN 有增加恶性转变的风险,尤其与 G-CSF 受体基因体细胞突变密切相关。小鼠研究表明,只有应用外源的 G-CSF 的情况下,SCN 相关的 GCSFR 突变才有克隆特性。

SCN 患者的髓前体细胞电镜显示中性粒细胞的原始颗粒的超微结构异常,其中包含参与有效抗微生物的水解酶。SCN 患者的中性粒细胞缺乏抗微生物肽,如 α - 防御素。编码其他中性粒细胞颗粒成分的转录也降低。经 G-CSf 治疗的 SCN 患者,中性粒细胞成熟异常,对真菌和细菌的抗微生物活性亦缺陷。

骨质疏松和其他骨矿物质缺乏见于 SCN,尽管可能是 G-CSF 治疗的不良反应。G-CSF 通过活化破骨细胞和抑制成骨细胞来降低骨矿物质密度。骨重构可能也继发于骨髓微环境,失调节的中性粒细胞产生和或活化的结果。

非依赖的生长因子 1(*Gfi1*)基因 1412A>G (N382S)突变患儿循环单核细胞明显增多,父亲的外周血髓细胞示不成熟,培养的外周血的髓克隆形成潜能较正常低。非红系克隆可分化为单核和巨噬细胞,但有过多的髓前体,无成熟的中性粒细胞。1475A>G(K403R)突变患者表型与鼠的类似,如对 G-CSF 反应,单核细胞增多,淋巴细胞减少,不正常的细胞表型如不成熟的中性粒细胞和单核细胞。患者外周血单核细胞弹性蛋白酶活性为正常对照的 2.33 倍。外周血体外非红系克隆 ELA2 转录增加。

血细胞生成和淋巴样细胞内蛋白相关的蛋白 1(HAX1)[2]突变患者骨髓涂片示凋亡程度增加,髓前体细胞 B 细胞淋巴瘤 2(BCL2)选择性表达降低。髓前体细胞体外凋亡增加,CD34+ 和 CD33+ 前体细胞线粒体释放细胞色素 C。G-CSF 应用恢复 BCL2 表达和促进髓前体细胞存活。

葡萄糖 6 磷酸酶催化亚单位 3（G6PC3）[3]缺陷患者骨髓早幼粒细胞 Bip 表达升高,提示 ER 应激,在 TNF-α 或诱导 ER 应激的刺激剂诱导下患者中性粒细胞和皮肤成纤维细胞凋亡频率增加。中性粒细胞活性受损,G6PC3 缺陷患者 N- 和 O- 葡聚糖合成严重受损。中性粒细胞继发颗粒内 gp91phox N- 糖基化呈截断样。G6PC3 缺陷鼠中性粒细胞蛋白激酶样的 ER 激酶（PERK）通路活化。

空泡蛋白分选 45（VPS45）突变患者 VPS45 蛋白水平降低,VPS45 结合的 ravenosyn-5 和 syntaxin-16 也降低。VPS45 突变患者中性粒细胞和成纤维细胞表面 β₁ 整合素水平降低,成纤维细胞表现为移动受损和凋亡增加。VPS45 缺陷的斑马鱼模型示明显缺少髓过氧化物酶阳性细胞。用野生型 VPS45 转染患者细胞可纠正移动缺陷和降低凋亡。

截至 2015 年,北美 SCN 数据库显示有 187 例患者,90 多种 ELANE 突变,类型包括错义突变、移码突变、无义突变、内含子、缺失或插入。错义突变最常见,占 94%。出现 MDS/AML 聚集的突变位点为 C151Y(2/3),G214R(3/9),S126L 突变的出现率为 2/24,其他突变位点均有 1 例出现。A57T(4/4),C151Y(3/4),G214R(3/4)突变出现非常低的中性粒细胞绝对计数的频率高。需要应用高剂量 G-CSF 与 5′,3′ 突变有关,也与 C151Y,G214R 突变有关,需要应用低剂量 G-CSF 与 P139L,IVS4+5G>A 突变有关。对于 G214R 突变,5 例对 G-CSF 无反应[中位剂量 80μg/(kg·d)],行干细胞移植。

少部分非 ELANE 突变的 SCN 患者被发现由 Gfi1 显性负的锌指突变引起(1412A>G/N382S 和 1475A>G/K403R),使丧失转录抑制活性。在髓系发育过程中,Gfil1 和 ELA2 可能参与共同的通路。

HAX1 有 2 个不同的异构体 A 和 B。累及异构体 A 的突变(Trp44X,Glu59X,Gln60fs)导致孤立的 SCN,累及异构体 A 和 B 的突变(Arg86X,Gln123fs,Val144fs,Gln190X)导致伴有神经系统异常的 SCN。神经系统异常包括智力低下、癫痫和发育迟缓。在 3 例 HAX1 突变患者中鉴定了 CSF3R 体细胞突变。

截至目前,有 57 例 G6PC3 缺陷患者,114 种突变,错义突变最常见(66/114),多位于外显子6,

未见有错义突变位于外显子 2。其他 48/114 突变包括 4 个无义突变,7 个移码突变,4 个剪切区突变。有建立者效应,P44S 见于巴基斯坦裔,R253H 见于中东裔,G260R 见于高加索裔,G277X 见于欧洲裔,N313fs 见于波斯裔,I70fsX46 见于西班牙裔。P44S 与非综合征的中性粒细胞减少有关。北美的 SCN 注册研究显示 1.2% 的 SCN 患者由 G6PC3 突变引起。

至目前来自 5 个家系的 7 例患者具有 VPS45 纯合的 671C>A（Thr224Asn）和 712G>A（Glu238Lys）突变。

【临床表现】

男女均可患病,通常于婴儿期获得诊断。患者表现侵袭性细菌感染如脐炎、皮肤脓肿、肺炎或败血症。感染部位脓形成相对少。长期中性粒细胞缺乏可致侵袭性真菌感染。即使经 G-CSF 治疗,中性粒细胞可达 1 000/μl,很多病人仍出现慢性牙龈炎、龋齿。骨密度降低致骨质减少,骨质疏松和骨折。HAX1 突变者可有神经精神异常。

1/3 G6PC3 突变患者有间断血小板减少,尽管无临床后果。未见 MDS 报道。66.6% 患者具有浅静脉显露,婴儿期可不明显。77.1% 患者有先天性心脏病。43.8% 患者具有肾和生殖系统异常。其他还包括炎症肠病,内分泌异常,宫内发育迟缓,不发育,生长缓慢,轻度面部异常。神经肌肉异常包括小头,感觉听力丧失,肌病,肌炎,肌力弱,先天性上睑下垂。

【诊断】

生后即出现的持续存在的循环中性粒细胞减少,绝对计数 <500/μl。骨髓细胞学分析示缺乏成熟中性粒细胞,中性粒细胞发育停滞于早幼粒细胞阶段,早幼粒细胞可有细胞质空泡化和嗜天青颗粒异常。中性粒细胞移动和杀菌功能缺陷,凋亡增加。

GFI1 突变者可有单核细胞增多,外周血示不成熟的中性粒细胞和单核细胞。CD4⁺T 和原始 CD4⁺T 淋巴细胞计数降低,B 淋巴细胞计数降低。淋巴细胞经 PHA,同种抗原,白色念珠菌刺激后 ³H- 胸腺嘧啶脱氧核苷摄取下降。对免疫具有足够的循环滴度,各种免疫球蛋白正常。

G6PC3 突变患者有严重淋巴细胞减少和胸腺发育不良,原始 CD4⁺T 淋巴细胞降低。骨髓细胞学显示髓系发育停滞,但一些患者可有高的或正常的骨髓细胞学。其他综合征性特征有助于诊断,10% 为非综合征性的 *G6PC3* 突变患者。

VPS45 突变患者骨髓活检显示高的细胞学,造血组织扭曲,明显的网硬蛋白纤维化和胶样纤维化。白细胞明显,成熟中性粒细胞增多,很多从正常的中间的骨小梁处移入骨小梁周围区域。在纤维化区域,中性粒细胞主要特征为核分叶少和胞浆苍白。可见大量的凋亡的核。患者肺 CT 和皮肤表现见图 13-5-1,13-5-2A 和 13-5-2B。

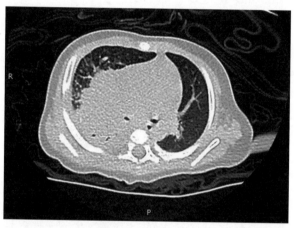

图 13-5-1 严重先天中性粒细胞减少的肺 CT

患儿女,3 月龄,ELANE 杂合 Gly85Arg 突变。骨髓涂片示粒细胞发育停滞于早幼粒细胞阶段。肺 CT 示右上实变,外院血培养铜绿假单胞菌阳性

【鉴别诊断】

1. 周期性中性粒细胞减少(CyN) 特征为循环中性粒细胞从正常到严重减少($<0.2 \times 10^9$/L),呈周期性波动,发热,口腔溃疡,感染以 21 天的周期反复出现,由常染色体显性的 ELANE 突变引起。不进展为 MDS/AML。

2. 自身免疫性中性粒细胞减少 婴儿期出现,3~4 岁时可缓解,循环内可检测到抗中性粒细胞膜蛋白的抗体。无恶性转变危险。

【治疗】

1. G-CSF G-CSF 是最有效的治疗方法,通常 5~20μg/kg/d 剂量可使中性粒细胞绝对计数达 1 000/μl 以上。有的患者甚至需要高达 120μg/(kg·d),可能需要多次皮下注射或静脉输注,有的患者剂量可低至 0.01μg/(kg·d)。有的患者皮下注射后会有骨/肌肉痛和脾大。其他副作用少见如血小板减少、注射部位反应、皮疹、肝大、关节痛、骨质疏松、皮肤血管炎、血尿/蛋白尿、秃

发,原先存在的皮肤病加重(鱼鳞病)等。注射前 4~10 周每周监测中性粒细胞绝对计数,剂量稳定后每月监测。应注射后 18 小时取血,若注射间隔时间长,于下次注射前取血,监测谷值。

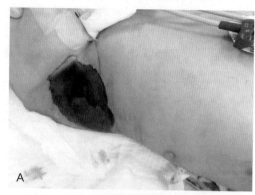

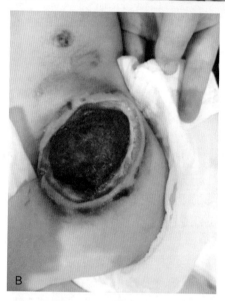

图 13-5-2 严重先天中性粒细胞减少的皮肤坏疽

患儿女,5 月龄,ELANE 杂合 Gly214Arg 突变。骨髓涂片示粒细胞发育停滞于早幼粒细胞阶段。A 图示左侧腹部皮肤坏疽,脓疱和蜂窝织炎。B 图为治疗半个月后病灶不愈合,反而加重

应用 G-CSF 前常规查 CSF3R 体细胞突变。每年行骨髓形态学,细胞遗传学和 CSF3R (G-CSFR)检测。获得性 7 号染色体单体,RAS 原癌基因突变和 G-CSF 受体突变提示恶性转变的遗传倾向,对此类患者应加强监测。需要高于平均剂量的 G-CSF 但中性粒细胞反应低下是恶性转变的高危因素。G-CSF 剂量高至 100μg/(kg·d) 2 周时仍无疗效,需立即寻找移植的供者。血小板减少与 G-CSF 应用疗程和剂量无关,提示恶性转变可能,大部分患者 G-CSF 减量或暂停,之后可再用低剂量。3% 患者出现皮肤血管炎,一半

为白细胞破碎性血管炎,大部分可用相同或减低 G-CSF 剂量持续治疗。

2. 糖皮质激素　糖皮质激素促进中性粒细胞离开骨髓进入血循环,但不增加骨髓新的中性粒细胞产生,且可降低其他白细胞数目,增加感染风险。通常情况下对 SCN 患者无效,除非对其他治疗无效的极少数患者。白细胞输注很少应用,通常用于有严重危及生命感染者。

3. 干细胞移植　SCN 患者恶性转变风险明显升高。急性髓系白血病最常见,但急性淋巴系白血病、慢性单核细胞白血病,双表型白血病亦有报道。难治患者,或出现血液恶性病,干细胞移植是治愈方法。在出现恶性转变遗传倾向时行干细胞移植成功率明显高于出现血液恶性病时的移植成功率。

4. 积极治疗现症感染　注意口腔卫生,定期口腔科检查,推荐应用抗微生物漱口水。监测骨矿物质缺乏可能。SCN 患者具有完善的免疫系统可产生正常抗体,可根据标准疫苗程序接种所有常规疫苗。

二、白细胞黏附分子缺陷

【病因】

白细胞黏附分子缺陷(leukocyte adhesion deficiency,LAD)包括 LAD-Ⅰ型、LAD-Ⅱ型和 LAD-Ⅲ型。中性粒细胞介导的炎症依赖于与内皮的黏附,迁移入炎症部位和中性粒细胞有毒产物的释放。20 世纪 70 年代就认识到一些患者具有反复细菌感染,中性粒细胞移动缺陷,脐带脱落延迟,患者的中性粒细胞缺乏某些糖蛋白,该类糖蛋白与黏附功能密切相关,被称为整合素,此为白细胞黏附分子缺陷Ⅰ型。20 世纪 90 年代初发现一组患儿具有较 LAD-Ⅰ型轻的临床表现外,还具有明显的综合征特征如生长和精神迟滞,被称为 LAD-Ⅱ型。90 年代末发现一组患儿具有 LAD-Ⅰ样临床表型和 Glanzmann 血小板无力症样出血问题,被称为 LAD-Ⅰ变异型或 LAD-Ⅲ型。

【发病机制】

研究发现最初的患者中性粒细胞黏附弱和不能在塑料培养皿上散布,缺乏分子量 110 000 的表面蛋白。又有作者发现反复感染的患者与中性粒细胞表面分子量 150 000 和 180 000 的糖蛋白缺陷有关。基于生物合成分析和所有三个 α 亚单位和共同 β 亚单位均缺失,β 亚单位对于 α 亚单位表面表达是必需的。目前研究显示 18 个 α,

8 个 β 亚单位疏松组织成整合素家族。β₂ 整合素属于细胞表面糖蛋白家族,包括 3 个异源二聚体,具有共同的 β₂ 亚单位(CD18)和一个不同的 α 亚单位:$\alpha_L\beta_2$(LFA-1,CD11a/CD18),$\alpha_M\beta_2$(MAC-1 或 CR3,CD11b/CD18),$\alpha_X\beta_2$(P150,95,CD11c/CD18)。亚单位 β₂ 缺陷是 LAD-Ⅰ 的发病机制。

Frydman 等于 1992 年报道 2 例阿拉伯穆斯林男孩,父母为近亲,表现反复感染中性粒细胞增多,伴有明显的综合征,包括异常面容,严重智力低下,小头,皮层发育不良,抽搐,低张力和矮小。实验室发现中性粒细胞的移动明显降低,但调理的吞噬活性正常。缺乏红细胞 H 抗原,表现为少见的隐性的 Bombay 血型(hh)。Etlioni 等于 1992 年报道 2 例患者,血型分析为分泌型阴性,Lewis 阴性。Frydman 等于 1996 年发现患者几种岩藻糖化的蛋白多糖缺陷,提示岩藻糖代谢的内在错误。患者的红细胞缺乏 H 物质,是一种岩藻糖化的糖蛋白,是 A、B、O 血型的前体分子。患者表现为 Bombay 血型,在唾液中不分泌 A、B、H 抗原,Lewis 阴性。涎化的 Lewis X 是选择素的配体,也是一种岩藻糖化的碳水化合物。Karsan 等于 1998 年将患者的淋巴样细胞系暴露于外源的岩藻糖,诱导细胞表达岩藻糖化的糖复合物的表达,将缺陷定位于 GDP-岩藻糖生物合成的新的通路。Lubke 等于 1999 年报道一例患者,生化研究提示 GDP-岩藻糖进入患者细胞分离的高尔基体系统的转运降低。

自 1997 年始相继报道有 LAD-Ⅰ 表现但具有明显出血倾向的患儿,血细胞正常,功能分析提示整合素由内到外信号通路缺陷。Robert 等于 2011 年报道纯合剪切区 *FERMT3* 突变,使与 fMLF 或 PMA 孵育后整合素介导的中性粒细胞散布严重缺陷。

由 *ITGB2* 基因编码的亚单位 β₂ 缺陷是 LAD-Ⅰ 的发病机制。*ITGB2* 突变包括缺失,无义,错义,移码,内含子突变。至目前,共有 87 种 *ITGB2* 突变被报道,大部分点突变位于 -240 残基结构域,高度保守,由外显子 5~9 编码,这个 βI 结构域与 αI 结构域形成主要的配体结合位点。

编码特异岩藻糖转运子基因(*SLC35C1*)定位于 11 号染色体。6 个家系突变,其中 2 个家系突变位于 Arg147Cys 和 Thr308Arg,在核苷酸-糖转运子组 2 家族中是高度保守的,参与底物的识别。补充岩藻糖可明显改善纯合 Arg147Arg 突变者临床,纠正低岩藻糖化,但对纯合 Thr308Cys 突

531

变者无效。其他突变还包括 588delG，Trp323X，Tyr337Cys。

FERMT3 位于 11q^{31.1}，编码 kindlin-3 蛋白。在 21 个家系发现突变，热点突变 Arg509X 提示建立者效应，因为这些突变都来自于安纳托利亚的土耳其家庭。其他突变还包括 W16X，R573X，W229X，G308R，1275delT，exon 14 剪切接受位点。

【临床表现】

患者具有反复坏死的不剧烈的软组织感染，主要累及皮肤、黏膜和小肠。身体表面感染可侵犯局部或系统。典型小的，红的，非化脓的皮肤损伤经常进展为大的，分界明显的，溃疡的或火山口或坏疽性脓皮病，愈合慢或伴发育不良的痂。葡萄球菌或 G^- 肠球菌可生长数周尽管抗生素治疗。曾有患者出现远端肢体气性坏疽需要立即外科截肢手术来挽救生命。脐带脱落延迟可见于重型婴儿，但不是所有严重病例均存在。肛周脓肿或蜂窝织炎可引起腹膜炎和败血症。面部或深颈部蜂窝织炎可源于口腔黏膜溃疡损伤。反复侵袭念珠菌食管炎和腐蚀性胃炎可见于数例患者。反复中耳炎常见，可进展为乳突炎和面神经麻痹。严重细菌（铜绿假单胞菌）喉支气管炎，反复肺炎，鼻窦炎常见。活过婴儿期患者严重牙龈炎，牙周炎明显。急性牙龈炎使乳牙突出，后进展为青春期前的广泛牙周病。创伤或外科痂愈合差。可出现不常见的薄纸样的或发育不良的皮肤瘢痕。G^+ 或 G^- 细菌和真菌感染微生物谱同中性粒细胞缺乏近似，但深部位肉芽肿性改变未观察到。细胞毒 T 细胞出现体细胞逆转，患者均出现炎症肠病。最近研究显示 LAD-Ⅰ 患者易于出现自身免疫性疾病，如肾和肠道[4]。

LAD-Ⅱ 患者婴儿早期反复感染伴白细胞增多，后期减轻，有严重的生长和智力发育迟缓，身材矮小和面部异常。LAD-Ⅱ 型临床感染较 Ⅰ 型轻。脐带脱落延迟仅见于 Ⅰ 型。LAD-Ⅲ 患者具有与 LAD-Ⅰ 相似的临床表现，但患者有明显的出血倾向，与 Glanzmann 血小板无力症相似[5]。患者皮肤表现见图 13-5-3A 和 13-5-3B。

【诊断】

皮肤或活组织病理示炎症浸润缺乏中性粒细胞。体外趋化因子或 PMA 刺激后正常人粒细胞表面 Mac-1 和 P150,95 呈 5~10 倍增加，而患者无增加或很少增加。体外趋化，高度黏附，iC3b 调理的颗粒黏附，补体或抗体依赖的细胞毒异常见于严重型。粒细胞对介质的黏附和黏附依赖的功

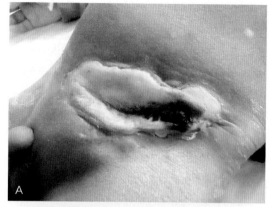

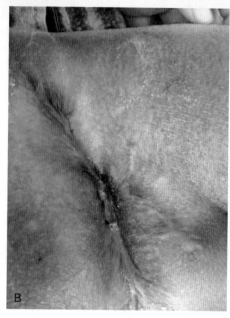

图 13-5-3 皮肤膀胱瘘及瘘后瘢痕

患儿男，14 岁，具有 ITGB2 纯合 IVS10-1C>T 突变。中性粒细胞 CD18 表达缺失。父母为携带者，为表兄妹近亲结婚。图示皮肤脓肿形成皮肤膀胱瘘（图 A），愈合后形成锡纸样瘢痕（图 B）。患儿接受携带者妹妹为供者干细胞移植成功

能如趋化、聚集异常见于所有患者。CR3 依赖的结合和 iC3b 调理颗粒的吞噬缺陷。调理的颗粒吞噬缺陷，因此不能始动呼吸暴发。黏附非依赖的细胞功能正常如 f-Met-Leu-Phe 受体 - 配体结合，细胞双极化，可溶性刺激介导的氧代谢或脱颗粒均正常。细胞内杀菌功能在大部分患者相对正常，提示缺陷的粒细胞上存在数量和功能正常的 IgG、Fc、CR-1 和其他受体。患者淋巴细胞介导的杀伤、增殖反应、自然杀伤和抗体依赖杀伤缺陷。初级混合淋巴细胞培养，细胞毒，增殖反应和干扰素产生均受损，但再刺激后可升至正常水平。迟发皮肤超敏反应正常，特异抗体合成正常。但 T 细胞依赖的体内抗体反应受损。体内淋巴细胞反

应缺陷见于严重型患者,其突变尤其对 LFA-1 是有害的。流式细胞分析检测中性粒细胞上 CD18 表达有助于早期诊断[6]。*ITGB2* 基因突变分析可明确诊断 LAD-I。

LAD-Ⅱ患者由于 H 抗原缺乏表现为 Bombay 血型(hh),H 抗原是带有岩藻糖的分子,这是无末端岩藻糖的 O 型。生化标志是岩藻糖化的糖复合物表达缺陷,如 Lewis X,涎化的 Lewis X 和岩藻糖化的蛋白。患者的淋巴细胞体外转运 GDP- 岩藻糖至高尔基体的速度为对照的 1/3 Vmax。中性粒细胞功能研究Ⅱ型和Ⅰ型近似。LAD-Ⅲ患者血小板特征近似 Glanzmann 血小板无力症。

【治疗】

1. 抗感染　急性感染期针对易感病原进行相应治疗。

2. 骨髓或造血干细胞移植　骨髓移植可完全恢复白细胞功能。建议严重型考虑 HSCT,因为患者基本于 2 岁前夭折。没有存活超过 38 岁者,提示存活超过青春期也不是长寿的保证。HLA 相合的干细胞移植存活率 75%。LAD-Ⅰ患者 HSCT 后出现 1 型糖尿病和自身免疫性血细胞减少,提示 HSCT 对防止感染有效,但不能防止自身免疫性并发症的风险。

3. 基因治疗　将正常 β 亚单位基因转入干细胞可望治愈疾病。在犬动物模型上已成功开展。在人类未见成功病例报道。

【预后】

并发症严重度与糖蛋白缺乏程度相关。严重型患者均于婴儿期夭折。中度型患者不常出现危及生命的感染,存活时间相对长。皮肤损伤生后几年可消退,偶尔感染后再出现。严重牙龈炎一直存在甚至是首发表现。但也可迅速出现感染,尽管及时干预也可导致死亡。

三、慢性肉芽肿病

【病因】

慢性肉芽肿病(chronic granulomatous disease, CGD)最初被描述为儿童致死性肉芽肿病。与其他肉芽肿性疾病不同,是反复化脓性感染和炎症并发症的结合。20 世纪 60 年代的研究确认 CGD 为吞噬细胞疾病。CGD 患者中性粒细胞体外吞噬功能正常,但针对金黄色葡萄球菌的杀菌活性明显降低。此外,CGD 患儿中性粒细胞吞噬乳胶颗粒后,不能增加氧的消耗和过氧化氢的产生,被称为呼吸暴发缺陷。10 年后,参与呼吸爆发的关键酶烟酰胺腺嘌呤二核苷酸磷酸(NADPH)氧化酶的膜结合和胞质成分获得鉴定、克隆及测序分析。至此 NADPH 氧化酶各亚单位结合为有活性的酶复合体的机制得以阐明。

【发病机制】

吞噬细胞在吞噬过程中消耗氧并产生过氧阴离子和其他反应性氧复合物,此过程被称为呼吸爆发。在此过程中,NADPH 氧化酶将电子由 NADPH 传递给氧产生过氧阴离子。NADPH 氧化酶由数个蛋白亚单位组成,膜亚单位 gp91phox(*CYBB*)和 p22phox(*CYBA*)组成细胞色素 b558,胞浆亚单位包括 p47phox(*NCF1*)、p67phox(*NCF2*)和 p40phox(*NCF4*)。NADPH 氧化酶的活化是一个复杂的过程,包括多个信号转导事件。在未活化状态,胞浆亚单位(p47phox,p67phox,p40phox)通过精确的相互作用结合在一起。活化后,胞浆亚单位作为一个整体转移到浆膜,与膜亚单位(gp91phox,p22phox)(细胞色素 b558)的亲水区相关联。

gp91phox 是有 570 个氨基酸的蛋白质,包括 4 个结构域:N 端(1-27 位 AA),FAD 结合(278-397 位 AA),NADPH 结合(398-483 位 AA),NADPH 结合结构域上的环(484-503 位 AA)。N 端对应 *CYBB* 基因的 5' 端,N 端包括亚铁血红素(heme)组,碳水化合物糖基化位点和电子传递通道,是疏水性的,由 4-6 个跨膜 α 螺旋组成。一个黄素腺嘌呤二核苷酸(FAD)结合蛋白对 NADPH 氧化酶活性是必需的,推测黄素蛋白结合 NADPH,将电子传递到细胞色素,提供还原能量。细胞色素结合 heme 和 FAD 为 2:1,heme 等电点是热动性的,使之成为电子传递的中间体。2 个 heme 与 4 个重要的组氨酸残基有关(heme1:组氨酸 101 和 209;heme2:组氨酸 115 和 222)。N 端有花生四烯酸活化的 H+ 通道,补偿膜电位的去极化,避免细胞内的 pH 值迅速下降。Heme 插入 gp91phox 有助于稳定二聚体。gp91phoxC 端结合 NADPH 和 FAD,作为远端电子传递体。p22phox 由 195 个氨基酸组成,未被糖基化,mRNA 表达于多种细胞。gp91phox 糖基化依赖于与 p22phox 的相互作用,p22phox 对 b558 的稳定起重要作用。p47phox 是有 390 个氨基酸的高碱性蛋白质,有一个富含精氨酸和丝氨酸的 C 端,是重要的磷酸化位点。p47phox 通过调节的序贯的方式在多个位点被磷酸化。p67phox 含 526 个氨基酸,略酸性。二者均有与 src 相关的酪氨酸激酶的非代谢区（SH3）相似的 2 个片段结构，与富含精氨酸的目标结合。

CYBB 基因突变引起 X- 连锁隐性 CGD（X-linked recessive CGD，XLR-CGD），占所有 CGD 病人的 65%。此外，至少有三种常染色体隐性遗传 CGD（Autosomal recessive CGD，AR-CGD）已被认识，按频率排列为：NCF1（p47phox）（33%）；NCF2（p67phox）（5%）；CYBA（p22phox）（5%）。根据蛋白表达完全缺失（0），减少（-）或正常水平的缺陷蛋白（+），又可分为不同亚型，如 $X91^{0,-,+}$，$A22^{0,+}$，$A47^{0}$，$A67^{0,-,+}$。

CYBB、*CYBA*、*NCF2* 基因突变包括各种突变类型如错义突变、无义突变、拼接区突变、插入、缺失，分布于所有外显子和外显子与内含子的交界处，无建立者效应。*CYBB* 还包括启动子区、缺失/插入、全外显子缺失及 X 染色体连续缺失，完全传递，携带者若莱昂化偏移明显可有临床表现，X 染色体连续缺失若累及 *XK* 基因可出现 McLeod 血液表型。*CYBA* 可出现全外显子缺失。*NCF2* 可出现 1~58 位氨基酸的缺失。

93% 的 NCF1-CGD 患者具有相同的突变，为外显子 2 起始部位的 GTGT 重复序列的 GT 缺失，使阅读框偏移，导致蛋白合成在第 51 位氨基酸处提前终止，如此高的 GT 缺失出现率与 NCF1 基因与两个假基因重组事件有关。假基因在 GTGT 重复序列处缺失 GT，与野生型具有 99% 的一致性，目前研究认为相互交换为重组的最可能机制。有十余例 △GT/ 非 △GT 及非 △GT/ 非 △GT NCF1-CGD 患儿，所有患者 p47phox 蛋白表达缺失。

【临床表现】

男性多见，男女比例 6∶1。85%X-CGD 患者 5 岁前获得诊断，5% 患者 20 岁时，1% 患者 30 岁时获得诊断。AR-CGD 患者诊断年龄 20 岁前各个年龄段较平均，各占 1/4 患者。

疾病前三位为肺炎（79%），脓肿（68%），化脓性淋巴结炎（53%），其他为骨髓炎，细菌血症/真菌血症，蜂窝织炎，脑膜炎。脓肿最常见为皮下，其次为肝，肺，肛周和脑。X-CGD 患者更易于出现化脓性淋巴结炎，肛周脓肿或细菌血症/真菌血症。

病原主要为过氧化氢酶阳性细菌和真菌，过氧化氢酶代谢细菌自身产生的过氧化氢，使宿主吞噬细胞不能利用细菌的过氧化氢来杀灭细菌。

肺炎最常见病原为曲霉菌（41%），金黄色葡萄球菌（12%），洋葱伯克霍德菌（8%），其他还包括黏质沙雷菌和分枝杆菌等。皮肤、肝脏、肛周脓肿及化脓性淋巴结炎最常见病原为金黄色葡萄球菌，肺及脑脓肿最常见病原为曲霉菌。骨髓炎常见病原为黏质沙雷菌和曲霉菌。败血症常见病原为沙门菌，洋葱伯克霍德菌及念珠菌。脑膜炎常见病原为念珠菌，流感嗜血杆菌，洋葱伯克霍德菌及肠道病毒。

在卡介苗高接种率国家，卡介苗接种处近期局部反应可过重，甚至出现播散，且播散与预后差明显相关。远期可有同侧腋下淋巴结钙化。

皮肤特征较明显，如过度瘢痕、溃疡，外科伤口开裂，盘状狼疮或系统性红斑狼疮。胃肠道/泌尿道梗阻，结肠炎/小肠炎可出现于一定数量患者。其他还包括特发性/免疫性血小板减少、重症肌无力、虹膜睫状体炎、肺部炎症、类风湿关节炎、皮肌炎、骶髂关节炎、自身免疫性肝炎等。未见恶性肿瘤报道。X-CGD 患者一级女性亲属可出现系统性红斑狼疮及盘状狼疮。

Mcleod 表型血液上定义为 Kell 血型抗原弱表达，缺乏红细胞 Kx 抗原，棘状红细胞，代偿性溶血。伴 CGD 的 Mcleod 表型同时产生抗 Km 和抗 Kx 抗体，产生抗 Kx 抗体的 Mcleod 个体唯一血源是来自于 Mcleod 表型阴性（Kx 阴性）个体，再次输普通血易于出现急骤的输血反应。患者临床、影像和病理特征见图 13-5-4，图 13-5-5，图 13-5-6，图 13-5-7 和图 13-5-8。

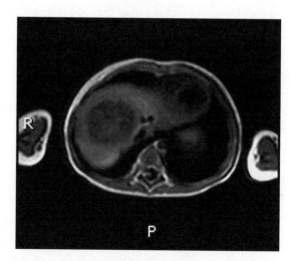

图 13-5-4　慢性肉芽肿腹部 CT 图

患儿男，1 岁 4 个月，具有 CYBB c.641-643delTCT 突变。腹部 CT 示膈肌右下肝脓肿，有环形强化

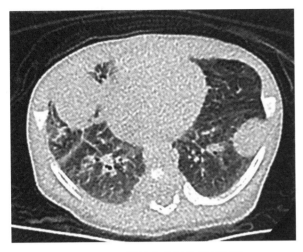

图 13-5-5　慢性肉芽肿肺部 CT 图

患儿男，1 岁 9 个月，咳嗽、发热 6 天，免疫功能 Igs，CD 系列正常，淋巴细胞计数正常。呼吸爆发缺陷。母亲有智力落后，异常面容。患儿经 CNV 明确诊断为 Williams 综合征并慢性肉芽肿病。考虑为 *NCF1* 基因 deltaGT 热点突变，一代测序进行中。Gene scan 进行中，Western P74phox 表达缺失。肺 CT 示结节影，抗真菌治疗有效

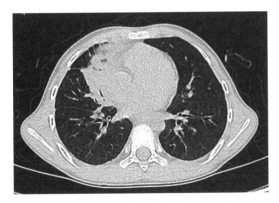

图 13-5-6　慢性肉芽肿病肺 CT 图

患儿男，8 岁，具有 CYBB c.483+5G>A 突变。肺 CT 示右肺中叶浸润。多次痰及 BALF 培养洋葱伯克霍德菌阳性

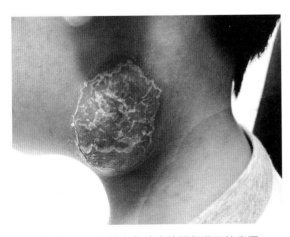

图 13-5-7　慢性肉芽肿病的颈部淋巴结炎图

男，6 岁 3 个月，具有 CYBB 突变，其颈部淋巴结炎如图示

【诊断】

（1）吞噬细胞呼吸爆发功能

1）经典筛查方法为四唑氮蓝（NBT）还原试验。正常吞噬细胞经适当刺激剂孵育后出现呼吸爆发，产生的过氧阴离子可将细胞内黄白色的 NBT 还原为蓝黑色、不溶水的化合物。CGD 患者呼吸爆发缺陷，显微镜下观察吞噬细胞内无蓝黑颗粒形成。NBT 试验是基于有限数量细胞的主观的视觉观察，结果依赖于蓝黑颗粒的积聚，时间是一重要影响因素。当低水平的氧化物产生时，随时间的推移，试验也可能变为阳性，因此 NBT 试验阳性不能除外 CGD。另外若发病的 X-CGD 携带者正常群细胞数目较少，可能被误诊为常染色体隐性遗传 CGD。

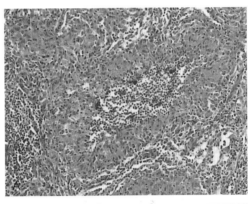
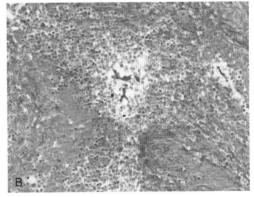

图 13-5-8　慢性肉芽肿病的肺组织病理图

患儿男，7 岁 8 个月。2008 年因发热 16 天入院。有左侧肺炎。基因为 CYBB c.252+5G>A 突变，既往 4 月龄因间断发热 40 天入院，胸片右下肺内带见致密影，右心缘模糊，右下胸壁胸膜见弧形阴影，右肋 5、6 肋弓欠连续，可见骨膜反应，周围胸壁软组织影增厚。行开胸探查，术中见右下肺全叶及中叶 3/4 慢性肿瘤样糜烂，局部有坏死，切除右中下叶，术后伤口迁延不愈。肺组织病理示慢性肺组织炎，上皮样肉芽肿形成（A 图，HE×10），有坏死及脓肿形成，部分肺实变。抗酸（-），TB-DNA（-），PAS 染色可见菌丝（B 图，PAS×20）。脓汁培养 2 次为烟曲霉。10 岁 4 个月再因肺炎伴胸腔积液入院。有高 IgG、IgA、IgM、CD 比例正常

2）过氧化物产生的定量方法包括高铁细胞色素 C 还原方法、光泽精化学发光和荧光探针方法。前者检测细胞外过氧化物产生,定量分析需加过氧化物歧化酶（SOD），使过氧化物代谢为过氧化氢。在 SOD 存在下,任何高铁细胞色素 c 的还原是过氧化物非依赖的。总的还原减去过氧化物非依赖的还原,即为过氧化物依赖的还原。在 550nm 外用分光光度计检测,因为在此波长底物和还原产物的消光系数差别最大。该方法可诊断 CGD,但不能区分 X-CGD 与 AR-CGD。

3）二氢罗丹明 123（dihydrorhodamine 123,DHR123）属于荧光探针,可自由出入细胞,定位于线粒体,经过氧化氢和过氧阴离子氧化后形成罗丹明 123（Rhodamine 123,R123），经蓝光（488nm）激发后产生绿色荧光（500~540nm）。与 PBS 阴性对照比较,中性粒细胞经 PMA 刺激后无荧光增强,DHR 完全无移位,被称为经典型。轻度移位伴直方图基底宽,被称为非经典型。若 CGD 患儿母亲有双峰,提示 X-CGD 可能。因 G-6-PD 缺陷携带者亦可表现为双峰,必须行 CYBB 基因突变分析协助诊断。若 X-CGD 携带者莱昂化呈非随机性,偏移明显,正常群细胞数比例明显降低,亦可有临床表现。

中性粒细胞髓过氧化物酶（MPO）缺陷者可有呼吸爆发缺陷,一方面两种疾病的临床表现不同,另一方面可用其他方法来鉴别,由于嗜酸性粒细胞内的过氧化物酶可替代 MPO 介导 DHR 氧化,若嗜酸性粒细胞的 DHR 功能正常可除外 CGD 诊断。由于用流式细胞仪区分嗜酸性粒细胞较困难,可体外加入重组人 MPO,MPO 缺陷患者 DHR 荧光信号明显增强,而 CGD 患者不受影响。另外可用抗 MPO 单克隆抗体行中性粒细胞内染色来鉴别诊断。MPO 缺陷患者用光泽精标记会有正常的强的荧光信号产生。

（2）蛋白表达：用 Western blot 免疫印迹方法或流式细胞分析方法可检测 gp91phox、p22phox、p47phox、p67phox 蛋白表达。若蛋白表达减低（gp91phox,p67phox）或正常表达的缺陷（gp91phox,p22phox,p67phox）蛋白,需结合基因突变分析来确诊。用 Western blot 方法检测 gp91phox 和 p22phox,由于分子间作用,二者可影响。至目前 P47phox 蛋白表达缺失可诊断所有 p47phox-AR-CGD 患者。

（3）基因突变分析：可明确诊断大部分患者的基因型突变位点。若某基因的突变位点不能确定是否为致病性的,可用 cell-free 分析系统来验证。若突变位点位于膜结合亚单位,取患者中性粒细胞分离的膜成分,体外与健康人的胞浆成分混合,若无正常呼吸暴发出现,同时能被正常人膜成分解救,说明为致病性突变位点。

在 p47phox 表达缺失的基础上,通常用基因扫描的方法来筛查最常见的 ΔGT 突变。用荧光标记的引物扩增 NCF1 基因第二外显子包括 GTGT 的起始部分,由于功能基因和假基因相差 2bp,PCR 产物通过扫描可以区分。峰值的比例代表功能基因与假基因的拷贝数比例。正常人功能基因/假基因峰比值为 1:2。ΔGT 患者比值为零,即纯合的 ΔGT 突变。若为杂合的峰（1:5 或 1:4）提示可能存在非 ΔGT 突变。若峰比值为 1:2,提示可能为为非 ΔGT/非 ΔGT 突变。非 ΔGT 突变的找寻需用基因特异的 RT-PCR 方法,必要时需基因组特异 PCR 方法来验证。ΔGT 携带者基因扫描峰的比值较复杂,使产前诊断非常困难,尤其涉及非 ΔGT 突变。是否存在 p47phox 表达正常无功能的 NCF1 突变有待将来证实。

【鉴别诊断】

（1）肉样瘤病（结节病）：无反复感染表现,无呼吸爆发缺陷。

（2）白细胞黏附分子缺陷：无过度炎症反应,白细胞明显增高,无呼吸爆发缺陷。

（3）其他肉芽肿性疾病：淋巴结结核,韦格纳肉芽肿,布氏杆菌病,兔热病,猫抓病,霍奇金淋巴瘤等均有相应的临床和实验室特征。

【治疗】

1. 抗感染 急性感染期针对易感病原进行相应治疗。过度炎症导致的空腔脏器梗阻对全身激素治疗敏感。复方磺胺甲噁唑［30mg/（kg·d），qd 或 bid］口服预防 G⁻ 菌感染。若有过敏反应,可考虑单独应用甲氧苄啶或双氯西林（双氯青霉素）；伊曲康唑（≥13 岁,>50kg,200mg/d；<13 岁,<50kg,100mg/d,qd）口服预防曲霉菌感染；γ 干扰素（每次 50μg/m²,3 次/周）皮下注射预防感染。粒细胞输注可应用于有危及生命感染,抗微生物治疗和外科治疗无效患者,副作用可有发热,由于白细胞凝集素出现导致丢失过快,少见肺白细胞淤滞。应与两性霉素 B 间隔数小时。若考虑移植,

需考虑同种免疫可能。

2. **骨髓或造血干细胞移植** 鉴于移植相关的患病率和死亡率,若患者预防无效有反复严重感染及有 HLA 配型相合的正常同胞,可考虑移植。移植前感染应获得良好控制。患者禁忌接种卡介苗。有可疑家族史者,新生儿暂缓接种 BCG,待排除 CGD 后再考虑接种。

【预后】

美国及欧洲的存活率 80%~90%,死亡率 10%~20%,即使在终生预防的前提下,每 3~4 年仍有一次重症感染。美国致死的病原曲霉菌占 1/3,洋葱伯克霍德菌占 1/6,铜绿假单胞菌 1/18。欧洲致死的疾病肺炎及肺脓肿占 1/5,败血症占 1/5,脓肿占 1/20。

慢性肉芽肿病虽然是罕见病,发病率为 1/20~25 万,但中国人口基数大,北京儿童医院近十余年明确诊断约 200 例患者,感染造成的死亡率明显高于国外,可喜的是近年干细胞移植的效果显著,期待基因治疗的开展进一步改善预后[7-8]。

(贺建新)

参考文献

1. Makaryan V, Zeidler C, Bolyard AA, et al. The diversity of mutations and clinical outcomes for ELANE-associated neutropenia. Curr Opin Hematol, 2015, 22(1):3-11.
2. Aydogmus C, Cipe F, Tas M, et al. HAX-1 deficiency: charcteristics of five cases including an asymptomatic patient. Asian Pac J Allergy Immunol, 2016, 34(1):73-76.
3. Maria VC, Nathalie C, Xavier S, et al. Failure to eliminate a phosphorylated glucose analog leads to neutropenia in patients with G6PT and G6PC3 deficiency. Proc Natl Acad Sci USA 2019, 116(4):1241-1250.
4. De Rose DU, Giliani S, Notarangelo LD, et al. Long term outcomes of eight patients with type 1 leukocyte adhesion deficiency(LAD-1): not only infections, but high risk of autoimmune complications. Clin Immunol, 2018, 191:75-80.
5. Stepensky PY, Wolach B, Gavrieli R, et al. Leukocyte adhesion deficiency type III: clinical features and treatment with stem cell transplantation. J Pediatr Hematol Oncol, 2015, 37(4):264-268.
6. Levy-Mendelovich S, Rechavi E, Abuzaitoun O, et al. Highlighting the problematic reliance on CD18 for diagnosing leukocyte adhesion deficiency type 1. Immunol Res, 2016, 64(2):476-482.
7. 贺建新,郭雅洁,冯雪莉,等. X 染色体连续缺失致慢性肉芽肿病和 McLeod 综合征 2 例.临床儿科杂志, 2016, 34(8):614-617.
8. 李春震. 慢性肉芽肿病治疗进展. 儿科药学杂志, 2016, 22(10):57-60.

第六节 内在及天然免疫缺陷

一、呈孟德尔遗传的分枝杆菌病

【病因】

卡介苗(BCG)和环境分枝杆菌(EM)在没有经典原发性免疫缺陷病的相对健康人可引起播散性疾病,这个综合征被命名为呈孟德尔遗传的分枝杆菌病(Mendelian susceptibility to mycobacterial disease, MSMD)。呈孟德尔遗传的单基因病可引起常见分枝杆菌感染,大部分患者对沙门氏菌易感,少部分患者可感染病毒和真菌。发病机制通常与 IFN-γ/IL-12 轴功能受损有关。不同基因的突变引起疾病轻重程度不同,需要不同治疗。最严重类型疾病是完全性 IFNGR1/2 缺陷,移植可治愈。至目前已鉴定出 9 个(*IFNGR1*、*IFNGR2*、*STAT1*、*IL12B*、*IL12RB1*、*IRF8*、*ISG15*、*CYBB*、*NEMO*)与此相关的 IL-12-IFN-γ 通路基因,表现为 18 种遗传异常。

【发病机制】

干扰素 -γ(IFN-γ)信号在针对分枝杆菌的天然免疫中起重要作用。分枝杆菌感染后,抗原呈递细胞上的模式识别受体识别分枝杆菌的不同分子,产生 IL-23(IL-12p40 和 IL-23p19)和 IL-18。IL-23 和 IL-18 与自然杀伤细胞上的受体结合,活化 IFN-γ 的产生。IFN-γ 与巨噬细胞和树突状细胞上的受体结合,导致细胞因子 IL-12(IL-12p40 和 IL-12p35)和抗微生物机制中的各种分子的转录。在感染后期阶段,IFN-γ 主要由抗原呈递细胞产生的 IL-12 刺激 Th1 细胞产生。IL-12 通过

IL-12 受体(由 IL-12Rβ1 和 IL-12Rβ2 组成的异源二聚体),刺激 T 细胞和 NK 细胞 IFN-γ 产生。IL-12Rβ1 与 Tyk2 结合,IL-12Rβ2 与 Jak2 结合。复合物的活化促进信号转导和 STAT4 磷酸化,同源二聚体化,移入细胞核诱导 IFN-γ 产生。IFN-γ 受体由 2 个 IFN-γR1 和 2 个 IFN-γR2 组成,前者是配体结合链,后者是信号转导链。IFN-γR1 和 IFN-γR2 一直与 Jak1 和 Jak2 有关。Jaks 相互磷酸化导致 IFN-γR1 胞内区酪氨酸 440 磷酸化。酪氨酸 440 是 STAT1 锚位。Jaks 介导 STAT1 酪氨酸 702 和酪氨酸 727 磷酸化,导致磷酸化的 STAT1 分子同源二聚体化。这些磷酸化 STAT1 分子形成复合物,被称为 γ- 活化因子(GAF),移入细胞核,与各种基因的启动子结合活化转录。GAF 结合的启动子区被称为 IFN-γ 活化位点(GAS),包括回文一致序列 TTTCCNGG,活化的基因包括 TNF、CXCL11、FCGR1A 及各种 IRFs。

MSMD 属于血细胞的内在异常,因为分枝杆菌病在鼠和人类可通过干细胞移植治愈。在分枝杆菌感染过程中,不清楚是否需要 IFN-γ 来活化 T 细胞或巨噬细胞,是否 IFN-γ 对 T 细胞的活化间接导致巨噬细胞活化。这些患者具有巨噬细胞内属性的大部分病原提示人类 IFN-γ 更主要作为巨噬细胞活化因子而非抗病毒干扰素。人类 IL-12 由巨噬细胞分泌,是 IFN-γ 的重要诱导因子,由于 IL-12p40 或 IL-12Rβ1 缺陷 MSMD 患者 NK 和 T 细胞基本不产生 IFN-γ,在此过程中产生 IL-12 的巨噬细胞的特性不清楚,尽管伴 AD IRF8 缺陷的 MSMD 患者缺乏产生 IL-12 的白细胞亚群及 CD1c⁺CD11c⁺ 树突状细胞。在此过程中,控制微生物诱导的巨噬细胞 IL-12 产生的基因尚不清楚。然而,T 细胞依赖的,CD40 依赖的 IL-12 的诱导至关重要,由于 NEMO 突变的 MSMD 患者该通路被打断,而大部分其他 NF-κB 通路是完整的。在巨噬细胞内,IFN-γ 控制自发的和诱导的广泛基因表达。IFN-γ 靶基因,一定是 STAT1 依赖的,因为不同的 STAT1 杂合突变与 IFN-γ 反应受损而非缺失和 MSMD 有关。STAT1 也是 IFN-α/β 反应所需要的。

人类 IFNGR1 基因位于 6q²³·³,基因组大小 22kb,7 个外显子产生一个转录本,被翻译成 489 位氨基酸的前体,第 1-17 位氨基酸的信号肽被剪切掉产生 472 位氨基酸的相对分子质量 53 000 的成熟蛋白。蛋白包括细胞外结构域、跨膜结构域(248~270),细胞内结构域包括一个 JAK1 结合结构域,一个回收结构域,一个 STAT1 锚位[1]。

常染色体显性突变均源于回收结构域前的细胞内结构域的提前终止密码子,位于外显子 6,使跨膜结构域完整,影响回收结构域,阻止 IFN-γ/IFN-γR1 复合体信号后的内入,使蛋白在膜聚集。聚集、截断的受体蛋白可与 IFN-γ 结合,可能与 IFN-γR2 形成复合体,但不能进行信号转导,产生显性负效应。因为缺乏 JAK1 结合位点和 STAT1 锚位,严重影响信号通路。IFN-γ 信号未完全被阻断,因为野生型位点产生正常的 IFN-γR1,但仅占膜上的一小部分,允许一小部分含有 2 个功能的 IFN-γR1 链的 IFN-γ 受体与 IFN-γ 正常反应。

AD STAT1 loss-of-function 突变包括无效(L706S、Q463H、M654K、Y701C、K637E)和减效突变(E320Q、K673R)。MSMD 患者的 STAT1 的位点对 IFN-γ 和 IFN-α/β 2 个信号通路来讲是无功能的:STAT1 同源二聚体(GAF)和 STAT1-STAT2-IRF9 异源三聚体(ISGF3)的活化。然而,在杂合细胞,STAT1 突变对 GAF 活化是显性的(通过负显性),但对 ISGF3 活化是隐性的(不伴负显性甚至不伴单倍型不足)。换句话说,STAT1 杂合突变导致患者细胞对 IFN-α/β 反应正常(对于 ISGF3),但对 IFN-γ 反应异常(对于 GAF)。AD STAT1 loss-of-function 突变均具有负显性效应,导致 IFN-γ 和 IL-27 诱导的 STAT1 介导的细胞反应受损,而针对 IFN-α 和 IFN-λ 的 STAT1 介导的反应正常。STAT1 不具有单倍型不足,只有野生型 STAT1 有功能,无效突变蛋白仅产生 25% 野生型活性。很多慢性皮肤黏膜念珠菌病相关的功能获得性 STAT1 突变位于 CCD/DBD 结构域。相反,仅有 2 个引起 MSMD 的功能缺失性的 STAT1 突变位于 DBD 结构域(E320Q and Q463H),没有突变位于 CCD 结构域。

IL-12RB1 基因编码 IL-2Rβ1 链,是一种 gp130 蛋白,具有细胞外氨基端 Ig 样结构域,跨膜结构域,细胞内结构域。IL-12Rβ1 和 IL-23R 共同识别 IL-12p40 和 IL-12p19 组成的 IL-23。IL-12R 主要表达于活化的 T 和 NK 细胞。突变类型包括无义(18)、错义(24)、拼接区(13)、小缺失(16)、大缺失(3)、插入(1)和重复(3)。IL-12 基因编码 IL-12p40 蛋白,IL12-p40 是 IL-12 和 IL-23 的共同成分。IL-12 与 T 和 NK 细胞上的 IL-12Rβ1 和 IL-12Rβ2 结合,是 FN-γ 的强力诱导剂。IL-23 和 IL-

12Rβ1 and IL-23R 结合，诱导 IL-17 产生。9 个不同的突变位点：2 个小的插入，3 个小的缺失，2 个拼接区突变，1 个大的缺失，1 个无义突变。在特定国家，有建立者效应。均为纯合子，显示完全 IL-12p40 缺陷，因此检测不到 IL-12p70 和 IL-12p40，IFN-γ 水平很低。

IRF8，被称为干扰素调节因子 8，也被称为干扰素一致序列结合蛋白（ICSBP），这些蛋白与干扰素刺激反应元素（ISRE）结合，调节 IFN-α/β 刺激的基因表达。主要表达于巨噬细胞和树突状细胞。在髓细胞的几个特征方面起重要作用。AD IRF8（T80A）突变患者表现为反复播散 BCG 疾病。

ISG15 编码一个细胞内的干扰素 α/β 诱导的泛素样蛋白，修饰泛素化样过程中的底物（被称为 ISGylation）。粒细胞内 ISG 表达水平最高，存在于白明胶酶和分泌颗粒中，但不存在于稳定状态的中性粒细胞的嗜天青颗粒和特异颗粒中。ISG15 是强力的诱导 IFN-γ 的细胞因子。ISG15 缺陷患者白细胞在 BCG 或 BCG 和 IL-12 刺激下产生少量的 IFN-γ。存在于粒细胞和 NK 细胞间的 ISG15-IFN-γ 环路可能是单核巨噬细胞和 T 细胞间的获得性的 IL-12-IFN-γ 环路天然性的补充。AR ISG15 缺陷（homo c.379G>T 和 homo c.336-337insG）患者表现为 BCG 疾病。

NEMO 是 NF-κB（IKB）激酶（IKK）的抑制子的调节亚单位。引起 MSMD 的 NEMO 突变（E315A 和 R319Q），突变打破位于 LZ-helix E315A 和 R319Q 间正常形成的盐桥的形成，影响 CD40-NEMO-NK-κB 通路。T 细胞依赖的，CD40 依赖的，c-Rel 介导的 NK-κB 通路在髓细胞中控制 IL-12 产生，在患者中该通路功能缺失。

CYBB（也被称为 gp91phox 或 NOX2）是 NADPH 氧化酶的重要组成成分，编码黄素蛋白细胞色素 b558 的 β 链，主要表达于吞噬细胞，包括粒细胞、单核细胞和巨噬细胞，也少量表达于树突状细胞和 B 淋巴细胞。CYBB 生殖突变是引起慢性肉芽肿病的最常见原因。慢性肉芽肿病患者吞噬细胞呼吸爆发缺陷。引起 MSMD 的 CYBB 突变（Q231P 和 T178P）使巨噬细胞呼吸暴发缺陷，而中性粒细胞、单核细胞和单核细胞来源的树突状细胞（MDCs）呼吸爆发正常。

【临床表现】

1. AR 完全性 IFNGR1 缺陷 来自于 26 个家族的 31 例患者具有 25 种不同突变。所有接种 BCG 者均有 BCG 疾病，77% 有环境分枝杆菌感染。平均出现年龄 3.1 岁。分枝杆菌感染易反复。病情严重，无病间隔期短，存活率低，大部分儿童期死亡，不到 20% 的患者可存活到 12 岁。此外，单核细胞增多性李斯特菌、巨细胞病毒、水痘-带状疱疹病毒、副流感病毒、呼吸道合胞病毒及弓形虫感染均有报道；AR 部分性 IFNGR1 缺陷：13 例 I87T，5 例 V63G，还有 M1K，前 2 者具有建立者效应。临床较完全型轻，大部分出现骨髓炎；AD 部分性 IFNGR1 缺陷：来自 43 个家族 68 例患者，其中 4 例无症状。73% 接种 BCG 者有 BCG 疾病，79% 有环境分枝杆菌感染。平均出现年龄 13.4 岁。鸟分枝杆菌所致骨髓炎最常见（79%），单独出现见于 32% 患者。荚膜组织胞浆菌感染病例亦有报道。

2. AR 完全性 IFNGR2 缺陷 来自 5 个家族 7 例患者。临床与 AR 完全性 IFNGR1 缺陷相同，除了分枝杆菌感染，其他感染少见，1 例沙门氏菌感染，3 例 CMV 感染；AR 部分性 IFNGR2 缺陷：S124F、R114C、G141R、G227R、958inT。临床较完全性轻，2/6 例出现骨髓炎，2/6 例患者死亡。

3. AD STAT1 功能缺失性缺陷 来自 8 个家族 17 例患者，突变为 E320Q、Q463H、L706S、M654K、Y701C、K673R、K637E。5/17 例患者无症状。对病毒感染敏感性不增强。骨髓炎出现率高，传递不完全，预后相对好。

4. AR 完全性 IL-12RB1 缺陷 最常见，30 个国家 102 个家系 141 例患者。102 例先证者中，首次感染出现年龄为 2.4 岁。首次感染由分枝杆菌引起中，65/78 例为 BCG，9/78 例为 EM，4/78 例为 TB。另外 24 例中的 22 例首发感染为非伤寒肠道外的沙门氏菌感染。76% 遗传受累的同胞有临床表现，24% 无症状。9 例有症状的未行基因检测的同胞死亡。15 例有反复 BCG 感染，3 有反复 EM 感染，22 例有反复沙门氏菌感染。90/132 例有症状患者有单一微生物感染，40 例有多种病原感染，36 例同时有分枝杆菌病和沙门氏菌病。BCG 病保护免于 EB 病。23% 有念珠菌病。70% 存活。IL-12Rβ1 表现为儿童早发的分枝杆菌病和沙门氏菌病，分枝杆菌病少复发，沙门氏菌病易复发。临床传递率高。感染谱广。预后较之前认为的不乐观。

5. AR 完全性 IL-12p40 缺陷 5 个国家 30 个家族 49 例患者（印度、伊朗、巴基斯坦、沙特阿拉伯、突尼斯）。特征为儿童早发的 BCG 和沙门氏菌感染，36.4% 出现反复沙门氏菌病，25% 出现反复分枝杆菌病。接种 BCG 者 97.5% 出现 BCG 疾病。多种分枝杆菌感染少见,见于 3 例患者,沙门氏菌病和分枝杆菌病相关见于 9 例患者。可见几种其他感染,包括 CMC、诺卡菌和肺炎克雷伯菌。临床传递率高但不完全。33.3% 遗传受累的亲戚无症状。预后不良,病死率为 28.6%。临床表型与 IL-12Rβ1 缺陷高度近似。IL-12p40 缺陷较以前认为的更常见。

6. **其他相关基因缺陷** 2 例 AD IRF8(T80A) 缺陷患者表现为反复播散性 BCG 疾病。2 个家系的 3 例 AR ISG15 缺陷患者表现为 BCG 疾病,所有患者均有颅内钙化。3 个家系的 6 例 NEMO(E315A,R319Q) 缺陷患者表现为播散性分枝杆菌病,鸟分枝杆菌最常见,1 例有侵袭性流感嗜血杆菌 b 感染,1 例有锥形蜕膜门牙。2/4 例死于 48 岁和 10 岁。预后不良。2 家系 7 例 *CYBB*(Q231P、T178P)缺陷患者表现为 BCG-osis,反复局限的 BCG-itis 和播散 bona fide TB。患者骨质破坏影像见图 13-6-1。

【诊断】

IL12B、*IL12RB1*、*IRF8*、*ISG15*、*NEMO* 基因突变导致 IFN-γ 分泌缺陷,*IFNGR1*、*IFNGR2*、*STAT1*、*IRF8*、*CYBB* 基因突变导致针对 IFN-γ 的反应缺陷。

AR complete IFNGR1 缺陷患者细胞体外对 IFN-γ 反应缺陷,如白细胞 IL-12p70 产生,EBV-B 淋巴细胞系 GAF 结合活性,皮肤成纤维细胞 HLA-II 诱导等。部分或完全 AR *IFNGR1* 突变均导致血浆内 IFN-γ 水平明显升高,尤其在感染的急性期。AR partial IFNGR1 缺陷患者细胞表面表达受体,但对高浓度 IFN-γ 反应受损。AD partial IFNGR1 缺陷患者细胞对 IFN-γ 反应受损。细胞膜表面 IFNGR1 表达明显增加。AR complete IFNGR1 缺陷患者细胞对 IFN-γ 反应缺失,细胞表面蛋白表达缺失。AR partial IFNGR1 缺陷患者细胞表面蛋白表达减少但未缺失,对 IFN-γ 反应减弱但非缺失,如 GAF 的 GAS 结合活性,EBV-B 细胞的 GAF 依赖的靶基因的诱导,成纤维细胞 HLA-DR 诱导和全血 IL-12p70 分析。

常染色体显性功能缺失型 *STAT1* 的 L706S、M654K、Y701C、K673R 使 STAT1 p.Y701 磷酸化缺陷。*E320Q*、*Q463H* 影响 GAF 的 DNA 结合能力。K637E 影响 STAT1 磷酸化和 DNA 结合活性。

IL-12Rβ1 缺陷患者蛋白均表达缺失,除外 1 例大的框内缺失。对 IL-12 和 IL-23 无反应,产生低水平的 IFN-γ。

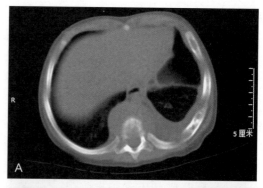

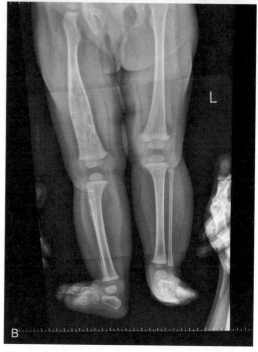

图 13-6-1 呈孟德尔遗传的分枝杆菌病

患儿女,1 岁 5 个月,具有左侧胸腔积液(图 A)和多发骨质破坏(图 B)。多次骨活检病理片会诊 1 次找到 1 条抗酸杆菌。抗结核治疗有效。呼吸爆发正常。父亲年轻时有肺结核。姐姐左侧卡介苗接种处皮肤大片红色浸润斑疹。患儿、患儿父亲及姐姐均具有杂合的 STAT1 c.1128-1G>A 突变

IL-12p40 缺陷患者白细胞和 EBV-B 淋巴细胞 IL-12p40,IL-12p70 和 IL-23 表达缺失。

IRF8 单个位点的 T80A 突变,EBV-B 细胞蛋白表达正常,DNA 结合明显下降,影响靶基因 IL12B 或 NOS2。血髓样树突状细胞(MDCs)(DR⁺CD11C⁺CD1C⁺,或 MDC1)缺乏,是 IL-12 的主要来源。

转染的 HEK293T 细胞 ISG15 表达缺失。BCG 加 IL-12 刺激患者全血,IFN-γ 产生受损但非缺失。NK 和 T 淋巴细胞 IFN-γ 产生受损。细胞内缺乏 ISG15。

NEMO 基因 E315A 和 R319Q 突变使患者外周血单个核细胞在 PHA 或 CD3 特异抗体刺激下 IFN-γ 和 IL-12 产生受损。

CYBB 基因 Q231P 和 T178P 突变影响患者 MDMs 和 EBV-B 细胞的呼吸爆发。巨噬细胞被 BCG,PPD 或 IFN-γ 和 PMA 促发后呼吸爆发完全缺失。

【鉴别诊断】

1. 慢性肉芽肿病　少部分 CGD 患者与 MSMD 患者临床有重叠,仅表现分枝杆菌和沙门氏菌感染,大部分 CGD 患者均具有反复细菌和真菌感染和过度炎症反应导致的肉芽肿,吞噬细胞呼吸爆发缺陷。

2. 树突状细胞,单核细胞,B 和 NK 淋巴样缺陷(DCML)　又称为单核细胞减少症伴鸟分枝杆菌感染(monoMAC),常染色体显性 *GATA2* 突变所致。外周单核细胞数目减少,检测不到粒细胞样的和浆细胞样的树突状细胞,但朗格汉斯细胞和组织巨噬细胞正常。B 细胞和 NK 细胞减少。免疫球蛋白正常。CD4+ 和 CD8+T 细胞可减少。中性粒细胞可减少。骨髓巨核细胞发育不良,正常或低的细胞学,纤维化。7~60 岁获得诊断,通常 20~30 岁死于鸟分枝杆菌感染、白血病转化和肺泡蛋白沉积症。高发实体瘤和自身免疫性疾病如结节红斑和脂膜炎。

3. AR *IRF8*(K108E)缺陷　双位点的 K180E 突变使蛋白表达量同野生型,但电泳移动慢,导致核聚集缺失和转录活性缺失。BCG、PHA、LPS 刺激患者 PBMCs 使 IL-12 和 IFN-γ 诱导严重受损。CD14+ 和 CD16+ 循环单核细胞,CD11C+ 传统的树突状细胞和 CD11C+/CD123+ 浆细胞样树突状细胞完全缺失。中性粒细胞很高,T 细胞数量正常,但是无能的。患者有多种感染性疾病,包括 BCG-osis,口腔念珠菌病和严重呼吸道感染。

4. AR *STAT1* 缺陷　AR *STAT1* 缺陷又分为 complete 和 partial,患者不表达野生型蛋白,对 IFN-γ、IFN-α/β、IFN-λ 反应缺失:GAF 和 ISGF3(STAT1/STAT2/p48)。对分枝杆菌和病毒具有危及生命的敏感。

5. XR-EDA-ID　减效的 NEMO 突变损伤但未消除 NF-κB 信号,在男性患者引起 X 连锁隐性外胚层发育不良伴免疫缺陷病。患者对多种病原敏感(化脓细菌,分枝杆菌和病毒),但大部分患者罹患侵袭性链球菌病。外胚层发育不良的范围和程度形成不同临床疾病:伴骨硬化和或淋巴水肿,经典型,轻型和无 EDA。

【治疗】

完全性 IFNGR 缺陷患者预后极差,无很好方法扩大关键细胞因子通路,积极、长期的抗分枝杆菌治疗很关键,数例患者骨髓移植治愈。部分常显 IFNGR 缺陷患者由于残留 IFNGR 活性使病灶局限(骨髓炎),对 IFN-γ 治疗仍然有反应,IFN-γ 和预防性抗生素可成功治疗感染。IL12/IL12RB1 缺陷患者保留对 IFN-γ 反应性,IFN-γ 治疗有效,首次分枝杆菌感染治愈后,是否需预防用抗生素不清楚,在随访中发现分枝杆菌感染很少再复发。

二、功能获得性 STAT1 缺陷

【病因】

功能获得性(gain-of-function)信号转导和转录活化子 1(signal transducer and activator of transcription,STAT1)缺陷是引起慢性皮肤黏膜念珠菌病(chronic mucocutaneous candidiasis,CMC)的主要病因,该病还易合并细菌、病毒、其他真菌感染,自身免疫和自身炎症表现。CMC 特征为持续或反复的指甲、皮肤、口腔或生殖道黏膜的白色念珠菌感染。可由免疫的各种内在缺陷引起。近期研究表明一半的 CMC 由功能获得性 STAT1 缺陷引起。

【发病机制】

STAT1 是 DNA 结合因子,调节特异基因转录。干扰素(IFN)γ 刺激导致 STAT1 在 Tyr701 位点磷酸化,诱导同源二聚体化形成 γ 活化因子(GAF),后者转移入细胞核。GAF 与 γ 活化序列结合诱导靶基因转录。相反,IFN-α/β 刺激诱导 STAT1 和 STAT2 的磷酸化,导致干扰素刺激基因因子 3 复合体(ISGF3)形成,包括 STAT1-STAT2-IRF9,ISGF3 诱导靶基因的 IFN- 刺激反应元素基序(ISRE)。GAF 介导的 IFN-γ 反应对于针对细胞内微生物和一些病毒的免疫是重要的,ISGF-3- 介导的 IFN-α/β 反应对大部分病毒免疫是重要的。2011 年 Liu 等用全外显子测序方法在 20 个家系 47 例 CMC 患者中找到 12 种杂合的 *STAT1* 突变,该类突变为功能获得性的,对细胞因子刺激的 STAT1 依赖的细胞反应增强,甚至对主要活化 STAT3 的细胞因子的反应也增强,如 IL-6 和 IL-21,主要位于 coil-coil 结构域,活化的 STAT1 核内的去磷酸化受损。针对抑制 IL-17 的 STAT1 依赖的细胞因子 IFN-α/β、IFN-γ 和 IL-27 反应增强，对诱导 IL-17 的 STAT3 依赖的细胞因子 IL-6 和 IL-21 的 STAT1 活化增强，二者共同阻止产生 IL-17A、IL-17F 和 IL-22 的 T 淋巴细胞发育。因此，功能获得性 STAT1 位点通过损伤 IL-17 免疫来引起 AD CMC。基因组连锁分析在其他 CMC 患者中导致同样发现。产生 IL-17 的 T 细胞受损的具体机制不清，基于鼠模型，一种机制是 INF-α/β、INF-γ 和 IL-27 可强烈抑制产生 IL-17 的 T 细胞产生。另一种机制可能是，STAT1 将正常依赖于 STAT3 的信号分流，下游的 IL-6、IL-21、IL-23 均为 IL-17 的强力诱导剂。

STAT1 位于 $2q^{32.2}$，具有 25 个外显子，前 2 个外显子不具备转录功能。包括氨基端（N-terminal segment，NTS）、盘卷线圈结构域（coiled-coil domain，CCD）、DNA 结合结构域（DNA binding domain，DBD）、连接结构域（Linker domain，L）、SH2 结构域（SH2 domain）、尾端结构域（tail segment domain，TS）及转活化结构域（transactivation domain，TA）。基本均为错义突变。62% 位于 CC 结构域，35% 位于 DNA-B 结构域，1% 位于 TS 结构域，1% 位于 N- 端结构域，1% 位于 SH2 结构域[2]。

【临床表现】

功能获得性 STAT1 缺陷是引起 CMC 的主要病因，该病还易合并细菌、病毒、其他真菌感染，自身免疫和自身炎症表现，临床异质性明显[3-7]。最新大的队列研究共纳入 274 例患者，平均年龄 22 岁（1~71 岁），98% 有 CMC，平均出现年龄为 1 岁（0~24 岁）[8]。仅有 6 例无 CMC，但也不是完全无症状，1 例有侵袭性真菌感染，5 例有侵袭性细菌感染，4 例有甲状腺功能减退，1 例有脑动脉瘤，其中 3 例有家族史。

74% 的患者有细菌感染，47% 为下呼吸道感染，包括经常反复的大叶性肺炎、支气管炎和或间质肺炎。常见病原为肺炎链球菌、铜绿假单胞菌、流感嗜血杆菌和金黄色葡萄球菌。44% 有反复或慢性鼻窦炎和中耳炎。

28% 有反复皮肤感染，病原主要为金黄色葡萄球菌。

6% 有分枝杆菌感染，肺感染主要是结核分枝杆菌和环境分枝杆菌，皮肤和淋巴结炎由卡介苗（BCG）或环境分枝杆菌引起，BCG、结核分枝杆菌和环境分枝杆菌可引起播散性感染。38% 有病毒感染，包括系统性或非典型或反复皮肤黏膜病毒感染。32% 有反复皮肤黏膜病毒感染，主要病原为单纯疱疹病毒和水痘带状疱疹病毒。7% 有严重水痘，12% 有儿童期带状疱疹，其中 58% 反复。12% 有反复传染性软疣和疣。

8% 有严重系统性病毒感染，巨细胞病毒（CMV）和 EB 病毒（EBV）是最常见病原。不可控制的 CMV 血症及器官受累包括视网膜炎、溃疡性消化系感染、肺感染和脑炎。1 例患者有播散性 ADV 和 EBV 感染。慢性活动性 EBV 感染不严重，不需要特殊治疗。严重疱疹病毒 6 型和细小病毒导致严重脓毒症或噬血细胞综合征，1 例出现 BK 病毒尿路感染伴功能受损。2 例出现活病毒疫苗导致的疾病（水痘和麻疹）。2 例出现丙型肝炎导致肝硬化。

43% 具有临床自身免疫特征和或自身免疫抗体。37% 具有临床免疫特征，19% 具有一个以上自身免疫疾病，大部分与甲状腺有关，其他包括 1 型糖尿病、皮肤疾病（白癜风、斑秃、鱼鳞病）、系统性红斑狼疮（SLE）、硬皮病、恶性贫血、乳糜泻、自身免疫肝炎、溶血性贫血、自身免疫血小板减少、强直性脊柱炎、多发性硬化、炎症性肠病（克隆病、淋巴浸润肠病、溃疡性结肠炎）等。20% 检测到抗体但无临床症状，主要为抗核抗体和抗甲状腺抗体。

6% 具有动脉瘤，表现为出血、腹痛或神经系统症状。82% 位于脑血管系统，脑外血管动脉瘤位于腹主动脉、髂动脉、肺动脉。

其他神经特征包括脑血管炎、癫痫、多神经病、多发性硬化、偏瘫及认知障碍。5.8% 有皮肤、胃肠道、喉部肿瘤，大部分为鳞状细胞癌，其他为黑色素瘤和急性白血病。患者肺部 CT 见图 13-6-2。

【诊断】

用携带有 R274Q 突变的质粒转染 STAT1 缺乏的纤维肉瘤细胞，在 IFN-α、IFN-γ 或 IL-27 刺激下，GAS 依赖的报告基因转录活性呈 2、3 倍增强，STAT1 磷酸化呈高水平，GAS 结合活性增加，STAT1 靶基因 CXCL9 和 CXCL10 转录增加。患者的 EBV-B 淋巴细胞或皮肤成纤维细胞在 IFN-α、IFN-γ 或 IL-27 刺激下 STAT1 磷酸化增强，GAS 结合活性增强。在 IL-6 和 IL-21 刺激下患者 GAS 活性增强。

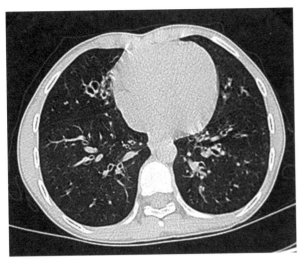

图 13-6-2　功能获得性 STAT1 缺陷

患儿男，8 岁，具有 STAT1 杂合 Thr385Met 突变。既往反复肺炎及皮肤黏膜念珠菌感染，多内分泌病，自身免疫性血细胞减少，生长发育迟缓。移植前肺 CT 可见弥漫性支气管扩张，接受同胞妹妹作为供者骨髓移植成功

PMA- 离子霉素刺激 12h，82% 的患者循环内产生 IL-7A 的 T 淋巴细胞计数和 IL-7A 产生降低，白色念珠菌刺激出现率为 40%。49% 的患者记忆 B 细胞降低，38% 的患者 IgG2 降低，50% 的患者 IgG4 降低。

【鉴别诊断】

1. AD loss-of-function STAT1 缺陷　临床表现为 MSMD。不同的 STAT1 杂合突变与 IFN-γ 反应受损而非缺失有关。STAT1 也被 IFN-α/β 反应所需要。患者的 STAT1 的位点对 2 个信号通路来讲是无功能的：STAT1 同源二聚体（GAF）和 STAT1-STAT2-IRF9 异源三聚体（ISGF3）的活化。然而，在杂合细胞，STAT1 突变对 GAF 活化是显性的（通过负显性），但对 ISGF3 活化是隐性的（不伴负显性甚至不伴单倍型不足）。换句话说，STAT1 杂合突变导致患者细胞对 IFN-α/β 反应正常（对于 ISGF3），但对 IFN-γ 反应异常（对于 GAF）。

2. 完全 AR STAT1 缺陷　患者同时具有分枝杆菌和病毒感染敏感性。患者细胞对 IFN-γ 或 IFN-α/β 均不反应，对 IFN-γ 和 IL-27 反应也受损。预后不良，患者不经移植治疗均死亡。部分型 AR STAT1 缺陷患者具有轻的细菌和病毒感染。AR STAT1 患者敏感的病毒谱广泛，包括疱疹病毒 1（HSV-1）感染，可引起 HSV-1 脑炎。

3. AD 高 IgE 综合征（HIGE）　最初于 1966 年被描述为 Job 综合征，表现为湿疹和反复葡萄球菌皮肤和肺感染。1972 年，IgE 升高被加入该综合征。这些患者还具有躯体特征，如特征面容。感染谱相对窄，主要针对几种细菌和真菌，包括金黄色葡萄球菌和白色念珠菌。高 IgE、抗体合成受损、中性粒细胞趋化缺陷见于一些患者。负显性 STAT3 突变为 AD HIES 的病因。由于散发病例均由新生突变引起，这些位点的临床传递是完全的。大部分是位于 SH2 结构域或 DNA 结合结构域的错义或框内缺失突变。这些突变内在是失功能的，但通过负显性的方式导致 STAT3 功能受抑制。

4. IL12p40 或 IL2RB1 缺陷　IL-12/IL-23 或 IFN-γ 轴缺陷患者具有对分枝杆菌的敏感性，又被称为呈孟德尔遗传的分枝杆菌病，病原包括弱毒力的 BCG 和环境分枝杆菌，也包括强毒力的沙门氏菌和结核分枝杆菌。24% 的 IL-12Rβ1 缺陷患者具有 CMC。缺陷的 IL-23 信号损伤 Th17 细胞的维持和 IL-17 信号，可能是 CMC 高敏感的原因。

5. 自身免疫性多内分泌病、念珠菌病、外胚层发育不良（APECED）　自身免疫性多腺体综合征 1 型特征为存在 3 个主要临床症状中的 2 个：Addison 病，和 / 或甲状旁腺功能减退，和 / 或甲状腺功能减退。由位于 21q^{22} 的 AIRE 的纯合或复合杂合突变引起。AIRE 主要由胸腺髓质上皮细胞表达，上调组织特异的基因表达，参与自身反应 T 细胞的阴性选择。早发、持续的 CMC 是常见特征。抗 -IFN 自身抗体对 APECED 具有高度特异性，可能影响 CMC 发病机制。针对 IL-17F，IL-22 的自身抗体与 CMC 相关，甚至早于 CMC 出现。抗 IL-17A 抗体出现频率相对低。

6. CMCD　CMCD 代表一组异常，患者表现为持续或反复皮肤，指甲和黏膜念珠菌感染，几乎均为白色念珠菌，少部分为金黄色葡萄球菌感染，不伴有自身免疫特征，很少发展为念珠菌败血症或器官念珠菌病。AR IL-17RA 和 AD IL-17F 为致病基因，前者是完全性的，针对 IL-17A 和 IL-17F 的细胞反应完全缺失，后者是部分性的，含有 IL-17F 的同源或异源二聚体具有受损的而非缺陷的活性。提示 IL-17A 和 IL-17F 对针对白色念珠菌的黏膜免疫至关重要，很大程度上是丰富的。

7. CARD9 AR CARD9 缺陷患者除了具有 CMC 外,中枢神经系统白色念珠菌感染是导致预后恶劣的原因,同时患者易于出现深部皮肤真菌病。CARD9 是多种真菌模式识别受体(包括大部分 C 型凝集素受体)下游的信号转导子。β 葡聚糖的受体是 Dectin-1,一种 C 型凝集素受体,通过脾酪氨酸激酶(Syk)和 PKCδ 活化,最终活化 NF-κB 和丝裂原活化的蛋白激酶(MAPK)通路。

【治疗】

74% 的患者需要长期抗真菌治疗,通常是系统性治疗。氟康唑是最常用的一线药物,其次为伊曲康唑和泊沙康唑。39% 长期治疗患者对至少 1 种抗真菌药物耐药,间断治疗患者中为 15%,对于 1 种抗真菌药物耐药出现率为 10%。98% 的患者对三唑类抗真菌药耐药。大部分患者需要二线或三线药物,如伏立康唑、棘白霉素、特比萘芬或两性霉素 B 脂质体。国外文献报道曾有 5 例患者行干细胞移植,3 例死亡,1 例源于持续性噬血细胞综合征,1 例源于播散性 CMV 感染,1 例源于间质性肺病。12% 的患者出现生长不良,11% 的患者出现继发性消化道并发症,如吞咽困难或食管阻塞。21% 的患者出现支气管扩张和囊性变。12% 的患者死亡,其中 38% 由于严重感染,如播散性 BCG、组织胞浆菌、球孢子菌和 CMV、金黄色葡萄球菌脓毒症和细菌性下呼吸道感染、动脉瘤所致的颅内出血等。侵袭性感染、脑动脉瘤和肿瘤是预后不良的危险因素,60 岁患者存活率为 31%。

(贺建新)

参考文献

1. Van de Vosse E, van Dissel JT.IFN-γR1 defects:mutation update and description of the IFNGR1 variation database. Hum Mut,2017,38(10):1286-1296.
2. Depner M,Fuchs S,Raabe J,et al.The extended clinical phenotype of 26 patients with chronic mucocutaneous candidiasis due to gain-of-function mutations in STAT1.J Clin Immunol,2016,36(1):73-84.
3. Kataoka S,Muramatsu H,Okuno Y,et al.Extrapulmanary tuberculosis mimicking Mendelian susceptibility to mycobacterial disease in a patient with signal transducer and activator of transcription 1(STAT1)gain-of-function mutation.J Allergy Clin Immunol,2016,137(2):619-622.
4. Tanimura M,Dohi K,Hirayama M,et al.Recurrent inflammatory aortic aneurysm in chronic mucocutaneous candidiasis with a gain-of-function STAT1 mutation.Int J Cardiol,2015,196:88-90.
5. Baris S,Alroqi F,Kiykim A,et al.Severe early-onset combined immunodeficiency due to heterozygous gain-of-function mutations in STAT1.J Clin Immunol,2016,36(7):641-648.
6. Zerbe CS,Marciano BE,Katial RK,et al.Progressive multifocal leukoencephalopathy in primary immune deficiencies:stat1 gain of function and review of the literature.Clin Infect Dis,2016,62(8):986-994.
7. Kobbe R,Kolster M,Fuchs S,et al.Common variable immunodeficiency,impaired neurological development and reduced numbers of T regulatory cells in a 10-year-old boy with a STAT1 gain-of-function mutation.Gene, 2016,586(2):234-238.
8. Toubiana J,Okada S,Hiller J,et al.Heterozygous STAT1 gain-of-function mutations underlie an unexpectedly broad clinical phenotype.Blood,2016,127(25):3154-3164.

第七节 拟表型

一、胸腺瘤伴低丙种球蛋白血症(Good 综合征)

【病因】

Good 综合征(Good's syndrome,GS)是成人起病的与胸腺瘤相关的低丙种球蛋白血症,通常表现为反复感染和几个副肿瘤综合征,包括重症肌无力、纯红细胞性再生障碍性贫血及结缔组织异常。其他特征还包括上腔静脉综合征、Horner 综合征、扁平苔藓和炎症性肠病等。由于遗传倾向性,更常见于亚洲人群[1]。

【发病机制】

胸腺瘤是胸腺上皮的缓慢生长的少见肿瘤,在美国胸腺瘤的发生率为 0.15/10 000,占成人纵隔肿瘤的 20%~30%，儿童的 1%，最初起源于第三咽弓的内皮层。50% 的肿瘤是有囊的，仅 10% 手术后复发。Good 医生于 1954 年首次报道一例患胸腺瘤的成人出现无丙种球蛋白血症。目前研究显示，在西方国家 6%~11% 的胸腺瘤患者具有低丙种球蛋白血症，但在日本胸腺瘤中其发生率仅为 0.2%，存在区别的原因可能是种族发病的不同和 / 或疾病的定义不同。免疫缺陷不是胸腺瘤的常见并发症。其他副肿瘤综合征还包括重症肌无力，纯红细胞再生障碍性贫血，结缔组织异常（系统性红斑狼疮、多肌炎、类风湿关节炎、甲状腺炎、干燥综合征、溃疡性结肠炎），类似于 GVHD 的扁平苔藓和炎症性肠病也被描述为胸腺瘤的其他自身免疫特征[2~3]。

GS 发病机制仍然不清楚。由于不同的血细胞异常导致 B 细胞成熟停滞，T 淋巴细胞减少，粒系和红系降低，推测骨髓是缺陷的发源地，一种机制认为骨髓基质细胞产生与干扰素类似的细胞因子干扰胸腺和 B 细胞前体细胞的分化和生成。另一种机制是胸腺瘤患者的 T 细胞可抑制前 B 细胞生长和 B 细胞免疫球蛋白产生。然而，任何一种机制都未被广泛接受。Th17 细胞反应降低和针对 Th17 细胞相关细胞因子的自身抗体水平升高见于与胸腺瘤相关的皮肤黏膜念珠菌病。AIRE 不表达于胸腺瘤的胸腺上皮细胞。患者 CD8+T 细胞抑制 pro-B 细胞增殖。T 细胞功能明显受损。针对 CMV 的 T 细胞反应明显不正常，尽管 CD4+T 细胞的数量及功能正常。浆细胞缺乏见于外周和肠道相关的淋巴结提示存在额外的异常[4~8]。

GTF2I 是最重要的基因，具有 39% 的高突变率，尤其在 A 和 AB 型胸腺瘤中。*HRAS*,*TP53*,*NRAS* 呈低频率突变。4 个基因基本呈克隆性，提示突变为在肿瘤发生开始或非常早期的建立者突变。*GTF2I* 的所有突变为 L424H。参与细胞形态形成，受体酪氨酸激酶信号，视黄酸受体，神经元过程和 WNT 和 SHH 信号通路基因在 *GTF2I* 突变胸腺瘤中高表达。凋亡，细胞周期，DNA 损伤反应，激素受体信号，乳腺受体信号，RAS/MAPK、RTK 和 TSC/mTOR 通路在 *GTF2I* 突变胸腺瘤中低表达[9]。

【临床表现】

胸腺瘤多于成人 40~60 岁时出现，儿童仅见数例报道。在诊断胸腺瘤时，42.4% 的患者无症状。通常表现肿物相关的呼吸道症状如咳嗽，吞咽困难，言语障碍，胸部不适，上腔静脉综合征或副肿瘤综合征。

GS 诊断中位年龄 64 岁，首发中位年龄 54 岁。国外文献中男女同样受累，在中国女性患者略多。GS 可出现于儿童，但极少见，与 XLA 和 CVID 通常出现于儿童群体不同。42% 患者胸腺瘤的诊断早于低丙种球蛋白血症的诊断，间隔 3 个月到 18 年。19.7% 患者胸腺瘤的诊断晚于低丙种球蛋白血症的诊断，间隔 3 个月到 15 年。37.9% 患者胸腺瘤和低丙种球蛋白血症同时获得诊断。其他患者在尸检时获得诊断。

感染经常见于 GS 患者，可在胸腺切除后出现。反复窦肺感染最常见，经常导致支气管扩张。AB 型胸腺瘤患者倾向于具有支气管扩张。其他肠道，泌尿道，骨，关节，皮肤感染，中枢神经系统感染和败血症也有报道。除了铜绿假单胞菌（22.6%），荚膜菌病原如流感嗜血杆菌（24%~24.5%），肺炎克雷伯菌（13.2%）和肺炎双球菌（8%~13.2%）最常分离于窦肺感染。超过一半以上的患者未获得明确病原分离。GS 也可表现为弥漫性泛细支气管炎。与 HIV 感染患者不同，结核分枝杆菌感染在 GS 患者中并不常见。目前仅有 6 例结核分枝杆菌感染被报道。

由于细胞介导的免疫异常使机会性感染常出现于 Good 综合征患者。尤其 CMV 结肠炎和视网膜炎和皮肤黏膜念珠菌感染是最明显特征。由单纯疱疹病毒，人类疱疹病毒 8 型，水痘带状疱疹，曲霉菌，卡氏肺孢子菌，卡波西肉瘤，弓形虫和 JC 病毒引起的机会性感染也有报道。孤立的细胞免疫介导的缺陷引起的机会性病毒和真菌感染也见于胸腺瘤患者。

胃肠道感染常导致腹泻和营养不良。源自于感染的腹泻（沙门氏菌，空肠弯曲菌，艰难梭菌），鞭毛虫和 CMV 结肠炎或炎症景象见于几乎一半的 Good 综合征患者。但英国最近的全国 GS 病例报道示与 T 细胞免疫缺陷相关的感染不是本组患者的明显特征，腹泻也不是本组患者的主要问题。

26% GS 患者具有自身免疫特征如纯红细胞性再生障碍性贫血，甲状腺功能减退，关节炎，重症肌无力，系统性红斑狼疮，干燥综合征。贫血见于一半的 Good 综合征患者，包括恶性，大细胞性，自身免疫性溶血性贫血和再生障碍性贫血。纯红细胞性再生障碍性贫血是 Good 综合征的最常见自身免疫表现,可早于或晚于胸腺切除出现,与丙种球蛋白替代治疗无关。MDS,中性粒细胞减少,淋巴细胞减少,糖尿病和特发性血小板减少也见于 Good 综合征。血和骨髓缺乏嗜酸性粒细胞见于个案报道。与单独胸腺瘤比较,重症肌无力在 GS 中少见(15.7%)。纯红细胞性再生障碍性贫血患者不易于出现重症肌无力和甲状腺功能减低。所有甲状腺功能减退患者均为女性。胸腺瘤表型和自身免疫并发症无相关性。自身抗体见于 56% 的 GS 患者,ANCA 是最常见的自身抗体。单克隆的丙种球蛋白血症见于 3.4% 患者。两种或多种副肿瘤综合征同时出现是超常现象。扁平苔藓是 T 细胞介导的慢性皮肤和黏膜炎症性疾病,也见于 GS 患者。阵发性睡眠性血红蛋白尿也有报道。

异位性胸腺瘤目前世界有 41 例病人,84.6% 未给予正确诊断,大部分为女性。19% 播散到囊外。12% 具有胸腺癌(4/9 局部侵袭和 5/9 播散)需要放疗和 / 或化疗。8% 患者具有其他非胸腺肿瘤(2 例基底细胞癌,1 例肾细胞癌,1 例乳腺癌,1 例颈部癌症,1 例肺癌)[10~15]。患者肺 CT 见图 13-7-1。

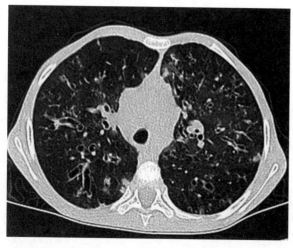

图 13-7-1　胸腺瘤伴免疫缺陷

患儿女,7 岁 5 个月,咳嗽、咳痰 4 年,气短、呼吸费力 1 年,加重 10 天。病初发现胸腺瘤,行切除术。后反复咳嗽、咳痰,反复肺炎。肺 CT 可见弥漫性支气管扩张。淋巴细胞 3 610/μl,CD3 68.7%,CD4 43.1%,CD8 23.5%,B 21.2%,NK 5%。IgG 26.7g/L,IgA 2.86g/L,IgM 1.17g/L,IgE 142.6IU/ml

【诊断】

几乎所有患者 IgG、IgA、IgM 降低,也有患者

IgA 正常和 IgM 升高。同簇血凝素滴度和特异抗体滴度降低。基本无 B 淋巴细胞,大部分处于原始状态,几乎无记忆 B 细胞。骨髓 pre-B 细胞缺乏。CD8[+] T 细胞中也无记忆细胞。CD4[+] T 淋巴细胞减少,T 细胞丝裂原反应受损。恶性胸腺瘤患者 CD4[+] T 细胞明显降低。针对 Th17 细胞相关的细胞因子抗体如 IL-17A、IL-17F、IL-22 见于出现皮肤黏膜念珠菌感染的胸腺瘤患者。

胸部 X 线,胸腺瘤的特征可以不明显,一项研究中,25% 的胸腺瘤被漏诊。因此,如果临床高度怀疑胸腺瘤,即使 X-ray 阴性,仍建议做肺 CT。最常见的病理组织形式是梭形细胞形式,占所有病人的 52%,其次为淋巴上皮肿瘤 19%,上皮肿瘤 11%,恶性胸腺瘤占 10%。中国 GS 患者中 AB 型最多见,占 50%。

【鉴别诊断】

1. 支气管扩张　53% 成人支气管扩征是特发的,7% 具有体液免疫缺陷。

2. 低丙种球蛋白血症　40 岁以上的低丙种球蛋白血症的患者 10% 会出现胸腺瘤。

3. 胸腺瘤　6%~11% 的胸腺瘤伴有低丙种球蛋白血症。

【治疗】

大部分胸腺瘤缓慢生长,具有局部复发倾向,很少转移,外科切除通常能治愈。进展阶段如 3 阶段或 4 阶段的肿瘤需要放疗或结合化疗。胸腺瘤的组织特征决定对免疫抑制剂的治疗反应。具有前纵隔肿物和 MG 的患者,在开始免疫抑制剂治疗前,需要评估球蛋白水平和 T、B 淋巴细胞计数。当胸腺切除患者出现反复机会感染时,当 MG 患者出现反复机会感染时,伴或不伴免疫抑制剂治疗,都应高度怀疑 GS 可能。40 岁以上的低丙种球蛋白血症的患者需筛查胸腺瘤,因为 10% 会出现胸腺瘤。每 2 年监测 Igs 水平,若不正常,需检测 T,B 淋巴细胞计数。若 IgG<3g/L,血清学不可靠,病毒或原虫的检测需要用 PCR 方法。

5 年存活率为 70%,10 年存活率为 33%。GS 的患病和死亡继发于感染,自身免疫和血液失功能,而非胸腺瘤本身。预后差与无症状过程的时间长短无相关性。英国最近的报道死亡率 9%,死亡原因为胸腺瘤转移 2 例,细菌败血症 2 例,进展性多灶性白质脑病 1 例,不明原因 2 例。血制品需要辐照,CMV 阴性血制品给予未鉴定或 CMV

抗体阴性的患者。

（贺建新）

参考文献

1. Radovich M, Pickering CR, Felau I, et al. The integrated genomic landscape of thymic epithelial tumors. Cancer Cell, 2018, 33(2): 244-258.

2. Weissferdt A, Kalhor N, Bishop JA, et al. Thymoma: a clinicopathological correlatin of 1470 cases. Hum Pathol, 2018, 73: 7-15.

3. Marx A, Chan JK, Coindre JM, et al. The 2015 World Health Organization classification of tumors of the thymus: continuity and changes. J ThoracOncol, 2015, 10(10): 1383-1395.

4. Chen X, Zhang JX, Shang WW, et al. Aberrant peripheral immune function in a Good's syndrome patient. J Immunol Res, 2018: 6212410.

5. Pu C, Sukhal S, Fakhrans. Humoral immunity in bronchiectasis: finding Good's syndrome. Case Rep Pulmonol, 2015: 531731.

6. Furukawa R, Yanagiya M, Matsumoto J, et al. Good's syndrome with clinical manifestation after thymectomy: a case report. Respir Med Case Rep, 2018, 24: 89-91.

7. Tavakol M, Mahdaviani SA, Ghaemi MR, et al. Good's syndrome-association of the late onset combined immunodeficiency with thymoma: review of literature and case report. Iran J Allergy Asthma Immunol, 2018, 17(1): 85-93.

8. Shankar Kikkeri N, BeladakereRamaswamy S, Bhagavan SM, et al. Recurrent opportunistic infections in a thymectomised patient with myasthenia gravis and Good's syndrome. Cureus, 2018, 10(8): e3130.

9. Radivich M, Pickerging CR, Felau I, et al. The intergrated genomic landscape of thymic epithelial tumors. Cancer Cell, 2018, 33: 244-258.

10. Okusu T, Sato T, Ogata Y, et al. Good's syndrome accompanied by agranulomatosis following a rapid clinical course. Intern Med, 2016, 55(5): 537-540.

11. Sun X, Shi J, Wang M, et al. Good's syndrome patients hospitalized for infections. A single-center retrospective study. Medicine(Baltimore), 2015, 94(47): e2090.

12. Dong JP, Gao W, Teng GG, et al. Characteristics of Good's syndrome in China: a systematic review. Chin Med J(English), 2017, 130(13): 1604-1609.

13. Zaman M, Huissoon A, Buckland M, et al. Clinical and laboratory features of seventy-eight patients with Good's syndrome(thymoma and hypogammaglobulinemia). Clin Exp Immunol, 2018, 195(1): 132-138.

14. Colin GC, Ghaye B, Pieters T, et al. Good's syndrome: clinical and imaging presentation. DiagnInterv Imaging, 2016, 97(4): 487-489.

15. Ueno T, Sato N, Kon T, et al. Progressive multifocal leukoencephalopathy associated with thymoma with immunodeficiency: a case report and literature review. BMC Neurology, 2018, 18(1): 37.

第十四章

支气管哮喘

【定义】

支气管哮喘(bronchial asthma)简称哮喘,是一种以慢性气道炎症和气道高反应性为特征的异质性疾病,以反复发作的喘息、咳嗽、气促、胸闷为主要临床表现,常在夜间和/或凌晨发作或加剧。呼吸道症状的具体表现形式和严重程度具有随时间而变化的特点,并常伴有可变的呼气气流受限[1]。

【流行病学】

1. 患病率及其增长趋势 哮喘是当今世界威胁公共健康最常见的慢性肺部疾病,全球患病人数超过 3 亿。近三十年来哮喘患病率有所上升,但病死率趋于下降。世界各地报道患病率因调查地区和对象不同,诊断标准和方法不同,其患病率各有不同。据文献报道新几内亚高原的居民中儿童几乎无哮喘。患病率最高的地区是人口高度密集,近亲结婚较多的特里斯坦达库尼亚群岛居民。1997 年国际儿童哮喘及过敏性疾病研究(ISAAC)通过对 58 个国家 463 801 名 13~14 岁儿童问卷及看电视录像后发现不同地区哮喘患病差异达 10~30 倍,近年来患病率最高的国家为英国、澳大利亚、新西兰、伊朗;其次为北美洲、中美洲等国家;最低的为印度尼西亚、希腊、中国、印度及东欧一些国家。哮喘患病率逐年增长,英国学龄儿童哮喘患病率 1964 年为 4.1%,1989 年为 10.2%,1994 年达 19.6%。中国台北儿童哮喘患病率 1974 年为 1.3%,1985 年为 5.1%,1994 年为 11.0%。大陆地区儿童两年内的哮喘患病率在 1990 年为 0.11%~2.03%,2000 年在原城市以同样方法调查患病率为 0.5%~3.33%,2010 年调查显示,我国儿童哮喘平均累积患病率为 3.02%。各年龄组中学龄前及学龄儿童患病率明显上升。

2. 病程和严重度 哮喘可以在任何年龄发生,30% 病人在 1 岁时有症状,80%~90% 哮喘儿童首次症状在 4~5 岁前,其过程及以后严重程度较难预测,存在很大的可变性,早期起病的喘息儿童有 60%~70% 在青少年或成年阶段喘息症状不再发生,多数为轻中程度,少数严重难治哮喘多为常年发作。儿童期喘息的不同类型与随后发生哮喘的危险性相关。在美国 Tucson 出生队列研究中,1980~1984 年纳入研究的儿童 48% 在 6 岁之前有喘息。喘息随年龄增长变化特征为:在生后 3 年前出现喘息但随后逐渐缓解(占喘息患儿的 40%),生后 3 年前出现喘息并持续(占 30%),6 岁出现喘息但是 3 岁前无喘息(占 30%)。有 30%~70% 的儿童期哮喘或喘息在进入成人期后再逐渐缓解。大约 2/3 的哮喘儿童,在成人期前症状消失。但是,40%~50% 明显缓解的儿童哮喘将在成年早期再次出现症状。有严重激素依赖并经常住院者约 95% 转为成人期哮喘。气道高反应状态何时消失并不清楚,有患者在哮喘症状缓解 20 年后气道存在对乙酰甲胆碱的异常反应。哮喘死亡多与诊断不及时、救治不力有关。哮喘病死率不高,新西兰在 20 世纪 80 年代为 7/10 万,近几年由于推广吸入激素治疗及管理教育,病死率下降至 0.7/10 万。我国哮喘病死率低,但无统计数字。

【病因和危险因素】

(一) 特应性

特应性(atopy)体质者机体接触环境变应原后产生 IgE 抗体,对气传变应原皮肤试验呈速发阳性反应。特应性是哮喘发病的重要危险因素。人群调查表明哮喘的增加与 IgE 水平升高有关。特应性疾病可在哮喘家族史中发生,孪生子女及家族中研究表明特应性[皮肤过敏原试验阳性和/或体外检测特异性 IgE 增高]部分受遗传的调控。另有报道哮喘和气道高反应性亦可在家族中发生。通过以上标准了解家族中特应性个体的分布情况与常染色体显性遗传方式相符,有人认为这个基因位于第 11 条染色体。目前认为特应性在家族中是多基因遗传。如父母一方患有哮喘,其子女有 25% 可能发生哮喘;如父母双方都是哮喘患者,则其子女有 50% 可能发生哮喘。

(二) 性别

儿童哮喘男孩多于女孩,男孩气道狭窄和气道高紧张性有关,这些因素增加了男孩对各种损害所引起的通气过程受限程度。10 岁以后这种性别差异不明显。

(三) 种族

在伦敦和澳大利亚生活的不同种族儿童中,其哮喘的发病率是相同的。在美国,黑种人的哮喘发病率高于白种人,很可能与社会经济状况和环境中接触变应原情况,以及膳食因素等有关,而非种族因素所致。

(四) 致病因素

1. 室内变应原　包括尘螨、动物变应原、蟑螂变应原和真菌。当前室内变应原在经济发达国家中有所增加。室内地毯、空调机或加湿器都将成为尘螨、蟑螂及其他昆虫的理想栖息地,亦成为细菌和真菌的生长地。

(1) 室尘螨:是世界范围内最常见的潜在室内变应原和诱发哮喘的主要原因。在暴露于一定范围尘螨密集的社区内时,哮喘症状与接触尘螨之间存在一定关系。出生后第一年内暴露于室尘螨与以后发生哮喘有关。引起变态反应的螨类以屋尘螨(dermatophagodies pteronyssinus)及粉尘螨(dermatophagodies farinae)最常见。屋尘螨以人体及动物脱落皮屑为食物,在床单、枕头、地毯、沙发和毛衣等处大量繁殖。尘螨生长的环境温度在 22~26℃ 之间,相对湿度大于 55%,其繁殖季节以 6~10 月为最盛。在北方地区花粉过敏易发生在 7~9 月,与尘螨过敏有重叠。主要的尘螨变应原都具有水解蛋白质的活性,这样使他们更容易进入免疫活性细胞。一般认为室内每平方米的尘螨数量最好不超过 20 只,当前主要消灭尘螨手

段以物理性方法为主,包括加热、冷冻、高压蒸气、紫外线照射(40℃环境下暴露 24 小时可将螨杀死)。室内卧具简洁尤其注意卧室及其床上卫生,在枕头、床褥应用防螨罩、套,对尘螨的清除有一定作用。

(2) 蟑螂变应原:蟑螂变应原的致敏在某些地区甚至比对尘螨过敏更常见,多数蟑螂生长在热带气候中,但在空调房间中亦能生长。蟑螂的躯体、皮屑、粪便和虫卵均有较强的致敏性,并存在于屋尘中,吸入后可引起哮喘。蟑螂是国内诱发哮喘重要过敏原之一,仅次于尘螨。清除尘螨和蟑螂等过敏原接触对哮喘防治有重要意义。

(3) 动物变应原:家养的恒温动物通过其分泌物(唾液)、排泄物(尿、粪便)和皮屑释放变应原,其皮脂的分泌可能是变应原重要的来源。猫的唾液及公猫的尿是猫变应原的主要来源。对狗过敏并不像对其他哺乳动物过敏那样常见,但 30% 有过敏史者进行狗提取物做皮肤试验时显示阳性结果。

(4) 真菌:霉菌和酵母菌是室内的变应原,最常见的室内真菌包括青霉菌、曲霉菌、交链孢霉、分枝孢属和念珠菌属等,尤其是交链孢霉可在不同人群中引起哮喘发作。在美国还认为它与哮喘的死亡有关。黑暗、潮湿、通风不良的环境最适于室内真菌的生长。真菌尚可在制冷、加热及湿化设备中生长。在房内用加湿器将促进室内真菌生长。

2. 室外变应原

(1) 花粉:与哮喘发生有关的花粉主要来自树木、禾草及杂草。空气中花粉的浓度随地区和气候而变化。早春以树木花粉为主(法国梧桐、杨、柳、松等);初夏禾草花粉较多(黑麦、狗尾草、杨木草)。野草类花粉主要在夏末秋初大量释放,有蒿草、葎草、藜草、豚草等。蒿草为我国的强致敏花粉,可引起较重症的季节性过敏性鼻炎及哮喘发作。

(2) 真菌:也是室外空气传播的变应原。交链孢霉和分枝孢属与哮喘关系较大,近来认为平菇孢子及蘑菇孢子与哮喘也有关。

3. 药物和食物添加剂　4%~28% 的成年哮喘患者(特别是患鼻息肉及鼻窦炎的患者)中,阿司匹林和其他非甾体类抗炎药物(NSAIDs)是引起哮喘的危险因素,而这种情况在儿童中少见,一旦患者出现对阿司匹林或非甾体类抗炎药物的不耐受

性,就会终身存在。有些食物添加剂可导致哮喘发作,但食物致敏与哮喘初发之间的关系并不清楚。最近大部分学者认为食物引起哮喘发作是极少见的。研究发现母乳喂养可减少哮喘的发生,因母乳含有较丰富的分泌型免疫球蛋白 A(sIgA),能增加婴儿黏膜上皮抗感染能力,有助于减少病毒引起喘息性下呼吸道疾病,但对"母乳喂养可避免哮喘发生"的看法目前仍有争论,妊娠期母亲不吃蛋类食品,以及母亲和婴儿在生后一年内避免进食蛋类似乎可减少婴儿特应性疾病发生。另有回顾性研究表明鱼类食物与哮喘的较低患病率有关。在孕期或哺乳期的母亲进行饮食干预是否对预防儿童哮喘具有保护效应,仍然没有足够的证据。

4. 呼吸道感染的病原体

(1)病毒:呼吸道病毒感染是诱发儿童反复喘息的重要病因,婴幼儿以呼吸道合胞病毒(RSV)常见。一项研究发现,对 472 例小于 3 岁喘息性下呼吸道疾病的婴幼儿病原检测显示检出 RSV 207 例(占 43.9%),副流感病毒 68 例(占 14.4%),其他病原 68 例(占 14.4%,包括腺病毒、流感病毒、衣原体、巨细胞病毒、鼻病毒、细菌、混合感染),未检出病原 129 例(占 27.3%)。对 RSV 感染的患儿随访显示,总体上来看在 10 岁之内喘息发生的危险性显著增加,并且随年龄增加喘息发生的危险性呈降低趋势,到 13 岁时与对照儿童比较喘息危险性不再增加。RSV 感染增加喘息的危险性主要与感染所致气道上皮损伤以及炎症介质释放增加有关,如白三烯等。没有发现 RSV 下呼吸道感染与致敏的关系,RSV 感染后至 13 岁的持续喘息似乎并非与过敏增加相关。无论家族哮喘史与否,有 RSV 感染病史的儿童比无 RSV 感染病史者更易产生支气管舒张剂的反应。美国 Lemanske 等的研究表明生后第一年因鼻病毒感染所致下呼吸道喘息性疾病的患儿,将显著增加 3 岁时发生喘息性疾病的危险性,相对危险度超过了 RSV。另有研究表明,在儿童和成人哮喘患者中检出呼吸道病毒感染阳性者,有 2/3 为鼻病毒。这些证据表明,鼻病毒对肺部的感染与 IgE 增高强烈相关。

(2)肺炎支原体(mycoplasma pneumoniae, MP):为小儿非细菌性呼吸道感染最常见病原体,其感染与哮喘发作关系密切。日本上原和千叶良报道在 MP 流行年度喘息患儿中 MP 感染的发生率为 20.6%~30%。郭章溉等监测哮喘患儿血清中有 21% 病人 MP IgM 和 MP IgE 抗体水平 >1:32,而对照组为阴性。一般认为 MP 可通过刺激机体产生 IgE,而介导 I 型变态反应,导致气道高反应性和 FEV_1 降低。

(3)肺炎衣原体(chlamydia pneumoniae, CPN):1994 年 Emre 对 118 例哮喘患儿和 41 名健康儿童的鼻咽分泌物进行 CPN 检测。结果从 11% 哮喘患儿急性期标本中分离到 CPN,而对照组只有 4.9%。证明 CPN 感染在哮喘急性发作中并不少见,亦可在哮喘患儿中有慢性感染,甚至混合感染情况,并认为主要为 CPN 感染导致 IgE 介导的 I 型变态反应引起化学介质释放导致气道炎症、支气管痉挛。在哮喘治疗中有些患者虽经规范糖皮质激素吸入及支气管舒张剂应用,症状仍长期不消退(尤其婴幼儿)应注意有无 CPN 的感染存在。

(4)细菌:细菌感染与哮喘的关系目前争论较大,大部分学者认为细菌感染并不促使哮喘发作,但在有慢性细菌性鼻窦炎时,其分泌物向后滴流刺激咽部及气管,可引起咳嗽及喘息,这些症状较难控制。许以平等从哮喘患者血清中测到肺炎链球菌和流感嗜血杆菌抗体,同时对哮喘患儿应用固相放射免疫试验检测发现有抗金黄色葡萄球菌、肺炎链球菌等特异性 IgE 产生,故认为细菌感染时其内毒素亦可诱导呼吸道上皮产生炎性介质而引起气道慢性炎症。也有人认为哮喘患儿的细菌感染多属继发性,在此情况下可以应用抗生素。

5. 吸烟 烟草是室内主要刺激源,其燃烧可形成大量烟雾及颗粒物质的混合物,其中包括可吸入粒子、多环碳氢化合物、一氧化碳、二氧化碳、一氧化氮、尼古丁等。被动吸烟儿童与吸烟成年人在一起时,吸入刚燃烧的烟雾特别容易刺激儿童呼吸道黏膜,引起下呼吸道症状(咳嗽、咳痰和喘息),从而引起哮喘发作。婴儿生后两年内,父母吸烟与婴儿呼吸道疾病发生率增高有关,特别是母亲吸烟增加了其哮喘发生的危险性。一项研究中发现母亲吸烟所生婴儿中脐带血中 IgE 平均水平较高,另一项研究未证实此点。

6. 运动和过度通气 运动可引起哮喘儿童气流受限而有哮喘症状短暂发作,是哮喘最常见的触发因素,这种变化是由于过度通气刺激肥大细胞释放组胺、趋化因子等炎性介质,造成支气管痉挛,或由于运动中气道损失水分增加,气道黏膜表面液体的渗透性改变致支气管平滑肌收缩所引起。运动开始并不立即发生哮喘,因当时有儿茶酚胺释放,但在运动 6~10 分钟和停止运动 1~10 分钟后哮喘发作最明显。

7. 过度情绪激动 是哮喘发作的触发因素。由于大哭、大笑、生气或惊恐等极度情绪的表达可引起过度通气并引起低碳酸血症而导致气道收缩。应该强调的是哮喘不是一种心理疾患,当疾病控制时情绪影响对哮喘发作的作用会很小。

8. 其他引起哮喘发作因素 鼻炎、鼻窦炎、鼻息肉常与哮喘有关。恰当治疗其中每一种疾病均会改善哮喘病情。胃食管反流可引起哮喘发作,尤其是儿童。当反流纠正哮喘也会得到改善。

【病理生理改变】

目前已得到共识,哮喘是气道慢性炎症性疾病。病理表现主要包括[2]:

1. 气道黏膜大量炎症细胞浸润 主要为嗜酸性粒细胞、肥大细胞、中性粒细胞、嗜碱性粒细胞等。上述细胞能合成并释放多种炎性介质:如白三烯、血小板活化因子、组胺、前列腺素及嗜酸细胞阳离子蛋白等。

2. 气道上皮损伤与脱落 纤毛细胞有不同程度的损伤,甚至坏死。气道损伤引起气道高反应性。

3. 气道黏液栓形成 哮喘患者的黏液腺体积较正常人增大近 2 倍,气道炎症使血管通透性增高,大量炎症渗出造成气道黏膜充血、水肿、渗出物增多、黏液滞留,形成黏液栓。

4. 气道神经支配 局部轴反射传入纤维的刺激引起神经肽类释放,可刺激气道平滑肌收缩,黏膜肿胀,黏液分泌增加。

5. 气道重塑(airway remodeling) 气道壁增厚,黏膜水肿,胶原蛋白沉着,基底膜中的纤维粘连蛋白,III 型和 IV 型胶原沉着,基底膜增厚。

6. 气道高反应性(airway hyperresponsiveness,AHR) 正常人的气道对含量较低的各种物理、化学、药物,以及变应原等刺激并不发生收缩反应或仅有微弱的反应,而哮喘患者气道在慢性炎症与损伤、平滑肌功能改变和缺陷的基础上则可发生过度收缩反应,引起气道管腔狭窄和气道阻力明显增高,被称为 AHR。气道高反应性是支气管哮喘的主要病理生理特征,临床上通过支气管激发试验来测定气道高反应性。

【发病机制】

哮喘发病机制十分复杂,遗传和环境因素共同影响哮喘的发展。哮喘发病机制多被解释为

"卫生假说(hygen hypothesis)"。1989 年 Strachan 首次提出"卫生假说",该假说认为:过敏性疾病可能被儿童早期的感染性疾病、与年长同胞间不洁接触造成的感染传播、或生前获得的感染所抑制。最初提出这一假说是因为观察到枯草热(但不是哮喘)的发病与家中儿童数量负相关。这个假说认为,现代社会的过度清洁减少了微生物对婴儿免疫系统的刺激,使得非成熟免疫应答持续存在,结果引起 Th1 和 Th2 免疫失衡,最终导致特应性。"卫生假说"虽然被广泛用于解释哮喘发病机制,但是迄今仍然只获得有限的证据。在芬兰的一项横断面研究显示麻疹感染与哮喘的相关性,但是尚无其他研究重复这一现象。在一个印度人群中,百日咳或肺炎病史与哮喘不相关。在日本的一项纵向儿童研究中发现结核菌素皮试反应与哮喘症状有负相关关系。有研究显示在埃塞俄比亚高发的寄生虫感染可能抑制特应性人群的哮喘症状。但是在拉丁美洲的研究则表明哮喘症状的高患病率地区具有地方性寄生虫感染的高负荷。一项有关儿童预防接种是否和哮喘相关的观察性荟萃分析表明,无论是全细胞百日咳疫苗预防接种,还是卡介苗预防接种,与儿童和/或青少年时期哮喘发生率之间均无相关性。近期一项哮喘和呼吸道感染的综述提出,呼吸道病毒性疾病是否直接导致哮喘,或者使潜在的哮喘急性加重,抑或两者同时存在,目前的研究结果尚不清楚。

【症状】

1. 典型症状 反复喘息、咳嗽、气促、胸闷。以上症状呈反复发作性,常在夜间和/或清晨发作、加剧;或可追溯与某种变应原或刺激因素有关,时有突发突止现象,常表现于并发变应性鼻炎的患者,发作前常伴有流清水样鼻涕、打喷嚏、鼻痒、鼻塞等过敏性鼻炎症状或感冒样症状;或有除变应原以外其他多种诱发因素例如冷空气、物理或化学性刺激、病毒性上、下呼吸道感染、运动、药物或食物添加剂、吸烟或过度情绪激动、胃食管反流等。严重发作的患儿因气促而不能整句说话,行走和平卧均表现困难,多端坐呼吸,病情危重者可出现呼吸暂停、谵妄甚至昏迷。

2. 不典型症状 有相当部分的哮喘患儿缺乏典型的发作性喘息症状,往往反映在体育运动或体力活动时乏力、呼吸急促或胸闷,婴幼儿则常表现在哭闹、玩闹后出现喘息和喘鸣声;或在食入过甜或其他刺激性食物后咳嗽剧烈;或仅在夜间

和清晨咳嗽,呼吸道感染给予以抗生素或镇咳药物治疗无效;或反复发生的感冒样症状深入到下呼吸道超过 10 天以上;或多次发生呼吸道感染。这些患儿可以伴有或不伴有过敏症状,尤其对于那些使用了支气管舒张剂或其他抗哮喘治疗的药物后症状改善者,应注意哮喘的可能。

【体征】

1. **急性发作期** 可见呼吸频率增快,心率加快;中度至重度哮喘吸气时出现三凹征,在呼气时因胸部内压增高,肋间隙反见凸出,颈静脉怒张。叩诊两肺呈鼓音,心浊音界缩小,提示已发生肺气肿,并有膈下移,致使有时可能触到肝、脾。此时呼吸音减弱,全肺可闻及喘鸣音及干啰音,严重病例两肺几乎听不到呼吸音,尤其处于哮喘持续状态时。由于严重低氧血症引起肺动脉痉挛,使右心负荷增加,常导致心功能衰竭。由上呼吸道感染引起者,肺部常可闻及干、湿性啰音,并伴发热,白细胞增多等现象。有过敏性鼻炎者发作前可先有鼻痒、打喷嚏、干咳,然后出现喘憋;对食物高度敏感者,大都不发热,除发生哮喘症状外常有口唇及面部水肿、呕吐、腹痛及荨麻疹等症状。如对食物敏感度较轻,则发生症状较迟。只有轻度哮喘发作间歇期可以完全没有症状,并在体检时可以没有任何体征。桶状胸是慢性严重持续哮喘气道阻塞的表现,郝氏沟是吸气时横膈及前外侧胸部严重反复收缩后果。无合并症,即使严重哮喘也很少见到杵状指。在合并感染时痰量较多,炎性分泌物阻塞可导致肺不张,大多见于右肺中叶,有的发展为支气管扩张,偶见合并纵隔气肿和气胸。

2. **非急性发作期** 多无明显体征,但在相当一部分合并变应性鼻炎的儿童表现为下眼睑肿胀导致静脉回流障碍而出现的下睑暗影,即"变应性暗影"(allergic shiner),或为缓解鼻痒和使鼻腔通畅而用手掌或手指向上揉鼻的动作称为"变应性敬礼"(allergic salute),患儿经常向上揉搓鼻尖而在外鼻皮肤表面出现的横行皱纹"变应性皱褶"(allergic crease),还包括咽部卵石样表现或出现上气道咳嗽综合征(upper airway cough syndrome)[3]。慢性重度持续患者可出现桶状胸、杵状指/趾等缺氧征或生长发育受限。

【实验室检查】

1. **外周血** 嗜酸性粒细胞可增高在 6% 以上,有特应性体质的患儿可高达 20%~30%,直接计数在 $(0.40{\sim}0.60)\times10^9$/L,有时可高达 $(1.0{\sim}2.0)\times10^9$/L。

2. **痰液检查** 在急性发作时多呈白色泡沫样,有时可见到半透明且有弹性的胶冻样颗粒的"哮喘珠"。痰涂片显微镜检查可见库什曼螺旋体及夏科 - 雷顿结晶;痰细胞学检查有较多的嗜酸细胞(通常大于 2.5%),并可见到嗜酸细胞脱颗粒的现象。合并感染时,嗜酸性粒细胞的比例降低,而中性粒细胞比例增高。

3. **肺功能检查**

(1)评价是否存在气流受限:①肺容量变化:哮喘发作期残气容积(RV)、肺总量(TLC)和 RV/TLC% 均增大,但在缓解期可恢复正常。肺活量(VC)可能正常,但用力肺活量(FVC)可减低,因而出现 FVC<VC 现象;②肺通气功能:以测定最大呼气流量 - 容积曲线(MEFV)反映肺通气功能,发作期哮喘患者流速容量曲线(F-V 曲线)的特点是降支凹向横轴,第一秒用力肺活量(FEV_1)实测值 / 预计值(FEV_1%pre)降低,相应的 VCMAX 参数如 FEF50、FEF75 显著低于正常值;缓解期患儿大多数肺通气功能正常或有小气道通气功能障碍;③气道阻力:近年来应用脉冲振荡方法测定气道阻力在哮喘诊断的应用较多,发作期可出现各类型气道阻力增高(儿童以外周弹性阻力增高多见),非发作期可检出潜在性气道阻力增高;④潮气呼吸分析:婴幼儿哮喘可采用该法评价肺功能,以小气道阻塞性通气功能障碍多见。

(2)评价是否存在气流受限的可逆性(reversibility):也称为支气管舒张试验。受试者基础 FEV_1<70% 预计值,然后吸入 200~400μg β_2 受体激动剂,或用空气压缩泵雾化吸入 β_2 受体激动剂,吸入后 15 分钟重复测定 FEV_1,计算 FEV_1 改善率 ≥ 12% 则认为试验阳性。支气管舒张试验阳性有助于哮喘诊断,阴性不足以否认哮喘诊断。

(3)评价气道高反应性:也称为支气管激发试验,哮喘病人气道对某些药物和刺激物的反应程度,可比正常人或患有其他肺与支气管疾病的人高出数倍甚至数十倍,气道反应性的高低与气道炎症的严重程度密切相关。可以根据不同测试目的选择不同的激发物,临床常用组织胺,乙酰甲胆碱,蒸馏水,高张盐水或运动激发,必要时可用可疑致敏原激发。气道反应性测定应在哮喘的缓解期进行,至少一周内无哮喘发作,FEV_1 不得低于预计值的 70%。并应在停用支气管扩张剂 12 小时,停用抗组胺药和吸入激素 48 小时,停用口服激素 72 小时后,才能进行。

4. **特异性过敏原诊断** 通过皮肤试验或血清特异性 IgE 测定检出哮喘患者特应性变应原致敏分布[4],识别危险因素或触发因子以致推荐适宜的环境控制措施。

(1)体内试验:常用皮肤点刺试验,变应原包括吸入性变应原(如室尘、螨、花粉、霉菌、动物皮毛等)和食物性变应原,将常见过敏原浸出液点于前臂皮肤,用点刺针刺破皮肤,并用组胺及抗原溶媒或生理盐水作阳、阴性对照。点刺试验前 7 天停用抗组胺类药物。

(2)体外试验:血清特异性 IgE 测定。常采用 UniCAP 过敏原检测系统进行特异性 IgE 的定量检测,特异性 IgE 结果分级标准如下:测定浓度 <0.35kU$_A$/L,阴性;0.35~0.70kU$_A$/L,阳性 Ⅰ 级;0.70~3.5kU$_A$/L,阳性 Ⅱ 级;3.5~17.5kU$_A$/L,阳性 Ⅲ 级;17.5~50.0kU$_A$/L,阳性 Ⅳ 级;50.0~100.0kU$_A$/L,阳性 Ⅴ 级;>100.0kU$_A$/L,阳性 Ⅵ 级。

5. **影像学检查** 无合并症的哮喘患儿肺部 X 线大多无特殊发现。但在重症哮喘和婴幼儿哮喘急性发作时,较多见两肺透亮度增加或肺气肿表现。肺部 X 线在儿童反复喘息性疾病的鉴别诊断中有重要意义,如先天畸形(心、肺、血管)、支气管肺发育不良、结核、支气管扩张等,尤其对于婴幼儿反复喘息应列为常规检查。

6. **非侵入性气道炎症标志物检查** 支气管哮喘的病理基础是气道慢性炎症,通过支气管镜作支气管黏膜活检是判断气道炎症的可靠指标,但在临床上应用困难。近年来非侵入性气道炎症标志物的研究有一定进展,呼出气一氧化氮(FeNO)、痰嗜酸性粒细胞等可作为非侵入性的哮喘气道炎症标志物,哮喘患者比非哮喘人群 FeNO 水平增高。2018 年 GINA 指南对 FeNO 的更新内容如下:

(1)在诊断层面上,不推荐 FENO 用于诊断哮喘。FENO 升高并不能诊断为哮喘,如过敏性鼻炎亦有升高的可能。FENO 不升高或正常也不能排除哮喘,也可能是其他表型的哮喘。

(2)在启动哮喘控制治疗层面上,认为对哮喘或疑似哮喘的患者,FENO 升高支持启动吸入性糖皮质激素(ICS)治疗,但 FENO 不高不能排除使用 ICS 治疗的有效性。

(3)在哮喘控制治疗期间监测气道炎症层面上,采用 FENO 作为炎症监测指标来调整抗哮喘治疗强度或级别,与基于哮喘控制水平评估为驱动的哮喘治疗调整策略比较,可以减少儿童和青少年哮喘患者急性加重的风险。但同时,GINA 强调,在哮喘治疗的调整中,尚不必要将 FENO 或痰嗜酸性粒细胞计数作为常规评估指标。

(4)在控制治疗中予以监测 FENO 的价值层面上,GINA 已将 FENO 纳入哮喘急性发作的独立危险因素。

(5)在婴幼儿 FENO 检测技术层面上,GINA 推荐可以通过潮气呼吸检测婴幼儿 FENO,有文献报道 1~5 岁儿童的 FENO 参考界值为 7.1ppb(十亿分之一)(95% 置信区间 2.8-11.5ppb)。学龄前儿童在上呼吸道感染后,若出现咳嗽和喘息、FENO 升高超过 4 周,则无论病史和特异性 IgE 结果如何,均提示在学龄期哮喘的诊断[5]。

【支气管哮喘诊断标准】

儿童处于生长发育过程,各年龄段哮喘儿童由于呼吸系统解剖、生理、免疫、病理特点不同,哮喘的临床表型不同,对药物治疗反应和协调配合程度等的不同,哮喘的诊断和治疗方法也有所不同。

1. 反复发作喘息、咳嗽、气促、胸闷,多与接触变应原、冷空气、物理、化学性刺激、呼吸道感染以及运动等有关,常在夜间和 / 或清晨发作或加剧。

2. 发作时在双肺可闻及散在或弥漫性、以呼气相为主的哮鸣音,呼气相延长。

3. 上述症状和体征经抗哮喘治疗有效或自行缓解。

4. 除外其他疾病所引起的喘息、咳嗽、气促和胸闷。

5. 临床表现不典型者(如无明显喘息或哮鸣音),应至少具备以下 1 项:

(1)支气管激发试验或运动激发试验阳性。

(2)证实存在可逆性气流受限(满足任意 1 项):①支气管舒张试验阳性,即吸入速效 β$_2$ 受体激动剂(如沙丁胺醇)后 15 分钟第一秒用力呼气量(FEV$_1$)增加 ≥ 12%;②抗哮喘治疗有效,即吸入糖皮质激素和 / 或抗白三烯药物治疗 4~8 周后,FEV$_1$ 增加 ≥ 12%。

(3)最大呼气流量(PEF)日间变异率(连续监测 2 周)≥ 13%。

符合第 1~4 项或第 4、5 项者,可以诊断为哮喘。

【咳嗽变异性哮喘诊断标准】

咳嗽变异性哮喘（cough variant asthma，CVA）是儿童慢性咳嗽最常见原因之一，以咳嗽为唯一或主要表现，不伴有明显喘息。诊断依据如下：

1. 咳嗽持续 >4 周，常在夜间和 / 或清晨发作或加重，以干咳为主。

2. 临床上无感染征象，或经较长时间抗生素治疗无效。

3. 抗哮喘药物诊断性治疗有效。

4. 排除其他原因引起的慢性咳嗽。

5. 支气管激发试验阳性和 / 或 PEF 日间变异率（连续监测 2 周）≥ 13%。

6. 个人或一、二级亲属特应性疾病史，或变应原检测阳性。

以上 1~4 项为诊断基本条件。

【难治性哮喘】

难治性哮喘是指采用包括吸入中高剂量糖皮质激素和长效 β₂ 激动剂两种或更多种的控制药物规范治疗至少 3~6 个月仍不能达到良好控制的哮喘。难治性哮喘患儿的诊断和评估应遵循以下基本程序：

（1）判断是否存在可逆性气流受限及其严重程度。

（2）判断药物治疗是否充分，用药的依从性和吸入技术的掌握情况。

（3）判断是否存在相关或使哮喘加重的危险因素，如胃食管反流、肥胖伴 / 或不伴阻塞性睡眠呼吸障碍、变应性鼻炎或鼻窦病变、心理焦虑等。

（4）与其他具有咳嗽、呼吸困难和喘息等症状的疾病鉴别诊断。

（5）反复评估患儿的控制水平和对治疗的反应。

相对于成人，儿童激素抵抗型哮喘的比例更低。因此对于儿童难治性哮喘的诊断要慎重，要根据上述情况仔细评估。目前有研究表明难治性哮喘的发病机制可能与中性粒细胞性哮喘和 Th17 细胞相关。

【<6 岁儿童喘息特点评估】

反复喘息在 6 岁以下儿童极为常见，非哮喘的学龄前儿童也会发生反复喘息。80% 以上的哮喘起始于 3 岁前，其肺功能损害往往开始于学龄前期，因此从喘息的学龄前儿童中把可能发展为持续性哮喘的患儿识别出来进行有效早期干预是必要的。对临床表型进行分类和评估有利于哮喘

患儿的早期诊断和治疗干预。

1. 临床表型

（1）早期一过性喘息：多见于早产和父母吸烟者，喘息主要是由于环境因素导致肺的发育延迟所致，年龄的增长使肺的发育逐渐成熟，大多数患儿在生后 3 岁之内喘息逐渐消失。

（2）早期起病的持续性喘息：3 岁前起病，主要表现为与急性呼吸道病毒感染（以呼吸道合胞病毒和鼻病毒为主）相关的反复喘息，本人无特应症表现，也无家族过敏性疾病史。喘息症状一般持续至学龄期。

（3）迟发性喘息：多起病于 2~3 岁以后，这些儿童有典型的特应症背景，往往伴有湿疹，哮喘症状常迁延持续至成人期，气道有典型的哮喘病理特征。

需要注意第 1、2 种类型的儿童喘息只能通过回顾性分析才能做出鉴别，因此不宜在早期就将婴幼儿反复喘息进行分型，以免延误启动维持治疗。

2. 哮喘预测指数（asthma predictive index，API）　API 能有效地用于预测 3 岁内喘息儿童发展为持续性哮喘的危险性，适用的对象是在过去 1 年喘息 ≥ 4 次的患儿，具有 1 项主要危险因素或 2 项次要危险因素，判断为哮喘预测指数阳性。主要危险因素包括：①父母有哮喘病史；②经医生诊断为特应性皮炎；③有吸入变应原致敏的依据。次要危险因素包括：①有食物变应原致敏的依据；②外周血嗜酸性粒细胞 ≥ 4%；③与感冒无关的喘息。如哮喘预测指数阳性，建议按哮喘规范治疗。

3. 监测和评估　建议学龄前儿童使用抗哮喘药物诊断性治疗 2~6 周后进行再评估。必须强调，学龄前喘息儿童大部分预后良好，其哮喘样症状随年龄增长可能自然缓解。因此，对这些患儿必须定期（3~6 个月）重新评估以判断是否需要继续抗哮喘治疗。

【鉴别诊断】

1. 呼吸道感染性疾病　婴幼儿呼吸道感染易引起喘息，如毛细支气管炎、支气管肺炎、弥漫性泛细支气管炎（DPB），需注意鉴别。还应与咽后壁脓肿、白喉、支气管淋巴结核、支气管内膜结核鉴别。此外，由于各种原因引起的上气道炎症或阻塞导致反复持续咳嗽（即上气道咳嗽综合征），应注意与咳嗽变异性哮喘鉴别。

2. 先天性喉、气管、支气管异常　先天性

喉、气管缺乏软骨支架,造成吸气性喉喘鸣,即先天性喉喘鸣。先天性肺叶气肿(congenital lobar emphysema)为支气管缺乏支架所致,主要症状为气短,可有哮鸣和间歇性发绀。先天性喉蹼、气管食管瘘使大气道受压也可出现哮鸣。

3. 先天性心、血管异常　严重的左向右分流,引起肺动脉扩张或心脏扩大,可压迫大气道引起哮鸣,易发生在2~9个月的婴幼儿。主动脉弓处的环状血管畸形或双主动脉弓,可出现吸气时胸骨上窝凹陷伴哮鸣和哮吼样咳嗽,喂奶和俯卧时明显。

4. 异物吸入　多发生在学龄前儿童,尤其是3岁以下婴幼儿。一般有吸入异物病史可循,2/3的患儿在一周内被诊断,但有17%左右的患儿漏诊,常被误诊为肺炎和哮喘。

5. 心源性哮喘　由左心衰引起,多见于老年人。小儿可见于急、慢性肾炎和二尖瓣狭窄患儿。初次发作与哮喘急性发作极相似,需注意鉴别。

6. 纵隔气道周围肿物压迫　由于气道阻塞,可出现呼气性或双相哮鸣,见于甲状腺瘤、畸胎瘤、结核性淋巴瘤和转移性肿瘤。

7. 胃食管反流　大部分婴儿进食后都会发生反流,但只有在患儿食管黏膜有炎症变化时,反流才引起反射性气管痉挛,而致咳嗽和喘息。用测定24小时食管下端pH方法鉴别。

8. 喉返神经麻痹　双侧声带外展性麻痹,可出现喘鸣,但同时伴有声音嘶哑。

9. 肺部变态反应性疾病

(1)过敏性肺炎:如农民肺、饲鸽者肺、蘑菇肺、皮毛商肺等。急性发作常发生于接触抗原4~8小时后,突然干咳、发热、寒战伴明显的呼吸困难和喘憋,肺部可闻及湿啰音和哮鸣。胸片示间质和肺泡有小结节性浸润,多呈斑片或弥散分布。在急性发作期肺功能检查示限制性通气功能障碍伴FVC减低,可与哮喘急性发作相鉴别。

(2)变态反应性支气管肺曲霉菌病:是嗜酸性粒细胞肺炎中最常见的一种。最常见的表现是哮喘,而且哮鸣持续存在。所有患儿FEV_1下降,气道阻力增加,故必须与哮喘鉴别。其胸部X线表现具有支气管近端扩张、远端正常的中心性支气管扩张的特点。曲霉菌抗原皮试呈速发反应阳性或曲霉菌抗原特异性沉淀抗体阳性,具有诊断意义。

(3)肺嗜酸性粒细胞增多症:儿童期常见吕弗勒氏综合征(Löffler's syndrome)是由线虫的蛔虫移行至肺所致。临床常有咳嗽、胸闷、气短、喘息等症状。此病病程较长,胸部X线表现多见浸润性病灶并呈游走性。外周血嗜酸细胞异常增高,往往>10%。

(4)嗜酸粒细胞性多血管炎(Churg-Strauss综合征):本病多见于中青年,可能与药物(青霉素、磺胺)、细菌、血清等过敏原引起的Ⅲ型变态反应有关。临床可出现喘息、过敏性鼻炎等症状。大部分患儿出现嗜酸性粒细胞肺浸润,过敏原皮试可呈阳性。全身性血管炎可累及肺以外两个以上的器官。

【哮喘分期】

1. 急性发作期(acute exacerbation)　突然发生喘息、咳嗽、气促、胸闷等症状,或原有症状急剧加重。

2. 慢性持续期(chronic persistent)　近3个月内不同频度和/或不同程度地出现过喘息、咳嗽、气促、胸闷等症状。

3. 临床缓解期(clinical remission)　经过治疗或未经治疗症状、体征消失,肺功能恢复到急性发作前水平,并维持3个月以上。

【哮喘分级】

1. 急性发作严重程度分级　哮喘急性发作以呼气流量降低为其特征,常因接触变应原、刺激物或呼吸道感染诱发。其起病缓急和病情轻重不一,可在数小时或数天内出现,偶尔可在数分钟内即危及生命,应对病情做出正确评估,以便给予及时有效的紧急治疗(分级标准见表14-0-1~表14-0-2)。

2. 病情严重程度分级　哮喘病情严重程度应依据达到哮喘控制所需的治疗级别进行回顾性评估分级,因此通常在控制药物规范治疗数月后进行评估。一般而言,轻度持续哮喘:第1级或第2级阶梯治疗方案治疗能达到良好控制的哮喘;中度持续哮喘:使用第3级阶梯治疗方案治疗能达到良好控制的哮喘。重度持续哮喘:需要第4级或第5级阶梯治疗方案治疗的哮喘。哮喘的严重度并不是固定不变的,会随着治疗时间而变化。

3. 控制水平的分级　对于已经开始规范治疗的哮喘患儿,每隔1~3个月应进行随访,评估是否达到哮喘控制的目标,以及指导治疗方案的调整以达到并维持哮喘控制(分级标准见表14-0-3~表14-0-4)。

表 14-0-1 ≥6 岁儿童哮喘急性发作严重度分级

临床特点	轻度	中度	重度	危重度
气短	走路时	说话时	休息时	呼吸不整
体位	可平卧	喜坐位	前弓位	不定
讲话方式	能成句	成短句	说单字	难以说话
精神意识	可有焦虑、烦躁	常焦虑、烦躁	常焦虑、烦躁	嗜睡、意识模糊
辅助呼吸肌活动及三凹征	常无	可有	通常有	胸腹反常运动
哮鸣音	散在,呼气末期	响亮、弥漫	响亮、弥漫、双相	减弱乃至消失
脉率	略增加	增加	明显增加	减慢或不规则
PEF 占正常预计值或本人最佳值的百分数 /%	SABA 治疗后 >80	SABA 治疗前:>50~80 SABA 治疗后:>60~80	SABA 治疗前:≤50; SABA 治疗后:≤60	无法完成检查
SaO₂(吸空气)	0.90~0.94	0.90~0.94	0.90	<0.90

注:(1)判断急性发作严重度时,只要存在某项严重程度的指标,即可归入该严重度等级。
(2)幼龄儿童较年长儿和成人更易发生高碳酸血症(低通气);PEF:最大呼气峰流量;SABA:短效 β_2 受体激动剂

表 14-0-2 <6 岁儿童哮喘急性发作严重度分级

症状	轻度	重度[c]
精神意识改变	无	焦虑、烦躁、嗜睡或意识不清
SaO₂(治疗前)[a]	≥0.92	<0.92
讲话方式[b]	能成句	说单字
脉率	<100 次 /min	>200 次 /min(0~3 岁) >180 次 /min(4~5 岁)
发绀	无	可能存在
哮鸣音	存在	减弱,甚至消失

注:[a] 血氧饱和度是指在吸氧和支气管舒张剂治疗前的测得值;[b] 需要考虑儿童的正常语言发育过程;[c] 判断重度发作时,只要存在一项就可归入该等级

表 14-0-3 ≥6 岁儿童哮喘症状控制水平分级

评估项目[a]	良好控制	部分控制	未控制
在过去的 4 周: 日间症状 >2 次 / 周? 夜间因哮喘憋醒? 应急缓解药使用 >2 次 / 周? 因哮喘而出现活动受限?	无	存在 1~2 项	存在 3~4 项

注:[a] 用于评估最近 4 周的哮喘症状

表 14-0-4　<6 岁儿童哮喘症状控制水平分级

评估项目[a]	良好控制	部分控制	未控制
在过去的 4 周： 　持续至少数分钟的日间症状 >1 次 / 周？ 　夜间因哮喘憋醒或咳嗽？ 　应急缓解药使用 >1 次 / 周？ 　因哮喘而出现活动受限？（较其他儿童跑步 / 玩耍减少，步行 / 玩耍时容易疲劳？）	无	存在 1~2 项	存在 3~4 项

注：[a] 用于评估最近 4 周的哮喘症状

【全球哮喘防治创议】

1993 年，来自 17 个国家的 30 多位医学专家成立了全球哮喘防治创议（Global initiative for Asthma，GINA）委员会，于 1995 年发布了《全球哮喘管理和预防的策略》的工作报告，该报告以更新的哮喘基础和临床研究为依据，提出哮喘管理和预防的推荐意见，并以指南形式向全球推广。此后 GINA 指南根据新的循证医学证据逐年更新，并于 2002 年、2006 年两度修订，明确以达到并维持哮喘临床控制为目标的防控策略。2009 年 5 月，GINA 执行委员会所组织的儿科专家组，以儿童循证医学证据为基础，兼顾 5 岁及 5 岁以下儿童哮喘管理所面临的特殊挑战（包括诊断困难、药物和药物输出装置的有效性和安全性、缺乏在该年龄段新疗法的数据等），专门针对 5 岁及 5 岁以下儿童，提出的哮喘诊断和管理方面的报告。2012 年，以欧洲、美国、世界变态反应组织等专家组成的哮喘变态反应和免疫国际联合会（International Collaboration in Asthma Allergy and Immunology，iCAALL）对 2006 年以来修订颁布的国际代表性或区域性儿童哮喘指南分析比较，发表了儿童哮喘国际共识（International Consensus on Pediatric Asthma，ICON），并展望了表型特异性儿童哮喘治疗的未来发展趋势。

我国儿科临床医学工作者以中华医学会儿科学分会呼吸学组为核心专家组，于 1987~2016 年 20 余年间，结合我国临床实践特点，参照国际哮喘指南和循证医学证据，相继出台并更新了儿童哮喘支气管哮喘诊疗的指导性文件，成为我国儿童支气管哮喘诊疗管理的规范指南。

【哮喘控制类药物】

1. 糖皮质激素　是最有效的抗变态反应炎症的药物，其主要作用机制包括干扰花生四烯酸代谢，减少白三烯和前列腺素的合成；抑制嗜酸性粒细胞的趋化与活化；抑制细胞因子的合成；减少微血管渗漏；增加细胞膜上 β_2 受体的合成等。

(1) 吸入糖皮质激素（inhale corticosteroids，ICS）：这类药物局部抗炎作用强；通过吸气过程给药，药物直接作用于呼吸道，所需剂量较小；通过消化道和呼吸道进入血液的药物大部分被肝脏灭活，因此全身性不良反应较少。口咽局部的不良反应包括声音嘶哑、咽部不适和链珠菌感染。吸药后及时用清水含漱口咽部，选用干粉吸入剂或加用储雾罐可减少上述不良反应。ICS 全身不良反应的大小与药物剂量、药物的生物利用度、在肠道的吸收、肝脏首过代谢率及全身吸收药物的半衰期等因素有关。ICS 是长期治疗持续性哮喘的首选药物，主要包括以下剂型：①气雾剂，目前临床上常用的 ICS 有 3 种，包括丙酸倍氯米松气雾剂、布地奈德气雾剂和丙酸氟替卡松气雾剂。②干粉剂，包括布地奈德和氟替卡松准纳器。一般而言，如能掌握正确的方法，使用干粉吸入剂比普通定量气雾剂方便，吸入下呼吸道的药物量较多。糖皮质激素气雾剂和干粉吸入剂通常需连续、规律地吸入 1 周后方能奏效。③雾化溶液，布地奈德雾化悬液、氟替卡松雾化悬液经以压缩空气或高流量氧气为动力的射流装置雾化吸入，对患者吸气配合的要求不高、起效较快，适用于哮喘急性发作时的治疗。

(2) 口服给药：急性发作病情较重的哮喘或重度持续哮喘吸入大剂量激素治疗无效的患者应早期口服糖皮质激素，以防止病情恶化。一般可选用泼尼松，剂量 1~2mg/(kg·d)，疗程 3~7 天，对于糖皮质激素依赖型哮喘，可采用每日或隔日清晨顿服给药的方式，以减少外源性激素对脑垂体 - 肾上腺轴的抑制作用。对于伴有结核病、寄生虫感染、免疫缺陷、糖尿病、佝偻病或消化性溃疡的患者全身给予糖皮质激素治疗时应慎重，并应密切随访。

(3)静脉用药:严重哮喘发作时,应静脉及时给予大剂量氢化可的松(每次 5~10mg/kg)或甲泼尼龙(每次 1~4mg/kg),无糖皮质激素依赖倾向者,可在短期(3~5 天)内停药,症状控制后改为吸入激素。地塞米松抗炎作用较强,但由于血浆和组织中半衰期长,对脑垂体 - 肾上腺轴的抑制时间长,故应尽量避免使用或不较长时间使用。

2. 抗白三烯类药物　或称为白三烯调节剂,包括半胱氨酰白三烯受体拮抗剂和 5- 脂氧化酶抑制剂,目前在我国应用的主要是半胱氨酰白三烯受体拮抗剂,剂型为孟鲁司特钠的咀嚼片。半胱氨酰白三烯受体拮抗剂通过对气道平滑肌和其他细胞表面白三烯受体的拮抗,抑制肥大细胞和嗜酸性粒细胞释放出的半胱氨酰白三烯的致喘和致炎作用,产生轻度支气管扩张和减轻变应原、运动等诱发的支气管痉挛作用,并具有一定程度的抗炎作用。在哮喘治疗中,GINA 方案以及我国儿童哮喘防治指南,白三烯调节剂可作为 2 级治疗的单独用药或 2 级以上治疗的联合用药。

3. 长效吸入型 β_2 激动剂(long acting beta2 agonist,LABA)　β_2 激动剂可舒张气道平滑肌,增加黏液纤毛清除功能,降低血管通透性,调节肥大细胞及嗜酸性粒细胞介质的释放。LABA 的分子结构中具有较长的侧链,因此具有较强的脂溶性和对 β_2 受体较高的选择性,并且吸入型长效 β_2 激动剂长期应用不会引起 β_2 肾上腺素能受体功能的下调。目前在我国用于临床的吸入型长效 β_2 激动剂有两种。

(1)沙美特罗(salmeterol):经气雾剂或准纳器装置给药,给药后 30 分钟起效,平喘作用维持 12 小时以上,推荐剂量 50μg,每天 2 次吸入。

(2)福莫特罗(formoterol):经都保装置给药,给药后 3~5 分钟起效,平喘作用维持 8~12 小时以上。推荐剂量 4.5~9μg,每天 2 次吸入。近年来的研究表明,吸入型长效 β_2 激动剂与低、中剂量的吸入型激素联合应用具有协同作用,比单纯增加吸入型糖皮质激素的剂量效果更加明显。GINA 方案在以哮喘控制为目标的治疗方案中 3 级治疗以上首选吸入型长效 β_2 激动剂分别与低、中剂量的吸入型激素联合应用。

4. 缓释茶碱　缓释茶碱具有半衰期长、血药浓度平稳、对胃肠道的刺激比普通茶碱制剂小的

优点,但由于缓释茶碱制剂都是供口服的,其作用速度不快,主要适用于慢性持续哮喘的治疗,不适合于哮喘急性发作期的治疗。近年来报道茶碱类药物具有抗气道变应性炎症的作用,特别是在低剂量(较低的血药浓度约 10mg/L 以下)时表现得较为明显。常用剂量为 6~10mg/(kg·d),分 1~2 次服用。茶碱与糖皮质激素和抗胆碱药物联合应用具有协同作用,但与 β_2 激动剂联合应用时易于诱发心律失常,应慎用,并适当减少剂量。

5. 色甘酸钠(sodium cromoglycate,SCG)和奈多罗米钠(nedocromil sodium)　均为非皮质激素类抗炎药,可抑制 IgE 介导的肥大细胞等炎症细胞中炎症介质的释放,并可选择性抑制巨噬细胞、嗜酸性粒细胞和单核细胞等炎症细胞介质的释放。这类药物适用于轻度持续哮喘的长期治疗,可预防变应原、运动、干冷空气和 SO_2 等诱发的气道阻塞,可减轻哮喘症状和病情加重。一般认为 SCG 治疗儿童过敏性哮喘比成人效果好,副作用少。在轻中度哮喘患儿可用 SCG 气雾剂 2mg/ 揿、5mg/ 揿,每次 2~4 揿,每日 3~4 次吸入。

6. 长效口服 β_2 受体激动剂　包括沙丁胺醇控释片、特布他林控释片、盐酸丙卡特罗(procaterol hydrochloride)、班布特罗(bambuterol)等。可明显减轻哮喘的夜间症状。但由于其潜在的心血管、神经肌肉系统等不良反应,一般不主张长期使用。口服 β_2 受体激动剂对运动诱发性支气管痉挛几乎无预防作用。盐酸丙卡特罗:口服 15~30 分钟起效,维持 8~10 小时,还具有一定抗过敏作用。≤ 6 岁:1.25μg/kg,每日 1~2 次;>6 岁:25μg 或 5ml,每 12 小时用 1 次。班布特罗是特布他林的前体药物,口服吸收后经血浆胆碱酯酶水解、氧化,逐步代谢为活性物质特布他林,口服作用持久,半衰期约 13 小时,有片剂及糖浆,适用于 2 岁以上儿童。2~5 岁:5mg 或 5ml ;>5 岁:10mg 或 10ml,每日 1 次,睡前服用。

7. 抗 IgE 抗体　2018 年 3 月奥马珠单抗(omalizumab)在国内上市,是第一个在国内上市的儿童哮喘靶向治疗药物,为儿童哮喘的控制提供了更大的可能性。适用于青少年(12~18 岁)的中重度哮喘患者。奥马珠单抗是重组人源化抗 IgE 单克隆抗体,是哮喘领域的第一个靶向治疗药物,其由人 IgG 组成,仅保留与 IgE 特异性结合的互补决定区,鼠来源的分子序列占奥马珠单抗

分子的比例 <5%。奥马珠单抗通过与 IgE 的 Cε3 区域特异性结合,形成以异三聚体为主的复合物,剂量依赖性降低游离 IgE 水平,同时抑制 IgE 与效应细胞(肥大细胞、嗜碱性粒细胞)表面的高亲和力受体 FcεR1 的结合,减少炎症细胞的激活(如肥大细胞的脱颗粒)和多种炎性介质释放;从而阻断诱发过敏性哮喘发作的炎症级联反应。奥马珠单抗还可下调 FcεR1 受体表达 52%~83%,减少 FcεR I 表达是游离 IgE 浓度降低的直接结果。目前该药已在全球应用,其疗效确切,其为国内过敏性哮喘患者提供了新的治疗选择,同时对该药物也需要更长期的观察和进一步的研究,为其临床应用提供更多数据和信息[6]。

8. 抗过敏药物 口服抗组胺药物,如西替利嗪、氯雷他定、酮替芬等对哮喘的治疗作用有限,但对具有明显特应症体质者,如伴变应性鼻炎和湿疹等患儿的过敏症状的控制,可以有助于哮喘的控制。

9. 变应原特异性免疫治疗(specific immunotherapy,SIT) 通过对过敏患者反复皮下注射或舌下含服过敏原提取液,最终达到降低对过敏原敏感反应的治疗手段。1998 年 WHO 指导性文件指出脱敏治疗是可能改变过敏性疾病病情发展的唯一治疗,在疾病过程的早期开始脱敏治疗可能改变其长期病程。免疫治疗仅对 IgE 介导的吸入性过敏性疾病有效,虽然免疫治疗的确切机制未知,与封闭抗体的产生、淋巴细胞下调和过敏原特异性 IgE 降低有关。目前我国儿童哮喘的特异性免疫治疗主要针对的过敏原为尘螨,治疗途径包括皮下注射和舌下含服,临床验证的疗效和安全性良好,通常治疗疗程 3~5 年,适应对象为过敏性鼻炎和轻、中度尘螨过敏性哮喘。在免疫治疗过程中,主张同时进行基本的控制药物治疗,如果应用的是皮下注射特异性免疫治疗,应在每次注射后严密观察至少30 分钟,及时处理速发的局部或全身不良反应,并酌情调整注射剂量的方案。国内有研究表明尘螨特异性免疫治疗联合控制药物治疗哮喘合并变应性鼻炎患儿的早期有效率随治疗时间延长而升高,哮喘病程短、基线期 PEF% pred 低、基线期症状用药评分高的患儿特异性免疫治疗的早期临床疗效更为显著[7]。

【哮喘缓解类药物】

1. 短效 β₂ 激动剂 作用于气道平滑肌 β₂ 肾上腺素能受体,舒张气道平滑肌,缓解支气管痉挛。常用的药物如沙丁胺醇(salbutamol)和特布他林(terbutalin)等。

(1)吸入给药:包括气雾剂、干粉剂、溶液。这类药物经吸入途径后直接作用于气道平滑肌,通常在数分钟内起效,疗效可维持数小时,是缓解轻~中度急性哮喘症状的首选药物,也可用于运动性哮喘的预防。沙丁胺醇每次吸入100~200μg 或特布他林 250~500μg,每 2~4 小时 1 次,或在急性发作时每20分钟1次连续共3次,若 1 小时后疗效不满意者,应向医生咨询或看急诊进行其他治疗。这类药物应按需间歇使用,不宜长期、单一、过量使用,否则可引起骨骼肌震颤、低血钾、心律失常等严重不良反应。每月用量 1 罐以上说明哮喘未被控制好,应相应调整长期治疗方案,每月用量 ≥ 2 罐意味着有可能发生严重的可威胁生命的哮喘发作。经压力型定量手控气雾剂(pMDI)和干粉吸入装置吸入短效 β₂ 激动剂不适用于重度哮喘发作,其溶液经空气压缩型雾化泵吸入适用于轻~重度哮喘急性发作。儿童剂量按每次 0.05mg/kg 计算,每 4~6 小时按需吸入或者在急性发作时每20分钟1次连续共 3 次。特布他林雾化溶液每次 2.5mg/1ml,4~6 小时可重复。

(2)口服给药:服药后 15~30 分钟起效,疗效维持 4~6 小时。剂量:沙丁胺醇片 2~4mg,每天 3 次;特布他林片每次 0.065mg/kg,每天 3 次。口服出现的不良反应较吸入型有所增加。缓释剂型和控释剂型的平喘作用维持时间可达 8 小时;特布他林的前体药班布特罗的作用可维持24 小时,可减少用药次数,适用于夜间哮喘的预防和治疗。长期、单一应用 β₂ 激动剂可造成细胞膜 β₂ 受体的向下调节,表现为临床耐药现象,故应予避免。

(3)注射给药:哮喘严重发作时由于气道阻塞,吸入用药效果较差,可以通过肌内注射或静脉注射途径紧急给药,β₂ 激动剂一次用量一般为 0.5mg,滴速 2~8μg/min,因全身不良反应发生率较高,已较少使用。

2. 抗胆碱能药物 可阻断节后迷走神经传出支,通过降低迷走神经张力而舒张支气管,其扩张支气管的作用比 β₂ 受体激动剂弱,起效也较慢,但与 β₂ 受体激动剂联合应用具有协同、互补作用。目前用于临床的主要为溴化异丙托品的气雾剂和雾化溶液。6 岁以上儿童气雾剂常用剂量为 20~40μg/ 次,每天 3~4 次;雾化溶液儿童剂量为 250μg/ 次,哮喘急性发作时雾化吸入每 20 分钟 1 次(连续 3 次),然后隔 2~4 小时 1 次。副作用较少,少数出现口干、口苦感。

3. **短效茶碱** 具有舒张平滑肌的作用,并具有强心、利尿、扩冠状动脉、兴奋呼吸中枢和呼吸肌等作用,低浓度茶碱具有抗炎和免疫调节作用。

(1)口服给药:用于轻~中度哮喘发作和维持治疗,一般剂量为 6~10mg/kg。茶碱与糖皮质激素和抗胆碱药联合应用具有协同作用,但与 β 受体激动剂联合应用时易于诱发心律失常,应慎用,并适当减少剂量。

(2)静脉给药:氨茶碱加入葡萄糖液中,缓慢静脉注射(注射速度每分钟不宜超过 0.2mg/kg)或静脉滴注,适用于哮喘急性发作且近 24 小时内未用过茶碱类药物的患者。重症病例且 24 小时内未用过氨茶碱者负荷剂量为 4~5mg/kg,继之以维持量 0.6~0.8mg/(kg·h)的速度按 3 小时为度的方法静脉滴注以维持其平喘作用,亦可用 4~5mg/kg,q6h。对年龄在 2 岁以内或 6 小时内用过茶碱者静脉剂量应减半。务必注意药物浓度不能过高,滴注速度不能过快,亦不可过慢,一般在 20 分钟内滴入为妥,以免引起心律失常、血压下降,甚至突然死亡。对于幼儿、心、肝、肾功能障碍及甲状腺功能亢进者更需慎用。茶碱的不良反应包括胃肠道症状(恶心、呕吐)、心血管系统症状(心动过速、心律失常、血压下降),偶可兴奋呼吸中枢,严重者可引起抽搐乃至死亡,由于茶碱的有效血药浓度与中毒血药浓度十分接近,且个体代谢差异较大,因此用药前须仔细询问近期是否用过茶碱,如此前应用过氨茶碱应监测血药浓度,密切观察临床症状,以防茶碱过量中毒。有效安全的血药浓度应保持在 5~15μg/ml,如大于 20μg/ml,则不良反应明显增多。最好在用药一开始即监测血药浓度,当患者应用常规剂量治疗出现不良反应,或疗效不明显,或有其他影响茶碱代谢因素时(如发热、肝脏疾患、充血性心力衰竭、合用甲氰咪胍、喹诺酮类、大环内酯类药物),更应监测血药浓度。

4. **肾上腺素** 1:1 000 溶液(1mg/ml)0.01mg/kg,用量 0.3~0.5mg,可 20 分钟应用 1 次,共 3 次。副作用与选择性 $β_2$ 受体激动剂相似且更明显。如果能选择 $β_2$ 受体激动剂,此类通常不被推荐治疗哮喘发作。

【吸入型药物装置的选择】

吸入药物可以较高浓度迅速到达病变部位,因此起效迅速,且因所用药物剂量较小,即使有极少量药物进入血液循环,也可在肝脏迅速灭活,全身不良反应较轻,是哮喘治疗的最有效药物,适用于任何年龄患儿。各种吸入装置都有一定的吸入技术要求,医护人员应熟悉各种吸入装置的特点,根据患儿的年龄选择不同的吸入装置,训练指导患儿正确掌握吸入技术,以确保临床疗效。吸入装置的选择和具体使用要点见表 14-0-5。

表 14-0-5 吸入装置的选择和具体使用要点

吸入装置	适用年龄	吸入方法	注意点
压力定量气雾剂(pMDI)	>6 岁	在按压气雾剂前或同时缓慢地深吸气(30L/min),随后屏气 5~10 秒	吸 ICS 后必须漱口
pMDI 加储雾罐	各年龄	缓慢地深吸气或缓慢潮气量呼吸	同上,尽量选用抗静电的储雾罐,<4 岁者加面罩
干粉吸入剂(DPI)	>5 岁	快速深吸气(理想流速为 60L/min)	吸 ICS 后必须漱口
雾化器	各年龄	缓慢潮气量呼吸伴间隙深吸气	选用合适的口器(面罩);如用氧气驱动,流量 ≥ 6L/min;普通超声雾化器不适用于哮喘治疗

【急性发作期治疗方案和流程】

哮喘急性发作(哮喘恶化)是呼吸短促、咳嗽、喘息或胸闷症状的进行性加重,或这些症状同时出现。急性发作期治疗方案和流程见图 14-0-1。

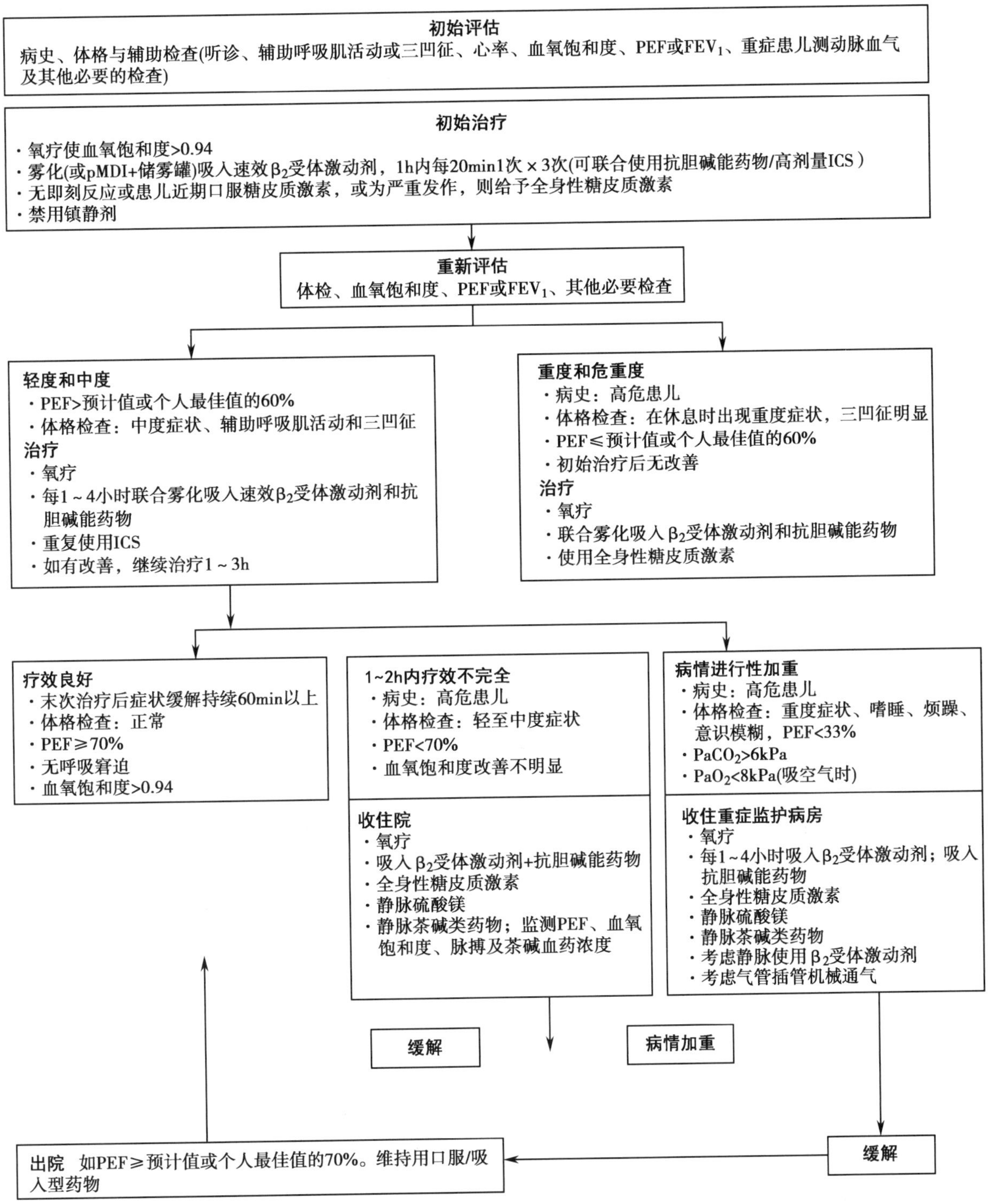

初始评估
病史、体格与辅助检查(听诊、辅助呼吸肌活动或三凹征、心率、血氧饱和度、PEF或FEV_1、重症患儿测动脉血气及其他必要的检查)

初始治疗
· 氧疗使血氧饱和度>0.94
· 雾化(或pMDI+储雾罐)吸入速效β_2受体激动剂,1h内每20min1次×3次(可联合使用抗胆碱能药物/高剂量ICS)
· 无即刻反应或患儿近期口服糖皮质激素,或为严重发作,则给予全身性糖皮质激素
· 禁用镇静剂

重新评估
体检、血氧饱和度、PEF或FEV_1、其他必要检查

轻度和中度
· PEF>预计值或个人最佳值的60%
· 体格检查:中度症状、辅助呼吸肌活动和三凹征
治疗
· 氧疗
· 每1~4小时联合雾化吸入速效β_2受体激动剂和抗胆碱能药物
· 重复使用ICS
· 如有改善,继续治疗1~3h

重度和危重度
· 病史:高危患儿
· 体格检查:在休息时出现重度症状,三凹征明显
· PEF≤预计值或个人最佳值的60%
· 初始治疗后无改善
治疗
· 氧疗
· 联合雾化吸入β_2受体激动剂和抗胆碱能药物
· 使用全身性糖皮质激素

疗效良好
· 末次治疗后症状缓解持续60min以上
· 体格检查:正常
· PEF≥70%
· 无呼吸窘迫
· 血氧饱和度>0.94

1~2h内疗效不完全
· 病史:高危患儿
· 体格检查:轻至中度症状
· PEF<70%
· 血氧饱和度改善不明显

收住院
· 氧疗
· 吸入β_2受体激动剂+抗胆碱能药物
· 全身性糖皮质激素
· 静脉硫酸镁
· 静脉茶碱类药物;监测PEF、血氧饱和度、脉搏及茶碱血药浓度

病情进行性加重
· 病史:高危患儿
· 体格检查:重度症状、嗜睡、烦躁、意识模糊,PEF<33%
· $PaCO_2$>6kPa
· PaO_2<8kPa(吸空气时)

收住重症监护病房
· 氧疗
· 每1~4小时吸入β_2受体激动剂;吸入抗胆碱能药物
· 全身性糖皮质激素
· 静脉硫酸镁
· 静脉茶碱类药物
· 考虑静脉使用β_2受体激动剂
· 考虑气管插管机械通气

缓解   病情加重

出院   如PEF≥预计值或个人最佳值的70%。维持用口服/吸入型药物

缓解

图 14-0-1   哮喘急性发作期治疗流程

PEF:最大呼气峰流量;FEV_1:第一秒用力呼气量;pMDI:压力型定量气雾剂;ICS:吸入性糖皮质激素

【哮喘长期控制的分级治疗方案】

哮喘的治疗目标是达到并维持哮喘临床控制。2018 年修订的哮喘管理和预防指南(GINA),以及我国 2016 年版儿童支气管哮喘指南推荐采用哮喘控制水平分级方法对哮喘控制水平进行周期性评价,来监测治疗后的控制水平并调整治疗方案,即评估控制 - 达到并维持控制 - 监测控制

的循环管理哮喘模式。

1. 6 岁及其以上儿童哮喘分级治疗方案   6 岁及其以上儿童、青少年哮喘治疗方案被分为 5 个级别(表 14-0-6),反映了达到哮喘控制所需治疗级别的递增情况。在各级治疗中,均应辅以环境控制和健康教育,并按需使用速效 β_2 受体激动剂。对于从未控制治疗患儿,大多数起始治疗从

第2级开始可达到控制效果,严重者起始治疗选择第3级。如果现有治疗方案未能达到哮喘控制,应升级治疗直至达到哮喘控制。当患者已达到哮喘控制,必须对控制水平进行长期监测,在维持哮喘控制至少3个月后,可考虑降级治疗,并确定维持哮喘控制所需最低治疗级别。

2. **6岁以下儿童哮喘分级治疗方案** 6岁以内哮喘患儿,有相当一部分症状会自行消失,对于早期诊断的儿童,可按照2016年修订的我国儿童哮喘防治指南中6岁以下儿童哮喘长期治疗方案选择分级治疗(表14-0-7)。最佳哮喘控制药物是ICS,建议初始治疗选用低剂量。如果低剂量ICS无法控制症状,增加剂量是最佳选择。每年必须

对患儿随访至少2次,以决定是否需要继续治疗。白三烯调节剂治疗可减少2~5岁呼吸道病毒诱发喘息,也可选择作为该年龄段单药控制治疗。

3. **分级治疗的疗程和剂量调整方案** 单用中高剂量ICS者,如果病情稳定可尝试在3个月内将剂量减少50%。当单用小剂量ICS能达到哮喘控制时,可改为每天1次。联合使用ICS和LABA者,先将ICS剂量减少约50%,直至达到小剂量ICS时才考虑停用LABA。如果使用最小剂量ICS时哮喘维持控制,且1年内无症状反复,可考虑停药观察。表14-0-8、表14-0-9列出了不同ICS之间的剂量关系,作为ICS剂量选择的标准。

表 14-0-6 ≥6岁儿童哮喘长期治疗方案

降级 ←——— 治疗级别 ———→

干预措施		第1级	第2级	第3级	第4级	第5级
非药物干预		哮喘防治教育、环境控制				
缓解药物		按需使用速效 β_2 受体激动剂				
控制药物	优选方案	一般不需要	低剂量 ICS	低剂量 ICS/LABA	中高剂量 ICS/LABA	中高剂量 ICS/LABA+LTRA 和/或缓释茶碱 + 口服最小剂量糖皮质激素
	其他方案		• LTRA • 间歇(高)剂量 ICS	• 低剂量 ICS +LTRA • 中高剂量 ICS • 低剂量 ICS+ 缓释茶碱	• 中高剂量 ICS +LTRA • 中高剂量 ICS 加 LTRA 或缓释茶碱 • 中高剂量 ICS/LABA+LTRA 或缓释茶碱	• 中高剂量 ICS/LABA+LTRA 和/或缓释茶碱 + 口服最低剂量糖皮质激素 • 中高剂量 ICS/LABA+LTRA 和/或缓释茶碱 + 抗 IgE 治疗[a]

注:ICS:吸入性糖皮质激素;LTRA:白三烯受体拮抗剂;LABA:长效 β_2 受体激动剂;ICS/LABA:吸入性糖皮质激素与长效 β_2 受体激动剂联合制剂;抗 IgE 治疗适用于 ≥6岁儿童

表 14-0-7 <6岁儿童哮喘长期治疗方案

降级 ←——— 定期评估 ———→

干预措施		第1级	第2级	第3级	第4级
非药物干预		哮喘防治教育、环境控制			
缓解药物		按需使用速效 β_2 受体激动剂			
控制药物	优选方案	一般不需要	低剂量 ICS	中剂量 ICS	中高剂量 ICS+LTRA
	其他方案		• LTRA • 间歇(高)剂量 ICS	• 低剂量 ICS+LTRA	• 中高剂量 ICS+ 缓释茶碱 • 中高剂量 ICS/LABA • 中高剂量 ICS+LTRA(或 LABA)与口服最小剂量糖皮质激素

注:ICS:吸入性糖皮质激素,LTRA:白三烯受体拮抗剂,LABA:长效 β_2 受体激动剂;ICS/LABA:吸入性糖皮质激素与长效 β_2 受体激动剂联合制剂

表 14-0-8　≥ 6 岁儿童常用 ICS 的每日剂量换算（μg）[a]

药物种类	低剂量 /μg		中剂量 /μg		高剂量 /μg	
	≥ 12 岁	<12 岁	≥ 12 岁	<12 岁	≥ 12 岁	<12 岁
二丙酸倍氯米松 CFC	200~500	100~200	~1 000	~400	>1 000	>4 000
二丙酸倍氯米松 HFA	100~200	50~100	~400	~200	>400	>200
布地奈德 DPI	200~400	100~200	~800	~400	>800	>400
布地奈德雾化悬液 BIS	无资料	250~500	无资料	~1 000	无资料	>1 000
丙酸氟替卡松 HFA	100~250	100~200	~500	~500	>500	>500

注：[a] 此剂量非各药物间的等效剂量，但具有一定的临床可比性。绝大多数患儿对低剂量 ICS 治疗有效 CFC：氟利昂；HFA：氢氟烷；DPI：干粉吸入剂

表 14-0-9　<6 岁儿童 ICS 每日低剂量 [a]

药物种类	低剂量 /μg
丙酸倍氯米松 HFA	100
布地奈德 pMDI+spacer	200
布地奈德雾化悬液 BIS	500
丙酸氟替卡松 HFA	100

注：[a] 此剂量为相对安全剂量；HFA：氢氟烷；pMDI：压力定量气雾剂；儿童对许多哮喘药物（如糖皮质激素、β 受体激动剂、茶碱）的代谢快于成人，年幼儿童对药物的代谢快于年长儿。吸入治疗时进入肺内的药物量与年龄密切相关，年龄越小，吸入的药量越少

【哮喘危重状态治疗方案】

1. 临床表现　休息时喘息、端坐呼吸、讲话困难、焦虑、呼吸急促、三凹征明显、喘鸣音、脉快、发绀、血气显低氧血症和 / 或二氧化碳潴留。以往所称哮喘持续状态指哮喘持续发作在 24 小时以上，药物治疗无效或进行性加重。这种过分强调时间因素不妥，现已不再使用该名词。

2. 发生机制和危险因素　多发于慢性哮喘，其气道阻塞主要为长期炎症和大量分泌物潴留所致。由于全身衰竭，窒息、呼衰多由大量痰液阻塞气道引起。加大给氧也不能缓解缺氧。应用支气管扩张剂不能解除气道阻塞极度的缺氧和酸中毒，往往导致心血管功能的损害。

危险因素包括：①既往有几乎致命的哮喘发作病史；②过去 1 年内因哮喘住院或急诊就诊；③既往因哮喘发作而有过气管插管者；④当前在使用或最近已停用口服皮质激素；⑤过度依靠吸入型 β₂ 激动剂；⑥有心理 - 社会问题，或否认自己有哮喘或其严重性者；⑦有不依从哮喘治疗计划的历史。

3. 治疗　哮喘危重状态时支气管严重阻塞威胁生命，必须积极抢救。

（1）清理呼吸道分泌物，给予湿化氧，流量 4~5L/min，吸氧浓度需 >0.4，有呼吸衰竭指征时应进行机械通气，力争使氧饱和度 >94%。

（2）由于呼吸急促、张口呼吸，使呼吸道丢失大量水分；同时由于不能进食，机体处于轻度脱水状态，一般可给正常生理需要量的 2 倍，直至尿量达 2ml/（kg·h）。

（3）纠酸，由于呼吸功增加和低氧血症，乳酸产生过多而发生代酸，当 pH<7.3，PaO_2 不高时可使用碱性液；当 PCO_2 高时，应先改善通气，再使用碱性液；否则可使 PCO_2 更高，并造成细胞内胞浆液 pH 下降。补碱公式：所需碱性液 mEq= −BE × 0.3 × kg。紧急情况下可先给 5% 碳酸氢钠 2ml/kg，以后根据血气再调整。

（4）支气管舒张剂：① β 肾上腺受体兴奋剂气雾剂吸入，开始可每 20 分钟 1 次，1 小时以后渐延长时间 1~2 小时至 4~6 小时 1 次，若无即刻效果需用全身性应用皮质激素及氨茶碱治疗。②糖皮质激素，首次氢化可的松 10mg/kg，以后 5~10mg/kg，或甲泼尼龙 1~4mg/kg，每 6~8 小时 1 次，一般用药 4~6 小时后起作用，2~3 天病情好转后改吸入剂型。③氨茶碱，入院前 6 小时未用茶碱类药物者先给负荷量 4~6mg/kg（年长儿、体重大者用偏小量）加 10% 葡萄糖 30~50ml，30 分钟内静脉滴注。此后以 0.8~1.0mg/（kg·h）速度静脉滴注；用过者则酌情减量。有条件时于负荷量开始前、给药后 1 小时、用维持量 4 小时后分别取 1ml 血测氨茶碱血浓度，以免过量。氨茶碱血清

有效浓度 10~20μg/ml,中毒剂量 >25μg。

(5)机械通气:若 $PaCO_2$ 持续升高,应行气管内插管,选用定容型呼吸机给辅助通气,保证吸入气时。机械通气指征:全身衰竭状态、呼吸肌疲劳、吸气相呼吸音明显降低、意识障碍、给氧情况下仍有低氧血症(氧分压 <50mmHg 和 / 或二氧化碳分压 >45mmHg)。

(6)有感染给抗生素。

(7)对症治疗:过分烦躁用水合氯醛,有心衰时用强心剂等,有气胸时给予胸腔闭式引流排气。

【哮喘教育和个体化管理】

在哮喘的长期治疗中,需要强调管理和教育,这是哮喘综合治疗中非药物干预非常重要的环节。

1. 避免诱发因素 在哮喘的治疗管理中具有重要作用,这是在选择每一个级别的治疗中也是首先要做到的(表 14-0-10 列举了常见的诱发因素及避免措施)。

表 14-0-10 儿童哮喘常见诱发因素及避免措施

哮喘诱发因素	避免措施
尘螨 (非常小,肉眼不可见,以人的皮屑为食物,喜欢生活在潮湿温暖的环境中,如地毯、被褥、枕芯)	1. 每周用热水洗床单和毛毯 2. 取走地毯和厚重的窗帘以及软椅坐垫 3. 最好用塑料、皮革或简单的木质家具,而少用纤维填充家具 4. 最好用带滤网的吸尘器 5. 外出旅行选择居住无地毯的房间
室内霉菌	1. 清扫家中潮湿区域和有霉斑生长处,尤其是卫生间和厨房 2. 天花板、地板隔下、墙面装饰材料的背面是容易忽视之处,尤其是曾经被水淹渍的地方,必需彻底清扫并干燥 3. 注意清洗和干燥室内空调的滤网 4. 室内尽量减少大面积的水养植物池和盆栽植物
蟑螂	1. 杀死蟑螂,并彻底清除蟑螂尸体及排泄物 2. 剩余食物放入容器内 3. 家中不要堆放报纸、纸箱和空瓶
有皮毛的动物	1. 哮喘患儿的家中不要养宠物 2. 尽量减少与养宠物的人和家庭接触
室外花粉	1. 在花粉高峰期(春季树木花粉,夏秋杂草花粉),关好门窗待在室内 2. 花粉高峰期出行时建议戴口罩 3. 常常关注天气预报注意花粉浓度的预报,做到事先防备
烟草烟雾	1. 哮喘患儿的家庭成员必须戒烟 2. 当有做饭的烟雾或燃烧木柴时,要开窗通风 3. 当室外充满汽车尾气、工厂的污染,关闭窗户
体育运动	1. 在哮喘达到控制时,无需避免体育运动 2. 部分患儿在剧烈运动前需要预防用缓解药 3. 持续的控制类药物治疗能减少运动后哮喘的发生 4. 对于哮喘达到控制的患儿可推荐多种类型的体育运动

2. 个体化的哮喘管理和监测 在儿童哮喘长期个体化的管理和监测中,有应用价值的管理检测工具包括哮喘日记记录、峰流速仪监测、哮喘控制测试量表(ACT)定期评估。

(1)哮喘日记:通常哮喘日记的内容应该包括对日间咳嗽喘息症状、日间活动受限情况、夜间因喘息影响睡眠情况、应急使用缓解症状类药物的类型和次数、每日控制药物使用的执行情况、每日清晨和夜间峰流速监测及记录。通过客观地记录哮喘日记,可以为科学而准确地评估控制水平分级提供有效依据。

(2)峰流速仪:是一种简单而实用的监测哮喘患者呼吸道气流阻力情况的小型仪器。峰流速的全称为用力呼气高峰流速(peak flow,PEF),当哮喘患者处于哮喘急性发作期或病情控制不稳定(或称为慢性持续期)时,峰流速(PEF)值出现不同程度的降低,或者昼夜波动的幅度加大。

(3)哮喘控制问卷(asthma control test,ACT):ACT 是一种简易有效的评价在过去的 4 周儿童哮喘控制状况的方法。ACT 在实际应用中分为两个年龄段,4~12 岁儿童使用 c-ACT 问卷若总分 ≤ 19 分,提示哮喘未控制,20~22 分提示哮喘部分控制,≥ 23 分提示哮喘控制;12 岁以上儿童和成人所用的 ACT 问卷相同,最近更新的 GINA 确定,20~25 分为哮喘控制良好,16~19 分为哮喘控制不良,5~15 分为哮喘控制差[8]。

3. 建立良好的医患关系　由于儿童哮喘病反复发作和慢性持续的特点,治疗和管理是长期的过程,建立好伙伴式的良好的医患关系对于患儿及其家长保持良好的依从性至关重要。医护人员和健康教育者需通过反复地教育、解释、监测和调整治疗,检查患儿用药方法的正确性和纠正不良用药行为,消除患儿及其家长对哮喘病本身的担心和畏惧长期药物治疗的不良反应,鼓励其战胜疾病的信心。在健康教育的过程中,可以采取各种灵活多样的教育方式,结合不同年龄段哮喘患儿的病理特点针对性的设计教育的目标人群和教育重点问题,通过书面材料、讲座、视频、媒体、网络等各种平台,并且取得卫生行政管理机构的支持,提高对儿童哮喘病的认知,并制订哮喘行动计划,正确实施儿童哮喘防治措施,提高哮喘控制水平。

(向 莉)

参考文献

1. 中华医学会儿科学分会呼吸学组、《中华儿科杂志》编辑委员会.儿童支气管哮喘诊断与防治指南(2016版).中华儿科杂志,2016,54(3):167-181.
2. Barnes PJ.Asthma mechanisms.Medicine,2016,44(5):265-270.
3. 中华医学会耳鼻咽喉头颈外科学分会鼻科学组.变应性鼻炎诊断和治疗指南(2015 年,天津).中华耳鼻咽喉头颈外科杂志,2016,51(1):6-24.
4. 苗青,刘永革,王燕,等.3160 例住院儿童敏筛过敏原检测结果分析及其临床意义.国际检验医学杂志,2018,39(13):102-107.
5. 向莉.全球哮喘防治创议(GINA)2018 更新版要点导读与解析.中华实用儿科临床杂志,2018,33(11):7-11.
6. 奥马珠单抗治疗过敏性哮喘专家组,中华医学会呼吸病学分会哮喘学组.奥马珠单抗治疗过敏性哮喘的中国专家共识.中华结核和呼吸杂志,2018,41(3):179-185.
7. 刘晓颖,王静,向莉,等.尘螨特异性免疫治疗哮喘合并变应性鼻炎患儿早期疗效及影响因素研究.中国实用儿科杂志,2016,31(3):190-194.
8. Global strategy for asthma management and prevention (Revised 2018):Global Initiative for Asthma(GINA),2018.

第十五章

呼吸系统先天异常

第一节　先天性喉软化症

先天性喉软化症（congenital laryngomalacia）以吸气时声门上组织脱垂至呼吸道产生吸气性喉喘鸣和上呼吸道梗阻为主要特点，是儿童喉喘鸣最常见的原因[1]，以男性为主，男女比平均为1.6∶1。患儿多于出生后2周内出现症状，大部分可在2岁之前不治自愈或经保守治疗治愈[2]，约10%的患儿需手术治疗。

【病因及发病机制】

先天性喉软化症是新生儿期喉喘鸣最常见的原因，同时也占婴儿期喉喘鸣的75%左右。喉鸣由杓会厌皱襞震动而发生，多为高音调鸡鸣样的喘鸣声，也可为低音调的震颤声，一般只在吸气时发生，重者呼气时也可发生。喉软化症的病因有多种学说，可能的原因有声门上喉组织松弛、喉软骨软化、喉组织的神经功能及张力的发育迟缓及胃食管反流等。其中支配气道开放的神经或神经肌肉发育迟缓、喉的失神经支配，以及神经肌肉张力过弱等机制，可能在喉软化症的病因中起到了较为重要的作用。

【临床表现】

吸气性喉鸣为此病的主要症状。大多数病儿生后无症状，多在生后7~14日症状显露。轻者喘鸣为间歇性，当受惊或哭闹时症状明显，安静或入睡后症状缓解或消失。有的与体位有关，仰卧时加重，俯卧或侧卧时轻。重者喘鸣为持续性，入睡后或哭闹时症状更为明显，并有吸气性呼吸困难。继发呼吸道感染时，呼吸困难加重，可出现发绀；

同时呼吸道分泌物排出不畅，发生痰鸣。喉鸣大多在生后4~42个月消失[3]。

喉鸣时可同时伴有锁骨上窝、肋间和上腹部凹陷，但一般生长发育良好，哭声正常。

轻症患儿可照常哺乳，对发育和营养无明显影响。重者由于影响哺乳及睡眠，常有不同程度的营养不良。由于呼吸困难及长期缺氧，有时可表现明显的漏斗胸或鸡胸，甚至心脏也可增大。轻者听诊时无明显改变，重者有不同程度的呼吸音减弱或痰鸣音。有时可发生阵发性青紫，患儿易出现反复呼吸道感染。

【辅助检查】

实验室检查：血清总钙及离子钙的测定可提示有低钙血症存在。

喉镜检查可见喉部组织软而松弛，吸气时喉上组织向喉内卷曲，呼气时吹出，若用直接喉镜将会厌挑起或伸至喉前庭时，喉鸣声消失，即可确定诊断。

其他辅助检查如喉部正侧位X线摄片、喉部CT扫描、食管吞钡检查、支气管镜检查及喉部超声[4]检查等，可根据病史及临床特点提示而选择，以除外其他原因所致的喉喘鸣。

【诊断】

根据出生后不久即有喉鸣史，无呼吸道异物或其他疾患的病史和体征，喉侧位X线摄片正常，哭声响亮和吞咽良好，一般不需做直接喉镜检查即可做出诊断。疑难者可做直接喉镜或电子喉镜检查。

喉软化症的分型目前有改进,分为三型:Ⅰ型为杓状软骨黏膜脱垂,Ⅱ型为杓会厌襞短缩,Ⅲ型为会厌后移。

【鉴别诊断】

先天性喉软化症须与其他各种先天性喉及气管发育异常如声带麻痹、声门下狭窄、喉蹼、声门下血管瘤和喉囊肿等相鉴别,亦应注意与各种后天性喉部疾病如炎症、异物、外伤等相鉴别。鉴别要点分述如下。

1. 声带麻痹 声带麻痹也是新生儿喉喘鸣的常见原因,仅次于喉软化症。以单侧声带麻痹较为常见,多在左侧。单侧声带麻痹的喉鸣为双相性,常伴声嘶哑或失声,无发绀及喂养困难,多能自行缓解而不需治疗。双侧声带麻痹多属中枢性,系由于产前或产时缺氧损伤脑干所致,可同时伴有吞咽困难及其他脑神经损伤,常有哭声低弱、高音调的双向喉鸣和呼吸窘迫,有时需要气管插管或气管切开。电子喉镜或直接喉镜检查可确诊。

2. 先天性喉、气管发育异常 本组疾病包括各种产生喉、气管狭窄的解剖学异常。先天性喉蹼出生时即有喉鸣,发声嘶哑或低弱,喉蹼大者可有呼吸困难。先天性声门下弹性圆锥组织肥厚或环状软骨畸形,皆可引起声门下腔狭窄、梗阻,严重者出生时即有喉鸣,但发音和哭声正常。先天性气管狭窄可由气管本身病变或气管外病变压迫所致。患儿多于出生时或出生后不久即有持续性喉鸣,以呼气时更为明显,哭声和发音正常。严重者可有呼吸困难。可行喉镜、支气管镜及胸部影像学检查以鉴别。

3. 先天性喉囊肿或肿瘤 先天性喉囊肿、喉内甲状腺或喉部肿瘤(血管瘤、乳头状瘤)都可引起新生儿喉喘鸣,表现为音哑或失声的双相性喘鸣,呼吸困难的程度视肿物的大小而定。电子喉镜或直接喉镜检查可确诊。

4. 后天性喉部疾病 如新生儿咽后壁脓肿,主要表现为呼吸困难、鸭鸣,严重者可出现喉梗阻及窒息。在直接喉镜下可见咽后壁肿胀,咽腔变窄,侧位 X 线摄片及 CT 可见咽后壁软组织增宽,常可见液平面和气泡。其原因多为生后清理呼吸道时误伤了咽后壁。另外,长期气管插管机械通气的患儿,由于声带或环状软骨损伤引起局部水肿或继发瘢痕挛缩性声门下狭窄,拔管后常可出现喉鸣和 / 或进行性呼吸困难,应注意鉴别。

【治疗】

先天性喉软化症一般不需特殊治疗,只需加强护理及喂养。对于胃食管反流相关的喉软化症,有证据表明抗反流治疗有效。

重度喉软化症则需手术治疗。手术指征包括不能经口喂养、增重困难、生长发育停滞、神经精神发育迟缓、危及生命的呼吸道梗阻、肺动脉高压或肺心病、低氧血症或高碳酸血症等[5]。

目前手术治疗方法主要有气管切开术和声门上成形术。气管切开术多在无法用声门上成形术等手术治疗的重症喉软化症或再次手术中使用。声门上成形术一般是在支撑喉镜或内镜下切除声门上脱垂组织,较为安全有效[6-8],但对神经疾病的喉软化症患儿来说声门上成形术效果不佳,多需再次手术或行气管切开术[7]。手术主要并发症为声门上狭窄,术中注意避免过度操作,不要去除过多的黏膜,可减少声门上狭窄的发生率。其他并发症还包括粘连、肉芽肿、误吸等。

(焦安夏)

参考文献

1. Bedwell J,Zalzal G.Laryngomalacia.Semin Pediatr Surg,2016,25(3):119-122.

2. Thorne MC,Garetz SL.Laryngomalacia:Review and Summary of Current Clinical Practice in 2015.Paediatr Respir Revi,2016,17:3-178.

3. Isaac A,Zhang H,Soon SR,et al.A systematic review of the evidence on spontaneous resolution of laryngomalacia and its symptoms.Int J Pediatr Otorhinolaryngol,2016,83:78-83.

4. Friedman S,Sadot E,Gut G,et al.Laryngeal ultrasound for the diagnosis of laryngomalacia in infants.Pediatr Pulmonol,2018,53(6):772-777.

5. 梁穗新,何少茹,桂娟.婴儿中重度喉软化症临床转归及中长期随访研究.中国小儿急救医学,2017,24(4):278-281.

6. Farhood Z,Ong AA,Nguyen SA,et al.Objective Outcomes of Supraglottoplasty for Children With Laryngomalacia and Obstructive Sleep Apnea:A Meta-analysis.JAMA otolaryngol-head & neck surg,2016,142(7):665.

7. Escher A,Probst R,Gysin C.Management of laryngomalacia in children with congenital syndrome:The role of supraglottoplasty.J Pediatr Surg,2015,50(4):519-523.

8. Ribeiro J,Júlio,Sara,et al.Supraglottoplasty in children

with laryngomalacia：A review and parents appraisal.Am　　　J Otolaryngol,2018,39(5):613-617.

第二节　气管、支气管软化

气 管 软 化(tracheomalacia,TM) 是 指 气 管壁因软骨环异常及肌弹性张力减退而致的软化[1]。TM可累及部分气管乃至整个气管。若有主支气管也同时受累,则称之为气管支气管软化(tracheobronchomalacia,TBM)。而支气管软化(bronchomalacia)则指不伴有气管软化的一或两个主支气管的软化。临床资料表明儿童气管软化多同时伴有支气管软化,而在儿科文献中,TM 和TBM 的名称亦是经常互换使用的。

气管支气管软化依病因分为原发性(先天性)和继发性(获得性)两种,其中以原发性居多。本文主要讨论原发性气管支气管软化。

【病因】

原发性气管支气管软化认为是由气管软骨先天发育不成熟所致。其可以是独立的疾病,但通常会伴有其他先天异常,包括早产、软骨先天性异常(如软骨发育不全、多发性软骨炎、艾-唐综合征)、某些先天性综合征(如黏多糖病、21三体综合征等)、某些先天畸形(如食管闭锁、气管食管瘘及支气管肺发育不良等)[2]。也有研究发现早产儿呼吸机依赖的患儿中气管支气管软化的患病率高,达48%[3]。

原发性气管支气管软化的患儿多合并有VATER 征、食管闭锁及气管支气管瘘等。因原发性气管支气管软化症与胚胎期前肠发育不良有关,故气管食管的先天畸形常同时存在[4,5]。

【发病机制】

在儿科,原发性或继发性气管支气管软化是导致气道过度塌陷、气流阻塞的最常见原因。

正常气管断面应是经典的"D"字结构,即由前部的软骨环和后部的膜性结构组成,二者正常比率约为4.5:1。在 TBM 患儿,气管软骨有缺陷或畸形,伴软骨部分与膜部肌肉部分比率下降。增宽的气管膜性后壁与前面含软骨的气管壁之比可接近1:2,这样就使气管经典的"D"字结构丧失。因软骨比例代表着硬度,其比率下降意味着气管易于塌陷。

在正常气道,由于婴幼儿气管的顺应性,呼气相时,胸内气道因胸内正压的存在可致生理性狭窄。在 TBM 患儿,气管支气管软骨顺应性异常,无法对抗呼气相增加的胸内压,使气道于前后方向发生塌陷。当用力呼气、咳嗽及接受咽鼓管充气检查时,因胸内压更高而致气道塌陷程度加重。另外,气管周围结构、前方的大动脉及后面的食管等的压迫亦可加剧气道的塌陷程度。

胸腔外或颈部的 TM 相对少见。在这些病例,由于胸膜反射将胸膜内负压传递至胸腔外气管,可引起吸气相的上气道塌陷。

在气流断面,气道阻力与气道半径的4次方成反比。因此,气道口径的微小变化即可对气道阻力产生很大影响。TBM 患儿呼气相气管塌陷,可致气道阻力明显增加,从而使呼吸功亦显著增加。由此所致的病理生理变化主要有:产生气流涡流,在有气道分泌物时产生痰喘鸣,无气道分泌物时产生低调、单音性喘鸣;多数婴儿因咳嗽时气道关闭而难以清除分泌物,加之气道上皮鳞状化生及黏膜纤毛清除功能的减弱,使患儿易患呼吸道感染及反复肺炎;肺泡内气体受阻而不能排出,严重时肺泡壁破裂而形成局限性肺气肿。

【临床表现】

近期研究表明,约95%的原发性气管支气管软化患儿其首发呼吸道症状在出生时即出现。但多在生后2个月时症状较明显。主要症状有呼气性喘鸣或不同程度的咳嗽、喘息和发作性呼吸困难等。病程持续数月至1~2年,影响小儿喂养和呼吸,导致吸入性肺炎、营养不良或反复呼吸道感染。可因窒息或严重营养不良而危及小儿生命[1,5]。

呼气性喘鸣和犬吠样咳嗽是最常见的症状。若有胸腔外气管软化,则可发现吸气性喘鸣。犬吠样咳嗽的产生与气管塌陷时气管前后壁靠近所致的气道壁震动有关。

TBM 患儿均存在不同程度的喂养困难,包括吞咽困难、反流、咳嗽、发绀等。这与进食后食团刺激及食管膨大压迫软化的气管致呼吸暂停或间歇性呼吸阻塞有关。可妨碍正常喂养,致体重不增而营养不良。

最严重的症状为反射性呼吸暂停（reflex apnea）。常于喂食时或在进餐 10 分钟内发生。患儿表现为青紫、呼吸暂停，常伴有全身肌肉无力。目前认为是气管受分泌物或食管内食团刺激时所发生的反射。呼吸停止可进而导致心脏停搏。文献报道约 2/3 有反射性呼吸暂停的患儿死于原发病。

原发性气管支气管软化患儿的体征包括营养不良、呼气性喘鸣、吸气性三凹征等，伴呼吸道感染时可闻及肺部湿啰音。长期缺氧者可出现胸廓畸形。

临床资料表明，气管支气管软化患儿多以咳、喘、憋或生后即"呼噜"为主诉。小婴儿以阵发性发绀和发作性呼吸困难起病，哭闹时可有呼气相的屏气发作；大龄患儿则多以慢性咳嗽为特征。多有反复呼吸道感染史。患儿症状和体征随活动增多而明显，或因伴发感染而加重，是气管支气管软化的临床特点之一。

【影像学表现】

胸部 X 线摄片可显示大气道管腔有无狭窄（包括呼、吸气相观察比较），能反映肺内感染、肺气肿、肺不张及纵隔情况[4]。但研究表明，X 线平片诊断 TBM 的敏感度仅约 62%。

侧位的荧光透视可动态观察呼吸周期中气管支气管口径变化，若呼气相气管口径明显缩小则提示诊断。

气管支气管造影可直观地反映呼吸周期中气道管径变化。文献报道，正常儿童的平静呼吸中气管直径的变化很微小。然而，当用力呼吸时如哭闹、争斗时，气管塌陷致管腔直径减少至正常的 20%~50%。气管塌陷的典型表现为前后方向上的塌陷。气管直径减少 50% 则为异常。大多数 TBM 婴儿可有 75% 的塌陷，严重者则呈现完全性气管塌陷。

食管钡造影有助于评估相关疾病，如气管食管瘘、食管闭锁及胃食管反流病等。

胸部 CT 扫描快速、无创，并可将图像资料重建成二维及三维图像，包括仿真支气管镜成像，可较敏感地反映患儿大气道情况。因此，在诊断儿童气道疾病方面有其独有的价值，可作为喘鸣患儿或怀疑 TBM 患儿的首选诊断方法。增强肺 CT 能较好显示纵隔内心脏、血管结构，了解纵隔内有无占位性病变，可用以除外外压性气管支气管软化。

【肺功能检查】

若患儿症状较轻，肺功能检测可有助于诊断。流速容量环可典型地揭示呼气成分的气流受限以及中期呼气 / 中期吸气时间比率下降。

【支气管镜检查】

尽管影像学在气道成像方面进展惊人，但在不能配合呼吸指令的婴幼儿，仍很难反映气道动态变化。因此，支气管镜检查仍是目前气管支气管软化诊断的金指标。

支气管镜检查应在局麻下进行，以保证患儿自主呼吸和必要的咳嗽反射，以便观察咳嗽或深呼气时软化的气管管壁的内陷，这一重要指征在平静呼吸时是观察不到的（图 15-2-1，图 15-2-2）。而应用全身麻醉时则抑制自主呼吸和咳嗽，不易观察到呼气相管壁的内陷。

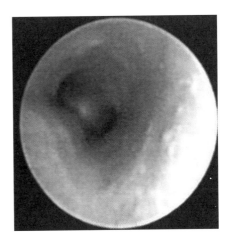

图 15-2-1　吸气相气管管腔无明显狭窄样狭窄

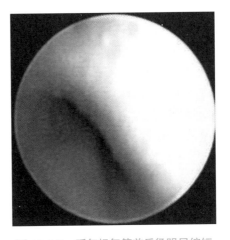

图 15-2-2　呼气相气管前后径明显缩短

支气管镜应用的指征是:呼吸道症状在常规治疗后仍迁延不愈;β受体激动剂治疗无效甚至使之加重;更具提示性意义的是难治性喘鸣和顽固的慢性咳嗽持续 4~24 个月。

值得注意的是,有反射性呼吸暂停的婴儿,在支气管镜检查过程中可因同样的反射机制而致呼吸停止。

【诊断】

(一)诊断线索

1. 患儿有间歇性呼气性喘鸣和/或犬吠样咳嗽,安静或入睡后症状缓解或消失,哭闹或用力呼气时症状明显。

2. 新生儿期即出现咳嗽、喘鸣和发作性呼吸困难,伴感染时症状加重。

3. 喂养困难,有呛奶、喂食时阵发性青紫甚至呼吸暂停等表现,营养不良或出现生长落后现象。

4. 反复呼吸道感染或运动后喘鸣,但常规平喘治疗无效。

5. 长期缺氧已出现胸廓畸形者。

6. 伴食管先天性畸形,如食管闭锁、气管食管瘘者。

(二)确诊依据

1. 影像学或支气管镜检查提示气管支气管壁在呼气时动力性内陷,致管腔内径明显缩小。

2. 除外继发性气管支气管软化。

(三)临床严重程度分级

1. 轻度 一般无明显症状,伴感染时可因分泌物滞留而出现呼吸困难,如喉炎或支气管炎时。

2. 中度 呈现本症的典型表现,包括喘鸣、喘息、反复呼吸道感染,甚至恶化出现发绀。

3. 重度 在平静呼吸时即有喘鸣、明显痰潴留、上气道梗阻等表现,可出现反射性呼吸暂停,甚至心脏停搏。

(四)支气管镜诊断的分度标准

呼气相气管直径内陷 ≥ 1/3 为轻度;至 ≥ 1/2 为中度;至 ≥ 4/5 接近闭合,看不到圆形管腔为重度。

【鉴别诊断】

TBM 有很高的发病率,重症患儿死亡率可高达 80%。由于其临床症状、体征的非特异性,易于漏诊或误诊为哮喘等其他呼吸系统疾病,从而延误病情。因此,应注意同以下疾病鉴别。

1. 婴幼儿哮喘 临床以反复发作性喘息、呼吸困难、咳嗽为特点,常在夜间与清晨发作。吸入过敏原、呼吸道感染或运动可诱发。发作时双肺可闻及呼气相喘鸣音,呼气相延长。支气管扩张剂治疗有效。对于难治性哮喘应行支气管镜检查以资鉴别。

2. 异物吸入 典型表现为急剧发生的呼吸梗阻、咳嗽和喘鸣,根据异物阻塞气道的部位和程度,伴有不同程度的呼吸困难。若异物未得到及时处理,则可出现持久咳嗽和反复喘鸣。可出现局限性肺气肿、肺不张、反复肺炎、肺脓肿等。详细询问病史、影像学表现及支气管镜检查可明确诊断。

3. 继发性气管支气管软化 继发性气管支气管软化的原因可发生在长期插管、气管切开术、严重的气管支气管炎;大血管异常(如:双主动脉弓、左肺动脉异常)、先天性心脏病增大的心房心室压迫;脊柱侧弯、肿瘤、囊肿及胸腺增大所致压迫;感染、外伤等。临床上亦表现为喘鸣及呼吸困难。胸片、肺 CT 及支气管镜检查可提供诊断依据。

4. 其他喉及气道先天畸形 如喉软化症、气管蹼、气管狭窄等,均可引起喘鸣及呼吸困难。可行喉镜或支气管镜检查予以鉴别。

【预后】

在大多数健康甚至是早产的婴儿,原发性 TBM 随年龄增长可自愈。大多数婴幼儿在两岁前可摆脱这种状况。而在有相关组织病变及伴先天性综合征者,TBM 常持续存在,甚至危及生命。

【治疗】

对于多数原发性 TBM 患儿,无需干预。因随着孩子长大,气管软骨亦变得坚固,轻中度患儿其症状多在 1~2 岁时消失。因此,在轻症病例选择保守治疗较佳。其治疗以清除分泌物、保持气道通畅为原则。一般包括呼吸道感染的治疗、加湿氧治疗及肺部理疗等。可适当补充钙及包括维生素 D 在内的多种维生素及矿物质[5,6]。

有反射性呼吸暂停、反复肺炎或长期不能摆脱机械通气的患儿,则需进一步的治疗干预。可选择的治疗方案主要有如下几种。

1. 气管切开术及长期机械通气 过去,对于有严重 TBM 的患儿,此为唯一可靠的治疗方法。多数患儿在平均 30 个月后可进行除套管术,无需进一步干预治疗。但治疗过程中可出现反复的支气管痉挛、反复感染、继发性气管支气管软化等不良反应,部分患儿还会出现拔管困难。

2. 持续气道正压(CPAP) 对中、重度患儿疗效较佳,可作为主要治疗手段或其他方案的辅助治疗。通过气体支撑,CPAP 在呼吸周期中可阻止气道塌陷。其缺点主要包括经口喂养的落后，语言的延迟，以及可能的发育落后。

3. 主动脉固定术或气管固定术 手术指征包括反复肺炎、间歇性呼吸道梗阻、反射性呼吸暂停，以及无法拔管等。但其有创性及疗效的不确定性成为临床应用的障碍。也有严重的气道软化的患者行气管固定术后临床症状和气道塌陷程度均改善[7,8]。

4. 放置支架 气道内放置支架可以有效阻止气道塌陷，且侵袭性小，手术后恢复时间缩短。在保守治疗失败时，可选择气道内放置支架。金属支架具有放置相对简便，易于内皮化的特点，但长期放置后难以移除，目前在儿科的应用仍在探索中[9]；硅酮支架的优点是易于取出，但在儿童相对狭小的气道放置相对困难，有易于移位、肉芽增生等缺点；目前，可再吸收的生物降解支架的研究可能会克服支架使用的局限性。

值得重视的是，在选择不同治疗方案的同时，亦应在喂养、采取正确体位及预防呼吸道感染等方面注重对患儿家长的宣教，以有效提高患儿生活质量。

（焦安夏）

参考文献

1. Kamran A, Jennings RW. Tracheomalacia and Tracheo-bronchomalacia in Pediatrics: An Overview of Evaluation, Medical Management, and Surgical Treatment. Front Pediatr, 2019, 7: 512.

2. Ngerncham M, Lee EY, Zurakowski D, et al. Tracheobronchomalacia in pediatric patients with esophageal atresia: comparison of diagnostic laryngoscopy/bronchoscopy and dynamic airway multidetector computed tomography. J Pediatr Surg, 2015, 50(3): 402-407.

3. Rivard DC, Sherman AK, et al. Tracheobronchomalacia diagnosed by tracheobronchography in ventilator-dependent infants. Pediatr Radiol, 2016, 46(13): 1813-1821.

4. Fraga JC, Jennings RW, Kim PC. Pediatric tracheomalacia. Semin Pediatr Surg, 2016, 25(3): 156-164.

5. Biswas A, Jantz MA, Sriram PS, et al. Tracheobronchomalacia. Dis Mon, 2017, 63(10): 287-302.

6. Hamilton TE, Smithers CJ, Ngerncham M. Surgical approaches to aortopexy for severe tracheomalacia. J Pediatr Surg, 2014, 49(1): 66-70.

7. Shieh HF, Smithers CJ, Hamilton TE, et al. Posterior tracheopexy for severe tracheo malacia. J Pediatr Surg, 2017, 52(6): 951-955.

8. Shieh HF, Smithers CJ, Hamilton TE, et al. Posterior Tracheopexy for Severe Tracheomalacia Associated with Esophageal Atresia(EA): Primary Treatment at the Time of Initial EA Repair versus Secondary Treatment. Front Surg, 2018, 4: 80.

9. de Trey LA, Dudley J, Ismail-Koch H, et al. Treatment of severe tracheobronchomalacia: Ten-year experience. Int J Pediatr Otorhinolaryngol, 2016, 83: 57-62.

第三节 先天性气管狭窄

当气管管腔直径与残存正常气管管腔直径相比，缩小达50%以上时，即为气管狭窄。先天性气管狭窄(congenital tracheal stenosis, CTS)是指由于气管本身或邻近组织发育异常而致的气管狭窄，可累及部分或全段气管[1]。一类主要是气管纤维性狭窄或闭锁，可有气管内隔膜（气管蹼）形成。另一类为气管软骨环发育不全或畸形引起，以局部或广泛的全软骨气管环形成（即O形软骨环）为特征，导致气管固定性狭窄。本节主要讨论后者。

先天性气管狭窄常与其他先天异常并存，如气管性支气管（桥支气管）、肺发育不良、气管食管瘘，骨骼及心血管异常也很常见。在某些综合征患者中，气管狭窄也可常常见到，如黏多糖病、21三体综合征等。其中以气管性支气管、血管环和肺动脉吊带最常见[2]。

【病因及发病机制】

先天性气管狭窄的病因及机制尚不明确。在气道发育过程中，任何障碍和停顿均可造成气道的畸形。

文献报道可能与胚胎期咽气管沟(larynotracheal groove)发育障碍有关，狭窄的部位多发生于声带的下方或气管隆嵴的上方。亦有学者提出，完全性或近乎完全性气管环的形成源于气管软骨部分与膜部生长不成比例。气管膜部的缺失可致局部或整个气管的狭窄。除了近乎闭合的气管环外，患儿亦可受气管软骨垂直融合的影响。

气管远端的节段性狭窄可与左肺动脉异常有关，即所谓的"肺动脉吊带"(pulmonary artery sling)或"环-吊复合体"(ring-sling complex)[3]。此时左肺动脉起源于右肺动脉而非肺动脉干。左肺动脉绕过右主支气管，行经气管和食管间形成吊带压迫气管支气管树。气道也会受全软骨气管环，即"环-吊带复合体"(ring-sling complex)所累，气管后壁膜性部分缺失，气管软骨成环形结构，造成气管狭窄[4]。

大血管异常是由主动脉弓发育不良或起自主动脉的一支或数支大血管的位置不正引起。当这些异常的血管形成紧缩的血管环时，可压迫气管或食管，致气管狭窄。在主动脉弓异常中，双主动脉弓形成的血管环最常见。

根据气管狭窄段的位置，一般将其分为三型：Ⅰ型指气管全段的发育不良伴狭窄；Ⅱ型为漏斗形狭窄，最狭窄处多位于近隆突的气管中下段；Ⅲ型为节段性狭窄，狭窄部分使气管呈沙漏样外观。每一型均可发生长段气管狭窄(congenital long-segment tracheal stenosis，CLSTS)(指狭窄段超过气管全长的1/2)，以Ⅰ型最严重。另外，当伴气管性支气管时，桥支气管狭窄，其上的气管也有不同程度的狭窄，视为Ⅳ型。

【临床表现】

先天性气管狭窄患儿临床症状出现的时间不定，症状亦各异。这取决于患儿年龄、气管狭窄程度及是否存在其他相关异常。在产生症状方面，狭窄段的狭窄程度较之长度更具有决定性作用。因为气道阻力与狭窄长度呈线性反比，而阻力增加则四倍于管腔直径的缩短。较早出现症状的婴儿其预后较差。

气管狭窄程度较轻的患儿可无明显症状，或有轻微症状。随着患儿的生长，狭窄段也可相应增宽，症状可缓解或消失。但对于长段气管狭窄或伴有其他发育异常的患儿，症状则会越来越重。这些患儿可在出生时即出现呼吸困难。表现为双相性喘鸣、吸气性三凹征、反射性呼吸暂停等，常伴有生长落后。其典型临床体征为双相的湿啰音，是由分泌物被气流推动通过气管远端狭窄区域时产生，称"洗衣机"呼吸('washing machine'breathing)。

先天性气管狭窄伴先心病，往往早期出现反复呼吸道感染、呼吸窘迫、严重低氧血症和慢性心功能不全等[5]。

双主动脉弓形成的血管环最紧，多在出生时或出生后不久即出现持续性喉鸣，以呼气相更为明显，严重者有呼吸困难和发绀，咽下困难并不多见，但进食可使喉鸣加重。由于双主动脉弓形成的血管环不能随着患儿的生长而相对增大，故其压迫症状随着患儿的长大而越来越重，需要及早进行外科矫形。其他一些由迷路的大血管(如右位主动脉弓、迷路的锁骨下动脉、无名动脉、肺动脉等)和动脉韧带或动脉导管形成的血管环多为开放性的，且可随患儿生长而相对增大，因此很少在新生儿期出现症状。

肺动脉吊带患儿在出生后不久即可出现呼吸道症状，最常见表现是气促、喘鸣、三凹征及咳嗽，严重者还有呼吸困难、发绀、窒息和呼吸暂停等，可引起意识丧失、抽搐甚至死亡。呼吸道感染或喂奶引起的反流吸入可使病情恶化，如无有效治疗，病死率可达90%。

【影像学表现】

胸部X线摄片及气道荧光透视可显示整个气道，有助于诊断，但易漏诊。肺动脉吊带X线平片可有以下特点：①右主支气管向前，气管下段和隆突向左移位；②左肺门较正常偏低；③可见右肺过度通气，双侧肺野充气不对称表现。

气管内造影可确诊气管狭窄的存在，可提示受压或发育不良的气管和支气管的位置，并评价其严重程度。但属创伤性检查，遗留在肺内的造影剂可形成肉芽肿病变，给患儿造成更大的痛苦。但对于一些病情危重无法进行CT检查的患儿，床边气管造影仍不失为一种好的检查手段。

食管钡造影有助于评估相关疾病，如肺动脉吊带时可见在气管隆嵴水平上方食管前壁压迹。

螺旋CT三维重建气管、支气管树成像(CT tracheobronchography，CTB)是近年来用于气管、支气管病变诊断的新方法(图15-3-1)。它可以直观地发现气管狭窄的范围、长度及部位，并可发现气管的其他发育异常，如右上气管性支气管。其优点有：①可纵向显示气道的长度和狭窄后的形态，病变上下界面与正常组织交界的关系；②能测量狭窄的程度，尤其是可显示常规CT横断面上不容易发现的轻度狭窄；③可显示纵隔肿物对气管、支气管树的纵向压迫；④对支气管镜不能到达的严重狭窄或完全梗阻远端的气道,可确定其狭窄段的长度、远端气管的开通及分支情况。CTB无创,其显示能力基本达到了支气管造影的水平,是目前诊断气管狭窄的无创性最佳手段[6]。

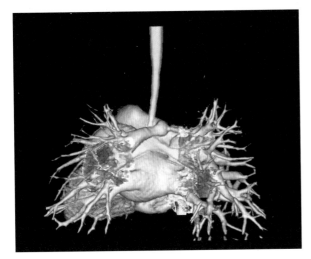

图 15-3-1 肺动脉吊带
螺旋 CT 三维重建图像,蓝色部分为气管成像,
气管下段被异常起源的左肺动脉环绕压迫

MRI 最小密度投影也可显示气管狭窄,但由于气管与周围组织差别相对小,最小密度投影重建后图像不如 CT,故气管狭窄的诊断不能依靠MRI。MRI 在显示气道同相邻血管的关系方面很有价值,无需静脉注射造影剂。

另外,彩色多普勒超声心动图、心导管和造影检查可有助于检出气管狭窄合并的心血管畸形。

【支气管镜检查】

过去,诊断及评价气管狭窄的金标准为硬支气管镜检查。现在,可弯曲支气管镜检查作为一种微创技术,不受场地限制,可直观地做出气管狭窄的判断,提示受压或发育不良的气管和支气管的位置,并评价其严重程度。近年来已成为首选的检查手段(图 15-3-2)。

但对于严重狭窄或完全梗阻的气道,支气管镜可能难以到达其远端探查。因此胸部螺旋 CT气道三维重建联合支气管镜检查,可基本确定气管狭窄的内部和外部因素。

【诊断】

先天性气管狭窄确诊并不难,因此对本病保持警惕是提高诊断率的有效方法。而对于有症状的儿童,确定其导致固定性气管狭窄的原因是至关重要的。

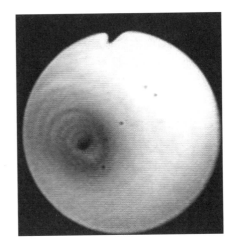

图 15-3-2 肺动脉吊带支气管镜下所见
气管下段呈漏斗样狭窄,有环 - 吊复合体形成,
外径 2.8mm 支气管镜难以通过

(一) 诊断线索

1. 新生儿期或出生后 2~4 个月内即出现咳嗽、喘鸣及逐渐加重的呼吸困难,喘鸣以双相性多见,伴感染时症状加重。

2. 呼吸困难明显、发绀、三凹征严重的患儿,经气管插管、机械通气效果不佳,临床表现与 X线胸片不相符。

3. 气管插管不能进入正常深度和吸痰管进入困难,或使用的气管插管大小与年龄、体重不匹配,以及无法正常拔管撤机,需要长期依赖呼吸机辅助呼吸者。

4. 先天性心脏病或有大血管异常时。

5. 有其他先天畸形或先天性综合征时。

(二) 确诊依据

1. 行胸部螺旋 CT 三维重建及支气管镜检查可确诊。

2. 除外获得性气管狭窄[7]。

【鉴别诊断】

本症主要与其他可引起喘鸣、呼吸困难的疾病鉴别。对于新生儿、婴儿的呼吸困难,应注意先天畸形、异物吸入、感染等病。

1. 婴幼儿哮喘 临床以反复发作性喘息、呼吸困难、咳嗽为特点,常在夜间与清晨发作。吸入过敏原、呼吸道感染或运动可诱发。发作时双肺可闻及呼气相喘鸣音,呼气相延长。支气管扩张剂治疗有效。对于难治性哮喘应行支气管镜检查以资鉴别。

2. 异物吸入 典型表现为急剧发生的呼吸梗阻、咳嗽和喘鸣,根据异物阻塞气道的部位和程度,伴有不同程度的呼吸困难。若异物未得到及时处理,则可出现持久咳嗽和反复喘鸣。可出现局限性肺气肿、肺不张、反复肺炎、肺脓肿等。详细询问病史、影像学表现及支气管镜检查可明确诊断。

3. 获得性气管狭窄 获得性气管狭窄病因如各种炎症或创伤后的瘢痕狭窄、气管周围组织(如先天性心脏病时增大的房室)或肿物(如甲状腺肿物)的长期压迫,使气管壁软化而狭窄;气管切开或插管后的狭窄;因邻近病变作放射治疗后的狭窄等。临床上亦表现为喘鸣及呼吸困难。详细询问病史、胸部螺旋 CT 及支气管镜检查可予以鉴别。

4. 其他喉及气道先天畸形 如喉软骨软化、气管支气管软化等,均可引起喘鸣及呼吸困难。可行喉镜或支气管镜检查予以鉴别。

【治疗】

一般认为,儿科患者可耐受气管有 50% 的狭窄而无症状。狭窄超过 50% 则通常需干预。尤其对于狭窄段长、漏斗样气管狭窄,一般主张外科手术治疗。对于合并先天性心脏病者,现多主张行 I 期救治。既往行分期手术的先心病患儿,术后常因气管狭窄加重而不能撤离呼吸机,甚至因呼吸困难无法缓解而死亡。

(一)一般治疗

一般治疗包括呼吸道感染的治疗、加湿氧治疗及肺部理疗等。同时应注意喂养,预防感染。对于轻症患儿,可在严密监测下行保守治疗。部分患儿可因狭窄段随生长发育而增宽,从而可免于手术干预。

(二)手术方案的选择

多数有症状的气管狭窄患儿需手术治疗。目前尚无统一的标准治疗方案。婴幼儿气管狭窄的矫治方法取决于气管狭窄的类型。

侵袭性较小的治疗包括球囊扩张术及放置可扩张的金属气管支架。球囊扩张术常需多次实施,一般作为修复手术前的过渡治疗。放置金属气管支架对于有并发症的患儿是一项应急的处置,常用于早期气管成形术失败或不能耐受手术的患儿。

目前手术方法主要有补片扩大、自体气管移植、单纯切除端端吻合和滑动气管成形术等。

对于狭窄段较短者(少于 5 个气管环),可直接切除狭窄段,端端吻合;对于气管广泛性狭窄或狭窄段长的处理较为困难,可采用补片扩大、自体气管移植和滑动气管成形术等。其中以自体气管移植较为理想。因为采用自体气管组织修补,愈合佳,同时保留了气管内皮细胞功能,明显减少术后呼吸道并发症和再狭窄的发生率。

Slide 气管成形术采用自体的气管组织重建气道,吻合口牢固稳定,而且保持了正常的气管内膜,保证术后气管内壁的细胞功能和良好生长。是长段气管狭窄的最佳手术方法[4,8]。血管环合并气管狭窄增加血管环手术的风险。合并心脏病者,一期手术并没有增加合并症的风险[8]。3D 打印技术能为先天性气管狭窄术前诊断和手术方案的设计、术中决策和操作提供很好的指导,提高气管狭窄手术治疗的成功率[9]。

(焦安夏)

参考文献

1. Hofferberth SC, Watters K, Rahbar R, et al. Management of Congenital Tracheal Stenosis. Pediatrics, 2015, 136(3): e660-669.
2. 饶姣, 李虹, 刘琴, 等. 54 例婴儿先天性血管环的临床特征和治疗. 中华胸心血管外科杂志, 2018, 34(11): 679-682.
3. Chao YC, Peng CC, Lee KS, et al. The association of congenital tracheobronchial stenosis and cardiovascular anomalies. Int J Pediatr Otorhinolaryngol, 2016, 83: 1-6.
4. Weber A, Donner B, Perez MH, et al. Complicated Postoperative Course after Pulmonary Artery Sling Repair and Slide Tracheoplasty. Front Pediatr, 2017, 5: 67.
5. 刘慧, 刘晓燕. 先天性心脏病合并气道异常患儿的临床分析. 中国循证儿科杂志, 2015, 10(5): 345-349.
6. 臧越, 周杰, 姜涛, 等. 儿童先天性血管环的多层螺旋 CT 诊断. 中华医学杂志, 2015, 95(35): 2861-2864.
7. Resheidat A, Kelly T, Mossad E. Incidental Diagnosis of Congenital Tracheal Stenosis in Children with Congenital Heart Disease Presenting for Cardiac Surgery. J Cardiothorac Vasc Anesth, 2019, 33(3): 781-784.
8. Xue B, Liang B, Wang S, et al. One-stage surgical correction of congenital tracheal stenosis complicated with congenital heart disease in infants and young children. J Cardiac Surg, 2015, 30(1): 97-103.
9. 王浩, 张恒一, 王顺民, 等. 3D 打印技术在先天性气管狭窄诊断与手术治疗中的应用. 中国胸心血管外科临床杂志, 2017(3): 169-174.

第四节　肺先天性异常

一、肺隔离症

先天性肺隔离症(congenital pulmonary seque-stration)是以肺实质及肺血流供应异常为基础的胚胎发育缺陷。病变肺组织与正常的支气管树不相通,并且由体循环供血。属于先天性肺气道发育畸形的一种。占先天性肺畸形的0.15%~6.4%。

【病因】

病因不明,Pryce牵引学说得到多数人认可,即胚胎期在原肠及肺芽周围有许多内脏毛细血管与背主动脉相连,当肺组织发生脱离时,这些相连的血管即逐渐衰退被吸收。由于某种原因,发生血管残存,成为主动脉的异常分支动脉,牵引一部分肺组织而形成隔离肺。

【发病机制】

Smith提出肺动脉分支发育不全学说,认为肺与体循环之间残留有交通支。出生后,由于体循环的压力高,形成肺内囊肿性改变。胚胎的前原肠额外发育出气管和支气管肺芽,形成囊性肺组织,与相邻的正常肺组织彼此借胸膜隔离。隔离肺的滋养血管来自胸、腹主动脉的异常分支,并经异常静脉系统回流至右心房。

【病理】

隔开的肺在肺叶之内、由同一脏层胸膜所包被者,称为叶内型肺隔离症,其囊腔病变与正常的支气管相通或不相通。隔开的肺在肺叶之外,不包被在同一脏层胸膜内者,称为叶外型肺隔离症,囊腔与正常的支气管不相通。

肺隔离症的囊性病变内含棕色液体,病变组织有肺泡、支气管等呼吸上皮结构;或腔内有软骨、弹力组织、肌肉、黏液腺等,可并发支气管扩张,伴炎症表现。

异常动脉大多为1~3支,多来自降主动脉,亦有来自腹主动脉。少数叶外型可来自肺动脉、肋间动脉或腹腔动脉。

【临床表现】

临床上叶内与叶外两型之间在发病年龄、性别等方面没有差异,60%~90%的异常肺组织位于左下叶与横膈顶或包埋于膈肌内,常合并横膈疝等先天畸形;异常血管和连接胃肠道的瘘管可以穿过膈肌,瘘管也可以与食管或胃相连;隔离的肺还可以与肝相连。由于淋巴管受压,回流不畅,常伴有同侧胸腔积液。

体征可听到湿性啰音,亦可有杵状指。

叶内型:发病是叶外型的3~5倍,而且以左下肺叶发生的多见[1]。特点是异常发育的肺组织与其他正常肺组织共有脏层胸膜,多与附近肺组织有小的交通,偶与胃肠道有瘘管连接。隔离的肺与支气管不相通时可无临床症状,一旦感染并与支气管树交通时,可表现为慢性炎症,出现咳嗽、咳脓痰、咳血等[2]。继发呼吸道感染时,临床呈持续性、进行性的反复肺疾患,似肺炎、肺脓肿。表现为寒战、发热、体重下降等。自幼即有反复的呼吸道感染是叶内型肺隔离症的首要表现之一。

X线表现:叶内型病变的异常肺组织以囊腔型多见,常位于下叶内后方脊柱旁,多囊较单个囊腔多见,为含气有液平面的薄壁、不具张力的囊肿,囊腔完全充满液体时呈现密度不均的分叶状"肿块样"表现,囊腔较小时似"蜂窝状",可与邻近支气管相通,感染时可有大小变化,可长期不消或形成肺脓肿。周围肺组织合并慢性或急性感染后,边缘毛糙,可表现为肺间质炎。支气管粗厚扩张,甚至有囊壁继发结核感染者。当病变表现为圆形、椭圆形或三角形密度均匀、边缘清楚,多位于左下叶后基底段的致密影,其长轴指向内后方时,常提示与胸主动脉下段或腹主动脉上段有关。

叶外型:也称副肺叶,临床表现不典型,多因合并其他先天畸形如先天性心脏病、膈疝、肠重复畸形、先天性肺囊肿等而半数以上在1岁内得以诊断。叶外型的特点是:异常发育的肺组织位于脏层胸膜外与正常肺组织分离而独立存在。罕见有隔离的肺组织与气管、支气管、食管或胃、小肠相通。叶外型的病变组织血供变异较多,其本身症状并不特异,常给诊断带来一定困难。

叶外型X线特点:呈不含气的球形、肿块状或分叶状致密影,以肿块型多见,边缘整齐,可位于膈上、膈下、肺上叶、叶间裂、纵隔、心包、腹部等。少数为不规则形,罕见三角形,有时被心影及横膈遮掩而呈半圆形。较大的块影常压迫正常肺组织，并使纵隔向健侧移位，压迫相邻支气管时可引起肺气肿。常合并肠源性囊肿、支气管囊肿、横膈疝弯刀综合征等其他先天畸形，很难与肺肿瘤或其他肺疾病相鉴别。

还可有肺叶内、外两型同时并存者称混合型。

【辅助检查】

1. X线检查 是最早的诊断线索，X线影像检查见反复、固定于肺某一部位，特别常见于左下后基底段的病变，以及临床有杵状指、常合并其他心血管畸形、漏斗胸、膈疝、支气管囊肿、食管支气管瘘等先天畸形和反复呼吸道感染的表现应考虑隔离肺。

隔离肺多有慢性炎症。尤见下叶肺后基底段内，有单个或多发的圆形、卵圆形等囊性病变阴影。囊壁厚薄不等，周围有病变影像。X线平片不能发现异常血管供应，需借助CT、主动脉造影等显示动脉起源、数目、走行及管径大小。

2. 彩色多普勒超声 是常用的筛选方法。

3. 胸部螺旋CT 三维血管成像术 胸部CT三维血管成像术尤其MSCT血管成像可清楚显示异常的体循环血管的供血，以及血管起始部位、分支和走行，也可以清晰显示隔离肺病变的形态及内部结构如含气体的囊肿或软组织肿块，是诊断肺隔离症的可靠手段[3]。该检查方法可显示1支或多支异常供血的动脉，诊断准确率达100%[4]。因增强螺旋CT三维血管成像的简便、易行、无创已成为肺隔离症确诊的首选检查，而不必要进行肺动脉造影。

4. 支气管造影 支气管造影术曾经是诊断肺隔离症的金标准，但其侵入性操作限制了在临床上广泛应用，儿科已很少应用。有人认为可明确隔离肺的具体部位及与支气管相通的情况，显示支气管树正常或有肿块取代正常的支气管结构，显示隔离的肺内无造影剂充盈，病变区周围支气管有移位、扩张征象，隔离肺与胃肠道有交通者，可见病肺积聚胃肠液所形成的脓肿。

5. 逆行性主动脉造影 可使异常动脉显影，是确诊肺隔离症的重要依据，显示进入病肺的异常血管，而后也可见回流静脉显影。以此可判断供血主动脉发出的分支来源、部位、数量及走行，显影准确。病变可位于肺、膈之间或膈下。

逆行主动脉造影并非术前常规检查项目，但在某些病例，除作为术前确诊手段外，更可为手术医师提示畸形血管的数目、位置、大小和术中应注意的异常动脉，防止大出血。

6. 磁共振血管成像检查 也是有用而无创的诊断方法，可以显示异常血管的供血。磁共振血管成像在对碘剂过敏者是较好的选择。

7. 产前超声和MRI 产前超声是诊断肺隔离症的首选方法，MRI也可直接显示胎儿隔离肺的位置和形态，并确定其供血血管，对于胎儿肺隔离症的诊断具有较高价值，可作为产前胎儿超声检查的重要补充[5,6]。文献产前超声诊断的12例胎儿肺隔离症，超声诊断符合率83.3%，误诊2例，（1例为隔疝，1例为肺囊腺瘤）；产前MRI检查诊断准确率为91.7%，误诊1例（隔离肺误诊为腹腔肿瘤）。16例BPS患儿中，15例患儿的产前MRI检查结果与出生后诊断结果一致，其中，叶内型10例，叶外型5例；1例产前MRI诊断为右肺下叶BPS，出生后手术病理检查证实为先天性肺囊腺瘤样畸形（CCAM），产前MRI诊断BPS的准确率为15/16[5]。

【诊断】

X线检查是最早的诊断线索。确诊主要采用胸部螺旋CT三维血管成像术，碘剂过敏者可采用核磁共振血管成像。

【鉴别诊断】

叶内型要与先天性肺囊肿等鉴别；叶外型则需与肺肿瘤鉴别。

【治疗】

1. 对症治疗及抗感染。

2. 手术 为了尽量保存肺功能，叶内型与正常肺组织分界不清，做肺段切除最为理想。但在临床实际上，由于隔离肺多有感染，常使肺段的界限不确切，因而做肺段切除的机会比较少，也可做肺叶切除。叶外型肺隔离症与正常肺组织分界明显，可仅切除病变肺组织。常规的开胸手术已很成熟，而胸腔镜手术具有微创性，已广泛应用[6]，胸腔镜手术在叶外型隔离肺手术更具有优势，可作为肺隔离症手术治疗的首选术式[7]。婴幼儿特别是新生儿并非手术禁忌。

术中应注重寻找和妥善处理异常动脉，一般该动脉存在肺韧带中，还应注意有无来自腹主动脉的异常动脉，以免误伤发生出血。

手术并发症：具有肺叶切除术的并发症外，常见的术后并发症有大出血和少见有食管胸腔瘘。一旦发生术后并发症则预后较差。其原因：①手术损伤食管；②潜在支气管食管瘘在术中未发现，残端未处理；③小婴儿常伴其他畸形及肺发育不良,术后易发生水、电解质、酸碱平衡失调及肺部和全身感染。

并发症处置方法:术后早期宜应用呼吸机;后期要采取胸部物理治疗多拍背,必要时雾化吸入,以促进痰液排出。对于食管胸腔瘘宜充分引流,必要时再次开胸处理。

3. 介入治疗　目前,国内外有学者主张:行主动脉逆行造影,明确隔离肺的异常血管数目及来源后,使用动脉导管栓塞隔离肺的滋养动脉,疗效肯定。

【病例】

1. 先天性肺隔离症(叶内型)、漏斗胸见图15-4-1。

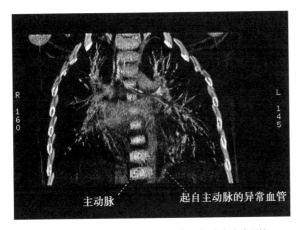

图 15-4-1　先天性漏斗胸,肺隔离症(叶内型)

患儿男,3 岁。肺三维重建片显示:左下肺囊性实变,一条血管影深入左膈病变,异常血管近端与腹主动脉相连——隔离肺可能性大;漏斗胸

2. 先天性肺隔离症(叶外型)见图15-4-2。

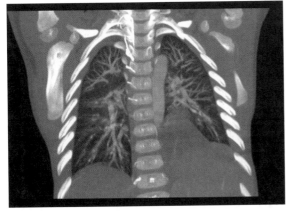

图 15-4-2　先天性肺隔离症(叶外型)

患儿男,3.5 岁。肺三维重建片显示:左下肺脊柱旁梭形软组织密度影,胸主动脉近膈面处较细血管影,深入软组织包块内——隔离肺可能性大;隔离肺位于肺外下后方。左下肺背段少许条状不张,左侧少量胸腔积液

二、先天性大叶性肺气肿

先天性大叶性肺气肿(congenital lobar emphysema,CLE)也称婴儿大叶性肺气肿或先天性肺大疱性气肿,CLE 是一种罕见的下呼吸道发育异常,其特征是一个或多个肺叶的过度充气。主要病变为肺叶过度充气扩张而基本不伴有肺泡间隔的破坏。有人认为本症是血管结构正常的先天性呼吸系统畸形;也有人认为是血管或支气管软骨的先天性发育异常,形成全小叶性肺气肿和梗死性肺气肿是本症的基本特征,亦有把它纳入肺隔离症。

【病因及发病机制】

支气管不完全阻塞是导致大叶性肺气肿的最常见原因。推测引起支气管阻塞的原因包括:支气管软骨的原发性发育不良或缺如,管腔内黏液阻塞或管外压迫,少数病例系肺泡发育异常或肺泡数量增多所致。

先天性大叶性肺气肿的病理表现:外观肺体积增大,病变处充满空气伴散在肺不张;镜下肺间隔正常,仅肺泡增大及少数局灶性气肿,也可有肺泡破裂和间质间隔增厚。

病理及影像学表现分 4 种类型:①肺泡过度充气型:肺泡数量正常,有局部肺气肿;②肺泡数量增多型:病变肺部的肺泡数量异常增多,为正常肺泡的 5 倍,显示局部肺泡过度生长发育;③肺发育不全型:常伴有局部肺气肿;④肺泡结构不良型。

认为同时伴有血管和软骨发育异常的先天性大叶性肺气肿可能的发病机制为:血管异常型:常有动脉导管未闭、异常的肺动静脉走行、血管环环绕等形成气管、支气管的外压致气道狭窄,引起肺呼吸动力学的改变,造成支气管内膜下垂,在呼吸过程中起活瓣作用,使黏稠分泌物被吸入、阻塞气道。支气管软骨发育异常型:包括软骨发育不全、缺如、软化或畸形,当有黏液赘生物脱垂或黏液栓形成时起活瓣作用而阻塞气道。

总之,各种病因所致气道被阻塞,造成肺内气体残留,肺容量增加,继而肺叶及远端肺泡腔不断充气、扩张。其结果是肺内高容量和压力使肺泡间隔破坏、融合成肺大疱。少数肺泡数增多,发育异常者伴纤维化及淋巴管扩张、支气管阻塞及炎性渗出。

近年来认识到机体蛋白酶与蛋白酶抑制剂之

间失去平衡,可能是肺气肿发病机制的一个重要因素。

【临床表现】

男女发病比例为3:1。先天性大叶性肺气肿的症状主要为呼吸急促和呼吸窘迫。症状的出现与肺气肿发生的迟早和进展程度有关。一般无前驱感染史,1/4~1/3的患儿生后即迅速出现呼吸困难、喘息或喘鸣,负荷性青紫或持续性发绀,刺激性咳嗽,进而出现呼吸窘迫,甚至危及生命。

约50%患儿的症状发生在生后第1个月,新生儿由于部分或整个肺叶的普遍过度膨胀,造成正常的肺组织、纵隔及心脏等器官受压,引起新生儿急性呼吸窘迫症。

仅5%的患儿在6个月以后发病。迟发病者,除上述表现外,尚有进食及喂养困难,呼吸、心率增速。患侧胸廓膨隆,纵隔向健侧移位[8]。

部分患儿伴有先天性心血管畸形,还可与先天性囊性腺瘤样畸形、肺隔离症、支气管囊肿等同时存在,常影响肺功能,重者回心血量减少,严重缺氧。

继发呼吸道感染时有相应的症状和体征,偶有发生休克。

【诊断】

新生儿或小婴儿无任何原因迅速出现呼吸困难、喘息、发绀、刺激性咳嗽,进而呼吸窘迫,结合以下检查帮助临床确诊。

1. X线表现 80%为单叶性肺气肿,受累部位:约44%为左上叶,34%为右中叶,21%为右上叶,少数为两叶或两叶以上叶性气肿。患侧肋间隙增宽,肺体积增大,肺叶过度充气,呈透亮区,内可见稀少纤细肺纹理,部分呈舌状深入纵隔内。邻近气肿的正常肺叶明显受压致体积缩小,密度增加,血管影减少或无,为压迫性肺不张。在心缘下部、脊柱旁或胸腔顶部内侧见有被压缩的萎陷肺阴影呈三角形;心影和纵隔向健侧移位或纵隔疝形成。有误认为健侧肺发育不全者(图15-4-3)。

透视下呼气时肺气肿显示更清晰,有助于轻度大叶气肿的诊断。

2. 胸部CT 显示肺气肿影像,更有助于发现病因,区别肺囊性病变。可见患侧胸腔扩大,气肿的肺叶CT值减小,肺纹理稀疏,邻近的肺叶受压表现为膨胀不全、纹理聚集,纵隔向对侧移位。个别大叶性肺气肿的新生儿由于肺泡内的液体尚

未完全吸收,其CT值可能高于正常肺叶的密度,甚至接近软组织密度,随着液体的逐渐吸收,患侧肺叶的密度才逐渐减低。

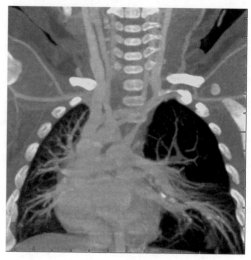

图 15-4-3 先天性左上肺大叶性肺气肿

左上肺过度通气呈透亮区,纵隔肺疝,左下肺纹理受压,心影纵隔受压右移

3. 心导管检查和心血管造影 可见病变区动脉充盈不良和血流缓慢,有助于显示压迫支气管的异常肺动静脉以及先天性心脏病的并存情况。

4. 放射性核素扫描 可见受累的肺实质灌注减少。

5. 软性支气管镜 可除外肺发育异常,镜下见部分患儿大支气管狭窄、支气管软骨发育不良、软化和支气管的不全性阻塞。可有管内黏膜息肉样突起、黏膜瓣等。

6. 支气管造影 受累的支气管远端不完全充盈。

【鉴别诊断】

1. 先天性肺囊肿 常为单个或多个囊腔聚集,一般囊壁较光滑。继发感染的概率较本病高,因此多含气液面。随访中形态变化少,在临床实践中有时鉴别较困难。

2. 肺炎后肺大疱 多见于化脓性细菌感染,常伴有胸膜病变,经有效抗炎治疗后病变明显吸收好转,临床上多见于有明显感染史的婴幼儿。

3. 单侧透明肺(Swyer-James-MacLeod综合征) 胸部X线片显示一侧或1~2叶肺野透亮度增加,但患侧肺容积正常或缩小,肺血管纹理稀少为其鉴别点。

4. 气胸或张力性气胸　先天性大叶性肺气肿常误诊为气胸[9]，以肺野透亮度增加、透亮区内无肺纹理且全肺向肺门区压缩为鉴别要点，CR 和 DDR 等数字化胸部摄片要比普通 X 线平片更易看清透亮区内有无肺纹理。

【治疗】

1. 近年有人提出采用密切观察并予以支持疗法，部分病例可自行缓解。

2. 胸腔穿刺排气可以为手术争取时间。

3. 手术　手术指征：①出生即有呼吸窘迫，机械通气及内科治疗无效；②反复发生血气胸，有呼吸或心力衰竭；③年长儿有持续哮喘或反复肺炎症状，并有肺叶继续过度扩张。

尽管手术的危险性较大，手术病死率低于 5%。但切除后恢复较快，效果较好。伴有先天性心脏病或严重呼吸道症状不应视为手术禁忌。

三、先天性肺发育不全

先天性肺发育不全(congenital pulmonary hypoplasia)根据其发生程度分为三类：肺未发生(agenesis)：一侧或双侧肺缺如；肺未发育(aplasia)：支气管原基呈一终端盲囊，未见肺血管及肺实质；肺发育不全(hypoplasia)：可见支气管、血管和肺泡组织，但数量和/或容积减少，患者可能伴发肺血管及其他畸形病变。

先天性肺未发生或未发育或发育不全：能生存者多表现为单侧或一叶肺发育不良，病变以左侧较为多见。先天性双侧肺未发生或未发育或发育不全多不能生存。

后天性肺发育不良：新生儿由于出生后需机械通气，乃至整个新生儿期都不能脱离供氧自主呼吸，并持续有肺功能不全的证据。出生体重<1 500g 的早产儿 BPD 的发病率较高。

【病因】

先天性肺发育不全是由于胚胎期第一主动脉弓和第二主动脉弓发育异常引起的罕见肺发育畸形。病因包括遗传性染色体疾病，母亲妊娠早期病毒感染以及妊娠晚期羊水少影响胎儿骨关节、肌肉和肺的发育等。胸廓骨骼发育不全、先天性膈疝和其他胸腹腔占位性疾病使胸腔容积减小可致肺发育受阻。先天性心血管疾病尤其肺动脉发育异常，影响肺的供血也可引起肺发育不全。在胎儿期的最后 2 个月至出生后 8 岁左右这一肺泡发育时期，由于感染等因素也可造成肺发育障碍。

【病理】

肺未发生表现为肺实质、支气管和肺血管缺如[10]。肺未发育表现为支气管已发生，但未发育，呈囊状结构，并有黏液潴留囊腔内，对侧肺呈代偿性扩张，肺泡数量增加。

肺发育不全表现为不同程度的肺容积缩小，重量减轻，支气管分支和肺泡数量减少，肺动脉系统异常表现为管壁弹性组织减少，肌层增生。可伴有胸廓发育不良，脊柱侧突和膈疝。亦可伴有其他畸形如心血管和肾脏发育不全。

【临床表现】

1. 肺不发育型　生存者多为一叶或单侧肺缺如，小婴儿有咳、喘、严重呼吸困难和呼吸暂停发作；胸廓凹陷，左右不对称，肺部出现湿啰音或哮鸣音。左侧肺未发生是最常见的形式，占报告病例的 70%，常伴心脏畸形，右侧肺未发生或未发育均可引起心脏和纵隔大的移位而导致大血管和气道的扭曲、预后差。

病情轻微者可无明显临床症状，仅见于常规胸部 X 线检查时发现。严重病例出生后即死亡或表现呼吸困难、青紫、呼吸衰竭，以及反复呼吸道感染，50% 肺不发育或未发生在新生儿期死亡。也有青少年或成人就诊的患者表现为进行性呼吸困难、反复呼吸道感染。体检可见患侧胸廓塌陷，活动度减弱，叩诊浊音，听诊呼吸音减低或消失。

2. 肺发育不全型　咳嗽、咯血、发绀、反复呼吸道感染，患儿生长发育迟缓或停滞；常伴有脊柱半椎体畸形；伴先天性膈疝者，因受异位腹腔内脏的压迫而造成肺发育不良。易出现进行性呼吸衰竭和心力衰竭，多在 5 岁内死亡。

【辅助检查】

1. 胸 X 线平片　先天性肺未发生或未发育不良在 X 线平片上类似于肺切除后表现，肺未发育侧胸腔呈均匀一致的致密影，致密影中缺乏充气的肺组织、支气管及血管纹理的痕迹(图15-4-4，图 15-4-5)。剩余的肺呈过度通气伴有心脏及纵隔向患侧移位。同侧膈影不易看到，可借助充气的胃泡影来确定右侧。健侧肺有不同程度的代偿性肺气肿，严重者可形成纵隔疝。

如同时发现有半椎体畸形更有助于先天性肺发育不全的诊断。

部分肺发育不全的胸部平片表现肺野不同程度的充气不良。可见患侧肺容积明显缩小，肺野透光度减低,胸廓塌陷,患侧膈位置上抬,纵隔向患侧移位,而健侧肺过度膨胀。

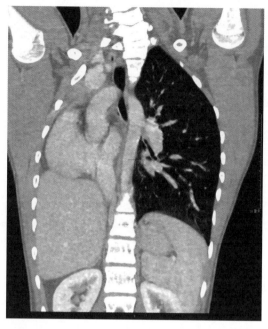

图 15-4-4　肺未发生

患儿男,15 岁,以胸壁畸形就诊,右侧胸廓略小,右侧胸腔未见明确右肺组织,右侧肺动静脉均未见显示,右主支气管及分支未见显示,心影纵隔明显右移,心影不大,心脏旋转

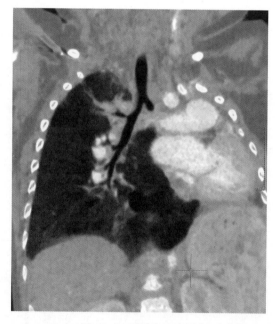

图 15-4-5　肺未发育型

患儿男,7 个月,嗓子"呼噜"23 天。左侧胸廓较对侧小,未见含气左肺组织影,左主支气管起始处可见,远端呈盲端

2. **肺 CT**　肺 CT 及三维成像术可示患侧主支气管缺如或呈盲管状畸形(见图 15-4-5)。可以发现轻度的支气管发育不良,有分支缺少畸形。肺增强 CT 血管造影和心脏彩超可帮助观察肺血管畸形。

3. **肺动脉造影**　示患侧肺动脉主干缺如或发育不良。

4. **肺功能**　肺功能显示限制性通气功能障碍,肺顺应性减低和气道阻力增加。

5. **血气分析**　显示低氧血症而二氧化碳分压正常。

6. **支气管镜检查**　可发现支气管异常和阻塞。

【诊断和鉴别诊断】

本病应与肺不张、胸膜肥厚粘连、右位心和先天性肺隔离症等疾病相鉴别。一侧或中下肺野均匀致密阴影伴气管、纵隔、心脏一致性完全移至患胸和健肺代偿性气肿为本病影像特征,结合肺增强 CT、心脏彩超和支气管镜检查不难与其他疾病鉴别。

【治疗】

肺切除适用于单侧肺畸形者,有报道植入组织扩张器,以保持胸廓容积,防止胸廓畸形和脊柱侧突的进一步发展,但远期疗效尚不确切。有反复呼吸道感染者应注意预防和及时治疗,如给氧、使用支气管扩张剂、控制感染及炎性反应。

四、先天性肺囊肿

先天性肺囊肿(congenital pulmonary cysts)为先天性肺气道畸形(congenital pulmonary airway malformations,CPAM)的一种,在小儿并不少见,也可见于新生儿。先天性肺囊肿主要是指先天性支气管源性肺囊肿,囊壁结构为支气管组织。其病理分类和命名意见不一,比较混乱。以往统称为先天性肺囊肿,现在比较一致地称为先天性肺囊性病。包括:支气管源性囊肿(肺囊肿)、肺泡源性囊肿、肺大叶气肿(肺大疱)、囊性腺瘤样畸形和先天性囊肿性支气管扩张等。

【病因学和病理特点】

一般认为先天性肺囊肿是因胚胎发育过程中气管、支气管异常的萌芽或分支异常发育所致,病变可发生在支气管分支的不同发育阶段和不同部位。或某段支气管从主支气管芽分隔出,其远端支气管分泌黏液聚积而成。

先天性肺囊肿常为多房性,为几个支气管芽同时隔断而形成的结果。也可为单房性则仅一支气管芽隔断,即形成一孤立性囊肿。有应用全基因组的拷贝数变异检测,发现4/12例支气管源性肺囊肿的患者有*HDAC8*基因部分片段的异常扩增[11]。

肺囊肿的囊壁多具有小支气管壁结构,内层有纤毛柱状上皮,外层可见散在小片软骨,壁内可见到平滑肌束和纤维组织。囊状病变结构内层可见到不同的上皮细胞:柱状、立方形和圆形上皮细胞,显示出支气管树分支不同程度的发育不全。有些具有分泌黏液的柱状细胞,腔内充满黏液。

病理可分为支气管源性肺囊肿、肺泡源性肺囊肿和混合型肺囊肿三种。支气管源性囊肿多位于纵隔,肺泡性肺囊肿多位于肺周围部分,即肺实质内。约5%合并有肺的其他畸形,最常见为隔离肺。

【临床表现】

先天性肺囊肿在小儿并不少见,也可见于新生儿期。可以自出生后至14岁出现症状。临床以反复发作肺部感染为特点。与肺部其他疾病如肺大疱、隔离肺、先天性膈疝、肺结核、肺脓肿等较难鉴别。

临床表现悬殊,单纯性肺囊肿,特别是较小的闭合性囊肿,在无继发感染时常无任何表现,只在胸部X线检查中偶然发现或尸检时才被发现。

较大囊肿多于继发感染或突然胀大压迫周围组织时才出现不同症状。若囊性病变与支气管相通,可继发囊肿和肺部感染,临床表现为:咳嗽、咳痰、咯血、低热等症状;继发感染加重时,可有高热和大量的脓痰,常以支气管肺炎就诊,经抗生素治疗后迅速好转。

• 婴幼儿期:由于肺囊肿与支气管沟通处较狭窄呈活瓣作用,或囊肿体积巨大或病灶破裂,可形成张力性气囊肿,液囊肿、液气囊肿或张力性气胸等。因此,婴幼儿期张力性支气管源性囊肿、肺大叶气肿和肺大疱较多见。临床上常呈现胸内张力性高压症状,表现为呼吸急促、发绀或出现呼吸窘迫等症状。体检见气管移向对侧,患侧叩诊鼓音,呼吸音降低或消失。胸片显示患侧肺囊性病变引致肺不张,纵隔、气管移位,并可呈现纵隔疝和同侧肺不张,病情危急,不及时诊断和治疗,可因呼吸衰竭死亡。

• 儿童期:较多见的为支气管源性囊肿。临床并发感染时可出现发热、咳嗽、咳痰甚至咯血及反复发作的肺部感染,肺部可闻及湿性啰音等。

较大囊肿充满液体的,叩诊可有局部实音,而较大的气性囊肿叩诊有局部鼓音,听诊时局部呼吸音减弱或消失。囊肿位于肺间质或纵隔内。约70%位于肺内,30%位于纵隔。

• 成人期:多见于后天继发性肺大疱和支气管源性囊肿。临床表现均因继发感染出现症状,如发热、咳嗽、脓痰、咯血、胸闷、哮喘样发作、劳累性气促和反复出现气胸等症状。需与肺脓肿、脓胸、支气管扩张、肺结核空洞和肺部肿瘤等鉴别。

【辅助检查】

1. X线检查 胸片上孤立性液性囊肿呈一界限清晰的圆形致密阴影。孤立性含气囊肿呈一圆形或椭圆形薄壁的透亮空洞阴影,大者可占据半个胸腔。如囊肿与支气管沟通,则可见薄壁而含有气液平面的囊肿影。如系多发性囊肿,可见多个环形空腔或蜂窝状阴影分布在一个肺叶内。

2. 胸部CT检查 CT检查对于判断囊肿的部位、大小、数目,以及鉴别诊断均具有重要意义(图15-4-6)。还可观察囊壁的厚度,囊肿的边界情况。鉴别大泡性囊肿与气胸可作增强扫描,前者可见到肺血管影。血管造影有助于鉴别隔离肺。

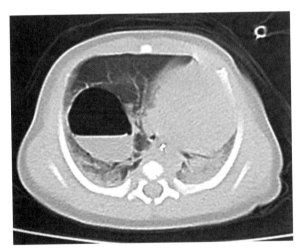

图 15-4-6 先天性肺囊肿

患儿男,4天,呼吸困难3天。肺CT可见右上肺可见一巨大囊腔影,其内可见气液平面

3. 核磁共振 也可以用于胎儿期先天性肺囊肿和其他肺囊性疾病的诊断,以及判断是否需要急诊外科手术。

4. 肺功能检查 异常与否取决于囊肿的部位、数目的多少以及囊肿的大小。如为双侧多发囊肿,可有阻塞性通气功能障碍;若为巨大单个囊肿,则可出现限制性通气功能障碍;而对于病灶范围较小或单发小囊肿,肺功能可以正常。

5. 痰和血液学检查　无临床意义,若囊肿合并感染则可有血白细胞数目增加。

6. 纤维或电子支气管镜检查　可了解黏膜的情况,在出现咯血时,查清出血部位,除外支气管肿瘤。

【诊断】

临床表现悬殊,主要为感染和压迫症状。如压迫支气管可产生喘鸣、干咳和不同程度的呼吸困难,甚至发绀。压迫食管可致吞咽困难。本病诊断主要依靠胸片检查,由于囊肿可为单个或多个,含气体或液体量不同,因而不同类型的肺囊肿在 X 线平片上有不同的表现:

(1)单个液、气囊肿最为常见,囊肿大小不一,可见圆形薄壁囊肿,内有液面。此种囊肿的特点是囊壁菲薄,邻近肺组织无炎性浸润病变,纤维性变不多,需与肺脓肿,肺结核空洞和肺包虫囊肿鉴别。在 X 线上表现肺脓肿壁较厚,周围炎症表现明显,单个气囊肿在胸片上示病侧肺部含气囊肿,巨大的气囊肿可占据一侧胸腔,压迫肺、气管、纵隔、心脏,需与气胸鉴别。气胸的特点是肺萎缩推向肺门,而气囊肿的空气位于肺内,往往仔细观察在肺尖和肋膈角处可见到肺组织。

(2)多个气囊肿临床也较多见,胸片上呈现多个大小不一、边缘不齐的气囊肿,需与多个肺大疱鉴别。尤其在小儿,肺大疱常伴有肺炎,X 线以透亮圆形薄壁大疱及其大小、数目、形态的易变性为特征。在短期随访中就可见较多变化,有时迅速增大,或破裂后形成气胸。肺部炎症一旦消退,大疱有时可自行缩小或消失。

(3)多发性液、气囊肿。胸片可见多个大小不一的液、气腔。尤其病变位于左侧者,需与先天性膈疝鉴别,后者也可呈现为多个液平面,必要时口服碘油或稀钡检查,若在胸腔内见到造影剂进入胃肠道,则为膈疝。

值得注意的是,凡病灶位于肺下叶,特别是位于左下叶后基底段者,应与肺隔离症鉴别,其与先天性肺囊肿的主要不同是异常动脉存在,如术前未确诊,不了解异常动脉的分布,很可能在术中导致动脉破裂,引起致命性大出血。

大的先天性肺囊肿胎儿期也可通过超声检查发现。先天性肺囊肿的误诊率高,达

31.3%~91.2%。

【鉴别诊断】

1. 肺炎后肺大疱　属后天性的改变,多见于金黄色葡萄球菌等肺炎后,其特点为空腔大小及形状,短期内多变,其出现及消失均较迅速,与先天性肺囊肿长期存在截然不同。

2. 肺脓肿　症状与肺囊肿继发感染者相同,但 X 线表现不同处为肺脓肿壁较厚,周围肺组织多有浸润和纤维性变。

3. 肺内良性肿物　如肺结核球、假性炎症性肿瘤、肺包虫病、肺吸虫病、肺动静脉瘘等皆可在肺部出现球形病灶,应与孤立性液性肺囊肿鉴别。

4. 大叶性肺气肿　见于新生儿期,多以急性呼吸窘迫起病,但亦可起病缓慢,于生后 2~3 个月以后症状明显,和巨大张力性含气囊肿不易区分,二者均需手术切除。

5. 肺成熟障碍综合征(pulmonary dysmaturity syndrome,又称 Wilson-Mikity syndrome)　见于早产儿,可于生后 1~2 周逐渐起病,呈进行性呼吸困难及肺功能不全,X 线见两肺弥漫囊状影像,与多发性肺囊肿之环形空腔多局限于一叶不同。存活者 X 线变化可于 4 个月 ~2 年恢复正常。

6. 先天性囊性腺瘤样畸形　与多发性肺囊肿鉴别困难,二者均需手术切除治疗。

7. 气胸　如果肺囊肿有通道与支气管沟通,此通道因不完全阻塞产生活瓣作用致空气进入而不出,可形成巨大张力性含气囊肿,占据一侧胸腔,并将纵隔推向对侧,此时须与气胸鉴别。其主要区别是气胸为空气在胸膜腔,肺组织被推向肺门,而肺囊肿的含气是在肺实质内,肺尖、肺底和肋膈角仍可有含气或萎陷的肺组织。

8. 横膈疝　可多发性含气肺囊肿,亦可位于一侧,症状相似,胃肠钡造影可资鉴别。

9. 支气管扩张　常位于双下叶、左上叶舌段及右中叶,必要时可灌注碘油作支气管造影检查进行鉴别。

10. 支气管囊肿　多位于后及中纵隔,但偶可位于肺实质内,呈多房性,含空气、液体或二者皆有,此时仅手术后病理检查才可与肺囊肿鉴别。

【治疗】

诊断明确,不论年龄大小,应在控制感染下早期手术治疗。引起纵隔移位和对侧肺体积减小可于生后尽早手术[12]。

临床拟诊本病时,应尽量避免作胸腔穿刺,以免引起胸腔感染或发生张力性气胸。仅在个别病例表现严重呼吸窘迫症、发绀、缺氧严重,又无条件做急诊手术时,才可做囊肿穿刺引流,达到暂时性减压,解除呼吸窘迫症状,作为术前一种临时性紧急措施。

由于肺发育可持续到 14 岁,因此婴幼儿能够较好地承受肺叶切除术,小儿随年龄增大肺泡的数量和大小亦会增长,肺叶切除一般不会影响儿童的生长发育和活动。因此,一旦拟诊本病,且影像学检查有明确手术指征者应积极采取外科治疗。年龄幼小并非手术的绝对禁忌证。

手术时机:应视病情轻重及是否继发感染情况而定。

1. 无症状性肺囊肿因其不能自愈,也应择期手术。囊肿本身是死腔,可增加动静脉分流,不利于呼吸生理。囊肿易继发感染,药物治疗不能根治,更由于多次感染后囊壁周围炎症反应而引起胸膜广泛粘连,导致手术困难。根治手术可避免发生各种并发症,文献报道肺囊肿亦有恶变可能。

2. 囊肿并肺部感染而病情一般者,应抗炎治疗至体温及白细胞正常后手术。

3. 张力性肺囊肿或并张力性气胸患儿应紧急手术。尤其在出现缺氧、发绀、呼吸窘迫者急诊手术才能挽救生命。

4. 液、气胸者可先行胸腔闭式引流,待病情平稳后或同时行手术治疗。置入胸腔引流管可避免麻醉插管后张力性气胸加重而导致呼吸循环紊乱。

手术方式应依据病变的部位、性质、范围及继发感染等情况而定,原则是尽量保留正常肺组织。孤立于胸膜下未感染的囊肿,可做单纯囊肿摘除术。局限于肺缘部分的囊肿,可做囊肿剥离术或肺楔形切除术。

肺叶中部的囊肿则需做肺叶切除术。囊肿感染而致周围粘连或邻近支气管扩张则做肺叶或全肺切除术。

双侧性病变,在有手术适应证的前提下,可先做病变严重的一侧。如病变过于广泛,肺功能严重下降或合并存在严重心、肝、肾等器质性疾患时,则禁忌手术。

【病例】

患儿男,1 岁。胸片和肺 CT 发现右下肺占位性病变,有反复上呼吸道感染和肺炎史(图 15-4-7)。

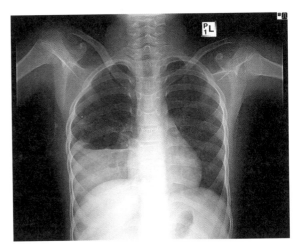

图 15-4-7　先天性肺囊肿

五、先天性肺气道畸形

先天性肺气道畸形(congenital pulmonary airway malformation,CPAM)过去称为先天性囊性腺瘤样畸形(congenital cystic adenomatoid malformation,CCAM),也称为"先天性肺囊腺瘤",是在 1949 年首次被作为一种独特的病理病种报道的,该病约占所有肺先天畸形的 25%[13]。CCAM 是一种肺组织错构瘤,是由于胎儿末端支气管的过度生长,在肺实质内形成有囊性病变。

【病因及发病机制】

CCAM 的确切病因仍是一种推测。目前比较多的学者认为 CCAM 的形成是胎儿肺芽正常成熟过程受阻或上皮间叶同时发生障碍,继之发育受阻的支气管间叶过度生长,形成大囊或小囊性病变。

【病理】

病理表现为不同比例的囊肿和腺瘤样畸形混合而成,呈现一种或几种组成成分的过度发育异常;也有全部为腺瘤样畸形,即胚胎期部分囊肿的呼吸上皮或黏液腺出现异常增殖;还可呈乳头状突入囊腔内。

CCAM 的病理形态与其他类型的肺囊肿截然不同,特点是以支气管腺瘤样增生替代正常的肺组织,肺呈现块状、多囊性病变伴有支气管结构的异常增生。病肺外观显著增大,紫色、质硬、呈块状,散在有粉红色充气区。

Stoker 等人根据腺囊直径大小的不同,在病理上将 CCAM 分为三型:

Ⅰ型:为最常见的病理类型[14],约占 75%;其囊性腺瘤的特点是含单个或数个厚壁大囊,囊径

2~10cm,囊壁含假复层纤毛柱状上皮、薄层平滑肌和少量弹性纤维,可含软骨。

Ⅱ型:囊性腺瘤畸形,约占所有先天性囊性腺瘤样畸形的20%,由为数众多、更趋均匀分布的囊径为0.5~2cm的小囊组成,壁内含纤毛柱状及立方上皮以及少量不规则平滑肌、弹力纤维,不含软骨成分及黏液细胞,其中50%并发其他畸形。

Ⅲ型:囊性腺瘤畸形,占10%,病理特点是显微镜下支气管肺泡大块实性成分组成,其内为肉眼难辨的毛细支气管样小囊,囊径<0.5cm,有不规则的细支气管样结构,壁内衬立方或低柱状上皮。常并发肾及其他脏器畸形而早期夭折。

电镜下可显示肺泡腔扩大,肺泡细胞减少,板层小体少,不成熟;微绒毛减少。

【临床表现】

CCAM的临床表现可以是仅在常规X线检查中偶然发现,大多数为新生儿期或生后2年内即出现气促、呼吸窘迫、危及生命。在学龄期和成人期被诊断者的临床特点为反复的呼吸道感染,常为固定的、下肺叶受累,伴有患侧胸廓的过度膨隆和纵隔移位。

临床分3种类型:

1. 死产或围产期死亡。患儿心脏和静脉回流受病肺的压迫,导致全身水肿和母体羊水过多;CCAM一般在孕18周后可经产前超声检查发现,24~30周的检出率显著高于其他孕周。

2. 由于病肺进行性肺气肿,导致新生儿期渐进性呼吸窘迫,表现一侧胸腔内有膨大的肿块,纵隔移位。

3. 成活的婴幼儿常有急、慢性的肺部感染,咳嗽、发热等。偶有少数患儿可无临床症状。常伴有肾发育不良、心脏或肠道等多系统的先天畸形。

【诊断】

症状:临床表现悬殊,它可能是胎儿或新生儿的一种致死性病变,可出现胎儿水肿、新生儿呼吸困难,或无任何症状的肺病变。在婴儿和儿童期病变程度可相对较轻,可出现反复的肺部感染。

体征:与病变部位及大小相关,可无明显体征,但有肺气肿样改变时可见患侧胸廓饱满,纵隔向健侧移位,局部叩诊呈鼓音。

【实验室检查】

1. 影像学检查 X线表现可见肺内边缘清楚的软组织影,被侵犯的一叶肺可呈大囊性影像,

内含散在不规则透亮区,其中无肺纹理,但可见不规则分隔影像,易与膈疝相混淆,纵隔向健侧移位,也可表现为实性病变似肺实变或肺不张。少数囊肿与支气管相通,常有异常血管由肺门外进入病肺。

2. 肺CT 显示囊性病变。典型影像学表现归纳如下:①单个或多个含气大囊及周围不规则小囊样结构;②数目众多、大小相近的蜂窝样小囊腔;③实性肿块;④肺气肿样改变及较强占位效应。

3. 典型的病理镜下表现 在受累肺叶内有囊肿,囊壁缺乏软骨组织,有类似细支气管的不规则分支状管道,该畸形的气道内无软骨,缺乏支气管腺体;高柱状黏液上皮灶;过度产生终末细支气管结构,无肺泡分化,受累的肺体积膨大。其周围没有真正的肺泡组织。

4. 超声检查 对无症状的患者,可以采用超声检查随诊肺部病变的转归。

【鉴别诊断】

1. 支气管源性肺囊肿 常为单个或多个囊腔聚集,一般壁较光滑。继发感染的概率较CCAM高,因此多含气液面。随访中形态变化少,在临床实践中鉴别较困难。确诊依据病理检查。

2. 肺隔离症 当与支气管异常沟通或有食管瘘时常形成数个厚壁含气液面的囊腔。增强CT或MRI检查如发现来自体循环的异常血供可确诊。值得提出的是肺隔离症可与CCAM同时出现,而以Ⅱ型CCAM多见。

3. 食管裂孔疝 疝囊进入右下胸腔时可呈现"右下肺囊性病变",形成含气或含气液面的囊腔,此时应注意左膈下有无胃泡影,且临床上患儿常伴呕吐、贫血等症状,必要时服钡剂检查即可确诊。

4. 肺脓肿或感染后肺大疱 多见于化脓性细菌感染,常伴有胸膜病变,病变在抗炎治疗后明显吸收好转,临床上多见于婴幼儿且有明显的感染史。

5. 先天性大叶性肺气肿 X线表现为患肺体积膨胀,透亮度增强,但其内可见稀疏的肺纹理向四周伸展,与本病不难鉴别,必要时高分辨率CT有帮助。

6. 囊性胸膜肺母细胞瘤 因有囊性病变而易误诊。胸膜肺母细胞瘤以实性或囊实性肿块居多,常有完整包膜及不均匀密度,可与本病鉴别。

7. **先天性后外侧膈疝** 多见于下肺,与膈关系密切,不符合肺叶的解剖分布。肠管充气时呈多角形改变并可延续至膈下,腹部充气肠管减少,易于鉴别。

8. **囊性支气管扩张** 小儿较少见,可为先天性,易继发感染,X线特征为成簇的含气及气液面的囊腔,囊腔大小比较近似。按肺段分布,支气管造影或高分辨率CT可见囊腔与支气管相通,患肺体积可缩小。

9. **淋巴管扩张症** 肺体积增大,并有许多小的充有液体的囊肿,致使成蜂窝状,肉眼与CCAM易相混;但淋巴管扩张症镜下见主要为扩张的淋巴管;免疫组化证实其衬有内皮细胞。

10. **间胚叶囊性错构瘤** 此瘤多见于成年人,为多灶性病变,可累及双肺。光镜特征显示有小囊肿形成,直径1cm,由原始间胚叶细胞的生长层构成,被覆正常的或化生的呼吸上皮。

【治疗】

有效治疗方法是早期手术切除病变。胸腔镜下手术切除是胎儿和婴儿时期常用的手术方法。

大部分患儿婴儿期病情进展快,在诊断明确后应尽早手术。对于生后无症状者,手术切除时机的选择尚有争议[15]。有文献报道对于进展相对较慢的年长儿最好在5岁以内手术,理由是:①阻断潜在威胁生命的呼吸窘迫和感染的发生;②促进余肺组织膨胀和生长,及早使整个肺容积和肺功能恢复正常;5岁前余肺代偿反应是最旺盛的,是通过肺泡的增加来实现,而过了此时期肺的生长是依靠已存在的肺泡的扩大来获得的;③ CCAM和恶性肿瘤存在某种关联。

如果有反复呼吸道感染等临床症状,必须一次性完全切除异常肺组织。对于仅侵犯解剖肺叶亚段的CCAM,通过逐步分离节段的肺动、静脉及支气管而行节段切除和/或病变清除,可保留更多的正常肺组织。

双侧广泛病变只能保守治疗,为手术治疗的禁忌证。

笔者收治的2例患儿CT显示结果如下:

例1:患儿女,1岁。X线诊断:CCAM Ⅰ型(图15-4-8)。

例2:患儿男,2个月。X线、CT明确左下肺叶多囊性病变。病理诊断:先天性囊性腺瘤样畸形合并隔离肺叶外型(图15-4-9)。

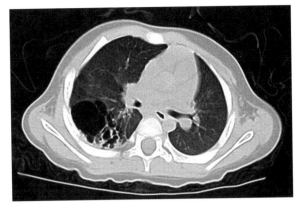

图 15-4-8 先天性囊性腺瘤样畸形Ⅰ型

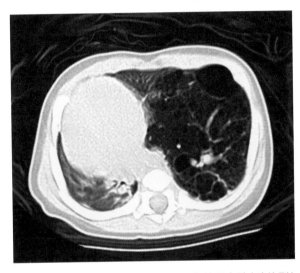

图 15-4-9 先天性囊性腺瘤样畸形合并隔离肺(叶外型)

(江沁波 刘秀云)

参考文献

1. 江载芳,申昆玲,沈颖.诸福棠实用儿科学.8版.北京:人民卫生出版社,2015:1311-1312.

2. 成玮,陈平,段佳熙,等.55例肺隔离症患者的临床诊治分析.国际呼吸杂志,2018,38(22):1728.

3. 刘娇静,侯燕莉,范晓鸽.儿童肺隔离症的影像学表现.中国实用医刊,2018,2:104-105.

4. 王海琴,许攀峰,周建英.肺隔离症临床影像病理特征43例分析.中国实用内科杂志,2015,5:427-430.

5. 李志,朱铭,董素贞,等.产前MRI检查在诊断及鉴别诊断胎儿先天性支气管肺隔离症中的临床应用价值.中华妇产科杂志,2016,51(1):23-26.

6. 张娜,曾骐,张旭.两种不同类型肺隔离症临床表现及诊治的回顾性研究.中华小儿外科杂志,2018,39(4):270-273.

7. 张娜,曾骐,陈诚豪,等.胸腔镜手术与开胸手术对不同类型小儿肺隔离症的适用性研究.临床小儿外科杂志,2018,17(5):336-340.

8. Saini S,Prakash S,Rajeev M,et al.Congenital Lobar Emphysema:Anaesthetic Challenges and Review of Literature.J Clin Diagn Res,2017,11(9):UD04-UD06.

9. Mulvany JJ,Weatherall A,Charlton A,et al.Congenital lobar emphysema:diagnostic and therapeutic challenges.BMJ Case Rep,2016,2016:bcr2016214994.

10. Xie L,Zhao J,Shen J.Clinical diagnostic approach to congenital agenesis of right lung with dextrocardia:a case report with review of literature.Clin Respir J,2016,10(6):805-808.

11. 郑红,彭东红.先天性肺囊性疾病患儿基因组拷贝数变异分析.临床儿科杂志,2018,36(2):87-90.

12. Shirota C,Tainaka T,Nakane T,et al.Usefulness of fetal magnetic resonance imaging for postnatal management of congenital lung cysts:prediction of probability for emergency surgery.BMC Pediatrics,2018,18:105.

13. Leblanc C,Baron M,Desselas E,et al.Congenital pulmonary airway malformations:state-of-the-art review for pediatrician's use.Eur J Pediatr,2017,176(12):1559-1571.

14. 潘知焕,金微瑛,翁翠叶,等.先天性肺囊性腺瘤样畸形15例临床、影像及病理特点.中华实用儿科临床杂志,2016,31(4):299-301.

15. Fanter L,Brandes A,Ratsch B,et al.Current Management of Congenital Pulmonary Airway Malformations:A "European Pediatric Surgeons Association" Survey.Eur J Pediatr Surg,2018,28(1):1-5.

第五节　横膈疝

横膈疝(diaphragmatic hermia of bechdalk)也称先天性膈疝(congenital diaphragmatic hernia,CDH),多由于横膈肌发育不良以致腹腔内脏器通过横膈缺损或薄弱区或扩大的食管裂孔进入胸腔。先天性膈疝的发生率约0.8~5/10 000名活产儿[1]。其特点是同侧和对侧肺发育不全,以及产前肺血管生长异常。肺发育不全和肺动脉高压是死亡的主要原因。84%的病例膈疝位于膈肌左侧。右侧CDH和双侧CDH发生率分别为14%和2%,预后较差。CDH可表现为孤立的缺陷或合并其他先天性异常,如先天性心脏病或染色体异常。

【病因及发病机制】

CDH的病因并不清楚,目前认为多种遗传因素以及环境暴露和营养缺乏被认为是CDH的可能病因。遗传因素发现有4p、8q、15q的缺失,环境因素如反应停、除草醚和缺乏维生素A有关。CDH新生儿的脐血样本中的视黄醇和视黄醇结合蛋白水平平均较低。除草醚可诱导先天性膈疝,机制可能与铜依赖的信号系统的破坏有关[2]。缺乏Cu依赖性信号系统的动物表现出异常的结缔组织和膈缺损。机制与缺乏Cu依赖性酶导致膈肌发育过程中细胞外基质缺陷有关。

横膈是位于胸、腹腔之间的一层薄的肌腱组织,呈穹窿样突向胸腔,分左右两叶,由起源于胸腔底部四周的几组肌肉和筋膜组成。横膈在孕4周开始发育,12周形成。缺损可从后肌边缘的小口状的缺损到膈肌完全缺乏。

横膈肌的缺损是横膈疝发病的病理基础,造成腹腔肠管易于通过而进入胸腔。正常解剖为:横膈肌有几个正常的孔道:下腔静脉经第八胸椎平面穿过膈肌进入右心房;降主动脉于第十二胸椎平面下行入腹。此两血管裂孔的周围组织比较坚强,且血管本身具有弹性足以填充空隙,因此不易形成膈疝。而位于左前方的食管裂孔必须保持一定程度的活动性,以避免下咽食物时食管纵行肌收缩和呼吸时膈肌的升降彼此发生牵制。所以食管与食管裂孔之间的组织结构并不牢固,是发生食管裂孔疝(congenital esophageal hernia)的解剖基础。由于缺损在临床上产生一系列的表现。

【临床表现】

先天性横膈疝的临床症状随纳入胸腔脏器的多少和脏器停留时间的长短而有很大差异。

"静止性食管裂孔疝"既无临床症状,也无体征,给诊断带来一定的困难。

疝入胸腔的脏器长期、反复压迫肺组织,易致肺不张、肺部感染,临床表现为发热、咳嗽、呼吸困难等。此时小儿虽有以上症状,但肺部往往听不到湿性啰音,也有把肠鸣音误认为湿性啰音者。

肺部感染是膈疝的一个临床表现,临床常常

只是治疗肺炎而忽视了造成肺炎的膈疝存在,横膈疝也是产生反复呼吸道感染的原因之一。因此对于反复肺炎的小儿,特别是同一部位反复发病的情况,要想到膈疝或其他病变的可能,应做进一步的相关检查。

腹腔脏器纳入胸腔,还可导致胃底部血运不良引起感染,患儿表现为发热、腹痛、呕吐,甚至血便。临床易与消化系统疾病相混淆。

CDH 的肺发育差常存在肺发育不良和肺动脉高压。新生儿 CDH 死亡率较高,死亡原因多为肺发育不良导致呼吸衰竭及合并肺动脉高压。肺动脉高压与死亡率密切相关[3]。

由此可见,先天性膈疝的临床症状和体征并无特异性,CDH 临床有被误诊为呼吸窘迫综合征、支气管肺炎、消化道出血等。应特别引起临床医生的警惕,以使患儿能够得到及时和正确的治疗。

横膈疝分型:

1. 食管裂孔疝(congenital esophageal hernia) 症状已如前所述,包括"静止性食管裂孔疝"。

2. 胸腹膜疝(diaphragmatic hernia of Bochdalek) 为先天膈肌后外侧壁缺损,肠管填充胸腔导致局部肺发育不良。后外侧缺损(通常称为 Bochdalek 疝)占 70%~75% 的病例。该型因肺有潜在的损伤,术后存活率为 50%。

3. 胸骨旁疝(paraternal hernia or morganis hernia) 前外侧膈疝(anterior-lateral diaphragm),如果缺损位于胸骨旁或胸骨后也称为 Morgagni hernia 或 Morgagni-Larrey 型。前型占膈疝的 23%~28%。是通过膈肌 Morgagni 裂孔形成前壁正中的疝,成人多见,一般无症状或仅表现胀满或胸前区痛,不引起肠梗阻。X 线检查表现心膈角阴影,手术难度较大,可无需治疗。

膈疝根据其解剖位置可大致分为后外侧型和非后外侧型,非后外侧缺损可以进一步区分为前型和中心型。进一步的临床分类是基于存在或不存在其他部位非疝气相关的异常。如果存在,则情况被称为非孤立的或复杂的。37%~48%CDH 为此型,主要表现为心脏、四肢、口面或体壁缺损。其余 52%~63% 的患者为孤立的 CDH。继发于 CDH 的畸形包括动脉导管未闭、持续卵圆孔未闭、肠旋转不良和心脏移位。

【诊断和鉴别诊断】

孕期 B 超可早期发现胎儿异常。平均孕周

为 24 周时产前超声诊断超过 60% 的 CDH 患者[4]。三维超声成像、胎儿超声心动图和胎儿磁共振成像(MRI)是评估 CDH 严重程度和预后的其他产前诊断方式,对于单纯膈疝胎儿,三维超声可以准确测量胎儿对侧肺容积[5]。

患儿出生后发现有呼吸窘迫,对小儿哭闹、进食和体位改变后出现的呼吸困难和青紫,经吸氧不能缓解者,应高度怀疑膈疝的可能。

静止性食管裂孔疝可无症状仅在胸片检查时偶然发现胸腔内的肠管,胸部听诊可闻及肠鸣音。

长期、反复发生腹痛、呕吐甚至便血,对不明原因的慢性营养不良和贫血者,需高度警惕是否有膈疝可能。由于胃疝入胸腔,致使胃血运不好,并且食管下端过多接触胃酸和胃酶,造成充血水肿,形成反流性食管炎。可表现为呕吐、腹痛,甚至便血。

对 X 线平片见有一侧胸腔大片致密影,不要误认为胸腔积液和肺孢子虫病,需仔细寻找有否肠管充气的透亮影。对可疑者均应做钡餐检查,确定是否为膈疝(图 15-5-1)。临床需与支气管肺炎、消化道出血及反复呼吸道感染鉴别。

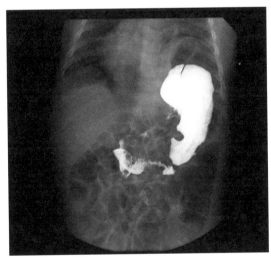

图 15-5-1　双侧膈膨升,左膈疝
钡餐检查显示胃疝入左胸腔,双侧膈膨升

【治疗】

治疗重点包括轻度通气、血流动力学监测及术后肺动脉高压的治疗。

膈疝引起临床症状,如反复呼吸道感染、消化系统症状等应在抗感染后择期进行手术治疗。低风险的婴儿手术时机不影响存活,但高风险的需要 ECMO 的婴儿,拔管后手术的预后较上 ECMO

期间手术的预后好。多中心的登记注册研究发现，不同中心的非修复率不同。在大的患者中心，风险调整后的积极手术，即低的未修复率的取得使患儿达到最高的存活率[6,7]。微创手术后易反复。也有研究认为术前合适选择患者可以胸腔镜引导下手术治疗[8]，患有严重 CDH 的新生儿以及不稳定的循环和呼吸状态可能不适合于微创手术修复，因此在这些患者中使用选择适合微创手术的标准很重要。

【预后】

CDH 预后的主要决定因素是：①相关异常特别是心脏病的存在；②肺发育不全的程度；③肝脏的位置[1]。肝脏疝入疝囊的存活率为 56%，无肝脏疝入的存活率为 100%。孕 25 周前发现的横膈疝预后较 25 周发现的预后差。

（江沁波　刘秀云）

参考文献

1. Chandrasekharan PK, Rawat M, Madappa R, et al. Congenital Diaphragmatic hernia-a review. Matern Health Neonatol Perinatol, 2017, 3 : 6.

2. Takahashi T, Friedmacher F, Takahashi H, et al. Disruption of copper-dependent signaling pathway in the nitrofen-induced congenital diaphragmatic hernia. Pediatr SurgInter, 2015, 31 (1) : 31-35.

3. Harting MT. Congenital diaphragmatic hernia-associated pulmonary hypertension. Seminars in Pediatric Surgery, 2017, 26 (3) : 147-153.

4. Cordier AG, Russo FM, Deprest J, et al. Prenatal diagnosis, imaging, and prognosis in Congenital Diaphragmatic Hernia. J Semin Perinatol, 2019, 30 : 5116.

5. 马玉成, 纪伟英, 何晓俊, 等. 三维超声和核磁共振成像测量先天性膈疝胎儿对侧肺容积相关性研究. 中国妇幼保健, 2015, 30 (11) : 1729-1731.

6. Harting MT, Hollinger L, Tsao K, et al. Aggressive Surgical Management of Congenital Diaphragmatic Hernia : Worth the Effort? : A Multicenter, Prospective, Cohort Study. Ann Surg, 2018, 267 (5) : 977-982.

7. Lally PA, Skarsgard ED. Congenital diaphragmatic hernia : The role of multi-institutional collaboration and patient registries in supporting best practice. Seminars in Pediatric Surgery, 2017, 26 (3) : 129-135.

8. Weaver KL, Baerg JE, Okawada M, et al. A multi-institutional review of thoracoscopic congenital diaphragmatic hernia repair. aparoendosc Adv Surg Tech A, 2016, 26 (10) : 825-830.

第十六章

黏液纤毛清除系统功能障碍性疾病

第一节　原发性纤毛运动障碍

原发性纤毛运动障碍（primary ciliary dyskinesia，PCD）是一组基因遗传性疾病，包括 Kartagener 综合征、不动纤毛综合征、纤毛运动方向缺陷。由于纤毛功能异常引起一系列临床表现，包括慢性鼻窦炎、慢性中耳炎、反复性或慢性支气管炎、反复肺炎最后导致支气管扩张，此外男性患者可发生不育[1]。约 50% 患者出现内脏转位，即 Kartagener 综合征。全内脏转位即右位心、右肺 2 叶，左肺 3 叶，及肝、脾、胃异位，部分转位即只有右位心。

对于 PCD 最早的临床观察始于 100 余年前，关于 Kartagener 综合征的描述最早见于 1901~1904 年。1933 年、1937 年由于 Kartagener 先后报道了 11 例有内脏转位、慢性鼻窦炎和支气管扩张三联症的患者，后此病被命名为 Kartagener 综合征。

不同地区统计的 PCD 发病率的差异很大，为 1:2 200~1:40 000[2]。2010 年 Kuehni 等对于包括来自 26 个欧洲国家 1 192 名 PCD 患者的大型调查显示，PCD 的发病率为 1:10 000~1:20 000。我国目前尚无发病率的相关报道。

【发病机制】

纤毛广泛存在于人体的呼吸道、生殖道和消化道等，是重要的细胞附属结构。上呼吸道黏膜为假复层纤毛柱状上皮，主要由纤毛上皮细胞组成，也包括少量杯状细胞和无纤毛柱状细胞。每个纤毛细胞表面有 100~200 根纤毛，细胞间相互紧密连接，构成完整的机械性防御屏障。纤毛的平均长度为 6μm，直径为 0.1~0.2μm。主要分为两种：上皮纤毛和初级纤毛。上皮纤毛呈线状排列于人呼吸道、女性子宫及输卵管、男性输精管和脑室管膜，在气道黏液纤毛的防御机制中起重要作用。初级纤毛分为感觉纤毛和结纤毛。感觉纤毛不能运动，结纤毛是可运动的初级纤毛，在胚胎发育中具有决定偏侧化的作用。

纤毛外被细胞膜，包裹纤毛的核心结构——轴丝。运动纤毛轴丝由 9 个二联外周微管和 2 个独立的中央微管组成。横断面电镜观察纤毛轴丝的超微结构，呈典型的"9+2"结构。从纤毛根部仰视轴丝，9 个二联外周微管呈顺时针排列，相互间每隔 96nm 以连接蛋白相连。每个二联微管由完整的微管 A 和呈"C"型的微管 B 连接而成，由下向上，每隔 24nm 微管 A 向相邻的微管 B 伸出两条短臂，即外动力臂和内动力臂。两个中央微管间每隔 96nm 以连接丝相连，每个中央微管每隔 16nm 伸出 2 个突起，形成中央鞘。微管 A 伸出放射辐连接外周二联微管和中央微管。细胞膜与外周二联微管间有间桥相连（图 16-1-1）。

呼吸系统是开放器官，需要一套完整的清除防御机制来保持该系统的清洁稳定，气管支气管上皮的纤毛上有一层黏液称为纤毛黏液毯，其黏液纤毛的清洁作用（mucociliary clearance，MCC）就是重要的呼吸道清除防御机制之一，同时具有机械、化学和生物屏障作用。MCC 功能通过纤毛

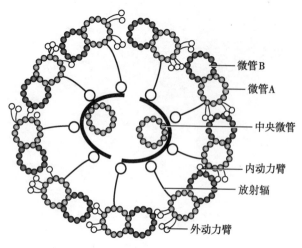

图 16-1-1　纤毛横断面的超微结构模式图

微管B
微管A
中央微管
内动力臂
放射辐
外动力臂

摆动而得到发挥。纤毛的有效摆动是二联管间有效滑动的结果,可以二维或三维,甚至螺旋运动。纤毛摆动清除黏液是一个循环往复的过程,包括三种状态:静息状态、复原摆动和有效摆动。在整个摆动过程中,纤毛先向后摆动180°,接近细胞膜表面并充分伸展,随后开始有效摆动。有效摆动在垂直于细胞表面的平面上进行,向头端摆动,有效摆动结束后纤毛经过短暂的静息状态又开始一次新的循环(图 16-1-2)。正常纤毛的运动像一阵微风轻轻在一片麦田上吹过。正常人呼吸道的纤毛根部都成行排列,所有纤毛有效摆动的方向都基本相同,形成合力推动表面黏液向头端移动(图 16-1-3)。正常的纤毛运动有以下特点:周期性、节律性、方向性、同步性、协调性和异相性。

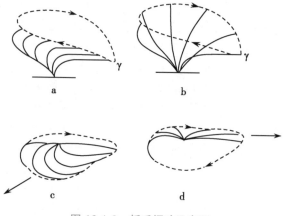

图 16-1-2　纤毛摆动示意图
a、b 侧面观,c、d 上面观,a、c 复原摆动,b、d 有效摆动图

纤毛超微结构异常影响纤毛的功能。纤毛的摆动频率和波形决定了它的黏液清除作用。纤毛在呼吸道对黏液、吸入颗粒、病原微生物的清

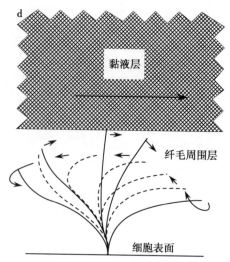

图 16-1-3　气道表面液体运输示意图
纤毛的顶部在有效摆动期与其上方的黏液层接触,
推动黏液毯的运动

d
黏液层
纤毛周围层
细胞表面

除方面具有重要作用。正常纤毛的摆动频率是(12.5 ± 1.8) Hz。患呼吸系统疾病患者的纤毛摆动频率轻度增加,波形正常,而 PCD 患者纤毛的摆动频率降低,波形异常。感觉毛纤维,如内耳、嗅神经是一种变异纤毛,然而尚无证据表明 PCD 与感觉缺失相关。吞噬细胞虽无纤毛,但却有微管结构,在吞噬过程的定向运动中起作用。显微电影摄影术的证据表明 PCD 患者的多核白细胞在快速运动中扭曲更明显,且对细菌的吞噬能力降低。室管膜的纤毛在脑脊液的运动中作用很小。虽然一些女性 PCD 患者存在不孕,但在卵子受精植入过程中纤毛的协调运动并不起决定作用。精子尾部的活动能力依赖于纤毛的微管,因此 PCD 男性经常存在不育。

【临床表现】

PCD 发病年龄可自新生儿至成年,但以学龄儿童及青年为多。诊断时平均年龄 4.4 岁。PCD 患者的临床表现多样,有随年龄而加重的反复上下呼吸道感染,包括复发性中耳炎、鼻炎、鼻窦炎、支气管炎和肺炎,以及发展到支气管扩张症。常见表现有鼻塞、鼻腔脓性分泌物、耳道流脓、咳嗽、咳痰和咯血,严重时喘憋。由于临床表现并不特异,常易误诊为一般慢性支气管炎、慢性肺炎、哮喘和肺结核。可有男性不育。

至少 80% 的 PCD 患儿有新生儿呼吸窘迫病史,表现为呼吸费力、气促,可伴有右上或右中叶肺不张[3],需要数天或数周的氧疗,但容易被误诊为新生儿肺炎。因此当足月新生儿出现不明原因

呼吸窘迫,尤其是合并有内脏转位的时候,应考虑到 PCD 的可能性。国外文献报道 80% 的 PCD 患儿有反复中耳炎病史。并可能出现传导性耳聋、语言能力落后等并发症。如果能避免持续性耳漏和鼓膜穿孔引起的后遗症,PCD 患儿的听力可以随年龄增长而自行恢复,大多数患儿 12 岁以后可以恢复正常。

Kartagener 综合征由下列三联症组成:①支气管扩张;②鼻窦炎或鼻息肉;③内脏转位(主要为右位心)。人类内脏转位的发生率为 1:5 000~10 000,支气管扩张的发病率为 0.3‰~0.5‰,而在内脏转位的患者支气管扩张的发病率可增到 12%~25%,为一般人群的 40~50 倍。因此,右位心儿童如伴频发上感和肺炎,应考虑到有合并支气管扩张和鼻窦炎的存在,即 Kartagener 综合征的可能。如只具备内脏转位及支气管扩张两项则为不全性 Kartagener 综合征。Kartagener 综合征还常和其他先天性畸形同时存在,最多见的是先天性心脏病、脑积水、腭裂、双侧颈肋、肛门闭锁、尿道下裂和复肾,其他尚有膜状瞳孔、智力障碍、传导性听力减退、嗅觉缺损等。支气管镜检查可发现左右支气管转位(图 16-1-4)。

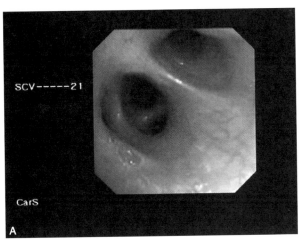
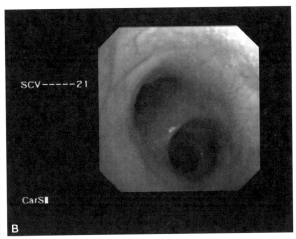

图 16-1-4　支气管镜检查
A 图为右侧支气管;B 图为左侧支气管

PCD 的其他表现包括胃食管反流、食管或肝外胆管闭锁、肠旋转不良、脾发育异常(无脾、脾发育不全、多脾)、肾发育不全。一些患儿合并脑积水或脑室扩张。根据北京儿童医院的临床观察,约 1/3 患儿存在生长发育落后。

如果患儿有包括新生儿呼吸窘迫、慢性湿性咳嗽、反复下呼吸道感染、支气管扩张、慢性鼻窦炎、反复中耳炎、内脏转位、男性不育等多项表现,应高度怀疑 PCD 的可能性[4,5]。

体征变化很大,一些患儿可出现肺底湿啰音,用力咳嗽后部分患儿肺底湿啰音可消失。伴支气管扩张症的年长儿可出现杵状指,喘鸣音相对少见。有时可伴肺不张和肺气肿的体征。约半数患儿可有右位心或全内脏转位。慢性鼻充血较为常见,通常从婴幼儿开始,没有季节性,1/3 患儿有鼻息肉,存在鼻窦炎时可出现鼻窦区压痛。

【实验室检查】

1. 电镜检查　可取鼻腔黏膜或经支气管镜取支气管黏膜上皮,在电镜下观察纤毛数目及结构异常,从而确诊。到目前为止已发现的纤毛结构异常至少有 20 种,包括动力臂缺失、变短或数目减少、放射辐缺失或变短、微管转位(中央微管缺失,外周微管向中央微管转位)、中央鞘缺失、纤毛方向障碍、纤毛发育不全、基底异常等。其中最常见的结构异常是外动力臂缺失。纤毛超微结构的异常可造成单个纤毛的运动模式异常,如动力臂缺失可造成纤毛旋转和颤动、放射辐缺失时出现纤毛垂直方向的双相旋转、而二联微管异位可造成纤毛呈"抓持"样运动等,从而导致纤毛无法协同运动。

最有诊断意义的纤毛结构异常是动力臂变短或缺失(图 16-1-5)。正常人每一纤毛平均有 7.5~9 个动力臂,其中外动力臂 3.0 个,内动力臂 5.0 个。

大部分患儿内、外动力臂同时缺失。北京儿童医院对一组 PCD 患儿纤毛电镜结构的研究显示，6/23 为动力臂缺失。另有文献报道 PCD 患儿、继发性纤毛运动障碍（secondary ciliary dyskinesia，SCD）患儿、正常人中内、外动力臂数目分别是 1.4 和 1.5、5.9 和 8.1、5.2 和 7.9。PCD 患儿内外动力臂数目比 SCD 和正常人显著减少。但有时并不能区分原发性纤毛运动障碍和继发性纤毛运动障碍。至今为止未能证实特定的纤毛结构异常与特定临床表现的关系。纤毛方向（ciliary orientation，COR）可辅助诊断 PCD。COR 是在纤毛的横断面上测量两个中央微管连线与显微照片垂直轴的夹角，为 –90°~+90°。一般认为 COR 的正常值是 <20°，20°~35° 提示纤毛方向紊乱，>35° 提示纤毛方向随机化。有研究显示 PCD 患儿中 COR 为 43.61° ± 12.85°，而 SCD 患儿为 21.79° ± 11.34°，两者之间有显著差异，提示 PCD 患儿比正常人和 SCD 患儿的纤毛方向紊乱更明显。

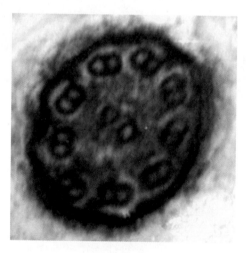

图 16-1-5　电镜结果

×60 000，典型的纤毛结构异常：微管排列呈"9+2"结构，动力臂缺失

2. **高速摄影显微镜检测纤毛摆动频率及摆动形式**（high-speed video analysis，HSVA）　通过高速摄影机每秒 120~500 帧频率拍摄纤毛摆动，然后再慢放至每秒 30~60 帧以观察纤毛摆动形式并计数纤毛摆动频率。不同基因型所致的 PCD 其纤毛摆动频率可能下降、正常或增加，因此单独纤毛摆动频率测定并不足以诊断 PCD。Chilvers 等研究表明外动力臂、内外动力臂同时缺失、内动力臂缺失、放射辐缺失时纤毛的摆动频率分别是（2.3 ± 1.2）Hz、（0.8 ± 0.8）Hz、

（9.3 ± 2.6）Hz 和（6.0 ± 3.1）Hz，较正常对照降低。当内外动力臂同时缺失或仅外动力臂缺失时纤毛运动表现为基本不动；放射辐和 / 或内动力臂缺失时纤毛运动表现为僵直，摆动幅度降低，不能沿长轴弯曲；微管转位时出现环形摆动，摆动频率（10.7 ± 1.1）Hz。对于纤毛摆动形式正常与否的判定及纤毛摆动频率的计数需要一定的技术操作经验。病毒感染、吸烟、环境污染及取材操作等因素均可能造成继发性纤毛摆动异常，需重复检查。可通过对取材细胞在气液相培养基中数周的培养以去除继发因素造成的影响。

3. **鼻一氧化氮检测**（nasal nitric oxide，nNO）　nNO 是一种无创、快速、经济的检测手段，由于 PCD 患儿 nNO 水平明显降低，临床怀疑 PCD 的病人可首先进行该检查筛查。目前尚不清楚 PCD 患儿 nNO 降低的确切机制，可能与鼻旁窦 NO 生物合成减少或由于超氧阴离子消耗过多等因素有关。nNO 检测时需要让患儿深吸气并屏住呼吸，然后测定其鼻腔气体中的 NO 水平，故需要患儿一定的配合，因此临床常应用于 5 岁以上的患儿。年长儿 nNO 值低于 77nl/min，PCD 诊断的敏感性和特异性分别是 98% 和 99%。但也有已确诊的 PCD 患儿 nNO 水平正常或升高的病例，因此如果临床高度怀疑 PCD 的患者需通过多种检查手段综合判断，并不能仅通过 nNO 进行诊断。

4. **基因诊断**　近年来，随着基因测序技术，特别是全外显子测序技术的发展，越来越多的基因被发现与 PCD 相关，目前有 40 个已知基因突变认为可以导致 PCD，详见表 16-1-1[3,4]。通过高通量测序技术，超过 70% 的 PCD 患者可发现致病基因。其中导致 PCD 位列前七位的基因突变分别为：DNAH5、DNAI1、DNAAF1、CCDC39、CCDC40、DNAH11、LRRC6。在这些突变类型中，85% 导致功能缺失突变，约 15% 错义突变。有些 PCD 患者电镜下纤毛结构正常，如 DNAH11 基因突变患者，因此基因诊断在 PCD 的诊断中起到了举足轻重的作用。目前基因型和表型关系的研究还处于起始阶段。其中 RSPH1、RSPH3、RSPH4A、RSPH9、MCIDAS、CCNO 基因突变不会引起内脏转位，因为这些基因与中央微管有关，而调控内脏位置的结纤毛没有中央微管结构。有研究发现 CCDC39、CCDC40、MCIDAS、CCNO 基因突变导致的临床表现较重，RSPH1 基因突变导致

的临床表现相对较轻,而男性患者如为 CCDC114 基因突变致病则不会出现不育[2]。由于 PCD 患者中存在多种结构异常,多部位变异,引起这一疾病的遗传及分子学机制至今未能明确阐述。

表 16-1-1　PCD 相关基因

基因	与 PCD 相关性*	纤毛结构
DNAH5	++++	
DNAI1	+++	
DNAI2	++	
DNAL1	+	外动力臂缺失
CCDC114	++	
CCDC103	++	
CCDC151	++	
ARMC4	++	
NEM8（TXNDC3）	+	部分外动力臂缺失
DNAAF1（LRRC50）	++	
DNAAF2（KTU）	++	
DNAAF3（C19orf51）	+	
LRRC6	++	
HEATR2	+	内、外动力臂缺失
DYX1C1（DNAAF4）	+	
C21orf59	+	
ZMYND10	++	
SPAG1	++	
RPGR	+	
OFD1	+	正常
DNAH11	+++	
HYDIN	+	个别中央微管缺失
CCDC39	+++	内动力缺失 + 微管转位
CCDC40	+++	
RSPH9	+	
RSPH4A	++	中央微管缺失或正常
RSPH1	++	
RSPH3	+	
CCNO	+	纤毛减少（残余轴丝正常）
MCIDAS	+	纤毛减少（残余轴丝不正常）
DNAH8	+	不详
CCDC164（DRC1）	+	大致正常（连接蛋白 - 动力蛋白调节复合体缺陷）
CCDC65（DRC2）	+	

注:* 基因与疾病相关性:+ 该基因致病所占比率 <1%;++ 该基因致病所占比率 1%~4%;+++ 该基因致病所占比率 4%~10%;++++ 该基因致病所占比率 >15%

5. 黏液纤毛清除功能的检查方法　包括糖精筛查试验、放射性气溶胶吸入肺扫描、纤支镜结合 γ 照相技术测支气管黏液转运速度。糖精试验是 PCD 的筛查试验,适用于 10 岁以上儿童及成人。把一直径 1~2mm 的糖精颗粒放在患者下鼻甲处,距鼻头 1cm,患者安静坐位,头向前低,记录患者感觉到甜味的时间。此期间病人不能用鼻吸气,不能打喷嚏、咳嗽、进食或饮水。如 >60 分钟仍不能感觉到甜味,则临床高度怀疑 PCD。此方法虽然简单,但在儿童中的应用受到很大限制。

有研究使用 ^{99m}Tc 标记的胶体白蛋白测定鼻黏膜纤毛转运,诊断 PCD 的敏感性为 100%,特异性为 55%,阴性预测值 100%,阳性预测值 28%,表明鼻黏膜纤毛转运正常可排除 PCD 的诊断。

6. **免疫荧光** 是利用特殊抗体进行二次免疫荧光标记定位发现纤毛蛋白缺失,从而帮助诊断 PCD 的一种方法。免疫荧光法可以发现各种外动力臂、内动力臂、轮辐、动力调节复合蛋白及其他纤毛蛋白缺失。免疫荧光法不但可以确定几乎所有电镜能检测到的超微结构异常,而且可以发现一些电镜正常的病例。免疫荧光检测动力蛋白的方法并不受引起纤毛改变的继发因素影响,更有助于诊断 PCD。欧洲呼吸学会指南指出免疫荧光检测在 PCD 诊断中的作用有以下三方面[6]:①可以确定突变的致病性(如编码轮辐蛋白基因的错义突变);②可以发现某些超微结构正常或细微异常的病例;③可以帮助确立 PCD 内动力臂、外动力臂、微管转位、中心微管及连接蛋白缺失的诊断。但需要注意,免疫荧光检测的敏感性和特异性目前尚不明确,并会受抗体治疗及抗原抗体结合反应、轴丝中蛋白表达的影响。

7. **肺功能检查** 早期正常,年长儿或成人可出现轻~中度阻塞性通气功能障碍,典型改变是 FEF25~75、FEV_1 降低,残气量、残气量/肺总量增加。Ellerman 等对 24 个 PCD 患者的纵列研究发现,12 例患儿成年后的肺功能比儿童时期显著下降,FVC 由 85% 下降为 70%,FEV_1 由 72% 下降为 59%。肺功能损害的严重程度与纤毛结构异常的类型无关。连续监测 7 年和 14 年,大多数患者的肺功能保持相对稳定。提示如 PCD 患者得不到适当的治疗肺功能进行性下降,如治疗得当可以保持相对稳定。早期诊断对于改善 PCD 的预后有重要意义。

【影像学表现】

胸部 X 线和 CT 检查可见肺气肿、支气管壁增厚、节段性肺不张或实变、支气管扩张和内脏转位。通常情况下病变多位于中叶或舌叶。这些 X 线表现并不特异,也可出现在囊性纤维化、免疫缺陷病、慢性吸入的患者。鼻窦片或 CT 可见黏膜增厚或鼻窦炎(图 16-1-6~ 图 16-1-9)。

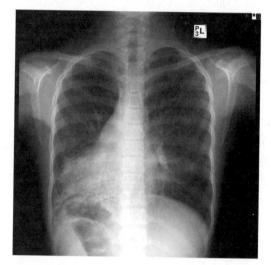

图 16-1-6 男,8 岁,主因"反复咳嗽、咳痰 8 年,加重 2 年"入院,胸 X 线正位片所示右位心、内脏转位、支气管扩张

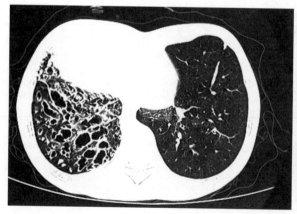
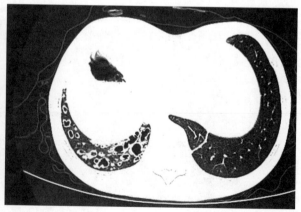

图 16-1-7 患儿女,12 岁,主因"反复咳嗽 1 年余,伴间断发热 10 个月"入院

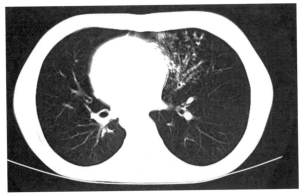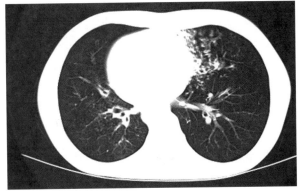

图 16-1-8 患儿女,16 岁,主因"反复咳嗽、咳痰 7 年余"入院,胸部 CT 所示左下肺支气管壁增厚,间质改变

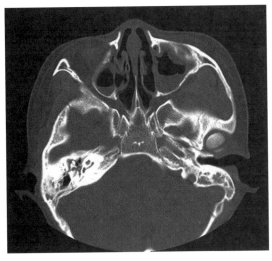

图 16-1-9 患儿女,11 岁,主因"生后反复咳嗽、咳痰,流脓涕,加重 3 年"入院,鼻窦 CT 所示上颌窦黏膜增厚,可见液平面

【诊断】

1. 确定诊断 有 PCD 典型病史,结合以下任意一个阳性结果,可确诊为 PCD:

(1)典型的纤毛超微结构异常,包括外动力臂缺失、内外动力臂联合缺失、内动力臂缺失并伴有微管转位。

(2)确定的双等位基因致病性突变。

2. 高度可疑诊断 有 PCD 病史,结合以下结果阳性,则高度怀疑 PCD,但并不能确诊:

(1)nNO 明显降低,同时三次 HSVA 结果支持 PCD(如纤毛不动或环形摆动)。

(2)nNO 明显降低,同时细胞培养后 HSVA 结果支持 PCD(如纤毛不动或环形摆动)。

3. 排除诊断 如果仅有临床表现,但 nNO 正常或升高,HSVA 正常,则 PCD 可能性不大。

PCD 的诊断流程见图 16-1-10[6]。

【鉴别诊断】

1. 继发于呼吸道感染、污染等因素造成的继发性纤毛功能障碍(secondary ciliary dyskinesia,SCD) 表现为非特异性纤毛超微结构异常。Pizzi 等的研究表明 PCD 主要超微结构异常是动力臂减少或缺失、放射辐缺失、微管转位,而 SCD 的结构异常包括复合纤毛、外周微管增加或减少、轴丝紊乱、轴丝膜不连续。但一些患者可能不能根据一次超微结构异常区分 PCD 和 SCD,需要长期随诊和重复纤毛电镜检查。Jorissen 等研究纤毛的方向(ciliary orientation,COR)对 PCD 和 SCD 的鉴别作用,表明 PCD 患者比 SCD 患者的纤毛方向紊乱更明显,但由于两者之间具有重叠,COR 不能作为 PCD 的诊断标准。动力臂的数量有利于区分 PCD 和 SCD。PCD 患者内外动力臂数目分别是每根纤毛 1.4、1.5,SCD 患者分别是 5.9、8.1,而正常对照组分别是 5.2、7.9,提示 PCD 患者动力臂数目显著降低。SCD 患者与正常对照无显著差异。

2. 囊性纤维化(cystic fibrosis,CF) PCD 的许多临床表现与 CF 重叠。如 CF 患者可出现反复咳嗽、咳痰,鼻窦炎、鼻息肉、杵状指、支气管扩张症、男性不育等表现。但 PCD 患者咳痰更明显,新生儿期出现呼吸道症状,可有内脏转位、慢性中耳炎、脑积水等有助于鉴别。Coste 等对 42 例成人非典型慢性鼻窦炎(atypical cases of chronic sinusitis,ACS)患者进行了一项前瞻性

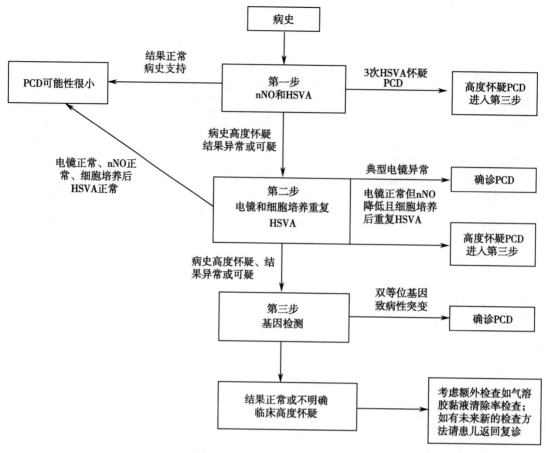

图 16-1-10　PCD 的诊断流程

开放研究,研究内容包括鼻纤毛摆动频率、超微结构分析、囊性纤维化跨膜通道调节因子(cystic fibrosis transmembrane conductance regulator,CFTR)基因突变分析。结果显示 17% 患者确诊为 PCD,38% 患者至少检测到 1 个 CFTR 基因突变,7% 确诊为 CF。确诊 PCD 组慢性鼻窦炎或慢性气管炎家族史、弥漫性支气管扩张或浆液性中耳炎出现的频率显著高于携带 CFTR 突变基因组,或无 PCD/CFTR 突变基因组。

【治疗】

到目前为止尚无特效治疗方法。

主要治疗方法包括增加黏液清除、预防呼吸道感染、治疗细菌性呼吸道感染、鼻窦炎、中耳炎。体位引流和咳嗽训练可辅助痰液排出,支气管扩张剂缓解喘息及气道梗阻,避免使用镇咳药物。PCD 患者应接受全程预防接种,包括百日咳、麻疹、B 型流感嗜血杆菌、肺炎链球菌、流感病毒疫苗等以防止病原体感染。避免空气污染及吸烟。出现细菌感染(支气管炎、鼻窦炎、中耳炎)可根据细菌培养结果使用敏感抗生素。经验性使用的抗菌药物包括阿莫西林、磺胺类。一些情况下可进行手术干预,如骨膜造孔术、鼻息肉切除术、鼻窦引流术,局限性支气管扩张症或肺不张患者可进行肺叶切除术。然而上述治疗均应慎重进行。在终末肺病患者有成功进行肺移植或心肺移植的报道。

【预后】

本病如能早期诊断,采取适当防治措施,延缓支气管扩张的发生,预防反复呼吸道感染,预后尚好。目前对 PCD 基因研究的进展,为 PCD 的早期诊断提供了方法,从而有可能进一步提高此部分患者的预后和总体健康状态。

(徐保平　申昆玲)

参考文献

1. Lucas JS,Davis SD,Omran H,et al.Primary ciliary dyskinesia in the genomics age. Lancet Respir Med,2020,8(2):202-216.

2. Mirra V,Werner C,Santamaria F.Primary ciliary dyskinesia:an update on clinical aspects,genetics,diagnosis,and future treatment strategies.Front Pediatr,

2017,5 :135.

3. Horani A,Ferkol TW.Advances in the Genetics of Primary Ciliary Dyskinesia:Clinical Implications.Chest, 2018,154(3):645-652.

4. Shapiro AJ,Zariwala MA,Ferkol T,et al.Diagnosis, monitoring,and treatment of primary ciliary dyskinesia: PCD foundation consensus recommendations based on

state of the art review.Pediatr Pulmono,2016,51 :115-132.

5. Knowles MR,Zariwala M,Leigh M.Primary Ciliary Dyskinesia.Clin Chest Med,2016,37(3):449-461.

6. Lucas JS,Barbato A,Collins SA,et al.European Respiratory Society guidelines for the diagnosis of primary ciliary dyskinesia.Eur Respir J,2017,49(1):247.

第二节　囊性纤维化

囊性纤维化(cystic fibrosis,CF)是一种致死性的常染色体隐性遗传病,可累及全身多个脏器系统[1]。CF是高加索人群中常见的遗传性疾病之一,发病率为1/1 800至1/25 000。最早在北美CF被形象描述为"如果亲吻孩童的前额时感觉汗液很咸,则这个孩童将很快面临死亡",这是因为CF的特点是所有外分泌腺组织中氯和钠跨膜转运异常,从而引起汗腺分泌物中钠的含量增高,而肺脏、胰腺、肝脏、小肠和生殖道分泌物则变得黏稠。随着现代医学的发展CF患者的中位生存期从1938年首次发现该病时的低于2年,稳步提升至41.1年,加拿大2013年人平均存活年龄达50岁[2]。由于人种原因,在我国CF相对罕见,但近年来随着对该病认识的提高及基因检测技术的发展,我国对CF的诊断也有所增加。

【发病机制】

囊性纤维化是由囊性纤维化跨膜传导调节因子(cystic fibrosis transmembrane conductance regulator,CFTR)基因突变所致的单基因遗传病。该基因位于7号染色体长臂3区1带,全长约250kb,共27个外显子。其基因产物CFTR是一种cAMP依赖性氯离子通道蛋白,包括1 480个氨基酸。CFTR蛋白有两个亲水位点,各由6个镶嵌在细胞膜内的疏水环组成的跨膜区和两个重复的氨基酸结构,裂解ATP酶,为跨膜转运提供能量。当CFTR基因突变时,此蛋白质的合成、翻译异常和功能丧失,导致上皮细胞氯离子和水分泌减少,同时钠离子的回吸收增加,造成细胞内高渗环境,使外分泌液含水减少,含盐量升高,导致黏液堆积,在一些器官(如呼吸道、胰腺等外分泌器官)的管腔中形成栓塞。同时,细菌也会在黏液中寄生,造成感染,使中性粒细胞释放大量蛋白酶,从而引起免疫介导炎症反应。

自1989年Riordan等成功克隆和分离到CF的相关基因以来,目前报道有2 000多种CFTR基因突变,并且这个数字被不断更新。然而这些突变中大多数突变的发生率很低,约10%为常见突变。在这些基因突变中,有一些突变是致病突变,有一些突变是序列变异而并不引起CF表现,有一些突变与单系统受累或轻微病变有关,但不引起典型CF表现(通常被称为"CFTR相关疾病"或"CFTR相关代谢综合征"),还有一些有可变的或未知的影响。携带CFTR突变个体间症状的严重程度不同,与突变的不同种类有关。

依据CFTR合成、结构、功能的异常可以将CFTR基因突变分为6类[3,4]:

第Ⅰ类突变:蛋白合成异常。主要包括各种无义突变、移码突变及剪切位点突变等。由于一个碱基的改变得到新的终止密码子,产生不稳定的mRNA,或是从核糖体中释放出经过删节的、缩短的肽段,如W1282X,G542X,R553X。

第Ⅱ类突变:影响CFTR的翻译过程,使蛋白质不能正常地折叠及成熟,而在内质网中发生降解,大多数的CF为此类突变,如 ΔF508,N1303K,P574H。

第Ⅲ类突变:通过破坏CFTR的调节区,使CFTR和ATP不能正常结合,经cAMP激活后不能正常开启,进而丧失离子通道功能,如G551D,G551S,G1349D,S1255P。

第Ⅳ类突变:通过改变通道的传导性或对离子的选择性来影响氯离子的转运,导致氯离子转运降低,如R117H,R334W,R347P,P547H。

第Ⅴ类突变:通过影响RNA剪接,阻碍mRNA合成,同时产生正常和异常的转录子,使具有正常功能的CFTR蛋白质减少,如A455E,3849+10kbC → T。

第Ⅵ类突变：造成 CFTR 在细胞膜顶部结构不稳，常向羟基端方向断裂，如 432delTC，Gln1412X，4279insA。

CF 基因型和临床表现型之间有一定的相互关系。通常前三类突变对 CFTR 蛋白合成影响大，会引起比较严重的表型，如胰腺功能不全，是西方国家发现的主要突变位点。而Ⅳ~Ⅴ类突变导致的表型则比较温和，并与其氯离子通道的功能状态有关。复习以往文献[5]发现中国 CF 患者的 29 个不同 CFTR 突变位点，均为白种人少见突变，主要为第Ⅳ~Ⅴ类和分类不明突变，因此临床表型相对轻，包括 c.1766+5G>T、c.2083dupG、c.2684G>A，c.865A>T、c.3651-3652insAAAT、c.2909G>A、c.1657C>T、c.2290C>T 及碱基对缺失等。

CF 患者肺部病变的进展速度决定着 CF 的发病率和死亡率。CF 作为明确的单基因遗传病，其根本病因在于 CFTR 基因的突变，而造成肺部病变主要发病机制在于气道黏液 - 纤毛清除系统的破坏。CF 患者由于 CFTR 功能障碍，导致盐分分泌障碍并继发水分分泌障碍，表现出过度的水和盐重吸收，继而使气道黏液毯缺乏水分而变得黏稠，纤毛受压而不能正常摆动。这些黏稠的分泌物滞留于支气管内引起气道阻塞，同时气道内

中性粒细胞的杀菌作用也有赖于正常的氯离子浓度，因此吸入的细菌不能被迅速有效的清除，细菌持续定植并引起气道壁的炎症反应。由于小气道清除分泌物更加困难，因而最先出现气道炎症反应。慢性的细支气管炎和支气管炎是 CF 早期肺部表现，最初感染的细菌多为革兰氏阴性细菌，如大肠埃希菌、变形杆菌及克雷伯菌。此外，嗜血流感杆菌和金黄色葡萄球菌多见于首次就诊的儿童，60% 以上 15~16 岁 CF 患儿出现铜绿假单胞菌感染。细菌持续定植和感染（特别是铜绿假单胞菌）增强炎症反应。慢性炎症增加气道黏液的黏度，促进聚集的中性粒细胞过度释放弹力蛋白酶，破坏组织结构导致支气管扩张。

CFTR 突变在慢性胰腺炎的发病机制中发挥了重要的作用，而一些慢性鼻窦炎的患者也有 CFTR 基因突变。CFTR 基因在输精管和午非管结构的发生过程中发挥了重要的作用，CF 患者可有午非管结构不完整、输精管缺如。这些结构上的异常，以及与精子运动相关的 CFTR 蛋白功能异常，使得 95% 以上的男性 CF 患者患有不育症。

【临床表现】

CF 临床三联症为慢性阻塞性肺部疾病，胰腺功能不全及汗液中氯离子浓度升高。不同年龄组 CF 患者的临床表现见表 16-2-1。

表 16-2-1　不同年龄组 CF 患者的临床表现

年龄组	常见表现	少见表现
胎儿期	高危家庭中患儿可行绒毛膜检查或羊膜腔穿刺检查；超声波检查肠管回声	胎粪性肠梗阻穿孔
新生儿期	新生儿筛查确诊；胎粪性肠梗阻(10%)伴有穿孔和腹膜炎	肠闭锁、梗阻性黄疸、脂溶性维生素缺乏(出血性疾病、溶血性贫血、急性颅高压)
婴幼儿期	反复呼吸道症状(咳嗽、喘息、肺炎)；生长发育迟缓(85% 的患儿存在胰腺功能不全引起的脂肪泻、腹胀)	直肠脱垂、脱水及电解质紊乱、贫血、水肿、低蛋白血症
年长儿及成人	反复呼吸道症状伴 / 不伴杵状指；鼻息肉或鼻窦炎；男性不育(先天性双侧输精管缺如)	急性胰腺炎、肝脏疾病、吸收障碍、脱水及电解质紊乱、不典型分枝杆菌肺部感染

1. 呼吸系统表现　包括慢性咳嗽及支气管炎、支气管扩张、反复肺炎(金黄色葡萄球菌、铜绿假单胞菌)、慢性鼻窦炎及鼻息肉、咯血、气胸等。咳嗽是最常见的症状，起初为干咳，逐渐伴有痰声。年龄大的病人可有晨起及活动后咳嗽加重，黏痰多为脓性。一些病人可长期没有症状或只表

现为反复的急性呼吸道感染。另外也有人表现为生后一周内即出现慢性咳嗽或反复肺炎。肺病变进展或反复加重时，可出现活动不耐受，气短以及生长发育落后。最终可发生肺源性心脏病，因呼吸衰竭引起死亡。

查体可见桶状胸、削肩、肋间及锁骨上凹陷、

杵状指 / 趾、唇及指甲发绀、呼吸急促。听诊有喘鸣音及干、湿啰音。

影像学特点为支气管阻塞、炎症及其一系列并发现象。早期征象为两肺普遍性肺气肿及弥漫性肺不张。肺不张为小叶性或大叶性，后者在小婴儿多见，尤以右上叶更为多见。黏液栓塞的征象表现为"手指样"分叉状阴影，自肺门区向外伸展，多见于肺上叶。反复感染时往往出现多发肺炎及小脓肿，可一直伸到肺外周部位。支气管扩张表现为散在性小囊状影。肺门淋巴结常肿大。晚期出现肺动脉高压和肺心病，并可反复发生气胸。CT 检查可见支气管壁增厚、黏液栓塞、局部含气过多以及早期支气管扩张（图 16-2-1）。

肺功能早期为肺活量减少，呼气中段流速降低，反映小气道阻塞。以后潮气量减少，每分通气量减少，残气量及功能残气量增加，肺顺应性下降，气道阻力加大，肺泡 - 动脉氧分压差增高，动脉 PO_2 降低及 CO_2 潴留。低氧血症的严重程度与肺脏病变的状况相平行，疾病晚期病情进展发生高碳酸血症，提示预后不良。

2. 消化系统表现　新生儿 CF 中 15%~20% 发生胎粪性肠梗阻，表现为腹胀、呕吐和胎便排出延迟，其中 50% 的病人可合并有腹膜炎、肠扭转、肠闭锁、坏死、穿孔或假囊形成。胎粪性肠梗阻的足月儿，98% 可确诊为 CF。空肠闭锁可见于 CF 患者，常伴有肠扭转及胎粪性腹膜炎。

85% 的患儿合并有胰腺功能不全。患儿食欲很好，虽然摄取足量的奶及辅食，体重仍不增长，且常因饥饿而哭闹。大便次数多，量多，呈现脂肪泻，有臭味。常伴有反复直肠脱垂。胰腺外分泌不足及吸收不良的继发现象表现为低蛋白血症、水肿、营养不良性贫血、生长发育迟缓、脂溶性维生素缺乏症、低脂血症及低胆固醇血症。如果患儿残存胰腺外分泌功能，则可出现复发性急性胰腺炎。由于可合并胰腺内分泌功能受损，年长儿可出现胰岛素依赖型糖尿病。这些患儿中酮症酸中毒不多见，但是在糖尿病诊断 10 年后可出现眼、肾和血管并发症。

CF 患儿在新生儿期可出现淤胆性黄疸伴肝功能低下。在 15 岁之前 30% 患者可以出现肝功能异常。只有 2%~3% 的患儿出现有症状的胆汁性肝硬化，表现为黄疸、腹水、食管静脉曲张引起呕血以及脾功能亢进。

3. 汗腺　由于皮肤中大量丢失盐，可以造成盐缺乏，特别是存在胃肠炎的患儿或是在夏季。这些患儿常出现低氯性碱中毒。患儿经常皮肤上出现"盐霜"，或皮肤有咸味。

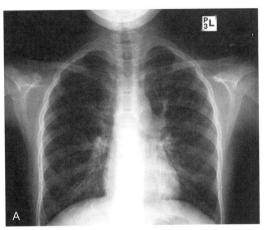

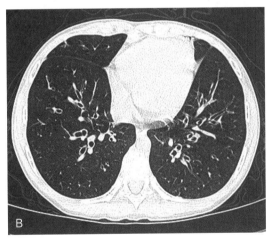

图 16-2-1　患儿女，10 岁，反复咳嗽、咳痰 5 年，汗液氯离子 306.82mmol/L，*CFTR* 基因 *H199Y* 突变
A. 胸 X 线片显示双肺纹理增粗、紊乱；
B. 胸部 CT 显示支气管扩张

4. 泌尿生殖系统　性腺发育延迟，平均延迟 2 年。大约 95% 的男性因午非管不发育而有无精子症。腹股沟疝、阴囊积水及睾丸未降的发生率高于正常人。女性可出现停经，并随肺部疾病的加重而加重。可有宫颈炎，伴随宫颈内黏稠黏液，生育率降低。

文献[5]总结了 38 例中国囊性纤维化患者临床特点，诊断年龄 4 个月龄至 28 岁，中位数年龄 10 岁，在临床表现上，所有患者均有反复呼吸道感染的表现，71% 存在营养不良，39% 有不同程度的慢性腹泻，42% 有其他消化系统表现包括黄疸、肝脏增大、腹水、胰腺萎缩，16 例患者进行了胰腺功能检查,8 例存在胰腺功能不全,34% 患者报道时已死亡,死亡年龄 4 个月龄至 25 岁,中位数年龄 11 岁。

【实验室检查】

1. 汗液试验　是 CF 的确诊依据。从前臂或大腿处通过毛果芸香碱离子电渗法刺激产生并收集汗液,收集部位不能有炎症、皮疹和外伤,以避免样品被体液或血液污染。为了确保结果正确,平均出汗速度应该超过每分钟 $1g/m^2$,并尽量减少蒸发或氯化物被非刺激汗液所稀释。汗液收集时间不应超过 30 分钟。汗液试验的适应证包括:①新生儿期有提示 CF 临床表现者:如新生儿期胎粪性肠梗阻、喂养困难;②慢性窦 - 肺感染、胰腺功能不全引起的吸收不良、杵状指、痰培养频繁出现金黄色葡萄球菌或铜绿假单胞菌、慢性肝脏疾病等;③有 CF 家族史者;④新生儿筛查阳性者。汗液氯化物参考值:≤ 29mmol/L 为阴性;30~59mmol/L 为不确定;≥ 60mmol/L 为阳性。注意需要鉴别其他汗液电解质浓度增高的疾病:如未经治疗的甲状腺功能减退、糖原贮积病、Addison 病、外胚层发育不良等。

2. 基因检测　对于临床表现不典型和 / 或汗液试验阴性(或临界值)的患者可通过基因检测进行确诊。CFTR 基因检测方法可分为两种:一是对已知的特异性突变进行检测,二是扫描法即参照标准序列进行 CFTR 全基因测序以发现突变。CF 在中国发病率较低,临床表现不典型,汗液试验开展较少,因此基因检测对于中国 CF 患者诊断更有意义。既往报道中国人的 CFTR 突变多为少见突变,而目前特定突变的检测多为高加索人群常见突变,在中国并不适用,因此在中国应选择 CFTR 全基因测序,可帮助找到少见突变甚至发现新的突变。

3. 新生儿筛查　在高加索人种的国家由于 CF 发病率较高,远期危害较大,目前已广泛开展新生儿筛查[6],因为即使有早期的症状 / 体征,在传统的儿科临床工作中 CF 诊断通常会被延误。1979 年 Crossley 等研发了免疫反应性胰蛋白酶(immunoreactive trypsin,IRT) 检测,新生儿出生后最初几天内进行初始 IRT 检测,约 2 周龄时复查 IRT 检测,如证实持续存在高胰蛋白酶血症,则应怀疑 CF。但 IRT 检测可能出现假阴性结果,因此研究者利用 CFTR 基因及其主要致病突变 -F508del 检测以研发二级新生儿筛查策略,

IRT/DNA-F508del 法。IRT/DNA 法可在生后 1 周内利用干血片标本完成检测,其灵敏度可以提高至 97% 或以上,并可以加快诊断速度。随后此策略转化为 IRT/DNA-CFTR 多突变检测,包含了 23~40 个 CFTR 突变的 DNA 分析。目前在美国约 90% 的新生儿接受 IRT/DNA-CFTR 筛查。由于我国 CF 发病率低,未开展新生儿筛查。

4. 鼻黏膜细胞电位差检测　对于确诊 CF 也有帮助,特别是针对临床不典型的病例,但该试验不能作为标准的诊断方法,并且只在少数 CF 中心开展。该方法通过分别测定胺氯吡咪和无氯溶液灌洗鼻腔后患者鼻黏膜上皮细胞的跨膜电位差,确定病人的上皮细胞氯离子的分泌是否异常。电位差增大,提示 CF 的可能性大。鼻息肉或鼻黏膜炎症时可出现假阴性结果。

5. 大便脂肪和胰酶分泌试验　大便脂肪测定及胰酶分泌测定可以在促胰液素和肠促胰酶素刺激后,收集十二指肠液。根据收集 72 小时大便中胰酶水平含量降低及大便中脂肪增高的百分数提示胰腺功能。

【诊断】

70% 的典型患儿 1 岁以内即得到诊断。美国 CF 诊断的中位数年龄为 3 岁,8% 的患儿 10 岁以后得到诊断。10%~15% 的 CF 患儿症状轻微,胰腺功能正常、营养良好、肺功能下降很慢、家族史常不明显、汗液试验有时也正常,可能只能发现一个 CFTR 突变基因。这种情况造成了 CF 诊断上的困难,从而使患儿诊断年龄延后。

2017 年囊性纤维化基因会发布共识指出 CF 诊断流程如下:对于有一个或多个临床特征性表型,如慢性、反复性鼻窦肺部疾病,营养不良和消化道疾病,男性泌尿生殖系统畸形(如输精管缺如)或有 CF 家族史患者,首先进行汗液氯离子检测,若 2 次汗液氯离子 ≥ 60mmol/L 或 1 次汗液氯离子 ≥ 30mmol/L+2 处 CFTR 致病突变,则可诊断 CF。

【鉴别诊断】

CF 的肺病变应与原发性纤毛运动障碍、原发性免疫缺陷病、哮喘、百日咳、慢性支气管炎或复发性支气管肺炎、金黄色葡萄球菌肺炎、支气管扩张及肺结核等相鉴别。

消化系统表现应与新生儿肠道闭锁、小婴儿牛奶过敏、α_1- 抗胰蛋白酶缺乏症、乳糜泻及失蛋白性肠病等鉴别。

【治疗】

如果不进行干预性治疗,CF患儿通常会在10岁内死亡。目前CF的治疗是多方面的,需要多学科治疗团队的密切监控。这个综合治疗包括规律评估、咨询以及内科专家、护士、营养学家、呼吸和/或物理治疗师、社会工作者的干预。遗传咨询、心理学家以及运动生理学家同样是重要的组成部分。此外,应优先考虑进行有效的疾病教育,以使患儿的家庭可以理解并管理这个复杂的慢性疾病。

1. 肺部病变的治疗 CF患儿肺部治疗的目的在于清除气道分泌物和控制感染。

(1)气道清理:其方式包括胸部物理治疗(胸部叩拍与振动、体位引流)、用力呼气技术、呼气末正压等。而目前没有证据表明哪种方法较其他更具优势,患儿可有个体化的选择。英国及美国的CF指南均推荐采用胸部物理疗法达到气道清理的目的,并可适用于所有CF患儿。黏痰溶解药,如DNA酶,可降解沉积在黏液中的大量游离DNA,使黏液黏度降低易被清除,从而改善纤毛-黏液清除系统功能。有研究证实其可改善肺功能并减少肺部病变的急性加重。但指南建议用于5岁以上的CF患儿。CF患儿气道表面处于脱水状态,因此吸入高渗盐水可使气道湿化进而促进纤毛-黏液清除,并可以与胸部物理疗法同时使用。但在婴儿中尚无研究数据,应慎用。

(2)控制感染:黏液-纤毛清除系统受损导致CF患者反复或持续性的呼吸道感染,对于常见病原体的长期感染,治疗的目的为抑制细菌的负荷,减轻炎症反应。可根据病原体种类选用抗菌药物。铜绿假单胞菌感染在CF患者中最为常见,而且铜绿假单胞菌形成细菌生物被膜后将很难被清除。因此对于铜绿假单胞菌的治疗也是CF的重要方面。对于慢性持续性铜绿假单胞菌感染可选择吸入抗菌药物,如妥布霉素、赖氨酸氨曲南、多黏菌素。吸入抗菌药物可以使药物直接作用于支气管感染部位,令治疗更加有效,同时也减少全身应用抗菌药物发生不良反应的风险,更为安全。口服环丙沙星可用于消除首次或早期感染铜绿假单胞菌,但对于慢性持续性感染效果欠理想。而对于严重感染的患者可选用静脉应用抗菌药物,包括β内酰胺类及氨基糖苷类抗菌药物。小剂量红霉素或阿奇霉素具有抗炎和减少铜绿假单胞菌生物被膜形成的作用,研究显示长期使用阿奇霉素能够改善患者肺功能情况,尤其对于有假单胞菌属定植的患者。同时建议CF患者按时进行免疫接种预防呼吸道感染。

(3)其他:包括肺部并发症的治疗:如肺不张、咯血、气胸、变应性支气管肺曲霉病、肥大性肺性骨关节病以及呼吸衰竭、右心衰竭等。晚期出现心肺功能衰竭患者可以考虑可考虑行肺移植或心肺联合移植。

2. 消化系统病变的治疗

(1)营养支持:营养管理是CF综合治疗中的另一个关键环节,其目标是实现正常生长和改善营养状况。主要干预措施包括:①胰酶替代疗法,胰酶制剂每天2~5g,以减少胰腺功能不全所造成的吸收障碍;②高能量、营养丰富的饮食(热量比由年龄计算而得的热量高出30%~50%,蛋白质应增多,一般每日为6~8g/kg,脂肪量略低),以补偿粪便营养丢失,以及由胃肠道及呼吸道并发症引起的饮食摄入减少;③维生素/矿物质补充剂,以防止微量元素缺乏,特别是大量维生素A每日10 000IU,足量复合维生素B及维生素E每日100~200IU,2岁以下婴儿及患儿有凝血酶原时间延长者应用维生素K,为了补足氯化物丢失,应在膳食内补充食盐。

(2)并发症的治疗:包括胎粪性肠梗阻、远端肠管梗阻综合征及其他原因引起的腹痛、胃食管反流、直肠脱垂、肝脏疾病、胰腺炎、高血糖的治疗等。胎粪性肠梗阻、远端小肠梗阻综合征时可予灌肠等治疗清除肠道内粪便。胃食管反流可应用胃动力药及抗酸治疗。便秘的患者应予饮食调节及缓泻剂治疗。直肠脱垂加用胰酶后多可缓解,极少数需要手术治疗。脂肪肝和肝硬化可服用熊去氧胆酸、牛磺酸等治疗,严重的患者需要肝移植。胰腺内分泌腺异常引起糖尿病可选用胰岛素替代治疗。

3. 其他并发症的治疗 鼻息肉或鼻窦炎可局部应用激素、服用抗菌药物,内科治疗无效时可考虑手术。骨质疏松、病理性骨折的预防在于负重锻炼、补充奶制品、维生素D及维生素K。关节病变需要抗感染治疗等。

4. 基因治疗 CF作为一种单基因遗传病,近年来针对CFTR功能缺陷这一源头问题的特异性基因治疗研究取得了令人瞩目的成果。

Ivacaftor 于 2012 年获得美国食品药品管理局批准上市,其作为一种 CFTR 调节器增效剂,可延长 CFTR 通道开放时间,加速细胞表面氯化物的转运,主要用于 6 岁或 6 岁以上存在特定突变 G551D。研究显示 Ivacaftor 在肺功能的改善、体重的增加、减少肺部病变急性加重的发生及降低汗液氯离子水平上均有显著效果,2 周后病情即可得到改善并能维持 48 周,同时无严重的不良反应发生。Orkambi(鲁玛卡托 - 依伐卡托的组合复方)于 2015 年获批用于治疗 12 岁以上存在 F508del 突变的 CF 患者[7]。目前针对其他突变的特异性基因治疗研究也正在进行。

【预后】

本病预后不良。随着医学发展,多数 CF 患儿通过早期诊断及合理规范的治疗可存活至成人期,甚至可以见到 60 岁的患者。CF 已经由原先的儿童期疾病成为成年期疾病。

影响预后的因素有:诊断及开始治疗的早晚;肺部病变的严重程度;营养及全身状况;精神状态。

(徐保平　王　昊)

参考文献

1. Elborn JS.Cystic Fibrosis.Lancet,2016,388(10059):2519-2531.
2. Stephenson AL,Sykes J,et al.Stanojevic S,Survival Comparison of Patients With Cystic Fibrosis in Canada and the United States:A Population-Based Cohort Study.Ann inter med,2017,166(8):537-546.
3. Bell SC,Mall MA,Gutierrez H,et al.The future of cystic fibrosis care:a global perspective.Lancet Respir Med 2020,8:65-124.
4. Burgener EB,Moss RB.Cystic fibrosis transmembrane conductance regulator modulators:precision medicine in cystic fibrosis.Curr Opin Pediatr,2018,30(3):372-377.
5. 徐保平,王昊,赵宇红,等.分子诊断儿童囊性纤维化二例并中国人囊性纤维化文献复习.中华儿科杂志,2016,54(5):344-348.
6. Bienvenu T,Nguyen-Khoa T.Current and future diagnosis of cy stic fibrosis:Performance and limitations.Arch pediatr,2020,27(suppl 1):es19-es24.
7. Bulloch MN,Hanna C,Giovane R.Lumacaftor/ivacaftor,a novel agent for the treatment of cystic fibrosis patients who are homozygous for the F580del CFTR mutation.Expert Rev Clin Pharmacol,2017,10(10):1055-1072.

第十七章

胸腔及胸壁疾病

第一节 胸膜炎

胸膜是一层浆膜,覆盖于肺表面及胸廓内侧面,分别称为脏层及壁层胸膜,两层胸膜围成一个间隙,称为胸膜腔。在正常情况下,胸膜腔内仅含少量浆液,起润滑作用,减少两层胸膜间摩擦作用,防止粘连。胸膜炎是致病因素刺激胸膜所致的炎症。

【病因及分型】

1. 病因(表 17-1-1)

表 17-1-1 胸膜炎的病因[1,2]

病因	临床疾病
感染	
肺部感染	肺炎(细菌、病毒、结核、真菌、支原体、寄生虫等)
邻近组织感染	胸壁脓肿、膈下及肝脓肿、纵隔炎(如食管异物穿孔)、胰腺炎致胰腺胸膜瘘
全身感染	除上述部位的感染经血流感染胸膜
创伤	胸壁、心胸外科手术后、肺穿刺、肺活检、胸部放疗、胰腺创伤后胰腺胸膜瘘
肿瘤	原发性胸膜间皮瘤、肺部肿瘤、纵隔肿瘤、淋巴瘤、白血病、神经母细胞瘤、肝脏肿瘤、多发性骨髓瘤
结缔组织或胶原病	系统性红斑狼疮、多发性动脉炎、Wegener 肉芽肿、类风湿关节炎、风湿热等
肉芽肿病	结节病
血管阻塞	肺梗死

2. 分型 胸膜炎一般分为 3 型:干性胸膜炎,又称纤维素性胸膜炎;浆液纤维素性胸膜炎,又称浆液渗出性胸膜炎;化脓性胸膜炎,又称脓胸。

总结北京儿童医院 2006 年 6 月～2008 年 1 月诊断合并胸膜炎的病例 304 例,其中最常见原因为支原体肺炎 130 例,42.4%;其他肺炎为 70 例,23%;结核 2 例,0.7%;胸腹部外伤 10 例,3.2%;肾病、肾炎 12 例,3.9%;结缔组织病 5 例,1.6%;代谢疾病 3 例,0.9%;恶性肿瘤 16 例,5.2%。

一、干性胸膜炎

又称纤维素性胸膜炎,多由于肺部感染侵及胸膜所致。如细菌性肺炎、肺结核等。胸膜表面有少量纤维素渗出,可逐渐吸收。

【临床表现及诊断】

可无症状,或表现为胸痛,脏层胸膜无痛感,胸痛为壁层胸膜的炎症所致,通常出现于正对炎症部位的胸壁,可牵涉到腹部、肩部和背部。似针刺状,胸痛常突然出现,程度差异较大,可为不明确的不适或严重的刺痛,可仅在患者深呼吸或咳嗽时出现,亦可持续存在并因深呼吸或咳嗽而加剧。由于深呼吸可致疼痛,故常引起呼吸浅快,患侧肌肉运动较对侧为弱,可闻及胸膜摩擦音等。根据胸痛的特征,如闻及胸膜摩擦音常可做出胸膜炎的诊断。腹痛明显时应排除急腹症。

【影像学】

胸部 X 线检查可见受累侧肋膈角变钝,胸膜增厚及少量胸腔积液等征象,同时有的可发现肋骨骨折、邻近组织的病变如肺炎、结核等病变。胸腔积液检查、结核菌素试验等可助鉴别。

【治疗】

原发病的治疗,患侧制动,镇咳并适当给予镇痛剂。

二、渗出性胸膜炎

又称浆液渗出性胸膜炎,多见于感染如细菌、结核,病毒、支原体、真菌等,其他如肿瘤、变态反应、化学性和创伤性等多种疾病所引起。

【临床表现】

初起症状为胸痛,随着胸膜腔内渗出液的增多,可致两层胸膜相互分离,则胸痛减弱或消失,患者常有咳嗽,大量胸腔积液可致呼吸时单侧或双侧肺扩张受限,发生呼吸困难。不同病因所致的胸膜炎可伴有相应疾病的临床表现。体征包括胸廓饱满,气管向健侧移位,叩诊呈实音,语颤、呼吸音减弱或消失。

【影像学】

在游离积液的情况下,根据立位胸部 X 线可将积液量分为少量、中量、大量。包裹性胸腔积液最常见于化脓性胸膜炎。

1. 少量积液 液体积聚在肺底下和后肋膈窦,膈面大部清晰,见图 17-1-1。

2. 中量积液 上界不超过第四前肋,同侧膈面消失。单侧胸腔积液心脏可因胸腔内压力改变向健侧移位,见图 17-1-2。

3. 大量积液 液面上达第二前肋,甚至充满胸腔,均匀一致阴影,纵隔气管移位,同侧心、纵隔、膈界面消失,见图 17-1-3。

为了解肺、纵隔病变及液性暗区的透声情况,提示穿刺的范围、部位、深度,进一步 CT 及超声检查是必要的。

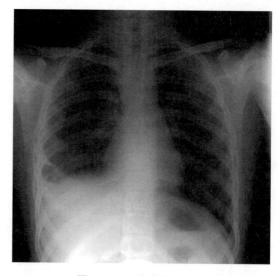

图 17-1-1 少量胸腔积液

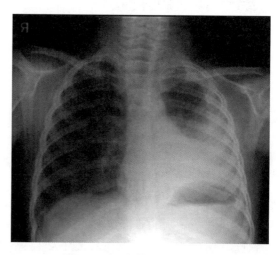

图 17-1-2 中等量的胸腔积液

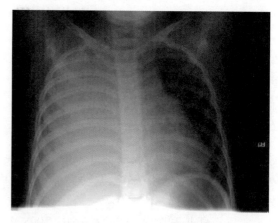

图 17-1-3 大量的胸腔积液

【实验室检查】

1. 胸腔积液常规、生化、培养可判断积液的性质,发现结核菌或其他致病菌。

渗出液的特点为外观淡黄、粉红,略浑,较黏稠。比重大于 1.016,细胞数多于 0.5×10^9/L,蛋白定量高于 25~30g/L,胸腔积液蛋白与血清蛋白之比多大于 0.5,糖定量常低于血糖,乳酸脱氢酶(LDH)多大于 200 单位。胸腔积液 LDH 与血清 LDH 之比大于 0.6。胸腔积液黏蛋白(rivalta)定性试验阳性。

2. 结核菌素试验,胸腔积液中淋巴细胞增高和 γ 干扰素增加,均有助于结核性胸膜炎的诊断。如能从积液中找到结核菌,则可确诊为结核。

【诊断及鉴别诊断】

根据症状、体征及胸部 X 线检查,结合超声检查对诊断有很大帮助。胸腔穿刺检查确定积液的性质。根据积液性质有助于鉴别诊断:

1. 漏出液 常见于胸腔双侧,可见于营养不良、低蛋白血症、心包炎、心力衰竭、肾脏疾病、肝硬化。其积液特点为:外观淡黄、清,稀薄,不凝。比重小于 1.016,细胞数常少于 0.5×10^9/L,蛋白定量低于 25~30g/L,胸腔积液蛋白与血清蛋白之比多小于 0.5,糖定量约与血糖相等,乳酸脱氢酶(LDH)多低于 200 单位。胸腔积液 LDH 与血清 LDH 之比常小于 0.6。胸腔积液黏蛋白(rivalta)定性试验阴性。

2. 血性胸腔积液 由于血管破溃所致,见于坏死性肺炎、结核,肺及胸膜恶性肿瘤。癌性胸腔积液多为血性液体,且抽取后迅速增长,胸液中可找到癌细胞。

3. 乳糜胸 相对少见,与胸导管的先天畸形、感染、创伤等有关。

【治疗】

胸膜炎的治疗视其病因而定。细菌感染所致者,应给予全身抗生素治疗。自身免疫疾病所致者,治疗基础疾病可使胸膜炎消退。胸腔穿刺适用于渗出性胸膜炎胸腔大量积液,有明显呼吸困难。在积极抗感染基础上糖皮质激素治疗对消除全身毒性症状,促进积液吸收,防止胸膜增厚粘连有积极的治疗作用。预后取决于原发病。

三、化脓性胸膜炎

化脓性胸膜炎又称脓胸。胸腔穿刺液在试管内静置 24 小时后,1/10~1/2 为固体成分。肺炎后脓胸是最常见的。

【病因】

半数的脓胸继发于肺炎,其他病因包括胸部创伤后感染、纵隔炎、膈下脓肿、支气管内异物存留继发感染等。另外术后脓胸,最常见的手术是肺切除术。同时伴有靠近胸膜的肺泡或小支气管破裂而引起的气胸,即脓气胸。活瓣样通气常致张力性脓气胸,临床少见,但很严重。最常见于小婴幼儿及新生儿葡萄球菌肺炎。

脓胸最常见的病原体是肺炎链球菌[3](图 17-1-4)和金黄色葡萄球菌(图 17-1-5),其次是革兰氏阴性菌如大肠杆菌、假单胞菌,少见不动杆菌。北京儿童医院收治 1 例男性患儿,2 岁 9 个月,主因间断腹痛 12 天,发热、咳嗽 4 天,水肿、尿少 1 天住院,诊断坏死性肺炎(双侧)、肺脓肿、右侧脓胸(图 17-1-6,图 17-1-7)、呼吸衰竭,痰培养、两次胸腔积液培养为不动杆菌阳性,多重耐药,仅对亚胺培南 - 西司他丁钠、美罗培南敏感,经机械通气等积极抢救,住院 70 天好转出院。另外可见于结核、厌氧菌、真菌等。

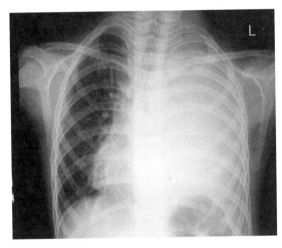

图 17-1-4 肺炎链球菌化脓性胸膜炎

患儿女,3 岁,发热、咳嗽 1 周。左侧密度增高,肋膈角消失纵隔右移,胸腔积液培养为肺炎链球菌

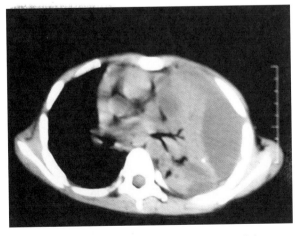

图 17-1-5 金黄色葡萄球菌性化脓性胸膜炎

肺 CT 示左胸腔密度增高,外为液性暗区,肺组织受压含气差

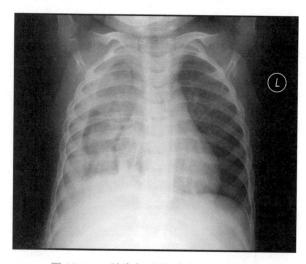

图 17-1-6　肺炎（双侧）、肺脓肿，右侧脓胸

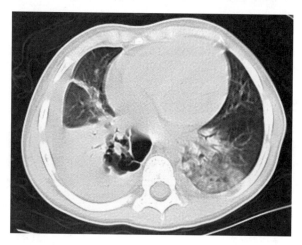

图 17-1-7　两肺实质浸润、合并右肺下叶囊性病变，
右侧胸腔积液

【病程变化】

根据脓胸的病程将其分为三个阶段：①渗出期或急性期：胸腔积液呈低黏度及低细胞成分。胸腔积液检查白细胞计数和 LDH 水平均低，糖及 pH 正常。②纤维脓性期或过渡期：胸腔积液更为浑浊，多核白细胞增加。纤维素在两层胸膜表面形成一层限制层，一方面阻止脓胸的扩散，另一方面限制肺的扩张。胸腔积液的 pH 及糖降低，LDH 升高。③机化期或慢性期：通常在发病后第 7~10 天开始，在 4~6 周完成。以毛细血管及纤维细胞增生的胸膜纤维层机化为特征。胸腔积液黏稠并有大量沉淀物，pH 常低于 7.0，糖常低于 40mg/dl。如脓胸来自肺脓肿并与小气管连通，则可形成支气管胸膜瘘、脓气胸，难以愈合，常需手术。

1 个月后，脓腔渐闭合，以致发生胸廓畸形。

约半年至数年，瘢痕慢慢吸收软化，肺再膨胀而复原。

【临床表现】

如脓胸的症状、体征不典型，与原发疾病区分可能有困难。临床表现取决于感染的病原菌、胸腔积脓量等。大孩子可主诉胸痛，以受累侧为重；有发热、气促、心动过速；可能有咳嗽，咳脓性痰。体检发现呼吸动度降低，叩痛，听诊受累侧有摩擦音及呼吸音遥远。肺炎消散后持续性发热可能为脓胸的证据之一。慢性期脓胸可使患侧胸廓的运动受限，病人通常有衰弱、贫血及早期杵状指。张力性脓气胸发生时，突然出现呼吸急促，持续性咳嗽、鼻翼扇动、发绀、烦躁、气管纵隔多向健侧移位，胸廓不对称，患肺叩诊呈鼓音或浊音，听诊呼吸音减低或消失，甚至呼吸暂停。

【并发症】

常见并发症有支气管胸膜瘘、张力性脓气胸，涉及纵隔胸膜时还可见食管胸膜瘘、心包炎，以及腹膜炎、肋骨骨髓炎等。败血症时可见化脓性脑膜炎、关节炎和骨髓炎等。慢性脓胸可合并营养不良、贫血等。

【影像学检查】

胸部 X 线片可提示诊断。脓胸的病变进展迅速，从病初的渗出液很快发展为化脓性，进一步粘连包裹，根据部位和液量表现为：肋胸膜面包裹积液；叶间裂胸膜包裹积液；肺底积液；纵隔胸膜包裹积液。

超声波及 CT 对那些可能需要外科手术引流的复杂多房性脓胸的确诊尤其有益。

【诊断】

胸腔穿刺确定诊断。通过脓液的外观，初步可推测病原菌的类别。黄色脓液多为葡萄球菌，黄绿色脓液多为肺炎球菌，淡黄稀薄脓液为链球菌，绿色有臭味脓液常为厌氧菌。胸腔脓液均应做培养并药物敏感试验，为选用抗生素提供依据。

【鉴别诊断】

1. 脓胸必须与肺内脓肿鉴别，外周肺脓肿与脓胸的鉴别尤其困难。通常，脓胸的形状为循胸壁向邻近扩展。而典型的肺脓肿多呈球形，不沿胸壁走行或沿胸壁扩展，并被肺炎包围。

2. 膈疝　胸部透视或 X 线直立位胸片可见病变侧多发气液影或大液面，患侧肺受压，看不到膈影，易误诊为脓胸。钡餐检查可明确。

3. 膈下脓肿　胸腔会有反应性胸腔积液,肺内通常无病灶,B 超有助于脓肿定位。

4. 结缔组织病合并胸膜炎　胸腔积液外观为渗出液而非典型脓液,胸腔积液涂片及培养无菌。

【治疗】

无论是急性或慢性,对脓胸的处理取决于病因、肺的基础状况、是否存在支气管胸膜瘘、患者的一般情况。全身抗生素治疗是必要的,应根据细菌培养的药敏结果选择抗生素。

1. 急性脓胸　如果脓胸处于急性期,使用针对性抗生素控制局部和全身感染,排空脓液,使肺复张并封闭胸膜死腔。胸腔积液黏度低,可以通过胸腔穿刺将其彻底引流。当胸腔积液从浆液到混浊脓性,应置引流管排除积脓并尽量使受压的肺复张。多数专家认为如果胸腔穿刺有脓就应该闭式引流,有时需要几个导管引流分成多个小腔的脓胸。如果胸膜腔完全引流且肺逐渐复张约 1 周后,引流停止及感染症状消除即可拔管。不主张胸腔注射药物,避免引起局部或全身反应。

2. 过渡期脓胸　肺复张及脓液引流可能更为困难,可采用胸膜剥离或胸廓成形术以封闭胸膜腔。

3. 慢性脓胸　慢性期脓胸通常是由于未及时就医,急性期抗生素治疗不适当、持续保守治疗未给予适当引流,或由于支气管内或胸腔内异物,肺叶或肺段切除术后残留腔隙感染等。治疗慢性脓胸,采取开放引流及脓腔清创术,如果脓腔壁特别厚或不能被满意地缩小,在炎症反应消退后可采用胸膜剥离术[4]。对于继发于肺炎或创伤性血胸的早期慢性脓胸,胸膜剥离术效果最好。如果受累肺有严重的基础病变,可同时施行肺切除术[5]。

4. 支气管胸膜瘘　存在支气管胸膜瘘时,如过度抽吸则不利于瘘口愈合。支气管胸膜瘘的持续存在应手术解决。

5. 脓气胸　非张力性脓气胸治疗与脓胸基本一致。张力性脓气胸多需立即采用闭式引流。

总结北京儿童医院近两年收治的 24 例脓胸行胸膜剥脱或清创术的患儿,其中 22 例为肺炎后脓胸,多数患儿手术施于起病后 1 个月左右,手术效果良好。另外 1 例胸外伤后,1 例为视神经母细胞瘤化疗后脓胸清创术后好转出院。

电视引导下胸腔镜(video assisted thoracoscopic surgery VATS)是一种微创、安全的检查及治疗手段,可直视观察胸膜腔病变,钳取胸膜组织行病理检查,对病因不明的胸膜炎诊断有重要意义,对于感染性疾病,早期清除粘连带、包裹性积液有利于病情的恢复[6,7]。即便是慢性脓胸用 VATS 治疗也是安全有效的[8]。胸膜腔内注入纤溶剂与 VATS 相比是一种更为经济的治疗方法,同时胸腔内溶栓治疗与 VATS 相比创伤风险更小。

（胡英惠）

参考文献

1. 江载芳,申昆玲,沈颖.诸福棠实用儿科学.8 版.北京:人民卫生出版社,2015.

2. Behrman RE,Vaughan VCI.Nelson textbook of pediatrics. Elsevier/Saunders,2015.

3. Gautam A,Wiseman GG,Goodman ML,et al.Paediatric thoracic empyema in the tropical North Queensland region of Australia:Epidemiological trends over a decade. J Paediatr Child Health,2018,54(7):735-740.

4. 邓勇军,刘焕鹏,喻应洪,等.改良胸腔镜下胸膜纤维板剥脱术治疗慢性脓胸 31 例.中国微创外科杂志,2016,16(11):1009-1012.

5. Griffith D,Boal M,Rogers T.Evolution of practice in the management of parapneumonic effusion and empyema in children.J Pediatr Surg,2018,53(4):644-646.

6. 马静,张忠晓,刘霞,等.内科胸腔镜术在 9 例儿童胸膜腔疾病诊疗中的应用.中华实用儿科临床杂志,2015,30(16):1236-1240.

7. Elsayed HH,Mostafa A,Fathy E,et al.Thoracoscopic management of early stages of empyema:is this the golden standard？J Vis Surg,2018,4:114.

8. Hajjar WM,Ahmed I,Al-Nassar SA,et al.Video-assisted thoracoscopic decortication for the management of late stage pleural empyema,is it feasible？Ann Thorac Med,2016,11(1):71-78.

第二节　气胸

胸膜腔内积气称为气胸。由胸外伤、诊断性、或治疗性如机械通气等引起的气胸称为继发性气胸。而无胸外伤等原因引起的气胸为自发性气胸。自发性气胸又分为特发性和继发性气胸。

【病因及病理生理】

一般而言,特发性自发性气胸是指没有明确的病因或基础疾病。国内文献曾对 16 个家庭 54 例进行分析显示:特发性自发性气胸中女性有家族史者占 4.42%,男性有家族史者占 2.29%,这种家族性自发性气胸(FSP)可能有两种遗传方式即常染色体显性遗传(AD)及 X 连锁性联隐性遗传(XLR),常染色体显性遗传易复发,而 X 连锁性联隐性遗传发病较早。而继发性自发性气胸是指继发于其他易引起气胸的疾病(表 17-2-1),继发性气胸见于穿通伤或钝挫伤、机械通气引起的气压伤、中心静脉导管及经气管、支气管和经胸肺活检等[1,2]。

表 17-2-1 继发性自发性气胸的原因

先天畸形	放线菌病
大叶性肺气肿	诺卡菌病
先天性肺囊肿	肺结核
马方综合征	非典型分枝杆菌病
肺淋巴管平滑肌瘤	卡氏肺囊虫肺炎
间质疾病	肿瘤
特发性肺间质纤维化	原发性肿瘤
组织细胞增生症	转移性肿瘤
结节性硬化症	其他
胶原血管病	异物
感染	子宫内膜移位症
麻疹	Ehlers-Danlos 综合征
葡萄球菌肺炎	肺栓塞
革兰氏阴性杆菌肺炎	
肺脓肿	
哮喘	

无论气胸的病因如何,其产生的生理影响都是相同的。当胸膜破裂,胸膜腔内的负压消失,使肺发生萎陷,直至破口愈合或两个相通的腔内压力变得相等为止。如果胸膜破口形成了活瓣性阻塞,即形成张力性气胸。

胸膜腔内正压,会使纵隔摆动,机械性地干扰静脉血流回心脏,从而导致心排血量减少。气胸使肺容量减少,肺顺应性和弥散功能降低。若肺体积被压缩≥50%,往往导致低氧血症。

【临床表现】

与胸腔内气体量多少、是否为张力性有关。小量局限性气胸可无症状,在 X 线检查时发现。一般呈急性起病,胸闷、气急、咳嗽、发绀,短暂剧烈胸痛。严重者呼吸困难、大汗淋漓、端坐呼吸有濒死感、甚至晕厥。体征:轻者可无阳性体征。较重者可有气管移位,患侧呼吸动度减弱,叩诊呈鼓音,呼吸音显著低于健侧,可伴哮鸣音。伴有颈胸皮下气肿者有捻发音或握雪感。张力性气胸时,可见肋间隙饱满,膈肌下移。发生严重的双侧气胸、纵隔、皮下气肿时呼吸极度困难,发绀,血氧饱和度急剧下降,双侧呼吸音降低,呼吸由深到浅,心音低钝,心率由快变慢,呼吸循环衰竭甚至死亡。

总结北京儿童医院 2 年主因气胸或并发气胸入院患儿 26 例,其中自发性气胸 4 例、继发性气胸 22 例(肺炎 4 例、朗格汉斯细胞组织细胞增生症 1 例、马方综合征 1 例、车祸外伤 10 例、气管异物取出术后 6 例,其中 1 例双侧气胸合并纵隔、皮下气肿抢救无效死亡)。

【并发症】

1. 胸腔积液　大约 20% 气胸患者的 X 线胸片上可见胸腔积液征。积液往往来自粘连壁层胸膜破口的出血,偶尔也来自锁骨下静脉破裂。脏层胸膜出血较少见,因为肺循环的压力较低,且肺萎陷时肺血流减少。

2. 脓胸　由自发性气胸引起的罕见,但继发于肺结核、肺脓肿或食管破裂的气胸可能并发脓胸。

3. 张力性气胸　由于纵隔移位及静脉回心血流受阻,导致严重的循环障碍。张力性气胸可合并皮下、纵隔气肿气管偏向健侧。静脉回流到右心房受阻,出现颈静脉怒张和休克。较严重的纵隔气肿、双侧气胸如治疗不及时或处理不当,病死率较高。

【影像学表现】

胸部 X 线示大多为单侧性,亦可见双侧性,肺组织受压面积大小不等,大部分肺组织受压均呈向心性,由上、外、下向内挤压,受压 80% 以上仅在肺门区内见密度增高的压缩肺组织(图 17-2-1)。CT 可以更好地显示压缩的肺组织(图 17-2-2),还有助于诊断并鉴别和发现并存的纵隔内积气,萎陷的肺透光度减低程度与萎陷程度一致。胸腔内积气量的正确估计是根据受压肺容积的百分数来估计,作为随访比较。

气胸可伴有少量胸腔积液,纵隔移位,严重者出现纵隔疝伴有皮下或纵隔气肿者肺部几乎看不见明显原发病征,仅少数患者治愈后复查有肺气肿征,或可见有肺大疱。继发性可见肺气肿、肺结核及胸膜病变等慢性病征。肉芽肿性多血管炎的胸膜下结节是气胸的危险因素。

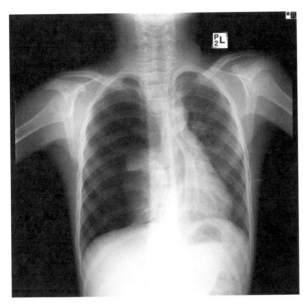

图 17-2-1　气胸的胸片征象

右肺组织受压约 80%,受压肺组织外带未见肺纹理显示,
气管、纵隔、心影左移

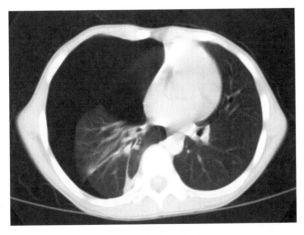

图 17-2-2　气胸的肺 CT 图

受压肺组织位于右后纵隔旁,外带未见肺纹理显示,
气管、纵隔、心影左移

张力性气胸:X 线及 CT 表现为患侧胸廓高度膨隆,纵隔重度移向健侧。

局限性气胸:多见于胸膜腔粘连病例。

【诊断及鉴别诊断】

根据典型症状、体征、X 线正侧位胸片诊断不难。普通 X 线检查基本可以达到诊断的目的,因此应放在首选的位置,某些病情需要如术前检查,为提供临床治疗依据,进一步做 CT、MRI 或其他检查。在胸片上根据受压肺容积的百分数来估计气胸量,可作为随访比较的依据。

对于尚缺乏影像检查的病人,根据临床症状须与急性哮喘发作鉴别;影像改变不典型的病人应与肺大疱、大叶性肺气肿、先天性含气肺囊肿或横膈疝等鉴别。

【治疗】

气胸的治疗旨在消除症状,明确并发症,促进肺复张,防止复发。治疗方法的选择取决于症状的严重程度和持续时间、是否有基础肺部疾病、既往发作史。可能的治疗方法有:

1. 密切观察　稳定的小量气胸,若无症状,可以观察。虽然病情稳定、其他方面无异常的患者并非必须住院,但在发病后的 24~48 小时内,应密切观察,反复作胸片检查,以保证气胸不再发展。应嘱患者限制活动,如果症状持续或加重,应住院治疗。一般情况下,每天约有 1.25% 的胸膜腔积气被胸膜吸收。因此,观察肺完全复张需几周时间。

2. 胸腔穿刺　适于小至中量的气胸,可加速肺的复张,减轻症状。这种方法的缺点是很难将胸膜腔内所有气体排完,使肺完全复张,所以不适合用于胸膜腔有持续漏气的病例。

3. 胸腔闭式引流　胸腔闭式引流是治疗气胸的有效方法。位置在腋前线第 4 或 5 肋间隙。或锁骨中线第 2 肋间隙。如果肺仍不能完全复张,则提示可能有较大支气管破裂,此时则需要做手术修复。应注意大量气胸行胸腔闭式引流术后可能发生复张性肺水肿。64% 病人在复张后第 1 小时内发生复张性肺水肿,其余发生在 24 小时内,肺水肿在 24~48 小时可以进展,持续 4~5 天。肺萎陷的时间长和程度重、肺复张的速度过快、短时间内自胸腔内大量抽出气体、胸腔引流过程中使用负压吸引是复张性肺水肿的主要诱发因素。

4. 化学性胸膜粘连术　对单纯性气胸、或迁延不愈者亦有主张胸膜腔内注射硝酸银、盐酸四环素、滑石粉、氮芥、碘油、高渗葡萄糖等促使胸膜发生化学性粘连。但研究结果表明化学性胸膜粘连并不一定优于单纯性胸腔插管引流。

5. **手术治疗**　气胸手术适应证:大量气体漏入胸膜腔或反复胸腔积气提示可能有大支气管破裂妨碍肺复张、持续漏气超过5天、复发性气胸(第二次发作)、双侧同时气胸则建议行手术治疗。也有文献认为胸膜切除术后自发性气胸复发明显减少[3]。早期的胸腔镜引导下的手术治疗可减少住院时间、住院费用及再住院的可能[4]。持续气胸和气漏尽早手术治疗[4,5]。

（胡英惠）

参考文献

1. Hulme KM, Isaacs D, Marais BJ, et al.Spontaneous Pneumothorax in a Young Child With Pulmonary Tuberculosis.Pediatr Infect Dis J,2018,37(12): e343-e345.
2. Radzikowska E, Blasińska-Przerwa K, Wiatr E, et al. Pneumothorax in Patients with Pulmonary Langerhans Cell Histiocytosis.Lung,2018,196(6):715-720.
3. Joharifard S, Coakley BA, Butterworth SA.Pleurectomy versus pleural abrasion for primary spontaneous pneumothorax in children.J Pediatr Surg,2017,52(5): 680-683.
4. Williams K, Oyetunji TA, Hsuing G, et al.Spontaneous Pneumothorax in Children:National Management Strategies and Outcomes.J Laparoendosc Adv Surg Tech A,2018,28(2):218-222.
5. Jeon HW, Kim YD, Choi SY, et al.When Is the Optimal Timing of the Surgical Treatment for Secondary Spontaneous Pneumothorax? Thorac Cardiovasc Surg, 2017,65(1):50-55.

第三节　脓气胸

【病因及发病机制】

多数是由于肺炎、肺脓肿等感染灶的病原菌直接或经淋巴管侵袭胸膜造成脓胸,并同时伴有靠近胸膜的肺泡或小支气管破裂而引起的气胸,即脓气胸[1,2]。活瓣样通气常致张力性脓气胸,临床少见,但很严重。最常见于小婴幼儿及新生儿葡萄球菌肺炎。

【临床表现】

兼有脓胸和气胸的表现。脓胸为主患儿有发热、精神弱等感染中毒症状,新生儿表现纳差或拒乳、吮奶困难等。当病人气急、腹痛、青紫突然加重应考虑到可能发生脓气胸甚或张力性脓气胸。张力性脓气胸多有口周青紫,呼吸困难三凹征阳性,气管纵隔多向健侧移位,胸廓不对称,患肺叩诊呈鼓音或浊音,听诊呼吸音减低或消失[1]。

【诊断及鉴别诊断】

为观察气液面应立位胸片或透视。X线表现气管纵隔向健侧移位,气胸为主时肺被压缩,肺纹理消失,合并脓胸时胸腔大片致密阴影,膈面或肋膈角消失,可见气液平面。鉴别诊断应注意含有积液的巨大肺大疱或肺囊肿,肺CT有助于进一步鉴别(图17-3-1、图17-3-2)。

【治疗】

全身抗生素治疗是必要的,应根据细菌培养的药敏结果选择抗生素。非张力性脓气胸的处理参阅脓胸。张力性脓气胸需即刻穿刺减压,最好闭式引流[3]。支气管胸膜瘘持续存在应及早行支气管瘘闭合术。

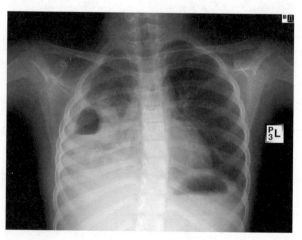

图 17-3-1　脓气胸

患儿女,6岁,咳嗽1个月,包裹性脓气胸,右侧肋间隙变窄。右肺透光度低,右肺中下野大片致密影,其内可见液平面,右侧壁内侧可见带状致密影,右肋膈角及右膈面消失,右心缘消失,左膈面光滑,左肋膈角清晰锐利

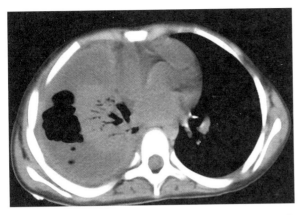

图 17-3-2 右侧大范围脓气胸。右胸廓较对侧略小。右侧广泛胸膜增厚伴粘连,右侧胸腔积液伴包裹性脓气胸形成。右肺大部分受压向肺门方向萎缩,可见支气管充气相

(胡英惠)

参考文献

1. Behrman RE,Vaughan VCI.Nelson textbook of pediatrics.20ed th.Elsevier/Saunders,2015.
2. Masters IB,Isles AF,Grimwood K.Necrotizing pneumonia:an emerging problem in children ?Pneumonia,2017,9:11.
3. 江载芳,申昆玲,沈颖.诸福棠实用儿科学.8版.北京:人民卫生出版社,2015.

第四节 乳糜胸

乳糜胸是指由不同原因引起胸导管或胸腔内大淋巴管破裂或阻塞,导致乳糜液进入胸腔,从而引发严重的呼吸、营养及免疫障碍的一种疾病。

【胸导管解剖】

在正常情况下,除右上肢和头颈部外,全身的淋巴液均输入胸导管,然后在左侧颈部注入左颈内静脉和左锁骨下静脉交接处,流入体静脉系统。胸导管起自第 12 胸椎和第 2 腰椎间的腹腔内乳糜池,沿着腹主动脉的右后方上行,经膈肌主动脉裂孔进入纵隔,在后纵隔内胸导管沿着降主动脉与奇静脉间上升至第 5、6 胸椎水平转向左侧,并沿降主动脉和食管的后方上行,最后在左锁骨下动脉后内侧抵达颈部,并流入体静脉内。根据上述胸导管解剖的特点,位于第 6 胸椎以下(或奇静脉水平以下)的胸导管损伤或梗阻,常引起右侧乳糜胸,而第 5 胸椎以上(主动脉弓以上)的胸导管损伤或梗阻常引起左侧乳糜胸[1]。

【病因】

导致儿童乳糜胸的原因大致可分为以下几类[2]:

1. 先天性 先天性乳糜胸多见于足月儿,主要由于胸腔内淋巴管发育不良或出生过程中过度牵拉脊柱使胸导管撕裂所致。

2. 外伤、损伤 胸部外伤或者胸内手术如食管、主动脉、纵隔或心脏手术及诊断性操作损伤如经腰动脉造影、锁骨下静脉插管、左心插管等可能引起胸导管或其分支的损伤,使乳糜液外溢入胸膜腔。有时脊柱过度伸展也可导致胸导管破损。

3. 新生物 胸腔内肿瘤如淋巴肉瘤、肺癌或食管癌压迫胸导管发生梗死,梗阻胸导管的近端因过度扩张,压力升高,使胸导管或其侧支系统破裂。

4. 感染 结核性淋巴结炎、非特异性纵隔炎、上行性淋巴管炎、丝虫病、百日咳剧烈咳嗽造成胸腹压增高,致胸导管或其侧支破裂引起等。

5. 其他 静脉栓塞:左锁骨下静脉及颈静脉栓塞,上腔静脉栓塞。肺淋巴管瘤病,以及呕吐和剧烈咳嗽亦会撕裂胸导管。高脂饮食后胸导管膨胀更易发生自发性破裂。通常从破裂到产生乳糜性胸腔积液有 2~10 天间隔,此时胸腔积液延后的原因是由于淋巴液积聚在后纵隔,直到纵隔胸膜破裂,通常发生在右侧下肺韧带的底部。随着儿科心胸手术和中心静脉高营养的开展,医源性因素引起乳糜胸的病例有所增加。另有原因不明的自发性乳糜胸。

总结北京儿童医院 5 年收治的 14 例乳糜胸

患儿:年龄 16 小时 ~14 岁;左侧 7 例,右侧 1 例,双侧 6 例。其中先天性 4 例,手术损伤 1 例(淋巴管瘤切除),感染(肺结核)1 例,其余 8 例为自发性。

【病理生理】

乳糜液含有比血浆更多的脂肪物质,丰富的淋巴细胞,以及相当数量的蛋白质、糖、酶和电解质。每 100ml 胸导管淋巴液中含有 0.6~6.0g 脂肪,摄入脂肪的 60%~70% 被肠道淋巴管系统吸收并经胸导管转运入血。胸导管中蛋白含量在 2.5~6g/ml,其中约一半是血浆蛋白。胸导管也是血管外血浆回到血流的主要通道。每毫升胸导管液中含有 300~6 000 个淋巴细胞,其中 90% 是 T 细胞。一旦胸导管破裂,大量的乳糜液外渗入胸膜腔内,必然引起两个严重的后果:其一,富有营养的乳糜液大量损失引起机体的严重脱水、电解质紊乱、营养障碍以及大量抗体和淋巴细胞的损耗,降低了机体的抵抗力;其二,胸膜腔内大量乳糜液必然导致肺组织受压,纵隔向对侧移位以及回心血流的大静脉受到部分梗阻,血流不畅,进一步加剧了体循环血容量的不足和心肺功能衰竭。胸导管也是脂溶性维生素的吸收途径,长期淋巴液丢失可能导致维生素缺乏及凝血异常。

渗入胸膜腔内乳糜液数量多寡不一,这主要决定于胸导管破口的大小、胸膜腔内的负压、静脉输液量及其速度与摄入食物的性质。

【临床表现】

乳糜液积聚在胸膜腔内,对同侧肺和纵隔产生机械性压迫,产生临床症状,包括气促、乏力和患侧的不适。由于乳糜自身有抑菌能力,并发感染少见。慢性胸导管胸膜瘘可产生严重的脂肪、蛋白质、脂溶性维生素和抗体的丢失。蛋白质丢失可能导致血浆蛋白水平降低、消瘦和水肿。体液的丢失可能是巨大的,如果未及时补充,可能引起水、电解质紊乱导致心血管功能不全。

【实验室检查】

1. 电解质　与血浆类似。

2. 乳糜液的特点　乳糜液外观一般呈乳白色,也可呈浅黄色,少数可呈浆液样或血清样,乳糜试验及苏丹Ⅲ试验阳性,碱性,无气味、无菌、比重 1.012~1.025,淋巴细胞 400~7 000/mm³,红细胞 50~600/mm³,总脂 0.4~5.0g/dl,总胆固醇 65~220mg/dl,甘油三酯 >110mg/dl,乳糜液甘油三酯 > 血清甘油三酯,胆固醇 / 甘油三酯比值 <1,总蛋白 2~6g/dl,白蛋白 1~4g/dl,葡萄糖 50~100g/dl。

【影像学表现】

1. 胸部 X 线、CT　对诊断作用不大,不能了解乳糜池、胸导管情况,仅能提示存在胸腔积液(图 17-4-1、17-4-2)。

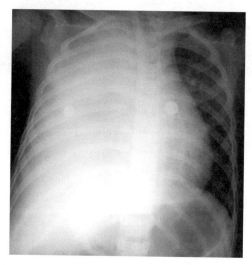

图 17-4-1　右侧大量的胸腔积液,纵隔轻度左移,穿刺液外观为乳白色,生化测定为乳糜液

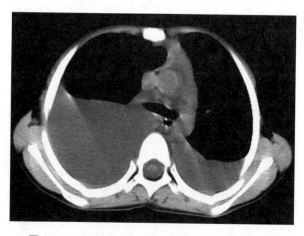

图 17-4-2　双侧胸腔积液,穿刺液外观为乳白色,生化测定为乳糜液

2. 核素淋巴显像　诊断特异性高,可首选。因其不透过毛细血管,仅停留在淋巴系统,伽马照相获得清晰的淋巴行经图像,了解淋巴管通畅情况。

直接征象:见放射性示踪剂由某部位漏出,胸腔见异常放射性浓集。

间接征象:淋巴结构异常。

3. 淋巴管造影　理论上能明确了解胸导管的形态改变、乳糜漏的确切部位。

【诊断与鉴别诊断】

诊断乳糜胸的关键在于确认胸液是乳糜,典型乳糜液呈奶状且不凝结,乳糜试验阳性,胸腔积液作苏丹Ⅲ染色阳性。一般乳糜液放置后常分两层,上层为脂肪层,下层为液体。当儿童胸腔积液中甘油三酯 >1.1mmol/L 时(正常饮食),细胞数 >1 000/μl,淋巴细胞占 >80% 时呈乳糜状为乳糜胸[2]。

乳糜胸必须与假性乳糜胸鉴别。后者亦为奶状、浑浊液体,原因为胆固醇或磷脂酰胆碱球蛋白复合物的水平升高,其特点为离心后可出现胆固醇结晶,通常发生于慢性感染之后,有胸膜增厚或钙化。假性乳糜胸可见于结核病、类风湿关节炎、糖尿病及恶性肿瘤。胸液中胆固醇及甘油三酯水平有助于区分乳糜胸与假性乳糜胸。在乳糜液中甘油三酯升高,假性乳糜胸中胆固醇升高。进一步明确诊断可在病人摄入高脂饮食或橄榄油后观察引流胸液的变化。

【治疗】
(一)保守治疗

通过胸腔闭式引流或反复胸腔穿刺,抽尽胸腔积液,促使肺组织扩张,消灭胸内残腔,有利于胸膜脏层与壁层粘连,以促进胸导管或其分支的破口早日愈合,并通过高蛋白高热量低脂肪饮食和肠外营养和输血补液等以减少乳糜液的外溢而促使治愈。保守治疗乳糜胸是靠胸膜脏层与壁层粘连封堵胸导管裂口,以达到治愈目的。胸腔内注入泼尼松高渗糖液可减轻胸膜的水肿,高渗糖促进胸膜的粘连,泼尼松有抑制炎症反应,减少渗出的药理作用,也可减轻因高渗糖所致的胸膜渗出增加。有报道将红霉素、博来霉素、四环素、滑石粉、槲寄生提取物,米诺环素,聚维酮碘,纤维蛋白胶、自体血液、Sapylin(A群惰性链球菌属制剂)、生长抑素等药物进行化学胸膜固定术来治疗先天性乳糜胸,但其应用的安全性、有效性尚需进一步研究和探讨[3,4,5]。保守疗法一般适应于患者情况尚好,连续治疗 10~14 天,观察患者如无好转倾向则应采取手术治疗。

(二)手术治疗

多数学者认为小儿 >100 ml/(岁·d);或经 2 周保守治疗乳糜量未见减少,可考虑外科手术治疗。部分学者认为胸内乳糜的积累量不是手术时机判定的唯一标准,其中更应注意患者对于乳糜液丧失程度的耐受情况。手术方法根据病因采取粘连狭窄松解、或结扎破裂的胸导管或及其分支。胸导管具有丰富的侧支循环,因而胸导管结扎后不致引起淋巴管道回流的梗阻。为了获得良好的手术效果,术前准备极其重要。首先要纠正患者的营养不良状态、水与电解质紊乱,必要时作淋巴管造影以了解胸导管破损的部位和范围,并采取相应的手术途径和方法。患者在手术前 2~3 小时,从留置胃管内注入高脂肪饮料,内加入亚甲蓝有利于术中寻找胸导管及其分支的破损部位。术后 2~4 周内给予低脂饮食。另外对一些持续性乳糜胸患者采用胸 - 腹膜分流术。胸 - 腹膜分流术也适用于那些有乳糜胸和恶性肿瘤而不适于做胸导管结扎的患者。

(胡英惠)

参考文献

1. 胡盛寿.胸心外科学.北京:人民卫生出版社,2014.
2. Lin CH,Lin WC,Chang JS.Presentations and management of different causes of chylothorax in children:one medical center's experience.Biomedicine,2017,7(1):30-34.
3. Borcyk K,Kamil A,Hagerty K,et al.Successful management of extremely high-output refractory congenital chylothorax with chemical pleurodesis using 4% povidone-iodine and propranolol:a case report.Clin Case Reports,2018,6(4):702-708.
4. Soto Martin CN,Ximenes PCF,Paiva L,et al.Incidence and Treatment of Chylothorax in Children Undergoing Corrective Surgery for Congenital Heart Diseases.Brazil J Cardiovascular Surg,2017,32(5):390-393.
5. Borcyk K,Kamil A,Hagerty K,et al.Successful management of extremely high-output refractory congenital chylothorax with chemical pleurodesis using 4% povidone-iodine and propranolol:a case report.Clin Case Rep,2018,27,6(4):702-708.

第五节　血胸

血胸即胸腔内积血。分为自发性和继发性。血胸的后果有时极为严重,甚至危及患者的生命。血胸与血性胸腔积液的区别尚无一致看法。

【病因】

(一)自发性血胸

1. 肺部疾病　坏死性感染、肺栓塞、结核病、大疱性肺气肿、动静脉血管畸形、遗传性出血性毛细血管扩张症、异物等。

2. 胸膜疾病　自发性气胸引起胸膜粘连撕裂、肿瘤。

3. 肺部肿瘤　原发性肿瘤、转移性肿瘤

4. 胸部疾病　胸主动脉瘤破裂等。

5. 血液疾病　VitK 缺乏、血小板减少症、血友病、全身抗凝治疗的并发症。

6. 腹部疾病　胰腺假性囊肿、胰液胸腔瘘、脾动脉瘤等。

(二)继发性血胸

1. 胸部创伤出血。

2. 心胸外科手术。

3. 中心静脉置管机械性并发症。

迟发性血胸的概念和诊断目前无统一意见,可定义为胸部创伤后经 X 线检查未见胸内明显出血征象,创伤 48 小时以后才发现血胸者。迟发性血胸在胸部外伤中较常见,因其延迟出现,易被忽视,常可导致严重并发症甚至死亡[1,2]。

【病理生理】

血液进入胸膜腔后首先发生凝固,经去纤维蛋白作用形成液体状,在影像检查中与胸腔积液难以鉴别。非大量血性胸腔积液可自行吸收。少数病人的血胸可因继发感染、引流不畅,使纤维蛋白沉积在胸膜表面,发展为纤维胸,使肺膨胀受限。早期,这层纤维蛋白薄膜几乎没有细胞成分;一周后,成血管细胞和成纤维细胞增生;几周后,外层的纤维膜完全机化成为厚而无弹性的膜即机化性血胸。

腹部疾病液体经过主动脉或食管裂孔进入纵隔、胸腔形成单侧或双侧胸腔积液。

【临床表现】

表现与原发病相关,部分血胸患者有胸痛、气急、呼吸困难,咳嗽,咯血,疼痛可向颈部、背部及上腹部放射。出血量大或迅速者可发生晕厥。肺动静脉畸形的患者可能有发绀、杵状指/趾,肺部听诊时可闻及连续性心脏外杂音。出血也可刺激膈胸膜可产生类似急腹症表现。

总结北京儿童医院 2002~2006 年收治以血胸为主要诊断的患儿 10 例,其中胸部外伤 5 例、漏斗胸术后固定钢针折断 1 例、肺炎 2 例、支气管异物 1 例、胰液胸腔瘘 1 例。胰胸瘘患儿:男,3 岁,主诉"间断发热、胸闷、胸痛 1 个月余",反复大量血性胸腔积液(图 17-5-1、图 17-5-2)。血及胸腔积液的淀粉酶升高,疑为胰源性血胸,追问病史在 1 个月前曾于滑梯时腹部挤压。开胸探察证实胰胸瘘管的存在(图 17-5-3)。

【影像学表现】

基本符合胸腔积液的征象。积液性质通过胸片不能确定。小量胸腔积液仰卧位照片时常被漏诊。立位胸片时,胸内血液并不在胸腔底部分层出来,液平面也不一定能看到。血胸通常发生部分凝固,胸片可见絮状影像。

CT 对于少量血胸的诊断率更高,根据邻近组织的征象,结合临床有利于明确病因[3]。

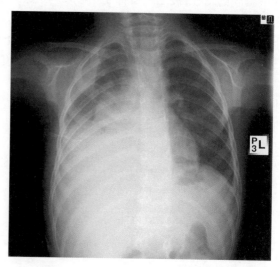

图 17-5-1　右侧胸廓塌陷,肋间隙变窄,透光低,右肺中下野大片致密,右胸壁内侧可见带状密度影,右肋膈角及右膈面消失

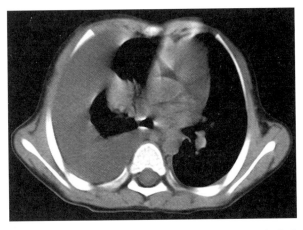

图 17-5-2　右侧胸腔内可见大量液性低密度影,右肺受压内陷,右肺内可见片状高密度影

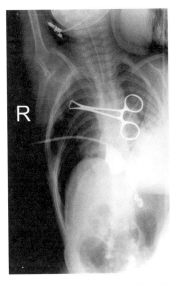

图 17-5-3　术中于右后纵隔见到一管状通道直径约 8mm 通向膈下,造影证实

【诊断】

血胸与气胸一样,在钝性胸部创伤十分常见,二者常并存,腹部创伤后发生血胸者应引起注意。由于血胸的发生可能是迟发性的,故应仔细询问近期外伤史。体格检查对于发现血胸并不敏感,除非胸内大量积血。诊断血胸只能靠胸腔穿刺。病人若有皮肤黏膜损害或有家族史,则提示遗传性出血性毛细血管扩张症是自发性血胸原因。新生儿自发性血胸与产伤有关。原因不明的持续性血胸应开胸探察。

【治疗】

治疗血胸首先应补充血容量以维持血压。对于不能抽尽的血胸应当安置胸腔闭式引流管。早期置管引流能极大地帮助血液从胸膜腔引出。胸腔镜对处理残余血胸是一种新的选择,在血胸成为过度机化之前进行胸腔镜手术。近年也有研究认为肺 CT 才能发现的钝性创伤所致的血胸可以观察,不需要引流[4]。

凝固性血胸一旦形成则多主张手术治疗,或在胸腔出血的相对静止期,通过腔内注入溶纤维素酶或链激酶、尿激酶可以稀化血凝块便于引流。机化性血胸经电视胸腔镜手术创伤小出血少,恢复快,疼痛轻,是一种微创有效的治疗方法[5]。

如果肺动静脉血管畸形导致出血,这种畸形病变常位于脏层胸膜下,可行肺的局限性楔形切除。

(胡英惠)

参考文献

1. 胡盛寿 . 胸心外科学 . 北京:人民卫生出版社,2014.
2. Chang SW, Ryu KM, Ryu JW.Delayed massive hemothorax requiring surgery after blunt thoracic trauma over a 5-year period:complicating rib fracture with sharp edge associated with diaphragm injury.Clinical & Experimental Emergency Medicine,2018,5(1):60-65.
3. 孙国强,曾津津,彭芸,等 . 实用儿科放射诊断学 . 北京:人民军医出版社,2011.
4. Choi PM, Farmakis S, Desmarais TJ,et al.Management and outcomes of traumatic hemothorax in children.J Emerg Trauma Shock,2015,8(2):83-87.
5. Chou YP, Lin HL, Wu TC.Video-assisted thoracoscopic surgery for retained hemothorax in blunt chest trauma. Curr Opin Pulm Med,2015,21(4):393-398.

第六节　胸壁发育异常

一、漏斗胸

漏斗胸(pectus excavatum)又称胸骨凹陷。

该畸形的发展具有连续性,随年龄的增加,畸形进行性严重。

【病因及病理生理】

迄今为止,漏斗胸的病因仍没有定论[1]。目前认为引起漏斗胸的可能原因:①膈肌中心腱缩短牵拉胸骨和肋软骨使之向后凹陷,从而形成漏斗胸畸形;②呼吸道阻塞:患儿因吸气性呼吸困难而用力吸气,长时间就会形成漏斗胸畸形;③胸骨和肋软骨发育异常,由于肋软骨发育过快,过度生长而导致胸骨向下挤压,在呼吸肌的作用下,胸骨和肋软骨就会向后方凹陷,从而形成漏斗胸畸形;④部分前方膈肌肌肉纤维化而向后牵拉胸骨和下部分肋软骨是造成漏斗胸的原因;⑤遗传因素是漏斗胸的重要病因之一,国外文献报道约37%具有家族史,与基因有关的报道[2]。

严重的漏斗胸可引起呼吸困难,漏斗胸引起心功能损害的机制还不完全清楚,可能是由于心脏受到胸骨的直接压迫,心脏移位伴随可能存在的大血管扭曲等。

【临床表现】

多数漏斗胸婴儿和幼儿是无症状的[3]。年长儿的呼吸储备差,运动耐量减低。较严重的患者可表现反复下呼吸道感染。由于胸骨的凹陷对心脏的压迫和推移,漏斗胸病儿可表现心前区疼痛、心悸等症状。

漏斗胸可与其他多种畸形同时存在,如特发性脊柱侧弯、先天性肺气道畸形、马方综合征、先天性膈膨升、先天性髋关节脱位等。

北京儿童医院2002~2017年先天性漏斗胸手术矫正4 000余例,年龄3~18岁,治愈率99.9%,术后部分病例随访显示反复呼吸道感染、运动耐量下降、易疲劳等症状基本消失,胸廓形态良好。

【辅助检查】

心电图可显示不同程度的心动过速或心动过缓,较常出现不完全性右束支传导阻滞。

超声心动图检查部分漏斗胸患者可见二尖瓣脱垂或反流,其原因尚未完全明确。对于部分马方综合征的患儿,常可显示主动脉窦增宽等征象。

肺功能检查可提示部分患儿出现通气功能障碍。

胸正侧位片显示胸下部内陷,胸骨体下部构成漏斗的底,轻度者心前间隙狭窄或闭塞,心脏无移位,中重度患儿胸骨后缘与脊柱前距离缩短,心脏左移。可见压迫性肺不张。

胸CT检查不仅可用来评价漏斗胸严重程度,同时可了解有无合并先天性肺气道畸形等其他胸部异常。根据漏斗胸凹陷最低点处胸廓内横径与胸骨最低点距离脊柱前缘前后径之比>3.25作为中~重度漏斗胸的界限(图17-6-1~图17-6-3)。

【诊断】

通过体格检查、胸正侧位片、CT可诊断。并进一步评价患儿的心脏功能和肺功能。

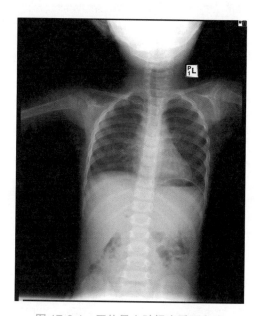

图 17-6-1　正位见心脏轻度受压左移

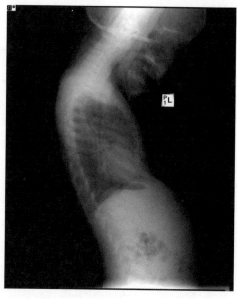

图 17-6-2　侧位见胸骨下段后移,
距椎体约 4.5cm

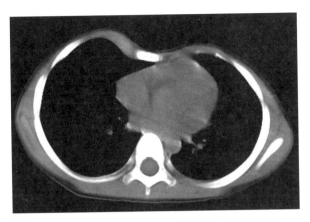

图 17-6-3　胸骨下端内陷,与脊柱前缘最短距离约 41.2mm,同层胸廓左右径为 170.6mm,心影左移

【治疗】

除轻度漏斗胸以外,中重度漏斗胸患儿均建议手术矫正。目前手术多采用微创 NUSS 手术,该手术取胸壁两侧各约 1~2cm 小切口,通过内植入金属支架实现上抬胸骨纠正漏斗胸的目的,手术具有损伤小,切口隐蔽,住院时间短等优点。最佳手术年龄尚存在争议,通常建议在 3 岁以后。术后内植入支架放置 2~3 年后取出。目前微创 NUSS 手术逐渐成为漏斗胸手术治疗标准术式。

二、鸡胸

鸡胸(pectus carinatum)又称胸骨隆凸、鸽胸(pigeon breast),指胸部的突出畸形。

【病因及分型】

鸡胸是发病率仅次于漏斗胸的胸壁畸形。胸壁下部肋软骨,常见第 4~8 肋软骨向前弯曲,胸骨受挤压向前突出。根据胸壁前凸畸形的外观特点,主要分为四型:Ⅰ型,胸骨弓状前凸型,为胸骨体呈弓状前凸,两侧肋软骨对称性塌陷,为临床最常见类型;Ⅱ型,非对称型,为胸骨和两侧肋软骨前凸程度不对称,常伴有胸骨旋转;Ⅲ型,胸骨柄前凸型,临床亦常称之为 2/3 肋前凸畸形,为胸骨柄与胸骨体连接部前凸,胸骨体中下段逐渐下陷,形成上凸下凹畸形;Ⅳ型,胸骨抬举型,为胸骨下端抬举明显,胸骨本身较平直,两侧肋软骨对称性向中心处聚拢凹陷,临床较少见。

【临床表现】

多数鸡胸患儿除胸壁隆起外,并无其他症状。部分病例可有呼吸困难、运动耐量下降等表现,考虑是由于胸壁弹性减小而限制了在吸气过程中胸部的扩张。本病可并发心律失常。

【影像学】

胸片或胸 CT 可见胸骨下段前凸,胸骨末段与脊柱前缘距离加大(图 17-6-4、图 17-6-5)。

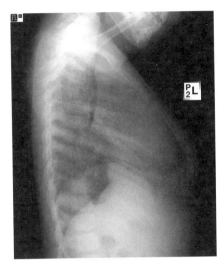

图 17-6-4　胸骨下端距脊柱前缘 10.3cm

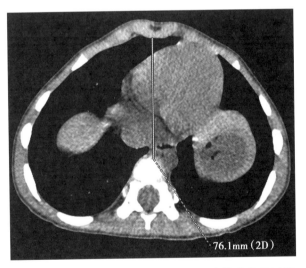

图 17-6-5　胸骨下段前凸,胸骨末端与脊柱前缘最远距离 7.61cm,心影稍左,同层面胸廓左右径 15.8cm

【治疗】

目前手术多采用鸡胸微创胸骨沉降术[4]。根据漏斗胸 NUSS 手术原理,通过内植入金属支架,下压凸起的胸骨实现鸡胸的矫正。手术效果优良,手术不需进入胸腔,并发症少。北京儿童医院 2008~2017 年完成微创鸡胸手术 400 余例,术后效果优良。

三、窒息性胸廓发育不良（Jeune综合征）

【病因及病理生理】

窒息性胸廓发育不良（asphyxiating thoracic dystrophy），或称Jeune综合征。该病是罕见的骨骼营养不良，以胸部缩窄、短肢体和多指的伴随改变为特征，Jeune综合征患者的胸廓较小，狭窄，呈钟形，出生后测量的胸围通常小于头围。某些患儿在婴儿期死于严重的呼吸功能不全。由于染色体的异常，患儿可同时存在肾脏发育不良。病理上可以表现为肾实质的囊性变或慢性肾小管间质病变，逐渐发展为慢性肾功能不全。还可有肝脏、胰腺的受累，肝脏受累可以表现为如肝大、胆汁淤积、肝纤维化、胆汁性肝硬化或门脉高压；胰腺受累则表现为胰腺囊肿或纤维化。

Jeune综合征是这种遗传性常染色体隐性遗传病，它是由编码纤毛微管结构蛋白质的基因突变引起的。最常见的是编码鞭毛内转运蛋白的基因 TTC21B 和 DYNC2H1 的突变[5,6]，也有 WDR60 突变的病例[7]，DYNC2H1 基因突变具有高度的遗传异质性和临床表型多样性。最近还发现 C21 或 f2 的突变与窒息性胸廓发育不良和轴性椎体发育不良有关[8]。

【临床表现】

由于胸廓畸形多数患儿在1岁内即出现呼吸困难或反复呼吸道感染。哭闹后颜面和口唇青紫。体格检查可见三凹征，或可见发绀，双侧胸廓前后径及左右径均对称性狭小，常合并短肢畸形。肺发育不全和肺动脉高压的发生率高，也有伴有心肌肥厚的病例。

2001~2007年诊断5例窒息性胸廓发育不良患儿，年龄15天~8岁，重症往往在婴幼儿早期即因呼吸困难、青紫而就诊，存活至儿童期有1例，主要表现反复呼吸道感染。

大多数患儿在生命的第一年内死于呼吸衰竭，而随着时间的推移，幸存患儿的呼吸问题往往较少，肾衰竭是3~10岁之间死亡的最常见原因。

【辅助检查】

血气分析可为低氧血症或呼吸衰竭。

影像学检查：胸廓狭窄呈桶状胸，横断面可呈"三叶样"胸廓，且心脏位于"前叶"内。胸廓横径及前后径均小，肋骨较短、呈水平方向，肋骨前端呈球形扩张。锁骨位较高，位于第1肋骨之上

（图17-6-6，图17-6-7）。四肢不成比例短缩，中、远端指骨明显短宽。髂骨上下径短，髂翼呈方形，坐骨切迹小而深，髋臼水平位，其内外缘甚至中部可见向下突起之骨刺样改变。股骨头可提前骨化。头颅、脊柱正常。

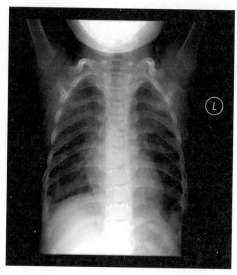

图 17-6-6　窒息性胸廓发育不良

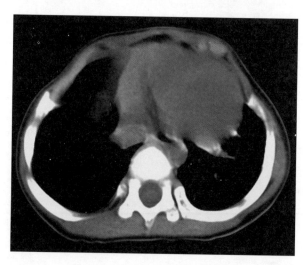

图 17-6-7　窒息性胸廓发育不良

胸廓狭窄呈桶状，胸廓横径及前后径均小，肋骨较短、呈水平方向，肋骨前端呈球形扩张。锁骨位较高，位于第1肋骨之上

【诊断】

窒息性胸廓发育不良由于罕见，在临床工作中常不能及时诊断。但只要对本病有所了解，遇到典型病例，全面的影像检查包括正侧位胸片、骨盆片、四肢骨片，结合临床即能诊断。

【治疗】

长期连续的正压通气疗法可能是有益的。经

呼吸支持生存者可考虑手术处理。但扩大胸廓还是一种尚未成熟的手术，诸如术后感染、胸廓稳定性差等因素，使外科手术治疗仍存在争议，且缺乏术后长期随访资料。

四、软骨发育不全

个别软骨发育不全患儿可见反复肺炎、长期低氧血症、窒息甚至不明原因突然死亡。窒息和突然死亡可能与延髓和高位颈髓受压有关。慢性或反复肺炎可能与中、上部呼吸道狭窄及相对发育较小的肺有关。胸骨及肋骨短宽增厚，肋骨前端增宽可见串珠状，胸廓前后径变窄呈漏斗胸样。

2002~2006年共住院诊断软骨发育不良12例，其中1例因合并左肺发育不良行左肺切除。其余各例未表现明显的呼吸系统疾病过程[3]。

五、肋骨畸形

1~2根肋骨缺失和畸形对肺功能通常无实质性影响，多由于其他疾病做胸片检查时偶然发现，通常不需要治疗。多根肋骨缺少常伴有脊柱侧弯。由于胸壁缺损，部分肺可自缺损处疝出；因为失去了肌肉的正常附着处而伴有肌肉异常。

Poland综合征是一种少见的胸壁畸形，目前病因尚不明确。诊断的必要条件是单侧胸大肌缺失，该综合征经常合并有肋骨畸形，通常表现为患侧胸壁第二到第五肋骨的肋软骨未发育或发育不全。Poland综合征还常合并有其他系统畸形，如乳房畸形、右位心、上肢畸形、肾脏发育不良等，由于该综合征病变涉及多部位多系统，全面的检查非常重要，明确诊断后，医生需要根据患儿自身特点选择恰当的手术时机，并制订个性化手术方案。如果患侧多根肋骨及肋软骨畸形或缺如而导致胸壁畸形明显，影响肺功能，通常行开放式胸壁畸形矫正术如肋骨移植术或行微创Nuss手术矫正胸壁畸形，胸肌缺如的手术治疗通常在青春期后完成。

叉状肋是一种比较常见的先天性肋骨畸形，表现为硬肋和或软肋分叉，该病多表现为单侧，亦可有双侧。临床多由于发现胸壁包块而就诊，X线胸片或胸部CT通常可以明确诊断。该病大多为单发，也可同时合并有其他畸形。由于患侧分叉的肋骨影响了正常的肋骨位置，导致胸壁局部隆起形成包块。该病可以通过手术切除分叉的肋骨，矫正胸壁外观。

六、脊柱畸形

脊柱畸形，常与胸廓畸形伴随存在。不断加重的脊柱畸形会造成胸廓受压，造成胸廓机能不全综合征，严重影响幼年患者肺功能和肺部发育。

脊柱畸形的分类：

1. **脊柱侧弯** 以脊柱冠状面侧弯为主要表现，但也会合并矢状面和水平面畸形。脊柱侧弯除外观畸形外，会压迫一侧胸廓，限制肺功能。

2. **脊柱后凸** 为脊柱矢状面畸形。严重的脊柱后凸会限制胸廓高度，并影响胸廓活动度，限制肺功能。

脊柱畸形的处理：脊柱畸形的治疗根据畸形类型、弯度大小、进展速度，以及合并畸形情况进行综合判断。对于弯度小进展慢的可以首先采用观察或支具控制等保守治疗方法；对于弯度大，进展快的脊柱畸形则需要手术治疗。对于小年龄脊柱侧弯合并胸廓受限的患儿可以适当采用非融合胸腔扩大成形手术进行治疗。

（曾 骐　陈诚豪）

参考文献

1. Eisinger RS，Harris T，Rajderkar DA.Against the Overgrowth Hypothesis：Shorter Costal Cartilage Lengths in Pectus Excavatum.J Surg Res，2019，235：93-97.

2. Tong X，LI G，Feng Y.TINAG mutation as a genetic cause of pectus excavatum.Med Hypotheses，2020，137：109557.

3. 江载芳，申昆玲，沈颖.诸福棠实用儿科学.8版.北京：人民卫生出版社，2015.

4. Yuksel O，Lacin T，Ermerak NO，et al. Minimally Invasive Repair of Pectus Carinatum. Ann Thorac Surg，2018，105(3):915-923.

5. Güvenç O，Sündüs Uygun S，Çimen D，et al.Hypertrophic cardiomyopathy with Jeune syndrome：The first reported case.Turk Kardiyol Dern Ars，2016，44(6):503-506.

6. 王莹，李晓梅，杨小萌，等.高通量测序技术鉴定新生儿窒息性胸廓发育不良症1例.中华生殖与避孕杂志，2017，11：923-926.

7. Cossu C，Incani F，Serra ML，et al.New mutations in DYNC2H1 and WDR60 genes revealed by whole-exome sequencing in two unrelated Sardinian families with jeune asphyxiating thoracic dystrophy.Clinica Chimica Acta，2016，455：172-180.

8. Mcinerney-Leo AM，Wheeler L，Marshall MS，et

al.Homozygous variant in C21orf2 in a case of Jeune syndrome with severe thoracic involvement:Extending the phenotypic spectrum.Am J Med Genet A,2017,173 (6):1698-1704.

第七节　低通气的神经肌肉疾病

【病因及病理生理】

多种急性和慢性神经肌肉疾病可引起呼吸肌麻痹或无力如脊髓损伤、Guilain Barre 综合征(图17-7-1)、重症肌无力、感染(EB病毒、肺炎支原体等)相关性肌病、遗传代谢性疾病、皮肌炎累及呼吸肌、药物和毒物中毒等[1,2]。随着有效吸气功能缺失和膈肌力量减弱,腹腔脏器压迫使胸腔容量减少,临床出现呼吸无力、呼吸困难等表现,影像学可表现为肺不张,咽喉部肌无力可引起上气道梗阻和吸入性肺炎表现[3]。

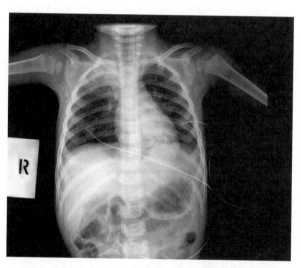

图 17-7-1　患儿女,1岁7个月,双下肢无力5天,咳嗽力弱。诊断 Guilain Barre 综合征。胸片见右上大片状阴影,肺炎

【临床表现】

任何原因引起的慢性肌无力儿童都容易出现不同程度的呼吸肌无力。呼吸肌无力导致无效咳嗽,突出表现为呼吸困难,也可表现为呼吸费力、胸闷、咳嗽无力、咳痰困难、肺不张、肺炎、限制性肺疾病,最终导致呼吸衰竭等[4]。当存在明显呼吸肌麻痹表现临床上相对容易识别。根据临床症状和体征,参考超声观察膈肌运动情况综合分析拟定呼吸肌麻痹分度标准:

Ⅰ度:语音较小,咳嗽力减弱,无呼吸困难,有肋间肌和膈肌运动减弱,未见矛盾呼吸,膈肌和肋间肌运动减弱。

Ⅱ度:语音较小,咳嗽力减弱,有呼吸困难,肋间肌和膈肌运动减弱,稍深吸气上腹部不突出反而下陷,出现腹膈矛盾呼吸,膈肌、肋间肌运动明显减弱。

Ⅲ度:语音小,咳嗽力明显减弱或消失,有呼吸困难,除有肋间肌或/和膈肌运动减弱外,平静呼吸呈腹膈矛盾呼吸或胸式矛盾呼吸,膈肌和肋间肌运动明显减弱或消失。

【辅助检查】

1. 动脉血气分析　早期因过度通气,pH 正常或升高,$PaCO_2$ 轻度降低,PaO_2 正常或降低。病情进展,$PaCO_2$ 逐渐增高。若通气障碍急性发生,$PaCO_2$ 升高伴 pH 降低,HCO_3^- 常正常,PaO_2 常降低;若通气障碍缓慢出现,机体代偿充分,$PaCO_2$ 增高,HCO_3^- 相应增加,pH 大致正常,PaO_2 降低。

2. 影像学检查　除 X 线胸部透视观察胸廓及膈肌运动有助于膈肌麻痹的诊断外,X 线摄片、CT、MRI 等项检查可提供对呼吸肌麻痹病因诊断的资料。

3. 神经电生理检查　肌电图神经传导速度测定有助于周围神经病变的诊断,结合其他改变可提供前角、周围神经、肌源性疾病定位资料,膈肌、膈神经电生理检查有助于判断其功能。

4. 肺功能　可辅助了解肺通气功能和限制功能。

5. 膈肌 B 超　通过观察膈肌运动,判断呼吸肌麻痹的程度。

6. 睡眠监测　对判断病因有一定帮助。

【诊断】

已确诊神经肌肉疾病的患者出现呼吸困难、呼吸运动减弱等临床表现,并有血气异常时,一般诊断不难。当患儿出现不明原因的呼吸困难,呼吸无力、痰多矛盾呼吸、低氧血症,尚不能用心肺疾病解释时,应考虑到神经肌肉疾病,再根据临床表现并参考血气、膈肌 B 超、肺功能、睡眠监测(睡眠呼吸暂停)以及神经肌肉功能检查等明确神经

肌肉疾病的病因。

【治疗】

1. 一般护理　重视热量、水分、营养补充以提高肌肉力量,从而降低呼吸肌疲劳的风险。及时处理酸碱失衡、水电解质紊乱等并发症。

2. 确保呼吸道通畅　呼吸肌麻痹及危及生命的主要原因是呼吸泵功能的减弱或丧失,因此及时应用人工或机械呼吸替代泵功能是救治呼吸肌麻痹的关键。

3. 纠正缺氧　呼吸肌麻痹对机体的最大危害是缺氧,甚至是死亡的主要原因,因此需纠正机体缺氧、确保持续供氧。

4. 确保有效的通气量　通常临床采用间歇正压人工呼吸行机械通气,即在吸气相为正压,在呼气相降至大气压,靠肺弹性回缩。

5. 病因治疗　针对引起低通气的神经肌肉疾病的病因治疗有助于缩短病程,也常常关系到疾病转归。对重症肌无力应用抗胆碱酯酶抑制剂、类固醇激素或血浆置换等治疗;Guillain-Barre 综合征是神经科引起的呼吸肌麻痹最常见的疾病,应及时予以血浆置换、静脉输入免疫球蛋白等治疗[5],早期控制肺部感染可以改善静脉输入免疫球蛋白等治疗的效果。

(赵顺英)

参考文献

1. 安迪,刘媛媛,高娟,等.吉兰-巴雷综合征亚型.脑与神经疾病杂志,2016,24(1):65-66.
2. Peragallo JH.Pediatric Myasthenia Gravis.Semin Pediatr Neurol,2017,24(2):116-121.
3. Khatwa UA,Dy FJ.Pulmonary Manifestations of Neuromuscular Diseases.Indian J Pediatr,2015,82(9):841-851.
4. Abusamra R.Management of respiratory disease in children with muscular weakness.Paediatrics & Child Health,2015,25(11):515-521.
5. 王一楠,李君,于滋润,等.吉兰-巴雷综合征的发病机制及研究进展.中国实验诊断学,2016,20(6):1036-1038.

第十八章

肺部肿瘤性疾病

第一节　纵隔肿物

纵隔是两侧胸膜腔之间器官的总称,以胸骨和胸椎为其前后界,上界为胸廓入口,下界为膈。纵隔肿瘤是儿童胸部最常见的肿瘤,它可以发生于小儿各年龄组。各种纵隔肿瘤的发生率在婴儿,儿童和成人不同。首都医科大学附属北京儿童医院的资料统计,最常见的有:神经源性肿瘤、气管源性或肠源性囊肿、淋巴瘤、畸胎瘤等[1,2]。

【发病机制】

纵隔内有许多重要器官,有大血管、气管、主支气管、心包、食管、胸腺及大量脂肪、神经和淋巴管等组织。因先天发育过程异常或后天变异形成纵隔肿瘤,也有部分病因不明,可能与环境污染等有关。依据组织器官来源及胎生结构的不同,其病理表现也各种各样。纵隔肿瘤种类繁多,有原发的、有转移的,原发肿瘤中以良性多见,但也有相当一部分为恶性。纵隔内组织器官丰富,分属三个胚层发育而成,因而可发生多种肿瘤,且大多数具有其好发部位一定的组织来源,为了便于确定纵隔疾病的起源,人为地把纵隔划分区域,常用的是三分法和四分法[3,4]。四分法分为:上纵隔,中纵隔,前纵隔,后纵隔。上纵隔:位于第四胸椎与胸骨柄下缘平面以上;此区主要包含大血管、气管、部分胸腺及淋巴。因此易发生胸腺瘤、淋巴瘤、支气管囊肿等。前纵隔:位于上纵隔与膈肌之间,前界为胸骨,后界为心包,其内主要有疏松含气组织和胸腺。前纵隔肿瘤多为淋巴瘤、胸腺瘤、畸胎瘤、精原细胞瘤及淋巴管瘤,以恶性多见。后纵隔:

为心包后的所有组织,包括脊椎旁沟,内有降主动脉、食管、迷走神经、交感神经链、胸导管、奇静脉和半奇静脉系统。肿瘤有神经源性肿瘤,支气管囊肿及肠源性囊肿。儿童后纵隔恶性肿瘤发生率约占30%。中纵隔:为心包前缘与胸椎前缘之间,内有心脏、心包、升主动脉、气管、主支气管和淋巴结。此处肿物主要为心包囊肿。畸胎瘤也可发生于心包内或后纵隔。临床上也有把纵隔分为三部分:前上纵隔、中纵隔、后纵隔。前上纵隔位于胸廓入口至膈肌,前界为胸骨,后界为心包前壁。后纵隔为椎体前缘与心包后壁之间,上界胸廓入口,下界为膈肌。中纵隔包括前上纵隔和后纵隔之间的所有组织结构。

【临床表现】

由于纵隔包括多种不同的肿瘤,根据肿瘤的部位、性质及反应而表现各异。婴幼儿因胸腔容量间隙小,故较成人易出现症状和体征。纵隔肿瘤的临床表现多样,从无症状(X线检查时偶然发现,许多小的良性肿瘤均属此类),到与侵袭和挤压有关的症状及一些全身性症状。全身性症状可以不明确,无特异性,也可以是某种肿瘤的特征性表现[1]。

1. 常见症状　纵隔肿瘤常见症状是胸痛、咳嗽和发热。肿瘤侵入骨骼或神经引起剧烈疼痛;肿瘤及其产生的胸腔积液压迫气道可发生咳嗽、喘鸣、呼吸困难等,偶可咯血;如合并感染可出现发热。

2. 局部症状

(1)肿瘤侵入骨骼或神经引起剧烈疼痛。

(2)上纵隔的肿瘤可压迫上腔静脉,引起颈部静脉怒张,以及面颈部和上胸部水肿。

(3)交感神经受压或侵犯时可出现霍纳综合征。

(4)迷走神经受压或被侵入时则发生声嘶。

(5)位于脊椎椎间孔部的哑铃形肿瘤可引起脊髓压迫,而出现下肢麻木或瘫痪。

(6)食管受压发生咽下困难。

【实验室检查】

疑诊神经母细胞瘤或节细胞神经母细胞瘤时,可进行 24 小时尿液 VMA(3- 甲基 -4 羟基杏仁酸)检查,有特异性诊断价值。疑诊畸胎瘤,血清甲胎蛋白(AFP)的定量检查非常有价值:良性成熟畸胎瘤(1 岁以上),AFP 通常在正常范围;含未成熟组织的畸胎瘤,一般也在正常范围;偶尔含有卵黄囊组织,则 AFP 增高。疑畸胎瘤伴性早熟者,可做尿妊娠试验,以明确畸胎瘤有无混合恶性绒毛上皮组织。

【影像学表现】

1. X 线透视及正侧位平片

(1)透视主要观察肿块有无搏动,能否随吞咽而上下移动,肿块与横膈的关系,以及肿块形态改变与呼吸的关系等。目前临床上透视较少应用。

(2)明确肿瘤部位,根据好发部位做肿瘤类型的鉴别。

(3)查看肿瘤阴影的形状数目和大小,良性肿瘤或囊肿常自纵隔向外凸出,多为单个的卵圆形或圆形肿块,边缘清楚光滑。恶性肿瘤常出现纵隔的一侧或两侧增宽,肿瘤形态不规则,边界不清或呈分叶状。

(4)阴影密度情况,囊肿密度深而均匀,实质性肿块密度较深,畸胎瘤有时可出现钙化斑点、牙或骨性阴影。

(5)寻找肋骨、胸廓、脊柱有无骨质破坏,椎孔有否增大等表现。

2. X 线特殊检查

(1)X 线断层摄片:对明确肿瘤的外形和深度有一定帮助,随着影像技术发展,目前临床较少应用。

(2)支气管碘油造影:帮助判断肿瘤的部位,肺内或肺外与支气管的关系。随着影像技术发展,目前临床较少应用。

(3)食管钡餐检查:可明确肿块与食管的关系。

(4)心血管造影:心脏及大血管附近有肿块时,能帮助鉴别主动脉瘤。

3. CT 检查 能清楚地显示纵隔组织的相互关系并发现可疑病灶;明确病变部位、范围、解剖层次及密度;能根据组织密度鉴别囊肿、脂肪性、血管性、骨性及钙化点,从而对肿块定性;可了解有无恶性浸润及淋巴转移,有利于估计手术切除的可能性。

4. 超声波检查 有助了解肿瘤的部位、大小、囊性或实性,与周围组织关系,必要时可在 B 超检查引导下做穿刺活检。

5. MRI 可进一步做肿瘤的定位、定性诊断,明确肿瘤与心脏胸内大血管的关系,也有助于与胸内血管病变的鉴别。明确肿瘤与椎管内的关系,如神经源性肿瘤侵犯椎管。

6. 放射性核素检查 当疑及纵隔内肠源性囊肿时,可采用 ^{99m}Tc 扫描检查,大约半数以上的胸内消化道重复畸形含有胃黏膜组织。

7. 数字减影血管造影(DSA) 对了解肿瘤与胸内大血管的关系以及肿瘤与原发血管病变的鉴别有价值。

【诊断】

根据临床表现、影像学表现及实验室检查绝大多数纵隔肿瘤可做出临床诊断,但有时某些肿瘤,尤其是术前需要确定良恶性的肿瘤,往往需要活组织检查。疑诊恶性肿瘤转移时应做锁骨上淋巴结或颈淋巴结活组织病理切片检查或骨穿、肿瘤的穿刺或切割针活检,也可用胸腔镜及纵隔镜取活组织检查,以明确诊断。

【鉴别诊断】

纵隔肿瘤常常需要和肺肿瘤、胸壁肿瘤、感染性疾病、异位和增生的组织器官相鉴别。

1. 小儿胸腺增生性肥大 小儿胸腺瘤、胸腺囊肿临床上很少见,绝大多数是属于正常范围内的胸腺增生性肥大。2 岁时胸腺最发达,2 岁以后胸腺随年龄增大而逐渐退化,被脂肪和结缔组织替代。个别小儿胸腺退化较晚且过于增生肥大,形态多变,X 线下酷似肿瘤,很易误诊。超声检查有助于鉴别诊断。

2. 实质脏器疝入胸腔 先天性膈疝时,肝、脾、肾均可疝入胸腔。食管裂孔巨大疝时充满食物之胃及肠管疝入胸腔时很易误诊。必要时可进一步行超声或造影鉴别之。

3. 纵隔淋巴结核　有时纵隔淋巴结核团块较大,压迫气管产生呼吸困难或胸痛。可以行结核分枝杆菌衍生物(PPD)等检查除外。

4. 纵隔感染　尤其是慢性纵隔淋巴结炎久治不愈时,易形成包裹性脓肿,颇似纵隔肿瘤。临床应结合病史,全身感染灶,警惕纵隔脓肿的存在。

5. 各种纵隔肿瘤之间的鉴别　可行胸部 CT 或增强 CT 进行鉴别。

【治疗原则】

纵隔肿瘤一旦确诊应尽早手术切除[1],除非患儿病情危重或并发其他严重疾病不能耐受手术。随着胸腔镜技术的成熟与不断应用,多数纵隔肿瘤可考虑采用胸腔镜手术完成[3,4]。对于一些肿瘤巨大、包裹重大血管、组织粘连严重、人工气胸不耐受等情况,仍采用开胸手术。开胸手术通常均采用后外侧切口,少数前纵隔肿瘤可用胸骨正中切口。囊性的和较小的实性肿瘤均可在胸腔镜下进行肿瘤切除。部分估计难以切除,或侵蚀重要器官、血管的恶性肿瘤,可考虑先做活体组织检查,根据病理结果应用化疗或放疗,待肿瘤缩小,再行手术治疗。有的肿瘤或囊肿确诊困难,也应尽早做手术探查,以免贻误治疗机会。对于淋巴瘤及已有广泛转移的恶性肿瘤不适宜手术治疗。恶性肿瘤切除后,应按其病理种类,加用化疗和 / 或放疗等综合治疗。

【预后】

原发性纵隔肿瘤的手术切除率超过 90%,手术死亡率 0~4.3%。一般良性肿瘤治疗效果良好,但也有部分患儿可出现食管、气管瘘、神经损伤或术后复发需再次手术或分期手术,甚至带瘤存活。恶性肿瘤早期治疗效果相对较好,中、晚期治疗效果较差。

(曾　骐　陈诚豪)

参考文献

1. 张金哲 . 张金哲小儿外科学 . 北京:人民卫生出版社,2013.
2. 江载芳,申昆玲,沈颖 . 诸福棠实用儿科学 .8 版 . 北京:人民卫生出版社,2015.
3. Sato T, Kazama T, Fukuzawa T, et al. Mediastinal tumor resection via open or video-assisted surgery in 31 pediatric cases: Experiences at a single institution. J Pediatr Surg, 2016, 51(4):530-533.
4. Scarpa AA, Ram AD, Soccorso G, et al. Surgical Experience and Learning Points in the Management of Foregut Duplication Cysts. Eur J Pediatr Surg,2018, 28(6):515-521.

第二节　常见纵隔肿瘤

【前纵隔肿瘤】

1. 胸腺瘤　胸腺位于前上纵隔,下缘紧附于心包,胸腺对人体免疫功能有较密切关系。婴幼儿胸腺均较大,此属正常生理状态,无需治疗,随年龄增长胸腺将逐渐缩小。但如遇胸腺有弥漫性扩大,或向单侧凸出非常明显则应进一步检查,明确诊断。

胸腺瘤是来源于胸腺上皮的肿瘤,伴有各种反应性淋巴细胞浸润。胸腺瘤约占原发性纵隔肿瘤的 1/5~1/4,男女发病相等。30% 为恶性,30% 为良性,40% 为潜在或低度恶性。按组织学特点可分为淋巴细胞型、上皮网状细胞型、上皮细胞和淋巴细胞混合型等。小儿胸腺瘤以良性多见,但也有恶性。胸腺瘤通常具有完整包膜,呈球形或分叶状。胸腺瘤的良、恶性不仅根据显微镜检查也依靠术中所见做出诊断。手术中如发现肿瘤已侵犯到包膜以外,即可判定为恶性肿瘤。然而应注意,肿瘤可能是与相邻的结构粘连而没有真正的组织侵犯存在。在胸腔内,胸腺瘤通常直接侵犯纵隔脂肪以及胸膜,远处转移很少见。

胸腺瘤患儿可以无症状,但约有 1/3 的患儿因为压迫或侵犯相邻的纵隔结构而出现症状。这些症状包括呼吸困难、胸痛、咳嗽等。约 15% 胸腺瘤患儿有重症肌无力表现,而重症肌无力患者发现胸腺瘤者占 80% 左右。

尽管胸腺瘤可首先在胸片上发现,但最佳检查方法还是 CT,CT 可以判断肿瘤是否侵犯周围组织。胸腺瘤表现为一个圆形或分叶状的软组织密度肿块,使胸腺表面凸起。肿块可以被完整的脂肪层与邻近组织完全分开,或界线不大清楚而与邻近组织密切相连。CT 可以判定肿瘤生长的范围以及肿块侵入胸膜或肺的范围,这些特征提示是否为恶性。有时肿瘤内部呈现有低密度区域,提示有坏死存在,偶尔还可以发现有钙化,但这些对判断肿块是否为胸腺瘤或是否为恶性的意义不大。

胸腺瘤一经发现应手术切除,恶性胸腺瘤对化疗不敏感,可选手术与放射综合治疗。

2. 畸胎瘤　畸胎瘤可发生于纵隔的任何部位,但多位于前纵隔。分为囊性、实性及囊实性,由外、中、内三胚层组织构成,内有软骨、平滑肌、支气管、肠黏膜、神经血管等成分。畸胎瘤可分为成熟型、未成熟型和恶性三种。

畸胎瘤在成人中 2/3 没有症状,而婴幼儿和儿童则并发疼痛、咳嗽、呼吸困难和反复肺炎。偶尔可破溃至气管支气管引起咳嗽,破溃至心包引起心包压塞,破溃至胸腔引起脓胸,甚至破溃至大血管。

胸部正侧位片和 CT 均显示肿物边界清晰完整,大约 1/4 的患者可见瘤内或边缘有钙化。CT 是最好的检查手段,良性畸胎瘤可通过扫描显示出不同的脂肪、肌肉、骨组织和囊性结构以确定诊断。

良性畸胎瘤的治疗是手术切除,儿童和青少年一般都比较局限,有完整包膜,多能完整切除,手术后一般不会复发。纵隔恶性畸胎瘤常常在确诊时就已发生广泛转移者少见,但预后较差。治疗以手术切除并辅助化、放疗等综合治疗。

3. 淋巴瘤　可发生于前纵隔,也可以发生于中纵隔,但一般发现时均较大且出现了压迫的症状。淋巴瘤属于网状内皮组织恶性肿瘤,它起源于网状内皮组织中最普通的淋巴细胞,淋巴瘤可分为两类:霍奇金病和非霍奇金淋巴瘤。儿童常见的是非霍奇金淋巴瘤。

少数淋巴瘤患者可没有任何症状,常规体检及胸部 X 线检查有阳性发现。多数出现与局部病变有关的症状,包括胸痛、咳嗽(通常无痰)、呼吸困难、吞咽困难、声音嘶哑、面部或上肢肿胀。还有一些与淋巴瘤相关的症状如:发热、盗汗、消瘦,偶尔可出现瘙痒。常见的体征包括胸骨或胸壁变形,偶尔可伴有静脉扩张,可触及乳内淋巴结肿大,气管移位,上腔静脉梗阻,喘鸣或喘息,肺不张或实变,胸腔积液或心包积液。声带麻痹,Horner 综合征及臂丛神经症状不常见。

纵隔淋巴瘤没有明确的诊断性的放射学特征,然而有些影像学表现可以帮助诊断恶性淋巴瘤,尤其是 CT 和 MRI 检查。CT 和 MRI 检查可用于描绘病变范围,确定相邻结构有否浸润,帮助选择放疗部位,跟踪治疗效果和诊断复发。

纵隔淋巴瘤的手术干预仅限于获取足够的组织标本以建立诊断。

【中纵隔肿瘤】

1. 支气管囊肿　中纵隔大多数囊性病变来源于支气管肺组织,多紧靠气管支气管,常位于肺门旁或隆突下,也可完全位于邻近支气管的肺实质内。支气管囊肿和食管重复畸形可在胚胎第 5 周时形成,这时原始前肠分为前方的喉气管嵴及后方的食管。这些结构的外凸可以完全分离或形成囊性的残基。因为囊肿内存在与气管、支气管及食管发生的各种组织,所以囊肿在显微镜下可有各种各样的表现。因此支气管囊肿及食管重复畸形的诊断临床常依据它们靠近气管支气管或食管来确定。

支气管囊肿通常衬以典型的纤毛假复层上皮。尽管其解剖位置距气管支气管很近,偶尔也可能衬以食管或胃黏膜,囊肿内还可以发现软骨和平滑肌,也可以与气管支气管相通。囊肿内的黏膜可不断产生黏液使囊肿增大。

支气管囊肿的患者可没有临床症状。对于婴儿,囊肿可压迫气管或支气管,严重影响呼吸功能,支气管受压可导致支气管狭窄和反复发作的肺炎。在较大的儿童,支气管囊肿更常见并引起胸痛、呼吸困难、咳嗽和喘息等症状。

支气管囊肿常常难以诊断,如隆突下囊肿与心影相重叠,在普通胸片上不能显示,除非产生气道压迫,而气道压迫也很难发现。下列情况在胸片上可提示支气管囊肿的诊断:单侧肺气肿过度膨胀,或单肺过度萎缩,后者取决于支气管阻塞的程度。囊肿与气管支气管树之间偶可交通,在胸片可发现液气交界面。CT 极大地提高了诊断支气管囊肿的能力。

支气管囊肿应选择外科手术治疗,准确判断病变部位是手术切除的关键,开胸的切口应根据病变的部位而定。大多数气管囊肿可用胸腔镜手术切除。

2. 心包囊肿　为良性单房性病变。典型的囊肿发生于心包横膈角,70% 的囊肿位于右侧心包横膈角,22% 的位于左侧,余下的位于心包的其他部位。囊肿的起源认为是一个或多个胚胎间质陷窝未能融合的结果,这些陷窝融合形成心包或心包腔的一个持续存在的腹侧壁层隐窝。心包囊肿不一定与心包腔相通。这些囊肿常无症状,常因其他原因拍胸片时发现,囊肿壁薄,其内含清亮液体。其CT的特征是:心包的膈角位置出现近似于水的衰减值和光滑的边界。心包囊肿多无症状,如压迫邻近器官切除也较容易。手术切除的指征是为明确诊断并与其他恶性肿瘤相鉴别。

【后纵隔肿瘤】

1. 神经源性肿瘤 胸部神经源性肿瘤来自周围神经(神经纤维瘤、神经鞘膜瘤、神经肉瘤),交感神经节(神经节细胞瘤、节细胞性神经母细胞瘤、神经母细胞瘤)或纵隔的化学感受器副神经节系统(副神经节瘤)。虽然发病高峰出现在成人,但神经源性肿瘤在儿童的纵隔肿块中占有相当大的比例。成人中的大多数神经源性肿瘤是良性的,而大部分儿童中的神经源性肿瘤则是恶性的。

(1)神经母细胞瘤:神经母细胞瘤起源于交感神经系统,可发生在任何有交感神经组织存在的部位。神经母细胞瘤最常见的部位在腹膜后,但有10%~20%的肿瘤可原发于纵隔。这类肿瘤有高度浸润性,通常转移的部位有区域淋巴结及骨、脑、肝、肺。这类肿瘤大都发生在儿童,75%的病例发生在4岁以下的儿童[1-2]。是儿童肿瘤死亡的主要原因[3]。

多数病例无症状,于胸部X线检查时偶然发现。最常出现的症状是咳嗽、呼吸困难、吞咽困难、胸或背痛,以及与反复肺部感染有关的症状。有1/3的纵隔神经母细胞瘤的儿童可出现截瘫和其他与脊髓压迫有关的神经源性症状。对罹患后纵隔包块的儿童,应测定24小时尿液中的儿茶酚胺(VMA)。

X线上良性者边缘清楚,压迫椎间孔使其扩大,肋骨和脊椎上可见光滑压迹;恶性者常引起骨质破坏,肿块较大时呈分叶,神经母细胞瘤可见肿瘤钙化。CT和MRI可以显示脊柱内的病变。尿VMA阳性。

神经母细胞瘤分期:Ⅰ期,完全局限,为无浸润肿瘤。Ⅱ期,肿瘤有局部浸润但未超过中线。Ⅲ期,肿瘤超过中线。Ⅳ期,肿瘤有转移。治疗建议:Ⅰ期:外科切除;Ⅱ期:切除与化疗;Ⅲ期和Ⅳ期:多种方式综合治疗,包括手术、放疗、多种药物化疗。在1岁以下的儿童,即使有广泛转移时,预后好于大年龄儿童。然后,随着年龄的增长和受累范围的扩大,预后越差。纵隔的神经母细胞瘤

比其他部位预后要好。神经母细胞瘤具有独特的免疫生物学特性。已报道若干神经细胞肿瘤有自发退化或成熟完整的病例。

(2)神经节细胞瘤:神经节细胞瘤是由节细胞和神经纤维组成,是起源于交感神经链的良性肿瘤。典型的肿瘤常发生在幼年,并成为童年时期最常见的神经源性肿瘤。常见的部位在椎旁区域。在胸片上其形态为细长或三角形,宽阔的基底正对纵隔。由于在侧位片上的分辨差,上下边界不清晰。这类肿瘤一般有完整包膜,外科切除可治愈。

(3)节细胞性神经母细胞瘤:神经节母细胞瘤的分化度介于神经节细胞瘤与神经母细胞瘤之间。神经节母细胞瘤由成熟的和未成熟的节细胞组成。神经节母细胞瘤的分期与神经母细胞瘤的分期相同。

(4)神经纤维瘤:神经纤维瘤可来自肋间神经、膈神经、迷走神经或交感神经,可单独存在,也可为家族性神经纤维瘤病。家族性神经纤维瘤病的患者全身多有咖啡色斑。神经纤维瘤缺乏包膜并有散在的梭形细胞,外科切除可治愈,但易复发。

2. 肠源性囊肿 也叫食管重复畸形、肠囊肿、胃源性囊肿或神经管源肠囊肿是一种后纵隔肿物。肠源性囊肿起源于原始前肠的后半部分,该段前肠发育成胃肠道的上半部分。囊肿大多数紧邻食管。这类囊肿是由平滑肌和食管、胃或小肠的黏膜上皮构成。症状通常由食管被压迫后出现的梗阻所致,一般表现为吞咽困难。累及气管、支气管则引起咳嗽、呼吸困难、反复发作的肺部感染,也可引起胸痛。如果囊肿内存在有胃黏膜,可能发生消化性溃疡,穿孔至食管或支气管腔,导致咯血和呕血;若溃烂至肺实质,可能导致出血和肺脓肿形成。当肠囊肿与脊柱畸形同时出现时,它们被称为神经管原肠囊肿。这类囊肿可与脑膜相连或者表现出更少见的一种与硬膜腔的直接交通。对患有此类囊肿的患儿必须进行术前评价,以确定脊髓是否受累。这一综合征的脊椎畸形常包括脊柱裂、偏侧脊椎发育不良及椎管增宽。在胚胎发育中,脊索与原始肠管是紧密并列的,此类囊肿的起源可能与二者未能完全分离有关。

食管重复畸形通常与食管相连,但很少与食管腔相通。左侧较右侧多见。上消化道造影检查可证实食管的外压性表现。CT或MRI扫

描能清楚地显示病变的囊性性质，并能与后纵隔脊柱旁沟中更常见的神经源性肿瘤相区别。肠囊肿中的胃黏膜可通过 ^{99m}Tc 扫描技术辨认。神经管源性肠囊肿 MRI 检查可以清楚地显示囊肿突入椎管的范围同时也可显示并存的脊髓畸形。

肠源性囊肿的治疗均应选择手术切除。其原因如下：第一，由于分泌物进行性增多，囊肿可以不断增大，从而压迫气管、支气管或食管。第二，囊肿可经血行感染。第三，囊肿有发生恶变可能。第四，囊肿常衬以胃黏膜，可能发生出血或穿孔。

（曾　骐　陈诚豪）

参考文献

1. Whittle SB, Smith V, Doherty E, et al. Overview and recent advances in the treatment of neuroblastoma. Expert Rev Anticancer Ther, 2017, 17(4):369-386.
2. Berthold F, Spix C, Kaatsch P, et al. Incidence, Survival, and Treatment of Localized and Metastatic Neuroblastoma in Germany 1979-2015. Paediatr Drugs, 2017, 19(6):577-593.
3. Mereno L, Caron H, Geoerger B, et al. Accelerating drug development for neuroblastoma-New Drug Development Strategy: an Innovative Therapies for Children with Cancer. Expert Opinion on Drug Discovery, 2017, 12(8), 801-811.

第三节　肺肿瘤

【错构瘤】

错构瘤是肺部最常见的良性肿瘤，但在儿童非常少见。它基本上是肺部正常组织成分的异常混合。根据组织结构看，错构瘤主要由软骨和腺样组织组成，也可能同时含有大量的脂肪。

大多数错构瘤是无症状的，而且往往是由于常规胸片检查发现肺部肿物才到医院就诊，错构瘤主要发生在男性，而且各个年龄组均可发病。错构瘤可以发生在肺部的任何部位，最常见于肺的周围部分，罕见于肺门。它们常位于肺实质中，偶尔也可以表现为支气管黏膜病变，发生阻塞现象，如局部肺体积减小。

X 线检查，大多数表现为肺部单发肿物，极少表现为多发者。界限清楚，直径 1~2cm。有的可以看到钙化。CT 检查有助于证实钙化的存在，50% 以上的病例可以看到脂肪。

错构瘤一般生长缓慢，极少发生恶变。诊断错构瘤时，临床医师只能根据活检标本中有软骨或脂肪组织才可确诊。

【胸膜肺母细胞瘤】

胸膜肺母细胞瘤（pleuropulmonary blastoma，PPB）胸膜肺母细胞瘤是一种少见恶性肿瘤[1]。常发生于 12 岁以下儿童，偶见于成人。但近十年来有增加的趋势，由于儿童胸膜肺母细胞瘤恶性程度较高，且不易早期诊断，造成了较高的死亡率。首都医科大学附属北京儿童医院

自 1979~2007 年共收治 32 例小儿胸膜肺母细胞瘤。

1. 病因和病理[2]　Barrett 和 Bamard 1945 年首先对这种肿瘤进行了描述，并将肿瘤称为"肺胚组织瘤"。1961 年 Spencer 描述了 3 例患者，将其重新命名为"肺母细胞瘤"，因为这种肿瘤与肾母细胞瘤很相似。1988 年 Manivel 报道了 11 例儿童肺母细胞瘤，认为小儿肺母细胞瘤无论在组织学、遗传学还是在临床表现及预后均与成人肺母细胞瘤有明显不同，提出了胸膜肺母细胞瘤这一概念。关于胸膜肺母细胞瘤的病因不十分清楚，目前认为儿童 PPB 是家族癌症综合征的表现之一，约 20% 患儿具有遗传性肿瘤易感倾向，部分患儿存在 *Dicer1* 基因的杂合突变[3]。与传统成人型肺母细胞瘤具有双向上皮和间叶分化的特点不同，儿童的肺母细胞瘤中只有间叶成分是肿瘤性的，而肿瘤中常见的上皮成分是良性的。近十年来对肺母细胞瘤与儿童胸膜肺母细胞瘤的组织发生和相互关系虽仍有争论，但主要还趋向于周边肺组织由中胚层和内胚层共同发育而来的前提，认为肺的间质起源于中胚层，上皮起源于内胚层，因此肿瘤可能出现不同的分化方面，包括纯中胚层形成的胸膜肺母细胞瘤、中胚层和内胚层共同形成的肺母细胞瘤、纯内胚层形成的肺腺癌。并认为胸膜肺母细胞瘤起源于中胚层的脏板和躯板。胚组织发育不良或发育障碍是形成胸膜肺母

细胞瘤的原因。从遗传学上 Priest 总结 45 例胸膜肺母细胞瘤并对其家族史进行分类评估，发现有 25% 的病例伴有其他发育不良、瘤样病变或恶性病。

Dehner 等将胸膜肺母细胞瘤分为三型：Ⅰ型为囊性病变，大体检查无实性区，比Ⅱ、Ⅲ型出现得早，类似肺囊肿及囊性腺瘤样畸形，但显微镜下观察囊肿被覆上皮下可见胚芽细胞或有横纹肌肉瘤细胞分化现象。Ⅱ型为囊实性病变，显微镜下实性区为主要由胚芽细胞或肉瘤样细胞组成，同时可见被覆良性上皮成分的管腔。Ⅲ型为实性病变，显微镜下全部为胚胎性间叶成分。胸膜肺母细胞瘤是一种高侵袭性的恶性肿瘤，横纹肌肉瘤样成分是Ⅱ型、Ⅲ型胸膜肺母细胞瘤的显著特点，因此极易发生周围组织的浸润。部分区域显示软骨肉瘤、骨肉瘤、横纹肌肉瘤或纤维肉瘤样分化。

2. 临床表现 小儿胸膜肺母细胞瘤多出现在肺的周边（图 18-3-1）、胸膜及纵隔，因此出现症状比较晚，早期多以咳嗽、发热等上呼吸道感染的症状为主。只有当肿瘤发展到一定程度才出现呼吸困难、胸痛、厌食、乏力、消瘦、贫血等症状，而且小儿肺部肿瘤非常少见，不易被联想到，因此易被误诊。常见的体征为呼吸急促、胸部隆起、患侧语音震颤下降或消失、患侧叩诊为实音、纵隔移位、患侧呼吸音减低或消失。

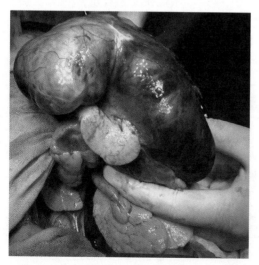

图 18-3-1 生长在肺叶周边 PPB

3. 辅助检查

（1）胸部 X 线平片：明确肿瘤部位，观察肿瘤的形态边界，有无胸腔积液。观察骨组织受影响的程度，以区别胸壁肿瘤。

（2）CT 和 MRI 检查：可以显示胸膜、纵隔，以及肺部的受累情况。肿瘤的边界、囊实性及与大血管的关系。Ⅱ、Ⅲ型 PPB 有 CT（图 18-3-2）的典型表现，肺内的类圆形实体肿瘤，中间伴有坏死引起的低密度区，增强扫描显示瘤体呈边缘性增强和瘤体内的不规则增强。CT 的特征性影像是诊断Ⅱ、Ⅲ型胸膜肺母细胞瘤的有效方法。

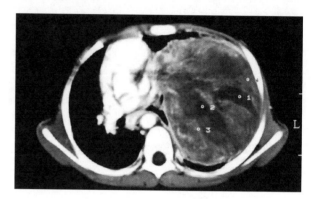

图 18-3-2 典型的Ⅱ、Ⅲ型 PPB 的 CT 表现

（3）骨髓穿刺检查和骨扫描：如果怀疑有转移，应行骨髓穿刺检查和骨扫描检查。

（4）超声检查：有助于显示肿瘤的囊实性，肿瘤和胸膜及肺实质的关系。

（5）活体组织检查：因为活检容易引起肿瘤扩散，所以不主张先活检。但有些不能完整切除或不能确定肿瘤性质者也可行穿刺或胸腔镜活检。必要时可以早期行化疗等辅助治疗。

4. 诊断 依据临床表现、胸部 X 线平片、CT 和 MRI 检查大多数患者可以做出临床诊断，但有些容易和肺炎等特殊的感染相混淆，必要时穿刺活检或胸腔镜活检明确诊断。

5. 鉴别诊断 胸膜肺母细胞瘤要与其他少见的肺良性肿瘤及感染造成的肺实变相鉴别，也要和胸壁的原始神经外胚层肿瘤相鉴别。有时也要和纵隔肿瘤相鉴别。

6. 治疗 胸膜肺母细胞瘤是一种恶性程度高的高侵袭性肿瘤，往往需要化疗、放疗加手术的综合治疗。Ⅱ、Ⅲ型的手术切除后均要化疗，对那些没有完整切除的肿瘤和肿瘤的基底部可进行放疗。因为Ⅰ型胸膜肺母细胞瘤有向Ⅱ、Ⅲ型发展的可能，所以术后也需要化疗。化疗药包括长春新碱、环磷酰胺、阿霉素、放线菌素 D、顺铂、VP16 等[3]。因为胸膜肺母细胞瘤与肺囊性病之间存在着某些关系,类似于肾母细胞与肾胚巢之间的发生发展关系,即随着时间的推移一些良性的囊性病变将可能被明显的由囊腔上皮下发生的肿瘤成分所覆盖,所有对那些有先天性肺囊性病变包括支气管囊肿、肺囊肿、囊性腺瘤样畸形、隔离肺等建议尽早手术治疗以免漏掉Ⅰ型胸膜肺母细胞瘤。

7. 预后　胸膜肺母细胞瘤是一种少见的小儿恶性肿瘤。间胚叶组织分化的好坏对患者预后影响很大。较晚出现症状、较高的误诊率,以及胸膜肺母细胞瘤的高侵袭性均造成其预后不良。早期诊断、治疗是决定预后的关键。文献研究 *Dicer1* 基因在区分胸膜肺母细胞瘤与良性肺囊性病变时具有一定积极作用[2,4]。

（曾　骐　陈诚豪）

参考文献

1. 张大伟,金眉,周春菊,等.小儿胸膜肺母细胞瘤12例临床分析.中国实用儿科杂志,2015,30(3):227-229.
2. Messinger YH,Stewart DR,Priest JR,et al. Pleuropulmonary blastoma:a report on 350 central pathology-confirmed pleuropulmonary blastoma cases by the international pleuropulmonary blastoma registry. Cancer,2015,121(2):276-285.
3. 中华医学会儿科分会血液学组,中国医师协会儿童血液肿瘤专业委员会,中国抗癌协会小儿肿瘤专业委员会.中国儿童胸膜肺母细胞瘤诊疗建议.中国小儿血液与肿瘤杂志,2018,23(5):225-228.
4. Cai S,Wang X,Zhao W,et al.DICER1 mutations in twelve Chinese patients with pleuropulmonary blastoma. Sci China Life Sci,2017,60(7):714-720.

第四节　胸壁肿瘤

虽然胸壁是指由皮肤到壁层胸膜,但严格地说胸壁肿瘤是指胸壁深层组织的肿瘤。不包括皮肤、皮下组织、浅层肌肉的肿瘤。胸壁肿瘤包括各种各样的骨骼及软组织肿瘤,其中包括原发性和转移性骨骼及软组织肿瘤,以及邻近器官如乳腺、肺、胸膜和纵隔的原发肿瘤直接侵犯胸壁形成的肿瘤。但此节我们只讨论原发性胸壁肿瘤。在儿童原发性胸壁肿瘤更为少见,但恶性的比例比较高,而且比成人更趋向恶性,预后也很差[1]。

【发病机制】

原发性胸壁肿瘤的病因尚不清楚,曾有人认为与创伤有关,但没有被广泛认同。原发性胸壁肿瘤病理类别非常多,在小儿良性的常见有软骨瘤、骨软骨瘤、硬纤维瘤、嗜酸性肉芽肿和错构瘤等;恶性的常见有原始神经外胚层肿瘤、纤维肉瘤、软骨肉瘤等[2,3]。

【临床表现】

原发胸壁肿瘤早期可无明显症状,只在局部撞击引起疼痛或因其他原因摄X线片偶然发现。儿童胸壁的良性肿瘤通常表现为逐渐增大的肿块,多数开始并无症状,随着肿瘤的进一步生长,出现疼痛症状。以胸壁肿物就诊者约为70%,而有疼痛症状者为25%~50%。有一部分是X线片偶然发现的。儿童胸壁肿瘤疼痛症状多见于恶性肿瘤,由于恶性肿瘤生长快,也常出现因肿瘤或胸腔积液产生的压迫症状。同时也可出现体重降低、发热、淋巴结肿等症状。胸壁肿瘤可以较大并且已经发现了很长时间,但通常肿瘤的大小极少影响患儿的活动及着装后的外观并没有引起家长的重视。

【辅助检查】

1. 胸部X线平片检查　可观察骨组织受影响的程度,既往的胸部X线片对判断肿瘤的生长速度非常重要。

2. CT和MRI检查　可以显示软组织、胸膜、纵隔以及肺部的受累情况,增强CT检查可显示肿瘤组织与周围血管关系。

3. 骨髓穿刺检查和骨扫描　如果怀疑有转移,应行骨髓穿刺检查和骨扫描检查。

4. 超声检查　有助于显示肿瘤和胸膜及肺实质的关系。如果肿瘤局限于胸壁,在呼吸时,肿瘤随胸壁同步运动而不是随肺实质运动。

5. 心、肺、肝、肾功能的检查,以及碱性磷酸酶水平测定。

【活组织检查】

胸壁肿瘤应尽量彻底切除病灶送病理。因为

活检容易引起肿瘤扩散,冷冻切片对骨性肿瘤性质不易判定,所以不主张先活检或冰冻活检。但有些不能完整切除或肿瘤性质不能确定者也可行局部切除或穿刺活检。局部切除活检比穿刺活检可获得更多的组织标本用以明确肿瘤的组织学类型,在需要时可以早期行辅助治疗。但对于某些肿瘤,活检可能混淆组织学诊断,尤其是软骨肉瘤,肿瘤中一些区域的组织学表现是良性的,而另一些区域明显表现为恶性。行局部切除活检,应注意不要过多地解剖游离,以防止肿瘤细胞种植。

【诊断】

原发胸壁肿瘤根据临床表现、胸部 X 线平片、CT 和 MRI 检查一般可以诊断,必要时可以行活组织检查确诊。

【鉴别诊断】

原发胸壁肿瘤常需要与胸壁的外伤、感染和肋骨畸形相鉴别。也需要与继发性的胸壁肿瘤相鉴别。通过仔细的询问病史,体检及胸部 X 线平片和 CT 检查大部分都可以鉴别,必要时也可通过穿刺或局部切除活检来进一步明确诊断。

【治疗】

治疗原则:原发胸壁肿瘤不论良恶性,均应及早手术切除。因为有些原发胸壁肿瘤对放疗比较敏感,因此对于不能完整切除的肿瘤,可先行放疗。对已经有转移的恶性肿瘤可采用放疗、化疗及外科手术综合治疗。

手术方法:手术主要包括胸壁的切除和重建。胸壁良性的肿瘤可局部完整切除肿瘤。而恶性的肿瘤应扩大范围的广泛切除。经常要包括肌肉、肋骨、胸膜及上下各一根肋骨。并尽量切除部分肿瘤边缘的良性组织。胸骨的部分或全部切除不会影响胸廓的整体性,两侧肋骨也不会因此而浮动。必要时可全部切除。累及的肺叶要行肺叶切除。胸壁的重建一般可用自体组织重建,也可用人造物重建。采用自体组织重建,较小的缺损,可用局部的肌层、皮下组织和皮肤修补。采用较大的缺损,骨性物可以取自肋弓或对侧的肋骨,组织可以转移胸大肌、背阔肌及膈肌等周围的肌肉皮肤。较大的缺损也可用人造物重建,以前常用金属制品、有机玻璃及纤维玻璃布等均有一定的缺点,效果不满意。近年来采用 GORE-TEX 补片等,取得了较好的效果。

【并发症】

1. **呼吸道感染**　术后因疼痛不愿咳嗽、排痰,儿童本身易上感。尤其大块胸壁切除后,早期胸壁的反常运动会增加排痰困难导致呼吸道感染。应术后止痛、帮助排痰,并加强抗生素治疗。

2. **胸腔积液**　较大的肿瘤由于创面大,术后容易渗血,如用人造物,异物的反应易产生大量的胸腔积液。因此术中应仔细止血,严格无菌,术后加压包扎,充分引流。

【预后】

儿童良性的胸壁肿瘤绝大多数治疗效果良好。但胸壁恶性肿瘤,尤其出现骨、骨髓、肺转移或侵犯肺组织,即使采取综合治疗,预后较差。

【常见的胸壁肿瘤】

1. **骨软骨瘤**　骨软骨瘤是儿童较常见的胸壁肿瘤。该病的 X 线表现非常典型,病变通常位于骨骺端,沿与邻近关节相反的方向生长,偶尔可出现被硬化性骨组织围绕的可透过 X 线的灶状区域。肉眼观察,随着生长,肿瘤由成熟骨小梁组成,外面覆盖一层软骨。单发的骨软骨瘤是良性的,恶性变的情况很少见。多发的骨软骨瘤恶性变的比例较高。治疗方法为广泛局部切除。

2. **软骨瘤**　软骨瘤是胸壁的良性肿瘤。它们通常生长于肋骨前面靠近肋骨软骨关节处。就诊时可能主诉有疼痛,在 X 线片上,病变显示为分叶状高密度影,通常使骨皮质变形,可有钙化点呈斑状影像。在组织学上,为成熟的透明软骨和黏液样变性及钙化的病灶共生。治疗方法采用广泛局部切除,切除范围应超过肿瘤边缘。

3. **嗜酸性肉芽肿**　嗜酸性肉芽肿不是真正的骨肿瘤而是一种淋巴单核-吞噬细胞系统疾病。可以单发可多发,典型的病理特点表现为组织细胞增多症。此病的好发年龄在 5~15 岁。病变在骨骺端及骨干均可产生,无恶性变倾向。在 X 线片上,病变显示骨质溶解破坏,邻近骨组织呈现硬化改变。本病的治疗为手术或放射治疗。

4. **软骨肉瘤**　软骨肉瘤是原发性胸壁的恶性肿瘤,在成人约占胸壁恶性肿瘤的 50%。80% 发生在肋骨,20% 发生于胸骨。这种肿瘤大多是单发的,普通胸片上可以看到肋骨或胸骨骨髓腔内有分叶状肿块影,通常伴发骨皮质破坏。约 45% 胸片上看不到肿瘤钙化,但胸部 CT 可以显示。本病的诊断需要手术活检。部分切除活检对本病的诊断意义不大,因为肿瘤的病理表现差异很大,细胞可以分化很差,也可以分化极好以至不能和良性软骨瘤相鉴别。本病的自然转归是缓慢生长,易于局部复发,晚期转移。治疗方法应选择广泛的彻底切除。切除范围至少应超过肿瘤边界的正常组织。手术经常需要进行胸壁重建。软骨肉瘤对化疗和放疗均极不敏感。决定患儿预后的主要因素是肿瘤的分化程度、大小以及生长位置。

5. 原始神经外胚层肿瘤　是儿童最常见的原发性胸壁恶性肿瘤。常诊断为胸壁 Ewing 肉瘤或 Askin 瘤。它们都由小圆形肿瘤细胞组成,组织学发生都来源于神经的特点。具有相同的神经外胚层分化并通常可以看到在第 11 和 22 号染色体的长臂间出现移位。因为两者的诊断及治疗方法均相同。它们往往被视为一类疾病,多数患者在 5~30 岁发病,主要症状是进行性加重的胸痛,胸壁肿块可有可无。儿童也往往因无肿块而被忽略直至晚期出现呼吸困难等压迫症状才被发现。典型的 X 线表现为洋葱皮样的征象,也可看到骨质破坏,膨胀的骨皮质硬化及骨髓质膨胀。经皮穿刺活检可以诊断,但和其他原发胸壁恶性肿瘤一样,最好行切除活检以明确诊断。此病最好是多种方式联合治疗。扩大范围的彻底手术切除加肿瘤部位进行放射治疗。化疗主要是用于控制远处转移,提高患儿的生存率。

(曾　骐　陈诚豪)

参考文献

1. 张金哲 . 张金哲小儿外科学 . 北京:人民卫生出版社,2013.
2. Maistry N,Durell J,Wilson S,et al.Primary paediatric chest wall tumours necessitating surgical management. Ann R Coll Surg Engl,2020,11 :1-6.
3. Provost B, Missenard G, Pricopi C, et al. Ewing Sarcoma of the Chest Wall: Prognostic Factors of Multimodal Therapy Including En Bloc Resection. Ann Thorac Surg, 2018,106(1):207-213.

第十九章

肺血管淋巴管疾病

肺血管包括与肺相关的体循环和肺循环的动、静脉系统。在这些环节上任何部位的血管走行或发育异常，影响心肺功能，便引起相关的临床症状及体征。

血管畸形，常可以喘息、呼吸困难，以及咯血就诊，前者主要包括肺动脉吊带、双主动脉弓、右位主动脉弓；以咯血或肺部出血就诊的主要包括肺静脉闭塞或缺如，遗传性毛细血管扩张症、支气管动脉肺动脉瘘等。

第一节　肺动脉吊带

肺动脉吊带（pulmonary artery sling，PAS）是罕见的血管环、心血管畸形，常合并支气管狭窄，临床以呼吸困难、喘息为特点。属于严重的大血管畸形。推测发病率为 0.059%。如不治疗，约 90% 患儿在 1 岁内死亡。

肺动脉吊带又称为迷走左肺动脉，左肺动脉异常起源于右肺动脉，并向后经气管分叉后方、食管前方向左行走，环绕右侧主支气管和气管下端，到达左侧肺门，形成气管周围的吊带压迫。可压迫气道及消化道。这种压迫往往造成患儿合并气管狭窄，甚至左肺发育不良。至少 50% 的病例伴有气管、支气管狭窄或完整的气管软骨环，因此，该综合征称为"环-吊带"复合体。

【临床表现】

肺动脉吊带患儿在出生后不久即可出现呼吸道症状，多于生后 2~3 个月就诊，也有 2 岁左右就诊的病例。出现呼吸系统症状，如气促、喘鸣、三凹征及咳嗽，严重者还有呼吸困难、发绀、窒息和呼吸暂停等[1]，可引起意识丧失、抽搐甚至死亡。

可引起反复的呼吸道感染会导致肺炎、呼吸窘迫、严重低氧血症。

有文献 26/29 例患儿因反复喘息、呼吸道感染等症状就诊，提示呼吸道症状是肺动脉吊带患儿就诊的首要原因。

29 例增强 CT 检查结果均存在气道畸形，主要病变为气管中下段狭窄或合并左右主支气管狭窄[1,2]，发现 7 例支气管桥。婴幼儿期甚至导致患儿猝死，治疗极其困难。文献 2/14 例患者有 VATER 综合征（椎体、肛门、食管、气管和径向异常。在 50%~65% 的肺动脉吊带患儿中存在完整的气管环。气管软骨是圆形的而不是 U 形的，产生了"烟囱"气管。膜状气管不存在，完整环的节段通常变窄。

【辅助检查】

临床主要靠心脏彩超，多层螺旋 CT 血管成像。

1. 心脏彩超　国内有学者报道超声心动图对 PAS 的诊断准确率（55/62）88.7%[3]。由于心脏彩超检查主观性强，检查窗受肺部病变及心脏位置影响，且对复杂血管畸形的探查有局限性，故在临床工作中必须强调结合增强 CT、MRI 等检查以减少误诊和漏诊。

2. 多层螺旋 CT 血管成像　多层螺旋 CT 血管成像（multi-slice spiral CT angiography。MSCTA）同时心血管重建和气道重建，此检查较心脏彩超更准确，避免了主观性的影响，不仅可显示肺动脉的畸形，还可以显示气道的狭窄。MSCTA 检查可以明确诊断，而且可用于术前评估[2,4]。见图 19-1-1。

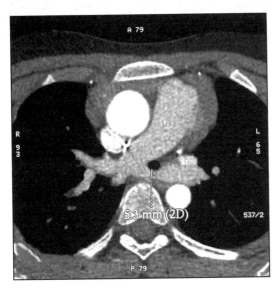

图 19-1-1　肺动脉吊带

3. 纤维支气管镜　纤维支气管镜检查有助于详细明确气道情况。13/29 例行纤维支气管镜检查，均发现气管中下段狭窄，其中 6 例存在气管软骨环，2 例伴有左主支气管狭窄，1 例伴有气管憩室及右上叶气管支气管。

【诊断】
临床遇到小婴儿呼吸困难、喘息，而且持续存在应该想到该病的可能，确诊需要进行心脏彩超和增强 CT[1]。也有误诊为支气管哮喘 20 余年的病例报道[5]。

【治疗】
外科手术治疗，有呼吸道症状者，尽早手术治疗。多数患儿的气道畸形不需手术处理。

（刘秀云）

参考文献

1. 陈小龙,张儒舫,沈立.婴幼儿肺动脉吊带的研究进展.中华实用儿科临床杂志,2018(1):69-72.
2. 刘鹏,张建良,刘建滨,等.多排螺旋 CT 气道、血管三维重建评估先天性左肺动脉吊带患儿气道狭窄的作用探讨.临床小儿外科杂志,2018,17(1):47-50.
3. 吴力军,张玉奇,高玲玲,等.肺动脉吊带的超声心动图诊断价值及漏误诊分析.中国临床医学影像杂志,2015,26(10):696-699.
4. Xie J,Juan Y H,Wang Q,et al.Evaluation of left pulmonary artery sling,associated cardiovascular anomalies,and surgical outcomes using cardiovascular computed tomography angiography.Scientific Reports,2017,7:40042.
5. Inui T,Yamada H,Hida N,et al.A case of a pulmonary artery sling misdiagnosed as refractory asthma for 20 years.Clin Case Rep,2017,5(6):863-866.

第二节　双主动脉弓

血管环较少见,占先天性心脏病的 1%~2%。双主动脉弓（double aortic arch,DAA）是完全性血管环中最常见的类型,其发生率约占完全性血管环的 46%~76%。DAA 可以部分或完整的包绕和压迫气管、食管,引起喘鸣、呼吸困难和吞咽困难[1]。很少伴有先天性心脏畸形。如有主要为法洛四联症和完全型大动脉转位。

DAA 是先天性主动脉弓发育异常。DAA 是由于双侧第 4 鳃动脉弓均存留而形成。升主动脉正常,在心包膜外分为左、右两支主动脉弓。左侧主动脉弓在气管前方从右向左行走,越过左主支气管,在脊柱左侧与右侧主动脉弓汇合成降主动脉。右侧主动脉弓跨越右侧主支气管在脊柱前方,食管后方,越过中线向左向下行走,与左侧主动脉弓汇合成降主动脉,形成真正的血管环。左、右主动脉弓各自分出两个分支,即左侧主动脉弓发出左颈总动脉和左锁骨下动脉,右侧主动脉弓发出右颈总动脉和右锁骨下动脉。亦可分别沿脊柱左、右侧下行形成双降主动脉。动脉导管可在左侧或右侧甚至双侧。一个完全的血管环由主动脉弓在血管和食管两侧形成。当 DAA 合并动脉导管未闭时,常引起气管狭窄。主动脉弓畸形分为三类:

①大的右后弓和小的左前弓,约占75%;②小的右后弓和大的左前弓,约占15%;③双弓口径相等,约占10%。

【临床表现】

DAA患儿症状较严重,多在出生时或出生后不久即出现持续性喘鸣,以呼气相更为明显,严重者有呼吸困难和发绀,咽下困难,但进食可使喘鸣加重,国外也有进食困难为首发症状的报道。由于DAA形成的血管环不能随着患儿的生长而相对增大,故其压迫症状随着患儿的长大而越来越重,需要及早进行外科矫形。

其他一些由迷路的大血管(如右位主动脉弓、迷路的锁骨下动脉、无名动脉、肺动脉等)和动脉韧带或动脉导管形成的血管环多为开放性的,且可随患儿生长而相对增大,因此很少在新生儿期出现症状。

主动脉弓畸形可使患儿出现心力衰竭和反复的肺部感染,严重影响婴幼儿的身心健康,因而及时诊断和尽早手术能够降低患儿的病死率。

【辅助检查】

1. 胸片　显示单侧或双侧肺野过度充气,是由于气管或支气管主干部分梗阻所致,食管钡剂检查,在前后位上可见食管两侧(也可以右侧为主)的锯齿状切迹,且右侧的压迹更深,在侧位和左前斜位胸片中可见一后位的较大锯齿状切迹,则是食管后主动脉弓的特征,不伴有其他先天性心脏畸形的病例,胸部平片心脏外影可无异常。双主动脉弓病例可显示双侧主动脉弓球形隆起,右侧更为明显。

2. 食管造影检查　可显示在胸椎第3、4水平上段食管两侧压迹,右主动脉弓造成的压迹较大且位置较高,左主动脉弓造成的压迹较小且位置较低。

3. MSCTA　MSCTA同时心血管重建和气道重建,此检查较心脏彩超更准确[2,3],避免了主观性的影响,不仅可显示主动脉的畸形,还可以显示气道的狭窄[2,4],见图19-2-1。

4. 超声心动图　超声心动图能较准确地诊断双主动脉弓,但易漏诊,当胸骨上窝切面能同时显示左颈总动脉和右颈总动脉时应警惕双主动脉弓的存在。研究显示超声心动图肺动脉吊带61例,超声心动图诊断准确率96.7%(59/61),漏诊率3.3%(2/61);双主动脉弓21例,超声心动图准确率57.1%(12/21),漏诊率42.9%(9/21);右位主动

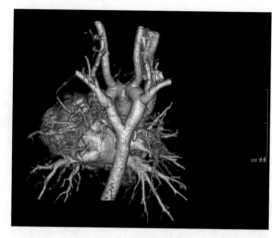

图19-2-1　双主动脉弓

患儿男,4个月,生后存在哭闹后面色发紫,胚胎8个月超声诊断双主动脉弓,生后4个月肺MSCT显示双主动脉弓

脉弓伴迷走左锁骨下动脉19例,超声心动图诊断准确率15.8%(3/19),漏诊率84.2%(16/19),对双主动脉弓及迷走锁骨下动脉畸形易漏诊;与CTA结合能更好地明确血管环病变的组成及气管形态异常[5]。近年有文献在胚胎29周时采用超声心动在三血管和气管层面可以诊断双主动脉弓[6]。

5. 支气管镜　支气管镜检查可以明确气管受压迫的部位,并可在受压处观察到血管搏动,但引起的呼吸道黏膜创伤和水肿可加重呼吸道梗阻,必须慎重。

6. 主动脉造影　是确诊主动脉弓及其分支畸形最可靠的诊断方法。于升主动脉内插入导管,注入造影剂进行主动脉及其分支造影,摄片检查可显示主动脉弓及其分支的起源、走向、粗细和其他异常,从而明确诊断,作为二维图像上无法显示食管和气管的受压。临床因其有创性和风险高使其应用受到了限制。

【诊断】

临床常根据小婴儿生后不久出现呼吸困难、喘息,反复呼吸道感染,经抗感染止喘治疗不见缓解,应该考虑有大血管畸形或气道病变,临床一般多采用心脏超声、多层螺旋CT血管成像协助诊断,尤其是多层螺旋CT血管成像不仅成像快、具有很高的时间、空间和密度的分辨率,能够多方位显示主动脉的畸形情况,还能显示气道受压和狭窄。在诊断主动脉弓畸形上多层螺旋CT血管成像较心脏彩超阳性率明显要高。

【治疗】

有症状者应行手术治疗,切断较细小的一弓,

以解除压迫。双主动脉弓患儿合并的气管狭窄多为继发改变而且气道狭窄多为短段,气道发育优于较肺动脉吊带,术后气道受压症状较轻,大多随着年龄增长可以自愈[7]。故一般不用处理气管狭窄。延误诊断和治疗,可导致气管软化,治疗更加困难,预后更差。

(刘秀云)

参考文献

1. 李淑华,张明杰,陈欣欣,等.儿童肺动脉吊带与双主动脉弓伴随的肺气管畸形比较.临床儿科杂志,2016,34(7):503-505.
2. 陈鑫,彭志远,陈险峰,等.双主动脉弓及合并畸形的MSCT和超声心动图诊断对比分析.影像诊断与介入放射学,2016,25(4):276-281.
3. 涂娟娟,张丙宏.螺旋CT和心脏彩超对新生儿先天性血管环诊断价值分析.中国CT和MRI杂志,2017,15(1):45-48.
4. Zhu X,Wu C,He Y,et al.3D-Imaging evaluation of double aortic arch with MSCTA:A case report and mini-review.J X-ray science and technology,2018,26(1):103.
5. 曹睿,刘特长,于明华,等.先天性血管环的超声心动图诊断价值及漏诊分析.中国超声医学杂志,2017,8:32-35.
6. Trobo D,Bravo C,Alvarez T,et al.Prenatal Sonographic Features of a Double Aortic Arch:Literature Review and Perinatal Management.Journal of Ultrasound in Medicine Official J Am Institute of Ultrasound in Medicine,2015,34(11):1921-1927.
7. 丁楠,李晓峰,刘晖,等.婴幼儿双主动脉弓的诊断与手术治疗.中华胸心血管外科杂志,2016,32(3):140-142.

第三节　右位主动脉弓

右位主动脉弓(right aortic arch,RAA)是一种常见的主动脉畸形,是指主动脉弓位于气管和食管的右侧,越过右主支气管下行,与降主动脉相连。本病可以独立存在,也可以合并复杂的心脏畸形[1]。

右位主动脉弓是在正常的胚胎发育过程中,第4对鳃动脉弓左侧形成主动脉弓,右侧形成无名动脉和右锁骨下动脉干。若发育异常,左侧第4鳃动脉弓退化消失,右侧发育形成主动脉弓。其发生分支的排列顺序呈正常的镜影,即第1支为左无名动脉;第2支为右颈总动脉;第3支为右锁骨下动脉。右位主动脉弓一般不产生压迫,但少数病例动脉导管或动脉韧带,从左肺动脉绕过食管后方连接于右侧主动脉弓远段,或左锁骨下动脉起源于近段降主动脉,经食管后方进入左上肢,动脉导管或动脉韧带亦可位于气管左侧、左肺动脉与左锁骨下动脉之间,或位于左肺动脉与起源于降主动脉的左锁骨下动脉之间,则可能产生气管、食管受压症状。主动脉造影可确诊。

右位主动脉弓主要分为三种类型:Ⅰ型为右位主动脉弓伴迷走左锁骨下动脉、左位动脉导管,Ⅱ型为镜面右位主动脉弓伴左或右位动脉导管,Ⅲ型为双主动脉弓。

右位主动脉弓伴迷走左锁骨下动脉:主动脉弓位于右侧,降主动脉位于右侧,左锁骨下动脉起自降主动脉,并在食管后方向左走行,此时若动脉导管或动脉韧带自降主动脉行于食管后方与左肺动脉相连,则形成完全性血管环。这种情况比双主动脉弓对气道压迫程度稍低,婴儿大多无症状。

正常人为左位主动脉弓,对食管产生前方与左侧压迹。左侧第4鳃动脉弓退化消失,右侧发育形成右位主动脉弓,右位主动脉弓一般对气管、食管不产生压迫,但有少数病例动脉导管或动脉韧带,从左肺动脉绕过食管后方连接于右侧主动脉弓远段,或左锁骨下动脉起源于近段降主动脉,经食管后方进入左上肢,动脉导管或动脉韧带亦可位于气管左侧左肺动脉与左锁骨下动脉之间,或位于左肺动脉与起源于降主动脉的左锁骨下动脉之间。在这些情况下,如动脉导管或动脉韧带较短则可能参与形成血管环的一部分,产生气管、食管压迫症状。

【临床表现】

右位主动脉弓一般对气管、食管不产生压迫症状,但少数病例动脉导管或动脉韧带形成完全血管环,出现气道和食管压迫症状。

【辅助检查】

1. 胸部X线片　仅在右侧见到主动脉弓球形隆起,而左侧缺如。

2. 食管造影检查　在主动脉弓部位，见食管被推向左侧并显示压迹。异位锁骨下动脉病例，食管造影可显示食管后壁受血管压迫呈现斜行或螺旋形的压迹。婴儿病例做食管造影检查宜用碘油或水溶性造影剂，因钡剂造影剂如吸入气管支气管内，有加重呼吸困难或引致吸入性肺炎的危险。

3. 支气管镜检查　压迫气道较轻，但合并气管畸形多见如气管支气管，支气管反位、食管闭锁伴气管食管瘘。

4. 心脏超声　对于反复呼吸道感染、咳嗽喘鸣的患儿，检查时要注重主动脉弓及其分支，尤其是头臂动脉的探查。当未能见到正常的头臂干动脉或其分支时应注意检查双主动脉弓或右位主动脉弓伴迷走左锁骨下动脉 RAA-ALSA 以及左位主动脉弓伴有迷走右锁骨下动脉 LAA-ARSA 的可能。

5. MSCTA　可显示主动脉弓右位，以及气道有无受压（图 19-3-1）。

【诊断】

主要根据呼吸急促、喘息的气道压迫症状或进食费力的事管压迫症状，以及反复呼吸道感染的病史，进一步需要心脏彩超、螺旋肺 CT 的血管成像来确诊。超声诊断技术的发展可以在胚胎期诊断右位主动脉弓[2,3]。

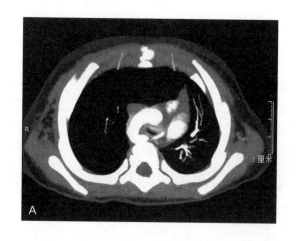

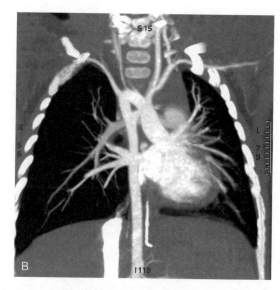

图 19-3-1　右位主动脉弓

患儿女,6 个月,气喘 6 个月,咳嗽 3 个月,加重 1 周。A 图为纵隔窗显示右位主动脉弓,气管受压,B 图为血管成像显示右位主动脉弓

【治疗】

多不用手术。形成完全血管环或有气道受压者需要手术。

（刘秀云）

参考文献

1. Peng R, Xie HN, Zheng J, et al. Fetal right aortic arch: associated anomalies, genetic anomalies with chromosomal microarray analysis, and postnatal outcome. Prenat Diagn, 2017, 37(4):329-335.
2. Mogra R, Kesby G, Sholler G, et al. Identification and management of fetal isolated right-sided aortic arch in an unselected population. Ultrasound in Obstetrics & Gynecology, 2016, 48(6):739-743.
3. 朱梦梦, 蔡爱露, 孙悦. 三血管气管切面在诊断胎儿右位主动脉弓中的应用价值分析. 中国临床医学影像杂志, 2016, 27(7):506-511.

第四节　肺血管畸形

一、肺静脉闭塞

肺静脉闭塞分为原发性和继发性。原发性肺静脉闭塞（unilateral pulmonary vein atresia, PVA）是一种罕见的先天性血管畸形，肺静脉有一个解剖学正常的连接，常伴同侧肺发育不良。多在婴幼儿和儿童期发病,主要表现为反复肺部感染、咯血以及运动耐力下降,后期常有肺动脉高压。如不能早期诊断,可能突然发生咯血而危及生命。在儿童中,继发性 PVS/A 最常见的原因肺静脉异位引流的连接修复术后。

肺静脉闭塞的发病率尚不完全清楚,有文献报道其发病率在 2 岁以下儿童中 <1.7/100 000。近年来国内外均有单侧肺静脉闭塞的病例报道[1,2],半数患儿合并先天性心脏病[3]。肺静脉狭窄和闭塞可能发生在单个或多个肺静脉血管,可能表现为孤立的肺静脉异常或伴有其他先天性心脏畸形。根据肺静脉受累的程度,肺静脉狭窄或闭塞可分为 3 类:肺实质内多发的、单侧肺静脉闭塞和个别单支肺静脉闭塞。

【病因及发病机制】

PVA 发病机制至今尚不完全明确,胚胎发育 25~27 天左心房与肺静脉分离,原始肺静脉为内脏丛的一部分,30 天后,与原始肺静脉相连接的体静脉退化消失,之后出现单侧肺或肺叶的肺静脉闭塞。单或双侧肺静脉血流既不能引入体静脉系统(肺静脉异位引流),也不能正常回归左心房。

也有研究表明肺静脉闭塞与早产及左向右分流型先天性心脏病有关,血流动力学改变对未成熟的血管内皮细胞造成损害,病变可累及 1~4 根肺静脉,左下肺静脉最易受累,左上、右上、单侧受累多见。研究还发现试管婴儿肺静脉闭塞畸形发生率高于非人工受孕婴儿。文献所报道的 UPVA 病例中,绝大部分是先天性肺静脉闭塞,因此支持肺静脉闭塞为先天性的可能性更大。

也有研究发现,后来确诊的病例在出生时的心脏彩超并未发现肺静脉闭塞,推测 UPVA 可能是逐渐形成,而非先天存在[4]。

【病理】

UPVA 的病理改变主要是单侧肺或肺叶的肺静脉闭锁,由肌肉纤维、结缔组织和显著增厚的内膜纤维组成。由于肺静脉阻塞闭锁,导致支气管黏膜静脉曲张,加上反复感染、咳嗽,使得曲张的支气管静脉充血、破裂而导致咯血。

【临床表现】

儿童常表现为反复咳喘,气促及咯血。单侧 PVA 主要症状为反复患侧肺部感染及咯血。疾病初期因肺循环及静脉系统压力较小,出血量不多,容易止血,随着病程延长,肺静脉压力会逐渐增高,而加重出血。受累血管越多,症状越重,出现

症状越早,预后越差[5]。还有双侧肺静脉闭塞的患者,于生后 3 天内死亡。

儿童可影响体格发育,但亦有至成年仍症状不明显者。也有成人以反复肺炎、气短就诊的病例。此外,患侧肺循环内的血液也可通过纵隔隆突下食管黏膜静脉回流,曲张的食管黏膜静脉充血、破裂可导致呕血,因而单侧肺静脉闭塞的患者可同时存在咯血和呕血。该病 33% 伴有其他心血管畸形。

UPVA 也常继发于肺静脉异位引流、肺静脉闭锁或肺静脉狭窄矫治术后。国内报道的 4 例病例中,有 1 例继发于完全性肺静脉异位引流矫治术后[1]。

【辅助检查】

1. 影像学 单侧受累者胸片或 CT 可见患侧明显肺间质增厚影:弥散分布网条影,部分支气管壁增厚,胸膜下区多发小楔形条片影(小叶间隔水肿),纵隔及胸壁下可见弧形软组织密度影(支气管静脉和淋巴管扩张所致),肺容积减少、纵隔偏移等。MSCTA 可见肺静脉未显示(图 19-4-1A、B),肺小叶间隔呈网格状增粗,单侧肺静脉闭塞可见对侧肺血管代偿增多(图 19-4-1B),模糊。

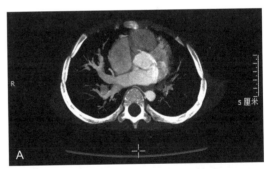

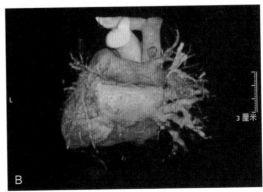

图 19-4-1 单侧肺静脉闭塞

患儿男,5 岁 6 个月,因反复咯血、贫血 2 年余入院,多次胸片均为左肺实变,肺 MSCTA 左肺静脉未见显示(A,B),血管重建的背视图显示右侧血管代偿增多(B)

2. 纤维支气管镜检查 可见患侧黏膜明显肿胀呈条纹状，为患侧支气管黏膜下血管淤血曲张改变。患侧肺动脉发育较细，无肺静脉显示，左心房患侧缘光滑，无肺静脉结构残留；患侧弥散性肺间质增厚。支气管镜活组织检查本身可加重咯血发生，甚至危及致命，所以应避免咯血时行支气管镜活组织检查。

3. 心导管肺血管造影示 血管造影是诊断肺静脉闭塞的金标准。因为增强肺 CT 血管重建可以很好显示单侧肺静脉闭塞或不显影，在诊断肺静脉闭塞时一般肺血管造影已很少采用。

4. 心脏彩超 当彩色多普勒技术显示湍流、单相流和流速大于 1.5 米 /s 时，认为血管是阻塞的，但不作为确诊的依据。

【诊断】

常以咯血就诊，也有反复呼吸道感染的病例，诊断主要靠数字血管造影、MSCTA。MSCTA 可以很好显示肺静脉的不显影[11]，从而确诊，一般不需要血管造影。心脏彩超多不能发现。尤其是不伴有其他心血管畸形的患者(孤立性单侧肺静脉闭塞)，临床表现隐匿，早期诊断有一定困难。

原发性肺静脉闭塞具有正常的肺静脉连接。如有肺静脉异位引流的手术史或手术前既有肺静脉闭塞的描述，考虑继发性的肺静脉闭塞。

【治疗】

孤立性单侧肺静脉闭塞原则上早期采取保守对症处理，预防感染，避免剧烈运动及不必要的有创处理；有咯血、感染频繁发作，或出现肺动脉高压时，建议行患侧肺切除术。国外多采取血管成形术、吻合术如无缝修复术和传统的肺静脉再造术但效果均不理想。文献报道共 29 例行手术治疗，25 例血管成形术，4 例肺叶切除术。19/25 例血管成形术的患儿，术后平均 2 个月出现再狭窄。无缝修复术并没有减少术后狭窄的发生。

【预后】

如果不治疗，死亡率达 50%。原发性肺静脉闭塞术后再狭窄通常发生。无缝修复术和传统的肺静脉再造术治疗效果无显著差异。PVS/A 的预后不良与以下因素有关：至少三个肺静脉的参与有关；双侧 PVS/A，婴儿期 PVS/A，静脉成形术后再狭窄，并进展到以前未涉及的 PVS。在多变量分析中，至少三个 PVS 参与和进展到以前未参与的 PVS 是显著的危险因素。

二、单侧肺动脉缺如

单侧肺动脉缺如(unilateral absence of pulmonary artery，UAPA)是一种非常罕见的先天性肺血管畸形，右肺动脉缺如多见。1868 年由 Frantzel 首次报道，国外报道 UAPA 的发病率约为 1/20 万，国内 1988 至 2009 年的文献也报道了 235 例患者。男女发病比率无明显区别。单纯性单侧肺动脉缺如相对少见，80% 与动脉导管未闭、法洛四联症、主动脉缩窄、共同动脉干、房间隔缺损等心血管畸形并存[6,7]。最常见的畸形为法洛四联症。20% 为单发。

【病因】

肺动脉由胎胚发育初期第 6 对动脉弓发育而来。单侧肺动脉缺如可能由第 6 对动脉弓发育缺陷或过早闭塞所致。由于肺内血管由胚芽的原始血管发育形成，因此缺如侧肺动脉的远端部分和肺内血管常存在。本病可以单侧也可双侧发生，但双侧者出生后就夭折，所以临床上以单侧病例多见。

【病理】

UAPA 的主要的病理生理特点为：①患侧肺血供差。UAPA 病人患侧主肺动脉缺如，患侧肺的供血动脉主要依靠支气管动脉、迷走动脉等动脉分支形成的侧支循环供血，供血较差。②呼吸功能下降。通气下降，换气减少，通气 / 血流比失调，导致呼吸功能下降。③肺动脉高压。由于呼吸功能下降，导致缺血缺氧，使血管收缩，肺血管阻力增加，易导致肺动高压。④心功能降低。长期肺动脉高压可导致心功能降低，严重时可导致右心室扩大和右心衰。

【临床表现】

单纯型 UAPA 患儿早期多无特异症状。可也以有呼吸困难、发绀、反复呼吸道感染等症状。由于肺内供血差，低通气，UAPA 患儿易患肺部感染。大多数患儿因反复呼吸道感染就诊[8]。由于 UAPA 患者侧支循环发育不好，咯血也是常见的症状。有研究回顾性分析了 1978 年至 2000 年文献报道的 108 例单纯性 UAPA，37% 有反复的肺部感染，40% 有呼吸困难以及活动受限，约 20% 表现为咯血，44% 存在肺动脉高压。国内的研究也显示了反复呼吸道感染、咯血、肺动脉高压是肺动脉发育不良或缺如的主要临床表现[9]。合并心血管畸形的患儿也合并相应的临床表现。查体常可发现患儿口唇发绀、患侧胸廓较健侧小、呼吸音降低,心脏与纵隔移向患侧,偶可在心底部闻及收缩期杂音。肺动脉高压者可出现肺动脉瓣第二心音亢进等体征。

【实验室检查】

目前常用的影像学诊断方法有胸部 X 线、肺 CT、肺 CT 血管成像(CTA)、心脏超声及心血管造影等。

胸部 X 线平片是最常用的筛查的方法之一。UAPA 的 X 线、CT 表现为:患侧肺纹理稀疏、肺容积减小、透光度减低、纵隔移位及患侧肺动脉段缺如[10]。见图 19-4-2A。

肺 CT 血管成像是目前无创观察肺动脉缺如的较好方法。典型的 CTA 三维重建表现为,缺如侧肺动脉起始部或近端呈盲端,血管壁规整,断端光滑,远端未见显影,亦未见相延续的血管影(图19-4-2B,图 19-4-3)。

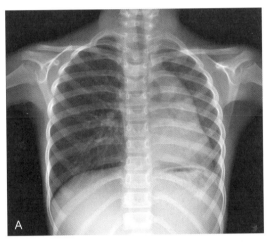

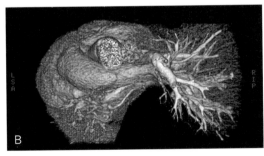

图 19-4-2　左肺动脉缺如

患儿女,7 岁,A.胸部 X 线平片示左肺体积小,纵隔移位明显,肺纹理纤细不清;B.重建图像示左侧肺动脉主干缺如

心血管造影是目前诊断的金标准,它可以反映侧支血管情况,而且能同时反映并存的心血管畸形。不足之处是有创、价格较高。

【诊断】

X 线片示心影增大、肺血多、肺纹理增加,若

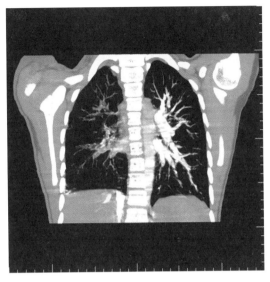

图 19-4-3　右肺动脉缺如,右肺发育不良

患儿女,8 岁,间断咯血 9 天

患侧肺由多支小动脉供血则表现患侧肺发育不良、胸廓小、肋间隙变窄、膈肌上升、纵隔移位等。心电图检查示电轴右偏,右心室肥厚。超声心动图了解肺动脉的左右分支是否存在。右室或主肺动脉造影可见患侧肺动脉不显影。同位素检查可进一步证实两侧肺内血流分布情况。

【鉴别诊断】

本病需与以下疾病鉴别:

1.肺动脉主干栓塞　肺栓塞患儿常有深静脉血栓性静脉炎或风湿性心脏病病史等危险因素,起病较急,常引起急剧的呼吸困难、胸痛、心动过速、低血压性休克等。造影表现:肺动脉管腔完全阻塞,呈截断状或杯口状,而本病造影表现为缺如侧肺动脉呈一边缘光滑的盲端。

2.肺动脉起源于主动脉　是一侧肺动脉起源于主动脉的先天畸形,患侧肺动脉主干可自主动脉的升部、弓部或降部发出,可通过升主动脉造影鉴别。

【治疗】

单侧肺动脉缺如的治疗主要是手术治疗。由于患侧肺动脉的远端部分和肺内血管常存在,国外对于小于 2 岁的儿童进行肺动脉重建术,认为手术可以改善患儿的症状和预后[11]。国内尚无相关手术的报告。

对于反复呼吸道感染或咯血的患儿可以通过选择性体肺侧支血管栓塞和结扎,减少患侧肺组织血供,改善症状。对于栓塞治疗无效的患儿,也可以采取全肺或肺叶切除。由于全肺或肺叶切除

易造成胸廓塌陷,手术多在青少年期进行。

无法手术的患者,应该避免妊娠和高原活动这两个易诱发肺动脉高压的因素。对于合并肺动脉高压的患者,可以使用血管扩张剂和前列腺素等药物治疗。

(刘秀云 江沁波)

参考文献

1. 陈飞燕,吕淑泓,张丽,等.儿童单侧肺静脉闭锁 4 例并文献复习.中华实用儿科临床杂志,2018,33(1):54-57.
2. Levin TL,Betz BW,Gennarini LM,Wircberg C. Unilateral absence of the pulmonary veins:an unusual diagnosis with characteristic imaging findings.Clin Imaging,2019,55,107-111.
3. Narayanan R,Shankar B,Paruthikunnan S.Isolated unilateral pulmonary vein atresia.Lung India Official Organ of Indian Chest Society,2016,33(5):571-572.
4. Firdouse M,Agarwal A,Grossewortmann L,et al. Acquired unilateral pulmonary vein atresia in a 3-year-old boy.J Ultra,2015,18(1):1-6.
5. Rito M L,Gazzaz T,Wilder T J,et al.Pulmonary vein stenosis:Severity and location predict survival after surgical repair.J Thorac Cardiovasc Surg,2016,151(3):657-666.
6. 陈国良,靳永强,张富强.单侧肺动脉缺如影像学 7 例分析.心肺血管病杂志,2018,37(09):64-67.
7. 曹睿,刘特长,于明华,等.超声心动图对儿童先天性单侧肺动脉缺如的诊断价值.中国医学影像学杂志,2017,9:48-55.
8. Abate,Yeshidinber,Weldetsadik,et al.Isolated absence of right pulmonary artery in a 4-year old child:a case report. Int Med Case Rep J,2018,11:297-301.
9. 肖云彬,曾云红,王野峰,等.儿童先天性单侧肺动脉发育不良或缺如临床分析.临床儿科杂志,2018,36(12):932-935.
10. 孙记航.儿童单侧肺动脉缺如 X 线平片及 CT 表现.中国介入影像与治疗学,2014,11(7):443-445.
11. Bockeria LA,Makhachev OA,Khiriev TKh,et al.Repair of congenital heart defects associated with single pulmonary artery.Asian Cardiovasc Thorac Ann,2015,23(2):157-163.

第五节 其他血管畸形

一、遗传性毛细血管扩张症

遗传性毛细血管扩张症(herediary haemorrhagic telangiectasia,HHT)也称 Rendu-Osler-Weber 综合征。是一种以血管病变为特征的疾病,包括动静脉畸形和毛细血管扩张。

【病因】

一种常见的常染色体显性疾病,可导致异常的血管形成。80% 以上的 HHT 患者由于 ENG、ACVRL1 基因突变所致[1]。20% 左右未发现基因突变。研究发现,由于 ENG、ACVRL1 和 MADH45 突变,61% 有 ENG 突变,37% 有 ACVRL1 突变,2% 有 MADH4 突变[2]。HHT 患者血浆转化生长因子 β(transforming growth factor-beta TGF-β)3 和血管内皮生长因子(vascular endothelial growth factor,VEGF)4 浓度出现异常。在家族间和家族内,即使相同突变引起的病例疾病的严重程度和发病也存在相当大的差异。其他基因还有骨形态发生蛋白 9(Bone morphogenetic protein 9,BMP9)/生长分化因子 2(growth differentiation factor 2,gdf2)突变、RASA1 基因突变。

致病基因都通过 TGF-β/BMP 信号通路参与细胞信号传导,这三个基因在细胞生长、凋亡、平滑肌细胞分化和血管重塑和维持中起到作用。血管系统通常由毛细血管系统发展而来,内皮细胞的活化和生长、细胞间连接以及基底膜的成熟。然后毛细血管发展成更大的血管,平滑肌细胞聚集到内皮细胞壁,在那里 TGF-β 是必需的。内皮素是一种内皮特异性受体,与 TGF-β 受体复合物的多受体复合物结合,并调节 alk1 和 alk5[3]。

【病理】

动静脉畸形(arteriovenous malformation,AVM)是指在没有中间毛细血管系统的情况下,在动脉和静脉之间形成的异常连接。动静脉畸形可以发生在身体的任何地方,如中枢神经系统(CNS)、肺、肝或脊柱。血管畸形可由小(NIDI 1~3cm)或微动静脉畸形(NIDI<1cm)或直接高流量连接组成。虽然术语"毛细血管扩张症"和"动静脉畸形"经常互换使用,因为它们都发生在动脉和静脉之间的直接连接,同时绕过毛细血管系统,它们实际

上在病理学上是不同的术语。毛细血管扩张,根据定义,发生在皮肤黏膜表面,如皮肤、胃肠黏膜或上消化道。AVM 发生在内脏,如肝、肺和大脑。组织学评价 AVM 显示内皮不规则,胶原和肌动蛋白增加,基底膜迂回。

【临床表现】

常有鼻出血,体表血管痣或毛细血管网,内脏出血,消化道、呼吸道及脑血管畸形。

大约 50% 的患儿在 10 岁前会出现鼻出血。随着年龄的增长,95% 的 HHT 患儿最终会出现复发性鼻出血。这在成年后出现缺铁性贫血时会变得明显。

至少 50% 的 HHT 患者中存在肺动静脉畸形,并且在 HHT1 中比 HHT2 更常见。大约 70% 的肺动静脉畸形是由 HHT 引起的。5%~30% 的患者可能患有无症状的肺动静脉畸形,或表现为咯血、呼吸困难、低氧血症或杵状指 / 趾[4]。

高达 70% 的 HHT 患者可出现肝动静脉畸形。HHT2 似乎与更多的肝动静脉畸形相关。通常无症状,但这些在肝脏的 AVM 分流的血液可导致高输出心力衰竭、肝衰竭或门脉高压。

【诊断和鉴别诊断】

临床常以出血为主要表现,以消化道出血多见,亦可表现颅内出血、惊厥或咯血等。

还可以缺铁性贫血、高输出的心力衰竭。所有肺动静脉畸形患者都应考虑对 HHT1 的诊断。

HHT 主要是根据以下 Curaçao 标准进行的临床诊断:

1. 自发性和复发性鼻出血。

2. 特征部位的毛细血管扩张。

3. 内脏动静脉畸形或毛细血管扩张。

4. 一级亲属患有 HHT(通常是常染色体显性遗传)。

患者分类如下:

满足 3~4 条标准为明确的 HHT;满足 2 条标准为可能的 HHT;仅满足 0~1 条标准不太可能为 HHT。

以上标准适用于成人,儿童多数需要基因检测。但研究也显示符合所有 4 个特征的患者,5 基因 HHT(ENG、ACVRL1、MADH4、RASA1 和 BMP9)的致病性突变的临床敏感性为 87% 或更高。

【治疗】

目前还没有针对 HHT 的标准治疗方法。管理可以包括支持性护理、病变特异性治疗和系统性治疗。病变特异性治疗可能需要耳鼻喉科、介入放射学和神经外科的参与。

他克莫司,一种主要用做免疫抑制治疗的钙调磷酸酶抑制剂,可能在 HHT 中具有治疗作用。他克莫司是 alk1-smad1/5/8 途径的激活剂,改善了由 alk1 丢失引起的缺陷[5]。抑制了血管内皮生长因子(通常是血管生成的主要驱动因子)对 Akt 和 p38 的刺激,他克莫司治疗可减少过度血管化和 AVM 的数量。他克莫司可能是另一种现成的药物选择,对 HHT 患者具有潜在的治疗益处[4]。

肺动静脉畸形治疗依据位置、大小和症状,可以栓塞肺部动静脉畸形。

【病例】患儿女,9.5 岁,近 5 个月来每于运动后咳鲜血约 30ml,先后近 20 次,最多可达 400ml/次,伴胸闷,新生儿期曾有睑毛细血管痣,以后消失。诊断:右支气管动脉 - 肺动脉瘘,两下肺小血管扩张。

动脉造影及栓塞术:右股动脉穿刺经腹动脉,进入降支、支气管动脉,双侧支气管动脉起自共干,右中下肺部 3 级以下分支增粗、扭曲,分流至肺动脉分支,远端散在小片状染色,左部分支略扭曲,可见散在小片状血管染色。在近右下支气管动脉分支开口处堵塞 PVC。

CTA 显示右侧支气管动脉走行纡曲,管腔增粗,远端分支呈网状分布,且向同侧肺动脉分支延伸,见图 19-5-1。

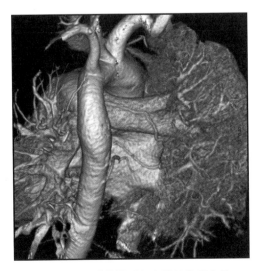

图 19-5-1 遗传性毛细血管扩张症合并
右支气管动脉 - 肺动脉瘘

二、支气管动脉肺动脉瘘

先天性支气管动脉 - 肺动脉瘘（congenital bronchial artery-pulmonary artery fistula）又称先天性支气管动脉 - 肺动脉畸形，表现为纡曲扩张的支气管动脉与肺动脉间的异常交通，归属于先天性肺动脉静脉畸形[6]，是一种罕见的先天性肺部疾病，常于成年后发病，儿童病例少见。

【病因】

在胚胎发育的第 4 周，第 4 主动脉弓发出支气管周围血管网状组织和肺血管网状组织，前者供应气管和支气管，后者供应肺实质。随后，第 6 主动脉弓的腹根从主动脉球向下生长，与由肺血管网状组织向背侧生长的血管网融合，形成肺动脉。因此，肺血管网状组织的原始血供转变为新形成的肺动脉，背侧主动脉血管退化，形成支气管动脉。在此过程中，若血管发育或融合障碍即可能引起支气管动脉 - 肺动脉瘘，这类患者可合并肺实质发育异常，形成多囊肺等。胎儿期支气管动脉与肺血管之间交通在出生后应该完全闭塞，出生后体循环只有支气管动脉向肺内支气管供血。支气管动脉 - 肺动脉瘘形成原因为出生后在毛细血管和毛细血管前水平支气管动脉和肺血管之间的交通支未闭合，从而形成支气管动脉 - 肺动脉瘘。

【病理】

支气管动脉 - 肺动脉瘘的病理生理学改变类似于左向右分流的先心病。在支气管动脉 - 肺动脉瘘患者，由于支气管动脉与肺动脉分支间存在直接通路，分流的血液经肺动脉→肺毛细血管床→肺静脉→左心房回到体循环，支气管动脉 - 肺动脉瘘因支气管动脉 - 肺动脉瘘形成长期左向右分流，造成支气管动脉增粗、扩张，使肺毛细血管床前阻力加大，易形成区域性肺动脉高压，当外界因素如精神紧张、咳嗽及劳累等时，病变区压力迅速增高而扩张的支气管动脉或支气管动脉 - 肺动脉吻合支破裂可引起致命性大咯血。

【临床表现】

大多数病例以咯血为首发症状，可伴随不同程度的胸闷、气促、心悸及胸痛等。本病多无诱因，少数病例因大运动量等致胸腔内压增高为诱因，多数病例起病突然，咯血量较大，重者出现休克甚至死亡，或由于不能及时将血凝块咳出，而导致阻塞性肺不张或呼吸道梗阻等。部分可无症状。有

研究在 31 例动脉导管未闭患儿行介入治疗大动脉造影术中发现支气管动脉肺动脉瘘，此组患儿年龄低，无咯血史，术后 21 例患儿仍存在反复上呼吸道感染症状。

【辅助检查】

1. 胸部 X 线检查　检查无特异征象，右下肺内带肺纹理粗多。部分合并左肺野中内带纹理粗多。合并肺部感染时，肺纹理增粗紊乱，部分可形成斑片状阴影，但病变位置相对固定。

2. 多层螺旋 CT 血管造影　以往的诊断方式主要为主动脉及选择性支气管动脉血管造影。近年来，多层螺旋 CT 血管造影（MSCTA）扫描及重建技术可比较精确地显示支气管动脉的起源、形态、分布及走行。支气管动脉肺动脉瘘时不仅可直接显示支气管肺动脉之间交通，还可显示支气管动脉显著增粗、血管延长、扭曲、增多呈扫帚状或网状的间接征象。支气管动脉内径 2~4mm。支气管动脉内径 > 2mm 时，可认为支气管动脉增粗。MSCTA 对于支气管动脉近段形成的支气管动脉 - 肺动脉瘘显示率较高，对于肺内的支气管动脉 - 肺动脉瘘显示率较低。

3. 降主动脉及选择性支气管动脉造影　主动脉及选择性支气管动脉血管造影是诊断支气管动脉肺动脉瘘的金标准。显示率为 100%，采用数字减影血管造影有利于发现支气管动脉与肋间动脉及脊髓动脉共干，而采用心脏电影模式造影则有利于发现出血血管、支气管动脉与肺内血管瘘类型，同时可以判断瘘口的大小，为支气管动脉栓塞材料选择提供依据。

【诊断】

支气管动脉肺动脉瘘的诊断主要依据咯血，MSCTA 显示支气管动脉扩张、走行纡曲等征象时，应考虑存在支气管动脉 - 肺动脉瘘存在的可能，进一步确诊主要靠选择性支气管动脉造影。

【治疗】

介入治疗：目前支气管动脉栓塞术已经成为支气管动脉肺动脉瘘所致咯血的常规治疗手段。患儿满足下列条件之一可行支气管动脉栓塞治疗：①活动性大咯血，咯血量 >200ml/24h；②反复咯血，内科保守治疗无效；③病变范围广泛，无法行外科手术治疗。

支气管动脉栓塞术介入治疗目的是终止咯血，必须注意永久性闭塞瘘口及远端病变血管网，充分栓塞参与供血的全部动脉分支血管。采用大

小不同的 300~700μm PVA（聚乙烯醇）永久栓塞颗粒栓塞远端病变血管网，防止再通出血。其次，为减轻了末梢端血管腔内压力可将主干进一步栓塞，以减少复发几率。

三、肺动静脉瘘

肺动静脉瘘（pulmonary Arteriovenous fistula，PAVF）是肺动脉和肺静脉之间的异常通路，形成血管瘤样的囊腔，使部分肺动脉血液不流经肺泡毛细血管床进行氧合而直接回流到左心房者，被称为肺动静脉瘘。PAVF 不常见，为异常扩张的血管。PAVF 临床和影像学分为简单和复杂的类型，通常与遗传性出血性毛细血管扩张症（hereditary hemorrhagic telangiectasia，HHT）相关。肺动静脉瘘的瘘口多位于胸膜下，突出于肺表面。少数埋在肺实质内。

【病因】

病因不明，80% 以上肺动静脉瘘为肺毛细血管网发育不全[7]。有文献报道本病的发生与遗传性出血性毛细血管扩张症有关。遗传性出血性毛细血管扩张症为常染色体显性遗传，超过 20% 的遗传性出血性毛细血管扩张症患者常并发 PAVF。位于染色体 9q34.11 的 endoglin 基因变异相关的遗传性出血性毛细血管扩张症，并发 PAVF 的概率更高。另一方面，47%~80% 的先天性 PAVF 同时存在遗传性出血性毛细血管扩张症。

【病理】

据病理学表现，可将 PAVF 分为囊状型和弥漫型，前者又可分为单纯和复杂亚型，单纯型为 1 支供血肺动脉与 1 支引流肺静脉直接相连，瘤囊无分隔；复杂型为供血肺动脉与引流肺静脉均为 2 支及其以上，瘤囊常有分隔。囊状型 PAVF 可表现为单发或多发，单发的 PAVF 患者病变多为囊腔状或蜂窝状，多发的 PAVF 患者病变为数个大小不一的小囊腔，囊状为扩张的血管[8]。弥漫型可局限于一个肺叶或遍及两肺，动静脉间仅有细小瘘道相连而无瘤囊形成，60%~80% 的 PAVF 属单纯型。约 95% 的 PAVF 由肺动脉供血，余由体循环动脉供血或二者共同供血。

【临床表现】

50%~70% 的肺动静脉瘘为单发，25%~50% 为多发；双侧者为 8%~10%。囊壁很薄，不论瘘口大小，都能自发性破裂，引起大咯血或血胸，或形成局限性含铁血黄素沉着症。

当瘘口直径 >2cm 或分流量 >20% 时，可有体循环血氧饱和度下降，出现低氧血症的表现，如患儿哭闹或活动后出现心悸、呼吸困难、发绀、杵状指 / 趾和红细胞增多症。其中发绀、红细胞增多和杵状指 / 趾为本病典型三联症。较大儿童可表现为反复咯血，甚至大出血致血胸、休克。还可导致血管内膜炎、肺脓肿。

肺动静脉瘘可以合并有遗传性毛细血管扩张症（HHT），也称为 Rendu-Osler-Weber 病[9]；在身体的其他部位可有血管痣。并发有遗传性毛细血管扩张症者常有反复鼻出血、血尿和咯血。

当肺动静脉瘘有血栓形成、并发感染时，可有高热、头痛或抽搐、偏瘫。

【诊断和鉴别诊断】

X 线表现：有圆形、椭圆形或串珠状影像，常呈局限性块影，密度均匀，边缘清楚。透视下可见块影搏动。

肺 CT：显示供应血管和引流血管。多层螺旋肺 CT 血管成像（multislice spiral CT angiography，MSCTA）可以不同角度显示血管三维空间结构和病变特征，对瘤囊直径、瘘口大小的判定、病情预测、治疗方案的制订有着重要的临床意义。目前 MSCTA 已成为 PAVF 主要的影像学诊断方法之一，还可用于 PAVF 栓塞治疗后的疗效评价和定期随访。双源 CT 肺动脉成像诊断肺动脉瘘准确度 95.3%，敏感度为 92.3%，特异度为 100%，阳性预测值 100%，阴性预测值 89.2%，发现弥漫型肺动静脉瘘受累肺叶磨玻璃病灶内同时包含增粗的小肺动脉及小肺静脉两种血管[10]。

磁共振血管成像：对 10mm 以上的成像与 DSA 接近，但对 5mm 以下的病灶不能很好地显示。

肺动脉造影：显示瘘的确切部位、大小、数目、供血动脉和引流静脉数量及分流量的多少，且可在检查中同步完成治疗。

【治疗】

PAVF 的治疗目的是改善患者缺氧症状，预防脑栓塞、咯血、胸腔内出血等严重并发症。PAVF 治疗选择的不同取决于病变的位置和严重程度。

对症及手术根治。本病传统的治疗方法是手术切除，具有治疗彻底、不易复发等特点，但手术创伤大，会使患者丧失部分肺功能。手术治疗适应证为：中央型较大病灶；供血血管 >2cm 的孤立性病变；咯血和血胸的急诊患者；动脉栓塞术后发生栓塞并发症,特别是伴有脑梗死者;栓塞风险较大者;造影剂过敏者。对孤立性病变应优先考虑行电视胸腔镜手术,其具有手术合并症少、创伤小、恢复快等特点。

经导管栓塞或封堵术已广泛用于 PAVF 的治疗,具有相对高效安全、创伤小、恢复快等特点,可最大限度地保留肺组织,并可多次重复操作。对于靶血管直径<5mm 的 PAVF 可试用弹簧圈栓塞,对于靶血管直径>5mm 的 PAVF 选用动脉导管未闭封堵器进行封堵。文献报道介入栓塞或封堵术治疗 PAVF 总体效果良好。其中常见并发症有:封堵器移位、脱落,致远端体循环异位栓塞或反流,造成其他肺动脉分支栓塞;误栓正常血管致肺梗死、血栓脱落或空气逆栓塞;术后反应性胸膜炎和肺纤维化。

本病自然预后不良,未治疗者多死于出血、脑梗死及脑脓肿,病死率达 11%。

(刘秀云　江沁波)

参考文献

1. Ruiz-Llorente L, Gallardo-Vara E, Rossi E, et al. Endoglin and alk1 as therapeutic targets for hereditary hemorrhagic telangiectasia. Expert Opinion on Therapeutic Targets, 2017, 21 (10): 933-947.

2. Kuhnel T, Wirsching K, Wohlgemuth W, et al. Hereditary Hemorrhagic Telangiectasia. Otolaryngol Clin North Am, 2018, 51 (1): 237-254.

3. Pomeraniec L, Hector-Greene M, Ehrlich M, et al. Regulation of TGF-β receptor hetero-oligomerization and signaling by endoglin. Mol Biol Cell, 2015, 26 (17): 3117-3127.

4. Athena K, Hanny AS, Kuter DJ. Hereditary hemorrhagic telangiectasia: diagnosis and management from the hematologist's perspective. Haematol, 2018, 103 (9): 1433-1443.

5. Ruiz S, Chandakkar P, Zhao H, et al. Tacrolimus rescues the signaling and gene expression signature of endothelial ALK1 loss-of-function and improves HHT vascular pathology. Hum Mol Genet, 2017, 26 (24): 4786-4798.

6. Vanderploeg DG, Strong WR, Krohmer SJ, et al. Congenital Bronchial Artery to Pulmonary Artery Fistula Presenting as Hemoptysis. The Annals of Thoracic Surgery, 2015, 99 (1): e19-e20.

7. 刘瀚旻,陈莉娜. 先天性肺动静脉瘘. 中华实用儿科临床杂志, 2016, 31 (16): 1216-1218.

8. Soomin A, Han J, Kwan KH, et al. Pulmonary Arteriovenous Fistula: Clinical and Histologic Spectrum of Four Cases. J Pathol Transl Med, 2016, 50 (5): 390-393.

9. Gill SS, Roddie ME, Shovlin CL, et al. Pulmonary arteriovenous malformations and their mimics. Clin Radiol, 2015, 70 (1): 96-110.

10. 管学春,柯红红,吕滨,等. 双源 CT 对肺动静脉瘘的诊断研究. 放射学实践, 2017, 10: 1027-1031.

第六节　肺动脉高压

肺高压 (pulmonary hypertension, PH) 是以肺动脉压力升高为特点的一种病理生理综合征。其定义为静息状态下右心导管测得的肺动脉平均压 ≥ 25mmHg (1mmHg=0.133kPa) [1,2]。肺动脉高压 (pulmonary arterial hypertension, PAH) 是肺高压的一个亚类,专指肺小动脉病变导致的肺高压,血流动力学定义为 mPAP ≥ 25mmHg,肺小动脉楔入压 (PAWP) ≤ 15mmHg,肺血管阻力指数 (PVRI)>3 [2]。

肺动脉高压 (PAH) 是以毛细血管前肺动脉压力升高为特点的临床综合征。PAH 指肺小动脉病变所导致的肺动脉压力和阻力异常增高,而肺静脉压力正常。在 WHO 的诊断分类中被划分为 PH 的第 1 大类,在血流动力学分类中属于毛细血管前性 PH。PAH 包括临床症状和肺循环病理改变相似的一组疾病,诊断需排除其他疾病导致毛细血管前肺动脉高压,如肺部疾病引起的肺动脉高压、慢性血栓栓塞性肺动脉高压 (chronic thromboembolicpulmonary hypertension, CTEPH) 及其他罕见疾病。

肺动脉高压的主要特征是肺动脉阻力进行性升高,最终导致右心衰竭,甚至死亡。主要临床表现为劳力性呼吸困难、乏力、晕厥。由于广泛的分类、多种病因及医疗条件的限制,肺动脉高压在普通人群中真实的患病率很难评估。

【病因】

因为肺动脉压主要由肺血流量、肺血管阻力、左房压三者决定,且呈正相关。因此,可将肺动脉高压的病因分类如下。

1. 肺血管阻力升高引起的肺动脉高压

(1)肺小动脉和微动脉闭塞性血管病变:包括:①特发性肺动脉高压和遗传性肺动脉高压,其发病率为5%~15%;②结缔组织疾病,肺动脉高压是硬皮病最常见的并发症;③艾滋病毒感染,在艾滋患者群中肺动脉高压发病率约为0.5%,比普通人群中肺动脉高压发病率明显升高。

(2)降低肺血管床面积:如肺栓塞,间质性肺疾病。一项通过右心导管测量平均肺动脉压的前瞻性队列研究报道,间质性肺疾病相关肺动脉高压的发病率为32%。尤其是特发性肺纤维化和结缔组织疾病合并的间质性疾病易合并肺动脉高压。

(3)诱导缺氧性血管收缩:包括低通气综合征和肺实质疾病。

2. 肺血增多引起的肺动脉高压

(1)先天性心脏病-左向右分流型:如房间隔缺损、室间隔缺损、动脉导管未闭。随着治疗和管理水平的提高,据估计存活至成年的先天性心脏病患者将有10%发生PAH。

(2)肝硬化:肝硬化严重可引起肺动脉高压,肺动脉高压发生与门静脉高压有关。

3. 肺静脉压力增加引起的肺动脉高压

(1)二尖瓣病变。

(2)左心室收缩期或舒张功能不全:在一项244例心脏舒张功能不全引起心力衰竭者观察性研究中,通过多普勒超声心动图估测83%的患者肺动脉收缩压(PASP)>35mmHg。

(3)缩窄性心包炎。

(4)限制型心肌病。

(5)肺静脉阻塞:如肺小静脉闭塞病。

近年还发现基因突变与肺动脉高压有关,肺动脉高压的患者,有*BMPR2*突变的患者死亡风险更高,*BMPR2*突变的携带者20%出现肺动脉高压,说明基因突变和其他因素影响肺动脉高压的发展。男性肺动脉高压的*BMPR2*基因突变携带者较非携带者的死亡风险高,而妇女肺动脉高压患者中*BMPR2*突变携带者和非携带者相比,其死亡风险比无差异。

【分类】

肺动脉高压(PH)先前被分类为原发性肺动脉高压或继发性肺动脉高压。目前最新的临床分型是2008年在加利福尼亚Dana Point举行的第四届肺动脉高压世界学术研讨会上确定的(表19-6-1),将肺动脉高压分为5组,由于肺部疾病或低氧引起的PH分为3组。

表19-6-1　肺动脉高压临床分类(Dana Point,2008年)

1	动脉型肺动脉高压(PAH)
1.1	特发性肺动脉高压
1.2	可遗传性肺动脉高压
1.2.1	*BMPR2*基因
1.2.2	*ALK1*,*endoglin*基因(伴或不伴有遗传性出血性毛细血管扩张症)
1.2.3	未知原因
1.3	药物和毒物所致的肺动脉高压
1.4	相关性肺动脉高压(APAH)
1.4.1	结缔组织病
1.4.2	HIV感染
1.4.3	门脉高压
1.4.4	先天性心脏病
1.4.5	血吸虫病
1.4.6	慢性溶血性贫血
1.5	新生儿持续性肺动脉高压
1.6	肺静脉闭塞病和/或肺毛细血管瘤病[*]
2	左心疾病所致的肺动脉高压
2.1	收缩功能不全
2.2	舒张功能不全
2.3	瓣膜疾病
3	肺部疾病和/或低氧所致的肺动脉高压
3.1	慢性阻塞性肺疾病
3.2	间质性肺疾病
3.3	其他伴有限制性或阻塞性或混合性通气障碍的肺部疾病
3.4	睡眠呼吸暂停
3.5	肺泡通气不足
3.6	慢性高原缺氧
3.7	发育异常
4	慢性血栓栓塞性肺动脉高压
5	原因不明和/或多种机制所致的肺动脉高压
5.1	血液系统疾病　骨髓增生性疾病、脾切除术
5.2	系统性疾病　结节病、朗格汉斯细胞组织细胞增多症、淋巴管肌瘤病、多发性神经纤维瘤、血管炎
5.3	代谢性疾病　糖原累积症、戈谢病、甲状腺疾病,同型半胱氨酸血症
5.4	其他　肿瘤样阻塞、纤维纵隔炎,行透析的慢性肾衰竭

注　[*]:是第一大类的特殊分类

【发病机制】

肺动脉高压的发病机制尚不完全清楚。目前研究认为,肺动脉高压的发生可能涉及细胞、体液介质和分子遗传等多个途径。包括内皮细胞、平滑肌细胞、成纤维细胞和血小板等细胞异常及多种血管活性物质的失衡。肺动脉高压主要病理生理基础是血管收缩、血管重构和原位血栓。花生四烯酸级联在肺血管收缩、细胞增生起重要作用。

内皮功能障碍造成血管扩张剂（如一氧化氮、前列环素）及血管收缩剂，如血栓素 A2（TXA2）、内皮素 -1（ET-1）分泌异常。这些介质分泌平衡失调，促进血管收缩、血管重构。

钾离子通道是肺血管重要的调节器。Kv 是与肺动脉高压相关的主要钾通道亚型。抑制 Kv 活性后，钾外流减少，细胞膜去极化，使钙通道开放，导致胞质内 Ca^{2+} 水平升高，从而促发血管收缩。钾离子通道功能紊乱是造成血管收缩的重要原因。

近些年来，遗传因素在其发病机制中的作用愈来愈受到重视。6%~10% 的 PAH 患者为遗传性肺动脉高压。最常见的遗传性基因突变是 *BMPR2*。*BMPR2* 是一种常染色体显性遗传，不完全外显。据估计，多达 80% 的遗传性 PAH 是由于 *BMPR2* 突变。新近有研究者认为，IPAH 的发生可能遵从传统的肿瘤形成中的二次打击学说。存在 *BMPR2* 突变的人在有其他各种内在刺激和 / 或外在刺激（如病毒感染、细菌感染、慢性低氧及服用食欲抑制药物等）的再次打击下，诱发肺动脉高压的发生。

【病理】

肌型和弹性肺动脉中膜肥厚、弹性肺动脉扩张、内膜粥样硬化及右室壁肥厚等是不同类型肺动脉高压共同的肺动脉组织病理改变。

动脉型肺动脉高压常见病理改变包括以下方面[3]。

1. 肺动脉病变　包括中层肥厚、内膜增厚、外膜增厚及丛状病变。

中层肥厚是肺小动脉和泡内动脉中层横断面积增加，管腔变小，阻力增加。由平滑肌细胞肥厚和增殖，弹力纤维增加及周围结缔组织基质的增加等形成。

内膜增厚分为同心层状增厚、同心非层状增厚和不规则增厚。电镜及免疫组织化学观察到增厚内膜由成纤维细胞、肌成纤维细胞、平滑肌细胞构成。

外膜增厚较少见，一般仅见于新生儿持续肺动脉高压。

丛状病变多生在动脉分叉或新生动脉发源处，是由成纤维细胞、平滑肌细胞和结缔组织基质组成的内皮管道局灶增生形成。

2. 肺静脉闭塞性病变　主要组织病理学特征包括广泛弥漫性肺小静脉闭塞。管腔闭塞可以是完全阻塞，也可以是多条不规则管腔。

3. 肺微血管病变　主要组织病理学特征为肺微血管病变毛细血管异常浸润，增生的毛细血管可以侵入肺间质、肺血管壁。

【临床表现】

肺动脉高压（PH）症状和体征是很难识别的，因为其临床表现无特异性[3]。据估计，超过 20% 的 PH 患者从出现症状到确诊的时间超过 2 年。

1. 原发性肺动脉高压　肺动脉高压的临床症状多发生在儿童期，且多于生后 5 年内出现症状。也有发生在婴儿期，表现为喂养困难、生长发育落后、呼吸急促、易疲乏。儿童时期的主要症状为运动性呼吸困难、嗜睡、乏力，运动中发生昏厥、心前区痛，因心搏量减少所致。本病在新生儿期由于肺动脉高压可导致静脉血流经卵圆孔由右心房流至左心房，使动脉血氧饱和度降低，临床可有发绀，此称持续胎儿血液循环（PFC）。心脏听诊主要为 P_2 亢进，多数无杂音。偶闻收缩期杂音，可能为三尖瓣关闭不全所致。由于右心室射血阻力增加，收缩期负荷过重，故可出现肝大、颈静脉怒张等右心衰竭的征象。

2. 继发性肺动脉高压　除原有基础疾病的临床症状外，肺动脉高压本身的症状都是非特异性的。肺动脉高压早期一般症状不明显，一旦出现临床症状提示已到了疾病的晚期。重度肺动脉高压患者因心输出量下降，氧气运输受限，组织缺氧故患者易疲乏、无力。重者可出现劳动性呼吸困难，脑组织供氧突然减少引起晕厥，也可发生心律失常，特别是心动过缓。可有心绞痛。若有肺动脉扩张压迫喉返神经，可有声音嘶哑。

不管特发性，还是继发性肺动脉高压均可以出现咯血，提示预后不好。

常见的体征有右心室抬举性搏动及肺动脉区搏动，触诊可发现肺动脉瓣区关闭振动击壁感。心脏听诊可发现 P_2 亢强，肺动脉瓣区收缩期喷射音及由相对性肺动脉瓣关闭不全所引起的舒张期杂音。也可发现右心功能不全征象如颈静脉怒张、肝大、肝颈静脉反流、双下肢水肿等。

【辅助检查】

1. **实验室检查** 常做的检查：①自身抗体的检查；②肝功能与肝炎病毒标记物；③ HIV 抗体；④甲状腺功能检查；⑤血气分析；⑥凝血酶原时间与活动度。可有助于寻找肺动脉高压的病因、病情的严重程度。

2. **心电图** 肺动脉高压患者的心电图表现缺乏特异性，但有助于评价。①病情严重程度；②治疗是否有效；③肺动脉高压分类。

3. **胸片** 原发性肺动脉高压 90% 以上的患者在诊断时有异常 X 线片。胸片表现包括心脏扩大、右心房和右心室扩张、肺动脉段突出、肺门血管影粗密、周围血管纹理减少，有时宛如枯秃树枝。呈"截断现象"。

4. **胸部 CT** CT 对可疑肺动脉高压患者具有重要价值，结合螺旋肺 CT 血管成像（CTA）和高分辨率 CT 做肺血管和肺实质的详细评估，可以测量主肺动脉及主动脉的直径。肺 CT 显示右心室扩张、右心房扩张、主肺动脉增大（直径 29mm）或主肺动脉 / 升主动脉直径比 >1 提示肺动脉高压[4]。主肺动脉直径增宽和主肺动脉 / 主动脉的比例对肺动脉高压具有诊断意义，可与心脏彩超结合解释结果。一些对肺动脉高压外周肺血管研究发现，正常人肺动脉的直径应小于或等于邻近支气管，而在肺动脉高压患者，由于压力的增加会导致这些血管扩张。至少三个叶的肺段动脉与支气管的外径比值 >1，被证明是肺动脉高压特异性表现。继发性肺动脉高压时肺 CT 可显示间质水肿、小叶间隔增厚、小叶中心型的磨玻璃影或胸腔积液，见图 19-6-1。螺旋肺 CT 血管成像可帮助识别肺动脉高压导致的结构性问题，如动脉瘤和肺动脉夹层。高分辨率 CT 提供的肺实质图像可以帮助排除肺气肿、支气管炎和间质性肺疾病，以及梗死、血管畸形、胸壁畸形。

5. **超声心动图** 由于其方便性及非侵入性，广泛用于 PH 初始诊断和病情轻重的判断，也可用于有无先天性心脏病的诊断。超声心动图可以测量主肺动脉和主动脉的直径，与螺旋肺 CT 血管成像相结合可以更好的解释肺动脉高压结果。还可以测定右心室舒张 / 收缩速度，肺高压患儿右心室舒张 / 收缩速度较正常患儿为低。

6. **肺功能** 了解患儿有无通气障碍。

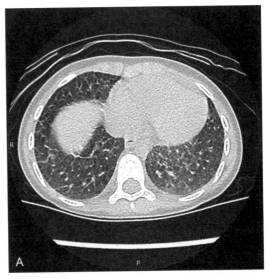

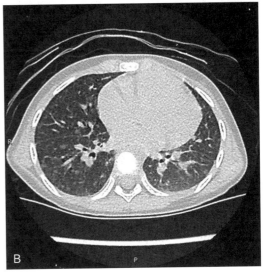

图 19-6-1 甲基丙二酸血症伴高同型半胱氨酸血症的
肺动脉高压

患儿女，5 岁，主因发绀、运动耐力差 2 个月住院，尿常规示有血尿和蛋白尿。确诊甲基丙二酸血症伴高同型半胱氨酸血症。基因为 cblC 缺陷。心脏彩超示右心室内径中度增大，重度肺动脉高压（三尖瓣收缩期压差 90.6mmHg）。右心导管造影示未吸氧下主动脉血氧饱和度明显下降，提示有右向左分流。肺 CT 可见小叶间隔增厚（A 图）、磨玻璃影（B 图）

7. **多导睡眠图** 多导睡眠图是诊断睡眠相关呼吸障碍的黄金标准，对怀疑缺氧性肺动脉高压患儿应进行检查。

8. **肺通气灌注扫描** 是评估慢性血栓栓塞性疾病，如慢性血栓栓塞性肺动脉高压（chronic thromboembolism pulmonary hypertension，CTEPH）的首选影像学检查。

9. **运动试验** 运动试验通常使用 6 分钟步行试验（6MWT）。

10. 右心导管检查　是确诊肺动脉高压的金标准。准确的确定血流动力学紊乱程度。一般认为以下指标是右心导管检查过程中所必须获得的参数：①心率和体循环血压；②上下腔静脉压力、血氧饱和度和氧分压；③右心房、右心室压力和血氧饱和度；④肺动脉压力、血氧饱和度；⑤心输出量、心搏指数；⑥肺循环阻力；⑦肺动脉阻力；⑧体循环阻力；⑨PCWP。

11. 超声心动图　超声心动图是无创的检查手段，超声心动图可测肺动脉内径，房室大小，还可以观察房室间隔回声及室壁运动情况。超声心动图提示肺动脉高压的异常表现有：三尖瓣反流速度增加，肺动脉反流速度增加，右室射血到肺动脉的加速时间缩短、右房室扩大、主肺动脉扩张等。

超声心动图可以估测肺动脉压力。在不合并肺动脉口狭窄、肺动脉闭塞及右室流出道梗阻时，肺动脉收缩压（systolic pulmonary artery pressure sPAP）等于右心室收缩压。可以测量收缩期右室与右房差来估测右室收缩压。按照修正的 Bernoulli 公式，右室收缩压等于 $(4V^2)$ + 右房压，可以无创地估计 sPAP。sPAP>40mmHg 考虑有肺动脉高压。V 是三尖瓣最大反流速度（m/s），右房压可以用标准右房压 5~10mmHg 计算，也可以用吸气末下腔静脉塌陷程度估测右房压[3]。

多普勒超声心动图也可以准确估计右室流出道（RVOT）加速时间，这与 sPAP 呈线性相关。加速时间 <100ms 反映异常 PAP。超声心动图可用于评价右心室功能，评价肺高压的严重程度和预后。

【诊断】

肺动脉高压的早期诊断十分重要，完整的诊断应包括确定肺动脉压升高的存在，确定肺动脉高压的病因及肺动脉高压对心脏和呼吸的影响。

右心导管检查是诊断肺动脉高压的金标准。国际上学者采用肺动脉高压的诊断标准是[5]：静息状态下经右心导管（RHC）测平均肺动脉压（mPAP）大于 25mmHg。以前，在运动过程中如果 mPAP 大于 30mmHg 也诊断 PH；然而，此标准在第四届世界 PH 研讨会上被取消。主肺动脉直径（PA）≥ 29mm 诊断 PH 的灵敏度和特异度分别为 77.4% 和 89.6%。也有研究发现，在肺动脉分支水平测量肺动脉宽度不应超过 2.8cm。如果超过 2.8cm 提示肺动脉高压，敏感性为 69%~87%、

特异性为 89%~100%。MPA 的最大横径大于近端升主动脉，则肺动脉高压的敏感性为 70%，特异性为 92%，阳性预测值为 96%。有研究在儿童主肺动脉直径 / 升主动脉大于 1.3 可以明显提高肺动脉高压的诊断[6]。通过右心导管（RHC）的主 PA 直径与平均 PA 压力的相关性变化很大，可能取决于疾病的严重程度。至少三个叶的肺段脉与支气管的外径比值 >1，也可以用于肺动脉高压诊断。根据国内外大多数专家的意见，建议采用如下标准：在海平面状态下、静息时，右心导管检查 mPAP ≥ 25mmHg；肺小动脉楔入压（PAWP）≤ 15mmHg；肺血管阻力指数（PVRI）>3wood 单位。

肺动脉高压后确定其病因及严重程度对判定患者预后和治疗十分重要。由于肺部疾病或低氧引起的 PH 分为 3 组。肺 CT 可以很容易地看到实质性肺疾病如肺结节、心外分流、支气管和血管的直径。先天性心脏病及慢性肺部疾病是肺动脉高压的常见病因。疲乏、劳力性呼吸困难及晕厥发作往往是肺动脉高压最早的症状；P_2 亢进是肺动脉高压的主要体征，心脏杂音有助于判断先天性心脏病或风湿性瓣膜病，结合 X 线、心电图、超声心动图和心导管检查，不难做出心脏病的病因诊断。弥漫性肺实质性疾病如特发性肺纤维化等是肺部疾病组中引起肺动脉高压的常见原因，机制不清，但与高发病率和死亡率的风险相关[7]。肺 CT 可发现慢性肺部疾病包括肺气肿性破坏、蜂窝肺、磨玻璃影和外周动脉断枝影。

【鉴别诊断】

1. 间质性肺疾病　由于间质性肺疾病可以是肺动脉高压的病因，且肺动脉高压的临床表现也无特异性，以咳嗽、呼吸困难、乏力为主。肺 CT 可有血管纹理的改变和磨玻璃影的存在。因此，肺动脉高压的肺 CT 改变易与间质性肺疾病混淆，给临床诊断造成困扰，需要很好的鉴别和判断。肺动脉高压肺部影像学多有右心房室大、肺动脉段凸出。超声心动图有肺动脉增宽的表现。原发的肺动脉高压的临床症状呼吸困难重，而肺部影像学改变轻，可与间质性肺疾病相鉴别。

2. 急性左心衰竭　左心衰竭可出现呼吸困难、肺水肿，肺部影像可显示磨玻璃影，有时需要与肺动脉高压鉴别。可通过超声心动图和心脏导管术来证实有无左心衰竭的存在。

【治疗】

1. 病情评估　在开始治疗前应进行病情严重程度的评估。通过病情严重程度变化来判断治疗的效果。主要通过心肺功能损伤和血流动力学紊乱程度来评估病情。

2. 一般治疗及对症治疗　肺动脉高压的传统治疗包括锻炼、吸氧、利尿、强心和抗凝。

（1）锻炼：合理锻炼对肺动脉高压患者有益。

（2）氧疗：血氧饱和度低于 90% 的肺动脉高压患者应吸氧治疗。氧疗是唯一证实的能改善肺部疾病组的 PH 死亡率的治疗方式。

（3）利尿剂：治疗液体潴留，治疗期间应密切监测血钾及酸碱平衡。

（4）地高辛：心输出量低于 4L/min 或心搏指数低于 $2.5L/(min \cdot m^2)$ 是应用地高辛的绝对指征；另外，右心室明显扩张、基础心率大于 100 次/min、心室率偏快的心房颤动等均是应用地高辛的指征。

（5）抗凝治疗：抗肺动脉原位血栓形成。

3. 靶向治疗　它包括治疗有前列腺素、内皮素受体拮抗剂、5-磷酸二酯酶抑制剂、可溶性鸟苷酸环化酶兴奋剂或某些钙通道阻滞剂等[8]。在给予靶向治疗应完善右心导管检查。

肺动脉高压的病理机制有多种途径，如内皮素、一氧化氮和前列环素的途径，针对上述不同途径的治疗联合起来，为联合治疗。可以为序贯联合治疗和开始的前期联合治疗。近年越来越多研究数据支持联合用药治疗。间质性肺疾病继发的肺动脉高压，并不建议用肺高压的靶向治疗药物，以免加重低氧血症[9,10]。

4. 治疗原发病　如继发性肺动脉高压，应该积极治疗原发病，预后与原发病有关。

（刘秀云　江载芳）

参考文献

1. Latus H, Delhaas T, Schranz D, et al. Treatment of pulmonary arterial hypertension in children. Nat Rev Cardiol, 2015, 12 (4): 244-254.
2. 陈树宝. 儿童肺动脉高压超声心动图评估. 中国实用儿科杂志, 2015 (6): 410-416.
3. 中华医学会儿科分会心血管血组. 儿童肺高血压诊断与治疗专家共识. 中华儿科杂志, 2015, 53 (1): 6-16.
4. Frost A, Badesch D, Gibbs JSR, et al. Diagnosis of pulmonary hypertension. Eur Respir J, 2019, 53 (1). pii: 1801904.
5. 张清友, 杜军保. 重视儿童肺高压诊断及干预. 中国实用儿科杂志, 2015, 30 (6): 401-403.
6. Caro-Dominguez P, Compton G, Humpl T, et al. Pulmonary arterial hypertension in children: diagnosis using ratio of main pulmonary artery to ascending aorta diameter as determined by multi-detector computed tomography. Pediatr Radiol, 2016, 46 (10): 1378-1383.
7. Shlobin OA, Brown AW, Nathan SD. Pulmonary Hypertension in Diffuse Parenchymal Lung Diseases. Chest, 2017, 151 (1): 204-214.
8. 王涛, 谢艳丽. 儿童肺高压诊治进展. 中华小儿外科杂志, 2018, 39 (2): 155-159.
9. Szturmowicz M, Kacprzak A, Jan Kuś. Pulmonary hypertension in diffuse parenchymal lung diseases-is there any benefit of PAH-specific therapy？ Adv Respir Med, 2017, 85 (4): 216-223.
10. Harari S, Elia D, Humbert M. Pulmonary hypertension in parenchymal lung diseases: any future for new therapies？ Chest, 2018, 153 (1): 217-223.

第七节　肺淋巴管系统疾病

婴儿至青少年的患者一些疾病与淋巴发育障碍有关。正常的肺组织淋巴系统包括两组互相联系的路径。一条途径是回流胸膜下间隙和肺外表面的淋巴液；另一条沿着支气管血管束走行，回流肺深部的淋巴液。在人体，肺的淋巴系统开始形成于胚胎 6 周，直接从发育的静脉系统的特殊内皮细胞发芽而形成。发现许多的生长因子影响肺的淋巴脉管系统发育。导致淋巴发育疾病的病理生理随描述的疾病不同而变化。紊乱的胚胎发育在肺淋巴管扩张中起重要作用。肺淋巴管扩张症常在新生儿期发病。在新生儿期后发病的淋巴疾病如淋巴管瘤病，常与淋巴管发育异常有关。相当一部分患有淋巴管疾病的儿童表现为其他脏器系统的淋巴管浸润，先天性心脏病和染色体疾病。

一、肺淋巴管扩张症

肺淋巴管扩张症(pulmonary lymphangiectasis,PL)分为先天性的和继发性,继发性肺淋巴管扩张多与先天性心脏病有关。先天性肺淋巴管扩张症(congenital pulmonary lymphangiectasis,CPL)是一种先天性肺淋巴管扩张(PL)的罕见发育障碍,特征是肺胸膜下,小叶间隔内、血管周围的和细支气管周围淋巴管扩张。最早于1856年由Virchow报告,因其出生后病情恶化迅速且易误诊为间质性肺气肿。新生儿期死亡的患者中有0.5%~1%死于肺部淋巴管扩张症。国外报告淋巴管扩张症仅有百余例[1],国内也有20余病例报道。肺淋巴管扩张症出生时很快出现严重的呼吸窘迫、呼吸急促和发绀,死亡率很高,多在出生时或生后几个小时内死亡[2]。

PL的发生率无清晰的定义。目前为止只有少数个例或小的系列病例报道。因此,很难给出PL的精确发病率。尸体解剖研究表明,0.5%~1%的婴儿死产或死于新生儿期的婴儿患有PL,在两个胎死腹中系列报道,5/451例、11/2 514例确定患有PL。先天性PL可能与非免疫性胎儿水肿和先天性乳糜胸有关联[1]。尽管胎儿水肿和先天性乳糜胸的发生并非直接与PL的可能发病率相关。以下数据应该有用,产科新生儿转诊中心胎儿水肿发生率可能高达1:800。而且,这种疾病有预后不良,死亡率为50%~98%,先天性乳糜胸的发生率是孕妇的1:(10 000~15 000),男女比例为2:1,可以推测先天性肺淋巴管扩张症的发生率。在非免疫性胎儿水肿的15%为淋巴管发育不良所致[3]。

【病因】

本病的病因可能与遗传有关。因为在美国和国内均有双胞胎同时患病的报道。也有同胞兄弟均患病的报道,美国曾报告一对同胞姐妹,该姐妹都是足月出生,但生后很快因呼吸衰竭而死亡。根据尸检所见判定姐妹均为肺淋巴管扩张症3型。同胞发病现象提示,遗传因素与本病的发病有关。如果第1胎发生本病,应考虑第2胎也有发病的危险性。近年研究发现,在CPL和胎儿水肿患者中有FOXC2基因突变[4]。原发性肺淋巴管扩张症在孕9~16周胚胎时的淋巴管退化失败所致。与肺淋巴管或静脉阻塞,或感染的作用也有关。

继发性肺淋巴扩张的原因为先天性心脏疾病,与肺静脉血流阻塞有关。如左心发育不良综合征、先天性二尖瓣狭窄、三房心、肺静脉闭锁常与肺淋巴管扩张有关[5]。除了心脏疾病外,胸导管的发育不全和感染也可以阻塞淋巴管的排出,引起肺淋巴管扩张症。

肺淋巴管扩张症可为原发性肺淋巴管的发育缺陷,也可能全身淋巴管扩张的一部分。树干的淋巴管扩张通常与淋巴水肿有关。偏侧肥大症在婴儿和年幼的儿童很少出现,但也可以见到。

与综合征有关的淋巴管扩张症多与遗传基因有关,部分为常染色体显性遗传如上述的黄甲综合征、Noonan综合征等;部分为常染色体隐性遗传,如PEHO综合征、德国综合征等;X连锁综合征:淋巴水肿甲状旁腺功能减退,颅面骨畸形,淋巴水肿综合征。其他与一些染色体异常的疾病的淋巴管扩张症还有如Hennekam综合征、唐氏综合征。患有染色体异常疾病的淋巴管扩张症患者更易以全身的淋巴管扩张就诊。但这些患者的肺部症状严重性较原发于肺部的新生儿期发病的淋巴管扩张症的肺部症状为轻。

【发病机制】

在发生学上一般认为,肺淋巴管于胎儿期第8周左右首先产生于肺门,到了第10周出现于肺实质并延伸于支气管及肺静脉周围、在第16周扩大,但以后随着支气管周围结缔组织的减少,淋巴管也相对减少。如果此时这种退行性变化发生障碍,则可能成为异常的淋巴管扩张症。此外,本病的病因可与心脏畸形有关,即由于肺静脉回流障碍而引起淋巴引流增加最终导致淋巴管扩张。血管内皮生长因子C(vascular endothelial growth factor-C,VEGF-C)可以促使肺部的淋巴管生长和成熟,研究表明在围产期发育阶段VEGF-C过度表达可导致肺淋巴管扩张。

【病理】

肺活检可以显示小叶间隔的增厚和增宽。在新生儿的特点是在肺的间质和胸膜下间隙的淋巴管道异常扩张。淋巴管扩张的病理特征的正常分布淋巴管增宽,但并无淋巴管增生。组织学特点其扩张的淋巴管可以为囊泡样,在小叶间隔、支气管血管束、胸膜内可见淋巴管的扩张、扭曲。衬扁平的内皮,D2-40、CD31免疫组化阳性。淋巴管扩张的特点是壁薄,缺乏平滑肌,管腔略扩张,内衬扁平的内皮细胞。

肺淋巴管扩张症可以是全身发育不良的一部分,应该注意评估肺外疾病的表现,如胃肠浸润、骨疾病等。肺活检的病理所见可能有一定的变化,可以使早期轻微的淋巴管扩张,到严重淋巴管扩张。

【临床表现】

大多数在新生期或婴儿期发病。然而,也有一些在儿童、青少年甚至成人期发病。

先天性淋巴管扩张症可以是死胎或胎儿水肿或出生后很快出现呼吸困难,进而迅速发展为呼吸衰竭。难治性低氧血症,可有心脏骤停、气胸、纵隔气肿、胸腔积液。可有持续性肺动脉高压、低蛋白血症的表现。

广义胎儿水肿(hydrops fetalis,HF)是在胎儿血管外的腔隙内液体过度积累为特征,其皮肤厚度>5mm,胎盘扩大,心包或胸腔积液或腹水。淋巴管疾病是非免疫性胎儿水肿的常见原因之一[6]。

乳糜性胸腔积液可能很突出,也有相当一部分肺淋巴管扩张症的患者并无胸腔积液。在新生儿和新生后期的 PL 可能伴有乳糜胸、心包乳糜液、乳糜性腹水[4]。新生儿后期的 PL 呈现不同程度的呼吸困难,可反复发作。在新生儿期发病的肺淋巴管扩张症的症状较婴儿期起病或儿童期起病更重[4]。

在年长儿症状包括慢性呼吸快、复发性咳嗽、喘息、用力呼吸后的吸气相的爆裂音,甚至充血性心力衰竭。这些肺淋巴管扩张症的患者通常与乳糜胸、乳糜心包和乳糜性腹水。可以发生与下呼吸道感染有关的呼吸加重。如果乳糜胸的发生,一些组分丢失,包括血浆脂肪(主要是磷脂、胆固醇和甘油三酯)、蛋白质(主要是白蛋白、免疫球蛋白和纤维蛋白原)、电解质浓度和脂溶性维生素,从而导致严重营养缺乏的表现。

本病分为 3 型:①为全身性淋巴管扩张的一部分;②心脏畸形特别是肺静脉回流障碍引起的继发性改变;③原发的肺淋巴管发育异常。也有在成年人发病,表现为气短、咯血。

【辅助检查】

肺淋巴管扩张症的诊断检查,包括胸片、肺高分辨 CT 和肺活检。

1. 肺功能 在少数病例进行肺功能检查,结果显示限制性、阻塞性肺通气功能障碍,也可以肺功能正常。值得注意的是,随着时间的推移患者获得多个值显示肺功能测试稳定。

2. 影像学表现 胸片通常显示间质浸润、过度通气,有时伴有胸腔积液。影像学包括双侧网状的变化,支气管周围的袖口样改变,双侧胸膜腔积液。显示磨玻璃样的浸润与空气支气管征。高分辨 CT 显示广泛的双边支气管血管周围间隔增厚,小叶间隔和叶间隔周围增厚。胸膜腔积液,肺不张。

冠状磁共振 T1(MRI T1)显示间质增厚、胸腔积液、肺不张。轴向 MRI T2 相在肺间质显示高信号,通常与胸腔积液有关。

超声、胎儿超声产前诊断评估起着关键作用,可发现胎儿水肿,胎儿胸腔积液[1]。

3. 肺活检 肺活检诊断肺淋巴管扩张症的金标准,可以在小叶间隔内、支气管血管束旁、胸膜内可见扩张的淋巴管。扩张的淋巴管可以为囊泡样。还应该注意评估肺外疾病的表现,如胃肠浸润、骨疾病、淋巴液排出的皮肤损伤。

4. 支气管镜 支气管镜的检查无特别发现,但可能有助于排除其他肺部疾病,进行支气管灌洗可分离和确定呼吸道致病菌。

5. 淋巴管核素显像 可发现肺淋巴管扩张和阻塞部位。放射性核素显像是一种微创技术,提供了有价值的淋巴系统形态功能有关的信息。它可显示淋巴液在间质组织的聚集,尤其在四肢更为明显。放射性核素显像可显示在肺内放射性示踪剂的积累和胸导管内的回流,从而有助于评价肺淋巴血管受累的证据。评估可能的全身的、相关的淋巴血管功能障碍也是有用的,可显示局部淋巴结的延迟、不对称和缺乏的显影,皮肤淋巴管回流,淋巴管道不对称的显影,侧支淋巴管,淋巴结构中断显影和深部淋巴系统淋巴结显影。

新生儿可能会出现不明确的疾病。在此情况下,通过确定运输指数定量分析,可能使淋巴显像在新生儿淋巴疾病早期诊断的敏感性和特异性增加。

乳糜胸的诊断,胸腔积液的甘油三酯水平>1.1mmol/L 和细胞计数 >1 000 个 /μl 细胞,以淋巴细胞为主(约 80%),但营养不良的患儿由于缺乏乳糜微粒(主要甘油三酯载体)可产生乳糜甘油三酯水平升高。

【诊断】

PL 可能是产前或新生儿期诊断,或年龄较大的儿童或病情轻时可在成年时诊断。产前各种原因导致胎儿水肿或胸腔积液的诊断应考虑 PL,所以产科胎儿超声对发现胎儿水肿很重要[1]。胎儿水肿的标准：应全身的皮肤增厚大于 5mm，还有两个或两个以上的下列症状,胎盘肿大、心包积液、胸腔积液或腹水。

新生儿的淋巴管扩张常表现为生后不久的呼吸困难、呼吸衰竭而死亡。因此,临床遇到生后不明原因的难治的低氧血症的新生儿、伴影像学的网状结节影、单侧或双侧气胸、胸腔积液(特别是乳糜性)时,应该想到先天性淋巴管扩张的可能。

但临床特点和影像学表现并非本病特有的表现,新生儿期临床诊断较为困难。需要肺活检根据肺组织病理肺淋巴管扩张症确诊,病理主要为在小叶间隔内、支气管血管束旁、胸膜内可见扩张的淋巴管。

然而,严重的新生儿患者很难进行肺活检。肺尸检也非易事,有时资料不丰富。在尸检剥离肺时可导致淋巴管的压扁塌陷,从而使互相联络的淋巴管道不能很好地认识评价。有时病理不易区分 PL 与淋巴管瘤。

【鉴别诊断】

1. **感染性或溶血性胎儿水肿** 遇胎儿水肿时首先要排除感染性或溶血性胎儿水肿。在产前期间,各种原因导致胎儿水肿必须考虑。水肿是多种疾病的结束阶段,并通过三个主要机制产生水肿,如充血性心力衰竭、血浆渗透压下降、淋巴回流阻塞。常需要以下检查如母婴血型,Rh 因子(Rh),Coomb 试验以排除溶血性胎儿水肿。还应寻找感染因素如弓形虫、风疹病毒、巨细胞病毒、单纯疱疹病毒、肠道病毒、梅毒、水痘 - 带状疱疹病毒、莱姆病伯疏螺旋体、艾滋病和细小病毒 B19 感染的证据。

2. **间质性肺气肿** 肺间质性肺气肿(PIE)被认为是一个重要的鉴别诊断,因为重叠的临床病理特点[7]。间质性肺气肿在肉眼形态上与本病类似,易与本病混淆。间质性肺气肿是由于人工呼吸造成的继发性病变,是由于空气强制性地进入肺泡,造成肺泡壁破坏后使空气进入到小叶间、胸膜下、支气管周围的疏松结缔组织内而生成的病变,但扩张的囊腔无内皮细胞被覆,应与本病鉴别。PIE 的组织间质囊病变的周围巨细胞反应,而淋巴管扩张的病例缺乏此改变[7]。

3. **新生儿呼吸窘迫综合征** 因为先天性肺淋巴管扩张症的临床表现为生后不久的呼吸困难、顽固的低氧血症[1],因此应该与以下疾病鉴别。如新生儿暂时性呼吸急促、肺吸入综合征、肺间质感染、新生儿呼吸窘迫综合征。

罕见的情况下也必须考虑婴儿的慢性间质性肺疾病的鉴别诊断,包括表面活性蛋白 B 缺乏症、脱屑性间质性肺炎(家族性和非家族性)、肺泡蛋白沉积症、特发性肺纤维化、淋巴间质性肺炎、细胞间质性肺炎和婴儿慢性肺炎。然而,其他像婴儿和儿童间质性肺疾病的情况也应考虑。这些包括婴儿持续性呼吸急促(婴儿期神经内分泌细胞增生症)、急性肺泡出血、滤泡性细支气管炎、肺血管疾病(阻塞性肺静脉病,即完全的和部分肺静脉回流异常、肺静脉闭锁或狭窄)、肺血管瘤病、遗传性出血性毛细血管扩张症、各种全身性疾病、代谢脂质贮积病。

4. **间质性肺疾病** PL 应考虑与间质性肺疾病鉴别,如囊性纤维化、胃食管反流、纤毛疾病、胶原血管疾病、肺含铁血黄素沉着症、免疫缺陷病、过敏性肺炎。

【治疗】

主要是支持治疗。

1. **呼吸支持** 生后立即辅助通气胸与腔积液引流可能导致呼吸窘迫的好结果。在相当一部分新生儿的肺淋巴管扩张症对传统的压力通气、高频震荡无反应。在这些病例,吸入的 NO 和 ECMO 应用取得了不同的成功。

2. **胸腔引流** 在迅速增长的胸腔积液患者需要放置单侧或双侧胸引流管(S),液量大(即排几天甚至几周)导致的白蛋白、免疫球蛋白的大量损失和许多其他的血浆因子,必须常规补充。

3. **静脉营养支持** 营养在减少淋巴液生产中起着重要作用。肠道内营养中链甘油三酯和完全肠外营养,已成功应用[3]。奥曲肽和抗纤维蛋白溶解酶已用于 PL 和小肠淋巴管扩张症。可以得到关于这些药的非单一的有效性数据。

4. **胸膜固定术** 新生儿淋巴管扩张的乳糜胸也可用注入硬化剂的治疗。也有新生儿先天性乳糜胸患者应用红霉素和胸膜固定术治疗获得成功的。儿童顽固性乳糜胸即乳糜漏持续,可用注入硬化剂的胸膜固定术(滑石粉、纤维蛋白胶、聚维酮碘)或壁层胸膜切除术进行治疗,且有效。在胸导管破裂部位不确定时,不能胸导管漏管的结扎或缝合可选用胸膜固定术。也有生后不久呼吸困难,经单侧肺叶切除术后存活的病例报道。

5. **一般的支持治疗** 新生儿后期发病的肺淋巴管扩张症治疗并不复杂,因为这种形式的肺淋巴管扩张症并不严重。对年长儿的肺淋巴管扩张症的治疗包括氧疗、抗生素治疗、反复喘息和咳嗽的治疗。胃食管反流需要规范治疗。

【预后】

本病的预后不同，新生儿期起病的预后差，死亡率高，多数患儿在出生后数周内死亡，少数存活数月。早期报道在有效的机械通气应用之前，大多数孩子没能活下来。在最近多数报道的病例几乎均需要机械通气。而且应用现代的新生儿加强治疗，预后有较大的改善。

重症新生儿急救医学的最新进展已经改变了 PL 的以前的在出生时几乎致命的结果。Mettauer 和同事报道了在他们的三级医疗中心 1/7 例存活的肺淋巴管扩张症的患者。活过新生儿期后病情可以最终改善。由 PL 幸存下来的医疗问题，常常出现慢性肺疾病患者的特点。在生后第 1 年，特别是生后 6~12 个月的年龄会出现与慢性肺疾病密切相关的胃食管反流和生长发育落后。新生后期后起病的预后相对较好。在童年或成年诊断的病例，预后更好。

二、淋巴管瘤病

淋巴管瘤（lymphangiomatosis）是一种罕见的良性血管肿瘤性疾病，认为来源于淋巴管的先天性畸形和异常增殖[8]。淋巴管瘤是指单一的畸形，淋巴管瘤病是指多发的淋巴管瘤，且是较单一淋巴管瘤的发生率低。淋巴管瘤病可以出现单个器官或多器官参与。

广泛的骨和软组织参与被称为弥漫的淋巴管瘤病。弥漫性淋巴管瘤病在肺部、骨和其他器官弥漫性浸润[9]。胸腔内的淋巴管瘤，可以在纵隔、心脏、肺、胸导管和胸膜发现。目前认为，该病是先天性的，无性别差异。该病可以在婴儿期和成年就诊，但大多数情况下是在童年诊断。据推测此疾病是淋巴管发育异常的结果。主要累及儿童的头部、颈部、躯干和四肢的皮肤和皮下组织。只有 10% 的内部器官如淋巴管瘤累及肺部、肝或脾受累。

有肺部受累的也称为弥漫性肺淋巴管瘤病（diffuse pulmonary lymphangiomatosis，DPL）是一种罕见的肺疾病，DPL 以肺淋巴管异常增殖为特征，病变常呈弥漫或多灶性分布，也常累及纵隔内脏器和淋巴系统，包括纵隔、骨、脾、肺和颈下部。肺部受累是导致死亡的原因。最终往往因肺内淋巴管弥漫增殖导致呼吸衰竭或继发感染而死亡。

【病因】

病因不明。

【病理】

淋巴管瘤病是一牵涉多脏器的多发的淋巴管瘤的严重疾病，可以累及肝、软组织、脾、骨骼、纵隔和肺。淋巴管瘤病显示一个复杂汇合的淋巴血管腔的数目增加和继发淋巴管扩张。扩张的淋巴管腔常肌化，这很容易导致误分类为静脉。淋巴管瘤具有淋巴管增殖、扩张、增厚的特性，淋巴管周围可见胶原蛋白，肌纤维和梭形细胞，肺实质内可能发现巨噬细胞。免疫组织化学染色对淋巴内皮标记 D2-40 有助于正确分类这些病变。淋巴管瘤的梭形细胞 HMB45 阴性。已报道在淋巴管瘤病的患者，应用聚合链反应或 ELISA 酶标法测量血管内皮生长因子（VEGF），显示异常增高。胸腔积液在淋巴管瘤病很常见。免疫组化内皮标记 CD31，因子Ⅷ-相关抗原和 D2-40 等的存在是 DPL 的特征。

骨活检能显示与骨质溶解有关的病变。抗 -CD31 抗体反应可用来检测淋巴内皮细胞。

【临床表现】

可发生于任何年龄，其发生率不确定。文献报道从出生至 80 岁均有发病。儿童病例明显较成人为多，以幼儿和青少年多见，有相当数量的婴儿病例报道，无性别差异。淋巴管瘤病牵涉胸部可以表现在纵隔、胸腔、胸壁、肺或心包。

弥漫性淋巴管瘤病其临床表现取决于所涉及的脏器部位和范围，症状轻重不一，可以无症状，可以病理性骨折、轻微的喘息、干性咳嗽、咳乳糜液、咯血、呼吸困难、呼吸衰竭和复发性胸膜腔积液，胸腔积液常为乳糜性。可以发热和复发性肺炎。纵隔受累的位置也会影响本病预后。上纵隔病变显示更多的浸润性，在罕见的情况下，淋巴管瘤可显示喉部受累，这可导致气道阻塞。蛋白质丢失的肠病、淋巴水肿、脾病变。

胸腔内淋巴管瘤病可表现为纵隔肿块。可表现为多脏器功能衰竭而死亡。另外有文献回顾了 52 例胸淋巴管瘤病，患者伴有乳糜胸（49%）、肿块（47%）、肺浸润（45%）、骨骼病变（39%）、脾病变（19%）、累及颈部（15%）、弥散性血管内凝血（9%）和累及皮肤（7%）。儿童（<16 岁）的预后比老年患者更差，死亡率（39%∶0）。偶有心包受累、乳糜心包。

该病累及骨和周围的软组织称为 Gorham-Stout 疾病或消失的骨疾病，可发生无肺的受累。

淋巴管瘤病和 Gorham-Stout 疾病可以散发,无已知的遗传类型。Gorham-Stout 疾病特点是骨内有血管结构增生,导致放射证实的溶骨损伤。乳糜胸与此疾病有关,可能与胸膜的淋巴管发育不良有关。Gorham-Stout 疾病是活检时有乳糜胸、骨囊性变伴淋巴瘤综合征。骨病变可出现在肋骨、肱骨颈,股骨和其他骨骼。沿硬化边缘的多个地理溶骨性病变。骨骼出现半透明的改变,这些病灶定义为囊性骨骼病变。由于骨膨胀、骨膜反应、皮质受侵。

【辅助检查】

1. 肺功能　肺功能检查可以显示限制性和阻塞性混合模式,限制功能占主导地位。基于以下异常:用力呼气量 1 秒(FEV_1)、FEV_1/FVC(用力肺活量)比、肺总容量(TLC)、残气量(RV)、RV/TLC 比。

2. 影像学特点

(1)胸片:胸片非特异性,可以显示弥漫性间质浸润和胸腔积液、胸部团块影、骨损伤。骨骼可表现为半透明的溶骨样改变(图 19-7-1A)。

(2)计算机断层扫描(CT):发现 DPL 包括小叶间隔增厚,支气管血管束增厚和磨玻璃影、胸膜增厚、胸腔积液、纵隔软组织渗出浸润,见图 19-7-1B。这些发现提示 DPL,但不是 DPL 特有的表现。

(3)MRI:MRI 图像上比 CT 扫描更清晰显示下颈部、脾和骨骼系统淋巴管瘤病变(图 19-7-1C)。全身的 STIR MRI 图像上发现了骨盆骨病变、肢体骨骼的病变。在评价弥漫淋巴管瘤病的范围是非常有用的[10]。骨病变可出现在肋骨、肱骨颈、股骨和其他骨骼。呈溶骨性病变。

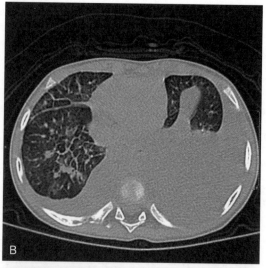

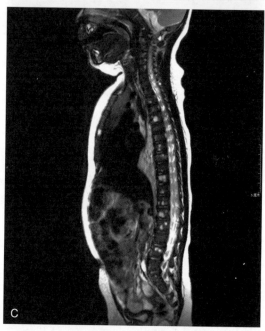

图 19-7-1　弥漫性淋巴管瘤病

患儿男,4 个月,因咳嗽、呼吸困难就诊,诊断弥漫性淋巴管瘤病。胸片可见大量的胸腔积液和右上肢骨骼透明的溶骨样改变(A)、肺 CT 可见小叶间隔增厚(B)、MRI 可见椎体的淋巴管瘤病灶(C)

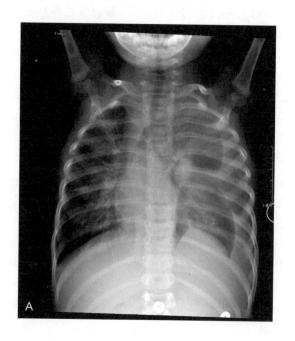

(4)淋巴管造影:淋巴造影是一种有效的方法,可以与其他形式的血管瘤、淋巴管瘤鉴别,提供详细的淋巴管图像。这种方法应用油基染料注入淋巴管,可引起肺部并发症(例如过敏反应、发热、感染及淋巴管炎)。淋巴管造影后做多重 CT能更好显示胸内疾病,可以为弥漫性淋巴管瘤病诊断的一种好的方法[11]。

(5)淋巴核素显影:淋巴核素显影淋巴管是一个快速、微创的方法,可跟随疾病的进展和指导治疗。它可以定义淋巴管的流向和帮助鉴别正常和异常的淋巴管,淋巴管核素显影可有助于淋巴管瘤的诊断。

3. 支气管镜 支气管镜检查非特异性,可见气道黏膜红斑和水肿,支气管狭窄,在进展的病例,薄壁囊泡含有乳糜性流体。支气管镜检查与支气管活检报告可帮助诊断,文献报道的大多数病例通过开胸肺活检证实。

4. 淋巴管活检 淋巴管活检病理显示内衬有内皮的扩张的淋巴管道。淋巴管瘤病特点是骨骼组织、脾、肝、纵隔和 / 或肺弥漫性或灶状淋巴管瘤。

【诊断】

淋巴管瘤诊断是建立在临床表现、影像学检查及肺功能检查的汇集的基础上。弥漫性肺淋巴管瘤病的诊断较为困难,由于就诊时的症状并非特异性如气喘、咳嗽、呼吸困难、咯血、胸疼痛,通常被误诊为哮喘或其他呼吸疾病。骨病变、乳糜胸的共同存在应考虑是弥漫性淋巴管瘤病的诊断。应该注意的是,淋巴管瘤根据受影响的组织范围可以被描述为全身、弥漫性肺、胸内的囊性病变。

影像学和临床检查不能确诊的患者,需要进行淋巴造影、淋巴核素显像,部分患者需要有创检查如骨、肺活检,纤维支气管镜。超声心动图可发现心包受累。

计算机断层扫描(CT)、超声、磁共振成像(MRI)和超声成像提供淋巴管瘤有效的评估和诊断。成像显示了疾病特性、位置和疾病的严重程度。CT 和 MRI 成像检测骨和软组织的病变。CT 扫描可以量化肺间质、间隔和肠系膜增厚,纵隔肿瘤、胸腔积液、磨玻璃影、囊性骨骼病变。纵隔软组织弥漫的液渗出和胸膜腔积液是两个最普遍的特性。肋骨、肱骨颈、股骨和其他骨骼出现沿硬化边缘的多个溶骨性病变,如囊性骨骼改变,有助于诊断。

【鉴别诊断】

1. 肺淋巴管扩张症 肺淋巴管扩张症与DPL 的 CT 表现几乎相同。肺淋巴管扩张症特征为肺淋巴管弥漫性扩张,其分类先天性或继发性。先天性淋巴管扩张症的典型表现出生后不久发病,具有较高的死亡率。年长儿发病者,多有继发因素的肺动脉高血压或静脉梗阻引起继发性淋巴管扩张症的证据。淋巴管瘤主要在年长儿,成人罕见。组织病理学检查,淋巴管瘤的特点大小不

同的淋巴结管的数量增加。这应该是区别于淋巴管扩张,其为单纯淋巴管的扩张,并无淋巴管数量增加。

2. 引起小叶增厚的其他疾病 因为光滑的小叶间隔增厚,应开考虑到肺水肿、肺静脉阻塞疾病、Erdheim-Chester 疾病、淋巴管扩张症鉴别。可以据无充血性心力衰竭或胸腔积液的存在,可与肺水肿鉴别。显著的中央肺动脉也不确定,使得肺部静脉阻塞疾病诊断几乎不可能,Erdheim-Chester 疾病特点是骨骼和其他器官含脂肪的泡沫状组织细胞的增殖,没有长骨骨干和干骺端的硬化性改变而被排除。还要注意与结节病和肺淋巴瘤鉴别。

3. 海绵状或毛细血管瘤组织学结果 并不总是特异性,潜在的重叠的临床和组织学表现。因此,淋巴管瘤的病变从组织上很难与海绵状或毛细血管瘤病理鉴别。需要结合影像学结果来诊断弥漫的淋巴管瘤。

4. 朗格汉斯细胞组织细胞增生症 儿童主要鉴别诊断考虑有累及纵隔和内脏器官的多发溶骨性病变和囊性病变,包括朗格汉斯细胞组织细胞增生症和血管瘤病。朗格汉斯细胞组织细胞增生症骨的病变通常不明确,它们与骨髓水肿、骨膜反应和软组织增强病变有关。相比 CT 增强扫描,淋巴管瘤病的骨和内脏器病变通常表现为明显增强。认为对比增强研究是弥漫性淋巴管瘤诊断所必需的。

5. 沿淋巴管分布的其他疾病 如癌性淋巴管炎、结节病、肺淋巴瘤,也可以考虑。在这些疾病中,小叶间隔增厚趋于结节影。

6. LAM 淋巴管瘤和 LAM 都是淋巴系统肿瘤,但两者在发病机制和自然历史的差异显著。淋巴管瘤显示淋巴管的增殖、扩张、增厚,且有胶原、肌纤维和梭形细胞围绕淋巴管周围。巨噬细胞可能在肺实质内发现。LAM 肺囊性病变的特征在淋巴管瘤不明显,LAM 平滑肌样梭形细胞对 HMB45 反应,而淋巴管瘤该梭形细胞 HMB45 阴性。淋巴管瘤在男性和女性均可发生,相反,LAM 女性有明显的优势。

淋巴管瘤病是淋巴管瘤的进一步生长的结果。年幼儿和呼吸道受累意味着预后不良。淋巴管的异常增生鉴别区分淋巴管瘤、淋巴管瘤病和Gorham-Stout 疾病与其他的肺部淋巴管病。

【治疗】

值得注意的是,大多数关于这种疾病的认识的获得均以病例报告为基础。

弥漫性淋巴管瘤无特定的治疗。本病的治疗目标管理减少乳糜性液体、减轻邻近器官的受压症状、停止淋巴管增生。

1. 外科手术　手术切除是推荐用于局限性淋巴管瘤,如肺或纵隔局部病变的去除,如胸膜受累时胸膜固定术,胸廓切开术、胸膜硬化、胸腹膜分流术、壁胸膜切除术或胸导管结扎。应用于不同治疗具有不同的结果。虽然在一些病例建议手术切除,由于难以从正常淋巴组织鉴别和分离的受累淋巴组织,潜在复发的风险。因此,手术可能会失败,即不完整的手术切除可能导致更高的复发率。治疗严重的胸腔积液的病例需要胸腔穿刺术或胸膜固定术。如果弥漫性淋巴管瘤病,那么,完整地手术切除不可能。

2. 糖皮质激素　全身用糖皮质激素治疗,可减少实质渗出和液体的负担。

3. 免疫调节剂和化疗　免疫调节剂和化疗已显示出不同的结果。环磷酰胺、他莫昔芬可减少实质受累和积液负担。

4. 干扰素α　具有抗血管生成活性的细胞因子,似乎是有益的,已经在淋巴管瘤的治疗使用了近20年。在大多数的病例已经报告治疗后临床上得到改进,尽管最佳的治疗持续时间尚不清楚,疗程从3周到数年不等。有意思的报道是干扰素 α-2b 可以应用于 Gorham-Stout 疾病的治疗。治疗这种疾病有争议。作者报道1名9岁男童弥漫淋巴管瘤病涉及胸膜腔积液、脾和骨,用聚乙二醇干扰素 α-2b 治疗,患者取得了良好的临床和影像学改善。1例3岁弥漫性淋巴管瘤病的患儿应用重组干扰素治疗观察到重要的临床和影像学改进,坚持干扰素 α-2b 治疗28个月后(IFN alpha-2b),未观察到明显的毒性。最近发现,干扰素 α-2b 的疗法在临床和放射学有明显改善。虽然,也有报道称有不利的结果。干扰素可以抑制肿瘤细胞分裂,提高免疫系统功能,且无任何威胁生命的不良反应。

5. 白蛋白　白蛋白输入和中链的碳链甘油三酯的低脂肪饮食有应用,但很少成功。

6. 放射治疗　放射治疗主要用于皮肤或腹腔受累的患者,但也证明成功治疗了28例胸部淋巴管瘤病患者。放疗对乳糜急性损失治疗干预有效。放射治疗的确切机制尚不清楚,但它可能是辐射诱导淋巴管内皮水肿和增殖,从而引起异常淋巴管的阻塞。放疗可作为淋巴管瘤手术或全身治疗失败的另一选择。正确的放疗,它的不良反应如放射性肺炎是罕见的,慢性并发症如继发恶性肿瘤很罕见、限制性肺疾病如肺纤维化也很罕见。也有在弥漫性淋巴管瘤病肺活检后合并严重心包乳糜的病例联合应用放疗和干扰素 α-2b 成功治疗的报道。也有在放疗和干扰素 α-2b 治疗的基础上,加低分子肝素的抗凝治疗获得成功的报道。

7. 普萘洛尔治疗　普萘洛尔也有用于弥漫性淋巴管瘤病的治疗。已证明非选择性 β 受体阻滞剂普萘洛尔,通过降低血管内皮的水平生长因子(VEGF)和乳糜性胸腔积液可以有效地治疗弥漫性淋巴管瘤病。

【预后】

预后通常很差。因为淋巴管瘤位置和范围是影响预后的重要因素,淋巴管瘤病患者累及骨或软组织比骨和软组织同时受累的预后要好。弥漫性肺淋巴管瘤病预后不良,特点是淋巴管缓慢渐进增长,通常有乳糜性胸腔积液,并可能与溶骨病变和纵隔压迫有关。进行弥漫淋巴管瘤病影像学评价是决定患者治疗计划的关键。

（刘秀云　江载芳）

参考文献

1. 庄晓磊,汪吉梅,周小芸,等.先天性肺淋巴管扩张症伴胎儿胸腔积液1例报告并文献复习.临床儿科杂志,2015,8:710-714.

2. Yuan SM.Congenital pulmonary lymphangiectasia.J Perinat Med,2017,45(9):1023-1030.

3. Carlo B,Gloria D,Dario P,et al.Etiology of non-immune hydrops fetalis:An update.Am J Med Gene Part A,2015,167A:1082-1088.

4. Yuan SM.Congenital Pulmonary Lymphangiectasia:A Disorder not only of Fetoneonates.Klin Padiatr,2017,229(4):205-208.

5. Herrmann JL,Irons ML,Mascio CE,et al.Congenital pulmonary lymphangiectasia and early mortality after stage 1 reconstruction procedures.Cardiol Young,2017,27(7):1356-1360.

6. Carlo B,Gloria D,Dario P,et al.Etiology of nonimmune hydrops fetalis:An update.Am J Med Genetics Part A,2015,167(5):1082-1088.

7. Bussell HR,Moehrlen U,Schraner T,et al.Congenital pulmonary lymphangiectasis mimicking congenital pulmonary interstitial emphysema in a patient with congenital diaphragmatic hernia.J Pediatr Surg Case Reports,2017,20：10-13.

8. Zhao J,Wu R,Gu Y.Pathology analysis of a rare case of diffuse pulmonary lymphangiomatosis.Ann Transl Med,2016,4(6):114-114.

9. Mills MK,Putbrese B,Allen H,et al.Lymphangiomatosis：a rare entity presenting with involvement of the sacral plexus.Skeletal Radiol,2018,47(9):1293-1297.

10. Herruela-Suffee C,Warin M,Castier-Amouyel M,et al.Whole-body MRI in generalized cystic lymphangiomatosis in the pediatric population：diagnosis,differential diagnoses,and follow-up.Skeletal Radiology,2016,45(2):177-185.

11. Sun X,Shen W,Xia S,et al.Diffuse Pulmonary Lymphangiomatosis：MDCT Findings After Direct Lymphangiography.Am J Roentgenol,2016,208(2)：1-6.

第八节　肺栓塞

肺栓塞(pulmonary embolism,PE)是指由内源性或外源性栓子阻塞肺动脉引起肺循环障碍的临床和病理生理综合征,包括肺血栓栓塞症、脂肪栓塞综合征、羊水栓塞、空气栓塞、肿瘤栓塞、异物、细菌栓塞,以及骨髓移植后细胞溶解血栓等。其中,肺血栓栓塞症(pulmonary thromboembolism,PTE)是最常见的肺栓塞类型,由来自静脉系统或右心的血栓阻塞肺动脉或其分支所致,通常所称的肺栓塞即指 PTE。儿童肺栓塞与成人肺栓塞的栓子的来源和成因不尽相同(表 19-8-1)。

表 19-8-1　儿童肺栓塞与成人肺栓塞的比较

鉴别内容	儿童	成人
发病率	(0.14~4.6)：100 000	(1~2)：1 000
病理生理	静脉损伤	血液滞留
栓子来源	下肢(30%)、上肢、右心、骨盆、肾静脉很少为自发性(0~4%)	下肢深静脉系统(95%)
血栓的原因	CVL、感染、制动、先心术后	多为特发性
主要的危险因素	胸膜痛最常见	冠心病、手术、肥胖、怀孕、口服避孕药
体征	低氧血症、发热、心电图异常	呼吸困难、胸膜痛最常见
体格检查	暂无	呼吸促、低氧血症、呼吸音异常、心音异常、ECG 异常 Wells 评分、Geneva 评分
预测指标	CTPA,需注意射线剂量	CTPA
诊断方法	UFH、LMWH、VitK 拮抗剂	UFH、LMWH、VitK 拮抗剂、溶栓
治疗	死亡率 10%,复发率 7%~18.5%	死亡率 8.9%~17.4%,复发率 7%~30.7%
结局		

在成人,51% 的深静脉血栓(deep venous thrombosis,DVT)病人肺部扫描提示有 PE,而没有血栓的病人 PE 的发病率只有 5%。PE/PTE 常为 DVT 的并发症,由于 PTE 与 DVT 在发病机制上存在互相关联,是同一种疾病病程中两个不同阶段,因此将二者统称为静脉血栓栓塞症(venous thromboembolism,VTE)[1]。

一项儿童的研究显示,56% 的 PE 与其他部位的 DVT 有关。该研究对 405 例儿童 VET/PE 的资料分析显示,2/3 的 DVT 发生于上肢。而在成人,腓肠肌则是最常见的 DVT 发生部位。

加拿大的一项单中心大型研究显示,儿童 PE 的发病率为 5.7/10 000 住院患儿,较以往报道的发病率增高了近 7 倍。同样,美国的资料显示,从 2001 至 2007 年间,VTE/PE 住院患儿增长了 70%,由 34/10 000 住院患儿增至 58/10 000 住院患儿。儿童 PE 占 VTE 住院患儿的 11%,因而计算出的 PE 发病率为 6.4/10 000 住院患儿,这与加拿大的数据类似。PE 的年龄分布呈双峰,高峰年龄为 1 岁以内的婴儿及伴有疾病或多种危险因素的年长儿(15~17 岁),性别上无差异,黑色人种儿童的患病率高于白色人种儿童。

【病理生理】

红细胞、纤维蛋白原、血小板和白细胞在完整的静脉内形成血块,即静脉血栓。血块可栓塞在不同的部位,当它们通过右心房、右心室,嵌塞在肺动脉时即形成 PE。血栓造成的血流减少或中断,可导致不同程度的血流动力学和呼吸功能改变。PE 对生理学上的影响与下列因素有关:肺循环受阻的程度、同时存在的心肺疾病以及血管活性介质的存在。在儿童,栓塞对肺循环的阻塞 <50% 时,通常无临床表现,除非同时存在肺动脉高压或先天性心脏缺陷等心血管疾病。当急性肺部的栓子对肺循环的阻塞超过 50% 时,右心室后负荷显著增加,引起右心室压力增高,肺动脉收缩压升高。右心室扩张及三尖瓣反流和室间隔左移,左心室舒张末期容积减少和充盈减少,以及回左心血量减少,导致心排血量减少,体循环血压下降。而且,右心室压力增高可导致右侧冠状动脉受压,心肌缺血。大面积 PE 可导致心肌缺血、心源性休克甚至死亡。PE 还导致通气血流比例失调而发生动脉低氧血症、右向左分流以及静脉血氧分压降低,并引起血管和气管活性因子释放,引起血管痉挛造成肺动脉高压。

PE 对于肺脏的影响在于栓塞部位的肺组织血流减少,引起肺泡死腔增加(即通气的区域没有灌注),使得肺脏不能有效清除 CO_2。PE 和 / 或严重的原发病,可影响肺泡 - 动脉氧分压梯度,使得动脉血氧分压难以维持,从而出现低氧血症。引起低氧血症的其他原因包括肺不张、肺组织梗死、反射性的支气管收缩等。

【危险因素】

血栓形成的原因见于下列三种情况:静脉血流停滞、高凝状态及易栓倾向或内皮细胞壁受损,即 Virchow 三联症。血管内皮的损伤可见于很多情况,如感染、创伤和手术。组织因子暴露,启动凝血瀑布反应,形成凝血酶,从而增加血栓形成的危险。静脉血流淤滞或血流动力学的变化,如中心静脉导管(central venous lines,CVLs)所致的血管内湍流,增加了血栓的形成。遗传因素,如遗传性易栓症,通过改变正常的抗凝血因子,可能在血栓形成中发挥一定的作用[2]。

特发性 DVT 在成年人中所占比例可达 30%,而在儿童,则只有 2%~4%,绝大多数儿童 VTE 都存在有危险因素。VTE 的危险因素因年龄不同而异,在 95% 的 VTE 儿童有一项或多项潜在的临床疾病。儿童(28 天 ~18 岁)最重要的易感因素为中心静脉置管,其他的原因有肿瘤(特别是急性淋巴母细胞白血病)、先天性心脏病、血管畸形、长期完全肠道外营养、创伤、外科手术 / 制动、局部感染、肾脏疾病、系统性红斑狼疮、狼疮抗凝集(lupus anticoagulant)阳性、镰状细胞病、低血容量、肥胖、脑室分流以及药物(包括服用雌激素和精氨酸酶等)因素[3-6],青少年口服避孕药会增加发生 PE 机会。

荷兰的资料显示,8.8% 的 VTE 与先天性血栓性疾病有关。对遗传性易栓倾向的研究显示内皮源性一氧化氮合酶 894G>T 基因多态性与 PTE 的发生发展显著相关。蛋白 C 路径基因多态性与 VTE 发生密切相关,该途径蛋白 C、蛋白 S、血栓调节蛋白(TM)、内皮细胞蛋白 C 受体(EPcR)任何一种基因型改变,均可以导致抗凝作用减弱,另外蛋白 C 路径与其他遗传性危险因素(凝血 V 因子、高同型半胱氨酸等物质基因多态性)可能发挥协调作用,参与 VTE 发病。易栓倾向也可以是获得性的——如在严重的感染和炎症反应时Ⅷ因子活性增强,由于细菌性脓毒症及弥散性血管内凝血所致的抗凝物质不足,或病毒感染、肾病综合征、抗磷脂抗体综合征时,产生抑制性抗体。

【临床表现】

PE 可表现为无症状、非特异性症状、轻 ~ 重度低氧血症、右心功能衰竭、休克甚至死亡。儿童肺栓塞典型的症状包括气短、胸膜炎样胸痛以及咯血,84% 青少年 PE 有胸痛症状。一般情况下,只有大面积 PE 会引起典型的症状,而较小栓子的临床表现轻微。小年龄儿童不能叙述气短或胸痛,而且其心肺功能储备很好,这些会使大面积 PE 对血流动力学的影响最小化。此外,发生 PE 的儿童通常有严重的原发病或基础病,其临床症状与 PE 相似,因此会降低医生对 PE 的警觉程度。

体征包括动脉血氧降低、下肢 DVT 的体征、呼吸急促及发热。任何年龄组的儿童,出现不能解释的呼吸急促均提示 PE 的可能。其他有提示意义的体征包括急性右心衰、发绀、低血压、心律失常、苍白、晕厥或猝死。

【诊断】

儿童 PE 的诊断首先确定是否存在危险因素。Lee 等回顾性研究了 2004~2011 年期间临床怀疑 PE 的患儿,16%(36/227)的患儿经 CT 血管造影得到证实。与 PE 相关的 5 个危险因素为:制动、高凝状态、雌激素水平过高、中心静脉置管以及既往曾患过 PE 或 DVT;如果用"同时存在 2 个或 2 个以上的危险因素"预测 PE 的存在,其敏感性为 89%,特异性为 94%。这提示存在发生 PE 的危险因素对于诊断非常重要。其次,典型的临床表现为气短、胸膜痛及咯血,通常见于大面积肺栓塞时。但是症状和体征对于预测 PE 的诊断既不敏感也不特异。进一步的辅助检查包括以下几方面:

(1)一般检查:包括心电图、胸片及动脉血气并不能确诊或除外 PE,但有助于除外其他疾病。

(2)通气 - 灌注扫描:是怀疑 PE 儿童的首选检查。典型征象是肺段灌注扫描缺损与通气显像正常不匹配。其诊断 PE 的敏感性和特异性较好,且不受肺动脉直径的影响,尤其在诊断亚段以下 PE 中具有特殊意义。如果结果确定显示正常的灌注,则可临床除外 PE 的诊断。但是任何引起肺血流或通气失调的疾病会影响该检查的结果判读,如先天性心脏病患儿两肺的血流可能本身就不平衡,或者在同一肺内血流不平衡,而且,在左向右分流的患儿中其肺动脉中混合有动脉血,也会造成同位素的分布改变。因此单凭此项检查可能造成误诊。如果与胸部 X 线片、CT 肺动脉造影相结合,可大大提高诊断的特异性和敏感性。

(3)肺血管造影:是传统上诊断 PE 的金标准。PE 的间接血管造影征象为造影剂充盈缺损或肺动脉未充盈。该项检查为有创检查。

(4)螺旋 CT:也称 CT 血管造影,PE 的直接征象为肺动脉内低密度充盈缺损,部分或完全包围在不透光的血流之内(轨道征),或者呈完全充盈缺损,远端血管不显影,间接征象包括肺野楔形条带状的高密度区或者盘状肺不张,中心肺动脉扩张及远端血管分布减少或消失等(图 19-8-1)。此项检查的局限性在于,对亚段及以远端肺小动脉血栓的敏感性较差。因此,螺旋 CT 结果阴性,提示 PE 的可能性小但不能完全除外。近年来的双能量 CT 的 Lung vessel 软件可以提高儿童 PE 检出的敏感性和阴性预计值,有助于发现和排除儿童 PE。当其他检查不确定时,基于软件的混合灌注的单电子发射 CT(perfusion single-photon emission computed tomography/computed tomography,Q-SPCT)可提供诊断的准确性[7]。

(5)核磁共振(增强):对 PE 诊断的准确性与螺旋 CT 相仿,对诊断亚段以下的 PE 较为困难,在儿童的应用经验较少。MRA 优于 CT 之处是使病人免于接触离子射线,所用对比剂更为安全;但是 MRA 更为昂贵,耗时长,需要专业人员进行操作及解读,此外,图像的质量需要病人屏气配合,小年龄儿童需要麻醉下进行检查。

(6)心脏超声:可以直接看到心脏内或中央肺动脉的血栓,也可以观察到 PE 的间接征象,包括右室扩张、运幅减低、室间隔运动异常、三尖瓣反流以及吸气时下腔静脉不能回陷等。对于重症患儿,难以完成通气灌注扫描及 CT 血管造影时,心脏超声有助于鉴别大面积 PE 及其他原因所致的心血管动力学的改变。

(7)下肢静脉超声:可用于诊断 DVT,对于有 PE 临床症状者可间接提示 PE 的诊断。但是,存在或不存在 DVT 都不能确诊或除外 PE。

(8)D- 二聚体:是交联纤维蛋白在纤溶系统作用下产生的可溶性降解产物,为特异性纤溶过程标记物。发生血栓栓塞时,D- 二聚体可因纤维蛋白溶解而浓度升高,其敏感性较高,而特异性较低。成人的研究显示,D- 二聚体正常且临床评分低的病人可基本除外 PE;而在儿童,由于其原发病本身即可引起 D- 二聚体增高,而且国外的一项研究显示,36%~40% 的儿童 PE 的 D- 二聚体是正常的。因而在大多数情况下,D- 二聚体正常并不能排除儿童 PE,D- 二聚体在儿童 PE 中的临床意义不如成人 PE。

【治疗】

目前,儿童 PE 的治疗方案大多基于一些小型的儿童研究、单中心研究或沿用成人的治疗经验。PE 的治疗视患儿临床病情的危险程度而定。血流动力学稳定者应接受抗凝治疗以防止血栓进一步延伸,并防止发生晚期并发症如血栓复发及血栓后综合征等。血流动力学不稳定的患儿,需要积极治疗快速减少血栓体积,如溶栓治疗,从而改善右室功能。治疗流程见图 19-8-2、图 19-8-3。

1. **抗凝治疗**　常用的药物有普通肝素、低分子肝素以及维生素 K 拮抗剂[8,9](表 19-8-2)。

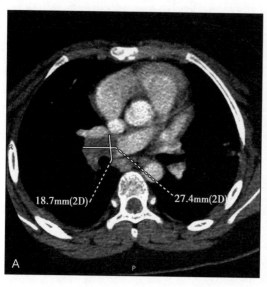
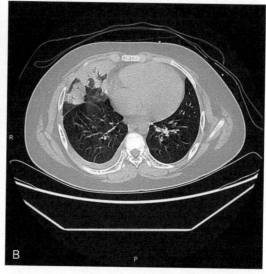

18.7mm(2D)　　27.4mm(2D)

图 19-8-1　肺动脉血栓

患儿男,9 岁,主因"间断胸痛、发热、咳嗽 1 个月,气促 11 天"入院,病前 2 天,右踝扭伤,稍肿胀。入院查体:呼吸稍促,不能平卧,口唇无发绀,右下肺可闻及少许细湿啰音,心音低钝,肺动脉瓣听诊区闻及第二心音分裂,主动脉瓣听诊区闻及 II/6 及收缩期杂音,背部肩胛间区脊柱旁可闻及血管杂音。D 二聚体 22.94(0~0.243mg/L)。MSCT 血管成像可见肺动脉充盈缺损的血栓征象(A 图),肺实质内可见胸膜下的楔形阴影(B 图)

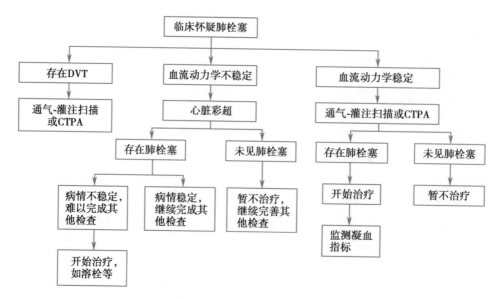

图 19-8-2　PE 的诊断流程图

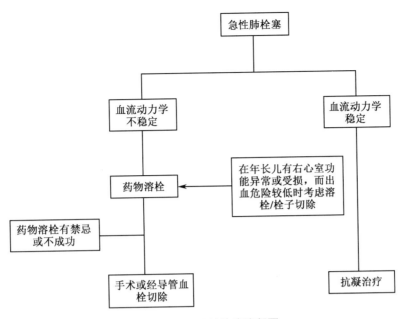

图 19-8-3　PE 的治疗流程图

表 19-8-2　PE 的抗凝治疗

临床情况	初始抗凝治疗 [a]		后续的抗凝治疗 [b]		抗凝治疗疗程
	无 / 少量出血	有严重出血的危险（如近期大手术后）	婴儿 /小年龄儿童	年长儿 /青少年	
特发性 PE	LMWH[c]	UFH[d]	LMWH（VKA）[e]	VKA（LMWH）	6 个月 [f]
继发性 PE（危险因素解除）	LMWH	UFH	LMWH（VKA）	VKA（LMWH）	3 个月
继发性 PE（危险因素持续存在但可逆,如肾病综合征）	LMWH	UFH	LMWH（VKA）	VKA（LMWH）	至少 3 个月且危险因素去除
反复 PE 或 PE 伴有持续的危险因素,如抗磷脂抗体综合征	LMWH	UFH	VKA（LMWH）	VKA	延长治疗或长期治疗

注:PE:pulmonary embolism,肺栓塞;UFH:unfractionated heparin,普通肝素;LMWH:low molecular weight heparin,低分子肝素;VKA:vitamin K antagonist,维生素 K 拮抗剂

[a] 初始治疗至少 5 天（大面积 PE 7~10 天）;

[b] 含有抗凝剂的支架不作为首选;

[c] 剂量根据 LMWH 的类型以及患儿的年龄而定,应当调整抗 -FXa 水平在 0.5~1.0U/ml;

[d] 负荷量:75U/kg 10 分钟静脉入,维持剂量 28U/(kg·h),静脉给药（<1 岁,或 20U/(kg·h)静脉给药（>1 岁）。调整抗 -FXa 水平为 0.35~0.7U/ml 或相当的 aPTT 范围;

[e] 负荷量:第 1 天 0.2mg/kg（大面积 PE 5 天）,维持剂量,根据 INR2.0~3.0 调整;与 UFH/LMWH 重叠至少 5 天;

[f] 大面积 PE 也应考虑用药 6 个月

2. 溶栓治疗　溶栓治疗的适应证:梗阻性心脏内血栓、双侧深静脉血栓、由于大面积血栓造成的急性器官功能不全。除了尿激酶、链激酶之外,适合用于儿科的药物还有组织纤维蛋白溶酶原激活物(tissue plasminogen activator,tPA)。该药在体外溶血栓的作用强于尿激酶和链激酶,而且对纤维蛋白特异性强,免疫原性弱。常用的溶栓方案为:

（1）大剂量 tPA［0.5~0.6mg/（kg·h），静脉滴注6小时］:6小时后再次评估血栓大小,如果血栓进展,提示剂量不够,可再次应用。

（2）低剂量 tPA［0.03~0.06mg/（kg·h）］,每小时最大剂量为2mg。可持续静脉滴注48~96小时。急性 PE 多采用大剂量 tPA 方法,以使得血栓迅速溶解。

对于抗凝治疗、溶栓治疗失败或有禁忌证者,可考虑手术切除血栓。

儿童肺栓塞越来越受到关注。医生需了解发生肺栓塞的危险因素,包括一系列基础疾病、遗传性或获得性易栓倾向,以及体内的一些"装置",特别是中心静脉导管。如果临床怀疑 PE,医生须了解各种不同的诊断手段及其局限性。治疗方案的选择需权衡危险/受益情况,基础疾病情况,特别是血流动力学是否稳定等情况。

（殷 菊　张 莉　申昆玲）

参考文献

1. 中华医学会呼吸病学分会肺栓塞与肺血管病学组,中国医师协会呼吸医师肺栓塞与肺血管病工作委员会,全国肺栓塞与肺血管病防治协作组.肺血栓栓塞症诊治与预防指南.中华医学杂志,2018,98（14）:1060-1087.

2. de la Morena-Barrio B,Orlando C,de la Morena-Barrio ME,et al.Incidence and features of thrombosis in children with inherited antithrombin deficiency.Haematologica,2019,104（12）:2512-2518.

3. Chen K,Agarwal A,Tassone MC,et al.Risk factors for central venous catheter-related thrombosis in children:a retrospective analysis.Blood Coagul Fibrinolysis,2016,27（4）:384-388.

4. Jaffray J,Bauman M,Massicotte P.The Impact of Central Venous Catheters on Pediatric Venous Thromboembolism. Front Pediatr,2017,5:5.

5. Wisecup S,Eades S,Turiy Y.Characterizing the Risk Factors Associated With Venous Thromboembolism in Pediatric Patients After Central Venous Line Placement.J Pediatr Pharmacol Ther,2015,20（5）:358-366.

6. Shah SH,West AN,Sepanski RJ,et al.Clinical risk factors for central line-associated venous thrombosis in children. Front Pediatr,2015,3:35.

7. Kumar N,Xie K,Mar W,et al.Software-Based Hybrid Perfusion SPECT/CT Provides Diagnostic Accuracy When Other Pulmonary Embolism Imaging Is Indeterminate.Nucl Med Mol Imaging,2015,49（4）:303-311.

8. Law C,Raffini L.A guide to the use of anticoagulant drugs in children.Paediatr Drugs,2015,17（2）:105-114.

9. 殷菊.儿童肺栓塞与肺静脉血栓.中华实用儿科临床杂志,2014,29（15）:1131-1135.

第二十章

睡眠呼吸障碍性疾病

儿童常见睡眠呼吸障碍性疾病包括阻塞性睡眠呼吸暂停综合征、睡眠低通气、婴儿及早产儿原发性中枢性睡眠呼吸暂停。现分述如下。

第一节 阻塞性睡眠呼吸暂停综合征

阻塞性睡眠呼吸暂停综合征(obstructive sleep apnea syndrome,OSAS),在儿童并不少见。其主要特点是患者在睡眠过程中反复出现上气道全部或部分萎陷,导致夜间反复发生低氧血症、高碳酸血症和睡眠结构紊乱[1]。

【流行病学】

OSAS 的发病率存在两个高峰:第一个高峰发生在 2~8 岁,主要由于腺样体扁桃体肥大;另一个高峰出现在青春期,主要由于体重增加。目前国内外有关儿童 OSAS 的研究,绝大多数仍是基于问卷基础上获得的睡眠打鼾信息来初步估算儿童 OSAS 的患病现状,不同国家基于问卷获得的儿童睡眠习惯性打鼾的患病率从 4.1% 到 27.6% 不等,而造成这种差异的主要原因是由于习惯性打鼾诊断标准、目标人群选取的年龄段以及人群抽样方法的不同所致。即使是采用 PSG 金标准诊断的儿童 OSAS 研究中,儿童 OSAS 的患病率之间同样存在很大的差异(0.7%~5.7%),因为儿童 OSAS 迄今尚无国际公认的诊断标准。在青春期前,OSAS 儿童男女性别分布没有差异,在青春期后,与成人 OSAS 患者相似,青年男性 OSAS 患者比例开始占优势[2]。

各种原因引起的解剖结构异常、神经肌肉调控异常因而导致的上气道梗阻均可导致 OSAS,造成上气道梗阻的主要危险因素如下:上气道解剖结构的狭窄、咽部扩张肌和气道壁的神经调控异常、局部肌肉无力,以及呼吸中枢对低氧和高碳酸血症的调控异常。

解剖因素主要包括:腺样体肥大、扁桃体肥大、喉软化、鼻息肉、小下颌、鼻中隔偏曲等;神经肌肉调控异常主要包括:神经肌肉疾病、脊肌萎缩症、脑瘫、脊髓脊膜膨出等;还包括各种综合征及遗传代谢病:如唐氏综合征、颅面骨发育不全综合征、眼下颌面综合征、软骨发育不良综合征、甲状腺功能减退、比埃洛宾综合征、伯-韦综合征、特雷彻科林综合征等;其他如肥胖、过敏性鼻炎等亦可引起 OSAS[2-4]。

此外,遗传和环境因素也在 OSAS 的发病中起作用。已有证据表明,家族中如果有睡眠呼吸障碍者,则其他家庭成员患病的危险性就会增高。因此,儿科医师发现有睡眠呼吸障碍的患儿,一定要询问家族病史。

【病理生理】

OSAS 发生的病理生理基础是睡眠过程中反复发生的上气道塌陷/闭塞,导致氧分压(PO_2)降低、二氧化碳分压($PaCO_2$)升高、睡眠片段化、呼吸努力增加以及慢性、间歇性的低氧血症,从而造成一系列病理生理改变[5-6]。

1. **睡眠片段化** 夜间睡眠片段化、反复觉醒可以引起儿童学习能力下降、多动、攻击行为、白天嗜睡以及考试成绩的下降。有研究发现 OSAS 儿童的行为异常和注意力缺陷、多动障碍非常相似,并且 OSAS 的严重程度与学习能力和记忆力成反比,而针对 OSAS 的治疗可以显著改善患儿在学校的表现。

2. **呼吸努力增加** 在儿童可以导致生长发育迟缓。造成 OSAS 儿童生长发育迟缓的原因可能与夜间呼吸费力导致能量消耗增多有关。

3. **慢性、间歇性低氧血症** 反复、间歇性的缺氧可造成儿茶酚胺、肾素 - 血管紧张素、内皮素分泌增加,而对于 OSAS 最严重的后果是可以引起肺血管的收缩,从而进一步引起肺动脉高压,并可逐渐发展成右心功能不全。

此外,长期间歇性的缺氧还可能对儿童的神经、认知功能造成损害。由于儿童正处于脑、神经系统的生长发育期,而此期正是 OSAS 的高发年龄,如果 OSAS 诊断和治疗不及时,就有可能对儿童脑和神经系统的功能造成影响。

【临床表现】

1. **症状**

(1)夜间症状:家长往往主诉患儿夜间睡眠打鼾,可伴有张口呼吸、呼吸费力、反复惊醒、遗尿、多汗、睡眠不安等。家长可能注意到患儿在睡眠中出现呼吸停止,典型睡眠姿势为俯卧位,头转向一侧,颈部过度伸展伴张口。

(2)白天症状:可表现为晨起头痛、早上迟醒,部分患儿出现嗜睡、乏力,而多数患儿则以活动增多或易激惹为主要表现。

(3)非特异性表现:非特异性行为异常,如不正常的害羞,反叛和攻击行为等。严重的病例可发生认知缺陷、学习困难,生长发育落后、体重不增等。

2. **体征**

(1)生长发育的检查:了解患儿的身高、体重。有些表现为超重和肥胖,而有些则会有生长发育的落后。

(2)面部、眼、耳、鼻、喉的检查:要注意患儿有无小下颌、下颌后缩、说话是否带有鼻音、鼻腔中有无息肉或鼻甲有无肿胀、鼻中隔是否偏曲等;由于 OSAS 患儿长期张口呼吸影响面骨

发育可出现所谓的"腺样体面容",即上唇短厚翘起、下颌骨下垂、鼻唇沟消失、硬腭高拱、牙齿排列不整齐、上切牙突出、咬合不良等。有些患儿还有鼻中隔偏曲。口腔检查应注意舌的形态、扁桃体的大小、悬雍垂的大小、后部咽腔的大小、硬腭和软腭的宽度和高度,注意有无腭咽部的狭窄或受压。耳部检查注意有无分泌性中耳炎等。

(3)因为 OSAS 可引起多系统器官的损害,所以,当患儿有听力下降时,应检查耳部。当怀疑患儿有心脏的病变时,要进行心脏的检查。

(4)在一些具有发生 OSAS 高危因素的患儿,如颅面畸形、Down 综合征、Crouzon 综合征等的儿童,在检查时还应注意其相应的体征。

【辅助检查】

1. **纤维(电子)鼻咽镜检查** 使用鼻咽镜可以清楚地观察到儿童的鼻腔、鼻咽腔、软腭、舌根的情况,并且可以直接观察到腺样体的大小及其与后鼻孔的关系。可以动态地观察上气道狭窄部位及程度。

2. **放射学检查** 头颅侧位片有助于评价上气道阻塞的程度,特别是腺样体、扁桃体阻塞鼻咽部和口咽部的情况。头颈部磁共振有助于了解鼻咽部软组织,以及骨骼结构对气道的影响。

3. **其他** 必要时应做有关检查以了解患儿是否存在 OSAS 引起的并发症。在严重 OSAS 患儿,应行心脏超声心动等检查以评估患儿是否存在肺动脉高压,以及右心功能不全。

4. **多导睡眠监测仪**(poly somno graphy,PSG)

(1)PSG 是目前诊断睡眠呼吸疾病的"金标准"。标准的多导睡眠监测应在夜间连续监测 6~7 小时以上,包括脑电图、眼动电图、下颏肌电图、腿动图和心电图,同时应监测血氧饱和度、胸腹壁运动、口鼻气流、鼾声等。国际上儿童 OSAS 的 PSG 标准尚未完全统一。目前较为公认的也是国内采用的标准:每夜睡眠过程中呼吸暂停、低通气指数(apnea hypopnea index,AHI)>5 或阻塞性呼吸暂停指数(obstructive apnea index,OAI)>1。其中,阻塞性呼吸暂停(obstructive apnea,OA)是指睡眠时口和鼻气流停止,但胸、腹式呼吸仍存在。低通气(hypopnea)是指口鼻气流幅度较基线降低 30% 以上,并伴有 3% 以上血氧饱和度下降和 / 或觉醒。AHI 是指平均每小时发生呼吸

暂停和低通气的次数;OAI 是指平均每小时发生阻塞性呼吸暂停的次数。在成人,每次呼吸暂停或低通气持续的时间需≥10 秒方能认为是一次呼吸事件,但儿童呼吸频率较成人快,且不同年龄呼吸频率不同,因而在儿童,较为通用的标准是持续大于或等于两个呼吸周期的呼吸暂停和低通气为一次呼吸事件。

(2)PSG 主要用于以下几方面:①鉴别单纯鼾症与阻塞性睡眠呼吸暂停综合征;②确定阻塞性睡眠呼吸暂停综合征的诊断;③评价 OSAS 的严重程度;④评估术后效果;⑤用于诊断中枢性呼吸暂停及肺泡低通气;⑥用于评估睡眠结构及非呼吸相关性睡眠障碍(如夜间癫痫发作、夜惊、发作性睡病等)。

【诊断与鉴别诊断】

1. 根据临床症状、体征和多导睡眠监测可确立 OSAS 的诊断。

2. 应与中枢性睡眠呼吸暂停综合征、发作性睡病等鉴别。

(1)中枢性睡眠呼吸暂停综合征:夜间睡眠中也会出现呼吸暂停,但此类患儿的呼吸事件表现为口鼻气流和胸腹运动同时停止或减低 90% 以上。多导睡眠监测有助于两者的鉴别。

(2)发作性睡病:患儿的特征是白天过度嗜睡,有时需与 OSAS 鉴别。但发作性睡病患儿夜间无打鼾,病史中有发作性猝倒、睡瘫、睡眠幻觉等,多次小睡潜伏期试验有助于嗜睡程度的判断,以及发现异常的快速眼动睡眠。根据临床病史、体格检查及多导睡眠监测仪可资鉴别。

【治疗】

治疗原则是早诊断、早治疗,解除上气道梗阻因素,预防和治疗并发症。儿童睡眠呼吸障碍的治疗分为手术治疗和非手术治疗[7-10]。

1. 手术治疗

(1)腺样体切除术、扁桃体切除术:由于儿童 OSAS 多伴有腺样体、扁桃体肥大,因此扁桃体及腺样体切除术是治疗儿童 OSAS 的主要有效方法。大多数儿童可通过腺样体、扁桃体切除术得到有效的治疗。年龄 <2 岁、严重的 OSAS、肺心病、营养不良、病理性肥胖、神经肌肉病、颅面部发育异常等患儿是发生术后并发症的高危人群,必须进行详细的术前评估,术后应密切监护。

(2)其他手术治疗:包括颅面正畸手术,适用于部分颅面发育畸形的患儿,部分患儿可能需

要悬雍垂腭咽成形术、会厌成形术。但颅面正畸手术,以及悬雍垂腭咽成形术等在儿童 OSAS 患儿的经验不多、远期预后尚不十分清楚,应予慎重。在过去,严重的 OSAS 病例有时需要行气管切开术,以缓解上气道梗阻,但随着无创通气技术的开展,气管切开术的应用已逐步减少。

2. 非手术治疗

(1)持续气道正压通气治疗:持续气道正压通气(continuous positive airway pressure,CPAP)是治疗 OSAS 的有效方法,已被广泛应用于成年患者,对儿童的研究同样显示其有效性,可适用于各年龄段儿童。对于有外科手术禁忌证,腺样体、扁桃体不大,腺样体、扁桃体切除后仍然存在 OSAS,以及选择非手术治疗的患儿,可以选择 CPAP 治疗。不能耐受 CPAP 压力者,可试用双水平正压通气治疗(bilevel positive airway pressure,BPAP)。

(2)其他非手术治疗:包括体位治疗、肥胖患者减肥、吸氧、药物治疗等。部分儿童 OSAS 是由于发育异常所致。口腔矫治器治疗适用于轻至中度 OSAS,不能手术或不能耐受 CPAP 治疗的部分患儿。有研究表明口腔矫治器治疗咬合不正的儿童 OSAS 效果良好。对由于过敏性鼻炎、鼻窦炎等鼻部疾病导致上气道阻塞者,应系统、规范地对症治疗。有报道,白三烯受体拮抗剂能减小腺样体、扁桃体组织的体积,改善上气道的通气状况,可用于轻中度 OSAS 的治疗。

【预后】

单纯腺样体扁桃体肥大造成的 OSAS 预后良好,腺样体、扁桃体切除手术后症状及 PSG 结果可得到明显改善;合并先天性疾病、不能耐受手术或术后残存 OSAS 者需要使用无创通气治疗,其预后与依从性密切相关。

近年一些关于 OSAS 儿童腺样体、扁桃体切除术效果评价的研究发现,部分儿童手术后仍有 OSAS 残存。欧洲一个多中心的研究报道,高达 62.8% 的患儿术后仍有打鼾症状且睡眠监测结果不正常。很多学者指出,单纯手术并不能解决所有的问题。对有些 OSAS 患儿,需要术后追踪和后续治疗,否则,这部分患儿仍可能出现夜间反复低氧、觉醒,进而出现神经认知障碍和心血管并发症。既往研究显示,影响手术后残存或

复发 OSAS 的危险因素包括:OSAS 严重程度(中重度)、肥胖、鼻部疾病、其他基础疾病(脑瘫、漏斗胸)、牙列和颅面因素、非洲裔美国人、小年龄,以及 OSAS 家族史、哮喘病史等。

(许志飞 申昆玲)

参考文献

1. Perez C.Obstructive sleep apnea syndrome in children. Gen Dent,2018,66(6):46-50.

2. Li Z,Celestin J,Lockey RF.Pediatric sleep apnea syndrome:an update.J Allergy Clin Immunol Pract,2016, 4(5):852-861.

3. Gulotta G,Iannella G,Vicini C,et al.Risk factors for obstructive sleep apnea syndrome in children:state of the art.Int J Environ Res Public Health,2019,16(18):32-35.

4. Garg RK,Afifi AM,Garland CB,et al.Pediatric obstructive sleep apnea:consensus,controversy,and craniofacial considerations.Plast Reconstr Surg,2017,140 (5):987-997.

5. Brockbank JC.Update on pathophysiology and treatment of childhood obstructive sleep apnea syndrome.Paediatr Respir Rev,2017,24:21-23.

6. Blechner M,Williamson AA.Consequences of obstructive sleep apnea in children.Curr Probl Pediatr Adolesc Health Care,2016,46(1):19-26.

7. Kaditis AG,Alonso Alvarez ML,Boudewyns A,et al.Obstructive sleep disordered breathing in 2-to 18-year-old children:diagnosis and management.Eur Respir J, 2016,47(1):69-94.

8. Bitners AC,Arens R.Evaluation and management of children with obstructive sleep apnea syndrome.Lung, 2020,doi:10.1007/s00408-020-00342-5.

9. Armoni Domany K,He Z,Nava-Guerra L,et al.The effect of adenotonsillectomy on ventilatory control in children with obstructive sleep apnea.Sleep,2019,42(5):zsz045.

10. Watach AJ,Xanthopoulos MS,Afolabi-Brown O, et al.Positive airway pressure adherence in pediatric obstructive sleep apnea:A systematic scoping review. Sleep Med Rev,2020,51:101273.

第二节 睡眠低通气

睡眠低通气(sleep hypoventilation)在儿童呼吸系统疾病中一般不单独存在,往往是一些疾病的合并症或远期并发症。本病所造成的病理生理变化可能是导致患儿最终死亡的主要原因,而这一点临床医生往往认识不足。对本病及时的干预则可以减缓患儿呼吸、心血管系统并发症的进展并减少最终病死率。

【定义】

睡眠低通气疾病是指由于肺泡通气不足,导致病人睡眠中的 $PaCO_2$ 高于 45mmHg 的一类疾病,这种病理状态可见于许多种不同的疾病,统称为低通气疾病。低通气疾病是一组非常重要的但未引起广泛重视的疾病。按照《国际睡眠疾病分类》,包括肥胖低通气综合征、先天性中枢性低通气综合征、迟发型中枢低通气伴下丘脑功能障碍、特发性中枢肺泡低通气、药物性睡眠低通气、疾病相关性睡眠低通气[1]。

【病因】

各种原因所致的呼吸中枢调控的异常或呼吸系统神经、肌肉的疾病,都会导致肺泡通气不足。导致儿童肺泡通气不足的主要病因包括:脑干和脊髓的损伤、呼吸中枢调节异常、病理性肥胖、胸廓限制性畸形、神经肌肉病、阻塞性肺疾病等。

【低通气综合征的临床表现】

除了原发病的表现外,低通气综合征病人由于高碳酸血症和低氧血症还可以有一系列临床表现。由于 $PaCO_2$ 升高,可引起脑血管的扩张,病人可有晨起头痛、白天乏力、困倦、精神恍惚,甚至智力受损。低氧血症可引起继发性红细胞增多症,出现发绀。长期肺泡低通气、缺氧可造成肺血管的痉挛,严重者可发生肺动脉高压、右心功能不全。在儿童,除了上述表现,还可能有烦躁、易激惹,生长发育落后,学习成绩下降等。本征患者可因长期肺动脉高压、右心功能不全而死于右心衰竭,也可死于红细胞增多症引起的相关并发症,部分患者可因高碳酸血症、呼吸抑制而夜间猝死[2]。

【诊断标准】

《国际睡眠疾病分类》第 3 版中,睡眠低通气的定义是:多种原因导致睡眠通气不足致动脉血 CO_2 增高的疾病,伴或不伴有日间症状。其睡眠监测的成人诊断标准是:成人睡眠期 $PaCO_2$ 上升至 >55mmHg 并持续超过 10 分钟,或 $PaCO_2$(与清醒期仰卧位相比)上升幅度 >10mmHg 并达到 50mmHg 以上且持续超过 10 分钟;儿童的诊断标准是:$PaCO_2$>50mmHg,占总睡眠时间的 25% 以上。由于监测睡眠过程的 $PaCO_2$ 的不可行性,可以呼气末 CO_2 和经皮 CO_2 代替,常见动脉血氧饱和度减低,但不是诊断的必要条件[1]。

【几种常见的儿科低通气】

1. 先天性中枢性低通气综合征(congenital central ventilation syndrome,CCHS) 也被称为 Ondine's Curse,最早是由 Mellins 等在 1970 年首先报道的。其特点是新生儿期或婴幼儿期起病,患儿在清醒状态下多能维持足够的通气,而在入睡后出现通气不足。在睡眠期间,患儿呼吸运动减弱,出现面色发绀,CO_2 逐步升高,血氧饱和度持续减低,但患儿并不出现吸气三凹、鼻翼扇动等用力呼吸的表现。目前认为 CCHS 的发病机制是由于患儿的呼吸中枢在入睡后对 $PaCO_2$ 和 PaO_2 的异常变化没有相应的通气反应所致[3]。近年来的研究在 CCHS 患儿中发现了 PHOX2B 基因突变。PHOX2B 基因在自主神经系统发育中起重要作用[4-5]。

本病还可同时伴有吞咽困难、先天性巨结肠、神经胶质瘤等。另外,缺乏正常的心率变化、眼睛调节障碍以及体温调节障碍等自主神经功能障碍的表现在该病也较常见。有报道 CCHS 患儿存在食管运动和血压调节的异常,进一步证实该病不仅仅是呼吸调控的异常,而且亦可以有自主神经系统功能障碍的各种表现[6]。

CCHS 的诊断标准是:诊断需满足 A+B。A. 出现睡眠相关低通气;B. 同时伴有 PHOX2B 基因突变。有两点需要说明:① PSG 监测显示重度高碳酸血症和血氧饱和度减低,主要为呼吸流速和潮气量减低,也可发生一些中枢性呼吸暂停;②患儿可表现为日间低通气($PaCO_2$>45mmHg),但日间 $PaCO_2$ 也可以在正常水平[3]。

美国胸科学会在 CCHS 诊治指南中指出,临床医师对该病还不认识,各地可能都存在漏诊病例。国内对于 CCHS 的诊断及治疗也有一些个例报道,但为数不多[7-9]。对于不明原因睡眠中出现发绀、低氧血症、CO_2 潴留的新生儿及小婴幼儿,应该注意本病[10]。

CCHS 是一种终生罹患的疾病,严重患儿需要呼吸支持。过去绝大多数患儿使用经气管切开的有创通气治疗。近年来,一些患儿已转向无创通气治疗。并取得了良好的治疗效果[8,9,11]。

2. 肥胖低通气综合征(obesity hypoventilation syndrome,OHS) 如果一个患者同时存在肥胖和通气不足导致的高碳酸血症,则称为肥胖低通气综合征。肥胖的发病率在全球呈上升趋势,严重的肥胖患者,OHS 是很常见的。成人研究报道,体重指数 >35kg/m^2 的住院人群中,OHS 的发病率为 31%。但调查显示,临床医师对该病认识不足,许多 OHS 的患者并没有得到及时的诊断和恰当的治疗。而长期持续的低通气是肥胖患者发生肺心病、呼吸衰竭甚至猝死的病理基础。在肥胖者,有多种因素影响其呼吸系统功能。这些因素包括:胸廓顺应性下降、呼吸做功的需要量增加、呼吸肌运动功能减弱、呼吸中枢驱动减弱,以及咽部阻力增加等。

OHS 患者入睡后还易发生阻塞性睡眠呼吸暂停,往往可以加重原已存在的低氧血症和高碳酸血症。当肥胖低通气和阻塞性睡眠呼吸暂停同时存在时,常称为 Pickwickian 综合征。

研究表明,OHS 患者认知功能、肺功能、生活质量较体重相同的对照组明显减低,而在重症监护病房住院的频率和最终病死率也明显增高。有报道,严重 OHS 住院患者中病死率高达 50%,包括突然的未预料的死亡。同没有低通气综合征的同样肥胖的患者比较,OHS 患者入住 ICU 率升高(6%:40%),对无创通气的需要增加(0:6%),其病死率上升(9%:23%)。对因急慢性呼吸衰竭住院的 OHS 患者,及时正确的正压通气治疗非常重要。正压通气治疗可改善 OHS 患者的血气、晨起头痛、白天嗜睡、呼吸困难、肺动脉高压、下肢水肿和继发性红细胞增多症。OHS 在国外肥胖儿童中有同样的报道。因此,对有低通气表现的肥胖患儿,包括有低通气表现的肥胖儿童,都应做 PSG 等相应检查,以除外 OHS 及其他和睡眠相关的疾病。国内肥胖低通气综合征在成人有研究报道,但未见儿童中有报道[1,12]。

3. 疾病伴发的低通气综合征 在胸廓畸形、神经肌肉病的患者,均可发生低通气。如脊柱后侧凸、胸廓成形手术等患者,常常发生呼吸功能不全或呼吸衰竭,这通常也是在低通气的基础上发生的。这类患者发生低通气的原因是由于肺容量小,肺活量和呼出气储备量明显下降。在儿童较为常见的容易发生低通气的神经肌肉病包括杜兴氏肌营养不良、脊髓性肌萎缩等。神经肌肉病的病人呼吸异常主要是潮气量减低,因而导致通气不足。另外,长期的低氧和高碳酸血症还可以使原本正常的呼吸中枢对 $PaCO_2$ 和 PaO_2 变化的敏感性变得迟钝,从而使低氧血症和高碳酸血症更不易被纠正。此外,脑干和高段颈髓的病变可以导致继发性中枢性低通气。这类疾病主要见于严重的出生窒息、感染、创伤、肿瘤、脑栓塞后[1,12]。

【治疗】

1. 吸氧　吸氧能防止某些缺氧所致并发症的发生,但不能纠正基础疾病。而在某些疾病如神经肌肉病、胸廓畸形,吸氧会加重业已存在的高碳酸血症。因此,在这类患者,应慎重给予吸氧治疗。

2. 辅助通气治疗　辅助通气治疗包括有创通气和无创通气两种形式。有创通气即患者通过永久的气管切开接受正压通气治疗,已被证实是一种成功的治疗方法。但是,这种通气方式的不足之处在于,由于患者做了气管切开,其发声及语言交流受到影响,此外,气管切开还增加了感染的机会。

无创通气包括负压通气和正压通气。负压通气装置体积庞大、笨重,最重要的是可以造成上气道梗阻,因而其应用受到局限。无创正压通气主要是指双水平正压通气(BPAP),这种通气方式避免了上气道梗阻的发生、装置简单、患者易于耐受,已逐渐被临床医师认同。目前,许多患者已无需住院进行经气管切开的机械通气支持,而可以回到家中接受无创通气治疗。加拿大的 Maclusky 等曾对 15 例使用 BPAP 的儿童神经肌肉病患儿进行了为期 1 年的随访,结果表明,BPAP 使用之后,患儿住院天数比使用前减少了 85%,血氧饱和度及 $PaCO_2$ 均显著改善。Fauroux 等所做的法国家庭无创通气应用的调查显示,BPAP 已成功地应用于神经肌肉病、CCHS、脊柱侧凸、严重 OSA 等有低通气表现的患儿。在这 102 例患儿中,BPAP 都至少使用了半年以上。目前,经鼻面罩的 BPAP 无创通气治疗在 7 岁以上的儿童中的有效性已得到共识。而最近文章报道在年龄更小甚至出生一个多月的 CCHS 婴儿中成功地使用了鼻面罩正压通气治疗[10]。

3. 膈肌起搏器　是通过手术在患者膈肌上放置电极和接收器,然后将信号自体外传送到置于膈肌的电极上,刺激膈肌运动。目前认为,这种方法对于高位脊髓损伤的患者较为适宜,可以使患者在很长一段时间内避免机械通气,并可以自由讲话。但膈肌起搏器不足之处在于,费用昂贵,需要手术,有可能突然出现故障,可导致上气道梗阻,还可能导致膈肌疲劳。

4. 呼吸肌训练　呼吸肌训练在某些呼吸肌无力的患者中也得到应用。通过增加呼吸肌的力量,患者的咳嗽力量可以加强,分泌物可以得到更好地清除,通气量因而增加,从而减少呼吸道感染和呼吸衰竭的发生。虽然患者的身体状况随着呼吸肌训练有所改善,但研究表明,患者的远期预后并未随之改善。

(许志飞)

参考文献

1. American academy of sleep medicine.International classification of sleep disorders,3rd ed.Darien,IL:American Academy of Sleep Medicine,2014:108-128.
2. 韩芳.肺泡低通气及低通气综合征.中华结核和呼吸杂志,2015,38(9):648-650.
3. Zaidi S,Gandhi J,Vatsia S,et al.Congenital central hypoventilation syndrome:an overview of etiopathogenesis,associated pathologies,clinical presentation,and management.Auton Neurosci,2018,210:1-9.
4. Bishara J,Keens TG,Perez IA.The genetics of congenital central hypoventilation syndrome:clinical implications.Appl Clin Genet,2018,11:135-144.
5. Maloney MA,Kun SS,Keens TG,et al.Congenital central hypoventilation syndrome:diagnosis and management.Expert Rev Respir Med,2018,12(4):283-292.
6. Moreira TS,Takakura AC,Czeisler C,et al.Respiratory and autonomic dysfunction in congenital central hypoventilation syndrome.J Neurophysiol,2016,116(2):742-752.
7. Weese-Mayer DE,Rand CM,Zhou A,et al.Congenital central hypoventilation syndrome:a bedside-to-bench success story for advancing early diagnosis and treatment and improved survival and quality of life.Pediatr Res,2017,81(1-2):192-201.
8. 许志飞,贾鑫磊,白萍,等.无创通气治疗中枢性低通气综合征一例随访观察及文献复习.中华儿科杂志,2014,52(2):117-121.
9. 李晓莺,郎玉洁,刘晨,等.先天性中枢性低通气综合征四例.中华新生儿科杂志(中英文),2018,33(4):262-265.
10. 许志飞,申昆玲.儿童低通气综合征.中华实用儿科临床杂志,2014,29(4):251-254.

11. Khayat A, Medin D, Syed F, et al.Intelligent volume-assured pressured support (iVAPS) for the treatment of congenital central hypoventilation syndrome.Sleep

Breath, 2017, 21 (2):513-519.
12. Iftikhar IH, Roland J.Obesity hypoventilation syndrome. Clin Chest Med, 2018, 39 (2):427-436.

第三节　婴儿及早产儿原发性中枢性睡眠呼吸暂停

一、婴儿原发性中枢性睡眠呼吸暂停

婴儿原发性中枢性睡眠呼吸暂停在婴儿睡眠呼吸疾病中并不少见，并且不易被早期识别，容易误诊，导致一系列并发症及后遗症。其发生机制主要是因为婴儿呼吸中枢发育不成熟导致一系列呼吸事件调控紊乱[1,2]。

婴儿原发性中枢性呼吸暂停是指满 37 周的婴儿中，出现长时间的、中枢性呼吸暂停。在中枢性睡眠呼吸暂停中，阻塞性和/或混合性呼吸暂停或低通气等呼吸事件都可以见到，但是以中枢性呼吸暂停事件为主。婴儿出现中枢性呼吸暂停可能与婴儿睡眠中的周期性呼吸有关。婴儿在睡眠中因某些原因发生缺氧，导致氧饱和度下降，刺激外周呼吸中枢使肺过度通气，过度通气导致二氧化碳分压减低，一旦二氧化碳分压降低到呼吸暂停的阈值，就会发生呼吸暂停来提高二氧化碳分压，但是由于婴儿肺功能残气量低，在二氧化分压还未提高前就出现了氧分压降低，这种氧分压降低再次刺激外周呼吸中枢、增加肺通气，从而导致周期性呼吸的发生。而中枢性呼吸暂停可以是在周期性呼吸基础上发生的。除缺氧外，其他如体温变化、低血糖、酸中毒等均可抑制呼吸中枢，引起呼吸暂停。

【发病诱因及流行病学】

1. 发病诱因　胃食管反流，颅内病变，药物，麻醉，代谢性疾病，缺氧以及各种感染（包括败血症、脑膜炎，呼吸道合胞病毒感染、百日咳）等通过影响呼吸中枢和/或呼吸系统解剖结构导致呼吸暂停的发生。各种感染，尤其是呼吸道合胞病毒感染时，可以增加呼吸暂停的发生频率及持续时间。

2. 流行病学　不足 0.5% 的足月新生儿有呼吸暂停。研究表明，在生后最初的 6 个月内，2% 健康足月婴儿可能发生至少 1 次呼吸暂停，表现为持续 30 秒或以上的呼吸暂停或者呼吸暂停持续至少 20 秒并伴有心率降至 ≤ 60 次/min。随着年龄的增长，婴儿发生中枢性呼吸暂停的风险会逐渐降低。

【临床表现】

本病临床表现无特异性，早期不易识别，有些婴儿表现为漾奶、呛咳、面色发青、口唇发绀等缺氧表现，甚至有些婴儿表现为明显威胁生命事件（apparent life-threatening event, ALTE）。国家健康发展协会将其定义为"一个让观察者感到恐惧的事件"，它的特点是呼吸暂停为中枢性或偶尔为阻塞性，婴儿出现皮肤颜色改变，肌张力的改变，窒息或呕吐，情况十分凶险。在某些情况下观察者认为婴儿已经"死亡"）。但是大多数患儿不出现 ALTE，并且多数 ALTE 与呼吸暂停事件无关。因此，不能以 ALTE 作为呼吸暂停的同义词。

【辅助检查】

1. 多导睡眠监测（polysomnography, PSG）　是诊断的金标准，通过监测脑电图和肌肉运动，不但能区别不同类型的呼吸暂停，而且能指出呼吸暂停与睡眠时相的关系，有助于对呼吸暂停病因的诊断。

2. 影像学检查　胸部 X 线片、肺部 CT、头颅 MR 等检查可以有助于发现原发病及鉴别诊断。

3. 超声心动图　可以排除先天性心脏病引起呼吸障碍疾病。

【诊断】[1]

必须满足 1~4 条：

1. 由观察者发现的呼吸暂停或发绀，或者由仪器监测到的、与睡眠相关的中枢性呼吸暂停或血氧饱和度下降。

2. 婴儿孕周至少为 37 周。

3. PSG 或其他监测手段（如医院或家庭呼吸暂停监测）满足以下中的任一条：

（1）反复的、长时间中枢性呼吸暂停（>20 秒）。

（2）周期样呼吸 ≥ 5% 总睡眠时间。

4．疾病不能用其他睡眠疾病、内科或神经科疾病及药物解释。

【治疗】

1．**基础治疗** 加强监护,可适当给予物理刺激。

2．**药物治疗** 一般选择兴奋呼吸中枢药物,例如茶碱类、咖啡因类等药物。

3．经鼻持续气道正压通气(continuous positive airway pressure,CPAP)治疗。

4．对原发疾病的治疗。

二、早产儿原发性中枢性睡眠呼吸暂停

呼吸暂停在早产儿中非常常见,发病率与孕周成反比。早产儿中呼吸暂停是可以预料的,主要与新生儿不成熟有关,可能需要通气支持或药物治疗。本病随着婴儿成熟而逐渐改善,但在如慢性肺疾病或胃食管反流等特殊情况下导致的缺氧可能会出现例外。这种呼吸暂停以中枢性占优势,但混合性或阻塞性呼吸暂停或低通气也可以见到。这些呼吸事件与某些生理性改变(如低氧血症、心动过缓)明显相关。也与早产儿呼吸中枢和呼吸系统发育不成熟有关,呼吸中枢神经元树突发育不完善,神经冲动传出较弱;呼吸系统组织结构发育不完善,肺泡数量少,功能残气量少,潮气量较小,肺通气换气功能弱,肺代偿能力较差,缺氧时外周化学感受器不能持续反应而出现呼吸抑制致呼吸暂停发生。早产儿常见的各种合并症,如呼吸窘迫综合征、感染、脑损伤、电解质紊乱、低血糖、酸碱失衡等均可抑制呼吸中枢而致呼吸暂停[3,4]。

【病理及发病机制】[5]

1．**呼吸反射调节和化学调节不成熟** 出生后足月儿和早产儿通过增加每分通气量来适应吸入气体中二氧化碳(CO$_2$)水平的增加、促进呼吸的发生。机体对CO$_2$的敏感性反映了延髓中枢化学感受器是主要的呼吸调节感受器,而外周颈动脉体化学感受器对呼吸的调节作用次之。这种呼吸的经典调控在未成熟儿中尚未发育完善,尚不清楚是否是由于早产儿呼吸中枢化学感受器反应减弱,还是其他机械性的因素阻止了通气增加。

2．**早产儿呼吸模式的多样性。**

3．**呼吸调控不成熟** 特别是在睡眠的活跃期,由于早产儿肋间肌收缩力弱,使得在睡眠活跃期容易发生矛盾胸腹运动,睡眠活跃期胸廓矛盾

运动、功能残气量的下降及化学感受器反应的迟钝共同作用使早产儿更易发生呼吸暂停,且可能使其终止呼吸暂停的能力下降。

【发病诱因及流行病学】

与早产相关的呼吸调控发育迟缓是本病主要的诱发条件。多种因素会加重早产儿呼吸暂停的发生,这些因素包括胃食管反流、颅内病变、药物、麻醉、代谢性疾病、缺氧及感染。若孕43周后持续的呼吸暂停需要注意是否合并有其他病因。

早产儿呼吸暂停的发病率与孕周呈反比。研究表明,约25%出生体重不足2 500g的婴儿,以及84%体重不足1 000g的婴儿在新生儿期有呼吸暂停。孕37周后,92%的早产儿没有症状;孕40周后,98%的早产儿没有症状;孕43周后绝大多数婴儿症状消失。早产儿呼吸暂停无男女性别及种族差异。

【辅助检查】

1．PSG 是确诊的金标准[6]。

2．**其他检查** 包括血生化以除外电解质紊乱,胸部X线检查以发现肺部疾病,头颅CT检查以排除早产儿颅内出血等情况。

【诊断标准】[1]

必须满足1~4条:

1．由观察者发现的呼吸暂停或发绀,或者生后在医院监测到的与睡眠相关的中枢性呼吸暂停、血氧饱和度下降或心动过缓。

2．婴儿症状出现时孕周不足37周。

3．PSG或其他监测手段(如医院或家庭呼吸暂停监测)满足以下中的任何一条:

(1)反复的、长时间中枢性呼吸暂停(>20秒)。

(2)周期样呼吸≥5%睡眠时间。

4．疾病不能用其他睡眠疾病、内科或神经科疾病及药物解释。

【治疗】[7,8]

1．早产儿需要加强生命体征监护,有条件者可以使用监护仪进行监护。

2．药物治疗

(1)茶碱类或氨茶碱:属于甲基黄嘌呤类。茶碱可直接刺激呼吸中枢或增加呼吸中枢对CO$_2$的敏感性,使呼吸频率增加,减少呼吸暂停的发作。

(2)枸橼酸咖啡因:其作用机制类似茶碱。

(3)多沙普仑:为二线用药,当茶碱类及枸橼酸咖啡因治疗无效时选择。

3. 经鼻 CPAP 治疗。

4. 积极治疗原发病。

（许志飞　申昆玲）

参考文献

1. American academy of sleep medicine.International classification of sleep disorders,3rd ed.Darien,IL: American Academy of Sleep Medicine,2014:108-128.

2. 赵忠新.睡眠医学.北京:人民卫生出版社,2016.

3. Deschamp A,Daftary A.A Newborn Infant With Oxygen Desaturation During Sleep.Chest,2017,151(1):e17-e20.

4. Urquhart DS,Tan HL.Sleep disordered breathing at the extremes of age:infancy.Breathe,2016,12:e1-e11.

5. Horne RS,Nixon GM.The role of physiological studies and apnoea monitoring in infants.Paediatr Respir Rev,2014,15(4):312-318.

6. Joosten K,de Goederen R,Pijpers A,et al.Sleep related breathing disorders and indications for polysomnography in preterm infants.Early Hum Dev,2017:114-119.

7. Ng E,Schurr P,Reilly M,et al.Impact of feeding method on diaphragm electrical activity and centralapnea in preterm infants.Early Hum Dev,2016,101:33-37.

8. Armanian AM,Iranpour R,Faghihian E.et al.Caffeine Administration to Prevent Apnea inVery Premature Infants.Pediatr Neonatol,2016,57(5):408-412.

第二十一章

支气管扩张和迁延性细菌性支气管炎

第一节 支气管扩张症

支气管扩张症（bronchiectasis，简称支扩）通常定义为各种原因造成支气管壁的弹性组织和肌肉组织受破坏而导致的局部或广泛的支气管不可恢复的异常扩张[1]。最早报道于1819年，1922年支气管造影证实。支气管扩张在儿童并非少见，但因早期症状较轻，易被忽略，晚期又易误诊为支气管肺炎和慢性支气管炎。近年来由于麻疹、百日咳等疫苗的广泛接种，以及对肺炎、肺结核积极有效的治疗，支气管扩张症的发病率有所下降，但是在发展中国家和发达国家的某些地区发病率相对较高，仍是一种危害儿童身体健康的重要的慢性肺部疾病[2]。我国儿童支气管扩张症的发病率尚无明确统计，就北京儿童医院数据，自1955~1980年住院患儿32万多人中有128人为支气管扩张，只占住院患儿的0.4‰。

【病因】

儿童支气管扩张症的病因是多种多样的（表21-1-1）[3,4]。近些年对儿童支气管扩张症病因的研究越来越多。在西方国家，囊性纤维化是引起白种人儿童支气管扩张症的主要原因，但由于引起非囊性纤维化支气管扩张症病因更多、更复杂，有系统综述显示，在989例非囊性纤维化支

气管扩张症的患儿中，有63%的病例有潜在病因，其中感染（17%）、原发性免疫缺陷病（16%）、吸入（10%）、纤毛运动障碍（9%）、先天畸形（3%）及继发性免疫缺陷（3%）为最常见的病因。我国儿童支气管扩张症的病因以感染后支气管扩张症最为常见，可达30%以上[5]，感染后支气管扩张症常见于麻疹、百日咳、毛细支气管炎及重症肺炎，尤以腺病毒21型、7型及3型所致严重肺炎时较为多见，近年来随着重症支原体肺炎的增多，其引起的支气管扩张比例明显增加。免疫缺陷病是支气管扩张症病例中最常见的基础疾病，以原发性免疫缺陷病中的以抗体缺陷为主的免疫缺陷病最为多见，如X连锁无丙种球蛋白血症、普通变异型免疫缺陷病、选择性IgA缺乏等。原发性纤毛运动障碍、囊性纤维化患者分别因纤毛功能不良和黏液分泌异常增多，从而导致黏液纤毛清除功能减低、阻塞气道，致使反复、慢性气道感染，进而引起支气管扩张。其他包括异物吸入、先天发育异常、肿瘤、肿大淋巴结、黏液栓等任何引起气道长期阻塞或压迫的病因均可导致支气管扩张形成。

表 21-1-1 儿童支气管扩张症的病因

感染后

- 细菌（百日咳、肺炎链球菌、金黄色葡萄球菌、肺炎克雷伯菌、铜绿假单胞菌）
- 病毒（麻疹、腺病毒、流感病毒）
- 其他（分枝杆菌、曲霉菌、肺炎支原体）

免疫缺陷

- 体液免疫缺陷（先天性无丙种球蛋白血症、选择性 IgG 亚类缺陷（IgG2、IgG4）、普通变异型免疫缺陷病、IgA 缺陷合并共济失调毛细血管扩张症、选择性 IgA 缺陷）
- 中性粒细胞功能障碍（慢性肉芽肿病、Wiskott Aldrich 综合征）
- 联合免疫缺陷（重症联合免疫缺陷、DiGeorge 综合征）
- 补体途径缺陷
- 获得性免疫缺陷（药物性免疫抑制、HIV 感染、营养不良、恶性肿瘤）

分泌清除异常（导致慢性气道感染）

- 异常分泌（囊性纤维化）
- 纤毛异常（原发性纤毛运动障碍，包括 Kartagener 综合征）
- 其他原因（神经系统异常、肌无力、咳嗽无力）

支气管狭窄 / 阻塞

- 先天发育异常（气管、支气管软化 / 狭窄、血管环、先天性肺气道畸形）
- 异物吸入
- 黏液阻塞 [黏液栓——支气管哮喘、中叶综合征、手术后；变应性支气管肺曲菌病（allergic bronchopulmonary aspergillosis，ABPA）]
- 肺门淋巴结肿大、肿瘤

自身免疫性疾病 / 结缔组织病

- 类风湿关节炎
- 马方综合征
- 系统性红斑狼疮
- 炎症性肠病（溃疡性结肠炎、克隆病）

吸入因素

- 胃食管反流病
- 气管食管瘘
- 吞咽功能障碍
- 有毒气体及粉尘吸入

续表

先天性支气管扩张

- 软骨缺损（Williams-Campbell 综合征）
- 巨大气管支气管症（Mounier-Kuhn 综合征）

其他

- 闭塞性细支气管炎（感染后、移植后慢性排异反应、Steven-Johnson 综合征）
- 弥漫性泛细支气管炎
- 黄甲综合征
- Young 综合征
- 不明原因

【发病机制及病理变化】

感染和支气管阻塞为两个根本致病因素，两者互相助长。反复气道阻塞和纤毛上皮细胞的破坏，导致支气管纤毛运动受损及分泌物滞留，形成慢性细菌感染和随后持续炎症反应的恶性循环。腔内淤滞的分泌物对于受炎症影响而损伤软化的支气管壁予以压力，日久即造成阻塞远端支气管扩张。主要参与炎症反应过程的是中性粒细胞、淋巴细胞和巨噬细胞。中性粒细胞主要存在于支气管腔内，其释放的蛋白酶破坏支气管壁的弹力蛋白造成管腔的扩张。淋巴细胞和巨噬细胞主要参与支气管壁浸润，其中淋巴细胞以 T 淋巴细胞为主，这些细胞可引起淋巴结增生，进一步造成支气管阻塞。此外，肺实变或肺不张存在日久，肺组织纤维化及瘢痕收缩，以致支气管受牵拉、扭曲和移位，也是促成支气管扩张的因素。

支气管壁弹力组织、肌层及软骨均被破坏，为纤维组织所代替。管腔扩张，支气管上皮层的纤毛细胞被破坏，黏膜有溃疡形成，支气管动脉和肺动脉有阻塞性动脉内膜炎，其终末支常有扩张及吻合。有的毛细血管扩张形成动脉瘤，为咯血的根本原因[6]。支气管扩张的形态可分为两大类：①圆柱状，比较局限，见于轻症；②囊状，分布范围较广，见于重症。可在同一患者中可同时存在。

【临床表现】

1. 症状 慢性咳嗽、咳痰是支气管扩张症患儿最常见的症状，多见于清晨起床或更换体位时，痰量或多或少，含黏稠脓液，臭味不重，部分小年龄患儿不会咳痰，可表现为喉中痰鸣、嗓子呼噜声。其他症状还包括不规则发热、乏力、喘息、咯血、呼吸困难、胸痛等。易反复患上、下呼吸道感染。对于慢性湿性咳嗽超过8周的患儿应怀疑支气管扩张症的可能。

2. 体格检查　支气管扩张症患儿的体征轻重悬殊,有时听诊未见异常,但大多数在肺底可闻湿啰音,亦可闻及喘鸣音或哮鸣音。如果病区范围较广,纵隔和心脏常因肺不张或纤维性病变而移位于病侧。Kartagener综合征患者查体可发现心尖冲动点位于右侧,小年龄儿可在左肋下触及肝脏。合并上颌窦炎较多见,查体可有鼻旁窦区压痛。杵状指/趾的出现早晚不一,最早1~2个月即可发生。病史长的患儿可出现生长发育落后、营养不良、胸廓畸形,有研究显示病情重的支气管扩张症患儿的身高和体重指数更低,体重指数随着诊断年龄的增长而下降,北京儿童医院之前的研究也发现约1/3的支气管扩张症患儿身高、体重低于同年龄同性别儿童第3百分位数[5]。如病情继续发展,可见肝脏肿大和蛋白尿,也可并发淀粉样变性病及肺性肥大性骨关节病。

【辅助检查】

1. 影像学检查　胸部影像学对支气管扩张症的诊断至关重要。支气管扩张症患儿的胸片可表现为网状及蜂窝状影、双轨征等,但也可能仅见肺纹理改变甚至正常,由于缺乏敏感性和特异性,亦不能确定病变范围,故胸片的诊断价值有限。支气管造影长期以来被视为诊断支气管扩张症的金标准,但是支气管造影属于有创检查,操作复杂,患儿难以耐受,有一定的危险性,当气道存在黏液栓时,造影剂充盈不佳将影响诊断的准确性,因此支气管造影在支气管扩张诊断中的应用逐渐减少。

由于高分辨CT(HRCT)安全可靠,简单易行,且敏感性及特异性与支气管造影是相同的,近年来已成为确诊支气管扩张的主要检查方法。支气管扩张在HRCT中的常见的特征性异常表现为:支气管管腔增宽超过1.5倍,管壁增厚(图21-1-1),扩张支气管直径与伴行肺动脉(不存在肺动脉高压的情况下)管径比值大于1,对于儿童则为0.8[7];支气管的纵切面呈"轨道征",横切面呈"印戒征";气道由中心向外周逐渐变细的正常走行规律消失,胸壁下1cm以内范围见到支气管影;沿气道有曲张样的狭窄及支气管末端见到气囊。

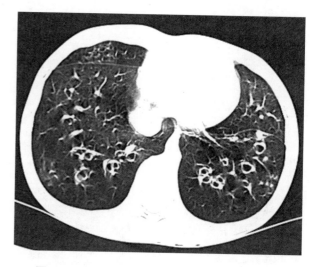

图21-1-1　患儿女,9岁。4岁时患麻疹肺炎,其后的5年来咳嗽、咳痰加重,咳嗽以晨起为著,查体双肺可闻及痰鸣音,两肺底可闻及中小水泡音,肺CT显示两肺有支气管扩张

胸部MRI显示的病变(如支气管壁增厚、支气管扩张、黏液栓等)与HRCT结果有高度的一致性,有助于发现早期病变,且可以避免射线辐射的危害,未来可能会逐步应用于临床。但其空间分辨率差、检查时间长、噪声大、费用高的缺点仍需要进一步改善。

2. 肺功能　支气管扩张症作为一种慢性肺部疾病,病情的慢性进展可影响患儿的肺功能,进而影响其生存质量,因此定期的肺功能检查是评估患儿疾病状态及预后的重要手段,同时也是评价某种治疗方法疗效的重要指标之一。支气管扩张症患者的肺功能常表现为阻塞性通气功能障碍或混合性通气功能障碍,以$FEV_1\%$降低为主,而$FVC\%$正常或轻度降低,$FEV_1/FVC\%$下降。部分患儿肺功能也可能正常。40%~60%患儿可有气道高反应性。

3. 病原学检查　支气管扩张症患者均应进行下呼吸道病原学检查,其结果可指导抗菌药物合理使用[8]。如持续分离出铜绿假单胞菌和/或金黄色葡萄球菌时,应注意除外囊性纤维化和原发性纤毛运动障碍。若痰多次培养阴性或不能取样,而临床症状仍反复加重,可以考虑做诱导痰或支气管肺泡灌洗液培养。

4. 其他检查　根据可能的病因选择相应的检查手段,包括支气管镜检查、免疫功能检查、纤毛结构及功能检查、胸部增强CT检查、特异血清学检查、基因检查等。

【诊断】

早期尚未发现明显症状,诊断较为困难。如患儿出现典型症状,如持续性咳嗽、咳大量脓痰以及咯血等,双肺底出现湿啰音等体征时,易于辨认。结合肺 CT 的影像特点,即可做出支气管扩张的诊断。支气管扩张的诊断虽不难,但由于明确支气管扩张症的病因对患儿十分重要,因此对于儿童支气管扩张症的诊断并不能仅仅停留在确定支气管扩张的存在,而应进一步对可能的病因进行相关检查以明确。支气管扩张症诊断流程见图 21-1-2。

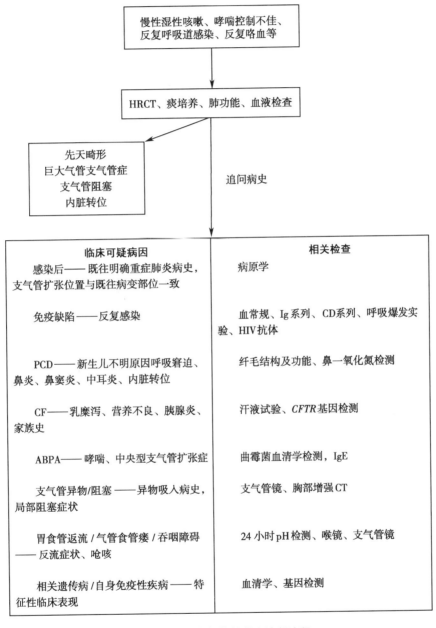

图 21-1-2　支气管扩张症诊断流程

对于已确诊的支气管扩张症患儿应定期评估病情,包括临床症状、急性加重次数、肺功能、影像学等。当患儿出现咳嗽、咳痰症状加重,痰液量增多或痰液脓性增加,伴或不伴有喘息、气促、咯血时考虑为病情急性加重。如果患儿出现以下表现时,需住院治疗:①呼吸费力或急促;②循环衰竭;③呼吸衰竭;④发绀明显;⑤发热,体温超过38.0℃;⑥口服抗菌药物疗效不佳需要静脉治疗。

【治疗】

治疗支气管扩张症的主要目的是缓解症状,预防急性加重,维持肺功能稳定,改善患儿生活质量,保证患儿正常的生长发育。对于部分病因明确的患儿,可以进行针对性治疗,如对于低丙种球蛋白血症患儿,确诊后早期使用免疫球蛋白替代治疗,对于支气管异物患儿及时清除异物阻塞。

1. 物理治疗 体位引流(图21-1-3)、用力呼气技巧、呼气正压面罩、口腔气道振荡器、高频胸壁振荡背心、肺内振荡通气等气道清理技术是治疗支气管扩张症的基础且有效的方法,可根据患儿自身情况选择单独或联合应用上述祛痰技术,每日1~2次,每次持续时间不应超过20~30分钟,急性加重期可酌情调整持续时间和频度。如果分

泌物太稠,宜服氨溴索、或化痰的中西药,或先用雾化吸入法湿化呼吸道然后顺位排痰、拍背吸痰则痰液易于排出,这非常重要。北京儿童医院近年用支气管灌洗术排痰效果良好。清除痰液可以改善临床症状,不仅可以通畅呼吸道,并且能减轻炎症和防止气道的进一步损伤。北京儿童医院曾对支气管扩张患儿的随访发现,由于不能长期配合,仅有4例患儿能进行规律体位引流治疗,但其中3例症状有所好转,1例效果不明显[5]。

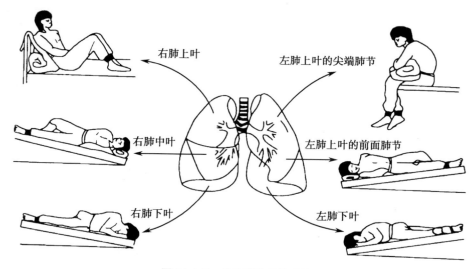

图 21-1-3 体位引流具体方法

2. 抗菌药物治疗 抗菌药物的治疗可以避免感染对气道造成的进一步损伤,有助于维持肺功能、提高生活质量。如何选用抗菌药物需根据病原决定。在没有病原学依据时一线治疗药物是阿莫西林[7,8],青霉素过敏的患儿可选择克拉霉素。并应根据细菌培养及抗菌药物敏感试验结果,调整抗菌药物。疗程不定,至少7~10天。对于急性加重患儿,应及时检测病原学并及早治疗,合理使用对病原敏感的抗菌药物,防止病情恶化。支气管扩张症患儿抗菌药物治疗原则是短疗程、窄谱,一旦产生耐药,及时换药。

3. 丙种球蛋白 支气管扩张症患儿无常规使用免疫球蛋白指征。但对于部分以抗体缺陷为主的免疫缺陷病,如XLA,可以使用免疫球蛋白替代治疗,每个月1~2次,每次200~400mg/kg,使血中IgG水平保持在5g/L以上,能够比较有效地减少呼吸道细菌感染的发生,减缓支气管扩张的进展或防止支气管扩张的发生。

4. 抗炎治疗 吸入糖皮质激素治疗的目的在于减少炎症细胞的聚集与激活,进而减轻炎症

反应对支气管壁的破坏,改善气道阻塞。但没有数据支持或反对儿童支气管扩张症患者应用吸入激素加长效 β_2 受体激动剂。目前不推荐支气管扩张症患儿常规应用吸入糖皮质激素治疗。大环内酯类药物不但具有抗菌效果,其抗炎作用可以直接针对支气管扩张症的发生机制,有助于支气管扩张症患儿改善生活质量。一篇纳入9项研究559例患者的系统综述结果显示,长期应用大环内酯类药物治疗,对成人及儿童非囊性纤维化支气管扩张症患者均可以安全有效地减少肺部病变急性加重次数。

5. 手术治疗 对于患有支气管扩张症的儿童,如合理内科治疗2年以上仍无效,反复感染、咯血不易控制,出现生长发育迟缓、不能完成学业以及社会心理学问题等,可考虑手术治疗。手术治疗儿童支气管扩张症以肺段切除最为常见,长期随访证实可有效改善患者症状提高生活质量。局限性支气管扩张症手术治疗的效果更好,对于弥漫性支气管扩张症,尤其是Kartagener综合征患儿,手术无法完整切除所有病变组织,甚至可能

使病情加重。随着微创手术的发展,胸腔镜肺叶切除术已应用于支气管扩张症患儿,对于手术的依从性和术后疼痛等均有明显改善。对于肺部病变严重而广泛、临床症状重的患者,可考虑肺移植治疗,但存在免疫缺陷的患者肺移植后的生存率较低,3 例患者在 1 年内死于感染[9]。

6. 一般支持疗法　由于反复感染,常导致生长发育迟缓,支持疗法包括加强营养、纠正贫血等,防止交叉感染。

【预后】

感染后出现的局限性支气管扩张或支气管异物去除后预后较好,而有纤毛运动障碍及免疫缺陷病等基础病变的预后相对差。支气管异物后出现的支气管扩张与异物的性质和停留时间相关,无机异物一般不会出现支气管扩张,而有机异物后支气管扩张是否出现与确诊的早晚有关,据统计,30 日以后才确诊的出现并发症的概率是 60%,其中有 25% 为支气管扩张,而 30 日之内确诊的多不会发生支气管扩张。即使发生了支气管扩张,在异物取出以后也是可能逐渐恢复,北京儿童医院的一例支气管异物,因确诊较晚出现较严重的支气管扩张并有咯血,异物取出一年半以后,经复查恢复正常。

【预防】

应认真随访肺炎患儿直至完全康复为止,尤其对于重症肺炎,如腺病毒肺炎、重症支原体肺炎等;做好麻疹和百日咳的自动免疫;支气管异物尽早确诊并取出;及时治疗支气管淋巴结结核,解除因淋巴结压迫而引起的肺不张;对于无丙种球蛋白血症的患儿给予免疫球蛋白替代治疗,并注意避免呼吸道感染,这些都是预防支气管扩张的措施。

（徐保平　王　昊）

参考文献

1. Chan ED,Isema MD.Bronchiectasis.Murray and Nadel's Textbook of Respiratory Medicine(Sixth Edition), Saunder,2016,853-876.

2. McCallum G,Binks MJ.The Epidemiology of Chronic Suppurative Lung Disease and Bronchiectasis in Children and Adolescents.Front Pediatr,2017,5 :27.

3. Satirer O,Mete Yesil A,Emiralioglu N, et al.A review of the etiology and clinical presentation of non-cystic fibrosis bronchiectasis:A tertiary care experience.Respir Med,2018,137 :35-39.

4. Kumar A,Lodha R,Kumar P,et al.Non-cystic fibrosis bronchiectasis in children:clinical profile,etiology and outcome.Indian Pediatr,2015,52(1):35-37.

5. 王昊,徐保平,刘秀云,等 . 儿童支气管扩张症 172 例临床研究 . 中国实用儿科杂志,2014,29(12):936-939.

6. 江载芳,申昆玲,沈颖 . 诸福棠实用儿科学 .8 版 . 北京:人民卫生出版社,2015.

7. Chang AB,Bush A,Grimwood K.Bronchiectasis in children:diagnosis and treatment.Lancet,2018,392(8): 866-879.

8. Poeta M,Maglione M,Borrelli M,et al.Non-cystic fibrosis bronchiectasis in children and adolescents: Neglected and emerging issues,Pediatr Neonatol,2019, pii:S1875-9572(19)30522-4.

9. Rademacher J,Ringshausen FC,Suhling H,et al.Lung transplantation for non-cystic fibrosis bronchiectasis. Respir Med,2016,115 :60-65.

第二节　迁延性细菌性支气管炎

迁延性细菌性支气管炎(protracted bacterial bronchitis,PBB)是引起儿童慢性湿性咳嗽的主要原因[1]。在澳大利亚的一个多中心研究,41% (142/346)慢性湿性咳嗽患儿经彻底检查后确诊为迁延性细菌性支气管炎。PBB 是一种慢性持续性的传导气道的细菌感染,越来越认为是全球儿科重要的疾病。最近,它被纳入了美国、英国和澳大利亚的主要儿科咳嗽指南。PBB 是一种慢性湿性咳嗽,咳嗽症状超过 4 周,抗生素治疗有效,无替代诊断的气道持续性细菌感染。PBB 行支气管镜检查和支气管肺泡灌洗可显示支气管分泌物增多和下呼吸道水肿。其病因并不清楚,但可能与以下因素有关,如上气道咳嗽综合征、气管软化、吸入或胃食管反流。

【病因】

1. 上气道咳嗽综合征　由于鼻部疾病引起分泌物倒流鼻后和咽喉等部位,直接或间接刺激咳嗽感受器,导致以咳嗽为主要表现的综合征。

上气道咳嗽综合征主要由过敏性鼻炎、鼻窦炎的鼻腔分泌物倒流刺激咽部引起的咳嗽,也可能有冷空气直接刺激鼻腔、咽部咳嗽感受器而引起咳嗽。在迁延性细菌性支气管炎中有部分患儿合并过敏性鼻炎、鼻窦炎[2],而且治疗过敏性鼻炎和鼻窦炎可协助治愈迁延性细菌性支气管炎。如国内文献有 8 例抗生素治疗不能彻底痊愈,其中 7 例后续治疗鼻窦炎、过敏性鼻炎等合并症后痊愈[2]。从这些病例的特点来看,过敏性鼻炎、鼻窦炎为其基础病因,由于长期的鼻后滴流或冷空气的直接刺激气道,可以引起炎症迁延,向深部侵袭,引起 PBB。

2. 气道软化　气管支气管软化症是儿童 PBB 的一个常见的发现。国内外的文献均显示了 PBB 患者伴发气管软化[3]。国内文献 4/31 例 PBB 患者有气管软化[3]。52/70 例(74%)发现有气道软化。气管支气管软化症是指由于呼吸道管腔纵行弹性纤维萎缩或气道软骨结构被破坏所致的管腔塌陷狭窄,是小儿反复喘息、感染和慢性咳嗽的重要原因。支气管镜检查可以发现气管或支气管呈动力性萎陷,重度软化的患儿管腔完全塌陷,气流受阻,则失去动力性萎陷的特征。有学者认为气道软化为 PBB 的病因,气道的软化导致正常肺部的防御机制受损。正常情况下,用力呼气增加了气流速度,产生气流喷射,有利于气道分泌物的排出;病理情况下,软化的气管支气管段内陷,造成通气不畅,其结果阻碍气道分泌物的排出,导致气道黏液清除缺陷。患儿因无法清除吸入的口腔分泌物,导致气道的轻度持续感染或反复感染。

气道软化的儿童的呼吸疾病的发生频率高、发生严重疾病的概率也高,而且有恢复延迟的趋势。有气管和支气管软化的慢性细菌性支气管炎患儿出现咳嗽,嘈杂的呼吸和复发性喘鸣。

也有研究认为腺病毒可能与 PBB 发病有关。研究发现 PBB 组较对照组具有更高的腺病毒的阳性率,PBB 组下呼吸道中性粒细胞明显增加,更易分离出腺病毒,PBB 组的腺病毒高分离率,说明病毒可能在 PBB 发病中起一定作用。这说明腺病毒感染可能是损害黏膜,引起呼吸道的慢性炎症。

3. 吸入或胃食管反流　吞咽功能障碍有关的解剖异常如腭裂、喉裂,以及吞咽功能障碍有关的各种神经和神经肌肉疾病均可引起吸入,可以是液体的吸入或小颗粒物质的吸入。胃食管反流(gastroesophageal reflux,GER)是慢性咳嗽的常见病因。吞咽或 GER 引起的吸入可以同时存在,也可以单独发生。反复的小量的吸入和 GER 可能是 PBB 的病因。一方面,GER 可以引起反射性气道分泌物增多,另一方面,GER 或吸入也可能损害气道黏膜,这些均可能是 PBB 的病因。吸入还可以继发细菌感染。而长期咳嗽、喘息和有嘈杂的呼吸是 PBB 的临床特点,也经常是 GER 的表现,GER 也常引起反复下呼吸道感染。因此,PBB 小婴儿中,有可能存在吸入的因素。

【发病机制】

PBB 发生与呼吸道细菌生物膜形成,黏液纤毛清除功能受损,免疫功能缺陷,与气道异常相关。

PBB 的发病与气道长期的细菌感染有关。PBB 发生在病毒下呼吸道感染患病率的最高的生后最初几年。初始呼吸损伤如病毒感染可以在数周内影响到正常气道的表面形态和纤毛的功能,从而导致慢性自身持续性炎症与细菌生物膜的形成,导致 PBB[4]。慢性吸入引起的黏膜损害和气道软化均阻碍有效气道清除功能。反复的微量吸入是导致喉软化患儿发生 PBB 原因。

儿童 PBB 最常见病原是流感嗜血杆菌(haemophilus influenza,HI),卡他莫拉菌和肺炎链球菌,尤其是不定型的流感嗜血杆菌(nontypeable haemophilus influenza,NTHI)最常见[5,6]。在支气管扩张的早期阶段患者中也常发现这些细菌。这些细菌在体外均可产生生物被膜。

研究认为,PBB 的发生与细菌在呼吸道形成生物被膜有关[5,7]。生物被膜是指微生物(如细菌)被包裹在其自身分泌的多聚物中形成的一种特殊细胞群体结构。包被有生物被膜的细菌称为被膜菌。被膜菌无论其形态结构、生理生化特性、致病性还是对环境因素的敏感性等都与浮游细菌有显著的不同。生物被膜可增强细菌附着于呼吸道的能力,改善了细菌的营养和减少了抗生素的渗透。从而导致细菌能在气道黏膜上存活,引起慢性或迁延性细菌性支气管炎。

免疫发病机制中也起一定的作用。但有研究发现迁延性细菌性支气管炎患儿并无明显的免疫系统缺陷,免疫球蛋白水平、疫苗抗体和淋巴细胞亚群正常。然而,先天免疫系统的几个组分的水平可能与健康个体不同,但这是否是导致感染的原因尚不确定。天然免疫防御包括识别和清除反应。在识别的受体,特异的模式识别受体(pattern recognition receptors)是关键组成部分,包括 Toll 样受体(Toll-like receptor,TLR)和凝集素样分子 lectin-like molecules,如肺表面活性蛋白 A(surfactant protein-A,SP-A)和甘露糖结合凝集素(mannose-binding lectin,MBL)。肺的凝集素如 SP-A、MBL 在肺的先天固有免疫和调节炎症反应起重要作用。SP-A 同时具有抗微生物的特性。血清 MBL 缺乏与支气管扩张有关。

在肺部防御素家族,上皮产生的 β- 防御素亚型 1,3 非常重要。在中耳,β- 防御素具有针对肺炎链球菌,卡他莫拉菌和 NIHI 的杀菌活性。研究发现现有 PBB 患儿固有免疫的 hBD2、MBL 水平均有增高,说明儿童 PBB 的固有免疫成分 β- 防御素(human β-defensin-2,hBD2)、MBL、SP-A 和 BAL 细胞对刺激的反应能力不存在缺乏的问题。在儿童,气道 hBD2 与炎症和感染有关。

PBB 是中性粒细胞为主的气道炎症。研究证实,PBB 的中性粒细胞炎性反应由 IL-1β 信号通路介导,PBB 患儿中 IL-1β 和防御素基因和蛋白的表达水平明显升高,中性粒细胞趋化因子的表达受体(CXCR)2 也明显升高,PBB 经治疗缓解后 IL-1β 和防御素 1~3 水平降低。IL-1β 水平与 BALF 中性粒细胞水平和咳嗽症状的持续时间和严重程度明显相关。患儿 BALF 中 IL-8 和 MMP-9 的水平分别是正常对照组和 PBB 治疗后缓解组的 5.4 倍及 19.1 倍,且 IL-8 与 MMP-9 的水平明显相关。IL-8 是中性粒细胞趋化因子,可促使中性粒细胞在肺内聚集。中性粒细胞的趋化和激活导致 MMP-9 的分泌及释放增加,MMP-9 在呼吸道重塑及细胞外基质的代谢中起重要作用。

有研究表明 PBB 或支气管扩张征的患者的吞噬细胞吞噬能力下降[8]。白细胞介素 -1β 的抗菌作用实现需要吞噬细胞的吞噬作用的辅助,这可能与 PBB 患儿支气管肺泡灌洗液(BALF)中性粒细胞显著增高,但不能有效清除病原菌有关。

【病理】

下呼吸道感染和炎症。并且在下呼吸道发现有细菌生物膜形成。

【临床表现】

常见于小年龄的 1~2 岁,也可见于学龄儿童,平均年龄为 2.4 岁。长期湿性咳嗽、喘息和有嘈杂的呼吸或喉鸣是 PBB 的临床特点。最突出的特点为慢性湿性咳嗽,咳嗽特点为昼夜均咳。有 81% 患儿有喘息。肺部可闻及痰鸣音和 / 或喘鸣音,无杵状指 / 趾。全身症状较轻或较少。在临床工作中,PBB 易被误诊为支气管哮喘、喘息性支气管炎甚至肺炎[9]。

【辅助检查】

外周血常规及炎性指标多在正常范围。PBB 免疫功能大多正常,但吞噬细胞吞噬凋亡细胞和流感嗜血杆菌的能力下降[10]。胸片无特异性表现。胸部高分辨率 CT 片可见支气管壁增厚、无支气管扩张,但很少有肺过度充气。纤维支气管镜下可见化脓性支气管炎的改变,如下气道水肿、脓性分泌物。

【诊断】

关于 PBB 的诊断,目前已确立了 PBB 诊断的存在,而且多数学者认为 PBB 可能被低估和误诊。但也有学者认为 PBB 的诊断并非特异,PBB 的临床诊断标准和治疗建议将导致不必要的过度使用抗生素。

PBB 的诊断标准[5]:①慢性湿性咳嗽史;②支气管肺泡灌洗(BAL)呼吸病原菌培养阳性,并且集落形成单位密度 ≥ 10^4 CFU/Ml,无血清学或聚合酶链反应(PCR)的百日咳杆菌或肺炎支原体感染实验证据;③口服抗生素(阿莫西林 / 克拉维酸)2 周后咳嗽完全缓解。因为在社区或二级医院支气管镜及支气管肺泡灌洗液不易实施、获得,而且近期的抗生素使用(在 1 个月内)可导致阴性培养。因此临床的诊断标准将支气管肺泡灌洗(BAL)液中的病原菌培养改为无其他慢性肺部疾病的症状或体征,或缺乏提示有咳嗽的另一种特殊原因。PBB 每年发作超过 3 次称为反复的 PBB。因此,迁延性细菌性支气管炎的临床定义是[5]:①存在慢性孤立性湿性咳嗽 >4 周;②无其他慢性肺部疾病的症状或体征,或缺乏提示有咳嗽的另一种特殊原因,③用抗生素治疗(阿莫西林 / 克拉维酸)14 天咳嗽的缓解。2017 年 ERS 的儿童迁延性细菌性支气管炎的临床诊断,与上述基本一致,只是修改了用抗生素治疗后 2~4 周咳嗽缓解[11]。

PBB 的诊断包括慢性化脓性肺部疾病,迁延性支气管内膜感染,支气管扩张前期,一些机构的呼吸专科以前一直鼓励确诊为慢性化脓性支气管炎。此外,一些 PBB 患儿可能从未接受支气管镜检查。因此,PBB 可能被低估和误诊。

【鉴别诊断】

在诊断 PBB 时需要和以下疾病鉴别,如临床医师需要从难治性喘息患儿中,寻找 PBB 的可能,也要从反复发作或对抗生素无反应的患儿中寻找基础疾病。

1. **支气管哮喘**　因为这些患儿的症状与婴幼儿和学龄前儿童哮喘以及软化患儿相似,家长常诉有喘息,可能会被误诊为严重顽固或难治性哮喘。实际上 PBB 患儿肺内多闻及痰鸣音,为气道内分泌物增多所致[2]。纤维支气管镜和 BAL 可以帮助诊断 PBB,排除支气管哮喘。PBB 时支气管镜检查可发现支气管分泌物增多和下呼吸道水肿,BAL 中中性粒细胞为主的炎症和细菌感染的存在,这一特点可帮助与支气管哮喘鉴别。

2. **吞咽功能障碍或胃食管反流**　吞咽功能障碍或 GER 可引起反复的小量的吸入。反复的小量的吸入一方面可能是 PBB 的病因,另一方面并不是所有吸入和胃食管反流均有气道的慢性炎症。GER 可引起慢性咳嗽、反复肺炎、哮喘、支气管扩张。小婴儿胃食管反流时的咳嗽,呼噜声,与 PBB 临床有共同之处,因此需要食管下端 pH 检测来鉴别。

3. **腺病毒肺炎后闭塞性细支气管炎**　腺病毒感染可能损害气道黏膜的纤毛清除系统,引起 PBB,重症腺病毒肺炎也常引起闭塞性细支气管炎,两者共同之处是感染后慢性咳嗽、咳痰,闭塞性细支气管炎常有呼吸困难、三凹征,肺内有喘鸣音和湿啰音,肺 CT 常可见马赛克灌注、肺不张、支气管扩张的表现。而 PBB 很少有呼吸困难和三凹征,肺 CT 也缺乏诊断闭塞性细支气管炎的特点[2]。

4. **原发性纤毛运动障碍**　起病早,临床以反复窦肺感染为特征,表现为生后或生后不久的慢性湿性咳嗽、脓痰多、喘息。也有的患儿在婴儿期出现顽固的咳嗽喘息,肺部有大量的痰液[12]。早期未发展为支气管扩张的时候,与 PBB 很难鉴别,这时往往需要基因学的证据来诊断原发性纤毛运动障碍,或者抗生素治疗疗效差,易反复发作的慢性湿性咳嗽需要进一步寻找基础疾病如原发性纤毛运动障碍的存在。

5. **慢性化脓性肺疾病**　近年来慢性化脓性肺疾病(chronic suppurative lung disease,CSLD)用来描述一组具有这些慢性支气管扩张的临床特点,但影像学缺乏支气管扩张的证据的肺部疾病。

CSLD 的 BALF 特点与 PBB 和支气管扩张相似。PBB 和 CSLD 可能代表一个连续的慢性化脓性气道疾病,PBB 可能是 CSLD 或支气管扩张的先兆。CSLD 与 PBB 的区别在于对多个疗程的抗生素治疗没有反应,儿童 PBB 反复治疗"失败"应该更多考虑到 CSLD 或支气管扩张症的问题[13]。CSLD 常存在复发的或慢性湿性咳嗽,而且对 4 周的口服抗生素无反应,但对静脉滴注抗生素有效[14]。CSLD 经常伴有反复的肺恶化,有时伴有其他症状和体征如生长落后、杵状指/趾、胸壁畸形和/或听诊爆裂音。

6. **原发免疫缺陷病**　如体液免疫缺陷病常易引起反复的肺炎、支气管炎、慢性化脓性疾病。在患有支气管扩张症的儿童大样本病例中,B 细胞疾病占 131 儿童的 73%。其中,IgG 缺乏占病例总数的 2/3。T 细胞疾病(高 IgE 综合征、共济失调毛细血管扩张症)的仅占 7%。所以在治疗无反应的 PBB,一定要查免疫功能、甚至基因检测来排除免疫缺陷病尤其是体液免疫缺陷病。

7. **囊性纤维化**　由于囊性纤维化电导跨膜调节因子(cystic fibrosis conductance transmembrane regulator,CFTR)的缺陷,改变了呼吸道表面和黏膜下腺体的生理功能,使钠离子重吸收增加,随之而来的是水分泌减少,纤毛外液体吸收增加,这些可导致分泌物脱水,黏稠度增大。纤毛上黏液的黏滞性增加使黏液纤毛的清除功能下降,不能有效清除吸入的微生物。常引起肺部的持续性细菌感染,而金黄色葡萄球菌、流感嗜血杆菌和铜绿假单胞菌是最常见的细菌病原,临床表现为反复咳嗽或慢性咳嗽,咳脓性痰,持续性肺疾病时影像学可出现过度通气、肺不张、黏液栓塞的征象,重者可出现支气管扩张和囊泡形成。可行汗液试验,汗液中氯离子增高可协助诊断囊性纤维化,进一步可以行基因检测诊断囊性纤维化。

【治疗】

抗生素治疗,首选阿莫西林/克拉维酸钾或根据药敏试验选用,疗程一般 2 周。若根据药敏试验使用 2 周抗生素后湿性咳嗽症状持续存在,建议继续使用抗生素 2 周[15]。当根据药敏试验使用 4 周抗生素后湿性咳嗽症状持续存在,建议进一步完善检查排除其他病因如基础疾病。

【预后】

PBB 可能是慢性化脓性肺疾病(chronic suppurative lung disease,CSLD)或支气管扩张的

先兆。PBB 如果不及时治疗，多可发展为 CSLD
或支气管扩张。应重视及时诊断和治疗 PBB。
PBB 和支气管扩张可以为同一疾病的两端，即同
一疾病的不同阶段，因此慢性湿性咳嗽的患儿需
要密切监测其病情发展过程。澳大利亚研究显示
13/161（8%）例的 PBB 患儿在 2 年的期间诊断为
支气管扩张症。研究发现，PBB 每年发作大于 3
次、下呼吸道为流感嗜血杆菌的感染是发展为支
气管扩张的危险因素[6]。

（刘秀云）

参考文献

1. Francis J.Gilchrist.Protracted bacterial bronchitis.Paediatr Child Health,2019,29(4):158-160.
2. 陈杰华,李志川,马红玲,等.儿童迁延性细菌性支气管炎临床特点和治疗.临床儿科杂志,2016,34(8):575-579.
3. Wang Y,Hao C,Chi F,et al.Clinical characteristics of protracted bacterial bronchitis in Chinese infants.Sci Rep,2015,5:13731.
4. Ishak A,Everard ML.Persistent and Recurrent Bacterial Bronchitis-A Paradigm Shift in Our Understanding of Chronic Respiratory Disease.Front Pediatr,2017,5:19.
5. Chang AB,Upham JW,Masters IB,et al.Protracted bacterial bronchitis:the last decade and the road ahead.Pediatr Pulmonol,2016,51(3):225-242.
6. Wurzel DF,Marchant JM,Yerkovich ST,et al.Protracted Bacterial Bronchitis in Children:Natural History and Risk Factors for Bronchiectasis.Chest,2016,150(5):1101-1108.
7. Paul SP,Sanapala S,Bhatt JM.Recognition and management of children with protracted bacterial bronchitis.Br J Hosp Med,2015,76(7):398-404.
8. Hodge S,Upham J W,Pizzutto S,et al.Is Alveolar Macrophage Phagocytic Dysfunction in Children With Protracted Bacterial Bronchitis a Forerunner to Bronchiectasis?.Chest,2016,149(2):508-515.
9. 陈强,吴丹遐,李岚.如何从儿童慢性湿性咳嗽中甄别出迁延性细菌性支气管炎.中华实用儿科临床杂志,2018,33(10):727-729.
10. Anne Bernadette Chang,申昆玲,陈强,等.迁延性细菌性支气管炎的诊断与治疗.中华实用儿科临床杂志,2018,33(10):721-722.
11. Kantar A,Chang AB,Shields MD,et al.ERS statement on protracted bacterial bronchitis in children.Eur Respir J,2017,50(2):1602139.
12. Shapiro AJ,Zariwala MA,Ferkol T,et al.Diagnosis,monitoring,and treatment of primary ciliary dyskinesia:PCD foundation consensus recommendations based on state of the art review.Pediatr Pulmonol,2016,51(2):115-132.
13. Redding GJ,Carter ER.Chronic suppurative lung disease in children:definition and spectrum of disease.Front Pediatr,2017,5:30.
14. Goyal V,Grimwood K,Marchant JM,et al.Paediatric chronic suppurative lung disease:clinical characteristics and outcomes.Eur J Pediatr,2016,175(8):1077-1084.
15. Chang AB,Oppenheimer J,Weinberger MM,et al.Management of children with chronic wet cough and protracted bacterial bronchitis:CHEST guideline and expert panel Report.Chest,2017,151(4):884-890.

第二十二章

其他未分类疾病

第一节　α₁- 抗胰蛋白酶缺乏症

α₁- 抗胰蛋白酶缺乏症（α₁-antitrypsin deficiency，AATD）是遗传性疾病，为血中 α₁- 抗胰蛋白酶（α₁-antitrypsin，AAT）缺乏引起的疾病，为常染色体遗传。临床特点为新生儿肝炎、婴幼儿和成人肝硬化、肺气肿等表现[1]。1963 年 Laurell 和 Eriksson 就证实了 α₁- 抗胰蛋白酶缺乏的 PiZZ 表型和肺气肿的关系。1969 年 Sharp 等描述了 α₁- 抗胰蛋白酶缺乏与儿童肝病的关系。根据种族不同，其发病率为 1/（1 500~10 000）[1]。AAT 缺乏在白种人比其他种族更普遍。近年认为，AAT 缺乏症不仅仅是欧洲白种人的一种疾病，可影响到全世界所有种族，估计可能有 5.64 百万的人患病[2]。此外，AATD 可能是全世界最常见的严重遗传性疾病之一。在美国 COPD 患者中，有 1%~2% 是 α₁- 抗胰蛋白酶缺乏症（AATD）所致。

【病因】

α₁- 抗胰蛋白酶缺乏症为常染色隐性遗传或为常染色体共显性遗传性疾病。临床疾病相关的 AATD 主要发生在个体的基因型含有无功能等位基因，因此称为受累个体。AATD 携带者指个人遗传一个功能正常和一个缺陷、无用或功能失调的等位基因。因此，AATD 是一种常染色体隐性遗传病。不过，由于各种获得性危险因素的有害影响，携带者也可出现临床表现。因此，常染色体共显性疾病的观点也可接受。

AAT 由丝氨酸蛋白酶抑制剂分支 A（serine-protease inhibitor clade A SERPINA1）基因编码，该基因位于 14 染色体的长臂上即 14q32.1，靠近免疫球蛋白重链簇，编码一个 52kda 的 AAT 蛋白。正常 AAT 水平由 SERPINA1M 等位基因编码，过去命名为（Protease inhibitor *Pi*）基因。该基因包含 6 个内含子、4 个外显子，3 个非编码的外显子。其等位基因按其表达的蛋白电泳迁移速度的快慢用英文字母排列如下：B、E、F、G、I、L、M、N、P、O、R、S、V、W、X、Z。其中 M 是正常的等位基因，S、Z 为疾病相关的等位基因。经国际会议命名为 *PiMM*、*PiMS*、*PiMZ*、*PiSS*、*PiSZ*、*PiZZ* 等 α₁-AT 变异型和亚型。约 30 个有临床表现。*SERPINA1* 基因有 150 多个基因突变，常见的突变为 Z（E342K）和 S（E264V）。

PiMM 为正常的表现型，最常见。PiZZ 为 AAT 严重缺失的等位基因型，其血清中的 AAT 含量为正常人的 15%~20%。常可发生肺气肿和幼年型肝硬化。杂合子血清中的 AAT 含量为健康人的 60%~75%。*PiSS* 的血清中 AAT 含量为正常人的 60%。PiSS 也有发生肺气肿的可能，杂合子血清中 AAT 含量为健康人的 80%。此外，其他的杂合子表现型如 MZ、SZ 也有 AAT 缺乏，也有发生肺气肿和肝硬化。PiZZ 主要见于高加索人群，PiSZ、PiSS 等型主要见于南欧人群，国内未发现 PiZZ 型，仅有少数杂合子表现型，故认为 AAT 缺乏的患者在国内无欧洲那样普遍，临床表现也较轻。而在欧洲认为其发病率与囊性纤维化相当。

【发病机制】

AAT 为一种肝合成的糖蛋白,半衰期约 4~5 天,蛋白电泳时位于 α_1 球蛋白带。AAT 是典型的丝氨酸蛋白酶抑制剂的蛋白家族成员,这些成员控制的许多炎症级联,主要通过掌控和抑制丝氨酸蛋白酶如中性粒细胞弹性蛋白酶、组织蛋白酶 G 及蛋白酶 3(PR-3)。对不同的 AAT 抑制丝氨酸蛋白酶的亲和力比较发现,最高的是中性粒细胞弹性蛋白酶,其次是 PR-3、凝乳酶、尿激酶、纤维蛋白溶酶、凝血酶、细菌毒素、组织蛋白酶。血清中 AAT 对胰蛋白酶活性起抑制作用,尤其是对中性粒细胞释放的弹性蛋白酶的抑制作用强,可保护肺免受损伤[3]。正常人体内常存在外源性和内源性蛋白酶如细菌毒素和白细胞崩解出的蛋白酶对肺及其他脏器有破坏作用。AAT 可作为急性期蛋白,炎症刺激时由肝释放入血,可使血清 AAT 浓度增加 2~3 倍,对中性粒细胞释放的弹性蛋白酶起抑制作用,对抗蛋白酶的组织细胞破坏作用,以保护组织细胞的完整性。而抑制胰蛋白酶的作用并无生理意义。AAT 合成最重要的因子是 IL-6、IL-1、TNF-α 和内毒素。AAT 由肝细胞合成,以不同异构体的混合物形式入血,根据不同的糖链和 N- 末端的分子结构,AAT 存在于泪液、十二指肠液、唾液、鼻腔分泌物、脑脊液、肺分泌物及乳汁中。羊水中 α_1-AT 浓度相当于血清的 10%。AAT 缺乏症患者则无此抗蛋白酶的作用。

在正常情况下,AAT 分子量小,可从血液进入肺间质,对抗肺持续不断产生的中性粒细胞弹性蛋白酶,保护肺不受中性粒细胞弹性蛋白酶的溶解破坏,AAT 在肺起着重要的抗感染作用。AAT 缺乏或无功能的患者,肺可受到中性粒细胞弹性蛋白酶或其他蛋白酶的损害,导致肺泡间隔的破坏,肺泡壁消失,出现肺气肿的征象。AAT 血清水平越低,肺气肿越易发生,尤其是当与环境因素如吸烟等合并存在时,肺部症状在 30 岁左右出现,而无吸烟等危险因素,其肺气肿的发生可晚 10 年。当 AAT 低至 40% 以下时,有出现肺气肿的风险。在儿童无肺部症状。

AAT 缺乏时,AAT 不能释放入血,在肝细胞内质网聚集形成聚合体。如 Z 突变的存在,AAT 分子的三级结构是扭曲形成纤维状聚合物。进一步聚合形成不溶性有毒包裹体,引起内质网应激、肝细胞损害。肝细胞控制系统可降解此聚合物。个体之间聚合物的降解有相当的不同,导致相同表型的个体其肝内病变的差异大。肝细胞内聚集的聚合体可识别为 PAS 阳性的包涵体。

【病理】

肝病理特征是在小叶周围的肝细胞内有圆形或卵圆形的沉积物,该沉积物直径为 1~40μm,这些球状物随年龄增长而增大。随婴儿的成熟更易看清,HE 染色在肝细胞浆内呈嗜伊红染色,用淀粉酶处理后 PAS 染色分辨最清楚。免疫荧光法和免疫细胞学示沉积包涵体为 AAT,此包涵体在纯合子也可看到。电镜下可见肝细胞内扩张的粗面内质网内含特征的形态不一的沉积物,而高尔基体内则无此沉积物。沉积物的量个体差异很大,胆管细胞内也可见到。另外,肝细胞内还可见糖原、空泡、脂褐素及胆汁淤积。

肺组织的病理为肺泡间隔破坏、肺泡壁消失,肺气肿形成。

【临床表现】

α_1- 抗胰蛋白酶缺乏症与肺疾病、肝疾病的发展有关。还可引起其他器官和系统的疾病。有数据表明,α_1- 抗胰蛋白酶缺乏症的 80% 由于呼吸道的症状而诊断,仅 3% 是以肝病的症状而诊断。α_1- 抗胰蛋白酶缺乏为儿童肝病的主要原因。

有呼吸道症状患者最常见的表型为 PiZZ,可达 96%。其次是 SZ 型。PiZZ 患者血清中的 AAT 含量不足正常人的 20%。出现肺气肿与吸烟、环境暴露或职业暴露的多种因素存在有关。因此,男性比女性更易出现临床表现。此表型患者在儿童期很少有肺病的表现,儿童并无肺气肿的出现。

呼吸道症状出现年龄多在 30~40 岁,其症状与吸烟引起的慢性阻塞性肺病(COPD)相似。最普遍的症状为活动后呼吸困难,多有喘息和咳痰,反复呼吸道感染,部分患者还可出现支气管扩张。

呼吸道局部体征为呼吸音减低。胸片为肺过度通气的特点,横膈低平,肺过度通气、外周血管纹理少。肺功能示肺活量受限,弥散功能下降。血气分析示轻度 - 中度低氧血症。

也有研究认为,AAT 缺乏症患者可出现哮喘,50% 的可有肺功能的可逆性,22% 的患者临床可诊断为哮喘。有文献 AAT 缺乏症患者常出现哮喘,且常伴有慢性阻塞性肺疾病,20%~25% 有过敏史。但其他的研究并未发现哮喘和 AAT 缺乏症表型的关系。

许多 PiZZ 纯合子患者最终可出现肝病的表现，新生儿肝炎是 PiZZ 纯合子 AAT 缺乏症的最早表现。新生儿黄疸最常见[4]。在出生后第 1 周可有胆汁淤积性黄疸、大便不着色、尿色深。体检可发现肝大。生化指标有梗阻性黄疸的指征，2~4 个月时黄疸往往消失，在 2 岁以后可现肝硬化。

约 25% 的患者发展为肝硬化和门脉高压，并在 12 岁前死于肝硬化并发症。25% 的患者在 20 岁之前死亡，25% 出现肝纤维化和轻微的肝功能障碍，存活至成年期。然而也有 25% 的患者无疾病进展的表现。部分无新生儿肝炎的 PiZZ 纯合子的长期预后尚不清楚。胆汁淤积的新生儿可能出现无明显炎性细胞浸润的肝细胞损伤，伴胆管增生的门周纤维化或胆管发育不良。肝硬化是后期的表现，AAT 缺乏的肝硬化是 12 岁以下患儿肝移植的主要原因。

成人 AAT 缺乏症不常见，但可导致慢性肺气肿（60% 的患者）和肝硬化（12% 的患者），这两种情况常常不合并存在。在成年人，大多数 α_1-AT 缺乏症患者可表现为肝疾病的终末期，以门脉高压症为首发表现，患者常死于上消化道出血和 / 或肝性脑病。常发生肺气肿。男性肝硬化和肝癌的发病率高于女性。在成年期，第 1 次出现的肝病往往与新生儿黄疸有关。

AAT 缺乏症的杂合子与肝病有关，曾对 1 055 肝活检的肝细胞进行 AAT 沉积的筛查。34 例有包涵体的病例进行基因表型分型。在所有的肝活检标本中，PiMZ 的发生率为 2.4%。在肝硬化中，PiMZ 的发生率为 9%。21% 的 PiMZ 在隐源性肝硬化和慢性活动性肝炎中发现。在肝硬化的病例中此原因较其他原因明显增高。PiMZ 肝硬化的病例预后差，大多数在 1 年内死亡。也有研究认为，AAT 缺乏症的 PiMZ 增加了慢性肝病的危险性，可能患者对病毒易感。在约 54 例有慢性肝病的 AAT 缺乏症中，78% 的显示阳性病毒感染的证据标志，而 106 例无慢性肝病的 AAT 缺乏症中，也无病毒感染的证据。与无肝病患者的寿命比较，有肝病的患者寿命明显缩短。在肝病终末期的患者研究发现，在丙型肝炎患者中，10%~13% 为 PiMZ 患者，而对照组 PiMZ 表型为 2.8%。这说明异常的杂合子表型为丙型肝炎发展为慢性肝疾病的辅助因素。但也有研究认为，AAT 缺乏症与丙型肝炎病毒的感染无关。

其他与 AAT 缺乏症相关的表现有脂膜炎、血管炎。但很少见。

【实验室检查】

1. 球蛋白电泳　α 区带减少或缺如。

2. 测定血清 AAT 水平　血清中其水平下降是其特征性改变，正常人血清 AAT 水平为 0.9~2.0g/L。小于 14 岁以下儿童略高（表 22-1-1）。如血清 AAT 水平在 0.57g/L（11μmol/L）以上，肺实质可免受中性粒细胞弹性蛋白酶的损害。患者 AAT 水平为正常人水平的 10%~15%。

表 22-1-1　不同年龄儿童的血清 AAT 水平

年龄	血清 AAT（g/L）
<1 个月	1.2~3.5
<6 个月	1.1~2.9
<2 岁	0.9~2.5
<14 岁	1.1~2.8

3. 肝活检　HE 染色发现 PAS 染色阳性的嗜酸性小体，这些小体为证实 α_1-AT 的金标准。

4. α_1- 抗胰蛋白酶缺乏症的产前诊断　依赖于羊膜穿刺术或绒毛活检，在细胞内可检出 Z 等位基因，但并不能预测肺气肿和肝硬化的发生。

5. 表型的测定　应用分子生物学 PCR 的方法已确定其 PI 基因型。

【诊断】

AAT 缺乏症是常见的可治疗的疾病，但在临床症状出现前很少诊断。有研究只有不到 10% 的 AAT 缺乏症得到诊断。由于临床相关疾病的异质性和不确定特异性，AAT 检测主要是基于实验室检测，血清 AAT 定量分析，SERPINA1 基因分型[5]。临床上有不明原因的肝病和肺气肿尤其家族性肺气肿，要想到本病。球蛋白电泳 α 区带减少或缺如可提供诊断线索。进一步确诊需要做 α_1- 抗胰蛋白酶水平的定量测定。血清检测 AAT 水平低于 11μmol/L（570~600mg/L）表明肺气肿的风险增加。另外肝活检 HE 染色发现 PAS 阳性的嗜酸性小体可以确诊。临床症状和血清 AAT 水平不符的可做分子生物学的检测已确定其表型。AAT 缺乏症的产前诊断依赖于羊膜穿刺术或绒毛活检，在细胞内可检出 Z 等位基因，但并不能预测肺气肿和肝硬化的发生。

【治疗】

治疗肺部疾病的措施包括支气管扩张剂的吸入、激素的吸入，还应包括戒烟，预防支气管肺部感染及全身健康的评价。来自成人的研究参与健康管理项目的 AATD 患者中,发现 SZ 基因组较 ZZ 基因组的病情恶化、合并症和整体健康差的比例高,而且不良生活习惯如缺乏锻炼和吸烟的比例也高[6]。研究认为疾病管理和预防计划(Alpha-1 Disease Management and Prevention Program, ADMAPP)可以起到很好的作用。参加 ADMAPP 的患者可以感受到自己的病情和采取有效的措施如戒烟、适当的疫苗接种和自我报告的锻炼[7]。

α_1- 抗胰蛋白酶的替代治疗措施:国外有应用 α_1- 抗胰蛋白酶替代治疗得到一定的疗效。方法为:每周 60mg/kg 或每 2 周 100~120mg/kg,可使血清中的 α_1- 抗胰蛋白酶水平 >11μmol/L(0.57g/L)。对肺部病变有效,可以较少中性粒细胞的凋亡、增

加细胞的抗菌作用,减轻肺部炎症。而且双倍剂量能减轻气道炎症和肺的弹性蛋白的降解[8]。在严重 α_1- 抗胰蛋白酶缺乏和中度阻塞的肺疾病应用 α_1- 抗胰蛋白酶替代治疗可以减缓肺功能的下降和肺气肿的进展[9]。

近年研究还发现 α_1 蛋白酶抑制剂可以减缓肺部疾病的进展,而且强调早期治疗的重要性[10]。

对于严重的肝损害,肝移植是唯一有效的治疗方法。肝移植后受体可获得供体的表型,移植的肝可产生正常的 α_1- 抗胰蛋白酶。近年应用基因治疗,研究转录因子 EB(TFEB),调节自噬和溶酶体基因表达,可使肝的 ATZ 清除,减轻患者肝纤维化。AAT 的诊断、治疗(表 22-1-2)。

表 22-1-2 AATD 诊断和治疗[9]

诊断	治疗	心理支持
体格检查 患者的病史、症状 阳性病例发现	AAT 增加治疗 • AAT 血清水平低于 57~60mg/dl(11μmol/L) • S 或 Z 型等位基因的 *AAT* 基因 • 患者中度气流阻塞(FEV$_1$ 为预期的 35%~60%)	环境因素 • 避免吸烟 • 改变吸烟的习惯 • 避免职业暴露的环境刺激物 • 超过 40 岁的吸烟者行 AATD 检测 • 使用问卷来确定慢性阻塞性肺疾病高风险 • 使用问卷调查法确定与慢性阻塞性肺疾病关联
血化验 识别与疾病相关的基因 识别患者的 ATT 缺乏的表型类型 AAT 水平:AAT 在血液中的水平	伴随疾病如慢性阻塞性肺疾病的治疗 • 吸入糖皮质激素 • 支气管扩张剂 • 吸氧 • 抗生素 • 外科干预	病人咨询 / 教育 • 改变职业环境如果有烟、灰尘或烟雾的环境 • 吸烟会加速疾病的进展 • 吸烟会增加肺功能逐年下降 • 戒烟后肺功能下降降低 • 利用调查识别 COPD 的高风险因素 • 利用调查确定 • AATD 相关的 COPD • 家族筛查和咨询
影像诊断 AATD 的相关条件 MRI 胸片 CT 扫描	疫苗接种 • 流感 • 肺炎	
肺功能试验 常规肺功能 支气管舒张试验	重症肝病的治疗 • 肝移植治疗	
诊断 ATT 相关的其他条件 肝功能试验 肝活检		
监测伴随疾病的发展 心血管疾病 哮喘 抑郁 2 型糖尿病		

(刘秀云 江载芳)

685

参考文献

1. Cazzola M，Stolz D，Rogliani P，et al.α_1-Antitrypsin deficiency and chronic respiratory disorders.Eur Respir Rev，2020，29（155）：190073.

2. HatipogLu U，Stoller JK.α_1-Antitrypsin Deficiency.Clin Chest Med，2016，37（3）：487-504.

3. Perkins JT，Choate R，Mannino DM，et al.Benefits Among Patients with Alpha-1 Antitrypsin Deficiency Enrolled in a Disease Management and Prevention Program.Chronic Obstr Pulm Dis，2017，4（1）：56-64.

4. Chotirmall SH，Al-Alawi M，Mcenery T，et al.Alpha-1 proteinase inhibitors for the treatment of alpha-1 antitrypsin deficiency：safety，tolerability，and patient outcomes.Therapeutics and Clinical Risk Management，2015，11：143-151.

5. Marvel J，Yu TC，Wood R，et al.The Diagnosis and Management of Alpha-1 Antitrypsin Deficiency in the Adult.Chron Obstr Pulmon Dis，2016，3（3）：668.

6. Choate R[1]，Mannino DM[1]，Holm KE.Comparing Patients with ZZ Versus SZ Alpha-1 Antitrypsin Deficiency：Findings from AlphaNet's Disease Management Program.Chronic Obstr Pulm Dis.2018，30；6（1）：29-39.

7. Perkins JT，Choate R，Mannino DM，et al.Benefits Among Patients with Alpha-1 Antitrypsin Deficiency Enrolled in a Disease Management and Prevention Program.Chron Obstr Pulm Dis，2016，4（1）：56-64.

8. Campos MA，Geraghty P，Holt G，et al.The Biological Effects of Double-Dose Alpha-1 Antitrypsin Augmentation Therapy.A Pilot Clinical Trial.Am J Respir Crit Care Med.2019，200（3）：318-326.

9. Lascano JE，Campos MA.The important role of primary care providers in the detection of alpha-1 antitrypsin deficiency.Postgraduate Medicine，2017，129（8）：889-895.

10. Mcelvaney NG，Burdon J，Holmes M，et al.Long-term efficacy and safety of $\alpha1$ proteinase inhibitor treatment for emphysema caused by severe $\alpha1$ antitrypsin deficiency：an open-label extension trial（RAPID-OLE）.Lancet Respir Med，2017，5（1）：51-60.

第二节　肺淀粉样变

淀粉样变（amyloidosis）是一组累及多系统的少见疾病，其共同点为细胞外淀粉样蛋白沉积，受累的器官功能受影响，出现相应的临床表现。淀粉样变可为累及多个器官的系统性，也可为累及单一部位的局部的淀粉样变。继发性淀粉样变是指同时存在多发的骨髓瘤或其他疾病，原发性无伴发疾病。

肺部淀粉样变可以是系统性，也可以是局灶性；可以是原发性，也可以是继发性。大多数的呼吸道淀粉样变是系统性淀粉样变的一部分，肺淀粉样变的80%为系统性淀粉样变。1854年 Virchow 首次描述了淀粉样变性，具有与纤维素相同的染色特性。它对结晶紫有异染性，可被过碘酸希夫（PAS）染成紫色，对刚果红有嗜染性。

2010年国际社会的淀粉样变性命名委员会推荐鉴定组织沉积淀粉纤维蛋白，应该具有偏光显微镜下刚果红染色呈绿色双折射，具有刚果红易染性。在人体识别了31种已知的细胞外纤维蛋白[1]。大约95%的淀粉样蛋白由纤维蛋白组成，剩下的5%由血清淀粉样蛋白P成分和其他糖蛋白组成。

【病因】

淀粉样变是一种代谢性疾病，原发性的病因不明、可能与遗传有关。继发性淀粉样变常伴发于慢性疾病如结核、结缔组织疾病、肿瘤等。引起沉积的淀粉样物质主要有两类：①免疫球蛋白轻链蛋白（AL）。由浆细胞分泌的免疫球蛋白轻链片段组成，常见于原发性淀粉样变[2]。②从来自于血清淀粉样蛋白 A，是机体炎症状态下的急性期产物，常见于继发性淀粉样变。参与肺部表现的淀粉样蛋白大多来源于免疫球蛋白轻链蛋白，可以为全身和局部类型疾病。在某些形式的淀粉样变，病因是显而易见的。泌尿生殖系统和气管支气管的淀粉样变，具有免疫球蛋白轻链起源、与系统性的浆细胞失调无关。有报道慢性肾功能障碍患者长期透析和伴关节受累者有 β_2 微球蛋白纤维前体蛋白相关的淀粉样变性。在婴幼儿间质性肺疾病中，也有表面活性蛋白 SP-C 基因的 BRICHOS 区域突变可引起的肺组织的淀粉样变，这种淀粉样变通常量少,BRICHOS 编码的蛋白可以抗淀粉样变形成。

淀粉样蛋白是由于可溶性蛋白前体错误折叠形成的不可溶性的纤维蛋白。错误折叠的原因为正常氨基酸(免疫球蛋白轻链、血清淀粉样蛋白 A 和野生型转甲状腺素)的过量产生或存在异常氨基酸序列(转甲状腺素变异体)所致。

【病理】

两肺切面布满灰色小结节,触之质硬有砂粒感。组织学显示,结节内含无结构嗜伊红物质,其中心有钙化,经刚果红染色及偏光镜观察证实为淀粉样物。主要侵及肺血管壁及其周围的肺间质,肺泡隔和胸膜也受累。心、肝、脾、肾上腺、结肠及甲状腺也有淀粉样变。从病理角度来讲,肺部淀粉样变有三种不同类型:弥漫性肺泡间隔淀粉样变、结节状肺淀粉样变及气管支气管淀粉样变[1]。

【临床表现】

原发性支气管肺淀粉样变分为以下几种类型[3,4]:①气管支气管型。气管支气管淀粉样变,结节状或弥漫性黏膜下受累。②肺间质型。弥漫性肺泡间隔受累,为间质性肺疾病的表现。③肺内结型。单个或多个结节实质结节,呈外周分布,可以双侧受累。④淋巴结病型。纵隔淋巴结肿大如鸡蛋壳或爆米花钙化。⑤胸腔积液。单侧或双侧胸腔积液,可以是漏出液或渗出液。

1. 气管支气管淀粉样变　气管支气管淀粉样变是不同部分的气管支气管树有淀粉样蛋白沉积。大多数病例表现为局限性的 AL,仅局限于气管支气管树,肺泡实质通常不受累。气管支气管淀粉样变是较少见的,迄今报道的只有 200 余例[4]。儿童罕见,发病年龄 16~76 岁(平均 53 岁),男女之比 1∶1。大多数为局灶性 AL,极少数有系统性的 AL 和系统性 AA 的报道[1]。淀粉样物质沉淀于气管支气管树,一般不扩展至支气管壁外,可以引起气道肥厚、狭窄[5]。

(1)临床表现:临床以多灶性黏膜下斑块最常见(约占 85%),其次为单灶瘤块样肿物。常见症状有咳嗽、喘鸣、咯血和声音嘶哑等[4]。患者可出现活动后气短、呼吸困难。一半的患者可因气道狭窄分泌物滞留继发肺炎,此时咳嗽呈持续性,伴咳脓痰,可有发热和白细胞增高。查体可见局部呼吸音减低。气道阻塞明显时可闻及喘鸣音,感染时肺部干湿啰音。支气管阻塞可造成肺叶或肺段不张,甚至支气管扩张。血管壁淀粉样变导致血管脆性增加及收缩性减弱,且本病常伴凝血机制障碍,故咯血颇为常见。

(2)辅助检查:① X 检查可显示阻塞性肺炎,肺不张和气道局灶性或弥漫性狭窄。约 1/4 患者 X 线并未见异常。高分辨率 CT 支气管成像术可更清晰显示气管、支气管壁增厚、腔内突出结节影,有的伴有钙化[6]。可显示磨玻璃影、结节影和树芽征。②支气管镜检可见气道壁多灶或单灶隆起或普遍肥厚变形,管腔狭窄。隆起呈光滑无蒂结节,大小不等(大者可达 1cm),其上覆盖完整苍白上皮。有时支气管完全阻塞。病灶易出血。窄带成像技术(narrowbandimaging,NBI)的支气管镜检查可以发现毛细血管网,复杂的血管网形成和大血管的断裂,有此征象高度怀疑本病[4]。NBI 支气管镜检查对早期 TBA 相当敏感,能发现微小病变,有利于早期诊断和干预,有助于改善患者预后。

(3)预后:据美国波士顿大学医院 15 年的观察,30% 气管支气管淀粉样变于诊断后 7~12 年内死亡,近端气道病变预后较远端病变差,病死率高。死亡原因主要为大咯血或呼吸衰竭。

2. 浸润性肺间质型　特征是淀粉样物质广泛沉积于肺泡间隔和血管壁。大多数为系统性 AL,也有系统性 AA 的报道[5]。全身病相关的弥漫性肺淀粉样变性可表现为肺间质疾病类型,如咳嗽、气短,更严重出现咯血。咯血由于肺血管淀粉样蛋白沉积渗透夹层或下腔静脉血栓形成相关的大面积肺栓塞。

X 线胸片多表现为弥漫性网状模糊影,偶有胸腔积液。高分辨率 CT(HRCT)表现为小叶间隔增厚、网状模糊影或胸膜下 2~4mm 的多发小结节。牵拉性支气管扩张症和蜂窝肺较少见。

3. 结节型肺淀粉样变　常为局灶的淀粉样变,很少系统性的 AL[5]。结节型肺淀粉样变大多来自黏膜相关的淋巴瘤[7]。干燥综合征也可以引起肺部淋巴组织增生和结节型肺淀粉样变,常为多发的结节。在肺实质的淀粉样结节常常无症状,也可以出现咳嗽或咯血。通常是偶然的影像学检查发现。影像学表现为单个或多个 0.4~5cm 结节,边缘清晰,外周分布,胸膜下,可以双侧受累,这些结节常钙化,有时他们可能空洞化,少部分结节边缘呈毛刺状,类似于肿瘤,因此易误诊。此类结节可长期稳定存在,不需治疗。当引起阻塞性肺炎的结节适用于手术治疗。

4. 淋巴结病型 淋巴结病型(lymphadeno-pathy)多见于系统性淀粉样变患者。原发局限性病变中此型少见。系统性淀粉样变患者纵隔或肺门淋巴结肿大并不比胸外淋巴结肿大常见。纵隔或肺门淋巴结肿大可以导致气道管腔狭窄,从而可能导致阻塞性肺不张和/或肺炎。然而,这些患者可能像结节病会出现颈部淋巴结柔软的增大。约翰霍普金斯医院在 26 例 AL 疾病尸检资料发现心脏和肺淀粉样浸润的关系。因此,如果怀疑有肺淀粉样变性,必须寻找是否有心肌淀粉样蛋白的存在。无法用超声心动图评价证明心肌的淀粉样变。胸片示双肺弥漫性弥漫性粟粒状或小结节状影,内带有多个密度极高的小钙化影,右侧少量胸腔积液,心影增大。可伴肺门淋巴结肿大(淋巴结淀粉样变)[3]。CT 片能更清晰地显示病变的形态和部位。

5. 胸腔积液 淀粉样变患者的胸腔积液罕见,大量积液的原因可以导致呼吸困难,需要反复胸腔穿刺术缓解症状。严重者有应用引流管排水,以减轻呼吸困难。Kavuru 等第一个报告 5 例淀粉样变性患者有胸腔积液。在系列的研究中,约 60% 胸膜腔积液与充血性心脏病或肾病综合征有关,只有 40% 的胸膜腔积液是特发性。活检时发现漏出液的胸腔积液也有淀粉样蛋白渗透胸膜壁层。直接的淀粉样蛋白渗透到胸腔壁是大量的复发性胸腔积液的原因。

大量的复发性胸腔积液也可以在有明显的心脏功能障碍和胸膜淀粉样变共同存在下发生。这些由胸腔镜观察胸腔和胸膜活检胸膜表面淀粉样浸润的组织学表现所证实。也有没有心脏受累的反复胸腔积液的报道[8]。原发性肺淀粉样变性患者的胸腔积液可以为血性。

乳糜性胸腔积液可见于大量的淀粉样蛋白负担的患者,由于淀粉样蛋白直接浸润纵隔而非机械阻塞所致。在缺乏充血性心力衰竭的肾病综合征,即使血清白蛋白含量 <2.5g/dl 也不经常表现为胸腔积液。

【诊断】

肺淀粉样变的症状很不特异,因此需要临床高度怀疑。支气管肺的淀粉样变患者可能出现咳嗽、气短、咯血等呼吸道症状,诊断淀粉样变需要进行肺检查。确诊主要靠组织活检,主要通过支气管镜活检获得病理组织。病理组织在刚果红染色的偏光显微镜下显示苹果绿双折射。偏光显微镜检查在淀粉样变的诊断中很重要,需要刚果红染色和偏光显微镜均阳性才能确诊。淀粉蛋白亚型的测定也非常重要,比如结节型肺淀粉变时可寻找基础疾病如淋巴组织增生疾病。肺功能和肺CT 是检测气道阻塞状态和疾病进展的最好的方法,肺 CT 可以很好地显示病变的类型[6]。心脏彩超和尿液蛋白的测定可评估心脏和肾受累和疾病的预后。最新的技术使 PET-CT 可以显示淀粉样物质对 18- 脱氧葡萄糖的摄取增加,可以测定疾病的活动性,在患者的随访中有用。胸腔镜视野下揭示了淀粉样蛋白沉积胸膜表面的研究,支持在无胸腔镜设施中心的封闭针胸膜活检的诊断价值。因此,在已建立肾淀粉样变病例伴大量漏出性胸腔积液也需要有胸膜活检评价的价值。在婴幼儿的肺淀粉样变应该积极寻找表面活性蛋白 SP-C 基因突变的依据。

【鉴别诊断】

1. 肺结核 因为有结节影和钙化存在,有可能误诊为结核,主要靠结核接触史,PPD 皮肤试验和 T-SPOT 来鉴别,进一步可通过组织病理鉴别。

2. 支气管哮喘 气道内的淀粉样变可以有喘息,应该注意与哮喘鉴别,有误诊为哮喘 14 年的病例报道[9]。哮喘的患者其喘息对支气管扩张剂有反应,但气道内的淀粉样变无支气管扩张剂治疗的反应。通过支气管镜的组织活检可更好的鉴别。

3. 肿瘤 肺内淀粉样变可以为单个或多发的结节影,也可以为支气管树黏膜下的结节或斑块状的病灶。因此,要注意与肿瘤鉴别。可以通过 PET-CT 显示淀粉样物质对 18- 脱氧葡萄糖的摄取增加程度与肿瘤鉴别,主要还是靠活检组织病理来鉴别。

【治疗】

肺淀粉样变无有效的治疗方法。

1. 局部治疗 但对局灶性阻塞气道的患者可用局部激光、冷冻和内镜下切除术。随后可安置支气管内膜支架以防气道阻塞[4]。

2. 药物治疗 对全身性患者可用秋水仙碱。应用地塞米松有获得好的生存。当泼尼松和左旋苯丙氨酸氮芥(马法兰)合用时疗效更佳。有时尽可能选用自身干细胞移植。局限于气管支气管树的淀粉样变性患者不建议全身用药。

免疫球蛋白轻链淀粉样的患者可从细胞毒性化疗或造血干细胞移植中治疗有效。关键是开始治疗之前确保正确的淀粉样变性的类型。

【预后】

全身性如有心脏受累，多预后较差，死因主要为猝死。主要死因为呼吸衰竭和大咯血。局限于肺的患者预后较好。

（刘秀云 江载芳）

参考文献

1. Khoor A,Colby TV.Amyloidosis of the Lung.Arch Pathol Lab Med,2017,141(2):247-254.
2. Gillmore JD,Wechalekar A,Bird J,et al.Guidelines on the diagnosis and investigation of AL amyloidosis.Brit J Haematol,2015,168(2):207-218.
3. 陈星,林钟轩,陈玉华,等.原发性支气管肺淀粉样变性 10例临床分析.临床外科杂志,2015(5):364-365.
4. Lu X,He B,Wang G,et al.Bronchoscopic Diagnosis and Treatment of Primary Tracheobronchial Amyloidosis：A Retrospective Analysis from China.Biomed Res Int,2017,2:1-7.
5. Milani P,Basset M,Russo F,et al.The lung in amyloidosis.Eur Respir Rev,2017,26(145):170046.
6. 冯利波,胡智斌,史河水,等.肺淀粉样变性的临床和CT表现.临床放射学杂志,2018,37(6):945-948.
7. Upadhaya S,Baig M,Towfiq B,et al.Nodular pulmonary amyloidosis with primary pulmonary MALT lymphoma masquerading as metastatic lung disease.J Community Hosp Intern Med Perspect,2017,7(3):185-189.
8. Lauren T,Humayun A,Kenneth LW,et al.Recurrent Pleural Effusions Occurring in Association with Primary Pulmonary Amyloidosis.Case Rep Pulmonol,2015,2015:421201.
9. Torres PPTES,Rabahi M,Pinto SA,et al.Primary tracheobronchial amyloidosis.Radiol Bras,2017,50(4):267-268.

第三节 婴儿猝死综合征

婴儿猝死综合征(sudden infant death syndrome,SIDS)是指婴儿突然发生的意外死亡，而且死亡后对婴儿病史、周围环境，以及尸检的全面检查仍不能揭示确切的病因[1]。婴儿猝死综合征世界各地均有发病。95%的SIDS发生在1岁以前，91%在生后6个月以内，仅1%~3%发生在生后两周内。发病率各家报道不一，一般在0.106‰~3‰之间。美国每年至少有5 000名婴儿死于SIDS，约占存活婴儿的2‰，占该年龄组死亡率的30%，是发达国家婴儿出生后第一年死亡的主要原因。

SIDS在低社会经济阶层、早产儿、曾有严重呼吸暂停而接受过复苏的婴儿、婴儿猝死综合征受害者的同胞，以及孕期吸烟母亲的新生儿中发病率最高。SIDS患儿同胞兄妹的本病发生率为14‰~21‰，是一般人群的10倍。若系孪生子，则另一孪生同胞的发生率高达42‰，是一般人群的20~25倍。体重1 000~1 500g的未成熟儿中发生率为11‰。SIDS的发生有种族差异，据统计，在美国印第安人中发生率最高，为5.9‰，黑种人2.9‰，希斯潘尼克人1.7‰，白种人1.3‰，而亚裔人仅为0.5‰[2]。

近年来SIDS的发病率呈下降趋势。其发生率下降的原因除与采取适当的预防措施有关外，疾病分类的改变可能也是重要原因之一。即可能有一些过去被诊断为SIDS的病例，由于疾病分类的变化而现在被归为其他疾病；或者原来未能发现病因，在现在的检测中却被发现了，如心脏病或其他疾病等，因此，婴儿猝死的发生率可能并未真正下降。

【病理变化】

SIDS在病理上没有一致的表现，从SIDS的定义上讲,SIDS本身在病理上就应该是没有特殊改变的。但实际上,高达68%~95%的SIDS病例有淤点或淤斑样出血,而且这种出血比有明确死亡原因的婴儿的出血更广泛。胸腔内尤其是胸膜与心包上出现瘀斑是SIDS的明显病理变化之一,表现为胸腺、心肺器官表面的点状出血。89%的SIDS病例有肺充血,63%有肺水肿,与非SIDS病例相比,均有显著差异。在一个关于SIDS病理的研究中,作者发现,SIDS婴儿存在肺、脑干和其他器官结构和功能的异常。将近2/3的病例存在组织结构异常,标志着婴儿死亡前有慢性、低度的窒息缺氧。而其他一些研究则找到了 SIDS 窒息缺氧的生物学标记,包括在脑脊液中发现了血管内皮细胞生长因子(vascular endothelial growth factor VEGF),SIDS 病例脑脊液中 VEGF 水平远远高于非 SIDS 死亡的病例。由于缺氧是 VEGF 增加的重要原因,故认为在 SIDS 发生数小时前有缺氧事件的发生。

SIDS 的基本病理变化为:肺动脉平滑肌的增生、右心室肥厚、肾上腺周围的棕色脂肪消退延迟、肝脏的骨髓外造血增加、脑星形小胶质细胞增生、脾脏淋巴结组织重量及生发中心增加、肝脏脂肪变性、脑白质软化等。这些均提示 SIDS 可能

是慢性低氧血症或呼吸道阻塞与慢性低氧血症的共同结果。

【危险因素】

原因尚不清楚,虽然大多数可能是由于心肺神经控制机制障碍,但是引起死亡的功能障碍通常是间断发生或持续时间很短,并可能包含多种机制。研究发现只有 <5% 的婴儿猝死综合征的病例在死亡前有较长时间呼吸暂停的发作,表明发生 SIDS 和反复发作的、长时间的呼吸暂停之间并非密切相关。许多研究表明俯卧睡眠与发生婴儿猝死综合征有关系,其他危险因素包括软床、房内吸烟和环境过热等[1,2,3](表 22-3-1)。

表 22-3-1　引起 SIDS 的高危因素

母亲及产前因素	婴儿危险因素
吸烟	年龄(高峰年龄 2~4 个月)
酗酒(尤其是在受精前后及孕期的前 3 个月)	男性
使用违禁药品(尤其是鸦片)	种族 / 人种背景(黑种人、印第安人,以及其他土著部落)
产前保健不够	睡眠时未使用安慰奶嘴
社会经济状况差	早产
低孕龄	俯卧或侧卧睡姿
教育水平低	近期有发热病史
单身母亲	暴露在吸烟环境中
产次多	床及床上用品过于松软
两次怀孕间隔过短	环境温度不适宜 / 过热
宫内缺氧	躺在床上脸部被遮盖
胎儿发育迟滞	与父母或兄弟姐妹同床
	在自己的房间而不是在父母的房间睡觉
	较为寒冷的季节,没有供暖

一、社会、种族等因素

婴儿在 2~4 个月时发生 SIDS 的危险性最高,大多数 SIDS 死亡发生在 6 个月之前。但由于有些国家 SIDS 的发生率减少,发生婴儿猝死的年龄特征不再像过去那样突出。同样,由于俯卧位睡姿的改变,以及对环境过热、感染等可能增加

SIDS 危险因素的认识,一些国家 SIDS 的发生率随之下降,因而,SIDS 冬季高发的特点也不明显了。男女性别上,男性婴儿比女性婴儿发生 SIDS 的危险性高 30%~50%[1,4]。

二、母亲孕期因素

某些孕期因素与 SIDS 的发病相关,提示不

良宫内环境对婴儿的影响。研究表明,SIDS 婴儿的母亲开始进行孕期保健的时间比对照组晚,而且围产期接受的保健比对照组少。其他孕期相关因素包括低出生体重、早产、宫内发育迟滞和两次怀孕间隔时间过短。

三、母亲吸烟

母亲孕期吸烟和 SIDS 的发病有重要的关系。大量研究表明,每日吸烟的量越多,发生 SIDS 的危险性越高。父亲吸烟可能和 SIDS 的发生也有一定的独立相关性。生后被动吸烟对 SIDS 的影响很难评价,因为患儿父母往往在孕期和孩子出生后一直在吸烟,因而很难排除孕期吸烟的影响。但有些研究对出生后暴露于吸烟环境的婴儿进行了调查,发现家中吸烟者的人数、患儿暴露于吸烟环境的时间与发生 SIDS 的危险性也有量效关系,所以说,避免婴儿生活在有吸烟者的环境中可以进一步减少发生 SIDS 的危险性[5]。

四、婴儿睡眠环境因素

俯卧位睡姿始终是导致 SIDS 危险性增加的重要因素。因此,如果没有特殊情况,婴儿都应仰卧位睡眠。很多父母和医护人员最初曾担心仰卧位睡眠会增加入睡困难、呕吐或误吸的危险性,但研究已证实,反流和呛咳实际上最容易发生在俯卧位睡眠的婴儿。仰卧位睡眠并不比其他睡眠姿势更容易发生青紫和呼吸暂停。过软的床垫、枕头、毛绒填充物品都可能使 SIDS 的发生率增加 2~3 倍。而室温过高、患儿体温过高、出汗、穿着过多或盖得过多也都可能增加发生 SIDS 的危险性。而和婴儿同睡在一张床上,也是发生 SIDS 的危险因素。特别是如果婴儿是和其他孩子睡在一起,或者是和父母睡在沙发或其他柔软的床垫上,就更危险了。所以说,最安全的位置应该是把婴儿放在单独的一张小床上,把床放在父母的房间里。

五、婴儿喂养因素

关于母乳喂养是否对 SIDS 婴儿有保护作用,由于对母乳喂养的定义不同,结论仍不一致。许多研究在排除了混淆因素后,认为母乳喂养对 SIDS 婴儿不具有保护作用,表明母乳喂养只是生活方式、社会经济状态的一种反映,并不具有独立

的影响作用。但也有少数研究证实即使在考虑其他混淆因素之后,母乳喂养仍减少了发生 SIDS 的危险性。还有研究报道,母乳喂养的时间越长,发生 SIDS 的危险性越低[3]。虽然母乳喂养有很多优点,但目前还没有足够的依据把母乳喂养作为减少 SIDS 发生的方法之一。

六、缺氧因素

缺氧最常见的原因可能是上呼吸道阻塞或周期性呼吸。各种原因引起的肺通气不足和低氧最终诱发 SIDS。

七、觉醒障碍

生理学研究发现,SIDS 患儿存在唤醒反应缺陷及延髓呼吸中枢成熟延迟,当这些患儿存在由各种原因引起的缺氧时,不能及时觉醒,因而易于发生 SIDS。Kato 等使用多导睡眠监测仪对婴儿在快速动眼睡眠期和非快速动眼睡眠期的皮层觉醒状况进行了研究,结果发现,之后发生 SIDS 的婴儿皮层觉醒(完全觉醒)次数明显少于对照组,而在快速动眼睡眠期,其皮层下觉醒(非完全觉醒)次数和持续时间均显著多于对照组。在睡眠的第一阶段,即自晚 9 点至 12 点 SIDS 患儿的皮层下活动显著多于对照组,而在后半夜(凌晨 3 点~6 点)皮层觉醒的次数则显著少于对照组。提示 SIDS 的发生可能与婴儿睡眠时的觉醒障碍有关。

八、遗传因素

研究证实,SIDS 和健康婴儿或有明确死亡病因的婴儿在遗传基因方面有许多不同点[6]。

1. 心肌离子通道基因　一项综合研究表明,在生后 1 年内发病的长 QT 间期综合征(LQTS)与 SIDS 发生有关。而 LQTS 发病与心肌细胞膜钠通道和钾通道的基因多态性有关,这些基因包括 KVLQT1、HERG、SNC5A、KCNE1 和 KCNE2。总体说来,5%~10% 的 SIDS 患儿具有明显的心肌离子通道缺陷,而心肌离子通道异常可导致致死性心律失常。

2. 5 羟色胺(5-HT)转运基因的多态性　一些研究发现 SIDS 婴儿存在 5-HT 转运基因的多态性。5-HT 是一种分布广泛的神经递质,参与自主神经功能,包括呼吸、心血管以及循环系统的调节。研究发现 5-HT 转运基因的启动区存在多

态性。而 5-HT 等位基因 L 与 SIDS 有关,研究报道这种 L 等位基因在白种人、黑种人,以及日本 SIDS 婴儿中均显著高于对照组。

3. 补体 C4 基因 约有半数的 SIDS 病例在发生猝死前存在轻微上呼吸道感染,这些婴儿存在 C4A 或 C4B 基因的缺失,提示 C4 基因部分缺失的婴儿伴上呼吸道感染是 SIDS 的重要高危因素。

4. IL-10 基因 IL-10 是一种重要的免疫调节因子,在感染性疾病的发生和进展中发挥重要作用。IL-10 基因启动子的多态性可降低 IL-10 的水平,可减低机体产生保护性抗体的能力或导致机体产生炎性细胞因子过多,从而在 SIDS 发病中发挥作用。

5. 脂肪酸代谢酶相关基因 SIDS 患儿脂肪酸代谢障碍曾被广泛研究,其中研究最多的是中链乙酰辅酶 A 脱氢酶(medium-chain acyl-CoAdehydrogenase,MCAD),MCAD 缺乏是一种相对常见的先天性脂肪酸代谢障碍,在应激状态下可能更明显。MCAD 基因变异至少有 20 种,但目前尚无这些基因变异与 SIDS 肯定有关的确切证据。

6. 糖代谢酶相关基因 严重低血糖可导致婴儿死亡,推测调节糖代谢关键基因的变异可能参与 SIDS 的发生。但很难证实其为 SIDS 的原因,因在尸检时血糖浓度很难准确测定。

7. 血栓形成相关基因 有学者认为婴儿脑干易受缺血损伤而与 SIDS 相关,即遗传因素导致脑血栓形成、在生后引起脑干微小梗死,从而发生 SIDS。

8. HLA-DR 基因 一项调查报告显示在 16 名 SIDS 病例中出现 HLA-DR2 频率的显著降低,但另外的两个报告则未发现 SIDS(79 名)病例的 HLA-DR 与对照组之间有差异。

9. 热休克蛋白基因 热休克蛋白的缺乏导致体温调节失常可能与 SIDS 有关。热休克蛋白对维持细胞正常生理功能有重要作用,并参与维持体温平衡、修复变性蛋白质和促进细胞内跨膜转运等。一项关于热休克蛋白的研究揭示,热休克蛋白 60 基因 Msp I 片段的特异性与 SIDS 密切相关。

九、遗传和环境危险因素的相互作用

对于每个个体而言,发生 SIDS 的危险性决定于遗传因素和环境因素的相互作用。例如,SIDS 可能是俯卧位睡姿和通气功能异常或觉醒障碍相互作用的结果。俯卧位睡姿可以导致婴儿面部朝下并引起气道梗阻,但如果是正常健康的婴儿,在发生生命危险之前就会觉醒,而在觉醒机制异常的婴儿,却不能对窒息缺氧发生反应,因而会发生猝死。在其他一些可人为改变的因素,如软床、环境温度过高等,与遗传因素如通气功能、觉醒机制、体温、代谢调节机制缺陷之间也可能存在相互作用。例如,婴儿呼吸、循环调控的缺陷可能与 5-HT 的基因多态性有关,或者与自主神经系统发育的基因多态性有关。存在上述基因缺陷的婴儿,在睡眠的姿势、环境不安全的情况下,由于不能对睡眠相关的低氧血症产生反应,导致发生低氧、死亡的危险性显著增加。而如果婴儿自身存在遗传性心肌离子通道的异常,则由于睡眠相关的缺氧和之后的继发性酸中毒,其发生致死性心律失常的危险性也会显著增加。研究报道,50% 以上的 SIDS 病例有近期发热性疾病,通常是上呼吸道感染的病史。虽然轻微的感染并不是 SIDS 发病的病因,但在遗传性免疫反应缺陷的婴儿,感染可能会增加其发生 SIDS 的危险性。研究证实,在此类患儿,上呼吸道感染或一些其他轻微的疾病如果与某些因素如俯卧位睡姿同时存在,可能在 SIDS 的发病机制中起作用[1]。

【临床表现】

SIDS 多发生在出生后一周至一年,发病高峰年龄是 2~4 个月,患儿常在安静状态下死亡,50%~80% 发生于午夜至清晨 6 点之间。几乎所有婴儿猝死综合征的死亡都发生在婴儿睡眠中。大多数患儿均在家中发病,在死前没有任何预兆。极少数婴儿死亡时紧握双拳或手抓着衣被角,提示死前可能有挣扎现象。少数婴儿经及时发现和抢救得以复苏,但部分可再次发病而死亡。

【诊断】

主要根据患儿突然死亡特点和死亡后尸检结果获得。诊断是排除性的,在没有进行尸解以排除其他原因(如颅内出血、脑膜炎和心肌炎)引起的突然和意外死亡之前,不能诊断本病。由于目前尚无可靠的诊断方法在生前给患儿做出诊断,现大多应用危险因素评估方法对可疑患儿进行预测性诊断。呼吸描计器和多导睡眠监测仪可用于连续观察呼吸、血氧饱和度和心律异常情况,但目前研究表明其敏感性和特异性不高,不能作为 SIDS 的筛查方法。

【预防】

目前还没有在婴儿出生后就能诊断其将来是否会发生 SIDS 的方法，也没有可靠的干预有 SIDS 高危因素的措施。虽然 QT 间期延长可以接受治疗，但常规新生儿心电图检查用来筛查 SIDS 的效果，以及治疗长 QT 综合征的安全性都不确定。对父母亲进行筛查也对预防 SIDS 没有什么帮助，这是因为许多基因变异都可引起长 QT 综合征，而且许多成人都可以有不同程度的 QT 间期延长。虽然不能在婴儿出生后就确定其是否会出现猝死，但确认有发生 SIDS 高危因素的婴儿是有可能的。例如，低出生体重、暴露于吸烟环境、单亲父母、母亲文化程度低等。通过确认 SIDS 的危险因素，从而加强教育和对危险因素的干预，即有望减少 SIDS 的发生。

【减少发生 SIDS 的危险性】

由于采用了减少俯卧位和侧卧位睡姿，以及其他一些减低发生 SIDS 危险因素的方法，SIDS 的发生率出现了明显下降。

最新的美国儿科学会发表的减少 SIDS 发生率的指南对大多数婴儿是适用的。美国儿科学会建议婴儿应仰卧睡眠，除非其他医疗情况（如胃食管反流）不允许这样做。另外，应避免环境温度过高；避免过度包裹婴儿；以及避免在怀孕时和怀孕后吸烟等。

以下为美国儿科学会对减少 SIDS 发生的指南：

1. 足月儿及早产儿应仰卧位睡眠。仰卧位睡眠对健康没有不良影响。婴儿不应侧卧位睡眠。

2. 婴儿应单独睡在自己的小床上，最好和父母睡在同一个房间。把婴儿的小床放在母亲床边便于哺乳和母婴的接触。千万不要把婴儿和其他孩子放在同一张床、沙发或椅子上。不要在父母非常疲劳或使用镇静、催眠药后把婴儿放到父母床上。

3. 婴儿应睡在较硬的床垫上。不要用水床、太柔软的床垫或其他床上用品。

4. 婴儿睡眠的环境周围，包括其身上、身下以及附近，要避免放置柔软的东西，如枕头、被子、填充毛绒玩具等。过于松软的床铺可能对婴儿造成危险，如果使用毯子，应把毯子边缘塞在床垫底下。可以使用睡袋替代毯子。

5. 避免环境温度过热和过度束缚婴儿。婴儿睡眠时应穿着简单的衣服，环境温度应适宜。

6. 在清醒和有人照看的情况下，有些时候可以把婴儿放在俯卧位的姿势。变换婴儿头部位置或变换婴儿在床上睡眠时躺着的方向可以减少把头睡扁的危险性。

7. 不推荐使用厂家宣传的所谓能维持睡姿或保护同床睡眠婴儿不受大人伤害的产品。

8. 对一些状况不稳定的婴儿，家庭监护设备也许有一定帮助，但既往的事实表明监护设备并没有减少 SIDS 的发生率，所以说，并不推荐将其用在预防婴儿猝死上。

9. 母亲不要在孕期吸烟，婴儿出生后不要接受被动吸烟。

【对 SIDS 病例的处理】

由于 SIDS 而失去孩子的父母受到很大的精神创伤并对这样的悲剧没有思想准备；由于对孩子的死亡不能找到明确的原因，父母常常怀有过多的内疚感，这种内疚感还可因为警察、社会工作者或其他人员的调查而加重。发生 SIDS 的家庭成员不仅在婴儿死后几天内需要帮助，而且在以后至少几个月内也需要帮助，以减轻他们的悲痛和内疚感。这种帮助包括立即进行家访，与家长讨论并减轻他们的恐慌，观察 SIDS 发生的环境等等。对于 SIDS 婴儿，应尽早做尸解，一旦知道尸解结果，应通知死者的亲人。

（许志飞）

参考文献

1. Duncan JR, Byard RW.SIDS Sudden Infant and Early Childhood Death：The Past, the Present and the Future/M.Adelaide（AU）：University of Adelaide Press, 2018.

2. Shapiro-Mendoza CK, Parks SE, Brustrom J, et al.Variations in Cause-of-Death Determination for Sudden Unexpected Infant Deaths.Pediatrics, 2017, 140（1）：e20170087.

3. Thompson J, Tanabe K, Moon RY, et al.Duration of Breastfeeding and Risk of SIDS：An Individual Participant Data Meta-analysis.Pediatrics, 2017, 140（5）：e20171324.

4. Shaikh FH, Usman MS, Salman SA.Sudden infant death syndrome-A medical mystery.J Pak Med Assoc, 2017, 67（10）：1642.

5. Cerda J, Bambs C, Vera C.Infant morbidity and mortality attributable to prenatal smoking in Chile.Rev Panam Salud Publica, 2017, 41：e106.

6. Baruteau AE, Tester DJ, Kapplinger JD, et al.Sudden infant death syndrome and inherited cardiac conditions. Nat Rev Cardiol, 2017, 14（12）：715-726.

第四节 肝肺综合征

肝肺综合征(hepatopulmonary syndrome,HPS)是指由肝功能不全引起的肺血管扩张、肺气体交换障碍从而导致的低氧血症及其一系列病理生理变化和临床表现的总和。可以发生在任何年龄阶段的肝病患者中。因缺乏统一的诊断标准,HPS的患病率统计尚无确切数据,有限的数据表明,HPS在肝患者群中患病率为4%~47%[1],儿童中HPS发病率的报道相对较少。欧洲曾做过相关研究证明,HPS在儿童肝硬化人群中的发病率占9%~20%,在门静脉高压的患儿中约占0.5%[2]。一些非肝硬化性门脉高压症如Budd-Chiari综合征、肉芽肿性肝炎等也可引起HPS。

【病因】

常见的急慢性肝疾病均可导致肝硬化、门静脉高压,从而进一步导致HPS,如慢性肝病导致的肝硬化,特别是隐源性肝硬化、酒精性肝硬化、肝炎肝硬化及原发性胆汁性肝硬化等。儿童中,常见引起肝硬化及门脉高压的疾病包括隐源性肝硬化、Wilson病、门静脉血栓形成、胆道闭锁、家族性进行性胆汁淤积症等[3,4]。肝硬化引起的门脉高压可能是HPS发病的主要因素。

【发病机制】

肝肺综合征的确切发病机制尚未清楚,目前研究主要集中在肺血管异常和低氧血症2个方面。

1. 肺血管异常改变 包括肺血管扩张及肺血管增生。肺血管扩张:研究显示,对HPS死者进行病理解剖,发现肺毛细血管弥漫性扩张,直径从正常的8~15μm扩张至20~50μm,甚至500μm。目前认为,肺血管扩张的原因可能是肝功能损害引起血管收缩因子、血管舒张因子间失平衡或肺内皮局部对血管扩张物质的敏感性增加所致。

目前已知的血管扩张因子包括NO、内皮素、一氧化碳、血红素氧化酶、肾上腺髓质素、降钙素基因相关肽。另外,肝硬化或门脉高压时,一些肠源性物质如PGE_2、雌激素、血管活性肠肽及非肠源性物质如心房钠尿肽、P物质、肿瘤坏死因子(TNF)、血小板活化因子在肝功能损害时增多,也可能在HPS发病机制中起一定作用。最近的研究表明,血管生成在HPS病理生理起重要的作用。在肝硬

化患者普遍存在肠道细菌移位,而细菌移位可引起来自胆管细胞的内皮素-1和TNF增加。内皮素-1可通过激活内皮细胞上的内皮素B受体而引起NO相关的血管舒张[5]。肿瘤坏死因子(TNF)激活了一氧化氮合成酶(nitric oxide synthases NOS),又导致NO的产生增加,NO是一种有效的血管扩张剂。在肝硬化中细菌移位和内毒素血症都会吸引巨噬细胞进入肺血管,单核细胞可以表达诱导型的NO合成酶,引起NO增加,单核细胞产生血红素加氧酶-1,使CO产生,NO和CO均为血管扩张剂,引起肺血管扩张[6]。动物实验表明,活化的巨噬细胞能分泌血管内皮生长因子(VEFG)信号和CX3CL1产生促进肺血管增生。

2. 低氧血症 ①肺血管分流:可发生肺内分流或肺外分流。肺内原有解剖通路开放,短路支增多,可引起肺内分流,从而使未经氧合的血液直接进入肺静脉,此为肺内分流。扩张的肺毛细血管和前毛细血管与肺泡接触部分血流仍可氧化,但中心部分却因距离加大而弥散不足,出现高血流低肺泡通气的结果,此为功能性分流。肝硬化和门脉高压时,门静脉与肺静脉之间也可出现吻合支,从而导致肺外分流。肺内及肺外分流均可引起低氧血症。②弥散障碍:HPS肺血管扩张可使血红蛋白与肺泡间的弥散距离加大,或引起肺循环阻力减小,肺循环加快,引起弥散障碍。或肠道菌群移位,内毒素激活相应炎性因子亦可引起弥散功能障碍。

【病理】

HPS的基本病理改变为肺血管扩张,大量前毛细血管扩张,可有小血栓形成,血管壁增厚。肺内血容量增加、肺内淤血。

【临床表现】

HPS主要的临床表现是在慢性肝病基础上出现的呼吸困难。典型的临床表现为肝病或门脉高压、肺血管扩张和严重的低氧血症三联症[1,4]。常见症状为呼吸困难、发绀、杵状指、蜘蛛痣及直立性缺氧等。患者常主诉为逐渐加重的活动性呼吸困难,胸闷气短等症状。直立性血氧降低为本病的标志性症状,这是由于重力影响,立位时肺血管扩张使肺底血流增加所致。患者也可表现为杵

状指 / 趾、仰卧呼吸等症状。其中,发绀是可靠的临床体征之一。仰卧呼吸、直立性缺氧是本症最具特征性表现。以上症状、体征的出现与肝疾病的严重程度无关,而与食管静脉曲张、蜘蛛痣相关联。研究表明,肺血管扩张又称为肺蜘蛛痣,常在皮下蜘蛛痣的肝病患者中发现,有皮下蜘蛛痣的肝病患者更易发生低氧血症。现可认为皮下蜘蛛痣时肝外侵犯的标志。有研究选择肝炎后肝硬化伴有 HPS(23 例)和无 HPS 的患者(25 例),其中 HPS 患者中伴有呼吸困难、发绀及杵状指的发生率依次为 100%、52% 和 61%,同时 HPS 组的蜘蛛痣发生率为 78%,远高于无 HPS 组(32%),但两组间血清白蛋白、丙氨酸转氨酶、总胆红素、凝血酶原时间等参数异常的发生率无差异。

综上所述,肝疾病的症状可表现为黄疸、肝脾大、肝掌、蜘蛛痣、腹腔积液、消化道出血、肝功能异常等。

【辅助检查】

1. 血气分析 血气分析对于 HPS 的诊断及分级是必要的[7]。肝肺综合征的标志为动脉氧分压(PaO$_2$)小于 70mmHg,SaO$_2$ 小于 90%。直立位和仰卧位时 PaO$_2$ 下降大于 10mmHg,肺泡 - 动脉分压差(P$_{A-a}$O$_2$)梯度上升 15~20mmHg。其中,P$_{A-a}$O$_2$ 较 PaO$_2$ 更灵敏,可以在低氧血症发生前就出现异常,是反映肺内氧合作用较为敏感的参数。可作为 HPS 的主要诊断依据[7]。相关文献证明,在儿童中,单纯的经皮血氧饱和度测定不能作为 HPS 的预防性筛查指标,也不能达到早期诊断的效果,还需进一步行血气分析或超声心动扫描。在静息状态下呼吸室内空气时,P$_{A-a}$O$_2$ ≥ 15mmHg 即为异常。64 岁以上老年人放宽至 P$_{A-a}$O$_2$ ≥ 20mmHg 即为异常。直立型低氧血症是肝肺综合征的特征性表现,定义为由平卧位到直立位 PaO$_2$ 下降超过 5% 以上或超过 4mmHg。

2. 肺功能测定 通过测定肺活量、最大通气量、功能残气量、肺总量、呼吸储备容积、R/T、一秒钟用力呼气容积量、肺一氧化碳弥散量等可协助诊断 HPS。研究表明,肝硬化伴 HPS 患者相较于无 HPS 患者限制性通气功能障碍的发生率无差异。CO 弥散量显著降低,吸入 100% 纯氧 20 分钟后,肺内静 - 动脉分流率可显著增高。

3. 肺血管造影 肺血管造影可被视为诊断 HPS 的金标准,但该费用昂贵且为有创性检查,且存在一定的假阴性,故临床应用较少。HPS 的肺血管造影表现为弥漫性前毛细血管扩张,主要位于肺底部,可呈蜘蛛样弥漫扩张或海绵状动脉扩张,甚至可见肺动静脉交通支。断续的局部动脉畸形或交通支。

4. CT 检查 肝肺综合征患者 CT 可显示底部小动脉杵状增粗,部分病例可见增粗的肺末梢血管与胸膜相延续。而形成胸膜"蜘蛛痣"样改变。

5. 胸部 X 线 肝肺综合征胸部平片表现无特异性,但可以提示引起低氧血症的其他疾病。HPS 肺部 CT 的主要表现包括肺基底部小动脉增粗,可形成胸膜"蜘蛛痣",即增粗的肺末梢血管与胸膜相延续。这些表现在 HPS 患者中达 46%~100%。

6. 经胸对比增强超声心动描记术 经胸对比增强超声心动描记术(CEE)是指将直径 >15μm 的空气微泡经右侧肘静脉注入患者体内,并同时通过超声仪各心腔内血流变化。正常情况下,微泡可通过静脉循环到达右心,但在肺泡毛细血管网被滤过,不能到达左心。当肺部血管扩张或动静脉分流旁路至右向左分流时,微泡可经 4~6 个心动周期后在左心房观察到微泡存在,即提示肺内分流,检查结果阳性,经胸对比增强超声心动描记术敏感性好、创伤小,是肺血管扩张诊断的金标准[5]。相关文献表明,CEE 可从血气分析异常者中准确地诊断出 HPS 患者,且可以鉴别心内及肺内分流。但该检查费用昂贵,且在理论上对食管静脉曲张的肝硬化患者存在导致食管静脉曲张破裂出血的风险,一定程度上限制了其在临床上的应用。

7. 肺灌注扫描 肺灌注扫描,即是用同位素锝[99mTc]标记的大颗粒凝聚白蛋白(99mTc-MAA)静脉注射后进行全身扫描,利用大颗粒凝聚蛋白不能透过正常肺毛细血管网的特点协助诊断,如果 ≥ 6% 被脑摄取可以诊断肝肺综合征[8]。本法优点是可以定量分析肺内分流量。当患者同时患有基础肺疾病还可提示肺内血管分流所引起的氧合障碍所占比重。此检查还有助于判断 HPS 患者的预后。有研究与对比增强超声心动描记术比较,发现 99mTc-MAA 发现肺内分流的敏感性更好。但缺点是不能鉴别心内分流和肺内分流。

【诊断】

肝肺综合征是以慢性肝病、肺内分流和低氧血症为特点[9]。肺泡 - 动脉分压差 ≥ 15mmHg,或 >64 岁以上患者肺泡 - 动脉分压差 ≥ 20mmHg[10]。当肝病患者出现蜘蛛痣、杵状指、发绀等体征应该高度怀疑本病。我国 HPS 目前无统一的诊断标准,2004 年欧洲呼吸病学会的 HPS 诊断标准如下。

1. 肝病病史。

2. **氧合障碍** 未吸氧时 PaO_2<80mmHg 或肺泡 - 动脉分压差 ≥ 15mmHg。

3. **超声心动图** 证实肺内分流存在。

4. **其他** 此外还应行胸部高分辨 CT 及肺功能检查除外潜在的慢性肺疾病。

欧洲呼吸病学会 HPS 严重程度分级标准:当肺泡 - 动脉样分压差 ≥ 15mmHg 时,PaO_2 ≥ 80mmHg 为 轻 度;80mmHg>PaO_2 ≥ 60mmHg 为 中 度;60mmHg>PaO_2 ≥ 50mmHg 为重度;PaO_2<50mmHg 且吸入 100% 氧时 PaO_2<300mmHg 为极重度。明确 HPS 的分级对预测生存、评估移植时间和风险有重要意义(表 22-4-1)。

表 22-4-1 欧洲呼吸病学会肝肺综合征严重度分级标准（mmHg）

等级	$P_{A-a}O_2$	PaO_2
轻度	≥ 15	≥ 80
中度	≥ 15	60~79
重度	≥ 15	50~59
极重度	≥ 15	<50(吸入 100% 氧时 PaO_2<300mmHg)

注:对 64 岁以上老年人,建议将 $P_{A-a}O_2$ 放宽至 ≥ 20mmHg,PaO_2<70mmHg 为异常

【治疗】

1. **一般治疗** 包括治疗原发病,改善肝功能或延缓肝硬化的进程,减低门静脉压力,有可能减少肺内右向左分流。

2. **吸氧及高压氧舱** 适用于轻型、早期肝综合征患者,可以增加肺泡内氧浓度和压力,有助于氧弥散。

3. **栓塞治疗** 适用于孤立的肺动静脉交通支的栓塞,尤其对于吸入 100% 纯氧反应差的低氧血症患者,而对弥散性血管扩张者疗效较差。多采用圈状弹簧栓塞术,术后血氧分压可提高 15mmHg。

4. **经颈静脉肝内门体分流术(TIPS)** 可降低门脉压力,改善 HPS 的低氧症状,提高动脉氧分压,降低肺泡动脉氧分压,使血流重新分布,并可减少体内扩血管物质的合成,还可降低出血、腹水等并发症发生率,对 HPS 的近期疗效明显。但术后可出现明显的门脉分流或心输出量增多时,肝性脑病的发生率增加。对于等待肝移植的患者,TIPS 可作为肝移植前的姑息性治疗方法或用于

无法进行肝移植的患者。

5. **原位肝移植(OLT)** 肝移植是目前根治 HPS 唯一有效的治疗方法,可逆转肺血管扩张,80% 患者肝移植术后低氧血症明显改善。肝肺综合征合并的进行性低氧血症可作为肝移植的适应证。50mmHg ≤ PaO_2<60mmHg 优先考虑肝移植。但 OLT 术后死亡率较高且手术风险较大,多数 HPS 患者多数因术前化验不正常而拒绝手术,术后患者的死亡率 16%,且均在术后 18 天内。现有研究提出,PaO_2<50mmHg 不宜做肝移植,因术后发病率和死亡率均增高。OLT 常见的术后并发症有肺动脉高压、呼吸衰竭、脑出血、低氧血症加重、感染等。儿科范围现有研究成果较少,英国曾统计 14 名接受肝移植的儿童,其中 6 位发生肝动脉血栓形成,4 名患儿死亡(28%),1 年生存率为 93%。在 18 例儿童慢性肝病的患儿,接受肝移植前后进行 99mTc 标记大聚集白蛋白(99m)(technetium-99m-labeled macroaggregated albumin Tc-MAA)灌注扫描(阳性试验:脑内摄取同位素 ≥ 6%)和超声心动图盐水泡试验(saline bubble test,SBT),这项队列研究中大多数肝硬化儿童术前都有 SBT 阳性肺内血管分流的证据。在肝移植后这种肺内血管分流消失[11]。

6. **肝肺综合征的药物治疗** 药物治疗肝肺综合征效果不满意。现有用肺血管收缩剂和 NO 抑制剂,诸如烯丙哌三嗪、亚甲蓝和低 L- 左型精氨酸饮食(NO 前体)应用于临床治疗,也有报道口服诺氟沙星可降低体内内毒素血症和伴随的 NO 生成,治疗 HPS。也有研究认为,大蒜素可提高动脉氧合作用,改善 HPS 低氧血症,但机制未明。奥曲肽为强效的血管扩张神经肽抑制物,被认为可通过阻断神经肽、血管活性肽、抑制胰高血糖素等环节,减少肝肺综合征患者的肺内动静脉分流。但也有研究证明,以上药物均无确切疗效。己酮可可碱(pentoxifylline,PTX)是一种非特异性磷酸二酯酶 -4 抑制剂,减少 TNF-α 和 TNF-α 诱导的巨噬细胞合成一氧化氮产生,并下调血管生成。PTX 抑制 HPS 发展和肝硬化大鼠 HPS 减轻。非随机的临床试验在 9 例肝硬化 HPS 患者给予 PTX(400mg,每日 3 次)治疗 3 个月。结果有显著改善呼吸困难、肝掌和发绀的作用。动脉氧分压明显改善,治疗后降低 TNF-α 平均水平,PTX 也未观察到明显的不良反应。也有 10 例儿童应用 PTX 20mg/(kg·d)3 个月,6 例能耐受 3 个

月治疗,治疗后血氧分压、血氧饱和度均有改善,肺泡 - 动脉分压差也有改善。也有研究结果未得到治疗效果。

【预后】

肝硬化引起的预后较差。研究发现,在肝功能异常程度相似的情况下,伴有 HPS 患者的死亡率高于无 HPS 肝硬化患者。从诊断 HPS 起,未接受肝移植 HPS 患者的 5 年生存率为 23%,对照组中不伴 HPS 肝硬化患者的 5 年生存率为 63%。存在严重缺氧的患者预后较差,多数 $PaO_2<60mmHg$ 的患者在 6 个月内死亡。等待肝移植的患者,如伴有 HPS 且 $PaO_2<60mmHg$,将额外增加终末期肝病模型(MELD)评分。伴有 HPS 患者死亡率的增加并非由呼吸衰竭引起,而是与肝功能衰竭及其并发症有关。

(刘秀云　江载芳)

参考文献

1. Iqbal S,Smith KA,Khungar V.Hepatopulmonary Syndrome and Portopulmonary Hypertension:Implications for Liver Transplantation.Clin Chest Med,2017,38(4):785-795.

2. Akash D,Bipin J.Hepatopulmonary syndrome in children-an update.Paediatr Child Health,2015,25(6):282-285.

3. 李正莉.儿童肝肺综合征的诊断及治疗研究进展.国际儿科学杂志,2018,45(12):903-906.

4. 李正莉,朱春梅,陈慧中,等.儿童肝肺综合征 1 例并文献复习.中华实用儿科临床杂志,2019,34(11):859-862.

5. Stanislaw Gluszek,Kot M,Kuchinka J,et al. Hepatopulmonary Syndrome:A Brief Review.Roman J Inter Med,2016,54(2):93-97.

6. Lee WS,Wong SY,Ivy DD,et al.Hepatopulmonary Syndrome and Portopulmonary Hypertension in Children:Recent Advances in Diagnosis and Management.J Pediatr,2018,196:14-21.e1.

7. 王宇,谢雯.肝病综合征的诊治.中国临床医生杂志,2015,43(2):1-6.

8. Grilo-Bensusan I,Pascasio-Acevedo JM.Hepatopulmonary syndrome:What we know and what we would like to know.World J Gastroenterol,2016,22(25):5728-5741.

9. 马怀源,李肖.肝肺综合征的诊疗进展.中华肝脏病杂志,2016,24(5):397-400.

10. Valentin F,Michael K.Hepatopulmonary syndrome.J Hepatol,2018,69(3):744-745.

11. Khositseth A,Treepongkaruna S,Khemakanok K,et al.Intrapulmonary vascular dilation in children with chronic liver diseases:pre-and post-liver transplantation. Ann Hepatol,2016,15(1):47-52.

第五节　朗格汉斯细胞组织细胞增生症

朗格汉斯细胞组织细胞增生症(langerhans cell histiocytosis,LCH)是一种以巨噬细胞、T 淋巴细胞和嗜酸细胞为炎性背景的以 CD207 阳性克隆性树突状细胞聚集为特征的炎症性髓细胞瘤。LCH 最常见于婴儿和儿童。LCH 高度可变,受累范围从皮肤或骨的单系统疾病至多系统疾病,可有潜在的风险器官(如肝、脾、骨髓)的参与[1]。最常见特征为单发或多发性溶骨性骨病变,可伴或不伴骨骼外病变如皮肤、淋巴结、肺、胸腺、肝、脾、骨髓或中枢神经系统组织细胞浸润。

组织细胞疾病一般分为 LCH 和非朗格汉斯细胞组织细胞增生症。LCH 的命名是因为该类异常细胞的形态和免疫表型与皮肤朗格汉斯细胞相似,而 LCH 的起源细胞是一种与皮肤朗格汉斯细胞表达相同抗原(CD1a、CD207)的髓样树突状细胞。非朗格汉斯细胞组织细胞增生症则被认为起源于其他最终产生单核 - 巨噬细胞系的树突状细胞。

目前命名为"朗格汉斯细胞组织细胞增生症",曾经的名称如组织细胞增生症 -X、Letterer-Siwe 病、Hand-Schüller-Christian 病及弥漫性网状内皮组织增殖,均应弃用。术语"嗜酸性肉芽肿"有时用来描述个别病变如孤立性骨溶解病变。肺 LCH 是指朗格汉斯细胞只累及肺或同时累及其他器官的疾病。肺部的 LCH 占儿童 LCH 不足 10%,但超过 30% 的是多系统 LCH。大约一半的儿童 PLCH 可能无症状,预后似乎取决于是否存在其他危险脏器的参与。儿童发现的多系统 PLCH 似乎与成年人的单一系统疾病 PLCH 不同,BRAFV600E 和 MAP2K1 突变更多的发生于儿童 LCH[2]。

【病因】

原因不明,可能与病毒感染、机体的免疫功能有关。成人的肺部 LCH 与吸烟有关。偶有青少年与吸烟相关的肺 LCH[3]。

【发病机制】

肺 LCH 发病机制尚不清楚。发现了免疫功能的一些异常，包括支气管肺泡灌洗液 IgG 非特异性增加，循环免疫复合物的沉积，T 细胞功能的异常。这些因素可能在肺 LCH 的发病很重要，但也可能代表免疫效应细胞非特异性广义活化。

成人 PLCH 与吸烟密切，其与吸烟的普遍联系提示了某种诱发作用。未发现吸烟与肺外的朗格汉斯细胞组织细胞增生症相关。吸烟可刺激上皮细胞、巨噬细胞产生细胞因子，如肿瘤坏死因子（TNF α）及 GM-CSF、转化生长因子 -β（transforming growth factor，TGF-β），这些均可导致朗格汉斯细胞增生。TGF-β 与组织纤维重建、瘢痕形成有关。还有一个假设是，增加蛙皮素样肽产生中起着重要作用。蛙皮素是一种神经内分泌细胞产生的神经肽，在吸烟者的肺内增加。蛙皮素肽是单核细胞趋化因子，促上皮细胞和成纤维细胞的有丝分裂，刺激细胞因子分泌。吸烟的这些作用是由烟草糖蛋白引起。烟草糖蛋白是一种免疫刺激剂，诱发淋巴细胞分化和淋巴因子产生，导致疾病的发病。PLCH 可代表香烟患者抗原诱导的反应性多克隆过程，这与多系统朗格汉斯细胞组织细胞增生症不同，后者是单克隆朗格汉斯细胞增生的结果。

儿童肺部 LCH 为单克隆朗格汉斯细胞组织细胞增生症的形式。基因表达阵列数据显示，LCH 的细胞是一种与皮肤朗格汉斯细胞表达相同抗原（CD1a、CD207）的髓样树突状细胞。正常血液中发现的外周单核细胞可分化为巨噬细胞和间质树突状细胞，并可能通过淋巴管引流到达淋巴结。很可能存在两组循环髓样树突状细胞，这些细胞可以分化为定型树突状细胞。表达阵列结果支持这一观念，这些细胞中的一种可成为 LCH 病变中的树突状细胞。

LCH 可以是反应性，也可以是肿瘤性的。在单个系统或多系统疾病儿童 LCH 中，朗格汉斯细胞增殖为单克隆性的。而成人肺 LCH 起源是非单克隆性的。在大约 1/4 的病例中可见 T 细胞受体 γ 基因、免疫球蛋白重链和 κ 轻链基因的克隆性重排。

LCH 中调节性 T 细胞扩增和缺乏肿瘤抑制基因突变，支持 LCH 是一种免疫功能障碍导致的反应性疾病。一些研究观察到 LCH 患者血液中多种细胞因子如白细胞介素（interleukin，IL）-17、

IL-2 或生长因子水平有所增加。发现 IL-17A 在所有的 LCH 患者均较对照组高，IL-17A 受体蛋白表达在多系统受累组较单系统受累组高。基因表达阵列研究中未发现这些基因上调。这些蛋白质水平升高可能反映了一种全身性炎症反应。有研究从 LCH 病变中分离 CD207+ 细胞和 CD3+ T 细胞，检测细胞特异性基因表达，结果显示与对照组表皮 CD207+ 细胞相比，LCH CD207+ 细胞产生 2 113 个差异表达基因。在之前报道的与 LCH 有关的 65 个基因中，仅发现 11 个在阵列分析结果中上调。证实会发生上调的基因包括 TGF-β、BCL2、细胞间黏附分子（intercellular adhesion molecule，ICAM）、CD14 和 CD2。最高度上调的基因是激活并募集 T 细胞至炎症部位的基因。这些研究发现，支持 LCH 中存在调节性 T 细胞扩增。有研究发现，LCH 病变的活动性炎症场所，组织重塑和新血管生成。多数增殖细胞为内皮细胞、成纤维细胞和多克隆 T 淋巴细胞。LCH 的 LC 积聚来源于生存，而不是增殖性失控，这些与调节性 T 细胞扩张有关。朗格汉斯细胞（Langerhans cells，LCs）可能参与了体内调节性 T 细胞的膨胀，导致宿主消除 LCH 细胞的免疫系统故障。因此，调节性 T 细胞可能是 LCH 的治疗目标。

应用比较基因组杂交方法的补充研究未识别出 LCH 中肿瘤抑制基因突变。说明 LCH 不是经典意义上的恶性肿瘤。也有发现 LCH 中癌症相关的原癌基因突变比例很高，支持 LCH 是一种肿瘤。对于从石蜡包埋的活检标本提取的 DNA 采用质谱法分析多种癌症相关基因突变。35/61 例（57%）LCH 病例中发现有致癌性 *BRAF V600E* 突变。伴有突变的患者比不伴突变者更年轻，但在 40% 的成人肺 LCH 标本检查中也检测到了 *BRAF V600E* 突变，也有研究发现有此突变的患者大多为多系统损害[4]。

【病理】

肺 LCH、朗格汉斯细胞通常以集群形式存在。早期炎性病变围绕小的细支气管。肺 LCH 的病理细胞类型是从单核细胞系分化的朗格汉斯细胞。朗格汉斯细胞免疫组织化学染色显示对 S100 蛋白染色阳性。另一特点在细胞表面存在 CD1 抗原（CD1a）染色强阳性（图 22-5-1A）。这一特点在其他组织源性的细胞未察到。受累组织的活检常表现为伴嗜酸性粒细胞、中性粒细胞、小淋巴细胞和组织细胞（可能形成多核巨细胞）的朗格

汉斯细胞的异质性聚集(图 22-5-1B)。可能存在嗜酸性脓肿,表现为伴或不伴 Charcot-Leyden 结晶的中心性坏死。这些病变也可能涉及肺小动脉和小静脉。

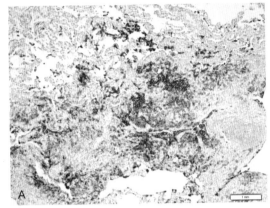 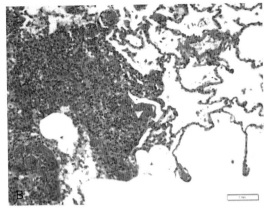

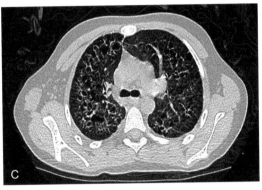

图 22-5-1　朗格汉斯细胞组织细胞增生症病理及 CT 图

患儿男,咳嗽 3 年,呼吸平稳,无鼻翼扇动及三凹征,肺内无啰音,肝脾不大。肺组织活检见大量的在 CD1 抗原(CD1a)染色强阳性的朗格汉斯细胞(A:CD1a 染色,×100 ;B:HE 染色,×200)。肺 CT 示,网格状改变,两侧肺野广泛可见多发大小不等囊泡状透亮影,呈蜂窝状改变,右肺及上肺为著,多发末端支气管扩张,小叶间隔增厚(C)

从形态学上来看,朗格汉斯细胞是较大的卵圆形单个核细胞,其中胞质液泡很少、极少或不存在吞噬物质,且细胞质中等丰富、略呈嗜酸性。细胞核具有明显细小染色质及具有凹陷、折叠或锯齿状核轮廓的薄核膜,表现为"扭曲的毛巾"或"咖啡豆"样外观。核仁并不显眼。与皮肤朗格汉斯细胞不同,这些细胞并无树枝状细胞突。与皮肤朗格汉斯细胞相似的是,LCH 中的细胞表达组织细胞标记物 CD1a、S100 和 CD207(郎罕细胞特异蛋白),并包含 Birbeck 颗粒、Birbeck 颗粒是细胞质内具有中心条纹的杆状细胞器,在电子显微镜下可观察到。偶尔在末端存在囊状扩张,使 Birbeck 颗粒呈"网球拍"状外观。

肺 LCH 时,朗格汉斯细胞在数量上大大超过其他肺部疾病中的朗格汉斯细胞数量。如正常只有少量的朗格汉斯细胞在真皮、肺和胸膜网状内皮系统可发现。在吸烟的健康人体中可以发现朗格汉斯细胞,其他肺部疾病如特发性肺纤维化中也可以发现朗格汉斯细胞。

病理学检查发现可能因活检部位的不同而不同。骨和皮肤病变及大脑、下丘脑和垂体内的肿块病变具有典型的 CD1a 反应性朗格汉斯细胞和 CD8+ T 细胞。小脑中的病变主要含有 CD8+ T 细胞,而不是表达 CD1a 的朗格汉斯细胞。神经元和轴突破坏伴脱髓鞘情况明显。肝活检可能显示不存在 CD1a 阳性细胞,但在胆管周围有很多淋巴细胞聚集。

【临床表现】

LCH 的临床过程是高度可变的,范围从一个自愈的孤立性骨病变到广泛播散的致命疾病。儿童的 LCH 可累及多个系统,其累及的范围和脏器可以因患者年龄而异。急性播散性多系统疾病最常见于 3 岁以下儿童。慢性 LCH 累及单个器官的则更常见于年长儿童和成人。儿童肺部朗格汉斯细胞增生症损害部分系统,患儿可因咳嗽、呼吸困难,偶然胸片发现异常就诊。儿童常受累的其他系统包括骨骼如颅骨和长骨缺损,婴儿常有肝脾大、皮疹。年长儿可累及脑垂体、甲状腺等,表现为多饮、多尿、尿比重减低,还有甲状腺功能异常。LCH多在发病不到1年内得到诊断。

约10%的病例有肺部受累。有研究认为肺是一种"危险器官";也有研究表明,肺部受累对预后的影响较小。有连续收集420例的多系统受累的LCH研究,对有无肺损害的患者进行5年的存活率比较,未发现肺损害对存活率的影响。最近的研究也发现儿童肺LCH预后良好,大部分肺病变可以改善或稳定[5]。15%~25%的患者发生复发性自发气胸,且肺部受累的患者可能以自发性气胸就诊,或因干咳、呼吸困难、胸痛或全身症状(尤其是发热或体重减轻)而就诊。

单系统LCH的患者可发生于任何年龄,通常无全身性症状(如体重减轻或发热)。可发现以下器官/系统之一存在单灶性或多灶性受累,如骨、皮肤、淋巴结、肺、CNS或其他罕见部位(如甲状腺、胸腺)。成人LCH以单系统居多。

多系统LCH指两个或多个器官/系统受累伴或不伴"危险器官"受累。危险器官包括造血系统、肝和/或脾,这些部位受累提示预后较差。相反,"有CNS风险"的区域包括蝶骨、眶骨、筛骨或颞骨,这些区域的受累表明CNS受累的风险增加。

肝和脾均为"危险器官",受累提示预后较差。肝受累可包括肿瘤样或囊性病变,或整个肝大,且可伴肝酶升高和肝功能障碍,导致低白蛋白血症伴腹水、高胆红素血症和/或凝血因子缺乏。硬化性胆管炎是一种特别严重的LCH并发症,其特点为碱性磷酸酶、肝转氨酶和γ-谷氨酰转肽酶升高;它可呈进行性,需要进行肝移植治疗。

大多数LCH患者会出现骨受累,LCH骨受累为溶解性骨病变。有些病变无症状,有些患者可能主诉骨局部区域的疼痛,检查通常发现突起的、质软的压痛点。

【影像学特点】

1. 胸片　可发现弥漫性结节影和多发的薄壁或厚壁的囊泡影。成人肺的LCH上肺区域分布为主。但儿童以下肺叶多见。多无肺门或纵隔淋巴结肿大,疾病进展可出现蜂窝肺。结节可以很大,也可以形态不规则。

2. 肺部CT表现　高分辨率CT扫描是最敏感的诊断性检查,可发现LCH特征性囊泡和结节(图22-5-1C)。多发性囊泡影(图22-5-2A)和结节(图22-5-3)共存及间质增厚是非常有特征性的,因此对肺部LCH具有诊断性[6]。通常可看到网状、结节状实变。一系列连续的胸部CT扫描可以显示从结节到含空洞性结节再演变为囊性病变的进展,且肺部囊泡影的广泛程度与肺功能异常、换气功能损伤相关。

3. 骨骼放射影像学检查　显示溶解性"打孔样"外观(图21-5-2B)。有时候伴有软组织肿块。骨骼病变可以发生在任何骨,包括肋骨。

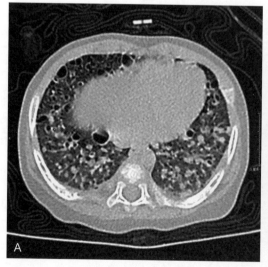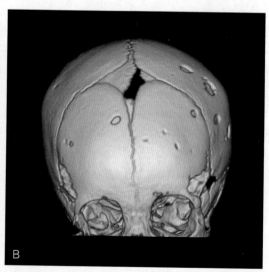

图 22-5-2　朗格汉斯细胞组织细胞增生症 CT 图

患儿男,3个月,间断发热、咳嗽1个月余,肺内偶有湿啰音,肝肋下2cm。肺CT可见多发的结节影、囊腔影(A),头颅CT可见颅骨受损,打孔样外观(B),皮肤活检为LCH

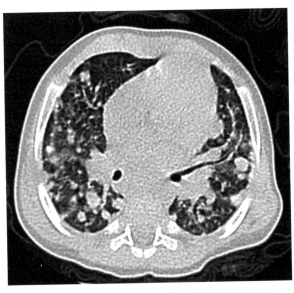

图 22-5-3 朗格汉斯细胞组织细胞增生症 CT 图
患儿男,3 个月,因咳嗽就诊。肺内弥漫结节影。
皮肤活检为 LCH

4. 脱氧葡萄糖 PET 扫描(PET) PET 扫描在 LCH 患者显示摄取增加,特别疾病早期获得检查。识别活动性 LCH 病变较 CT 更敏感。可识别骨、肺、淋巴结等部位隐匿的病灶,即可以早期识别更多的病例。Krajicek 等研究在活检证实的 11 例 PLCH 患者中进行 FDG-PET 检查,5 例显示肺部 FDG 异常摄取。在 PET 阳性患者其影像学更多可能是结节性异常,提示为疾病的早期;PET 扫描阴性更可能是一囊性病变类型和少许结节,提示已处在疾病的后期。

5. 脑和垂体核磁 MRI 是用于观察 CNS 受累的首选检查。LCH 患者可累及脑桥和脑膜,也可累及垂体。MRI 可以很好地显示脑实质病变,可显示垂体的受累。

6. 甲状腺和胸腺CT 胸腺CT可见其肿大,不同程度钙化;甲状腺可见密度不均匀减低,增强CT 强化不明显[7]。

【肺功能】

肺功能检查可能正常或可能显示为肺容量和肺弥散功能下降。少数患者可出现气流受限和充气过度,通常发生于更晚期的囊性疾病患者。

【支气管镜检查】

如果放射影像学检查模式不能确诊,则联合进行经支气管镜检查进行经支气管镜透壁肺活检和支气管肺泡灌洗(bronchoalveolar lavage,BAL)的结果显示 CD1a 阳性细胞数增加可高度提示肺LCH。支气管肺泡灌洗液(BAL)发现超过 5% 的朗格汉斯细胞(CD1a 阳性)强烈建议肺朗格汉斯细胞组织细胞增生症(PLCH)的诊断。但量化诊断标准还未最终确定。找不到 5%CD1a 阳性细胞不排除诊断 PLCH。在其他疾病如目前的吸烟者、其他间质性肺疾病、支气管肺泡癌的患者,支气管肺泡灌洗液也可以发现低比例的朗格汉斯细胞。

【诊断】

因为 LCH 是一种不常见的可影响多个器官系统的疾病,所以其诊断较困难。儿童 LCH 大多有骨和皮肤的病变,因此需要仔细查体寻找皮疹、证实骨缺损存在。如有皮疹、颅骨缺损的存在,临床就应该想到 LCH 的可能。确诊需要活检。首选皮肤或骨病变活检。虽然根据形态学标准可识别朗格汉斯细胞,主要免疫组化染色 CD1a 和 S100 阳性来确诊或通过电子显微镜发现 Birbeck 颗粒来确诊。如果无皮肤或骨骼受累,仅有肺部受累,则需要肺活检证实。

骨、淋巴结、胸腺、肝或脾中的 LCH 可与淋巴瘤、实体瘤或原发性 CNS 肿瘤等相混淆。LCH 的皮肤受累可类似于血管炎、皮肤淋巴瘤的皮肤受累。肺受累可出现间质性肺疾病的很多临床表现。LCH 必须从组织学上和免疫表型上与其他组织细胞和树突细胞疾病相鉴别。

【鉴别诊断】

1. 幼年黄色肉芽肿 幼年黄色肉芽肿(juvenile xanthogranuloma,JXG)是皮肤树突细胞表型的组织细胞的良性增生性疾病,是非朗格汉斯细胞组织细胞增多症。通常发生于出生后的前 2 年,最在头、颈和上躯干出现孤立性淡红色或微黄色皮肤丘疹或结节。组织学特征为存在泡沫状细胞或 Touton 巨细胞。该病良性病程,常于数年内自行消退。

2. 多发性骨髓瘤 LCH 中的溶骨性病变可与多发性骨髓瘤中所见的病变相混淆。一方面多发性骨髓瘤患者的血清中存在单克隆蛋白;另一方面通过活检的组织学和免疫表型发现鉴别。

3. 噬血细胞性淋巴组织细胞增生症 噬血细胞性淋巴组织细胞增生症(hemophagocytic lymphohistiocytosis,HLH)和相关的巨噬细胞活化综合征是全身性疾病,表现为非肿瘤性组织细胞的组织浸润,可有发热、肝脾大,高甘油三酯血症、低纤维蛋白原血症、高铁蛋白血症。血常规可见一系或多系血细胞减少。骨髓可见明显噬血细胞。

4. 单纯性尿崩症 单纯性尿崩症患者的确

诊是必须排除 LCH。在以往的研究中,15% 的单纯性尿崩症患者发现存在 LCH。在最初表现为尿崩症的患者中,约一半患者在尿崩症诊断的 1 年内被诊断为 LCH,超过 80% 的患者在 2 年内诊断为 LCH。有的 LCH 甚至 100% 出现尿崩症[8]。

5. 肺部真菌感染 真菌感染如隐球菌感染,可以表现为发热、肝脾大,肺 CT 为弥漫性结节影,易与 LCH 混淆。皮肤活检或压片可提供鉴别诊断的依据。

【治疗】

治疗包括化疗、放射和手术治疗。治疗先要进行评估,年龄小于 2 岁和伴有脏器功能不全的患儿总生存期显著降低。诊断时的年龄,肺、肝和血液的参与,急性期反应物升高对总生存率和无病生存率有统计学意义。对多系统的 LCH,若无高危脏器的侵入,并无死亡的风险,但需要全身治疗,以控制疾病的活动性、避免复发和永久的后果。多系统 LCH 有高危脏器受累的,有死亡的风险,进一步观察对治疗的反应。治疗无反应的预后不好,治疗有反应的可以存活,但有复发和永久后果的风险。

1. 免疫抑制疗法 常用糖皮质激素和细胞毒性药物。长春碱单独或加泼尼松是最常用的化疗方案。糖皮质激素和细胞毒性药物治疗价值有限。成人的经验表明,明显结节状阴影患者对糖皮质激素治疗的反应。通过 LCH-Ⅱ 和 LCH-Ⅲ 期研究,泼尼松龙和长春碱联合是标准的一线治疗方案。该方案由 1~2 个疗程 6 周的初始治疗。连续口服糖皮质激素 40mg/(m²·d)4 周,减量 2 周,期间每周静脉用长春碱治疗。随后继续维持治疗期[3 周内 5 天口服泼尼松 40mg/(m²·d) + 每周静脉用长春新碱注射液]。

全身治疗适用于多系统 LCH。初始治疗疗程 6~12 周,维持治疗至少 12 个月。低危组总的治疗时间 6~12 个月。在危险组死亡率约为 20%,高危组死亡率高达 40%。难治性患者尤其是有危险脏器受累的,应早期转换至抢救治疗有助于 MS-LCH 患者生存改善。儿童肺 LCH 为危险器官的受累,采用 LCH-Ⅲ 组 1(MTX 组)的治疗,并取得了不错的疗效[5]。

2. 放射治疗 可以缓解症状性骨病变,对肺部病变治疗并无效。对于难以手术的骨损害如眼眶、下颌骨、乳突、脊椎受累,则应进行放射治疗。

3. 手术治疗 适用于单纯的骨损害,如单纯的骨嗜酸肉芽肿,仅有单一局灶病变者,一般采用外科刮出即可痊愈。但如果受累部位为眼眶、下颌骨、乳突、脊椎,则应考虑放疗。但在 3 岁以下患者,手术刮除后常发展为多脏器受累。因此,3 岁以下小儿手术后常需要加用化疗。

4. 干细胞移植 对反复的 LCH 患者,也有采用异基因干细胞移植取得 10 年生存率约 73% 的报道。

【预后】

儿童的 PLCH 多为多系统受累,预后与受累脏器有关。LCH 的死亡率约为 20%,主要发生于多系统受累、小于 2 岁以下儿童[9]。成人的肺部 PLCH 的 5 年存活率 >75%。然而,PLCH 的自然历史是可变的,一些患者出现症状的自发缓解,其他进展至终末期肺纤维化疾病。

(刘秀云　江载芳)

参考文献

1. 姚兴凤,王响,王琳,等.儿童朗格汉斯细胞组织细胞增生症 345 例临床病理和超微结构.中华病理学杂志,2019,48(1):17-21.

2. Zeng K,Ohshima K,Liu Y,et al.BRAFV600E and MAP2K1 mutations in Langerhans cell histiocytosis occur predominantly in children.Hematol Oncol,2017,35(4):845-851.

3. Çitak EÇ,Ak E,Sagcan F,et al.Primary pulmonary Langerhans cell histiocytosis associated with smoking in an adolescent boy.Turk J Pediatr,2017,59(5):586-589.

4. Heritier S,Emile JF,Barkaoui MA,et al.BRAF Mutation Correlates With High-Risk Langerhans Cell Histiocytosis and Increased Resistance to First-Line Therapy.J Clin Oncol,2016,34(25):3023-3030.

5. Wang D,Cui L,Li ZG,Zhang L,et al.Clinical Research of Pulmonary Langerhans Cell Histiocytosis in Children.Chin Med J,2018,131:1793-8.

6. 彭雪华,邵剑波,朱百奇,等.CT 检查对儿童朗格汉斯细胞组织细胞增生症胸腺受累诊断价值.中华肿瘤防治杂志,2018,25(17):1236-1240.

7. 胡迪,段晓岷,曹琪,等.儿童朗格汉斯细胞组织细胞增生症侵及胸腺和甲状腺的 CT 影像表现.中华放射学杂志,2016,50(6):451-454.

8. Kurtulmus N,Mert M,Tanakol R,et al.The pituitary gland in patients with Langerhans cell histiocytosis:a clinical and radiological evaluation.Endocrine,2015,48(3):949-956.

9. Tuysuz G,Yildiz I,Ozdemir N,et al.Langerhans Cell Histiocytosis:Single Center Experience of 25 Years.Mediterr J Hematol Infect Dis,2019,11(1):e2019035.

第六节　尼曼匹克与肺部病变

20 世纪 20 年代，Albert Niemann 和 Ludwig Pick 发现了一组常染色体隐性遗传的溶酶体贮积病，表现为肝脾肿大，鞘磷脂沉积，伴或不伴有神经系统症状，并命名为尼曼匹克病（Niemann Pick disease，NPD）[1]。此后，1958 年，Crocker 和 Farber 发现 NPD 因发病年龄或鞘磷脂酶水平的高低而有不同的临床表现，故 Crocker 提出将 NPD 分为 A、B、C、D 四种类型（NPA、NPB、NPC、NPD）。所有 A 型和 B 型 NPD 患者均有编码酸性鞘磷脂酶（acid sphingomyelinase，ASM）基因（SMPD1）的突变，体内鞘磷脂酶水平明显减低，因此该疾病更准确地称为 ASM 缺乏症（ASM deficiency，ASMD）[1]。ASMD 的发生率估计为新生婴儿的 0.4~0.6/100 000[2]。A 型一般为急性病程，神经系统症状出现较早、进展迅速并逐渐恶化。B 型则进展缓慢，主要累及内脏，很少出现神经系统症状。C 型和 D 型为亚急性病程，可出现神经系统及内脏同时累及。NP-C 由于胆固醇转运功能缺陷（"C 型"NPD），NP-C 可累及神经系统和内脏（肝、脾、肺等）。D 型 NPD 已不再用。

【病因】

尼曼匹克病为常染色体隐性遗传性疾病。A、B 型均由编码鞘磷脂磷酸二酯酶 -1 的 SMPD1 基因突变导致[2]，C、D 型则因 NPC1 或 NPC2 基因突变导致由于胆固醇转运功能缺陷（"C 型"NPD）。SMPD1 基因位于第 11 号染色体（11p15），由 6 个外显子编码 ASM 的 629 个氨基酸，该基因突变导致溶酶体中 ASM 缺乏，鞘磷脂不能有效降解。全世界总人口中最常见的 SMPD1 基因突变位点为 Arg610del（p.R610de1），此突变可致 B 型尼曼匹克病，但这一突变在中国人中并不多见。我国 A/B 型 NPD 患者中最常见的突变有 C.4de1C，C.842-849dup8，C.1 07T>C，C.14 58T>G，C.156 5A>G，C.742G>T，与其他人种常见的突变存在较大差异[3]。错义突变约占 65.4%，其次是移码突变 19%，无义突变 7%，其他较少见的还有内含子突变、双位点突变、重复、插入缺失等[4]。

C 型和 D 型是由于 NPC1 或 NPC2 基因突变所致，NPC1 位于 18 号染色体（18q11），编码一种由 1 278 个氨基酸组成的细胞膜蛋白，NPC2 位于 14 号染色体（14q24.3），编码一种可与胆固醇相结合的可溶性溶酶体蛋白，NPC1 或 NPC2 基因突变可导致细胞内胆固醇运输障碍。

【发病机制】

A/B 型 NPD 均由 SMPD1 基因突变导致酸性鞘磷脂酶活性下降引起，在次级内体和溶酶体中 ASM 可水解鞘磷脂生成神经酰胺和磷酸胆碱，当 ASM 活性下降时，鞘磷脂堆积并出现细胞膜脂质异常，SMPD1 基因编码鞘磷脂磷酸二酯酶 -1（sphingomyelin phosphodiesterase-1，SMPD1），属于酸性鞘磷脂酶（acid sphingomyelinase，ASM）的一种，此基因位于 11 号染色体（11p15.1~11p15.4）上 1，含 6 个外显子，开放阅读框有 1 896bp，编码 631 个氨基酸，表达蛋白时首先于内质网合成无催化活性的 75kDa 的前体蛋白，之后剪切掉信号肽序列、经高尔基体加工、分解最终定位于溶酶体中，成为具有催化活性的 70kDa 成熟蛋白。经鉴定，SMPD1 蛋白含有 4 区域：鞘脂激活蛋白区（sphingolipidactivator protein，SAP），脯氨酸富含区，磷酸酯酶区和 c 末端。SMPD1 基因突变引起 ASM 结构稳定性和活性下降[5]。ASM 是神经酰胺的主要来源，既存在于溶酶体，也存在于细胞膜。A 型和 B 型 NPD 的 ASM 活性缺陷会导致神经酰胺耗尽。溶酶体中 ASM 缺乏，鞘磷脂不能有效降解，鞘磷脂和其他脂类在富含网状内皮细胞的组织如脾、肝、肺、骨髓和淋巴结的异常积聚。随着时间的推移，这些底物会积聚，导致进行性细胞和组织损伤，并损害多个器官的功能。

NPC1 或 NPC2 基因突变导致胆固醇转运障碍，引起细胞内未酯化的胆固醇在溶酶体及晚期内体蓄积，由此而带来的一系列的脂质代谢障碍被认为尼曼匹克发病的主要原因。其中 95% 的病人为 NPC1 基因突变，它编码的 NPC1 蛋白为一个进化上保守的 13 次跨膜蛋白，在酵母、线虫、果蝇、小鼠中都有同源蛋白，定位于晚期内体和溶酶体膜上，具有 SSD（sterol-sensing domain）结构域及 3 个茎环区域，可以协助胆固醇代谢及转运[6]。而 NPC1 或 NPC2 基因突变则导致 NPC1 或 NPC2 蛋白的功能下降或缺失,从而引起细胞对游离胆固醇的处理和利用障碍,是 NPC 发病的始动环节。在非神经组织中游离胆固醇的沉积可继发性引起鞘磷脂、鞘糖脂和鞘氨醇等的沉积,而在神经元细胞内引起的继发性改变主要为神经节苷脂的沉积(GM2、GM3),这些脂类成分的沉积共同参与了 NPC 发病的病理生理过程[7]。

【病理】

肝脾淋巴结骨髓等网状内皮细胞和肺组织有大量尼曼皮克细胞的积聚。肺泡间隔、支气管壁、小叶间淋巴管、胸膜下腔和支气管周围中尼曼皮克细胞的积聚。在人类和动物模型中,肺组织结构一直保持不变。

【临床表现】

A 型是婴儿期致命的神经退行性疾病,又称神经型 NPD。A 型 NPD 患者症状有为肝脾肿大、发育迟缓、肺间质疾病、眼底樱桃红斑,婴儿早期出现严重张力低下,之后因为张力低下、吸吮减弱和胃压迫,婴儿生长发育落后,不能独坐。大多数 A 型 NPD 婴儿因为肝脾大在生后 6 月内得到诊断,多于 3 岁前因为肺部感染致呼吸衰竭而死亡。

B 型尼曼皮克病是一种不太严重的疾病,神经系统受累较轻,以肝脾大、高脂血症和肺受累为特征;血小板减少但通常无中枢神经的异常,此型患者的发病年龄、严重程度存在很大差异,大多数患者生活在成年期[8]。多在儿童期发病,也有成人期,轻度肝脾大。其他表现疲劳,骨骼和关节疼痛,以及骨质疏松。血小板减少症和白细胞减少症通常会随着时间的推移而恶化,肺功能也会随着时间的推移而恶化,B 型变异患者具有共济失调、学习困难和严重运动迟缓等神经系统特征;这些患者通常也有更严重的系统表现。一些 B 型 NPD 患者可能会出现严重的危及生命的并发症,包括肝衰竭、出血、氧依赖、肺部感染和脾脏破裂。近 1/5 的 B 型 NPD 儿童在纵向自然史研究中死亡,这表明 B 型 NPD 是一种严重的危及生命的儿童疾病。

C 型尼曼皮克是一种复杂的脂质储存障碍,由胆固醇转运缺陷引起,临床表现以神经系统受累为主。神经系统症状包括肌张力低下、

运动发育落后、共济失调、快速动眼异常、猝倒、构音障碍、吞咽障碍、癫痫、学习障碍、精神问题等;其中最具特征性的是垂直性核上性眼肌麻痹(vertical supranuclear gaze palsy, VSGP)和痴笑猝倒(gelasitc cataplexy, GC)。

肺受累发生在所有三种类型的尼曼皮克中,但最常见于 B 型。呼吸症状从缺乏症状到呼吸衰竭不等。呼吸系统疾病的进展缓慢,但不可避免。无症状者肺影像学可显示异常。肺部影像学多表现为非特异性的弥漫性间实质浸润[9,10],肺 CT 可见弥漫性双侧间质粟粒形状网结影,小叶间隔的增厚,磨玻璃影。见图 22-6-1,图 22-6-2。

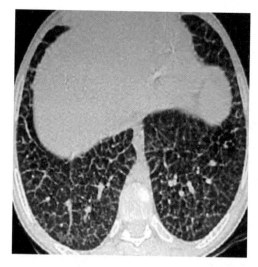

图 21-6-1　尼曼匹克患者的小叶间隔增厚
患儿,16 岁,诊断尼曼匹克,肺 CT 可见弥漫的小叶间隔增厚

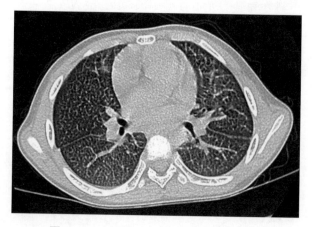

图 21-6-2　尼曼匹克患者的小叶间隔增厚
患儿男,8 岁,肝脾大,诊断尼曼匹克,肺 CT 可见小叶间隔增厚

【辅助检查】

1. 血神经鞘磷脂酶活性　血神经鞘磷脂酶活性减低。

2. 血清甘油三酯和低密度脂蛋白胆固醇　经常升高,而高密度脂蛋白胆固醇则较低。

3. 骨髓检查　体积较大、形态不规则或分类不明的异常泡沫样细胞。

【诊断】

根据临床症状和骨髓涂片或肝脾、淋巴结活检找到尼曼匹克细胞确诊。尼曼匹克细胞由于体积较大,常分布于片尾,阅片时要注意观察片尾有无体积较大、形态不规则或分类不明的异常泡沫样细胞,以防漏诊。

ASM 活性不足是 A 型和 B 型 NPD 的标志,因此,循环白细胞或培养的皮肤成纤维细胞中量化这种酶活性是标准的确诊诊断程序,低于对照组的 10% 即可诊断为 A/B 型尼曼匹克病[11]。SMPD1 基因的测序如发现纯合或复合杂合的致病突变也可以用来确认诊断,但不能作为一线诊断指标。外周血涂片或骨髓中存在空泡细胞也支持该病,但在缺乏酶和 / 或遗传确认的情况下不具有诊断价值。当患者肝脾大无明显神经症状时,临床可考虑 B 型。找到 2 个 NPC 基因的致病性突变,均可确诊 NPC。

【鉴别诊断】

ASMD 的鉴别诊断主要是其他引起脂质贮积的疾病相鉴别,如 NPC、戈谢病(GD)等。见表 22-6-1[1,7]。

表 22-6-1　ASMD 与 NPC 和戈谢病的鉴别诊断

鉴别内容	ASMD	NPC	GD
致病基因	SMPD1	NPC1 或 NPC2	GBA1
相关蛋白	酸性鞘磷脂酶	NPC1 或 NPC2	酸性葡萄糖苷酶
组织内沉积物	酸性鞘磷脂	游离胆固醇、神经节苷脂	葡萄糖神经酰胺
发病年龄	新生儿至成人	新生儿至成人	新生儿至成人
临床表现	A 型有精神运动发育迟缓,B 型部分有神经系统症状	VSGP、猝倒发作、共济失调、吞咽障碍、构音障碍、癫痫、进行性痴呆或精神症状	婴幼儿型,出现痉挛性瘫痪或软瘫,有时见癫痫、共济失调和精神错乱
脾大	常见	常见	常见
肝大	常见,伴肝功能异常	可见	轻至中度增大
肺浸润	常见并严重	可见	晚期常见并严重
骨髓浸润	可有	可有	常见,并有骨质疏松
樱桃红斑	有	无	无
病理细胞	尼曼匹克细胞	尼曼匹克 / 海蓝细胞	戈谢细胞
血细胞减少	常见	可见	常见

【治疗】

目前无特异性治疗,只能采取对症治疗:NPD-A 控制肺部感染、镇静治疗克服睡眠障碍、食管喂食保证营养等;NPD-B 患者常伴有血小板减少症,可补充血小板,辅助供氧。有学者提出此型患者经骨髓移植、脐血移植可缓解肝脾大症状,但移植后引起的并发症也不容忽视。针对 NPD-B 的酶替代疗法正在研究中,希望会成为此病最终治疗方案[9]。

（刘秀云　郭思远　贺建新）

参考文献

1. Schuchman EH,Desnick RJ.Types A and B Niemann-Pick disease.Mol Genet Metab,2017,120(1-2):27-33.

2. Kingma SD,Bodamer OA,Wijburg FA.Epidemiology and diagnosis of lysosomal storage disorders;challenges of screening.Best Pract Res Clin Endocrinol Metab,2015,29:145-157.

3. 程璐,徐盈,郑娇,等.我国 SMPD1 基因突变与尼曼匹克病的研究进展.中国优生与遗传杂志,2018,26(1):6-7.

4. Zampieri S.SMPD1 Mutation Update:Database and

Comprehensive Analysis of Published and Novel Variants. Hum Mutat, 2016, 37 (2): 139-147.

5. Acuña M, Castro-Fernández V, Latorre M, et al. Structural and functional analysis of the ASM p.Ala359Asp mutant that causes acid sphingomyelinase deficiency. Biochem Biophys Res Commun, 2016, 21, 479 (3): 496-501.

6. Yaman A, Eminoğlu FT, Kendirli T, et al. A rare cause of fatal pulmonary alveolar proteinosis: Niemann-Pick disease type C2 and a novel mutation. J Pediatr Endocrinol Metab, 2015, 28 (9-10): 1163-1167.

7. 任守臣, 高宝勤. 尼曼匹克病 C 型诊疗新进展. 中国当代儿科杂志, 2015, 5: 533-538.

8. von Ranke FM, Pereira Freitas HM, Mançano AD, et al. Pulmonary Involvement in Niemann-Pick Disease: A State-of-the-Art Review. Lung, 2016, 194 (4): 511-518.

9. McGovern MM, Avetisyan R, Sanson BJ, et al. Disease manifestations and burden of illness in patients with acid sphingomyelinase deficiency (ASMD). Orphanet J Rare Dis, 2017, 12 (1): 41.

10. Wasserstein M, Dionisi-Vici C, Giugliani R, et al. Recommendations for clinical monitoring of patients with acid sphingomyelinase deficiency (ASMD). Mol Genet Metab, 2019, 126 (2): 98-105.

11. McGovern MM, Dionisi-Vici C, Giugliani R, et al. Consensus recommendation for a diagnostic guideline for acid sphingomyelinase deficiency. Genet Med, 2017, 19 (9): 967-974.